TRATADO GENERAL DE LA MUSCULACIÓN

4ª Edición

por
BILL PEARL

EDITORIAL PAIDOTRIBO

España

Editorial Paidotribo
Les Guixeres
C/ de la Energía,19-21
08915 Badalona (España)
Tel.: 00 34 93 323 33 11
Fax: 00 34 93 453 50 33
www.paidotribo.com
paidotribo@paidotribo.com

Argentina

Editorial Paidotribo Argentina
Adolfo Alsina, 1537
1088 Buenos Aires (Argentina)
Tel.: (541) 1 43836454
Fax: (541) 1 43836454
www.paidotribo.com.ar
paidotribo.argentina@paidotribo.com

México

Editorial Paidotribo México
Pestalozzi, 843
Col. Del Valle
03020 México D.F.
Tel.: (525) 5 55 23 96 70
Fax: (525) 5 55 23 96 70
www.paidotribo.com.mx
paidotribo.mexico@paidotribo.com

Título original de la obra:
Keys to the inner Universe
© Shelter Publications

Colaborador del autor y editor:
Leroy R. Perry Jr. D. C.

Ilustraciones y diseño:
Joan C. Pledger

Revisado:
Albert Soler Sicilia

Editorial Paidotribo
Les Guixeres
C/. de la Energía, 19-21
08915 Badalona (España)
Tel.: 93 323 33 11 – Fax: 93 453 50 33
http://www.paidotribo.com
E-mail: paidotribo@paidotribo.com

1ª reimpresión de la 4ª edición
ISBN: 84-86475-90-2
Fotocomposición: Editor Service, S.L.
Diagonal, 299 – 08013 Barcelona
Impreso en España por A & M Gràfic, S.L.

A los miles de admiradores leales que me han ayudado en mi carrera de entrenamiento con pesas y a los amigos íntimos que hice, mi particular agradecimiento a

LEO STERN

Agradecimientos

RECONOCIMIENTOS

Mi especial reconocimiento a Joan y Dave Pledger por la colaboración y el estímulo que me brindaron mientras se recopilaba esta guía.

También un reconocimiento especial a Harry Montgomery de Typecraft, Inc., por la utilización de sus instalaciones y su ayuda.

Por último, agradezco a mi esposa Judy el haberme soportado.

AGRADECIMIENTOS

Para la compilación de este libro fue necesario obtener información procedente de varias fuentes, además de la aportada por mí mismo. Por consiguiente, he citado y utilizado material de diferentes orígenes. Muchas personas y organizaciones me han brindado tiempo, asesoramiento, información, material, aliento, colaboración y espacio publicitario para ayudarme a compilar y completar este libro. Quisiera expresar mi agradecimiento a las siguientes personas, firmas y entidades, por su cooperación y asistencia:

AAU, Dr. Paavo Airola, Cliff Brownfield, George Coates, Earnest Cottrell, Steve Greene, John Grimek, Oscar Heidenstam, IFBB, Arthur Jones, Jethro Kloss, T. Wade Lawson, Earl Liederman, Dan Lurie, Martin Sudio Inc, Harry Montgomery, Jim Morris, Gene Mozee, Muscle Builder and Power, Muscle Digest, Muscle Training Illustrated, NABBA, Nutrition Search Inc., Judy Pearl, Dr. Leroy Perry, Jr., Dave Pledger, Joan Pledger, Larry Scott, Leo Stern, Strength and Health, WBBG, N. Brooks Weld, David Weisman, Ben Weider, Joe Weider y Dr. Donald Wong.

El Dr. Leroy Perry Jr. ha sido de gran ayuda para la compilación de este texto a lo largo de las numerosas horas de trabajo, debido a su vasto conocimiento de medicina del deporte. El Dr. Perry tuvo el honor de ser el primer Médico Quiropráctico que resultó elegido como Médico Oficial del Equipo Olímpico. También fue Asesor del Equipo Quiropráctico de Los Angeles Dodgers, tanto en los *play-offs* de 1977 como en las Series Mundiales, y es el actual presidente del Comité de Medicina Deportiva de la Asociación del Pacífico de California del Sur (AAU). La enumeración de todas sus credenciales podría ocupar varias páginas.

PREFACIO

Bill Pearl ha escrito las páginas siguientes con el propósito de presentar una información completa sobre ejercicios de ENTRENAMIENTO con pesas para *todos* los que estén interesados en obtener fortaleza y salud física, mejor capacidad y destreza en la realización de actividades atléticas, buena aptitud física general y preparación o técnicas de entrenamiento avanzadas adecuadas a todos los tipos de cuerpo.

Esta es una guía profesional ilustrada de forma meticulosa, diseñada por el mismo Bill para que el lector prospere en el «dominio» del entrenamiento con pesas; un programa de entrenamiento condensado en un solo libro, que resulta fuente de alimentación para la totalidad del cuerpo.

También es un manual de experiencias, técnicas, conceptos y conocimientos que Bill ha adquirido y empleado a lo largo de sus años de entrenamiento, traducidos en sistemas y métodos que trata ampliamente. En él, Bill informa al lector directamente y en detalle de la POSICIÓN correcta de las pesas y del correspondiente movimiento que resulta necesario para lograr los máximos resultados en la mínima cantidad de tiempo.

Bill posee los títulos de Míster América, Míster USA, y es el ganador, en cuatro oportunidades, del certamen de Míster Universo, amén de un buen número de galardones más.

Él cree que el deseo de llevar a cabo una tarea o de autosuperarse es de capital importancia para el éxito de una persona. Bill afirma: «usted debe tener primero el deseo y luego la voluntad de trabajar para materializarlo».

Como propietario y administrador de éxito de un gimnasio, ha instruido a mucha gente (personas de todas las edades y condiciones, orientadas hacia diferentes objetivos) en la utilización adecuada de pesas: hombres de negocios, atletas, ganadores profesionales de concursos físicos y muchos otros, que se han ido beneficiando en forma creciente mediante el empleo de los métodos de entrenamiento flexible de Bill.

Conocido internacionalmente por sus exhibiciones físicas y por sus notables demostraciones de fortaleza, ha expuesto el uso de pesas y lo que éstas puedan lograr, en el escenario, en estadios y en auditorios universitarios de todo el mundo.

Bill es una persona creyente, agradable con todos los que le conocen, que sabe hacer honor a los hombres de mérito reconocido, mostrándose deseoso de motivar a los demás para mejorar, y no duda en hacer uso para ello de sus propios conocimientos.

Muchos hombres se han hecho a sí mismos con éxito en lo que concierne a su aspecto externo, pero Bill ha llegado a ser un hombre grande y fuerte, aunque también ha conservado una «grandeza» interior. Puedo decir con sinceridad que da crédito a los títulos que posee.

Levantador de pesas, culturista, hombre fuerte, atleta, asesor en programas atléticos de máximo nivel, autor y hombre de negocios exitoso... una persona realizada y muy respetada por aquellos que lo conocen.

De todo corazón sugiero este libro a cuantos estén interesados en aprender y/o enseñar la verdad acerca de los efectos del entrenamiento con pesas sobre el cuerpo humano. Bill ha dado al tema en su conjunto un tratamiento correcto y concienzudo. Ningún lector quedará decepcionado y todos y cada uno harán gracias a él progresos inmensurables. Este libro es de tan vasto alcance que también podría haberse llamado *Manual de Entrenamiento Completo para la Instrucción con Pesas.*

T. WADE LAWSON

BILL PEARL

La carrera de culturista competitivo de Bill Pearl abarcó un período de casi veinte años, que es el tiempo más prolongado que una estrella cumbre del culturismo se ha mantenido en actividad.

Durante su dilatada carrera de culturista competitivo, Bill únicamente participó en once certámenes, una cifra inferior al total de competiciones en las que cualquier culturista suele intervenir cada año. Con esos once certámenes sólamente, Bill consiguió todos los máximos titulos culturistas que se podían ganar, y algunos de ellos en varias ocasiones. El lema de Pearl es «Esforzarse por la calidad más que por la cantidad».

ÍNDICE

Nota del autor

La mayoría de las personas puede realizar todos los ejercicios que encuentre en el *Tratado General de la Musculación* sin ningún efecto nocivo. No obstante, si ciertos movimientos le producen molestias, debería eliminarlos. Consulte a su médico y someta a su aprobación el programa de aptitud física.

Acerca del autor BILL PEARL

La epopeya de Bill Pearl empezó en Prineville, Oregón, donde Bill vio por primera vez la luz, en 1930. No permaneció allí mucho tiempo, ya que, debido a la depresión, la familia Pearl se trasladó continuamente de un lugar a otro hasta asentarse definitivamente en Yakima, Washington.

Desde una edad muy temprana, Bill sintió el intenso deseo de ser fuerte y tener un cuerpo perfecto. Este deseo innato condujo a Bill a buscar la manera de conseguir el físico excepcional que tanto deseaba. Con sólo diez años, Bill intentaba encontrar los trabajos más raros y duros de la vecindad, esperando conformar su cuerpo y fortalecerlo.

Años más tarde, se presentó un día en casa de Bill un amigo que le dijo, emocionadísimo, «Bill, por fin encontré lo que buscabas». En sus manos llevaba una copia de la revista *Strenqth and Health*, del tiempo de la guerra. Bill apenas pudo creer lo que vio cuando la miró y contempló las fotos de John Grimek, Clancy Ross y Steve Reeves. En el momento en que tomó la revista, supo que había encontrado "el camino".

Bill trabajó todo el verano con el fin de ganar el dinero suficiente para escribir a Nueva York solicitando que le enviasen una colección de pesas. Debido a la guerra, había poca reserva de hierro y tuvo que esperar dos años a que le llegara la colección. Cuando tocó las pesas con sus manos por primera vez, apenas se dio cuenta de que pondría en marcha una reacción en cadena que sería una fuerza motriz para el resto de su vida, con la que conseguiría ser aclamado como el hombre mejor conformado de todos los tiempos.

Durante los años en que estuvo en la escuela, Bill estaba tan entusiasmado con el culturismo que se dedicó a escribir en la revista del colegio acerca de los atletas del pasado, como Eugene Sandow, Louis Cyr, Arthur Saxon y otros. El mismo Bill nunca fue un niño débil; de hecho, era bastante robusto e interesado en los deportes. Jugó al béisbol infantil, participó en carreras de pista y formó parte de los equipos de natación y de fútbol de la escuela. Sin embargo, admite que no era atleta por naturaleza y todo lo que consiguió fue a base de un duro esfuerzo. De hecho, los dos únicos deportes en los que hizo rápidos progresos fueron la lucha y el culturismo. Bill recuerda las fotografías de cuando era un joven adolescente entre 17 y 18 años y su brazo media 42 centímetros, una buena medida para un adolescente.

Después, Bill se entrenó una temporada: su único objetivo en la vida era conseguir ver publicada su foto en la revista *Strength and Health* o en cualquier otra. Este sencillo objetivo tuvo a Bill ocupado con las pesas hasta que acabó sus estudios en el Instituto.

En 1950 ingresó en la Armada de los Estados Unidos y, en consecuencia, tuvo poco tiempo para entrenarse hasta que, finalmente, se estableció en San Diego, California, y se inscribió en el gimnasio de Leo Stern. Aquél fue un momento crucial para su futuro. Ahora estaba en condiciones de recibir el asesoramiento apropiado en su entrenamiento, además de disponer del equipamiento necesario, y la competición le impulsaría a fijarse una serie de objetivos más ambiciosos. En 1952 compitió por primera vez en la elección anual de Mister San Diego y se situó en tercer lugar.

Llegó 1953 y Bill Pearl tomó por asalto el mundo del culturismo. En un solo año obtuvo los títulos de Mister Oceanside, Mister California del Sur, Mister California, Mister América y Mister Universo.

Cuando terminó su enrolamiento en la Armada, a principios de 1954, Bill se trasladó a Sacramento, California, y abrió su primer gimnasio con el dinero que había ahorrado con los bonos de guerra conseguidos durante los cuatro años en los que estuvo de servicio (la importante suma de 2.800 dólares). Con la firme determinación que tiene Bill para lograr lo que se propone, el gimnasio resultó un éxito tremendo y de la noche a la mañana comenzaron a acudir a él los mejores culturistas de la Costa Oeste. Anteriormente había ampliado su red de gimnasios a nueve clubes diferentes, distribuidos por toda California septentrional. No obstante, esto no era lo que Bill pretendía. No le permitía conectar con la gente de una forma personal. Por consiguiente, terminó por limitarse a un solo gimnasio, concentrando sus esfuerzos en convertirlo en el mejor del norte de California.

La siguiente victoria de Bill en el mundo del culturismo sobrevino en 1956, cuando ganó el certamen de Mister USA, superando a los 35 ó 40 mejores culturistas del país. Esta victoria le situó definitivamente en la cima del mundo de la competición, tal vez compartiendo la fama con el gran Reg Park hasta 1965 aproximadamente. Después de ganar este título, el siguiente paso fue su triunfo en el certamen de Mister Universo Profesional en Londres (Inglaterra) en 1961, donde ganó por unanimidad y obtuvo todos los primeros premios.

Por problemas personales, en 1962 Bill vendió su club de Sacramento y se trasladó a Los Angeles, California, donde compró el famoso Gimnasio George Redpath. Por aquel entonces, Bill era muy solicitado como modelo invitado. También realizaba una fabulosa exhibición de fuerza que comprendía soplar botellas de agua caliente hasta que reventasen, doblar barrotes, romper cadenas y partir por la mitad placas de matrículas de automóviles con sus propias manos. Además, ejecutaba proezas tales como levantar una *seated press* de 125 kilos, colocándosela sobre el cuello, un press militar de 128 kilos, un press de banca de 180 kilos, una sentadilla frontal de 200 kilos y una sentadilla completa de 242 kilos, cuando él pesaba 87 kilos.

Fue el Mister América que viajó a lugares más lejanos, realizando giras alrededor del mundo, actuando en casi todos los países, haciendo exhibiciones, demostraciones de fuerza y dando conferencias sobre aptitud física. Se presentaba siempre como un divulgador idóneo al servicio del culturismo. En la India compareció ante auditorios multitudinarios integrados por unas 25.000 personas, y fue huésped de hombres tan distinguidos como J. Paul Getty y otras destacadas personalidades.

En ese momento, el físico de Pearl ya era una leyenda y él siguió perfeccionándolo año tras año y continuó estableciendo niveles cada vez más difíciles de superar para los novatos. Bill no sólo siguió acrecentando su reputación, sino que además encontraba tiempo para ayudar a otros a alcanzar una posición destacada en el mundo del culturismo y a conseguir los títulos de Míster América y Míster Universo casi tan rápido como lo había hecho él.

Bill volvió a tomar por asalto Gran Bretaña, consiguiendo el primer puesto en todas las competiciones. La mayoría de la gente admitía que era, de lejos, el «número uno» del mundo. En esa época, Bill estaba en su apogeo físico y algunas de las fotografías que se publicaron entonces lo muestran simplemente fantástico. Muchos culturistas creían que Bill guardaba secretos que no compartía con el resto de integrantes del mundo del culturismo. Estos son los comentarios de Oscar Heidenstam extraídos de la edición del 26 de octubre de 1967 de la publicación británica *Health and Strength*: «Seamos francos, la atención se centró en el asombroso Bill Pearl, y en quien, si es que existe, podría llegar a igualarlo [...]. Con seguridad, la noticia de que alguien como Pearl participa en la competición debe disuadir inevitablemente a aquellos que han recorrido un largo camino a costa de un gran esfuerzo. Primera clase: Pearl fue el primero en todo, imponiendo su supremacía, constitución física, postura, personalidad, el hombre... todo lo que un campeón debería ser. Ningún superlativo podría describir a este hombre, era la perfección en persona, el maestro. Fue fácil para él, aunque muy alentador. ¿Quién podría suceder a un hombre semejante? [...] El título de Mr. Universo Profesional 1967 en todas las categorías tenía que ser para «BILL PEARL ¿HUBO ALGUNA VEZ ALGUIEN MEJOR?»

Durante años Bill había pensado inaugurar un gimnasio que tuviera atracción global. Su idea principal era separar a los hombres de negocios y los levantadores de pesos pesados. Esto significaría que todo el mundo, independientemente de su condición física actual o de sus objetivos, podría utilizar las instalaciones que les resultaran más atractivas. Sus años de asesor en el Programa Aeroespacial de North American Rockwell como consejero atlético del Personal Médico, encabezado por el célebre Dr. Harold Morrison, afirmaron a Bill en la idea de que el entrenamiento de pesas apropiado podría mejorar el estilo de vida de casi todas las personas, si se realizaba adecuadamente. Con esa idea, vendió su gimnasio de Los Angeles y adquirió un bello edificio moderno en Pasadena, California, que se adaptaba a sus necesidades. Entonces procedió a construir una de las mejores instalaciones privadas de los Estados Unidos dedicada a la gimnasia.

Superada su época competitiva –eso creía él– Bill quería seguir en plena forma y dedicar todo su tiempo a su familia, a sus negocios y a ayudar a otros a conseguir un magnífico estado físico. ¡PERO ENTONCES ESTALLÓ LA BOMBA!.

En varias revistas de culturismo se rumoreaba que Bill temía competir en certámenes en los que participasen otras estrellas. Al principio no tomó en serio estos ataques y tampoco pensó que alguien esperara que él, con más de 40 años, luchase con esos individuos más jóvenes que rondaban la veintena. Él ya había tenido su cuota de gloria. Había que dejar paso a la juventud. Sin embargo, no había contado con la actitud de su viejo amigo y consejero, Leo Stern. Aquellos rumores habían molestado a Stern más que a Pearl. Leo habló con Bill y le dijo que ése era el camino ideal para dejar zanjada la controversia de una vez por todas. Bill se mostró reacio sabiendo que el apremio y la tensión de los negocios recaerían entonces en su mujer. Pero Leo siguió insistiendo en que Bill no sólo superaría los obstáculos, sino que podría alcanzar el mejor estado físico de su vida y vencer a todos.

Así fue que el equipo de Pearl y Stern se lanzó al que sería el certamen más animado de todos aquellos en los que participó Bill. Muchos de aquellos muchachos habían recurrido a algo que Bill ni había utilizado ni quería utilizar: DROGAS. Rechazó totalmente el uso de esteroides anabólicos en sus métodos de entrenamiento. Él siempre ha creído firmemente que, si bien estas drogas ocupan un lugar importante en el mundo de la medicina, de ningún modo deben ser utilizadas por los hombres que desean mejorar su físico mediante el levantamiento de pesas. De hecho, aquella idea iba a ser un factor importante en la decisión de Bill de intentarlo una vez más y competir contra esa gente. De modo que el certamen se convirtió en un reto para demostrar a los culturistas de todo el mundo que recurrir a la peligrosa práctica del uso de drogas es, no sólo innecesario, sino que, en opinión de Bill, es "una absoluta locura".

Después de tomar la decisión, Bill, con la ayuda de Leo, empezó a prepararse para presentar batalla a los más destacados culturistas del momento. A principios de 1971 se divulgó que Pearl tenía la intención de participar en el certamen anual de Míster Universo en Londres. Aquello significaba que cualquiera que deseara competir con él disponía del mismo tiempo de preparación para el acontecimiento.

A lo largo de un año, Bill Pearl se transformó, pasando de ser un hombre con un físico magnífico a exhibir ¡el cuerpo más extraordinario de todos los tiempos! Se elaboraron cuidadosamente programas de ejercicios y dietas y, a partir de ellos, se desarrolló un Pearl tan absolutamente fantástico que ni siquiera sus amigos más íntimos podían creerlo.

Un viernes 17 de septiembre tuvo lugar la preselección para determinar quiénes serían los ganadores del título de Míster Universo en las categorías *amateur* y profesional de 1971. Se presentaron culturistas de todas partes del mundo para participar en la que sería la competición más ferozmente disputada por el título de Míster Universo. Al día siguiente por la tarde, el famoso Victoria Palace se llenó hasta los topes, como de costumbre, para el 23º Certamen Anual de Míster Universo, en el que el público entendido disfrutó de un espectáculo fabuloso, y después esperó con la respiración contenida el momento de conocer los resultados.

«Señoras y Señores, Míster Universo Amateur 1971 de la NABBA es Ken Waller de los Estados Unidos.» Esa fue una decisión muy bien recibida, y en el viejo y gran teatro resonaron los aplausos clamorosos. Casi se podía oír caer un alfiler cuando el Maestro de Ceremonias Cecil Peck prosiguió: «Señoras y Señores, Míster Universo Profesional 1971 de la NABBA es... ¡Bill Pearl!» Aquello enloqueció a la multitud, que comenzó a aplaudir la que debe haber sido una de las decisiones más populares desde el inicio del certamen en 1948. Un silencio se hizo en el público cuando Pearl se dirigió hacia el micrófono para decir algunas palabras a sus miles de admiradores; un hombrecillo daba saltos de júbilo mientras, con su más exquisito acento inglés, gritaba a todo pulmón: «¡Pearl es el rey!».

Al regresar de Inglaterra, después de un corto viaje por el continente europeo con su mujer y los Stern, Pearl se aisló del mundo del culturismo, sin abandonar sus negocios. No realizó ninguna exhibición ni aparición en público. Cuando le preguntaron por qué había adoptado esa actitud, replicó: «Mi razón principal para participar en el concurso de Míster Universo 1971 fue la de demostrar una cosa, y lo conseguí. El trofeo o el título significaban muy poco para mí. Quería olvidarlo definitivamente. En realidad, me sentí extraño en el escenario y consideré que debería haber estado allí como juez más que como competidor. Me sentía como un viejo que intenta actuar como un niño. Sentía que había llegado mi hora y que ya era suficiente.»

Bill empezó a competir en carreras ciclistas en 1972 y con ese fin adelgazó hasta pesar 74 kg. Continuó con su entrenamiento diario con pesas, pero lo modificó para adaptarlo a su nuevo deporte. Corrió y compitió en carreras hasta 1975. A partir de entonces volvió a entrenar duro, aumentó su peso hasta 90 kg y relegó el ciclismo a un pasatiempo para los fines de semana.

Al aparecer pocas fotos y artículos suyos en las revistas de culturismo, además de los rumores de que había abandonado los entrenamientos en serio, Pearl dejó de ser una amenaza para el conjunto de culturistas de competición. En ese momento Bill estaba en condiciones de alcanzar el objetivo que había perseguido durante años sin haber encontrado tiempo para ello: plasmar por escrito todos los conocimientos sobre entrenamiento con pesas, los materiales y los datos que había acumulado con la esperanza de ayudar a otros a encontrar sus metas en la vida. Esta guía forma parte de ese objetivo.

Tan activo como siempre en el mundo de la gimnasia, la vida cotidiana de Bill sigue incluyendo catorce y dieciséis horas de trabajo diario. Es un trabajador infatigable y disfruta proponiéndose nuevos desafíos.

En 1976 Bill y Judy (su mujer) compraron un pequeño rancho en el sur de Oregón, que tuvieron que reformar para adaptarlo a sus deseos. Solían pasar una semana al mes en su nuevo hogar. El rancho está instalado en el límite de cientos de millas de bosque con sólo un puñado de vecinos para compartir el bello paisaje. El inmueble consta de dos grandes casas de estilo español, un garaje para diez coches, un gran establo, talleres y un enorme gimnasio. Hay árboles frutales y nogales esparcidos por toda la propiedad, junto con viñas y diferentes arbustos de bayas. Un gran huerto de cultivo biológico les ayuda a proveerse de alimentos sanos y naturales. Dos pozos naturales suministran el agua. La mitad del establo se ha convertido en una oficina para atender la correspondencia y los pedidos por correo.

«Mi próximo objetivo es el de trasladarme finalmente a Oregón y dedicar media jornada a trabajar en la granja y la otra mitad a atender los pedidos por correo y a entretenerme con mi viejo coche», declara Bill. «Quiero intentar mantener la casa de huéspedes repleta de amigos y personas interesadas en la misma forma de vida que yo. Quizás algún día pueda convertir el lugar en una Granja de Salud y acoger a pequeños grupos de personas sinceramente interesadas en mejorar su condición física. Independientemente del futuro, el pasado ha sido tan bueno para mí que no me arrepiento de nada. Mi mundo ha sido maravilloso.»

Introducción

Es mi deseo que esta guía de *fitnees* le ayude a vivir la vida llevándola hasta su potencial más apasionante. Lograrlo es posible. Basta con que usted fije sus propios objetivos y consiga la mejor orientación posible para alcanzar esas metas.

Mi carrera culturista ha consistido en una serie de metas sucesivas. Al principio, quería conseguir que la parte superior de mi brazo alcanzara los 40 cm. Después, quise ver mi fotografía publicada en una revista de culturismo. Luego, me propuse ganar un título. A partir de aquí, continué ascendiendo, esforzándome para ser el mejor culturista del mundo.

A lo largo de mis 30 años de entrenamiento, nunca me propuse hacer algo que no me creyera capaz de conseguir. Me planteaba los objetivos de uno en uno, sin proponerme nunca hacer lo imposible.

Enfocando cada sesión de entrenamiento como si fuese un profesional, conseguí batir marcas ininterrumpidamente desde 1950 hasta 1971, año en que me retiré de la competición tras ganar por cuarta vez el título de Míster Universo, a la edad de 41 años.

A pesar del éxito y la experiencia que he alcanzado, nunca he confiado solamente en mi propio criterio respecto a mi físico y desarrollo, sino que siempre he buscado el consejo y la guía de mi amigo íntimo y consejero, Leo Stern. Considero que nadie puede juzgarse a sí mismo de forma constructiva y ver los numerosos defectos que tiene su cuerpo.

Dirigiendo mi propio gimnasio desde 1954, he entrenado a miles de hombres y mujeres para conseguir de ellos su forma óptima. También he entrenado personalmente y logrado más campeones culturistas que nadie en este deporte, gracias a haber empleado con cada uno de ellos la misma fórmula que dio resultado en mi caso: establecer metas, seguir programas de entrenamiento personalizado, llevar registro de los programas y pedir consejo al mejor.

Debe comprenderse que cualquier persona no puede convertirse en un campeón de culturismo. La estructura corporal, el metabolismo, la herencia, la orientación, la dedicación y el factor tiempo desempeñan un papel importante en los resultados finales. Algunos de estos factores se pueden controlar, pero no todos. Además, es importante que cada uno tenga conciencia de sus propias posibilidades y, partiendo de ellas, se esfuerce al máximo. De una concepción errónea sólo puede surgir un sentimiento de frustración.

Treinta años de experiencia me han permitido realizar esta guía personal de *fitness*, guía que le brindará el entrenamiento, el asesoramiento y la dirección que harán resaltar lo mejor de usted.

Esta meta requiere tiempo y energía, y debe ser enfocada como un trabajo profesional.

Sin duda, debería estudiarse este libro-guía hasta el fin, y conservarse siempre como punto de referencia.

Juntos en la salud,

Bill Pearl

BILL PEARL

La mujer y el entrenamiento con pesas

Cualquier mujer puede utilizar este libro como guía para mejorar su salud, su figura, su capacidad atlética y su aptitud física. Aunque la terminología de los ejercicios está dirigida fundamentalmente a los hombres, será muy fácil aplicar al entrenamiento de las mujeres, los mismos principios básicos que se emplean para los hombres. Todo ejercicio saludable para un hombre es igualmente saludable para una mujer.

Es frecuente que una mujer quiera concentrar sus ejercicios de entrenamiento con pesas en lo que ella considera sus "**zonas problemáticas**", sin interesarse por las partes de su cuerpo que le resultan satisfactorias. También puede desear un entrenamiento total del cuerpo, o bien especializarse en determinados grupos musculares que mejorarán su capacidad para un esfuerzo atlético concreto. Un apropiado entrenamiento con pesas puede hacer más fácil la vida a hombres y mujeres.

De hecho, en Estados Unidos hay mujeres que al igual que los hombres utilizan el entrenamiento con pesas (ejercicios de resistencia progresiva) para ponerse en forma, progresar físicamente y como entrenamiento.

La mayoría de los gimnasios del mundo son estrictamente femeninos. El resto de las organizaciones de clubs, que atienden tanto a hombres como a mujeres, tienen una proporción de dos veces más socios mujeres que hombres.

Para una mujer, desarrollar una bella figura resulta mucho más fácil que para un hombre aumentar su musculatura. Las mujeres responden rápidamente al entrenamiento con pesas. Los progresos empiezan casi de inmediato, y los resultados son espectaculares y muy duraderos. Especialmente si se sigue conjuntamente con el ejercicio una dieta adecuada y equilibrada.

El entrenamiento con pesas ha demostrado ser el modo más rápido fácil y el mejor camino para mejorar la forma, el tono, la fuerza y la resistencia del cuerpo femenino. La natación, el tenis y el *jogging* pueden resultar divertidos y ser una buena forma de ejercitación cardiovascular, así como una buena manera de quemar calorías, pero para mejorar la figura no pueden compararse con el entrenamiento con pesas. Muchos expertos, cuya opinión comparto, consideran que una combinación del entrenamiento con pesas y de ejercitación cardiovascular es lo óptimo para alcanzar una plena aptitud física.

Muchas mujeres han tenido dudas referidas al entrenamiento con pesas, pues temían desarrollar musculos abultados al igual que los culturistas masculinos. Esto es fisiológicamente imposible, ya que un factor hormonal limita el desarrollo que pueden alcanzar los músculos de las mujeres. Así, un ejercicio apropiado puede remodelar por completo el cuerpo de una mujer y aumentar enormemente su fuerza, sin que ello produzca un incremento visible de su masa muscular. Las mujeres tienen una capa de grasa subcutánea entre los músculos y la piel, cuyo espesor es tres o cuatro veces mayor que el de un hombre. Un ejercicio adecuado hace a las mujeres curvilíneas y más femeninas, no musculosas.

George Bruce fue famoso internacionalmente por su habilidad para moldear curvas femeninas y crear mujeres con *glamour* utilizando los ejercicios de entrenamiento con pesas. Desarrolló e instruyó a cientos de mujeres, incluyendo a varias actrices muy conocidas, y sus alumnas ganaron más de 2.000 títulos de reinas de belleza. La mayoría de los expertos le consideraban la personalidad más destacada en el campo de la modelación de la figura y del desarrollo de la belleza de reinas y modelos. Todas sus alumnas practicaron el entrenamiento con pesas, y la mayor parte de ellas eran capaces de levantar más de 80 kilos y de realizar máquina de press con las piernas icon 160-200 kilos!.

El doctor L. E. Morehouse, profesor de Kinesiología en la Universidad de California, en los Angeles (considerado uno de los más importantes expertos del mundo en ese campo), afirmó: "...una mujer puede llegar a ser más femenina mediante este ejercicio (entrenamiento con pesas), que hasta ahora se consideraba como algo exclusivamente masculino. La ropa le sentará mejor y sentirá la cabeza más erguida y los hombros más rectos". El Dr. Morehouse dice también que sus investigaciones en el Laboratorio de Rendimiento Humano de la Universidad de Los Angeles prueban que el entrenamiento con pesas puede alisar y endurecer el estómago, mejorar el tono muscular y el deporte, y fortalecer los músculos pectorales debajo de los senos perfeccionando la línea del busto. Además, declaró: "Las mujeres que quieren su apariencia juvenil deberían tratar de lograrlo con pesas".

CÓMO PUEDEN USAR ESTE LIBRO LAS MUJERES

Durante más de treinta años como culturista competitivo, propietario de un club-gimnasio y empresario, he supervisado el entrenamiento de cientos de mujeres. Basándome en mi experiencia, puedo decir que este libro es tan válido para la preparación física de las mujeres como lo es para los hombres.

Quizá contiene algunos ejercicios que el ama de casa corriente prefiera no hacer, o tal vez, no necesite hacer. Sin embargo, cada ejercicio de este libro podría ser bueno para cualquier mujer interesada en mejorar su físico. Especialmente, si también está interesada en mejorar su rendimiento en cualquier deporte.

Cómo actuar para llegar a ser un campeón

Es inherente a la naturaleza humana el deseo de alcanzar el éxito. El éxito sostenido no se presenta fácilmente y debe pagarse un precio por obtenerlo.

El éxito en el culturismo puede llegar en un corto espacio de tiempo, pero el reconocimiento duradero requiere varios años de planificación y trabajo duro.

Si usted quiere llegar a ser un campeón, o a codearse con los campeones, debe actuar como tal. Esto no resulta nada fácil. Continuamente, es puesto a prueba y juzgado como persona. Las únicas cosas por las que pueden juzgarlo son su apariencia y sus acciones. Si éstas no son buenas, tampoco lo será la evaluación que hagan de usted. Sólo con una musculatura impactante no obtendrá éxito duradero y respetabilidad. Siempre debe ser consciente de su imagen y del tipo de consideración que ha conseguido. En muchos aspectos esto es mucho más importante que un físico extraordinario. Con el tiempo, la belleza física disminuirá, pero será el impacto global que usted ha provocado en la gente, lo que hará que le recuerden.

Es importante que llegue a tomar conciencia de sus actos. Es una obligación con usted mismo, con el deporte y con los compañeros conseguir la mejor imagen posible.

Esta clase de imagen no puede lograrse agraviando a los otros. Recuerde que aquellos a los que hoy agravia, jóvenes o viejos, podrían juzgarle mañana.

Es importante comprender que el éxito hará que se concentre la atención en usted. También lo es darse cuenta de que una buena consideración puede ayudarle a fomentar su éxito. Además, debe preocuparse por recibir la consideración que pueda aportarle beneficios.

El objetivo principal de esta guía es ayudarle a alcanzar los máximos logros físicos y personales. La mayoría de mis recomendaciones para alcanzar el éxito se centran en su comportamiento durante el entrenamiento, aunque debería seguir las mismas normas básicas en todas situaciones.

La forma física es sólo una pequeña parte de su personalidad total. Si su higiene personal es deficiente, si su equipo de entrenamiento se ve sucio y huele mal, si necesita un afeitado o un corte de pelo parecerá que se ocupa poco de su persona. Intente presentarse siempre como un profesional. Tómese el tiempo necesario para estar pulcro y aseado. Ésta es la clase de persona con la que los demás se sienten a gusto y quieren tratar.

Preocúpese siempre por sus modales. Sea educado y cortés con todos. Acostúmbrese a saludar y a despedirse de la gente. Llámeles por sus nombres propios y no se avergüence por decir señor o señora.

Vigile su lenguaje cuidadosamente y asegúrese de no ofender a quien esté conversando con usted o a las personas que puedan oír la conversación. No hable de temas polémicos con nadie, ni entable discusiones. Si un tema llega a resultar candente, abandónelo. Es tan fácil hacer que una persona sonría como que se irrite, pero en el primer caso, los resultados son mucho más provechosos.

En el gimnasio asegúrese de recoger sus cosas y de volver a colocar en su sitio todo los aparatos, facilitando así su utilización a la persona siguiente. En lugar de monopolizar los aparatos, anime a los demás a trabajar con usted. Estimúlelos mientras realizan sus ejercicios y ayúdelos si tropiezan con dificultades. La próxima vez ellos se alegrarán de hacer lo mismo por usted.

Manifieste lealtad y respeto por aquellos que le ofrecieron su tiempo y su esfuerzo. Comparta con ellos la riqueza y el éxito que pueda alcanzar, y hágales saber, mediante su conducta, que apreció su colaboración.

Si está entrenando en un club en el que se cobra cuota, páguela en términos o convenga el pago diferido.

Si es visitante o invitado en un club, ofrezca pagar la sesión de entrenamiento. No espere que el entrenador reste tiempo a los asistentes habituales para dedicárselo a usted. Si tiene problemas personales y desea que le ayuden a resolverlos, pida concertar una cita y vuelva en el momento oportuno. Ofrezca pagar por el servicio y no acepte nada gratis. Al marcharse, agradezca a la persona encargada del uso de las instalaciones y cumpliméntele en el club si considera que corresponde hacerlo.

Realice sus ejercicios con un equipo de entrenamiento que le cubra la mayor parte del cuerpo y, si transpira mucho, utilice una toalla para secar el sudor de los aparatos. No se quite la camiseta y no pase demasiado tiempo frente al espejo, dando la impresión de ser una persona narcisista.

Cuando llegue el momento de practicar poses, hágalo en la intimidad de su casa o con otros que puedan ayudarle haciéndole críticas constructivas más que destructivas; no lo haga en medio de las series de ejercicios.

Si participa en un certamen de culturismo, nunca se queje de una decisión que le haya parecido desfavorable; al contrario: sea el primero en felicitar a los ganadores.

Evite parecer más interesado por usted que por los demás, tratando siempre de dar más de lo que espera recibir; esta sola actitud lo elevará a la categoría de campeón por derecho propio.

Para terminar, me gustaría comentar una situación real que tuvo lugar en Inglaterra, en el certamen de Mr. Universo celebrado en Londres, en 1971. Yo me hallaba compitiendo en la prueba final por la categoría profesional. El concurso estaba anunciado como el más arduo de todos los tiempos, contando con la participación de culturistas magníficos como Reg Park, Sergio Oliva, Frank Zane, yo mismo y otros, todos compitiendo por el primer puesto. Todos nosotros habíamos disfrutado de la fama durante muchos años, y en ese momento sólo nos importaba la victoria que significaría conseguir el primer puesto.

Habíamos entrenado durante meses y estábamos en la mejor condición posible, pero Sergio Oliva parecía ser el favorito en opinión de muchos. Esa era su primera intervención en el certamen de Mr. Universo y sus admiradores de Europa habían esperado años deseando verle.

Un hombrecillo endeble estaba detrás del escenario con su hijo pequeño y el niño mostraba una admiración temerosa ante todos esos hombres viriles. El hombrecillo endeble, con su hijo y su cámara, se acercó a Sergio preguntándole si podía hacerle una foto con el chico. Sergio, posiblemente a causa de la preocupación por el certamen, apartó al hombre y le dijo que volviese después de la finalización del concurso y que le cobraría por sus servicios. (Yo no presencié este incidente, pero mi *manager* se encontraba cerca de los protagonistas y oyó la conversación).

A continuación el hombrecillo y su hijo se acercaron a mí y me pidieron lo mismo. Percibí que el hombre era sincero y que el niño estaba excitado, por lo que al instante centré mi atención en él y me presenté estrechándole la mano. Mientras el padre preparaba la cámara, yo cogí al niño y lo senté sobre mi hombro, mirándole a los ojos cuando flexionó su brazo derecho. En unos pocos segundos terminó todo y yo volví a prepararme para el concurso.

Más tarde, volví a ver al hombre: yo estaba sobre el escenario y él ocupaba el sitio de uno de los 13 jueces que decidirían el resultado del certamen. Saque sus conclusiones.

Usted es lo que cree que es

¿Quién es más importante para usted? ¿Quién le desagrada más? ¿Quién le decepciona con más frecuencia? ¿De quién es la culpa de que no esté satisfecho con usted mismo? ¿De quién es la culpa de que un punto de vista negativo intervenga en acontecimientos que son importantes para Ud.?

Si responde con cierta sinceridad, encontrará que la respuesta a todos estos interrogantes será *usted mismo*. La preocupación por nosotros mismos, nos hace ser nuestros mayores criticos. Y, salvo que tengamos una constante actitud positiva hacia nosotros mismos, pocos de los proyectos que emprendamos llegarán a materializarse o, incluso, a planificarse.

En particular, todo lo presentado en este libro-guía no resultará provechoso *sin una consideración sincera y positiva de su parte*.

Al nacer, se nos concede un cuerpo, el instinto de triunfo y una imaginación creativa. A los animales también se les da un cuerpo, el instinto de triunfo, pero no una imaginación creativa. Utilizando su instinto triunfal, saben cómo sobrevivir sin haberlo aprendido; pero, al carecer de imaginación creativa, no pueden concebir la posibilidad de mejorar su modo de vida. Por consiguiente, ya que hemos sido bendecidos con el don adicional de una imaginación creativa, deberíamos ser capaces de lograr mucho de lo que podemos imaginar. Disponer de este don y no utilizarlo nunca agrava el desperdicio insensato que supone desaprovechar uno de los mejores requerimientos para vivir una vida plena.

La gravedad es una ley de la naturaleza. Sabemos que la caída se debe a la atracción de la gravedad. El pensamiento positivo también es una ley de la naturaleza, y el único requisito necesario para que funcione es una imaginación creativa. Usted puede alcanzar cualquier objetivo idealista si cree sinceramente que puede lograrlo. Propóngaselo y alcanzará su objetivo.

Si tiene una imagen mental negativa de usted mismo, provocará la reacción contraria a la que lograría con una imagen mental positiva; en consecuencia, alcanzará pocos, si es que logra alguno, de los objetivos que son tan importantes en su vida.

Independientemente de la forma de éxito que espere alcanzar, en todo momento debe mantener una imagen mental positiva. Para triunfar debe creer en usted.

Nunca tema esforzarse por cosas mejores. Ponerse en marcha cuando uno se esfuerza por metas más elevadas es algo natural; pero no se permita hacerlo sin un plan y sin confianza en usted. Sería una locura. Debe prepararse plenamente para la tarea inmediata. No hay lugar para un pensamiento negativo; ello sólo puede significar un obstáculo y hacerle desperdiciar el tiempo que tendría que dedicar a luchar por sus objetivos.

Su cerebro es independiente de sus pensamientos. Reaccionará ante los pensamientos negativos con tanta facilidad como lo hará con los pensamientos positivos –igual que en terreno fértil, en donde crecerán las malezas tan bien, si no mejor, que las flores–. "Cosechará lo que sembró".

Un pensamiento positivo sin un rastro de duda puede parecer algo imposible, pero con la repetición constante puede llegar a convertirse en parte de su estilo de vida, reportándole beneficios cada día.

Usted es la persona más importante que conoce; y si es sano, feliz y se esfuerza por mejorar, podrá hacer que otros sigan el mismo camino. El costo no es mayor que el de su antigua actitud negativa pero, se lo aseguro, la recompensa será diez veces mayor. Trabaje cada día con el propósito de superarse. Planifique sus acciones y tenga confianza en sus planes. No espere a que otro dé el primer paso y hágalo usted. El día en que ya no pueda hacerlo –el día en que ya no pueda producir y contribuir– deseará morir. Pero ese momento *no es ahora. Ahora* es el momento de asumir el compromiso de triunfar, teniendo presente y poniendo en práctica el lema: "usted es lo que cree que es".

El qué, el dónde y el porqué del ejercicio

POR QUÉ ES NECESARIO EL EJERCICIO

Es casi imposible disfrutar de una salud vigorosa y alcanzar una condición física óptima, sin un programa planificado de ejercicio regular. Los tres requisitos esenciales para lograr una salud excelente son una nutrición adecuada, un descanso adecuado y una actividad adecuada (EJERCICIO). Podemos añadir otro ingrediente esencial y menos apreciado para mejorar su salud, su aptitud física y su longevidad: una actitud mental adecuada. La ansiedad, la competitividad y una actitud negativa no contribuirán a una vida muy feliz. En cambio, la dieta, el descanso y el ejercicio están considerados como las tres facetas más importantes para obtener y mantener una buena salud. Debe recordarse que una actitud positiva conduce, por lo general, a una acción positiva.

¿QUÉ ES EJERCICIO ADECUADO?

La práctica de ejercicio para el mantenimiento diario de la buena salud y de la aptitud física, difiere muchísimo del tipo de ejercicio que practica un atleta entrenado o un trabajador. El atleta se especializa en perfeccionar sus aptitudes, que normalmente implican proezas de velocidad, fortaleza y resistencia. En cambio, la mayoría de nosotros pocas veces, y quizás nunca, nos vemos en la obligación de correr a velocidades extraordinarias, a correr dieciséis kilómetros sin parar, a soportar grandes esfuerzos físicos o a levantar grandes pesos, con la finalidad de tener éxito en nuestras vocaciones o profesiones. Considere cualquier deporte y descubrirá que la mayor parte de los atletas tienen una preparación física superior a la media (de acuerdo con patrones normales), provocada por el carácter de su competición que así lo requiere. Pero el tipo de preparación exigida para llegar a ser un campeón de campo y pista, una estrella del tenis, un jugador de fútbol, etc., no es bueno para el individuo medio. Practicar ejercicio hasta sentirse tenso o dolorido es trabajar en exceso. A menudo, los atletas entrenados llevan sus cuerpos al límite físico absoluto del que son capaces, y lo hacen tanto en las prácticas como durante la competición. Muchos de los más grandes atletas del mundo compiten con lesiones dolorosas, que son el resultado de una preparación excesiva provocada por su deseo y afán de ser un campeón.

El objetivo del individuo medio debería ser llevar la preparación hasta el punto que personalmente consideren óptimo. El cuerpo, para estar sano, requiere una cantidad mínima de actividad muscular diaria sobre la parte muscular de nuestro esqueleto. Estar por debajo de este requerimiento mínimo es favorecer una salud deficiente y el envejecimiento prematuro.

El ejercicio adecuado es un programa planificado y supervisado que ha sido diseñado para mejorar y mantener las medidas corporales en las proporciones simétricas normales, así como para tonificar los músculos en el rendimiento normal y óptimo. Una vez que el cuerpo humano está preparado, el ejercicio adecuado es un programa que consigue que el individuo se sienta como si hubiese realizado un ejercicio de entrenamiento concienzudo, sin llegar a quedar exhausto.

Sin considerar la edad, el sexo o la preparación física actual (siempre que el individuo goce de una salud medianamente buena y no existan razones médicas que impidan realizar ejercicio), un programa bien diseñado de entrenamiento de pesas ofrece el modo más seguro, rápido y eficaz para mejorar la apariencia personal. Además de ayudarle a sentirse mejor y a parecerlo, el entrenamiento con pesas mejora la coordinación, el equilibrio y el control de casi todos nuestros músculos. Es la manera más rápida que se conoce para fortalecerse, y casi todos los grandes atletas utilizan algún tipo de ejercicio de resistencia progresiva para mejorar su velocidad y desarrollar reacciones más rápidas. El ejercicio progresivo con pesas es uno de los mejores métodos para prevenir o superar lesiones y deficiencias físicas. Provoca que todo el cuerpo responda mejor a la voluntad y contribuye a enseñarle a hacer lo correcto en el momento adecuado, en situaciones de peligro o de esfuerzo inusual. Con frecuencia, los músculos entrenados evitan accidentes, que pueden llegar a ser fatales.

POR QUÉ SE DEBERÍA PRACTICAR EJERCICIO

Además de contribuir a mejorar la salud y a prolongar la vida, el ejercicio diario adecuado puede mejorar muchísimo la calidad de nuestra vida. El ejercicio ha demostrado aliviar la depresión y disminuir la ansiedad, mejorar la capacidad de concentración y, por consiguiente, permitir trabajar con más eficiencia, aumentar el vigor en todas las actividades físicas, y ayudar (junto con una nutrición apropiada) a ganar, perder o mantener el peso corporal correcto.

Ningún otro factor afecta prácticamente a todos los órganos del cuerpo más profundamente, o con tanta frecuencia, como el trabajo muscular. El ejercicio mejora el funcionamiento del corazón, el tono de los músculos externos e internos, activa y favorece la circulación, ayuda a eliminar los ácidos de la fatiga y otras toxinas, mejora la eficiencia metabólica, ayuda al cuerpo a librarse de la obesidad no deseada, mejora la utilización y distribución de oxígeno, mejora la movilidad y flexibilidad de las articulaciones, mejora la digestión y ayuda a normalizar el apetito, aumenta el suministro de sangre al cerebro permitiendo tener la mente más despejada, y mejora la eliminación.

BENEFICIOS DERIVADOS DEL ENTRENAMIENTO CON PESAS

Mejor salud general
Mejor imagen mental personal
Mejor perspectiva mental en general
Aumento de la perspectiva mental en general
Aumento de la fortaleza física
Aumento del rendimiento en otras actividades
Incremento de la confianza personal
Mejora de la relajación física y mental
Intensificación del afán personal de ascenso social y ocupacional
Mejor aspecto general

BENEFICIOS POSIBLES DERIVADOS DEL ENTRENAMIENTO CON PESAS

Mejora de la higiene personal
Olvido de hábitos de vida no saludables
Mejora de los hábitos alimentarios y nutricionales
Mayor incentivo para el desarrollo personal en todos los aspectos
Mayor incentivo para promover el desarrollo físico
Mayor incentivo para mejorar el estatus social
Mayor incentivo para el ascenso ocupacional
Mejora de la salud general a lo largo del período vital
Posible aumento del período vital
Mayor capacidad de influir sobre amigos y compañeros
Ser objeto de envidia y admiración por parte de amigos y compañeros
Obtención de un físico que llame la atención

CONSIDERACIONES NEGATIVAS QUE ACOMPAÑAN AL ENTRENAMIENTO CON PESAS

El elemento tiempo
El elemento coste
El posible desarrollo de una actitud narcisista
Interferencias con las obligaciones familiares, sociales y ocupacionales.
Tropiezo con posibles frustraciones al buscar asesoramiento y guía para un mejoramiento físico continuado
Posible disminución del interés y participación en otras actividades físicas.
Adhesión a un estilo de vida más riguroso
Restricción de hábitos alimentarios, de sueño y sociales más amplios.
Posible pérdida de interés y participación en actividades sociales y ocupacionales
Frustración originada por la no obtención de los objetivos físicos personales.

Músculo y energía

El movimiento es vida; la inactividad es la muerte. La vida en sí misma es una sucesión de cambios progresivos; y los cambios adoptan muchas formas, todas ellas necesarias en el proceso de vivir y de vivir bien.

Así como parte de nuestro programa de entrenamiento, nuestro interés se centra primordialmente en la actividad muscular y, en segundo término, en el desarrollo y restablecimiento de la salud, más que en cualquier otra forma de empleo de energía, como generación de calor, etc. Que el movimiento sea tan necesario provoca que la fuente del mismo adquiera gran importancia. La fuente directa es la *energía*, de la que hablaremos más adelante.

Los músculos son la razón principal para la creación de este libro-guía, por ello vamos a estudiar someramente la estructura y actividad del tejido muscular. Este conocimiento nos ayudará a entender mejor la totalidad del proceso de actividad y desarrollo muscular.

Ya sean voluntarios o involuntarios, todos los movimientos realizados por el cuerpo o dentro del cuerpo son producidos por los músculos. Los músculos constituyen la pulpa o "carne" del cuerpo. El tejido muscular está compuesto por células en forma de fibras, que varían en longitud y forma. El número de estas fibras, que aparecen agrupadas, así como su longitud y forma, determinan el tamaño y configuración de los músculos de mayor tamaño.

Hay dos tipos distintos de tejido muscular: los músculos voluntarios y los involuntarios. Limitaremos nuestro análisis a los tejidos de los músculos voluntarios. Son aquellos cuyas fibras están dispuestas en haces y tienen tendones en cada extremo que vinculan los músculos a la envoltura del hueso o periósteo. Cada fibra muscular es una célula cilíndrica, larga y estrecha.

En los hombres, las fibras son más compactas y gruesas que en las mujeres. Y en los hombres cuyos músculos están muy desarrollados, el diámetro de las fibras es mayor que en un hombre con desarrollo muscular deficiente, haciendo así que los músculos del hombre bien desarrollado sean de mayor tamaño que los de un hombre con desarrollo deficiente.

Cada fibra muscular está compuesta por muchas fibras pequeñas, o fibrillas, que se hallan agrupadas en la masa principal del músculo y un poco separadas en los extremos. Alrededor de cada fibrilla hay una capa más delgada de tejido conectivo, y rodeando toda la fibra una capa similar. A su vez, las fibras están unidas por una capa algo más gruesa de tejido conectivo. Estas capas de tejido más resistente sirven para mantener unidas las células y haces musculares, así como para darles resistencia. No tienen la capacidad de contraerse, como lo hacen los músculos, pero actuan reteniendo el glucógeno (transformado en azúcar), que sirve como combustible de los músculos. La sangre suministra a las células glucógeno adicional, que es transportado por diminutos vasos sanguíneos dentro del tejido muscular. De este modo, cada fibra está en contacto con vasos muy pequeños.

Rodeando las células musculares hay un grupo de células granulares que pueden compararse a una abrazadera o collar de cuentas. Éstas extraen ciertas sustancias de la sangre y del fluido linfático y las transforman para que las células puedan utilizar estas sustancias en su nutrición. Cuando las células musculares se contraen, los gránulos se disuelven y se convierten en nutrientes de las células.

Un músculo, al contraerse, se vuelve menos denso y más corto en su totalidad. Cuando la contracción es vigorosa a causa un fuerte estímulo nervioso, cada célula participa en este cambio y en los subsiguientes. Si la contracción es menos vigorosa, probablemente no más de la mitad de las células musculares resultarán tan afectadas.

La musculatura de nuestro cuerpo es una estructura compleja, que el hombre nunca puede esperar repetir en algún dispositivo mecánico. Aunque el motor de un automóvil o de una locomotora es perfecto en su construcción, no puede compararse en eficacia con el motor de nuestros músculos. Los músculos son realmente motores que funcionan, en cierto modo, como los motores mecánicos, pero sin que sea necesaria una atención especial a cada uno de ellos.

Una persona tiene unos quinientos músculos en su cuerpo, y cada músculo está compuesto por cientos de miles de motores diminutos, siendo cada célula semejante a un motor. Con cada movimiento de los miles que un individuo realiza diariamente, pone en acción incontables miles de estos pequeños motores.

Los alimentos que se ingieren suministran la carga para cada motor diminuto. Estas "cargas" son transportadas por la corriente sanguínea, del mismo modo que la energía, en forma de combustible, es llevada hasta un motor mecánico. En lugar de bujías, los impulsos nerviosos suministran las "chispas" que activan las cargas en los "motores" musculares. La acción que se produce es la contracción del músculo, con la "explosión" de muchos de los motores pequeños de cada músculo mientras se desarrolla la acción. Cuantos más "motores" hagan explosión al mismo tiempo, mayor será la potencia (o la contracción) del músculo. De la misma manera, cuantos más cilindros hayan actuado juntos en el motor de un coche, mayor será la potencia y la uniformidad de ese motor.

Después de producirse la descarga (contracción muscular), el músculo se relaja. Algo de la carga de cada motor diminuto, incompletamente agotada en la explosión, regresa deprisa al motor para volver a servir como combustible. Y si la sangre ha vuelto a suministrar combustible, se añadirán más cargas y el músculo estará nuevamente listo para otra descarga o contracción.

La sangre lleva combustible de modo continuo a los motores musculares en forma de oxígeno, azúcar y otros elementos. Después de una descarga, los diminutos vasos sanguíneos se llevan los materiales residuales que resultan de la descarga (agua y dióxido de carbono). El agua va a los riñones para transformarse en orina, y el dióxido de carbono, que ya no resulta útil, va a los pulmones para ser expulsado del cuerpo. Si permanece en él, resulta nocivo para la salud.

El corazón mantiene la sangre en su circuito alrededor del cuerpo; la sangre, a su vez, siempre está circulando en torno a los millones de músculos pequeños o "motores" celulares. Cuanto más tienen para descargar los motores (o más contracciones realizan) más trabajo tiene que hacer el motor del corazón. Bombea más sangre cuando se trabaja fuerte y menos cuando se realiza menor esfuerzo o cuando se está en reposo. Esto se debe a que los motores musculares necesitan más combustible cuando se contraen con frecuencia y de forma enérgica, y la sangre con su combustible llega a ellos más a menudo y en cantidades mayores. También, cuantos más motores explosionen en la contracción, mayor será el residuo que liberen, y, en consecuencia, se requerirá más sangre para eliminar esos desechos con el objeto de evitar que los músculos resulten "asfixiados" por ellos.

Durante el esfuerzo, se requiere más oxígeno para producir las explosiones, provocando en el cuerpo la necesidad de "resollar" o respirar más veloz y profundamente cuando se realiza un ejercicio que cuando se está en reposo. Esto permite a los pulmones suministrar a la sangre el oxígeno que debe transportarse a los músculos. El cuerpo también debe respirar a mayor velocidad para que la sangre pueda librarse a través de los pulmones de las mayores cantidades de anhídrido carbónico y residuos tóxicos que hay en ella. Mientras se halle presente una cantidad de este gas mayor a la normal, el cuerpo continuará respirando más rápida y profundamente que de costumbre. Cuando se restablece el equilibrio, el cuerpo vuelve a respirar con normalidad.

Ahora nos preguntaremos: "¿De dónde proviene la energía motriz de los músculos?". Todo individuo normal está dotado del mismo número de músculos y todos estos músculos tienen la misma estructura original. Cada uno de ellos tiene la célula muscular (o fibra, o unidad), los haces de fibras que envuelven el tejido conectivo, y, como sabemos, muchos haces agrupados conforman el músculo. En sus células tienen unas pocas terminaciones nerviosas que los hacen contraerse. Y, a menos que se trate de una parálisis, los músculos permiten a todos los individuos desplazarse de un lugar a otro, alimentarse, etc. Ahora, ¿por qué estos movimientos constituyen casi el alcance máximo de la capacidad muscular de algunos individuos, mientras que actos de fortaleza casi increíbles figuran entre el reino de los logros de otros?

El secreto de la gran resistencia de los atletas y de los "hombres fuertes" es la "energía", la "fuerza nerviosa", la "vitalidad" y la "virilidad".

¡Energía! Pero ¿de qué deriva la energía? Y ¿por qué no todos somos "energéticos"?

Sabemos que muchas personas se alimentan como para tener una mayor fortaleza, si es que la cantidad de alimento consumido es una unidad de medida. Sabemos también que muchas personas practican tanto ejercicio, que sería de esperar que tuviesen músculos de un tamaño fuera de lo común, en el caso de que únicamente el ejercicio determinase el tamaño de los músculos. Sabemos que muchas otras personas pasan tendidas casi las veinticuatro horas del día; estas personas deberían tener fortaleza y energía intrínsecas, si el descanso aportase esas cualidades. Algunos individuos tienen una gran vitalidad y, sin embargo, no son fuertes físicamente, ni sus músculos se distinguen por estar agradablemente contorneados. Debe concluirse que algo debe ser necesario para tener la combinación de gran energía, músculos desarrollados y enorme fortaleza. ¿Qué es?

No se trata de un factor cualquiera. Es una combinación de factores que produce esas cualidades deseadas. Ahora comentaremos brevemente los factores más detacados.

En primer lugar, debe existir una gran vitalidad intrínseca. La vitalidad no la podemos incrementar, pero podemos vivir de un modo que permita que se manifieste la que poseemos. La mayoría de nosotros nacemos con mucha vitalidad, por no decir con superabundancia de ella. La razón por la cual no la demostramos es porque no tenemos obligación de hacerlo, o por haber vivido de tal modo que la hemos menguado. Como en el caso de la energía, si no se formulan demandas a la vitalidad, ésta aparentemente disminuye; utilícela y parecerá que se acrecienta. ¡Sin embargo, no lo hace! Nosotros simplemente la despertamos y comenzamos a aprovechar las reservas fundamentales. Por el contrario, existen muchos métodos mediante los cuales podemos despertar la vitalidad. Como para la fortaleza muscular, un factor importante en su desarrollo es la alimentación, pero esto no quiere decir grandes cantidades de alimentos. La persona de músculos desarrollados o que los utiliza de modo persistente necesita una alimentación más abundante que otra de músculos poco desarrollados y que realiza poco o ningún ejercicio. No obstante, el incremento de comida no es tan grande como muchos creen necesario y, consumen realmente. Es indispensable un buen equilibrio entre las diversas clases de alimentos, con algo más de féculas y azúcares, así como de grasas. Éstos son los alimentos que brindan el combustible específico que los músculos necesitan para su actividad, y para obtener resultados, deberían ser lo más naturales posible.

Con el objeto de aumentar el tamaño del músculo debería introducirse un ligero aumento en las proteínas. Sin embargo, hay que resaltar que el incremento del tamaño del músculo es, en gran medida, un aumento en el espesor de las fibras individuales y no tanto un aumento de células nuevas.

Otro factor importante es el *uso* del músculo. El cuerpo humano no se desarrolla después de la madurez. La finalidad de los estímulos sobre el tejido muscular es motivarlo para que llegue a contraerse. La transmisión repetida de estímulos para contraer el músculo provoca una capacidad de contracción muy desarrollada o, en otras palabras, una "irritabilidad" incrementada que permite al músculo contraerse más fácilmente, de modo más completo y con más fuerza. Al mismo tiempo, el envío repetido de impulsos aumenta la irritabilidad de los nervios, de modo que envían impulsos más fácilmente, impulsos que son más positivos y más vigorosos. Será un aumento de la capacidad de trabajo de los músculos, acompañado de un aumento del tamaño de los mismos.

Este desarrollo muscular puede estar determinado por varios factores. Uno, por supuesto, lo constituyen las limitaciones hereditarias e individuales. Un hijo de padres poco desarrollados, y él mismo de complexión menuda, no puede desarrollar la masa muscular y la gigantesca fortaleza de una persona con un físico robusto cuyos padres también son robustos. No obstante, si otros factores son favorables, el hombre más menudo puede desarrollar músculos grandes y de gran resistencia. Uno de estos otros factores es el "tipo de músculo". Las dos posibilidades del tipo de músculo son el tipo largo y delgado, y el tipo corto y voluminoso. Existen diferencias considerables en las células musculares de estos dos tipos. En el primero, los músculos son largos y estrechos, y las fibras individuales son alargadas y delgadas. En el segundo, los músculos son cortos y anchos, y las fibras cortas, gruesas y más compactas o capaces de desarrollarse en un tamaño más reducido.

Para un hombre de complexión débil es imposible desarrollar la misma prominencia de músculo que un hombre más robusto de la misma altura y desarrollo. Ni tampoco puede desarrollar la misma fortaleza. Sin embargo, puede desarrollar músculos enormes y una fortaleza terrible si se afana en practicar ejercicio de modo adecuado y diligente.

El factor más importante en el desarrollo de músculos admirables y en el desarrollo de energía y fortaleza es la salud sexual o "virilidad".

La virilidad altera la naturaleza de los músculos y su respuesta a los estímulos. Los músculos del hombre viril están "enlazados en forma apretada" y son más compactos; sus fibras están agrupadas estrechamente y son menos filamentosas; su tejido conectivo es más resistente. Los núcleos (que bien podrían ser llamados el corazón de las células musculares) son más numerosos, brindando centros más grandes para la recepción de estímulos. Las fibras musculares individuales y la totalidad del músculo son capaces de grados mayores de contracción. Los gránulos que sirven de alimento están presentes en mayor abundancia, asegurando así una mejor nutrición de las células. La sangre mantiene una mejor circulación en todos los músculos y, de este modo, los limpia con más frecuencia de elementos residuales al mismo tiempo que brinda adecuados suministros de nutrición y combustible a intervalos más frecuentes y, por lo tanto, más convenientes. Los nervios están mejor nutridos, tienen más "irritabilidad" y, por consiguiente, envían impulsos más fuertes a los músculos.

Estas condiciones favorables, que se apreciarán con facilidad, permiten al hombre viril desarrollar en menor tiempo mejores músculos, músculos de mayor tamaño, músculos más fuertes. Hombres de todas las tallas y complexiones pueden ser viriles, por lo que resulta imposible seleccionar un tipo particular de individuo en cuanto al aspecto externo que podría llamarse el tipo viril. Es más una cuestión de tonicidad, agilidad y solidez, y de la diferencia entre el estado de relajación y el estado de contracción. La dureza no es un indicio, excepto cuando el músculo está contraído. Pero, dados dos hombres que han practicado ejercicio por igual, uno de virilidad excelente y el otro de virilidad inferior, los músculos del primero tendrán una configuración mucho mejor, mucha mayor fortaleza, mucha más resistencia.

Muchos jóvenes y hombres adultos llegan a sentirse desanimados porque no pueden desarrollar músculos tan voluminosos y fuertes como los de otros con su misma complexión, o incluso, de complexión menos robusta que la de ellos. Trabajan con perseverancia, quizás dedican más tiempo que los otros, y sin embargo progresan lenta y arduamente, o a veces bastante rápidamente hasta un cierto punto, y luego no pueden seguir avanzando, habiéndose detenido muy por debajo de sus deseos y expectativas. Muchos quieren saber cuál es la razón de ello; creen que hay algo incorrecto en sus métodos de ejercicio.

Podría ser necesario en algunos casos un cambio en el programa de ejercicios, ya que muchos de ellos practican demasiado ejercicio y no lo hacen de un modo científico. Pero con otros muchos resulta imposible desarrollar una gran magnitud y fortaleza del músculo, y la misma capacidad de energía, al menos hasta que puedan aumentar de algún modo su virilidad. Algunos pueden hacerlo, otros no; por lo menos no lo suficiente como para permitirles lograr el desarrollo que desean. Éstos tendrán que contentarse con un grado de calidad muscular algo menor a la deseada. Sin embargo, existen muchos de estos tipos menos viriles que, mediante un esfuerzo persistente en términos correctos, han alcanzado un desarrollo que les brinda abundantes motivos para sentirse sanamente orgullosos de sus cuerpos.

El efecto de la virilidad sobre los músculos y sobre la energía, no es el de eliminar los elementos residuales para una mejor actividad muscular, si bien indudablemente se produce este efecto. Una mayor virilidad resulta efectiva para brindar, mediante la secreción interna y sus efectos sobre todas las funciones del cuerpo, mayor estabilidad a los nervios, mejor fibra a los músculos, alimento más eficaz para la nutrición y contracción, mayor resistencia a la fatiga y una recuperación más rápida y completa.

Existe un factor más en los hombres que determina su superioridad en los esfuerzos físicos. Es la cantidad de energía que no puede medirse; es la "determinación" y el tesón, que no pueden estimarse hasta que son puestos a prueba; es la capacidad de los diversos tejidos del cuerpo para responder a exigencias inusuales; y es una capacidad que no puede predecirse, salvo mediante pruebas complejas. Además, creo plenamente que uno de los principales factores responsables de esta capacidad es el tipo inusual de energía, la respuesta y los procesos químicos, y la mayor riqueza de reservas de energía que se generan mediante la secreción interna de las glándulas sexuales. La cantidad de esta secreción no puede medirse, ni tampoco puede estimarse su calidad. El físico del individuo no será suficiente para juzgar a un hombre a este respecto, especialmente debido a que la mayoría de ellos podrían estar en una condición de falta de desarrollo y entrenamiento. El hombre no se percata hasta que es puesto a prueba de la calidad superior o inferior de su secreción, así como de la energía y del vigor que genera.

Esto también ocurre con el hombre que está empeñado en desarrollar la masa muscular y la potencia de un músculo específico. Puede no darse cuenta de una secreción sexual interna deficiente o inferior, hasta que no logra desarrollar sus músculos y mejorar su fortaleza mediante programas de ejercicios, que deberían, de acuerdo con las reglas del ejercicio, originar una mejora acentuada. Después de haber fracasado puede desconocer la causa, si no hay quien pueda decírselo. Puede ser que todo lo que necesita hacer con el objeto de que su cuerpo responda más a sus esfuerzos, será conservar e incrementar su energía sexual.

La fatiga y el agotamiento son temas fundamentales. Algunos los consideran como grados diferentes del mismo estado, siendo el agotamiento una etapa ulterior a la fatiga. Yo creo que existe una diferencia. La fatiga se debe al desarrollo de productos residuales a una velocidad mayor de aquélla a la que pueden ser expulsados, produciendo así una intoxicación de los nervios y músculos, y una reducción de su irritabilidad, o de su capacidad para transmitir estímulos y responder a ellos. Esto, para mí, no es lo mismo que el agotamiento. El agotamiento se debe sólo en parte al "drogamiento" por los elementos tóxicos y residuales de la fatiga, debiéndose principalmente al consumo del alimento o combustible almacenado y de disposición inmediata.

La conducción de impulsos y la respuesta a los estímulos por medio de la contracción dependen de la misma clase de procesos físicos, químicos o eléctricos que aún no han sido estudiados totalmente. No obstante, se comprende que dependan en gran medida del estado del metabolismo del cuerpo incluyendo la recepción de combustible, la alteración de este combustible por el uso efectivo o el almacenamiento para utilización ulterior, y la recuperación y la eliminación de elementos residuales.

La secreción gónada sirve suficientemente como un estimulante de algunos de estos procesos y como un estabilizador de los demás, siendo el resultado una gran influencia general. Esto es, que estimula el matabolismo con el incremento de la conductividad nerviosa y muscular, y la irritabilidad para requerimientos especiales; al mismo tiempo, estabiliza estas últimas respuestas, así como la respuesta efectiva y el consumo de energía del combustible. De este modo, la secreción gónada tiene mucho que ver con la fatiga y el agotamiento: cuanto mayor sea la cantidad y mejor sean las cualidades de estas secreciones, mayor será la resistencia a la fatiga y a los síntomas de agotamiento.

El grado de agotamiento que se siente es mayor y más general cuando las secreciones gónadas son inadecuadas. La recuperación de la fortaleza y de la energía también resulta menoscabada cuando las secreciones están por debajo de los valores normales.

Durante el periodo vital, los nervios envían constantemente impulsos a los músculos, que los mantienen en un ligero estado de tensión, llamado *tono muscular*. Este estado varía muchísimo de un individuo a otro. Es el que mantiene a los músculos en condiciones para una respuesta definida a los estímulos conscientes, mediante una advertencia de una fracción de segundo. Sin él, los músculos estarían inertes durante el descanso, podrían ser excitados, pero lentamente, y su respuesta mediante la contracción sería ligeramente comparable a la de los músculos con "tono".

Este envío constante de impulsos mantiene a los músculos y a los nervios en mejor tono y sensibilidad. Por supuesto que muchos factores pueden hacer posible que los nervios continúen este envío de impulsos tonificantes, pero sin duda, la secreción gónada tiene mucho que ver con ello. Cualquiera que sea plenamente viril tiene un mejor tono muscular (celeridad parcial para dar respuesta ante una demanda), que permite que los músculos se desarrollen más rápidamente durante los ejercicios dirigidos a su desarrollo. En otras palabras, es el *tono* lo que indica la capacidad de los músculos para desarrollarse en fortaleza y en tamaño.

Según esto, para desarrollar los músculos de la forma deseada, es necesario tener secreciones gónadas suficientes en cantidad y calidad para mantener los nervios y los músculos en condiciones adecuadas para responder y desarrollarse, y mantenerlos también en un tono apropiado cuando se esté en reposo.

Nutrición y virilidad

Ahora es el momento de describir detalles específicos. En muchos casos, la potencia puede verse debilitada por deficiencias nutricionales. La virilidad también depende de numerosos factores, tales como *el ejercicio, la salud física, horas de sueño adecuadas, actitud mental y capacidad para relajarse.* La salud física y mental van de la mano para provocar en un organismo un funcionamiento normal o por encima de lo normal.

El avance de la medicina biológica ha tenido un efecto estimulante sobre la investigación progresiva. Los médicos están comenzando a comprender que la mayoría de los enfermos masculinos son el resultado del incumplimiento prolongado de normas sanitarias elementales. El papel de la nutrición en la medicina preventiva y terapéutica también ha llegado a ser cada vez más evidente. El desequilibrio bioquímico en los tejidos, y el trastorno en los procesos metabólicos, debidos a pautas dietéticas deficientes, son los factores principales que provocan las enfermedades crónicas y degenerativas en el hombre civilizado.

Los desequilibrios y las deficiencias nutricionales pueden afectar todos los aspectos del bienestar físico y mental del hombre. La función normal de todo órgano y glándula depende de una nutrición adecuada y conveniente. El sistema sexual del hombre y sus funciones no son ninguna excepción a esta regla. En forma creciente, los médicos han llegado a ser conscientes de que la calidad de la nutrición determina el estado de salud sexual. El deseo sexual de una persona y sus aptitudes, así como el buen funcionamiento de su sistema reproductivo, depende significativamente de la calidad nutricional de los alimentos que ingiera.

¿Por qué y cómo la nutrición desempeña un papel tan importante en la vida sexual? ¿Cómo afecta a la capacidad sexual, a la virilidad y a la fertilidad?.

La vida sexual de un individuo está dirigida por su sistema glandular. Las glándulas son las responsables directas de las actividades sexuales y de las llamadas glándulas endocrinas. La mayoría de las funciones de su cuerpo están controladas por ellas.

La testosterona, la hormona sexual masculina, desempeña una parte igualmente importante en la vida sexual del hombre y en su salud general. Estas hormonas y otras secreciones de las glándulas endocrinas son las *"bujías de encendido"* que proveen los estímulos, llevándolos al cuerpo y a la mente. El buen funcionamiento de las glándulas endocrinas y la producción suficiente de hormonas son indispensables para el funcionamiento saludable de los órganos sexuales. La calidad de la nutrición determina la síntesis, la calidad y la descarga de las hormonas endocrinas, que, a su vez, influyen directa o indirectamente en la virilidad y en la capacidad sexual.

Las glándulas sexuales necesitan nutrientes específicos –minerales, vitaminas y sustancias químicas naturales– con el objeto de funcionar en forma apropiada.

En términos aproximados, las glándulas pueden dividirse en dos grupos. Un grupo vierte sus secreciones a través de un sistema de conductos a varias partes del cuerpo a fin de permitirles desempeñar sus funciones vitales. Éstas son las *glándulas exocrinas*, que producen secreciones externas. El otro grupo, el de las *glándulas endocrinas*, carece de conductos o tubos de descarga. Las sustancias secretadas por las glándulas endocrinas son vertidas directamente a la sangre; no llegan ni a las superficies externas ni a las internas del cuerpo y son, además, glándulas de secreción interna.

Las glándulas endocrinas son la *pituitaria, la pineal, las suprarrenales, la tiroides, la paratiroides, el timo, el páncreas, los ovarios y los testículos.* Estas glándulas secretan sustancias químicas conocidas como *hormonas*. Las hormonas son liberadas directamente en la corriente sanguínea, siendo llevadas a las diferentes partes del cuerpo para regular, estimular o activar sus funciones.

Las hormonas también controlan, influyen y determinan la personalidad y la estructura mental. Las glándulas determinan si un individuo es emocionalmente estable o inestable, si es energético o apático, afable o irascible, frío o temperamental. Asimismo, determinan el grado de virilidad.

El sistema glandular endocrino controla no sólo el modo de sentir, sino también el modo de expresar. Los signos prematuros de envejecimiento: aparición temprana de arrugas en el rostro, afinamiento de los labios, pérdida y encanecimiento del cabello, doble mentón, engrosamiento del talle, pérdida de tono muscular, piel flácida, etc., con síntomas de un mal funcionamiento de las glándulas endocrinas.

La glándula *pituitaria* es llamada la *glándula maestra* del sistema endocrino. Produce diez o más hormonas especializadas, con más funciones complejas y vitales que las demás hormonas endocrinas. Las hormonas de la pituitaria controlan las funciones de todas las otras glándulas endocrinas, incluyendo las glándulas sexuales.

La pituitaria regula el crecimiento de los tejidos y de los huesos, secreta hormonas que regulan el metabolismo de agua y sales, la presión sanguínea y la formación de protoplasma. Las hormonas de la pituitaria controlan el almacenamiento y distribución de grasa y la formación de tejido muscular sano.

La glándula pituitaria tiene una influencia directa e indirecta sobre los órganos de reproducción sexual. La investigación ha demostrado que la pituitaria produce una hormona que actúa directamente sobre los órganos sexuales y las características sexuales secundarias. Esta sustancia, llamada *hormona pituitaria gonadotrópica*, influye en las glándulas germinales estimulando su actividad. Si la glándula pituitaria falla, el desarrollo sexual será retardado y nunca se alcanzará la madurez sexual. La teste produce esperma y las hormonas sexuales masculinas bajo el estímulo directo de la glándula pituitaria.

La *glándula tiroidea* es importante en la regulación del ritmo de la vida física y mental. La tiroides produce hormonas que estimulan el consumo de oxígeno de todos los tejidos del organismo regulan el crecimiento y controlan el metabolismo. Todas estas funciones son vitalmente importantes para el desarrollo muscular.

Las *glándulas suprarrenales* producen varias hormonas con una variedad de funciones. La *adrenalina*, "la hormona de la supervivencia", es producida por la médula, siendo vertida a la corriente sanguínea en el momento de una excitación emocional. Acelera la actividad del corazón y aumenta el contenido de azúcar de la sangre. La adrenalina también puede hacer más lento o detener el proceso digestivo.

La *aldosterona* es una hormona generada por la corteza suprarrenal y está vitalmente involucrada en la metabolización y utilización de minerales, especialmente de los minerales de sodio, potasio y clorina. También ayuda al cuerpo a utilizar las grasas, azúcares y proteínas. Igualmente está relacionada con la acción de las hormonas sexuales y tiene un fuerte efecto sobre la actividad sexual.

La *paratiroides* secreta una hormona conocida como *paratormona*, cuya principal función conocida es la regulación del suministro de calcio y fósforo a la sangre y los tejidos. Aquí podría añadirse que el calcio es importante para todos los órganos, huesos y tejidos del organismo.

El fósforo es un mineral igualmente fundamental. Se le llama compañero del calcio, ya que el calcio no puede hacer su trabajo sin un suministro equilibrado de fósforo en la corriente sanguínea.

El *páncreas* secreta el *jugo pancreático*, que contiene hormonas y enzimas para la digestión y asimilación de proteínas, almidones y grasas.

Los *Islotes de Langerham* regulan la cantidad de azúcar en la sangre. La glucosa, o azúcar de la sangre, es el alimento energético para todas las células del cuerpo.

El *timo* desempeña un papel esencial en la primera etapa de crecimiento. También está implicado en las defensas del organismo contra las infecciones.

Los *testículos* no sólo producen las células generativas, o *esperma*, sino que también producen y secretan la hormona sexual masculina, la *testosterona*, que afecta profundamente los órganos sexuales del individuo, sus características sexuales secundarias, su salud, su desarrollo muscular típicamente masculino y hasta su estado mental.

El funcionamiento de la hormona sexual masculina es intenso por su efecto. Esto fue demostrado por estudios del efecto de la castración, o eliminación quirúrgica de los testículos. La operación se efectúa con frecuencia a animales machos, habitualmente para convertir a una bestia indómita en un animal dócil que pueda ser empleado para trabajos domésticos, como en el caso de los bueyes y caballos. En otros casos, la castración se emplea para favorecer el engorde de un animal.

No obstante, la ilustración más sorprendente de los efectos de la castración puede apreciarse en los seres humanos. La castración se conocía en la antigüedad en Oriente Medio y en Europa. Los eunucos, hombres castrados, eran empleados como guardianes de los harenes. En el pasado más reciente, fueron utilizados en los coros como sopranos masculinos. Cuando eran castrados antes de la pubertad, estos hombres no desarrollaban el crecimiento de vello en la cara y en el cuerpo. Sus torsos eran afeminados y gruesos, sus órganos genitales infantiles y sus voces agudas. Eran dóciles e indolentes. Naturalmente, no tenían capacidad reproductiva, ni virilidad.

En el cuerpo humano normal, las glándulas endocrinas secretan hormonas andrógenas y estrógenas, que estimulan las características masculinas y femeninas. El hígado regula el equilibrio entre ambas.

EL MITO DE LA DIETA DE ALTO CONTENIDO PROTEÍNICO Y LA VIRILIDAD

El mito de la dieta de alto contenido proteínico está tan arraigado en nuestro pensamiento, que dudo sugerir que puede ser erróneo. Sin embargo, mi deseo de ayudar al que busca sinceramente una salud duradera y mayor fuerza física, me obliga a intentarlo.

No resulta difícil entender cómo se ha originado este mito. Las proteínas son componentes importantes de nuestra nutrición diaria. Los músculos, el cabello, la piel, los órganos vitales y las glándulas, incluso las hormonas, están formados por proteínas. Más del veinte por ciento de la composición celular de nuestro organismo es proteína. La renovación y regeneración constante del organismo hace necesaria una dieta que contenga gran cantidad de proteínas para la formación de las células nuevas.

Esto nos lleva a formular la pregunta: "¿Cuánto es *gran cantidad*?". Muchos expertos indican que se necesitan de setenta a doscientos cincuenta gramos o más de proteínas cada día. Los científicos están comenzando a sospechar que hay un error en su estimación original. Se están revelando evidencias que demuestran que la proteína en cantidad suficiente es buena, pero que el exceso es perjudicial. Se ha establecido que el exceso de azúcar en la dieta es la causa de muchos trastornos de la salud. Lo mismo sucede con el exceso de grasas en la dieta. Hasta el exceso de ciertas vitaminas o minerales puede perjudicar la salud. Y lo mismo ocurre con las proteínas, especialmente con las proteínas animales cocinadas, que pueden provocar alteraciones en el metabolismo y un desequilibrio bioquímico en los tejidos. Estas condiciones pueden conducir a las más comunes de las enfermedades degenerativas, incluyendo la artritis, la arterioesclerosis y las deficiencias cardíacas.

Los estudios realizados por expertos en nutrición demuestran que nuestro requerimiento efectivo de proteínas se sitúa entre treinta y cuarenta gramos por día. Una de las fuentes más fiables en cuestiones de nutrición en la actualidad es The International Society for Research on Nutrition and Vital Substances. El consejo científico está constituido por cuantrocientos doctores en medicina, bioquímica, nutrición y ciencias naturales. Estos destacados expertos científicos han afirmado que nuestras tablas "clásicas" de necesidad de proteínas requieren una revisión. "La carne, el pescado y los huevos complementan una dieta básica, pero la ingesta diaria de estos alimentos no es necesaria", afirma The International Society for Research on Nutrition and Vital Substances.

Los cálculos obsoletos con respecto a las necesidades de proteínas se basaban en investigaciones del siglo XIX realizadas por Justin Von Liebig, Karl von Voit y Max Lubner, quienes creían que el requerimiento diario de proteínas del hombre era de ciento veinte gramos. Como señaló el Dr. H.B. Lewis, en realidad es "muy peligroso que los expertos cometan errores". Si bien las tablas oficiales de demandas de proteínas han demostrado una inclusión menor durante las últimas décadas, por lo que ya no se fijan en aproximadamente medio gramo por libra de peso por día, muchos expertos continúan aferrándose a la vieja y obsoleta idea de "más, más y más proteínas", con un marcado énfasis en las proteínas animales, principalmente en las procedentes de carnes rojas.

De acuerdo con la investigación más reciente, y teniendo en cuenta la gran variación en necesidad proteínica de cada individuo, además de las exigencias adicionales en estados de tensión, una conclusión general sería que para una salud óptima es suficiente con una cantidad diaria de proteínas de cincuenta a sesenta gramos, debiendo proceder del 75 al 80% de fuentes vegetales. Las proteínas más allá de estos valores no son requeridas por el cuerpo y son quemadas como combustible para la energía, o almacenadas como grasa. Como combustible, las proteínas son inferiores a los carbohidratos naturales y a las grasas. La carne no es necesaria para ingerir proteínas. Casi la mitad de la población mundial no come carne por razones religiosas o de otra índole. También existen grandes grupos de personas en EE.UU., como los Adventistas del Séptimo Día, que no comen carne en absoluto, y gozan de mejor salud que el americano medio, con un 40% menos de enfermedades cardíacas, 100% menos de cáncer de pulmón y una tasa de mortalidad total 100% menor. ¿De dónde obtienen sus proteínas? La respuesta es simple: las proteínas son una parte de todo alimento natural a disposición del hombre. Toda planta, semilla y fruta contiene alguna proteína, por lo que es virtualmente imposible no obtener proteínas suficientes con cualquier dieta de alimentos naturales.

La creencia sostenida durante mucho tiempo de que las proteínas de la carne son superiores a las proteínas vegetales ha sido refutada. La investigación reciente ha demostrado que las proteínas animales en cualquier cantidad tienen un efecto perjudicial para la salud, y que las proteínas vegetales, de las que anteriormente se pensaba que eran incompletas o inferiores a las proteínas animales, son biológicamente tan buenas o mejores que las proteínas animales. Asimismo, se ha demostrado científicamente que la buena salud puede apoyarse en una cantidad menor de proteínas vegetales crudas que de proteínas animales cocidas. Por ejemplo, las patatas son una buena fuente de proteínas completas, biológicamente comparables a las proteínas de los huevos.

El Dr. Irving Fisher dirigió la realización de pruebas de resistencia con vegetarianos y personas que comían carne, que demostraron claramente un mayor vigor por parte de los vegetarianos. Luego disminuyó el contenido de proteínas en la dieta de las personas sometidas a estudio, y observó que una reducción de un 20% en proteínas aumentó su resistencia en un 33%. El Dr. L. Chittenden de la Universidad de Yale efectuó estudios similares y demostró que la fortaleza y resistencia muscular alcanzan su valor máximo con casi un tercio de la ingesta habitual de proteínas. Su explicación de este fenómeno es que el metabolismo de las proteínas animales se traduce en un alto contenido de ácido úrico, urea y purina en la sangre, y que esto tiene un efecto tóxico sobre los músculos y los nervios.

Los estudios que se han mencionado parecen indicar que no se necesitan grandes cantidades de proteínas cada día. El hecho de que una persona pueda vivir a base de agua o jugos durante meses así lo prueba, si bien el organismo los necesita cada día.

Las proteínas se hallan en un estado llamado dinámico: son descompuestas y resintetizadas constantemente. Son almacenadas en el plasma sanguíneo y el organismo las utiliza cuando las necesita. Durante la fijación, los tejidos inferiores o enfermos son convertidos en aminoácidos provechosos que se almacenan en el hígado o en la sangre para su utilización inmediata. En consecuencia, no se necesita ingerir proteínas cada día para mantener el organismo en funcionamiento. Consuma poca cantidad, de vez en cuando haga ayuno de proteínas por el bien de su salud, o realice una dieta de un día basada solamente en frutas, sin preguntarse de dónde obtendrá su organismo el suministro de proteínas requeridas.

Por supuesto, las proteínas son nutrientes muy esenciales para alcanzar el máximo de virilidad. La deficiente proteínica prolongada en la dieta se traducirá definitivamente en una disminución de nuestras facultades físicas. Pero para este propósito, las proteínas de la leche y los huevos son tan aconsejables como las proteínas de la carne. Las proteínas de la leche y los huevos se digieren y asimilan con mayor facilidad, y no poseen las propiedades negativas de la carne. La utilización ocasional de carne puede considerarse como inductora del deseo y la potencia viril, pero el consumo prolongado y abundante de carne animal finalmente tendrá un efecto nocivo sobre la virilidad, y puede ser un factor que contribuya a la pérdida creciente de potencia en el hombre norteamericano, que es el mayor consumidor de carne del mundo.

Además de las propiedades menos deseables de la carne (con la posible exclusión del pescado), ésta puede contener muchas drogas tóxicas utilizadas en la alimentación de los animales para acelerar el proceso de crecimiento y engorde. En casi toda la carne que actualmente se comercializa, se han encontrado residuos de DDT y otros hidrocarbonos clorinados, así como pesticidas organofosfatados como el paration. Además, la carne es adulterada con antibióticos y otras drogas autorizadas cuando el animal es sacrificado. ¡Y todas ellas se abren paso hacia su mesa!

Por otra parte, la mayoría de las carnes que hoy en día se venden en EE.UU., incluyendo las aves de corral y el ganado vacuno engordado, ha sido alimentada con provisiones que contenían dietilestilbestrol, una hormona sintética. Con seguridad, si se ingiere mucha carne cada día, se estará recibiendo fuertes dosis diarias de esta hormona, pues gran parte de ella permanece en el cadáver del animal. El manual de drogas autorizadas, el March Index, enumera más de una docena de serios trastornos que grandes dosis de estilbestrol pueden causar en los seres humanos, incluyendo la pérdida de virilidad.

A continuación, analizaremos las funciones de las enzimas en la virilidad. Las enzimas son catalizadores vitales, absolutamente esenciales para la salud. Sin ellos, el organismo no puede digerir y asimilar adecuadamente los alimentos. Si bien, determinada cantidad de enzimas producida dentro del organismo, la aportada por los alimentos es necesaria para una digestión efectiva.

Las enzimas también son necesarias para el buen funcionamiento de prácticamente todos los órganos. Sin ella moriríamos de inanición, incluso comiendo la mayoría de los alimentos nutritivos que existen, pues el organismo no estaría en condiciones de utilizar los nutrientes que recibe.

Aunque las vitaminas, los minerales y las proteínas sean importantes, resultan ineficaces sin las enzimas. Las enzimas transforman las sustancias alimentarias en células vivas que abastecen a las células de los órganos y glándulas vitales. La energía física y mental, la resistencia a la enfermedad y a la tensión dependen del trabajo mágico de las enzimas. Su acción química sobre las funciones glandulares determina las cantidades de hormonas producidas y liberadas por las glándulas.

Sólo los alimentos básicos, en estado natural, contienen todas las enzimas que se requieren para el funcionamiento natural del organismo. Al cocinar los alimentos se destruyen por completo las enzimas, e igualmente resultan destruidas en gran medida por los diversos procesos de elaboración. Además, para beneficiarse de los efectos eficaces de las enzimas sobre la salud y la virilidad, hay que ingerir la mayor cantidad posible de alimentos crudos. Todas las frutas y hortalizas deberían comerse crudas; Las nueces, la leche, la miel, las semillas como las de girasol, etc. Prácticamente todos los alimentos en su estado crudo son más fáciles de digerir que los alimentos cocidos.

Un descenso en los deseos y en la capacidad sexual masculina es normal a medida que avanzan los años. Las glándulas sexuales de un hombre alcanzan su punto máximo a los veinte o veintidos años. La producción de hormona y esperma disminuye cuando la persona envejece. En condiciones favorables, una sexualidad que dure toda la vida es el derecho de nacimiento de un hombre. Si bien un hombre a los sesenta no puede ser tan activo sexualmente o tener la virilidad que tenía a los veinte, la capacidad sexual del hombre no cesa necesariamente en ninguna edad fisiológica.

A la luz de esta información, existen buenas razones para preguntarse por qué tantos hombres de las últimas generaciones parecen menos viriles que sus antepasados. La respuesta podría ser que tienen una salud deficiente. La falta de virilidad es un síntoma común a muchas formas de enfermedad.

La sexualidad es el resultado de que el cuerpo tenga disponibilidad de energía extra, pero cuando toda la energía disponible se hace necesaria para luchar por la vida, no queda nada para el sexo.

El uso excesivo de drogas es otra razón frecuente de una virilidad disminuida. Muchas medicinas de uso normal interfieren la respuesta sexual, especialmente los sedantes y los tranquilizantes. Toda droga que deprime al sistema nervioso central puede provocar pérdida de virilidad.

Las bebidas alcohólicas también son indudablemente perjudiciales para la virilidad.

No debería resultar sorprendente que la obesidad sea uno de los peores enemigos de la virilidad, puesto que casi siempre es provocada por un exceso de alimentación.

¿Por qué la gente come con exceso? Fundamentalmente porque come alimentos vitales, que convertirían el alimento en energía. Así, aunque comamos seguimos sintiendo hambre y comemos más. Si las calorías no se convierten en energía, se almacenan en el organismo como grasas.

El estilbestrol, una hormona masculina sintética encontrada en el 75% del ganado utilizado para consumo humano, produce un efecto desastroso sobre la fertilidad y la virilidad sexual. Incluso cantidades ínfimas de esta potente droga han hecho que los hombres desarrollen características femeninas.

El estilbestrol no es la única sustancia dañina encontrada en la carne. Una considerable dosis de antibióticos, compuestos de arsénico, además de los tranquilizantes y los insecticidas tóxicos, son absorbidos continuamente por el animal antes de que llegue a nuestra mesa.

Otra pregunta interesante sería: "¿Cómo se combinan el alcohol y la virilidad?".

Básicamente, el alcohol es un sedante que inhibe y disminuye las reacciones físicas y mentales, pero tiene un efecto doble, en cantidades muy pequeñas estimula. El alcohol es un simple carbohidrato, que es absorbido rápidamente por la corriente sanguínea. Provoca una sensación de bienestar al elevar el nivel de azúcar en la sangre. También tiene un efecto sedante, anestésico, debido a su acción paralizante e inhibidora sobre la actividad neural y el cerebro.

Para una virilidad óptima, hay que tratar de evitar la tensión emocional excesiva y las preocupaciones; hay que tener una actitud propicia y positiva, y consultar con el médico en caso de posibles razones patológicas que expliquen una mala salud. En consecuencia, hay que asegurarse de corregir las condiciones desfavorables que puedan existir, y ocuparse de que la dieta sea sana, favoreciendo la virilidad en lugar de destruirla.

¿Cómo lograr esto? Intentaré responder acertadamente. Los siguientes alimentos son ricos en los nutrientes necesarios para el funcionamiento de la glándula pituitaria: huevos, leche sin hervir, queso, la totalidad de los cereales frescos, nueces y semillas en estado natural, germen de trigo fresco, frutos cítricos y hortalizas, levadura de cerveza y aceites vegetales prensados en frío sin procesar. Naturalmente, la ingestión de alimentos que ayuden a la función de la pituitaria también beneficiará a las glándulas sexuales y, de este modo, se incrementará la virilidad.

Es sabido que se requieren cantidades adecuadas de vitaminas A y E para el funcionamiento apropiado de las glándulas sexuales y para la producción suficiente de hormona. El Congreso Internacional sobre Vitamina E indicó que la falta de esta vitamina puede provocar la degeneración de los testículos y una producción reducida de hormona. La Vitamina E es un antioxidante y, por consiguiente, protege a las hormonas sexuales de la destrucción por oxidación.

Igualmente son esenciales para la producción de hormona varias de las vitaminas B. La Vitamina B1, o tiamina, es vital para la pituitaria, que a su vez estimula las glándulas sexuales. Se ha llegado a saber que una deficiencia en Vitamina B6 causa la impotencia en los hombres, y que una deficiencia en otra vitamina B, la clorina, ha demostrado romper el equilibrio apropiado entre hormonas sexuales masculinas y femeninas en el organismo.

En el cuerpo humano normal, la glándula endocrina secreta hormonas andrógenas y estrógenas que estimulan las características masculinas y femeninas. El hígado regula el equilibrio entre ambas. Una deficiencia de clorina, tiamina y riboflavina (todas vitaminas B) podría impedir al hígado mantener el equilibrio hormonal adecuado.

Las deficiencias proteínicas pueden provocar senilidad sexual. Se ha observado que los hombres en los campos de concentración y en zonas castigadas por el hambre pierden todo interés por el sexo. Si las deficiencias nutricionales pueden causar pérdida de virilidad e incluso impotencia, ¿por qué tales trastornos sexuales prosperan en EE.UU., que es reputada como la nación mejor alimentada del mundo? La respuesta es simple. Si bien disponen de alimentos en abundancia, muchos norteamericanos (casi la mitad, según los informes del Departamento de Agricultura de EE.UU), sufren deficiencias nutricionales. Esto se debe en parte al estado de refinamiento y empobrecimiento de los alimentos norteamericanos, que llegan al consumidor con muchos de sus nutrientes vitales destruidos. La ignorancia extendida es culpable de no lograr una nutrición óptima. Los hombres que viven en Hungría y Bulgaria, dos de las naciones "más sanas" del mundo, siguen dietas de alimentos naturales y sanos, bajas en grasas animales y altas en frutas, hortalizas, cereales, miel, leche y productos lácteos.

La leche sin hervir (y particularmente la leche de cabra) contiene uno de los más altos grados de proteína conocida para el hombre. Se digiere más fácilmente y resulta más efectiva que cualquier otra forma de proteína. Las proteínas completas de la mayor calidad posible son esenciales para el buen funcionamiento de las glándulas endocrinas y sexuales.

La yema del huevo contiene enormes cantidades de lecitina y vitaminas vitales para la salud del sistema reproductivo. La clara es una proteína completa.

La miel es una fuente rica en ácido aspártico. Además, los azúcares de la miel están en una forma predigerida que puede ser asimilada rápidamente por el organismo. El azúcar, fácilmente asequible, es importante para la producción de fluido seminal masculino.

Las nueces naturales y las semillas de calabaza son fuentes ricas en zinc, que ha demostrado clínicamente incidir en la salud de la próstata y en la producción de hormona por las glándulas sexuales.

Muchas de las substancias que favorecen a los órganos sexuales utilizadas por las antiguas culturas india, china, árabe, judía, romana y griega son eficaces por los nutricionales modernos como beneficiosos para la salud en general. Alimentos como la miel, la leche, los huevos, las semillas de sésamo, las nueces, el ajo, las cebollas y las algas marinas son fuentes de gran riqueza de nutrientes necesarios para incrementar el vigor, que resulta esencial para una virilidad sexual sostenida.

Si se desean proteínas animales, entonces es preferible comer pescado, marisco y huevos. Los huevos son un alimento probado por el tiempo para contribuir a la virilidad, especialmente la yema. Ésta es más efectiva si se come cruda, pero la clara debería cocinarse.

Las mejores fuentes de proteína animal son la leche y los huevos. La caseína, que es la proteína de la leche, es el mayor grado de proteína al alcance del hombre. Se digiere más completa y fácilmente, y se absorbe mejor que cualquier otra proteína. El grado más alto de proteína lo requiere la glándula pituitaria, con el objeto de producir la hormona hipofisaria, que estimula la actividad de las glándulas sexuales. Para que su valor biológico sea óptimo, la leche no debería ser pasteurizada. En el proceso de destrucción de las posibles bacterias patogénicas, la pasteurización destruye también algunas vitaminas, y hace que algunos de los minerales y proteínas se vuelvan biológicamente menos valiosos y asimilables.

El queso natural (sin haber sido sometido a procesos) como el suizo, el danés y el cheddar también es buena fuente de proteína láctea completa. Uno o dos vasos de leche sin hervir, una porción de requesón y unas pocas lonchas de queso natural, todo ello acompañado de pan de cereal integral, aportarán una abundante cantidad de todas las proteínas que se necesitan en un día para gozar de una salud y virilidad óptimas. Si a esto se añaden las proteínas procedentes de hortalizas frescas, patatas, frutas y otros alimentos, uno puede dejar de preocuparse por el consumo suficiente de proteínas, ¡incluso si se elimina totalmente la carne de la dieta!

Estas son algunas valiosas fuentes adicionales de proteínas: los cereales integrales, las nueces y semillas naturales, especialmente las semillas de sésamo, las almendras, los cacahuetes y las semillas de girasol, el germen de trigo y la levadura de cerveza o levadura comestible. Todas estas semillas deberían ingerirse frescas y crudas, y sólo se deberían consumir panes y cereales de grano integral, que contienen más proteínas.

El germen de trigo y la levadura de cerveza pueden consumirse como alimentos complementarios. Son excelentes fuentes de proteínas, vitaminas, minerales y microelementos. Por último, casi todo lo que se come, siempre que no esté procesado, refinado o adulterado de algún modo diferente, contiene un valioso porcentaje de proteínas. Esto es particularmente cierto en el caso de vegetales como las patatas, el boniato y las variedades de hortalizas de hojas verdes. Las patatas deberían hervirse sin pelar o cocerse al horno.

Alimentos naturales son aquellos que crecen sin la ayuda de productos químicos o drogas tóxicas, y que no han sido desprovistos de sus valores nutritivos por procesos de elaboración, calentamiento o refinamiento.

A continuación damos unos pocos ejemplos de los alimentos que se debería procurar comer: 1) El trigo, cultivado en suelo fértil rico en humus, fertilizado con estiércol y residuos vegetales, y consumido en forma de productos con grano integral. Los alimentos naturales de grano integral son ricos en proteínas, vitaminas, minerales y enzimas. Tales alimentos no sólo suministrarán una nutrición eficaz, sino que también aportarán enzimas vitales que ayudarán al organismo a digerir y utilizar todos los factores nutritivos. El contenido proteínico del trigo en la actualidad es de un 25 a 30% menor que el consumido por unas pocas generaciones atrás, antes de que la química se apoderase de los métodos agrícolas. 2) Los huevos son otro caso apropiado. Los huevos fértiles naturales, puestos por gallinas que viven en un medio ambiente natural al aire libre, y comiendo alimentos naturales, están plenos de valor nutritivo. Pero los huevos producidos en "fábricas" por gallinas que están alimentadas sólo con mezclas de granos sintéticos y sustancias medicinales, no son huevos naturales. Tales huevos son estériles, no producirán polluelos. Su composición química está alterada y desequilibrada, y su contenido vitamínico es bajo. El resultado es un nutritivo menor que el de los huevos naturales.

Los alimentos naturales se desarrollan en condiciones naturales, sin ser sometidos a procesos de elaboración o refinamiento, contienen más proteínas, más vitaminas y, en particular, más enzimas vitales que los alimentos desnaturalizados. Esto es muy importante cuando se procura el grado más alto de virilidad.

Más del 90% de los alimentos que comemos en la actualidad ha sido manipulado de un modo u otro. Muchos de los nutrientes importantes presentes en los alimentos naturales han sido eliminados o destruidos. El azúcar blanco, el pan blanco, los cereales procesados, los alimentos enlatados y los aceites refinados están todos desvitalizados y desnaturalizados. El consumo de frutos frescos y de hortalizas per cápita en los EE.UU., ha declinado en un tercio desde 1930. Al mismo tiempo, consumimos veinticinco billones de dólares de cereales procesados, artículos horneados, bebidas sin alcohol, macarrones, dulces y otros productos que son nutritivos, desprovistos de calorías, que sólo pueden provocar enfermedad y disminución de la virilidad.

Es un hecho científico que la "naturalidad" de los alimentos que se ingieren tiene una relación directa con la salud y la vitalidad. Un estudio extensivo de los hábitos alimentarios relacionado con la salud de casi todos los pueblos del mundo ha revelado que donde la población consume alimentos naturales, no presenta caries ni enfermedades. Por el contrario, allí donde se come alimentos desnaturalizados, especialmente azúcar blanco y harina refinada, hay tendencia a padecer caries y enfermedades diversas, características del hombre civilizado.

Aquí están cinco reglas básicas de nutrición para una salud óptima:

1) Comer alimentos lo más naturales que se puedan conseguir. Sólo los alimentos completos, sin refinar y sin adulteraciones, pueden originar una salud óptima.

2) Comer alimentos "vivos" o crudos. Si es necesario cocinarlos, hay que hacerlo lo menos posible y a temperatura baja, a fin de preservar las enzimas y otros nutrientes. No menos de la mitad, y, mejor aún, dos tercios de todo lo que se come debería ser crudo, si se desea alcanzar el punto máximo de salud y virilidad.

3) En la medida de lo posible, comer alimentos "libres de venenos". Los componentes químicos en los alimentos, el agua y el aire son indudablemente nocivos para nuestra salud y la de nuestros órganos reproductivos. Es por ello que los llamo "venenos".

4) Seguir una dieta de alto contenido de carbohidratos naturales y baja en proteína animal. Como he afirmado anteriormente, las proteínas son esenciales para una salud y virilidad inmejorables; pero la importancia de la carne animal en una dieta es exagerada por la mayoría de los expertos norteamericanos. Las proteínas procedentes de los vegetales, huevos y leche son tan valiosas como las de la carne, y nos llegan sin los efectos adversos para la salud imputables a la carne.

El Scientific Council of the International Society for Research on Nutrition and Vital Substances, después de un estudio de siete años de todos los datos científicos disponibles sobre nutrición, recomienda el siguiente programa dietético:

"Una dieta completa y bien equilibrada, con la mayor posibilidad de alcanzar una salud óptima y prevenir las enfermedades de la vejez, debería tener las siguientes características:

- Alimentos naturales, completos, sin adulterar, libres de aditivos perjudiciales.
- Un suministro adecuado de sustancias vitales (vitaminas, proteínas, minerales, enzimas, ácidos grasos esenciales, microelementos, etc.).
- Un suministro moderado de alimentos que generen calorías y energía de la categoría de los carbohidratos.
- Una dieta lactovegetariana de alimentos frescos (basada en productos elaborados con cereales enteros, hortalizas y legumbres, huevos, frutos, semillas y nueces, además de leche y productos lácteos).

Esta dieta básica debe ser enriquecida mediante alimentos naturales, sin procesar y sin elaborar, tales como los jugos de frutas, las nueces, las semillas de lino, cereales de grano integral, leche agria, yogur, kefir, todas las bayas y frutas frescas disponibles, miel, aceites vegetales prensados en frío y levadura comestible (levadura de cerveza).

5) Por último, ¡no es lo que se come, sino lo que se asimila lo que cuenta!

Se puede comer el alimento más nutritivo, pero si su sistema digestivo no es capaz de utilizarlo, no le hará ningún bien.

En una digestión apropiada, los alimentos deben ser desmenuzados en moléculas pequeñas que puedan ser asimiladas por la corriente sanguínea y transformadas en células vivas mediante la acción de las enzimas. Una digestión defectuosa y una pobre asimilación del alimento pueden estar provocadas por los siguientes motivos:

1) *¡Comer en exceso!* Una característica común de las personas que viven cien o más años gozando de buena salud y vitalidad es que, a lo largo de sus vidas, comieron con moderación.

2) *Comer de prisa.* Comer lentamente y masticar bien es esencial para una buena digestión y asimilación de los alimentos. La buena masticación inicia la digestión del alimento en la boca, aumenta su asimilación en el tracto intestinal y nos hace sentir satisfechos con una cantidad menor de comida.

3) *Falta de relajación después de comer.* Siempre se deberia comer en una atmósfera relajada y disfrutando de lo que se está comiendo. Sólo pueden sentar bien los alimentos que se disfrutan. También es importante tomarse un pequeño descanso después de cada comida. La digestión de alimentos requiere un buen suministro de sangre. Sumergirse en un trabajo pesado, mental o físicamente, inmediatamente después de una comida abundante es una práctica que atenta contra la salud. Conducirá a una digestión y asimilación deficientes, a la putrefacción en el tracto intestinal y a posibles trastornos gástricos.

A pesar de hacer tanto hincapié en la virilidad, este programa no está preparado para ser un estímulo rápido e instantáneo de sus poderes amatorios. Es un programa de virilidad a largo plazo, destinado a procurar y fortalecer su salud en general, y a prevenir el envejecimiento prematuro, física y mentalmente. Este programa, en conjunto, le aportará una salud óptima, que es la mejor garantía para una vida vigorosa y feliz.

En conclusión, permítaseme resumir mediante la repetición que la virilidad está estrechamente vinculada a la salud general, y que el estado de su salud está inseparablemente ligado a la calidad de la nutrición. Se ha llegado a saber que una dieta bien equilibrada de alimentos naturales, vitaminas, proteínas, minerales y microelementos puede intensificar la virilidad y mejorar la capacidad física por medio del aumento del tamaño y fortaleza musculares.

El propósito global de este libro es ayudar a las personas a conocerse y mejorarse física y mentalmente. La nutrición y las buenas condiciones físicas no son una panacea, o un "curalotodo". Además, la nutrición y las buenas condiciones físicas no compiten con la práctica médica. El esfuerzo propio por mejorar la salud no significa convertirse en culpable de autocurarse de forma temeraria. ¡Por el contrario! Al abandonar unos hábitos de vida y alimentarios deficientes, se está poniendo de manifiesto una actitud inteligente y responsable hacia su salud.

Sentar las bases de una salud general óptima mediante un entrenamiento de pesas y una nutrición mejorada no es tan fácil como pueda parecer. El conocimiento no resulta útil a menos que se ponga en práctica, lo cual implica comprensión, determinación y una dedicación total para cambiar los hábitos que atentan contra la salud.

Esteroides anabólicos

Posiblemente, no existe un tema más discutible en el culturismo que los *esteroides anabólicos*. Mientras que los esteroides fueron utilizados por la profesión médica a partir de mediados de los años 40 en el tratamiento del envejecimiento y en ciertas dolencias de respuesta lenta, fue desde finales de los años 50 cuando los que se dedican al culturismo decidieron emplearlos en su búsqueda de mayor fortaleza y desarrollo muscular.

Los esteroides anabólicos son derivados sintéticos de testosterona. La acción es fundamentalmente anabólica (economía de proteína). Promueve los procesos de formación del tejido corporal y anula los procesos catabólicos o de reducción de tejidos. El equilibrio de nitrógeno es mejorado con agentes anabólicos sólo cuando existe una absorción suficiente de calorías y proteínas.

Muchos culturistas sienten que no pueden alcanzar su pleno potencial de fortaleza, masa muscular, o llegar a competir en certámenes físicos (independientemente de la importancia del certamen) a menos que tomen esteroides anabólicos. Parecen suponer que la ingestión, o el consumo oral, de esteroides se ha convertido en algo tan común, que deben adquirir esa manía para permanecer en una base competitiva. Los recién llegados al deporte del culturismo, mal informados, creen que los campeones modelan la simetría y gran tamaño de sus músculos con esteroides y que esas "drogas maravillosas" pueden hacer lo mismo por ellos. ¡No lo crea! De ningún modo sucede esto en la mayoría de los culturistas, a pesar del tiempo que dediquen a entrenarse y de la dureza con que lo hagan.

Desarrollar un físico de campeón lleva años de trabajo duro y dedicación. El ganador medio del certamen de "Míster América" se ha entrenado de forma extensiva de seis a diez años y, además, reúne muchas cualidades especiales.

Los esteroides no actúan del mismo modo en todas las personas. Muchos individuos no revelan ningún progreso en fortaleza o desarrollo muscular. Es una cuestión de metabolismo individual. Si se tiene un metabolismo desequilibrado, los esteroides no le harán mejorar su físico.

Mi experiencia en los entrenamientos con pesas, me hace conocedor de lo que sucede entre bastidores con el grupo de culturistas que está en primera fila. He investigado este tema y he cuestionado a muchos expertos y médicos que prescriben esteroides anabólicos.

En la columna de la derecha se incluye la siguiente recapitulación de sus conclusiones:

1. Sólo los culturistas avanzados y dispuestos a competir deberían, *incluso, considerar* la ingestión de esteroides. Antes de pensar en ellos, debería alcanzarse el límite máximo de desarrollo.

Los esteroides no se producen para ser utilizados por una persona de salud normal y, ciertamente tampoco, para los principiantes o entrenadores de grado intermedio, o para cualquier persona sana que esté interesada en un bienestar físico prolongado.

2. Antes de tomar esteroides, el individuo debería someterse a una revisión física completa, a una prueba de metabolismo, a una serie de análisis de sangre y a un examen de la próstata.

3. Los esteroides sólo darán resultado cuando se utilicen en conjunción con una buena dieta y un programa de entrenamiento bien diseñado. También son imperativos el descanso y el sueño suficientes.

4. Transcurren, aproximadamente, tres semanas, antes de que el efecto de estimulación del desarrollo alcance su punto máximo, y continúa durante casi otras tres. Al cabo de seis semanas, la efectividad de los esteroides disminuye acentuadamente, incluso si se aumenta la dosis.

5. Sólo pueden tomarse esteroides dos veces al año durante un período de seis semanas cada vez, a fin de no sufrir efectos colaterales adversos.

6. Los esteroides parecen ayudar al aumento de la fortaleza del individuo y éste es capaz de entrenar con pesos mayores.

7. Debería complementarse la dieta con Complejo-B de Alta Potencia, Vitamina C (1.000-2.000 mg), Vitamina E (800 I.U.), y un buen suplemento de proteína completa.

8. Las dosis excesivas o el uso prolongado más allá de las seis semanas, puede traducirse en una destrucción de células en el hígado y en los riñones.

9. En los individuos propensos a este tipo de trastorno, pueden producirse lesiones en la glándula próstata. Si su próstata es débil, *no* debería utilizar ningún tipo de esteroides anabólicos, ya que existe la posibilidad de cáncer de próstata.

10. Los esteroides nunca deberían emplearse sin la supervisión y aprobación de un médico.

Con todo lo relatado en los capítulos precedentes, he demostrado cómo se puede aumentar la potencia de todas las hormonas mediante unos hábitos alimentarios y de vida adecuados. Personalmente, creo que una dieta natural, con alimentos no procesados, le proporcionará muchos más beneficios a lo largo de su vida que el consumo de un esteroide anabólico, gracias al aumento de fortaleza o desarrollo muscular.

Ejercicios para físicos de campeonato

Para que todo lo que se haga salga casi a la perfección, deben existir ciertas pautas. He hecho mi carrera de entrenamiento con pesas, acometiéndola con un enfoque científico desde mis primeros días de preparación. A partir de 1950, he llevado registros personales minuciosos de cada ejercicio, series, repeticiones y aparatos utilizados, así como de las observaciones sobre el progreso de mi entrenamiento. Los ejercicios y los comentarios que aparecen en esta guía son los resultados de esos registros.

He estado activamente comprometido en la profesión gimnástica desde 1954. Afortunadamente, para mí, este entusiasmo que experimento por el culturismo ha llevado a varios miles de personas a buscarme, solicitándome ayuda en sus entrenamientos. He escrito en forma reiterada acerca de los sesenta mil programas de entrenamiento realizados durante este tiempo. Probablemente, he ayudado a los culturistas a convertirse en campeones más que cualquier otra persona del medio. Lo hice tratando de hacer por ellos lo que hubiese hecho de haber estado en su lugar. La fórmula ha funcionado estupendamente bien.

Todos los ejercicios e indicaciones que se incluyen en esta guía fueron puestos en práctica repetidas veces por mí y por cuantos han entrenado durante un período prolongado de tiempo. Todos los resultados logrados por mí y por aquellos a los que he ayudado a lo largo de mi trayectoria se basan en la misma fórmula. Si existen cosas tales como "ejercicios secretos" para un progreso rápido, están enunciados en esta guía. Deben serlo, pues han creado a la mayoría de los campeones.

A continuación, se enumeran unas pautas generales a tener en cuenta para el diseño y seguimiento de los diferentes pasos de los programas de entrenamiento.

PROGRAMA INICIAL DE ENTRENAMIENTO CON PESAS

1a. Consulte a su médico antes de emprender cualquier programa nuevo de aptitud física.

2a. Registre su peso y medidas como referencias.

3a. Si sufre de cualquier lesión anterior, no realice ningún ejercicio que lo someta a esfuerzo violento, o que le provoque dolor en las zonas afectadas.

4a. Determine anticipadamente los días y horas semanales que puede dedicar a un programa de aptitud física. Con esta información, diseñe un programa que se adapte a sus horarios. Lleve registros minuciosos de su adelanto y dificultad con el programa. Convierta esto en un hábito.

5a. Trabaje siempre dentro del límite de sus posibilidades. Trate de evitar el esfuerzo excesivo. Y en todo momento mantenga una actitud positiva hacia su entrenamiento.

6a. Comience su programa de ejercicio con tres ejercicios de región abdominal que hagan trabajar esa zona. Esto no sólo hace trabajar a la región abdominal y a los órganos internos, sino que actúa como un excelente calentamiento para el cuerpo. Seleccione un ejercicio que afecte fundamentalmente a los músculos pectorales, uno para la caja torácica, un ejercicio para los hombros, otro para la parte superior de la espalda, los tríceps, los bíceps y que termine con las piernas. La razón de dejar las piernas para el final es con el propósito de eliminar cualquier tensión en la parte inferior de la espalda, que resulta afectada por la mayoría de los ejercicios para las piernas. La zona lumbar es probablemente el eslabón más débil del cuerpo humano.

7a. Una vez que sea capaz de completar con relativa facilidad el número de series y repeticiones prescritas, aumente los pesos. Las dos últimas repeticiones de cada ejercicio deberían hacerse con un esfuerzo máximo de aproximadamente 85% a 90%. No trabaje hasta el agotamiento.

8a. Es más beneficioso añadir repeticiones a los ejercicios abdominales que agregar pesos. En ningún momento resulta necesario realizar más de cien repeticiones de cualquier ejercicio abdominal determinado. Sería mucho mejor elegir un ejercicio adicional y trabajar hasta llegar a los cien establecidos.

9a. Seguir con persistencia cada programa de entrenamiento durante unas seis semanas. Luego hay que recuperarse. Seleccione ejercicios nuevos para los siete grupos musculares principales y vuelva a comenzar. Si no está realizando los ejercicios sobre una base regular, el tiempo entre los cambios puede llegar a ascender hasta los tres meses.

10a. Seguir los hábitos alimentarios señalados en la guía lo más fielmente que sea posible. Si cree que debería reducir su peso corporal, tome mayor conciencia de cuáles son los "alimentos basura" de su dieta y elimínelos. Reduzca también su absorción diaria de calorías hasta la cantidad requerida por el peso corporal que se desee. Si le interesa aumentar su peso corporal, siga los hábitos alimentarios indicados. Consuma de cuatro a seis comidas diarias y aumente su absorción de calorías de acuerdo con el peso deseado. Trate de incluir más productos lácteos en su dieta ya que tienen alto contenido de carbohidratos, grasas y proteínas.

PROGRAMA DE ENTRENAMIENTO INTERMEDIO

1b. Todos los ejercicios enumerados más arriba, excluyendo el 6 a.

2b. Seleccione cuatro ejercicios que afecten a la zona abdominal, dos ejercicios para el pecho, dos para los hombros, dos para la espalda, dos para los tríceps, uno para los bíceps, dos para los muslos y uno para las pantorrillas.

3b. Tome conciencia de sus puntos físicos débiles. Diseñe programas de entrenamiento que pongan más énfasis en estas áreas, incluso si ello signi-

PROGRAMA-TIPO DE ENTRENAMIENTO INICIAL CON PESAS

EJERCICIOS	REPS.	SERIES	PÁG.
Calentamiento	15-25	1	48
Abdominales	15-50	1	63
Inclinación lateral con pesas	15-50	cada lado	51
Levantamiento alterno de pierna	15-50	cada lado	79
Press de banca con barra, asimiento medio	10-15	2-3	117
Pullóver con pesa, brazo estirado	10-15	2-3	134
De pie *press* militar	10-15	2-3	171
Pull-down trasero con asimiento ancho	10-15	2-3	224
Curl de tríceps con pesas, de pie	10-15	2-3	275
Curl con barra asimiento medio, de pie	10-15	2-3	394
Posición media en cuclillas, mano libre, talones levantados	10-15	2-3	442

30 a 60 minutos por sesión; dos o tres veces por semana.

PROGRAMA-TIPO DE ENTRENAMIENTO INTERMEDIO CON PESAS

EJERCICIOS	REPS.	SERIES	PÁG.
Calentamiento	15-25	1	48
Abdominales incluidos	50-100	1	63
Inclinación hacia el pie contrario	25-50	cada lado	56
Levantamiento de pierna	50-100	1	78
Giro con barra, de pie	50-100	cada lado	52
Inclinación lateral de brazo	8-10	3-4	126
Press de pesas alterno, de pie, palmas hacia dentro	8-10	3-4	126
Inclinación por encima de la pesa remando	8-10	3-4	172
Pullóver con barra, brazo estirado, asimiento medio	8-10	3-4	153
Extensiones de tríceps en máquina, asimiento medio, de pie	8-10	3-4	230
Curl de pesas inclinado	8-10	3-4	129
Curl de tríceps con barra, asimiento estrecho, inclinado	8-10	3-4	307
Extensión de muslos sobre máquina de extensión de piernas	10-12	3-4	470
De cuclillas, con barra, en posición media, talones levantados	10-12	3-4	451
De pie, levantamiento de dedos de los pies en máquina de pantorrillas sobre pared	20	3-4	496

1 hora a 1 hora 45 minutos por sesión; tres o cuatro veces por semana.

PROGRAMA-TIPO DE ENTRENAMIENTO INICIAL CON PESAS

LUNES MIÉRCOLES VIERNES

EJERCICIOS	REPS.	SERIES	PÁG.
Abdominales con giro	50-100	cada lado	64
Inclinación lateral con barra	100	cada lado	49
Abdominales inferiores inclinados	50-100	1	90
Peso muerto con barra, piernas rígidas	50-100	1	55
Abdominales con talones levantados	50-100	1	59
Laterales inclinados	6-8	4-5	126
Levantamiento laterales al frente, inclinado, aguantando pesa	6-8	4-5	178
Lateral con brazo flexionado	6-8	4-5	126
Press de barra detrás del cuello, sentado	6-8	4-5	170
Lateral inclinado	6-8	4-5	126
Levantamiento deltoides traseros, inclinado sobre pesas	6-8	4-5	162
Barbilla al frente, asimiento ancho	8-12	4-5	217
Pullóver atravesado en el banco, con pesas, brazos estirados	8-10	4-5	135

MARTES JUEVES SÁBADO

EJERCICIOS	REPS.	SERIES	PÁG.
Repetición ejercicios abdominales			
Inclinaciones	8-15	4-5	145
Curl barra sentado	6-8	4-5	417
Curl tríceps de pie con barra, asimiento medio	6-8	4-5	258
Curl con pesa, sentado, concentración	6-8	4-5	422
Curl de tríceps, dos pesas, tumbado posición supina	6-8	4-5	283
Curl de bíceps internos inclinado	6-8	4-5	421
Extensión de muslo en máquina de extensión de piernas	10-15	4-5	470
Cuclillas, con barra, talones elevados, piernas juntas	8-10	4-5	445
Curl de bíceps de muslo en máquina de extensión de piernas	8-10	4-5	474
De pie, elevación dedos pies en máquina pantorrillas	15-20	4-5	496

De dos a tres horas por sesión; cinco-seis veces a la semana

Si el objetivo principal es la competición física, resulta imperativo prepararse mentalmente. Comience cada sesión de entrenamiento con una actitud positiva. Convénzase de que cada ejercicio de entrenamiento le aportará mejoras físicas. Dígase que está haciéndose más fuerte y musculoso, con un tamaño muscular aumentado. Nunca deje que le asalten pensamientos negativos. Los métodos de entrenamiento, así como el número de series y repeticiones, deben estar determinados de antemano, ajustándose a ellos. La cantidad de peso por ejercicio debería incrementarse cuando esté en condiciones físicas de hacerlo. Deben corregirse los hábitos alimenticios deficientes. Si el tiempo lo permite, los baños de sol son esenciales. Las "sesiones de posturas" deben ser parte regular de la rutina. La preparación total es la solución si se quiere ganar.

PROGRAMA ESTÁNDAR ENTRENAMIENTO DE PESAS PARA COMPETICIONES A NIVEL SUPERIOR

LUNES MIÉRCOLES VIERNES

EJERCICIOS	REPS.	SERIES	PÁG.
Sit-up inclinado	100	1	63
Giro parte superior del cuerpo con barra	100	cada lado	53
Levantamiento pierna a tres niveles	50-100	cada lado	101
Good morning con barra	100	1	48
Sit-up con inclinación y peso, rodilla flexionada	100	1	72
Giro con barra de pie	100	cada lado	52
Lateral, brazo inclinado	5	5	126
Combinación, inclinado	3	5	131
Inclinación hacia abajo lateral	5	5	126
Combinación pectorales	3	5	131
Press pectorales interiores con máquina de pectorales	8	5	119
Press de barra en nuca, sentado	5	5	170
Press militar de pie	5	5	171
Giro inclinado deltoides posteriores	8	5	177
Curl de tríceps inclinado, barra, asimiento estrecho	8	5	256
Curl de tríceps hasta la barbilla, barra asimiento estrecho, tumbado, posición supina	5	5	261
Curl de tríceps, pesa en un brazo, tumbado, posición supina	5	5	279
Curl de tríceps hasta la frente, barra asimiento medio, tumbado, inclinado	5	5	261
Curl dos brazos en polea alta de pared, tumbado en el suelo, rostro hacia adelante	8	5	406
Sentado, asimiento medio, *curl* en máquina de bíceps	5	5	396
Curl de barra, asimiento estrecho, de pie	5	5	384
Curl de pesa, sentado, concentración	5	5	422
De pie, con resistencia negativa, elevación dedo pie en máquina pantorrillas	12	15	496

MARTES JUEVES SÁBADO

EJERCICIOS	REPS.	SERIES	PÁG.
Repetición ejercicios abdominales			
Pullóver en máquina tipo Nautilus	8	5	251
Remo con un brazo por fuera del banco	6	5	228
Pullóver de pesa a través del banco, brazo extendido	8	5	135
Pull-in lateral, sentado poca elevación, en polea baja	6	5	239
Barbilla, asimiento frontal ancho	10-15	5	217
Extensión de muslo en máquina extensión piernas	10	5	470
Piernas separadas, pies firmes, cuclillas barra al frente	8	5	438
Curl de bíceps de muslos en máquina de extensión de piernas	8	5	474
Press de piernas, separadas, en máquina de press de piernas de pared	15	5	465
Levantamiento dedo pie, sentado, en máquina de pantorrillas	15	15	499
Curl de muñecas, palmas hacia arriba, con pesa, sentado	15	5	545
Curl de muñecas, palmas hacia abajo, con pesa, sentado	12	5	545
Resistencia de cuello, arrodillado, con sistema de ayuda			522
Saltar con cuerda	10-20 m		

2 horas, 30 minutos a 3 horas, 15 minutos por sesión; de cinco a seis veces por semana fica eliminar algún otro.

4b. Concéntrese en los grupos musculares individuales mientras está realizando los ejercicios.

5b. Haga un esfuerzo para eliminar los hábitos perjudiciales para la salud.

ENTRENAMIENTO CON PESAS AVANZADO

1c. Todo lo enumerado más arriba, excluyendo 6a y 2b.

2c. Aumente su tiempo de entrenamiento a cinco o seis horas por semana. Utilice un programa de entrenamiento fraccionado, similar al señalado en la guía. Trabaje las piernas y la espalda en días alternos. Ejercite cada día la zona abdominal y las pantorrillas. Incluya en el programa ejercicios para el cuello y el antebrazo, si son puntos débiles de su físico. Si entrena cinco días por semana, utilice un programa tres días y el otro dos días. Alterne los programas cada semana para permitir que cada grupo muscular trabaje en forma equivalente.

3c. Convierta el entrenamiento con pesas en su forma principal de aptitud física.

4c. Elimine toda imperfección que pueda ir en perjuicio de su mejora física.

ENTRENAMIENTO CON PESAS PARA CERTÁMENES FÍSICOS

1d. Todo lo enumerado más arriba, excluyendo 6a, 2b y 2c.

2d. Diseñe un programa de entrenamiento similar al que se sugiere para competiciones. Con cada movimiento realice una contracción y una extensión completa del músculo. Ejecute unas treinta series de ejercicios por hora. Hable poco entre serie y serie, salvo para alentar a alguien, o por cortesía. Comience y termine cada sesión de entrenamiento con pensamientos positivos.

3d. Diseñe una rutina de posturas que sea la que se adapte mejor a su físico y practíquela dos o tres veces por semana. Si es posible, ponga música para mejorar su sentido del ritmo. Elija una canción con un compás de cuatro por cuatro. Practique sus posturas en privado.

4d. Tome baños de sol tanto como le sea posible para mejorar el aspecto de su piel. Utilice una buena crema filtrante. Beba líquidos mientras toma el sol para evitar la deshidratación.

5d. Si desea perder peso, haga una dieta baja en carbohidratos unas cuatro o seis semanas antes de la competición. Mantenga su nivel de carbohidratos a no menos del 50% y a no más del 75%.

RESUMEN

1. Practique ejercicios para una preparación física y simetría corporal plenas. Ni descuide, ni preste excesiva atención a un grupo muscular en particular.

2. No practique los mismos ejercicios, series o repeticiones durante períodos prolongados. Mantenga una diversidad y ejercite los grupos musculares desde aspectos diferentes.

3. Si realiza más de un ejercicio para un grupo muscular, varíe el ejercicio para afectar diferentes zonas del mismo. Por ejemplo, cuando se trabaja sobre el pecho, algunos ejercicios afectan la zona pectoral superior, algunos la inferior, otros la central y otros la zona pectoral externa.

4. No existe una fórmula a seguir en el entrenamiento con pesas. Cualquier forma de modelación corporal puede resultar beneficiosa si se aplica correctamente. Además, cada persona debe descubrir la técnica que parezca funcionar mejor para ella y seguir ese plan básico.

5. Si se practica ejercicio de manera consecutiva, cada programa de entrenamiento debe seguirse aproximadamente durante seis semanas antes de cambiarlo. No salte de un programa a otro. Eso obstaculizará su progreso.

6. Realice los ejercicios en una atmósfera sana. Entrénese por placer, pero maneje su entrenamiento como un negocio. Trate de apartar de su mente los pensamientos negativos y no intente meditar sobre su entrenamiento una vez que ha terminado. Dedique su atención a otras obligaciones.

7. Si alberga dudas respecto de su programa de entrenamiento, cámbielo. Si le aburre algún ejercicio, omítalo de su programa durante varios meses y sustitúyalo por ejercicios que trabajen la misma zona. Si ha quedado resentido de alguna lesión, no elija ejercicios que irriten la zona afectada. Intente movimientos y posiciones corporales diferentes que le permitirán ejercitar la zona en torno a la lesión.

8. Fíjese objetivos con miras a alcanzarlos.

CONCLUSIÓN

El entrenamiento con pesas puede aportar excelentes resultados fisiológicos y psicológicos. Estos beneficios podrían ayudar a superar dificultades de por vida si la preparación apropiada es continua. Con un programa de ejercicios moderado y una nutrición adecuada, el cuerpo se halla en condiciones favorables para gozar de una salud prolongada.

También puede ocurrir que el exceso de preocupación por la autoestima dé lugar a resultados psicológicos negativos.

Si una persona llega a interesarse tanto por ella misma que presta poca atención a cuanto la rodea, ha perdido por lo menos el 50% de los beneficios totales que pueden derivarse de un programa de aptitud física correcto y continuado.

Sugiero que estudie los programas de entrenamiento descritos más arriba y que analice los aspectos beneficiosos de cada uno; luego determine qué programa funcionaría mejor para su habitual estilo de vida.

Cuanto más tiempo y dedicación consagre al entrenamiento con pesas, debería estar más preocupado por las consideraciones negativas que se han enumerado. El precio de un físico ganador puede ser extremadamente alto si una persona no está en guardia para mejorarse mental y espiritualmente mientras se propone mejorar físicamente. Este último punto es importante como los otros, y en conjunto configuran al hombre total que debe ser campeón en todos ellos.

Respiración adecuada para el entrenamiento con pesas

En la mayoría de los deportes u otras actividades enérgicas, el cuerpo es capaz de obtener todo el oxígeno que necesita sin un esfuerzo consciente. El entrenamiento con pesas es una forma muy específica de realizar ejercicio, que requiere más énfasis en la respiración adecuada.

Una regla básica de la respiración adecuada es: **nunca contenga la respiración mientras está levantando pesas.**

En los ejercicios en los que se emplea relativamente poco peso o resistencia, importa poco si el ejecutante inspira o espira mientras el esfuerzo es mayor. La contención de la respiración mientras se está tratando de levantar pesos máximos (tales como un "press de banca" de 160 kilos) provoca una seria tensión sobre los vasos sanguíneos; si esta tensión es llevada al punto máximo, podría producirse fácilmente la rotura de un vaso sanguíneo.

La respiración adecuada permitirá practicar más ejercicio con menos fatiga. La regla general es: *espire cuando la tensión o esfuerzo es mayor*. Por ejemplo, en el ejercicio de "press de banca", inspire profundamente cuando baje el peso, espire cuando lleve el peso desde la espalda hasta la posición inicial encima del pecho. En los ejercicios que involucren pecho, piernas o abdominales, siempre **debe** espirar mientras los músculos están contrayéndose, es decir, cuando están sometidos a la tensión máxima. En los ejercicios para los brazos y los hombros, y en algunos casos para la espalda, se puede espirar o inspirar durante la tensión. Ambas acciones son correctas.

En todos aquellos ejercicios en los que el pecho trabaje enérgicamente o que dificulten la respiración (incluyendo el trabajo pesado de pierna), siempre inspire profundamente por la boca para obtener una

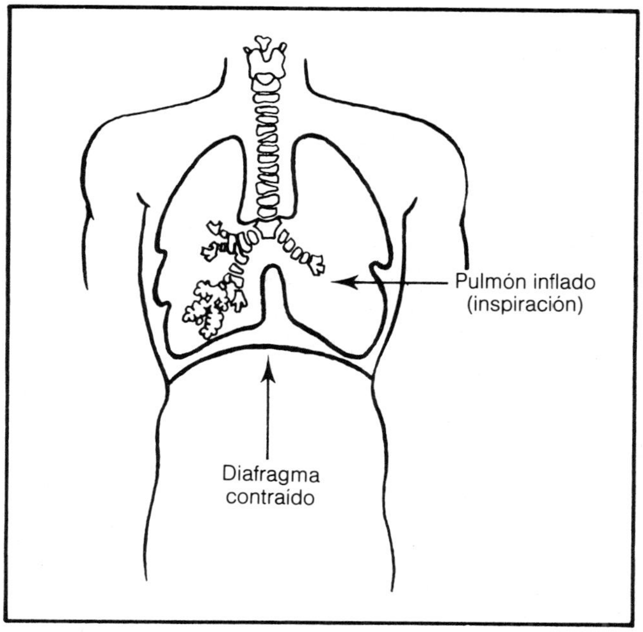

cantidad máxima de oxígeno en los pulmones en cada repetición. A veces, mientras se ejecuta un gran número de repeticiones de ejercicios abdominales, las cosas se simplifican mediante la concentración únicamente en la espiración durante la parte de tensión del ejercicio en cada repetición; inspirará automáticamente cuando vuelva a la posición inicial. Por ejemplo, si está realizando 50 repeticiones rápidas de "abdominales", espire con fuerza cuando ejerza presión en cada repetición y, automáticamente, inspirará cuando la reduzca y vuelva a la posición inicial.

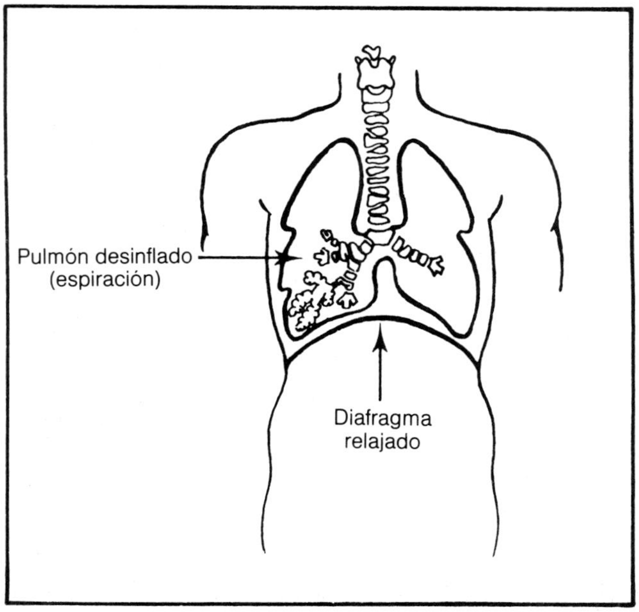

Durante el ejercicio o actividad ardua, el glucógeno y la grasa muscular se convierten en energía con ayuda del oxígeno. Éste es llevado a los músculos a través de la corriente sanguínea por las células de los glóbulos rojos.

El corazón es el principal motor para la conducción de oxígeno y nutrientes a los tejidos musculares que están en actividad, en constante acción de bombeo impulsando a estos materiales tan necesarios por todo el sistema circulatorio.

El proceso por el cual se suministra oxígeno a las células del cuerpo y se elimina de ellas el dióxido de carbono se llama *respiración*. Los pulmones y los tubos conectados a ellos, incluyendo la nariz, la faringe, la tráquea y los bronquios, son conocidos como el tracto respiratorio.

Quizás la fase más importante de la respiración se produce cuando las moléculas de oxígeno se combinan con las moléculas de carbohidratos, o azúcares, para liberar la energía que requieren las contracciones musculares u otras actividades corporales. Éste es el modo en que recibimos y quemamos el combustible para la actividad muscular.

SANDOW & PEARL

NOTA DEL AUTOR

Debido al importante papel desempeñado por Eugene Sandow en los primeros años de la modelación científica del cuerpo, creo que es apropiado dar al lector una breve visión de la vida fascinante de este caballero. No sólo motivó a los hombres del mundo entero a tomar mayor conciencia de su apariencia física, sino que también inauguró el "sistema de entrenamiento de series y repetición" que ha desarrollado a casi todas las máximas estrellas mundiales del culturismo desde entonces hasta la fecha.

Mediante su magnífico físico, su fortaleza, sus rasgos generosos y su habilidad para hacer apreciar sus cualidades, Sandow sacó al culturismo de las cervecerías llevándolo al escenario con el espectáculo más sublime que se pueda imaginar. Fue un ejemplo vivo de lo que podía lograrse a través del trabajo duro y la dedicación, así como también un modelo para todos los hombres que busquen la perfección física.

En su momento fue lo que John Grimek en la década de 1940, Reg Park en la década de 1950, Bill Pearl en la década de 1960 y Arnold Schwarzenegger en la década de 1970, y lo que usted puede llegar a ser mañana.

EL INMORTAL EUGENE SANDOW

Frederick Mueller, más conocido por la gente con el inmortal nombre de Eugene Sandow, nació en Koenisberg, Prusia Oriental, siendo hijo de un alcalde.

A los diez años, Sandow viajó con su padre a Roma, donde las estatuas de los hombres perfectos que observó le inspiraron para modelar su propio cuerpo perfecto. Mientras estudiaba medicina, mediante modernos métodos científicos, desarrolló una fortaleza y una anatomía increíble. Por negarse a celebrar un matrimonio concertado por su padre, se vio obligado a abrirse camino por su cuenta. Intentó dedicarse a la lucha, pero en una pelea en Toulouse le quebró accidentalmente la espalda a un hombre, tuvo que resignarse a la vida de simple trabajador, incluso su padre llegó a prohibirle el uso de su nombre.

El año 1887 mientras Sandow trabajaba en los muelles de Génova, fue observado por el destacado pintor inglés Sir Aubrey Hunt cuando leventaba, sólo con sus manos, una enorme caja de embalaje que inmovilizaba a un compañero de trabajo. Al día siguiente, Sir Aubrey Hunt dibujó al joven estibador sobre un enorme lienzo, retratándolo como a un gladiador triunfante.

Intuyendo un cierto carisma en Sandow, que hoy sería considerado "calidad de estrella", Aubrey le propuso ir a Londres a probar fortuna enfrentándose al poderoso Goliat, que ofrecía un desafío firme a todos los interesados en ganar una bolsa de 500 libras esterlinas.

Semanas más tarde, Sandow estaba actuando en el Casino de Montecarlo, pintado de blanco como una estatua, totalmente desnudo salvo una gran hoja de parra blanca, adoptando las poses del arte clásico nada menos que para personalidades como el Príncipe Alberto de Mónaco.

Finalmente, con suficiente dinero ahorrado para el billete a Inglaterra, Sandow tomó un tren en dirección a Londres. Cuando el tren cruzó la frontera francesa, Sandow prestó ayuda a una pareja de alemanes que se dirigía a Londres en busca de asilo político, donde el hombre de más edad iba a intentar terminar un libro exponiendo sus teorías radicales. Inesperadamente, una bomba colocada por un anarquista hizo explosión debajo del coche y el tren descarriló. El alemán más viejo resultó golpeado y perdió el conocimiento. Sandow lo sacó rápidamente de los escombros humeantes, poniéndolo a salvo. Pronto se reanimó mostrándose muy agradecido hacia su joven compatriota y se presentó: Dr. Karl Marx.

Verano de 1887: Victoria era la reina suprema y Londres era la capital del mundo. El Trocadero, un cavernoso "music hall" donde nació el "vodeville", estaba atestado. El maestro de ceremonias anunció el cartel y presentó a Goliat: "el hombre más fuerte de la Tierra". Goliat salió al escenario, enorme, gallardo, radiante de medallas, sonriendo con seguridad. Le gustaba el juego limpio y ofreció 500 libras esterlinas a cualquier hombre que se subiese al escenario y llegase a superar, o a igualar, las hazañas que él realizaría.

De pronto, una conmoción surgió desde el fondo de la sala cuando una figura garbosa comenzó a acercarse al escenario dando saltos de palco en palco. La multitud enloqueció con la espectacular entrada del desafiante. Los aplausos volvieron a resonar cuando se quitó la camisa y descubrió su físico admirable.

Sandow se situó detrás del escenario, preparándose mentalmente para el combate. Allí el joven alemán fue distraído de sus ejercicios de calentamiento por una voz aguda y romántica que en el escenario cantaba "O Evening Star". Avanzó hacia las bambalinas para observar a la intérprete y se quedó prendado de ella en el acto. La cantante se inclinaba con gracia hacia las luces del proscenio y al salir del escenario tropezó con el musculoso joven alemán, que quedó hipnotizado por su presencia. Rápidamente Sandow se enteró de que la mujer más perfecta que nunca había imaginado se anunciaba como Lillian Russell, "Una Belleza Americana".

En un instante, Sandow despertó de su ensoñación y se dirigió al escenario. Goliat comenzó levantando enormes "*kettlebells*" de tamaño creciente. Procedió a doblar monedas, barras, etc. El sólido Sandow igualaba cada proeza, para asombro del gigante y deleite del público. Finalmente, los tramoyistas recibieron instrucciones de incorporar una gran plataforma. Cortésmente, Sandow pidió a Goliat que le permitiese levantar la "*kettlebell*" más pesada y a él mismo sobre la plataforma. Entonces, el joven retador alemán cargó sobre los hombros la plataforma y, después de un tenso momento de máxima concentración, levantó la plataforma manteniéndola en el aire durante un breve instante, dejándola caer luego sobre el escenario. El gigante Goliat trastabilló, quedando tendido en el foso de la orquesta, y la multitud enloqueció. Sin lugar a dudas, el joven e insolente retador era el hombre más fuerte de la Tierra.

Al día siguiente Sandow supo que la Belleza Americana, Lillian Russell, se había embarcado rumbo a Nueva York. De inmediato decidió que debía encontrarla, pasase lo que pasase.

Nueva York: Sandow y su compañero de aventuras, con sólo unas pocas libras en el bolsillo, abandonaron pronto la búsqueda de la anónima Miss Russell, y comenzaron a vérselas con el arte de sobrevivir en su nuevo y alienante entorno. Él y su compinche encontraron trabajo como humildes "barrenderos uniformados de blanco", un servicio de limpieza pagado por el ayuntamiento para recoger los excrementos de los innumerables caballos que recorrían las avenidas.

Una mañana en el tramo inferior de Broadway, un magnífico percherón que tiraba de un carro de cerveza resbaló y cayó en una esquina, causando grandes estragos, pero Sandow puso en pie al gigantesco caballo con facilidad.

Esta vez la hazaña de fuerza fue observada por un hombre joven y apuesto, que invitó a los inmigrantes a cenar. Esa noche los dos amigos quedaron hipnotizados por su locuaz y elegante anfitrión, que estaba dominado por una ambición y una energía sin límites. Era de Chicago, hijo de un destacado empresario de ópera, Florent Ziegfeld. Como el joven y fuerte alemán, él también había sido repudiado por su colérico padre y estaba decidido a labrarse su propia fama y fortuna en el incipiente "negocio del espectáculo". Pronto, dijo al embelesado joven inmigrante, el nombre de Florenz Ziegfeld Jr. sería conocido por todas partes como el empresario más importante del mundo. Y Sandow compartiría las glorias y las ganancias como su primer cliente. Sandow crearía las imágenes y Ziegfeld los mitos.

Al cabo de pocos años, Eugene Sandow se había convertido en un nombre familiar en toda Norteamérica. Seleccionado para la campaña publicitaria de productos que iban desde los cigarros Sandow, hasta elixires y tónicos para la salud, estaba ganando la increíble suma de 3.500 dólares por semana. Ningún club privado de hombres o salón de barbería elegante dejaba de contar con una fotografía autografiada en un marco de plata del Hombre Más Perfecto.

A pesar de las represiones de la era victoriana, había un gran número de chicas que se hubiesen pasado horas siguiendo una actuación vespertina de Eugene Sandow, ansiosas por ver de cerca al Hombre Más Perfecto del Mundo.

Mientras estaba actuando en Inglaterra, una de estas jóvenes damas, Miss Janet Moorehead, de apenas 18 años, se abrió paso tímidamente a través del servicio de vigilancia hasta el camerino de Sandow y se ocultó en su armario. Después del impacto del primer momento, la voluptuosa joven brindó a Sandow un interludio de placer vespertino en medio de su agobiante horario de trabajo.

De regreso a Londres unas semanas después, Sandow quedó sorprendido al encontrar a la misma chica en la puerta de su hotel, en un estado de gran ansiedad. Pronto la chica se derrumbó en sus brazos, anunciándose entre lágrimas que estaba embarazada y su temor a la reacción de su padre, el Alcalde de Birmingham. Unido a ella por la vergüenza y la desesperación, Sandow pasó la noche tranquilizando a la joven dama con la que finalmente se casó, retirándose por completo del mundo que había conocido y amado.

Sandow se adaptó lentamente a la vida rígida y monótona de caballero burgués rural. Incapaz de encontrar un empleo adecuado a sus capacidades en la fría ciudad de provincia, intentó editar un periódico sobre "cultura física". Sus esfuerzos fueron desdeñados por su severo suegro, en cuya casa residía junto a su esposa y a dos encantadoras niñas que había dado a luz. Para aumentar su desgracia, las relaciones con su esposa fueron enfriándose. En un esfuerzo por escapar de la cruel trampa que le había tendido el destino, Sandow viajaba a Londres tan a menudo como le era posible para proseguir con su sueño de editar una publicación que ayudase a otros a mejorarse.

En uno de estos viajes fue invitado por la Royal Society of Natural History para permitir que su cuerpo fuese moldeado en yeso, como parte de una exhibición del museo sobre la nueva Teoría de la Evolución. Sandow se sometió gustosamente a la prueba, pensando que agradaría a su regañona esposa y a su suegro.

Una mañana, temprano, después de la inauguración de la exposición, la esposa de Sandow, con sus hijas de cuatro y seis años, viajó a Londres. Dando por sentado que Sandow había posado para un escultor que habría actuado con cierta prudencia, la pobre mujer estuvo a punto de sufrir un ataque de apoplejía cuando vio la figura de su esposo en tamaño natural, una anatomía magnífica expuesta en una desnudez frontal descarada. Protegió con sus manos los ojos de sus hijas y, en un estado de histeria, regresó a su casa, donde, junto con su padre, reprendió con mayor vehemencia que nunca al desventurado Sandow.

Días más tarde, un telegrama procedente del Palacio de Buckingham solicitaba la presencia del Honorable Eugene Sandow para una audiencia urgente y privada con su Alteza Real, Eduardo, Príncipe de Gales. Reinaba un silencio absoluto en la casa del Alcalde Moorehead y su hija mientras Sandow hacía la maleta y se preparaba para ser conducido en coche a Londres a reanudar su destino.

En los últimos años de la vida de la Reina Victoria, su hijo Eduardo imaginó el derrumbe total que pronto iban a provocar sus primos, sentados en los diversos tronos de Europa. Alarmado por el aspecto patético y la decadencia física del Combatiente Británico, convocó a Sandow para hablar de la viabilidad de un programa de entrenamiento físico para las fuerzas de defensa del Imperio. Irónicamente, la inspiración del Príncipe Eduardo le sobrevino al contemplar la espléndida estatua en tamaño natural de Sandow en el Museo de Historia Natural.

Durante meses, el Príncipe Eduardo fue el anfitrión de Eugene Sandow, cuando aunaron sus energías para reconstruir a fondo el Ejército Británico. Sandow se convirtió en un personaje conocido y respetado por toda la aristocracia inglesa.

Con el paso de los años, su regañona esposa burguesa, complacida con ser objeto de la atención general a la sombra de su gloria ganada con creces, le veía poco, contenta de pasar el resto de su vida representando la farsa de un feliz matrimonio. Sandow y su compañero de aventuras de tanto tiempo decidieron un día de verano ir de "picnic", invitando a dos bellas y elegantes francesas a pasar el día en su compañía. El día de la excursión notaron que el elegante Hispano-Suiza que conducían tenía desinflado el neumático de una rueda trasera. Al no encontrar ningún "cricket" en el coche, Sandow sonrió y arremangándose dijo: "Has olvidado quién es el hombre más fuerte de la Tierra?" Las chicas francesas reían nerviosas y excitadas cuando Sandow levantó tranquilamente la parte trasera del coche deportivo, sosteniéndolo en el aire mientras su amigo cambiaba rápidamente el neumático. Después de asegurar la rueda, hizo señas a Sandow para que bajase el coche. El gran Sandow permaneció de pie, inmóvil, sosteniendo el coche con puños de hierro... y de pronto se desplomó.

Eugene Sandow murió de una ruptura abdominal, que dejó perplejos a los médicos que le examinaron. Sandow hacía ejercicios diariamente con pesos mayores al que le provocó la muerte.

Su hipócrita esposa se sentía tan humillada por la escandalosa presencia de las jóvenes mujeres que se encontraban junto al cuerpo de su esposo, que lo enterró en Birmingham en una sepultura sin nombre, se cambió el apellido y dedicó sus energías a la destrucción de toda fotografía o documento relacionado con su marido que cayese en sus manos.

UNA TABLA CONCISA DE LOS MÚSCULOS VOLUNTARIOS Y DE SUS FUNCIONES, ADEMÁS DE LOS EJERCICIOS EN QUE INTERVIENEN Y LOS DESARROLLAN

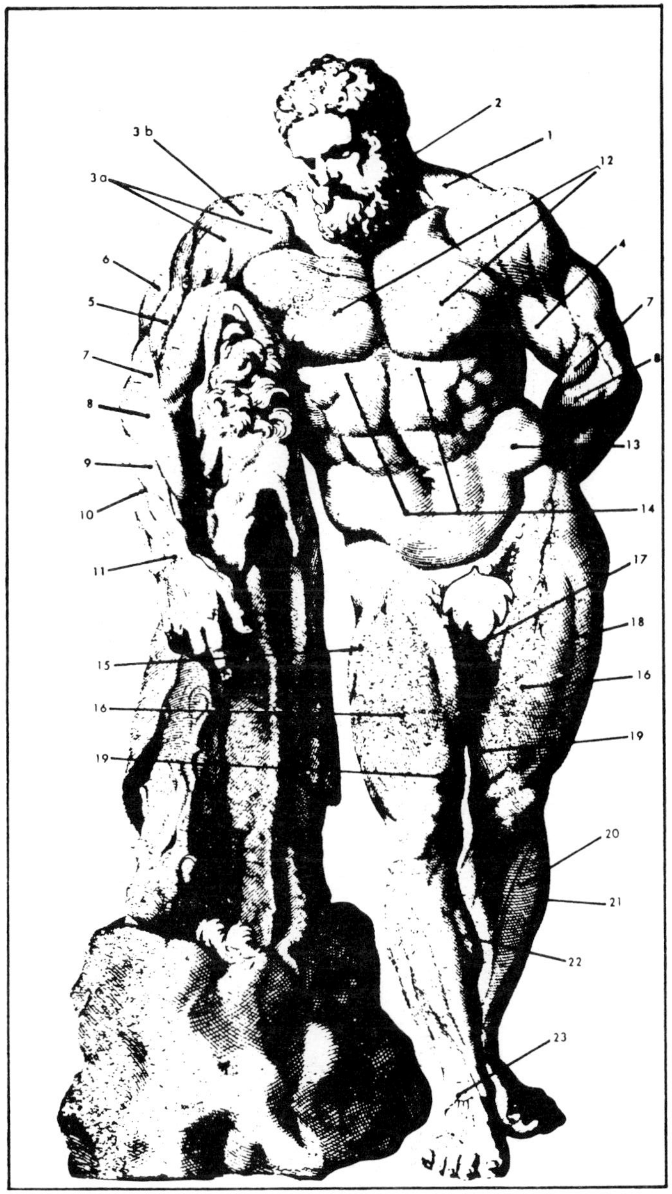

NOMBRE DEL MÚSCULO	ACCIÓN DEL MÚSCULO	ACTIVIDADES PARA DESARROLLAR EL MÚSCULO
1. TRAPECIO	*Lleva la cabeza hacia atrás y hacia ambos lados; eleva el anillo óseo del hombro y hace rotar la escápula.*	Encogimiento de hombros, apretar los dientes, trabajo del cuello, y alzamiento de los brazos hasta los hombros por encima de la cabeza. *Handbalancing*, lucha y calistenia.
2. ESTERNOCLEIDO-MASTOIDEO	*Lleva la cabeza hacia adelante, hace rotar la cabeza y ayuda a levantar el pecho en respiración forzada y profunda.*	Tender puente hacia adelante, empujando con la frente y resistiendo con la cabeza. Todo levantamiento que involucre al trapecio también activa este músculo. Lucha, boxeo y soportar pesos sobre la cabeza.
3. DELTOIDE a. ANTERIOR b. LATERAL	*Eleva el brazo hasta el nivel del hombro y ayuda al movimiento por encima de la cabeza.*	Todas las formas de elevación hacia adelante y lateral, todos los movimientos de presión y de levantamiento por encima de la cabeza, inmersiones y *handbalancing*, calistenia, natación y ejercicios de expansión pectoral.
4. y 5. BICEPS BRAQUIALES ANTERIORES	*Flexiona y supina los antebrazos y abducciona los brazos.*	*Curling* (movimiento de tenaza) con una o las dos manos, *curling* en sentido inverso, hacer flexiones en la barra tocándola con la barbilla, todos los levantamientos hasta los hombros, especialmente abriendo, también todos los tipos de movimientos de remo, trabajo de máquina de laterales, escalamiento con cuerdas, calistenia, lucha, etc.
6. TRÍCEPS, PARTE EXTERNA	*Extiende el antebrazo.*	Presión en diversas formas, de pie, sentado, estirado, etc. Todos los movimientos de extensión, inmersiones, todos los levantamientos y mantenimientos por encima de la cabeza, todo trabajo de estiramiento de brazos, *handbalancing*, calistenia, etc.
7. BRAQUIORRADIAL	*Flexiona el antebrazo y ayuda a la supinación.*	La mayoria de los ejercicios enumerados en el punto 4 ayuda a desarrollar este músculo.
8. RADIAL LARGO	*Extiende la mano y abducciona la mano con el carpoflexor.*	Utilización de pesas con asas: asir apretando, levantar pesos hasta los hombros, acrobacia con los dedos, flexión en el lugar y en la barra, rotación de muñeca, etc.
9. RADIAL CORTO	*Extiende la mano como parte del radial largo.*	Todos los movimientos de dedos de la mano y levantamientos, *handbalancing* sobre los dedos de la mano, asi como inmersión y la mayoria de los ejercicios enumerados en el punto B.
10. EXTENSOR COMÚN DE LOS DEDOS	*Extiende los dedos.*	Todos los movimientos de dedos de la mano y levantamientos, *handbalancing* sobre los dedos de la mano, asi como inmersión y la mayoria de los ejercicios enumerados en el punto 8.
11. LIGAMENTO DE LA MUÑECA	*Sostiene y mantiene unidos los huesos de la muñeca.*	Todos los mantenimientos pesados, especialmente mantenimiento con las manos, esfuerzos y mantenimientos isométricos e isotónicos, *curls* de muñecas, lucha con puños, faroles.
12. PECTORALES	*Lleva el brazo hacia fuera y hacia dentro, ayuda a la expansión del pecho, colabora en la rotación del brazo hacia dentro.*	Todos los *pressings* supino, hacia abajo, al sesgo, ejercicios tendido de lado, *pull-over*, "dislocados", *flyeing*, inmersiones, asimiento estrecho, flexiones en la barra tocándola con la barbilla, inclinación de brazos por encima de la cabeza, escalamiento con cuerda, calistenia, natación, lucha, etc.
13. OBLICUO EXTERNO	*Hace rotar la pelvis hacia el mismo lado, flexiona la pelvis sobre el pecho.*	Movimientos de inclinación lateral y de balanceo, rotación del torso mientras las caderas y las piernas permanecen inmóviles, abdominales, todo levantamiento con una mano por encima de la cabeza, especialmente presiones laterales y en arco, levantar una sola pierna mientras se está de pie, luchando, jugando al tenis, al *bowling*, etc.
14. RECTO ABDOMINAL	*Flexiona el cuerpo, comprime las visceras y hunde el tórax.*	Todos los tipos de abdominales, en el piso, plataforma elevada y silla romana. Todas las formas de levantamiento de piernas en posición extendida y entre barras paralelas o colgando de la barra. También patada de rana, rodilla al pecho, y todos los movimientos de inclinación y balanceo.
15. TENSOR FASCIA	*Abducciona el muslo y lo hace rotar hacia dentro.*	Levantar la pierna llevándola hacia dentro mientras se está tendido de lado, manteniendo las rodillas juntas con las manos y luego forzar la separación de las rodillas, la mayoria de los ejercicios que ayudan al desarrollo del muslo.
16. RECTO FEMORAL	*Extiende el muslo, flexiona la pierna.*	Doblar las rodillas, salto en cuclillas y otras variedades de ejercicios en cuclillas. También enderezamientos con las piernas rectas y levantamiento de piernas en posición extendida. Columna romana y trabajo de silla, levantamientos de arnés y silla de montar, saltos, volteretas, zambullidas, carreras cortas de gran velocidad, ciclismo, etc.
17. ABDUCTOR LARGO	*Abducciona, realiza la rotación.*	Posición de cuclillas, colocando un *crusher* entre las piernas y forzando las piernas a juntarse, *split* total o parcial e intentar *slide-up*. Danza acrobática y ballet. En lucha, mantener tijeras. Tendido de espaldas, separar mucho las piernas y luego volver a juntarlas. Con el cable de goma atado al tobillo, realizar movimiento hacia dentro.
18. VASTO EXTERNO	*Extiende la pierna.*	La mayoria de los ejercicios recomendados y sugeridos para el punto 16.
19. VASTO INTERNO	*Extiende la pierna.*	Ejercicios como los mencionados más arriba.
20. TIBIAL ANTERIOR	*Flexiona el pie y levanta el borde interior del mismo.*	Ponerse en cuclillas, levantar las puntas de los pies, rotación de tobillos, aparatos para flexionar la pantorrilla, *sprinting*, escalar montañas, etc.
21. PERÓNEO LARGO	*Extiende, abducciona y lleva al pie de dentro hacia fuera.*	Todos los ejercicios mencionados y sugeridos para el punto 20.
22. GASTRONEMIO	*Extiende el pie y flexiona la pierna.*	Levantar y caminar de puntillas, toda forma de trabajo de la pantorrilla con aparatos de *press* de piernas y movimientos de bota de hierro. Peso muerto con piernas rigidas, diversas formas de cuclillas y flexión de rodillas, realizando saltos amplios tanto corriendo como de pie, movimiento de danza *tap* y de ballet, trabajo con máquina de flexión de pantorrillas, subir escaleras saltando uno o dos peldaños, *sprinting* y correr, etc.
23. LIGAMENTO DEL TOBILLO	*Mantiene los huesos y los tendones en su lugar.*	Todos los ejercicios que hacen trabajar los músculos de la espinilla y de la pantorrilla de la parte inferior de la pierna.

TABLA MUSCULAR DE HÉRCULES

TABLA MUSCULAR DE HÉRCULES

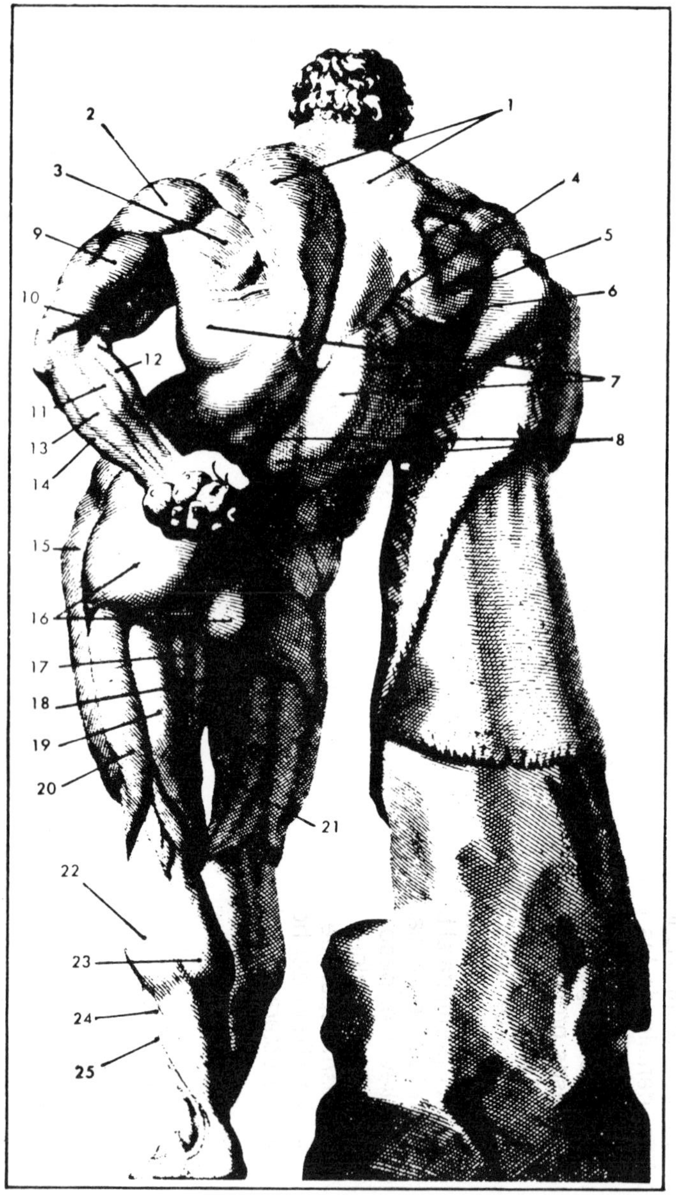

NOMBRE DEL MÚSCULO	ACCIÓN DEL MÚSCULO	ACTIVIDADES PARA DESARROLLAR EL MÚSCULO
1. TRAPECIO	*Lleva la cabeza hacia atrás y hacia los lados; eleva la articulación del hombro, hace rotar la escápula.*	Movimiento de encogimiento, apretar los dientes, trabajo del cuello, todos los levantamientos hasta los hombros y por encima de la cabeza. *Handbalancing*, lucha y calistenia.
2. DELTOIDES POSTERIOR	*Levanta y estira los brazos hacia arriba y atrás.*	Todo tipo de ejercicios de remo, levantamiento lateral mientras se está haciendo inclinación, movimientos expansores del pecho, etc.
3. INFRAESPINAL	*Ayuda a la rotación hacia fuera de la parte superior del brazo.*	Resulta activado en la mayoria de los levantamientos de pesas hasta el hombro y por encima de la cabeza, así como en todo levantamiento con una sola mano. Calistenia, natación, escalamiento con cuerda, inclinación con barra de hierro y otros despliegues de destreza de un hombre fuerte.
4. ROMBOIDE	*Mueve la escápula hacia arriba y dentro.*	Levantamiento de pesas por encima de la cabeza, posición vertical y todos los ejercicios del remo, la mayoria de los ejercicios hechos en posición tendida, inclinaciones laterales, hacia abajo detrás del cuello con máquina de laterales, tocar la barra con el mentón, escalamiento con cuerda, la mayoria de los ejercicios expansores del pecho y movimientos de levantamiento.
5. TRAPECIO MENOR	*Hace rotar y abducciona la parte superior del brazo.*	La mayoria de los ejercicios enumerados en 3.
6. TRAPECIO MAYOR	*Mueve el brazo hacia abajo y atrás, y lo hace rotar hacia dentro.*	Los mismos ejercicios enumerados en 4.
7. VASTO DORSAL	*Estira el brazo hacia abajo y atrás, y lo hace rotar.*	Movimientos de remo con una o dos manos, remar en posición vertical, llevar hacia abajo detrás del cuello con máquina de laterales, todos los movimientos de presión y de apertura. *Press* en banco, *pull-over, dislocates, chinning,* escalamiento con cuerda, lucha, calistenia, etc.
8. ERECTOR SPINAE	*Sostiene y mantiene el cuerpo erguido, permite la inclinación.*	Todos los movimientos de inclinación, especialmente pesos muertos, *good morning*, todos los movimientos de levantamiento. Toda clase de balanceo, inclinaciones laterales, levantamiento de piernas y trabajo abdominal. *Handbalancing, tumbling,* natación, salto, golf, hockey, hiperextensión, etc.
9. TRÍCEPS, EXTREMO LARGO	*Extiende el brazo y lo estira hacia atrás.*	*Pressing* en diversas formas, de pie, sentado, tendido, etc. Todos los movimientos de extensión, 'inmersiones', todos los levantamientos y soporte de pesas por encima de la cabeza, todo trabajo de estiramiento de brazos, *handbalancing*, calistenia, etc.
10. FLEXOR CARPORRADIAL	*Trabaja en combinación con los extremos externo y largo.*	Los mismos ejercicios enumerados en 9.
11. FLEXOR CARPORRADIAL	*Flexiona y realiza la pronación de la mano y, con el carpoextensor largo, abducciona la mano.*	*Curls* de muñeca, asimientos al vuelo, agarres con la mano, manipulación de pesas o de barras, *handstands* sobre la punta de los dedos, *dip* sobre los dedos de la mano, levantamiento de todos los dedos de la mano, romper cartones, inclinación de cabeza y todo ejercicio para el antebrazo.
12. BRAQUIORRADIAL	*Flexiona el antebrazo y ayuda a la supinación.*	*Curling* con una o dos manos, *curling* inverso, *chinning* todos los levantamientos hasta los hombros, especialmente apertura, también todo tipo de movimientos del remo, trabajo con máquina de laterales, escalamiento con cuerdas, calistenia, lucha, etc.
13. PALMAR LARGO	*Flexiona la mano.*	Los mismos ejercicios que se enumeran en 11.
14. FLEXOR CARPOULNAR	*Extiende la mano y ayuda a su abducción.*	Los mismos ejercicios que se enumeran en 11.
15. TENSOR DE LA FASCIA LATA	*Abducciona el muslo y lo hace rotar hacia dentro.*	Levantar la pierna mientras se está tendido de lado, manteniendo juntas las rodillas con las manos y luego forzando la separación de las rodillas, la mayoria de los ejercicios que ayudan al desarrollo del muslo.
16. GLÚTEO MAYOR	*Extiende el muslo y lo hace rotar hacia fuera.*	Todos los movimientos que hagan doblar las rodillas; cuclillas totales, medias y parciales. Peso muerto, levantar la mano y el muslo, levantamiento de silla de montar y arnés, subir escaleras, saltar, ciclismo, *tumbling*, extensión de la pierna y todos los movimientos de levantamiento incluyendo presión en las piernas.
17. ABDUCTOR MAYOR	*Abducciona el muslo y lo hace rotar hacia fuera.*	Todos los ejercicios que implican a los muslos y las caderas, *crusher* manteniendo el pecho entre las piernas y forzando las piernas a permanecer juntas contra la resistencia. También pueden hacerse con presión de mano, cuclillas con posición muy abierta, salto y ejercicios de tipo ballet.
18. GRACILIS	*Abducciona la pierna, la flexiona y la hace rotar hacia dentro.*	Es activado en los ejercicios de *curling* de pierna, el *split*, en peso muerto de pierna tirante, ciertos movimientos de levantamiento de piernas (de pie) y la mayoria de los ejercicios enumerados en 17.
19. SEMITENDINOSO	*Flexiona la pierna y extiende el muslo, haciendo rotar la pierna hacia dentro.*	La mayoria de los ejercicios enumerados en 16.
20. BÍCEPS FEMORAL	*Flexiona la pierna y la hace rotar hacia fuera, ayudando a la extensión.*	Todos los ejercicios enumerados en 18.
21. SEMIMEMBRANOSO	*Lo mismo que en 19.*	Todos los ejercicios enumerados en 16.
22. GEMELO, EXTERNO	*Extiende el pie, flexiona la pierna.*	Levantar y caminar en puntillas, toda forma de trabajo de la pantorrilla con aparatos que presionen las piernas y movimientos con bota de hierro. Peso muerto con piernas estiradas, varias formas de cuclillas y flexión de rodillas, correr y saltar totalmente erguido, zapateo y ballet, trabajo con aparatos que flexionen las pantorrillas, subir escaleras, saltándose uno o dos escalones en el proceso; *sprinting* y correr, etc.
23. GEMELO INTERNO	*Lo mismo que en el anterior.*	Todos los ejercicios enumerados en el punto anterior más *sprinting* (carrera corta a gran velocidad).
24. SÓLEO	*Extiende el pie y lo hace rotar hacia dentro.*	Es activado por todos los ejercicios enumerados en 22 y 23.
25. PERONEO LARGO	***Extiende, realiza la eversión y abducción de pie.***	Cuclillas, levantar la punta de los pies, rotación del tobillo, aparatos para flexionar la pantorrilla, *sprinting*, escalar montañas, etc.

Prolongue sus años productivos

El aspecto más importante del entrenamiento con pesas, ya sea para el atleta, el culturista o la persona activa, debería ser el interés por mejorar la salud y la capacidad física sin llegar a la lesión. Existen algunos principios básicos que deberían tratarse con el objeto de lograr un programa de ejercicios eficiente.

Lo primero es la postura corporal, quizás la actitud más sobrevalorada de la preparación. Toda persona debería examinar su físico, prestando una atención estricta a la postura observándose desnudo frente a un espejo. Sus pies y sus tobillos deberían estar paralelos sin que se balanceen hacia dentro o hacia fuera. Las rodillas no deberían estar demasiado juntas o demasiado separadas y las partes "duplicadas" del cuerpo, tales como las caderas, las orejas y los ojos, deberían estar al mismo nivel. Los hombros deberían ser más voluminosos que el pecho, y el pecho más voluminoso que la parte media del cuerpo.

Todo el cuerpo trabaja sobre un principio de equilibrio; por consiguiente, su eficiencia es directamente proporcional a dicho equilibrio. Por ejemplo, si el abdomen de la persona es más débil, los músculos de la espalda se vuelven tensos y los cambios de postura provocan lordosis o una inclinación en sentido contrario cuando soporte un peso. Si los músculos abdominales están tensos y el tronco compensa cuando los músculos de la espalda se vuelven débiles, la postura que se adopta es de inclinación hacia adelante, los hombros se deprimen, el cuello y la cabeza se estiran, y esto puede dar lugar a múltiples síntomas.

El entrenamiento con pesas puede utilizarse como medida de rehabilitación, y también como plan de preparación para ayudar a corregir esos desequilibrios estructurales.

La experiencia muestra que una vez que se ha producido el desarrollo inadecuado de un músculo y se han identificado los grupos musculares débiles específicos, puede diseñarse un programa de desarrollo muscular agonista/antagonista para ayudar a corregir esos problemas. Si los bíceps son débiles, el atleta debería estimularlos mediante 'flexiones' con un objeto de resistencia de peso y realizando toda la gama de movimientos lentos. Esto activará la respuesta y permitirá al brazo volver lentamente a su extensión total, provocando la activación de los tríceps, al llevar el peso a una posición de reposo. Intentará alcanzar algún nivel de equilibrio en la relación bíceps/tríceps, que afecte directamente al codo y a la estabilidad del hombro; en consecuencia, el equilibrio afectará dinámicamente el torso superior y su eficiencia.

Si se incorpora un programa completo de entrenamiento con pesas, después de que la persona haya adoptado un equilibrio corporal adecuado, utilizando programas similares de ejercicios contralaterales para las zonas particulares del cuerpo, no sólo mejorará su eficiencia en atletismo, modelación corporal y aspecto personal, sino que también disminuirá la proporción de lesiones. Para el culturista interesado en la competición física, los resultados serán, además de ausencia de lesiones, un físico con mejor equilibrio simétrico y menos grupos musculares que destaquen sobre los otros.

En atletismo resulta común ver a un campeón del mundo que supuestamente se ha agotado a los veinticinco años. ¿Por qué algunos atletas pueden actuar hasta los cuarenta años y seguir compitiendo con eficiencia y deseos de ganar? Probablemente, una hipótesis segura es que muchos de estos atletas son afortunados por tener un equilibrio muscular apropiado, mientras que otros sufren de desequilibrio muscular.

Lo mismo puede resultar cierto con los culturistas que participan en competiciones. Muchos dejan de competir a una edad muy temprana debido a problemas lumbares y de articulaciones, mientras que otros siguen compitiendo y dando exhibiciones físicas hasta los cincuenta años. Gran parte de los años de actividad adicional en culturismo puede atribuirse a hábitos adecuados de entrenamiento.

Lo mismo puede ser cierto en el caso de la persona interesada en gozar de buena salud y aspecto juvenil durante toda su vida. Si el individuo convierte en un hábito la práctica regular de ejercicios, vigilando sus hábitos alimentarios, eliminando toda la tensión que sea posible y manteniendo una actitud joven hacia la vida, seguro que seguirá obteniendo compensaciones cada día de su vida.

Por otra parte, es sumamente importante que toda persona que desee ganar la mayor cantidad posible de años de participación con un alto grado de superación en su actividad, desarrolle una actitud globalizadora, una actitud interesada por un programa adecuado de preparación, que pugne por un físico equilibrado, basado en la fortaleza, la postura correcta y la coordinación.

La nutrición y los aspectos psicológicos de la salud no deberían pasarse por alto. Nuestro objetivo es ayudarle a ayudarse. Su objetivo debería ser aplicar estos conceptos, con el objeto de disminuir la proporción de lesiones y aumentar la calidad de su desempeño.

Introducción a la sección abdominal

Los músculos abdominales están constituidos por el recto del abdomen, el oblicuo interno, el oblicuo externo y el transversal. Estos músculos forman la pared abdominal, cuya finalidad es sostener y mantener la estabilidad de la parte frontal del abdomen y, en consecuencia, ayudar a mantener erecta la postura del tronco.

En muchas actividades atléticas, estos flexores del tronco son los principales contribuyentes a la acción requerida para practicar el deporte. Algunas de estas actividades son el lanzamiento de jabalina, el salto con pértiga, el salto de longitud, el béisbol y el fútbol, por nombrar unas pocas. Muchas de estas actividades también requieren un movimiento rotatorio, que es brindado por los músculos abdominales interno, externo y transversal, por ejemplo, el lanzamiento, golf, *batting, racketball*, tenis, balonmano, badminton, lanzamiento de bala, de disco y de martillo, y natación.

La inclinación o flexión lateral es una acción importante de los músculos abdominales, principalmente del abdominal oblicuo externo, y se utiliza durante el salto con pértiga, los levantamientos laterales, el lanzamiento, el baile y muchos movimientos gimnásticos.

Si los músculos abdominales están débiles, todas las actividades atléticas mencionadas anteriormente pueden verse afectadas, traduciéndose ello en una capacidad disminuida de la columna vertebral para flexionarse o inclinarse hacia adelante, hacia los lados o efectuar rotaciones. La debilidad también puede afectar a la eficiencia de la respiración, con una disminución del soporte de los órganos abdominales que, por lo tanto, dará como resultado una inclinación hacia adelante de la pelvis. En realidad, los músculos abdominales mantienen levantada la parte frontal de la pelvis. Por medio del vínculo con el hueso púbico. si los músculos abdominales están relajados o debilitados, puede conducirse a una mayor desviación de la zona lumbar, que será proporcional a la cantidad de laxitud de la pared abdominal. El resultado de esta debilidad en la posición de pie es una curva lumbar acentuada, que puede llevar a una debilidad muscular estructural, disminuyendo la capacidad de la espina media para flexionar hacia la pelvis. En consecuencia, la debilidad de la pared abdominal puede conducir a un incorrecto equilibrio postural. Si se observa a un atleta en una postura lateral, el desequilibrio aparecería reflejado como una predisposición a que sobresalga el abdomen, una desviación en la zona lumbar y unas nalgas prominentes. En resumen, la debilidad de los músculos abdominales lleva a la inestabilidad del tronco y, por lo tanto, a una mayor incidencia de las lesiones lumbares y de las relacionadas con el tronco.

No se puede exagerar la relación entre músculos abdominales débiles y la frecuencia de las lesiones o fatiga del atleta. Los músculos abdominales deben realzar la estabilidad de la columna. Los que practican el salto de longitud, el salto con pértiga, los gimnastas, los buceadores, o aquellos atletas que desempeñan actividades que requieren rotación del tronco o una acción de torsión abdominal, pueden estar especialmente sometidos a serias lesiones, ya que el tejido fundamental normalmente absorbe la mayor cantidad del impacto procedente de un golpe o choque. No obstante, como la mayor parte del tejido blando o musculatura, los músculos abdominales son vulnerables a la contusión y al desgarro cuando son sometidos a tensión excesiva.

Las lesiones abdominales que prevalecen son, por lo general, el resultado de un calentamiento o de técnicas de estiramiento inadecuadas. En el levantamiento de pesas, si el atleta no se prepara adecuadamente antes de un levantamiento, la incidencia de la lesión se aumenta muchísimo. En consecuencia, es una buena idea practicar ejercicios abdominales antes de cualquier esfuerzo atlético enérgico.

Sección abdominal

Anatomía muscular

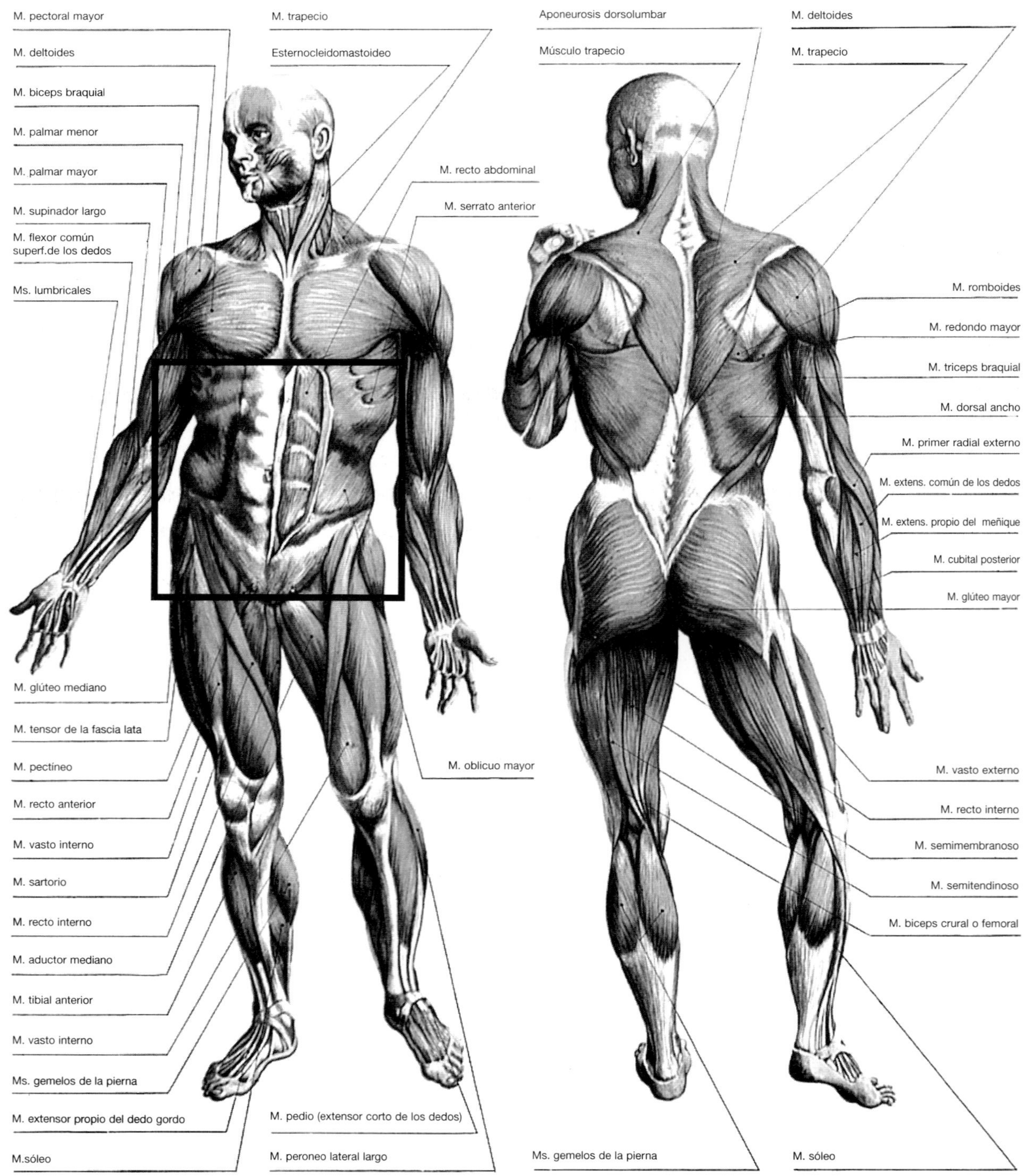

Vista anterior **Vista posterior**

Si una persona está interesada en un entrenamiento con pesas para lograr algo más que una preparación básica, es imperativo que estudie cada ilustración y descripción antes de intentar la realización de un nuevo ejercicio. Es indudable que no habrá adelanto si un ejercicio se efectúa de un modo incorrecto.

Muchos ejercicios pueden llevarse a cabo exactamente con el mismo movimiento, pero afectarán diferentes zonas de un músculo según el ángulo en que se realicen. Por ejemplo: un ejercicio efectuado sobre un banco plano, o sobre un banco inclinado, pondrá distinto énfasis en el mismo músculo, aun cuando se empleen el mismo movimiento, peso y equipo.

Por consiguiente, es necesario realizar los ejercicios desde los ángulos más diversos, utilizando tantas variaciones como sea razonable, a fin de desarrollar la plena madurez muscular del cuerpo.

En las páginas siguientes aparecen ilustraciones muy minuciosas, que le permitirán ver las piezas de equipo empleadas para realizar cada ejercicio y el estilo utilizado para cada movimiento. Junto a cada ilustración visual figura una descripción escrita de la forma en que debería efectuarse el ejercicio. Cada párrafo subsiguiente menciona el nombre adecuado y describe las diversas variaciones que pueden hacerse con el mismo equipo, cambiando sólo el ángulo o añadiendo un movimiento.

Si un ejercicio se realiza exactamente como se indica en la descripción escrita, pero empleando un ángulo o un banco diferente al que debe usarse, la descripción escrita debajo de la ilustración visual seguirá siendo válida para todos los ejercicios enumerados debajo de ella. Sólo se mencionan el nombre adecuado, el símbolo de *grado de dificultad* y la zona más afectada por el movimiento. Se ha adoptado este sistema, con el propósito de evitar la repetición reiterada en la descripción de los mismos movimientos básicos.

El símbolo de *grado de dificultad* que aparece al comienzo de cada encabezamiento le permitirá evaluar cuáles son los ejercicios que pueden resultar adecuados a su estado físico actual.

Tenga en cuenta que un ejercicio que lleve el símbolo (fácil) no necesariamente va a resultar menos efectivo que uno señalado como (duro). Cualquier ejercicio puede efectuarse con mayor o menor dificultad, dependiendo de la pesa utilizada o del esfuerzo aplicado.

Símbolos clave para el "Grado de Dificultad"

● Fácil ▲ Intermedio ■ Difícil ★ Duro

EQUIPO NECESARIO PARA LA SECCIÓN ABDOMINAL

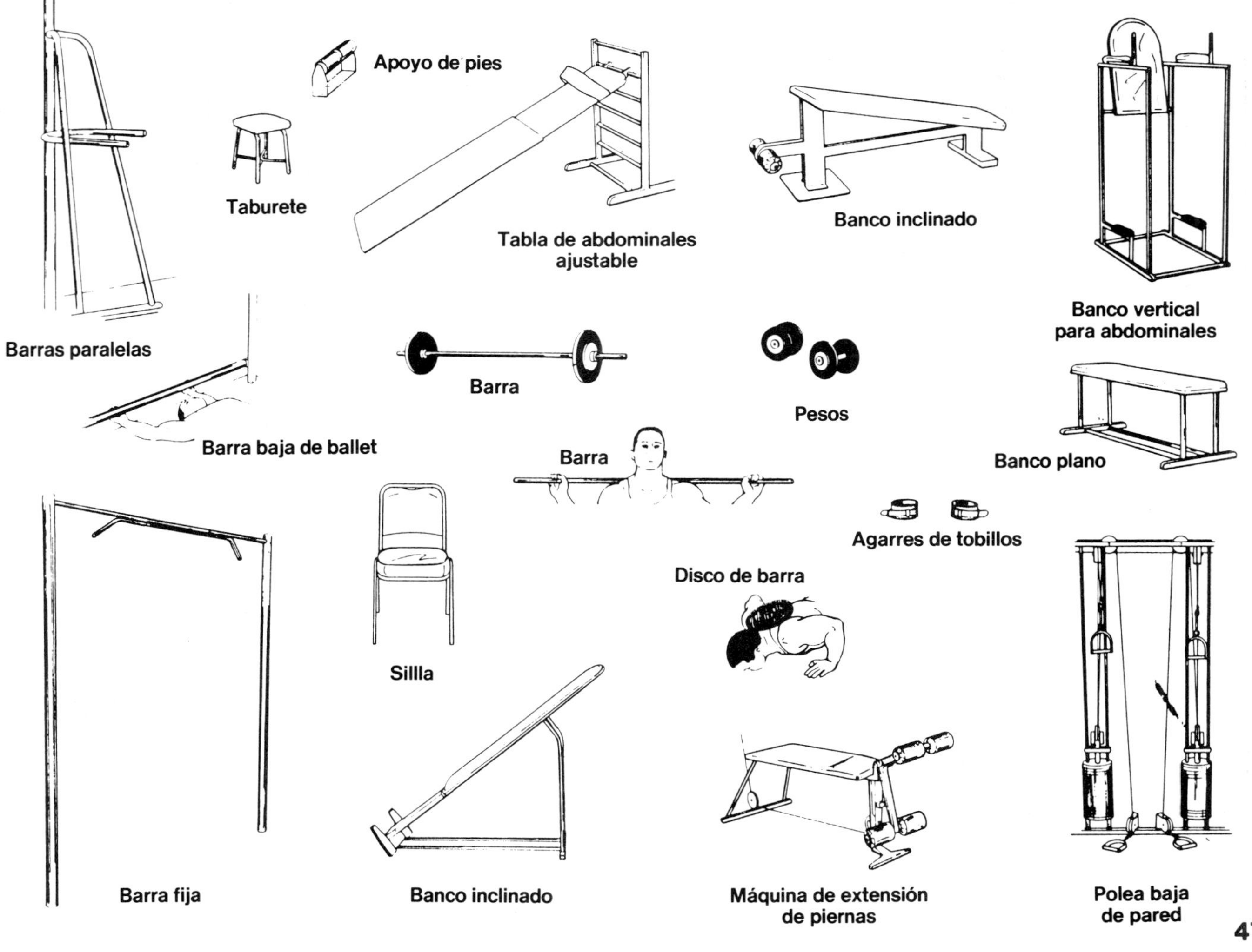

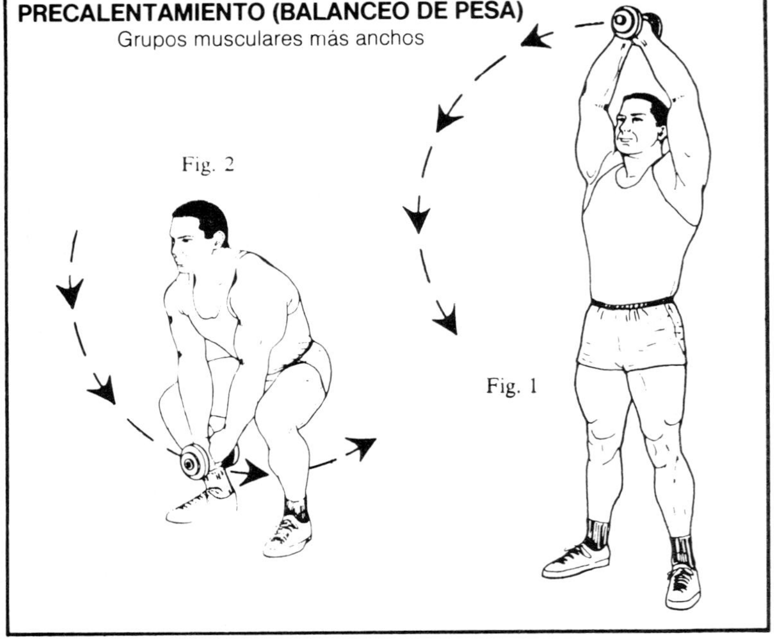

PRECALENTAMIENTO (BALANCEO DE PESA)
Grupos musculares más anchos

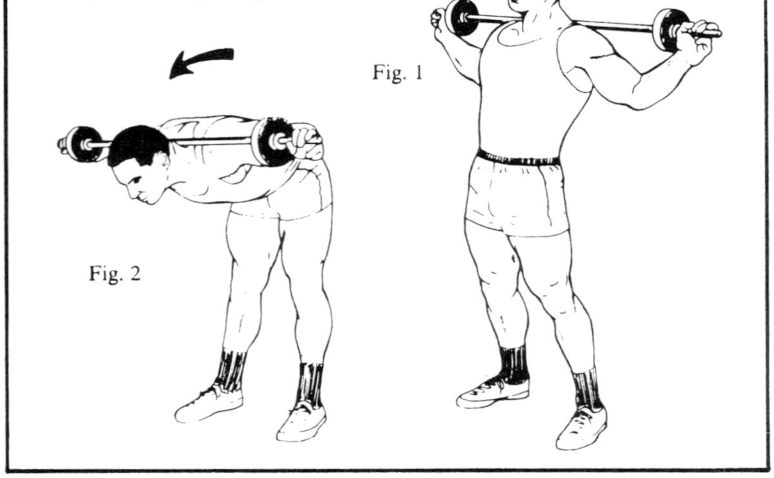

BUENOS DÍAS CON BARRA
Parte inferior espalda y abdominales

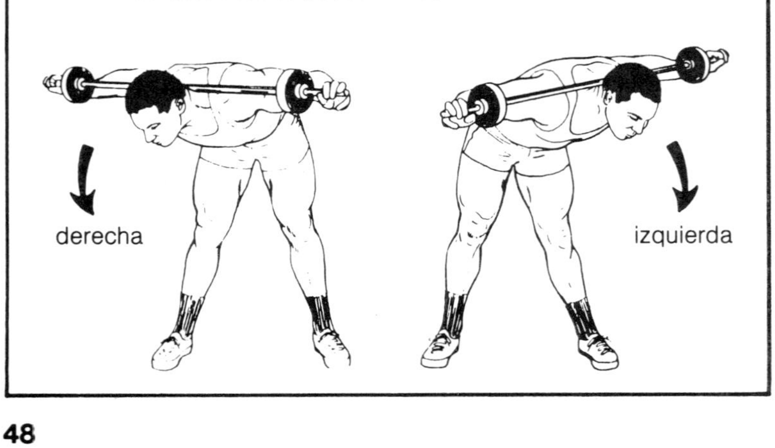

BUENOS DÍAS BALANCEANDO BARRA
Oblicuos traseros y abdominales

● Precalentamiento (balanceo de pesa)

Aguantar la pesa con ambas manos. De pie, erguido, con los pies separados unos 30 cm y los brazos estirados, agacharse hasta que los muslos estén paralelos al suelo. Inspirar y levantarse realizando con la pesa un movimiento semicircular hasta situarla por encima de la cabeza. Bajar la pesa a la posición inicial realizando el mismo movimiento semicircular y espirar. Balancear la pesa entre las piernas para conseguir estiramiento más completo antes de la repetición.

● Buenos días con barra

De pie, erguido, con los pies separados unos 30 cm. Colocar una barra ligera sobre los hombros. Coger la barra con ambas manos en una posición cómoda. Mantener la espalda erguida y la cabeza alta mientras se inspira. Inclinarse hacia adelante hasta que la parte superior del cuerpo esté paralela al suelo. Volver a la posición inicial y espirar. Mantener las rodillas inmóviles durante todo el ejercicio.

▲ Buenos días balanceando barra

De pie, erguido, con los pies separados unos 30 cm. Colocar una barra ligera sobre los hombros. Coger la barra con ambas manos en una posición cómoda. Inclinar el torso doblando la cintura mientras se mantienen las caderas y las piernas formando línea recta. Mantener la espalda recta y la cabeza hacia arriba mientras se inspira y se hace la inclinación hasta que la parte superior del cuerpo esté paralela al suelo. Volver a la posición inicial y espirar. Realizar el número de repeticiones prescritas sobre el lado derecho y después repetir el ejercicio sobre el lado izquierdo. Mantener rígidas las rodillas durante todo el ejercicio.

● Buenos días balanceando barra alterno

Oblicuos traseros y abdominales

De pie, erguido, separar los pies unos 30 cm. Colocar una barra ligera sobre los hombros. Coger la barra con ambas manos en una posición cómoda. Girar el torso hacia la derecha doblando la cintura mientras se mantienen las caderas y las piernas formando línea recta. Mantener la espalda recta y la cabeza hacia arriba mientras se inspira y se hace la inclinación hasta que la parte superior del cuerpo esté paralela al suelo. Volver a la posición inicial y espirar. En la misma posición repetir el ejercicio hacia la izquierda. El movimiento hacia la derecha y la izquierda constituirá una repetición.

▲ Buenos días con barra compuesto

De pie, erguido, con los pies separados unos 30 cm. Colocar una barra ligera sobre los hombros. Coger la barra con ambas manos en una posición cómoda. Girar el torso hacia la derecha inclinándose por la cintura mientras se mantienen las caderas y las piernas formando línea recta. Mantener la espalda recta y la cabeza hacia arriba, mientras se inspira y se hace la inclinación, hasta que la parte superior del cuerpo esté paralela al suelo. Volver a la posición inicial y espirar. Girar el torso hacia la posición frontal y realizar un ejercicio de *good morning* normal. Volver a la posición erguida, girar el torso a la izquierda y repetir el movimiento. Girar el torso a la posición frontal y realizar un *good morning* normal para volver a la derecha.

BUENOS DÍAS DE BARRA COMPUESTO
Parte inferior de la espalda, oblicuos traseros y abdominales

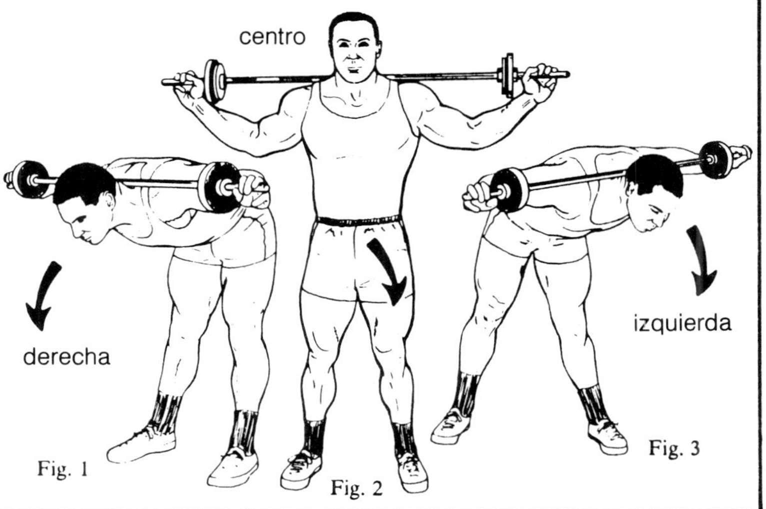

▲ Inclinación lateral con barra

De pie, erguido, con los pies separados unos 30 cm. Colocar una barra ligera sobre los hombros. Coger la barra con ambas manos en una posición cómoda. Inspirar e inclinarse hacia la derecha todo lo posible y después inclinarse hacia la izquierda al máximo y espirar. Asegurarse de que la inclinación se realiza únicamente sobre la cintura y no sobre las caderas o las rodillas. Asegurar firmemente la barra sobre los hombros.

INCLINACIÓN LATERAL CON BARRA
Oblicuos

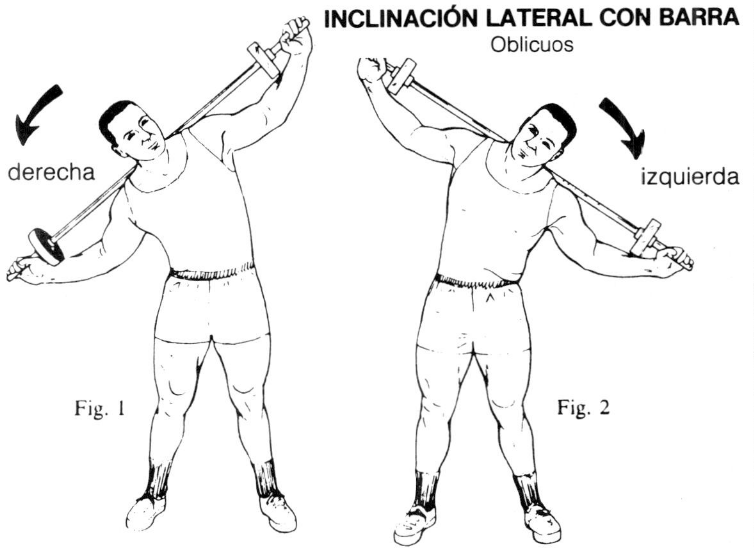

▲ Inclinación 45 grados lateral con barra

De pie, erguido, con los pies separados unos 30 cm. Colocar una barra ligera sobre los hombros. Coger la barra con ambas manos en una posición cómoda. Girar el torso hacia la derecha doblando la cintura mientras se mantienen las caderas y las piernas formando línea recta. Inspirar e inclinarse hacia la derecha todo lo posible y después inclinarse hacia la izquierda al máximo y espirar. Realizar el número de repeticiones prescritas y después cambiar hacia el lado izquierdo y repetir el ejercicio. Asegurarse de que el giro y la inclinación se realiza sólo sobre la cintura. Mantener la espalda recta, la cabeza hacia arriba.

INCLINACIÓN 45 GRADOS LATERAL CON BARRA
Oblicuos anteriores y posteriores

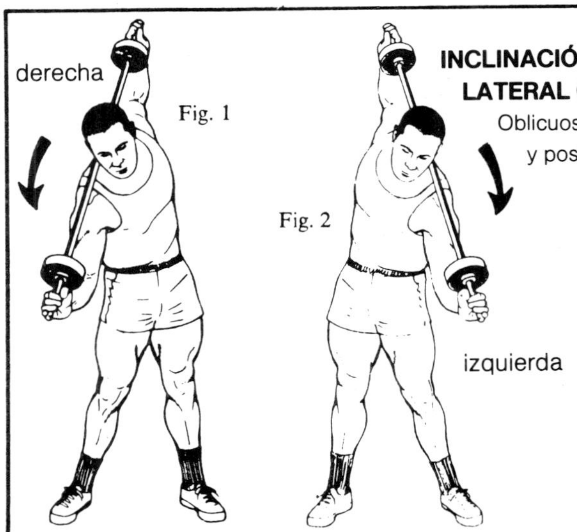

▲ Inclinación lateral 45 grados con barra alternando

De pie, erguido, pies separados unos 30 cm. Colocar una barra ligera sobre los hombros. Coger la barra con las dos manos en una posición cómoda. Girar el torso hacia la derecha mientras se mantienen las caderas y las piernas formando línea recta. Inspirar e inclinarse hacia adelante todo lo posible y después inclinarse al má-

INCLINACIÓN LATERAL SENTADO CON PESA

Oblicuos

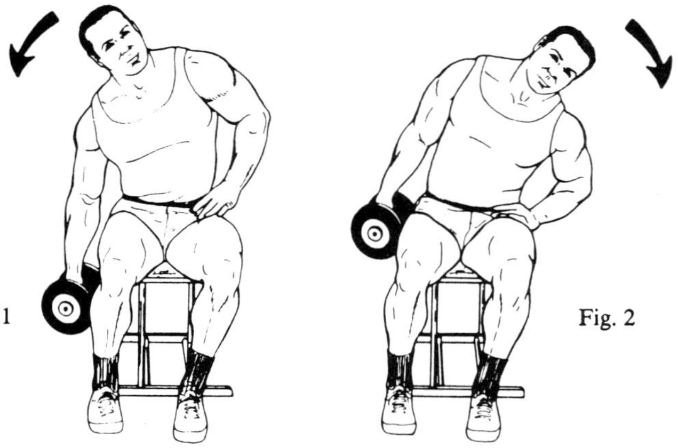

Fig. 1 Fig. 2

INCLINACIÓN LATERAL HACIA ATRÁS SENTADO CON MANCUERNA

Oblicuos anteriores y posteriores

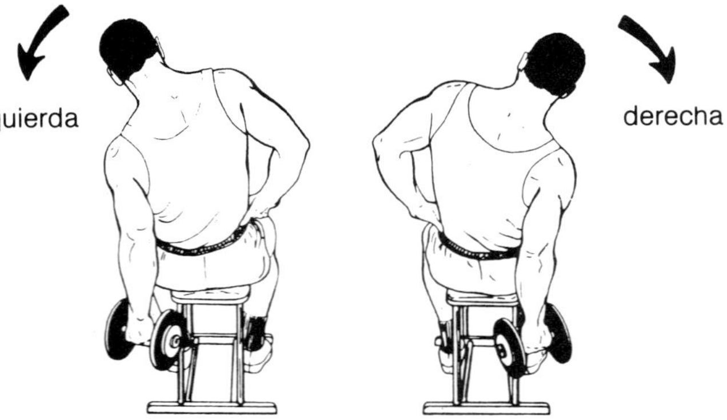

izquierda derecha

INCLINACIÓN LATERAL CON MANCUERNA Y MANO EN LA CABEZA

Oblicuos

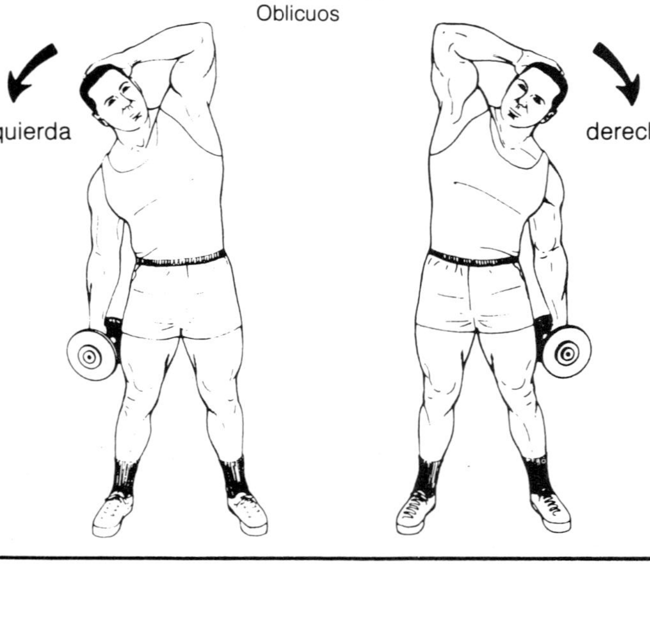

izquierda derecha

ximo hacia atrás y espirar. Girar después el torso hacia la izquierda y repetir el movimiento. Los dos movimientos se considerarán una repetición.

▲ Inclinación lateral sentado con mancuerna

Sentarse en el extremo del banco, pies apoyados firmemente sobre el suelo. Coger una mancuerna con la mano derecha y la palma hacia adentro. Con la espalda recta, la cabeza hacia arriba, inspirar e inclinarse hacia la derecha tanto como sea posible. Después espirar e inclinarse hacia la izquierda al máximo. Realizar el número de repeticiones prescritas y después cambiar la mancuerna a la mano izquierda y repetir el movimiento.

▲ Inclinación lateral hacia atrás sentado con mancuerna

Sentarse en el extremo del banco. Apoyar los pies firmemente sobre el suelo. Coger una mancuerna con la mano derecha y con la palma hacia adentro colocarla por detrás hasta que toque las nalgas. Girar el torso hacia la derecha, manteniendo la espalda recta y la cabeza hacia arriba. Inspirar e inclinarse hacia atrás tanto como sea posible. Después inclinarse hacia adelante al máximo y espirar. Realizar el número de repeticiones prescritas y después cambiar la mancuerna a la mano izquierda y repetir el movimiento.

▲ Inclinación lateral con mancuerna y mano en la cabeza

De pie, erguido, pies separados unos 30 cm. Coger una mancuerna con la mano derecha, y la palma hacia la parte superior del muslo. Colocar la mano izquierda en la parte izquierda de la cabeza. Inspirar e inclinarse hacia la derecha al máximo. Después inclinarse al máximo hacia la izquierda y espirar. Realizar el número de repeticiones prescritas y después cambiar la mancuerna a la mano izquierda, poniendo la mano derecha sobre la parte derecha de la cabeza y repetir el movimiento. Mantener la espalda recta y la cabeza hacia arriba para no inclinarse excesivamente hacia adelante.

▲ Inclinación frontal lateral con mancuerna y mano en la cabeza

Oblicuos anteriores y posteriores

De pie, erguido, pies separados unos 30 cm. Coger una mancuerna con la mano derecha y colocarla contra el muslo derecho con la palma hacia adentro. Colocar la mano izquierda en la parte izquierda de la cabeza. Girar el torso hacia la izquierda, manteniendo la espalda recta y la cabeza hacia arriba. Inspirar e inclinarse hacia adelante tanto como sea posible. Después inclinarse hacia atrás al máximo y espirar. Realizar el número de repeticiones prescritas y después cambiar la mancuerna a la mano izquierda y repetir el movimiento.

▲ Inclinación lateral hacia atrás con mancuerna y mano en la cabeza

De pie, erguido, pies separados unos 30 cm. Coger una mancuerna con la mano derecha y con la palma hacia adentro, colocarla detrás hasta tocar la nalga derecha. Colocar la mano izquierda en la parte izquierda de la cabeza. Girar el torso hacia la derecha, manteniendo la espalda recta y la cabeza hacia arriba. Inspirar e inclinarse hacia adelante tanto como sea posible. Después inclinarse hacia atrás tanto como sea posible y espirar. Realizar el número de repeticiones prescritas y después cambiar la mancuerna a la mano izquierda y repetir el movimiento.

▲ Inclinación lateral con pesa

De pie, erguido, pies separados unos 30 cm. Colocar una mancuerna con la mano derecha y la palma dirigida hacia la parte superior del muslo. Colocar la mano izquierda en el oblicuo izquierdo. Inspirar e inclinarse hacia la derecha tanto como sea posible. Después inclinarse hacia la izquierda tanto como sea posible y espirar. Realizar el número de repeticiones prescritas y después cambiar la mancuerna a la mano izquierda y repetir el movimiento. Mantener la espalda recta y la cabeza hacia arriba para no inclinarse demasiado hacia adelante.

▲ Inclinación frontal con mancuerna

Oblicuos anteriores

De pie, erguido, pies separados unos 30 cm. Coger una mancuerna con la mano derecha y la palma dirigida hacia la parte superior del muslo. Girar el torso hacia la izquierda, manteniendo la espalda recta y la cabeza hacia arriba. Inspirar e inclinarse hacia atrás tanto como sea posible y espirar. Realizar el número de repeticiones prescritas y después cambiar la mancuerna a la mano izquierda y repetir el movimiento.

▲ Inclinación lateral hacia atrás con mancuerna

De pie, erguido, pies separados unos 30 cm. Coger una mancuerna con la mano derecha y con la palma hacia adentro, situarla detrás hasta tocar las nalgas. Girar el torso hacia la derecha mantenien-

INCLINACIÓN LATERAL HACIA ATRÁS CON MANCUERNA Y MANO EN LA CABEZA
Oblicuos anteriores y posteriores

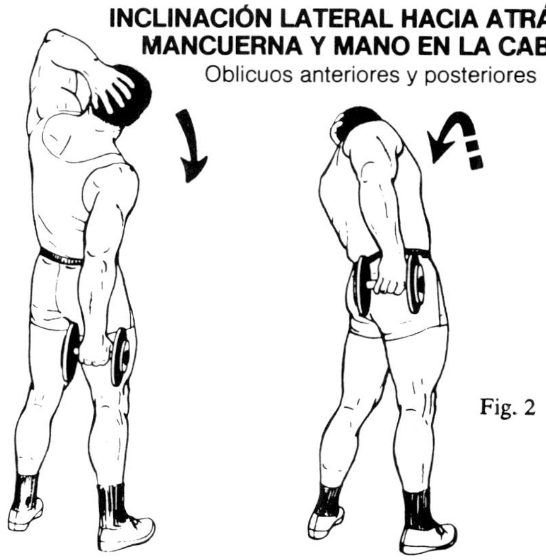

Fig. 1 Fig. 2

INCLINACIÓN LATERAL CON MANCUERNA
Oblicuos

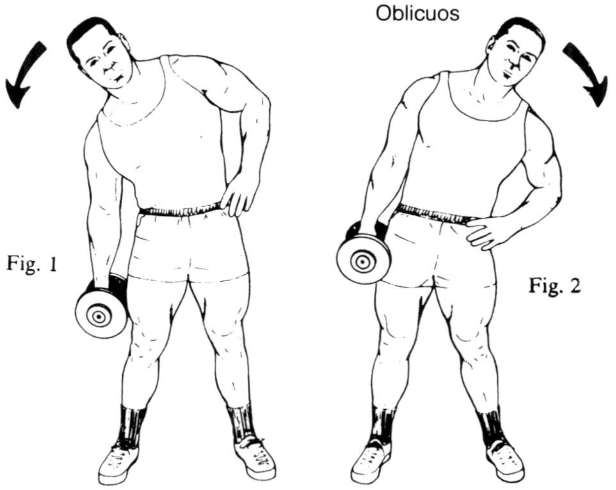

Fig. 1 Fig. 2

INCLINACIÓN LATERAL HACIA ATRÁS CON MANCUERNA
Oblicuos posteriores

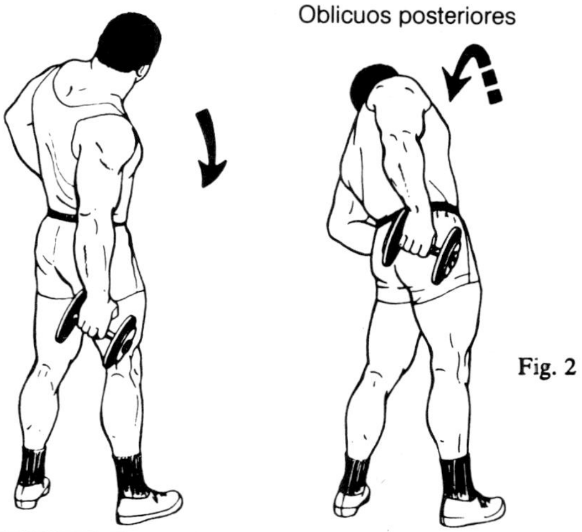

Fig. 1 Fig. 2

INCLINACIÓN LATERAL SENTADO CON BARRA
Oblicuos

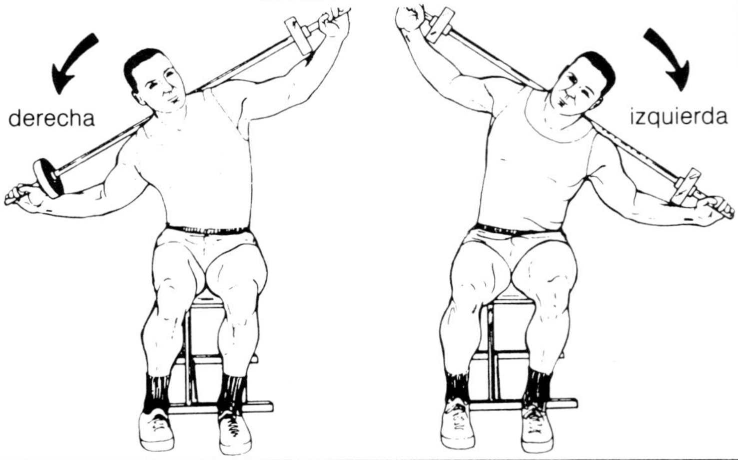

SENTADO INCLINACIÓN LATERAL 45° CON BARRA
Oblicuos anteriores y posteriores

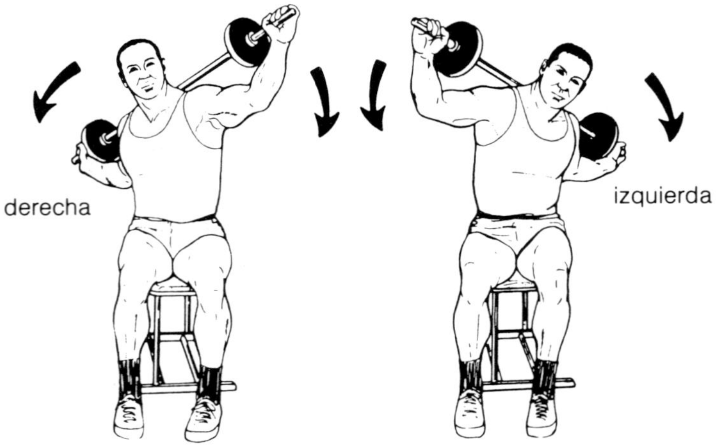

GIRO CON BARRA SENTADO
Oblicuos

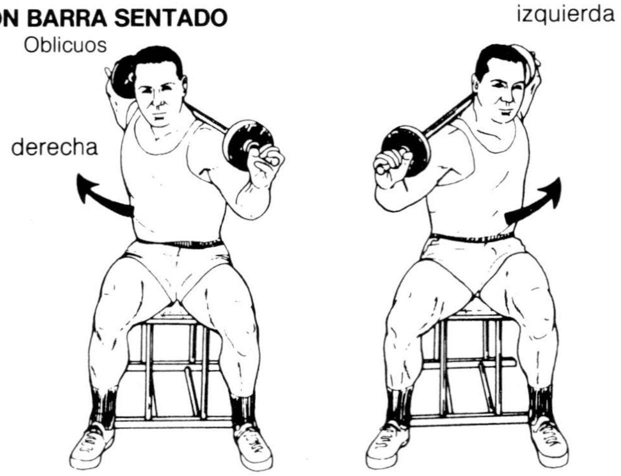

do la espalda recta y la cabeza hacia arriba. Inspirar e inclinarse hacia atrás tanto como sea posible. Después inclinarse hacia adelante tanto como sea posible y espirar. Realizar el número de repeticiones y después cambiar la mancuerna a la mano izquierda y repetir el movimiento.

▲ Inclinación lateral sentado con barra

Sentarse en el extremo del banco con los pies apoyados firmemente sobre el suelo. Colocar una barra ligera sobre los hombros. Coger la barra con las dos manos en una posición cómoda. Con la espalda recta y la cabeza hacia arriba, inspirar inclinándose hacia la derecha tanto como sea posible. Después inclinarse hacia la izquierda tanto como sea posible y espirar.

▲ Sentado inclinación lateral 45° con barra

Sentarse en el extremo del banco con los pies apoyados firmemente en el suelo. Colocar una barra ligera sobre los hombros. Coger la barra con las dos manos en una posición cómoda. Girar el torso hacia la derecha por la cintura. Inspirar e inclinarse hacia adelante todo lo posible. Después inclinarse todo lo posible hacia atrás. Realizar el número de repeticiones prescritas hacia la derecha, después cambiar la posición y hacer el mismo número de repeticiones sobre el lado izquierdo.

▲ Sentado inclinación lateral 45° con barra alternando

Oblicuos anteriores y posteriores

Sentarse en el extremo del banco con los pies apoyados firmemente en el suelo. Colocar una barra ligera sobre los hombros. Coger la barra con las dos manos en una posición cómoda. Girar el torso hacia la derecha por la cintura. Inspirar e inclinarse hacia adelante todo lo posible. Después inclinarse todo lo posible hacia atrás y espirar. Girar el torso hacia la izquierda y repetir el movimiento. Un movimiento a la derecha y a la izquierda se considera una repetición.

● Giro con barra sentado

Sentarse en el extremo del banco con los pies apoyados firmemente en el suelo. Colocar una barra ligera sobre los hombros. Coger la barra con las dos manos en una posición cómoda. Girar el torso hacia la derecha y después hacia la izquierda moviendo sólo la cintura. No mover la cabeza a los lados mientras se realiza este ejercicio. Mantener la espalda recta y la cabeza levantada. Inspirar hacia la derecha y espirar hacia la izquierda

▲ Inclinación y giro con barra

De pie, erguido, con los pies separados unos 30 cm. Colocar una barra ligera sobre los hombros. Coger la barra con ambas manos en una posición cómoda. Mantener la espalda recta y la cabeza hacia arriba, mientras se hace una inclinación hacia adelante hasta que la parte superior del cuerpo esté paralela al suelo. Inspirar mientras se gira hacia la derecha y espirar mientras se gira hacia la izquierda. No mover la cabeza a los lados mientras se realiza este ejercicio.

● De pie giro de torso con mancuerna

De pie, erguido, con los pies separados unos 30 cm, coger los extremos de una mancuerna con las dos manos y colocarla contra el pecho, justo debajo de los pectorales. Con la espalda recta, la cabeza levantada y las caderas y rodillas encajadas, girar el torso hacia la derecha y después hacia la izquierda moviendo sólo la cintura. Mantener las caderas y las piernas en una posición firme. Inspirar mientras se girar hacia la derecha y espirar mientras se gira hacia la izquierda.

▲ Movimiento circular con barra parte superior del cuerpo

De pie, erguido, con los pies separados unos 30 cm. Colocar una barra ligera sobre los hombros. Coger la barra con ambas manos en una posición cómoda. Manteniendo la espalda recta y la cabeza hacia arriba, inclinarse hacia abajo e iniciar un movimiento circular completo con la parte superior del cuerpo. Continuar realizando el círculo hacia la derecha según el número de repeticiones prescritas. Invertir el movimiento girando hacia la izquierda y realizando el mismo número de repeticiones.

● Brazos extendidos con giro alterno tocando las puntas de los pies

Oblícuos posteriores y parte inferior espalda

De pie, con los brazos extendidos a la altura de los hombros. Colocar los pies separados unos 10 centímetros y mantener las rodillas firmes durante el ejercicio. Espirar e inclinar el torso hacia adelante hasta tocar con la mano derecha el pie izquierdo. El brazo izquierdo debe estar en posición vertical por encima del hombro izquierdo. Volver a la posición inicial e inspirar. Espirar de nuevo e inclinar el torso hasta que la mano izquierda toque el pie derecho. Ahora el brazo derecho debe quedar en una posición vertical respecto al hombro derecho. Volver a la posición inicial e inspirar. Un movimiento hacia la

INCLINACIÓN Y GIRO CON BARRA

Oblicuos posteriores y parte inferior espalda

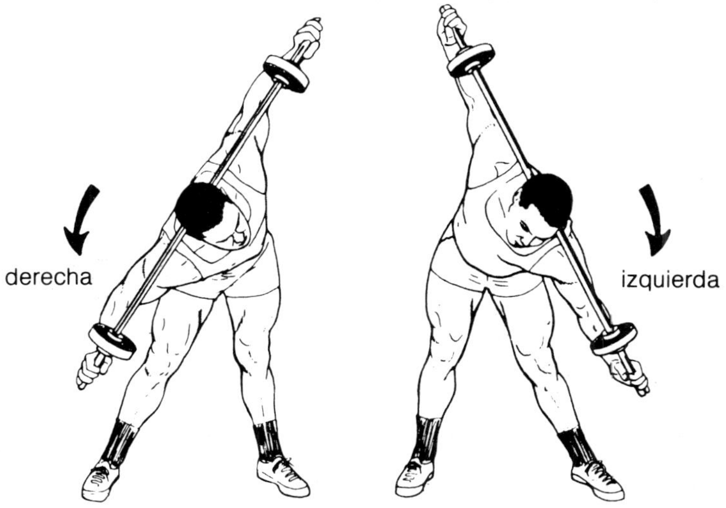

DE PIE GIRO DE TORSO CON MANCUERNA

Oblicuos

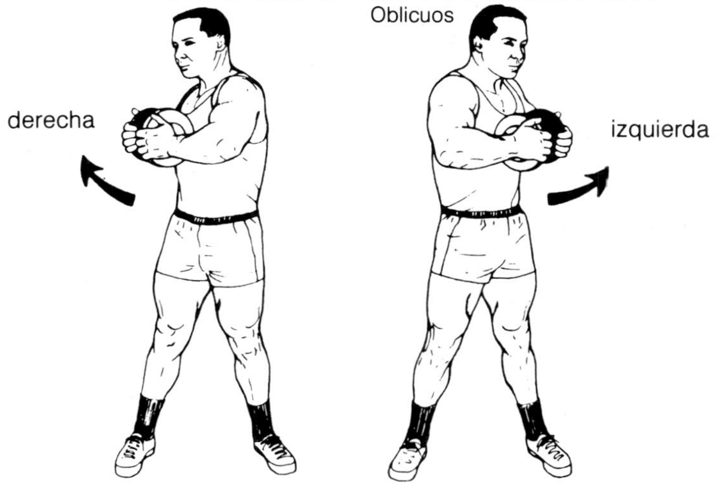

MOVIMIENTO CIRCULAR CON BARRA PARTE SUPERIOR DEL CUERPO

Oblicuos posteriores y parte inferior espalda

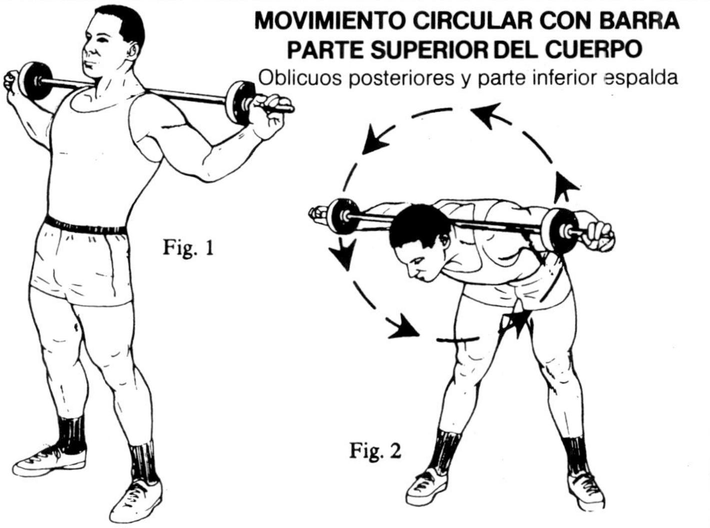

PESO MUERTO CON MANCUERNAS PIERNAS ESTIRADAS
Oblicuos posteriores

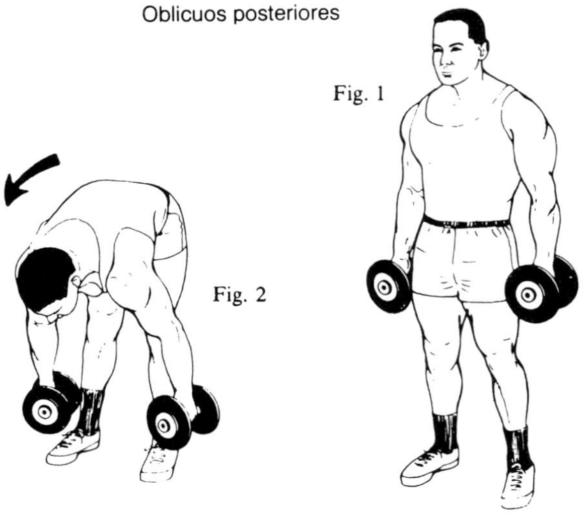

PESO MUERTO COMPUESTO CON MANCUERNAS, PIERNAS ESTIRADAS
Oblicuos posteriores y parte inferior espalda

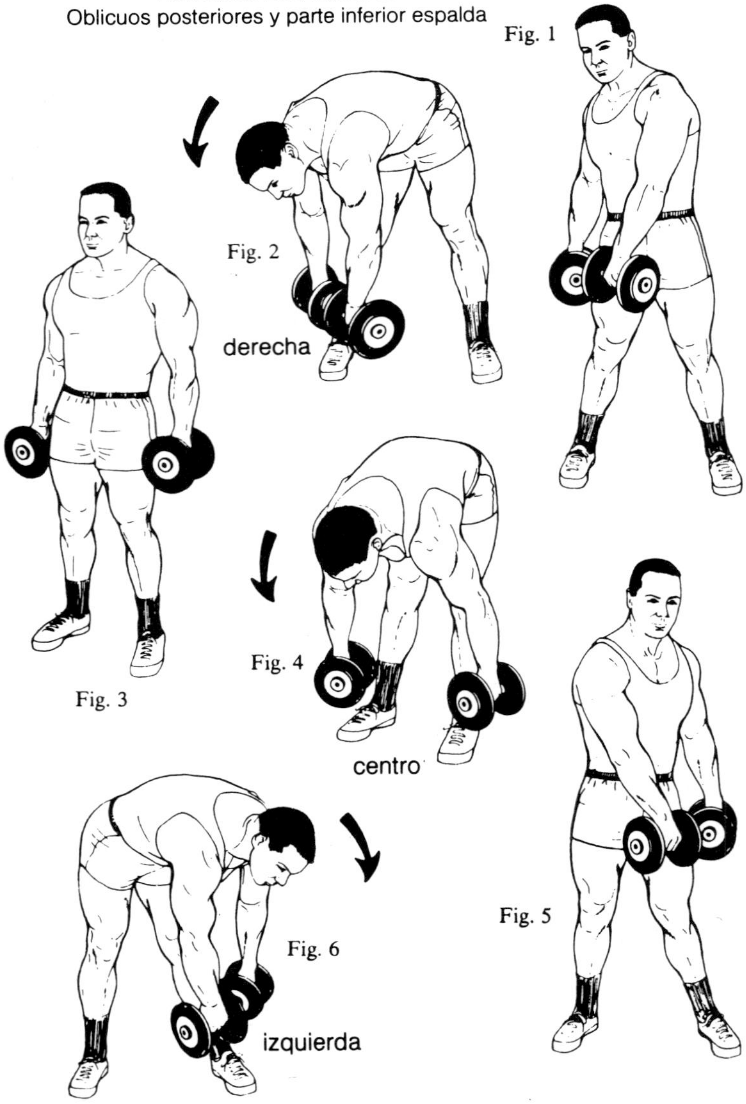

derecha y uno hacia la izquierda constituyen una sola repetición.

▲ Peso muerto con mancuernas piernas estiradas

De pie, con los pies separados 30 cm. Sostener una mancuerna en cada mano con las palmas dirigidas hacia la parte superior de los muslos. Mantener la espalda recta, la cabeza hacia arriba, y las caderas y las rodillas inmóviles. Espirar e inclinarse hacia adelante hasta tocar el suelo con las pesas. Volver a la posición inicial y espirar.

▲ Girar con peso muerto con mancuernas piernas estiradas

De pie, con los pies separados 30 cm. Sostener una mancuerna ligera en cada mano con las palmas dirigidas hacia la parte superior de los muslos. Girar el torso hacia la derecha por la cintura, manteniendo la espalda recta, la cabeza hacia arriba, y las caderas y rodillas inmóviles. Inclinarse hacia adelante manteniendo el giro hasta casi tocar el suelo con las mancuernas. Volver a la posición inicial y espirar. Realizar el número de repeticiones prescritas hacia la derecha y después cambiar la posición repitiendo el movimiento hacia la izquierda.

▲ Giro alterno con peso muerto con mancuernas, piernas estiradas

Oblicuos posteriores

De pie, con los pies separados 30 cm. Sostener una mancuerna ligera en cada mano con las palmas dirigidas hacia la parte superior de los muslos. Girar el torso hacia la derecha por la cintura y mantener la espalda recta, la cabeza hacia arriba, las caderas y las rodillas inmóviles. Inclinarse hacia adelante manteniendo el giro hasta casi tocar el suelo con las mancuernas. Volver a la posición inicial y espirar. Cambiar la posición hacia la izquierda y repetir el movimiento. Un movimiento hacia la derecha y uno hacia la izquierda constituyen una repetición.

▲ Peso muerto compuesto con mancuernas, piernas estiradas

De pie, con los pies separados 30 cm. Sostener una mancuerna en cada mano con las palmas dirigidas hacia la parte superior de los muslos. Girar el torso hacia la derecha por la cintura, manteniendo la espalda recta, la cabeza hacia arriba y las caderas y rodillas inmóviles. Inclinarse hacia adelante manteniendo el giro hasta casi tocar el pie derecho con las mancuernas. Volver a la posición inicial y espirar. Girar hacia el frente e inclinarse hacia adelante hasta que las mancuernas casi toquen el suelo. Volver a la posición inicial y espirar. Repetir el movimiento hacia la izquierda y volver a la posición inicial. El proceso debe ser éste: derecha, centro, izquierda, centro, derecha, centro, izquierda, centro.

▲ Peso muerto con barra piernas estiradas

Colocar una barra en el suelo, delante. Con los pies separados 30 cm, doblarse por la cintura hasta coger la barra. Mantener las rodillas estiradas, la espalda recta y la cabeza hacia arriba. Inspirar y levantarse estirando los músculos de la espalda y los brazos estirados. Bajar el peso al suelo y espirar.

▲ Giro peso muerto con barra piernas estiradas

De pie, con los pies separados 30 cm. Sostener una barra ligera con las dos manos con asimiento medio. Girar el torso hacia la derecha por la cintura, manteniendo la espalda recta, la cabeza hacia arriba y las caderas y rodillas inmóviles. Inclinarse hacia adelante manteniendo el giro hasta que la barra casi toque el suelo. Volver a la posición inicial y espirar. Realizar el número de repeticiones prescritas hacia la derecha y después cambiar la posición repitiendo el movimiento hacia la izquierda.

▲ Giro alterno peso muerto con barra piernas estiradas

Oblicuos posteriores

De pie, con los pies separados 30 cm. Sostener una barra ligera con las dos manos con asimiento medio. Girar el torso hacia la derecha por la cintura, y manteniendo la espalda recta, la cabeza hacia arriba y las caderas y las rodillas inmóviles. Inclinarse hacia adelante manteniendo el giro hasta casi tocar el suelo con la barra. Volver a la posición inicial y espirar. Cambiar la posición hacia la izquierda y repetir el movimiento. Un movimiento hacia la derecha y uno hacia la izquierda consituyen una repetición.

▲ Peso muerto compuesto con barra, piernas estiradas

De pie, con los pies separados 30 cm. Sostener una barra con las dos manos con asimiento medio. Girar el torso hacia la derecha por la cintura, manteniendo la espalda recta, la cabeza hacia arriba y las caderas y rodilas inmóviles. Inclinarse hacia adelante manteniendo el giro hasta que la barra casi toque el suelo. Volver a la

PESO MUERTO CON BARRA Y PIERNAS ESTIRADAS
Oblicuos posteriores

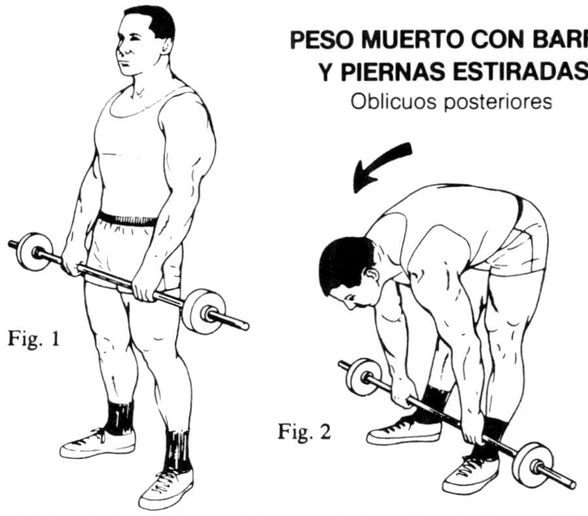

GIRO PESO MUERTO CON BARRA PIERNAS ESTIRADAS
Oblicuos posteriores

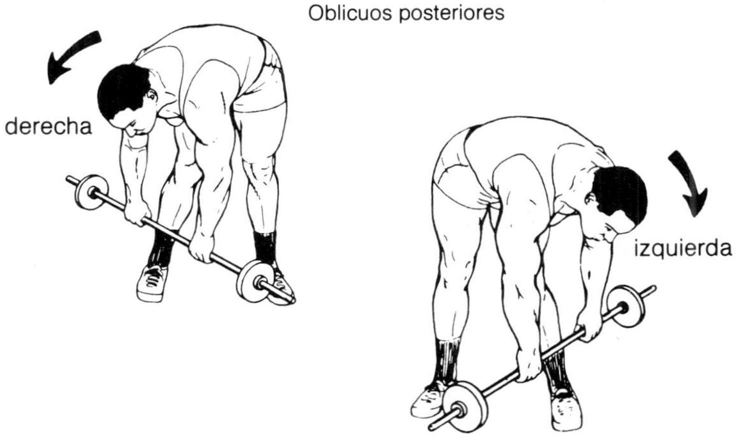

PESO MUERTO COMPUESTO CON BARRA, PIERNAS ESTIRADAS
Oblicuos posteriores y parte inferior espalda

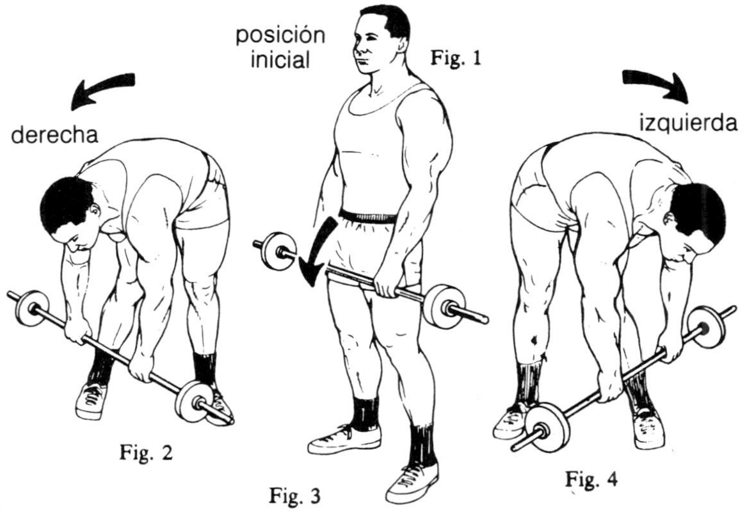

ABDOMINAL COMPUESTO INCLINADO BRAZOS EXTENDIDOS
Abdominales y oblicuos

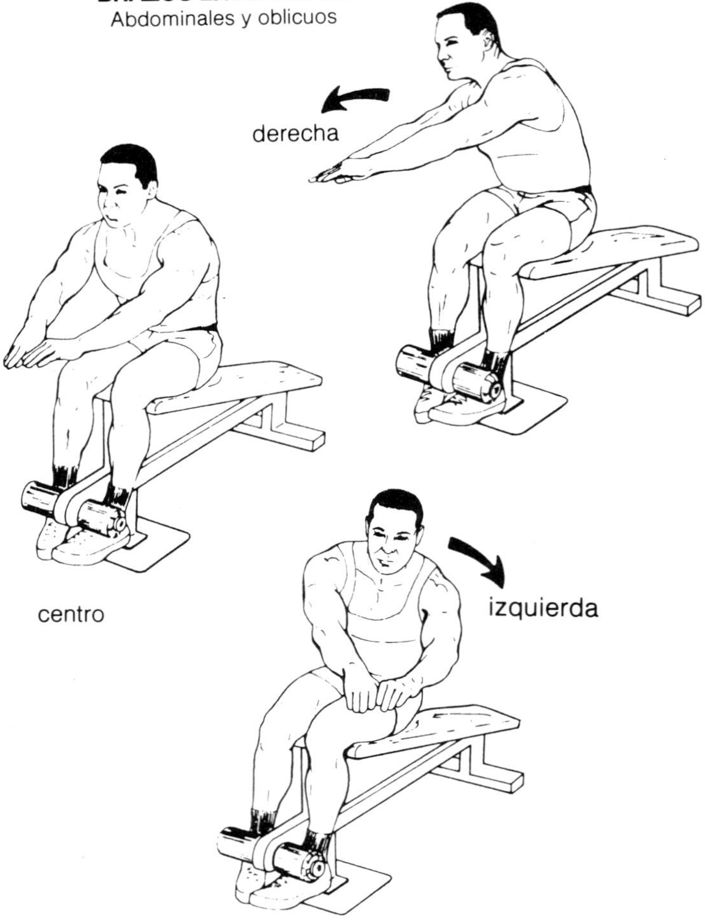

INCLINACIÓN HACIA PIE OPUESTO
Oblicuos posteriores

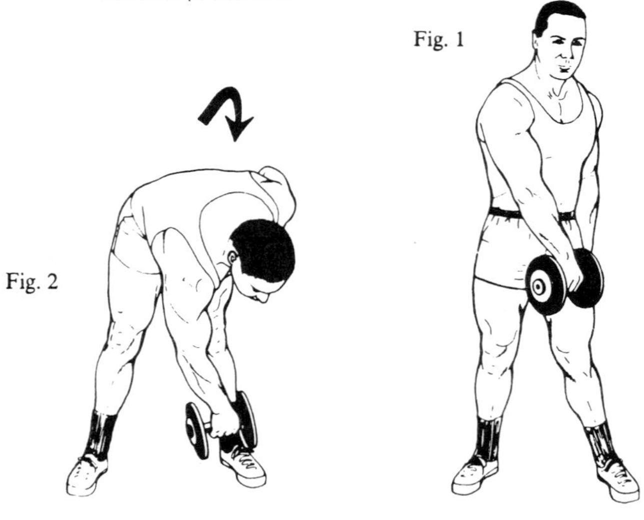

posición inicial y espirar. Girar hacia el frente e inclinarse hacia adelante hasta que la barra casi toque el suelo. Volver a la posición inicial y espirar. Repetir el movimiento hacia la izquierda y volver a la posición inicial. El proceso debe ser éste: derecha, centro, izquierda, centro, derecha, centro, izquierda, centro.

■ Abdominal compuesto inclinado brazos extendidos

Sentarse en un banco inclinado con las rodillas flexionadas y los pies firmes. Tumbarse en el banco y colocar las manos detrás de la cabeza con los brazos extendidos. Inspirar y levantar el torso y girar hacia la derecha hasta que las manos estén sobre el muslo derecho. Espirar y volver a la posición inicial. Inspirar y levantar el torso hasta que los brazos estén sobre los dos muslos. Espirar y volver a la posición inicial. Hacer el mismo movimiento hacia la izquierda y volver a la posición inicial. El orden es éste: derecha, centro, izquierda, centro, derecha, centro, izquierda, centro.

● ABDOMINAL COMPUESTO SOBRE BANCO INCLINADO BRAZOS EXTENDIDOS

Oblicuos posteriores y abdominales

▲ ABDOMINAL COMPUESTO BRAZOS EXTENDIDOS

Abdominales y oblicuos

■ ABDOMINAL COMPUESTO INCLINADO BRAZOS EXTENDIDOS

Abdominales superiores y oblicuos

■ ABDOMINAL COMPUESTO BRAZOS EXTENDIDOS SIN APOYO

Abdominales y oblicuos

▲ Inclinación hacia pie opuesto

De pie, con los pies separados 30 cm. Coger una mancuerna con la mano derecha y la palma hacia adentro. Colocar la mano izquierda sobre la parte superior del muslo izquierdo. Cruzar la mano derecha por delante de la cintura hasta que la pesa esté alineada con el muslo izquierdo. Espirar e inclinarse hasta casi tocar el pie izquierdo con la pesa. Volver a la posición inicial y espirar. Realizar el número de repeticiones prescritas antes de cambiar la mancuerna a la mano izquierda para repetir el movimiento hacia la derecha.

▲ Inclinación hacia el pie opuesto girando con mancuerna

De pie, con los pies separados unos 30 cm. Coger una mancuerna en cada mano con las palmas hacia adentro. Mantener la espalda recta, la cabeza hacia arriba y las caderas y las rodillas firmes. Llevar la mano izquierda al otro lado de las caderas hasta que quede alineada con el muslo derecho, y situar la mano derecha por encima de las nalgas. Inclinarse manteniendo el giro hasta que las mancuernas casi toquen el pie derecho. Volver a la posición inicial y espirar. Hacer el número de repeticiones prescritas en el lado derecho y después cambiar la posición haciendo el mismo número de repeticiones en el lado izquierdo.

▲ Inclinación con mancuerna alternando giro hacia pie opuesto

De pie, con los pies separados 30 cm. Coger una mancuerna en cada mano con las palmas hacia adentro. Mantener la espalda recta y la cabeza hacia arriba mientras se gira el torso hacia la derecha, manteniendo caderas y rodillas estiradas. Llevar la mano izquierda al otro lado de las caderas hasta que quede alineada con el muslo derecho, y situar la mano derecha por encima de las nalgas. Inclinarse manteniendo el giro hasta que las mancuernas casi toquen el pie derecho. Volver a la posición inicial y espirar. Repetir el mismo movimiento hacia el lado izquierdo y volver a la posición inicial. Un movimiento hacia la derecha y la izquierda se considera una repetición.

▲ Inclinación compuesta con mancuernas hacia el pie opuesto

De pie, con los pies separados 30 cm. Coger una mancuerna en cada mano con las palmas hacia adentro, Mantener la espalda recta y la cabeza hacia arriba, mientras se gira el torso hacia la derecha, manteniendo las rodillas estiradas. Llevar la mano izquierda al otro lado de las caderas hasta que quede alineada con el muslo derecho, y la mano derecha situarla por encima de las nalgas. Inclinarse manteniendo el giro hasta que las mancuernas casi toquen el pie derecho. Volver a la posición inicial y espirar. Girar hacia el frente e inclinarse hasta que las mancuernas toquen los dos pies. Volver a la posición inicial y espirar. Repetir el mismo movimiento hacia el lado izquierdo y volver a la posición inicial. El orden es éste: derecha, centro, izquierda, centro, derecha, centro, izquierda, centro.

▲ Hiperextensión de pierna inclinado

Tumbarse boca abajo en banco inclinado. Inspirar y levantar la pierna derecha hacia atrás tanto como se pueda. Volver la pierna a la posición inicial y espirar. Mantener

INCLINACIÓN CON MANCUERNA ALTERNANDO GIRO HACIA PIE OPUESTO
Oblicuos posteriores

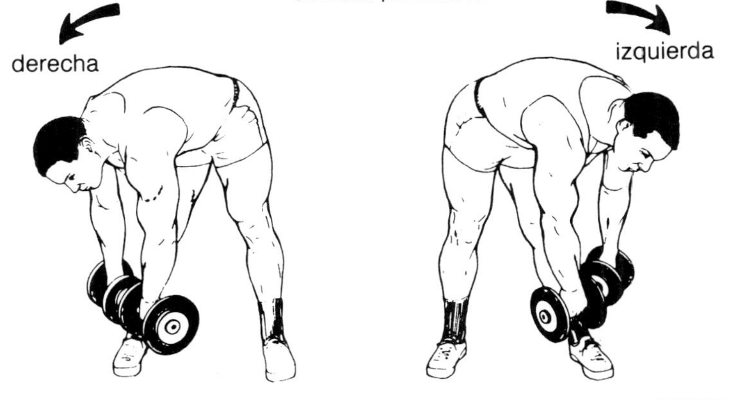

INCLINACIÓN COMPUESTA CON MANCUERNAS HACIA EL PIE OPUESTO
Oblicuos posteriores y parte inferior espalda

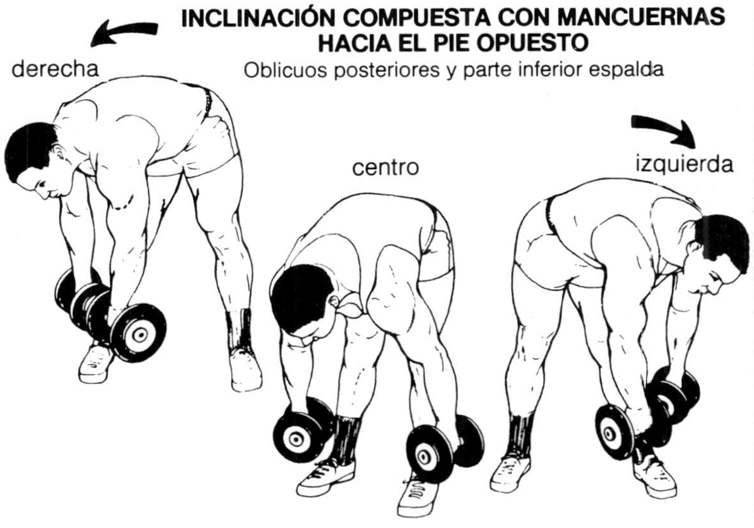

HIPEREXTENSIÓN DE PIERNA INCLINADO
Cadera

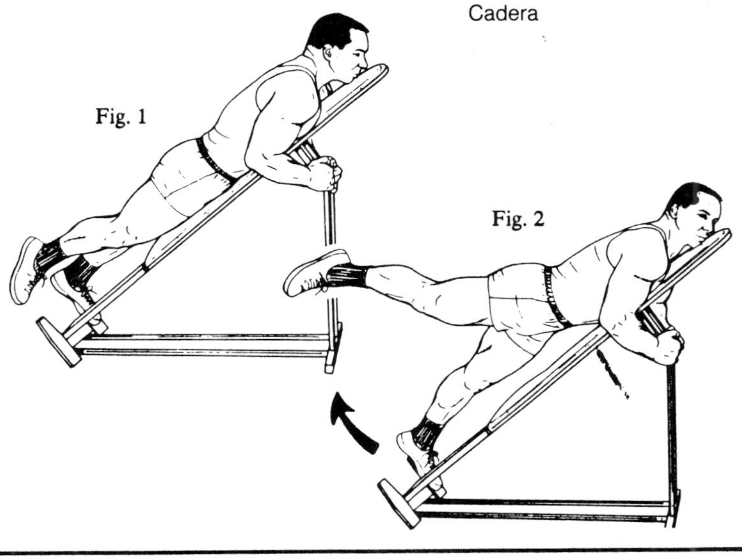

ABDOMINALES CON GIRO SIN APOYO RODILLAS FLEXIONADAS BRAZOS EXTENDIDOS
Abdominales y oblicuos

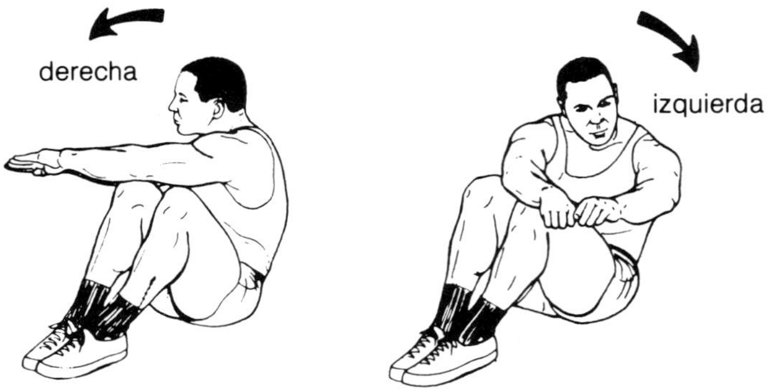

ABDOMINALES CON FLEXIÓN DE RODILLAS
Abdominales superiores

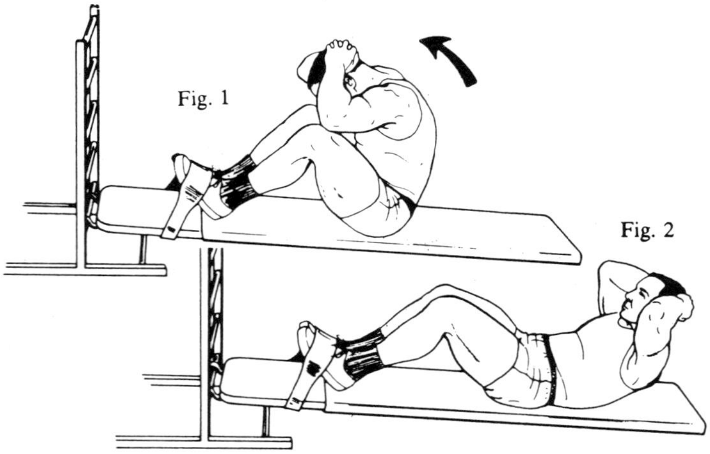

ABDOMINALES CON FLEXIÓN DE RODILLAS ALTERNANDO GIRO
Abdominales y oblicuos

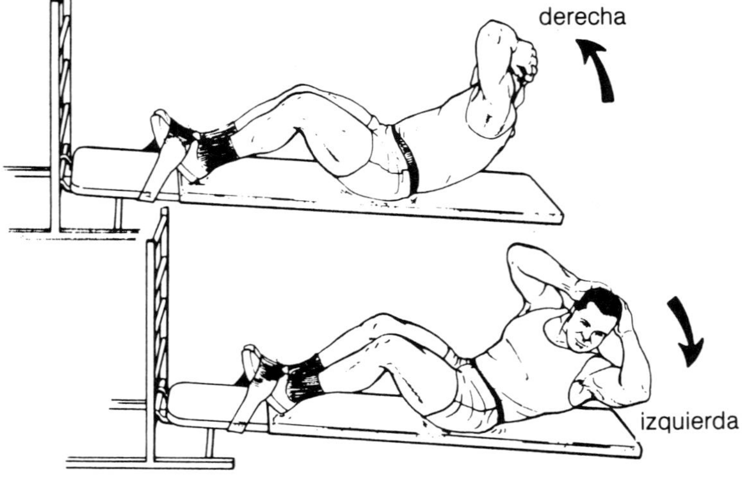

la pierna tan recta como sea posible mientras se realiza el ejercicio. Hacer el número de repeticiones prescritas con la pierna derecha y después el mismo número de repeticiones con la pierna izquierda.

▲ Hiperextensión de pierna tumbado
Parte inferior espalda y caderas

Tumbarse boca abajo. Inspirar y levantar la pierna derecha hacia atrás tanto como se pueda. Volver la pierna a la posición inicial y espirar. Mantener la pierna tan recta como sea posible mientras se realiza el ejercicio. Hacer el número de repeticiones prescritas con la pierna derecha y después el mismo número de repeticiones con la pierna izquierda.

■ Abdominales con giro sin apoyo rodillas flexionadas brazos extendidos

Estirarse en el suelo apoyándose en los pies. Con las rodillas flexionadas en un ángulo de unos 45°, colocar las manos detrás de la cabeza. Inspirar y levantar el torso hacia arriba y sobre el lado derecho hasta que las manos queden encima del pie derecho. Espirar y volver a la posición inicial. Hacer el número de repeticiones prescritas en el lado derecho y después cambiar la posición repitiendo el ejercicio sobre el lado izquierdo.

● ABDOMINALES CON GIRO BRAZOS EXTENDIDOS RODILLAS FLEXIONADAS EN BANCO INCLINADO
Oblicuos posteriores y abdominales

▲ ABDOMINALES CON GIRO BRAZOS EXTENDIDOS RODILLAS FLEXIONADAS
Abdominales y oblicuos

■ ABDOMINALES CON GIRO, INCLINADO, RODILLAS FLEXIONADAS BRAZOS EXTENDIDOS
Abdominales superiores y oblicuos

▲ Abdominales con flexión de rodillas

Sentarse sobre la tabla de abdominal y atar los pies con la correa. Con las rodillas flexionadas unos 45° y la espalda un poco arqueada, colocar las manos detrás de la cabeza y la barbilla sobre el pecho. A partir de esta posición, inspirar y tumbarse sobre la espalda hasta que su parte inferior toque la tabla. Espirar al volver a la posición inicial.

Todos los ejercicios siguientes son para los abdominales superiores.

● ABDOMINALES EN BANCO INCLINADO CON FLEXIÓN RODILLAS

▲ ABDOMINALES INCLINADO CON FLEXIÓN RODILLAS

■ Abdominales flexión rodillas sin apoyo

Abdominales superiores

Estirarse en el suelo sin apoyar los pies. Con las rodillas flexionadas en un ángulo de unos 45°, colocar las manos detrás de la cabeza y la barbilla contra el pecho. Inspirar y levantar el torso hasta que el pecho toque la parte superior de los muslos. Volver a la posición inicial y espirar. Mantener los pies firmemente sobre el suelo como para ponerse en pie. Trabajar con los músculos abdominales.

▲ Abdominales con flexión de rodillas alternando giro

Sentarse sobre la tabla de abdominal y atar los pies con la correa. Con las rodillas flexionadas unos 45°, colocar las manos detrás de la cabeza y la barbilla sobre el pecho. Girar el torso a la derecha. Mantenerse en esta posición, inspirar y bajar el torso hasta que la parte inferior de la espalda toque la tabla. Volver a la posición inicial y espirar. Girar el torso a la izquierda y repetir el mismo movimiento. Dos movimientos se consideran una repetición.

● ABDOMINALES EN BANCO INCLINADO, RODILLAS FLEXIONADAS, ALTERNANDO GIRO

Oblicuos traseros y abdominales

▲ ABDOMINALES INCLINADO, RODILLAS FLEXIONADAS, ALTERNANDO GIRO

Abdominales superiores y oblicuos

■ ABDOMINALES, RODILLAS FLEXIONADAS, SIN APOYO ALTERNANDO GIRO

Abdominales superiores y oblicuos

■ Abdominal compuesto rodillas flexionadas

Sentarse sobre la tabla de abdominal y atar los pies con la correa. Con las rodillas flexionadas unos 45°, colocar las manos detrás de la cabeza y la barbilla sobre el pecho. Girar el tronco a la derecha. Mantenerse en esta posición, inspirar y bajar el torso hasta que la parte inferior de la espalda toque la tabla. Volver a la posición inicial y espirar. Inspirar y bajar el torso recto hacia atrás hasta que la parte inferior de la espalda toque la tabla. Volver a la posición inicial y espirar. Hacer el mismo movimiento hacia la izquierda y volver a la posición inicial. El orden es éste: derecha, centro, izquierda, centro, derecha, centro, izquierda, centro.

ABDOMINAL COMPUESTO RODILLAS FLEXIONADAS

Abdominales y oblicuos

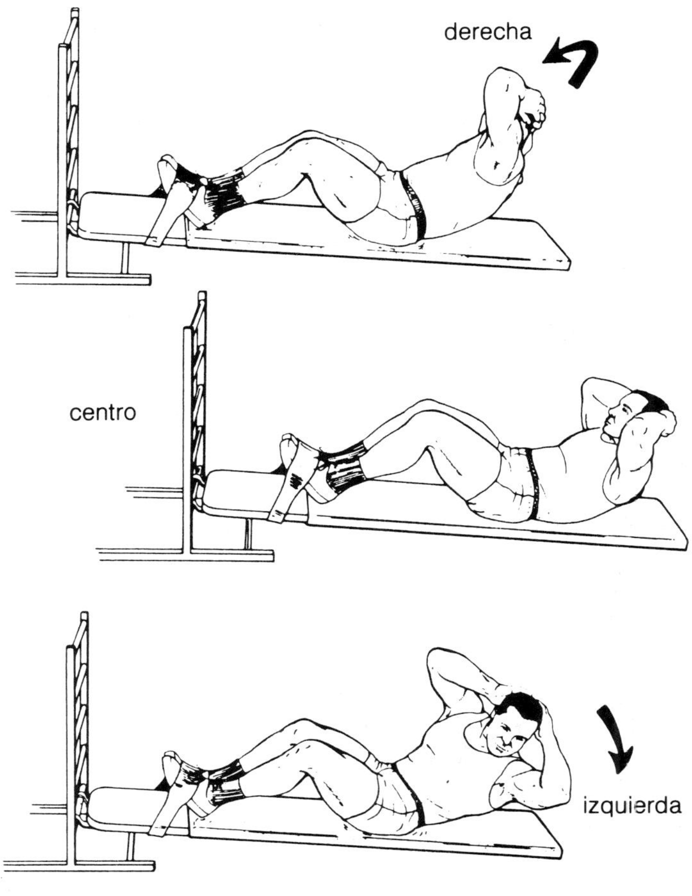

ABDOMINALES RODILLAS FLEXIONADAS BRAZOS EXTENDIDOS

Abdominales

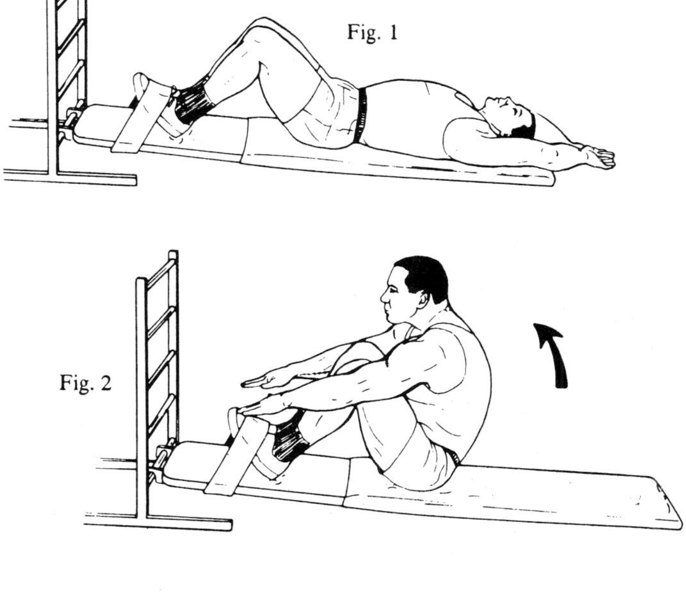

ABDOMINALES CON TALONES EN ALTO
Abdominales superiores

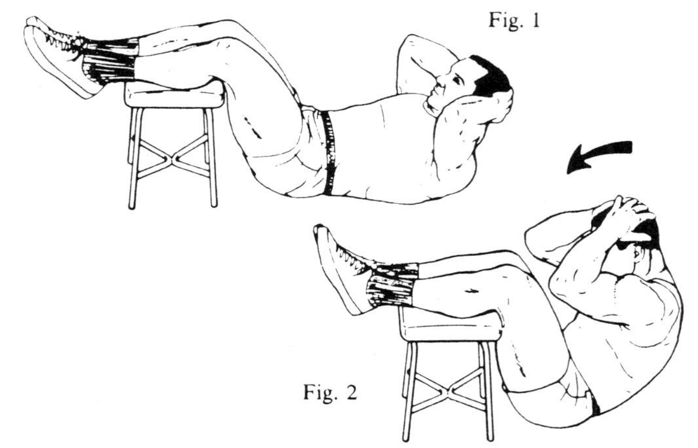

ABDOMINALES CON GIRO TALONES EN ALTO
Abdominales superiores

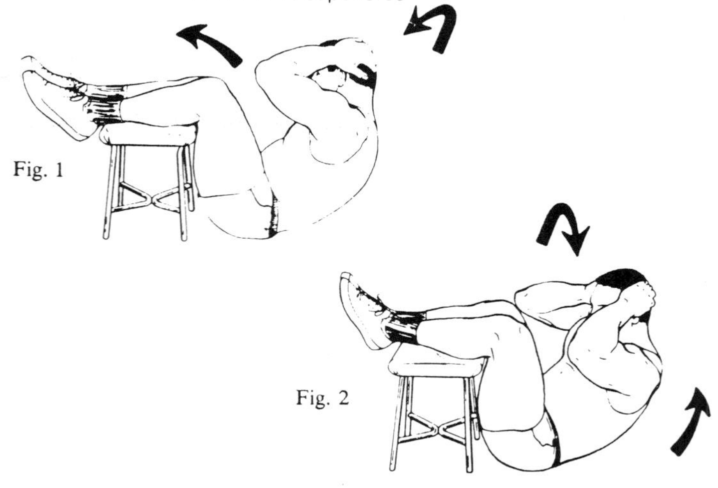

ABDOMINALES TALONES EN ALTO CON PESO
Abdominales superiores

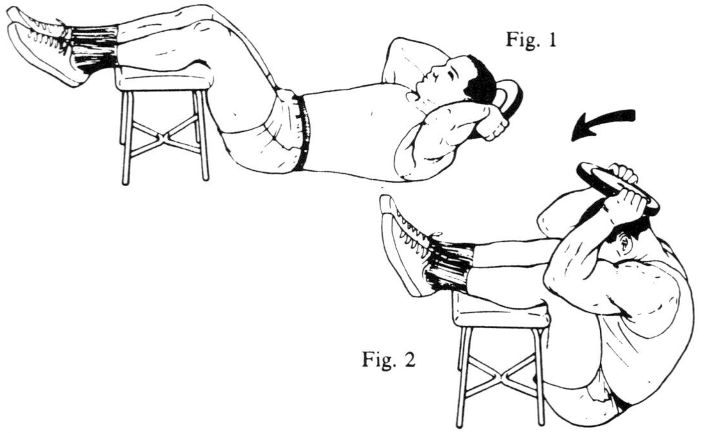

★ ABDOMINAL COMPUESTO RODILLAS FLEXIONADAS SIN APOYO

Abdominales y oblicuos

▲ Abdominales rodillas flexionadas brazos extendidos

Tumbarse en una tabla de abdominal y atar los pies con la correa. Con las rodillas flexionadas unos 45° colocar los brazos detrás de la cabeza manteniendo los codos inmóviles. Inspirar y levantar el torso hasta tener las manos sobre los pies, manteniendo los brazos, por fuera de los muslos. Espirar mientras se vuelve a la posición inicial.

■ Abdominales con talones en alto

Tumbarse en el suelo y colocar la parte inferior de las piernas sobre un banco con los pies colgando. Formar un ángulo de unos 45° con las piernas. Poner las manos detrás de la cabeza e inspirar mientras se levanta el torso hasta llegar lo más cerca posible de la parte superior de los muslos. Volver a la posición inicial y espirar. No girar el cuerpo al subir o al bajar. Concentrar el trabajo en los abdominales y erectores.

★ Abdominal compuesto con talones en alto

Abdominales superiores e intercostales

Tumbarse en el suelo y colocar la parte inferior de las piernas sobre un banco con los pies colgando. Formar con los muslos un ángulo de unos 45°. Poner las manos detrás de la cabeza y la barbilla sobre el pecho. Girar el torso a la derecha e inspirar mientras se levanta hasta llegar lo más cerca posible de los muslos. Volver a la posición inicial y espirar. Tumbado sobre la espalda, levantar el torso lo más cerca posible de los muslos. Volver a la posición inicial y espirar. Hacer el mismo movimiento hacia la izquierda y volver a la posición inicial. El orden es éste: derecha, centro, izquierda, centro, derecha, centro, izquierda, centro.

■ Abdominales con giro talones en alto

Tumbarse en el suelo y colocar la parte inferior de las piernas sobre un banco con los pies colgando. Formar con las piernas un ángulo de uno 45°. Poner las manos detrás de la cabeza y la barbilla sobre el pecho. Girar el torso a la derecha e inspirar mientras se levanta hasta llegar lo más cerca posible de los muslos. Volver a la posición inicial y espirar. Realizar las repeticiones prescritas a la derecha, cambiar la posición y efectuar el mismo número de repeticiones a la izquierda.

★ Abdominales con talones en alto giro alterno

Abdominales superiores

Tumbarse en el suelo y colocar la parte inferior de las piernas sobre un banco con los pies colgando. Formar con las piernas un ángulo de unos 45°. Poner las manos detrás de la cabeza y la barbilla sobre el pecho. Girar el torso a la derecha e inspirar mientras se levanta hasta llegar lo más cerca posible de los muslos. Volver a la posición inicial y espirar. Girar el torso a la izquierda inspirando y levantándose hasta llegar lo más cerca posible de los muslos. Volver a la posición inicial y espirar. Un movimiento a la derecha y uno a la izquierda se considera una repetición.

★ Abdominales talones en alto con peso

Tumbarse en el suelo y colocar la parte inferior de las piernas sobre un banco con los pies colgando. Formar con las piernas un ángulo de unos 45°. Colocar un peso detrás de la cabeza y llevar la barbilla al pecho. Inspirar mientras se levanta el torso hasta llegar lo más cerca posible de los muslos. Volver a la posición inicial y espirar. No girar el cuerpo al subir o al bajar, concentrar el trabajo en los abdominales y erectores.

★ Abdominales compuestos con peso, talones en alto

Abdominales superiores e intercostales

Tumbarse en el suelo y colocar la parte inferior de las piernas sobre un banco con los pies colgando. Formar con las piernas un ángulo de unos 45°. Colocar un peso detrás de la cabeza y llevar la barbilla al pecho. Girar el torso a la derecha e inspirar mientras se levanta hasta llegar lo más cerca posible de los muslos. Volver a la posición inicial y espirar. Tumbado sobre la espalda, levantar el torso lo más cerca posible de los muslos. Volver a la posición inicial y espirar. Hacer el mismo movimiento hacia la izquierda y volver a la posición inicial. El orden es éste: derecha, centro, izquierda, centro, derecha, centro, izquierda, centro.

Todos los ejercicios siguientes son para los abdominales superiores y los intercostales.

★ ABDOMINALES TALONES EN ALTO CON PESO Y GIRO

★ ABDOMINALES TALONES EN ALTO CON PESO Y GIRO ALTERNO

■ Elevación del tronco y piernas. La "V"

Tumbarse en el suelo en posición supina.

ELEVACIÓN DE TRONCO Y PIERNAS. LA "V"

Abdominales superiores e inferiores

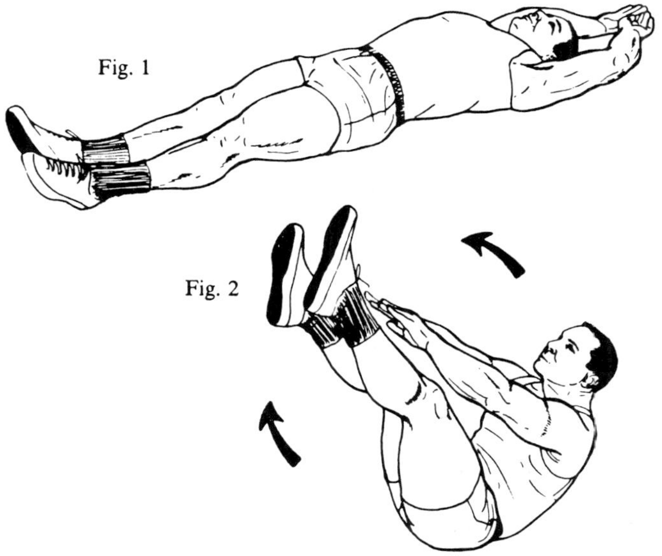

Fig. 1

Fig. 2

ABDOMINALES CON PIES CONTRA LA PARED

Abdominales superiores

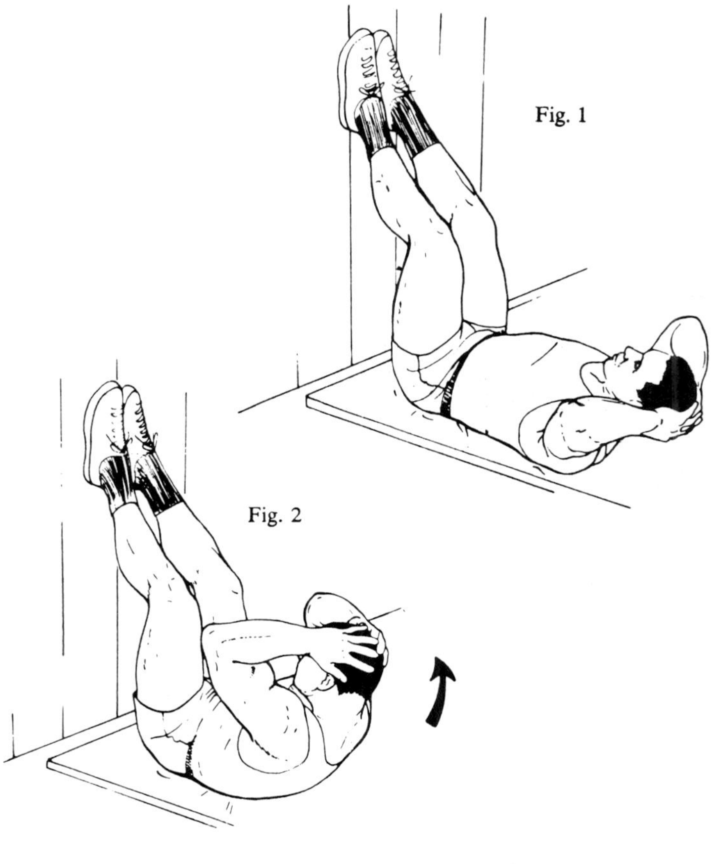

Fig. 1

Fig. 2

ABDOMINALES SOBRE BANCO
Abdominales superiores

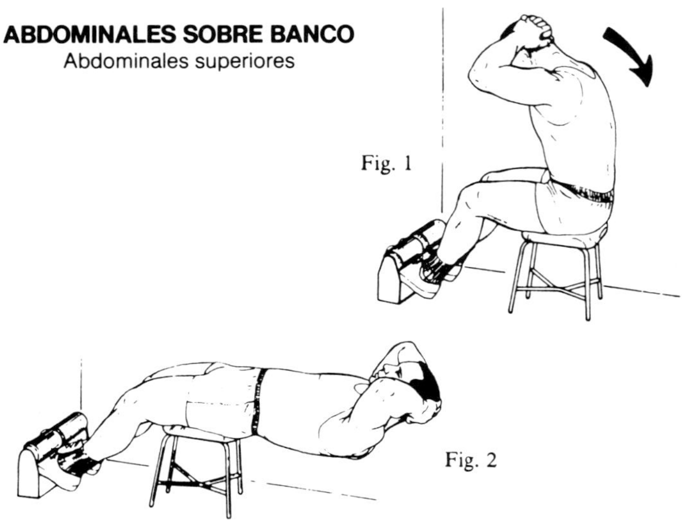

ABDOMINALES SOBRE BANCO CON GIRO
Abdominales superiores y oblicuos

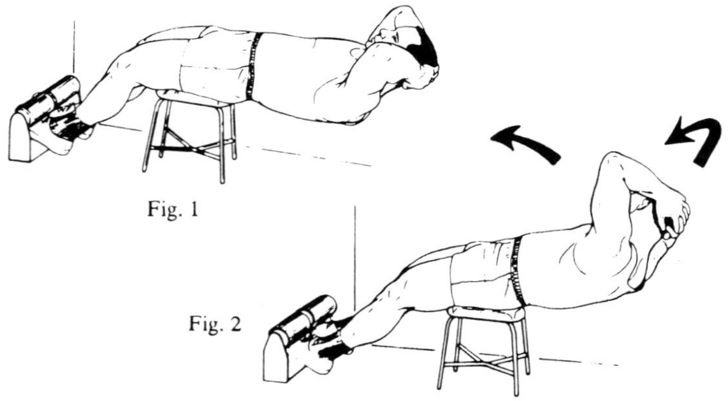

ABDOMINALES SOBRE BANCO ALTERNANDO GIRO
Abdominales superiores y oblicuos

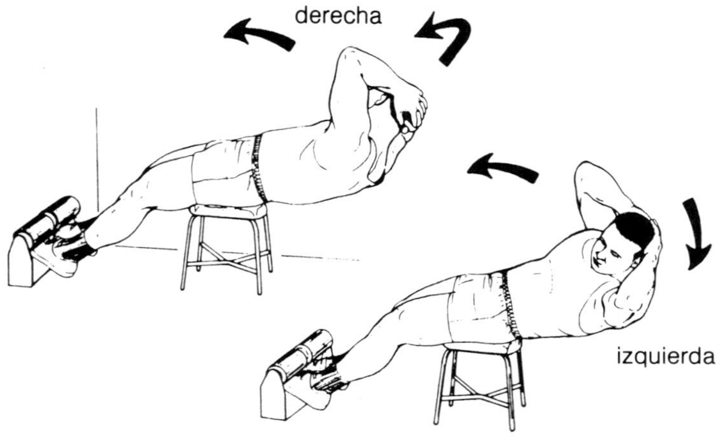

Colocar las manos detrás de la cabeza con los brazos extendidos. Doblar el torso por la cintura mientras se levantan al mismo tiempo piernas y brazos, quedando verticales sobre la cintura. Bajar los brazos y piernas hacia atrás hasta el suelo. Inspirar al empezar el ejercicio y espirar al terminarlo. Mantener los codos y las rodillas rígidos durante todo el ejercicio.

■ Abdominales con piernas contra la pared

Tumbarse en el suelo con el cuerpo bastante cerca de una pared. Colocar los pies contra la pared con las rodillas ligeramente flexionadas. Poner las manos detrás de la cabeza e inspirar mientras se levanta el torso hasta llegar lo más cerca posible de la parte superior de los muslos. Volver a la posición inicial y espirar.

▲ Abdominales sobre banco

Sentarse sobre un banco y sujetar los pies con algún objeto que aguante el peso del cuerpo. Sentarse con las rodillas ligeramente flexionadas. Empezar desde la posición erguida, inspirar y descender el torso hacia atrás hasta que esté paralelo al suelo. Volver a la posición inicial y espirar.

▲ Abdominales sobre banco con giro

Sentarse sobre un banco y sujetar los pies con algún objeto que aguante el peso del cuerpo. Sentarse con las rodillas ligeramente flexionadas. Poner las manos detrás de la cabeza y la barbilla sobre el pecho. Girar la parte superior del cuerpo a la derecha. Mantener esta posición, inspirar y descender el torso hasta que quede paralelo al suelo. Volver a la posición inicial y espirar. Hacer el número de repeticiones prescritas hacia la derecha y después cambiar la posición del torso y repetir hacia la izquierda.

■ Abdominales sobre banco alternando giro

Sentarse sobre un banco y sujetar los pies con algún objeto que aguante el peso del cuerpo. Sentarse con las rodillas ligeramente flexionadas. Poner las manos detrás de la cabeza y la barbilla sobre el pecho. Girar la parte superior del cuerpo a la derecha. Mantener esta posición, inspirar y descender el torso hasta que quede paralelo al suelo. Volver a la posición inicial y espirar. Girar la parte superior del cuerpo hacia la izquierda y repetir el movimiento. Dos movimientos se consideran una repetición.

■ Abdominal compuesto sobre banco

Sentarse sobre un banco y sujetar los pies

con algún objeto que aguante el peso del cuerpo. Sentarse con las rodillas ligeramente flexionadas. Poner las manos detrás de la cabeza y la barbilla sobre el pecho.Girar el torso a la derecha e inspirar descendiendo hasta quedar paralelo al suelo, Volver a la posición inicial y espirar. Girar el torso a la posición frontal e inspirar como en un abdominal normal. Volver a la posición erguida, girar el torso a la izquierda y repetir el movimiento. Girar el torso a la posición frontal y hacer otro abdominal normal, volver al lado derecho, etc.

■ Abdominal sobre banco con peso

Sentarse sobre un banco y sujetar los pies con algún objeto que aguante el peso del cuerpo. Sentarse con las rodillas ligeramente flexionadas. Poner las manos detrás de la cabeza y la barbilla sobre el pecho. Inspirar y descender el torso hacia atrás hasta quedar paralelo al suelo. Volver a la posición inicial y espirar.

■ ABDOMINAL SOBRE BANCO CON GIRO Y PESO

Abdominales superires y oblicuos

■ ABDOMINAL SOBRE BANCO CON GIRO ALTERNO Y PESO

Abdominales superiores y oblicuos

★ Abdominales compuestos sobre banco con peso

Abdominales superiores y oblicuos

Sentarse sobre un banco y sujetar los pies con algún objeto que aguante el peso del cuerpo. Sentarse con las rodillas ligeramente flexionadas. Colocar un peso detrás de la cabeza y poner la barbilla sobre el pecho. Girar el torso a la derecha e inspirar descendiendo hacia atrás hasta quedar paralelo al suelo. Volver a la posición inicial y espirar. Girar el torso a la posición frontal e inspirar como en un abdominal normal. Volver a la posición erguida, girar el torso hacia la izquierda y repetir el movimiento. Girar el torso a la posición frontal y hacer otro abdominal normal, volver al lado derecho, etc.

■ Abdominales sin apoyo

Tumbarse en el suelo sin apoyar los pies. Colocar las manos detrás de la cabeza. Inspirar y levantar el torso en un movimiento semicircular hasta que haya pasado de la posición vertical. Volver a la posición inicial y espirar. Tratar de mantener los pies levantados al estirarse hacia arriba.

● ABDOMINALES EN BANCO INCLINADO

Abdominales

ABDOMINAL COMPUESTO SOBRE BANCO

Abdominales superiores y oblicuos

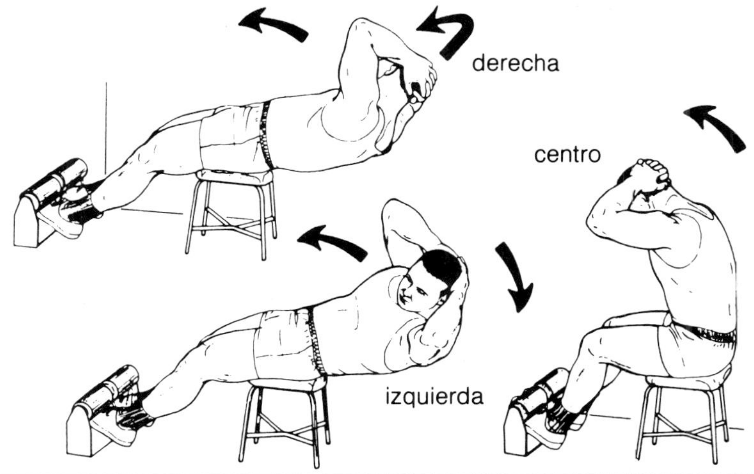

ABDOMINAL SOBRE BANCO CON PESO

Abdominales superiores

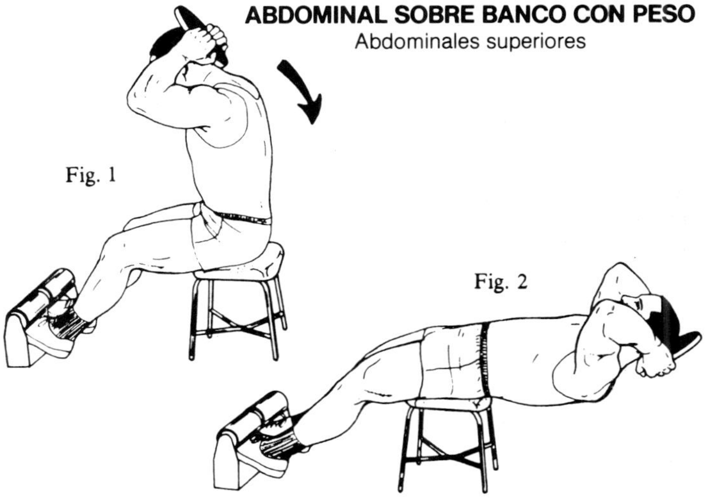

ABDOMINAL SIN APOYO

Abdominales

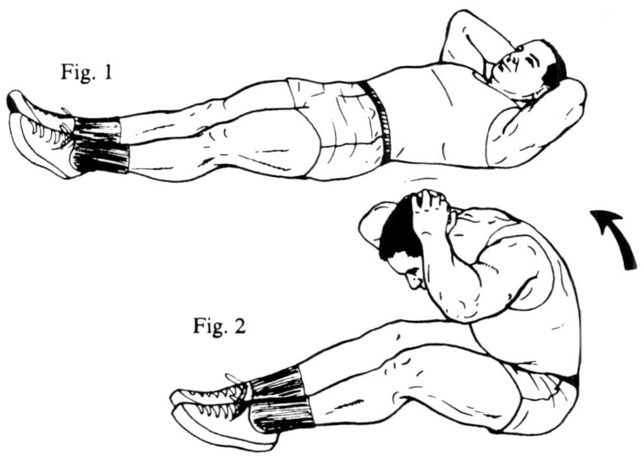

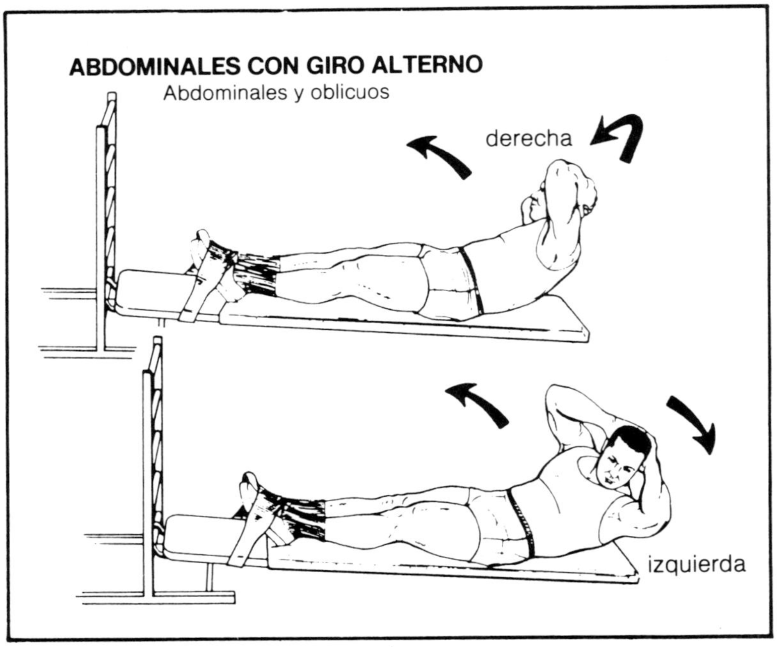

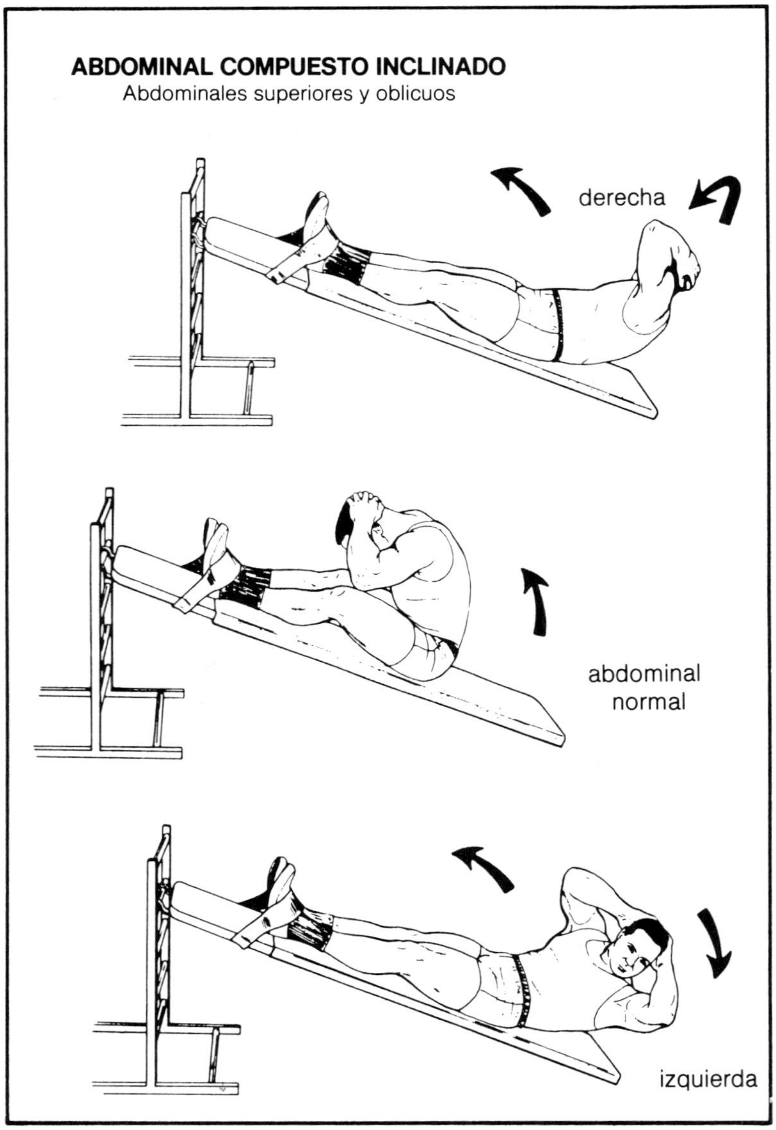

▲ ABDOMINAL INCLINADO
Abdominales superiores

▲ ABDOMINALES SOBRE BANCO INCLINADO
Abdominales

▲ ABDOMINALES
Abdominales

▲ Abdominales con giro alterno

Sentarse sobre la tabla de abdominales y atar los pies con la correa. Con las rodillas flexionadas ligeramente, colocar las manos detrás de la cabeza y la barbilla sobre el pecho. Girar la parte superior del cuerpo a la derecha. Mantenerse en esta posición, inspirar y bajar el torso hasta que la parte inferior de la espalda toque la tabla. Volver a la posición inicial y espirar. Girar la parte superior del cuerpo a la izquierda y repetir el mismo movimiento. Un movimiento hacia la derecha y hacia la izquierda se consideran una repetición.

● ABDOMINALES CON GIRO ALTERNO SOBRE BANCO INCLINADO
Oblicuos posteriores y abdominales

▲ ABDOMINALES CON GIRO ALTERNO INCLINADO
Abdominales superiores y oblicuos

■ ABDOMINALES CON GIRO ALTERNO SIN APOYO
Abdominales y oblicuos

▲ ABDOMINALES CON GIRO ALTERNO SOBRE BANCO INCLINADO
Abdominales y oblicuos

■ Abdominal compuesto inclinado

Colocarse en la tabla de abdominales con un ángulo de 25-30°. Sentarse sobre ésta con los pies en la parte elevada y atarlos con la correa. Con las rodillas ligeramente flexionadas, poner las manos detrás de la cabeza y la barbilla sobre el pecho. Girar el torso a la derecha e inspirar, tumbándose hacia atrás hasta que la parte inferior de la espalda toque la tabla. Volver a la posición inicial y espirar. Girar el torso a la posición frontal e inspirar como en un abdominal normal. Después volver a la posición erguida, girar el torso a la izquierda y repetir el movimiento. Girar el torso a la posición frontal y hacer otro abdominal normal, volver al lado derecho, etc.

▲ Abdominal compuesto

Sentarse en una tabla de abdominales y atar los pies con la correa. Con las rodillas ligeramente flexionadas, poner las manos detrás de la cabeza y la barbilla sobre el pecho. Girar el torso a la derecha e inspirar, tumbándose hacia atrás hasta que la parte inferior de la espalda toque la tabla. Volver a la posición inicial y espirar. Girar el torso a la posición frontal e inspirar como en un abdominal normal. Después volver a la posición erguida, girar el torso a la izquierda y repetir el movimiento. Girar el torso a la posición frontal y hacer otro abdominal normal, volver al lado derecho, etc.

▲ Abdominal compuesto en banco inclinado

Abdominales y oblicuos

Sentarse en un banco inclinado con las rodillas flexionadas y los pies firmes. Poner las manos detrás de la cabeza y la barbilla sobre el pecho. Girar el torso a la derecha e inspirar, tumbándose hacia atrás hasta que la parte inferior de la espalda toque la tabla. Volver a la posición inicial y espirar. Girar el torso a la posición frontal e inspirar como en un abdominal normal. Después, volver a la posición erguida, girar el torso a la izquierda y repetir el movimiento. Girar el torso a la posición frontal y hacer otro abdominal normal, volver al lado derecho, etc.

● Abdominal compuesto en banco inclinado

Tumbarse en el banco inclinado y colocar los pies en los apoyos con las rodillas ligeramente flexionadas. Poner las manos detrás de la cabeza y la barbilla sobre el pecho. Girar el torso a la derecha e inspirar mientras el torso desciende hasta que el cuerpo forma un ángulo de unos 45º. Volver a la posición inicial y espirar. Girar el torso a la posición frontal e inspirar como en un abdominal normal. Después, volver a la posición erguida, girar el torso a la izquierda y repetir el movimiento. Girar el torso a la posición frontal y hacer otro abdominal normal, volver al lado derecho, etc.

■ Abdominal compuesto sin apoyo

Abdominales y oblicuos

Sentarse en el suelo con las rodillas ligeramente flexionadas. Poner las manos detrás de la cabeza y la barbilla sobre el pecho. Girar el torso a la derecha e inspirar mientras desciende hasta que la parte inferior de la espalda toque el suelo. Volver a la posición inicial y espirar. Girar el torso a la posición frontal e inspirar como en un abdominal sin apoyo normal. Después, volver a la posición erguida, girar el torso a la posición frontal y hacer otro abdominal normal sin apoyo, volver al lado derecho, etc.

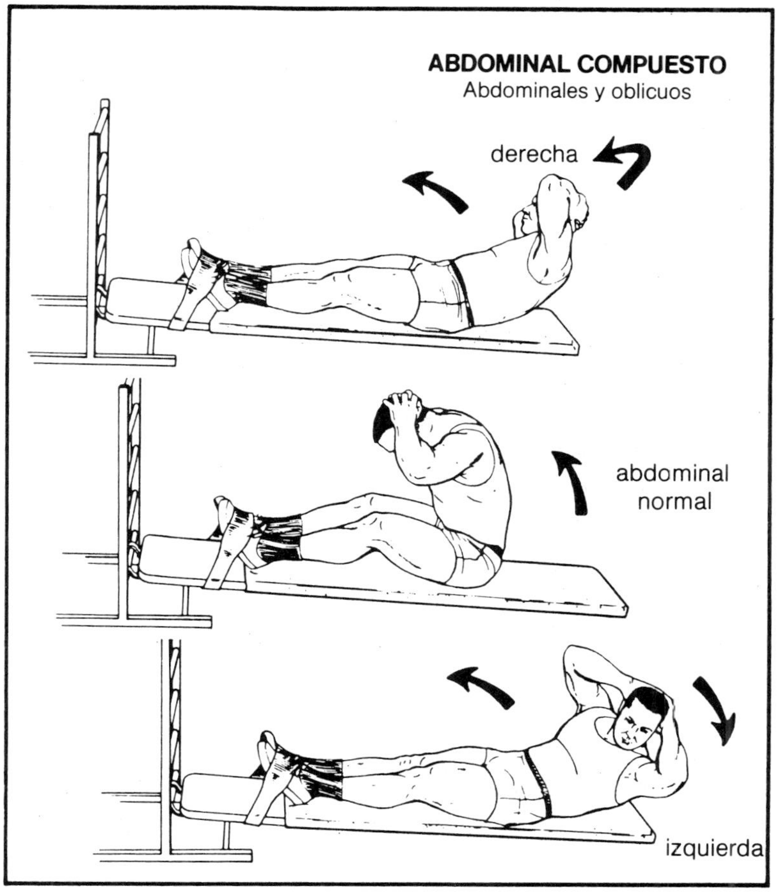

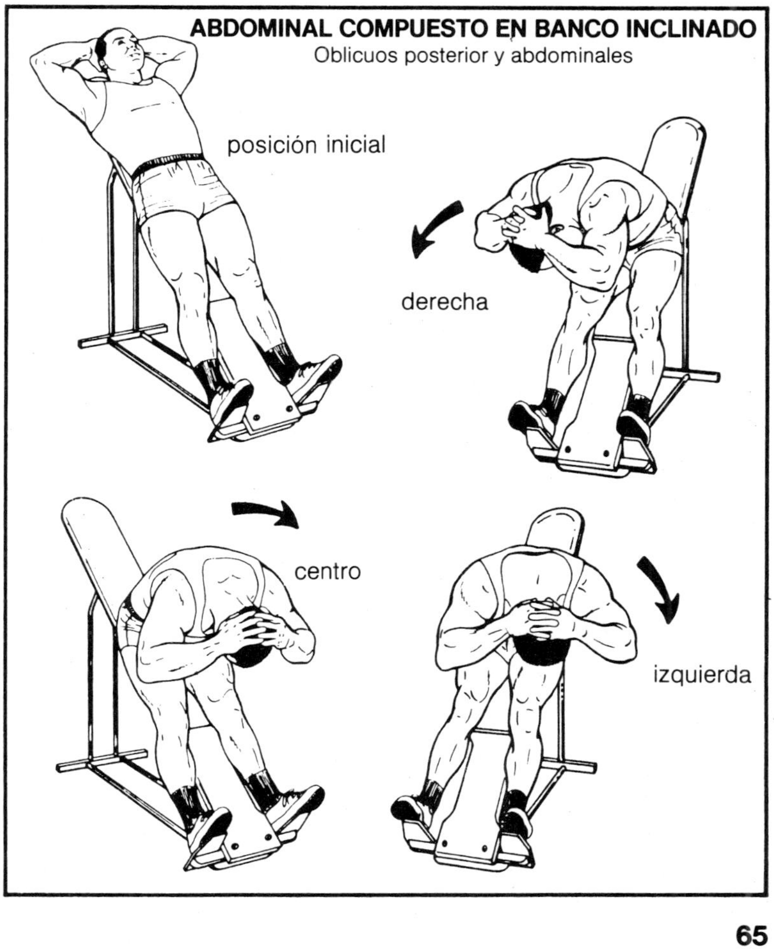

ABDOMINAL INCLINADO CON GIRO
Abdominales superiores

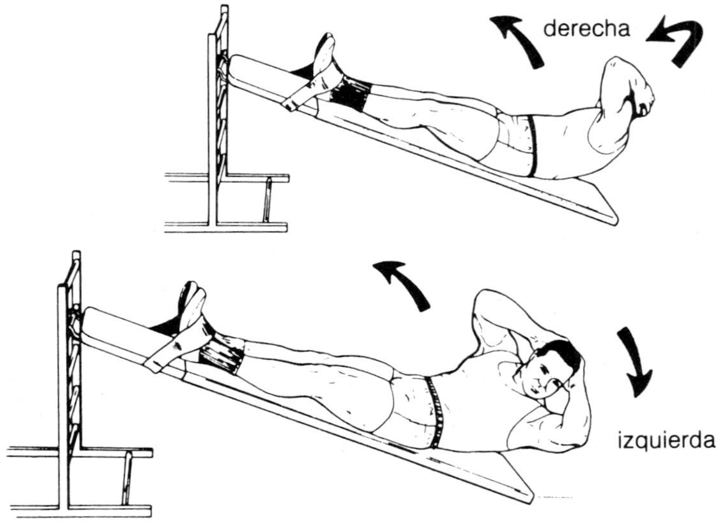

ABDOMINAL INCLINADO COMPUESTO CON RODILLAS FLEXIONADAS Y BRAZOS EXTENDIDOS
Abdominales superiores y oblicuos

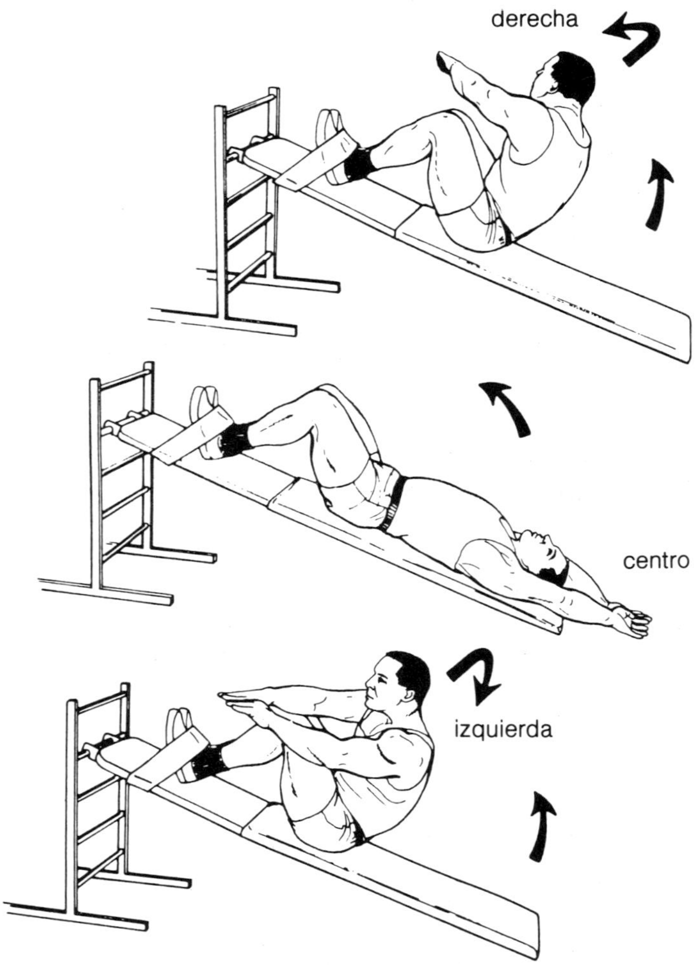

▲ Abdominal con giro

Abdominales y oblicuos

Sentarse en una tabla de abdominales y atar los pies con la correa. Con las rodillas ligeramente flexionadas, poner las manos detrás de la cabeza y la barbilla sobre el pecho. Girar la parte superior del cuerpo a la derecha, inspirar y bajar el torso hasta que la parte inferior de la espalda toque la tabla. Volver a la posición inicial y espirar. Hacer el número de repeticiones prescritas hacia la derecha y después cambiar la posición del torso y repetir el ejercicio hacia la izquierda.

■ Abdominal inclinado con giro

Colocarse en una tabla de abdominales con un ángulo de 25-30°. Sentarse en la tabla con los pies en la parte elevada y atados con la correa. Con las rodillas ligeramente flexionadas, poner las manos detrás de la cabeza y la barbilla sobre el pecho. Girar la parte superior del cuerpo a la derecha, inspirar y descender el torso hasta que la parte inferior de la espalda toque la tabla. Volver a la posición inicial y espirar. Hacer el número de repeticiones prescritas hacia la derecha y después cambiar la posición del torso y repetir el ejercicio hacia la izquierda.

■ Abdominal inclinado compuesto con rodillas flexionadas y brazos extendidos

Colocarse en una tabla de abdominales con un ángulo de 25-30o. Sentarse en la tabla con los pies en la parte elevada y atados con la correa. Con las rodillas flexionadas unos 45°, colocar los brazos detrás de la cabeza con los codos inmóviles. Girar la parte superior del cuerpo hacia la derecha, inspirar y descender el torso hasta que la parte inferior de la espalda toque la tabla. Volver a la posición erguida con los brazos extendidos hacia adelante hasta superar el muslo y el pie derecho y espirar. Inspirar otra vez y descender el torso hasta que la parte inferior de la espalda toque la tabla. Levantarse recto con los brazos extendidos hacia adelante a los lados de las partes superiores de los muslos, separar los pies y espirar. Inspirar de nuevo y descender el torso recto hasta que la parte inferior de la espalda toque la tabla. Girar la parte superior del cuerpo hacia la izquierda y volver a la posición erguida con los brazos extendidos hacia adelante por encima de la parte superior izquierda del cuerpo, superando el pie izquierdo. Volver al centro y después a la derecha. El orden del movimiento es éste: derecha, centro, izquierda, centro, derecha, centro, izquierda, centro.

● Abdominal compuesto sobre banco inclinado brazos extendidos rodillas flexionadas

Tumbarse en el banco inclinado y colocar los pies en los apoyos. Flexionar las rodillas unos 45º. Poner las manos detrás de la cabeza con los codos rígidos. Girar la parte superior del cuerpo hacia la derecha, inspirar y bajar el torso hasta que los brazos extendidos estén lo más cerca posible del pie derecho. Volver a la posición inicial y espirar. Inspirar de nuevo y bajar el torso recto hasta que los brazos extendidos estén lo más cerca posible de los dos pies. Volver a la posición inicial e inspirar. Girar la parte superior del cuerpo hacia la izquierda, inspirar y bajar el torso hasta que los brazos extendidos estén lo más cerca posible del pie izquierdo. Volver a la posición inicial e inspirar. Volver al centro y después a la derecha. El orden del movimiento es éste: derecha, centro, izquierda, centro, derecha, centro izquierda, centro.

▲ Abdominal compuesto con rodillas flexionadas y brazos extendidos

Sentarse en una tabla de abdominales con los pies atados con la correa. Con las rodillas flexionadas unos 45°, colocar los brazos detrás de la cabeza con los codos inmóviles. Girar la parte superior del cuerpo hacia la derecha, inspirar y bajar el torso hasta que la parte inferior de la espalda toque la tabla. Volver a la posición erguida con los brazos extendidos hacia adelante hasta superar el muslo y el pie derecho y espirar. Inspirar otra vez y bajar el torso hasta que la parte inferior de la espalda toque la tabla. Levantarse recto con los brazos extendidos hacia adelante, a los lados de las partes superiores de los muslos, separar los pies y espirar. Inspirar de nuevo y bajar el cuerpo recto hacia atrás hasta que la parte inferior de la espalda toque la tabla. Girar la parte superior del cuerpo hacia la izquierda, volver a la posición erguida con los brazos extendidos hacia adelante y por encima de la parte superior izquierda del cuerpo hasta superar el pie izquierdo. Volver al centro y después a la derecha. El orden del movimiento es éste: derecha, centro izquierda, centro, derecha, centro, izquierda, centro.

★ Abdominal compuesto sin apoyo brazos extendidos rodillas flexionadas

Abdominales superiores y oblicuos

Sentarse en el suelo y flexionar las rodillas unos 45°. Colocar los brazos detrás de la cabeza con los codos inmóviles. Girar la parte superior del cuerpo hacia la derecha, inspirar y bajar el torso hasta que la

ABDOMINAL COMPUESTO SOBRE BANCO INCLINADO BRAZOS EXTENDIDOS RODILLAS FLEXIONADAS

posición inicial

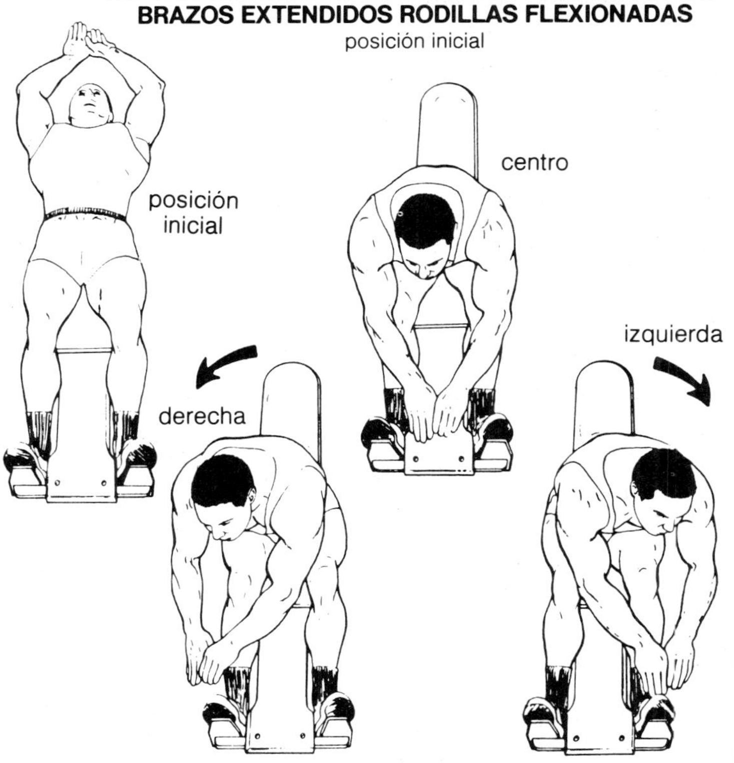

ABDOMINAL COMPUESTO RODILLAS FLEXIONADAS BRAZOS EXTENDIDOS

Abdominales y oblicuos

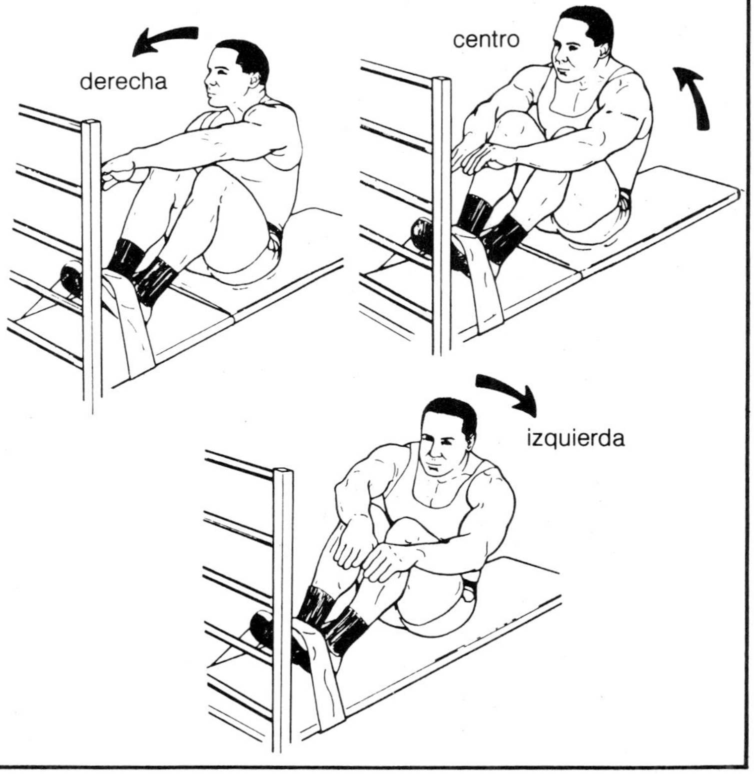

ABDOMINAL COMPUESTO CON PESO RODILLAS FLEXIONADAS

Abdominales superiores y oblicuos

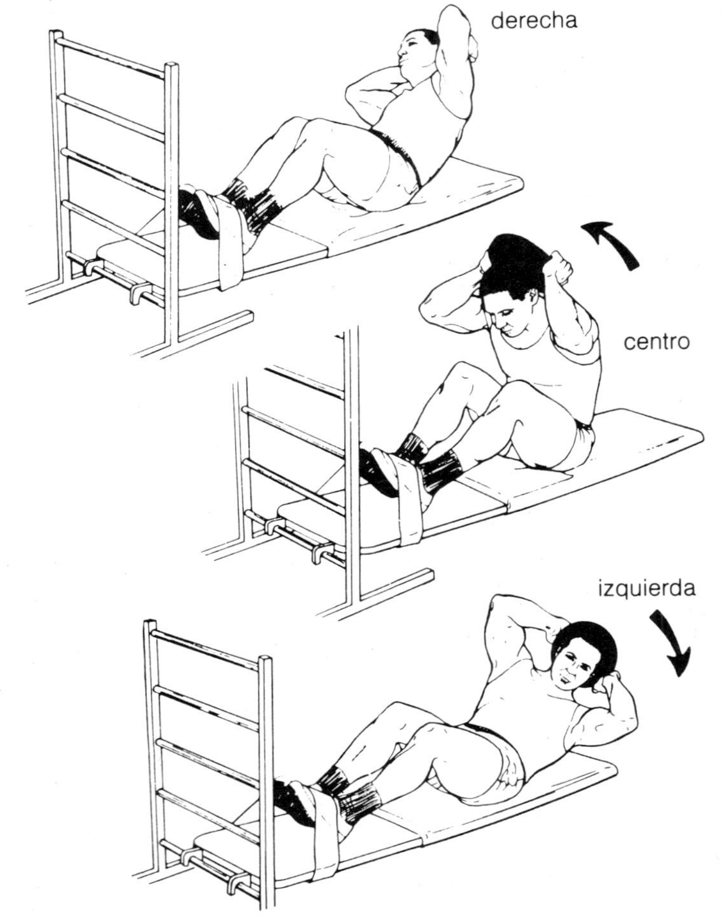

ABDOMINAL INCLINADO BRAZOS EXTENDIDOS RODILLAS FLEXIONADAS

Abdominales superiores

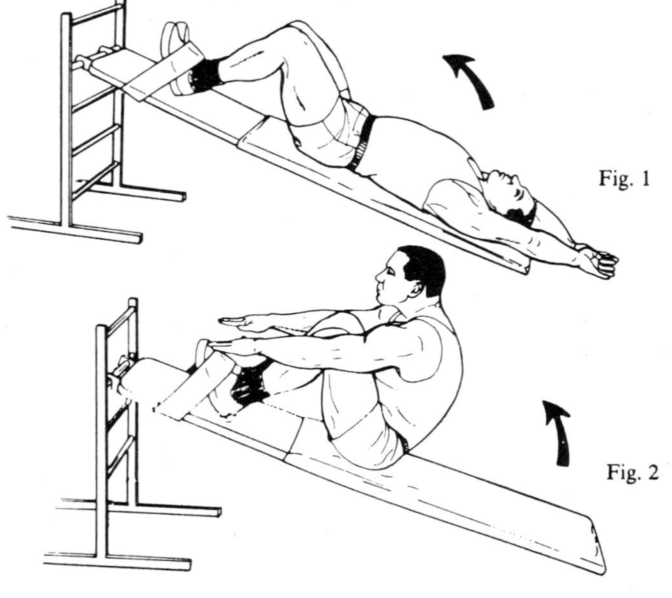

parte inferior de la espalda toque el suelo. Volver a la posición erguida con los brazos extendidos hacia adelante hasta superar la parte superior del muslo y el pie derecho y espirar. Inspirar otra vez y bajar el torso hasta que la parte inferior de la espalda toque el suelo. Levantarse recto con los brazos extendidos hacia adelante a los lados de las partes superiores de los muslos, separar los pies y espirar. Inspirar de nuevo y bajar el cuerpo recto hacia atrás hasta que la parte inferior de la espalda toque el suelo. Girar la parte superior del cuerpo hacia la izquierda, volver a la posición erguida con los brazos extendidos hacia adelante por encima de la parte superior izquierda del cuerpo, y superando el pie izquierdo volver al centro y después a la derecha. El orden del movimiento es éste: derecha, centro, izquierda, centro, derecha, centro, izquierda, centro.

■ Abdominal compuesto con peso rodillas flexionadas

Sentarse en una tabla de abdominales y atar los pies con la correa. Con las rodillas ligeramente flexionadas formando un ángulo de unos 45°, colocar un peso detrás de la cabeza y la barbilla sobre el pecho. Girar la parte superior del cuerpo a la derecha, inspirar tumbándose hacia atrás, hasta que la parte inferior de la espalda toque la tabla. Volver a la posición inicial y espirar. Inspirar y bajar el torso recto hacia atrás hasta que la parte inferior de la espalda toque la tabla. Volver a la posición inicial y espirar. Hacer el mismo movimiento hacia el lado izquierdo y volver a la posición inicial. El orden es éste: derecha, centro, izquierda, centro, derecha, centro, izquierda, centro.

★ ABDOMINAL COMPUESTO INCLINADO CON PESO, RODILLAS FLEXIONADAS

Abdominales superiores y oblicuos

★ ABDOMINAL COMPUESTO CON PESO SIN APOYO, RODILLAS FLEXIONADAS

Abdominales y oblicuos

▲ Abdominal inclinado brazos extendidos rodillas flexionadas

Colocarse en una tabla de abdominales con un ángulo de 25-30°. Sentarse en la tabla con los pies en la parte elevada y atados con la correa. Con las rodillas flexionadas, formando un ángulo de unos 45°, poner las manos detrás de la cabeza con los codos rígidos. Inspirar y bajar el torso hasta que la parte inferior de la espalda toque la tabla. Levantar el torso hasta que los brazos extendidos estén sobre los pies y espirar. Los brazos deben estar a los lados de los muslos en la posición erguida.

▲ Abdominal en banco inclinado brazos extendidos rodillas flexionadas

Tumbarse en un banco inclinado y colocar los pies en los apoyos. Flexionar las rodillas formando un ángulo de unos 45°. Poner las manos detrás de la cabeza con los codos rígidos. Inspirar y bajar el torso hasta que la parte inferior de la espalda quede paralela con el suelo. Si es posible, procurar tocar con las manos las puntas de los pies. Volver a la posición inicial y espirar.

■ Abdominal sin apoyo rodillas flexionadas brazos extendidos

Abdominales

Sentarse en el suelo y flexionar las rodillas formando un ángulo de unos 45°. Poner las manos detrás de la cabeza con los codos rígidos. Inspirar y bajar el torso hasta que la parte inferior de la espalda toque el suelo. Levantar el torso hasta que los brazos extendidos estén encima de los pies y espirar. En la posición erguida, los brazos deben estar por fuera de los muslos.

▲ Abdominal inclinado con giro brazos extendidos

Sentarse en una tabla de abdominal con un ángulo de 25-30°, con los pies en la parte elevada y bajo la correa. Con las rodillas ligeramente flexionadas, tumbarse en la tabla de abdominales y colocar las manos detrás de la cabeza con los brazos extendidos. Levantarse hacia el lado derecho con las manos por encima de la cabeza, hasta que las manos toquen el pie derecho. Volver a la posición inicial y espirar. Hacer el número de repeticiones prescritas hacia la derecha y después cambiar la posición y repetir el ejercicio hacia la izquierda.

● ABDOMINALES CON GIRO EN BANCO INCLINADO BRAZOS EXTENDIDOS

Oblicuos posteriores y abdominales

▲ ABDOMINAL CON GIRO. BRAZOS EXTENDIDOS

Abdominales y oblicuos

▲ ABDOMINAL CON GIRO EN BANCO INCLINADO Y BRAZOS EXTENDIDOS

Abdominales y oblicuos

■ ABDOMINAL SIN APOYO CON GIRO Y BRAZOS EXTENDIDOS

Abdominales y oblicuos

ABDOMINAL EN BANCO INCLINADO BRAZOS EXTENDIDOS RODILLAS FLEXIONADAS

Parte inferior de la espalda y abdominales

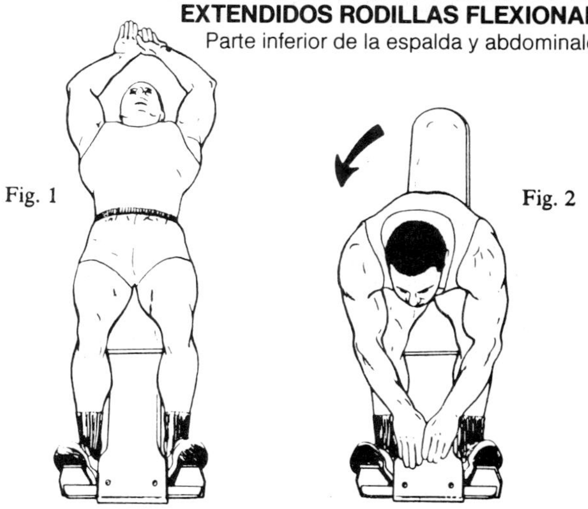

ABDOMINAL INCLINADO CON GIRO BRAZOS EXTENDIDOS

Abdominales superiores y oblicuos

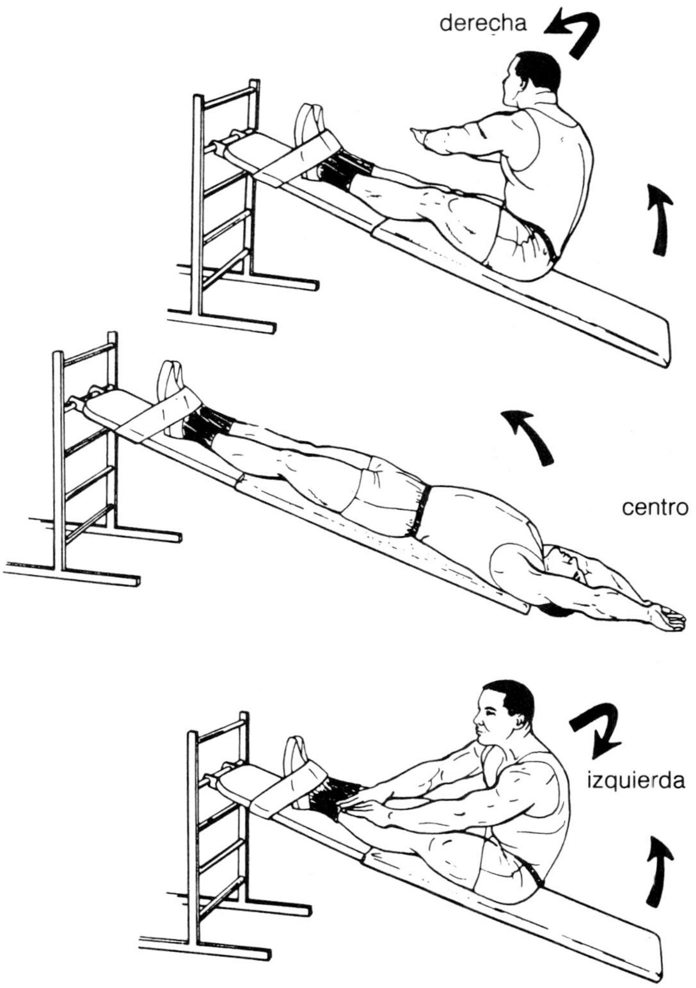

ABDOMINAL INCLINADO CON GIRO ALTERNO. BRAZOS EXTENDIDOS

Abdominales superiores y oblicuos

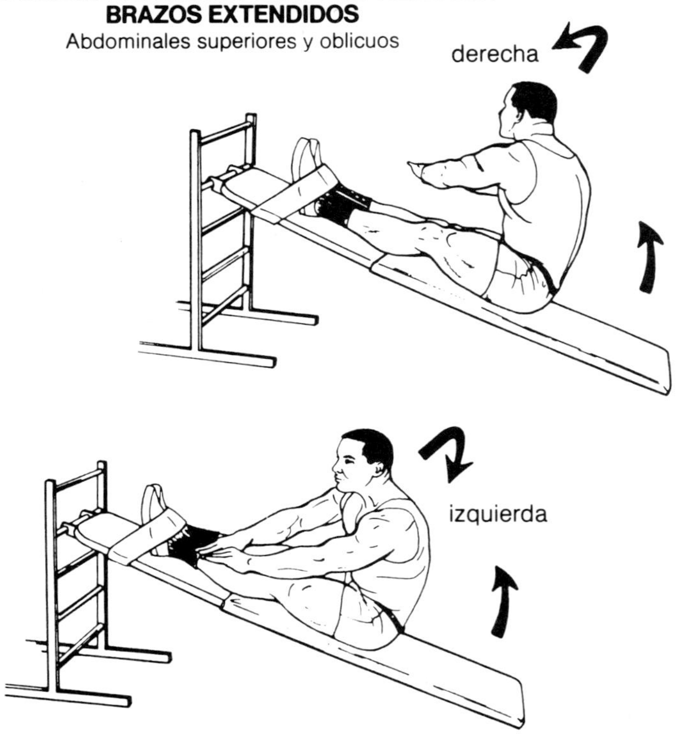

ABDOMINAL INCLINADO CON PESO. GIRO ALTERNO

Abdominales superiores y oblicuos

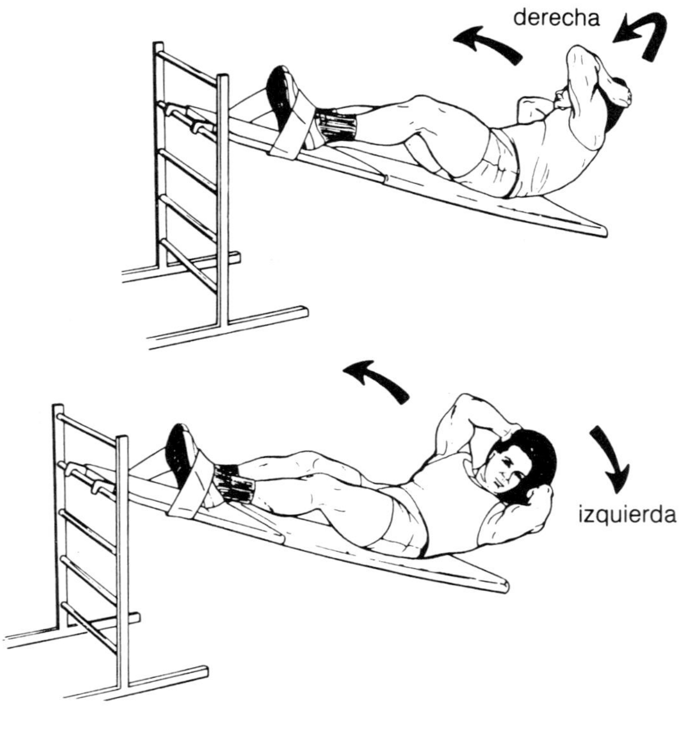

▲ Abdominal inclinado con giro alterno. Brazos extendidos

Sentarse sobre la tabla de abdominales con un ángulo de 25-30°, con los pies en la parte elevada y bajo la correa. Con las rodillas flexionadas ligeramente, tumbarse en la tabla y colocar los brazos estirados hacia atrás. Ir hacia el lado derecho hasta tocar el pie derecho con las manos. Volver a la posición inicial y estirar. Inspirar y levantarse hacia el lado izquierdo, con las manos por encima de la cabeza, hasta que éstas toquen el pie izquierdo. Volver a la posición inicial y espirar. Dos movimientos se consideran una repetición.

● ABDOMINALES EN BANCO INCLINADO CON GIRO ALTERNO. BRAZOS EXTENDIDOS

Oblicuos posteriores y abdominales

▲ ABDOMINALES CON GIRO ALTERNO. BRAZOS EXTENDIDOS

Abdominales y oblicuos

▲ ABDOMINALES INCLINADO CON GIRO ALTERNO. BRAZOS EXTENDIDOS

Abdominales y oblicuos

■ ABDOMINALES SIN APOYO CON GIRO ALTERNO. BRAZOS EXTENDIDOS

Abdominales y oblicuos

★ Abdominal inclinado con peso giro alterno

Sentarse sobre la tabla de abdominal colocada en un ángulo de 25-30°, con los pies en la parte elevada y sujetos bajo la correa. Flexionar ligeramente las rodillas, colocar un peso detrás de la cabeza y apoyar la barbilla sobre el pecho. Girar la parte superior del cuerpo a la derecha. Mantenerse en esta posición, inspirar y bajar el torso hasta que la parte inferior de la espalda toque la tabla. Volver a la posición inicial y espirar. Girar la parte superior del cuerpo a la izquierda y repetir el mismo movimiento. Un movimiento hacia la derecha y otro hacia la izquierda se consideran una repetición.

▲ Abdominal con peso. Giro alterno

Abdominales y oblicuos

Sentarse en la tabla de abdominales y sujetar los pies bajo la correa, con las rodillas ligeramente flexionadas. Colocar un peso detrás de la cabeza y apoyar la barbilla sobre el pecho. Girar la parte superior del cuerpo a la derecha. Mantenerse en esta posición, inspirar y bajar el torso hasta que la parte inferior de la espalda toque la tabla. Volver a la posición inicial y espirar. Girar la parte superior del cuerpo a la izquierda y repetir el mismo movimiento. Ambos movimientos se consideran una repetición.

▲ ABDOMINAL EN BANCO INCLINADO CON PESO Y GIRO ALTERNO
Abdominales y oblicuos

★ ABDOMINAL SIN APOYO CON PESO Y GIRO ALTERNO
Abdominales y oblicuos

★ Abdominal en banco inclinado con peso y giro

Sentarse en el banco inclinado con las rodillas flexionadas ligeramente. Colocar una pesa detrás de la cabeza y apoyar la barbilla sobre el pecho. Girar la parte superior del cuerpo a la derecha. Mantenerse en esta posición, inspirar y bajar el torso hasta que la parte inferior de la espalda toque la tabla. Volver a la posición inicial y espirar. Hacer el número de repeticiones prescritas, primero hacia la derecha y después hacia la izquierda, cambiando la posición del torso.

★ ABDOMINAL CON PESO Y GIRO
Abdominales y oblicuos

★ ABDOMINAL INCLINADO CON PESO Y GIRO
Abdominales superiores y oblicuos

★ ABDOMINAL SIN APOYO CON PESO Y GIRO
Abdominales y oblicuos

■ Abdominal compuesto con peso en banco inclinado
Abdominales y oblicuos

Sentarse en un banco inclinado con las rodillas ligeramente flexionadas y los pies sujetos. Colocar una pesa detrás de la cabeza y apoyar la barbilla sobre el pecho. Girar el torso a la derecha, inspirar y tumbarse hacia atrás hasta que la parte inferior de la espalda toque la tabla. Volver a la posición inicial y espirar. Girar el torso a la posición frontal e inspirar como en un abdominal normal. Después, volver a la posición erguida, girar el torso a la izquierda y repetir el movimiento. Girar el torso a la posición frontal y hacer otro abdominal normal. Volver al lado derecho, etc.

▲ Abdominal en banco inclinado con giro

Sentarse en un banco inclinado con las rodillas ligeramente flexionadas y los pies sujetos. Colocar las manos detrás de la cabeza y apoyar la barbilla sobre el pecho. Girar la parte superior del cuerpo hacia la derecha. Mantener esta posición, inspirar

ABDOMINALES EN BANCO INCLINADO CON PESO Y GIRO
Abdominales y oblicuos

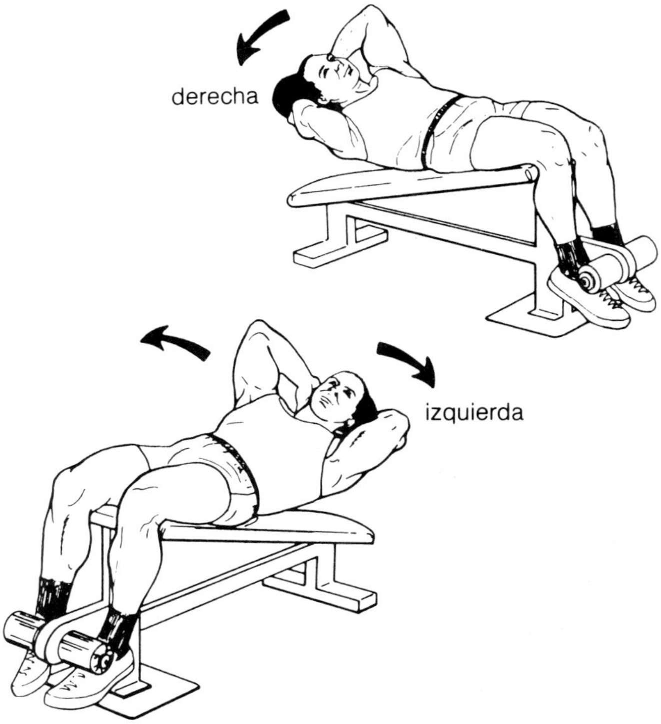

ABDOMINAL EN BANCO INCLINADO CON GIRO
Abdominales y oblicuos

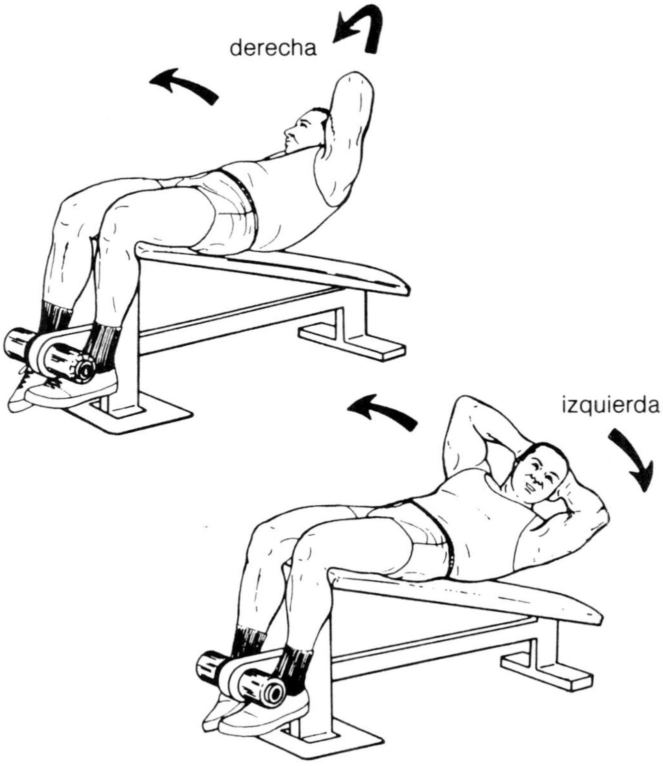

ABDOMINALES CON BRAZOS EXTENDIDOS
Abdominales superiores

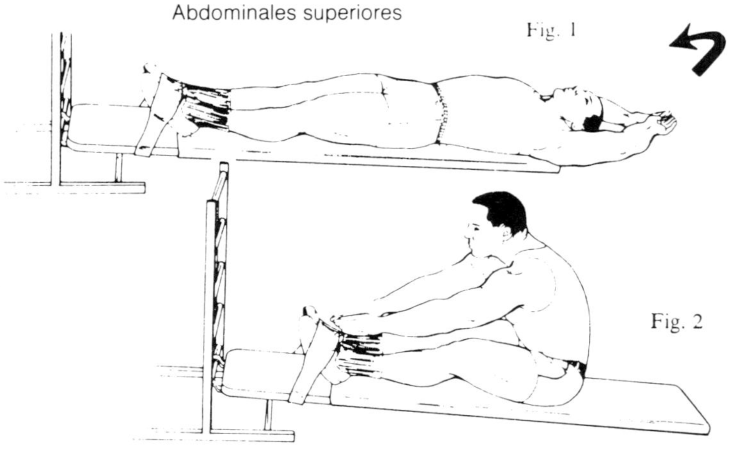

ABDOMINAL INCLINADO CON GIRO ALTERNO. BRAZOS EXTENDIDOS Y RODILLAS FLEXIONADAS
Abdominales superiores y oblicuos

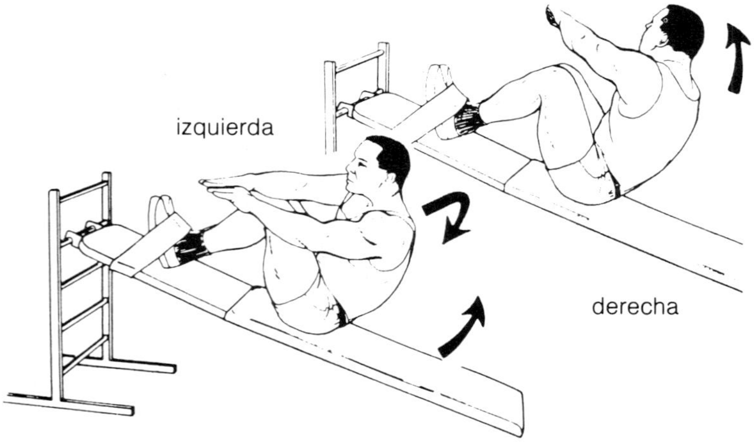

ABDOMINAL INCLINADO CON PESO. RODILLAS FLEXIONADAS
Abdominales superiores

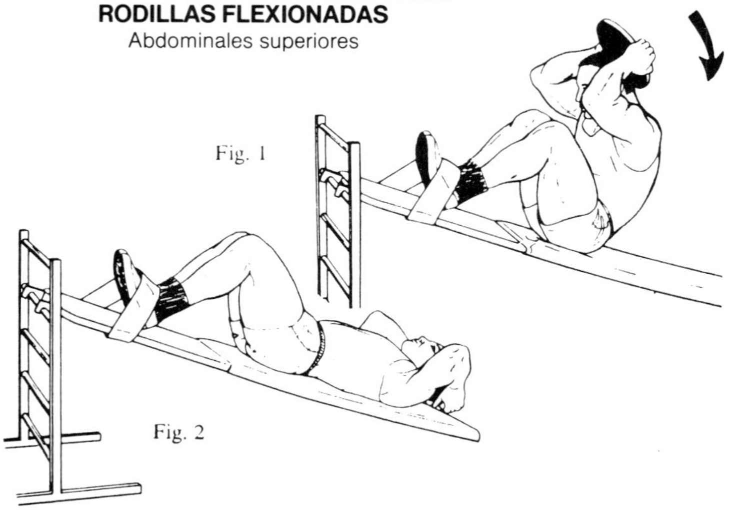

y bajar el torso hacia atrás hasta que la parte inferior de la espalda toque la tabla. Volver a la posición inicial y espirar. Hacer el número de repeticiones prescritas primero hacia la derecha y después hacia la izquierda, cambiando la posición del torso.

■ Abdominal sin apoyo, con giro
Abdominales y oblicuos

Sentarse en el suelo con las rodillas ligeramente flexionadas. Colocar las manos detrás de la cabeza y apoyar la barbilla sobre el pecho. Girar la parte superior del cuerpo hacia la derecha. Mantener esta posición, inspirar y bajar el torso hasta que la parte inferior de la espalda toque el suelo. Volver a la posición inicial y espirar. Hacer el número de repeticiones prescritas primero hacia la derecha y después a la izquierda cambiando la posición del torso.

● Abdominales con brazos extendidos

Sentarse en una tabla de abdominales y colocar los pies bajo la correa. Tumbarse en la tabla de abdominales con las rodillas ligeramente inclinadas, y estirar los brazos hacia atrás. Levantarse con los brazos en alto hasta tocar los pies con las manos. Volver a la posición inicial, manteniendo los brazos extendidos. Espirar al levantarse e inspirar al tumbarse.

▲ Abdominal inclinado con giro alterno. Rodillas flexionadas y brazos extendidos

Sentarse en una tabla de abdominal inclinada de 25-30°, y colocar los pies en la parte elevada, con las rodillas flexionadas unos 45°. Tumbarse en la tabla de abdominal y los brazos estirados hacia atrás. Levantarse hacia el lado derecho con los brazos extendidos por encima de la cabeza, hasta tocar el pie derecho con las manos. Volver a la posición inicial y espirar. Inspirar y levantarse hacia el lado izquierdo hasta tocar el pie izquierdo con las manos. Volver a la posición inicial y espirar. Ambos movimientos se consideran una repetición.

■ ABDOMINAL SIN APOYO, CON GIRO ALTERNO. RODILLAS FLEXIONADAS
Abdominales superiores y oblicuos

■ Abdominal inclinado con peso rodillas flexionadas

Sentarse en la tabla de abdominales en un ángulo de unos 25-30° y colocar los pies en la parte elevada, bajo la correa, y flexionar las rodillas hasta formar un ángulo de unos 45°. Colocar una pesa detrás de la cabeza y poner la barbilla sobre el pecho.

Desde esta posición, inspirar y hacer bajar el cuerpo hasta tocar la tabla. Espirar y volver a la posición inicial.

★ ABDOMINALES CON PESO. RODILLAS FLEXIONADAS

Abdominales

★ ABDOMINALES SIN APOYO CON PESO. RODILLAS FLEXIONADAS

Abdominales

■ Abdominal compuesto en banco inclinado con rodillas flexionadas

Parte inferior de la espalda, oblicuos traseros y abdominales. Sentarse en un banco inclinado y colocar los pies en el apoyo, con las rodillas formando un ángulo de unos 45°. Poner las manos detrás de la cabeza y apoyar la barbilla sobre el pecho. Girar la parte superior del cuerpo a la derecha. Mantener esta posición, inspirar y bajar el torso hasta que la parte superior del cuerpo esté un poco más abajo de la línea paralela con el suelo. Volver a la posición inicial y espirar. Repetir el mismo movimiento a la izquierda y volver a la posición inicial. El orden es el siguiente: derecha, centro, izquierda, centro, derecha, centro, izquierda, centro.

● ABDOMINAL EN BANCO INCLINADO CON GIRO ALTERNO. BRAZOS EXTENDIDOS Y RODILLAS FLEXIONADAS

Oblicuos posteriores y abdominales

▲ ABDOMINALES CON GIRO ALTERNO. BRAZOS EXTENDIDOS Y RODILLAS FLEXIONADAS

Abdominales y oblicuos

■ ABDOMINALES SIN APOYO, CON GIRO. BRAZOS EXTENDIDOS Y RODILLAS FLEXIONADAS

Abdominales y oblicuos

● Abdominal compuesto inclinado. Rodillas flexionadas

Sentarse en una tabla de abdominales inclinada en un ángulo de 25-30°, colocar los pies en la parte alta, bajo la correa, y flexionar las rodillas, formando un ángulo de unos 45°. Poner las manos detrás de la cabeza y apoyar la barbilla sobre el pecho. Girar la parte superior del cuerpo a la derecha. Mantener esta posición, inspirar y bajar el torso hasta que la parte inferior de la espalda toque la tabla. Volver a la posición inicial y espirar. Inspirar y bajar el torso en línea recta hasta que la parte inferior de la espalda toque la tabla. Volver a la posición inicial y espirar. Hacer el mismo

ABDOMINAL COMPUESTO INCLINADO. RODILLAS FLEXIONADAS

Abdominales superiores y oblicuos

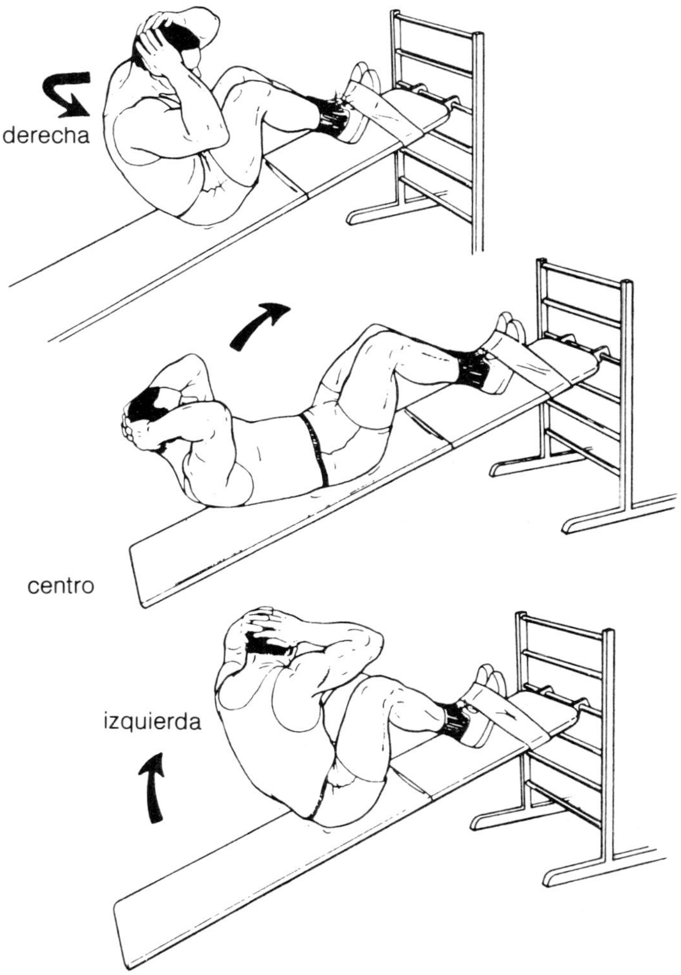

ABDOMINAL EN BANCO INCLINADO CON BRAZOS EXTENDIDOS

Parte inferior de la espalda y abdominales

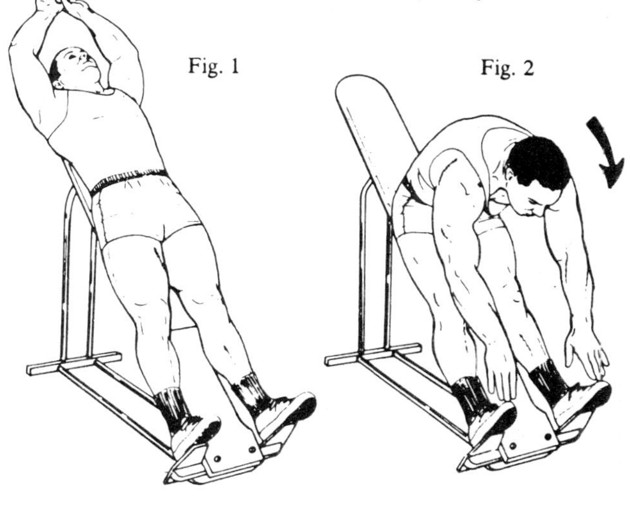

ABDOMINALES CON PESO
Abdominales

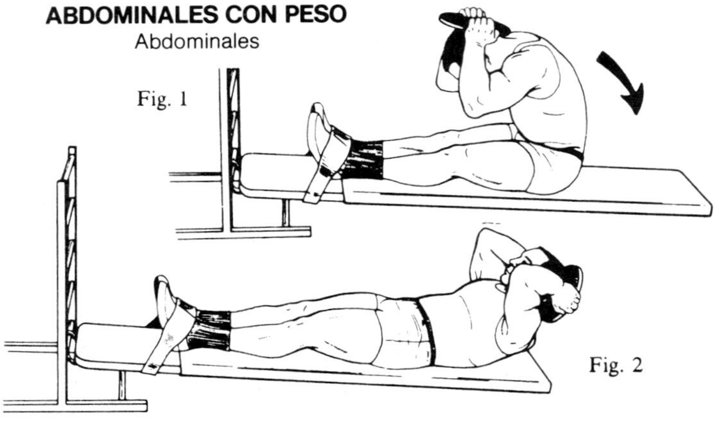

ABDOMINALES CON GIRO. RODILLAS FLEXIONADAS
Abdominales y oblicuos

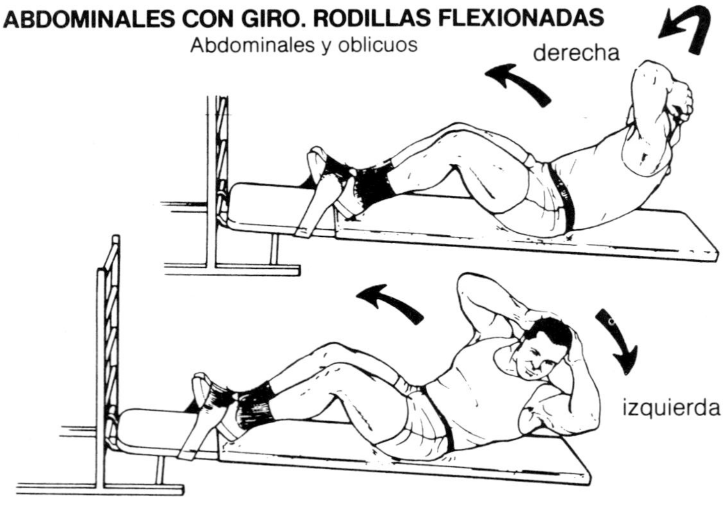

ABDOMINAL CON PESO Y GIRO. RODILLAS FLEXIONADAS
Abdominales y oblicuos

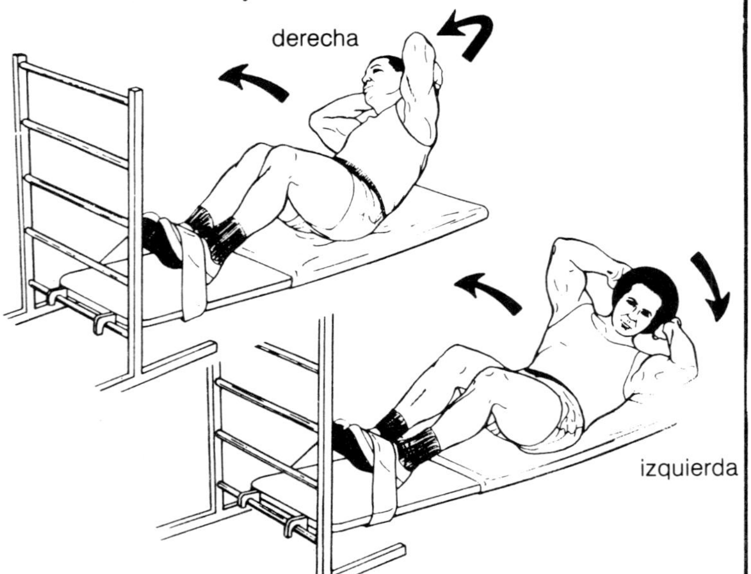

movimiento a la izquierda y volver a la posición inicial. El orden de movimientos es éste: derecha, centro, izquierda, centro, derecha, centro, izquierda, centro.

● Abdominales en banco inclinado con brazos extendidos

Tumbarse en un banco inclinado con los pies inmovilizados, los brazos extendidos por encima de la cabeza y los codos rígidos. Inclinarse por la cintura y bajar el torso tan cerca de la parte superior de los muslos como sea posible, procurando tocar los pies con las manos. Volver a la posición inicial para completar el ejercicio. Se tiene que espirar al bajar e inspirar cuando se vuelve a la posición inicial.

★ Abdominales con peso

Sentarse en una tabla de abdominales, colocar los pies bajo la correa y flexionar ligeramente las rodillas. Colocar un peso detrás de la cabeza y apoyar la barbilla sobre el pecho. Inspirar y tumbarse hacia atrás, manteniendo tensos los músculos abdominales. Volver a la posición inicial y espirar.

■ Abdominales en banco inclinado con peso

Abdominales

Sentarse en un banco inclinado con las rodillas flexionadas y los pies inmovilizados. Colocar un peso detrás de la cabeza y apoyar la barbilla sobre el pecho. Inspirar y tumbarse hacia atrás hasta que la parte inferior de la espalda toque la tabla. Volver a la posición inicial y espirar. Mantener en tensión los músculos abdominales durante el ejercicio.

★ ABDOMINALES CON PESO, INCLINADO

Abdominales superiores

★ ABDOMINALES CON PESO, SIN APOYO

Abdominales

▲ Abdominales con giro. Rodillas flexionadas

Sentarse en una tabla de abdominales, sujetar los pies bajo la correa, con las rodillas flexionadas unos 45°. Poner las manos detrás de la cabeza y apoyar la barbilla sobre el pecho. Girar la parte superior del cuerpo hacia la derecha. Mantener esta posición, inspirar y bajar el torso hasta que la parte inferior de la espalda toque la tabla. Volver a la posición inicial y espirar. Hacer el número de repeticiones prescritas primero hacia la derecha y después hacia la izquierda, cambiando la posición del torso.

● ABDOMINALES EN BANCO INCLINADO CON GIRO. RODILLAS FLEXIONADAS

Oblicuos posteriores y abdominales

▲ ABDOMINAL INCLINADO CON GIRO. RODILLAS FLEXIONADAS

Abdominales superiores y oblicuos

■ ABDOMINAL SIN APOYO CON GIRO. RODILLAS FLEXIONADAS

Abdominales y oblicuos

★ Abdominal con peso y giro. Rodillas flexionadas

Sentarse en una tabla de abdominales y sujetar los pies bajo la correa, flexionando las rodillas unos 45°. Colocar un peso detrás de la cabeza y apoyar la barbilla sobre el pecho. Girar la parte superior del cuerpo hacia la derecha. Mantener esta posición, inspirar y bajar el torso hasta que la parte inferior de la espalda toque la tabla. Volver a la posición inicial y espirar. Hacer el número de repeticiones prescritas primero hacia la derecha y después hacia la izquierda, cambiando la posición del torso.

★ ABDOMINAL INCLINADO CON GIRO Y PESO. RODILLAS FLEXIONADAS

Abdominales superiores y oblicuos

★ ABDOMINAL SIN APOYO CON GIRO Y PESO. RODILLAS FLEXIONADAS

Abdominales y oblicuos

★ Abdominal con giro alterno y peso. Rodillas flexionadas

Sentarse en una tabla de abdominales e inmovilizar los pies con la correa, manteniendo las rodillas en un ángulo de 45°. Colocar un peso detrás de la cabeza y la barbilla sobre el pecho. Girar la parte superior del cuerpo hacia la derecha. Mantener esta posición, inspirar y bajar el torso hasta que la parte inferior de la espalda toque la tabla. Volver a la posición inicial y espirar. Girar la parte superior del cuerpo hacia la izquierda y repetir el mismo movimiento. Un movimiento a la derecha y otro a la izquierda se consideran una repetición.

★ ABDOMINAL INCLINADO CON GIRO ALTERNO Y PESO. RODILLAS FLEXIONADAS

Abdominales y oblicuos

★ ABDOMINAL SIN APOYO, CON PESO Y GIRO ALTERNO. RODILLAS FLEXIONADAS

Abdominales y oblicuos

ABDOMINAL CON GIRO ALTERNO Y PESO. RODILLAS FLEXIONADAS

Abdominales y oblicuos

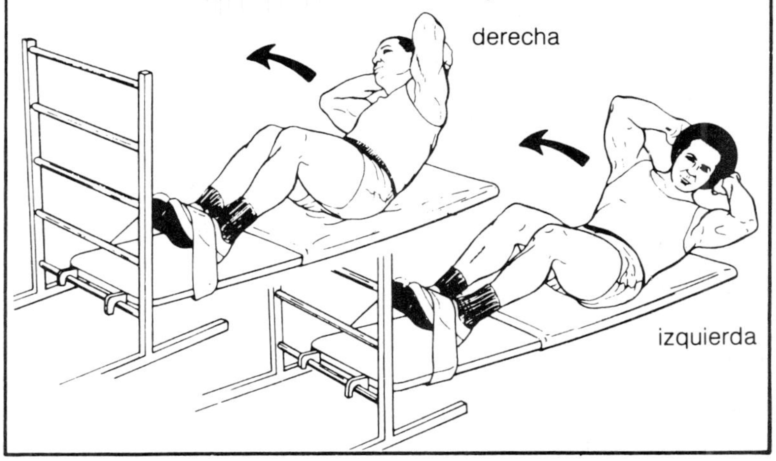

TIJERA, TUMBADO DE COSTADO

Cadera y parte interna de los muslos

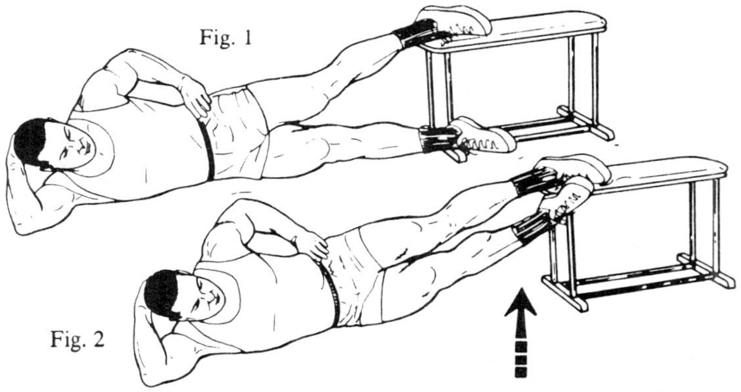

TIJERA, TUMBADO DE COSTADO EN BANCO

Cadera y parte interna de los muslos

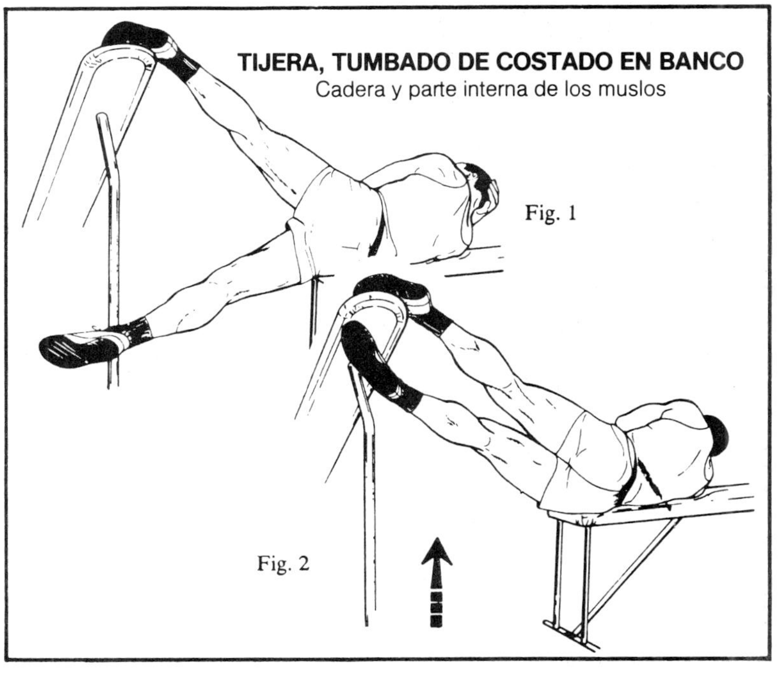

ABDOMINAL COMPUESTO CON PESO
Abdominales y oblicuos

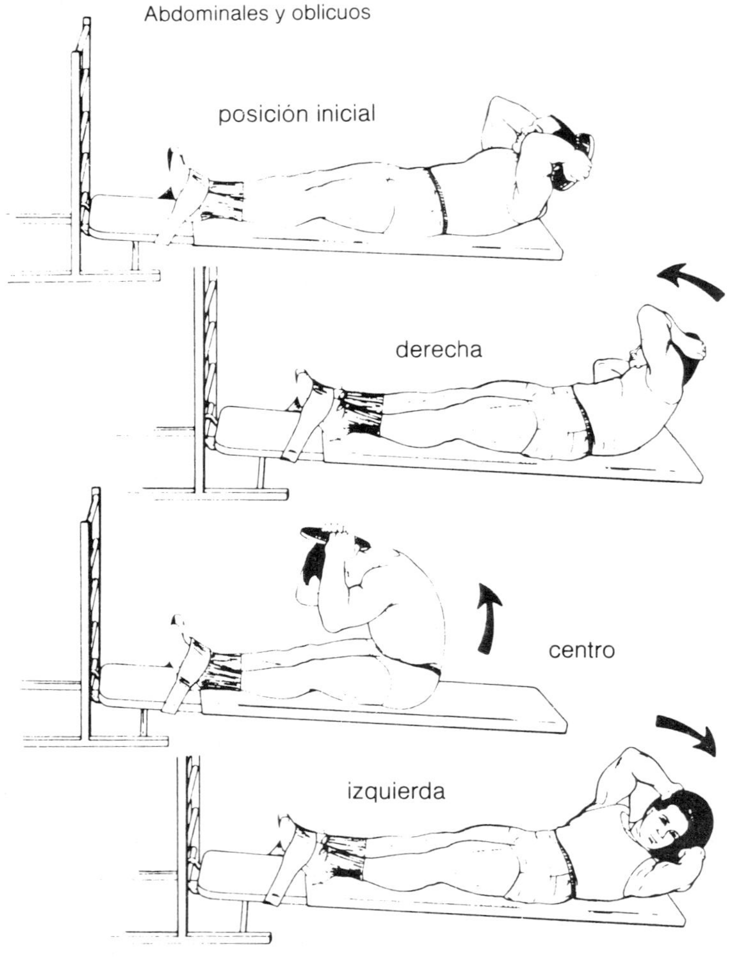

ABDOMINAL INCLINADO, CON BRAZOS EXTENDIDOS
Abdominales superiores

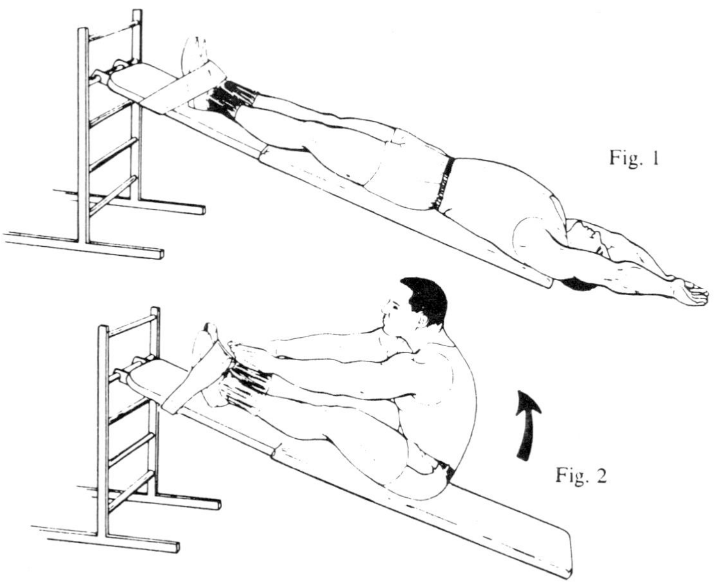

▲ Tijera, tumbado de costado

Tumbarse sobre el costado izquierdo, con el cuerpo recto y el pie derecho sobre un banco de unos 30 cm de altura. Inspirar, levantar el pie izquierdo hasta tocar el pie derecho; mantener esta postura unos instantes. Hacer las repeticiones bastante rápido y no dejar que el pie izquierdo toque el suelo durante el ejercicio. Hacer el número de repeticiones prescritas sobre el costado izquierdo; después, cambiar al derecho y repetir el ejercicio.

▲ Tijera, tumbado de costado en banco

Tumbarse sobre el costado izquierdo en un banco, con las caderas cerca de la punta. Colocar el pie derecho en la parte superior de un banco inclinado. Inspirar y levantar el pie izquierdo hasta tocar el pie derecho, y mantener las dos piernas inmóviles unos instantes. Bajar la pierna izquierda hasta la paralela al volver a la posición inicial. Hacer las repeticiones bastante rápido. Realizar el número de repeticiones prescritas, tanto sobre un costado como sobre el otro.

★ Abdominal compuesto con peso

Sentarse en una tabla de abdominales con las rodillas ligeramente flexionadas e inmovilizar los pies con la correa. Colocar un peso detrás de la cabeza y apoyar la barbilla sobre el pecho. Desde esta posición girar el torso hacia la derecha, inspirar y tumbarse hacia atrás, hasta que la parte inferior de la espalda toque la tabla. Volver a la posición inicial y espirar. Girar el torso hacia la posición inicial e inspirar como en un abdominal normal. Después, volver a la posición erguida, girar el torso a la izquierda y repetir el movimiento. Girar el torso a la posición inicial y hacer un abdominal normal. Volver al lado derecho, etc. El orden de movimientos es: derecha, centro, izquierda, centro, derecha, centro.

★ ABDOMINAL INCLINADO, COMPUESTO, CON PESO
Abdominales superiores y oblicuos

★ ABDOMINAL SIN APOYO, COMPUESTO, CON PESO
Abdominales y oblicuos

■ Abdominal inclinado, con brazos extendidos

Sentarse en una tabla de abdominal, colocada formando un ángulo de 25-30°, las rodillas ligeramente flexionadas y los pies en la parte superior, y sujetarlos bajo la correa. Levantar los brazos por encima de la cabeza, con los codos rígidos. Inspirar y bajar el torso hasta que la parte inferior de la espalda toque la tabla. Subir el torso hasta que las manos estén a punto de tocar los pies y espirar.

■ Abdominal sin apoyo, con brazos extendidos

Abdominales

Tumbarse en el suelo sin apoyar los pies, con los brazos extendidos hacia atrás. Inspirar y subir el torso en un movimiento semicircular, hasta que las manos estén tan cerca de los pies como sea posible. Volver a la posición inicial y espirar. Tratar de mantener los pies levantados al estirarse.

▲ Abdominal en banco inclinado, con brazos extendidos

Abdominales

Sentarse en el banco inclinado con las rodillas flexionadas y los pies inmovilizados. Con los brazos en alto y los codos rígidos, inspirar y bajar el torso hasta que la parte inferior de la espalda toque la tabla. Levantar el torso recto, con los brazos extendidos hacia adelante, hasta que sobrepase un poco la vertical y espirar.

● Hiperextensión de pierna, arrodillado

Apoyar sobre un banco plano la rodilla izquierda y los brazos, de forma que sostengan sobre el banco la parte superior del cuerpo. Colocar la pierna derecha sobre el banco, estirada. Inspirar y levantar la pierna derecha hacia atrás tanto como sea posible, hasta que quede paralela al suelo o un poco más alta. Espirar y volver a poner la pierna en la posición inicial asegurándose de que no se flexiona la pierna por la rodilla al elevarla. Hacer el número de repeticiones prescritas con la pierna derecha y después realizar el mismo número de repeticiones con la pierna izquierda.

● HIPEREXTENSIÓN DE PIERNA, DE PIE

Parte inferior de la espalda y caderas

▲ Hiperextensión de pierna, arrodillado en polea baja

Apoyar la rodilla izquierda y los brazos en un banco plano, aguantando sobre el banco la parte superior del cuerpo. Atar la correa de tobillo en el tobillo derecho para que la pierna derecha pueda aguantar el peso al subir. Situar el banco lo suficientemente apartado de la polea, inspirar y levantar la pierna recta hacia atrás, hasta que quede paralela al suelo o un poco más arriba. Asegurarse de que no se dobla la rodilla mientras se realiza este ejer-

HIPEREXTENSIÓN DE PIERNA, ARRODILLADO

Parte inferior de la espalda y cadera

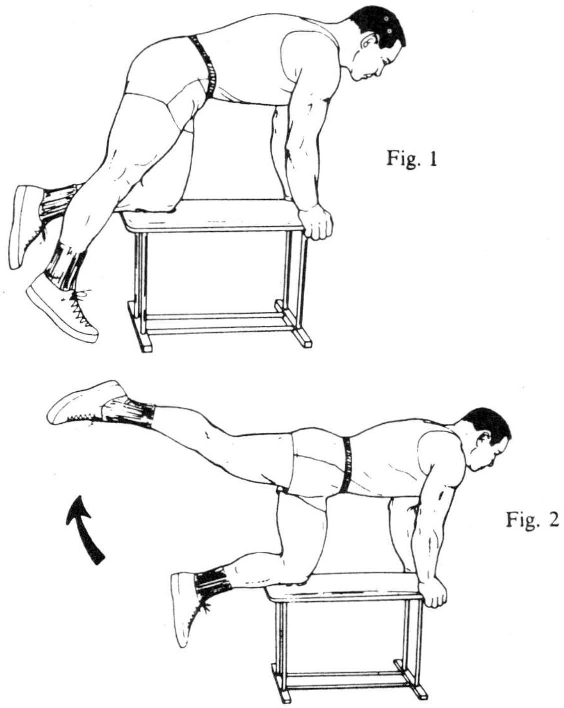

HIPEREXTENSIÓN DE PIERNA, ARRODILLADO EN POLEA BAJA

Parte inferior de la espalda y caderas

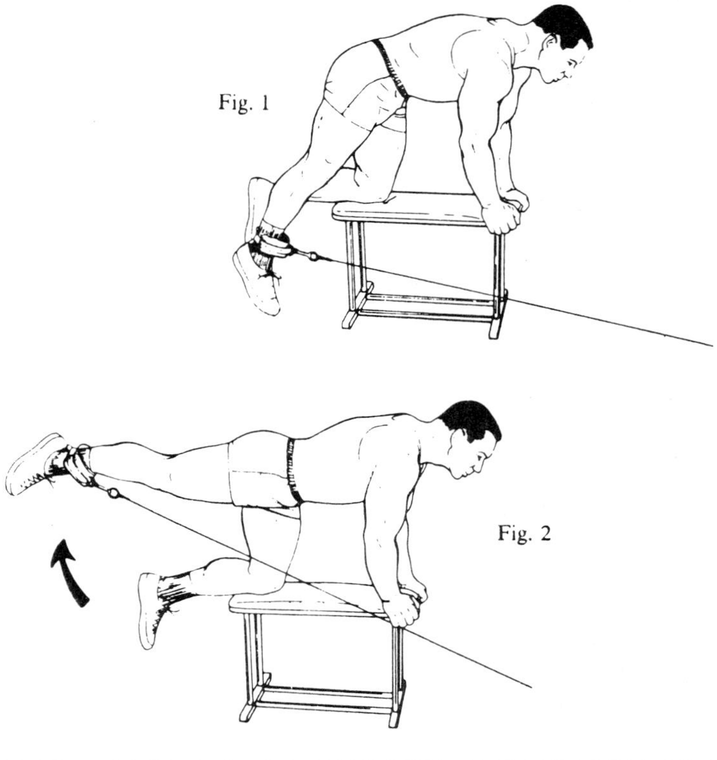

LEVANTAMIENTO DE PIERNAS EN BARRAS PARALELAS
Abdominales inferiores

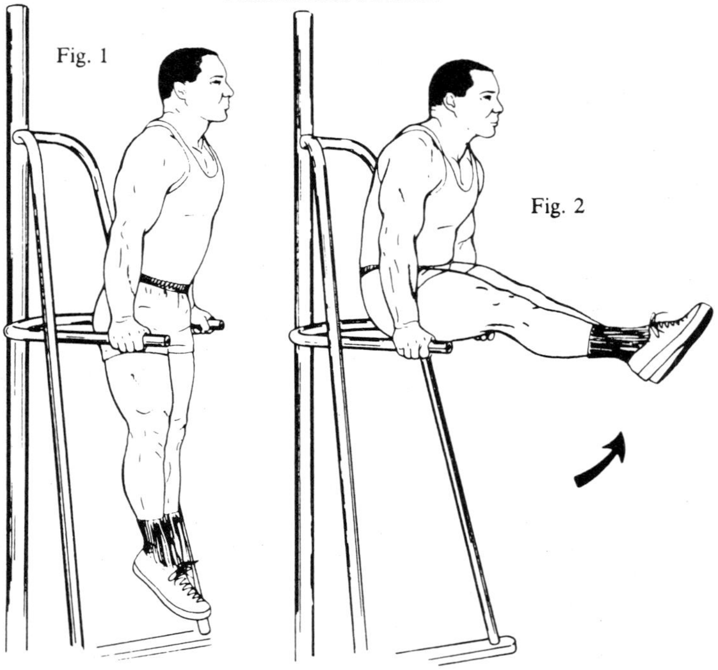

LEVANTAMIENTO DE PIERNAS ALTERNO EN BARRAS PARALELAS
Abdominales inferiores

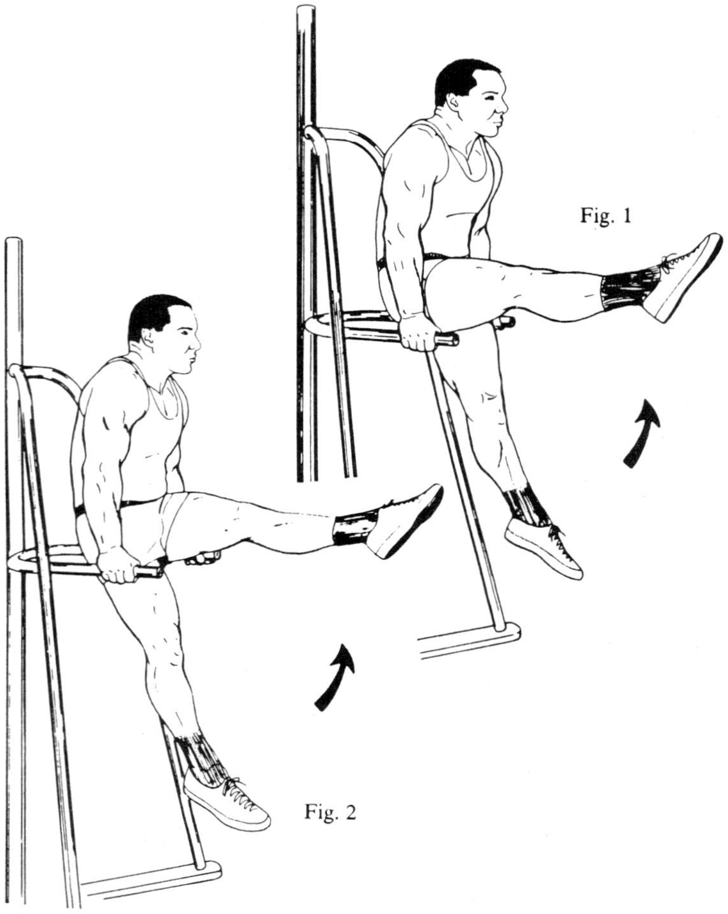

cicio. Espirar y bajar la pierna para volver a la posición inicial. Hacer el número de repeticiones prescritas con la pierna derecha y después con la pierna izquierda.

Todos los ejercicios que siguen son para la parte inferior de la espalda y las caderas.

■ HIPEREXTENSIÓN DE PIERNA, INCLINADO, EN POLEA BAJA

▲ HIPEREXTENSIÓN DE PIERNA, DE PIE, EN POLEA BAJA

▲ Hiperextensión de pierna, tumbado, en polea baja

Parte inferior de la espalda y caderas

Colocar la correa de tobillo con el cable prendido en el tobillo derecho. Tumbarse cara abajo con los pies frente a la polea de pared lo suficientemente apartado de la polea para poder aguantar el peso acumulado en la pierna derecha. Inspirar y llevar la pierna derecha hacia atrás tanto como se pueda sin que suponga incomodidad. Volver la pierna a la posición inicial y espirar. Mantener la pierna todo lo recta que se pueda mientras sube. Hacer el número de repeticiones prescritas primero con la pierna derecha y después con la pierna izquierda.

■ Levantamiento de piernas en barras paralelas

Colocarse en unas barras paralelas mirando hacia fuera, sosteniendo el cuerpo en vertical con los brazos estirados. Desde esta posición, inspirar y levantar las piernas hasta que estén paralelas al suelo y formando un ángulo de 90°. No flexionar las rodillas si es posible. Volver a la posición inicial y espirar.

■ LEVANTAMIENTO DE PIERNAS INCLINADO

Abdominales inferiores

● LEVANTAMIENTO DE PIERNAS HACIA EL FRENTE, DE PIE

Abdominales inferiores y caderas

■ Levantamiento de piernas, sentado e inclinado

Abdominales inferiores

Sentarse en una tabla de abdominales inclinada unos 25-30°, con los pies en la parte baja. Agarrar los lados de la tabla inclinada justo a la altura de las nalgas. Sentarse ligeramente y levantar los pies unos 5 cm fuera de la tabla, manteniendo las piernas estiradas al máximo. Inspirar y levantar los dos pies lo más arriba posible, con el tronco ligeramente inclinado hacia adelante. Volver a la posición inicial y espirar.

Todos los ejercicicos siguientes son para los abdominales inferiores.

▲ LEVANTAMIENTO DE PIERNAS EN BANCO PLANO

■ LEVANTAMIENTO DE PIERNAS EN BANCO PLANO, SENTADO

■ LEVANTAMIENTO DE PIERNAS CON BARRA FIJA

▲ LEVANTAMIENTO DE PIERNAS EN BANCO VERTICAL

▲ LEVANTAMIENTO DE PIERNAS

■ Levantamiento de piernas alterno en barras paralelas

Colocarse en barras paralelas mirando hacia afuera sosteniendo el cuerpo con los brazos estirados. Desde esta posición vertical, inspirar y levantar la pierna derecha hasta que esté paralela al suelo. Al empezar a bajar la pierna derecha, empezar a levantar la izquierda, de modo que ambas piernas se crucen a medio recorrido. Inspirar al levantar la pierna derecha y espirar al levantar la izquierda.

Todos los ejercicios siguientes son para los abdominales inferiores.

■ LEVANTAMIENTO DE PIERNAS ALTERNO, SENTADO, INCLINADO

▲ LEVANTAMIENTO DE PIERNAS ALTERNO, EN BANCO PLANO

■ LEVANTAMIENTO DE PIERNAS ALTERNO, EN BANCO PLANO, SENTADO

■ LEVANTAMIENTO DE PIERNAS ALTERNO, CON BARRA FIJA

■ LEVANTAMIENTO DE PIERNAS ALTERNO, EN BANCO VERTICAL

▲ LEVANTAMIENTO DE PIERNAS ALTERNO

★ Levantamiento de piernas con giro alterno y mancuerna en banco plano

Colocar una mancuerna ligera entre los pies y tumbarse de espaldas en un banco plano con las piernas fuera del extremo del banco. Poner las manos bajo las nal-

LEVANTAMIENTO DE PIERNAS CON GIRO ALTERNO Y PESA EN BANCO PLANO
Abdominales inferiores y oblicuos

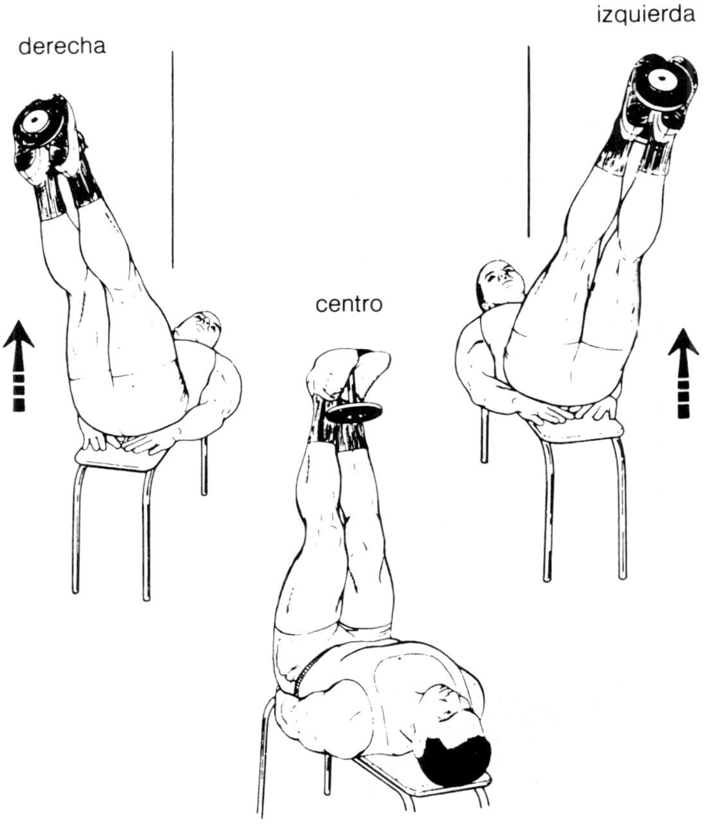

CRUCE DE PIERNAS POR ENCIMA, ESTIRADO
Caderas y oblicuos posteriores

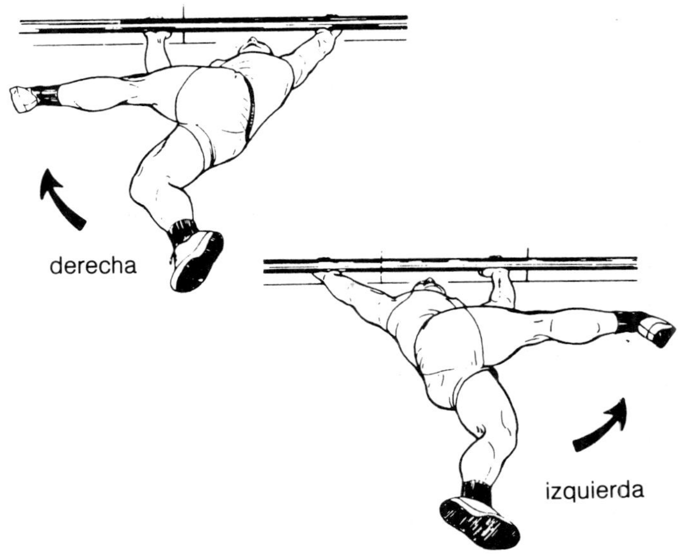

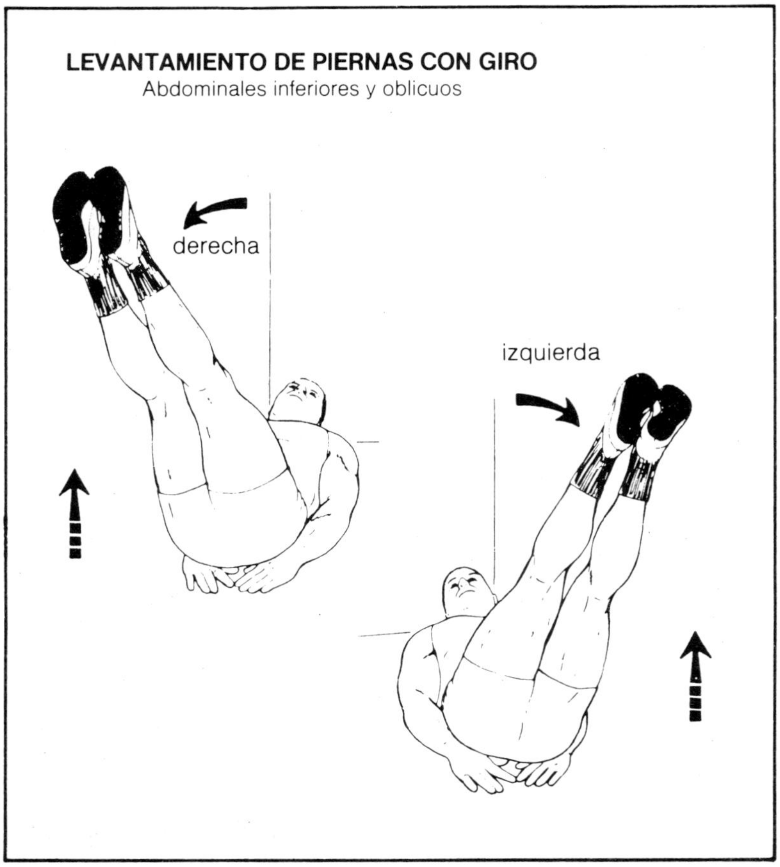

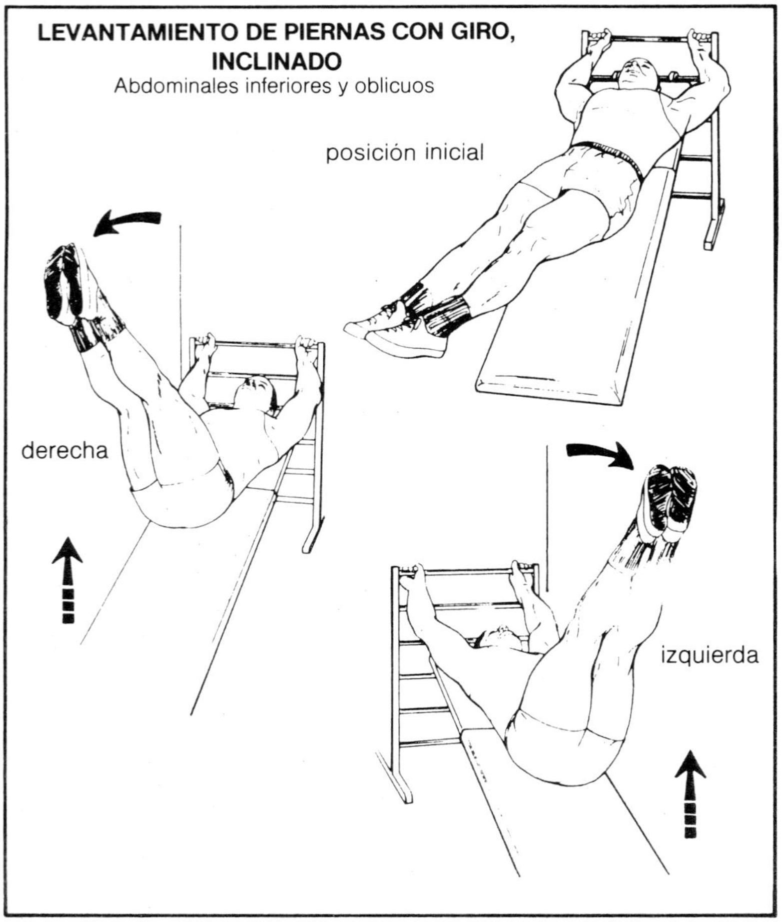

gas con las palmas mirando hacia abajo. Manteniendo las piernas rectas y las rodillas rigidas, girar las caderas ligeramente hacia la derecha y levantar las piernas hasta la vertical. Volver a la posición inicial y espirar. Girar las caderas ligeramente hacia la izquierda y levantar las piernas en un ligero ángulo hacia la izquierda hasta que queden verticales con respecto a las caderas. Volver a la posición inicial y espirar. Dos movimientos constituyen una repetición. No dejar que los pies toquen el suelo durante el ejercicio.

★ LEVANTAMIENTO DE PIERNAS CON GIRO Y MANCUERNA, SENTADO EN BANCO PLANO

Abdominales inferiores y oblicuos

▲ Cruce de piernas por encima, estirado

Tumbarse de espaldas y agarrarse con las manos a algún objeto, con los brazos extendidos detrás de la cabeza y ligeramente abiertos (se tienen que mantener los hombros en el suelo mientras se realiza este ejercicio.) Con las dos piernas estiradas, balancear la pierna derecha por encima de la izquierda tan lejos como se pueda, hasta tenerla casi a la altura de la cabeza, manteniendo ésta contra el suelo. Volver a la posición inicial y después repetir el movimiento con la pierna izquierda. Mantener las rodillas rectas y las piernas tan estiradas como se pueda. Inspirar al levantar la pierna, espirar al bajarla.

● Cruce de piernas doble por encima

Caderas y oblicuos posteriores

Tumbarse de espaldas, extender los brazos hacia atrás, separados a una distancia superior al ancho de los hombros y agarrar algún objeto con las manos. (Se tienen que mantener los hombros en el suelo mientras se realiza este ejercicio). Con las dos piernas estiradas, llevarlas hacia la derecha tan lejos como se pueda, hasta tenerlas casi a la altura de la cabeza, manteniendo ésta contra el suelo. Volver a la posición inicial y después repetir el movimiento hacia la izquierda. Mantener las rodillas rectas y las piernas tan estiradas como se pueda. Inspirar al levantar las piernas, espirar la bajarlas.

▲ Levantamiento de piernas con giro

Tumbarse en el suelo y colocar las manos debajo de las nalgas con las palmas hacia abajo. Mantener las piernas estiradas y las rodillas rígidas mientras se giran las caderas ligeramente hacia la derecha y después se levantan las piernas en un ligero ángulo hacia la derecha hasta que estén verticales con respecto a las caderas. Volver a la posición inicial y espirar. Hacer el número de repeticiones prescritas primero en un ángulo hacia la derecha y después cambiando el ángulo de las caderas hacia la izquierda.

■ Levantamiento de piernas con giro, inclinado

Tumbarse en una tabla de abdominales inclinada de 25 a 30°, con la cabeza en la parte superior, asiéndose a la tabla con las manos. Con las piernas rectas, girar las caderas ligeramente hacia la derecha y levantar las piernas hasta que queden verticales por encima de las caderas. Bajar las piernas hasta que queden a unos 5 cm de la tabla y espirar. Hacer el número de repeticiones prescritas primero hacia la derecha y después hacia la izquierda.

■ Levantamiento de piernas con giro, sentado e inclinado

Abdominales inferiores y oblicuos

Sentarse en una tabla de abdominales inclinada en un ángulo de 25 a 30°, con la espalda en la parte superior y las piernas estiradas. Colocar las manos debajo de las nalgas, agarrando los extremos de la tabla. Girar las caderas ligeramente hacia la derecha y levantar las piernas en esta dirección hasta formar un ángulo de unos 45° con el cuerpo. Bajar las piernas hasta que queden a unos 5 cm de la tabla y espirar. Hacer el número de repeticiones prescritas primero hacia el ángulo derecho y después cambiando el ángulo de las caderas hacia la izquierda.

▲ Levantamiento de piernas, con giro, en banco plano

Tumbarse en un banco plano con las piernas fuera del banco. Colocar las manos bajo las nalgas con las palmas hacia abajo. Con las piernas estiradas, girar las caderas ligeramente hacia la derecha, inspirar y levantar las piernas hasta que queden verticales por encima de las caderas. Bajar las piernas hasta que queden a unos 5 cm de la tabla y espirar. Hacer el número de repeticiones prescitas primero hacia la derecha y después hacia la izquierda.

■ Levantamiento de piernas con giro, en banco plano, sentado

Abdominales inferiores y oblicuos

Sentarse en el extremo de un banco plano con las piernas estiradas. Colocar las manos detrás de las nalgas y asirse a los extremos del banco. Con las piernas rectas, girar las caderas ligeramente hacia la derecha y levantar las piernas en esta dirección, hasta que formen un ángulo de unos 45° con la parte superior del cuerpo.

LEVANTAMIENTO DE PIERNAS, CON GIRO, EN BANCO PLANO

Abdominales inferiores y oblicuos

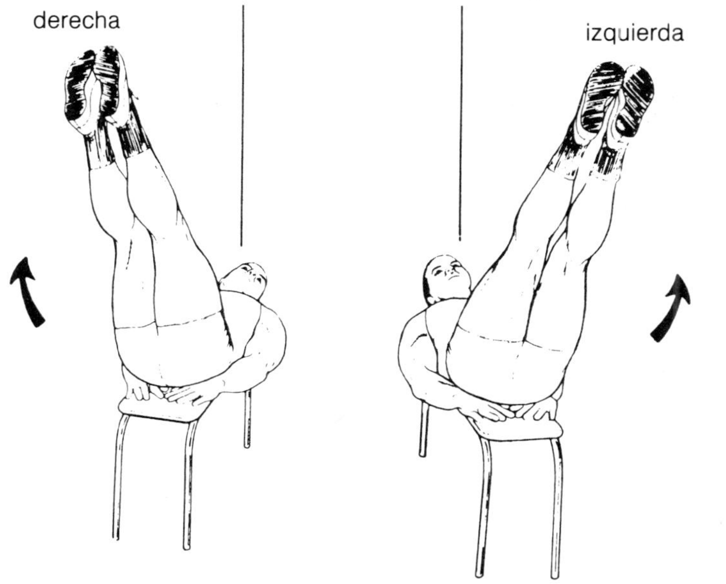

LEVANTAMIENTO DE PIERNAS CON GIRO, EN BARRA FIJA

Abdominales inferiores y oblicuos

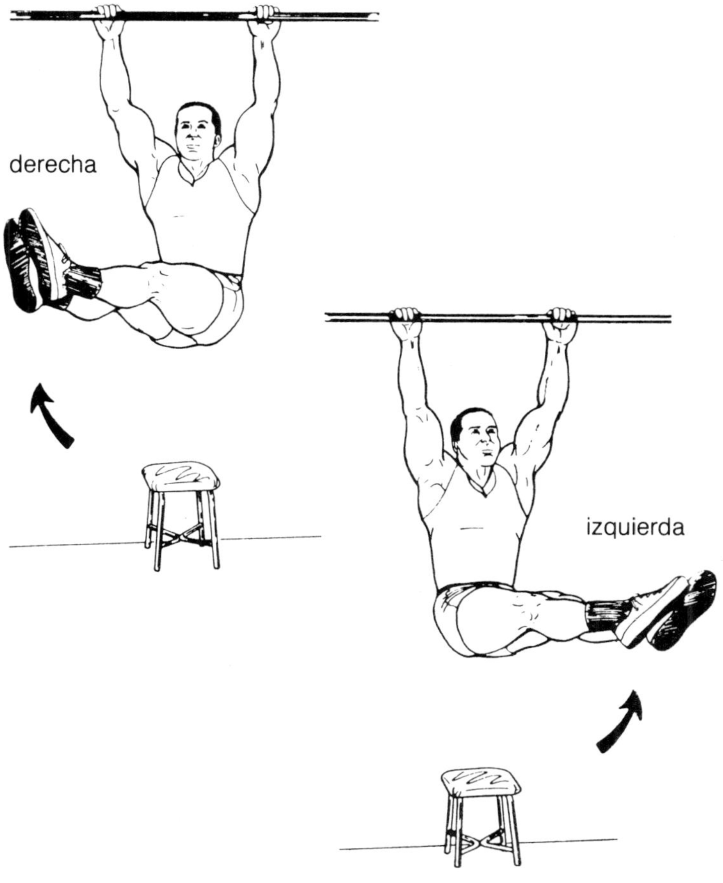

LEVANTAMIENTO DE PIERNAS COMPUESTO INCLINADO
Abdominales inferiores y oblicuos

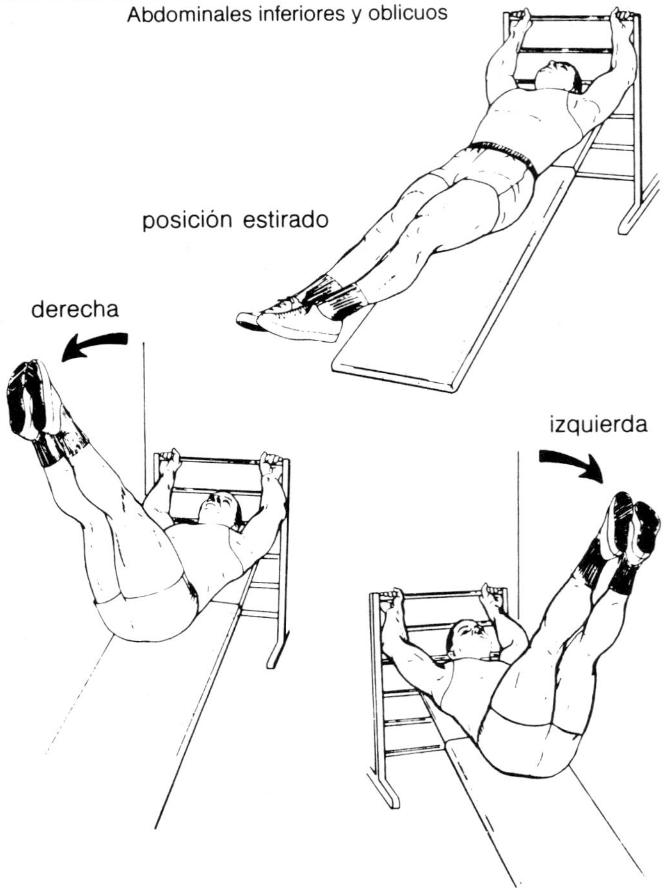

LEVANTAMIENTO DE PIERNAS CON PESO
Abdominales inferiores

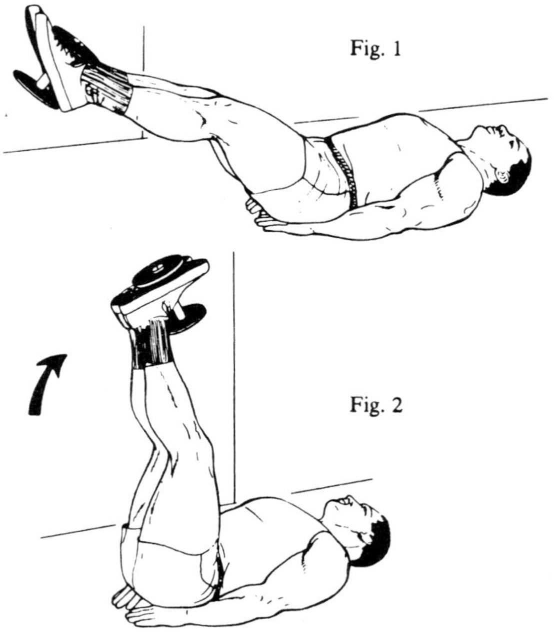

Bajar las piernas hasta que queden a unos 5 cm del suelo y espirar. Hacer el número de repeticiones prescritas hacia el ángulo derecho y después cambiando al ángulo de las caderas hacia la izquierda.

■ Levantamiento de piernas con giro, en barra fija

Sentarse en un banco y coger una barra fija con las palmas hacia abajo, utilizando un agarre de unos 50 cm. Soltarse del banco y aguantar el peso con los brazos. Con las piernas estiradas, girar las caderas ligeramente hacia la derecha y levantar las piernas en un leve ángulo hacia la derecha hasta que queden casi paralelas al suelo. Bajar las piernas hasta la posición vertical y espirar. Hacer el número de repeticiones prescritas primero hacia el ángulo derecho y después cambiando el ángulo de las caderas hacia la izquierda.

▲ Levantamiento de piernas con giro, en banco vertical

Abdominales inferiores y oblicuos

Colocarse en un banco vertical de abdominales con el cuerpo aguantado con los brazos estirados. Desde la posición vertical, manteniendo las piernas rectas, girar las caderas ligeramente hacia la derecha y levantar las piernas en un leve ángulo hacia la derecha, hasta quedar más o menos paralelas al suelo. Bajar las piernas hasta que el cuerpo vuelva a quedar en posición vertical y espirar. Hacer el número de repeticiones prescritas hacia el ángulo derecho y después cambiando el ángulo de las caderas hacia la izquierda.

▲ Levantamiento de piernas en barras paralelas con giro

Abdominales inferiores y oblicuos

Colocarse en las barras paralelas mirando hacia afuera del aparato, con el cuerpo sostenido con los brazos estirados. Desde la posición vertical, manteniendo las piernas estiradas, girar las caderas ligeramente hacia la derecha y levantar las piernas en un leve ángulo hacia la derecha, hasta que queden más o menos paralelas al suelo. Bajar las piernas hasta que el cuerpo vuelva a quedar en posición vertical y espirar. Hacer el número de repeticiones prescritas hacia el ángulo derecho y después hacia el ángulo izquierdo.

■ Levantamiento de piernas compuesto inclinado

Tumbarse en una tabla de abdominales inclinada en un ángulo de 25-30°, con la cabeza en la parte superior, sosteniéndose con las manos. Manteniendo las piernas estiradas, sin flexionar las rodillas, girar las caderas ligeramente hacia la derecha e inspirar mientras se levantan las piernas hasta una posición vertical por encima de las caderas. Volver a la posición baja y espirar. Colocar las caderas en posición normal y hacer un levantamiento de piernas inclinado normal. Después de volver a la posición baja, girar las caderas a la izquierda y repetir el primer levantamiento. Bajar, girar después las caderas a la posición inicial y hacer otro levantamiento normal para volver a repetir el ejercicio (derecha, centro, izquierda, centro, etc). Bajar las piernas hasta unos 5 cm de la tabla y mantener la tensión sobre los abdominales inferiores.

Todos los ejercicios siguientes son para los abdominales inferiores y oblicuos.

■ LEVANTAMIENTO DE PIERNAS COMPUESTO, SENTADO, INCLINADO

■ LEVANTAMIENTO DE PIERNAS COMPUESTO, EN BANCO PLANO

■ LEVANTAMIENTO DE PIERNAS COMPUESTO, SENTADO EN BANCO PLANO

■ LEVANTAMIENTO DE PIERNAS COMPUESTO, EN BARRA FIJA

■ LEVANTAMIENTO DE PIERNAS COMPUESTO, EN BANCO VERTICAL

■ LEVANTAMIENTO DE PIERNAS COMPUESTO, EN BARRAS PARALELAS

■ LEVANTAMIENTO DE PIERNAS COMPUESTO

■ Levantamiento de piernas con peso

Colocar un peso ligero entre los pies y tumbarse de espaldas en el suelo con las manos bajo las nalgas y las palmas hacia abajo. Manteniendo las piernas estiradas, sin doblar las rodillas, inspirar y levantarlas en vertical por encima de las caderas. Bajar las piernas al suelo y espirar.

★ Levantamiento de piernas, inclinado, con peso

Colocarse en una tabla de abdominales inclinada en un ángulo de 25-30°, con un peso ligero entre los pies. Tumbarse sobre la tabla con los pies en la parte elevada. Manteniendo las piernas estiradas, sin flexionar las rodillas, inspirar y levantar las piernas al máximo hasta la vertical. Bajar las piernas y espirar. No dejar que los pies toquen la tabla durante el ejercicio.

LEVANTAMIENTO DE PIERNAS, INCLINADO, CON PESO
Abdominales inferiores

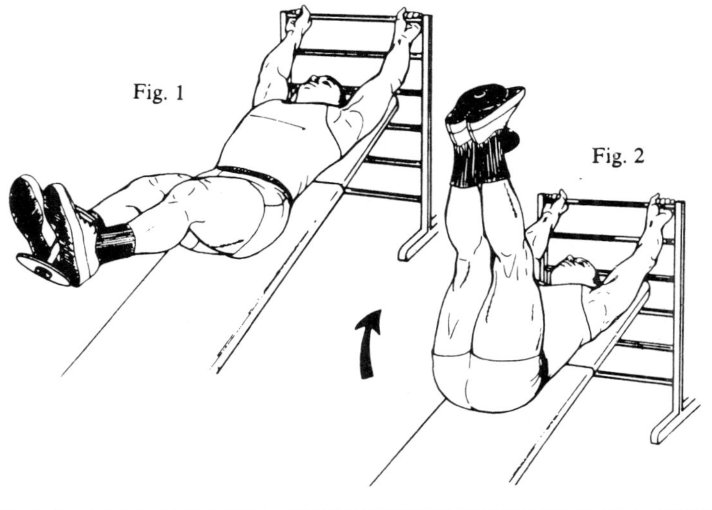

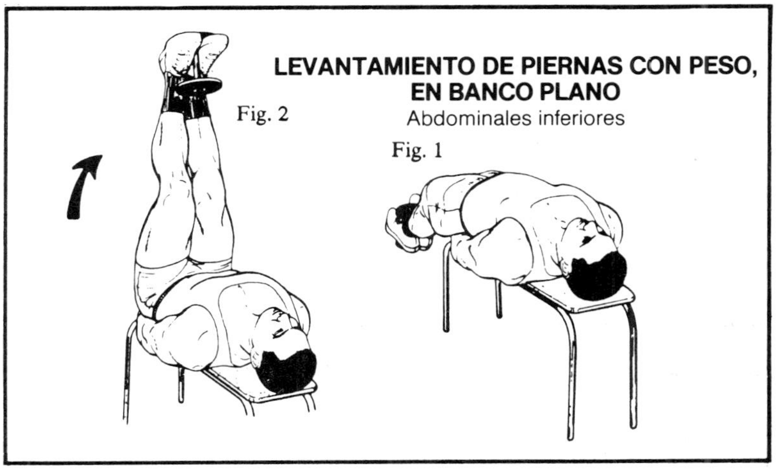

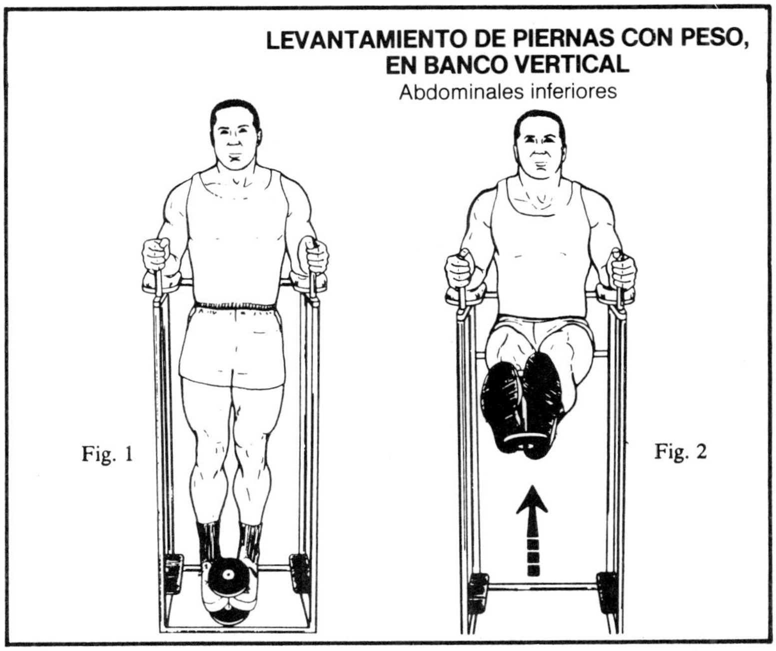

LEVANTAMIENTO DE PIERNAS LATERAL, INCLINADO, EN POLEA BAJA
Caderas y oblicuos

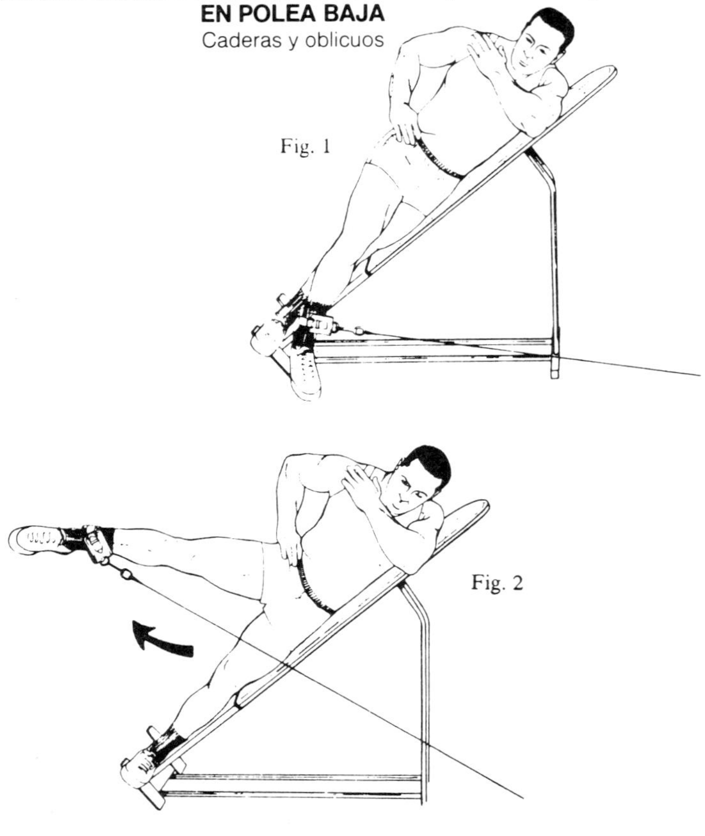

LEVANTAMIENTO DE PIERNAS LATERAL, TUMBADO, EN POLEA BAJA
Caderas y oblicuos

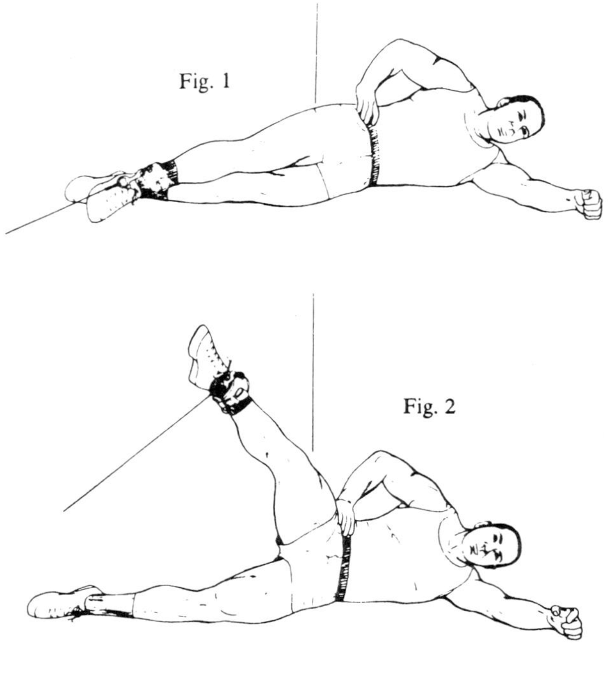

★ Levantamiento de piernas sentado, inclinado, con peso

Abdominales inferiores

Sentarse en una tabla de abdominales inclinada en un ángulo de 25-30°, con la espalda en la parte elevada y las piernas estiradas hacia adelante, sosteniendo un peso ligero entre los pies. Colocar las manos detrás de las nalgas y asirse a los extremos de la tabla para mantener el equilibrio. Inspirar y levantar las piernas hasta que el cuerpo forme un ángulo de unos 45°. Bajar las piernas hasta que queden a unos 5 cm de la tabla y espirar.

■ Levantamiento de piernas con peso, en banco plano

Colocar un peso ligero entre los pies y tumbarse en un banco plano con las piernas fuera del extremo del banco. Poner las manos bajo las nalgas con las palmas hacia abajo. Manteniendo las piernas estiradas, sin flexionar las rodillas, inspirar y levantarlas hasta la vertical, por encima de las caderas. Bajar las piernas hasta que queden unos 5 cm de la tabla y espirar.

★ Levantamiento de piernas con peso, sentado en banco plano

Abdominales inferiores

Sentarse en el extremo de un banco plano con las piernas estiradas hacia adelante y con un peso entre los pies. Colocar las manos bajo las nalgas y asirse a los extremos del banco. Inspirar y levantar las piernas al máximo sin que resulte incómodo. Bajar las piernas hasta que queden a unos 5 cm del suelo y espirar.

★ Levantamiento de piernas con peso, en barra fija

Abdominales inferiores

Con un peso entre los pies, sentarse en un banco y colgarse de una barra fija con las palmas hacia abajo, utilizando un agarre de unos 50 cm. Abandonar el banco y sostener el peso con los brazos estirados. Inspirar y levantar las piernas hasta que estén casi paralelas al suelo. Bajar las piernas hasta que el cuerpo esté en una posición vertical y espirar.

★ Levantamiento de piernas con peso, en banco vertical

Con un peso entre los pies colocarse en un banco vertical abdominal, aguantando el peso del cuerpo con los brazos estirados. Desde la posición vertical, inspirar y levantar las piernas hasta que queden casi paralelas al suelo. Bajar las piernas hasta que el cuerpo esté de nuevo en posición vertical y espirar.

■ Levantamiento de piernas lateral, inclinado en polea baja

Tumbarse del lado izquierdo en un banco inclinado. Inclinar ligeramente el cuerpo hacia adelante. Colocar la correa de tobillo en el tobillo derecho y disponer el banco lo suficientemente apartado de la polea para que la pierna derecha pueda aguantar el peso mientras cuelga de un lado del banco. Inspirar y levantar la pierna derecha hasta que casi quede paralela al cuerpo. Mantener la pierna recta y no mover la cintura hacia adelante al subir. Espirar y bajar la pierna a la posición inicial. Hacer el número de repeticiones prescritas con la pierna derecha y después el mismo número con la pierna izquierda.

▲ Levantamiento de pierna lateral arrodillado en polea baja

Caderas y oblicuos

Colocar en un banco la rodilla izquierda y los brazos estirados, aguantando sobre el banco la parte superior del cuerpo. Colocar la correa de tobillo en el tobillo derecho y disponer el banco lo suficientemente apartado de la polea para que la pierna derecha pueda aguantar el peso mientras cuelga en posición vertical a partir de la cadera inferior. Inspirar y levantar la pierna derecha hasta que casi quede paralela al suelo. Asegurarse de que no se flexiona la rodilla mientras se realiza el ejercicio. Espirar y bajar la pierna a la posición inicial. Hacer el número de repeticiones prescritas con la pierna derecha y después el mismo número con la pierna izquierda.

▲ Levantamiento de piernas lateral, tumbado, en polea baja

Tumbarse en el suelo sobre el costado izquierdo con el cuerpo ligeramente inclinado hacia adelante y los pies frente a la polea de pared. Colocar la correa de tobillo en el tobillo derecho y tumbarse lo suficientemente apartado de la polea para que la pierna derecha aguante el peso. Inspirar y levantar la pierna derecha hasta que casi quede perpendicular al suelo, manteniéndola estirada y sin inclinarse por la cintura. Espirar y bajar la pierna a la posición inicial. Hacer el número de repeticiones prescritas con la pierna derecha y después el mismo número con la pierna izquierda.

■ Encogimiento de piernas con giro alterno en polea baja

Tumbarse en el suelo frente a una polea de pared, con los pies hacia el aparato. Sujetar ambos tobillos a los cables de la polea baja y tumbarse lo bastante lejos para poder alzar el peso con las piernas

ENCOGIMIENTO DE PIERNAS CON GIRO ALTERNO EN POLEA BAJA

Abdominales inferiores y oblicuos

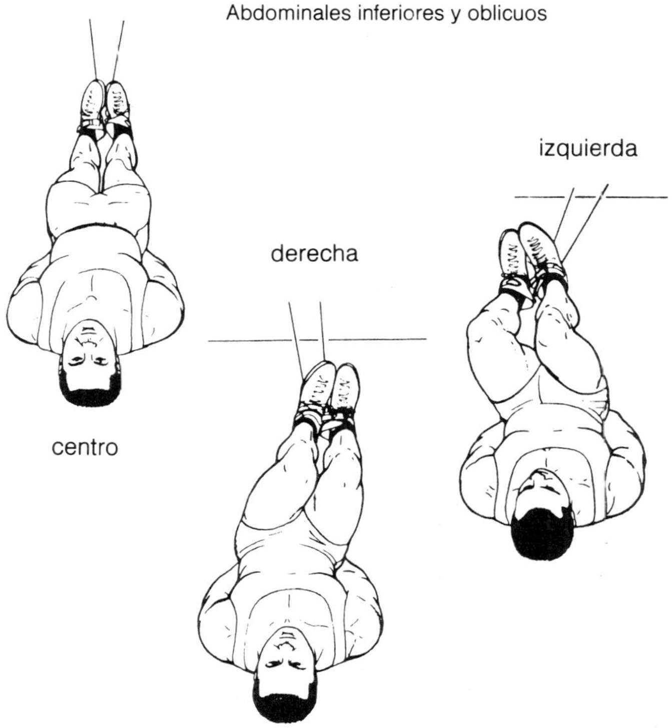

LEVANTAMIENTO DE PIERNAS CON GIRO ALTERNO EN BANCO PLANO

Abdominales inferiores y oblicuos

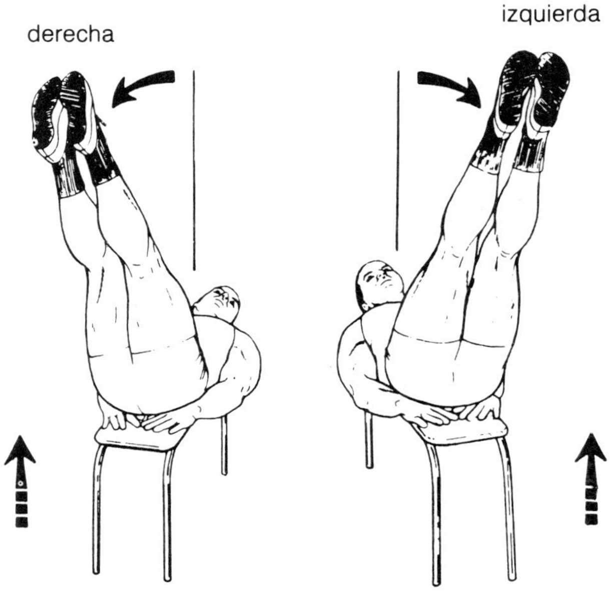

Fig. 1 Fig. 2

estiradas. Colocar las manos debajo de las nalgas con las palmas hacia abajo. Girar las caderas en un ángulo ligero y aguantar el giro mientras se estira la pierna recta, hasta que la parte superior de los muslos quede vertical, y la parte inferior de las piernas, paralela al suelo. Girar la posición de las caderas a la izquierda y estirar las piernas hacia afuera y hacia abajo hasta que casi toquen el suelo por su lado izquierdo. Mantener el giro a la izquierda, levantar las piernas en vertical y después llevarlas a la derecha y abajo. El orden de movimiento es éste: derecha, izquierda, derecha, izquierda, derecha, izquierda.

▲ Levantamiento de piernas con giro alterno en banco plano

Tumbarse en un banco plano con las piernas fuera del extremo del banco. Colocar las manos bajo las nalgas con las palmas hacia abajo. Con las piernas estiradas hacia adelante, girar ligeramente las caderas hacia la derecha y después levantar las piernas en un leve ángulo hacia la derecha hasta que estén verticales respecto a las caderas. Volver a la posición inicial y espirar. Girar ligeramente las caderas a la izquierda y levantar las piernas en un leve ángulo hacia la izquierda hasta que estén verticales respecto a las caderas. Volver a la posición inicial y espirar. Las piernas deben bajar hasta quedar casi paralelas al suelo.

Todos los ejercicios que siguen son para los abdominales inferiores y los oblicuos.

■ LEVANTAMIENTO DE PIERNAS CON GIRO ALTERNO, SENTADO EN BANCO PLANO

■ LEVANTAMIENTO DE PIERNAS CON GIRO ALTERNO, INCLINADO

■ LEVANTAMIENTO DE PIERNAS CON GIRO ALTERNO, SENTADO, INCLINADO

■ LEVANTAMIENTO DE PIERNAS CON GIRO ALTERNO EN BARRA FIJA

■ LEVANTAMIENTO DE PIERNAS CON GIRO ALTERNO EN BANCO VERTICAL

■ LEVANTAMIENTO DE PIERNAS CON GIRO ALTERNO EN BARRAS PARALELAS

▲ LEVANTAMIENTO DE PIERNAS CON GIRO ALTERNO

LEVANTAMIENTO DE PIERNAS CON GIRO Y RODILLAS RÍGIDAS, EN BANCO PLANO
Abdominales inferiores y oblicuos

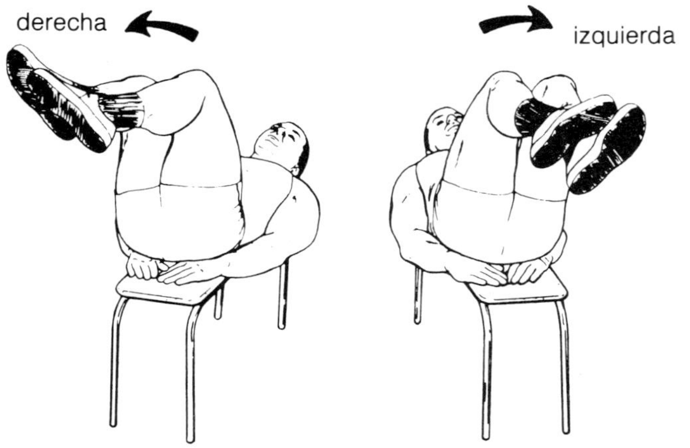

LEVANTAMIENTO DE PIERNAS CON GIRO ALTERNO EN BANCO PLANO, RODILLAS FLEXIONADAS
Abdominales inferiores y oblicuos

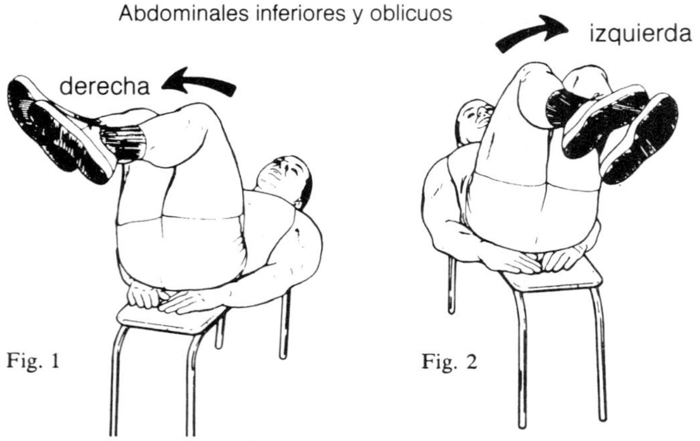

LEVANTAMIENTO DE PIERNAS COMPUESTO EN BANCO PLANO CON RODILLAS FLEXIONADAS
Abdominales inferiores y oblicuos

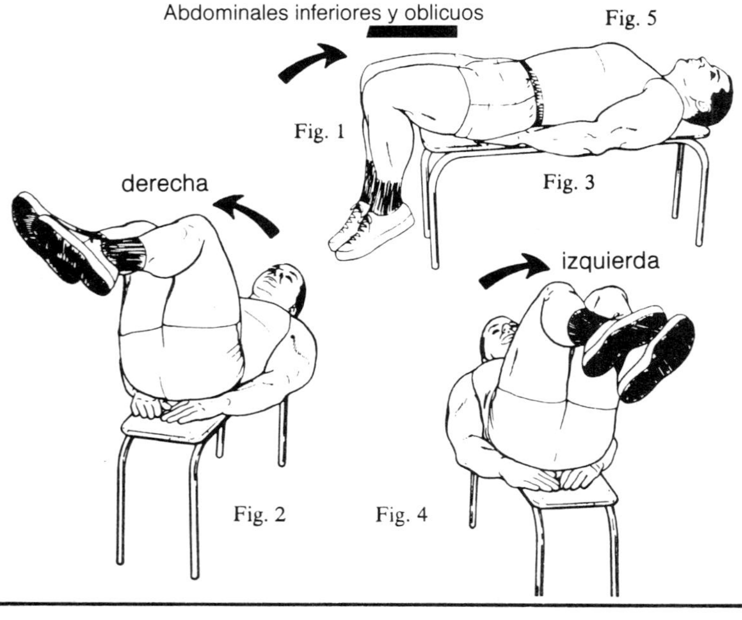

● Levantamiento de piernas en banco plano con rodillas rígidas
Abdominales inferiores

Tumbarse en un banco plano con las piernas fuera del extremo del banco. Colocar las manos bajo las nalgas con las palmas hacia abajo. Los pies deben tocar el suelo y las rodillas deben estar rígidas. Estirar las rodillas hacia la vertical por encima de las caderas. Volver a la posición inicial y espirar. Hay que mantener las rodillas rígidas durante todo el ejercicio.

● Levantamiento de piernas con giro y rodillas flexionadas en banco plano

Tumbarse en el extremo de un banco plano con las piernas fuera del banco. Colocar las manos bajo las nalgas con las palmas hacia abajo. Con los pies tocando el suelo y las rodillas flexionadas, girar las caderas a la derecha. Manteniendo el giro, estirar las rodillas hacia la vertical por encima de las caderas. Volver a la posición inicial y espirar. Hacer el número de repeticiones prescritas hacia el lado derecho y después hacia el lado izquierdo.

● Levantamiento de piernas con giro alterno en banco plano. Rodillas flexionadas

Tumbarse en un banco plano con las piernas fuera del extremo del banco. Colocar las manos bajo las nalgas con las palmas hacia abajo. Con los pies tocando el suelo y las rodillas flexionadas, girar las caderas a la derecha. Manteniendo el giro, estirar las rodillas hacia la vertical por encima de las caderas. Girar las caderas hacia la izquierda y hacer descender los pies hacia el suelo por el lado izquierdo, con las rodillas flexionadas. Llevar de nuevo las piernas a la vertical, hacia la derecha, y luego bajarlas. El orden es éste: derecha, izquierda, derecha, izquierda, derecha, izquierda.

▲ Levantamiento de piernas compuesto en banco plano con rodillas flexionadas

Tumbarse en un banco plano con las piernas fuera del extremo del banco. Colocar las manos bajo las nalgas con las palmas hacia abajo. Con los pies tocando el suelo y las rodillas flexionadas, girar las caderas a la derecha. Manteniendo el giro, estirar las rodillas hacia la vertical por encima de las caderas. Cambiar la posición, girar las caderas hacia adelante y bajar las piernas al suelo, manteniendo las rodillas flexionadas. Levantar las piernas hasta la vertical, cambiar la posición de las caderas hacia la izquierda y hacer descender los pies hacia el suelo por el lado izquierdo, con las rodillas flexionadas. Subir de nuevo las

LEVANTAMIENTO DE PIERNAS CON GIRO ALTERNO Y PESO
Abdominales inferiores y oblicuos

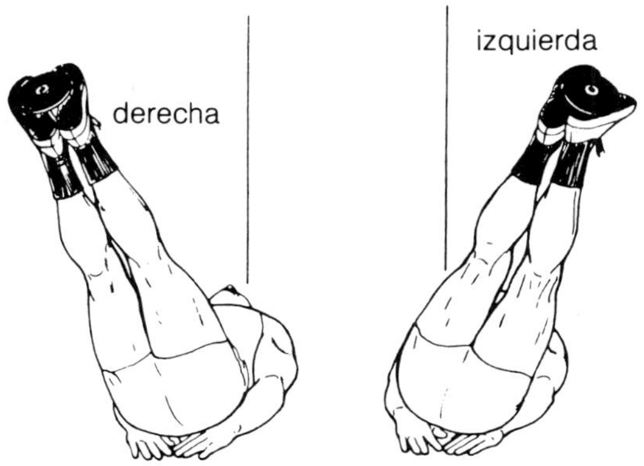

LEVANTAMIENTO DE PIERNAS COMPUESTO, CON PESO
Abdominales inferiores y oblicuos

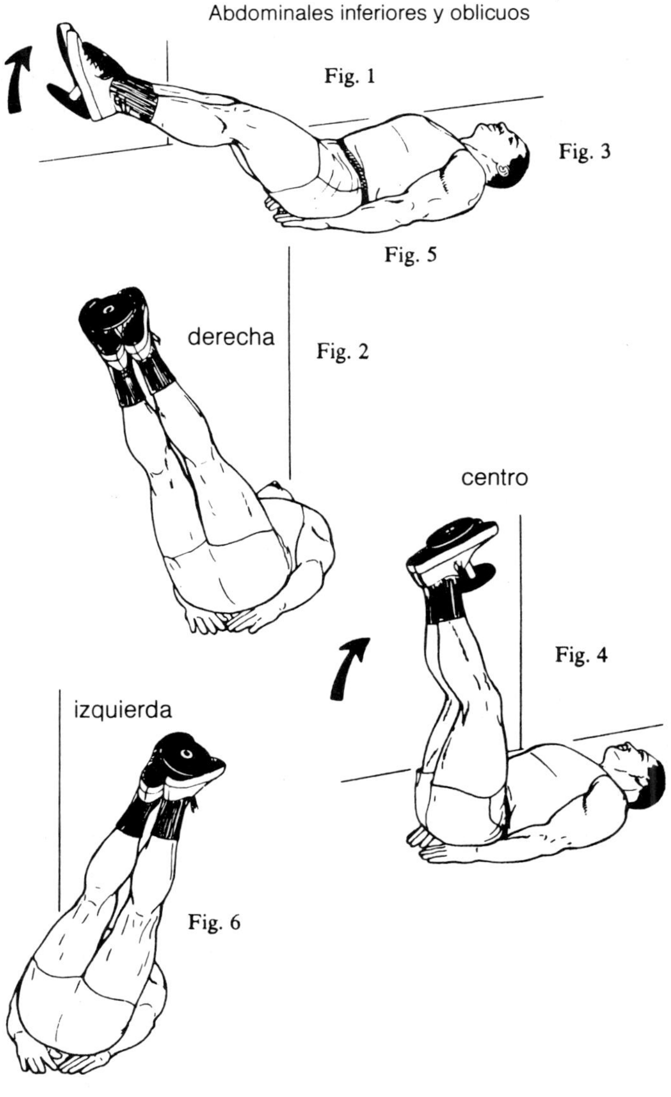

LEVANTAMIENTO DE PIERNAS COMPUESTO CON PESO, SENTADO, INCLINADO

Abdominales inferiores y oblicuos

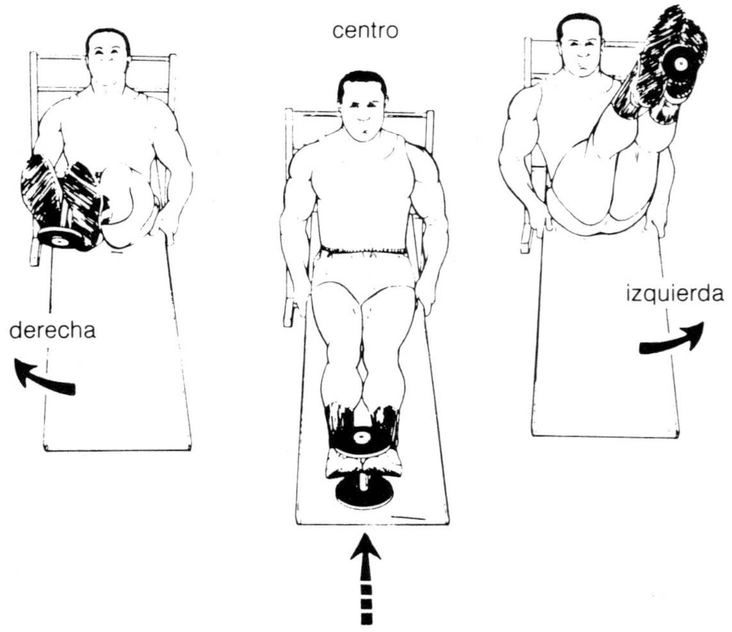

LEVANTAMIENTO DE PIERNAS COMPUESTO EN BANCO PLANO CON PESO

Abdominales inferiores y oblicuos

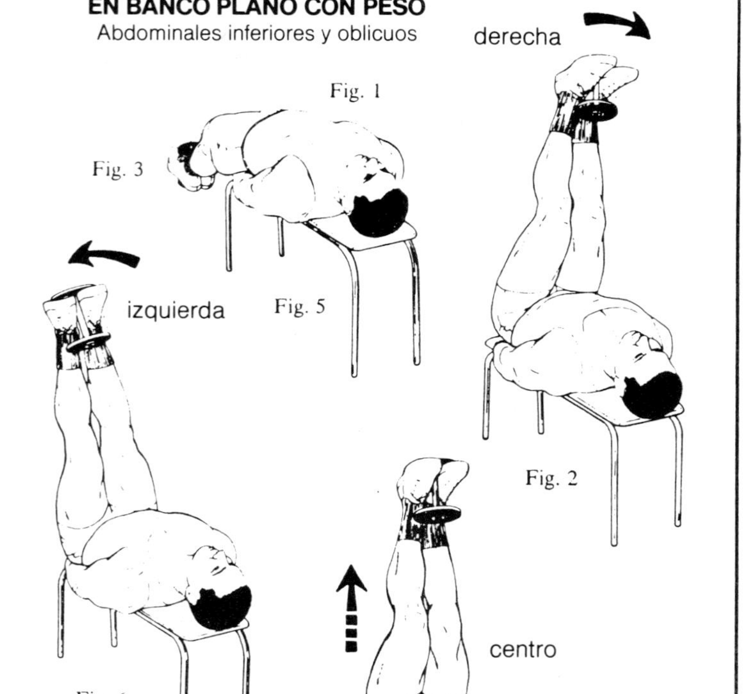

piernas a la vertical y bajarlas hacia adelante. Levantar las piernas hacia la derecha y bajarlas. Levantarlas y bajarlas hacia adelante. Levantarlas y bajarlas a la izquierda. El orden de las elevaciones es éste: derecha, centro, izquierda, centro, derecha, centro, izquierda, centro.

★ Levantamiento de piernas con giro alterno y peso

Colocar un peso ligero entre los pies y tumbarse de espaldas en el suelo con las manos bajo las nalgas. Manteniendo las piernas estiradas y las rodillas rígidas, girar las caderas ligeramente hacia la derecha y levantar las piernas en esta dirección, hasta que queden verticales por encima de las caderas. Volver a la posición inicial y espirar. Girar las caderas ligeramente hacia la izquierda y levantar las piernas en esta dirección hasta que queden verticales con respecto a las caderas. Volver a la posición inicial y espirar. Dos movimientos constituyen una repetición. No dejar que los pies toquen el suelo en cuanto se haya iniciado el ejercicio.

▲ Levantamiento de piernas con giro alterno, inclinado, con peso

Abdominales inferiores y oblicuos

Con un peso ligero colocado entre los pies, tumbarse en una tabla de abdominales inclinada unos 25-30°, situando la cabeza en la parte superior. Manteniendo las piernas estiradas y las rodillas rectas, girar las caderas ligeramente hacia la derecha y levantar las piernas en esta dirección hasta que queden casi verticales. Volver a la posición inicial y espirar. Girar las caderas ligeramente hacia la izquierda y levantar las piernas en esta dirección hasta que queden casi verticales. Volver a la posición inicial y espirar. Dos movimientos constituyen una repetición. No dejar que los pies toquen el suelo durante el ejercicio.

★ Levantamiento de piernas compuesto, con peso

Colocar un peso entre los pies, tumbarse en el suelo y poner las manos bajo las caderas con las palmas hacia abajo. Desde esta posición, girar las caderas a la derecha e inspirar mientras se levantan las piernas hasta que queden verticales por encima de las caderas. Volver a la posición baja y espirar. Colocar las caderas en su posición normal y realizar un levantamiento de piernas regular. Después de volver a la posición baja, girar las caderas a la izquierda y repetir el movimiento en esta dirección. Girar las caderas a su posición normal y hacer un levantamiento de piernas regular. Volver a la derecha, de nuevo, etc.

★ Levantamiento de piernas compuesto, inclinado, con peso

Abdominales inferiores y oblicuos

Tumbarse en una tabla de abdominales inclinada en un ángulo de 25-30°, colocando la cabeza en la parte superior, con un peso ligero en los pies. Utilizar las manos para mantener el cuerpo en equilibrio. Girar las caderas hacia la derecha y levantar las piernas hasta que formen un ángulo de 45° con la tabla. Volver a la posición baja y espirar. Girar las caderas hacia la izquierda y repetir el movimiento. Girar las caderas hacia el centro y realizar un levantamiento normal para volver después a la derecha, etc.

★ Levantamiento de piernas compuesto con peso, sentado, inclinado

Sentarse en una tabla de abdominales inclinada en un ángulo de 25-30°, con la espalda en la parte superior y las piernas estiradas hacia adelante, sosteniendo un peso ligero con los pies. Colocar las manos detrás de las nalgas y agarrarse a los extremos de la tabla para mantener el equilibrio. Elevar las piernas unos 20 cm. Girar las caderas a la derecha e inspirar mientras se levantan las piernas hasta un ángulo de unos 45° con respecto a la tabla. Volver a la posición baja y espirar. Con un giro, llevar las caderas a su posición normal y realizar un levantamiento de piernas regular. Después de volver a la posición baja, girar las caderas a la izquierda y repetir el movimiento en esta dirección. Girar las caderas hasta su posición normal y hacer un levantamiento de piernas regular. Después, volver a la derecha, etc.

★ Levantamiento de piernas compuesto, con peso, en banco plano

Con un peso colocado entre los pies, tumbarse de espaldas en un banco plano y colocar las manos bajo las nalgas con las palmas hacia abajo. Desde esta posición, girar las caderas hacia la derecha e inspirar mientras se elevan las piernas hasta que queden verticales respecto a la cintura. Volver a la posición baja y espirar. Llevar las caderas con un giro a su posición normal y realizar un levantamiento de piernas regular en banco plano. Después de volver a la posición baja, girar las caderas a la izquierda y repetir el movimiento en esta dirección. Girar las caderas al centro y hacer un levantamiento de piernas normal. Después volver a la derecha, etc.

LEVANTAMIENTO DE PIERNAS COMPUESTO, CON PESO, EN BANCO VERTICAL

Abdominales inferiores y oblicuos

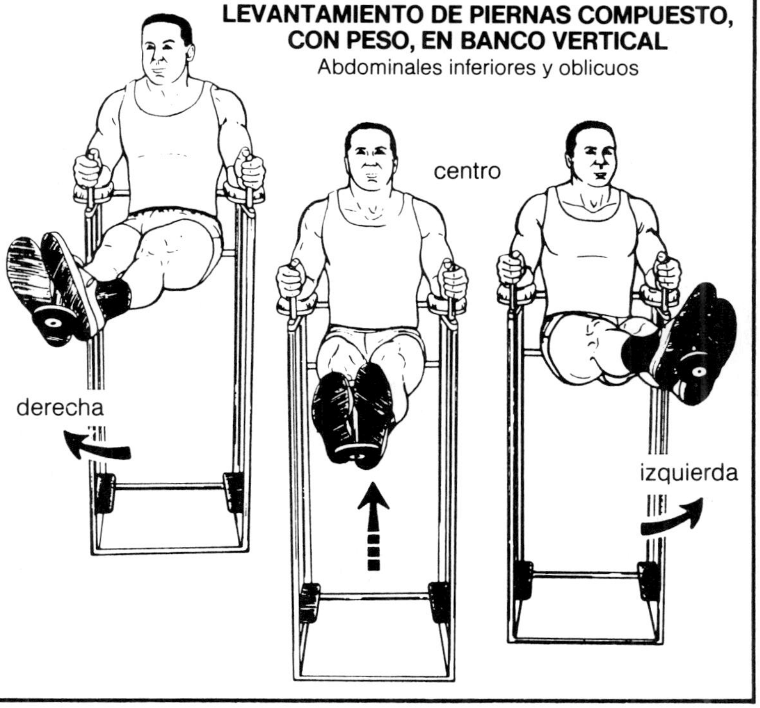

LEVANTAMIENTO DE PIERNAS COMPUESTO, CON PESO, EN BARRA FIJA

Abdominales inferiores y oblicuos

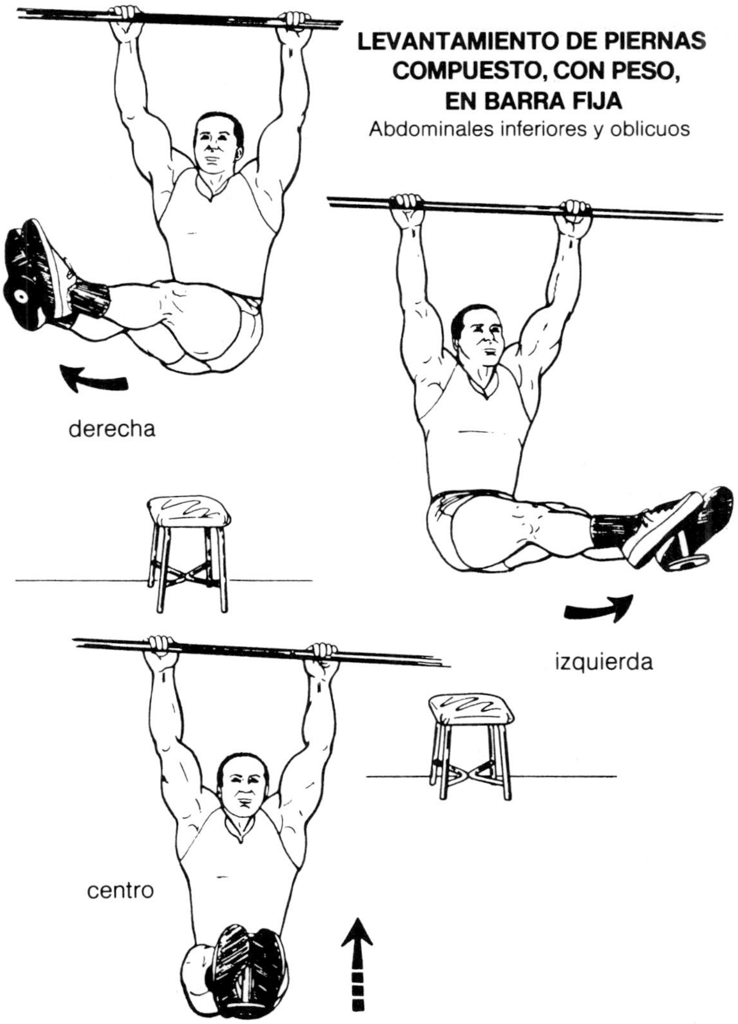

ENCOGIMIENTOS DE PIERNAS INCLINADO
Abdominales inferiores

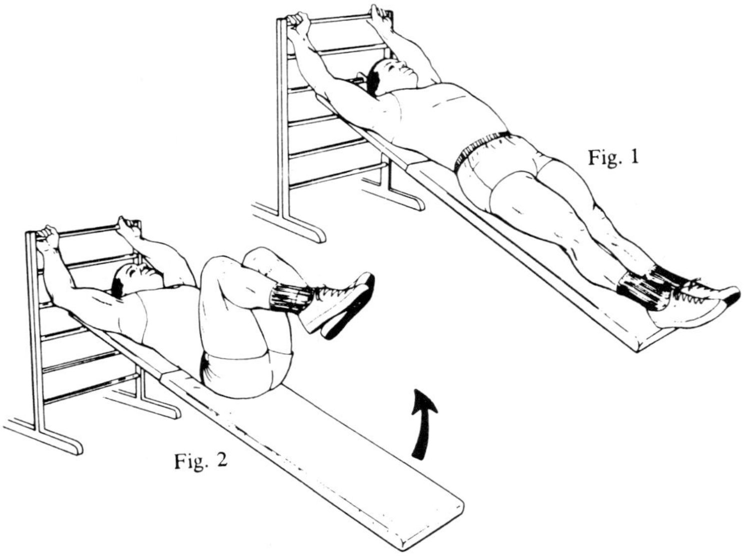

ENCOGIMIENTO DE PIERNAS EN BANCO PLANO
Abdominales inferiores

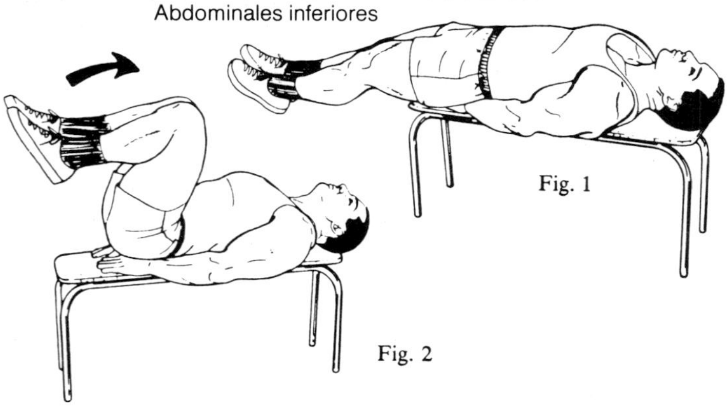

ENCOGIMIENTO DE PIERNAS EN BANCO PLANO, SENTADO
Abdominales inferiores

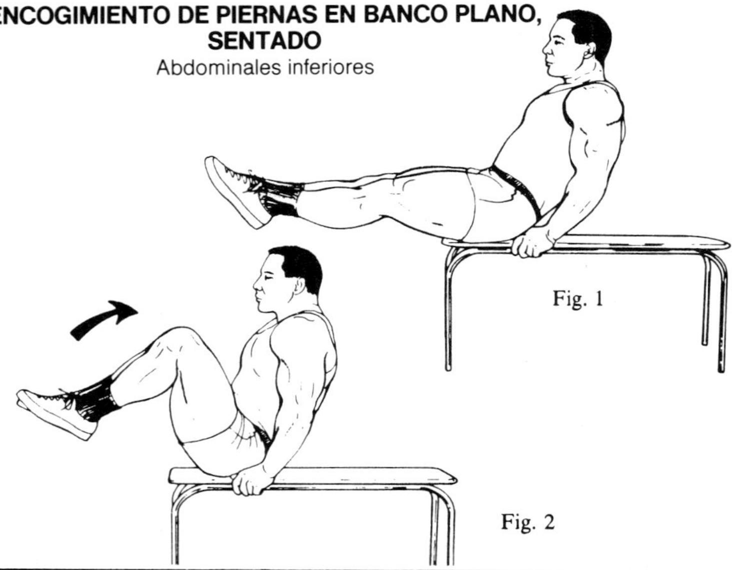

★ Levantamiento de piernas compuesto, con peso, sentado en banco plano

Abdominales inferiores y oblicuos

Sentarse en el extremo de un banco plano con las piernas estiradas delante, aguantando un peso ligero con los pies. Colocar las manos detrás de las caderas, apoyándose en los extremos del banco. A partir de esta posición, girar las caderas hacia la derecha e inspirar mientras se levantan las piernas hasta formar un ángulo de unos 45° con respecto a la parte superior del cuerpo. Volver a la posición baja y espirar. Llevar las caderas con un giro a su posición normal y realizar un levantamiento de piernas regular sentado en banco plano. Después de volver a la posición baja, girar las caderas a la izquierda y repetir el movimiento en esta dirección. Girar las caderas hacia el centro y hacer un levantamiento de piernas normal, sentado en banco plano. Después volver a la derecha, etc.

★ Levantamiento de piernas compuesto, con peso, en banco vertical

Con un peso colocado entre los pies, situarse en un banco vertical de abdominales sosteniendo el cuerpo con los brazos estirados. Desde esta posición vertical, inspirar y girar las caderas a la derecha mientras se levantan las piernas hasta que queden paralelas al suelo. Volver a la posición baja y espirar. Volver con un giro las caderas a la posición normal y realizar un levantamiento de piernas regular en banco vertical. Bajar de nuevo, girar las caderas a la izquierda y repetir el movimiento en esta dirección. Volver con un giro de caderas a la posición inicial y realizar de nuevo un levantamiento de piernas normal en banco vertical. Después volver a la derecha, etc.

★ Levantamiento de piernas compuesto, con peso, en barras paralelas

Abdominales inferiores y oblicuos

Con un peso colocado entre los pies, situarse en unas barras paralelas de espaldas al aparato apoyando el cuerpo en los brazos estirados. Desde una posición vertical, inspirar y girar las caderas a la derecha mientras se levantan las piernas hasta que queden paralelas con el suelo. Volver a la posición baja y espirar. Llevar las caderas con un giro a la posición normal y realizar un levantamiento de piernas regular en barras paralelas. Bajar de nuevo, girar las caderas a la izquierda y repetir el movimiento en esta dirección. Volver con un giro de caderas a la posición inicial y realizar otro levantamiento de piernas normal en barras paralelas. Volver a la derecha, etc.

★ Levantamiento de piernas compuesto con peso en barra fija

Con un peso colocado entre los pies, situarse en un banco y agarrarse a una barra fija con las palmas hacia abajo, utilizando un agarre de unos 50 cm. Levantarse del banco y colgar el peso del cuerpo de los brazos estirados. Desde esta posición, girar las caderas a la derecha e inspirar mientras se elevan las piernas hasta que queden paralelas al suelo. Volver a la posición baja y espirar. Llevar con un giro las caderas a la posición normal y realizar un levantamiento de piernas regular en barra de suspensión. Después, bajar de nuevo, girar las caderas a la izquierda y repetir el movimiento en esta dirección. Volver con un giro de caderas a la posición inicial y realizar de nuevo un levantamiento de piernas normal en barra de suspensión. Luego, volver a la derecha, etc.

ENCOGIMIENTO DE PIERNAS EN BARRAS PARALELAS
Abdominales inferiores

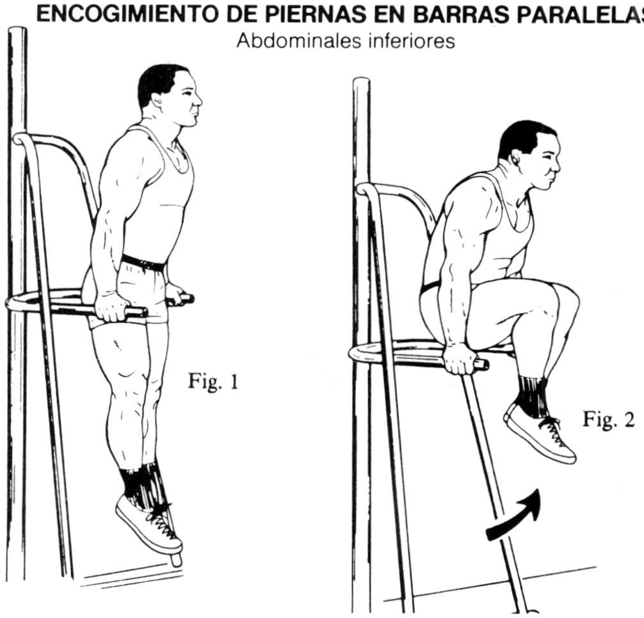

▲ Encogimiento de piernas inclinado

Tumbarse en una tabla de abdominales inclinada de 25-30°, con la cabeza en la parte superior, agarrándose con las manos, mantener una posición estable. Inspirar y flexionar las rodillas mientras se estira la parte superior de los muslos hacia la sección media del cuerpo. Concentrarse en los abdominales bajos y volver a la posición inicial y espirar. Durante todo el ejercicio, no dejar que los pies toquen la tabla.

ENCOGIMIENTO DE PIERNAS
Abdominales inferiores

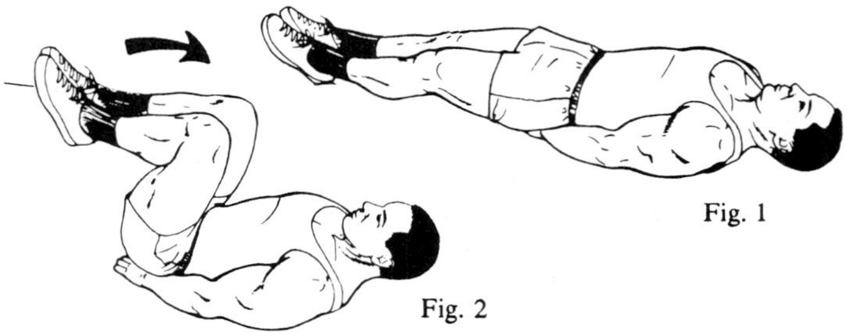

■ Encogimiento de piernas, inclinado, sentado

Abdominales inferiores

Sentarse en una tabla de abdominales en un ángulo de 25-30°, con la espalda en la parte alta y las piernas estiradas hacia adelante. Colocar las manos detrás de las nalgas y asirse a los extremos de la tabla para mantener el equilibrio. Levantar las piernas unos 15 cm hacia arriba, e inspirar mientras se flexionan las rodillas y se estira la parte superior de los muslos hacia la sección media del cuerpo. Volver a la posición baja, manteniendo las piernas fuera del banco, y espirar. Durante el ejercicio, concentrarse en los abdominales inferiores.

ENCOGIMIENTO DE PIERNAS CON GIRO EN BANCO VERTICAL
Abdominales inferiores y oblicuos

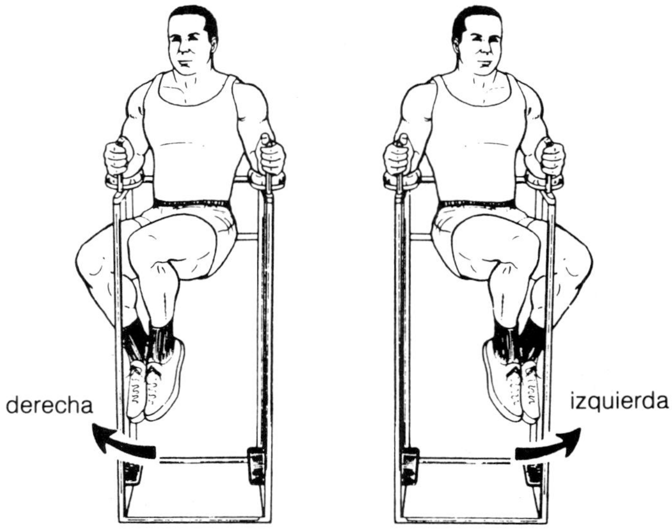

▲ Encogimiento de piernas en banco plano

Tumbarse en un banco plano con las piernas estiradas hacia adelante, fuera del extremo el banco. Colocar las manos detrás de las caderas con las palmas hacia abajo. Inspirar y flexionar las rodillas mientras se lleva la parte superior de los muslos hacia la sección media. Volver a la posición inicial y espirar. Durante este ejerci-

ENCOGIMIENTOS DE PIERNAS CON GIRO
Abdominales inferiores y oblicuos

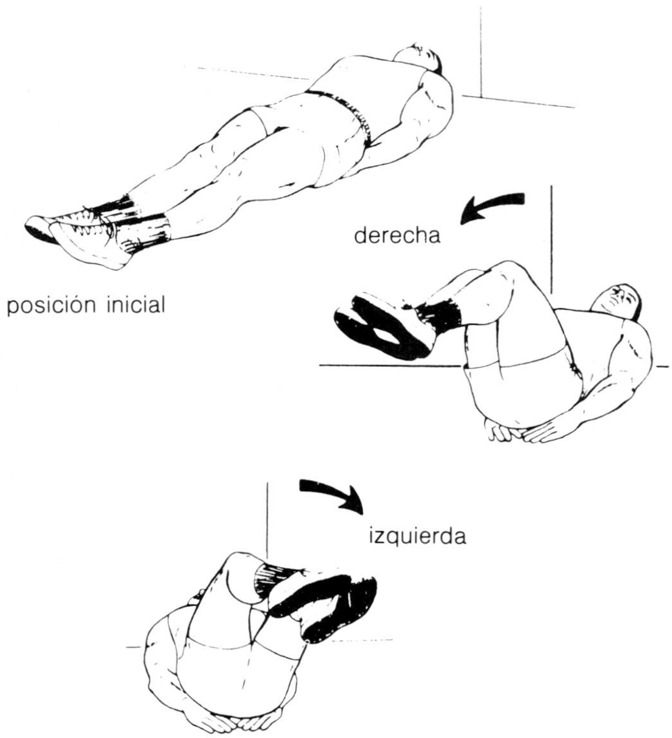

ENCOGIMIENTO DE PIERNAS CON GIRO, EN BANCO PLANO
Abdominales inferiores y oblicuos

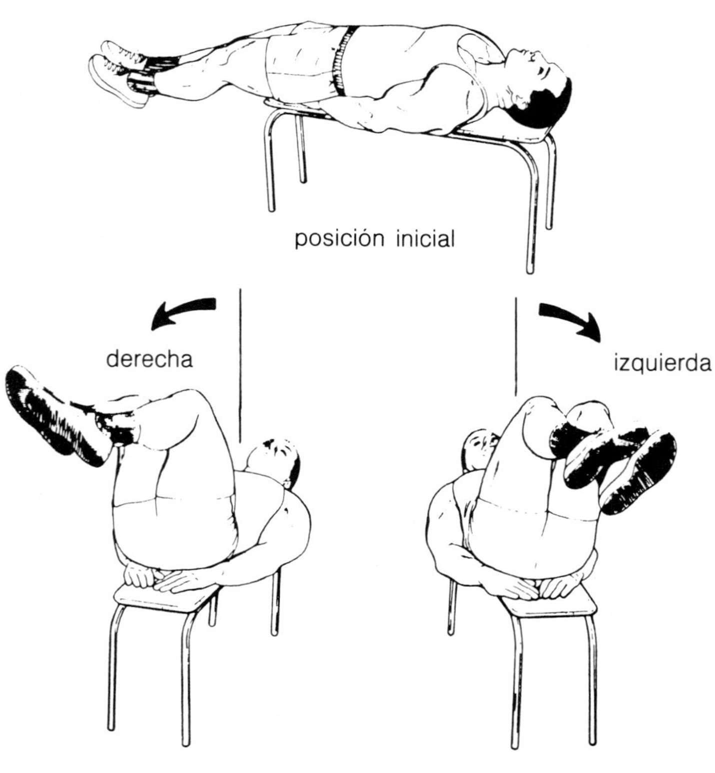

cio, concentrarse en los abdominales inferiores. Fijarse en que la parte inferior de las piernas quede paralela al suelo al llevar las piernas hacia la parte media del cuerpo.

▲ Encogimiento de piernas en banco plano, sentado

Sentarse en el extremo de un banco plano con las piernas estiradas hacia adelante. Colocar las manos detrás de las nalgas, asiéndose a los extremos del banco para sujetarse. Inspirar, flexionar las rodillas y llevar la parte superior de los muslos hacia la sección media del cuerpo. Volver a la posición inicial y espirar. Durante este ejercicio, concentrarse en los abdominales. Hay que cuidar de que la parte inferior de las piernas esté paralela al suelo a mitad de ejercicio.

■ Encogimiento de piernas en barra fija

Abdominales inferiores

Sentado en un banco, agarrarse a la barra fija con las palmas hacia abajo, utilizando un agarre de unos 50 cm. Levantarse del banco y colgar el peso del cuerpo de los brazos estirados. Inspirar, flexionar las rodillas y estirar la parte superior de los muslos hacia la sección media del cuerpo. Volver a la posición inicial y espirar. Durante este ejercicio, concentrarse en los abdominales inferiores, y cuidar de que la parte inferior de las piernas esté vertical al suelo a mitad del ejercicio.

▲ Encogimientos de piernas en banco vertical

Abdominales inferiores

Colocarse en un banco vertical abdominal sosteniendo el peso del cuerpo con los brazos estirados. Desde esta posición, inspirar, flexionar las rodillas y llevar la parte superior de los muslos hacia la sección media del cuerpo. Volver a la posición inicial y espirar. Durante este ejercicio, concentrarse en los abdominales inferiores, procurar que la parte inferior de las piernas quede vertical al suelo a mitad del ejercicio.

■ Encogimiento de piernas en barras paralelas

Colocarse en unas barras paralelas, de espaldas al aparato, sosteniendo el cuerpo con los brazos estirados. Desde la posición vertical, inspirar y flexionar las rodillas mientras se lleva la parte superior de los muslos hacia la sección media del cuerpo. Volver a la posición inicial y espirar. Durante este ejercicio concentrarse en los abdominales inferiores, procurar que la parte inferior de las piernas quede vertical al suelo a mitad del ejercicio.

▲ Encogimiento de piernas

Tumbarse en el suelo y colocar las manos detrás de las nalgas, con las palmas hacia abajo. Inspirar y flexionar las rodillas mientras se lleva la parte superior de los muslos hacia la sección media del cuerpo. Volver a la posición inicial y estirar. Durante este ejercicio, concentrarse en los abdominales inferiores, y procurar que la parte inferior de las piernas quede paralela al suelo a mitad del ejercicio.

▲ Encogimiento de piernas con giro en banco vertical

Colocarse en un banco de abdominales vertical aguantando el peso del cuerpo con los brazos estirados. Desde la posición vertical, inspirar y girar la parte inferior del cuerpo de cintura para abajo, en un ligero ángulo hacia la derecha. Levantar las piernas, flexionando las rodillas, hasta que la parte superior de los muslos quede paralela al suelo, y la parte inferior de las piernas, vertical a éste. Mantener el giro del cuerpo, bajar las piernas a la posición inicial y espirar. Hacer el número de repeticiones prescritas, girando la parte inferior del cuerpo en un ligero ángulo hacia la derecha y después hacia la izquierda.

▲ Encogimiento de piernas con giro

Tumbarse en el suelo y colocar las manos bajo las nalgas, con las palmas hacia abajo. Con las piernas estiradas hacia adelante, levantarlas 5 cm por encima del suelo y girar las caderas en un ligero ángulo a la derecha, de cintura para abajo. Al hacerlo, se colocarán los pies ligeramente hacia la derecha. Inspirar y levantar las piernas, flexionando las rodillas, hasta que la parte superior de los muslos esté vertical al suelo, y la parte inferior de las piernas, paralela a éste. Mantener el giro del cuerpo, bajar las piernas a la posición inicial y espirar. Hacer el número de repeticiones prescritas girando la parte inferior del cuerpo en un ligero ángulo hacia la derecha y después hacia la izquierda.

▲ Encogimiento de piernas con giro, en banco plano

Tumbarse en un banco plano y colocar las manos bajo las nalgas, con las palmas hacia abajo. Con las piernas estiradas hacia adelante girar las caderas en un ligero ángulo a la derecha, de cintura para abajo. Al hacerlo, se colocarán los pies ligeramente a la derecha. Inspirar y levantar las piernas, flexionando las rodillas, hasta que

ENCOGIMIENTO DE PIERNAS CON GIRO INCLINADO
Abdominales inferiores y oblicuos

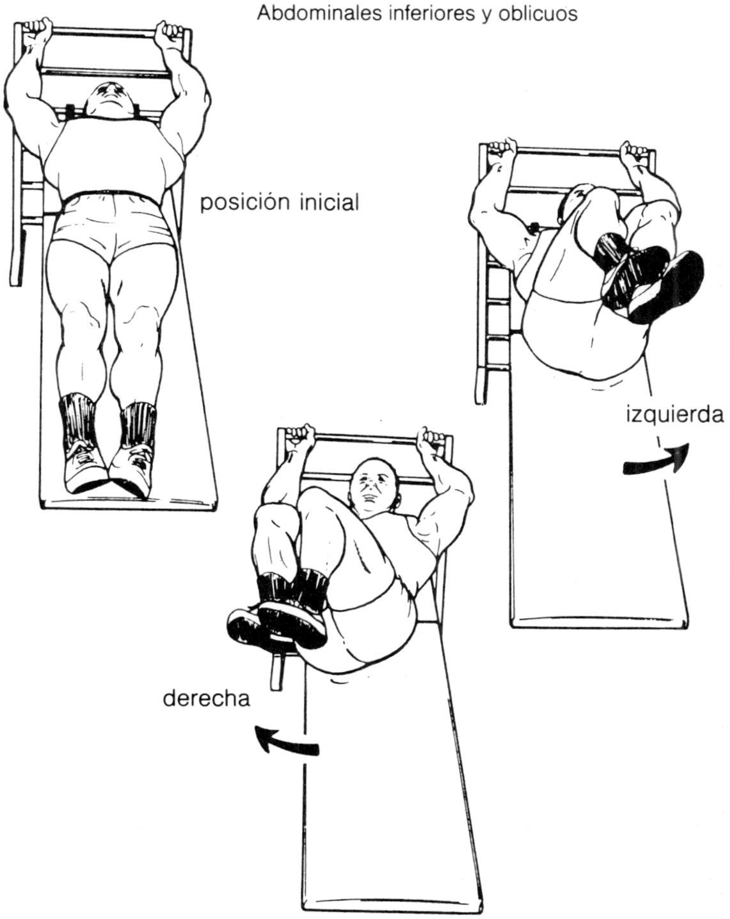

ENCOGIMIENTO DE PIERNAS CON GIRO, SENTADO, INCLINADO
Abdominales inferiores y oblicuos

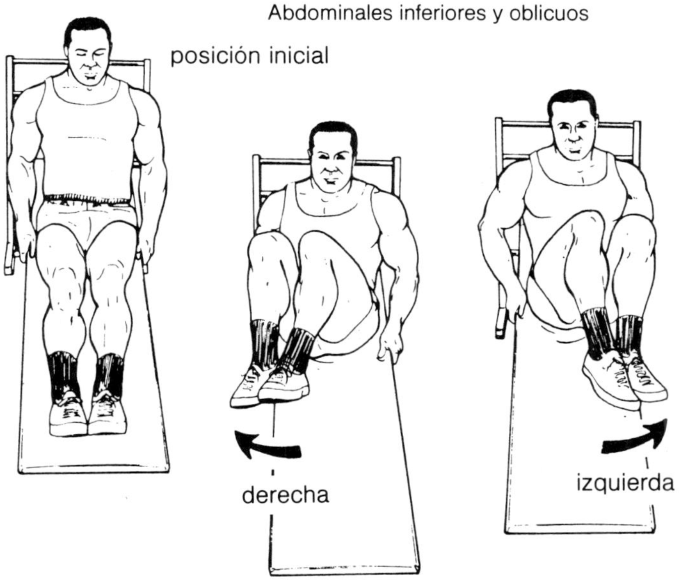

ENCOGIMIENTO DE PIERNAS COMPUESTO, EN BARRA FIJA

Abdominales inferiores y oblicuos

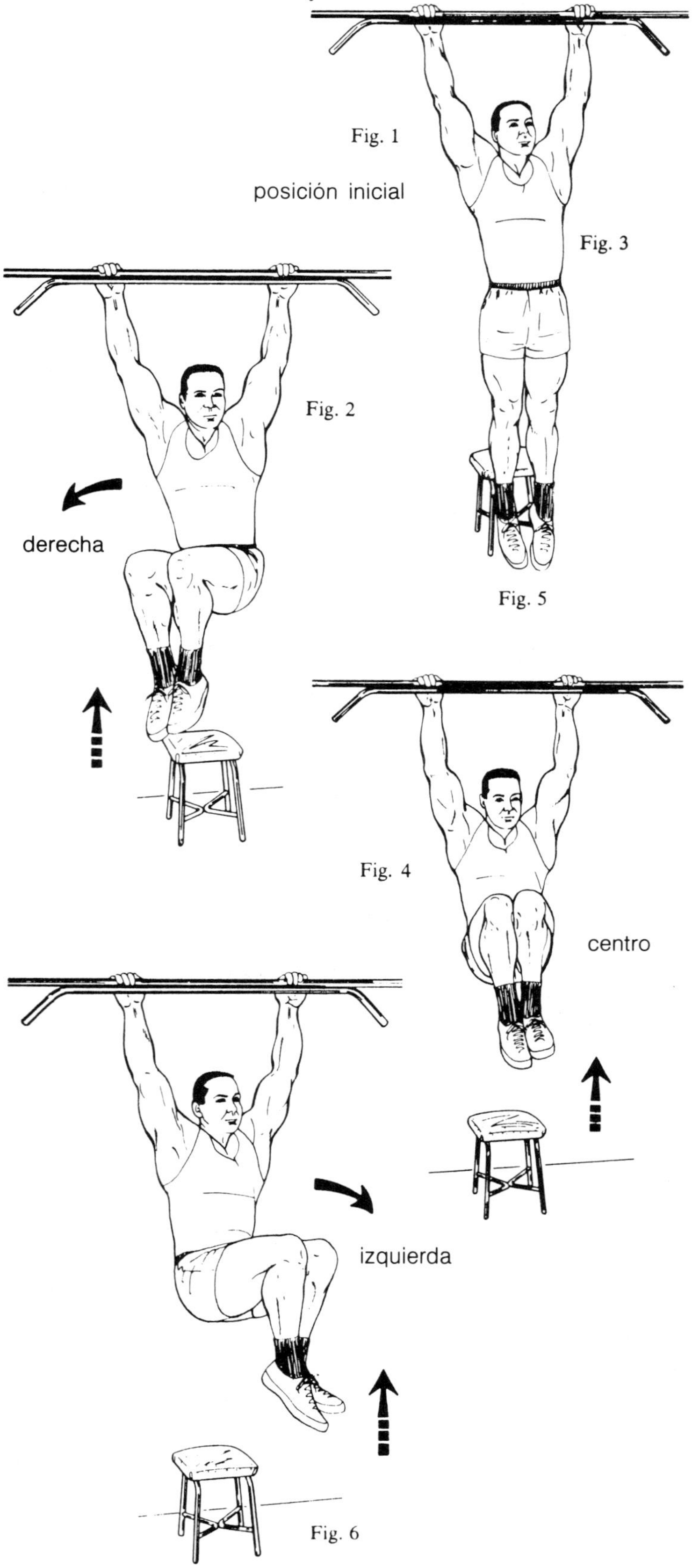

la parte superior de los muslos esté vertical al suelo, y la parte inferior de las piernas, paralela a éste. Mantener el giro del cuerpo, bajar las piernas a la posición inicial y espirar. Hacer el número de repeticiones prescritas primero a la derecha y después girando la parte inferior del cuerpo en un ligero ángulo hacia la izquierda.

■ Encogimiento de piernas con giro sentado en banco plano

Abdominales inferiores y oblicuos

Sentarse en el extremo de un banco plano con las piernas estiradas hacia adelante, tocando el suelo. Colocar las manos bajo las nalgas y agarrarse a los extremos del banco para mantener el equilibrio. Levantar las piernas, rectas, hasta que queden paralelas al suelo. Girar las caderas en un ligero ángulo a la derecha. Al hacerlo, se colocarán los pies ligeramente a la derecha. Inspirar y levantar las piernas, flexionando las rodillas, hasta que la parte superior de los muslos esté vertical al suelo, y la parte inferior de las piernas, paralela a éste. Mantener el giro del cuerpo, bajar las piernas a la posición inicial y espirar. Hacer el número de repeticiones prescritas primero a la derecha y después girando la parte inferior del cuerpo en un ligero ángulo hacia la izquierda.

▲ Encogimiento de piernas con giro inclinado

Tumbarse en una tabla de abdominales inclinada en un ángulo de 25-30°, con la cabeza en la parte superior y las piernas estiradas hacia adelante, apoyadas en la tabla. Agarrarse a los barrotes de detrás de la cabeza para aguantar el peso del cuerpo durante el ejercicio. Levantar los pies de la tabla unos 5 cm y girar las caderas en un ligero ángulo a la derecha, de cintura para abajo. Al hacerlo, se colocarán los pies ligeramente hacia la derecha. Inspirar y levantar las piernas, flexionando las rodillas, hasta que la parte superior de los muslos esté vertical a la tabla, y la parte inferior de las piernas, paralela a ésta. Mantener el giro del cuerpo, bajar las piernas a la posición inicial y espirar. Hacer el número de repeticiones prescritas primero a la derecha y después girando la parte inferior del cuerpo en un ligero ángulo hacia la izquierda.

■ Encogimientos de piernas con giro, sentado, inclinado

Sentarse en una tabla de abdominales inclinada en un ángulo de 25-30°, con la espalda en la parte superior y las piernas estiradas hacia adelante, descansando en la tabla. Colocar las manos detrás de las nalgas y agarrarse a los extremos de la tabla para mantener el equilibrio. Levantar los pies de la tabla unos 5 cm y girar las caderas en un leve ángulo a la derecha, de cintura para abajo, de modo que se coloquen los pies ligeramente hacia la derecha. Inspirar y levantar las piernas, flexionando las rodillas, hasta que la parte superior de los muslos esté vertical a la tabla, y la parte inferior de las piernas, paralela a ésta. Mantener el giro del cuerpo, bajar las piernas a la posición inicial y espirar. Hacer el número de repeticiones prescritas primero a la derecha y después girando la parte inferior del cuerpo en un ligero ángulo hacia la izquierda.

■ Encogimiento de piernas compuesto en barra fija

Sentarse en un banco y asirse a la barra fija con las palmas hacia abajo, utilizando un agarre de unos 50 cm. Levantarse del banco y aguantar el peso del cuerpo con los brazos estirados. Girar la parte inferior del cuerpo en un ligero ángulo a la derecha, de cintura para abajo. Mantener el giro, inspirar y levantar las piernas, flexionando las rodillas, hasta que la parte superior de los muslos esté paralela al suelo, y la parte inferior de las piernas, vertical a éste. Cambiar la posición de las caderas hacia adelante y bajar las piernas. Levantar las piernas, girar las caderas ligeramente hacia la izquierda y bajar las piernas manteniendo el ángulo. Estirarlas de nuevo y repetir el movimiento en el centro. Arriba de nuevo y a la derecha. El orden es éste: derecha, centro, izquierda, centro, derecha, centro, izquierda, centro.

■ Encogimiento de piernas compuesto en banco plano

Abdominales inferiores y oblicuos

Tumbarse en un banco plano con las piernas estiradas fuera del banco. Colocar las manos bajo las nalgas, con las palmas hacia abajo. Girar las caderas a la derecha e inspirar mientras se flexionan las rodillas y se lleva la parte superior de los muslos hacia la sección media del cuerpo. Regresar a la posición inicial y espirar. Volver, con un giro, las caderas a la posición normal y realizar un encogimiento de piernas regular en banco plano. Después de volver a la posición baja, girar las caderas a la izquierda y repetir el movimiento en esta dirección. Girar las caderas hasta la posición inicial y hacer otro encogimiento de piernas normal en banco plano. Volver a la derecha, etc.

ENCOGIMIENTO DE PIERNAS COMPUESTO, INCLINADO
Abdominales inferiores y oblicuos

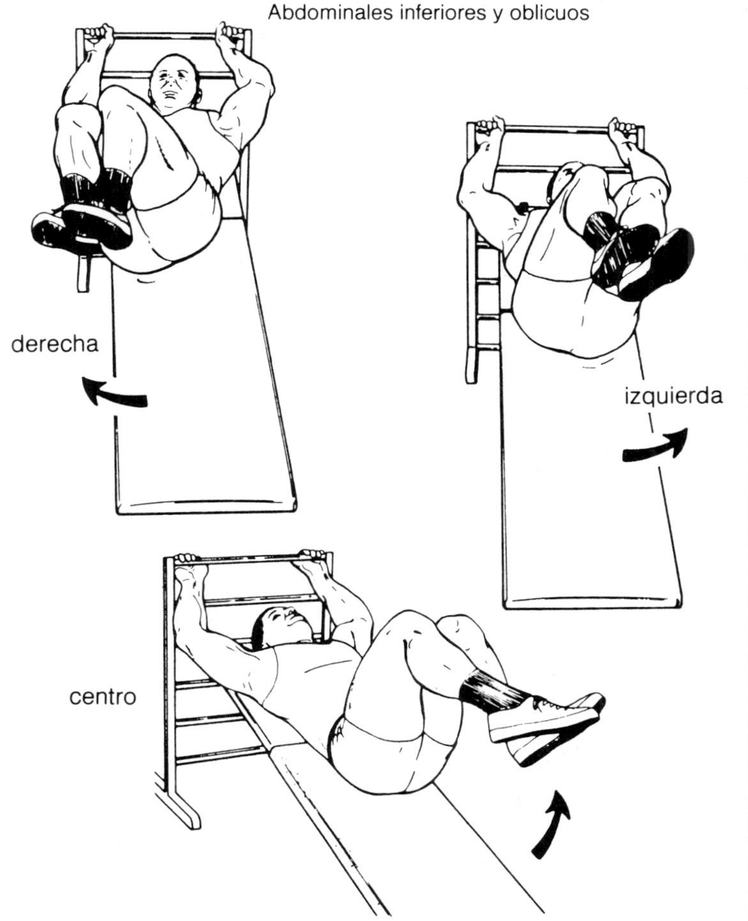

ENCOGIMIENTO DE PIERNAS COMPUESTO, EN BARRAS PARALELAS
Abdominales inferiores y oblicuos

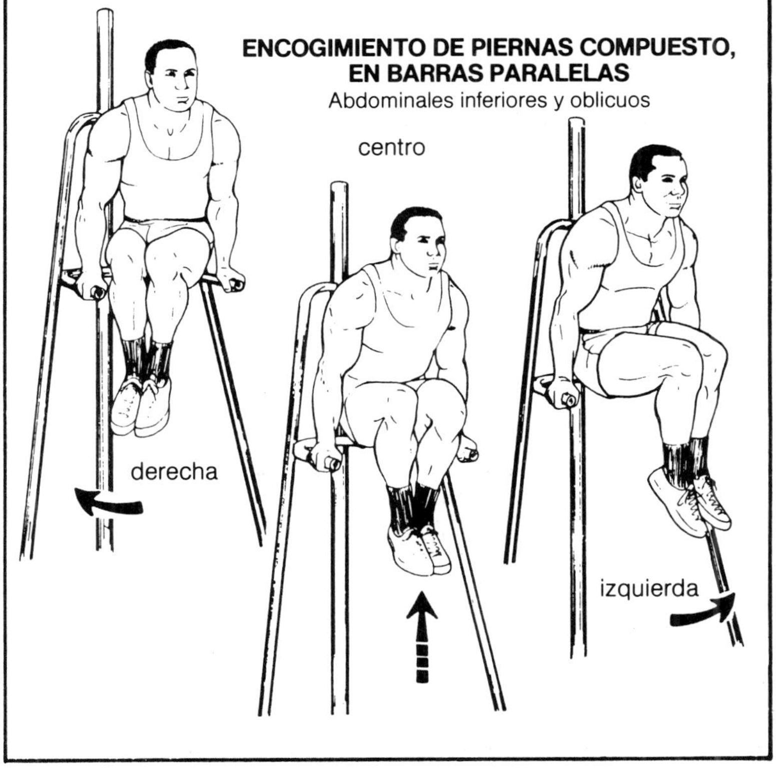

ENCOGIMIENTO DE PIERNAS CON GIRO, EN BARRA FIJA
Abdominales inferiores

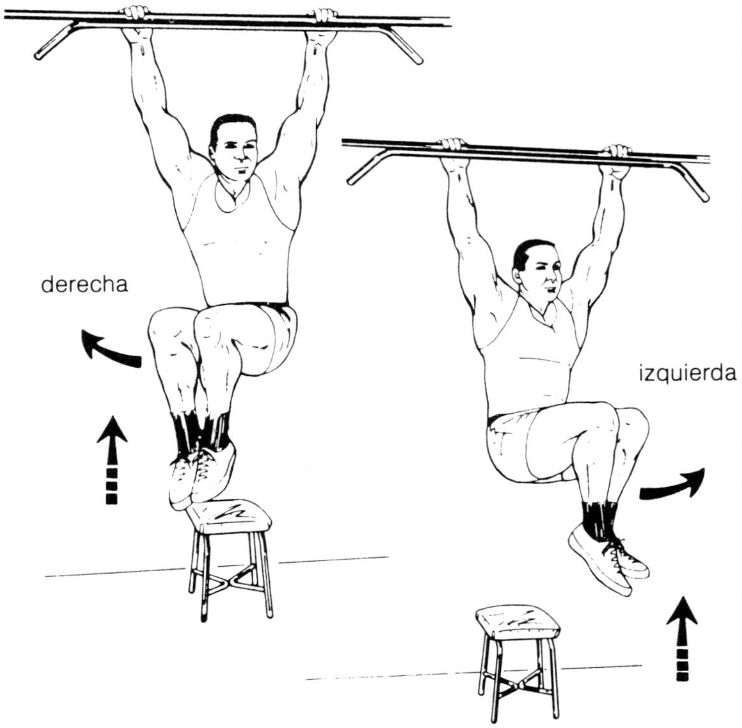

ENCOGIMIENTO DE PIERNAS CON GIRO EN BARRAS PARALELAS
Abdominales inferiores y oblicuos

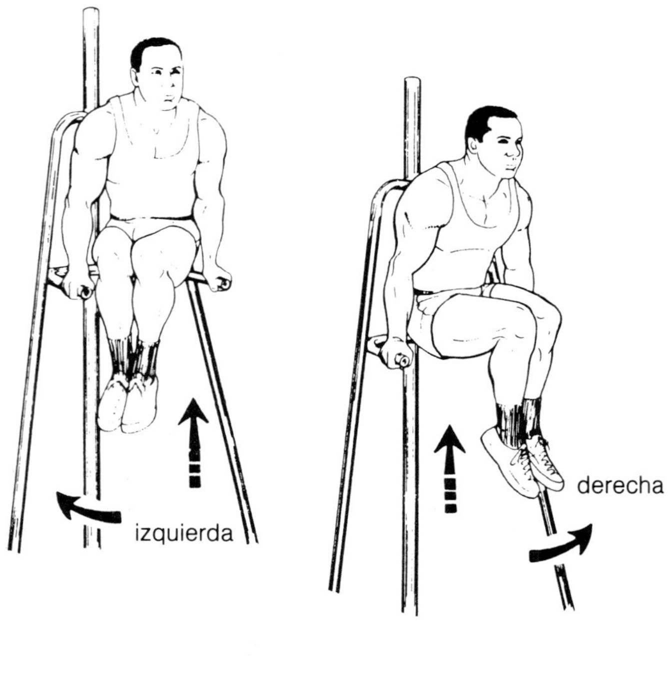

■ Encogimiento de piernas compuesto, sentado, en banco plano

Abdominales inferiores y oblicuos

Sentarse en el extremo de un banco plano con las piernas estiradas fuera del banco. Colocar las manos bajo las nalgas y agarrarse a los extremos del banco para sostenerse. Girar las caderas a la derecha e inspirar mientras se flexionan las rodillas y se lleva la parte superior de los muslos hacia la sección media del cuerpo. Volver a la posición inicial y espirar. Con las caderas en posición normal, realizar un encogimiento de piernas en banco plano regular, sentado. Después de volver a la posición inicial, girar las caderas a la izquierda y repetir el movimiento en esta dirección. Girar las caderas hasta la posición inicial y hacer otro encogimiento de piernas normal en banco plano, sentado. Volver a la derecha, etc.

■ Encogimiento de piernas compuesto, inclinado

Colocarse en una tabla de abdominales inclinada unos 25-30°, agarrándose con las manos a la tabla para mantenerse en posición estable. Desde esta posición, girar las caderas a la derecha e inspirar mientras se flexionan las rodillas y se lleva la parte superior de los muslos hacia la sección media del cuerpo. Volver a la posición inicial y espirar. Volver, con un giro, las caderas a la posición normal y realizar un encogimiento de piernas inclinado regular. Después de volver a bajar, girar las caderas a la izquierda y repetir el movimiento en esta dirección. Girar las caderas hasta la posición inicial y hacer otro encogimiento de piernas inclinado normal. Volver a la derecha, etc.

■ Encogimiento de piernas compuesto, en banco vertical

Abdominales inferiores y oblicuos

Colocarse en un banco de abdominales vertical con el cuerpo sostenido con los brazos estirados. Desde la posición vertical, girar las caderas a la derecha, e inspirar mientras se flexionan las rodillas y se lleva la parte superior de los muslos hacia la sección media del cuerpo. Volver a la posición inicial y espirar. Llevar, con un giro, las caderas a su posición normal, en el centro, y realizar un encogimiento de piernas regular en banco vertical. Después de volver a la posición baja, girar las caderas a la izquierda y repetir el movimiento en esta dirección. Girar las caderas hasta la posición inicial y hacer otro encogimiento de piernas en banco vertical normal. Volver a la derecha, etc.

■ Encogimiento de piernas compuesto en barras paralelas

Colocarse en unas barras paralelas de espaldas al aparato, sosteniendo el cuerpo con los brazos estirados. Desde esta posición vertical, girar las caderas a la derecha, e inspirar mientras se flexionan las rodillas y se lleva la parte superior de los muslos hacia la sección media del cuerpo. Volver a la posición inicial y espirar. Colocar, con un giro, las caderas en posición normal y realizar un encogimiento de piernas en unas barras paralelas regular. Después de volver a la posición baja, girar las caderas hacia la izquierda y repetir el movimiento en esta dirección. Girar las caderas a la posición inicial y hacer otro encogimiento de piernas en barras paralelas regular. Volver a la derecha, etc.

■ Encogimiento de piernas compuesto

Abdominales inferiores y oblicuos

Tumbarse de espaldas en el suelo y colocar las manos detrás de las caderas, con las palmas hacia abajo. Desde esta posición, girar las caderas a la derecha, e inspirar mientras se flexionan las rodillas y se estira la parte superior de los muslos hacia la sección media del cuerpo. Volver a la posición inicial y espirar. Colocar, con un giro, las caderas en posición normal y realizar un encogimiento de piernas regular. Después de volver a la posición baja, girar las caderas a la izquierda y repetir el movimiento en esta dirección. Volver las caderas a la posición inicial y hacer otro encogimiento de piernas regular. Ir de nuevo, volver a la derecha, etc.

■ ENCOGIMIENTO DE PIERNAS COMPUESTO, SENTADO, INCLINADO

Abdominales inferiores y oblicuos

■ Encogimiento de piernas con giro en barra fija

Sentarse en un banco y asirse a la barra fija con las palmas hacia abajo, utilizando un agarre de unos 50 cm. Levantarse del banco y sostener el peso del cuerpo con los brazos estirados. Manteniéndose en una posición vertical, girar las caderas en un ligero ángulo a la derecha, de cintura para abajo. Al hacerlo, cambiar ligeramente de posición los pies, hacia la derecha. Inspirar y levantar las piernas, flexionando las rodillas, hasta que la parte superior de los muslos esté paralela al suelo, y la parte inferior de las piernas, vertical a éste. Mantener el giro del cuerpo; bajar las piernas a la posición inicial y espirar. Hacer el número de repeticiones prescritas primero a la derecha y después girando la parte inferior del cuerpo en un ligero ángulo hacia la izquierda.

ENCOGIMIENTO DE PIERNAS ALTERNO, SENTADO, INCLINADO

Abdominales inferiores

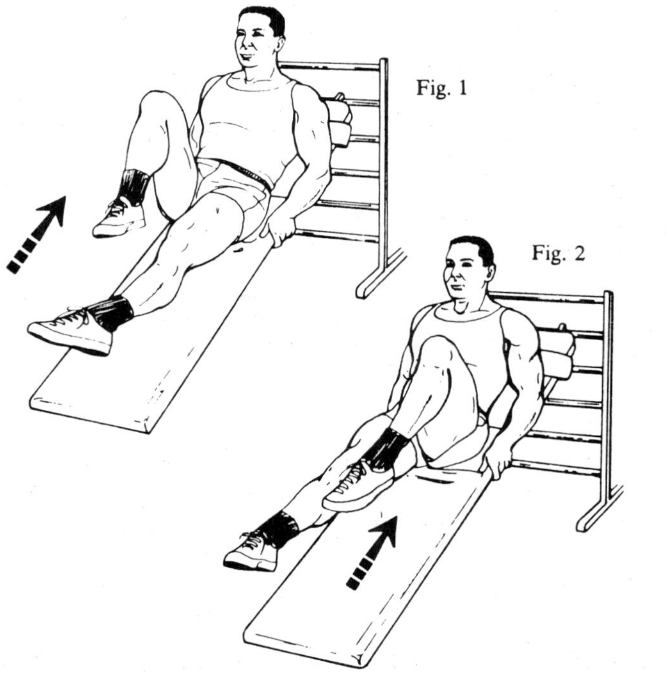

ENCOGIMIENTO DE PIERNAS CON GIRO ALTERNO

Abdominales inferiores y oblicuos

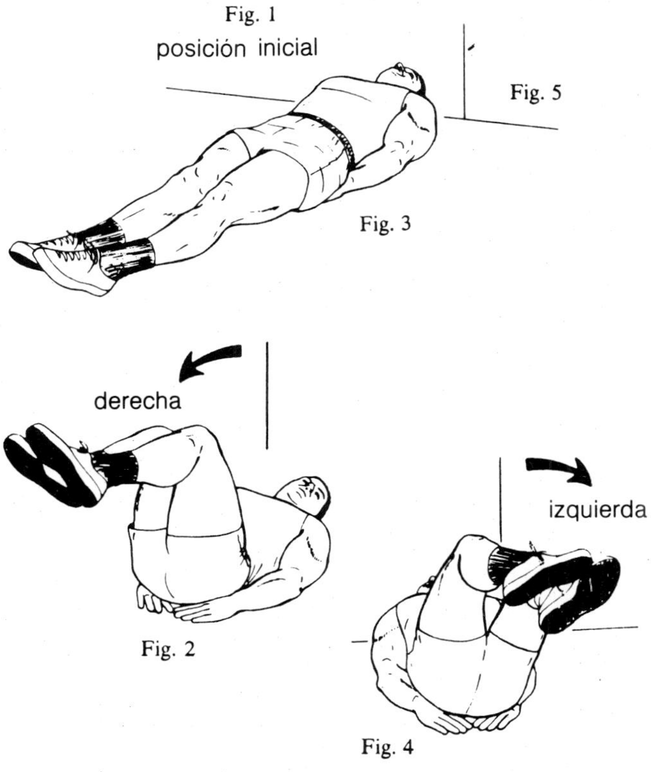

ENCOGIMIENTO DE PIERNAS ALTERNO EN POLEA BAJA
Abdominales inferiores

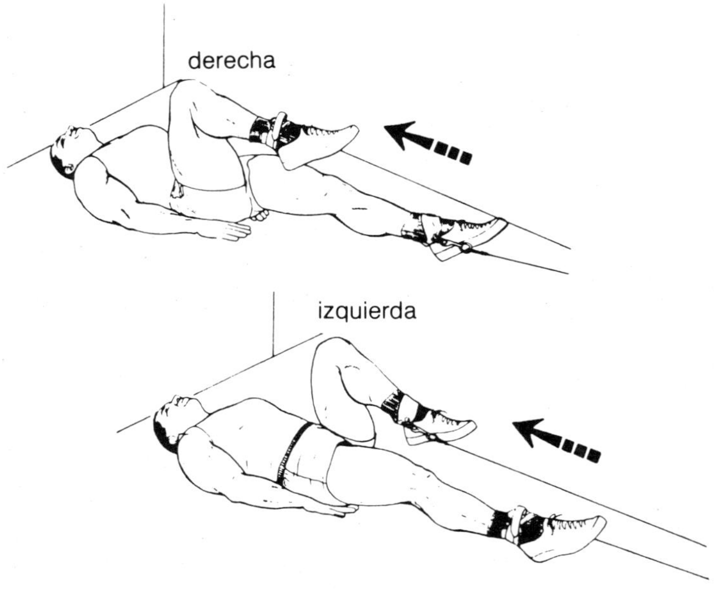

ENCOGIMIENTO DE PIERNAS COMPUESTO EN POLEA BAJA
Abdominales inferiores y oblicuos

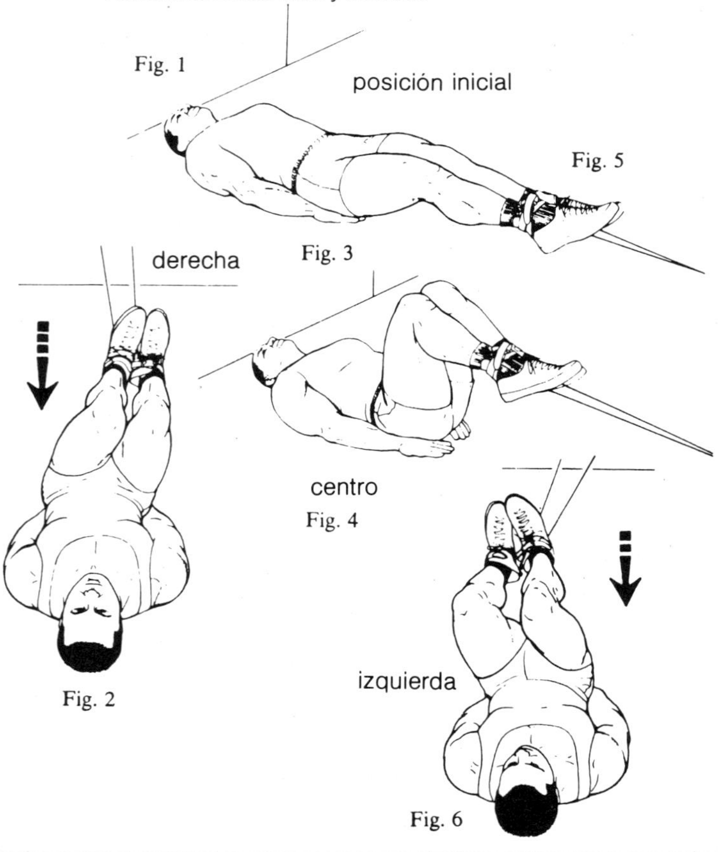

■ Encogimiento de piernas con giro en barras paralelas

Colocarse en unas barras paralelas, de espaldas al aparato, sosteniendo el cuerpo con los brazos estirados. Manteniéndose en una posición vertical, girar las caderas en un ligero ángulo a la derecha, de cintura para abajo. Al hacerlo, cambiar ligeramente de posición los pies, hacia la derecha. Inspirar y levantar las piernas, flexionando las rodillas, hasta que la parte superior de los muslos esté paralela al suelo, y la parte inferior de las piernas, vertical a éste. Mantener el giro del cuerpo; bajar las piernas a la posición inicial y espirar. Hacer el número de repeticiones prescritas primero a la derecha y después girando la parte inferior del cuerpo en un ligero ángulo hacia la izquierda.

▲ Encogimiento de piernas alterno, sentado, inclinado

Sentarse en una tabla de abdominales, inclinada en un ángulo de 25-30°, con los pies en el extremo inferior. Agarrarse a los extremos de la tabla justo por detrás de las nalgas. Levantar los pies de la tabla unos 5 cm. Inspirar y levantar la pierna derecha, flexionando la rodilla, hasta que quede vertical al cuerpo; la pierna de abajo debe estar paralela a la tabla. Cuando se empieza a volver la pierna derecha a la posición inicial, levantar la izquierda, moviendo los muslos como en un pedaleo. Inspirar cuando se levanta la pierna derecha y espirar al bajarla. Un movimiento con una de las piernas se considera una repetición.

Todos los ejercicios siguientes son para abdominales inferiores y oblicuos.

▲ ENCOGIMIENTO DE PIERNAS ALTERNO

▲ ENCOGIMIENTO DE PIERNAS ALTERNO, EN BANCO PLANO

▲ ENCOGIMIENTO DE PIERNAS ALTERNO, INCLINADO

■ ENCOGIMIENTO DE PIERNAS ALTERNO, SENTADO EN BANCO, INCLINADO

▲ ENCOGIMIENTO DE PIERNAS ALTERNO, EN BANCO VERTICAL

■ ENCOGIMIENTO DE PIERNAS ALTERNO, EN BARRAS PARALELAS

■ ENCOGIMIENTO DE PIERNAS ALTERNO, EN BARRA FIJA

▲ Encogimiento de piernas con giro alterno

Tumbarse en el suelo y colocar las manos bajo las nalgas, con las palmas hacia abajo. Con las piernas estiradas, en un ligero ángulo hacia la derecha, inspirar y llevar las rodillas hasta que la parte superior de los muslos esté vertical, y la parte inferior de las piernas paralela al suelo. Mantener el giro de la parte inferior del cuerpo. Cambiar la posición de las caderas en un ligero ángulo hacia la izquierda, estirar las piernas hasta que queden paralelas al suelo y espirar. Llevarlas de nuevo hacia la posición vertical y repetir el movimiento hacia la derecha. El orden debe ser éste: derecha, izquierda, derecha, izquierda.

Todos los ejercicios siguientes son para abdominales inferiores y oblicuos.

■ ENCOGIMIENTO DE PIERNAS CON GIRO ALTERNO, INCLINADO

■ ENCOGIMIENTO DE PIERNAS CON GIRO ALTERNO, SENTADO, INCLINADO

▲ ENCOGIMIENTO DE PIERNAS CON GIRO ALTERNO, EN BANCO PLANO

▲ ENCOGIMIENTO DE PIERNAS CON GIRO ALTERNO, EN BANCO PLANO SENTADO

■ ENCOGIMIENTO DE PIERNAS CON GIRO ALTERNO, EN BARRA FIJA

▲ ENCOGIMIENTO DE PIERNAS CON GIRO ALTERNO, EN BANCO VERTICAL

■ ENCOGIMIENTO DE PIERNAS CON GIRO ALTERNO, EN BARRAS PARALELAS

■ Encogimiento de piernas en polea baja

Abdominales inferiores

Tumbarse en el suelo frente a la polea de pared, con los pies cara al aparato. Sujetar los tobillos a los dos cables de la polea baja y tumbarse lo suficientemente apartado del aparato para poder levantar el peso acumulado con las piernas estiradas. Colocar las manos bajo las nalgas, con las palmas hacia abajo. Inspirar y flexionar las rodillas, estirando la parte superior de los muslos hacia arriba, hasta la vertical. Volver a la posición inicial y espirar.

■ Encogimiento de piernas alterno en polea baja

Tumbarse en el suelo frente a la polea de pared, con los pies cara al aparato. Sujetar los tobillos a los dos cables de la polea

ENCOGIMIENTO DE PIERNAS CON MÁQUINA DE EXTENSIÓN

Abdominales inferiores

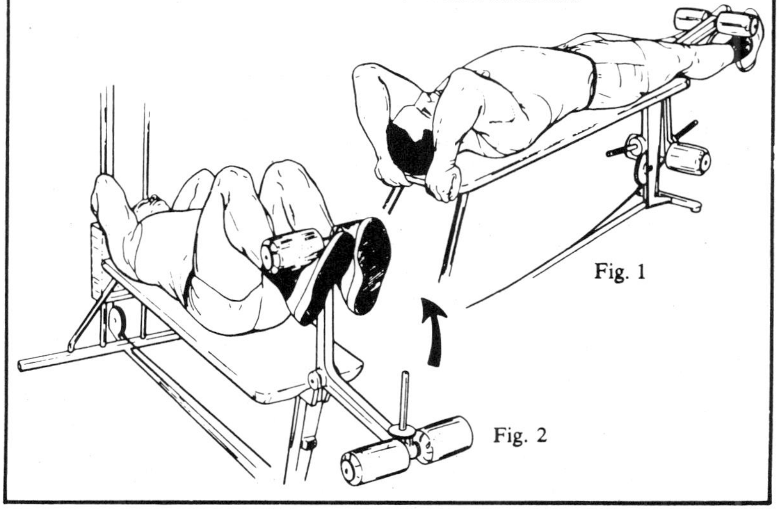

PLEGAR PIERNAS, SENTADO EN BANCO PLANO

Abdominales inferiores

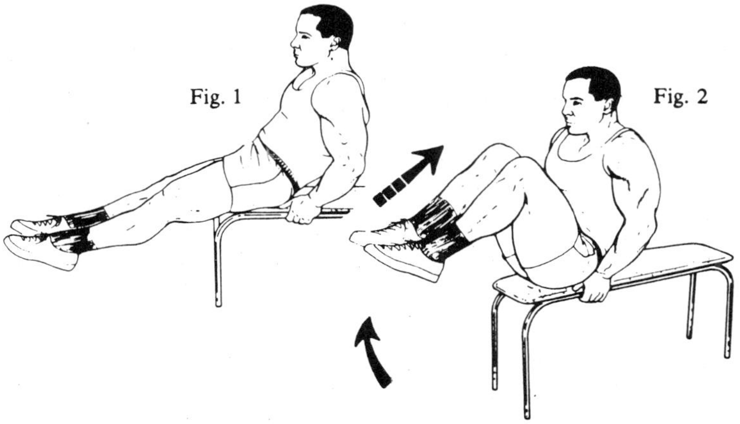

PLEGAR PIERNAS INCLINADO

Abdominales inferiores

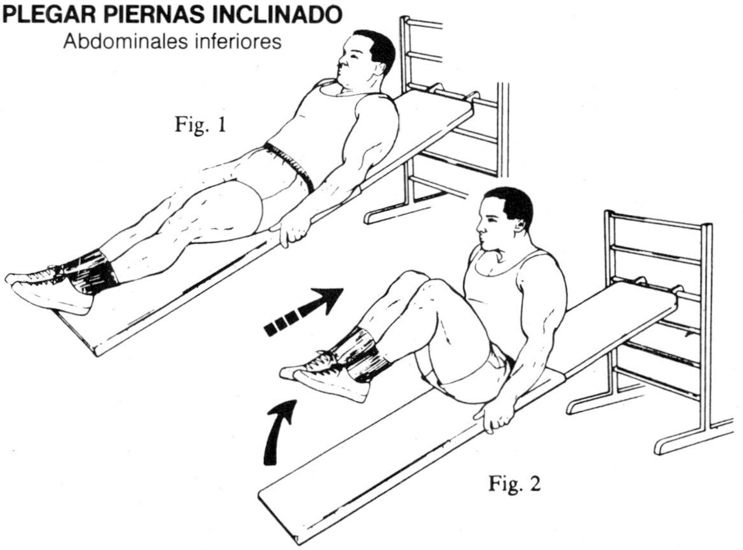

LEVANTAMIENTO DE PIERNAS EN V EN BARRAS PARALELAS

Abdominales inferiores

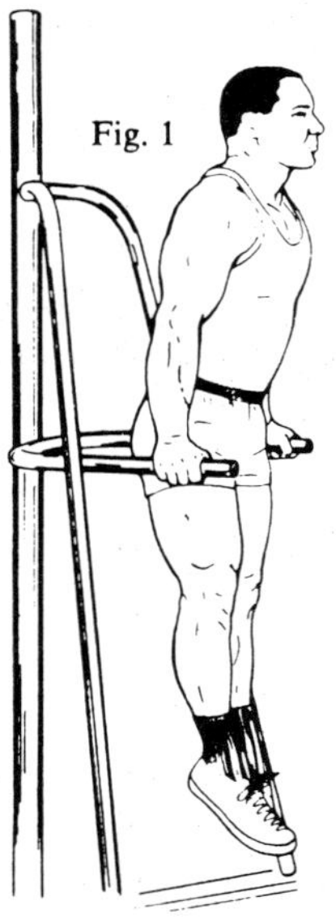

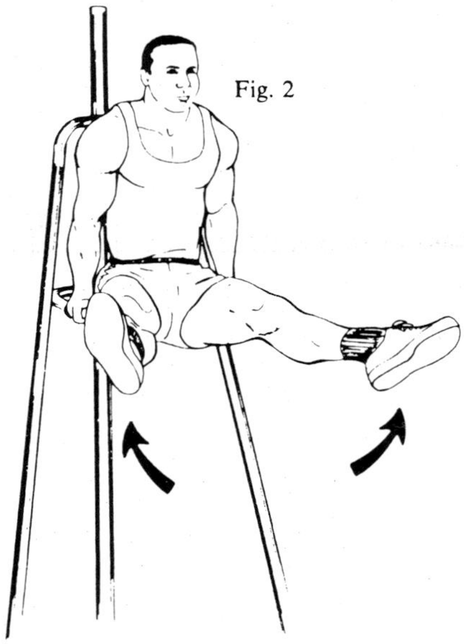

LEVANTAMIENTO DE PIERNAS EN V, INCLINADO

Abdominales inferiores

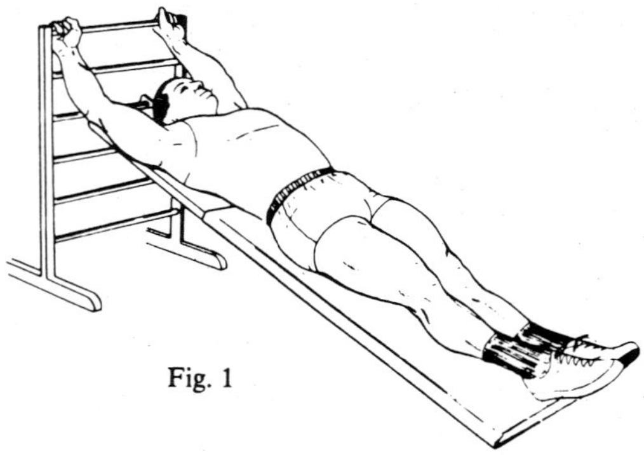

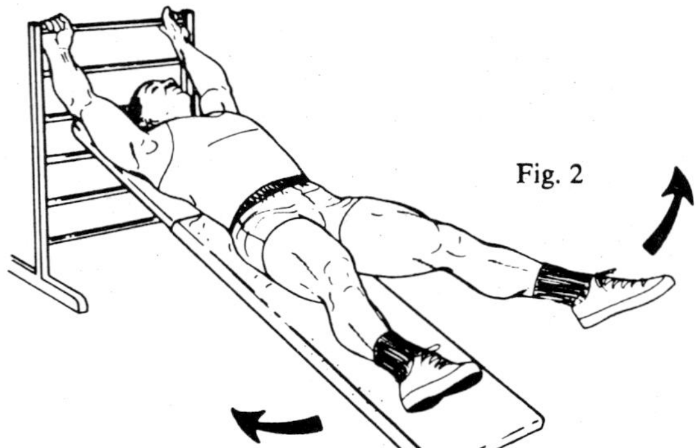

baja y tumbarse lo suficientemente distanciado del aparato para poder levantar el peso acumulado con las piernas estiradas. Colocar las manos bajo las nalgas, con las palmas hacia abajo. Inspirar y flexionar la rodilla derecha, llevando la parte superior del muslo derecho hasta la vertical. Cuando se comienza a bajar la pierna derecha hacia la posición inicial, levantar la pierna izquierda hasta la vertical. A medida que una pierna sube, la otra debe bajar.

■ Encogimiento de piernas con giro en polea baja

Abdominales inferiores y oblicuos

Tumbarse en el suelo frente a la polea de pared, con los pies cara al aparato. Sujetar los tobillos a los dos cables de la polea baja y tumbarse lo suficientemente distanciado del aparato para poder levantar el peso acumulado con las piernas estiradas. Colocar las manos bajo las nalgas, con las palmas hacia abajo. Girar las caderas en un ligero ángulo a la derecha y aguantar el giro mientras se llevan las piernas hacia arriba, flexionando las rodillas, hasta que la parte superior de los muslos esté vertical y la parte inferior de las piernas, paralela al suelo. Volver a la posición inicial y espirar. Hacer el número de repeticiones prescritas primero a la derecha y después cambiando el ángulo de giro hacia la izquierda.

■ Encogimiento de piernas compuesto en polea baja

Tumbarse en el suelo frente a la polea de pared, con los pies cara al aparato. Sujetar los tobillos a los dos cables de la polea baja y tumbarse lo suficientemente lejos del aparato para poder levantar el peso acumulado con las piernas estiradas. Colocar las manos bajo las nalgas, con las palmas hacia abajo. Girar las caderas en un ligero ángulo hacia la derecha y aguantar el giro mientras se llevan las piernas hacia arriba, flexionando las rodillas, hasta que la parte superior de los muslos esté vertical y la parte inferior de las piernas, paralela al suelo. Volver a la posición inicial y estirar las piernas hacia adelante hasta casi tocar el suelo. Volver a la vertical, cambiar la posición de las caderas hacia la izquierda y volver a bajar las piernas en ángulo hasta casi tocar el suelo. Mantener el giro hacia la izquierda, volver las piernas a la vertical y después bajarlas al centro, estiradas. Volver a la vertical, a la derecha y hacia fuera. El orden es éste: derecha, centro, izquierda, centro, derecha, centro, izquierda, centro.

■ Encogimiento de piernas con máquina de extensión

Tumbarse en la máquina de extensión y agarrarse a la parte trasera de la tabla o a la barra de detrás de la cabeza. Colocar el empeine debajo de las almohadillas usadas en *curls* de bíceps. Levantar las rodillas hasta la vertical. Hacer una pausa y luego bajar las almohadillas a la posición inicial. Inspirar cuando se inicia el levantamiento y espirar al finalizar el movimiento. Mantener la tensión en los abdominales mientras dura el ejercicio.

■ Plegar piernas, sentado en banco plano

Sentarse en el extremo de un banco y, con las manos junto a las nalgas, agarrarse a los extremos del banco. Levantar los pies a unos 15 cm del suelo. Inspirar y flexionar las rodillas, inclinando el torso ligeramente hacia adelante hasta que la parte superior de los muslos casi toque el pecho. Volver a la posición inicial y espirar. Mantener la tensión en los abdominales durante el ejercicio.

▲ Plegar piernas, inclinado

Sentarse en una tabla de abdominales en un ángulo de 25-30°, con los pies en la parte inferior. Agarrar los costados del banco justo al lado de las nalgas. Levantar los pies a unos 15 cm de la tabla. Inspirar y flexionar las rodillas, inclinando el torso ligeramente hacia adelante hasta que la parte superior de los muslos casi toque el pecho. Volver a la posición inicial y espirar. No dejar que los pies toquen la tabla durante el ejercicio.

■ Plegar piernas, sentado en el suelo

Abdominales inferiores

Sentarse con las manos apoyadas en el suelo justo detrás de las nalgas, y con las piernas estiradas hacia adelante. Levantar los pies a unos 15 cm del suelo. Inspirar y flexionar las rodillas, inclinando el torso ligeramente hacia adelante hasta que la parte superior de los muslos casi toque el pecho. Volver a la posición inicial y espirar. Mantener los abdominales tensos durante el ejercicio.

■ Levantamiento de piernas en V en barras paralelas

Colocarse sobre unas barras paralelas, de espaldas al aparato, sosteniendo el cuerpo con los brazos estirados. Desde la posición vertical, inspirar y levantar las piernas en V a la altura de la cintura. Volver a la posición inicial y espirar.

LEVANTAMIENTO DE PIERNAS EN V, SENTADO, INCLINADO

Abdominales inferiores

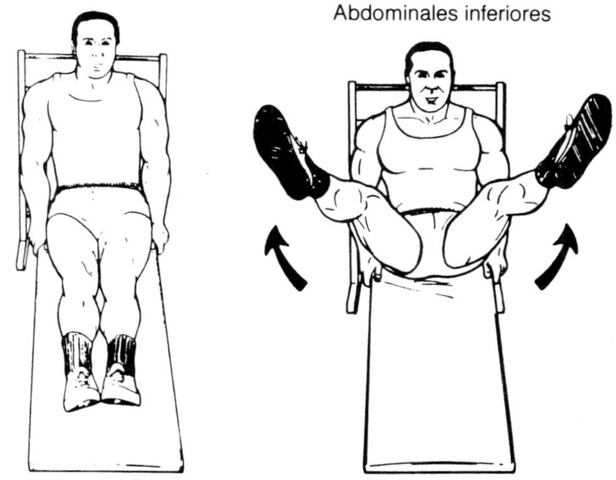

Fig. 1 Fig. 2

LEVANTAMIENTO DE PIERNAS EN V, EN BANCO VERTICAL

Abdominales inferiores

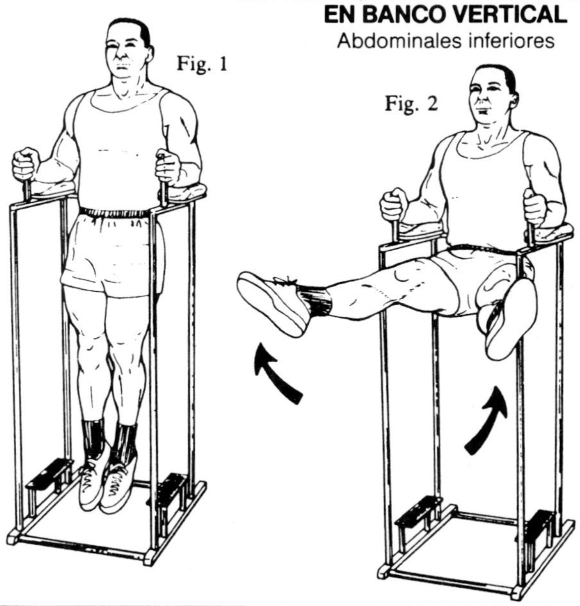

Fig. 1 Fig. 2

GIRO DE CADERA

Oblicuos

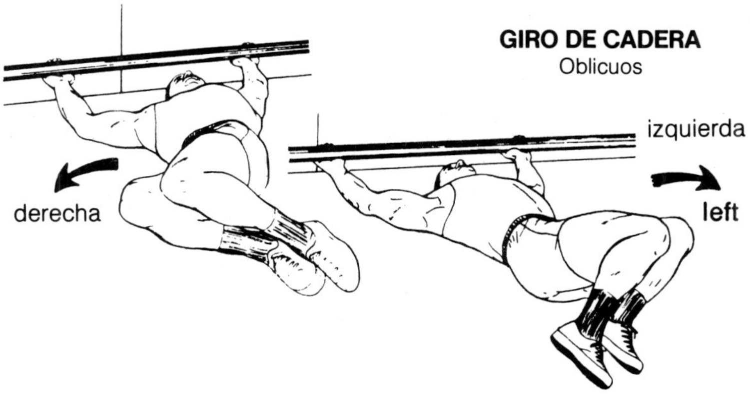

LEVANTAMIENTO DE PIERNAS INCLINADO EN TRES EJERCICIOS
Abdominales inferiores

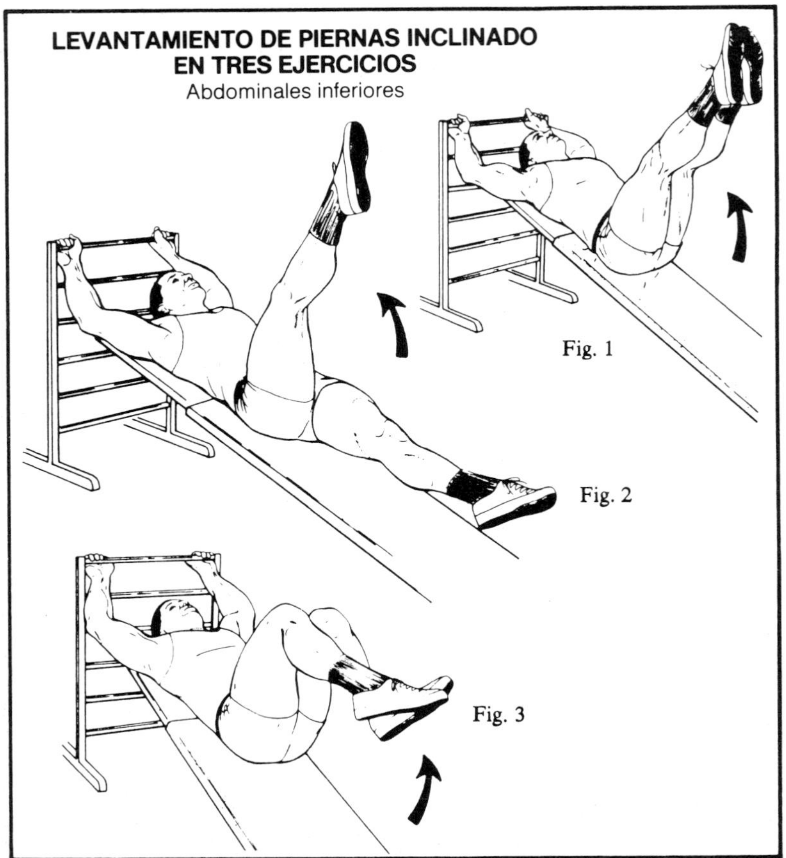

LEVANTAMIENTO DE PIERNAS EN TRES EJERCICIOS, EN BANCO PLANO
Abdominales inferiores

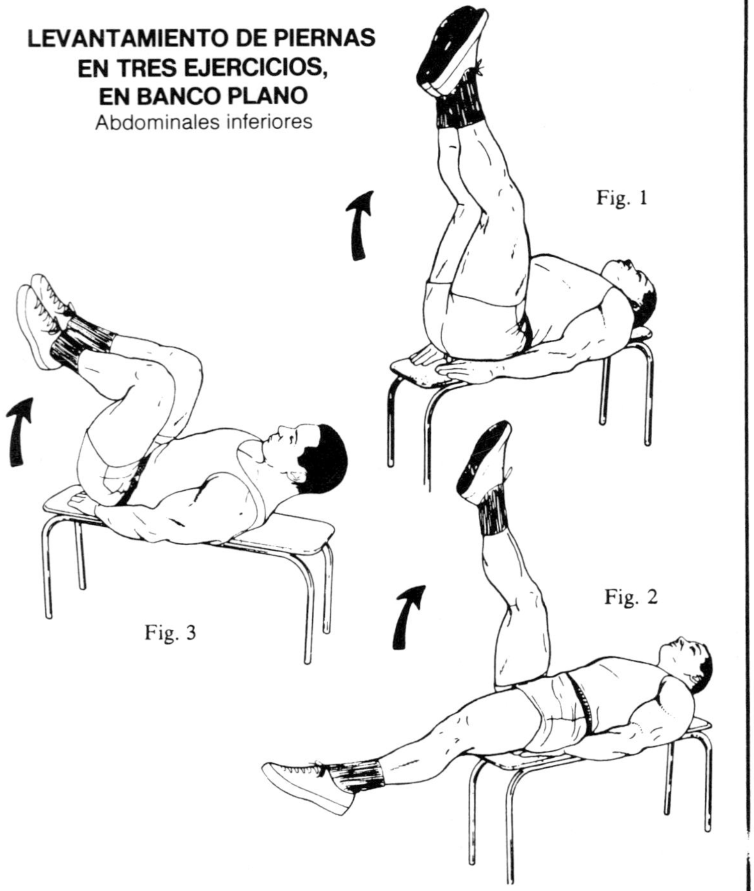

▲ Levantamiento de piernas en V

Abdominales inferiores

Tumbarse de espaldas en el suelo y colocar las manos bajo las nalgas, con las palmas hacia abajo. Manteniendo las piernas estiradas, inspirar y levantarlas en V hasta la cintura. Volver a la posición inicial y espirar.

▲ Levantamiento de piernas en V en banco plano

Abdominales inferiores

Tumbarse en el extremo de un banco plano con las piernas fuera del banco. Colocar las manos bajo las nalgas, con las palmas hacia abajo. Manteniendo las piernas estiradas, inspirar y levantarlas en V hasta la cintura. Volver a la posición inicial y espirar. Los pies deben estar a unos 5 cm del suelo al inicio de cada repetición.

▲ Levantamiento de piernas en V, sentado en banco plano

Abdominales inferiores

Sentarse en el extremo de un banco plano con las piernas estiradas y los pies apoyados en el suelo. Colocar las manos bajo las nalgas y agarrarse a los extremos del banco para sujetarse. Inspirar y levantar las piernas rectas, en V, casi hasta la cintura. Volver a la posición inicial y espirar. Los pies deben estar a unos 5 cm del suelo al inicio de cada repetición.

■ Levantamiento de piernas en V, inclinado

Tumbarse en una tabla de abdominales, inclinada en un ángulo de 25-30°, con la cabeza en la parte superior de ésta, sujetándose a la tabla con las manos. Manteniendo las piernas estiradas, inspirar y levantar las piernas en V tan cerca de la vertical como sea posible. Volver después a la posición inicial y espirar. Los pies deben estar a unos 5 cm de la tabla al inicio de cada repetición

■ Levantamiento de piernas en V, sentado inclinado

Sentarse en la parte baja de una tabla de abdominales en un ángulo de 25-30°, con la espalda en la parte elevada y las piernas estiradas hacia adelante, sobre la tabla. Colocar las manos al lado de las nalgas y agarrarse a los extremos de la tabla. Inspirar y levantar las piernas en V hasta formar un ángulo de unos 45° con el cuerpo. Volver a la posición inicial y espirar. Los pies deben estar a unos 5 cm de la tabla al inicio de cada repetición.

■ **Levantamiento de piernas en V en banco vertical**

Colocarse en un banco de abdominales vertical sosteniendo el cuerpo con los brazos estirados. Desde en la posición vertical, con las piernas rectas, inspirar y elevarlas en V a la altura de la cintura. Bajar a la posición inicial y espirar.

■ **Levantamiento de piernas en V, en barra fija**

Abdominales inferiores

Sentarse en un banco y agarrarse a la barra fija con las palmas hacia abajo, utilizando un agarre de unos 50 cm. Levantarse del banco y colgar el peso del cuerpo de los brazos estirados. Con las piernas estiradas, sin flexionar las rodillas, inspirar y levantarlas en V hasta el nivel de la cintura. Volver a la posición inicial y espirar.

● **Giro de cadera**

Tumbarse en el suelo con las rodillas dobladas y los pies firmemente sobre el suelo y colocar las manos debajo de las nalgas con las palmas hacia abajo. Inspirar y bajar las piernas hacia el lado derecho hasta que la parte superior del muslo toque el suelo. Volver a la posición inicial. Repetir el movimiento hacia el lado izquierdo. Realizar todo el giro desde cintura. No dejar que los hombros bajen hasta el suelo.

▲ **Giro de cadera inclinado**

Abdominales inferiores y oblicuos

Tumbarse en una tabla de abdominales inclinada de 25-30°, con la cabeza en la parte superior, agarrándose con las manos las rodillas flexionadas y los pies firmemente sobre el suelo. Inspirar y bajar las piernas hacia el lado derecho hasta que la parte superior del muslo toque el suelo. Volver a la posición inicial y repetir con el lado izquierdo. Realizar todo el giro desde cintura. No dejar que los hombros bajen hasta la tabla.

■ **Levantamiento de piernas en tres ejercicios**

Abdominales inferiores

Esta es una combinación de tres ejercicios abdominales diferentes. Se tiene que realizar el primer ejercicio e inmediatamente depués el segundo ejercicio antes de hacer el ejercicio final.

1. Levantamiento de piernas.
2. Levantamientos alternos de piernas.
3. Encogimiento de piernas.

■ **Levantamiento de piernas inclinado en tres ejercicios**

Esta es una combinación de tres ejercicios

LEVANTAMIENTO DE PIERNAS EN TRES EJERCICIOS, EN BARRAS PARALELAS

Abdominales inferiores

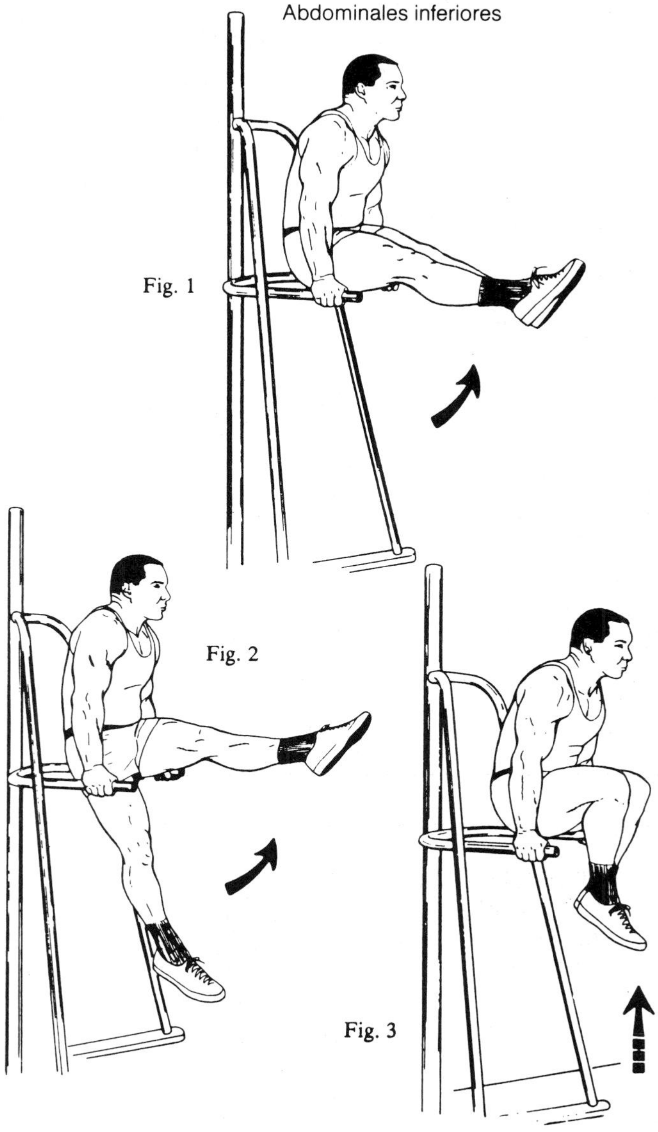

LEVANTAMIENTO DE PIERNAS, TUMBADO DE LADO

Caderas y oblicuos

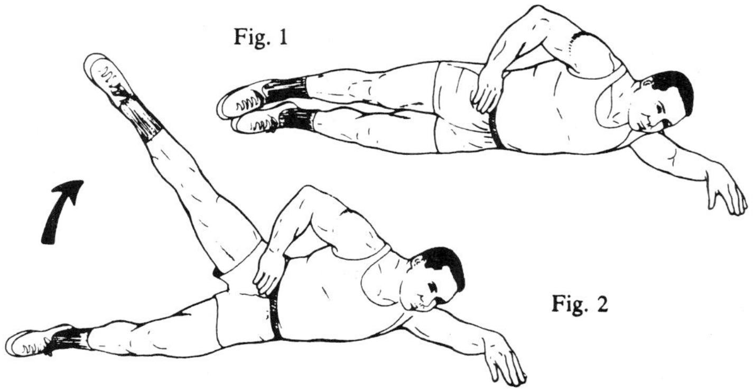

LEVANTAMIENTO DE PIERNAS CON GIRO Y PESO, INCLINADO

Abdominales inferiores y oblicuos

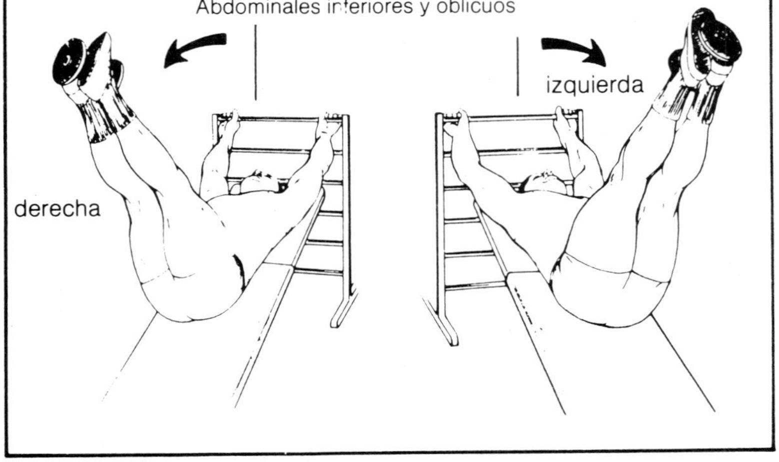

LEVANTAMIENTO DE PIERNAS CON PESO Y GIRO, SENTADO, INCLINADO

Abdominales inferiores y oblicuos

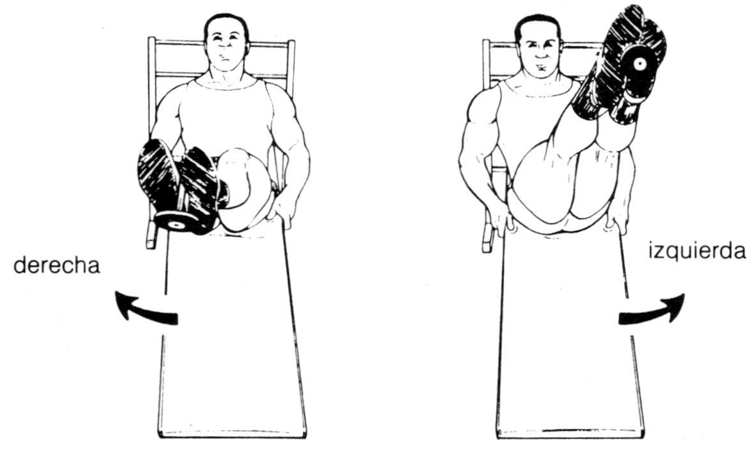

LEVANTAMIENTO DE PIERNAS CON GIRO Y PESO, EN BANCO PLANO

Abdominales inferiores y oblicuos

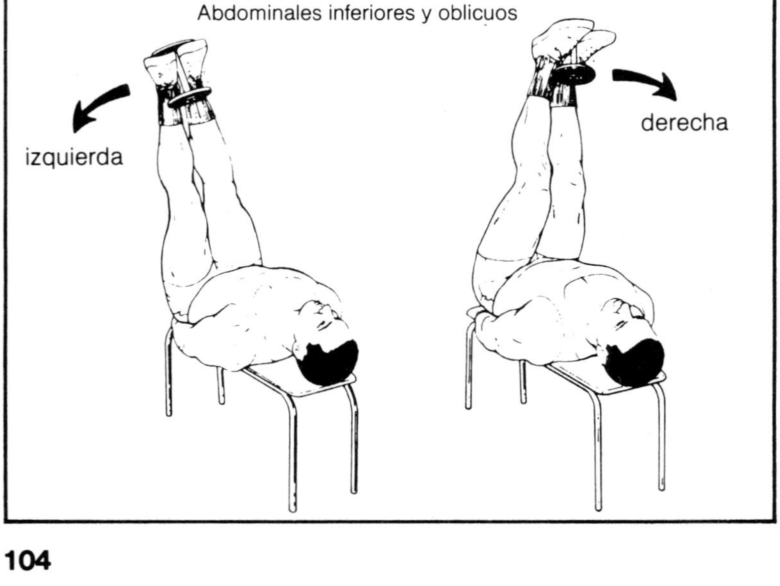

abdominales diferentes. Se tiene que realizar el primer ejercicio e inmediatamente después el segundo ejercicio antes de hacer el ejercicio final.

1. Levantamiento de piernas inclinado.
2. Levantamientos alternos de piernas, inclinado.
3. Encogimiento de piernas inclinado.

■ Levantamiento de piernas en tres ejercicios, sentado, inclinado

Esta es una combinación de tres ejercicios abdominales diferentes. Se tiene que realizar el primer ejercicio e inmediatamente después el segundo ejercicio antes de hacer el ejercicio final.

1. Levantamiento de piernas, sentado, inclinado.
2. Levantamientos alternos de piernas, sentado, inclinado.
3. Encogimiento de piernas, sentado, inclinado.

■ Levantamiento de piernas en tres ejercicios, en banco plano

Esta es una combinación de tres ejercicios abdominales diferentes. Se tiene que realizar el primer ejercicio e inmediatamente después el segundo ejercicio antes de hacer el ejercicio final.

1. Levantamiento de piernas en banco plano.
2. Levantamientos alternos de piernas en banco plano.
3. Encogimiento de piernas en banco plano.

■ Levantamiento de piernas en tres ejercicios en banco plano, sentado

Abdominales inferiores

Esta es una combinación de tres ejercicios abdominales diferentes. Se tiene que realizar el primer ejercicio e inmediatamente después el segundo ejercicio antes de hacer el ejercicio final.

1. Levantamiento de piernas en banco plano, sentado.
2. Levantamientos alternos de piernas en banco plano, sentado.
3. Encogimiento de piernas en banco plano, sentado.

■ Levantamiento de piernas en tres ejercicios en barra de suspensión

Abdominales inferiores

Esta es una combinación de tres ejercicios abdominales diferentes. Se tiene que realizar el primer ejercicio e inmediatamente después el segundo ejercicio antes de hacer el ejercicio final.

1. Levantamiento de piernas en barra de suspensión.
2. Levantamientos alternos de piernas en barra de suspensión.

3. Encogimiento de piernas en barra de suspensión.

■ **Levantamiento de piernas en tres ejercicios, en barras paralelas**

Esta es una combinación de tres ejercicios abdominales diferentes. Se tiene que realizar el primer ejercicio e inmediatamente después el segundo ejercicio antes de hacer el ejercicio final.

1. Levantamiento de piernas en barras paralelas.
2. Levantamientos alternos de piernas en barras paralelas.
3. Encogimiento de piernas en barras paralelas.

■ **Levantamiento de piernas en tres ejercicios, en banco vertical**

Abdominales inferiores

Esta es una combinación de tres ejercicios abdominales diferentes. Se tiene que realizar el primer ejercicio e inmediatamente después el segundo ejercicio antes de hacer el ejercicio final.

1. Levantamiento de piernas en banco vertical.
2. Levantamientos alternos de piernas en banco vertical.
3. Encogimiento de piernas en banco vertical.

● **Levantamiento de pierna tumbado de lado**

Tumbarse en el suelo sobre el lado izquierdo e inclinar ligeramente el cuerpo hacia adelante. Inspirar y levantar la pierna derecha hasta que quede casi vertical al cuerpo. Mantener la pierna recta, sin inclinarse por la cintura. Espirar y volver la pierna a la posición inicial. Hacer el número de repeticiones prescritas con la pierna derecha y después hacer el mismo número de repeticiones con la pierna izquierda.

● **LEVANTAMIENTO DE PIERNAS DE LADO, DE PIE**

Caderas y oblicuos

● **Levantamiento de piernas de lado, arrodillado**

Caderas

Apoyar en un banco plano la rodilla izquierda los brazos estirados, de forma que sostengan la parte superior del cuerpo y mantener la pierna derecha extendida hacia atrás. Inspirar y levantar la pierna derecha hasta que casi paralela al cuerpo. Espirar y volver la pierna a la posición inicial. No flexionar la rodilla mientras se realiza el ejercicio. Hacer el número de repeticiones prescritas primero con la pierna derecha y después con la pierna izquierda.

LEVANTAMIENTO DE PIERNAS CON GIRO Y PESO, EN BARRA FIJA

Abdominales inferiores y oblicuos

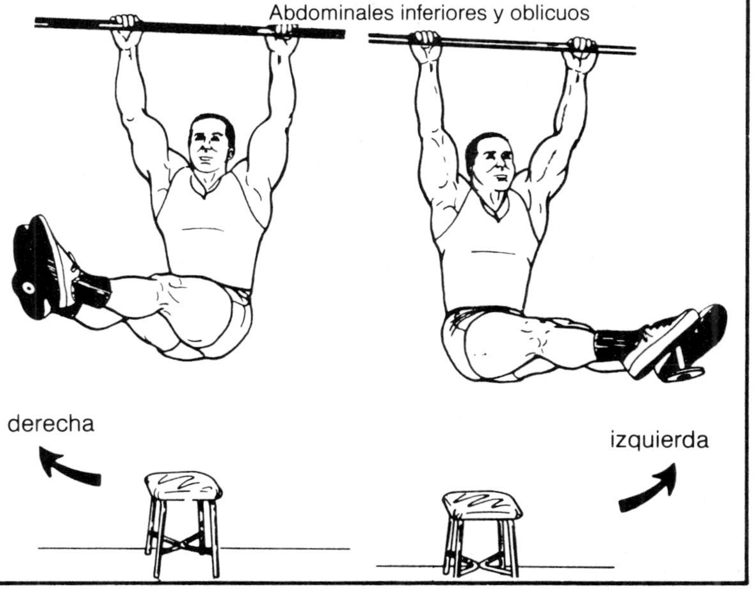

LEVANTAMIENTO DE PIERNAS CON GIRO Y PESO, EN BANCO VERTICAL

Abdominales inferiores y oblicuos

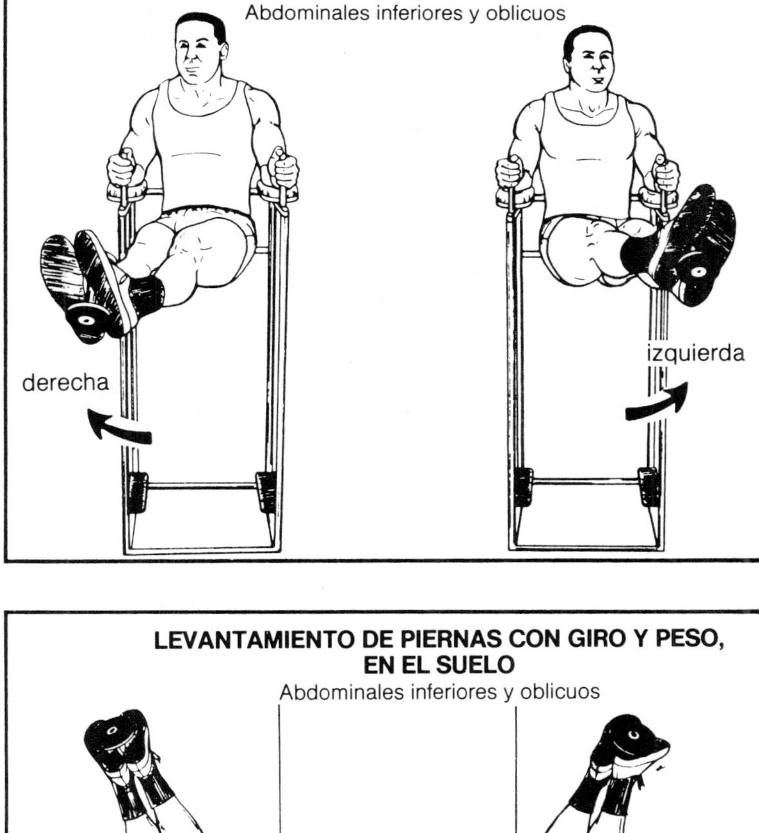

LEVANTAMIENTO DE PIERNAS CON GIRO Y PESO, EN EL SUELO

Abdominales inferiores y oblicuos

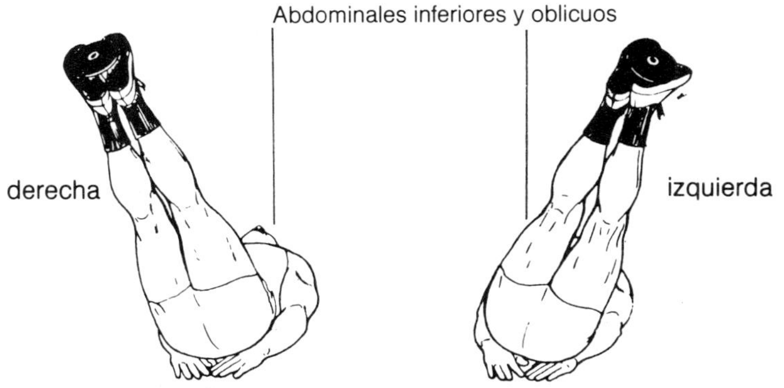

CÍRCULO DE PIERNA, INCLINADO, DE LADO
Caderas

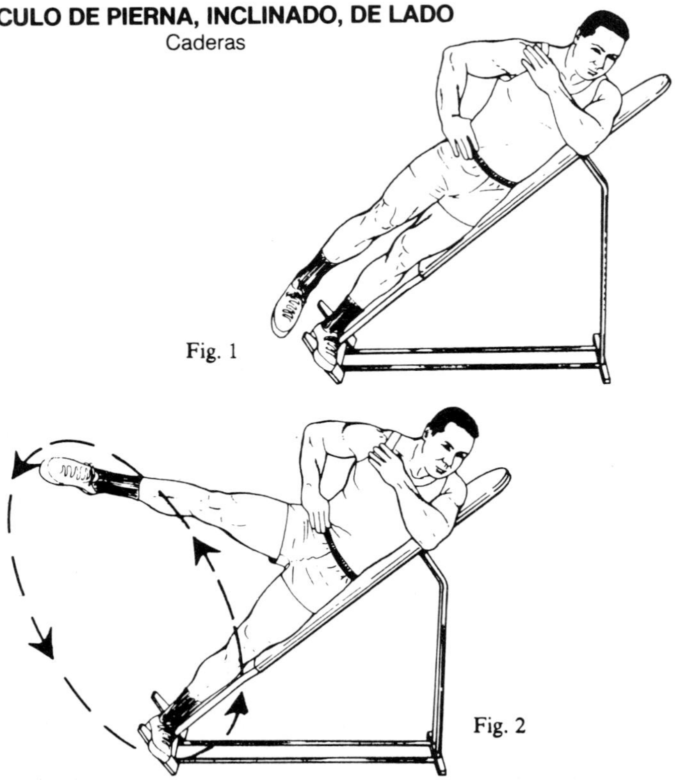

Fig. 1

Fig. 2

CÍRCULO DE PIERNAS INCLINADO
Abdominales inferiores y oblicuos

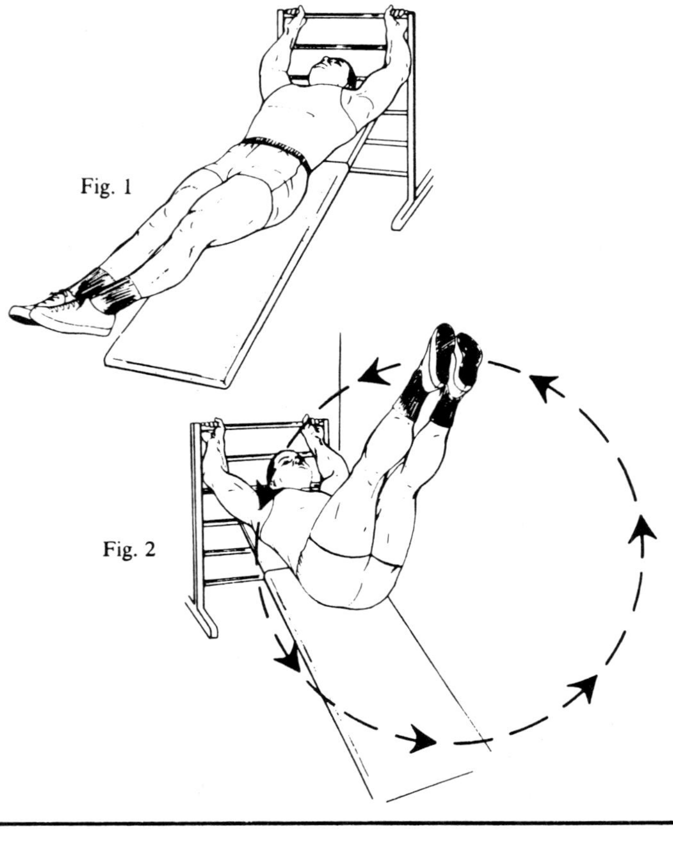

Fig. 1

Fig. 2

★ Levantamiento de piernas con peso en barras paralelas
Abdominales inferiores y oblicuos

Con un peso colocado entre los pies, situarse en unas barras paralelas de espaldas al aparato, sosteniendo el cuerpo con los brazos estirados. Desde esta posición, inspirar y levantar las piernas hasta que queden paralelas al suelo. Bajar las piernas hasta que el cuerpo vuelva a quedar en una posición vertical y espirar.

★ Levantamiento de piernas con giro y peso, inclinado

Situarse en una tabla de abdominales inclinada en un ángulo de 25-30°. Colocarse un peso ligero entre los pies y tumbarse en la tabla con la cabeza en la parte superior. Manteniendo las piernas estiradas, girar las caderas en un ligero ángulo a la derecha y levantar las piernas en esta dirección, hasta que queden casi verticales. Volver a la posición inicial y espirar. Hacer el número de repeticiones prescritas primero hacia la derecha y después hacia la izquierda.

★ Levantamiento de piernas con peso y giro, sentado, inclinado

Situarse en una tabla de abdominales inclinada en un ángulo de 25-30°. Colocarse un peso ligero entre los pies y tumbarse en la tabla con la espalda en la parte superior. Colocar las manos junto a las nalgas y agarrarse a los lados de la tabla. Manteniendo las piernas estiradas, sin doblar las rodillas, girar las caderas en un ligero ángulo a la derecha y levantar las piernas en esta dirección, hasta que queden casi verticales. Volver a la posición inicial y espirar. Hacer el número de repeticiones prescritas primero hacia la derecha y después hacia la izquierda.

★ Levantamiento de piernas con giro y peso, en banco plano

Colocarse un peso ligero entre los pies. Tumbarse en un banco plano de espaldas con la cabeza apoyada y las piernas estiradas. Poner las manos detrás de las nalgas con las palmas hacia abajo. Girar las caderas en un ligero ángulo a la derecha y levantar las piernas en esta dirección (hacia la derecha) hasta que queden casi verticales. Volver a la posición inicial y espirar. No descansar los pies en el suelo en cuanto se haya iniciado el ejercicio. Hacer el número de repeticiones prescritas primero hacia la derecha y después cambiando la posición del ángulo hacia la izquierda.

★ Levantamiento de piernas con giro y peso en barra fija

Con un peso entre los pies, sentarse en un

banco y asirse a la barra fija con las palmas hacia abajo, utilizando un agarre de unos 50 cm. Levantarse del banco y colgar el peso del cuerpo de los brazos estirados. Girar las caderas en un ligero ángulo a la derecha y levantar las piernas en esa dirección hasta que queden casi paralelas al suelo. Volver a la posición inicial y espirar. Hacer el número de repeticiones prescritas primero hacia la derecha y después hacia la izquierda.

★ Levantamiento de piernas con giro y peso, en banco vertical

Con un peso entre las piernas, colocarse en un banco de abdominales vertical con el cuerpo vertical, colgando de los brazos estirados. Desde esta posición, girar las caderas en un ligero ángulo a la derecha y levantar las piernas en esa dirección hasta que queden casi paralelas. Volver a la posición inicial y espirar. Hacer el número de repeticiones prescritas primero hacia la derecha y después hacia la izquierda cambiando la posición de las caderas.

★ Levantamiento de piernas con giro y peso, en barras paralelas

Abdominales inferiores y oblicuos

★ Levantamiento de piernas con giro y peso, en el suelo

Colocar un peso ligero entre los pies y tumbarse en el suelo, poniendo las manos debajo de las nalgas con las palmas hacia abajo. Manteniendo las piernas estiradas, girar las caderas en un ligero ángulo a la derecha y levantar las piernas en esa dirección hasta que queden casi verticales, perpendiculares al suelo. Volver a la posición inicial y espirar. No descansar los pies en el suelo en cuanto se haya empezado el ejercicio. Realizar el número de repeticiones prescritas primero hacia la derecha y después hacia la izquierda.

▲ Círculo de pierna inclinado, de lado

Tumbarse sobre el lado izquierdo en un banco inclinado, con el cuerpo ligeramente hacia adelante. Inspirar y levantar la pierna derecha describiendo un círculo, cuyo punto máximo debería ser casi paralelo al cuerpo, manteniendo la pierna recta y evitando inclinarse hacia adelante desde la cintura. Hacer el número de repeticiones prescritas, primero con la pierna derecha y después con la pierna izquierda.

■ Círculo de piernas inclinado

Tumbarse en una tabla de abdominales inclinada en un ángulo de 25-30°, con la cabeza en la parte superior. Agarrarse con las manos para mantenerse en el sitio. Manteniendo las piernas estiradas, inspirar y levantar los pies de la tabla unos 5 cm. Mover las dos piernas hacia la dere-

CÍRCULO DE PIERNAS POR SEPARADO, INCLINADO
Abdominales inferiores

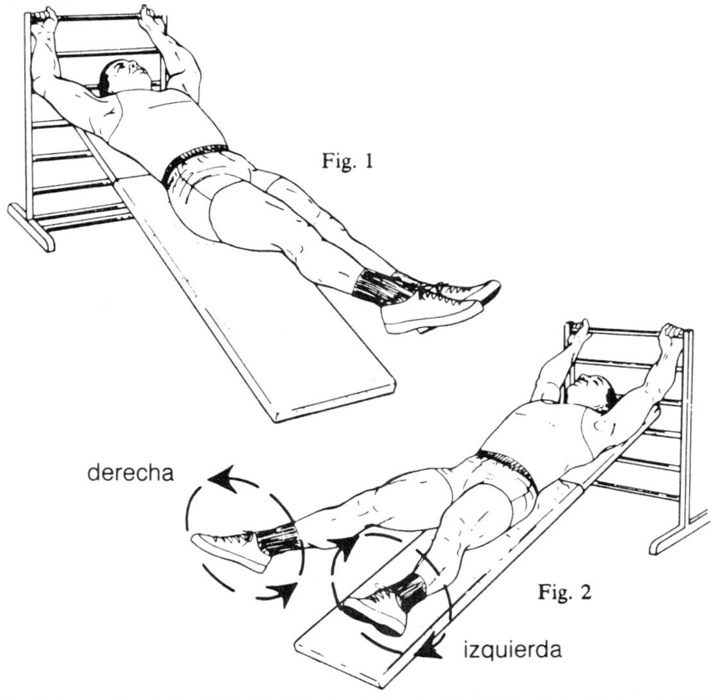

EJERCICIO DE EXTENSIÓN DE MUSLOS Y CADERAS
Parte exterior de los muslos y caderas

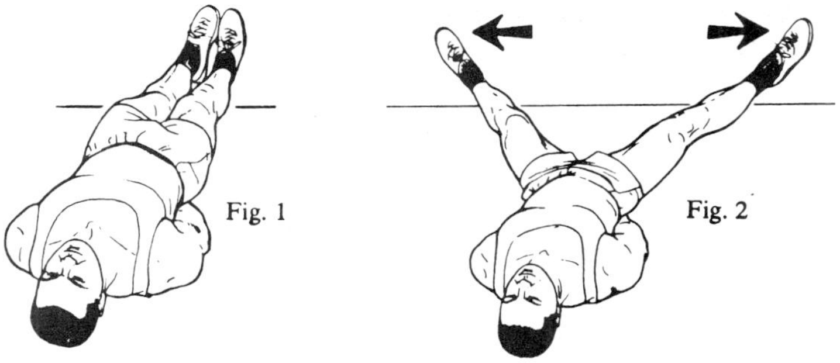

EJERCICIO DE EXTENSIÓN DE MUSLOS Y CADERAS, TUMBADO EN POLEA BAJA
Parte exterior de los muslos y caderas

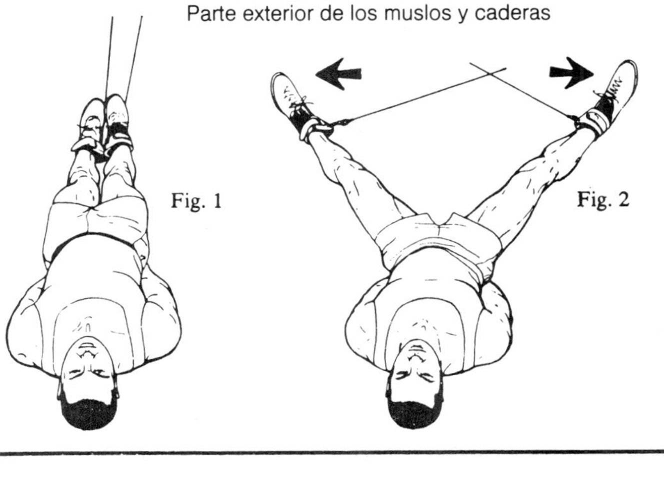

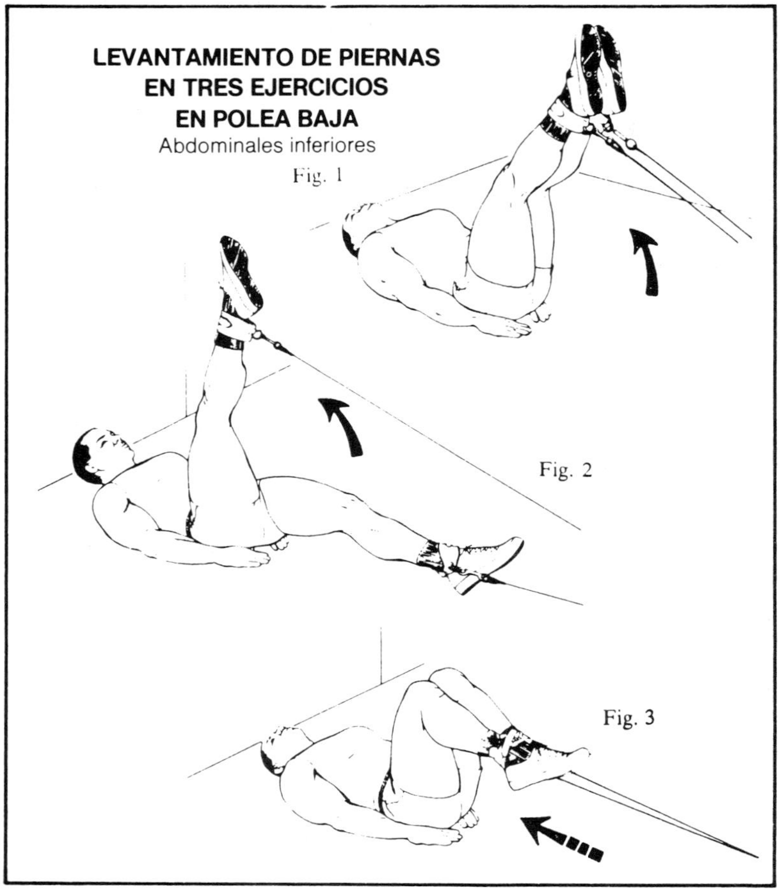

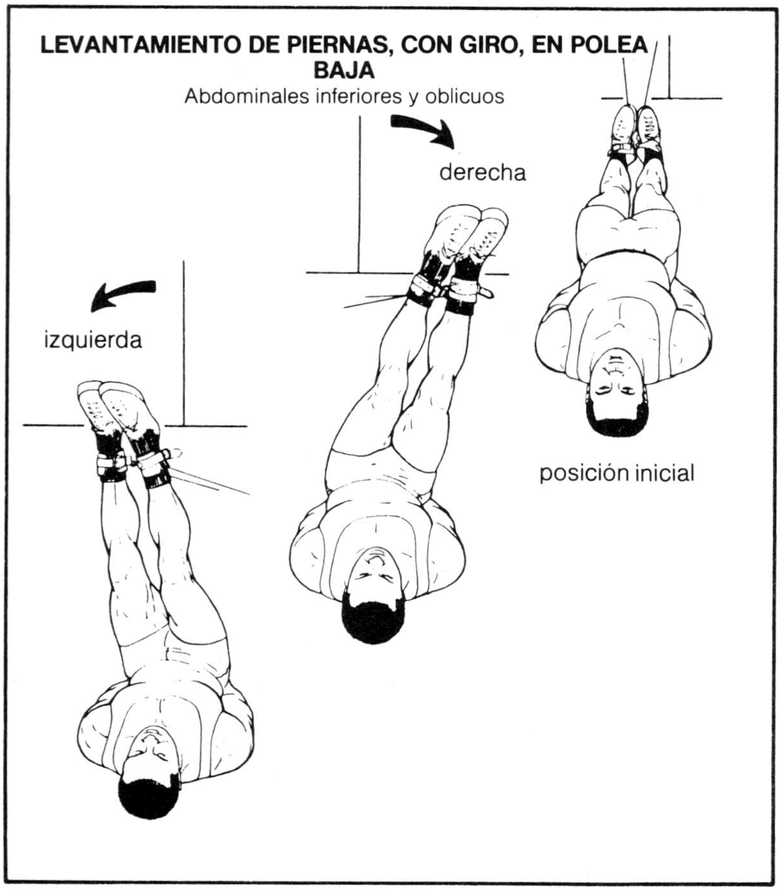

cha describiendo un círculo con los pies que tenga casi 1 m de diámetro. Realizar el número de repeticiones prescritas en uno y otro sentido.

Todos los ejercicios siguientes son para los abdominales inferiores

▲ CÍRCULO DE PIERNAS

▲ CÍRCULO DE PIERNAS EN BANCO PLANO

■ CÍRCULO DE PIERNAS, SENTADO EN BANCO PLANO

■ CÍRCULO DE PIERNAS EN BANCO VERTICAL

■ CÍRCULO DE PIERNAS, SENTADO, INCLINADO

■ CÍRCULO DE PIERNAS EN BARRAS PARALELAS

■ CÍRCULO DE PIERNAS EN BARRA FIJA

▲ Círculo de piernas tumbado

Abdominales inferiores

Tumbarse en el suelo y colocar las manos debajo de las nalgas con las palmas hacia abajo. Manteniendo las piernas estiradas, sin doblar las rodillas, inspirar y levantar los pies unos 5 cm del suelo. Mover las dos piernas hacia la derecha describiendo un círculo con los pies de casi 1 m de diámetro. Realizar el número de repeticiones prescritas en uno y otro sentido.

■ Círculo de piernas, por separado, inclinado

Tumbarse en una tabla de abdominales inclinada en un ángulo de 25-30°, con la cabeza en la parte superior. Agarrarse con las manos para no perder la posición. Manteniendo las piernas estiradas, inspirar y levantar los pies unos 5 cm de la tabla. Mover cada una de las piernas en direcciones opuestas, describiendo sendos círculos de unos 50 cm de diámetro. Realizar el número de repeticiones prescritas en uno y otro sentido.

Todos los ejercicios que siguen son para los abdominales inferiores.

■ CÍRCULO DE PIERNAS POR SEPARADO, SENTADO, INCLINADO

▲ CÍRCULO DE PIERNAS POR SEPARADO, EN BANCO PLANO

■ CÍRCULO DE PIERNAS POR SEPARADO, EN BANCO PLANO, SENTADO

■ CÍRCULO DE PIERNAS POR SEPARADO, EN BARRA FIJA

■ CÍRCULO DE PIERNAS POR SEPARADO, EN BANCO VERTICAL

■ CÍRCULO DE PIERNAS POR SEPARADO, EN BARRAS PARALELAS

▲ CÍRCULO DE PIERNAS POR SEPARADO, TUMBADO

▲ Ejercicio de extensión de muslos y caderas

Tumbarse en el suelo en posición supina con las piernas estiradas. Inspirar y levantar las piernas a los lados con el máximo de comodidad. Volver a la posición inicial y espirar. Mantener los pies unos 10 cm por encima del suelo durante todo el ejercicio. Asegurarse de que las rodillas estén rigidas y las piernas estiradas.

▲ Ejercicio de extensión de muslos y caderas, tumbado en polea baja

Colocarse en el suelo frente a la polea de pared, con los pies cara al aparato. Sujetar los tobillos a los dos cables de la polea baja, con el tobillo derecho atado al cable izquierdo y el izquierdo, al derecho. (Este cruzamiento de cables causa una mayor resistencia al movimiento durante el ejercicio). Tumbarse lo suficientemente apartado de la polea, a fin de poder levantar el peso acumulado con las piernas estiradas. Colocar las manos bajo las nalgas, con las palmas hacia abajo. Mantener las piernas juntas y las rodillas rectas mientras se levantan los pies del suelo unos 5 cm. Inspirar y abrir las piernas al máximo, manteniéndolas cerca del suelo, sin que resulte incómodo. Volver a la posición inicial y espirar.

■ Levantamiento de piernas en tres ejercicios en polea baja

Esta es una combinación de tres ejercicios abdominales diferentes. Se tiene que realizar el primer ejercicio e inmediatamente después el segundo ejercicio antes de hacer el ejercicio final.

1. Levantamiento de piernas en polea baja.
2. Levantamientos alternos de piernas en polea baja.
3. Encogimiento de piernas en polea baja.

■ Levantamiento de piernas en polea baja

Abdominales inferiores

Situarse en el suelo frente a la polea de pared, con los pies cara al aparato. Sujetar los tobillos a los dos cables de la polea baja y tumbarse lo suficientemente apartado de ésta para poder levantar el peso acumulado con las piernas estiradas. Colocar las manos bajo las nalgas, con las palmas hacia abajo. Inspirar y levantar las

LEVANTAMIENTO DE PIERNA LATERAL EN POLEA BAJA, DE PIE

Caderas y oblicuos

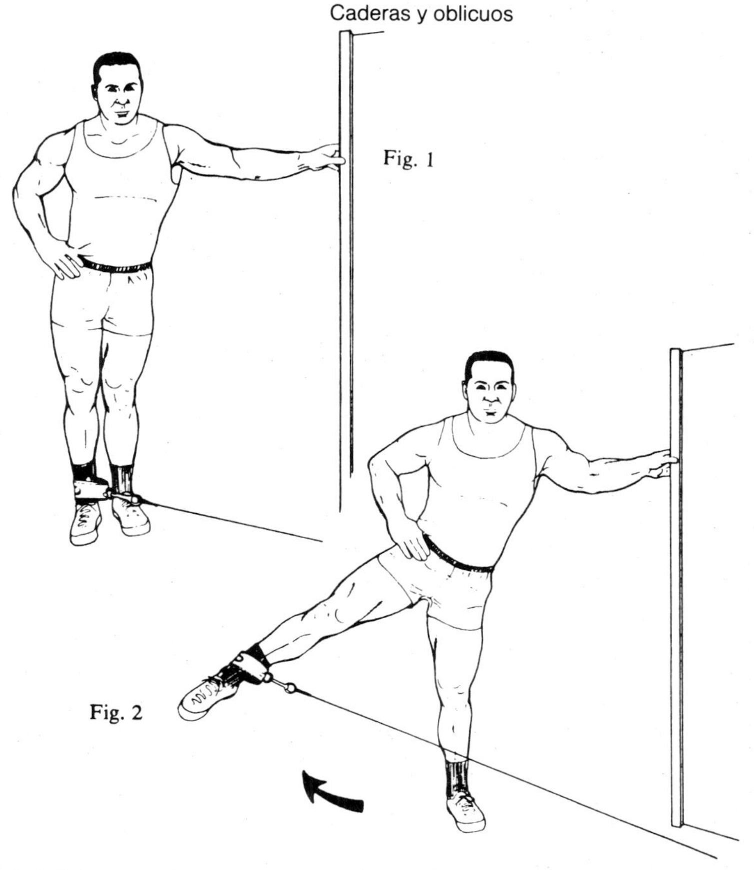

LEVANTAMIENTO DE PIERNA HACIA ATRÁS, EN POLEA BAJA, DE PIE

Caderas, oblicuos traseros y muslos

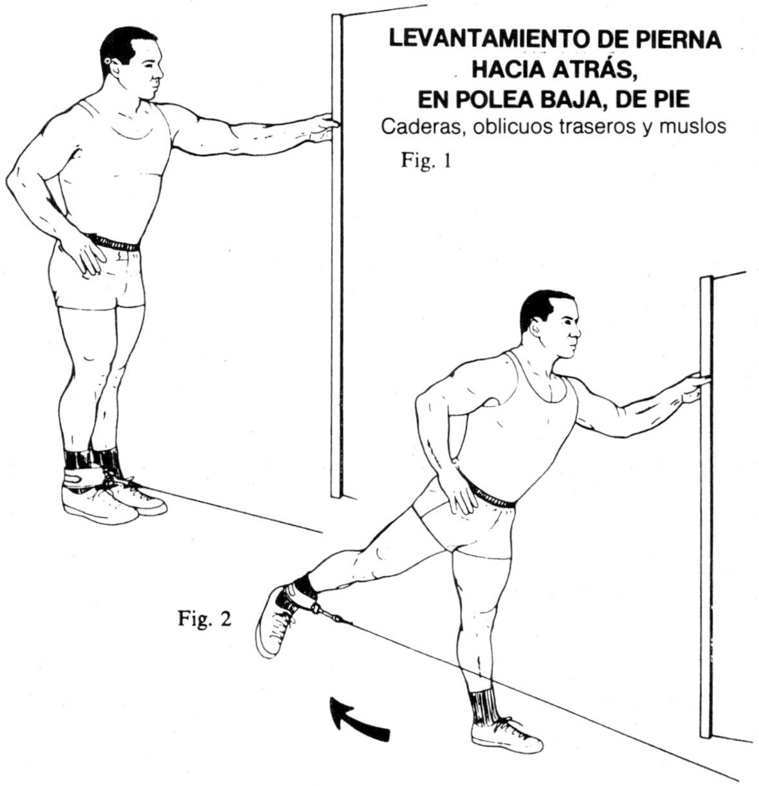

dos piernas rectas hacia arriba, casi hasta la vertical con el suelo. Volver a la posición inicial y espirar.

■ Levantamiento alterno de piernas en polea baja

Abdominales inferiores

Situarse en el suelo frente a una polea de pared, con los pies caa al aparato. Sujetar los tobillos a los dos cables de la polea baja y tumbarse lo suficientemente apartado de ésta para poder levantar el peso acumulado con las piernas estiradas. Colocar las manos bajo las nalgas, con las palas hacia abajo. Inspirar y levantar la pierna derecha recta hacia arriba hasta que quede casi vertical, perpendicular al suelo. Al empezar a bajar la pierna derecha a la posición inicial, elevar la izquierda. Inspirar al levantar la pierna derecha y espirar al bajarla. Un movimiento con las dos piernas se considera una repetición.

■ Levantamiento de piernas, con giro, en polea baja

Colocarse en el suelo frente a la polea de pared, con los pies cara al aparato. Sujetar los tobillos a los dos cables de la polea baja y tumbarse lo suficientemente apartado de ésta para poder levantar el peso acumulado con las piernas estiradas. Colocar las manos bajo las nalgas, con las palmas hacia abajo. Girar las caderas en un ligero ángulo hacia la derecha y mantener el giro mientras se levantan las piernas rectas hasta que queden casi paralelas al suelo. Volver a la posición inicial y espirar. Hacer el número de repeticiones prescritas primero con la cadera girada hacia la derecha y después cambiando el ángulo hacia la izquierda.

■ Levantamiento, con giro, alterno de piernas en polea baja

Abdominales inferiores y oblicuos

Sentarse en el suelo frente a la polea de pared, con los pies cara al aparato. Sujetar los tobillos a los dos cables de la polea baja y tumbarse lo suficientemente apartado de ésta para poder levantar el peso acumulado con las piernas estiradas. Colocar las manos bajo las nalgas, con las palmas hacia abajo. Girar las caderas en un ángulo ligero hacia la derecha y aguantar el giro mientras se levantan las piernas hacia arriba, sin doblar las rodillas, hasta quedar casi verticales. Girar la posición de las caderas a la izquierda y bajar las piernas hasta que casi toquen el suelo por su lado izquierdo. Mantener el giro a la izquierda, levantar las piernas a la vertical y después llevarlas hacia la derecha y abajo. El orden es éste: derecha, izquierda, derecha, izquierda, derecha, izquierda.

▲ Levantamiento de pierna lateral en polea baja, de pie

De pie, con el lado izquierdo junto a una polea de pared. Colocar una correa en el tobillo derecho y dar un paso hacia atrás que permita soportar el peso acumulado, de forma que el pie derecho quede delante del pie izquierdo. Ayudándose con un apoyo colocado delante para sostener el equilibrio, inspirar y levantar la pierna derecha a un lado hasta que quede casi paralela al suelo. Mantener la espalda recta y no balancearse a uno y otro lado. Hacer el número de repeticiones prescritas con la pierna derecha y después con la pierna izquierda.

■ Levantamiento de pierna frontal en polea baja, de pie

Caderas, muslos y abdominales inferiores

De pie frente a una polea de pared, con un apoyo colocado delante para agarrarse con ambas manos, atar una correa en el tobillo derecho y dar un paso hacia adelante para poder soportar el peso acumulado. Con el pie derecho situado delante del pie izquierdo, inspirar y levantar la pierna derecha recta hacia adelante, hasta que quede paralela al suelo. Mantener la espalda recta y no balancear el torso ni hacia atrás ni hacia adelante. Hacer el número de repeticiones prescritas con la pierna derecha y después con la pierna izquierda.

■ Levantamiento de pierna hacia atrás, en polea baja, de pie

De pie, frente a una polea de pared, con un apoyo situado delante para agarrarse con ambas manos, colocar una correa en el tobillo derecho y dar un paso hacia atrás que permita soportar el peso acumulado. Inspirar y levantar la pierna derecha recta hacia atrás hasta que quede paralela al suelo. Volver a la posición inicial y espirar. Mantener la espalda recta y evitar que el torso se incline hacia adelante más de lo necesario. Hacer el número de repeticiones prescritas con la pierna derecha y después con la pierna izquierda.

Introducción a la sección pectoral

Comúnmente, se considera al pecho como la parte frontal del tronco superior, que comprende la caja torácica (formada por doce pares de costillas) y el esternón. El diafragma es una estructura muscular que se encuentra entre la cavidad del pecho y la cavidad abdominal, y es el músculo más importante en la inspiración.

Existen numerosos músculos que protegen el pecho y desempeñan un papel esencial en los ejercicios atléticos. Probablemente, los que se hallan más asociados a la estructura corporal son el clavicular pectoral mayor, el esternal pectoral mayor y el pectoral menor, que contribuyen a dar estabilidad al hombro y a la parte superior del tronco. Casi toda actividad deportiva que requiera acción del tronco superior (la natación, los ejercicios atléticos, la lucha, los deportes con raqueta, la esgrima, etc.) exige el trabajo de estos músculos.

Si sus músculos pectorales son débiles, puede experimentar dificultades respiratorias como consecuencia de una acción muscular insuficiente sobre la cavidad pectoral, que se traduce en una capacidad vital disminuida del pulmón. Los ejercicios de respiración profunda ayudan, pero el programa de entrenamiento con pesas contribuye a lograr una mayor resistencia, en proporción con la fortaleza muscular de la parte superior del cuerpo. Cuanto más estables sean el diafragma y el pecho, mayor será el vacío provocado en los pulmones, que llega a constituir posiblemente el principal factor en la oxigenación del tejido y determina la diferencia entre cansancio y derrota, o resistencia y victoria.

Debería hacerse notar que la lesión de los músculos pectorales y de otros músculos del pecho vinculados a ellos en el entrenamiento con pesas habitualmente es debida a un asimiento ancho mientras se está utilizando una barra o pesas. Esto se observó en especial en ejercicios tales como el *press* de banco o en la ejecución de levantamiento por encima de la cabeza, que requieren cierta fortaleza del pecho. Con el objeto de proteger estos músculos, puede ser mejor disminuir la distancia entre el asimiento y llevar los codos más hacia los costados cuando se realicen los ejercicios pectorales que se han mencionado.

El esfuerzo muscular de la caja torácica es común en las actividades atléticas como la lucha, judo, karate, boxeo, fútbol y otros deportes de contacto. Sin lugar a dudas, un programa de entrenamiento con pesas diseñado de forma adecuada, que incluya ejercicios pertinentes para mejorar el tono muscular y el fortalecer los músculos del pecho, es sumamente importante durante la preparación de pretemporada, si se espera obtener los mejores esfuerzos de un atleta.

Sección pectoral

Anatomía muscular

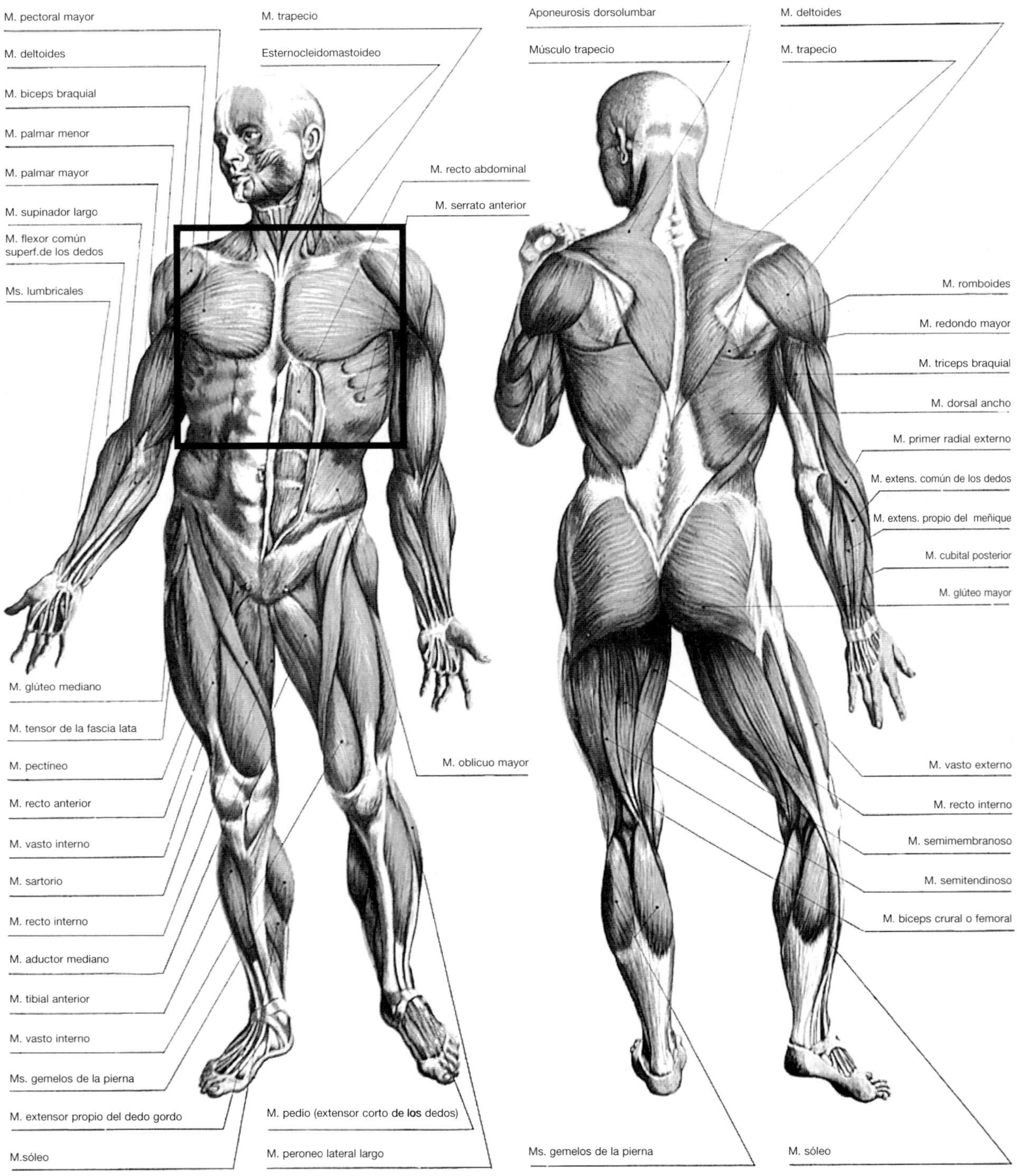

Vista anterior **Vista posterior**

Si una persona está interesada en un entrenamiento con pesas para lograr algo más que una preparación básica, es imperativo que reciba adiestramiento y descripción antes de intentar la realización de un nuevo ejercicio. Es indudable que no habrá adelanto si un ejercicio se efectúa de modo incorrecto.

Muchos ejercicios pueden llevarse a cabo exactamente con el mismo movimiento, pero afectarán diferentes zonas de un músculo según el ángulo con que se realicen. Por ejemplo: un ejercicio efectuado sobre un banco plano y otro realizado sobre un banco inclinado pondrán distinto énfasis en el mismo músculo, aun cuando se empleen el mismo movimiento, peso y equipo. Por consiguiente, es necesario realizar los ejercicios desde el mayor número de ángulos posible, utilizando tantas variaciones como sea razonable, a fin de desarrollar la plena madurez muscular del cuerpo.

En las páginas siguientes aparecen ilustraciones muy minuciosas, que le permitirán ver las piezas de equipo empleadas para realizar cada ejercicio y el estilo utilizado para cada movimiento. Junto a cada ilustración visual figura una descripción de la forma en que debería efectuarse el ejercicio. Cada párrafo subsiguiente menciona y describe las diversas variaciones que pueden hacerse con el mismo equipo, cambiando sólo el ángulo o añadiendo un movimiento.

La descripción escrita debajo de las figuras es válida para todas las variaciones del ejercicio que únicamente difieran de éste en el ángulo o banco empleado. Así, al referirnos a ellas, sólo mencionaremos su nombre, el grado de dificultad (simbolizado) y la zona más afectada por el movimiento. Se ha adoptado este sistema con el propósito de evitar repetir reiteradamente la misma descripción de movimientos básicos.

El símbolo de "grado de dificultad" que aparece al comienzo de cada encabezamiento le permitirá evaluar cuáles son los ejercicios que pueden resultar adecuados a su actual estado físico. [No es necesariamente cierto que un ejercicio que lleve el símbolo (fácil) no pueda resultar tan efectivo como uno señalado como (duro). Cualquier ejercicio puede efectuarse con mayor o menor dificultad, dependiendo de la pesa utilizada o del esfuerzo aplicado.]

Símbolos clave para el "Grado de Dificultad"

● Fácil ▲ Intermedio ■ Difícil ★ Duro

EQUIPO NECESARIO PARA LA SECCIÓN PECTORAL

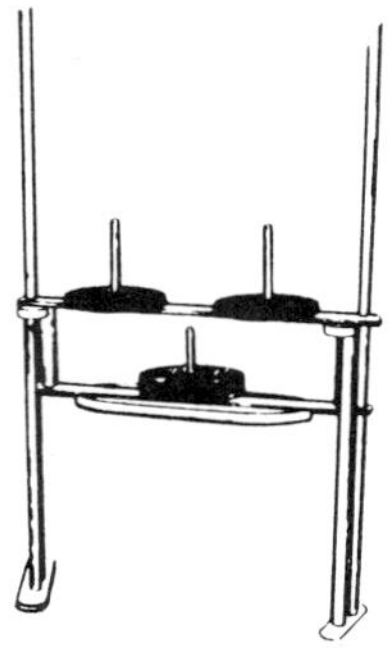

***Press* de pierna tipo pared o prensa de pierna**

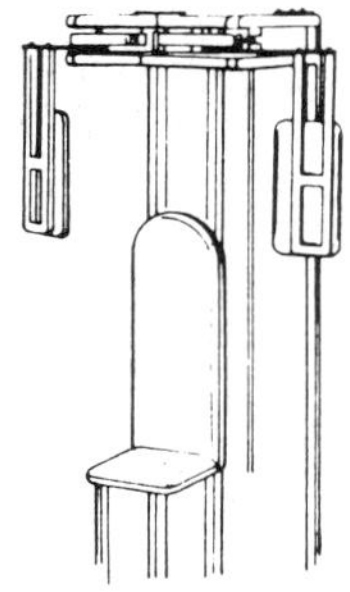

Máquina pectoral interno o Peck Dec

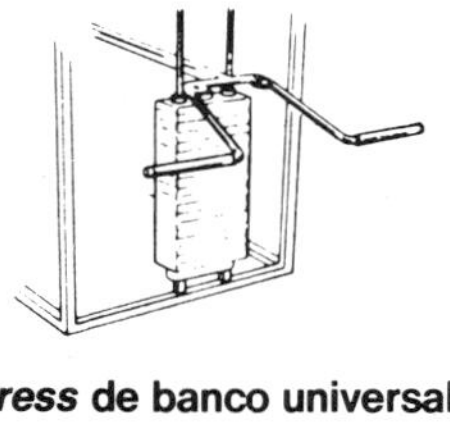

***Press* de banco universal**

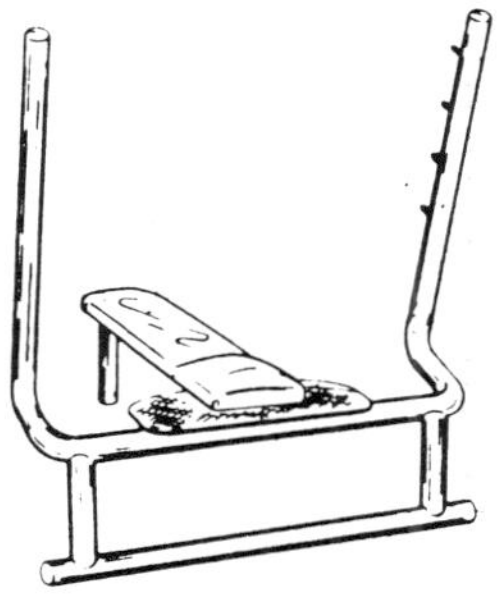

***Press* de banco**

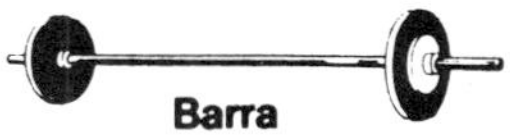

Barra

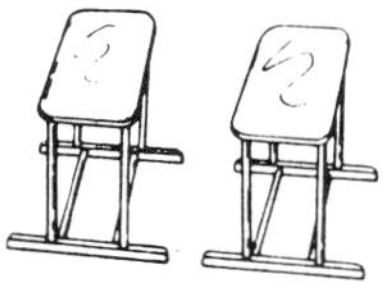

Dos bancos bajos

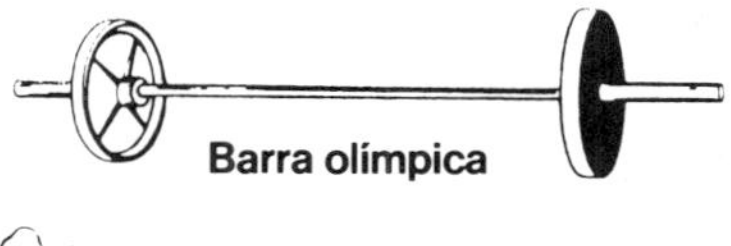

Barra olímpica

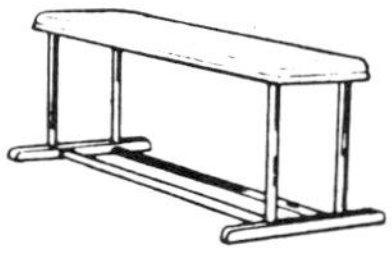

Banco plano

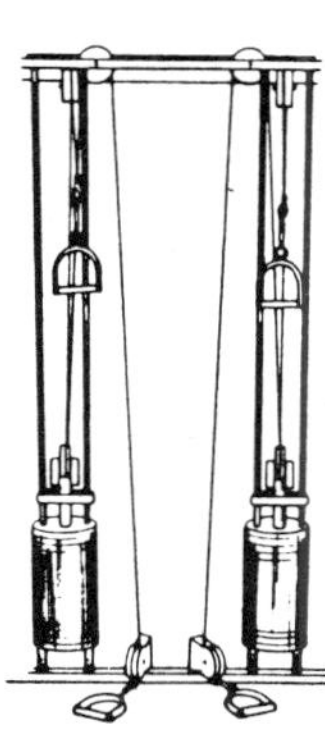

Polea alta de pared

Asimientos con poleas

Polea baja de pared

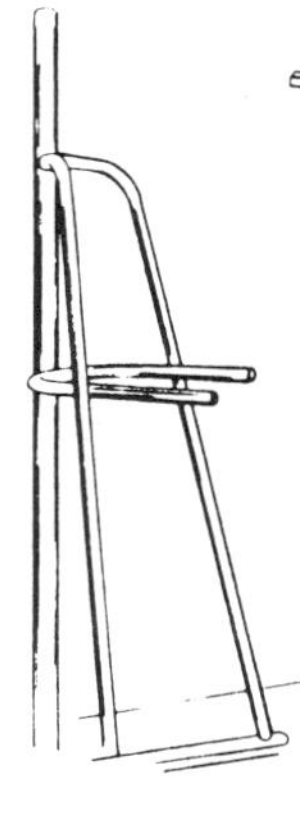

Barras paralelas

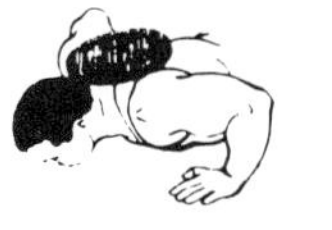

Disco de barra

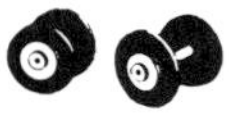

Pesas

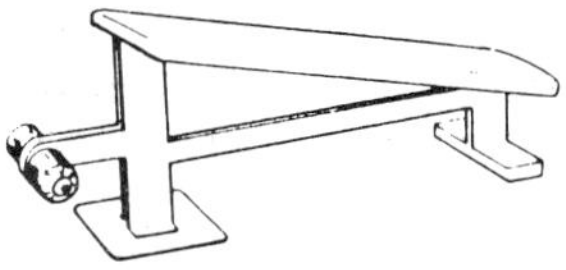

Banco inclinado (hacia atrás)

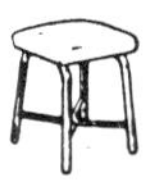

Taburete

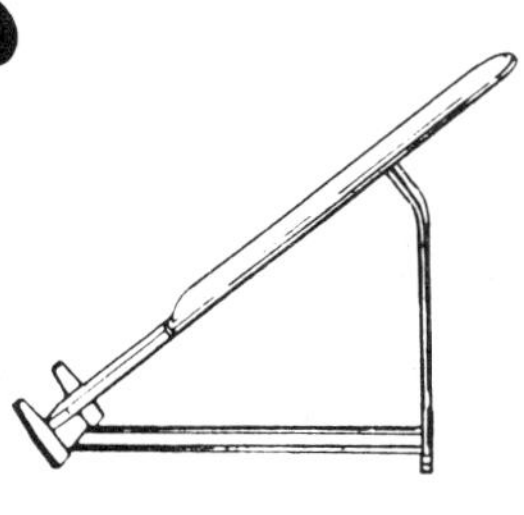

Banco inclinado (hacia adelante)

***PRESS* DE BANCO CON BARRA. ASIMIENTO ESTRECHO**

Pectorales internos

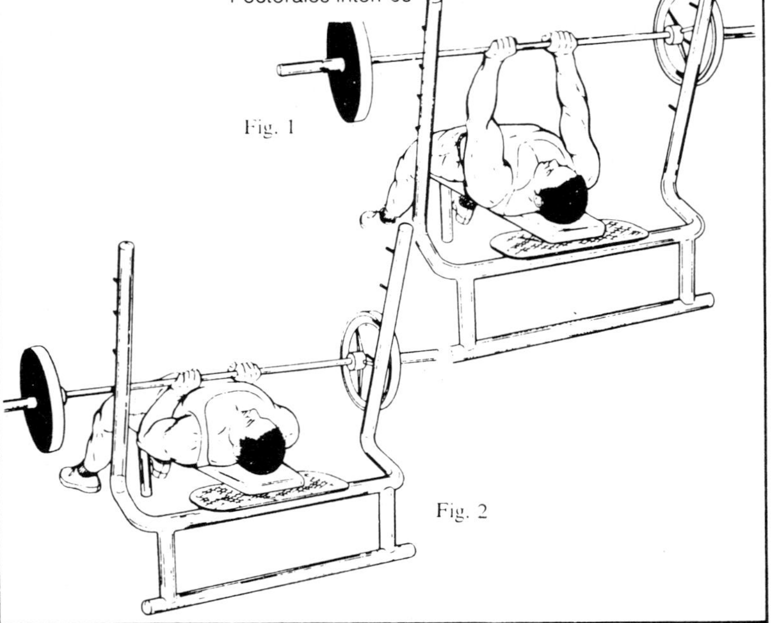

***PRESS* DE BANCO INCLINADO (HACIA ADELANTE) CON BARRA. ASIMIENTO ESTRECHO**

Pectorales internos y superiores

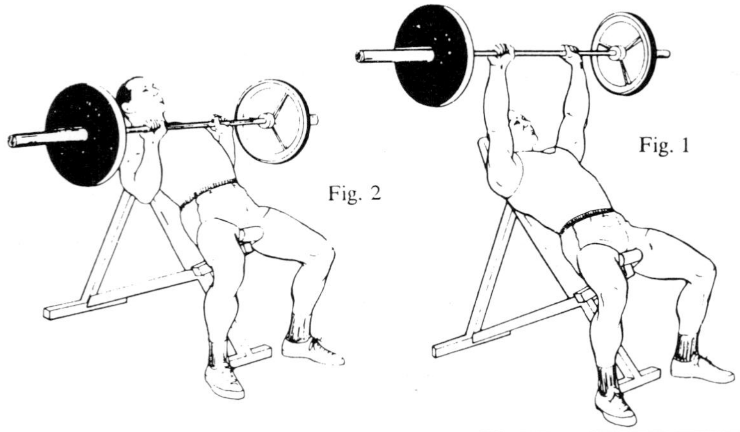

***PRESS* DE BANCO INCLINADO (HACIA ATRÁS) CON BARRA. ASIMIENTO ESTRECHO**

Pectorales internos e inferiores

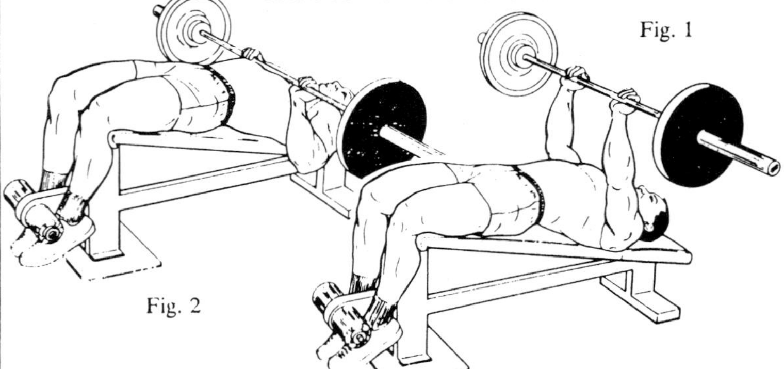

▲ *Press* de banco con barra. Asimiento estrecho

Tumbarse en un banco plano, en posición supina, con las piernas colocadas a los lados del banco y los pies planos en el suelo. Con un asimiento de aproximadamente unos 25 cm, levantar la barra, extendiéndola, sobre el pecho, en línea con los hombros. Desde esta posición, bajar la barra hasta una posición de unos 2 cm por debajo de los pezones. (Fíjese en que, en las ilustraciones, los codos están junto a los costados del pecho en la posición baja). Inspirar cuando se baja la barra hacia el pecho y espirar cuando se hace *press* hacia la posición inicial con los brazos en alto y estirados.

Observación final: no descansar el peso hasta el pecho, sino bajarlo con una pausa definida antes de volver a la posición inicial. Mantener la cabeza sobre el banco y no arquear la espalda demasiado al levantar las caderas del banco.

▲ *Press* de banco inclinado (hacia adelante) con barra. Asimiento estrecho

Tumbarse de espaldas en un banco inclinado. Con un asimiento de aproximadamente unos 25 cm, debería bajarse la barra, sostenida sobre los hombros con los brazos extendidos, hasta una posición sobre la parte superior del pecho que quede casi a la altura de los pezones. Procurar que los codos estén junto a los costados del pecho en la posición baja durante todo el ejercicio. Inspirar cuando se baja la barra hasta el pecho y espirar cuando se hace *press* hacia la posición inicial. No relajarse y llevar el peso hasta la parte superior del pecho, bajándolo de manera controlada con una pausa definida antes de volver a la posición inicial con brazos en alto. Mantener la cabeza sobre el banco y el pecho levantado, y evitar que las caderas se eleven del banco.

▲ *Press* de banco inclinado (hacia atrás) con barra. Asimiento estrecho

Tumbarse de espaldas en un banco inclinado. Con un asimiento de aproximadamente unos 25 cm, debería bajarse la barra, sostenida sobre la parte media de los músculos pectorales con los brazos extendidos, hasta una posición sobre la parte inferior del pecho, situada unos 6 cm por debajo de los pezones. Procurar que los codos estén junto a los costados del pecho en la posición baja durante todo el ejercicio. Inspirar cuando se baja la barra hacia el pecho y espirar cuando se hace *press* hacia la posición inicial. No relajarse y llevar el peso hasta la parte superior del pecho, bajándolo de manera controlada con una pausa definida antes de volver a la posición inicial con los brazos en alto. Mantener la cabeza sobre el banco y el pecho arriba, y evitar que se levanten las caderas del banco.

▲ *Press* de banco inclinado (hacia adelante) con barra. Asimiento intermedio

Tumbarse de espaldas en un banco inclinado. Con un asimiento de aproximadamente unos 12 cm más ancho que la amplitud de los hombros, bajar la barra, sostenida con los brazos en alto sobre los hombros, hacia una posición sobre la parte superior del pecho que quede a unos 6 cm por encima de los pezones. Fíjese en que en las ilustraciones los codos quedan detrás. Inspirar cuando se baja la barra hacia la parte superior del pecho y espirar cuando se hace *press* hacia la posición inicial con los brazos extendidos por encima de los hombros. No relajarse y llevar el peso hasta la parte superior del pecho, bajándolo de manera controlada con una pausa definida antes de volver a la posición inicial con los brazos en alto. Mantener la cabeza sobre el banco y el pecho arriba, y evitar la elevación de caderas.

▲ *Press* de banco inclinado (hacia atrás) con barra. Asimiento intermedio

Tumbarse de espalda en un banco inclinado. Con un asimiento unos 12 cm más ancho que la amplitud de los hombros, bajar la barra sostenida con los brazos extendidos sobre la parte media de los músculos pectorales hasta una posición en la parte inferior del pecho que quede unos 6 cm debajo de los pezones. Procurar que los codos estén detrás. Inspirar cuando se baja la barra hacia el pecho y espirar cuando se hace *press* hacia la posición inicial. No relajarse y llevar el peso hasta la parte superior del pecho, bajándolo de manera controlada con una pausa definida antes de volver a la posición inicial con los brazos en alto. Mantener la cabeza sobre el banco y el pecho arriba.

▲ *Press* de banco con barra. Asimiento intermedio

Tumbarse en posición supina en el banco plano, con las piernas colocadas a los lados y los pies planos en el suelo. Usando una abrazadera de asimiento unos 12 cm más ancha que la amplitud de los hombros, levantar la barra (extendiendo los brazos) sobre el pecho, alineada con los hombros. Bajar la barra hasta la parte inferior del pecho (unos 2 cm más abajo de los pezones). Fíjese en que en la ilustración los codos quedan detrás y el pecho se mantiene alto. Inspirar mientras se lleva la

PRESS DE BANCO INCLINADO (HACIA ADELANTE) CON BARRA. ASIMIENTO INTERMEDIO
Pectorales superiores

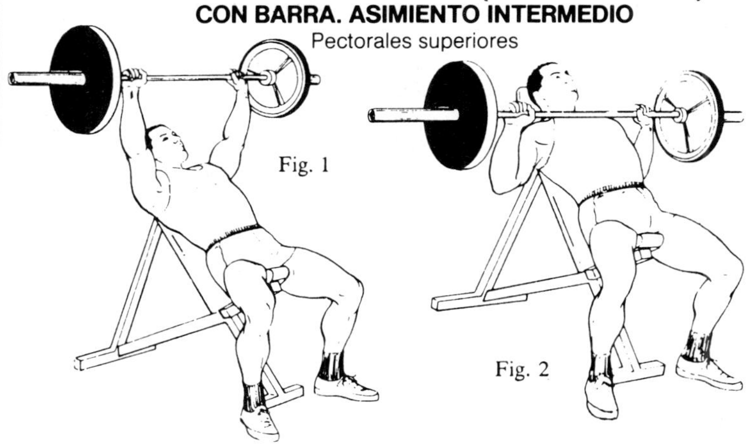

PRESS DE BANCO INCLINADO (HACIA ATRÁS) CON BARRA. ASIMIENTO INTERMEDIO
Pectorales inferiores

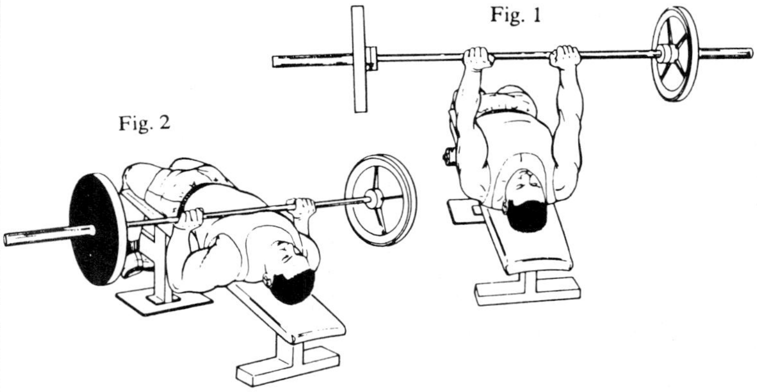

PRESS DE BANCO CON BARRA. ASIMIENTO INTERMEDIO
Pectorales externos

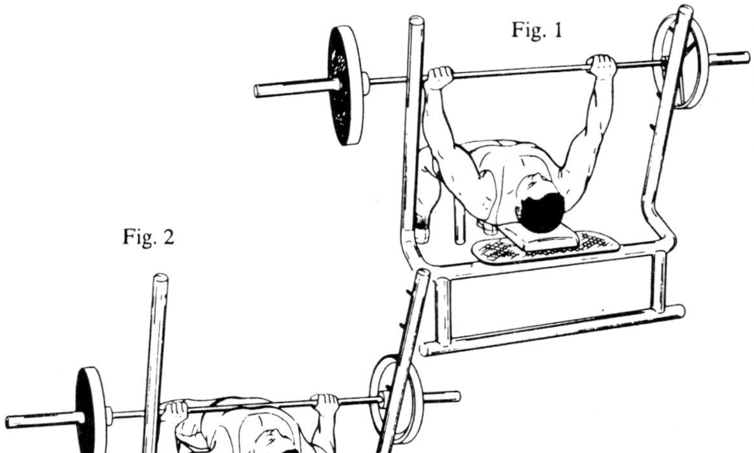

LEVANTAMIENTO DE BARRA, INCLINADO Y FRONTAL. ASIMIENTO INTERMEDIO

Pectorales superiores y deltoides frontales

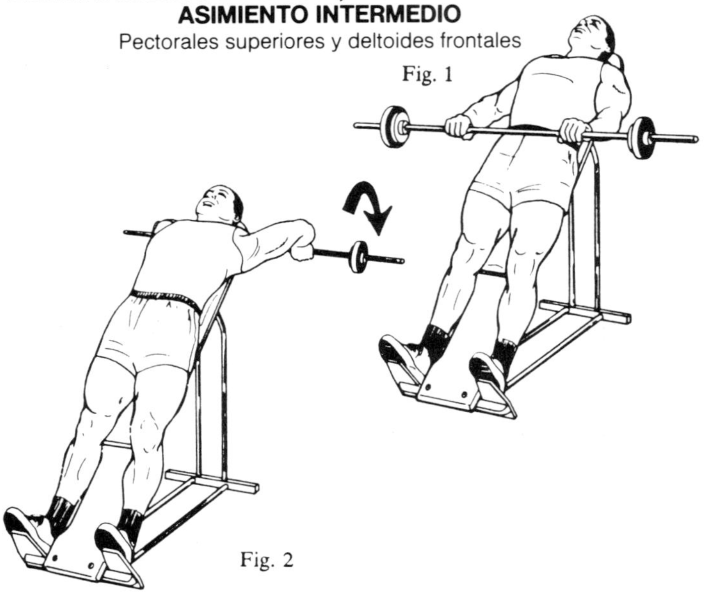

Fig. 1

Fig. 2

***PRESS* DE BANCO INCLINADO (HACIA ADELANTE) CON BARRA HASTA EL CUELLO**

Pectorales externos y superiores

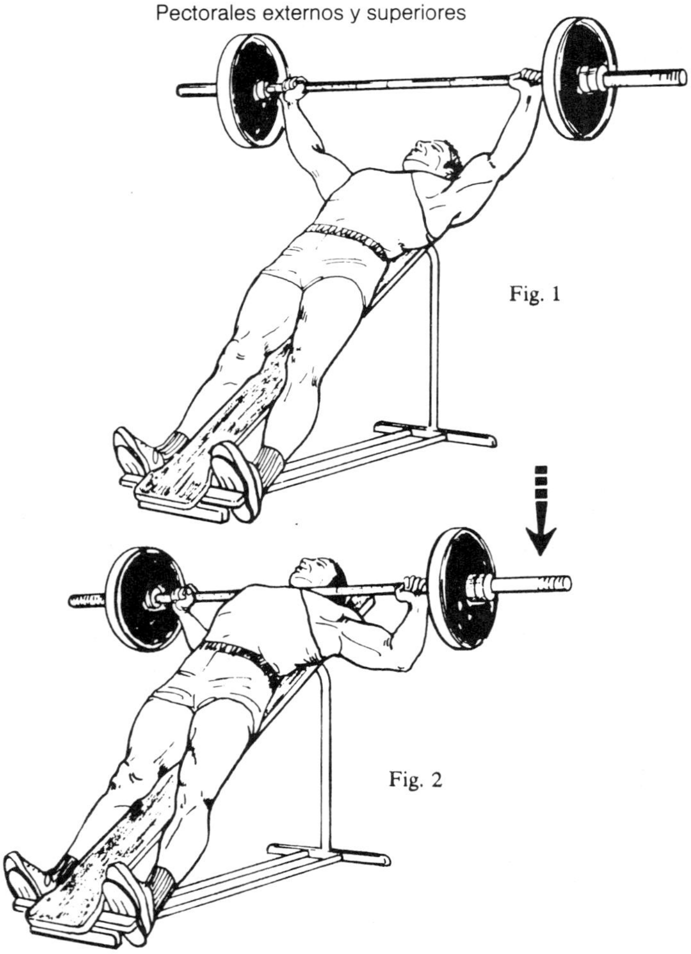

Fig. 1

Fig. 2

barra hacia el pecho y espirar cuando se vuelva la barra a la posición inicial con los brazos en alto. No relajarse y descender el peso sobre el pecho con control completo, haciendo una pausa definida en el pecho antes de volver a la posición inicial. Mantener la cabeza sobre el banco y no arquear la espalda bruscamente cuando se levanten las caderas.

▲ Levantamiento de barra, inclinado y frontal. Asimiento intermedio

Tumbarse sobre un banco inclinado. Con un asimiento de unos 28 cm de amplitud, colocar la barra sobre la parte superior de los muslos y trabar los codos para mantener los brazos estirados. Desde esta posición hacer una respiración profunda y levantar la barra llevándola por encima de la cintura, el pecho y la cabeza hasta que llegue detrás de la cabeza, sin forzar. Luego volver a llevar la barra hasta la parte superior de los muslos, espirando. Debe respirar profundamente y mantener el pecho alto y los brazos estirados.

▲ Levantamiento de barra, inclinado y frontal. Asimiento ancho

Pectorales superiores y deltoides frontales

Tumbarse sobre un banco inclinado. Con un asimiento de casi 64 cm de amplitud, colocar la barra sobre la parte superior de los muslos y cerrar los codos para mantener los brazos estirados. Desde esta posición, hacer una respiración profunda y levantar la barra llevándola por encima de la cintura, el pecho y la cabeza hasta que llegue detrás de la cabeza, sin forzar. Luego, volver a llevar la barra hasta la parte superior de los muslos y espirar. Debe respirarse profundamente, manteniendo el pecho alto y los brazos estirados.

▲ Levantamiento de barra, inclinado y frontal. Asimiento estrecho

Pectorales superiores y deltoides frontales

Tumbarse sobre un banco inclinado. Con un asimiento de unos 12 cm de amplitud, colocar la barra sobre la parte superior de los muslos y trabar los codos para mantener los brazos estirados. Desde esta posición, hacer una respiración profunda y levantar la barra llevándola por encima de la cintura, el pecho y la cabeza hasta detrás de la cabeza, sin forzar. Luego volver a llevar la barra hasta la parte superior del muslo y espirar. Debe respirarse profundamente, manteniendo el pecho alto y los brazos estirados.

■ *Press* de banco inclinado (hacia adelante) con barra hasta el cuello

Tumbarse sobre un banco inclinado. Levantar la barra extendiendo los brazos, con un asimiento más ancho de lo normal. Bajar la barra hasta la parte más alta del pecho, debajo del comienzo del cuello. Volver a levantar la barra extendiendo los brazos para completar la repetición. Inspirar cuando se baja la barra hasta el cuello y espirar cuando la barra se levanta con los brazos sobre el pecho. Mantener los codos ligeramente hacia atrás y casi en línea con las orejas. No relajarse ni llevar el peso hasta el cuello, sino bajarlo haciendo una pausa definida en la base del cuello antes de volver a llevarlo a la posición inicial. Mantener la cabeza sobre el banco y no arquear la espalda.

■ *Press* de banco con barra hasta el cuello

Pectorales externos y superiores

Tumbarse en posición supina sobre un banco plano (horizontal) con las piernas colocadas a los lados del banco y los pies planos sobre el suelo. Con un asimiento un poco más ancho que el del *press* normal de banco, llevar la barra sobre el pecho pero en línea con los hombros, extendiendo los brazos. Desde esta posición, bajar la barra hasta la parte más alta del pecho, directamente debajo de la nuez de Adán. Fíjese en que en las ilustraciones los codos están hacia atrás y en línea con las orejas, mientras que los antebrazos están verticales. Inspirar al bajar la barra hasta el cuello y espirar al volver a llevarla a la posición inicial. No relajarse ni dejar caer el peso sobre el cuello, sino bajarlo de manera controlada, haciendo una pausa definida en el cuello antes de volver a levantarlo hasta la posición inicial. Mantener la cabeza sobre el banco y no arquear demasiado la espalda al levantar las caderas del banco.

■ *Press* de banco inclinado (hacia atrás) con barra hasta el cuello

Tumbarse sobre un banco inclinado (hacia atrás). Levantar la barra extendiendo los brazos con un asimiento un poco más ancho que el normal. Bajar la barra hasta la parte más alta del pecho debajo del comienzo del cuello. Volver a levantar el peso hasta la posición inicial para completar la repetición. Inspirar al bajar la barra hasta el cuello y espirar al volver a llevarla a la posición inicial. Mantener los codos ligeramente hacia atrás y casi en línea con las orejas. No relajarse ni dejar caer el peso hacia el cuello, sino bajarlo haciendo una pausa definida antes de volver a llevarlo a la posición inicial. Mantener la cabeza sobre el banco y el pecho alto.

PRESS DE BANCO INCLINADO (HACIA ATRÁS) CON BARRA HASTA EL CUELLO

Pectorales externos e inferiores

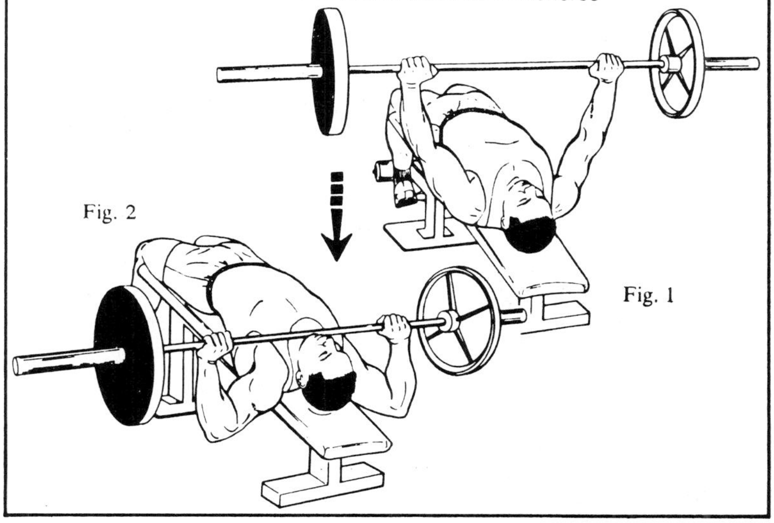

PRESS DE BANCO CON MÁQUINA UNIVERSAL

Pectorales

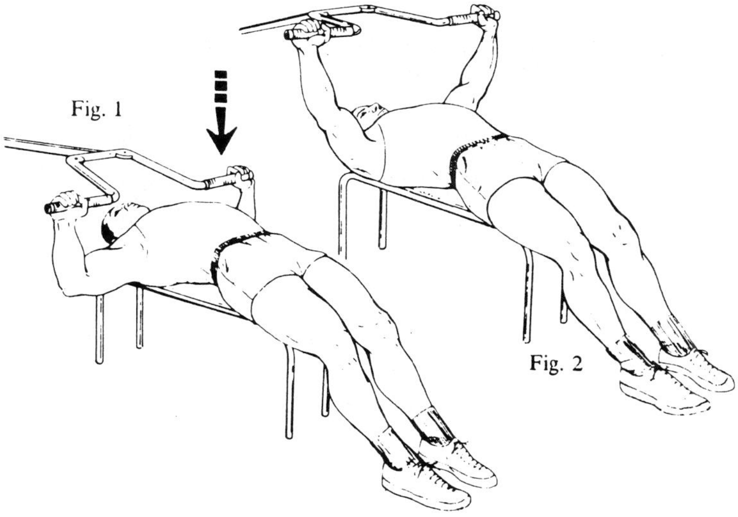

PRESS DE PECTORALES INTERNOS CON MÁQUINA DE PECTORALES INTERNOS O PECK DECK

Pectorales superiores e internos

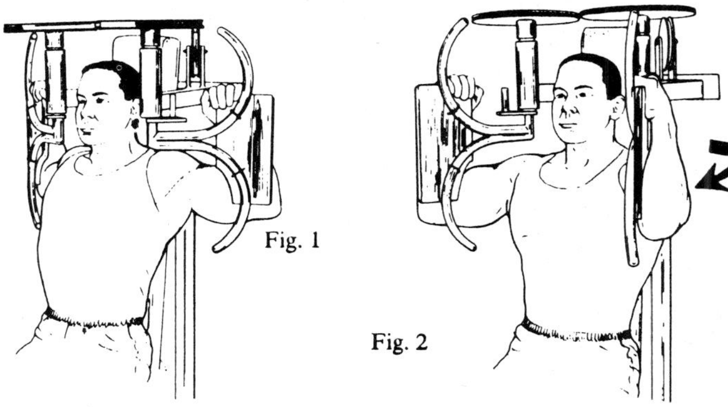

***PRESS* DE BANCO CON BARRAS. ASIMIENTO ANCHO**
Pectorales externos

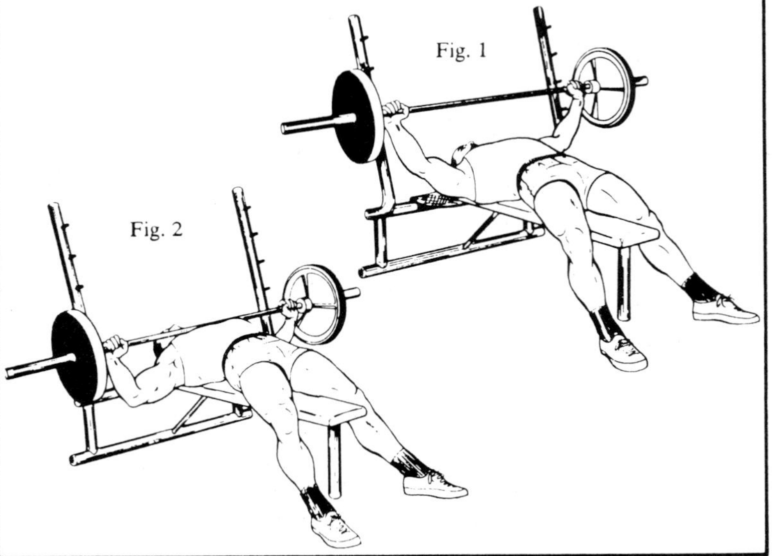

***PRESS* DE BANCO INCLINADO (HACIA ADELANTE) CON BARRA. ASIMIENTO ANCHO**
Pectorales externos y superiores

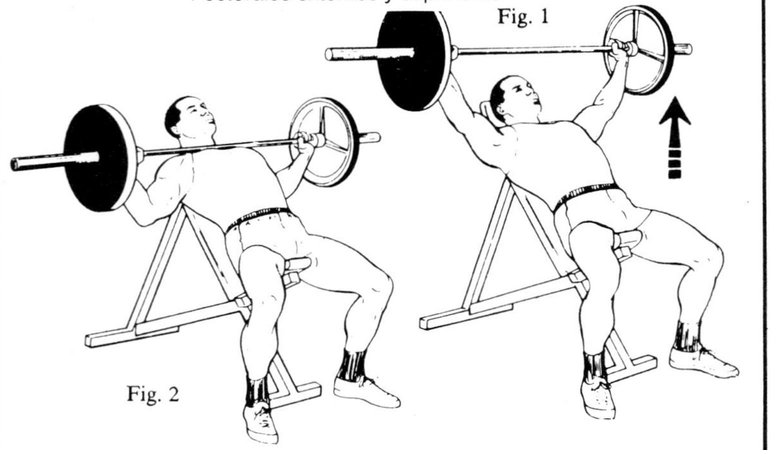

***PRESS* DE BANCO INCLINADO (HACIA ATRÁS) CON BARRA. ASIMIENTO ANCHO**
Pectorales externos e inferiores

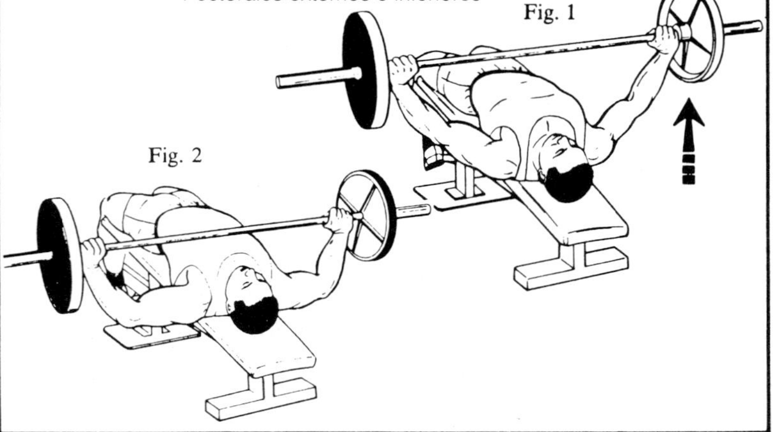

▲ *Press* de banco con máquina Universal

Este tipo de *press* de banco es similar al *press* de banco normal, sólo que se utiliza la máquina Universal en vez de barra libre. Debido a la construcción de la máquina, es imposible respirar mientras se está realizando un *press* de banco con una barra normal. Se debe inspirar al comenzar el ejercicio desde el pecho y espirar al volver a bajar el peso hacia el pecho. Con una barra normal sería lo contrario. Una buena ventaja de la máquina Universal es que no permite la ejecución inadecuada de un ejercicio debido a su construcción. No obstante, se debe procurar mantener las caderas planas sobre el banco, no levantar la cabeza mientras se realiza el ejercicio y sostener la caja torácica alta cuando se efectúa cada repetición con un movimiento lento.

▲ *Press* de pectorales internos con máquina de pectorales internos o Peck Deck

El modo en que se ejecute este ejercicio dependerá en gran medida de la forma en que esté diseñada la máquina de pectorales internos que se utilice. Algunas son más elaboradas que otras y tienen asientos y brazos ajustables. Lo principal a recordar mientras se realiza este ejercicio es que hay que mantener la parte superior de los brazos bastante alta y casi en línea con los hombros. Los antebrazos deberán mantenerse en una posición vertical, a fin de que los tríceps y deltoides no trabajen más de lo necesario. Centrarse en apretar los antebrazos mediante la concentración en los pectorales que realizan el trabajo. Inspirar al contraer y espirar al volver a llevar los brazos a la posición inicial.

■ *Press* de banco con barras. Asimiento ancho

Tumbarse en posición supina sobre un banco plano con las piernas colocadas a los lados del banco y los pies planos sobre el suelo. Utilizando abrazadera de asimiento, levantar la barra sobre el pecho, pero en línea con los hombros, extendiendo los brazos. Bajar la barra hasta una posición sobre el pecho que esté a casi 2 cm por debajo de los pezones. Observe que en las ilustraciones los codos están detrás y los antebrazos casi verticales al bajar el peso. Inspirar al bajar la barra hacia el pecho y espirar al volver a llevarla a la posición inicial con los brazos en alto. No relajarse ni dejar caer el peso sobre el pecho, sino bajarlo de un modo controlado, haciendo una pausa definida en el pecho antes de volver a levantarlo. Mantener la cabeza sobre el banco y no arquear la espalda, pues esto haría que las caderas se levantasen del banco.

■ *Press* de banco inclinado (hacia adelante) con barra. Asimiento ancho

Tumbarse sobre un banco inclinado. Utilizando una abrazadera de asimiento, bajar la barra, sostenida con los brazos en alto por encima de los hombros, hasta una posición sobre el pecho situada unos 6 cm más arriba de los pezones. Observe que en las ilustraciones los codos están detrás y los antebrazos casi verticales al bajar el peso. Inspirar al bajar la barra y espirar al volver a llevarla a la posición inicial. No relajarse ni dejar caer la barra sobre la parte superior del pecho, sino bajarla de modo controlado, haciendo una pausa definida en la parte superior del pecho antes de volver a llevarla hasta la posición inicial con los brazos en alto. Mantener la cabeza sobre el banco y el pecho alto, sin levantar las caderas del banco.

■ *Press* de banco inclinado (hacia atrás) con barra. Asimiento ancho

Tumbarse sobre un banco inclinado. Utilizando una abrazadera de asimiento, bajar la barra, sostenida por encima de la parte media de los músculos pectorales con los brazos extendidos, hasta una posición sobre la parte inferior del pecho, unos 6 cm por debajo de los pezones. Procurar que los codos estén hacia atrás y los antebrazos casi verticales al bajar el peso. Inspirar al bajar el peso hacia el pecho y espirar al llevar la barra a la posición inicial. No relajarse ni dejar caer el peso sobre el pecho, sino bajarlo de modo controlado, haciendo una pausa definida en el pecho antes de volver a elevarlo. Mantener la cabeza sobre el banco y el pecho alto.

▲ Pullóver con barra sobre banco inclinado (hacia atrás). Brazos estirados. Asimiento ancho

Tumbarse sobre un banco inclinado con la cabeza tan cercana al extremo como sea posible. Con una barra sostenida con los brazos extendidos encima del pecho y utilizando una abrazadera de asimiento, hacer una respiración profunda y bajar la barra describiendo un semicírculo sobre el pecho y la cabeza, hasta llevarla a una posición detrás de la cabeza que no provoque molestias en la zona del hombro. Desde esta posición baja, volver a llevar la barra a la posición inicial, manteniendo siempre los codos rígidos. Espirar al llegar a la posición inicial. Asegurarse de mantener el pecho alto y espirar profundamente.

PULLÓVER CON BARRA SOBRE BANCO INCLINADO (HACIA ATRÁS). BRAZOS ESTIRADOS. ASIMIENTO ANCHO

Pectorales inferiores y caja torácica

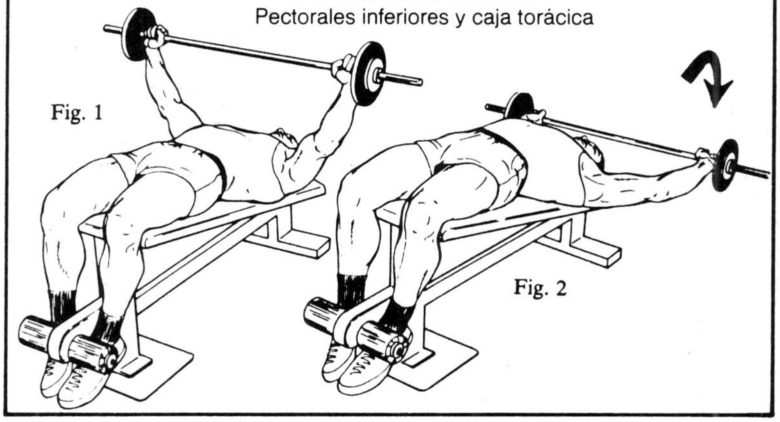

PULLÓVER CON BARRA SOBRE BANCO INCLINADO (HACIA ADELANTE). BRAZOS ESTIRADOS. ASIMIENTO ANCHO

Pectorales externos y caja torácica

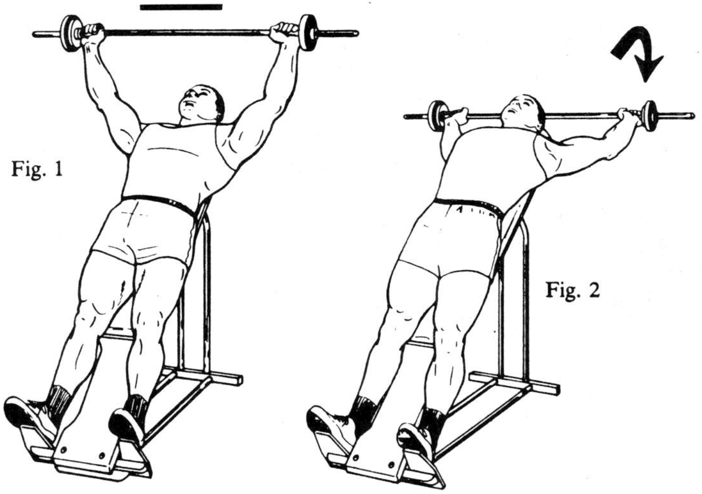

PULLÓVER CON BARRA SOBRE EL SUELO. BRAZOS ESTIRADOS. ASIMIENTO ANCHO

Pectorales y caja torácica

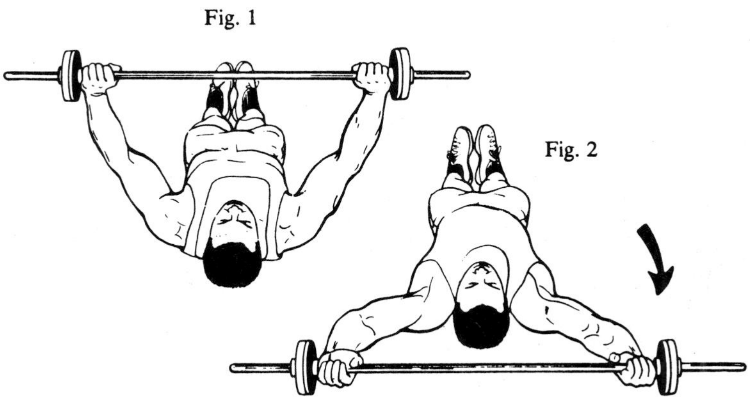

ABERTURAS CON MANCUERNAS SOBRE EL SUELO
Pectorales externos

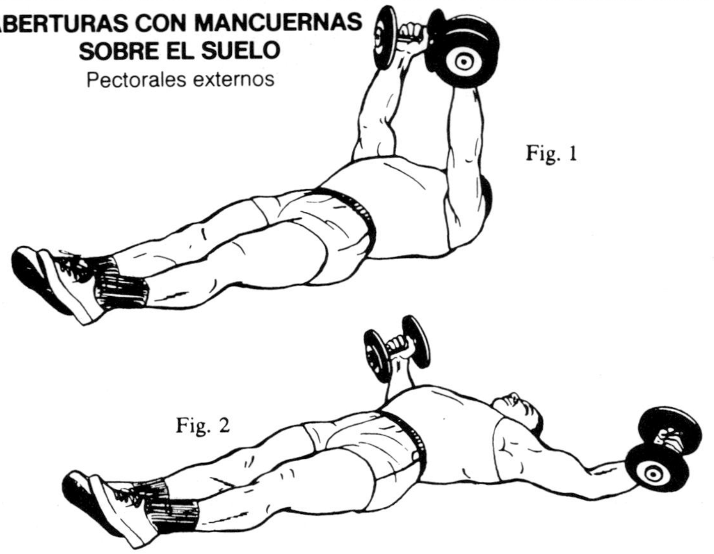

ABERTURAS CON MANCUERNAS SOBRE BANCO PLANO
Pectorales externos

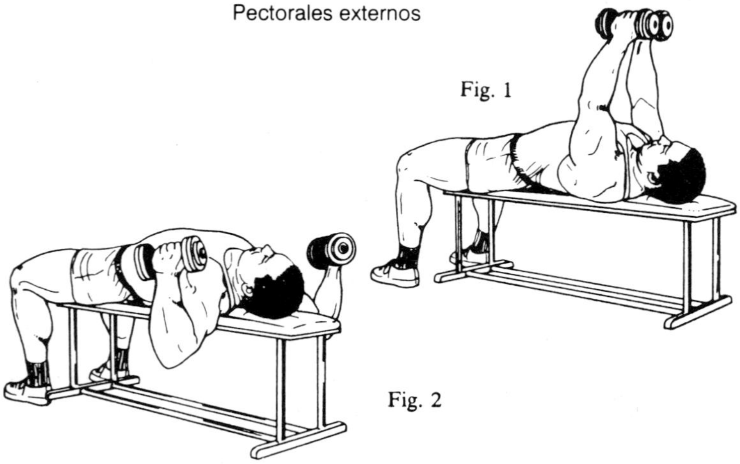

ABERTURAS CON MANCUERNAS SOBRE BANCO INCLINADO (HACIA ADELANTE)
Pectorales superiores

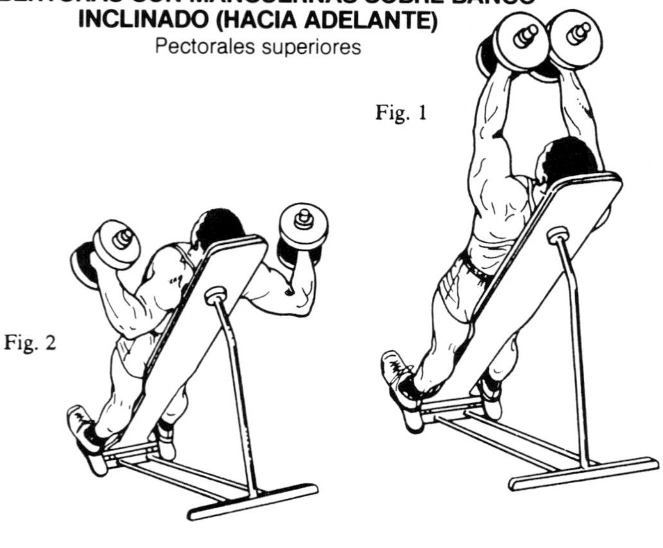

▲ Pullóver con barra sobre banco inclinado (hacia adelante). Brazos estirados. Asimiento ancho

Tumbarse sobre un banco inclinado (hacia adelante), con la cabeza sobre el banco. Con una barra elevada sobre el pecho con los brazos extendidos, utilizando una abrazadera de asimiento, respirar profundamente y bajar la barra describiendo un semicírculo por encima del pecho y la cabeza hasta colocarla detrás de ésta, sin provocar molestias en la zona de los hombros. Desde esta posición baja, volver a llevar la barra a la posición inicial, con los codos siempre rígidos. Espirar al llegar a la posición inicial. Mantener la cabeza hacia abajo, el pecho alto y respirar profundamente.

▲ Pullóver con barra sobre el suelo. Brazos estirados. Asimiento ancho

Tumbarse de espaldas sobre el suelo con la cabeza apoyada. Con una barra sostenida en alto sobre el pecho con los brazos extendidos, utilizando una abrazadera, respirar profundamente y bajar la barra describiendo un semicírculo por encima del pecho y la cabeza, hasta colocarla sobre el suelo o en una posición detrás de la cabeza que no provoque molestias en la zona de los hombros. Desde esta posición baja, volver a llevar la barra a la posición inicial, con los codos rígidos. Espirar al volver a la posición inicial. Mantener la cabeza hacia abajo, el pecho alto y respirar profundamente.

▲ Aberturas con mancuernas sobre el suelo

Tumbarse sobre el suelo sosteniendo dos mancuernas livianas por encima de los hombros con los brazos en alto y las palmas de las manos enfrentadas. Manteniendo los brazos tan estirados como sea posible, bajar las mancuernas hacia los lados con un movimiento semicircular hasta que queden casi paralelas a los lados del pecho, pero ligeramente hacia atrás, es decir, prácticamente en línea con las orejas. Desde esta posición, volver a llevar las mancuernas encima del pecho siguiendo el mismo recorrido empleado anteriormente. Espirar al llegar a la posición máxima. Debe respirar profundamente, mantener la cabeza apoyada en el suelo, el pecho alto y concentrarse en los pectorales.

▲ Aberturas con mancuernas sobre banco plano

Tumbarse sobre un banco plano en posición supina sosteniendo dos mancuernas livianas por encima de los hombros, con los brazos en alto y con las palmas enfrentadas. Manteniendo los brazos tan estirados como sea posible, bajar las mancuernas llevándolas hacia los lados con un movimiento semicircular hasta colocarlas casi paralelas a los lados del pecho, pero ligeramente hacia atrás, de modo que queden aproximadamente en línea con las orejas. Desde esta posición, volver a elevar las mancuernas sobre el pecho, utilizando el mismo recorrido empleado anteriormente. Debe respirar profundamente, mantener el pecho alto y la cabeza apoyada en el banco, y concentrarse sobre los pectorales.

▲ Aberturas con mancuernas sobre banco inclinado (hacia adelante)

Tumbarse sobre un banco inclinado sosteniendo dos mancuernas livianas por encima de los hombros, con los brazos en alto y con las palmas enfrentadas. Manteniendo los brazos tan estirados como sea posible, bajar las mancuernas hacia los lados con un movimiento semicircular hasta colocarlas casi paralelas a los lados del pecho, pero ligeramente hacia atrás, aproximadamente en línea con las orejas. Desde esta posición, volver a elevar las mancuernas sobre el pecho siguiendo el mismo recorrido empleado anteriormente. Espirar al llegar a la posición máxima. Debe respirarse profundamente, manteniendo el pecho alto y concentrándose en los pectorales.

▲ Aberturas con mancuernas sobre banco inclinado (hacia atrás)

Tumbarse sobre un banco inclinado sosteniendo dos mancuernas livianas por encima de los hombros, con los brazos en alto y con las palmas enfrentadas. Manteniendo los brazos tan estirados como sea posible, bajar las mancuernas hacia los lados del pecho, pero ligeramente hacia atrás, de modo que queden casi en línea con las orejas. Desde esta posición, volver a elevar las mancuernas sobre el pecho haciendo el mismo recorrido empleado anteriormente. Espirar al llegar a la posición máxima. Debe respirar profundamente, mantener el pecho alto y la cabeza apoyada en el banco, y concentrarse en los pectorales.

▲ "Vuelos con mancuernas" sobre banco plano

Tumbarse sobre un banco plano sosteniendo una mancuerna en cada mano, con las palmas enfrentadas, y colocar las mancuernas sobre los muslos por debajo de la zona de la ingle. Mantener los codos ligeramente flexionados, pero tensarlos mientras se llevan las mancuernas hacia fuera

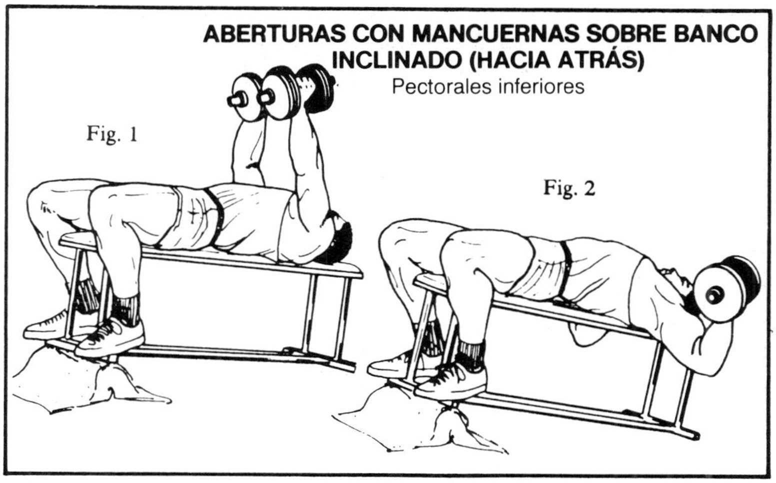

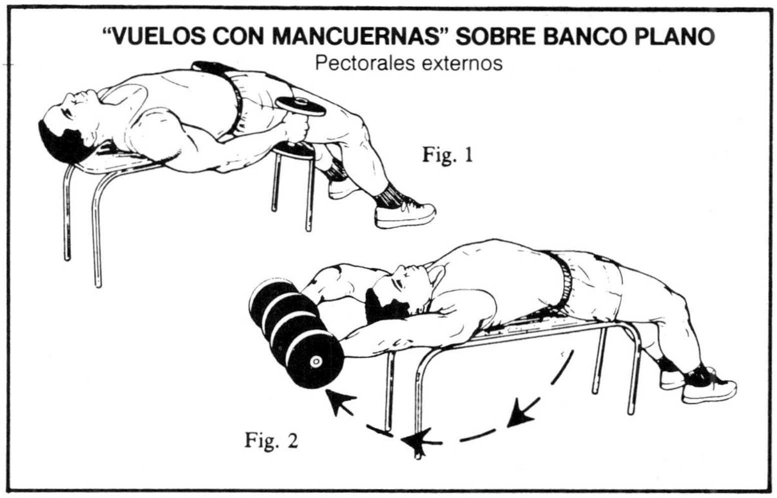

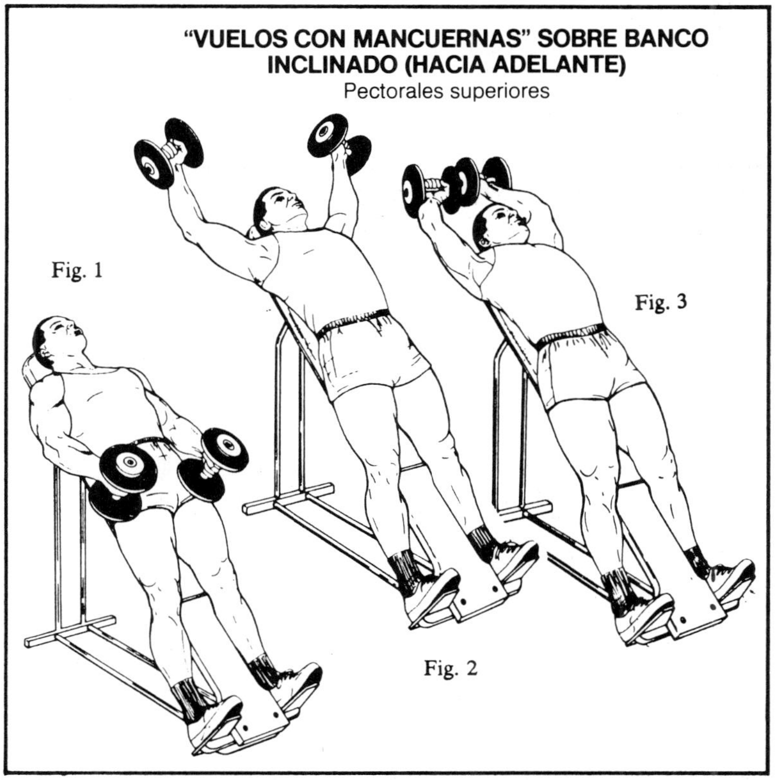

"VUELOS CON MANCUERNAS" SOBRE BANCO INCLINADO (HACIA ATRÁS)
Pectorales inferiores

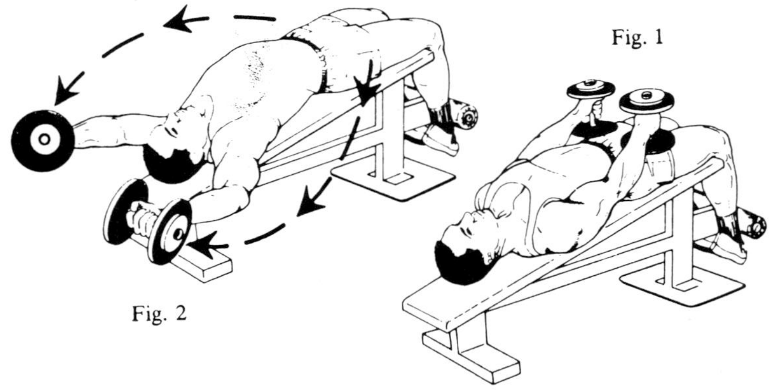

MANCUERNAS EN POSICIÓN SUPINA SOBRE BANCO PLANO
Pectorales

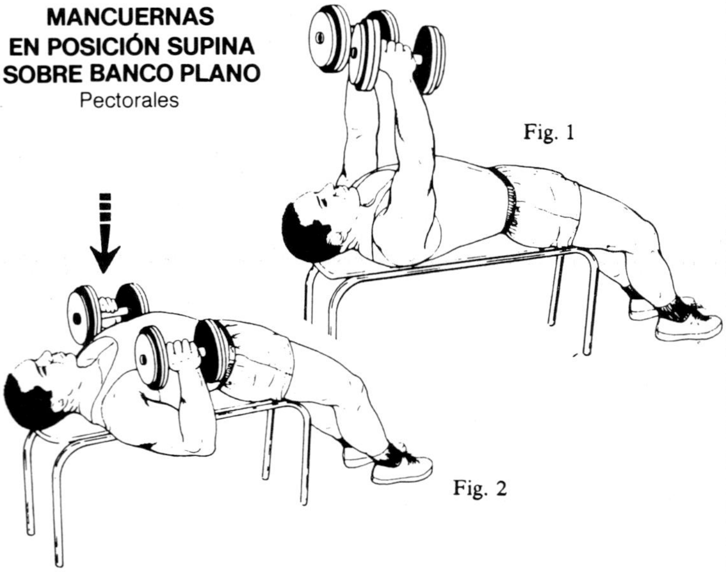

MANCUERNAS EN POSICIÓN SOBRE BANCO INCLINADO (HACIA ADELANTE)
Pectorales superiores

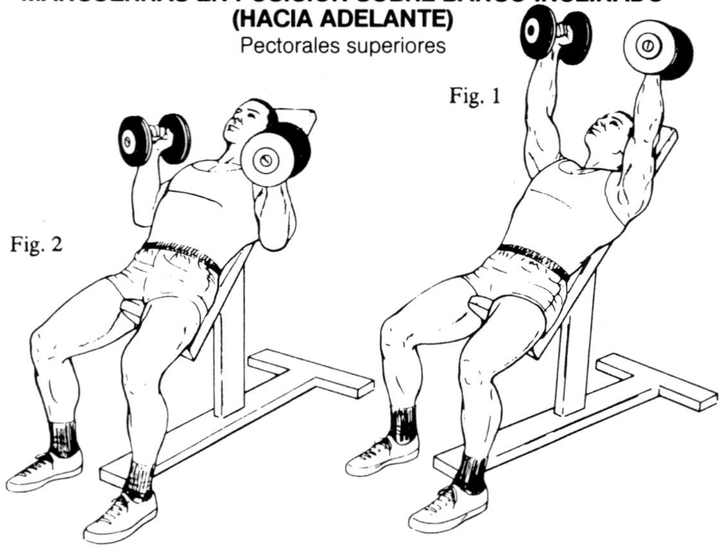

y se realiza un movimiento circular a los lados del cuerpo pasando por la cintura, el pecho y la cabeza, hasta que las mancuernas, sujetas con los brazos extendidos, se unen detrás de la cabeza. Al llevar las mancuernas hacia esta posición detrás de la cabeza, deberían girarse las muñecas de modo que las palmas queden hacia arriba en la posición media de ejecución del ejercicio. Volver a llevar las mancuernas por el mismo recorrido hasta la posición inicial. Inspirar al comenzar el ejercicio y espirar al volver a llevar las pesas a la parte superior de los muslos.

▲ "Vuelos con mancuernas" sobre banco inclinado (hacia adelante)

Tumbarse sobre un banco inclinado sosteniendo una mancuerna en cada mano, con las palmas de las manos enfrentadas, y colocar las dos mancuernas sobre los muslos por debajo de la zona de la ingle Mantener los codos ligeramente flexionados al principio, pero tensarlos mientras se llevan las mancuernas hacia afuera, mediante un movimiento circular a los lados del cuerpo que pasa por encima de la cintura, el pecho y la cabeza hasta unir las mancuernas detrás de la cabeza. Al elevar las mancuernas hacia esta posición detrás de la cabeza, deberían girarse las muñecas de modo que las palmas queden hacia arriba en la posición máxima del ejercicio. Volver a bajar las mancuernas siguiendo el mismo recorrido utilizado en la elevación. Inspirar al comenzar el ejercicio y espirar al bajar las mancuernas hasta la posición inicial sobre la parte superior de los muslos.

▲ "Vuelos con mancuernas" sobre banco inclinado (hacia atrás)

Tumbarse sobre un banco inclinado (hacia atrás) con una mancuerna en cada mano, sostenidas con las palmas enfrentadas y colocadas sobre los muslos debajo de la zona de la ingle. Mantener los codos ligeramente flexionados al principio, pero tensarlos al llevar las mancuernas hacia fuera en un movimiento circular a los lados del cuerpo con los brazos extendidos, que pasa por encima de la cintura, el pecho y la cabeza hasta unir las mancuernas detrás de la cabeza. Al llevar las mancuernas hasta esta posición detrás de la cabeza, deberían girarse las muñecas de modo que las palmas queden hacia arriba en la posición media de ejecución del ejercicio. Volver a llevar las mancuernas por el mismo recorrido hasta la posición de inicio. Inspirar al comenzar el ejercicio y espirar al volver a llevar las mancuernas a la parte superior de los muslos.

• Mancuernas en posición supina sobre banco plano

Tumbarse en posición supina sobre un banco plano con dos mancuernas (una en cada mano) sujetas en alto sobre el pecho, con los brazos extendidos y con las palmas enfrentadas. Manteniendo los brazos junto a los lados del pecho antes de volver a empujarlas hasta la posición inicial. En todo momento los brazos deben mantenerse hacia adentro. Inspirar al bajar las mancuernas y espirar al volver a llevarlas hasta la posición inicial. Mantener la caja torácica lo más alta posible.

• Mancuernas en posición supina sobre banco inclinado (hacia adelante)

Tumbarse sobre un banco inclinado (hacia adelante), sosteniendo dos mancuernas en alto por encima del pecho, con las palmas de las manos enfrentadas. Manteniendo los brazos junto a los lados, bajar las mancuernas hasta que lleguen a los lados del pecho, antes de empujarlas de nuevo hacia la posición inicial. En todo momento los brazos deben mantenerse hacia adentro. Inspirar al bajar las mancuernas y espirar al volver a llevarlas a la posición inicial. Mantener la caja torácica lo más alto posible.

• Mancuernas en posición supina sobre banco inclinado (hacia atrás)

Tumbarse sobre un banco inclinado (hacia atrás) sosteniendo dos mancuernas en alto sobre el pecho con las palmas de las manos enfrentadas manteniendo los brazos junto a los lados, bajar las mancuernas hasta que lleguen a los lados del pecho antes de empujarlas de nuevo hacia la posición inicial. En todo momento los brazos deben mantenerse hacia adentro. Inspirar al bajar las mancuernas y espirar al volver a subirlos. Mantener la caja torácica lo más alta posible.

■ Pullóver-*Press* lateral con mancuernas. Brazos flexionados

Tumbarse en posición supina sobre un banco plano con los hombros en el extremo del banco y la cabeza colgando hacia el suelo. Sostener una mancuerna en cada mano y colocarlas a los lados del pecho casi paralelos a los pezones. Manteniendo los codos hacia dentro durante el comienzo del ejercicio, respirar profundamente y bajar las mancuernas llevándolas por encima del rostro, de modo que pasen junto a las orejas en su camino de descenso hacia el suelo. Continuar bajando las mancuernas hasta que toquen el suelo, o llevarlas lo más bajo que se pueda sin que se produzcan molestias en la zona de los

PULLÓVER-*PRESS* LATERAL CON MANCUERNAS. BRAZOS FLEXIONADOS

Pectorales

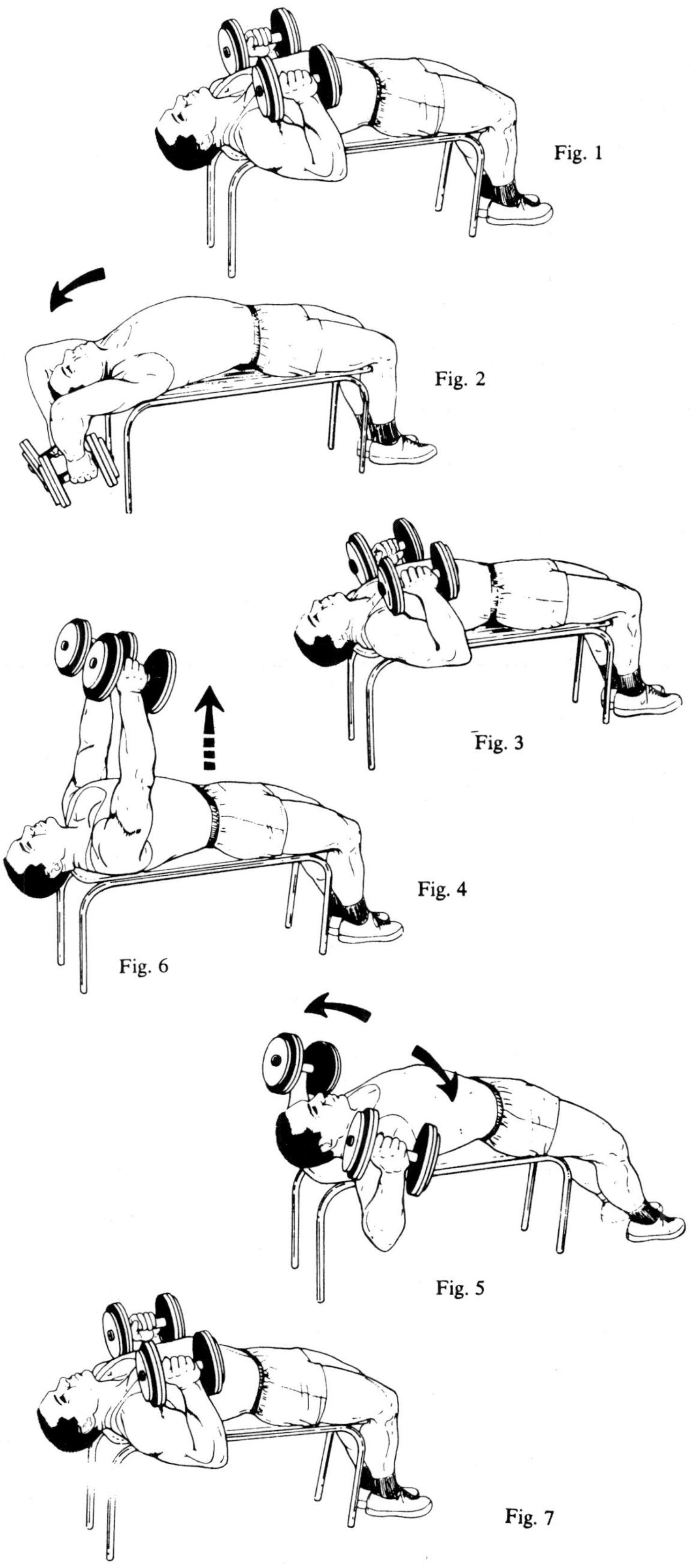

ABERTURAS LATERALES SOBRE BANCO INCLINADO (HACIA ADELANTE)
Pectorales superiores

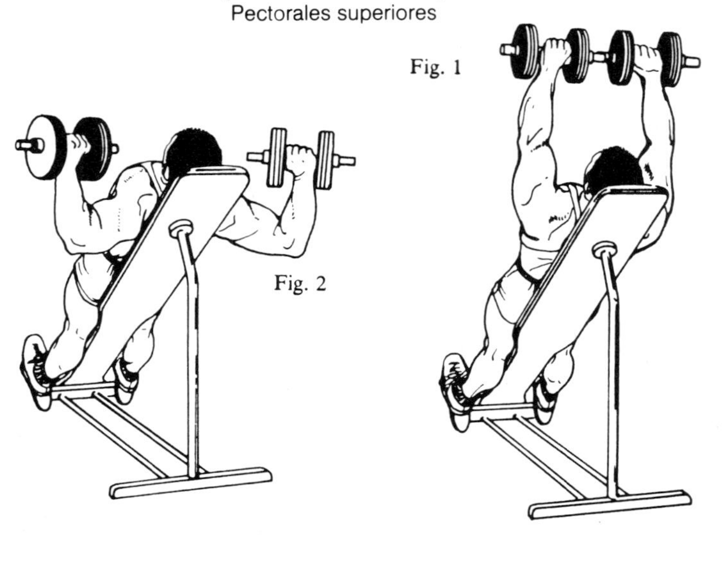

ABERTURAS LATERALES CON BRAZO FLEXIONADO
Pectorales externos

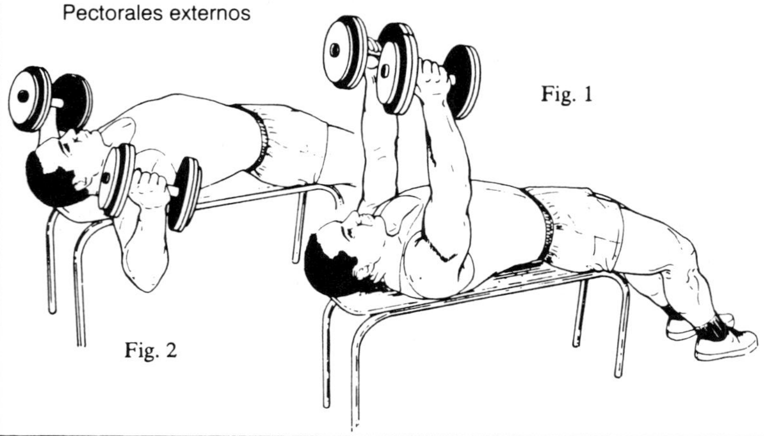

LEVANTAMIENTO DE MANCUERNAS, FRONTAL Y ALTERNO, SOBRE BANCO INCLINADO
Pectorales superiores

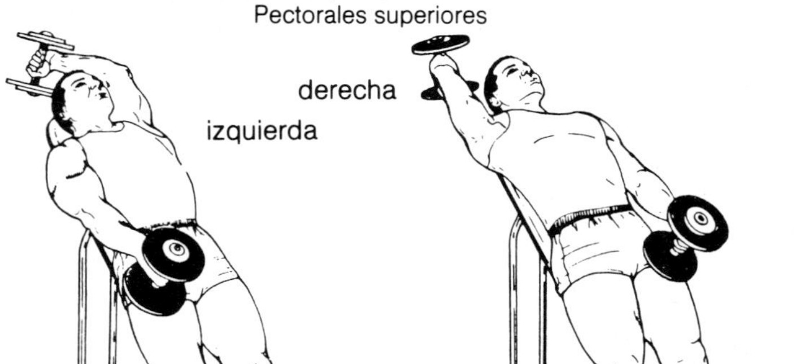

hombros. Luego, regresar a la posición inicial a los lados del pecho, utilizando el mismo recorrido empleado para bajar. Desde aquí, levantar las mancuernas en alto por encima del pecho, manteniendo las palmas de las manos enfrentadas. En este punto, bajar las mancuernas con un movimiento semicircular hasta una posición inferior, de manera que queden aproximadamente paralelas al pecho, a unos 20 cm de cada lado. Asegurarse de que los codos estén hacia abajo y atrás, en línea con las orejas. Los antebrazos deben estar ligeramente desplazados de una posición vertical. Volver a llevar las mancuernas a la posición inicial describiendo el mismo arco que se empleó para hacerlas bajar. Desde esta posición máxima, volver a bajar las mancuernas a los lados del pecho con los codos hacia adentro y espirar. A continuación, comenzar la segunda repetición con el ***pullóver***, seguidamente el ***press*** y luego el lateral.

▲ Aberturas laterales sobre banco inclinado (hacia adelante)

Utilizar una posición de asimiento de las mancuernas similar a la que se emplea para sostener una barra. Comenzar con las mancuernas juntas, en alto y por encima de los hombros. Bajarlas lentamente hasta una posición inferior, de modo que las mancuernas queden aproximadamente paralelas al pecho, pero a unos 20 cm de distancia de cada lado. Observar que los codos estén hacia abajo y atrás, a fin de que se hallen en línea con las orejas. Los antebrazos deben estar ligeramente desplazados de una posición vertical. El regreso a la posición inicial se realiza utilizando el mismo arco que se empleó para bajar las mancuernas. Inspirar al comenzar el ejercicio y espirar al finalizarlo.

▲ Aberturas laterales con brazo flexionado

Tumbarse sobre un banco plano con las mancuernas juntas, en alto y por encima de los hombros. Las palmas de las manos deberían estar enfrentadas. Bajar lentamente las mancuernas hasta una posición inferior, de modo que queden aproximadamente paralelas al pecho, pero a unos 20 cm de distancia a cada lado. Observar que los codos se hallen hacia abajo y atrás, a fin de que estén en línea con las orejas. Los antebrazos deben estar ligeramente desplazados de una posición vertical. El regreso a la posición inicial se realiza utilizando el mismo arco que se efectuó para llevar las mancuernas hacia abajo. Inspirar al comenzar el ejercicio y espirar al finalizarlo.

▲ Aberturas laterales sobre banco inclinado (hacia atrás)

Pectorales inferiores

Tumbarse sobre un banco inclinado (hacia atrás) con dos mancuernas juntas, en alto y por encima de los hombros. Las palmas de las manos deberían estar enfrentadas. Bajar lentamente las mancuernas hasta una posición inferior, de modo que queden aproximadamente paralelas al pecho, pero a unos 20 cm de cada lado. Observar que los codos se hallen hacia abajo y atrás, a fin de que estén en línea con las orejas. Los antebrazos deben estar ligeramente desplazados de una posición vertical. El regreso a la posición inicial se realiza utilizando el mismo arco que se empleó para llevar las mancuernas hacia abajo. Inspirar al comenzar el ejercicio y espirar al finalizarlo.

▲ Levantamiento de mancuernas, frontal y alterno, sobre banco inclinado

Tumbarse sobre un banco inclinado sosteniendo dos mancuernas en las manos, con las palmas enfrentadas. Con los brazos estirados, dejar descansar las mancuernas sobre los muslos. Levantar el brazo derecho y llevarlo directamente por encima y detrás de la cabeza. Llevar el peso hacia atrás tanto como sea posible, siempre que no se sienta molestia alguna en la zona del hombro. Al comenzar el regreso del brazo derecho a la posición inicial, levantar el brazo izquierdo y llevarlo también por encima y detrás de la cabeza. Inspirar al levantar el brazo derecho y espirar al comenzar a alzar el brazo izquierdo.

▲ Levantamiento de mancuernas, frontal y alterno, sobre banco plano

Tumbarse sobre un banco plano sosteniendo dos mancuernas en las manos con las palmas enfrentadas y dejarlas descansar sobre los muslos. Manteniendo los brazos estirados, levantar el brazo derecho y llevarlo directamente por encima y detrás de la cabeza, tan lejos como sea posible, siempre que no se sienta molestia alguna en la zona del hombro. Al comenzar a bajar el brazo derecho hacia la posición inicial, levantar el brazo izquierdo y llevarlo asimismo por encima y detrás de la cabeza. Inspirar al levantar el brazo derecho y espirar al comenzar a alzar el brazo izquierdo.

▲ Levantamiento de mancuernas, frontal y alterno, sobre banco inclinado (hacia atrás)

Tumbarse sobre un banco inclinado (hacia atrás) sosteniendo dos mancuernas en las

LEVANTAMIENTO DE MANCUERNAS, FRONTAL Y ALTERNO, SOBRE BANCO PLANO

Pectorales

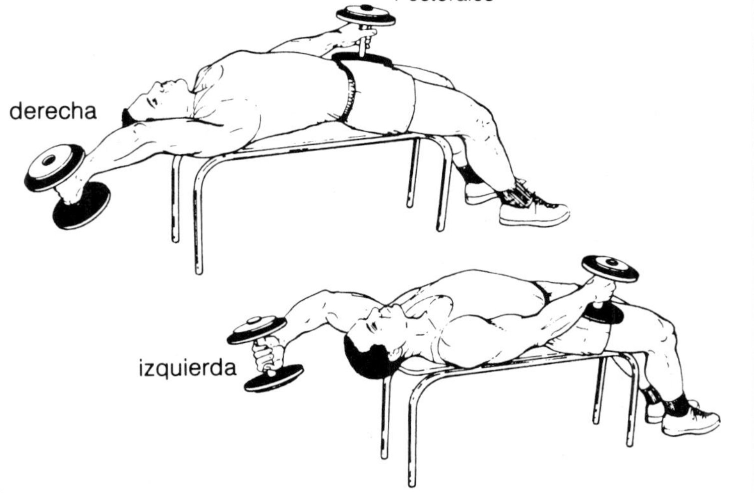

LEVANTAMIENTO DE MANCUERNAS, FRONTAL Y ALTERNO, SOBRE BANCO INCLINADO

Pectorales inferiores

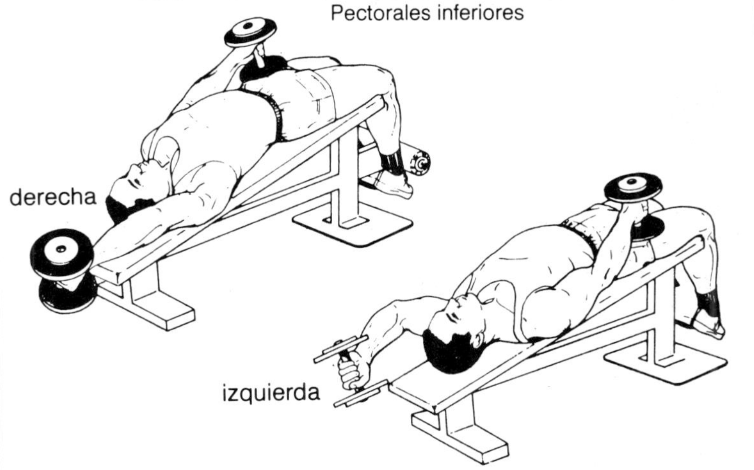

LEVANTAMIENTO DE MANCUERNAS, FRONTAL Y ALTERNO, SOBRE EL SUELO

Pectorales

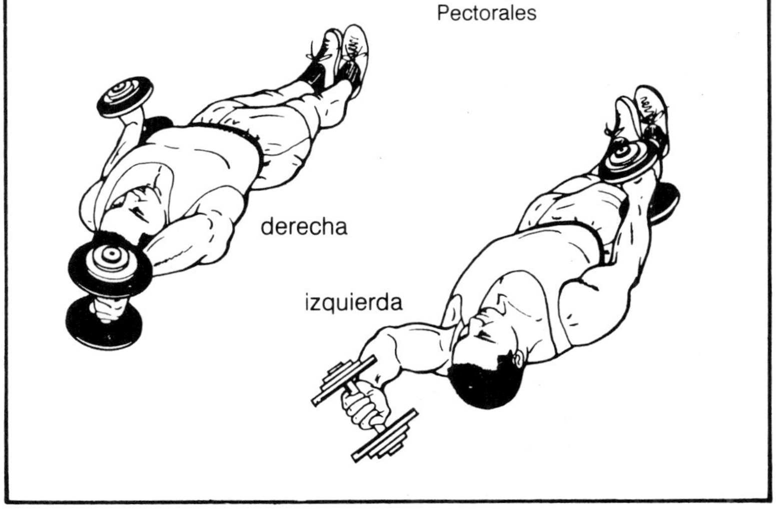

PULLÓVER CON BARRA SOBRE EL SUELO. BRAZOS ESTIRADOS. ASIMIENTO ESTRECHO

Pectorales y caja torácica

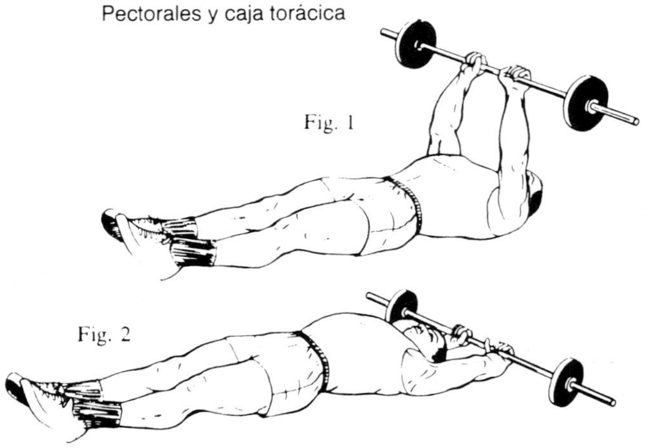

PULLÓVER CON BARRA SOBRE BANCO INCLINADO (HACIA ADELANTE). BRAZOS ESTIRADOS. ASIMIENTO ESTRECHO

Pectorales superiores y caja torácica

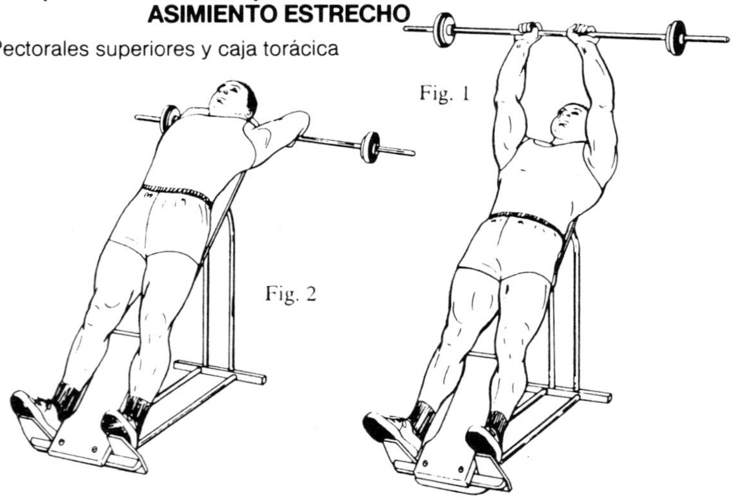

PULLÓVER CON BARRA SOBRE BANCO INCLINADO (HACIA ATRÁS). BRAZOS ESTIRADOS. ASIMIENTO ESTRECHO

Pectorales inferiores y caja torácica

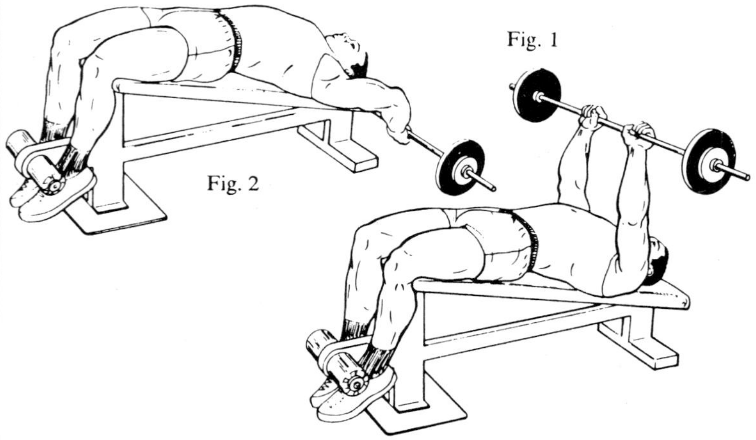

manos con las palmas enfrentadas, y dejarlas descansar sobre los muslos. Manteniendo los brazos estirados, levantar el brazo derecho y llevarlo directamente por encima y detrás de la cabeza. Llevar la mancuerna lo más lejos posible, siempre que no se sienta molestia alguna en la zona del hombro. Al comenzar el regreso del brazo derecho a la posición inicial, levantar el brazo izquierdo y llevarlo por detrás de la cabeza. Inspirar al levantar el brazo derecho y espirar al comenzar a alzar el brazo izquierdo.

▲ Levantamiento de mancuernas, frontal y alterno, sobre el suelo

Tumbarse en posición supina sobre el suelo sosteniendo dos mancuernas en las manos con las palmas enfrentadas, y dejarlas descansar sobre los muslos. Manteniendo los brazos estirados, levantar el brazo derecho y llevarlo directamente por encima y detrás de la cabeza. Llevar la mancuerna tan lejos como sea posible, siempre que no se sienta molestia alguna en la zona del hombro. Al comenzar el regreso del brazo derecho a la posición inicial, levantar a su vez el brazo izquierdo por encima y detrás de la cabeza. Inspirar al levantar el brazo derecho y espirar al alzar el brazo izquierdo.

▲ Pullóver con barra sobre el suelo. Brazos estirados. Asimiento estrecho

Tumbarse sobre el suelo, apoyando la cabeza. Con una barra sostenida en alto encima del pecho y un asimiento de unos 20 cm de distancia, inspirar y bajar la barra con un movimiento semicircular sobre el pecho y la cabeza hasta que toque el suelo, o hasta una posición detrás de la cabeza que no produzca molestia en la zona de los hombros. Desde esta posición, volver la barra a la posición inicial, manteniendo los codos rígidos, y espirar.

▲ Pullóver con barra sobre el suelo. Brazos estirados. Asimiento estrecho

Pectorales y caja torácica

Tumbarse en posición supina sobre un banco plano con la cabeza en el extremo de éste. Con una barra sostenida en alto sobre el pecho y las manos a una distancia aproximada de 20 cm, respirar profundamente y llevar la barra hacia abajo con un movimiento semicircular por encima del pecho y la cabeza, hasta una posición detrás de la cabeza que no provoque molestias en la zona de los hombros. Desde esta posición, volver a llevar la barra a la posición inicial. Mantener la cabeza apoyada, el pecho alto, respirar profundamente y no levantar las caderas del banco.

▲ Pullóver con barra sobre banco inclinado (hacia adelante). Brazos estirados. Asimiento estrecho

Tumbarse sobre un banco inclinado (hacia adelante), colocando la cabeza sobre el banco. Con una barra sostenida en alto sobre el pecho y con un asimiento de unos 20 cm de anchura, inspirar y bajar la barra, con un movimiento semicircular por encima del pecho y la cabeza, hasta detrás de ésta, sin provocar molestias en la zona de los hombros. Desde aquí, volver a la posición inicial, manteniendo los codos rígidos, y espirar.

▲ Pullóver con barra sobre banco inclinado (hacia atrás). Brazos estirados. Asimiento estrecho

Tumbarse sobre un banco inclinado (hacia atrás) con la cabeza lo más cercana posible al extremo del banco. Con una barra sostenida en alto sobre el pecho y un asimiento de unos 20 cm de anchura, respirar profundamente y bajar la barra, describiendo un semicírculo por encima del pecho y la cabeza, hasta una posición por detrás de la cabeza, sin provocar molestias en la zona de los hombros. Desde esta posición, volver a llevar la barra a la posición inicial, manteniendo los codos rígidos. Espirar al llegar al punto inicial. Asegurarse de mantener el pecho alto y de respirar profundamente.

▲ Pullóver con barra. Brazos estirados. Asimiento intermedio

Tumbarse en posición supina sobre un banco plano, con la cabeza en el extremo del banco. Con una barra sostenida en alto sobre el pecho, y dejando una distancia entre ambas manos de unos 48 cm, respirar profundamente y bajar la barra, describiendo un semicírculo por encima del pecho y la cabeza, hasta detrás de la cabeza, sin provocar molestias en la zona de los hombros. Llegar lo más cerca del suelo que se pueda, en caso de que el banco no sea demasiado alto. Desde esta posición baja, volver a llevar la barra a la posición inicial, manteniendo los codos rígidos. Espirar al llegar a la posición inicial. Mantener la cabeza apoyada, el pecho alto, respirar profundamente y no levantar las caderas del banco.

▲ Pullóver con barra sobre el suelo. Brazos estirados. Asimiento intermedio

Tumbarse sobre el suelo, apoyando en él la cabeza. Con una barra sostenida en alto sobre el pecho, y manteniendo una separación entre ambas manos de unos 48 cm, respirar profundamente y llevar la barra hacia abajo, describiendo un semicírculo

PULLÓVER CON BARRA. BRAZOS ESTIRADOS. ASIMIENTO INTERMEDIO

Pectorales y caja torácica

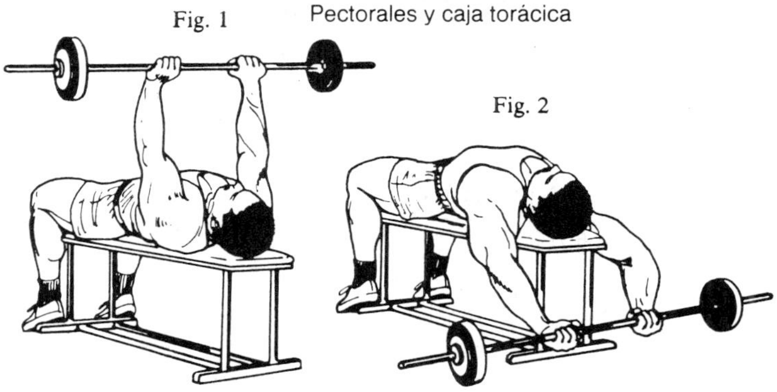

PULLÓVER CON BARRA SOBRE EL SUELO. BRAZOS ESTIRADOS. ASIMIENTO INTERMEDIO

Pectorales y caja torácica

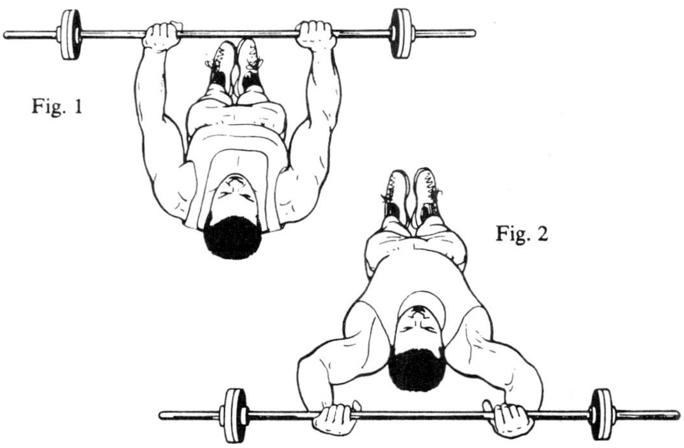

PULLÓVER CON BARRA SOBRE BANCO INCLINADO (HACIA ADELANTE). BRAZOS ESTIRADOS. ASIMIENTO INTERMEDIO

Pectorales superiores y caja torácica

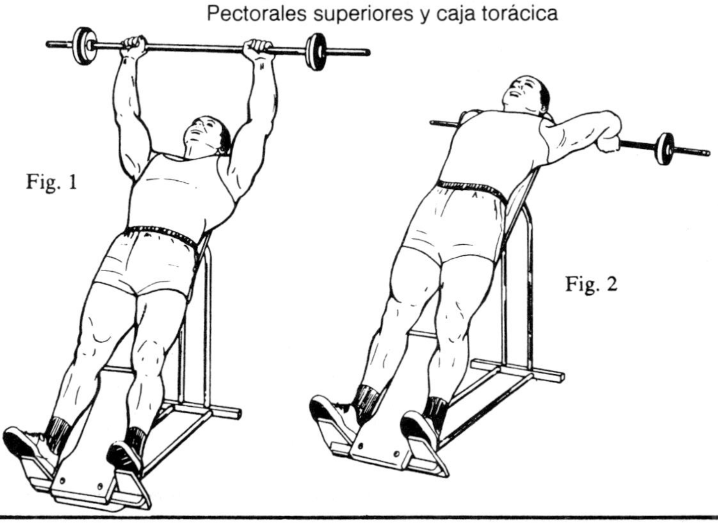

CRUZAMIENTO SOBRE EL PECHO CON BANCO INCLINADO (HACIA ADELANTE)
Pectorales superiores e internos

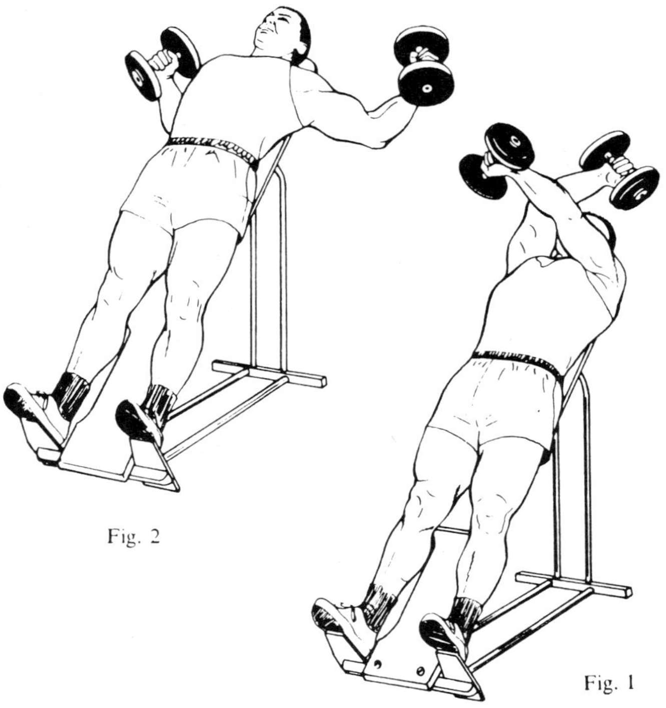

Fig. 2

Fig. 1

CRUZAMIENTO SOBRE EL PECHO CON BANCO INCLINADO (HACIA ATRÁS)
Pectorales inferiores e internos

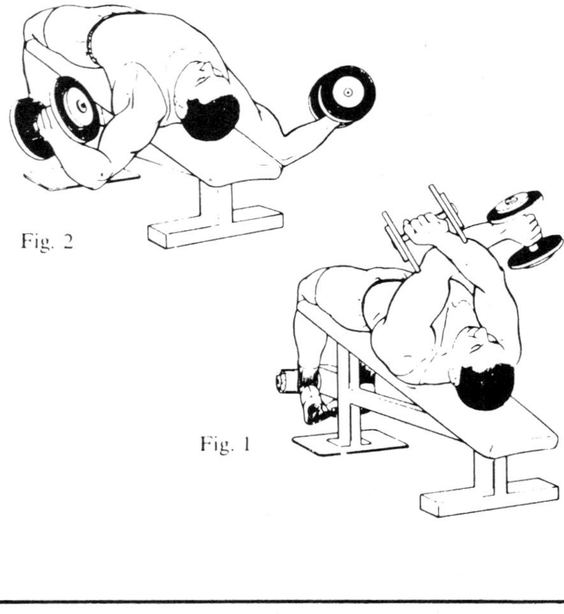

Fig. 2

Fig. 1

por encima del pecho y la cabeza, hasta llegar al piso o a una posición detrás de la cabeza, sin provocar por ello molestias en la zona de los hombros. Desde esta posición baja, volver a llevar la barra a la posición inicial, manteniendo los codos rígidos. Espirar al llegar a la posición inicial. Mantener la cabeza apoyada, el pecho alto y respirar profundamente.

▲ Pullóver con barra sobre banco inclinado (hacia adelante). Brazos estirados. Asimiento intermedio

Tumbarse sobre un banco inclinado, apoyando la cabeza sobre el banco. Con una barra sostenida en alto sobre el pecho y manteniendo una distancia entre ambas manos de unos 48 cm, respirar profundamente y bajar la barra, describiendo un semicírculo por encima del pecho y la cabeza, hasta una posición detrás de la cabeza que no provoque molestias en la zona de los hombros. Desde esta posición baja, volver a llevar la barra a la posición inicial, manteniendo los codos rígidos. Espirar al llegar a ella. Mantener la cabeza apoyada y el pecho alto, respirar profundamente y no levantar las caderas del banco.

▲ Cruzamiento sobre el pecho con banco inclinado (hacia adelante)

Tumbarse sobre un banco inclinado (hacia adelante) con dos mancuernas livianas sostenidas en alto sobre los hombros. Manteniendo los brazos lo más estirados que sea posible, bajar las mancuernas hacia cada lado con un movimiento semicircular hasta que queden casi paralelas a los costados del pecho. Al llevar las mancuernas nuevamente a la posición sobre el pecho, hacerlas girar de modo que las palmas de las manos queden apartadas de la cabeza, y cruzar los brazos sobre el pecho tratando de trabar los músculos pectorales. Flexionar ligeramente los codos a fin de poder forzar los brazos a cruzarse más sobre el cuerpo, apretando los pectorales. Inspirar al bajar las mancuernas y espirar al cruzar los brazos.

▲ Cruzamiento sobre el pecho con banco inclinado (hacia atrás)

Tumbarse sobre un banco inclinado (hacia atrás) con dos mancuernas livianas sostenidas con los brazos en alto por encima de los hombros. Manteniendo los brazos lo más estirados que sea posible, bajar las mancuernas, llevándolas a cada lado con un movimiento semicircular, hasta que queden casi paralelas a los costados del pecho. Al llevar las mancuernas nuevamente a su posición sobre el pecho, girarlas de modo que las palmas de las manos queden alejadas de la cabeza y cruzar los brazos sobre el pecho tratando de trabar los músculos pectorales. Flexionar ligeramente los codos para poder forzar más los brazos al cruzar el cuerpo y apretar los pectorales. Inspirar al bajar las mancuernas y espirar al cruzar los brazos.

▲ Cruzamiento sobre el pecho en el suelo

Pectorales externos e internos

Tumbarse sobre el suelo con dos mancuernas livianas sostenidas con los brazos en alto por encima de los hombros. Manteniendo los brazos más estirados que sea posible, bajar las pesas llevándolas a cada lado con un movimiento semicircular hasta que queden casi paralelas a los costados del pecho. Al llevar nuevamente las mancuernas a su posición sobre el pecho, girarlas de modo que las palmas de las manos queden alejadas de la cabeza y cruzar los brazos sobre el pecho tratando de trabar los músculos pectorales. Flexionar ligeramente los codos para poder forzar más los brazos a través del cuerpo y apretar los pectorales. Alternar el cruzamiento de brazos con cada repetición que se ejecute. Inspirar al bajar las pesas y espirar al cruzar los brazos.

▲ Cruzamiento sobre el pecho, tendido

Tumbarse sobre un banco plano con dos mancuernas livianas sostenidas con los brazos en alto por encima de los hombros. Manteniendo los brazos tan estirados como sea posible, bajar las pesas, llevándolas a cada lado con un movimiento semicircular, hasta que queden casi paralelas a los costados del pecho. Al llevar las mancuernas nuevamente a su posición sobre el pecho, girarlas de modo que las palmas de las manos se alejen de la cabeza y cruzar los brazos sobre el pecho, tratando de trabar los músculos pectorales. Flexionar ligeramente los codos para poder forzar más los brazos a través del cuerpo y apretar los pectorales. Alternar el cruzamiento de los brazos con cada repetición que se ejecute. Inspirar al bajar las mancuernas y espirar al cruzar los brazos.

■ Ejercicio compuesto para pectorales

Pectorales externos

Este es un ejercicio en dos movimientos, por lo que deberían seguirse las instrucciones con mucha atención y estudiar las ilustraciones. Tumbarse sobre un banco plano con dos mancuernas sostenidas con los brazos en alto por encima de la cabeza. Con las palmas de las manos enfrentadas y hacia adentro, bajar las mancuernas con un movimiento semicircular,

CRUZAMIENTO SOBRE EL PECHO, TENDIDO

Pectorales externos e internos

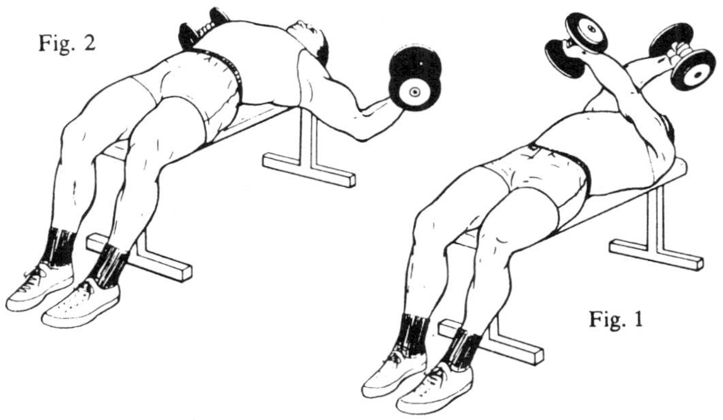

EJERCICIO COMPUESTO SOBRE BANCO INCLINADO (HACIA ADELANTE)

Pectorales superiores

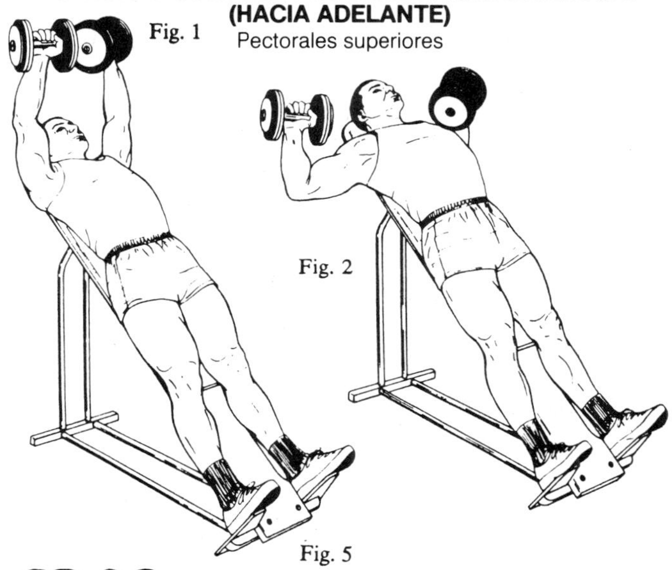

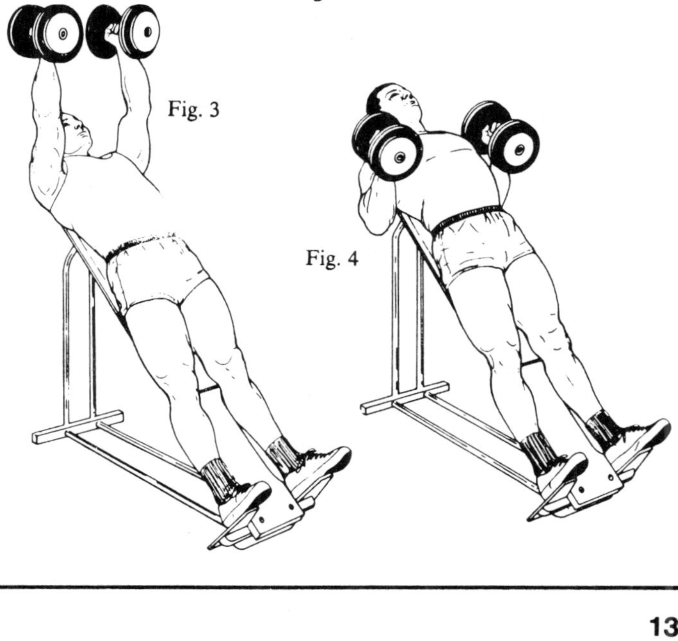

EJERCICIO COMPUESTO SOBRE BANCO INCLINADO (HACIA ATRÁS)

Pectorales inferiores

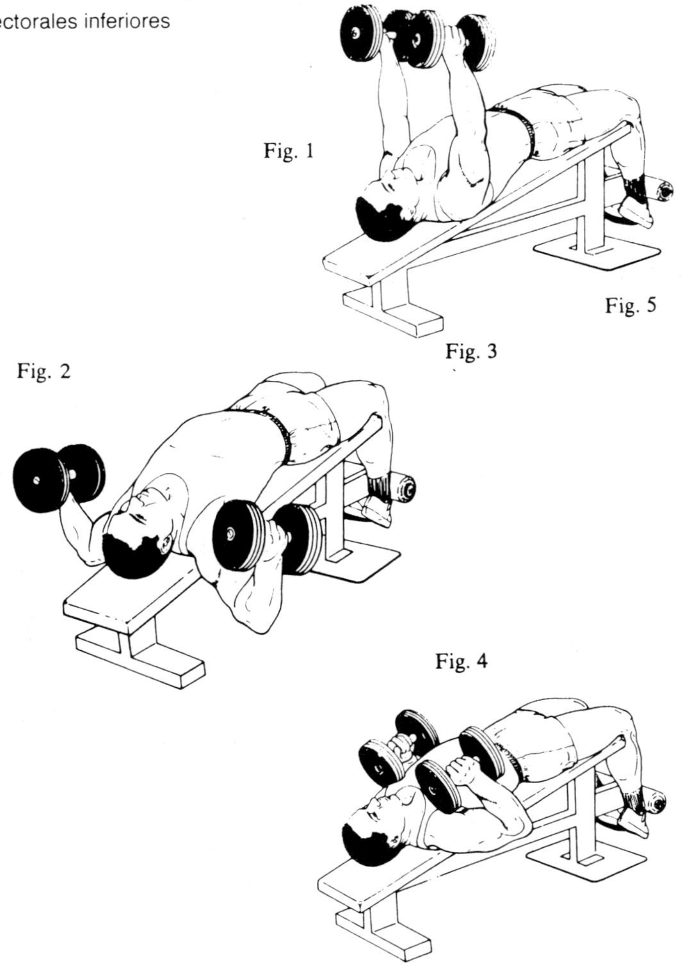

ABERTURAS LATERALES DE PECHO CON POLEA BAJA

Pectorales inferiores e internos

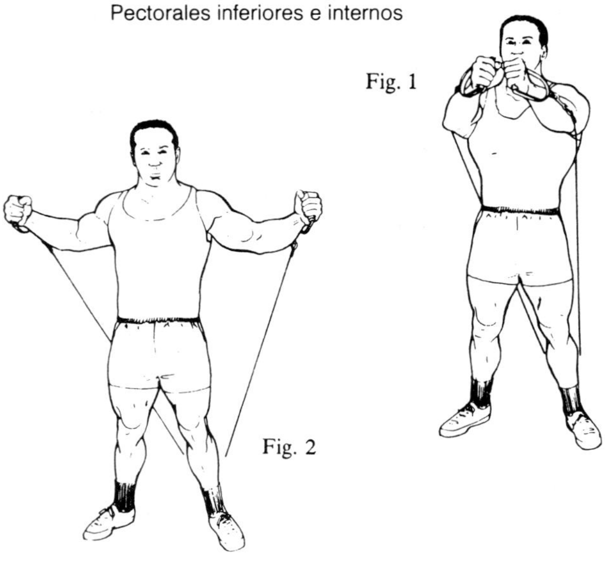

manteniendo los codos hacia atrás en línea con los orejas. Bajar las mancuernas hasta que queden aproximadamente paralelas al pecho, pero con una separación de unos 20 cm respecto de los lados. Desde esta posición, llevar nuevamente las mancuernas a la posición inicial manteniendo los codos hacia atrás en línea con las orejas. Cuando se haya alcanzado la posición máxima, se habrá completado la mitad del ejercicio. A partir de aquí, bajar las mancuernas directamente hacia abajo a los lados del pecho, manteniendo los brazos junto a los costados al hacer descender las mancuernas. Llevar nuevamente las pesas a la posición inicial. Esto constituirá una repetición completa.

■ Ejercicio compuesto sobre banco inclinado (hacia adelante)

Este es un ejercicio en dos movimientos, por lo que debería prestarse atención a las instrucciones y estudiar las ilustraciones. Tumbarse sobre un banco inclinado (hacia adelante) con dos mancuernas sostenidas con los brazos en alto por encima de la cabeza. Con las palmas de las manos hacia afuera, bajar las mancuernas con un movimiento semicircular, manteniendo los codos hacia atrás en línea con las orejas al hacerlas descender. Bajar las mancuernas hasta que queden aproximadamente paralelas al pecho, pero a una distancia de unos 20 cm de los lados. Desde esta posición, llevar nuevamente las mancuernas a la posición inicial manteniendo los codos hacia atrás en línea con las orejas. Cuando se haya alcanzado el punto máximo, cambiar la posición de las mancuernas haciendo girar las manos de modo que las palmas queden enfrentadas. Desde aquí, bajar las mancuernas directamente hacia los lados del pecho. Mantener los codos junto a los costados al bajar las pesas. Llevar nuevamente las mancuernas a la posición inicial. Esto constituirá una repetición única. Cambiar las posiciones de las manos y comenzar nuevamente el ejercicio. Inspirar en el punto máximo de cada movimiento.

■ Ejercicio compuesto sobre banco inclinado (hacia atrás)

Este es un ejercicio en dos movimientos, por lo que deben estudiarse las ilustraciones y prestarse atención a las instrucciones. Tumbarse sobre un banco inclinado (hacia atrás) con dos mancuernas sujetas en alto por encima de la cabeza. Con las palmas de las manos enfrentadas, bajar las pesas con un movimiento semicircular, manteniendo los codos hacia atrás en línea con las orejas al hacer descender las mancuernas. Bajarlas hasta que queden aproximadamente paralelas al pecho, pero a unos 20 cm de distancia de los lados. Desde esta posición, volver a llevar las mancuernas a la posición inicial, manteniendo los codos hacia atrás en línea con las orejas. Cuando se haya alcanzado la posición máxima, se habrá completado la mitad del ejercicio. A partir de aquí, bajar las mancuernas directamente hacia los lados del pecho, manteniendo los brazos junto a cada costado al hacerlas descender. Volver a llevar las mancuernas a la posición inicial. Inspirar y espirar en el punto máximo de cada movimiento.

▲ Aberturas laterales de pecho con polea baja

Colocarse ante una máquina-polea de pared y coger las asas para las poleas bajas. Alejarse de la máquina lo suficiente para levantar los pesos y luego separar los pies unos 48 cm. Inclinarse ligeramente hacia adelante y llevar los brazos al frente, con los codos rígidos y las manos casi en línea con los pectorales inferiores. Inspirar y llevar los brazos hacia atrás con un movimiento semicircular, manteniendo las palmas de las manos enfrentadas y flexionando los brazos en los codos, hasta que las manos queden en línea con los lados a una distancia de unos 24 cm. Volver a llevar los cables a la posición inicial con el mismo movimiento semicircular y espirar.

▲ Aberturas laterales de pecho en polea baja, con un brazo y tendido

Tumbarse sobre el piso en posición supina con el cuerpo junto a una polea de pared baja. Coger el asa de la polea baja con una mano y asegurarse de estar lo suficientemente apartado de la máquina para soportar el peso al tener el brazo estirado, el codo rígido y la palma de la mano de frente. Con el brazo en línea con el hombro al inspirar, levantar el cable de la polea baja con un movimiento semicircular hasta que el brazo quede vertical sobre el pecho. Volver a bajar el cable hasta la posición inicial y espirar. Realizar el número de repeticiones indicado con un brazo y luego cambiar las posiciones haciendo el mismo número de repeticiones con el otro brazo.

▲ Aberturas laterales de pecho con polea alta

Colocarse frente a una máquina-polea de pared y coger las asas para las poleas altas. Alejarse lo suficiente de la máquina, a fin de poder levantar los pesos, y luego separar los pies unos 28 cm. Inclinarse ligeramente hacia adelante y llevar los

ABERTURAS LATERALES DE PECHO EN POLEA BAJA, CON UN BRAZO Y TENDIDO
Pectorales

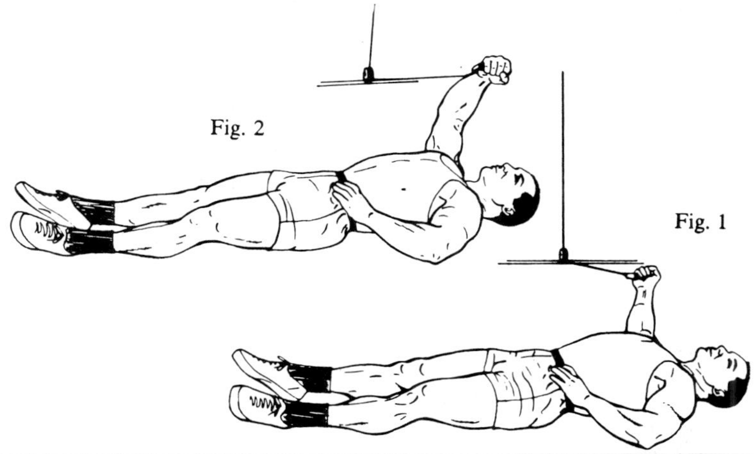

ABERTURAS LATERALES DE PECHO CON POLEA ALTA
Pectorales superiores e internos

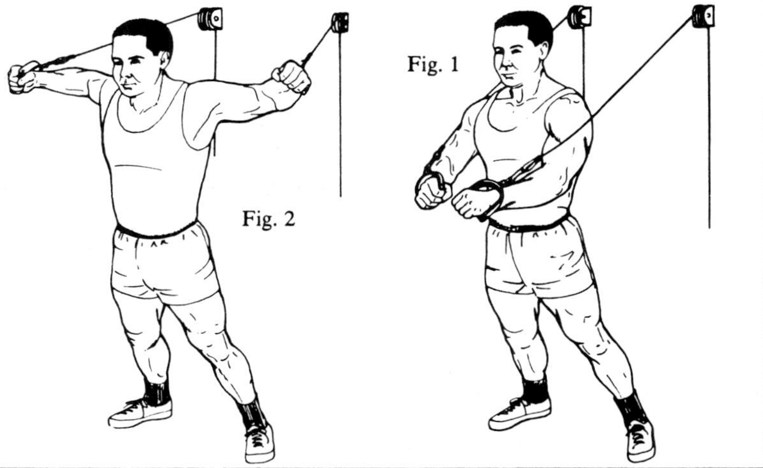

CRUZAMIENTO SOBRE PECTORALES CON POLEA ALTA
Pectorales superiores e internos

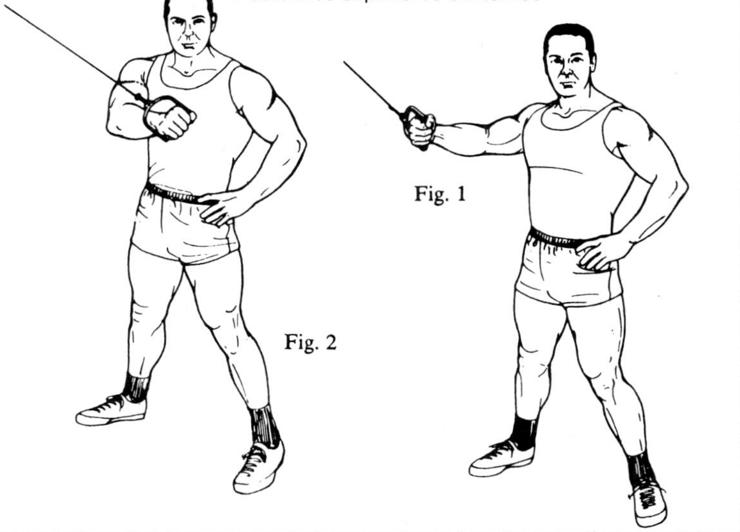

PULLÓVER CON MANCUERNAS. BRAZOS FLEXIONADOS
Pectorales y caja torácica

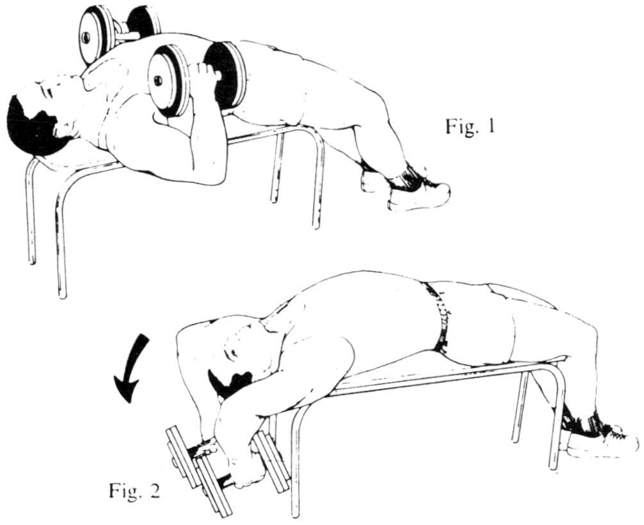

PULLÓVER CON MANCUERNAS. BRAZOS ESTIRADOS
Pectorales y caja torácica

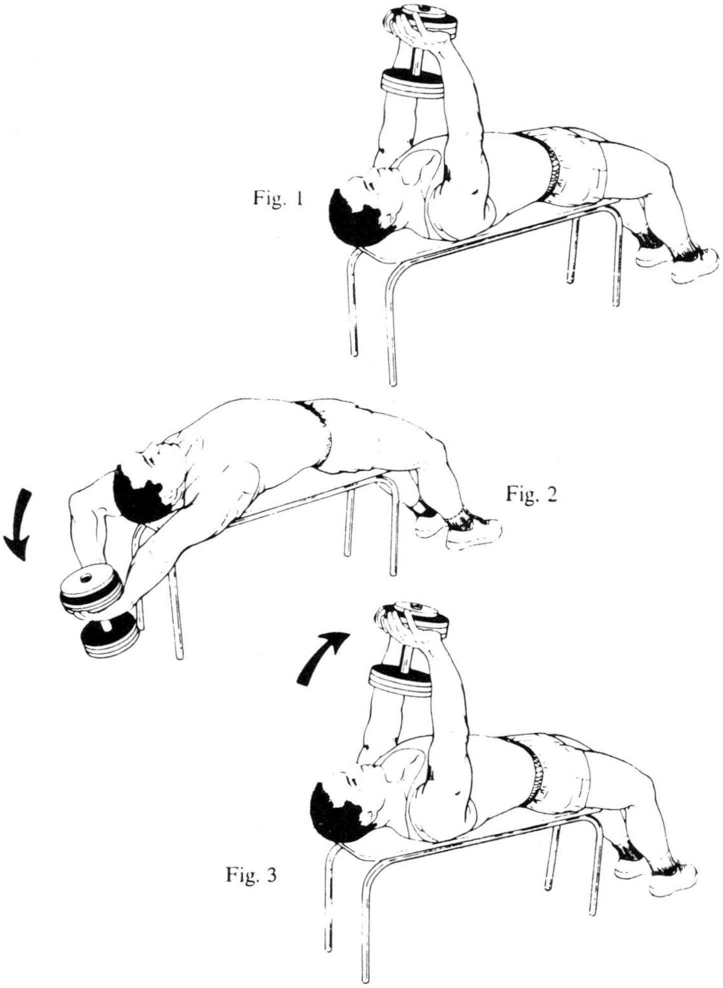

brazos al frente, con los codos rígidos y las manos casi en línea con los pectorales inferiores. Inspirar y llevar los brazos hacia atrás con un movimiento semicircular, manteniendo las palmas de las manos enfrentadas y la parte superior de los brazos alineada con los hombros, hasta que las manos estén también en línea con los hombros. Volver a llevar los cables a la posición inicial con el mismo movimiento semicircular y espirar.

▲ Cruzamiento sobre pectorales con polea alta

Utilizar una polea de pared que tenga asas en la parte superior. Colocarse de pie, de modo que el costado del cuerpo quede frente a la polea. Coger el asa de la parte superior y alejarse de la polea, a fin de que el brazo quede totalmente extendido y haya tensión sobre el cable de la polea de pared. Desde esta posición, manteniendo el brazo estirado, cruzar el pecho con el brazo sin dejar que la mano caiga más abajo de la altura del hombro. El dedo pulgar debería estar de frente durante la ejecución del ejercicio. Al estirar el cable a través del pecho, concentrarse en la porción interior del pectoral tratando de que realice la mayor parte del trabajo. Inspirar al comenzar a estirar y espirar al volver a llevar el cable a la posición inicial. Completar el número indicado de repeticiones con un brazo, y luego cambiar hacia el otro lado, y completar el número indicado de repeticiones con ese brazo.

▲ Pullóver con mancuernas. Brazos flexionados

Tumbarse sobre un banco plano con los hombros en el extremo del banco y la cabeza colgando hacia el suelo. Con una mancuerna en cada mano, colocarlas a los lados del pecho casi paralelas con los pezones. Manteniendo los codos hacia adentro durante toda la ejecución del ejercicio, respirar profundamente y bajar las mancuernas por encima del rostro, haciendo que pasen junto a las orejas en su descenso hacia el suelo. Continuar bajando las mancuernas hasta que toquen el suelo o llegar lo más lejos que sea posible sin provocar molestias en la zona de los hombros. Luego, volver a llevar las mancuernas a la posición inicial a los lados del pecho utilizando el mismo recorrido que se empleó para hacerlas bajar. Espirar mientras se realiza este movimiento. Asegurarse de respirar profundamente, mantener los codos hacia adentro y el pecho alto.

▲ Pullóver con mancuernas sobre banco inclinado (hacia atrás). Brazos flexionados

Pectorales inferiores y caja torácica

Tumbarse sobre un banco inclinado (hacia atrás) con la cabeza tan cerca del extremo del banco como sea posible. Con una mancuerna en cada mano, colocar las mancuernas a los lados del pecho casi paralelas a los pezones. Manteniendo los codos hacia adentro durante toda la ejecución del ejercicio, respirar profundamente y bajar las mancuernas llevándolas por encima del rostro de modo que pasen junto a las orejas en su camino descendente hacia el suelo. Continuar bajando las mancuernas hasta que lleguen al suelo o llegar tan lejos como sea posible, sin provocar molestias en la zona de los hombros. Luego, volver a llevar las mancuernas a la posición inical a los lados del pecho utilizando el mismo recorrido que se empleó para hacerlas descender. Espirar al realizar este movimiento. Asegurarse de respirar profundamente, mantener los codos hacia adentro y la caja torácica alta.

▲ Pullóver con mancuernas. Brazos estirados

Tumbarse en posición supina sobre un plano con la cabeza tan cerca del extremo del banco como sea posible. Colocar las manos planas contra el disco interno de una mancuerna. Con los brazos en alto y extendidos, sostener la mancuerna encima del pecho, respirar prufundamente y bajarla con un movimiento semicircular sobre el pecho y la cabeza, hasta una posición detrás de ésta que no provoque molestias en la zona de los hombros. Desde esta posición, volver a llevar la mancuerna a la posición inicial, manteniendo los codos rígidos. Espirar al llegar a la posición inicial. Durante el ejercicio, mantener la cabeza apoyada, el pecho alto, respirar profundamente y no levantar las caderas del banco.

▲ Pullóver con mancuernas sobre el suelo. Brazos estirados

Tumbarse sobre el suelo. Con una mancuerna sostenida con el brazo en alto por encima del pecho, respirar profundamente y bajarla, describiendo un semicírculo sobre el pecho y la cabeza, hasta llegar al suelo o hasta una posición detrás de la cabeza que no provoque molestias en la zona de los hombros. Desde esta posición, volver a llevar la mancuerna a la posición inicial. Mantener la cabeza apoyada en el suelo y el pecho alto, respirar profundamente y no levantar las caderas del suelo.

PULLÓVER CON MANCUERNAS SOBRE EL SUELO. BRAZOS ESTIRADOS

Pectorales y caja torácica

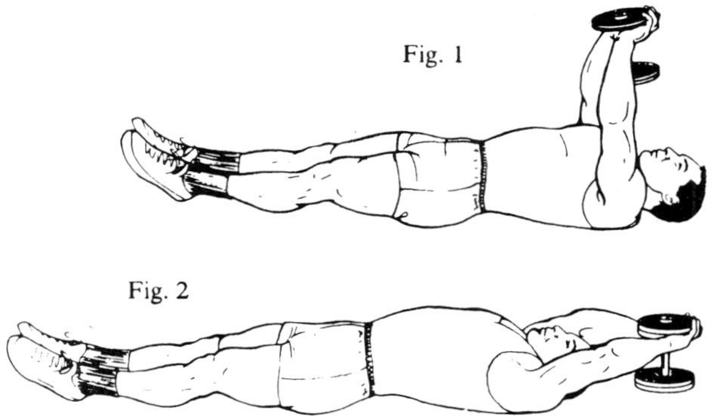

PULLÓVER CON MANCUERNAS SOBRE BANCO INCLINADO (HACIA ATRÁS). BRAZOS ESTIRADOS

Pectorales inferiores y caja torácica

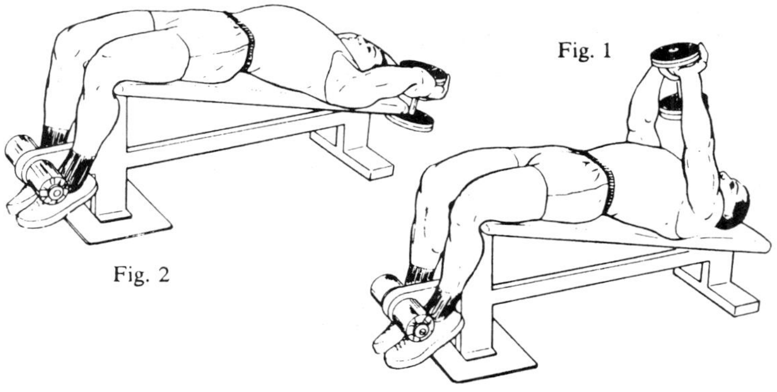

PULLÓVER CON MANCUERNAS, EN POSICIÓN TRANSVERSAL SOBRE BANCO PLANO. BRAZOS ESTIRADOS

Pectorales y caja torácica

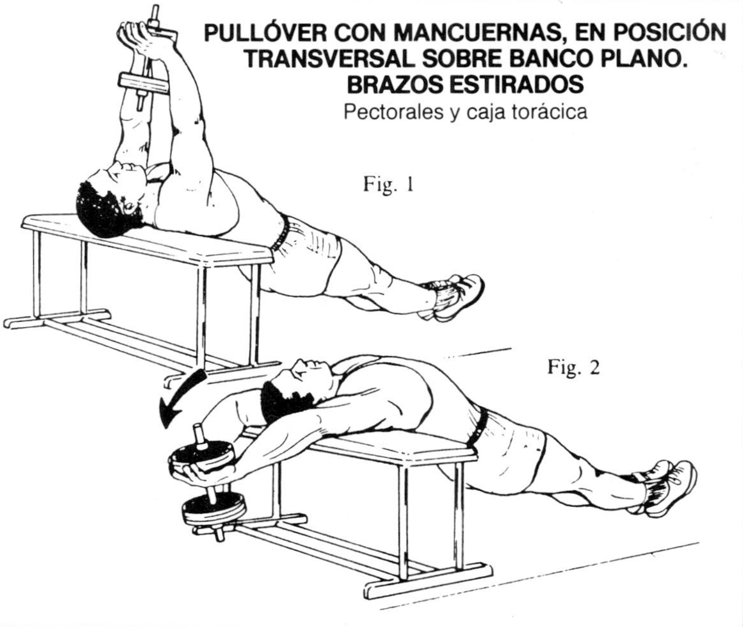

PULLÓVER Y *PRESS* CON MANCUERNAS SOBRE BANCO INCLINADO (HACIA ATRÁS). BRAZOS FLEXIONADOS

Pectorales inferiores y caja torácica

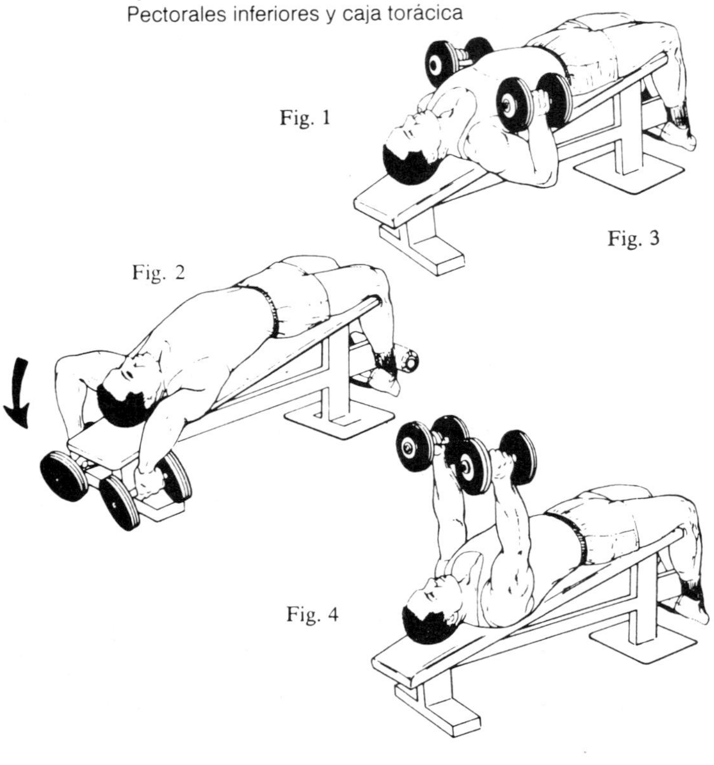

PULLÓVER Y *PRESS* CON MANCUERNAS. BRAZOS FLEXIONADOS

Pectorales y caja torácica

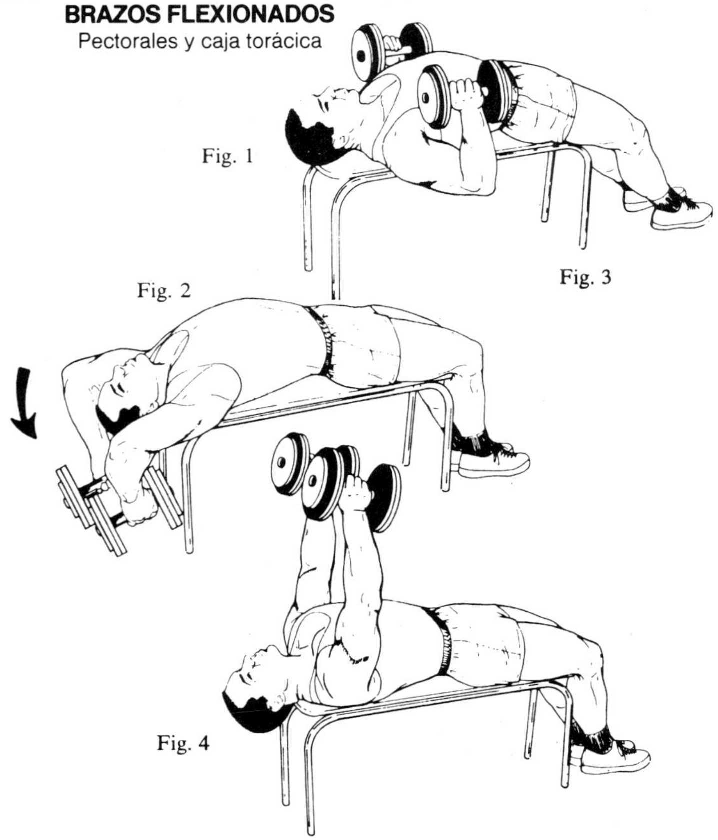

▲ Pullóver con mancuernas sobre banco inclinado (hacia atrás). Brazos estirados

Tumbarse sobre un banco inclinado (hacia atrás) con la cabeza tan cerca del extremo de éste como sea posible. Con una mancuerna sostenida en alto por encima del pecho, respirar profundamente y bajarla, describiendo un semicírculo sobre el pecho y la cabeza, hasta el suelo o hasta una posición detrás de la cabeza que no provoque molestias en la zona de los hombros. Desde esta posición, volver a llevar la mancuerna a la posición inicial, manteniendo los codos rígidos. Espirar al llegar a la posición inicial. Mantener la cabeza apoyada en el suelo, el pecho alto y respirar profundamente.

▲ Pullóver con mancuernas sobre banco inclinado (hacia adelante). Brazos estirados

Pectorales superiores y caja torácica

Tumbarse sobre un banco inclinado (hacia adelante) con la cabeza sobre el banco. Con una mancuerna sostenida encima del pecho con los brazos extendidos, respirar profundamente y bajar la mancuerna con un movimiento semicircular sobre el pecho y la cabeza, hasta una posición detrás de ésta que no provoque molestias en la zona de los hombros. Desde esta posición, volver a llevar la mancuerna a la posición inicial, manteniendo los codos rígidos. Espirar al llegar a la posición inicial. Debe mantener la cabeza apoyada en el suelo, el pecho alto y respirar profundamente.

▲ Pullóver con mancuerna, en posición transversal sobre banco plano. Brazos estirados

Tumbarse en posición supina a través de un banco plano con la parte superior de la espalda soportando el peso de la parte superior del cuerpo y la cabeza fuera del banco, colgando hacia abajo. Mantener el cuerpo y las piernas casi estirados, mientras se procura llevar ligeramente las caderas hacia abajo para ayudar a levantar la caja torácica. Colocar las manos planas contra el disco interno de una mancuerna, sostenida en alto con los brazos extendidos por encima del pecho. Respirar profundamente y bajar el peso con un movimiento semicircular y hasta detrás de la cabeza, llevándolo lo más lejos posible sin provocar molestias en la zona de los hombros. Desde esta posición baja, volver a llevar la pesa a la posición inicial, manteniendo los codos rígidos. Espirar al llegar al punto máximo. Mantener la cabeza colgando hacia abajo, respirar profundamente y no levantar las caderas.

■ Pullóver y *press* con mancuernas sobre banco inclinado (hacia atrás). Brazos flexionados

Tumbarse en posición supina sobre un banco inclinado (hacia atrás) con la cabeza tan cerca del extremo del banco como sea posible. Con una mancuerna en cada mano, colocar las mancuernas a los lados del pecho casi paralelas a los pezones. Manteniendo los codos hacia adentro durante toda la ejecución del ejercicio, respirar prufundamente y bajar las mancuernas llevándolas por encima del rostro, de modo que pasen junto a las orejas en su camino descendente hacia el suelo. Continuar bajando las mancuernas hasta que toquen el suelo o hasta llegar tan lejos como sea posible, sin provocar molestias en la zona de los hombros. Luego volver a llevar las mancuernas a la posición inicial a los lados del pecho, utilizando el mismo recorrido que se empleó para hacerlas descender. Desde aquí, elevar las mancuernas por encima del pecho con los brazos extendidos, manteniendo las palmas de las manos enfrentadas. Espirar al bajar las mancuernas hacia el pecho. Ambos movimientos constituirán una repetición. Asegurarse de respirar profundamente y mantener los codos hacia adentro y la caja torácica alta.

■ Pullóver y *press* con mancuernas. Brazos flexionados

Tumbarse en posición supina sobre un banco plano con los hombros en el extremo del banco y la cabeza colgando hacia el suelo. Con una mancuerna en cada mano, colocar las mancuernas a los lados del pecho casi paralelos a los pezones. Manteniendo los codos hacia adentro durante toda la ejecución del ejercicio, respirar profundamente y bajar las mancuernas llevándolas por encima del rostro, de modo que pasen junto a las orejas en su camino descendente hacia el suelo. Continuar bajando las mancuernas hasta que toquen el suelo, o llegar tan lejos como sea posible sin provocar molestias en la zona de los hombros. Luego, volver a llevar las mancuernas a la posición inicial, utilizando el mismo recorrido que se empleó para hacerlas descender. A continuación, elevar las mancuernas por encima del pecho con los brazos extendidos, manteniendo las palmas de las manos enfrentadas. Espirar al bajarlas. Ambos movimientos constituyen una repetición. Asegurarse de respirar profundamente, mantener los codos hacia adentro y la caja torácica alta.

PULLÓVER Y *PRESS* CON MANCUERNAS SOBRE BANCO INCLINADO (HACIA ADELANTE). BRAZOS FLEXIONADOS

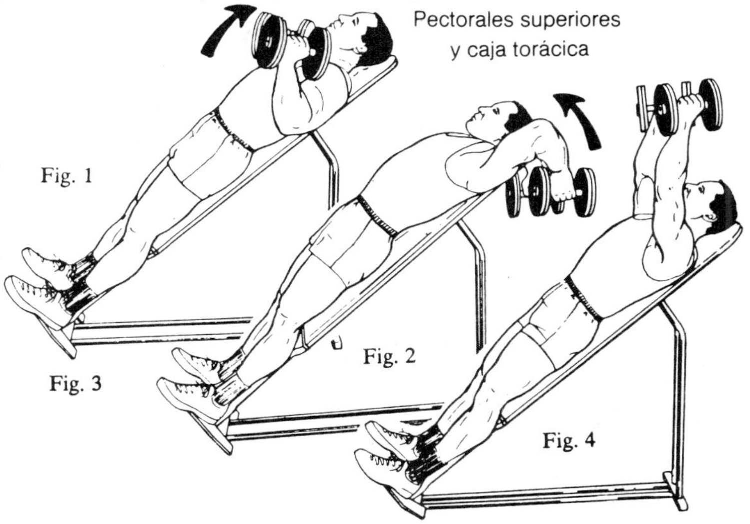

PULLÓVER-*PRESS*-LATERAL CON MANCUERNAS SOBRE BANCO INCLINADO (HACIA ATRÁS). BRAZOS FLEXIONADOS

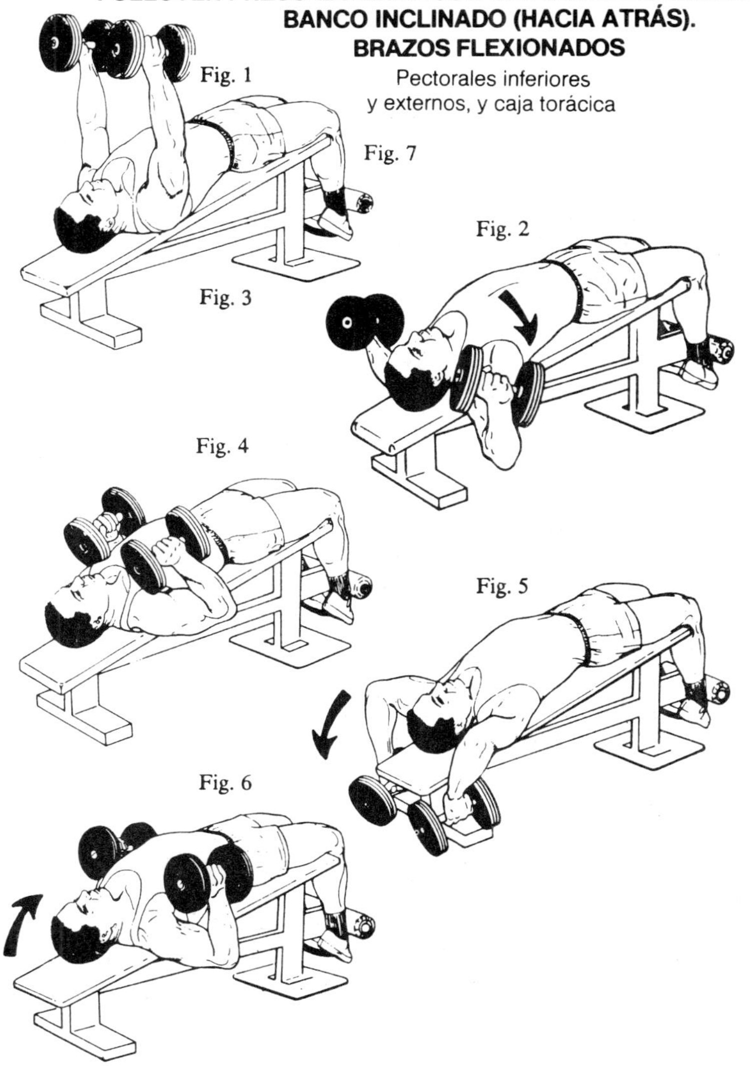

PULLÓVER CON BARRA SOBRE BANCO INCLINADO (HACIA ATRÁS). BRAZOS ESTIRADOS. ASIMIENTO INTERMEDIO

Pectorales inferiores y caja torácica

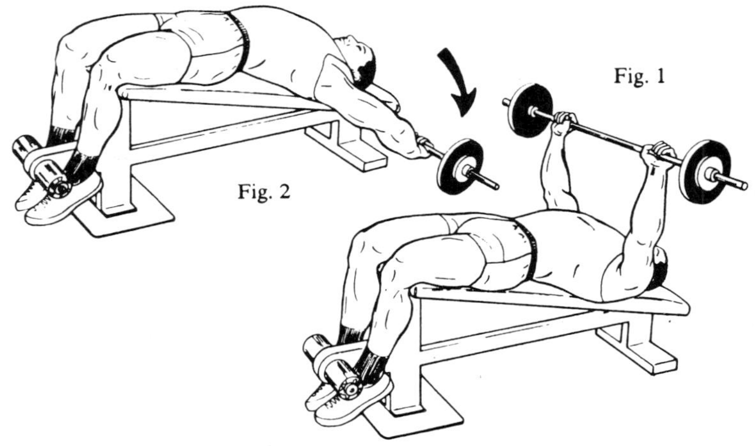

PULLÓVER CON BARRA. BRAZOS ESTIRADOS. ASIMIENTO ANCHO

Pectorales y caja torácica

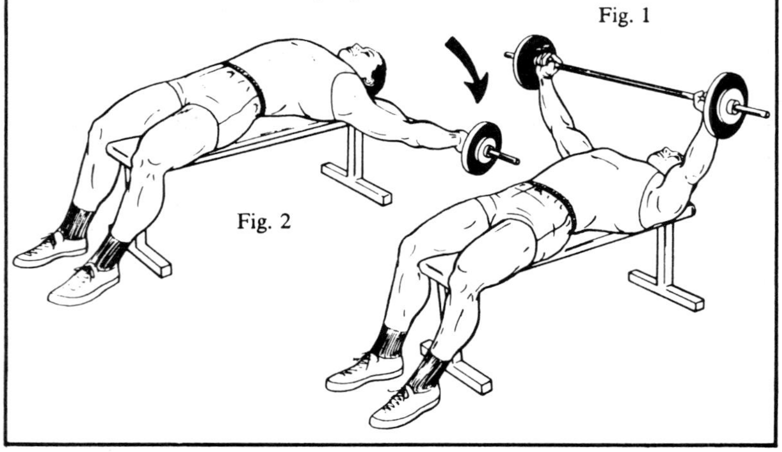

PULLÓVER CON BARRA EN POSICIÓN TRANSVERSAL SOBRE EL BANCO. BRAZOS ESTIRADOS. ASIMIENTO ESTRECHO

Pectorales superiores y caja torácica

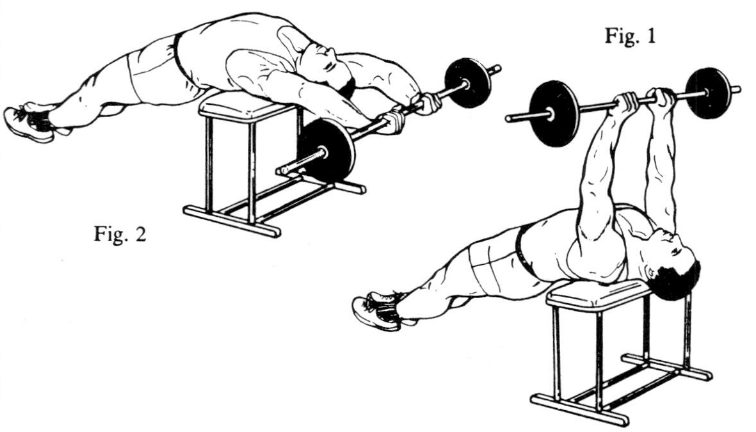

■ Pullóver y *press* con mancuernas sobre banco inclinado (hacia adelante). Brazos flexionados

Tumbarse sobre un banco inclinado (hacia adelante) con la cabeza apoyada en él. Con una mancuerna en cada mano, colocar las mancuernas a los lados del pecho casi paralelas con los pezones. Manteniendo los codos hacia adentro durante toda la ejecución del ejercicio, respirar profundamente y levantar las mancuernas, llevándolas por encima del rostro, de modo que pasen junto a las orejas en su camino hacia abajo, hasta detrás de la cabeza. Continuar bajando las mancuernas tanto como sea posible, sin provocar molestias en la zona de los hombros. Luego volver a llevar las mancuernas a la posición inicial a los lados del pecho, utilizando el mismo recorrido que se empleó para hacerlas descender. A Continuación, elevar las mancuernas con los brazos estirados por encima del pecho, manteniendo las palmas de las manos enfrentadas. Asegurarse de respirar profundamente, mantener los codos hacia adentro y la caja torácica alta.

■ Pullóver-*press*-Lateral con mancuernas sobre banco inclinado (hacia atrás). Brazos flexionados

Tumbarse en posición supina sobre un banco inclinado (hacia atrás), con la cabeza tan cerca del extremo del banco como sea posible. Con una mancuerna en cada mano, colocar las mancuernas a los lados del pecho casi paralelos con los pezones. Manteniendo los codos hacia adentro durante toda la ejecución del ejercicio, respirar profundamente y bajar las mancuernas llevándolas por encima del rostro, de modo que pasen junto a las orejas en su camino descendente hacia el suelo. Continuar bajando las mancuernas hasta que toquen el suelo o tan lejos como sea posible, sin provocar molestias en la zona de los hombros. Luego, volver a llevar las mancuernas a la posición inicial a los lados del pecho, utilizando el mismo recorrido que se empleó para hacerlas descender. Desde aquí, elevar las mancuernas con los brazos estirados por encima del pecho, mateniendo las palmas de las manos enfrentadas. En este punto, bajar las mancuernas con un movimiento semicircular hasta una posición inferior, de modo que las mancuernas queden aproximadamente paralelas al pecho y a una distancia de unos 20 cm a los lados de éste. Asegurarse de que los codos estén hacia abajo y atrás, quedando en línea con las orejas, y los antebrazos ligeramente desviados de una posición vertical. Llevar las mancuernas a la posición inicial utilizando el mismo arco que se describió para bajarlas. Desde esta posición máxima, volver a llevar las mancuernas a los lados del pecho con los codos hacia adentro y espirar. Entonces, comenzar la segunda repetición con el pullóver, luego el *press* y, por último, el lateral.

▲ Pullóver con barra sobre banco inclinado (hacia atrás). Brazos estirados. Asimiento intermedio

Tumbarse sobre un banco inclinado (hacia atrás) con la cabeza tan cerca del extremo como sea posible. Sosteniendo una barra en alto sobre el pecho, con los brazos extendidos y con un asimiento que deje una distancia entre las manos de unos 48 cm, respirar profundamente y bajar la barra, describiendo un semicírculo que pase encima del pecho y la cabeza, hasta llevarla a una posición detrás de la cabeza que no provoque molestias en la zona de los hombros. Desde esta posición baja, volver a llevar la barra a la posición inicial, manteniendo los codos rígidos. Espirar al volver a la posición inicial. Asegurarse de mantener el pecho alto y de respirar profundamente.

▲ Pullóver con barra. Brazos estirados. Asimiento ancho

Tumbarse en posición supina sobre un banco plano con la cabeza en el extremo del banco. Sosteniendo una barra sobre el pecho, con los brazos en alto y con las manos colocadas junto a la parte interna de los discos de la barra, respirar profundamente y bajar la barra, describiendo un semicírculo por encima del pecho y la cabeza, hasta una posición detrás de la cabeza que no provoque molestias en la zona de los hombros. (Es posible que se pueda llegar más cerca del suelo si el banco no es demasiado alto). Desde esta posición baja, volver a llevar la barra a la posición inicial, manteniendo los codos rígidos. Espirar al llegar a la posición inicial. Mantener la cabeza hacia abajo, respirar profundamente y no levantar las caderas del banco.

▲ Pullóver con barra en posición transversal sobre el banco. Brazos estirados. Asimiento estrecho

Tumbarse transversalmente sobre el banco en posición supina, con la parte superior de la espalda soportando el peso de la parte superior del cuerpo y la cabeza fuera del banco, colgando hacia abajo. Mantener el cuerpo y las piernas casi estirados, mientras se trata de dejar caer las caderas ligeramente hacia abajo para ayudar a levantar la caja torácica. Sosteniendo una barra en alto por encima de los hombros, con una separación entre las manos de

PULLÓVER CON BARRA EN POSICIÓN TRANSVERSAL SOBRE EL BANCO. BRAZOS ESTIRADOS. ASIMIENTO ANCHO
Pectorales superiores y caja torácica

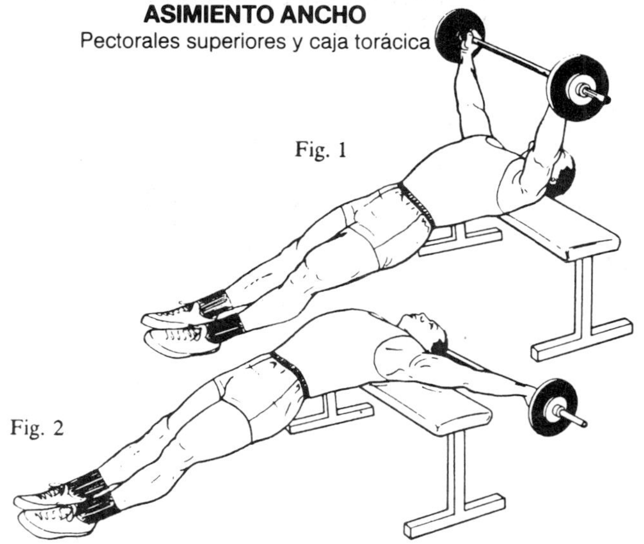

PULLÓVER CON BARRA EN POSICIÓN TRANSVERSAL SOBRE EL BANCO. BRAZOS ESTIRADOS. ASIMIENTO INTERMEDIO
Pectorales superiores y caja torácica

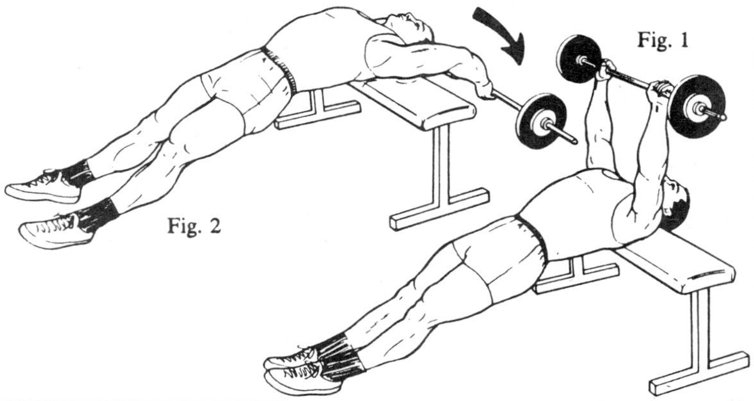

PULLÓVER CON BARRA EN POSICIÓN TRANSVERSAL SOBRE EL BANCO. BRAZOS FLEXIONADOS
Pectorales superiores y caja torácica

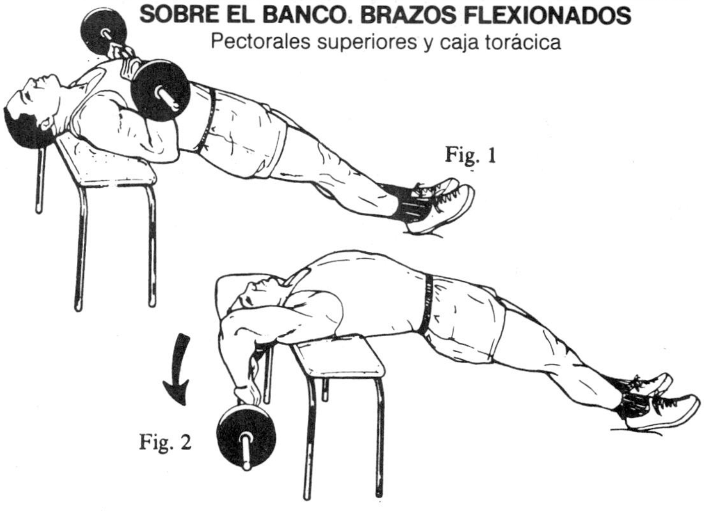

PULLÓVER CON BARRA. BRAZOS FLEXIONADOS

Pectorales superiores y caja torácica

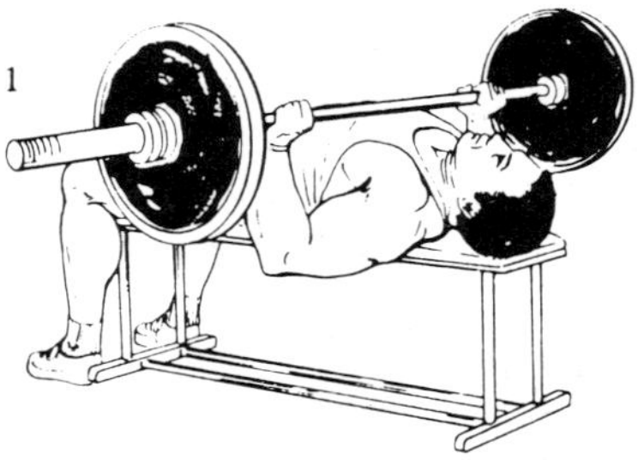

Fig. 1

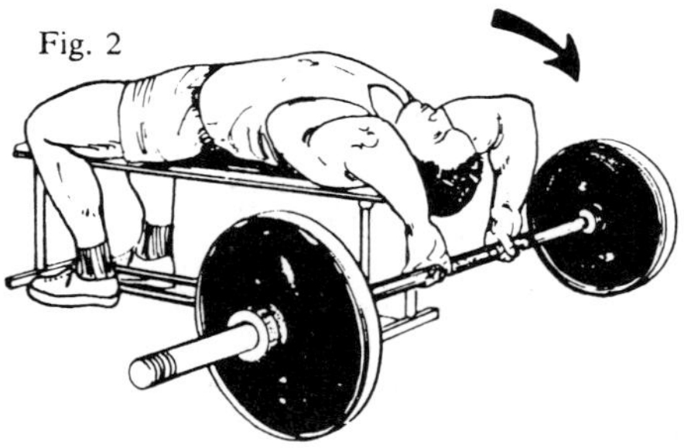

Fig. 2

PULLÓVER Y *PRESS* CON BARRA. BRAZOS FLEXIONADOS

Pectorales y caja torácica

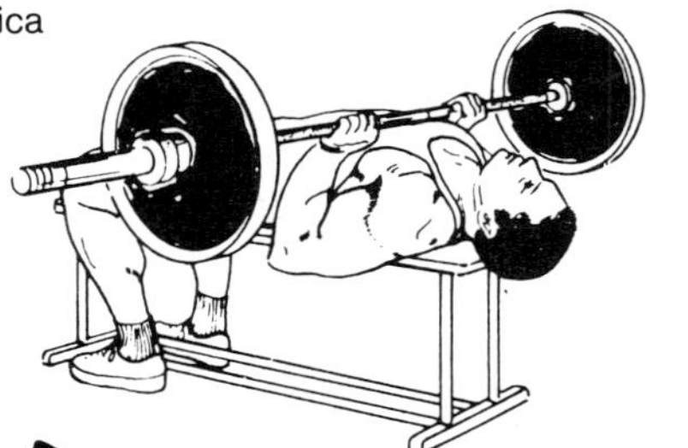

Fig. 1

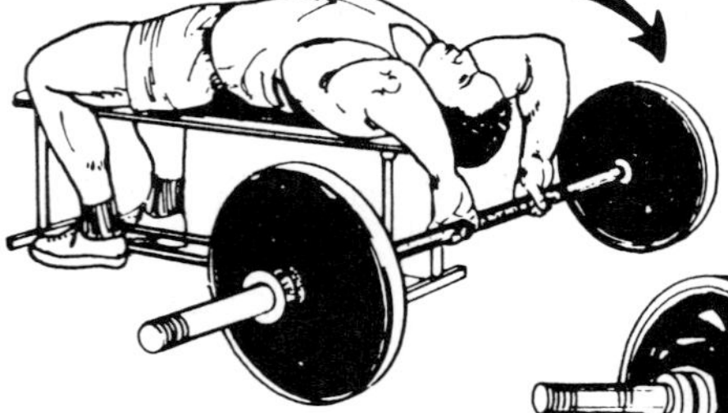

Fig. 2

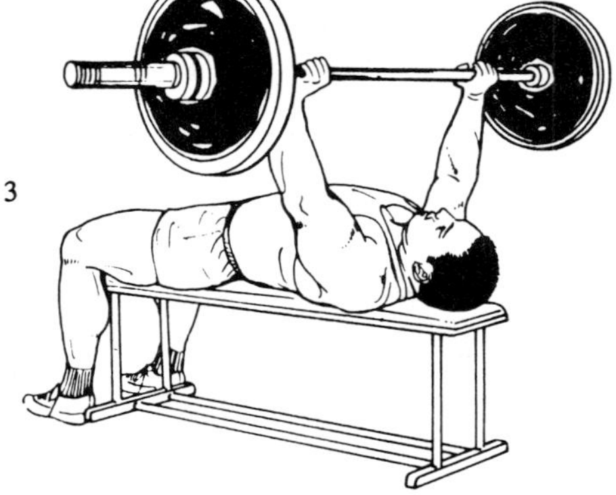

Fig. 3

unos 20 cm, respirar profundamente y hacer descender la barra, describiendo un semicírculo sobre y detrás de la cabeza, tan atrás como sea posible, sin provocar molestias en la zona de los hombros. Desde esta posición baja, volver a llevar la barra a la posición inicial, manteniendo los codos rígidos. Espirar al llegar a la posición inicial. Mantener la cabeza hacia abajo, respirar profundamente y no levantar las caderas.

▲ Pullóver con barra en posición transversal sobre el banco. Brazos estirados. Asimiento ancho

Tumbarse transversalmente sobre el banco en posición supina, con la parte superior de la espalda soportando la parte superior del cuerpo y la cabeza fuera del banco, colgando hacia abajo. Mantener el cuerpo y las piernas casi estirados mientras se trata de dejar caer las caderas ligeramente hacia abajo para ayudar a levantar la caja torácica. Sosteniendo una barra en alto por encima de los hombros y con las manos colocadas junto a la parte interna de los discos, respirar profundamente y hacer descender la barra, describiendo un semicírculo sobre y detrás de la cabeza, hasta llevarla tan atrás como sea posible, sin provocar molestias en la zona de los hombros. Desde esta posición baja, volver a llevar la barra a la posición inicial, manteniendo los codos rígidos. Espirar al llegar a la posición inicial. Mantener la cabeza hacia abajo, respirar profundamente y no levantar las caderas.

▲ Pullóver con barra en posición transversal sobre el banco. Brazos estirados. Asimiento intermedio

Tumbarse transversalmente sobre el banco en posición supina, con la parte superior de la espalda soportando la parte superior del cuerpo y la cabeza fuera del banco, colgando hacia abajo. Mantener el cuerpo y las piernas casi estirados mientras se trata de dejar caer las caderas ligeramente hacia abajo para ayudar a levantar la caja torácica. Sosteniendo una barra en alto por encima de los hombros, con los brazos extendidos y con una separación entre las manos de unos 48 cm, respirar profundamente y hacer descender la barra, describiendo un semicírculo sobre y detrás de la cabeza, hasta llevarla tan atrás como sea posible, sin provocar molestias en la zona de los hombros. Desde esta posición baja, volver a llevar la barra a la posición inicial, manteniendo los codos rígidos. Espirar al llegar a la posición inicial. Mantener la cabeza hacia abajo, respirar profundamente y no levantar las caderas.

▲ Pullóver con barra en posición transversal sobre el banco. Brazos flexionados

Tumbarse transversalmente sobre el banco con los hombros apoyados soportando el peso del cuerpo, mientras la cabeza cuelga hacia el suelo y las piernas permanecen estiradas hacia adelante. Dejar caer la zona pélvica hacia abajo, con el objeto de tensar más la caja torácica. Con una barra colocada sobre el pecho debajo de los pezones y las manos separadas unos 20 cm, inspirar y llevar la barra hacia atrás pasando por encima de los hombros y la cabeza, con un movimiento semicircular en dirección al suelo. Tratar de hacer descender el peso hasta que la parte superior de los brazos quede paralela al suelo, mientras la parte inferior de los brazos se halla vertical a éste. Volver a llevar el peso a la posición inicial y espirar. Tratar de mantener el recorrido de ida y vuelta de la barra lo más cercano al rostro que sea posible. Asegurarse de mantener los codos hacia adentro y no dejar que se desvíen hacia los lados. Esto provocaría una tensión indebida en las articulaciones de los hombros.

▲ Pullóver con Barra. Brazos flexionados

Tumbarse en posición supina sobre un banco plano, con los hombros en el extremo de éste y la cabeza apuntando hacia el suelo. Con una barra apoyada sobre el pecho en línea con los pezones, emplear un asimiento de unos 28 cm de ancho. Manteniendo los codos hacia adentro durante toda la ejecución del ejercicio, respirar profundamente y hacer descender el peso llevándolo por encima del pecho y del rostro. Mantener la barra lo más cercana posible al cuerpo, sin rozar la nariz. Continuar bajando el peso hasta tocar el suelo, o llevarlo tan bajo como sea posible, sin sentir molestias. Volver a llevar la barra hacia el pecho, utilizando el mismo recorrido que se empleó para bajarla. Espirar al realizar este movimiento. Asegurarse de respirar profundamente, mantener los codos hacia adentro y el pecho alto.

■ Pullóver y *press* con barra. Brazos flexionados

Tumbarse en posición supina sobre un banco plano, con los hombros en el extremo del banco y la cabeza apuntando hacia el suelo. Colocar una barra sobre el pecho en línea con los pezones, utilizando un asimiento de unos 28 cm de ancho. Manteniendo los codos hacia adentro durante toda la ejecución del ejercicio, respirar profundamente y hacer descender la barra por encima del pecho y del rostro, tan cercana al cuerpo y a la cara como sea posi-

PULLÓVER Y *PRESS* CON BARRA SOBRE BANCO INCLINADO (HACIA ATRÁS). BRAZOS FLEXIONADOS

Pectorales inferiores y caja torácica

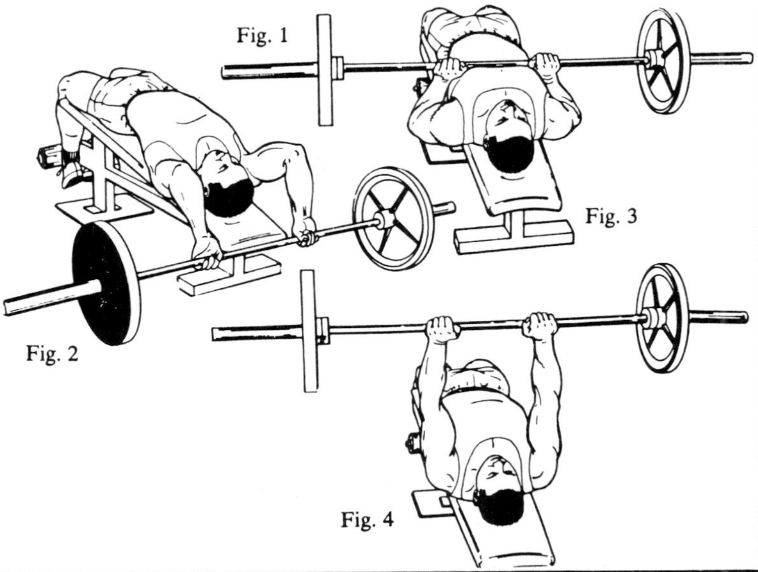

PULLÓVER CON BARRA SOBRE BANCO INCLINADO (HACIA ATRÁS). BRAZOS FLEXIONADOS

Pectorales inferiores y caja torácica

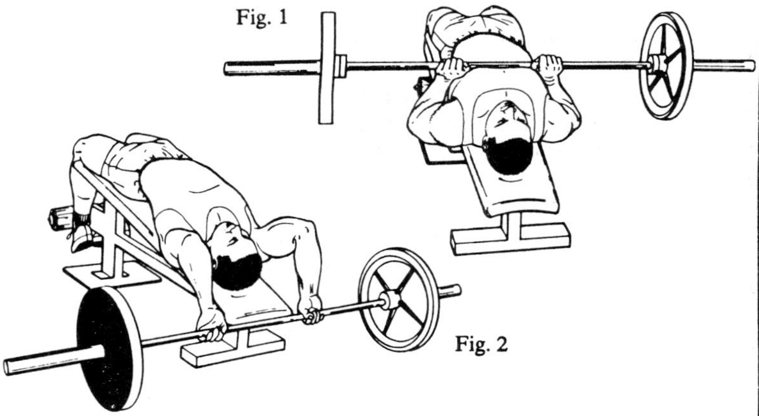

CRUZAMIENTO SOBRE EL PECHO EN BANCO PLANO

Pectorales internos

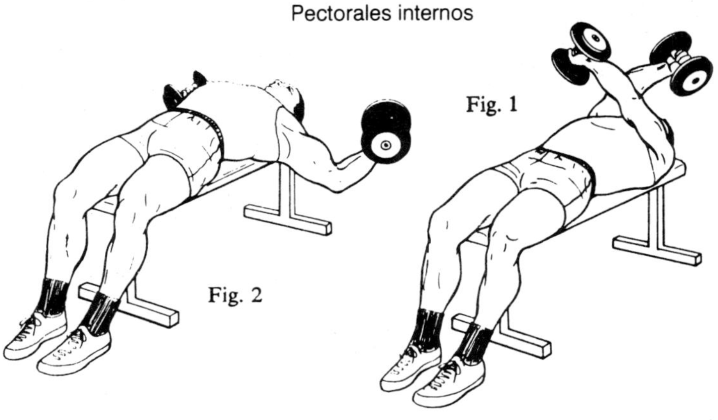

FLEXIONES O FONDOS SOBRE EL SUELO. ASIMIENTO ESTRECHO

Pectorales internos y tríceps

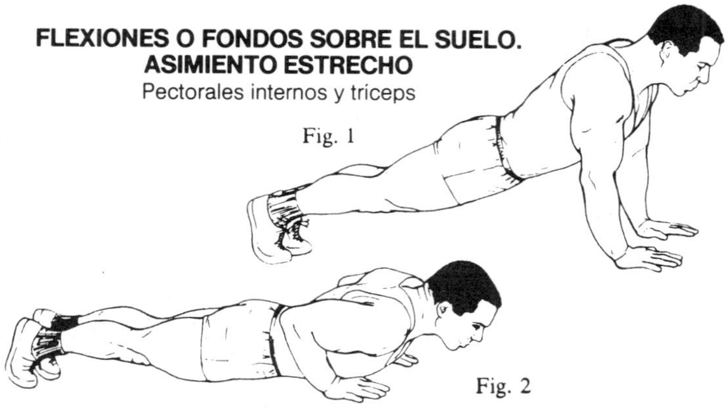

FLEXIONES O FONDOS SOBRE EL SUELO. ASIMIENTO INTERMEDIO

Pectorales y tríceps

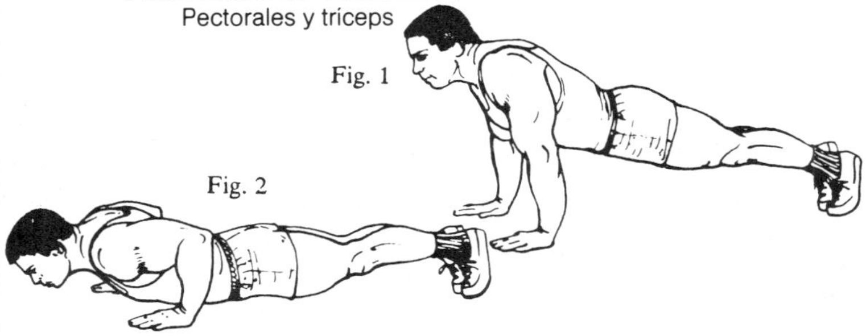

FLEXIONES O FONDOS SOBRE EL SUELO. ASIMIENTO ANCHO

Pectorales externos y tríceps

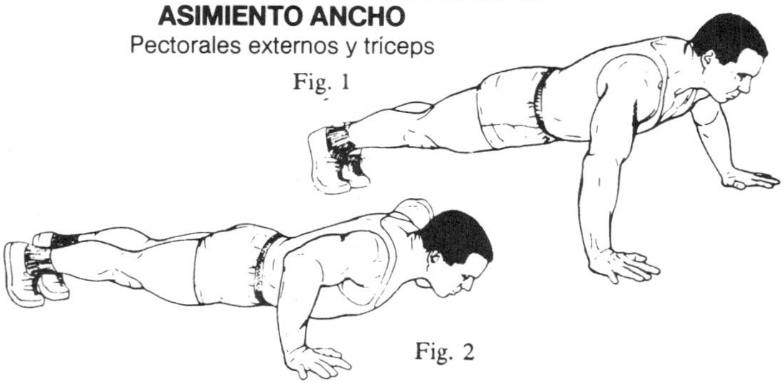

FLEXIONES O FONDOS CON PESOS SOBRE EL SUELO. ASIMIENTO ESTRECHO

Pectorales internos y tríceps

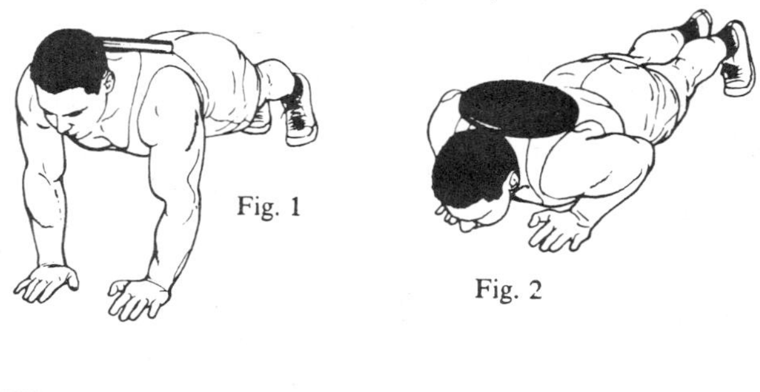

ble, sin llegar a rozar la nariz. Continuar bajando la barra hasta que toque el suelo, o llevarla lo más abajo que sea posible sin provocar molestias en los hombros. Volverla a llevar hasta el pecho utilizando el mismo recorrido que se empleó para hacerla descender. Luego, elevar la barra por encima del pecho con los brazos extendidos y espirar al bajar el peso. Ambos profundamente, mantener los codos hacia adentro y la caja torácica alta.

▲ Pullóver y *press* con barra sobre banco inclinado (hacia atrás). Brazos flexionados

Tumbarse sobre un banco inclinado (hacia atrás) con la cabeza en el extremo de éste, apoyando una barra sobre el pecho en línea con los pezones y utilizando un asimiento de unos 28 cm de ancho. Manteniendo los codos hacia adentro durante toda la ejecución del ejercicio, respirar profundamente y hacer descender la barra por encima del pecho y del rostro, pasando lo más cerca posible del cuerpo y la cara, sin llegar a rozar la nariz. Continuar bajando la barra hasta tocar el suelo, o llevarla lo más abajo que se pueda sin provocar molestias en los hombros. Volver a llevar la barra hasta el pecho, empleando el mismo recorrido que se utilizó para hacerla descender. Luego elevar la barra por encima del pecho extendiendo los brazos y espirar al bajar el peso. Ambos movimientos constituirán una repetición. Asegurarse de respirar profundamente, mantener los codos hacia adentro y la caja torácica alta.

▲ Pullóver con barra sobre banco inclinado (hacia atrás). Brazos flexionados

Tumbarse sobre un banco inclinado (hacia atrás) con la cabeza bastante cerca del extremo del banco. Colocar una barra sobre el pecho, apoyada a unos 2 cm por debajo de los pezones, inspirar y llevar el peso hacia abajo por encima de la cabeza. Mantenerlo lo más cercano posible al rostro, sin llegar a sentir molestias. Los brazos deben mantenerse flexionados durante toda la ejecución del ejercicio. No dejar que los brazos se doblen al realizar el movimiento de pullóver. Cuando se haya llegado a la posición en que la barra está en el punto más bajo posible sin provocar molestias, volver a llevarla a la posición inicial recorriendo el mismo arco empleado para hacerla descender. Debe tratar de mantenerse el pecho alto y lleno de aire durante la ejecución del pullóver. Espirar al volver a llevar el peso a la posición inicial.

▲ Cruzamiento sobre el pecho en banco plano

Tumbarse en posición supina sobre un banco plano con dos mancuernas livianas sostenidas con los brazos en alto, por encima de los hombros. Manteniendo los brazos lo más estirados que sea posible, llevar las mancuernas a los lados del pecho con un movimiento semicircular hasta que queden paralelas a los costados. Al volver a llevar las mancuernas a la posición inicial sobre el pecho, girarlas de modo que las palmas de las manos queden enfrentadas al rostro. Cruzar los brazos sobre el pecho, tratando de trabar los músculos pectorales, con los codos flexionados, a fin de poder forzar más los brazos sobre el cuerpo y apretar más los pectorales. Alternar el cruzamiento de los brazos con cada repetición que se realice. Inspirar y al bajar las mancuernas y espirar al cruzar los brazos.

▲ Flexiones o fondos sobre el suelo. Asimiento estrecho

Comenzar este ejercicio con el cuerpo en la posición que se muestra en la figura 1. Las manos deberían estar separadas unos 8 cm. Mantener el cuerpo rígido y bajarlo hasta la posición que se muestra en la figura 2. Hacer una pausa en esa postura y volver a la posición inicial. Inspirar antes de ir hacia abajo, contener la respiración y espirar al volver a la posición inicial.

▲ Flexiones o fondos sobre el suelo. Asimiento intermedio

Comenzar este ejercicio con el cuerpo en la posición que se muestra en la figura 1. Las manos deberían estar colocadas con una separación de unos 48 cm. Mantener el cuerpo rígido y hacerlo bajar hasta la posición que se muestra en la figura 2. Hacer una pausa en esa postura y luego volver a la posición del principio. Inspirar al bajar y espirar al regresar a la posición inicial.

▲ Flexiones o fondos sobre el suelo. Asimiento ancho

Comenzar este ejercicio con el cuerpo en la posición que se muestra en la figura 1. Las manos deberían estar colocadas lo más separadas que sea posible, sin llegar a sentir molestias. Mantener el cuerpo rígido al hacerlo bajar hasta la posición que se muestra en la figura 2. Hacer una pausa en esta postura y luego volver a la posición inicial. Inspirar antes de bajar, contener la respiración y espirar al regresar a la posición inicial.

FLEXIONES O FONDOS CON PIES SOBRE BANCO. ASIMIENTO ESTRECHO

Pectorales internos y tríceps

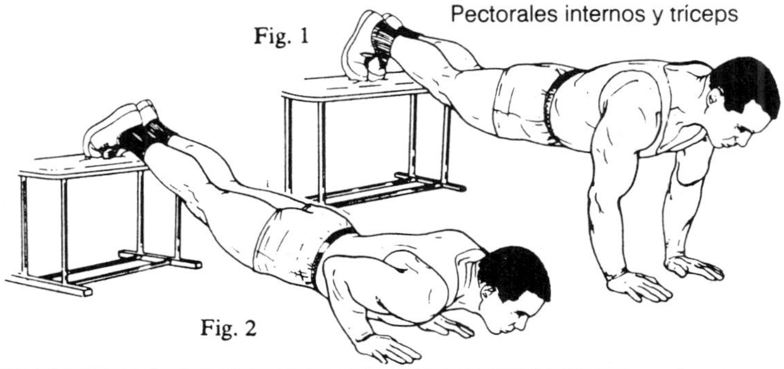

FLEXIONES O FONDOS CON PIES SOBRE BANCO. ASIMIENTO INTERMEDIO

Pectorales y tríceps

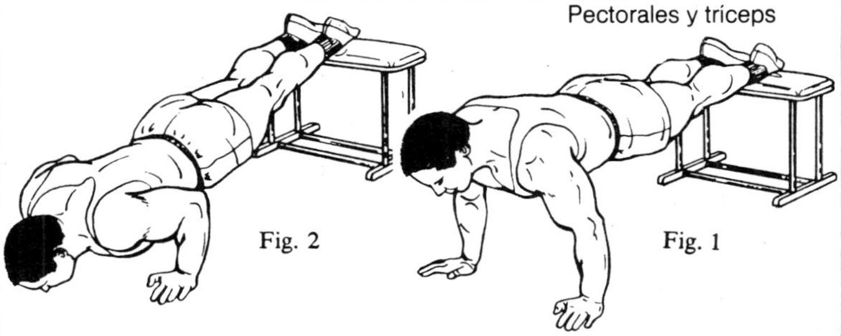

FLEXIONES O FONDOS CON PIES SOBRE BANCO. ASIMIENTO ANCHO

Pectorales externos y tríceps

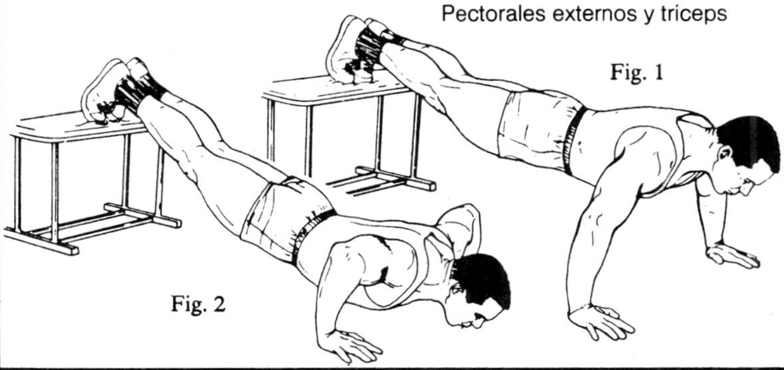

FLEXIONES O FONDOS CON PESO. PIES SOBRE BANCO. ASIMIENTO ESTRECHO

Pectorales superiores e internos, y tríceps

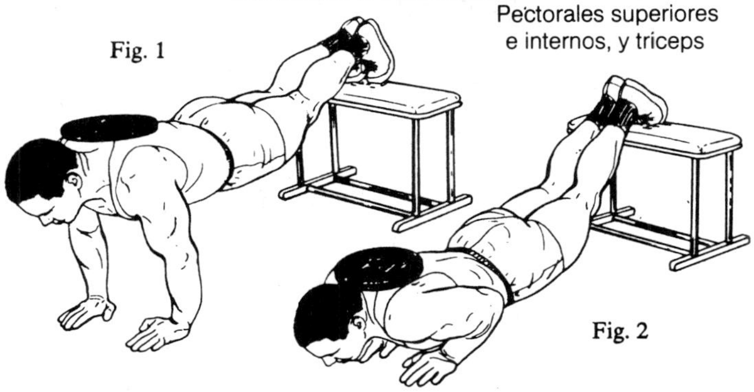

FLEXIONES O FONDOS CON PESO. PIES SOBRE BANCO. ASIMIENTO INTERMEDIO

Pectorales y triceps

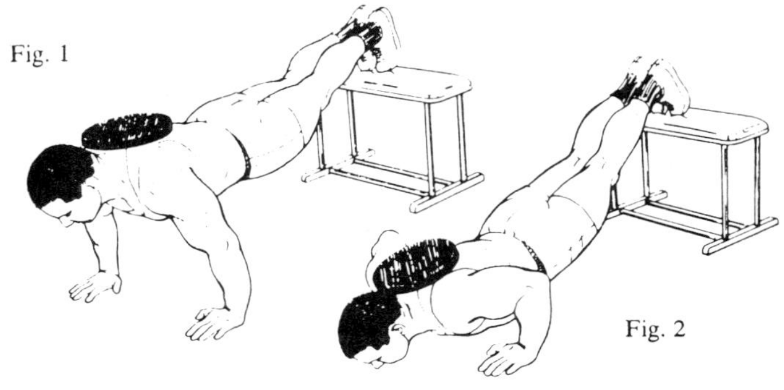

FLEXIONES O FONDOS CON PESO. PIES SOBRE BANCO. ASIMIENTO ANCHO

Pectorales superior y externo

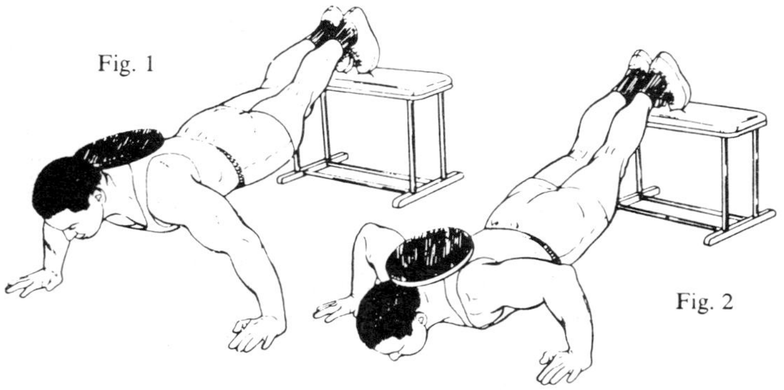

FLEXIONES O FONDOS ENTRE TABURETES. ASIMIENTO INTERMEDIO

Pectorales externos

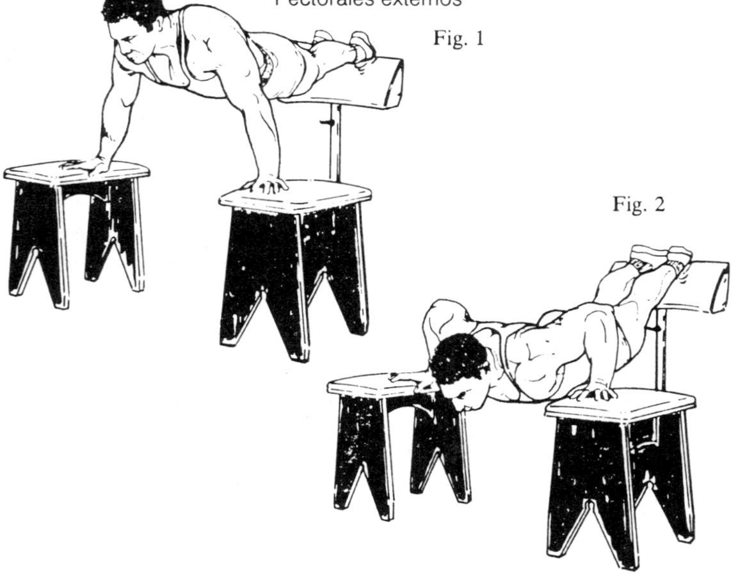

■ Flexiones o fondos con peso sobre el suelo. Asimiento estrecho

Comenzar este ejercicio con el cuerpo en la posición que se muestra en la figura 1. Las manos deberían tener una separación de unos 8 cm. Hacer que un compañero de entrenamiento coloque un disco sobre la parte superior de la espalda. Mantener el cuerpo rígido y llevarlo hacia abajo, hasta la posición que se muestra en la figura 2. Hacer una pausa en esta postura y volver a la posición inicial. Inspirar al bajar, contener la respiración y espirar al volver a la posición inicial. Asegurarse de mantener el pecho alto y la espalda recta.

■ Flexiones o fondos con peso sobre el suelo. Asimiento ancho

Pectorales externos y triceps

Comenzar este ejercicio con el cuerpo en la posición que se muestra en la figura 1. Las manos deberían estar a una distancia de unos 72 cm. Hacer que un compañero de entrenamiento coloque un disco sobre la parte superior de la espalda. Manteniendo el cuerpo rígido, llevarlo hacia abajo hasta la posición que se muestra en la figura 2. Hacer una pausa en esta postura y luego volver a la posición inicial. Inspirar antes de bajar, contener la respiración y espirar al regresar a la posición inicial. Asegurarse de mantener el pecho alto y la espalda recta.

▲ Flexiones o fondos con pies sobre banco. Asimiento estrecho

Comenzar este ejercicio con el cuerpo en la posición que se muestra en la figura 1. Las manos deberían estar a una distancia aproximada de 8 cm. Manteniendo el cuerpo rígido, llevarlo hacia abajo hasta la posición que se muestra en la figura 2. Hacer una pausa en esta postura y luego volver a la posición inicial. Asegurarse de mantener el pecho alto y concentrarse en los pectorales.

▲ Flexiones o fondos con pies sobre banco. Asimiento intermedio

Comenzar este ejercicio con el cuerpo en la posición que se muestra en la figura 1. Las manos deberían estar colocadas a una distancia de unos 48 cm. Manteniendo el cuerpo rígido, llevarlo hacia abajo hasta la posición que se muestra en al figura 2. Hacer una pausa en esta postura y volver a la posición inicial. Inspirar antes de bajar, contener la respiración y espirar al regresar a la posición inicial. Asegurarse de mantener el pecho alto y concentrarse en los pectorales.

▲ Flexiones o fondos con pies sobre banco. Asimiento ancho

Comenzar este ejercicio con el cuerpo en la posición que se muestra en la figura 1.

Las manos deberían estar lo más separadas que sea posible, sin llegar a sentir molestias. Manteniendo el cuerpo rígido, llevarlo abajo hasta la posición que se muestra en la figura 2. Hacer una pausa en esta postura y volver a la posición inicial. Inspirar antes de bajar, contener la respiración y espirar al regresar a la posición inicial. Asegurarse de mantener el pecho alto y concentrarse en los pectorales.

■ Flexiones o fondos con peso. Pies sobre banco. Asimiento estrecho

Comenzar este ejercicio con el cuerpo en la posición que se muestra en la figura 1. Las manos deberían estar a una distancia aprox. de 8 cm. Hacer que un compañero de entrenamiento coloque un disco sobre la parte superior de la espalda. Manteniendo el cuerpo rígido, llevarlo hacia abajo hasta la posición que se muestra en la figura 2. Hacer una pausa en esta postura y volver a la posición inicial. Inspirar antes de bajar, contener la respiración y espirar al regresar a la posición inicial. Asegurarse de mantener el pecho alto y la espalda recta.

■ Flexiones o fondos con peso. Pies sobre banco. Asimiento intermedio

Comenzar este ejercicio con el cuerpo en la posición que se muestra en la figura 1. Las manos deberían estar a una distancia aproximada de 48 cm. Hacer que un compañero de entrenamiento coloque un disco sobre la parte superior de la espalda. Manteniendo el cuerpo rígido, llevarlo hacia abajo hasta la posición que se muestra en la figura 2. Hacer una pausa en esta postura y volver a la posición inicial. Inspirar antes de bajar, contener la respiración y espirar al regresar a la posición inicial. Asegurarse de mantener el pecho alto y la espalda recta.

■ Flexiones o fondos con peso. Pies sobre banco. Asimiento ancho

Comenzar este ejercicio con el cuerpo en la posición que se muestra en la figura 1. Las manos deberían estar lo más separadas que sea posible, sin sentir molestia. Hacer que un compañero de entrenamiento coloque un disco sobre la parte superior de la espalda. Manteniendo el cuerpo rígido, llevarlo hacia abajo hasta la posición que se muestra en la figura 2. Hacer una pausa en esta postura y volver a la posición inicial. Inspirar antes de bajar, contener la respiración y regresar a la posición inicial. Asegurarse de mantener el pecho alto y la espalda recta.

■ Flexiones o fondos entre taburetes. Asimiento intermedio

Esta es una forma avanzada de flexión o fondo, que puede llevarse tan abajo como

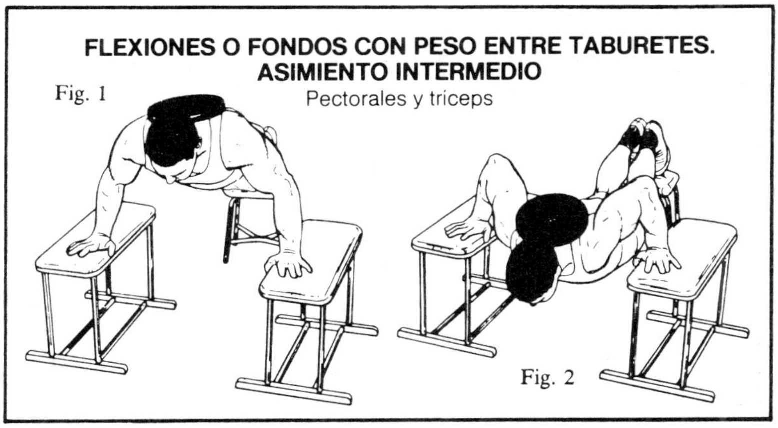

FLEXIONES O FONDOS CON PESO ENTRE TABURETES. ASIMIENTO INTERMEDIO
Pectorales y triceps

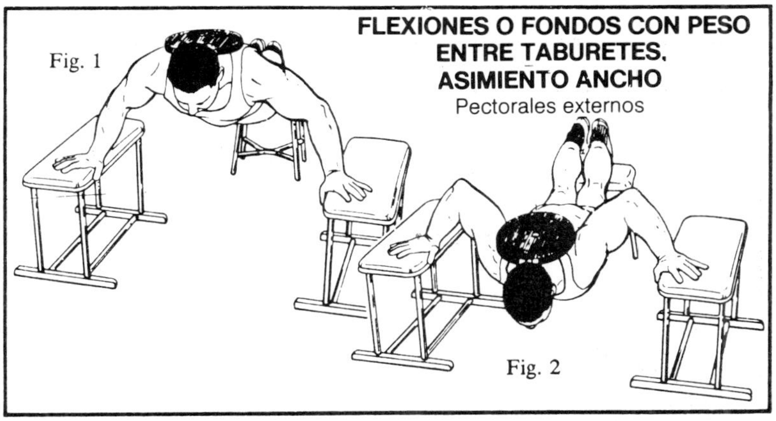

FLEXIONES O FONDOS CON PESO ENTRE TABURETES. ASIMIENTO ANCHO
Pectorales externos

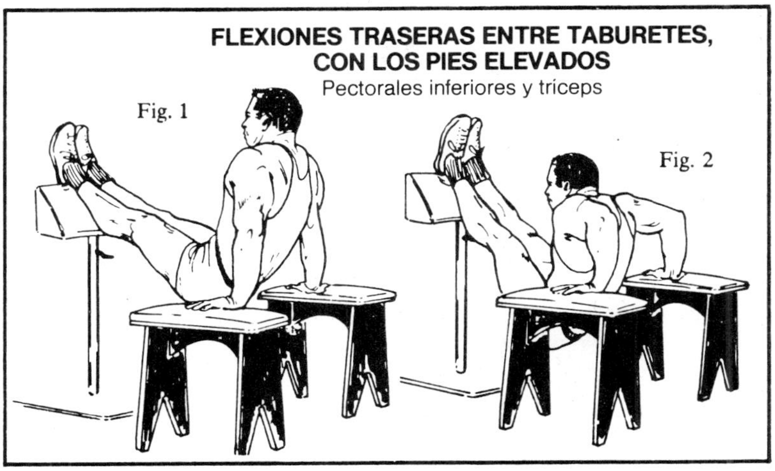

FLEXIONES TRASERAS ENTRE TABURETES, CON LOS PIES ELEVADOS
Pectorales inferiores y triceps

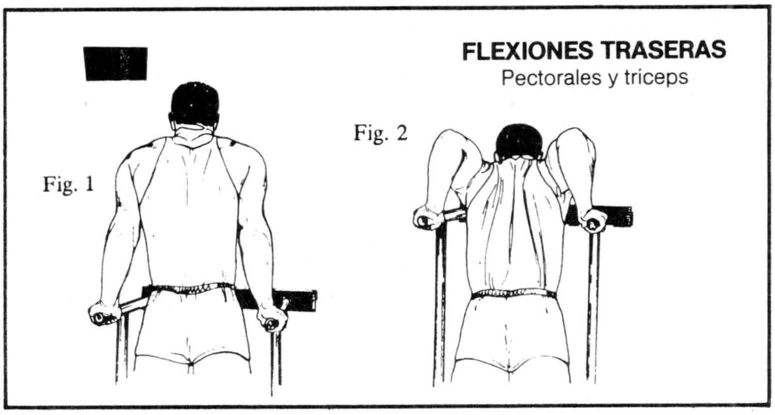

FLEXIONES TRASERAS
Pectorales y triceps

se muestra, de modo que se ejerza más tensión sobre los músculos pectorales. Colocar los pies más altos que la posición de las manos sobre los taburetes, como se ilustra. Respirar profundamente y bajar hasta la posición que se muestra en la segunda ilustración. Inspirar al bajar y espirar al volver a la posición inicial. A medida que el ejercicio resulte más fácil, separar los bancos o taburetes, a fin de poder descender más el nivel de las manos.

■ Flexiones o fondos con peso entre taburetes. Asimiento intermedio

Esta es una forma avanzada de flexión o fondo. Puede bajarse más, como se muestra, a fin de ejercer más tensión sobre los músculos pectorales. Colocar los pies más altos que la posición de las manos sobre los taburetes, como se ilustra. Separar las manos a una distancia aproximada de 48 cm y hacer que un compañero de entrenamiento coloque un disco sobre la parte superior de la espalda. Respirar profundamente y bajar hasta la posición que se muestra en la segunda ilustración. Espirar al volver a la posición inicial.

■ Flexiones o fondos con peso entre taburetes. Asimiento ancho

Esta es una forma avanzada de flexión o fondo. Puede bajarse más, como se muestra, a fin de ejercer más tensión sobre los músculos pectorales. Colocar los pies más altos que la posición de las manos sobre los taburetes, como se ilustra. Separar las manos unos 72 cm entre sí y hacer que un compañero de entrenamiento coloque una pesa sobre la parte superior de la espalda. Respirar profundamente y bajar hasta la posición que se muestra en la segunda ilustración. Espirar al volver a la posición inicial.

▲ Flexiones traseras entre taburetes, con los pies elevados

Colocar dos taburetes o sillas separadas unos 122 cm entre sí frente a un objeto que esté casi a la altura de la cintura, sobre el que se puedan apoyar los talones. Los taburetes deberán estar un poco más separados que la amplitud de los hombros. Adoptar la posición que se muestra en la figura 1. Inspirar y bajar entre los taburetes desbloqueando los codos hasta que la parte superior de los brazos quede casi paralela al suelo. Mantener las piernas estiradas y la cabeza levantada. Volver a la posición inicial y espirar.

■ Flexiones traseras con peso

Para este ejercicio, utilizar un conjunto de barras paralelas. Colocarse sobre las barras de modo que los brazos lo mantengan erguido, pero pudiendo descender hasta una posición inferior sin que los pies to-

FLEXIONES TRASERAS CON PESO
Pectorales y tríceps

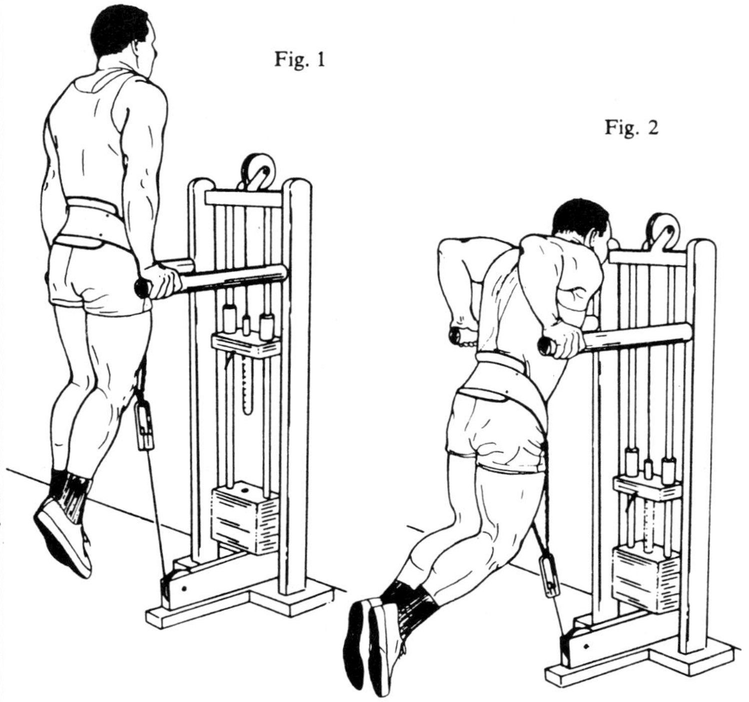

***PRESS* CON MÁQUINA DE PRENSA DE PIERNA. TENDIDO, ASIMIENTO ESTRECHO**
Pectorales internos

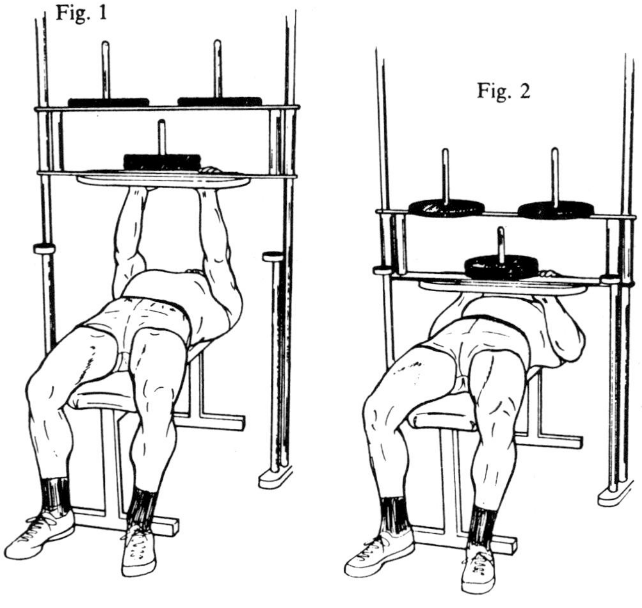

quen el suelo. Mantenga los codos junto a los lados tanto como sea posible al flexionar los brazos y llevar el cuerpo hacia abajo. Debería continuar bajando hasta que los antebrazos y los bíceps se toquen. Haga una pausa breve y luego vuelva a estirarse, extendiendo los brazos y forzando un bloqueo de los codos mediante la contracción del tríceps y los músculos pectorales. No permita que el cuerpo se balancee de un lado a otro durante la ejecución de este ejercicio. Con un poco de práctica y concentración, le resultará muy fácil controlar la posición del cuerpo. Inspirar al bajar y espirar al volver a la posición inicial.

■ Flexiones traseras con peso

Puede utilizarse un cinturón de red o un trozo de tela para sostener la pesa entre los muslos mientras se realiza este ejercicio. Emplear un conjunto de barras paralelas o un *dip stand* regular. Colóquese sobre las barras de modo que los brazos lo mantengan erguido, pero le permitan bajar hasta una posición inferior sin que los pies toquen el suelo. Mantenga los codos tan a los lados como sea posible, mientras el cuerpo descienda al flexionar los brazos. Debería continuar descendiendo hasta que los antebrazos y los bíceps se toquen. Haga una pausa breve y luego vuelva a estirarse, extendiendo los brazos y forzando el bloqueo de los codos mediante la contracción del tríceps y los brazos y forzando el bloqueo de los codos mediante la contracción del tríceps y los músculos pectorales. No deje que el cuerpo se balancee de un lado a otro durante la ejecución de este ejercicio. Con un poco de práctica y concentración, resultará muy fácil controlar su posición. Inspirar al bajar y espirar al volver a la posición inicial.

▲ *Press* con máquina de prensa de pierna. Tendido asimiento estrecho

Quitar la almohadilla apoya-espalda de una máquina de prensa de pierna y colocar en su lugar un banco plano. Tumbarse sobre el banco plano debajo de la máquina y colocar la parte superior del cuerpo de modo que la cabeza quede en el extremo del banco y el apoya-pies esté sobre el pecho. El extremo más cercano del apoya-pies debería quedar en línea con los pezones. Colocar las manos a los lados de la almohadilla, a una distancia aproximada de 20 cm. Elevar el soporte de los discos por encima de los hombros, extendiendo los brazos. Hacer que el compañero de entrenamiento desplace los topes de seguridad, a fin de poder bajar más la almohadilla directamente hacia el pecho. Inspirar al bajar la almohadilla, y mantener los codos hacia adentro y a los lados. Volver la almohadilla a la posición máxima y espirar. En la repetición final de la serie, el compañero de entrenamiento debería volver a desplazar los topes de seguridad para que la almohadilla no toque el pecho.

***PRESS* CON MÁQUINA DE PRENSA DE PIERNA. TENDIDO, ASIMIENTO INTERMEDIO**

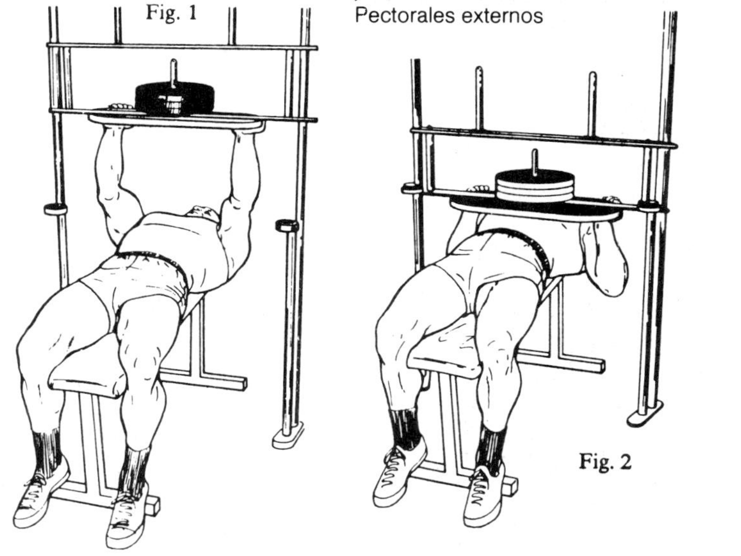

▲ *Press* con máquina de prensa de pierna. Tendido. Asimiento intermedio

Quitar la almohadilla apoya-espalda de una máquina de prensa de pierna y colocar en su lugar un banco plano. Tumbarse sobre el banco debajo de la máquina y colocar el cuerpo de modo que la cabeza esté en el extremo del banco y la almohadilla apoya-pies quede sobre el pecho. El extremo más cercano de la almohadilla apoya-pies deberá estar en línea con los pezones. Colocar las manos a los lados de la almohadilla, distanciadas unos 40 cm. Elevar el soporte de discos por encima de los hombros. Hacer que el compañero de entrenamiento desplace los topes de seguridad, a fin de poder bajar más directamente sobre el pecho. Inspirar al bajar la almohadilla y mantener los codos junto a los costados. Volver a llevar la almohadilla a la posición máxima y espirar. En la repetición final de la serie, el compañero de entrenamiento deberá volver a desplazar los topes de seguridad para que la almohadilla no toque el pecho.

Introducción a la sección del hombro

El hombro está constituido por una articulación esférica (la articulación glenohumeral), que permite los múltiples movimientos de éste, de su anillo óseo y del brazo. Los músculos más importantes que colaboran en la función del hombro son el deltoides anterior, el deltoides posterior, el coracobraquialis, el dorsal ancho y el teres mayor.

En el entrenamiento con pesas es importante entender la acción de los principales músculos del hombro, individual y conjuntamente, a fin de que el culturista, o el atleta, puedan identificar las zonas de mayor importancia para su actividad específica.

Aplicando los movimientos fundamentales del hombro y de sus grupos musculares respectivos, podemos identificar las actividades atléticas que requieren movimientos y funciones musculares específicos. Casi todos los deportes, algunos más que otros, requieren algún movimiento del hombro. La siguiente exposición categoriza algunos de estos movimientos y las actividades que los procuran.

La *flexión del hombro* es un movimiento sumamente importante para caminar y correr. Es un poderoso colaborador en lanzamiento, impulsión, bateo, bowling, salto y salto de vallas. En algunos golpes de tenis, balonmano, squash, bádminton, y en algunos movimientos de danza y gimnasia, se produce la flexión de los hombros.

La *extensión de los hombros* es de gran importancia para caminar, correr, escalar, chinning (tocar con la barbilla), salto con pértiga, esgrima, tenis, natación, etc.

La *rotación hacia fuera* del hombro es, probablemente, el más débil de los movimientos del hombro. Se observa en el uso del codo como fuerza impulsora en fútbol, *soccer* y otros deportes de contacto. También aparece con la flexión del hombro al saltar, para mantener el equilibrio al esquiar, patear, patinar y algunos movimientos gimnásticos.

La debilidad en alguno de los músculos del hombro puede interferir en todas las actividades atléticas mencionadas y, lo que es más importante, puede conducir a una gran inestabilidad del hombro y a una predisposición a sufrir lesiones en esa zona. Las lesiones en la articulación y la musculatura del hombro suelen estar relacionadas con la vulnerabilidad estructural y/o la debilidad, que provoca inestabilidad o demasiada libertad de movimiento de la articulación. Por lo general, esto suele ser consecuencia de un desarrollo muscular insuficiente o inadecuado.

La importancia de un músculo subescapular fuerte no es exagerada, puesto que se trata del músculo que desempeña un papel esencial en la prevención de la dislocación de la articulación del hombro.

Las lesiones atléticas del hombro más comunes son resultado de un trauma en los deportes de contacto, tales como el fútbol, la lucha, etc. Estas lesiones, que incluyen el desgarro o estiramiento de los ligamentos entre el contorno superior externo del omóplato y la clavícula, se producen por una presión brusca hacia abajo contra el extremo externo del hombro.

Debería observarse que la dislocación crónica del hombro normalmente va asociada a un defecto hereditario complementado con un trauma.

Algunas actividades de entrenamiento con pesas también pueden provocar lesiones específicas en los hombros. Debe tenerse cuidado con los ejercicios de pullóver con los brazos estirados, *press* de banco con asimiento ancho y los movimientos de tipo *fly* hacia fuera, en posición supina, con pesas apartadas del cuerpo, cuando los codos se giran hacia dentro.

Es probable que este tipo de técnicas de levantamiento conduzca a lesiones. Por eso, muchas veces es mejor cambiar la técnica del levantamiento por una función biomecánica más eficiente, que disminuye la tensión y se evita o cura la lesión.

La mejor protección para evitar la lesión en el hombro es un programa de ejercicios de calentamiento bien preparado. Si la musculatura del hombro está bien desarrollada, la incidencia de la lesión, incluso por un trauma imprevisto, disminuye muchísimo. Por consiguiente, el entrenamiento con pesas es una parte esencial de la preparación de casi toda actividad atlética que implique al hombro o a la musculatura asociada a éste.

Sección de Hombro

Anatomía Muscular

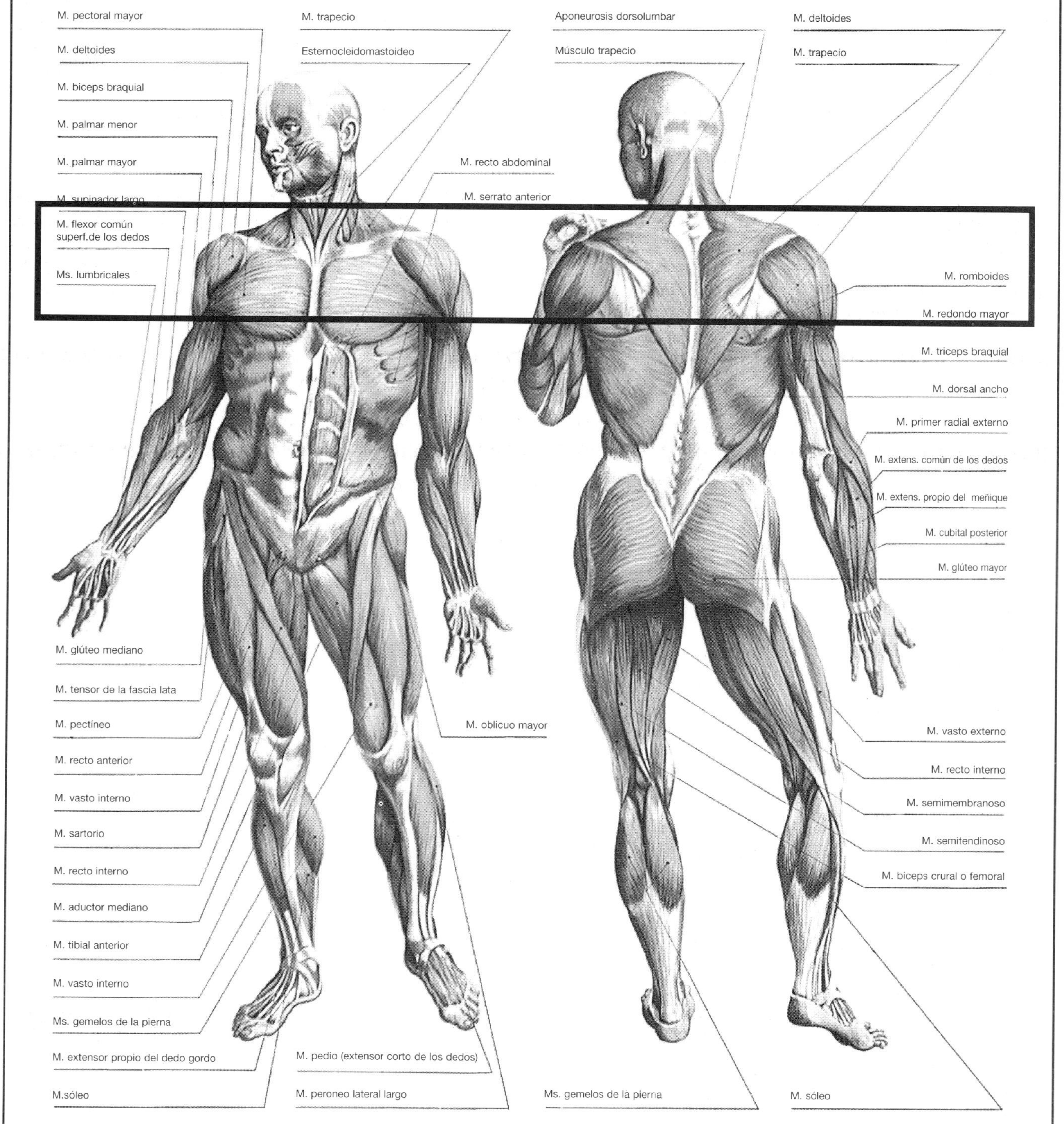

Vista anterior **Vista posterior**

Si una persona está interesada en un entrenamiento con pesas para lograr algo más que una preparación básica, es fundamental que estudie cada ilustración y descripción antes de intentar la realización de un nuevo ejercicio, ya que no experimentará ningún adelanto si un ejercicio se efectúa de modo incorrecto.

Muchos ejercicios pueden llevarse a cabo exactamente con el mismo movimiento, pero afectarán diferentes zonas de un músculo según el ángulo desde el que se realicen. Por ejemplo: un ejercicio efectuado sobre un banco plano, o sobre un banco inclinado, pondrá distinto énfasis en un mismo músculo, aun cuando se empleen el mismo movimiento, peso y equipo.
Por consiguiente, es necesario realizar los ejercicios desde los más diversos ángulos utilizando tantas variaciones como sea razonable, a fin de desarrollar la plena madurez muscular del cuerpo.

En las páginas siguientes aparecen ilustraciones muy minuciosas, que le permitirán ver las piezas de equipo empleadas para realizar cada ejercicio, así como el estilo utilizado para cada movimiento. Junto a cada ilustración figura una descripción escrita de la forma en que debería efectuarse el ejercicio. Cada párrafo menciona el nombre adecuado y describe las diversas variaciones que pueden hacerse con el mismo equipo, cambiando sólo el ángulo o añadiendo un movimiento. Si un ejercicio se realiza exactamente como se indica en la descripción escrita, pero empleando un ángulo o un banco diferente al que debe usarse, la descripción seguirá siendo válida para todos los ejercicios enumerados. Sólo se mencionan el nombre adecuado, el símbolo de "grado de dificultad" y la zona más afectada por el movimiento. Se ha adoptado este sistema con el propósito de evitar la repetición en la descripción de los mismos movimientos básicos. El "símbolo de dificultad" que aparece al comienzo de cada encabezamiento le permitirá evaluar cuáles son los ejercicios que pueden resultar adecuados a su actual estado físico.

NOTA: No es necesariamente cierto que un ejercicio que lleve el símbolo "fácil" pueda resultar menos efectivo que uno señalado como "duro". Cualquier ejercicio puede efectuarse con mayor o menor dificultad, dependiendo de la pesa utilizada o del esfuerzo aplicado.

Símbolos clave para el "Grado de Dificultad"

● Fácil ▲ Intermedio ■ Difícil ★ Duro

EQUIPO NECESARIO PARA LA SECCIÓN HOMBRO

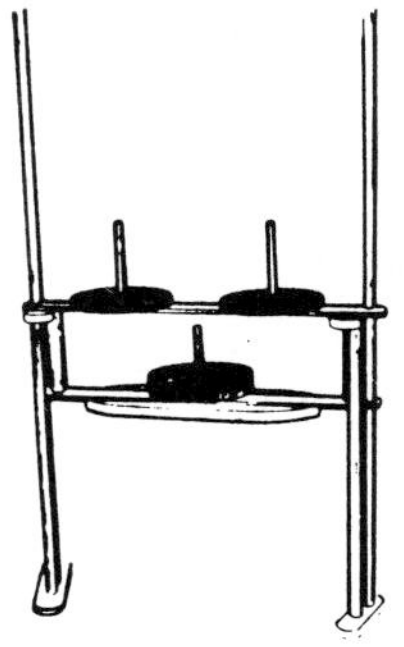

***Press* de pierna tipo pared**

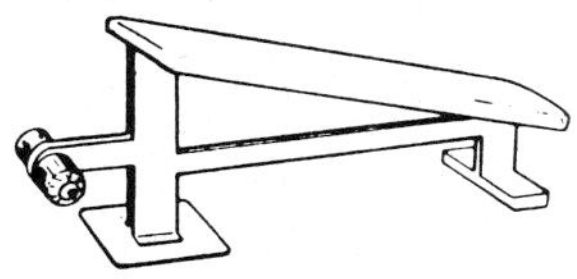

Banco inclinado (hacia atrás)

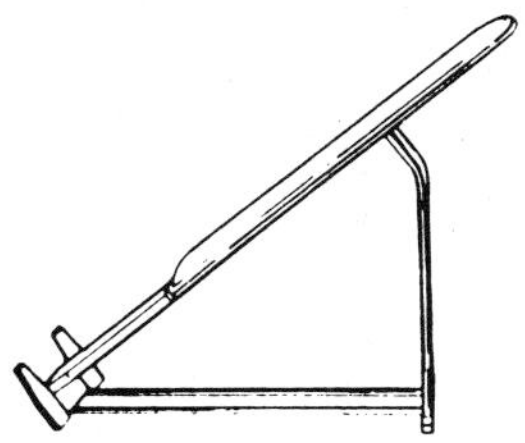

Banco inclinado hacia adelante

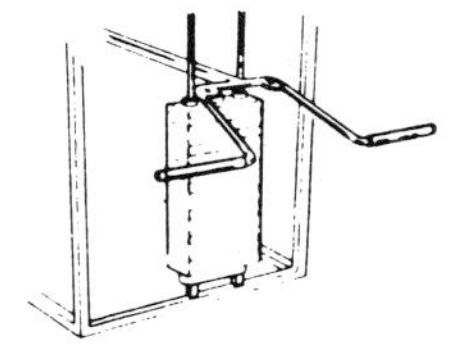

Parte de banco de *Press* Universal Barra

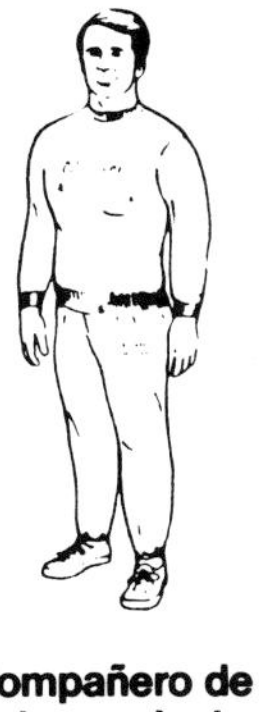

Compañero de entrenamiento

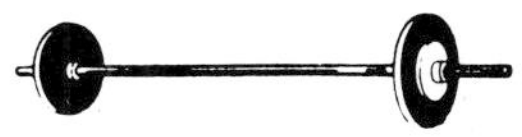

Barra

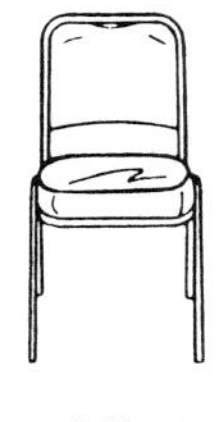

Silla

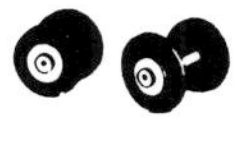

Mancuernas

Polea alta de pared

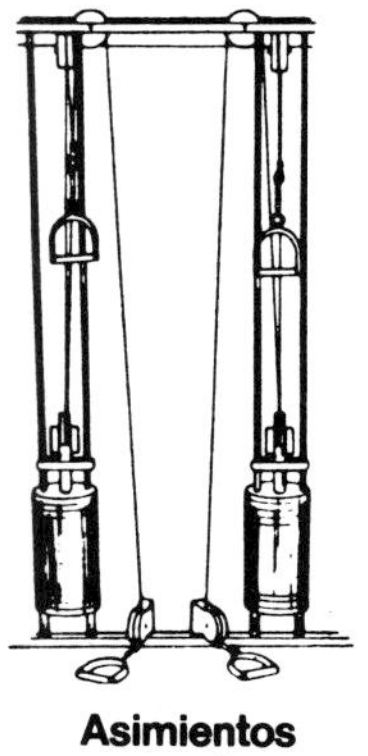

Asimientos con poleas

Polea baja de pared

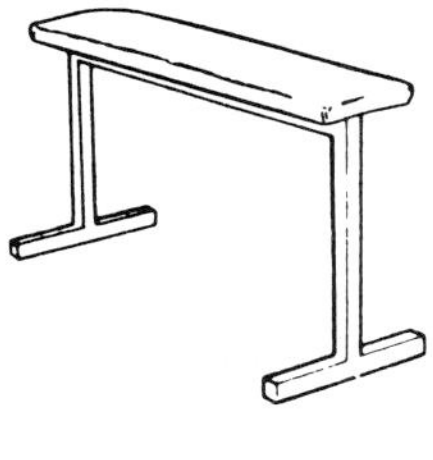

Banco plano alto

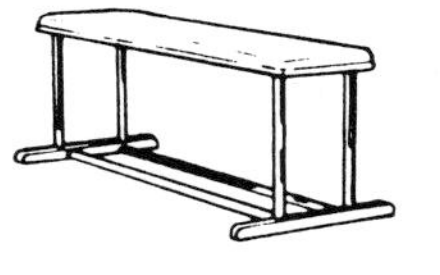

Banco plano

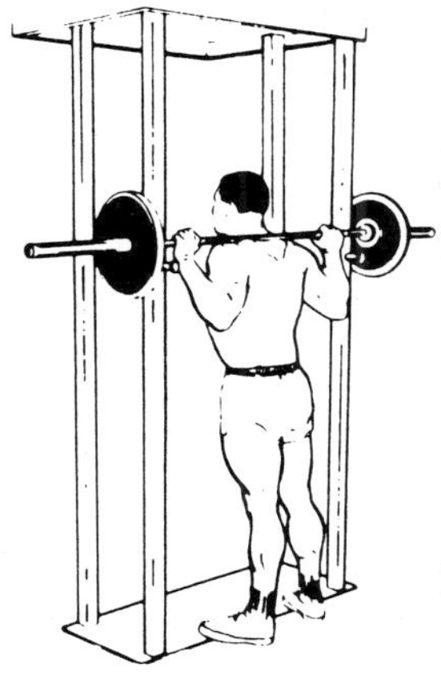

***Rack* mecánico**

PRESS DE MANCUERNA CON UN BRAZO, PALMAS HACIA AFUERA, DE PIE
Deltoides frontal y externo

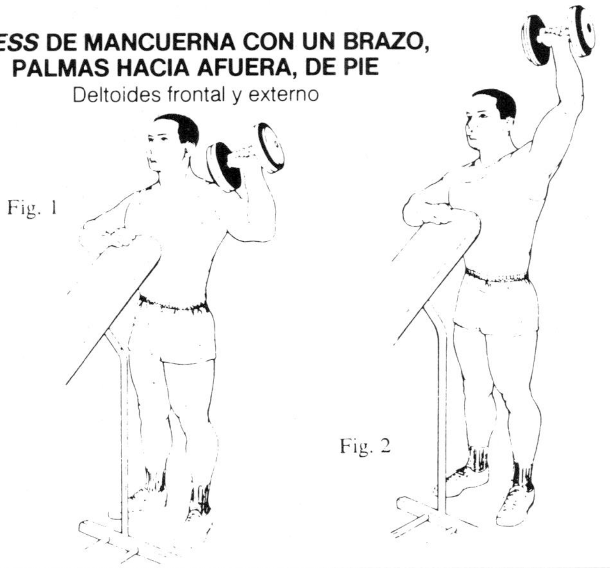

PRESS DE MANCUERNA CON UN BRAZO, PALMAS HACIA ADENTRO, DE PIE
Deltoides frontal y externo

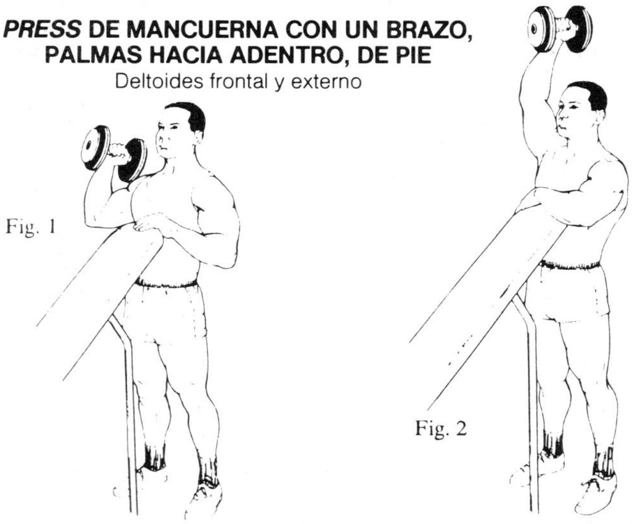

PRESS DE MANCUERNA, PALMAS HACIA ADENTRO, DE PIE
Deltoides frontal y externo

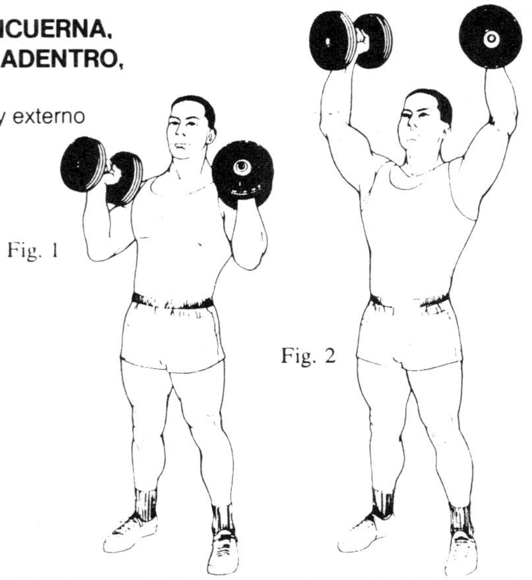

▲ *Press* de mancuerna con un brazo, palmas hacia afuera, de pie

Llevar una mancuerna a la altura del hombro. Apoyar la otra mano sobre un banco inclinado, por ejemplo, para soportar la parte superior del' cuerpo y bloquear las piernas y las caderas firmemente. Mantener el codo y la palma de la mano ligeramente hacia afuera. Respirar profundamente y levantar la mancuerna directamente. Espirar al comenzar a bajar el peso. Ejecutar la cantidad indicada de repeticiones y cambiar de mano. Mantener siempre las palmas hacia adentro.

▲ *Press* de mancuerna con un brazo, palma hacia adentro de pie

Llevar una mancuerna a la altura del hombro. Apoyar la otra mano sobre un banco inclinado, por ejemplo, para soportar la parte superior del cuerpo y bloquear las piernas y las caderas firmemente. Mantener el codo y la palma de la mano ligeramente hacia adentro. Respirar profundamente y levantar la mancuerna directamente. Espirar al comenzar a bajar el peso. Ejecutar la cantidad indicada de repeticiones y cambiar de mano. Mantener siempre las palmas hacia adentro.

▲ *Press* de mancuerna de pie, palmas hacia adentro

Llevar dos mancuernas a la altura de los hombros. Bloquear las piernas y las caderas con firmeza. Esto brindará una plataforma sólida desde la cual empujar. Mantener los codos ligeramente hacia adentro y las palmas de las manos enfrentadas. Levantar las mancuernas por encima de la cabeza. Bajar las mancuernas a la posición inicial, manteniendo los codos hacia adentro. Inspirar antes de realizar el *press* y espirar al bajar las mancuernas.

▲ *Press* de mancuernas, sentado, palmas hacia adentro

Deltoides frontal y externo

Llevar dos mancuernas a la altura de los hombros. Sentarse sobre un banco o taburete. Mantener los pies firmemente sobre el suelo, el pecho alto, la cabeza levantada y la espalda recta. Mantener los codos ligeramente hacia adentro y las palmas de las manos enfrentadas. Levantar las mancuernas por encima de la cabeza. Bajar las mancuernas a la posición inicial, manteniendo los codos hacia afuera. Inspirar antes de hacer el *press* y espirar al bajar las mancuernas.

▲ *Press* de mancuernas, sentado con espalda apoyada, palmas hacia adentro

Deltoides frontal y externo

Llevar dos mancuernas hasta los hombros. Sentarse sobre un banco o silla sobre que apoyar la parte superior de la espalda. Mantener los pies firmemente sobre el suelo. Con las palmas de las manos hacia adentro, inspirar al levantar las mancuernas con los brazos estirados, por encima de la cabeza. Espirar al bajar las mancuernas a la posición inicial. Mantener los brazos hacia adentro mientras se realiza este ejercicio. No dejar que los codos se desplacen.

PRESS DE MANCUERNA SENTADO CON ESPALDA APOYADA, PALMAS HACIA ADENTRO

Deltoides frontal y externo

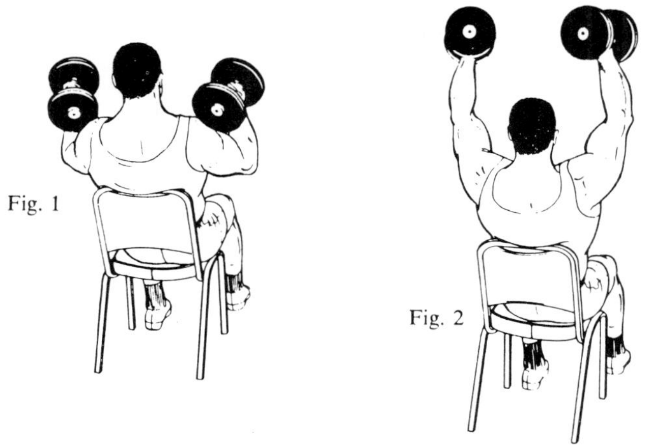

▲ *Press* de mancuernas, alternativamente sentado, palmas hacia adentro

Coger dos mancuernas y sentarse en el extremo de un banco. Con las mancuernas a la altura de los hombros, comenzar a levantar la mancuerna de la mano derecha, con los brazos estirados, por encima de la cabeza, manteniendo las palmas, los codos y los brazos hacia adentro. Bajar la mancuerna de la mano derecha a la posición inicial y levantar la mancuerna de la mano izquierda de la misma manera. Mantener una posición corporal rígida, haciendo todo el trabajo con los hombros y los brazos. No inclinarse hacia los lados cuando se realiza el pressing. Inspirar al comenzar a levantar la mancuerna y espirar al bajarla.

PRESS DE MANCUERNAS, ALTERNATIVAMENTE, SENTADO, PALMAS HACIA ADENTRO

Deltoides frontal y externo

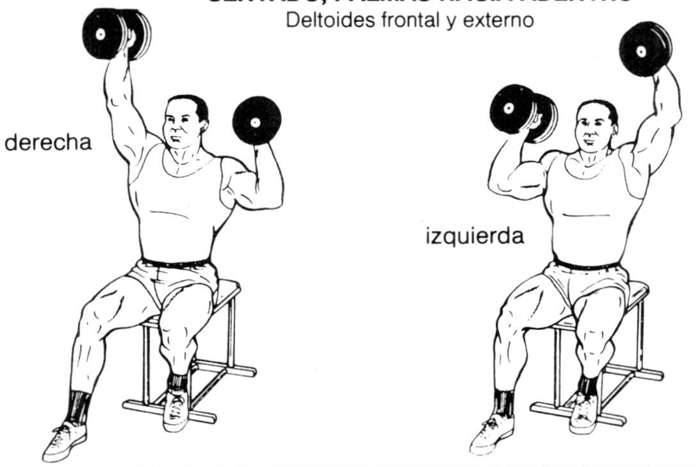

▲ *Press* de mancuernas, alternativamente sentado con la espalda apoyada, palmas hacia adentro

Deltoides frontal y externo

Llevar dos mancuernas a la altura de los hombros y sentarse sobre una silla en la que se apoyará la parte superior de la espalda. Mantener la cabeza levantada y los pies separados a unos 32 cm. Con los codos ligeramente hacia adentro, enfrentar las palmas de las manos. Respirar profundamente y levantar el brazo derecho, bien estirado, por encima del hombro derecho. Al comenzar a bajar el brazo derecho, empezar a levantar el izquierdo, espirando al realizar el movimiento. Asegurarse de que las palmas de las manos estén enfrentadas durante todo el ejercicio.

PRESS DE MANCUERNAS, ALTERNATIVAMENTE, .MAS PALMAS HACIA ADENTRO, DE PIE

Deltoides frontal y externo

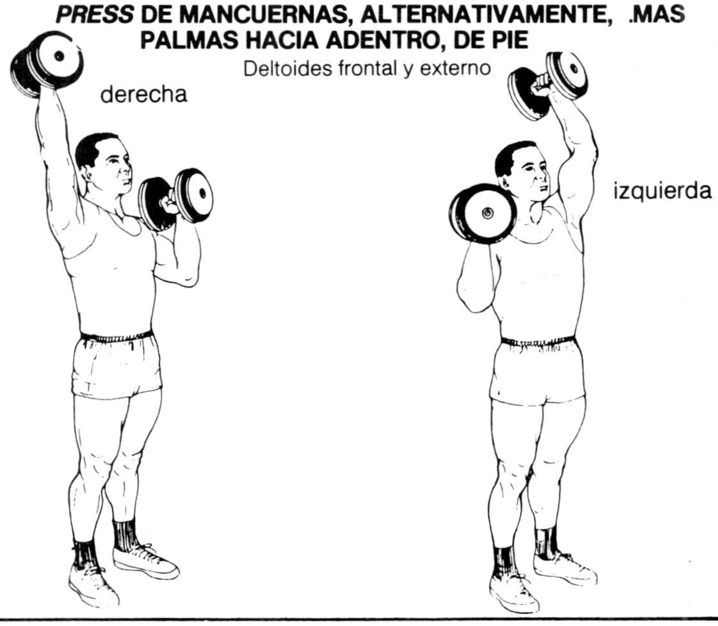

▲ *Press* de mancuernas, alternativamente palmas hacia adentro, de pie.

LLevar dos mancuernas a la altura de los hombros. Trabar las piernas y las caderas con firmeza. Mantener los codos ligeramente hacia adentro y las palmas de las manos enfrentadas. Respirar profundamente y levantar el brazo derecho por en-

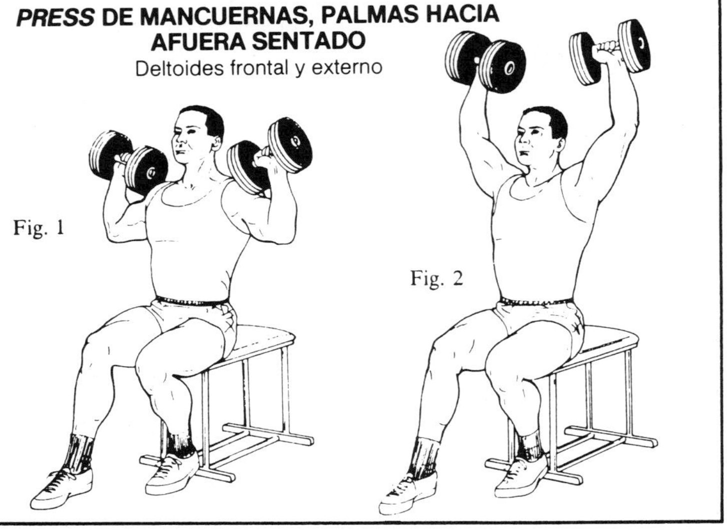

***PRESS* DE MANCUERNAS, PALMAS HACIA AFUERA SENTADO**
Deltoides frontal y externo

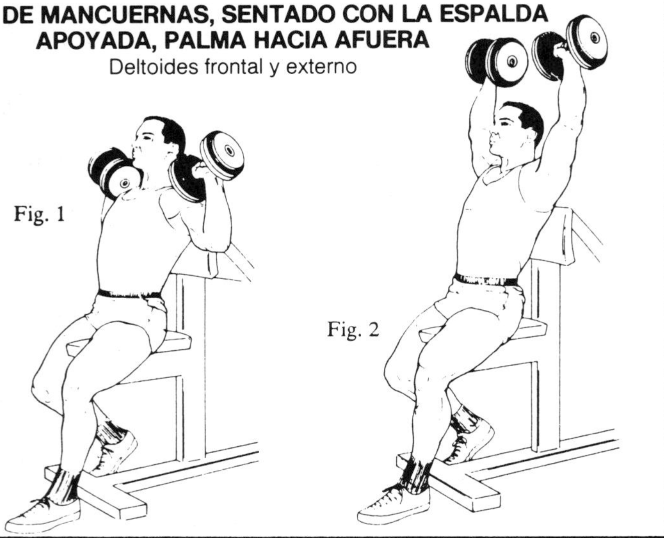

***PRESS* DE MANCUERNAS, SENTADO CON LA ESPALDA APOYADA, PALMA HACIA AFUERA**
Deltoides frontal y externo

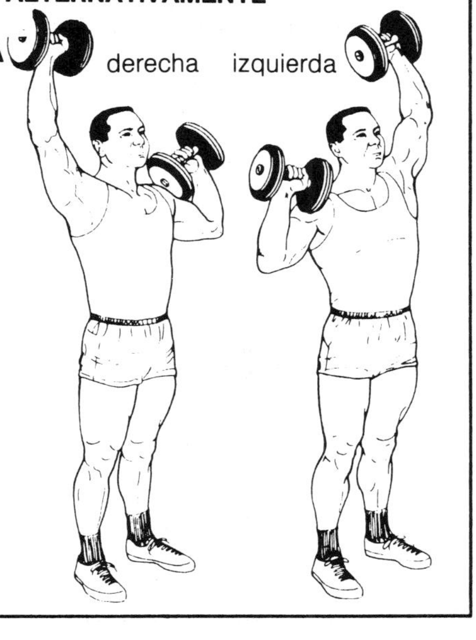

***PRESS* DE MANCUERNAS, ALTERNATIVAMENTE DE PIE, PALMAS HACIA AFUERA**
Deltoides frontal y externo

cima del hombro derecho. Al comenzar a bajar el brazo derecho, empezar a levantar el izquierdo, bien estirado, espirando al realizar el movimiento. Asegurarse de que las palmas de las manos estén enfrentadas durante todo el ejercicio.

▲ *Press* de mancuernas, palmas hacia afuera, de pie

Deltoides frontal y externo

Llevar dos mancuernas a la altura de los hombros. Trabar las piernas y las caderas con firmeza. Esto brindará una plataforma sólida desde la cual empujar. Mantener los codos hacia afuera a los lados y colocar las manos de modo que los pulgares queden enfrentados. Llevar las mancuernas por encima de la cabeza con los brazos estirados. Bajar los pesos a la posición inicial, manteniendo los codos hacia afuera. Inspirar antes de levantar y espirar al bajar las mancuernas.

▲ *Press* de mancuernas, palmas hacia afuera sentado

Llevar dos mancuernas a la altura de los hombros y luego sentarse en el extremo de un banco con la espalda recta y los pies firmemente sobre el suelo. Mantener los codos hacia afuera a los lados y colocar las manos de modo que los pulgares queden enfrentados. Levantar las mancuernas por encima de la cabeza con los brazos estirados. Bajar los pesos a la posición inicial, manteniendo los codos hacia afuera. Inspirar antes de levantar y espirar al bajar las mancuernas.

▲ *Press* de mancuernas, sentado con la espalda apoyada, palmas hacia afuera

Llevar dos mancuernas hasta los hombros y luego sentarse sobre un banco o una silla sobre que apoyar la parte superior de la espalda. Mantener los pies firmemente sobre el suelo, los codos hacia afuera y a los lados, y colocar las manos de modo que los pulgares queden enfrentados. Levantar las mancuernas por encima de la cabeza con los brazos estirados. Bajar los pesos a la posición inicial, manteniendo los codos hacia afuera. Inspirar antes de levantar y espirar al bajar las mancuernas.

▲ *Press* de mancuernas, alternativamente palmas hacia afuera, de pie

Llevar dos mancuernas a la altura de los hombros. Trabar las piernas y las caderas firmemente.Mantener los codos y las palmas de las manos ligeramente hacia afuera. Respirar profundamente y llevar el brazo derecho por encima del hombro derecho. Al comenzar a bajar el brazo derecho, empezar a levantar el izquierdo, bien estirado, sobre el hombro izquierdo, espirando al realizar este movimiento. Asegurarse de mantener las palmas de las manos hacia afuera durante todo el ejercicio.

▲ *Press* de mancuernas, alternativamente sentado, palmas hacia afuera

Coger dos mancuernas y sentarse en el extremo de un banco. Con las mancuernas a la altura de los hombros, comenzar a levantar la mancuerna de la mano derecha con brazo estirado, por encima de la cabeza, manteniendo el codo hacia afuera y a los lados, y colocando las manos de modo que los pulgares se enfrenten. Bajar la mancuerna de la mano derecha nuevamente a la posición inicial y entonces levantar la mancuerna de la mano izquierda de la misma manera. Mantener una posición corporal rígida, haciendo todo el trabajo con los hombros y los brazos. No inclinarse hacia los lados al realizar el *pressing*. Inspirar al comenzar a levantar la mancuerna y espirar al bajarla.

▲ *Press* de mancuernas, alternativamente sentado con la espalda apoyada, palmas hacia afuera

Llevar dos mancuernas hasta los hombros y luego sentarse sobre un banco o una silla sobre que apoyar la parte superior de la espalda. Con las mancuernas a la altura de los hombros, comenzar a levantar la mancuerna de la mano derecha con el brazo estirado por encima de la cabeza, manteniendo el codo hacia afuera y al costado, colocando las manos de modo que los pulgares queden enfrentados. Bajar la mancuerna de la mano derecha hasta la posición inicial y luego levantar la pesa de la mano izquierda de la misma manera. Mantener una posición corporal rígida haciendo que la espalda esté firmemente apoyada contra el respaldo. Hacer todo el trabajo con los hombros y los brazos. No inclinarse hacia los lados al realizar el *pressing*. Inspirar al comenzar a levantar la mancuerna y espirar al bajarla.

▲ Remo con mancuernas, de pie, erguido

Coger una mancuerna en cada mano, sostenidas con los brazos estirados y situados contra la parte superior de los muslos. Las mancuernas deberían mantenerse a una distancia de unos 20 cm durante el ejercicio y los pulgares tendrían que estar enfrentados. Inspirar y levantar las mancuernas hasta que queden casi paralelas a la barbilla. Los codos deben mantenerse a los lados y hacia afuera; en la posición máxima deberán estar casi a la altura de las orejas. Mantener los pesos junto al cuerpo y hacer una pausa breve en el pun-

PRESS DE MANCUERNAS, ALTERNATIVAMENTE SENTADO PALMAS HACIA AFUERA
Deltoides frontal y externo

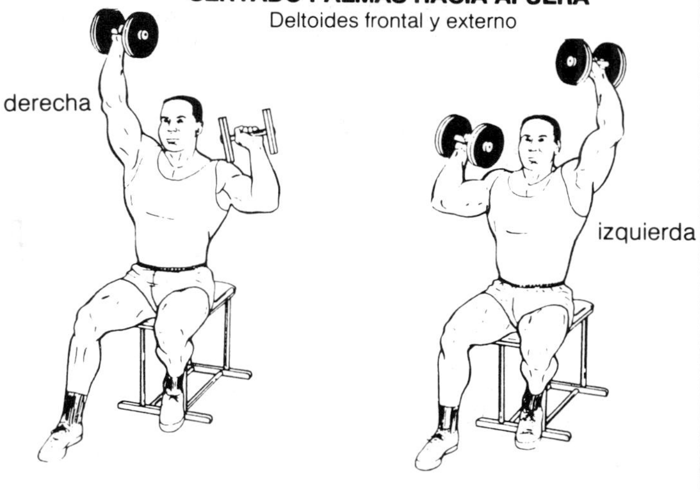

PRESS DE MANCUERNAS, ALTERNATIVAMENTE SENTADO CON LA ESPALDA APOYADA, PALMAS HACIA AFUERA
Deltoides frontal y externo

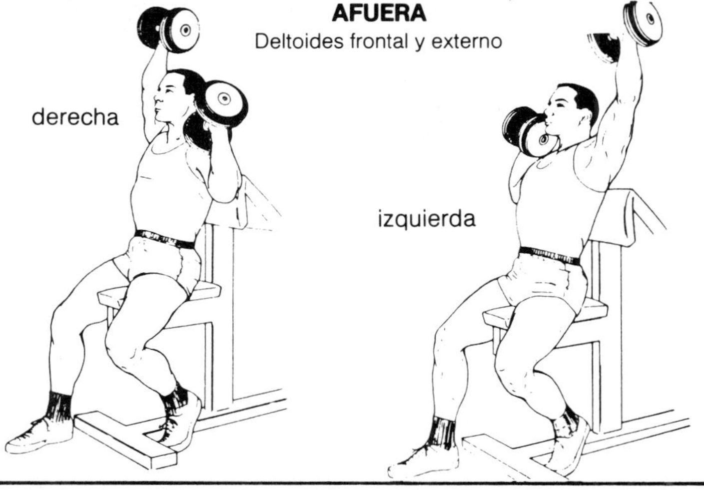

REMO CON MANCUERNAS, DE PIE, ERGUIDO, SENTADO CON LA ESPALDA APOYADA, PALMAS HACIA AFUERA
Deltoides frontal y trapecio

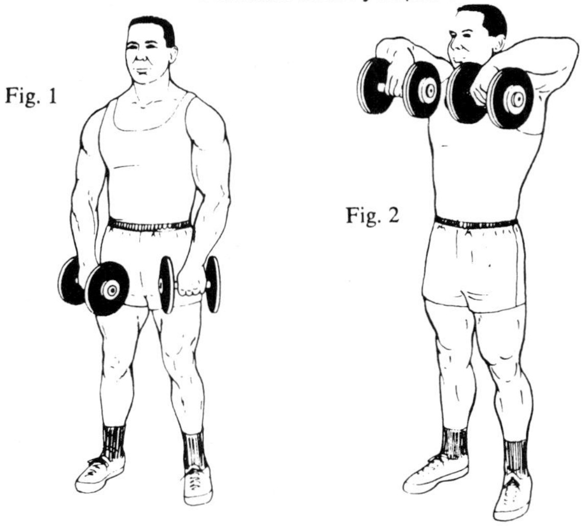

to máximo. Concentrarse al bajar las mancuernas a la posición inicial. Inspirar arriba y espirar abajo.

▲ Remo con barra, erguido, asimiento estrecho

Deltoides frontal y trapecio

Colocar las manos sobre una barra con las palmas hacia abajo y empleando un asimiento de unos 12 cm de distancia. Mantener el cuerpo erguido y estable. Levantar el peso directamente hasta llevarlo casi debajo de la barbilla. Los codos deben mantenerse hacia afuera y a los lados; en la posición máxima deberán estar casi a la altura de las orejas. Mantener la barra junto al cuerpo y hacer una breve pausa en el punto máximo. Concentrarse al bajar la barra a la posición inicial. Inspirar al subir y espirar al bajar.

▲ Remo con barra, erguido, asimiento intermedio

Colocar las manos sobre una barra con las palmas hacia abajo, empleando un asimiento de unos 36 cm de distancia. Sostener la barra con los brazos estirados mientras se está de pie, erguido y en una posición estable. Levantar la barra directamente hasta que quede casi debajo de la barbilla. Mantener los codos hacia afuera y a los lados; en la posición máxima deben estar casi a la altura de las orejas. Mantener la barra junto al cuerpo y hacer una pausa breve en el punto máximo antes de llevar el peso a la posición inicial. Inspirar al levantar la barra y espirar al bajarla.

■ Remo con barra, erguido, asimiento ancho

Colocar las manos sobre la barra con las palmas hacia abajo y empleando un asimiento con una distancia de 64 a 72 cm. Sostener la barra con los brazos estirados mientras se está de pie, erguido y en una posición estable, levantar el peso directamente hasta llevarlo casi debajo de la barbilla. Mantener los codos hacia afuera y a los lados; en la posición máxima deben estar casi a la altura de las orejas. Mantener la barra junto al cuerpo y hacer una pausa breve en el punto máximo antes de llevar el peso a la posición inicial. Inspirar al levantar al barra y espirar al bajarla.

▲ Levantar barra frontalmente, de pie, asimiento estrecho

Deltoides frontal

Emplear un asimiento sobre la barra con una separación de unos 8 a 12 cm. Situarse erguido con los pies a una distancia de unos 32 cm y con las piernas y las caderas

REMO CON BARRA, ERGUIDO, ASIMIENTO INTERMEDIO

Deltoides frontal y trapecio

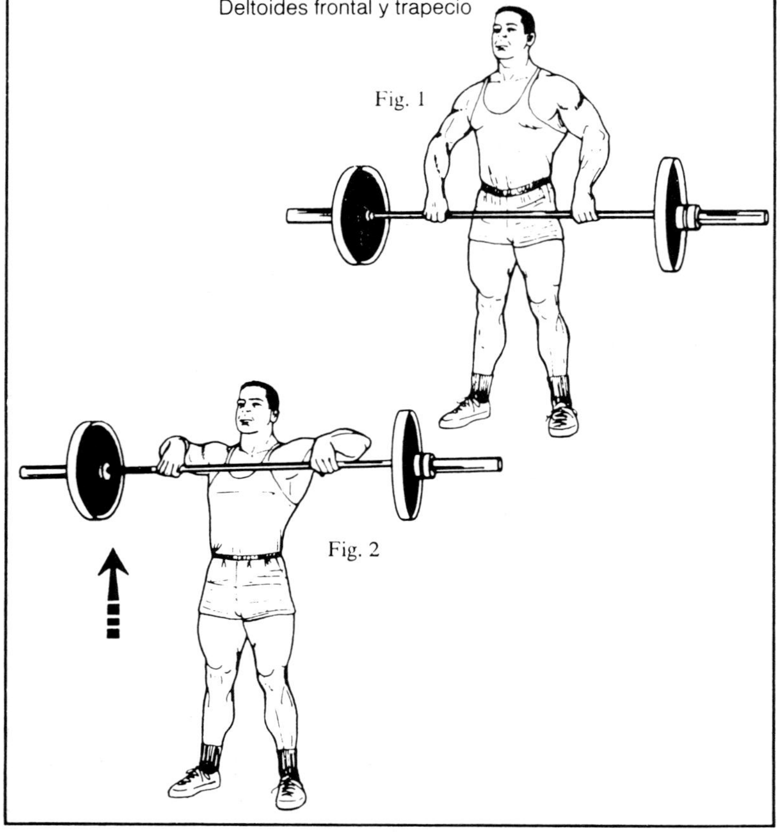

REMO CON BARRA, ERGUIDO, ASIMIENTO ANCHO

Deltoides frontal y trapecio

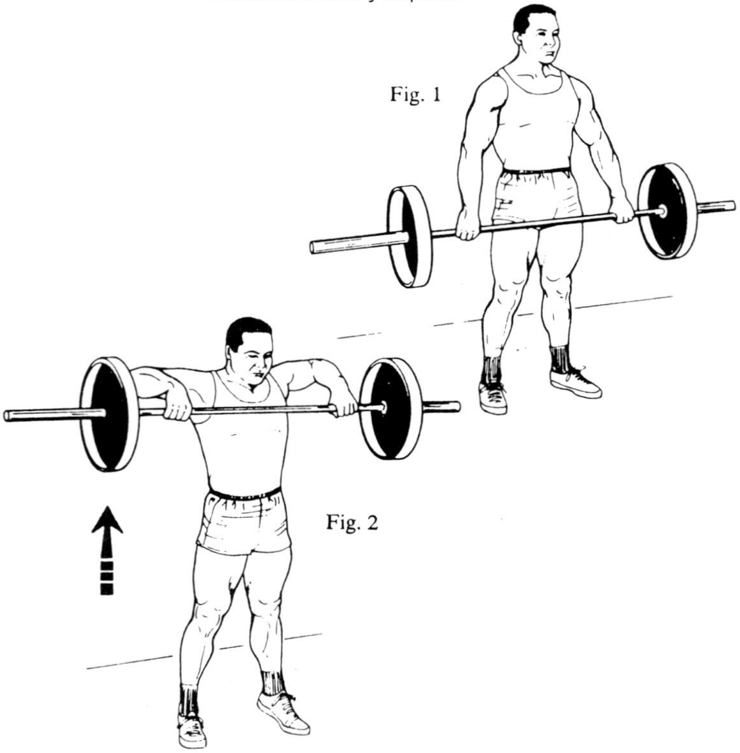

flexionadas para ayudar a mantener recta la espalda. Sostener la barra con los brazos estirados junto a la parte superior de los muslos, inspirar y levantarla directamente, sin flexionar los codos, hasta llevarla por encima de la cabeza. Espirar al bajar la barra a la posición inicial. No destrabar los codos durante todo el movimiento.

▲ Levantar barra frontalmente a medio camino, de pie, asimiento estrecho

Emplear un asimiento sobre la barra con una separación de 8 a 12 cm. Situarse erguido con los pies a una distancia de unos 32 cm, y las piernas y las caderas flexionadas para ayudar a mantener la espalda recta. Sostener la barra con los brazos estirados junto la parte superior de los muslos, inspirar y levantarla con un movimiento semicircular hasta que quede casi paralela con los hombros. Espirar al bajar la barra hasta la parte superior de los muslos. No destrabar los codos durante todo el ejercicio.

▲ Levantar barra frontalmente a medio camino, de pie, asimiento intermedio

Emplear un asimiento sobre la barra igual al ancho de los hombros. Situarse erguido, con los pies a una distancia de unos 32 cm, y las piernas y las caderas flexionadas para ayudar a mantener la espalda recta. Con los brazos estirados y la barra junto a la parte superior de los muslos, inspirar y levantarla con un movimiento semicircular hasta que quede casi paralela a los hombros. Espirar al bajar la barra hasta la parte superior de los muslos. No destrabar los codos durante todo el ejercicio.

■ Levantar barra frontalmente a medio camino, de pie, asimiento ancho

Emplear un asimiento sobre una barra de unos 64 a 72 cm de ancho. Situarse erguido con los pies a una distancia de unos 32 cm y las piernas y las caderas flexionadas para mantener la espalda recta. Sostener la barra con los brazos estirados junto a la parte superior de los muslos, inspirar y levantarla con un movimiento semicircular hasta que quede casi paralela a los hombros. Espirar al bajar la barra hasta la parte superior de los muslos. No destrabar los codos durante todo el ejercicio.

▲ Levantar barra frontalmente a medio camino, con la cara hacia adelante sobre banco inclinado, asimiento estrecho

Deltoides posteriores

Tumbarse con la cara hacia adelante sobre un banco inclinado. Coger una barra con ambas manos, palmas hacia abajo,

LEVANTAR BARRA FRONTALMENTE, DE PIE, ASIMIENTO ESTRECHO

Deltoides frontales

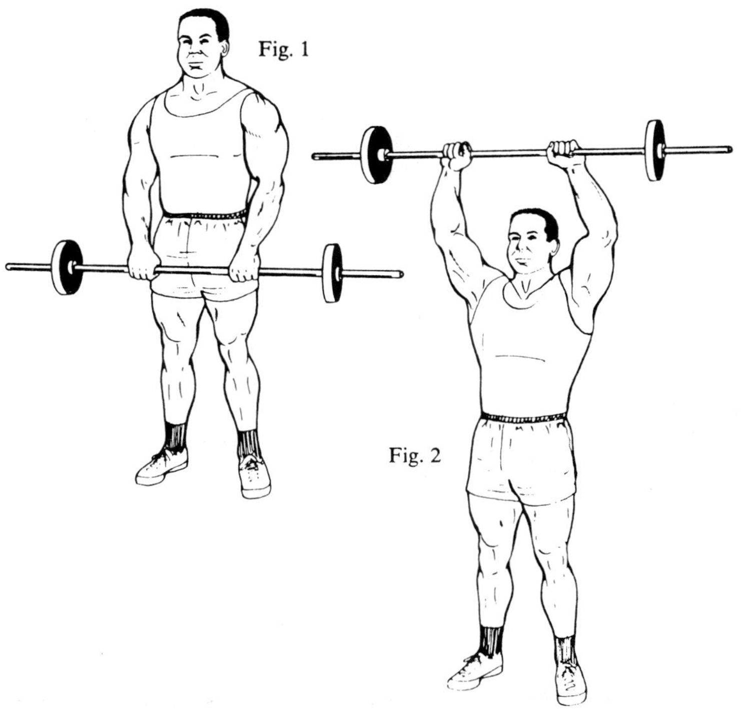

LEVANTAR BARRA FRONTALMENTE A MEDIO CAMINO, DE PIE, ASIMIENTO ESTRECHO

Deltoides frontales

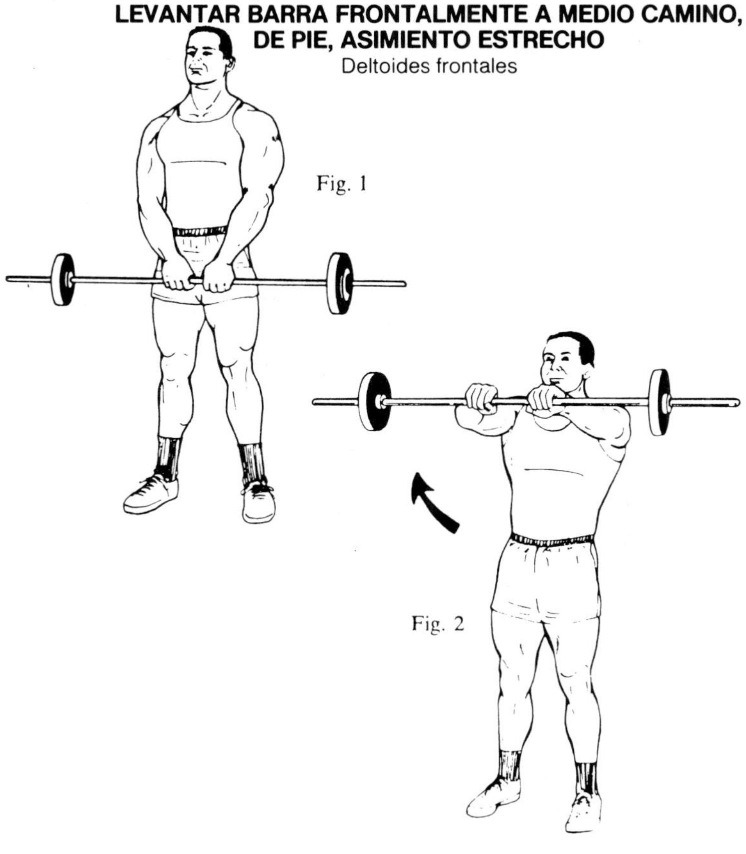

LEVANTAR BARRA FRONTALMENTE A MEDIO CAMINO, DE PIE, ASIMIENTO INTERMEDIO
Deltoides frontales

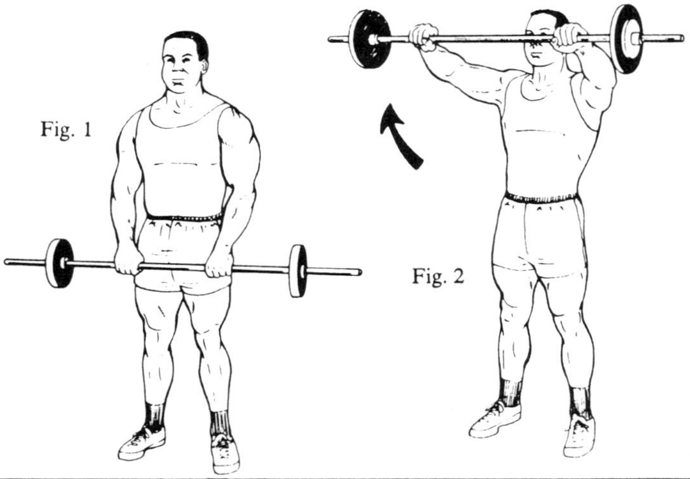

LEVANTAR BARRA FRONTALMENTE A MEDIO CAMINO, DE PIE, ASIMIENTO ANCHO
Deltoides frontales

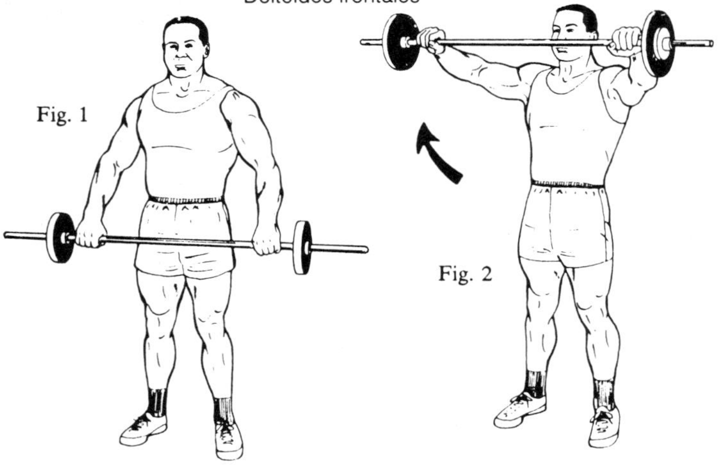

LEVANTAR BARRA FRONTALMENTE A MEDIO CAMINO, BOCA ABAJO SOBRE BANCO INCLINADO, ASIMIENTO INTERMEDIO
Deltoides posteriores

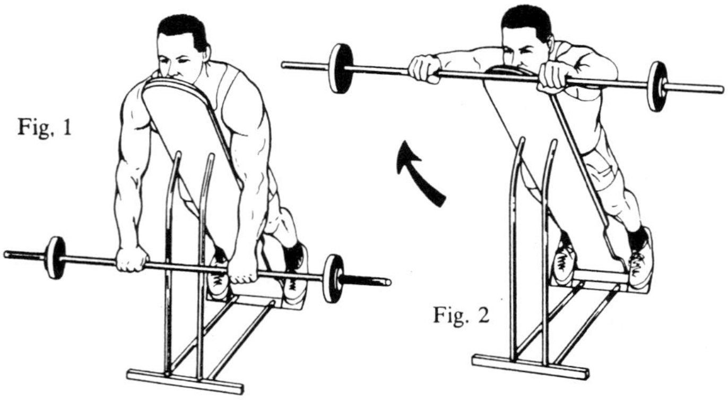

empleando un asimiento de unos 16 cm de distancia. Con los brazos estirados y los codos trabados, inspirar y levantar la barra describiendo un movimiento semicircular hasta que quede casi en línea con los ojos. Volver a bajar el peso a la posición inicial y espirar.

▲ Levantar barra frontalmente a medio camino, boca abajo sobre banco inclinado, asimiento intermedio

Tumbarse boca abajo sobre un banco inclinado. Coger una barra con ambas manos, palmas hacia abajo, empleando un asimiento de unos 48 cm de distancia. Con los brazos estirados y los codos trabados, inspirar y levantar la barra describiendo un movimiento semicircular hasta que quede casi en línea con los ojos. Volver a bajar la barra a la posición inicial y espirar.

▲ Levantar barra frontalmente a medio camino, boca abajo sobre banco inclinado, asimiento ancho

Tumbarse boca abajo sobre un banco inclinado. Coger una barra con ambas manos, palmas hacia abajo, empleando un asimiento de unos 72 cm de distancia. Con los brazos estirados y los codos trabados, inspirar al levantar la barra describiendo un movimiento semicircular hasta que quede casi en línea con los ojos. Volver a bajar la barra hasta la posición inicial y espirar.

▲ Levantar barra frontalmente boca abajo sobre banco inclinado, asimiento estrecho.

Tumbarse boca abajo sobre un banco inclinado. Coger una barra con ambas manos, palmas hacia abajo, empleando un asimiento de unos 16 cm de distancia. Con los brazos estirados y los codos trabados, inspirar y levantar la barra describiendo un movimiento semicircular hasta situarla por encima de la cabeza. Bajar el peso a la posición inicial y espirar.

▲ Levantar barra frontalmente boca abajo sobre banco inclinado, asimiento intermedio

Deltoides posteriores

Tumbarse boca abajo sobre un banco inclinado. Coger una barra con ambas manos, palmas hacia abajo, empleando un asimiento de unos 48 cm de distancia. Con los brazos estirados y los codos trabados, inspirar y levantar la barra describiendo un movimiento semicircular hasta situarla por encima de la cabeza. Bajar el peso a la posición inicial y espirar.

▲ Levantar barra frontalmente boca abajo sobre banco inclinado, asimiento ancho

Deltoides posteriores

Tumbarse boca abajo sobre un banco inclinado. Coger una barra con ambas manos, palmas hacia abajo, empleando un asimiento de unos 72 cm de distancia. Con los brazos estirados y los codos trabados, inspirar y levantar la barra describiendo un movimiento semicircular hasta situarla por encima de la cabeza. Bajar el peso a la posición inicial y espirar.

▲ Levantar barra frontalmente a medio camino, sobre banco inclinado, asimiento estrecho

Tumbarse sobre un banco inclinado con una barra en las manos. Emplear un asimiento de unos 12 cm de distancia y tener la barra descansando sobre la parte superior de los muslos. Con los brazos estirados y los codos trabados, inspirar y levantar la barra describiendo un movimiento semicircular hasta que quede en línea con la parte superior de la cabeza. Mantener el peso allí durante un momento y luego volver a bajarlo hasta la parte superior de los muslos y espirar.

▲ Levantar barra frontalmente a medio camino, sobre banco inclinado, asimiento intermedio

Tumbarse sobre un banco inclinado con una barra en las manos. Emplear un asimiento de unos 36 cm de distancia y tener la barra descansando sobre la parte superior de los muslos. Con los brazos estirados y los codos trabados, inspirar y levantar la barra describiendo un movimiento semicircular hasta que quede casi en línea con la parte superior de la cabeza. Mantener el peso allí durante un momento y luego bajarlo hasta la parte superior de los muslos y espirar.

▲ Levantar barra frontalmente a medio camino, sobre banco inclinado, asimiento ancho

Tumbarse sobre un banco inclinado con una barra en las manos. Emplear un asimiento de unos 64 cm de distancia y tener la barra descansando sobre la parte superior de los muslos. Con los brazos estirados y los codos trabados, inspirar y levantar la barra describiendo un movimiento semicircular hasta que quede casi en línea con la parte superior de la cabaza. Mantener el peso allí durante un momento y luego volver a bajarlo hasta la parte superior de los muslos y espirar.

LEVANTAR BARRA FRONTALMENTE A MEDIO CAMINO, BOCA ABAJO SOBRE BANCO INCLINADO, ASIMIENTO ANCHO

Deltoides posteriores

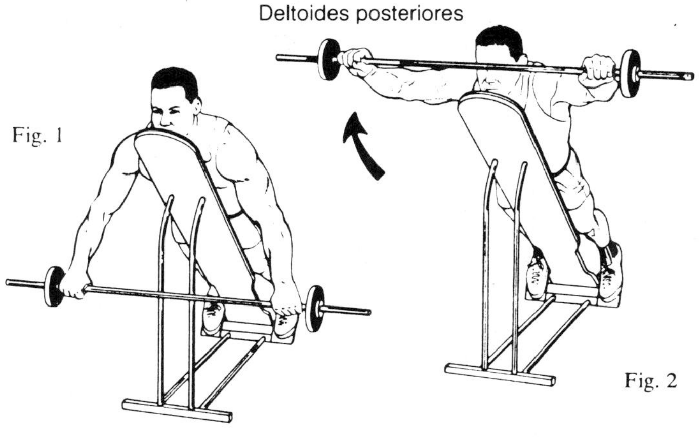

LEVANTAR BARRA FRONTALMENTE BOCA ABAJO SOBRE BANCO INCLINADO, ASIMIENTO ESTRECHO

Deltoides posteriores

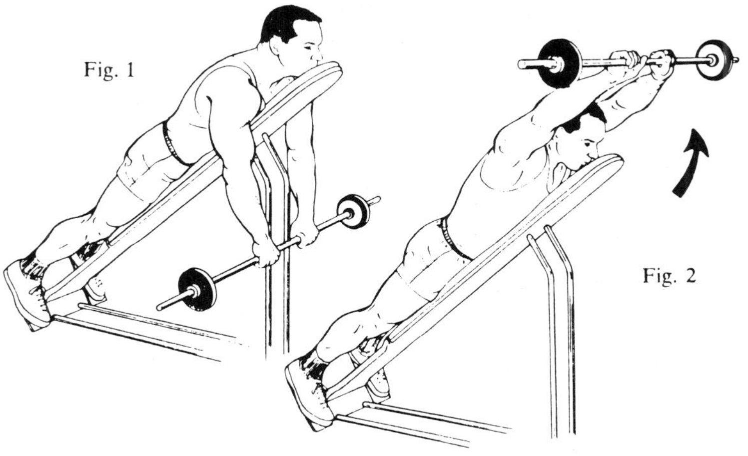

LEVANTAR BARRA FRONTALMENTE A MEDIO CAMINO, SOBRE BANCO INCLINADO, ASIMIENTO ESTRECHO

Deltoides frontales

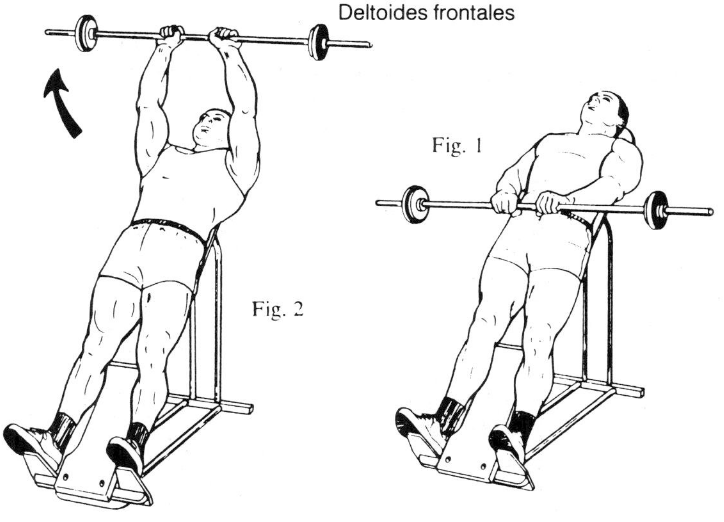

LEVANTAR BARRA FRONTALMENTE A MEDIO CAMINO, SOBRE BANCO INCLINADO, ASIMIENTO INTERMEDIO

Deltoides frontales

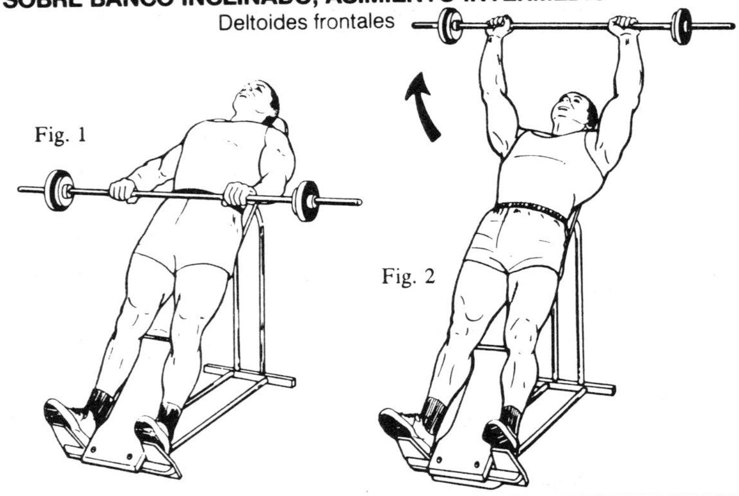

LEVANTAR BARRA FRONTALMENTE A MEDIO CAMINO, SOBRE BANCO INCLINADO, ASIMIENTO ANCHO

Deltoides frontales

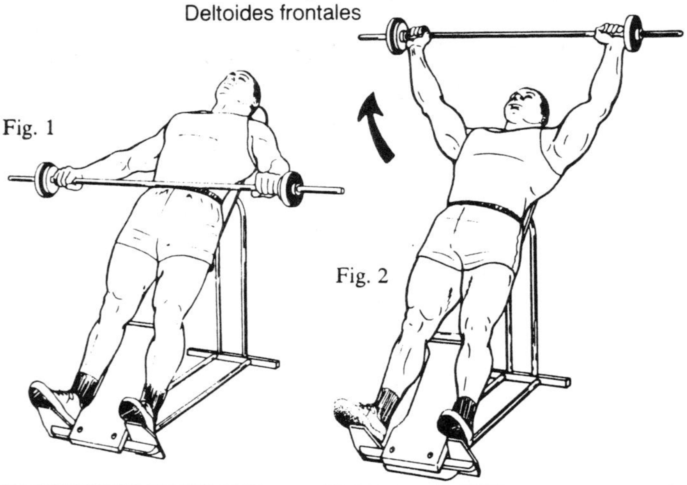

LEVANTAR DELTOIDES FRONTALES A MEDIO CAMINO SOBRE BANCO INCLINADO, BRAZOS ESTIRADOS

Deltoides frontales

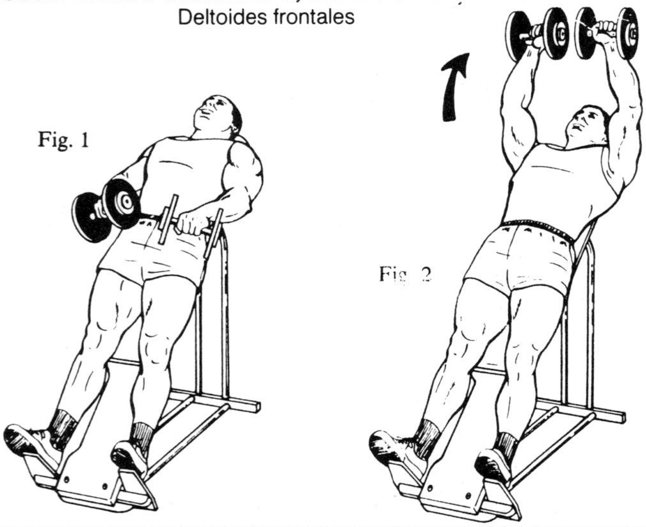

▲ Levantar deltoides frontales a medio camino sobre banco inclinado, brazos estirados

Sostener una mancuerna en cada mano y tumbarse de espaldas sobre un banco inclinado. Con los brazos estirados y los codos trabados, apoyar las mancuernas sobre la parte superior de los muslos con las palmas de las manos hacia abajo. Inspirar y levantar las mancuernas con un movimiento semicircular hasta que queden casi en línea con la parte superior de la cabeza. Mantener los pesos allí durante un momento y luego volver a bajarlos hasta la parte superior de los muslos y espirar.

▲ Levantar deltoides frontales a medio camino sobre banco inclinado, brazos estirados, alternativamente

Deltoides frontales

Sostener una mancuerna en cada mano y tumbarse de espaldas sobre un banco inclinado. Con los brazos estirados y los codos trabados, apoyar las mancuernas sobre la parte superior de los muslos con las palmas de las manos hacia abajo. Inspirar y levantar la mancuerna de la mano derecha con un movimiento semicircular hasta que quede casi en línea con la parte superior de la cabeza. Mantener el peso allí durante un momento y luego volver a bajarlo hasta la parte superior de los muslos y espirar. Ahora levantar la mancuerna de la mano izquierda con el mismo movimiento semicircular hasta la parte superior de la cabeza y volver a llevarla a la posición inicial. La repetición comprende la reiteración de ambos movimientos.

■ Levantar deltoides con barra, brazos estirados, tendido, asimiento estrecho

Tumbarse boca abajo sobre un banco plano alto, que permita sostener una barra ligera con los brazos estirados y sin tocar el suelo. Mantener la cabeza levantada más allá del extremo del banco. Con un asimiento de unos 12 cm de distancia, los brazos estirados y los codos bloqueados, inspirar y levantar la barra con un movimiento semicircular hasta que quede paralela al suelo. Volver a bajar el peso hasta la posición inicial y espirar. Mantener las palmas hacia abajo durante el ejercicio.

■ Levantar deltoides con barra, tendido, brazos estirados, asimiento intermedio

Tumbarse boca abajo sobre un banco plano alto, que permita sostener una barra ligera con los brazos estirados desde los hombros, sin que toque el suelo. Mantener la cabeza levantada más allá del extremo del banco. Con un asimiento de unos 48 cm de distancia, los brazos estirados y los codos bloqueados, inspirar y levantar la barra con un movimiento semicircular hasta que quede paralela con el suelo. Volver a bajar el peso a la posición inicial y espirar. Mantener las palmas hacia abajo durante el ejercicio.

★ Levantar deltoides con barra, tendido, brazos estirados, asimiento ancho

Tumbarse boca abajo sobre un banco plano alto, que permita sostener una barra ligera con los brazos estirados a la altura de los hombros, sin que toque el suelo. Mantener la cabeza levantada más allá del extremo del banco. Con un asimiento de unos 72 cm de distancia, los brazos estirados y los codos bloqueados, inspirar y levantar la barra con un movimiento semicircular hasta que quede paralela con el suelo. Volver a bajar el peso a la posición inicial y espirar. Mantener las palmas de las manos hacia abajo durante el ejercicio.

■ Levantamiento frontal de mancuernas, inclinado, brazos estirados

Sostener una mancuerna en cada mano con las palmas hacia atrás. Inclinarse doblando la cintura hasta que la espalda quede paralela al suelo y manteniendo las rodillas ligeramente flexionadas. Sostener las mancuernas con los brazos estirados, mantener los codos trabados mientras se las levanta con un movimiento semicircular hasta que queden en línea con la parte superior de la cabeza. Volver a bajar las mancuernas hasta la posición inicial con el mismo movimiento semicircular y espirar. Asegurarse de que la espalda quede paralela al suelo durante el ejercicio.

■ Levantamiento frontal de mancuernas, inclinado, brazos estirados, alternadamente

Sostener una mancuerna en cada mano con las palmas hacia atrás. Inclinarse doblando la cintura hasta que la espalda quede paralela al suelo y manteniendo las rodillas ligeramente flexionadas. Sostener las mancuernas con los brazos estirados, mantener los codos trabados mientras se levanta la mancuerna de la mano derecha con un movimiento semicircular hasta que quede en línea con la parte superior de la cabeza. Al comenzar a bajar el brazo derecho hasta la posición inicial, empezar a levantar la mano izquierda con el mismo movimiento semicircular hasta que quede en línea con la parte superior de la cabeza. Inspirar al levantar con el brazo derecho y espirar al hacerlo con el izquierdo.

LEVANTAR DELTOIDES CON BARRA, BRAZOS ESTIRADOS, TENDIDO ASIMIENTO ESTRECHO
Deltoides posteriores

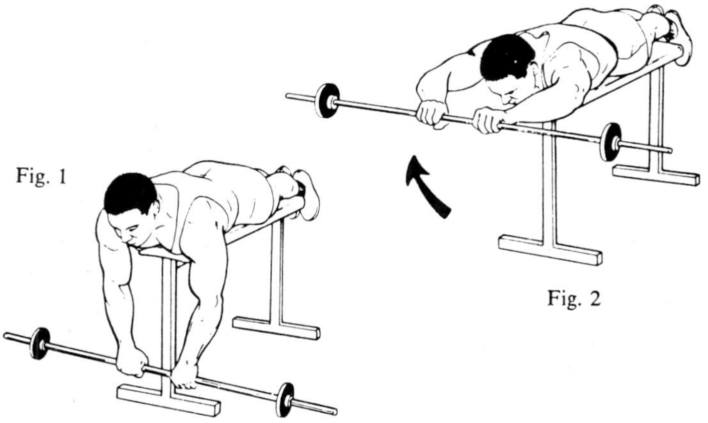

LEVANTAR DELTOIDES CON BARRA, TENDIDO, BRAZOS ESTIRADOS, ASIMIENTO INTERMEDIO
Deltoides posteriores

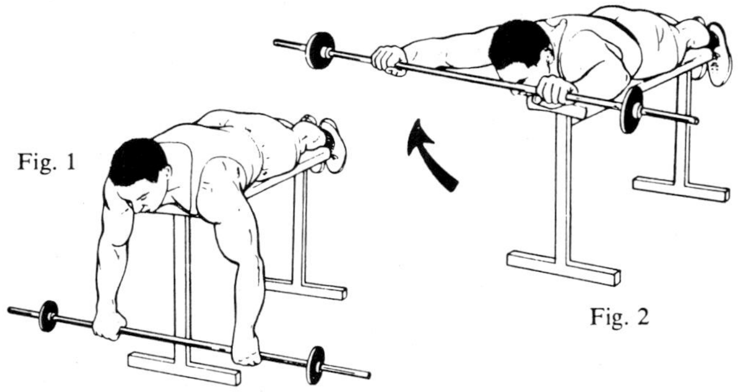

LEVANTAR DELTOIDES CON BARRA, TENDIDO, BRAZOS ESTIRADOS, ASIMIENTO ANCHO
Deltoides posteriores

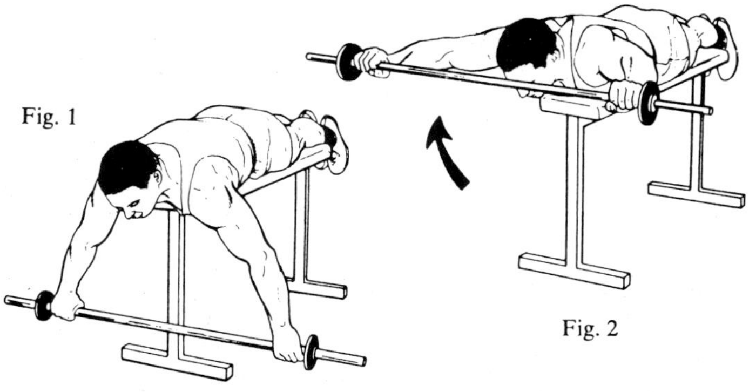

LEVANTAR DELTOIDES POSTERIOR CON CON MANCUERNAS, INCLINADO
Deltoides posteriores

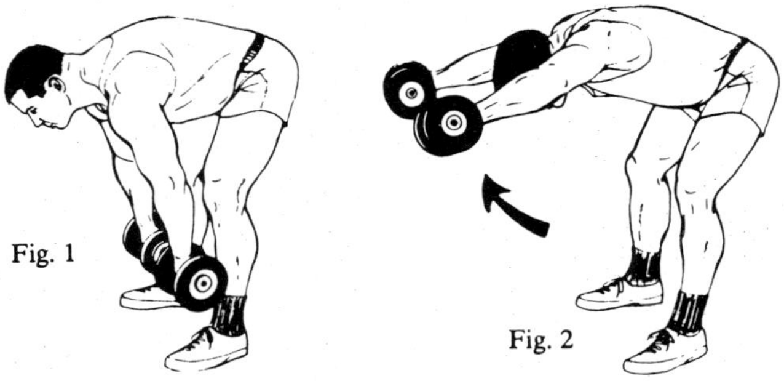

LEVANTAMIENTO FRONTAL DE MANCUERNAS, INCLINADO, BRAZOS ESTIRADOS, ALTERNATIVAMENTE
Deltoides posteriores

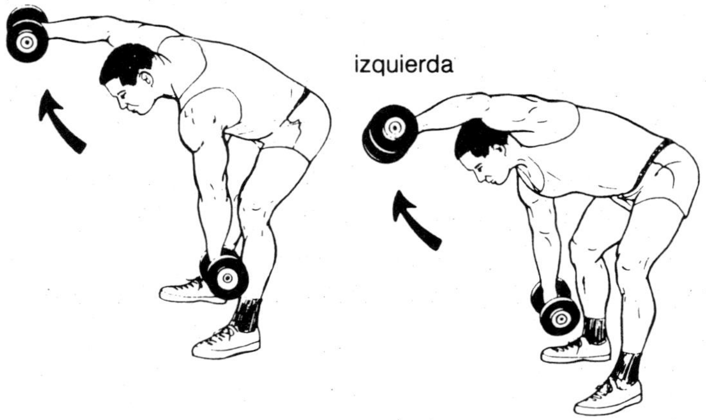

LEVANTAR DELTOIDES POSTERIOR CON MANCUERNAS, INCLINADO ALTERNATIVAMENTE
Deltoides posteriores

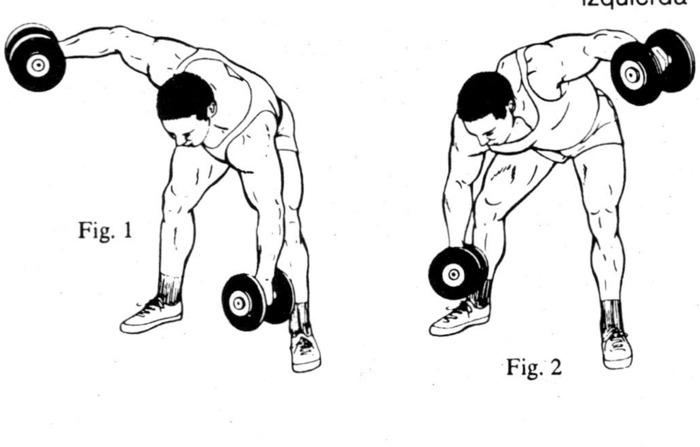

■ Levantar deltoide posterior con mancuernas, inclinado

Deltoides posteriores

Mantener los brazos estirados en la posición que muestra la figura 1. Bloquear los codos y mantener los brazos estirados. Llevar las mancuernas a la posición que muestra la figura 2, manteniéndolas durante un instante y contrayendo los músculos deltoides posteriores. No balancear las mancuernas, mantener el cuerpo rígido y hacer el trabajo con los deltoides posteriores y los músculos de la parte superior de la espalda. Asegurarse de llevar las mancuernas directamente hacia los lados y esforzarse por mantener las manos hacia adelante en línea con las orejas en la posición máxima. Inspirar arriba, espirar abajo.

■ Levantar deltoides posteriores con mancuernas, inclinado, alternativamente

Mantener los brazos en la posición que muestra la figura 1.Bloquear los codos y mantener los brazos estirados. Llevar la mancuerna de la mano derecha hasta la posición que muestra la figura 2, manteniéndola un instante y contrayendo el músculo deltoide posterior. No balancear la mancuerna, mantener el cuerpo rígido y hacer el trabajo con el deltoide posterior y los músculos de la parte superior de la espalda. Asegurarse de llevar la mancuerna directamente hacia el costado y esforzarse por mantener la mano hacia adelante en línea con la oreja derecha en la posición máxima. Volver a bajar la mancuerna hasta la posición y entonces repetir el movimiento con el brazo izquierdo. Ir del brazo derecho al izquierdo hasta completar el número indicado de repeticiones. Inspirar arriba, espirar abajo.

■ Levantar deltoides posterior con un brazo, inclinado

Sostener una mancuerna con la mano derecha e inclinarse. Mantener el brazo en la posición que muestra la figura 1. Bloquear el codo y mantener el brazo estirado. Llevar la mancuerna hasta la posición que muestra la figura 2, manteniéndola durante un instante y contrayendo el músculo deltoides posterior. No balancear la mancuerna, mantener el cuerpo rígido y hacer el trabajo con el deltoides posterior y los músculos de la parte superior de la espalda. Asegurarse de llevar la mancuerna directamente hacia el costado y esforzarse por mantener la mano hacia adelante en línea con la oreja derecha en la posición máxima. Volver a bajar la mancuerna a la posición inicial y espirar. Realizar el número indicado de repeticiones sobre el lado derecho, luego cambiar la mancuerna a la mano izquierda y efectuar el mismo número de repeticiones.

■ Levantar deltoides posterior con mancuernas, inclinado, cabeza apoyada

Deltoides posteriores

Inclinarse y apoyar la frente sobre un objeto cómodo, algo más bajo que la cintura. Bloquear los codos y mantener los brazos estirados. Llevar las mancuernas hasta la posición que muestra la figura 2, manteniéndolas durante un instante y contrayendo los músculos deltoides posteriores. No balancear las mancuernas, mantener el cuerpo rígido y la cabeza descansando sobre el objeto. Hacer el trabajo con los deltoides posteriores y los músculos de la parte superior de la espalda. Asegurarse de llevar las mancuernas directamente hacia los lados y esforzarse por mantener las manos hacia adelante en línea con las orejas en la posición máxima. Inspirar arriba, espirar abajo.

■ Levantar deltoides posterior con mancuernas alternativamente, inclinado, cabeza apoyada

Inclinarse y apoyar la frente sobre un objeto cómodo, algo más bajo que la cintura. Bloquear los codos y mantener los brazos estirados. Llevar la mancuerna de la mano derecha hasta la posición que muestra la figura 2, manteniéndola durante un instante y contrayendo los músculos deltoides posteriores. No balancear la mancuerna, mantener el cuerpo rígido y la cabeza descansando sobre el objeto. Hacer el trabajo con el deltoides posterior y los músculos de la parte superior de la espalda. Asegurarse de llevar la mancuerna directamente hacia el costado y esforzarse por mantener la mano hacia adelante en línea con la oreja derecha en la posición máxima. Volver a bajar la mancuerna a la posición inicial y entonces repetir el mismo movimiento con el brazo izquierdo. Inspirar arriba y espirar abajo.

■ Levantar deltoides posterior con mancuerna en un brazo, inclinado, cabeza apoyada

Sostener una mancuerna con la mano derecha e inclinarse, apoyando la cabeza sobre un objeto cómodo algo más bajo que la cintura. Bloquear el codo y mantener el brazo estirado. Llevar la mancuerna hasta la posición que muestra la figura 2, manteniéndola durante un instante y contrayendo el músculo deltoides posterior. No balancear la mancuerna, mantener el cuerpo rigido y la cabeza descansando sobre el objeto. Hacer el trabajo con el deltoides posterior y los músculos de la parte supe-

LEVANTAR DELTOIDES POSTERIOR CON UN BRAZO, INCLINADO

Deltoides posteriores

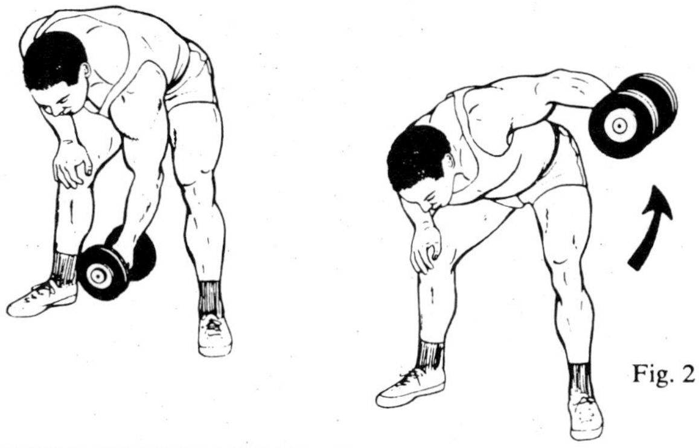

Fig. 2

LEVANTAR DELTOIDES POSTERIOR CON MANCUERNAS, INCLINADO, CABEZA APOYADA

Deltoides posteriores

Fig. 1

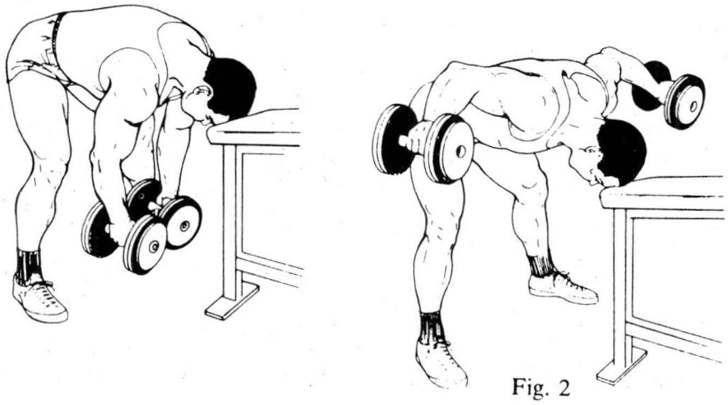

Fig. 2

LEVANTAR DELTOIDES POSTERIOR CON MANCUERNAS, ALTERNATIVAMENTE, INCLINADO CABEZA APOYADA

Deltoides posteriores

izquierda

Fig. 1

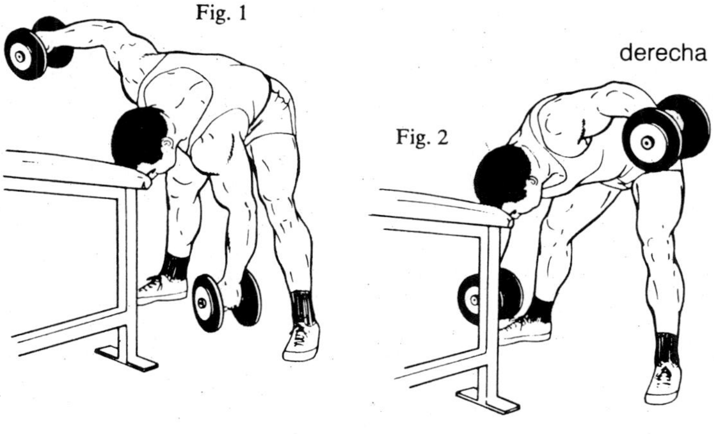

derecha

Fig. 2

rior de la espalda. Asegurarse de llevar la mancuerna directamente hacia el costado y esforzarse por mantener la mano hacia adelante en línea con la oreja derecha en la posición máxima. Volver a bajar la mancuerna a la posicion inicial y espirar. Realizar el número indicado de repeticiones sobre el lado derecho, luego cambiar la mancuerna a la mano izquierda y efectuar el mismo número de repeticiones.

▲ Levantar deltoides posterior, sentado e inclinado

Sostener una pesa en cada mano y sentarse en el extremo de un banco plano con los pies firmemente sobre el suelo y bastante juntos. Inclinarse hacia adelante doblando la cintura hasta que el pecho casi toque la parte superior de los muslos. Colocar las mancuernas entre la parte inferior de las piernas y el banco. Con los brazos lo más estirados que sea posible y los codos trabados, inspirar y levantar ambas mancuernas llevándolas hacia los lados con un movimiento semicircular hasta que queden paralelas al suelo. Volver a bajarlas hasta la posición inicial y espirar. Mantener los brazos tan estirados como sea posible al levantar las mancuernas; en la posición máxima ambas manos deberían estar casi en línea con las orejas.

▲ Levantar deltoides posterior, sentado e inclinado, alternativamente

Sostener una mancuerna en cada mano y sentarse en el extremo de un banco plano con los pies firmemente sobre el suelo y bastante juntos. Inclinarse hacia adelante doblando la cintura hasta que el pecho casi toque la parte superior de los muslos. Colocar las mancuernas entre la parte inferior de las piernas y el banco.Con los brazos tan estirados como sea posible y los codos trabados, inspirar al levantar el brazo derecho llevándolo hacia el costado con un movimiento semicircular hasta que quede paralelo al suelo. Volver a bajarlo hasta la posición inicial y espirar. Levantar el brazo izquierdo de la misma manera y continuar repitiendo con uno y otro brazo hasta completar el número indicado de repeticiones. Mantener los brazos tan estirados como sea posible al levantar las mancuernas; en la posición máxima las manos deberían estar en línea con las orejas.

■ Levantar mancuernas frontalmente, boca abajo sobre banco inclinado

Tumbarse boca abajo sobre un banco inclinado. Coger una mancuerna con cada mano manteniendo las palmas hacia abajo. Con los brazos estirados y los codos trabados, inspirar y levantar las mancuer-

LEVANTAR DELTOIDES POSTERIOR CON MANCUERNA EN UN BRAZO, INCLINADO, CABEZA APOYADA

Deltoides posteriores

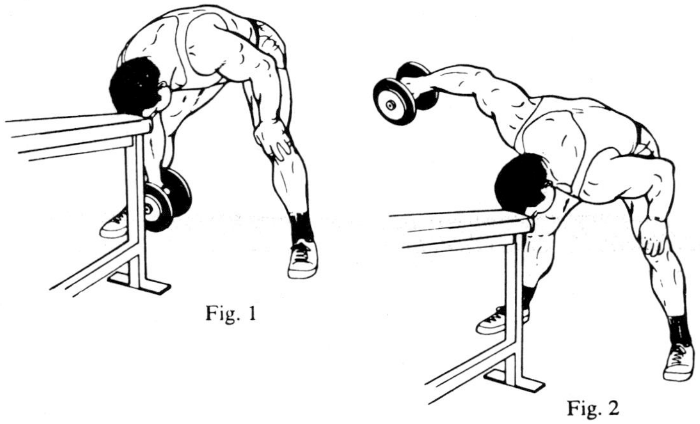

Fig. 1

Fig. 2

LEVANTAR DELTOIDES POSTERIOR, SENTADO E INCLINADO

Deltoides posteriores

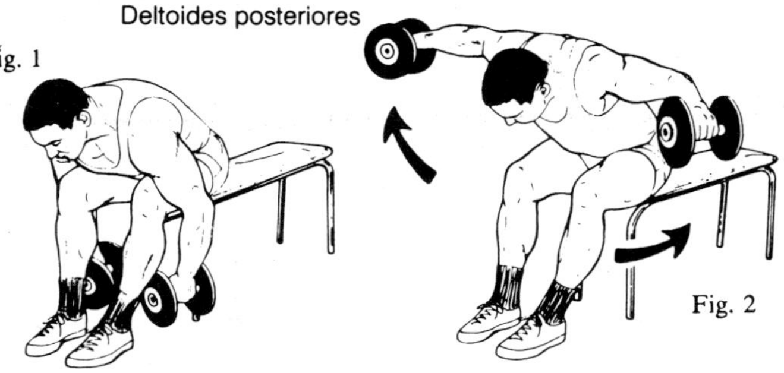

Fig. 1

Fig. 2

LEVANTAR DELTOIDES POSTERIOR, SENTADO E INCLINADO, ALTERNATIVAMENTE

Deltoides posteriores

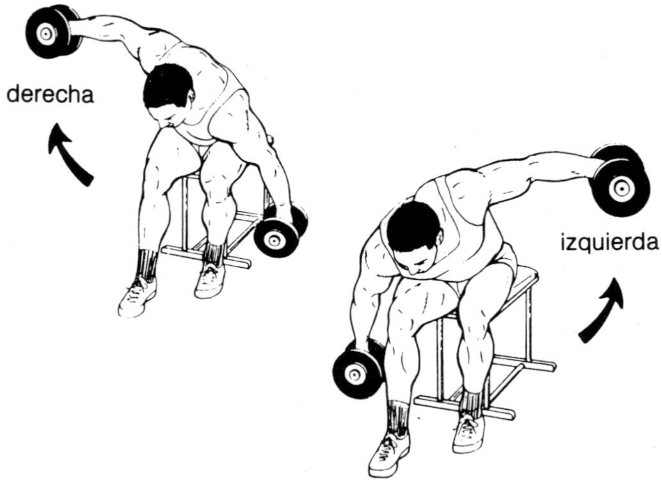

nas con un movimiento semicircular hasta que estén por encima de la cabeza. Volver a bajar las mancuernas hasta la posición inicial y espirar.

▲ LEVANTAMIENTO FRONTAL DE MANCUERNAS, SENTADO, ESPALDA APOYADA

Deltoides frontales

■ Levantamiento frontal de mancuernas boca abajo sobre banco inclinado, alternativamente

Tumbarse boca abajo sobre un banco inclinado. Coger una mancuerna con cada mano, manteniendo las palmas hacia abajo. Con los brazos estirados y los codos trabados, inspirar y levantar el brazo derecho con un movimiento semicircular, hasta situarlo por encima de la cabeza. Al comenzar a bajar el brazo derecho, proceder a levantar el brazo izquierdo utilizando el mismo movimiento semicircular. Mientras el derecho va hacia abajo, el izquierdo irá hacia arriba. Inspirar al levantar el brazo derecho y espirar al levantar el izquierdo.

▲ Levantamiento frontal de mancuernas, tendido, brazos estirados

Tumbarse boca abajo sobre un banco plano alto que permita sostener una mancuerna en cada mano, con los brazos estirados a la altura de los hombros, sin que toquen el suelo. Manteniendo la cabeza levantada sobre el extremo del banco, los brazos estirados y los codos trabados, inspirar y levantar ambas mancuernas con un movimiento semicircular hasta que queden paralelas al suelo. Volver a bajar las mancuernas a la posición inicial y espirar. Mantener las palmas de las manos enfrentadas durante el ejercicio.

▲ Levantar deltoides con mancuernas, tendido, brazos estirados, alternativamente

Tumbarse boca abajo sobre un banco plano alto que permita sostener una mancuerna en cada mano, con los brazos estirados y sin tocar el suelo. Manteniendo la cabeza levantada sobre el extremo del banco, los brazos estirados y los codos trabados, inspirar y levantar el brazo derecho con un movimiento semicircular hasta que quede paralelo al suelo. Al comenzar a bajar el brazo derecho, empiece a levantar el brazo izquierdo con el mismo movimiento semicircular hasta que quede paralelo al suelo y el brazo derecho vuelva a la posición inicial. Inspirar al levantar el brazo derecho y espirar al alzar el izquierdo.

LEVANTAR MANCUERNAS FRONTALMENTE, BOCA ABAJO SOBRE BANCO INCLINADO

Deltoides posteriores

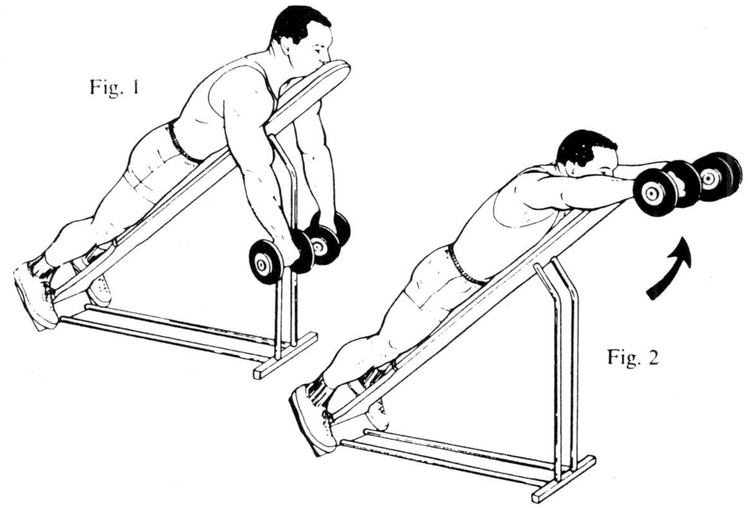

LEVANTAMIENTO FRONTAL DE MANCUERNAS BOCA ABAJO SOBRE BANCO INCLINADO, ALTERNATIVAMENTE

Deltoides posteriores

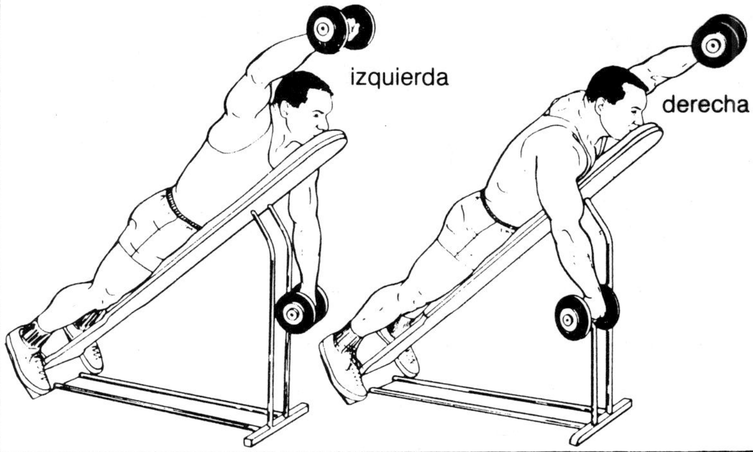

LEVANTAMIENTO FRONTAL DE MANCUERNAS, TENDIDO, BRAZOS ESTIRADOS

Deltoides posteriores

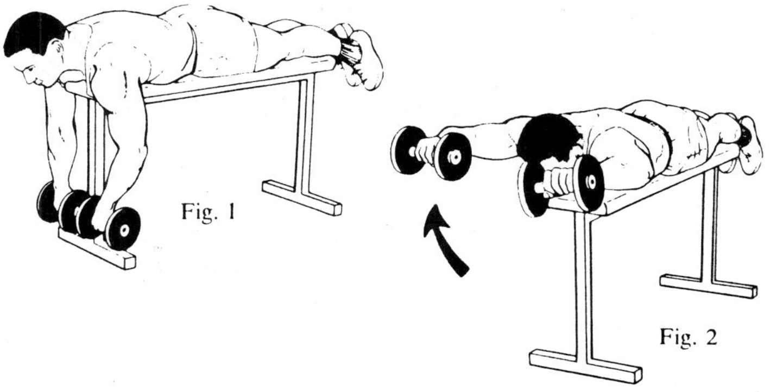

LEVANTAR DELTOIDES CON MANCUERNAS, BRAZOS ESTIRADOS, ALTERNATIVAMENTE

Deltoides posteriores

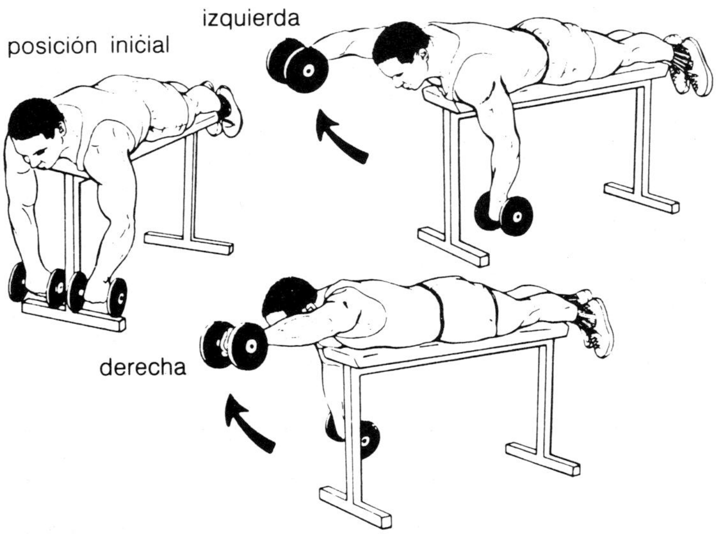

LEVANTAR DELTOIDES POSTERIOR, TENDIDO

Deltoides posteriores

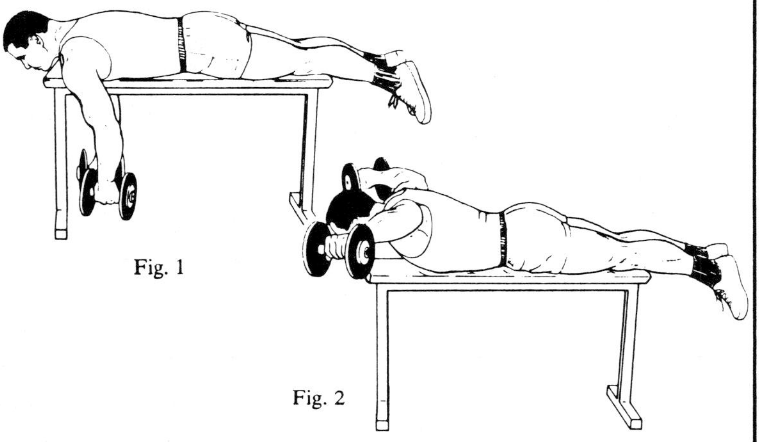

LEVANTAR DELTOIDES POSTERIOR CRUZANDO EL CUERPO TENDIDO EN EL SUELO

Deltoides posteriores

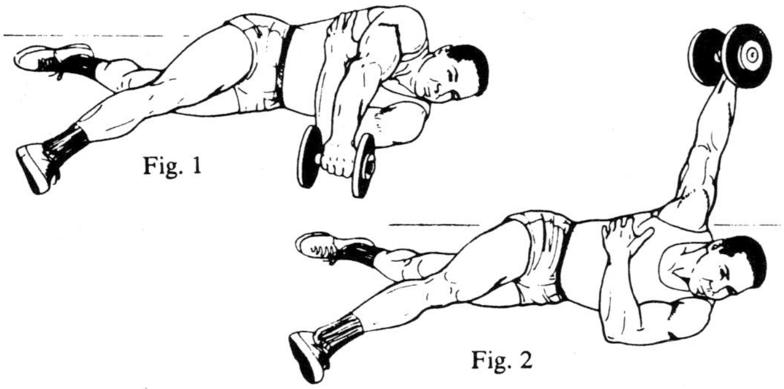

■ Levantar deltoides posterior, tendido

Tumbarse boca abajo sobre un banco plano bastante alto con una mancuerna en cada mano y las palmas enfrentadas. Manteniendo los codos trabados y los brazos estirados hacia abajo, levantar las mancuernas con un movimiento semicircular hasta la altura de los hombros. Concentrarse en tener las manos en línea con las orejas en el punto máximo del ejercicio. Inspirar al levantar las mancuernas y espirar al bajarlas hasta la posición inicial.

■ Levantar deltoides posterior sobre banco inclinado

Deltoides posteriores

Tumbarse boca abajo sobre un banco plano con una mancuerna en cada mano, y las palmas enfrentadas. Mantener los codos trabados y los brazos estirados, mientras se levantan las mancuernas, con un movimiento semicircular, hasta la altura de los hombros. Concentrarse en tener las manos en línea con las orejas en el punto máximo del ejercicio. Inspirar al levantar las mancuernas y espirar al bajarlas hasta la posición inicial.

▲ Levantar deltoides posterior cruzando el cuerpo tendido en el suelo

Tumbarse sobre el costado izquierdo con las piernas separadas para ayudar a equilibrar la parte superior del cuerpo durante el ejercicio. Colocar una mancuerna a un costado sobre el suelo. Coger la mancuerna con la mano derecha. Con el brazo estirado y en línea con el hombro derecho, inspirar y levantar la pesa con un movimiento semicircular hasta que quede en posición vertical por encima del hombro derecho. Bajar la mancuerna hasta la posición inicial manteniéndola en línea con el hombro. Espirar cuando la mancuerna toca el suelo. La palma de la mano deberá mirar hacia abajo al comenzar el ejercicio.

▲ Levantar deltoides posterior cruzando el cuerpo tendido sobre un banco

Deltoides posteriores

Tumbarse sobre el costado izquierdo sobre un banco con el brazo derecho estirado hacia abajo en dirección al suelo y sosteniendo una mancuerna. Con el brazo estirado en línea con el hombro derecho, inspirar y levantar la mancuerna con un movimiento semicircular hasta que quede en una posición vertical encima del hombro. Bajar el peso hasta la posición inicial manteniéndolo en línea con el hombro. La palma de la mano deberá estar hacia adentro al comenzar el ejercicio.

■ Levantar deltoides posterior cruzando el cuerpo sobre banco inclinado

Sobre un banco inclinado adoptar la posición que muestra la ilustración 1. Sostener una mancuerna en la mano derecha, con los nudillos hacia arriba. Levantar la mancuerna manteniendo el brazo estirado, y con un movimiento semicircular hasta situarla por encima del hombro. No girar la muñeca y mantener el brazo estirado. Inspirar al levantar la mancuerna y espirar al bajarla hasta la posición inicial. Ejercitar el brazo derecho y luego el izquierdo.

LEVANTAR DELTOIDES POSTERIOR CRUZANDO EL CUERPO SOBRE BANCO INCLINADO
Deltoides posteriores

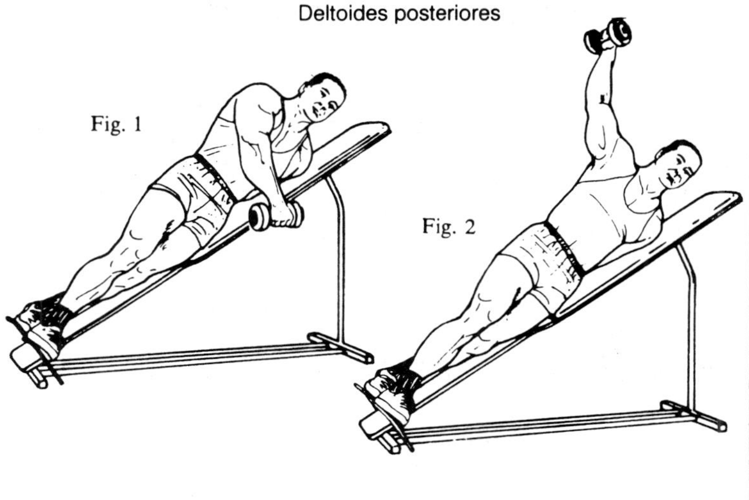

■ Levantamiento frontal de barra inclinado, brazos estirados, asimiento estrecho

Empleando un asimiento de unos 24 cm de distancia, con las palmas hacia abajo sobre una barra, inclinarse doblando la cintura hasta que la espalda quede paralela con el suelo, manteniendo las rodillas ligeramente flexionadas. Sostener la barra con los brazos estirados y dirigidos hacia el suelo, mantener los codos trabados al levantarla con un movimiento semicircular hasta que quede paralela a la parte superior de la cabeza. Volver a bajar el peso a la posición inicial con el mismo movimiento semicircular y espirar. Asegurarse de que la espalda permanezca paralela al suelo durante el ejercicio.

LEVANTAMIENTO FRONTAL DE BARRA INCLINADO, BRAZOS ESTIRADOS, ASIMIENTO ESTRECHO
Deltoides posteriores

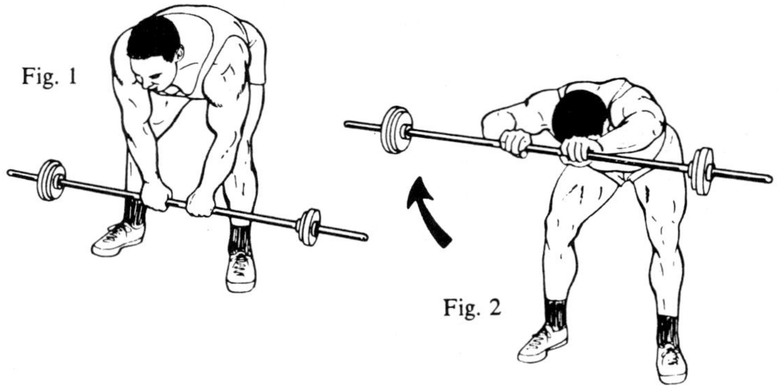

■ Levantamiento frontal de barra inclinado, brazos estirados, asimiento intermedio

Empleando un asimiento de unos 48 cm de distancia, con las palmas hacia abajo sobre una barra, inclinarse doblando la cintura hasta que la espalda quede paralela al suelo, manteniendo las rodillas ligeramente flexionadas. Sostener la barra con los brazos estirados y dirigidos hacia el suelo, mantener los codos trabados mientras levanta la barra con un movimiento semicircular y espirar. Asegurarse de que la espalda permanezca paralela al suelo durante el ejercicio.

LEVANTAMIENTO FRONTAL DE BARRA INCLINADO, BRAZOS ESTIRADOS, ASIMIENTO INTERMEDIO
Deltoides posteriores

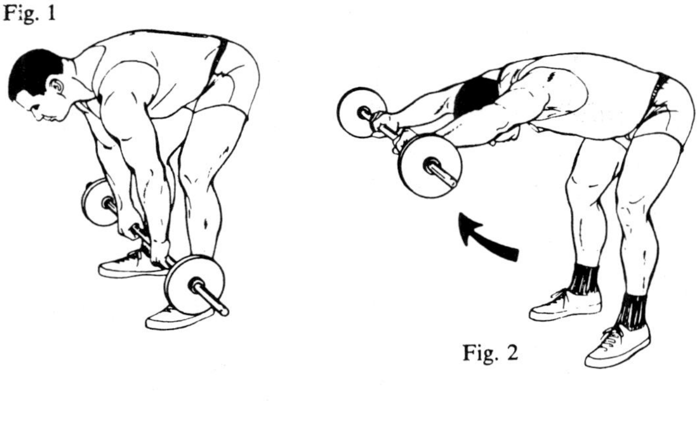

★ Levantamiento frontal de barra inclinado, brazos estirados, asimiento ancho

Empleando un asimiento de unos 64 cm de distancia, con las palmas hacia abajo sobre una barra, inclinarse doblando la cintura hasta que la espalda quede paralela al suelo, manteniendo las rodillas ligeramente flexionadas. Sostener la barra con los brazos estirados y dirigidos hacia el suelo, mantener los codos trabados al levantarla con un movimiento semicircular hasta que quede paralela con la parte superior de la cabeza. Volver a bajar el peso

LEVANTAMIENTO FRONTAL DE BARRA INCLINADO, BRAZOS ESTIRADOS, ASIMIENTO ANCHO
Deltoides posteriores

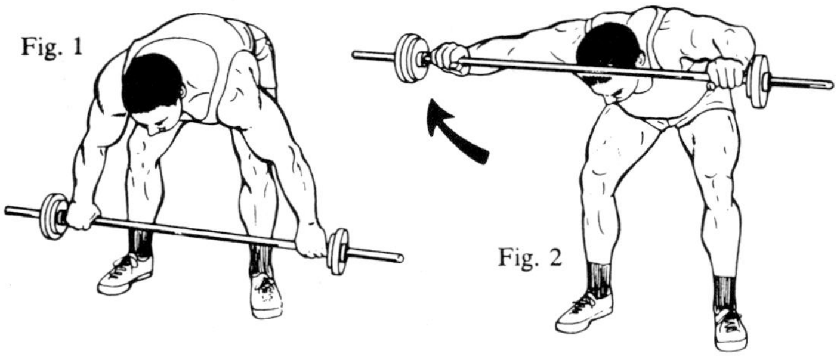

***PRESS* TRAS NUCA CON MÁQUINA UNIVERSAL, SENTADO DE ESPALDAS**
Deltoides frontal y externo

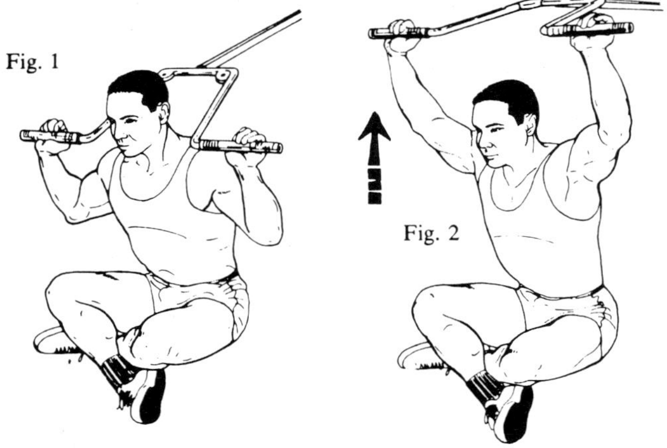

***PRESS* TRAS NUCA SENTADO DEBAJO DE LA MÁQUINA DE PRENSA DE PIERNA**
Deltoides frontal y externo

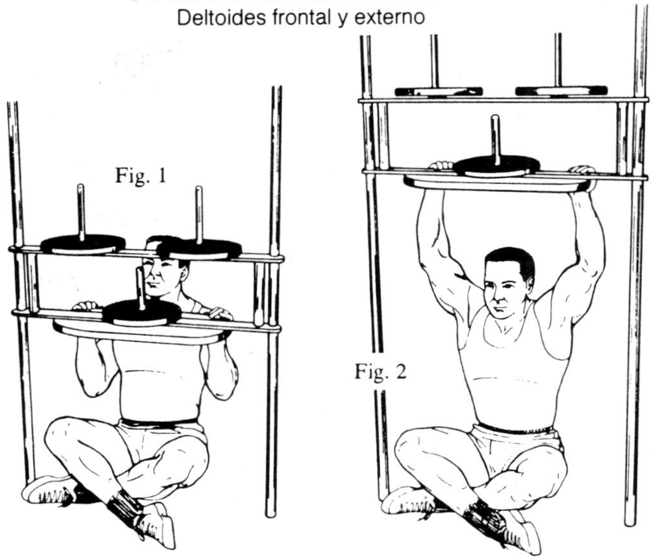

a la posición inicial con el mismo movimiento semicircular y espirar. Asegurarse de que la espalda permanezca paralela al suelo durante el ejercicio.

▲ *Press* tras nuca, con máquina Universal, sentado de espaldas

Sentarse en el suelo debajo de la parte de *press* de banco de una máquina Universal, de espaldas a ésta. Cruzar las piernas y coger la barra que se emplea para *press* de banco. Colocar la parte superior del cuerpo debajo de la barra como si se quisiera sostener la barra sobre los hombros. Respirar profundamente y llevar la barra directamente hacia arriba, detrás de la cabeza, estirando los brazos. Bajar la barra a la posición inicial y espirar.

▲ *Press* tras nuca con máquina Universal, sentado de frente

Deltoides frontal y externo

Sentarse en el suelo debajo de la parte de *press* de banco de una máquina Universal, de frente a ésta. Colocar la parte superior del cuerpo debajo de la barra como si se fuese a sostener una barra sobre la parte superior del pecho para un *press* militar. Coger la barra y llevarla, estirando los brazos, frente a la cabeza. Bajarla a la posición inicial y espirar.

★ *Press* tras nuca sentado debajo de la máquina de prensa de pierna

Deltoides frontal y externo

Sentarse debajo de una máquina de prensa de pierna empleando una almohadilla pequeña, si fuese necesario, para lograr que la almohadilla de madera, donde normalmente descansan los pies, esté en línea con los hombros. Respirar profundamente y llevar la almohadilla directamente encima de la cabeza. Cuando se hayan estirado completamente los brazos, volver a bajar la almohadilla hasta la parte superior del pecho, de modo que el pecho y los brazos la aguanten. Espirar profundamente y levantar nuevamente la almohadilla. Inspirar al levantar la almohadilla y espirar al bajarla.

▲ *Press* de barra delante y detrás del cuello, de pie

Deltoides frontal y externo

Llevar una barra hasta la parte frontal de los hombros. Trabar las piernas y las caderas, y levantar la barra estirando los brazos por encima de la cabeza. Bajarla por detrás de la cabeza hasta la parte superior de la espalda. Volver a levantar la barra estirando los brazos por encima de la cabeza y bajarla hacia adelante. Inspirar al levantar y espirar al bajar el peso. Ambos movimientos (hacia adelante y hacia atrás) deberían considerarse una repetición.

■ *Press* de barra delante y detrás del cuello, sentado, espalda apoyada

Press de barra y cuello

Llevar una barra hasta la parte frontal de los hombros y sentarse sobre un banco o silla que permitan apoyar la parte superior de la espalda. Con los pies firmemente sobre el suelo y la espalda apoyada, levantar la barra, estirando los brazos, por encima de la cabeza y luego bajarla hacia adelante. Inspirar al levantar y espirar al bajar el peso. Ambos movimientos deberían considerarse una repetición.

■ *Press* de barra delante y detrás del cuello, sentado

Llevar una barra hasta la parte frontal de los hombros y sentarse en el extremo de un banco. Levantar la barra, estirando los brazos por encima de la cabeza, y bajarla por detrás de la ésta hasta la parte superior de la espalda. Levantar la barra estirando los brazos y bajarla hacia adelante. Inspirar al levantar y espirar al bajar el peso. Ambos movimientos deberían considerarse una repetición.

■ *Press* tras nuca con barra, de pie

De pie, con los pies separados a una distancia que resulte cómoda y una barra colocada sobre la parte superior de la espalda. Emplear un asimiento sobre la barra que sea unos 12 cm más ancho que los hombros. Levantar la barra por encima de la cabeza y espirar al bajarla por detrás hasta los hombros. Asegurar una base estable manteniendo las piernas flexionadas y las caderas firmes. Hacer una pausa en los hombros en cada repetición antes de levantar la barra por encima de la cabeza. Realizar un movimiento completo del ejercicio, llevando la barra hasta los hombros cada vez que se la haga descender, y trabar los codos siempre que se la lleve por encima de la cabeza.

■ *Press* tras nuca con barra, sentado

Sentarse en el extremo de un banco con los pies separados a una distancia que resulte cómoda, con una barra colocada sobre la parte superior de la espalda. Emplear un asimiento sobre la barra que sea unos 12 cm más ancho que los hombros. Mantener los codos directamente debajo de la barra. Levantar la barra por encima de la cabeza y bajarla hacia atrás hasta los hombros. Asegurar una base sólida con la parte superior del cuerpo, de modo que no se extienda más de lo necesario. Hacer una pausa en los hombros en cada repeti-

***PRESS* DE BARRA DELANTE Y DETRÁS DEL CUELLO, SENTADO**

Deltoides frontal y externo

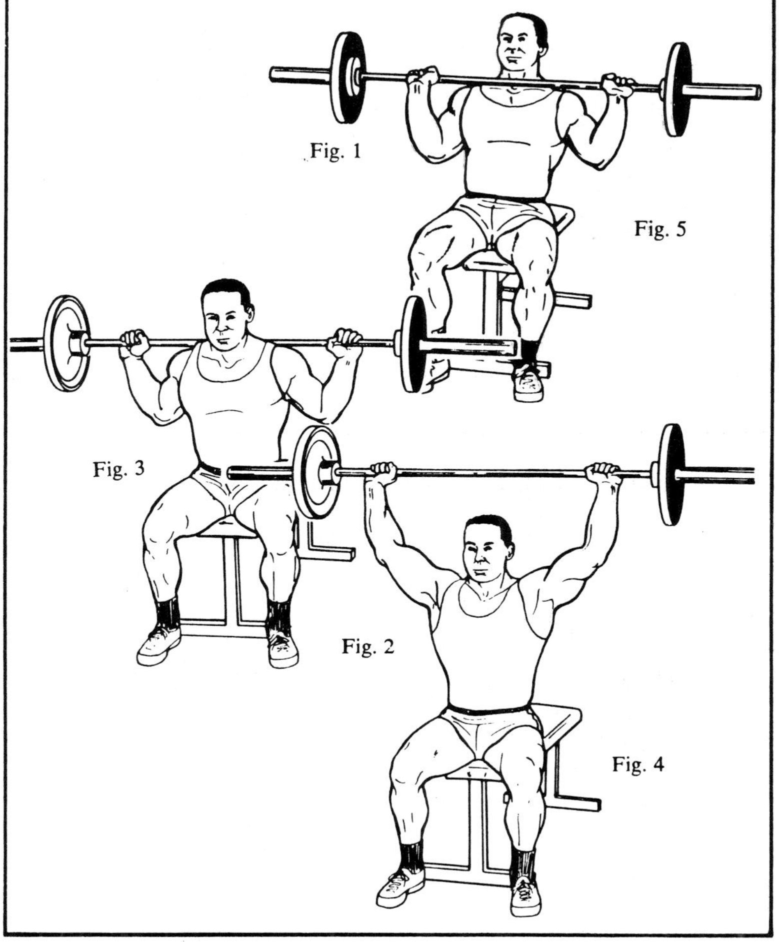

***PRESS* TRAS NUCA CON BARRA, DE PIE**

Deltoides frontal y externo

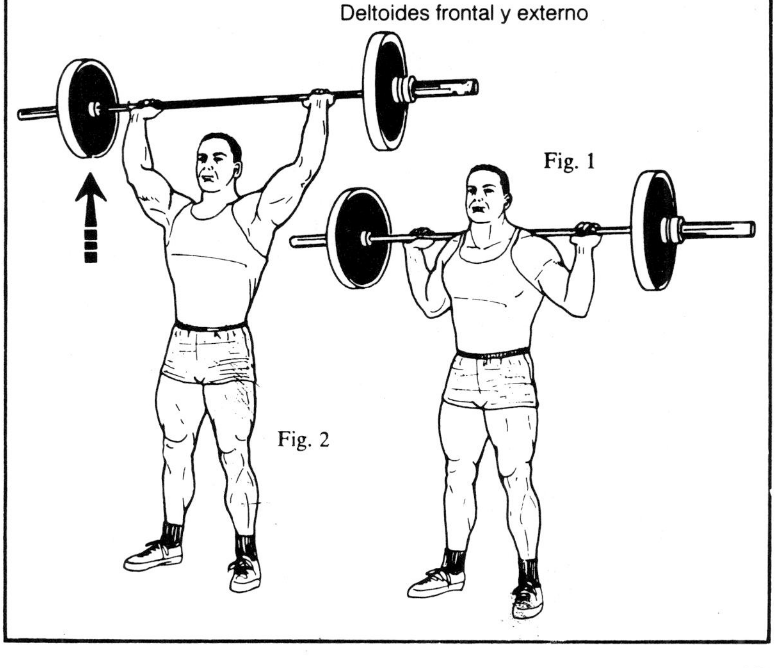

***PRESS* TRAS NUCA CON BARRA, SENTADO**

Deltoides frontal y externo

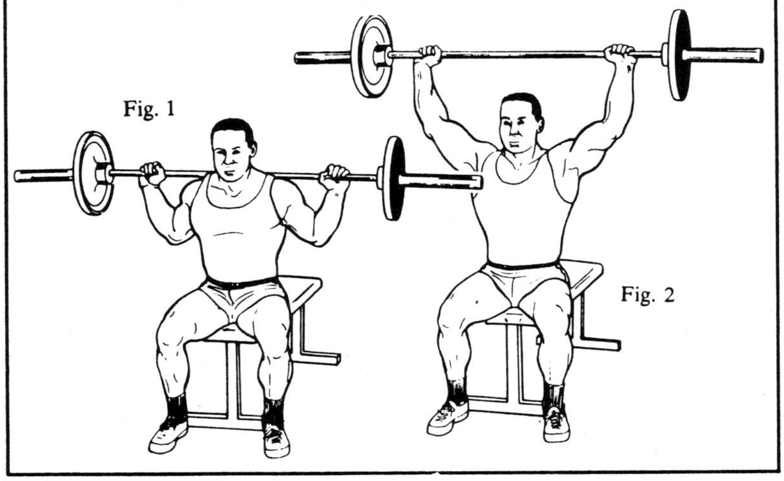

***PRESS* TRAS NUCA CON BARRA, SENTADO, ESPALDA APOYADA**

Deltoides frontal y externo

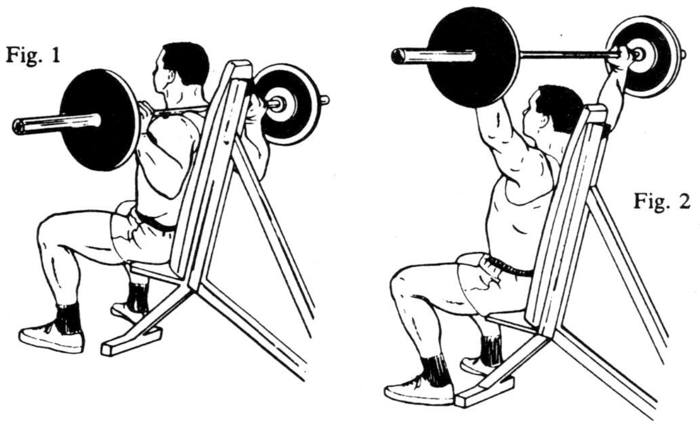

***PRESS* MILITAR DE BARRA, SENTADO**

Deltoides frontal y externo

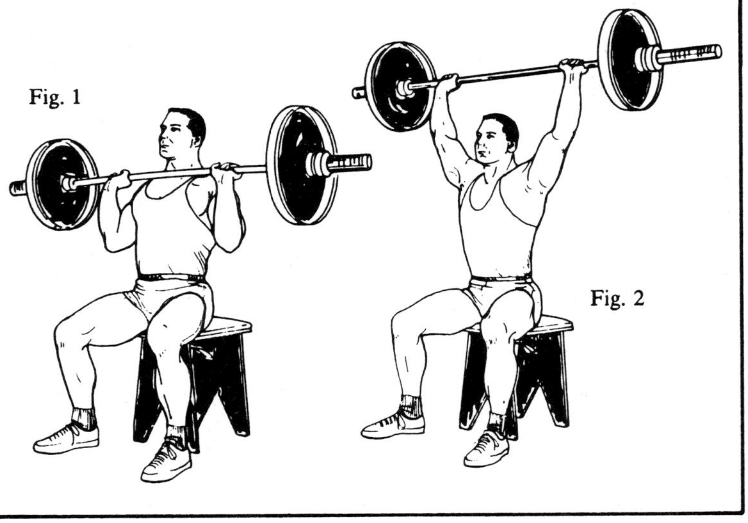

ción antes de levantar la barra por encima de la cabeza. Realizar un movimiento completo del ejercicio, llevando la barra hasta los hombros cada vez que se la haga descender, y trabando los codos siempre que se la levante por encima de la cabeza.

■ *Press* tras nuca con barra, sentado, espalda apoyada

Llevar una barra por encima de la cabeza y hacerla descansar sobre los hombros detrás de la cabeza. Sentarse sobre un banco o silla que permita apoyar la parte superior de la espalda. Mantener los pies firmemente sobre el suelo, el pecho alto y la espalda recta. Levantar la barra, estirando los brazos, por encima de la cabeza. Realizar el *press* de manera lenta y firme, manteniendo en todo momento la tensión sobre los músculos. Inspirar al empujar la barra por encima de la cabeza y espirar al volver a bajarla por detrás de ésta. Asegurarse de lograr una contracción y extensión completas del músculo, trabando los brazos en el punto máximo, y dejando que la barra descanse sobre los hombros en cada repetición.

■ *Press* militar de barra, sentado

Este ejercicio se realiza exactamente como un *press* militar de pie, sólo que sentado y de un modo más riguroso. Llevar la barra hasta los hombros, sentarse y colocar los pies a una distancia de unos 32 cm. Mantener el pecho alto y la espalda recta. Levantar la barra estirando los brazos, por encima de la cabeza. Efectuar el *press* de manera lenta y firme, manteniendo en todo momento la tensión sobre los músculos. Inspirar al empujar la barra por encima de la cabeza y espirar al bajarla hasta el pecho.

▲ *Press* militar de barra, sentado, espalda apoyada

Deltoides frontal y externo

Este ejercicio se realiza exactamente como un *press* militar de pie, sólo que sentado con la espalda apoyada y de un modo más riguroso. Llevar una barra hasta los hombros y sentarse sobre una silla que permita apoyar la parte superior de la espalda. Colocar los pies a una distancia de unos 32 cm. Mantener el pecho alto y la espalda apoyada. Levantar la barra, estirando los brazos, por encima de la cabeza. Efectuar el *press* de manera lenta y firme, manteniendo en todo momento la tensión sobre los músculos. Inspirar al empujar la barra por encima de la cabeza y espirar al volver a bajarla hasta la parte superior del pecho.

▲ *Press* militar de pie

Deltoides frontal y externo

Este es el *press* militar de pie. Llevar el peso hasta el pecho. Bloquear las piernas y las caderas con firmeza. Esto brindará una plataforma estable desde la cual empujar. Mantener los codos ligeramente hacia adentro y debajo de la barra. Levantar el peso por encima de la cabeza y bloquear los brazos. Bajar la barra hasta la parte superior del pecho, asegurándose que descanse sobre el pecho sin estar aguantada con los brazos. Si el pecho se mantiene alto, dará un buen soporte sobre el cual colocar la barra y desde el cual poder empujar. Inspirar antes de levantar y espirar al bajar la barra.

■ *Press* militar de pie, contra *rack*

Para efectuar este ejercicio, emplear un *rack* mecánico. Sacar la barra de las estacas y aguantar el peso sobre la parte superior del pecho con las manos a una distancia de unos 48 cm. Mantener la espalda recta, y las caderas y piernas trabadas al levantar la barra por encima de la cabeza, sosteniéndola contra el *rack,* yendo hacia arriba y hacia abajo. Inspirar al levantar la barra y espirar al bajarla.

■ *Press* militar sentado, contra *rack*

Deltoides frontal y externo

Colocar un banco bastante separado de un *rack* mecánico, frente al centro de éste. Sacar una barra de las estacas y colocarla sobre la parte superior del pecho y los deltoides frontales. Sentarse en el extremo del banco con las manos sobre la barra a una distancia de unos 64 cm. Mantener la espalda recta y la cabeza erguida al levantar la barra directamente por encima de la cabeza, sosteniéndola contra el *rack,* llevándola hacia arriba y hacia abajo. Inspirar al levantar la barra y espirar al bajarla.

■ *Press* militar sentado en el suelo, contra *rack*

Sentarse en el suelo frente a la parte central de un *rack* mecánico. Sacar la barra de las estacas y colocarla sobre la parte superior del pecho y los deltoides. Con las manos a una distancia de uno 64 cm mantener la espalda recta y la cabeza erguida al levantar la barra directamente por encima de la cabeza, sosteniéndola contra el *rack* al llevarla hacia arriba y hacia abajo. Inspirar al levantar la barra y espirar al bajarla.

■ *Press* detrás del cuello, contra *rack,* de pie

Deltoides frontal y externo

Emplear un *rack* mecánico para ejecutar

***PRESS* MILITAR DE PIE**

Deltoides frontal y externo

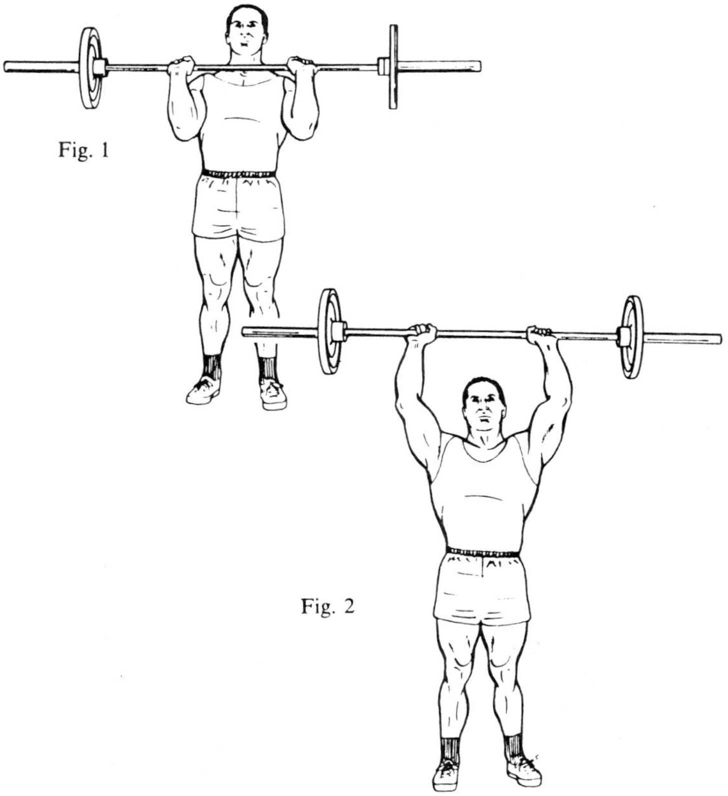

PRESS* MILITAR DE PIE, CONTRA *RACK

Deltoides frontal y externo

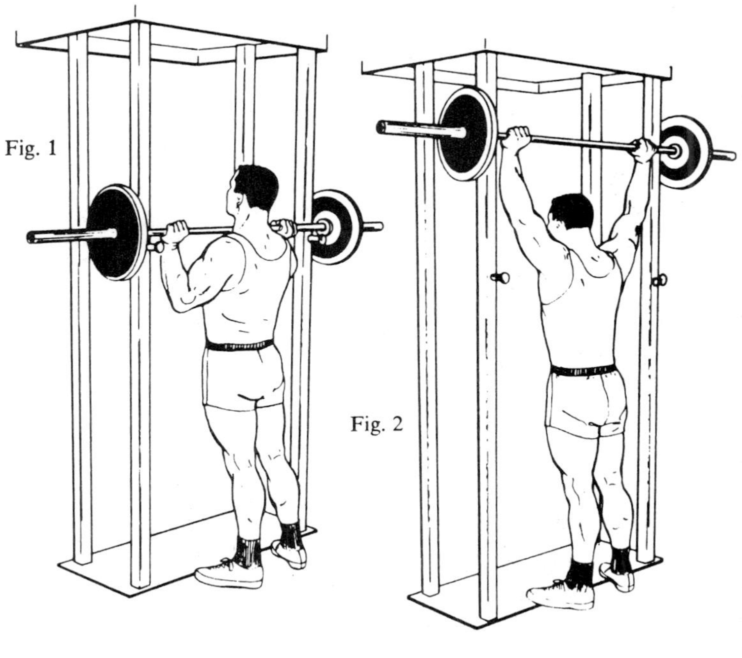

PRESS* MILITAR SENTADO EN EL SUELO, CONTRA *RACK
Deltoides frontal y externo

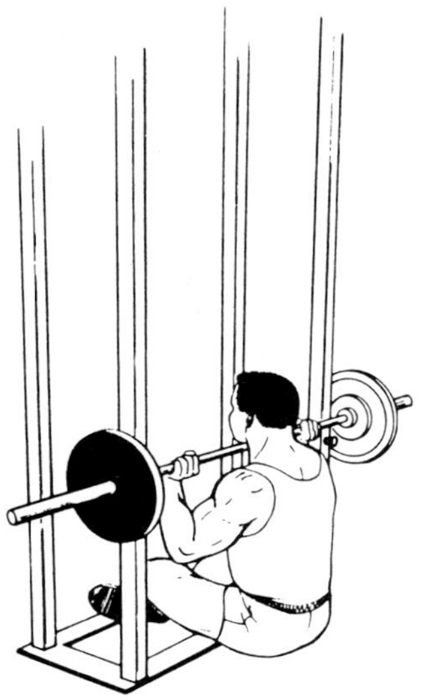

Fig. 1

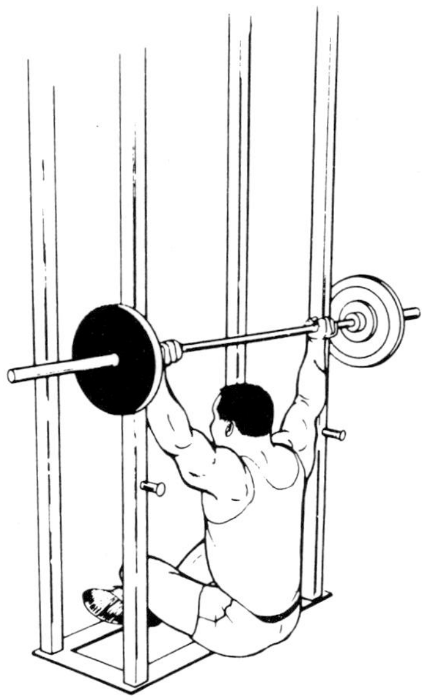

Fig. 2

***PRESS* DETRÁS DEL CUELLO CONTRA *RACK*, SENTADO**
Deltoides frontal y externo

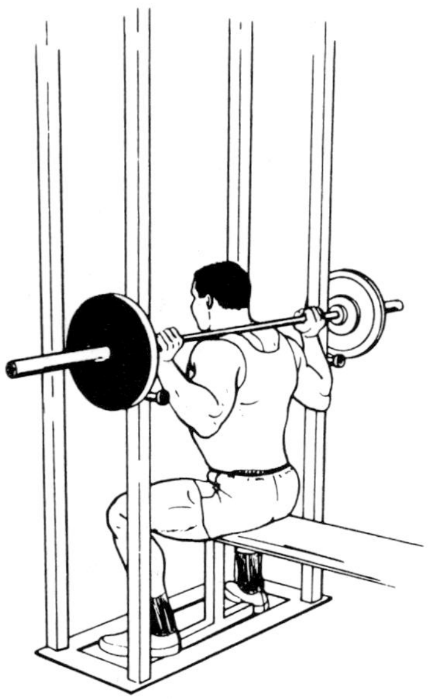

Fig. 1

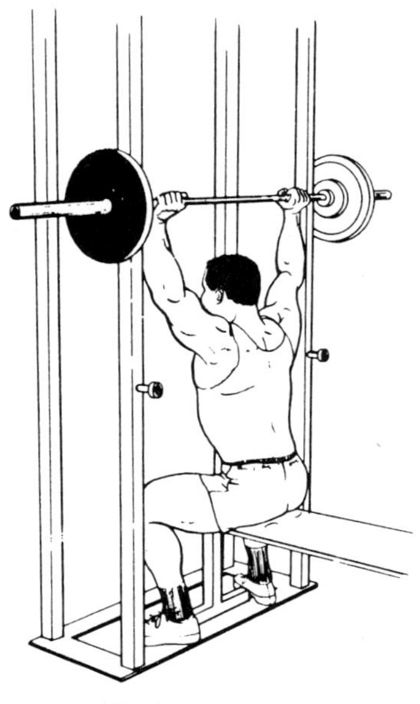

Fig. 2

este ejercicio. Sacar la barra de las estacas y colocarla sobre la parte superior de la espalda. Con las manos a una distancia de unos 64 cm, mantener la espalda recta, y las caderas y las piernas trabadas al levantar la barra directamente por encima de la cabeza, sosteniéndola contra el *rack* al llevarla hacia arriba y hacia abajo. Inspirar al levantar la barra y espirar al bajarla.

■ *Press* detrás del cuello contra *rack,* sentado

Colocar un banco bastante separado frente a la parte central de un *rack* mecánico. Sacar la barra de las estacas y colocarla sobre la parte superior de la espalda. Sentarse en el extremo del banco con las manos sobre la barra a una distancia de unos 64 cm. Mantener la espalda recta y la cabeza levantada al llevar la barra directamente por encima de la cabeza, sosteniéndola contra el *rack* al desplazarla hacia arriba y hacia abajo. Inspirar al levantar la barra y espirar al bajarla.

■ *Press* detrás del cuello contra *rack,* sentado en el suelo

Deltoides frontal y externo

Sentarse sobre el suelo, frente a la parte central de un *rack* mecánico. Sacar una barra de las estacas y colocarla sobre la parte superior de la espalda. Con las manos a una distancia de unos 64 cm, mantener la espalda recta y la cabeza erguida al llevar la barra directamente por encima de la cabeza, sosteniéndola contra el *rack* al desplazarla hacia arriba y hacia abajo. Inspirar al levantar la barra y espirar al bajarla.

▲ Levantamiento lateral, de pie

Deltoides frontal y externo

Con los pies separados unos 32 cm y los brazos estirados, manteniendo las palmas hacia adentro en dirección a los muslos, levantar lentamente las pesas hasta una posición un poco más arriba de la altura de los hombros. Hacer una pausa, volver a bajar hasta la posición inicial. Mantener los brazos estirados durante toda la ejecución de este ejercicio. Inspirar al levantar las pesas y espirar al bajarlas.

▲ Levantamiento lateral, sentado

Sentarse en el extremo de un banco con las piernas bastante juntas y los brazos estirados, manteniendo las palmas hacia adentro en dirección a los muslos. Levantar lentamente las mancuernas hasta una posición un poco más abajo de la altura de los hombros, hacer una pausa, luego volver a bajarlas hasta la posición inicial. Mantener los brazos estirados durante toda la ejecución del ejercicio. Inspirar al levantar las mancuernas y espirar al bajarlas.

▲ Levantamiento lateral, sentado, espalda apoyada

Sentarse sobre un banco o silla que permita apoyar la parte superior de la espalda. Mantener las piernas bastante juntas. Con una mancuerna en cada mano, y brazos estirados hacia abajo, levantar lentamente las mancuernas con un movimiento semicircular hacia los lados hasta una posición un poco por encima de la altura de los hombros. Hacer una pausa en el punto máximo y luego volver a bajarlas hasta la posición inicial. Mantener los brazos tan estirados como sea posible durante toda la ejecución del ejercicio. Inspirar al levantar las mancuernas y espirar al bajarlas.

■ Levantamiento de mancuernas frontal y lateral, de pie

Deltoides frontal y lateral

Sostener una mancuerna en cada mano y colocarse de pie, erguido, con la espalda recta y los pies separados unos 32 cm. Con las mancuernas sostenidas y los brazos estirados, manteniendo las palmas mirando hacia atrás, inspirar y llevar los brazos hacia adelante con un movimiento semicircular hasta que las mancuernas estén por encima de la cabeza. Volver las mancuernas a la posición inicial empleando el mismo recorrido y espirar. Girar las palmas hacia adentro y llevar los brazos hacia cada lado con un movimiento semicircular, hasta que las mancuernas estén ligeramente por encima de los hombros y paralelas a éstos. Volver a la posición inicial empleando el mismo recorrido y espirar. Continuar yendo desde delante hacia los lados, hasta completar el número indicado de repeticiones.

■ Levantamiento de mancuernas frontal y lateral, sentado

Sostener una mancuerna en cada mano y sentarse en el extremo de un banco con la espalda recta y los pies firmemente sobre el suelo. Con la cabeza levantada y los brazos estirados a los lados, manteniendo las palmas mirando hacia atrás, inspirar y llevar los brazos hacia adelante con un movimiento semicircular hasta que las mancuernas estén por encima de la cabeza. Volver las mancuernas a la posición inicial empleando el mismo recorrido y espirar. Girar las palmas hacia adentro y llevar los brazos hacia los lados con un movimiento semicircular hasta que las mancuernas estén ligeramente por encima de los hombros y paralelas a éstos. Regresar

LEVANTAMIENTO LATERAL, SENTADO

Deltoides frontal y externo

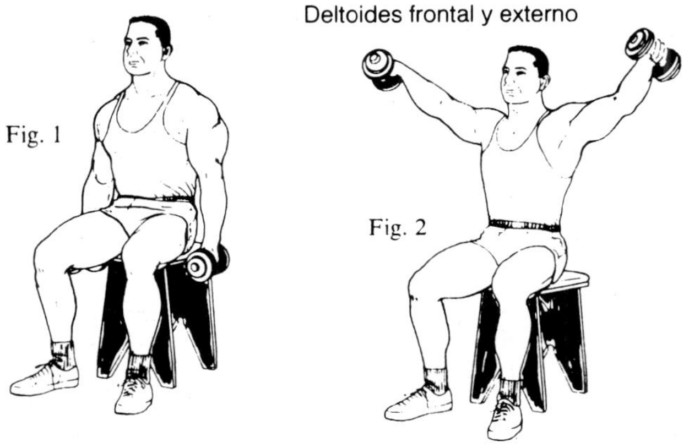

LEVANTAMIENTO LATERAL, SENTADO, ESPALDA APOYADA

Deltoides frontal y externo

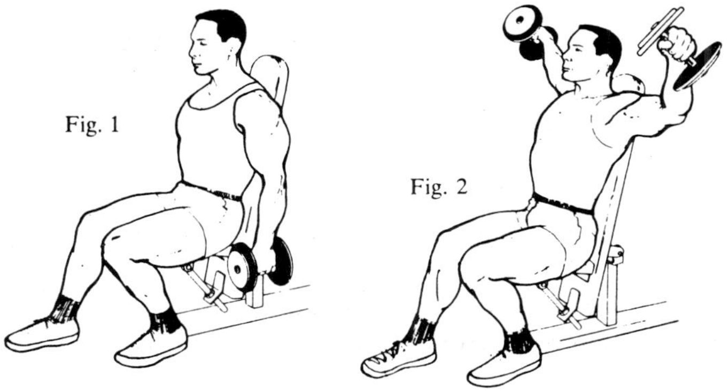

LEVANTAMIENTO DE MANCUERNAS FRONTAL Y LATERAL, SENTADO

Deltoides frontal y lateral

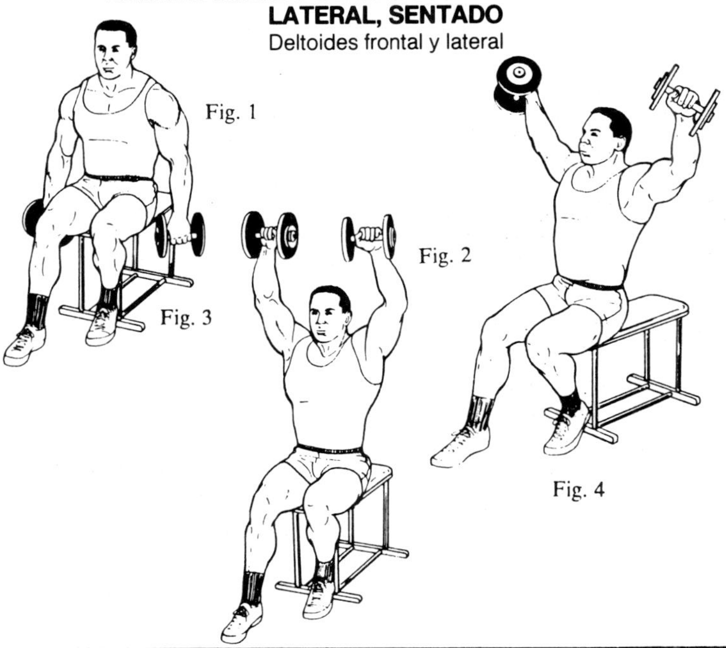

LEVANTAMIENTO DE PESAS FRONTAL Y LATERAL, SENTADO, ESPALDA APOYADA

Deltoides frontal y lateral

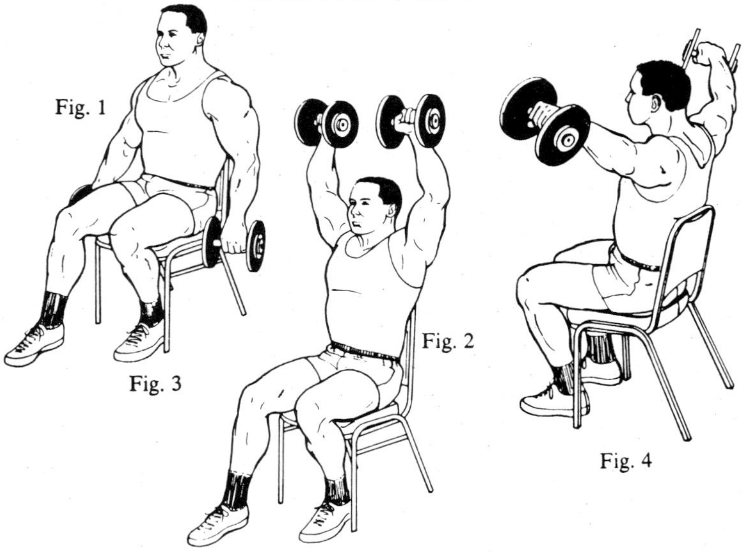

LEVANTAMIENTO LATERAL EN EL SUELO

Deltoides externos

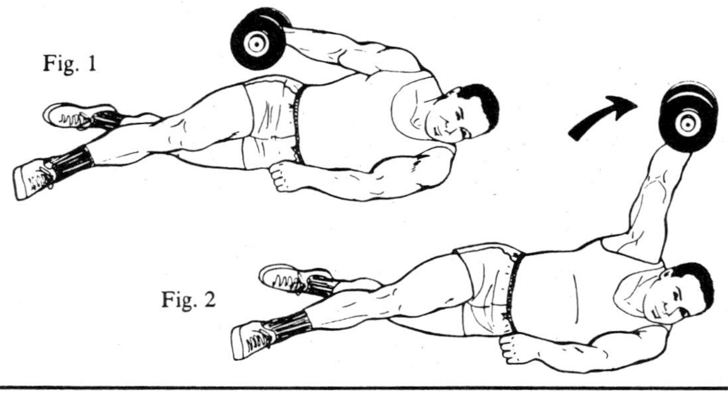

LEVANTAMIENTO LATERAL, TENDIDO

Deltoides externos

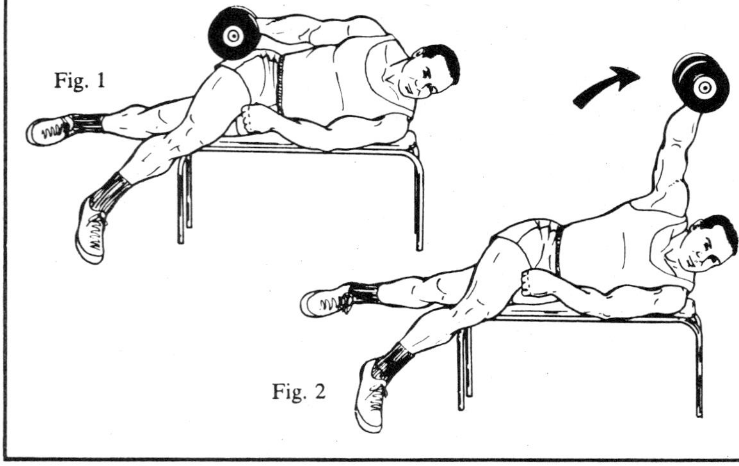

a la posición inicial utilizando el mismo recorrido y espirar. Continuar yendo desde delante hacia los lados, hasta completar el número indicado de repeticiones.

■ Levantamiento de mancuernas frontal y lateral, sentado, espalda apoyada

Sostener una mancuerna en cada mano y sentarse sobre un banco o silla que permita apoyar la espalda. Mantener los pies firmemente sobre el suelo. Con la cabeza levantada y los brazos estirados a los lados, manteniendo las palmas mirando hacia atrás, inspirar y llevar los brazos hacia adelante con un movimiento semicircular hasta que las mancuernas estén por encima de la cabeza. Volver las mancuernas a la posición inicial empleando el mismo recorrido y espirar. Girar las palmas hacia adentro e inspirar y llevar los brazos hacia cada lado con un movimiento semicircular hasta que las mancuernas estén ligeramente por encima de los hombros y paralelas a éstos. Regresar a la posición inicial empleando el mismo recorrido y espirar. Continuar yendo desde delante hacia los lados hasta completar el número indicado de repeticiones.

▲ Levantamiento lateral en el suelo

Tumbarse en el suelo como muestra la figura 1. Sostener la mancuerna con la mano derecha. palma mirando al muslo. Levantar la mancuerna con un movimiento semicircular hasta la posición que muestra la figura 2. Observar la posición de la mancuerna. Es importante mantener el ángulo. No girar la muñeca. Mantener el brazo estirado. Inspirar al levantar la mancuerna por encima de la cabeza y espirar al bajarla hasta el muslo. Ejercitar el brazo derecho y luego el izquierdo.

▲ Levantamiento lateral, tendido

Tumbarse sobre un banco plano como muestra la figura 1. Sostener la mancuerna con la mano derecha, palma mirando al muslo. Levantar la mancuerna con un movimiento semicircular hasta la posición que muestra la figura 2. Observar la posición de la mancuerna. Es importante mantener el ángulo. No girar la muñeca. Mantener el brazo estirado. Inspirar al levantar la mancuerna por encima de la cabeza y espirar al bajarla hasta el muslo. Ejercitar el brazo derecho y luego el izquierdo.

▲ Levantamiento lateral sobre banco inclinado

Adoptar la posición de la pierna, sobre un banco inclinado, que muestra la figura 1. Sostener la mancuerna con la mano derecha, palma mirando al muslo. Levantar la mancuerna hasta la posición que muestra la figura 2. Observar la posición de la mancuerna. Es importante mantener el ángulo. No girar la muñeca. Mantener el brazo estirado. Inspirar al levantar la mancuerna por encima de la cabeza, espirar al bajarla hacia el muslo. Ejercitar el brazo derecho y luego el izquierdo.

■ Levantamiento lateral, de pie, con engaño

Situarse de pie, con los pies separados unos 32cm. Coger una mancuerna en cada mano y colocarlas delante de los muslos, de modo que las manos queden enfrentadas y las mancuernas se toquen. Inclinarse ligeramente hacia adelante doblando la cintura a fin de ayudar a llevar las mancuernas hacia los lados del cuerpo y levantarlas con un movimiento semicircular hasta que estén un poco más altas que los hombros. Al levantar las mancuernas, comenzar a arquear la espalda para lograr un efecto de balanceo con la parte superior del cuerpo y ayudar al levantamiento. Inspirar al levantar las mancuernas y espirar al bajarlos. Mantener las rodillas bloqueadas al levantar y bajar las mancuernas, haciendo que los deltoides y los grupos musculares de soporte realicen todo el trabajo.

■ Levantamiento lateral sentado, con engaño

Sentarse en el extremo de un banco, con los pies firmemente sobre el suelo. Coger una mancuerna en cada mano y mantener los brazos estirados, manteniendo las palmas enfrentadas. Desde esta posición, inclinarse ligeramente hacia adelante doblando la cintura a fin de ayudar a llevar las mancuernas a los lados del cuerpo y hacia arriba, con un movimiento semicircular, hasta que queden un poco más altas que los hombros. Al levantar las mancuernas comenzar a arquear la espalda para lograr un efecto de balanceo y con la parte superior del cuerpo con objeto de ayudar a levantar las mancuernas. Inspirar al levantar las mancuernas y espirar al bajarlas.

▲ Bombeo deltoides, de pie

De pie, erguido, con los pies separados unos 32 cm y las manos en la espalda, con las palmas enfrentadas, contra el centro de las nalgas. Alguien debe ejercer resistencia sobre el ejecutante, colocando sus manos sobre las suyas, ayudándole al levantar los brazos hacia los lados con un movimiento semicircular. Los codos trabados, por encima de los hombros y paralelos a éstos. El ejecutante debe oponer re-

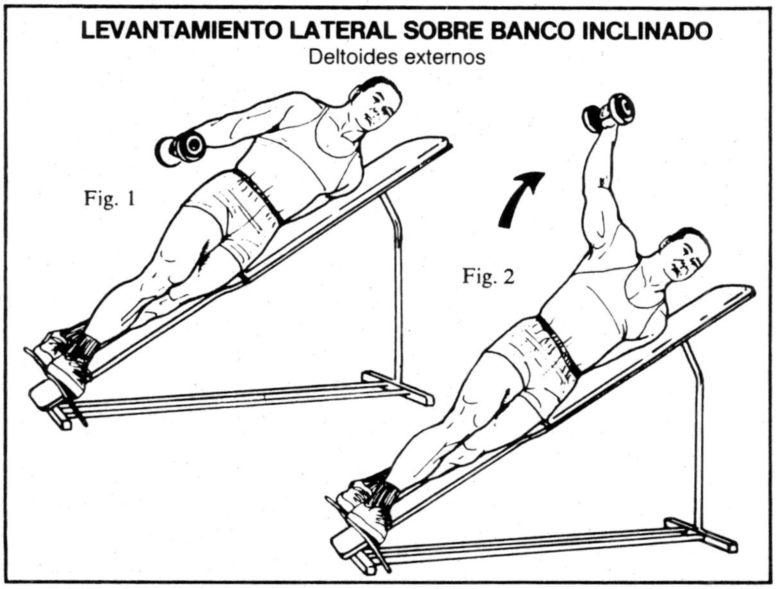

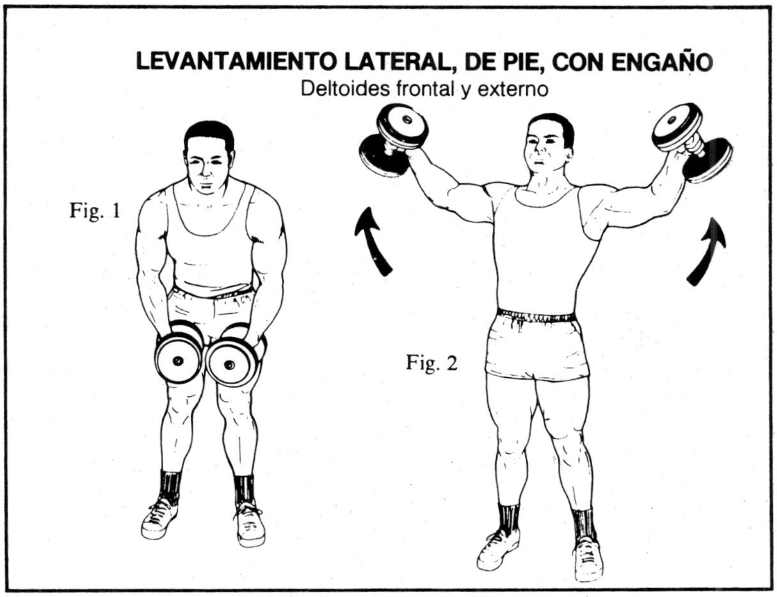

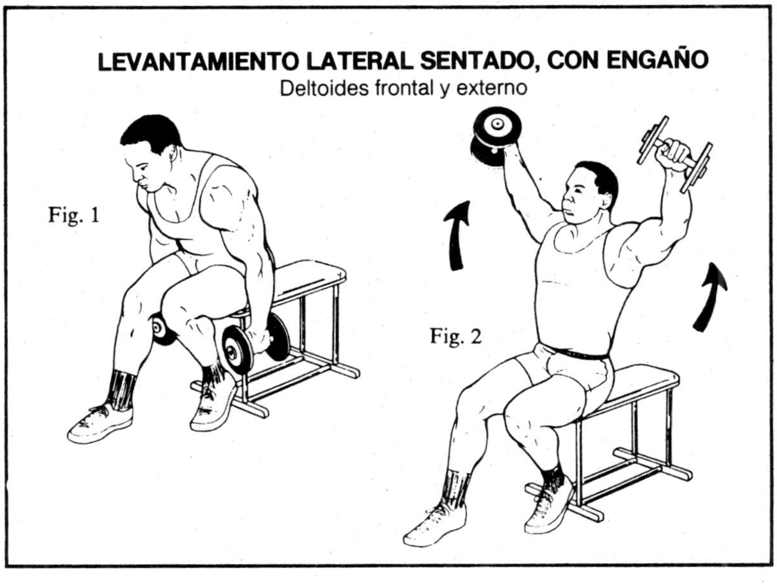

BOMBEO DELTOIDES, DE PIE
Deltoides externos

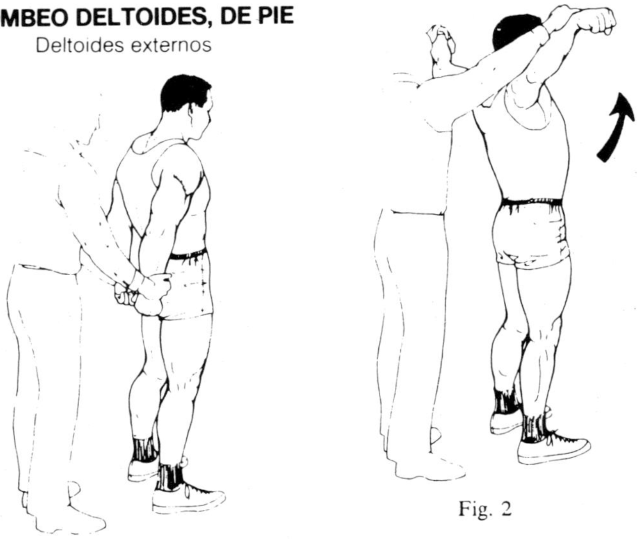

Fig. 1 Fig. 2

BOMBEO DELTOIDES, SENTADO
Deltoides externos

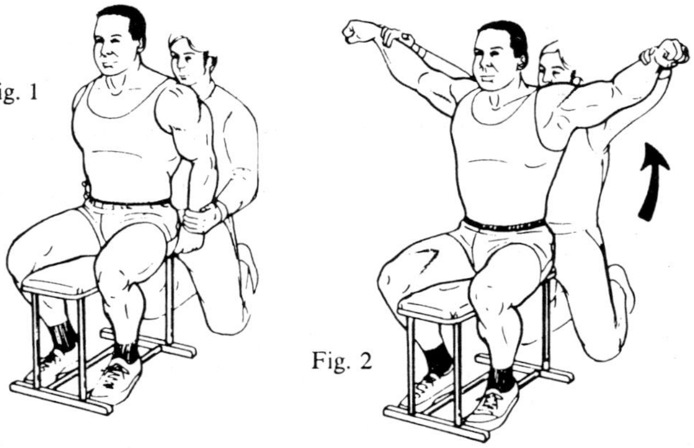

Fig. 1 Fig. 2

GIRAR DELTOIDES POSTERIOR EN POLEA BAJA, TENDIDO EN EL SUELO
Deltoides posteriores

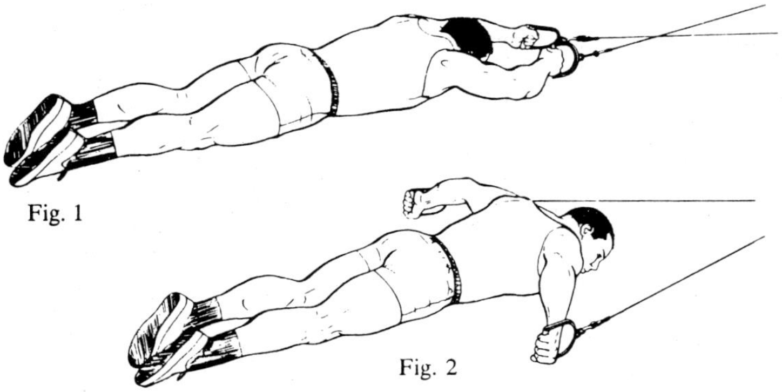

Fig. 1 Fig. 2

sistencia cuando el compañero vuelve a bajar los brazos a la posición inicial. Inspirar al levantar los brazos y espirar al bajarlos. Las muñecas y los codos deben mantenerse trabados.

▲ Bombeo deltoides, sentado

Sentarse con la espalda en el extremo de un banco. Colocar las manos en la espalda, con las palmas enfrentadas de modo que queden contra la parte superior de las nalgas. Alguien debe estar arrodillado detrás del ejecutante y ejercer resistencia sobre él colocando sus manos sobre las suyas, oponiendo resistencia cuando se llevan los brazos hacia afuera con un movimiento semicircular. Los codos trabados, por encima de los hombros y paralelos a éstos. El ejecutante debe oponer resistencia cuando el compañero vuelve a llevar los brazos a la posición inicial. Inspirar al levantar los brazos y espirar al bajarlos. Las muñecas y los codos deben mantenerse trabados.

▲ Girar deltoide posterior en polea baja, tendido en el suelo

Tumbarse boca abajo sobre el suelo, delante de una polea de pared con la cabeza apuntando a la polea. Alejar la cabeza suficientemente de la máquina como para mantener todo el peso apartado de ésta mientras se cogen las asas de los dos cables de la polea más baja, con ambas manos, manteniendo las manos delante con los brazos estirados y los codos trabados. Coger el asa izquierda con la mano derecha y la polea derecha con la mano izquierda, cruzando los cables. Desde esta posición, inspirar y volver a llevar los cables con un movimiento semicircular a los lados de la parte superior de los muslos. Mantener los cables paralelos al cuerpo al ir y venir. Inspirar al llevar los cables a los lados y espirar al volverlos a colocar en la posición por encima de la cabeza. Asegurarse de que los brazos estén estirados durante todo el ejercicio.

▲ Girar deltoide lateral, de pie

De pie, erguido, con una mancuerna en cada mano y con los brazos estirados y los codos trabados. Inspirar y llevar las mancuernas hacia los lados con los brazos estirados y levantándolas y con un movimiento semicircular hasta que queden juntas por encima de la cabeza. Bajar las mancuernas con el mismo movimiento semicircular hasta la posición inicial y espirar. Observar en la figura 1 cómo las palmas de las manos miran hacia adentro, pero al acercarse al punto máximo del movimiento deben girarse hacia afuera como muestra la figura 2.

▲ Girar deltoides lateral, sentado

Deltoides frontal y externo, trapecio

Sentarse en el extremo de un banco con los pies firmemente sobre el suelo. Tomar una mancuerna en cada mano con los brazos estirados y codos trabados. Inspirar al llevar las mancuernas a los lados, levantándolas con un movimiento semicircular hasta que queden juntas por encima de la cabeza. Bajar las mancuernas con el mismo movimiento semicircular hasta la posición inicial y espirar. Observar que las palmas de las manos miren hacia adentro, pero al acercarse al punto máximo del movimiento, deben girarse hacia afuera.

▲ Girar deltoides lateral, sentado con espalda apoyada

Sentarse sobre una silla que permita apoyar la parte superior de la espalda. Con una mancuerna en cada mano, los brazos estirados y codos trabados, asegurar firmemente los pies sobre el suelo y apoyar la espalda contra el respaldo de la silla. Inspirar al llevar las mancuernas hacia los lados, levantándolas con un movimiento semicircular hasta que queden juntas por encima de la cabeza. Bajar las mancuernas con un movimiento semicircular hasta la posición inicial y espirar. Observar en la figura 1 que las palmas de las manos miran hacia adentro, pero al acercarse al punto máximo del movimiento deben girarse hacia afuera, como muestra la figura 2.

■ Girar deltoides posterior, sobre banco inclinado

Tumbarse boca abajo sobre un banco inclinado con una mancuerna en cada mano. Los brazos deben mantenerse a los costados, los codos trabados y con las palmas de las manos a los lados de la parte superior de los muslos. Inspirar al levantar las mancuernas con un movimiento semicircular llevándolas hacia afuera más allá del torso hasta que lleguen detrás de la cabeza. Bajar las mancuernas con el mismo recorrido y espirar al llegar a los lados de los muslos.

▲ Levantamiento lateral posterior, sentado

Sentarse en el extremo de un taburete. Con una mancuerna en cada mano, colocar las manos en la espalda de modo que las mancuernas estén contra la parte superior de las nalgas y las palmas de las manos queden enfrentadas. Inspirar al levantar las mancuernas con un movimiento semicircular, manteniéndolas a los lados del torso hasta que estén por encima de los hombros y paralelas a éstos. Bajar las

GIRAR DELTOIDES LATERAL, DE PIE

Deltoides frontal y externo, trapecio

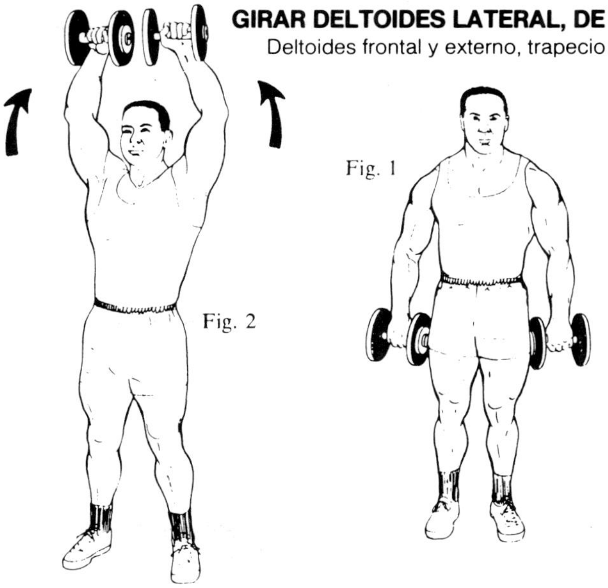

GIRAR DELTOIDES LATERAL, SENTADO CON ESPALDA APOYADA

Deltoides frontal y externo, trapecio

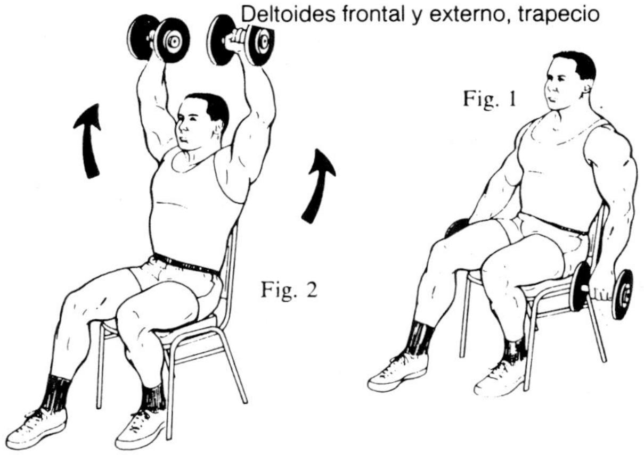

GIRAR DELTOIDES POSTERIOR, SOBRE BANCO INCLINADO

Deltoides posteriores

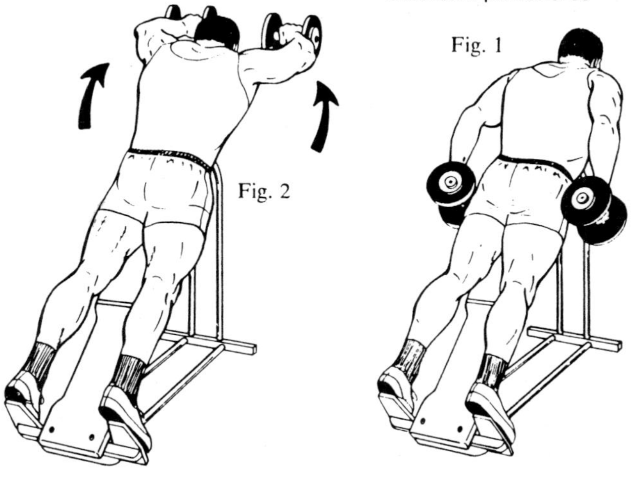

LEVANTAMIENTO LATERAL POSTERIOR, SENTADO
Deltoides externo

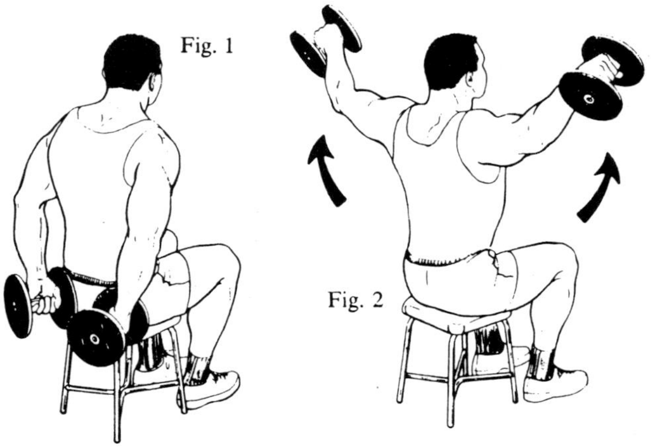

GIRAR DELTOIDES POSTERIOR, TUMBADO SOBRE BANCO INCLINADO
Deltoides posteriores

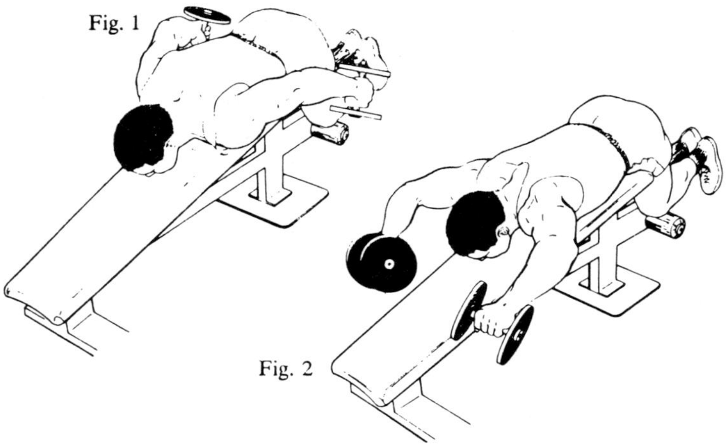

GIRAR DELTOIDES POSTERIOR, TENDIDO
Deltoides posteriores

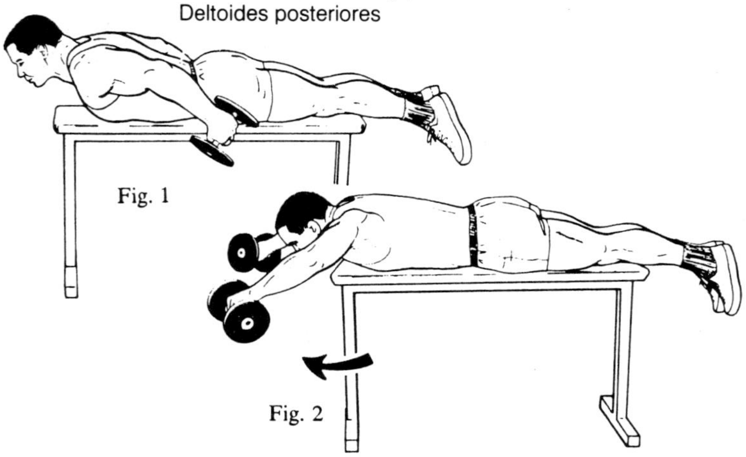

mancuernas de la misma manera llevándolas a la espalda y espirar.

▲ Levantamiento lateral posterior, de pie

deltoides externos

Con una mancuerna en cada mano, colocar las manos a la espalda de modo que las mancuernas estén contra la parte superior de las nalgas y las palmas enfrentadas. Situarse de pie, erguido, con la espalda recta y la cabeza levantada. Inspirar y levantar las mancuernas con un movimiento semicircular, manteniéndolas a los lados del torso hasta que queden por encima de los hombros y paralelas a éstos. Bajar los pesos de la misma manera, llevándolos a la espalda y espirar.

▲ Girar deltoides posterior, tumbado sobre banco inclinado

Tumbarse boca abajo sobre un banco inclinado con la cabeza en el extremo inferior de éste. Con una mancuerna en cada mano, mantener los brazos estirados a los lados, con los codos trabados. Inspirar al llevar las mancuernas hacia afuera con un movimiento semicircular, paralelas a la parte superior del cuerpo, hasta que lleguen por encima de la cabeza. Volver a llevar las mancuernas a los lados haciendo el mismo recorrido y espirar. Mantener los brazos estirados durante todo el ejercicio.

■ Girar deltoides posterior, tendido

Tumbarse boca abajo sobre un banco inclinado con una mancuerna en cada mano. Mantener los brazos suspendidos a los lados, los codos trabados y las palmas de las manos a los lados de la parte superior de los muslos. Inspirar y llevar las mancuernas con un movimiento semicircular hacia afuera, más allá del torso. Volver a llevar las mancuernas por el mismo recorrido y espirar cuando lleguen a los lados de los muslos.

■ Levantamiento lateral, mancuernas sostenidas hacia adelante, sobre banco inclinado

Tumbarse en un banco inclinado sobre el costado izquierdo. Observar la posición de los pies. Con una mancuerna en la mano derecha y colocada sobre el cuerpo, de modo que la mano derecha esté casi paralela al muslo izquierdo y la palma hacia abajo, inspirar. Mantener el brazo estirado y el codo trabado al levantar la mancuerna con un movimiento semicircular hasta que quede vertical. Bajar la mancuerna de la misma manera y espirar. Efectuar el número indicado de repeticiones y luego cambiar de posición, repitiendo el mismo número de ejercicios con el brazo izquierdo.

▲ Levantamiento lateral, mancuerna sostenida hacia adelante, tendido

Deltoides posteriores

Tumbarse en un banco plano sobre el costado derecho. Con una mancuerna en la mano izquierda y colocada sobre el cuerpo, de modo que la mano izquierda esté casi paralela al muslo derecho y la palma mire hacia abajo, inspirar. Mantener el brazo estirado y el codo trabado al levantar la mancuerna con un movimiento semicircular hasta que quede vertical. Bajar el peso de la misma manera y espirar. Realizar el número indicado de repeticiones y luego cambiar de posición, repitiendo el mismo número de ejercicios con el brazo derecho.

▲ Levantamiento lateral, mancuerna sostenida hacia adelante, tendido en el suelo

Tumbarse en el suelo con el cuerpo apoyado sobre el costado derecho. Con una mancuerna en la mano izquierda y colocada sobre el cuerpo, de modo que la mano izquierda quede casi paralela con el muslo derecho y la palma mire hacia abajo, inspirar. Mantener el brazo estirado y el codo trabado al levantar la mancuerna con un movimiento semicircular hasta que quede vertical. Bajar el peso de la misma manera y espirar. Realizar el número de repeticiones indicado y luego cambiar de posición, repitiendo el mismo número de ejercicios con el brazo derecho.

▲ Levantamiento lateral, mancuerna sostenida hacia atrás, tendido

Deltoides externos

Tumbarse en un banco plano sobre el costado derecho. Con una mancuerna en la mano izquierda y colocada detrás de la espalda, casi paralela con la nalga derecha, y la palma mirando hacia abajo, inspirar. Mantener el brazo estirado y el codo trabado al levantar la mancuerna con un movimiento semicircular hasta que quede vertical. Bajar el peso de la misma manera y espirar. Realizar el número indicado de repeticiones y luego cambiar de posición, repitiendo el mismo número de ejercicios con el brazo derecho.

▲ Levantamiento lateral, mancuerna sostenida hacia atrás, sobre banco inclinado

Tumbarse en un banco inclinado sobre el costado derecho. Observar la posición de los pies. Con una mancuerna en la mano izquierda y colocada detrás de la espalda,

LEVANTAMIENTO LATERAL, MANCUERNAS SOSTENIDAS HACIA ADELANTE, SOBRE BANCO INCLINADO

Deltoides posteriores

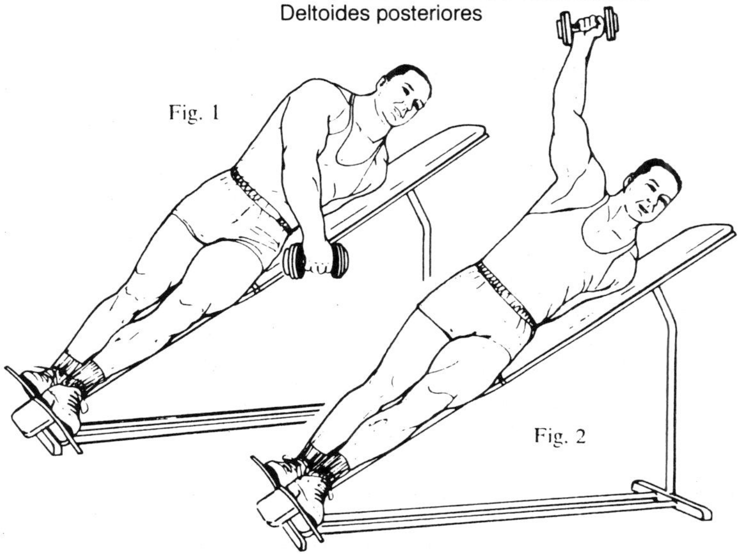

LEVANTAMIENTO LATERAL, MANCUERNA SOSTENIDA HACIA ADELANTE, TENDIDO EN EL SUELO

Deltoides externos

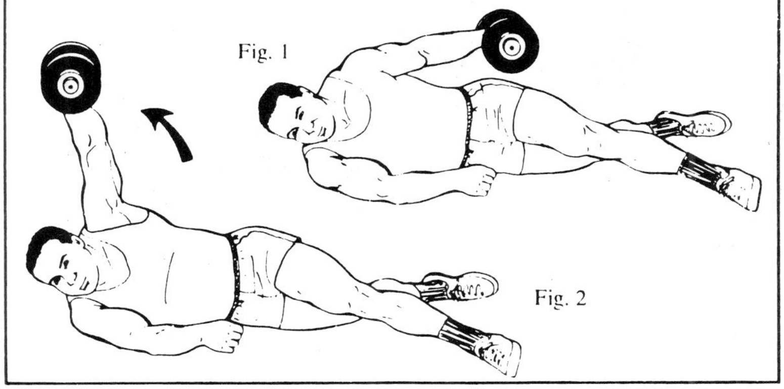

LEVANTAMIENTO LATERAL, MANCUERNA SOSTENIDA HACIA ATRÁS, TENDIDO

Deltoides externos

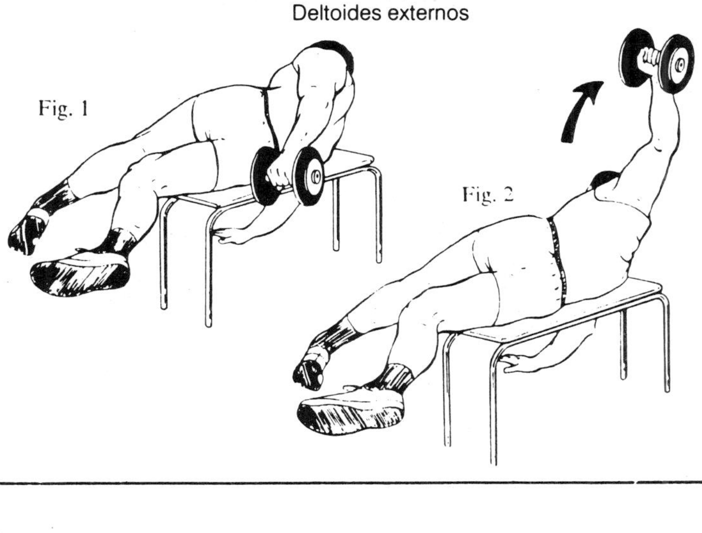

LEVANTAMIENTO LATERAL, MANCUERNA SOSTENIDA HACIA ATRÁS, SOBRE BANCO INCLINADO
Deltoides externos

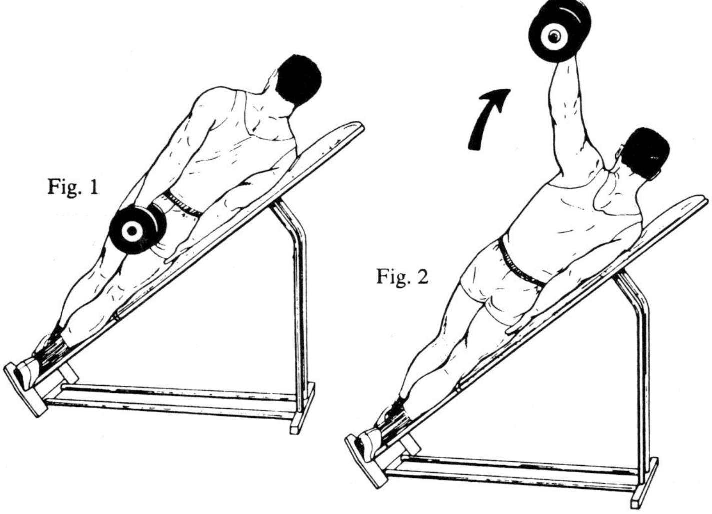

LEVANTAR DELTOIDES FRONTAL, BRAZOS ESTIRADOS, SENTADO
Deltoides frontales

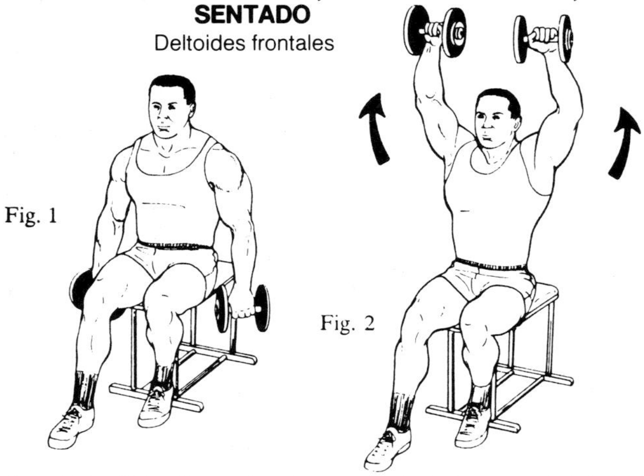

LEVANTAR DELTOIDES FRONTAL, BRAZOS ESTIRADOS, SENTADO, ESPALDA APOYADA
Deltoides frontales

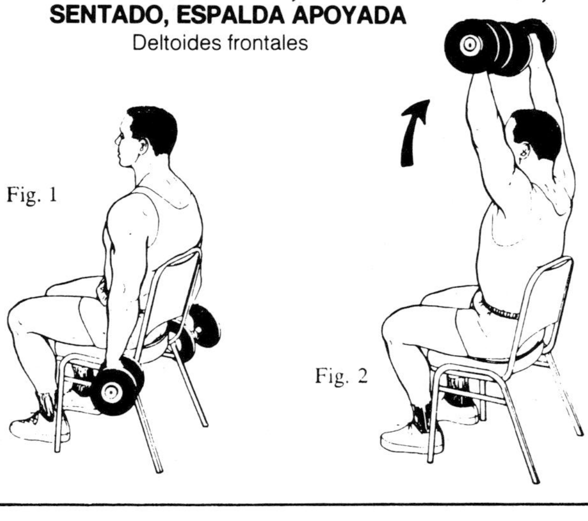

casi paralela a la nalga derecha, y la palma mirando hacia abajo, inspirar. Mantener el brazo estirado y el codo trabado al levantar la mancuerna con un movimiento semicircular hasta que quede vertical. Bajar el peso de la misma manera y espirar. Realizar el número indicado de repeticiones y luego cambiar de posición, repitiendo el mismo número de ejercicios con el brazo derecho.

▲ Levantamiento lateral, mancuerna sostenida hacia atrás, sobre el suelo

Deltoides externos

Tumbarse con el costado derecho sobre el suelo. Con una mancuerna en la mano izquierda y colocada detrás de la espalda, casi paralela a la nalga derecha, y la palma mirando hacia abajo, inspirar. Mantener el brazo estirado y el codo trabado al levantar la mancuerna con un movimiento semicircular hasta que quede vertical. Bajar la mancuerna de la misma manera y espirar. Realizar el número indicado de repeticiones y cambiar de posición, repitiendo el mismo número de ejercicios con el brazo derecho.

▲ Levantar deltoides frontal, brazos estirados, sentado

Coger una mancuerna en cada mano, sosteniéndolas a los lados con las palmas mirando hacia adentro, los brazos estirados y los codos trabados. Sentarse en el extremo de un banco con la espalda recta y la cabeza levantada. Inspirar y levantar ambas mancuernas con un movimiento semicircular hasta que queden por encima de la cabeza. Volver a bajar las mancuernas a la posición inicial, realizando el mismo movimiento semicircular y espirar.

▲ Levantar deltoides frontal, brazos estirados, sentado, espalda apoyada

Coger una mancuerna en cada mano, sosteniéndolas a los lados con las palmas hacia adentro, los brazos estirados y los codos trabados. Sentarse sobre una silla que permita apoyar la parte superior de la espalda. Mantener la espalda contra el respaldo y la cabeza levantada al inspirar. Levantar ambas mancuernas con un movimiento semicircular hasta que queden por encima de la cabeza. Volver a bajar las mancuernas hasta la posición inicial, realizando el mismo recorrido y espirar.

▲ Levantar deltoides frontal, brazo estirado, de pie

Coger una mancuerna en cada mano, sosteniéndolas a los lados o delante de los muslos, dependiendo de si está sentado o de pie. Con las palmas hacia adentro, los brazos estirados y los codos trabados, inspirar. Levantar ambas mancuernas con un movimiento semicircular hasta que queden por encima de la cabeza. Volver a bajar las mancuernas hasta la posición inicial, realizando el mismo movimiento semicircular y espirar.

▲ Levantar deltoides frontal, brazo estirado, sobre banco inclinado

Coger una mancuerna en cada mano, sosteniéndolas a los lados con las palmas hacia adentro, los brazos estirados y los codos trabados. Tumbarse sobre un banco inclinado con la cabeza apoyada en él. Inspirar y levantar ambas pesas con un movimiento semicircular, hasta que queden por encima de la cabeza. Bajar las mancuernas hasta la posición inicial realizando el mismo movimiento semicircular y espirar.

▲ Levantar deltoides frontal, alternativamente, en el suelo

Con una mancuerna en cada mano, sostenidas a los lados con las palmas hacia atrás, tumbarse sobre el suelo apoyando la cabeza. Con los brazos a los lados y los codos trabados, levantar la mancuerna derecha con un movimiento semicircular hasta que quede vertical. Al comenzar a bajar la mancuerna derecha, empezar a levantar la mancuerna izquierda, empleando un movimiento semicircular similar, de modo que cuando la mancuerna derecha vuelva a la posición inicial, la mancuerna izquierda esté por encima de la cabeza. Inspirar al levantar la mancuerna derecha y espirar al elevar la mancuerna izquierda.

▲ Levantar deltoides frontal sobre banco inclinado, alternativamente

Sosteniendo una mancuerna en cada mano, a los lados , con los brazos estirados y las palmas hacia atrás, tumbarse de espaldas sobre un banco inclinado con la cabeza apoyada en él. Con los brazos estirados a los lados y los codos trabados, levantar la mancuerna derecha con un movimiento semicircular hasta que quede vertical. Al comenzar a bajar la mancuerna derecha, empezar a levantar la mancuerna izquierda, empleando un movimiento semicircular similar, de modo que cuando la mancuerna derecha regrese a la posición inicial, la mancuerna izquierda esté por encima de la cabeza. Inspirar al levantar la mancuerna derecha y espirar al elevar la mancuerna izquierda.

▲ Levantar deltoides frontal, alternativamente, de pie

Coger una mancuerna en cada mano, sos-

LEVANTAR DELTOIDES FRONTAL, BRAZO ESTIRADO, DE PIE

Deltoides frontales

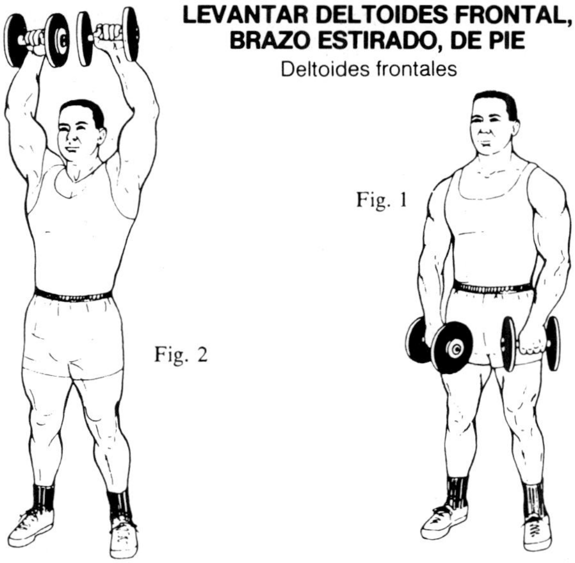

Fig. 2 / Fig. 1

LEVANTAR DELTOIDES FRONTAL, ALTERNATIVAMENTE EN EL SUELO

Deltoides frontales

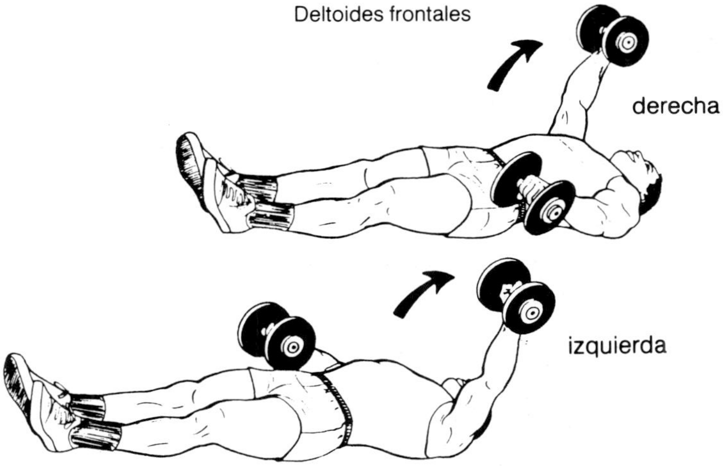

LEVANTAR DELTOIDES FRONTAL SOBRE BANCO INCLINADO, ALTERNATIVAMENTE

Deltoides frontales

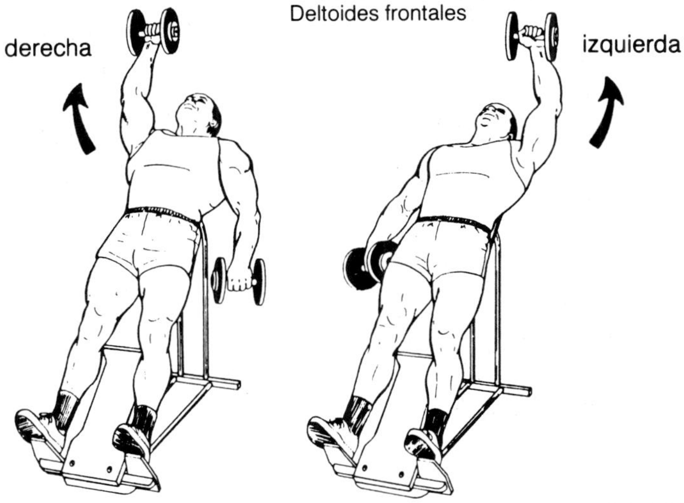

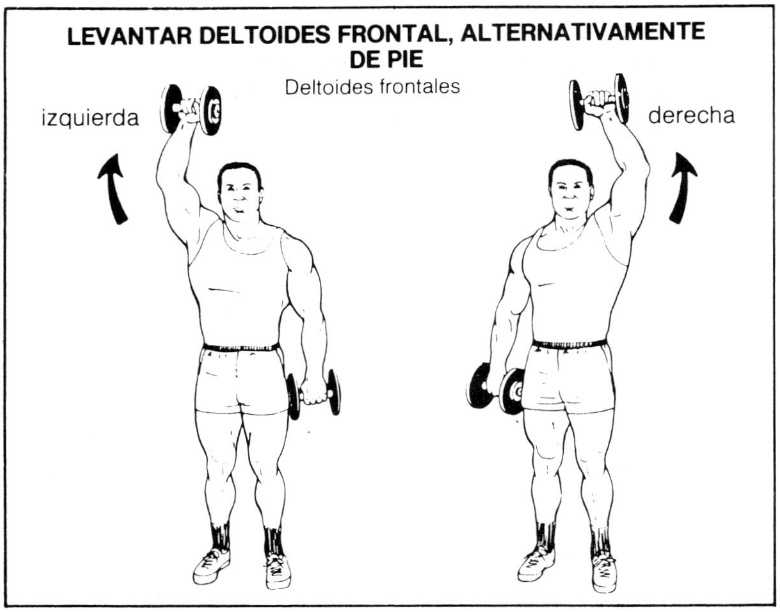

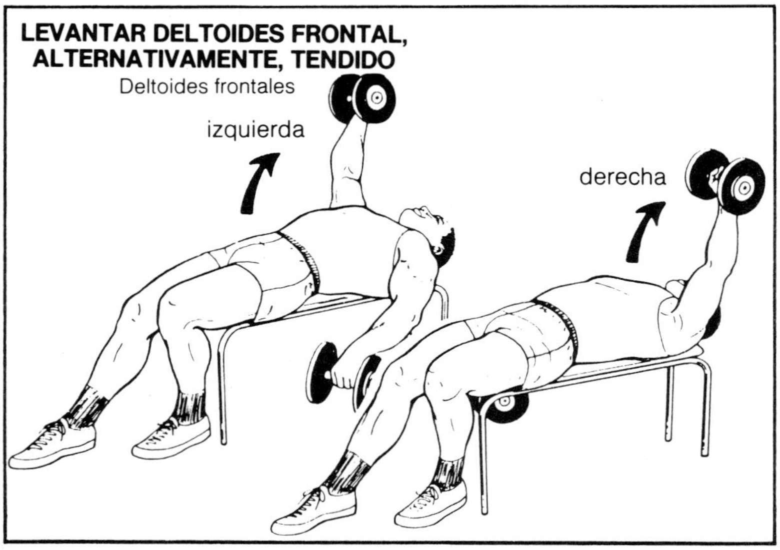

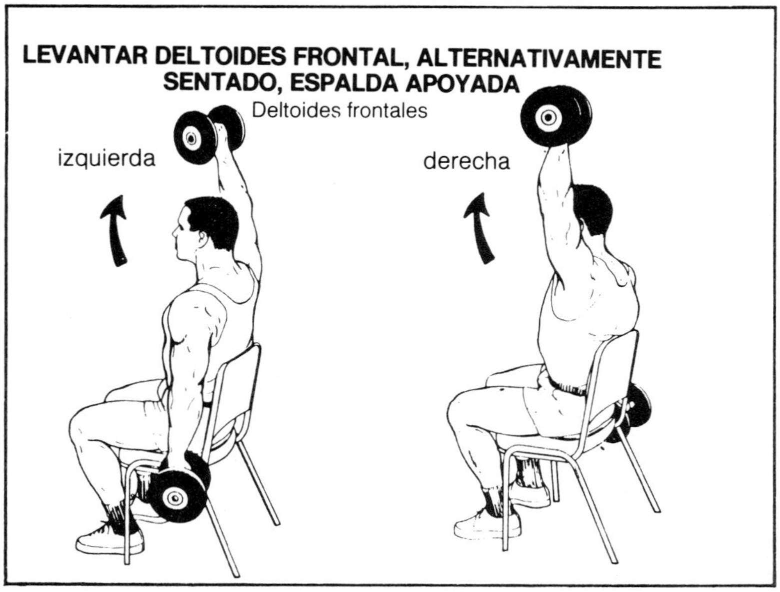

teniéndolas a los lados con las palmas hacia atrás.De pie, con la espalda recta, la cabeza levantada, los brazos estirados, las caderas y los codos trabados, levantar la mancuerna derecha con un movimiento semicircular hasta que quede vertical. Al comenzar a bajar la mancuerna derecha, empezar a levantar la mancuerna izquierda empleando un movimiento semicircular similar, de modo que cuando la mancuerna derecha regrese a la posición inicial, la mancuerna izquierda esté por encima de la cabeza. Inspirar al levantar la mancuerna derecha y espirar al elevar la mancuerna izquierda.

▲ Levantar deltoides frontal, alternativamente, tendido

Con una mancuerna en cada mano, sostenidas a los lados con las palmas hacia atrás, tumbarse sobre un banco plano con la cabeza apoyada en él. Con los brazos estirados a los lados y los codos trabados, levantar la mancuerna derecha con un movimiento semicircular hasta que quede vertical. Al comenzar a bajar la mancuerna derecha, empezar a levantar la mancuerna izquierda empleando el mismo movimiento semicircular, de modo que cuando la mancuerna derecha vuelva a la posición inicial, la mancuerna izquierda esté por encima de la cabeza. Inspirar al levantar la mancuerna derecha y espirar al elevar la mancuerna izquierda.

▲ Levantar deltoides frontal, alternativamente, sentado, espalda apoyada

Sostener una mancuerna en cada mano, hacia atrás, y sentarse sobre una silla que permita apoyar la parte superior de la espalda, a los lados, con las palmas. Inspirar y levantar el brazo derecho; con un movimiento semicircular, por encima de la cabeza, manteniendo el brazo estirado. Espirar al bajar la mancuerna hasta la posición inicial. Levantar el brazo izquierdo, manteniendo la posición estable con la espalda apoyada contra el respaldo. No inclinarse hacia adelante o hacia atrás. Hacer el trabajo con el músculo deltoides y ejercitar cada brazo individualmente.

▲ Levantar deltoides frontal, alternativamente, sentado

Deltoides frontales

Sosteniendo una mancuerna en cada mano a los lados y con las palmas hacia atrás, sentarse en el extremo de un banco con los pies firmemente sobre el suelo. Inspirar y levantar el brazo derecho, con un movimiento semicircular, por encima de la cabeza, manteniendo el brazo estirado. Espirar al bajar la mancuerna hasta la posición inicial. Levantar el brazo izquierdo, manteniendo la postura estable. No inclinarse hacia adelante o hacia atrás. Hacer el trabajo con el músculo deltoides y ejercitar cada brazo individualmente.

▲ Levantamiento frontal de mancuerna a medio camino, alternativamente, boca abajo sobre banco inclinado

Tumbarse boca abajo sobre un banco inclinado. Coger una mancuerna con cada mano manteniendo las palmas hacia abajo. Con los brazos estirados y los codos trabados, inspirar. Levantar el brazo derecho con un movimiento semicircular hasta que quede casi en línea con el ojo derecho. Al comenzar a bajar el brazo derecho, empezar a levantar el brazo izquierdo, realizando el mismo movimiento semicircular. Cuando el brazo derecho desciende, el izquierdo comienza a subir. Inspirar al levantar el brazo derecho y espirar al elevar el izquierdo.

▲ Levantamiento frontal de mancuernas a medio camino, boca abajo sobre banco inclinado

Tumbarse boca abajo sobre un banco inclinado. Coger una mancuerna con cada mano manteniendo las palmas hacia abajo. Con los brazos estirados y los codos trabados, inspirar y levantar los brazos con un movimiento semicircular hasta que estén casi paralelos a los ojos. Bajar las mancuernas hasta la posición inicial y espirar.

▲ Levantar deltoides frontal, con polea baja, brazos estirados, sentado

Colocar un banco a bastante distancia frente a una polea de pared. Coger las asas de la polea baja con ambas manos, manteniéndolas hacia abajo. Sentarse sobre un banco alejado de la polea, de modo que los brazos aguanten los pesos cuando se estiren a los lados. Con los brazos estirados y los codos trabados, inspirar y levantar ambos brazos hacia adelante con un movimiento semicircular, hasta que las manos queden casi verticales. Bajar los cables hasta la posición inicial y espirar.

▲ Levantar deltoides frontal con polea baja, de pie, brazos estirados

De pie, frente a una polea baja, alejado de la máquina, coger las asas de la polea baja con ambas manos, manteniendo las palmas hacia abajo. Colocarse a suficiente distancia, de modo que los brazos aguanten todo el peso cuando se estiren a los lados. Con los brazos estirados y los codos trabados, inspirar y levantar ambos

LEVANTAMIENTO FRONTAL DE MANCUERNA A MEDIO CAMINO, ALTERNATIVAMENTE, BOCA ABAJO SOBRE BANCO INCLINADO

Deltoides frontales

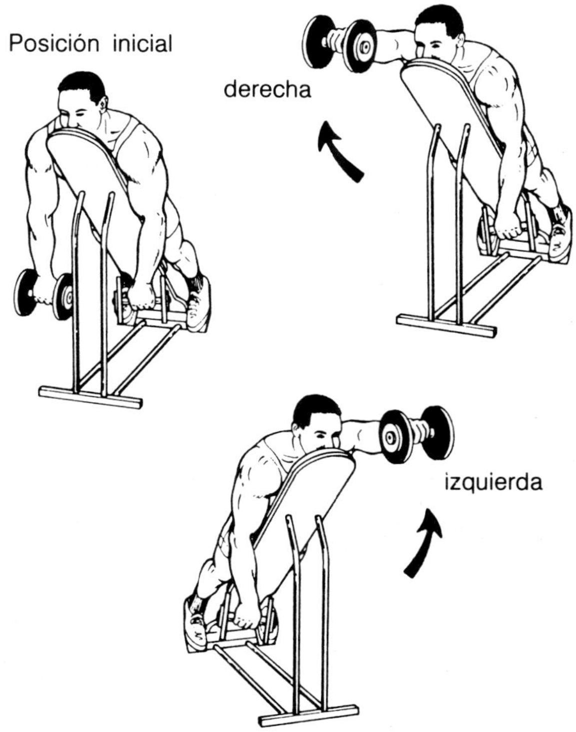

LEVANTAR DELTOIDES FRONTAL CON POLEA BAJA, BRAZOS ESTIRADOS, SENTADO

Deltoides frontales

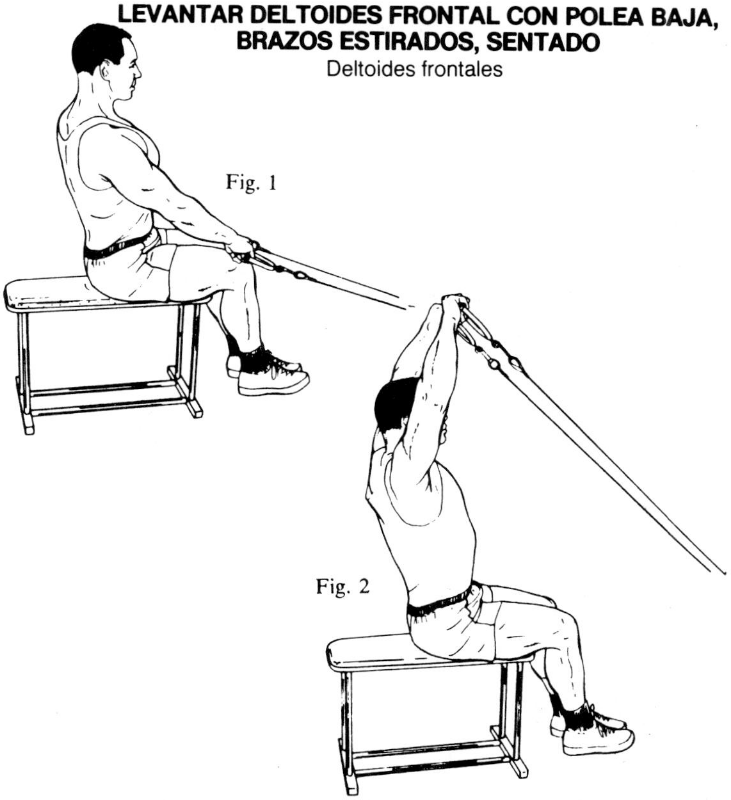

LEVANTAR DELTOIDES FRONTAL, CON POLEA BAJA, SENTADO, ESPALDA APOYADA, BRAZOS ESTIRADOS

Deltoides frontales

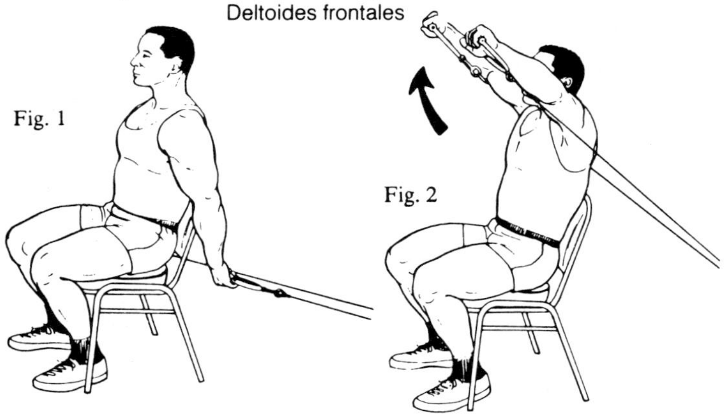

LEVANTAR DELTOIDES CON POLEA BAJA DE PIE

Deltoides externos

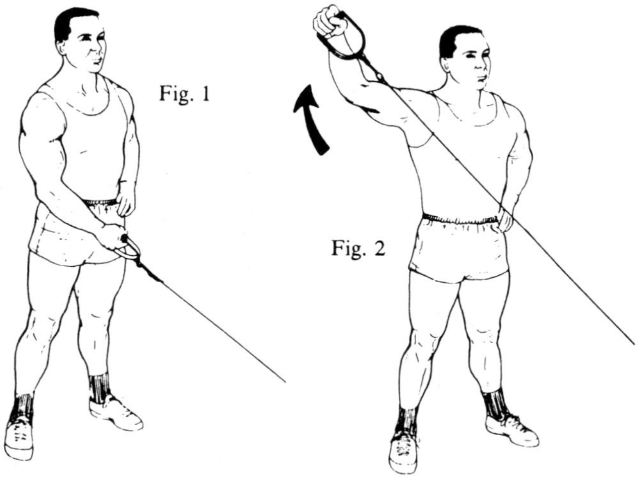

LEVANTAR DELTOIDES FRONTAL CON POLEA BAJA, SENTADO, ALTERNATIVAMENTE

Deltoides frontales

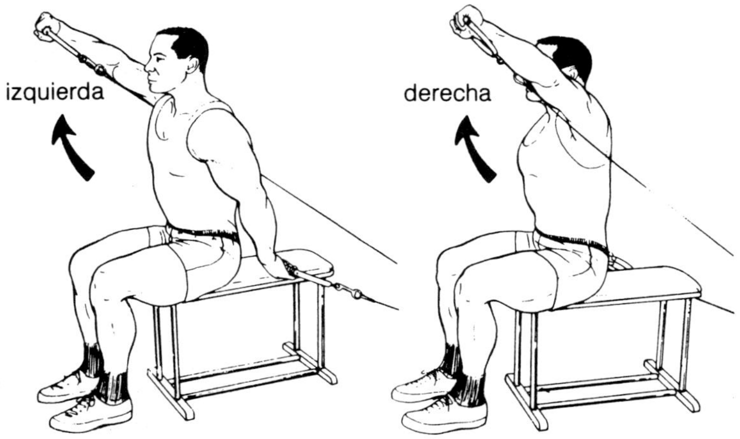

brazos hacia adelante con un movimiento semicircular, hasta que las manos queden casi verticales. Bajar los cables hasta la posición inicial y espirar.

▲ Levantar deltoides frontal con polea baja, sentado, espalda apoyada, brazos estirados

Colocar una silla, que permita apoyar la parte superior de la espalda, frente a la polea de pared. Coger las asas de la polea baja con ambas manos, manteniendo las palmas hacia abajo. Sentarse sobre la silla apartado de la polea, a distancia suficiente de modo que los brazos aguanten los pesos cuando se estiren a los lados. Con los brazos estirados y los codos trabados, inspirar y levantar ambos brazos hacia adelante con un movimiento semicircular, hasta que las manos queden casi verticales. Bajar los cables a la posición inicial y espirar.

▲ Levantar deltoides con polea baja, de pie

Utilizar una polea de pared que tenga asas en la parte inferior. Colocarse de pie de modo que el lado izquierdo del cuerpo quede frente a la polea. Coger el asa inferior de la polea de pared con la mano derecha. Permanecer de pie, erguido y lo bastante lejos de la máquina a fin de que haya tensión sobre el cable de la polea. Colocar la mano derecha casi en línea con la zona de la ingle sobre el lado izquierdo. Inspirar al llevar la polea hacia arriba y al costado, manteniendo el brazo estirado durante todo el ejercicio. Bajar el cable de la polea con el mismo arco que se realizó para levantarlo y espirar. Completar el número indicado de repeticiones con el brazo derecho y luego cambiar de lado, repitiendo el movimiento. Ambos lados constituyen una serie.

▲ Levantar deltoides frontal con polea baja, sentado, alternativamente

Colocar un banco frente a una polea de pared. Coger las asas de la polea baja de la máquina con ambas manos, manteniendo las palmas hacia abajo, y sentado a una distancia que permita soportar todo el peso con las manos a los lados. La espalda debería estar frente a la máquina, erguida, los brazos trabados y los pies separados unos 32 cm. Con los brazos estirados hacia abajo, a los lados, y los codos trabados, levantar el brazo derecho con un movimiento semicircular hasta que la mano quede casi vertical. Al comenzar a bajar la mano derecha, la mano izquierda debería subir realizando un movimiento semicircular similar. Cuando la mano derecha va hacia abajo, la izquierda se dirige hacia arriba. Inspirar al levantar el brazo derecho y espirar al levantar el brazo izquierdo.

▲ Levantar deltoide frontal con polea baja, de pie, alternadamente

Coger las asas de la polea baja de pared con ambas manos, manteniendo las palmas abajo, y alejarse lo suficiente aguantando todo el peso con las manos a los lados. Mantener la espalda recta y los brazos trabados, con los pies separados unos 32 cm. Con los brazos estirados y los codos trabados, levantar el brazo derecho con un movimiento semicircular hasta que la mano quede casi vertical. Al comenzar a bajar la mano derecha, la mano izquierda debería subir, realizando un movimiento semicircular similar. Cuando la mano derecha baja, la izquierda sube. Inspirar al levantar el brazo derecho y espirar al levantar el izquierdo.

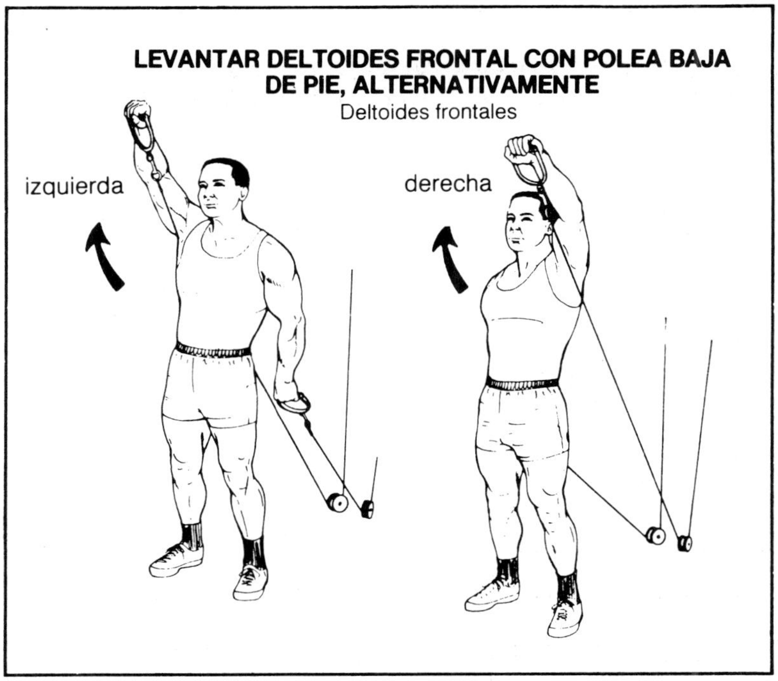

▲ Levantar deltoides frontal con polea baja, alternativamente, sentado, espalda apoyada

Colocar una silla, que permita apoyar la parte superior de la espalda frente a una polea de pared. El respaldo de la silla debería estar frente a la polea. Coger las asas de la polea baja de la máquina con ambas manos, manteniendo las palmas hacia abajo, y sentarse a suficiente distancia, aguantando todo el peso con las manos a los lados. Mantener la espalda contra la silla y los brazos trabados, con los pies separados unos 32 cm. Con los brazos estirados hacia abajo a los lados, y los codos trabados, levantar el brazo derecho con un movimiento semicircular hasta que la mano quede casi vertical. Al comenzar a bajar la mano derecha, la mano izquierda debería subir, realizando un movimiento semicircular similar. Cuando la derecha baja, la izquierda sube. Inspirar al levantar el brazo derecho y espirar al elevar el izquierdo.

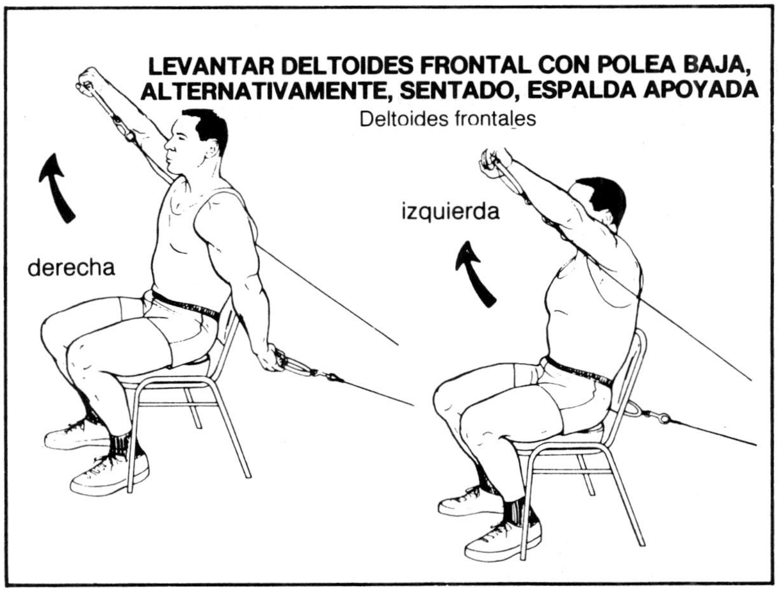

▲ Levantar deltoides frontal con polea baja, alternativamente, de pie, inclinado

De pie, con la espalda frente a una polea baja de pared. Inclinarse hacia abajo y coger las asas de la polea baja de la máquina con ambas manos, manteniendo las palmas hacia abajo. Apartarse de la polea lo suficiente aguantando todo el peso con las manos, a los lados. Mantener la espalda recta y los brazos estirados y los codos trabados, inclinarse hacia adelante, doblando la cintura casi hasta formar un ángulo de 90°. Levantar el brazo derecho con

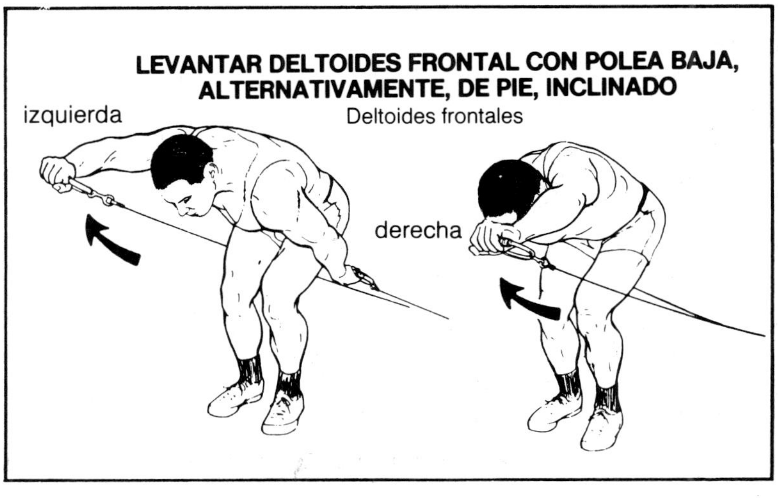

LEVANTAR DELTOIDES CON POLEA BAJA, DETRÁS DE LA ESPALDA, DE PIE

Deltoides externos

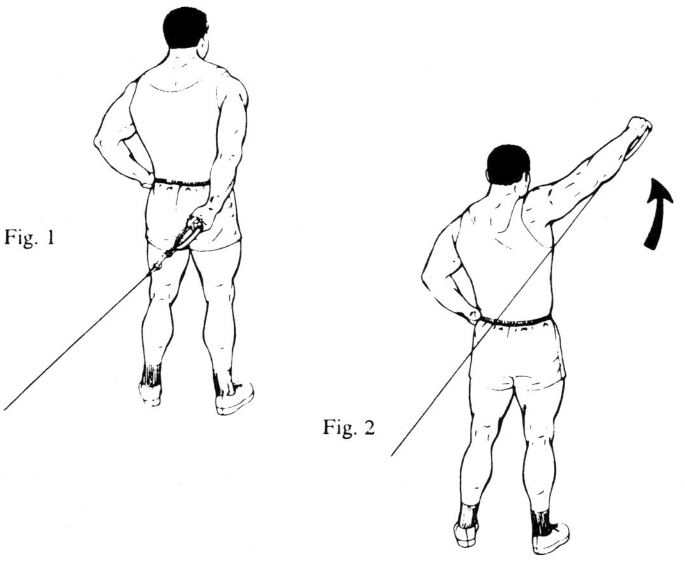

LEVANTAR DELTOIDES POSTERIOR CON POLEA BAJA, INCLINADO

Deltoides posteriores

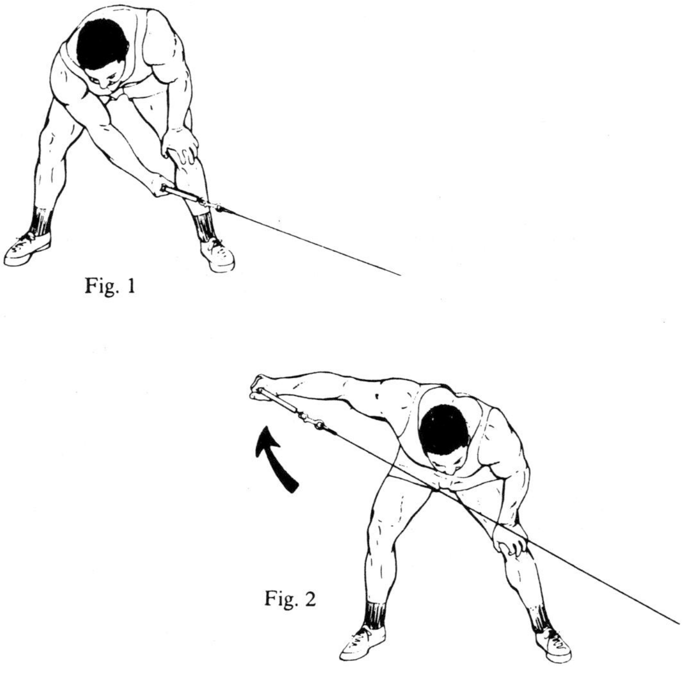

un movimiento semicircular hasta que la mano quede casi horizontal. Al comenzar a bajar la mano derecha, debería subirse la mano izquierda, realizando un movimiento semicircular similar. Cuando la derecha baja, la izquierda sube. Inspirar al levantar el brazo derecho y espirar al elevar el izquierdo.

■ Levantar deltoides con polea baja, detrás de la espalda, de pie

Utilizando una polea de pared, que tenga asas en la parte inferior, colocarse de pie con un costado del cuerpo frente a la máquina. Coger la polea inferior de la máquina con la mano derecha. Permanecer de pie, erguido y a suficiente distancia de la máquina para que haya tensión sobre el cable de la polea. Colocar la mano derecha detrás de la espalda, casi en línea con la parte superior de las nalgas. Inspirar y llevar la polea al costado, hacia arriba y hacia afuera, manteniendo el brazo estirado durante todo el ejercicio. Continuar levantando el brazo derecho hasta que quede encima del hombro y paralelo a él. Bajar el cable de la polea con el mismo arco realizado para subirlo y espirar. Completar el número indicado de repeticiones con el brazo derecho y, luego, cambiar de lado, repitiendo el movimiento. Ambos lados constituyen una serie.

■ Levantar deltoides con polea baja, inclinado

Colocarse con el lado izquierdo del cuerpo frente a una polea de pared y coger el asa inferior de la máquina con la mano derecha. Apartarse de la polea, de modo que todo el peso se aguante con el brazo derecho. Inclinarse, doblando la cintura, hasta que la parte superior del cuerpo quede casi paralela al suelo. Emplear el brazo izquierdo para ayudar a aguantar la parte superior del cuerpo colocándolo sobre el muslo izquierdo encima de la rodilla. Mantener el codo derecho trabado y el brazo estirado al levantar el peso con un movimiento semicircular, hasta que el brazo derecho quede paralelo a la altura del hombro derecho. Concentrarse en tener la mano derecha en línea con la oreja derecha, en el punto máximo del ejercicio. Inspirar al levantar el peso y espirar al bajarlo. Para constituir una serie deben ejercitarse ambos lados (izquierdo y derecho).

▲ Levantar deltoides con polea baja, tendido en el suelo

Tumbarse en el suelo sobre el lado izquierdo, frente a una polea de pared, con los pies lo más cerca posible de la máquina. Coger la polea baja con la mano derecha y volver a tumbarse de lado, a suficiente distancia de la máquina como para que el brazo derecho sostenga todo el peso del cable, alejándolo hasta la posición inicial. Con el brazo estirado a un lado, levantar el cable con un movimiento semicircular, más allá de la parte superior del cuerpo hasta llevarlo por detrás de la cabeza. Inspirar al levantar la polea y espirar al bajarla. Realizar el número indicado de repeticiones con el brazo derecho y cambiar de lado, haciendo el mismo número de ejercicios con el brazo izquierdo.

▲ Levantar deltoides frontal con polea baja, tendido

Colocar un banco frente a una polea baja de pared, a suficiente distancia como para ejecutar adecuadamente el ejercicio en toda la amplitud del movimiento. Coger el asa del cable de la polea baja con la mano derecha y tumbarse sobre el lado izquierdo en el banco con los pies en dirección a la polea. Con el brazo derecho trabado y la mano derecha detrás de la espalda, casi en línea con el centro de las nalgas, levantar el cable con un movimiento semicircular, más allá de la parte superior del cuerpo, hasta que el brazo quede vertical. Inspirar al levantar la polea y espirar al volver a bajarla. Realizar el número indicado de repeticiones con el brazo derecho y luego cambiar de lado, haciendo el mismo número de ejercicios con el brazo izquierdo.

▲ Levantar deltoides posterior con polea baja, a través del cuerpo, tendido en el suelo

Coger el asa del cable de la polea baja de pared con la mano derecha y tumbarse en el suelo sobre el lado izquierdo, delante de la polea. Colocarse a distancia suficiente, a fin de ejecutar adecuadamente el ejercicio en toda la amplitud de movimiento. Con el brazo derecho delante y en línea con los hombros, inspirar y levantarlo con un movimiento semicircular hasta una posición vertical por encima del hombro derecho. Asegurarse de que el brazo derecho se mantenga estirado y en línea con el hombro. Espirar al bajar el peso a la posición inicial.

▲ Levantar deltoides posterior con polea baja a través del cuerpo, tendido

Colocar un banco frente a una polea baja de pared, a suficiente distancia como para ejecutar adecuadamente el ejercicio en toda la amplitud del movimiento. Coger el asa del cable de la polea baja con la mano derecha y tumbarse en el banco sobre el lado izquierdo, con las piernas separadas, a fin de ayudar a equilibrar la parte supe-

LEVANTAR DELTOIDES CON POLEA BAJA, TENDIDO EN EL SUELO

Deltoides externos

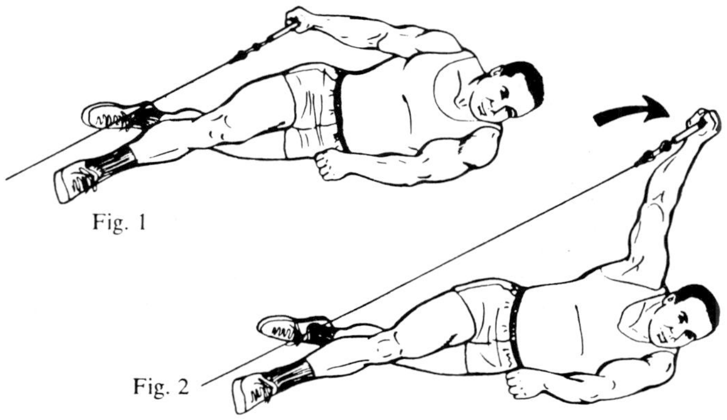

Fig. 1

Fig. 2

LEVANTAR DELTOIDES FRONTAL CON POLEA BAJA, TENDIDO

Deltoides externos

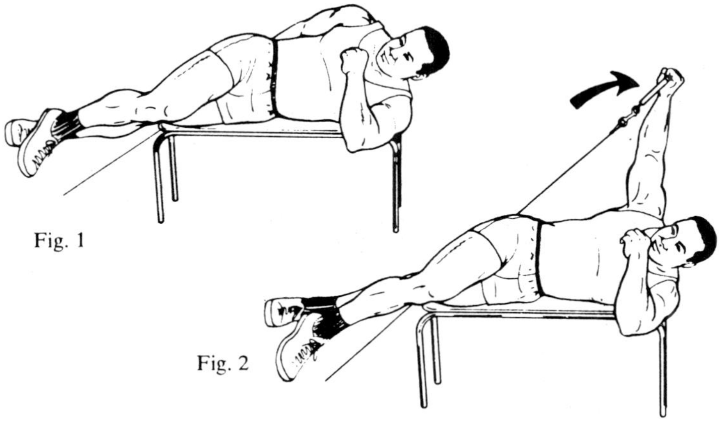

Fig. 1

Fig. 2

LEVANTAR DELTOIDES POSTERIOR CON POLEA BAJA, A TRAVÉS DEL CUERPO, TENDIDO EN EL SUELO

Deltoides posteriores

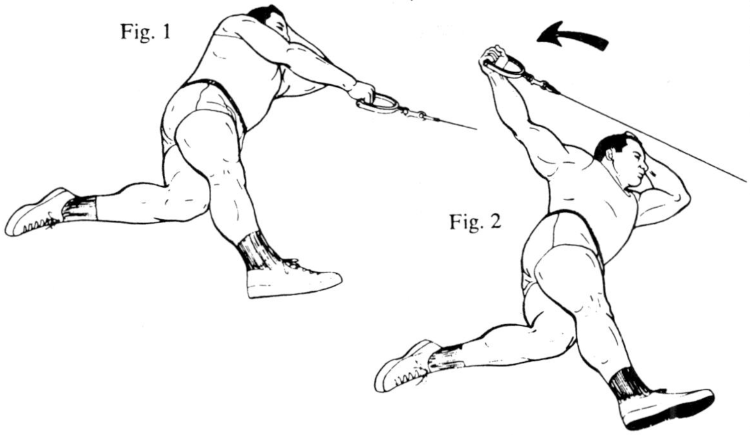

Fig. 1

Fig. 2

LEVANTAR DELTOIDES POSTERIOR CON POLEA BAJA, A TRAVÉS DEL CUERPO TENDIDO
Deltoides posteriores

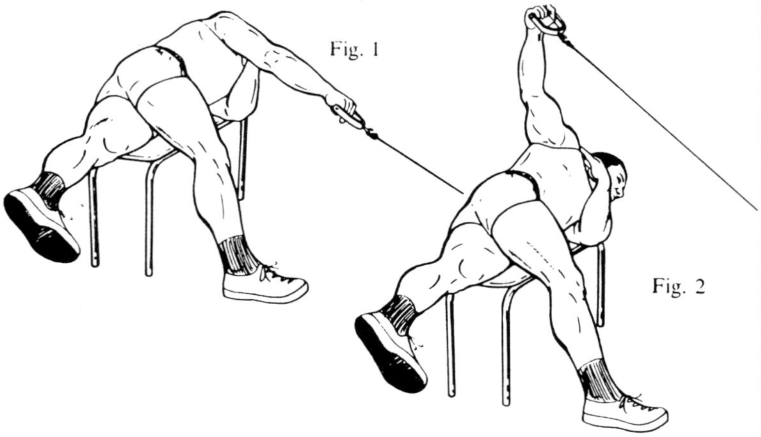

GIRAR DELTOIDES POSTERIOR CON POLEA BAJA TENDIDO SOBRE BANCO INCLINADO
Deltoides posteriores

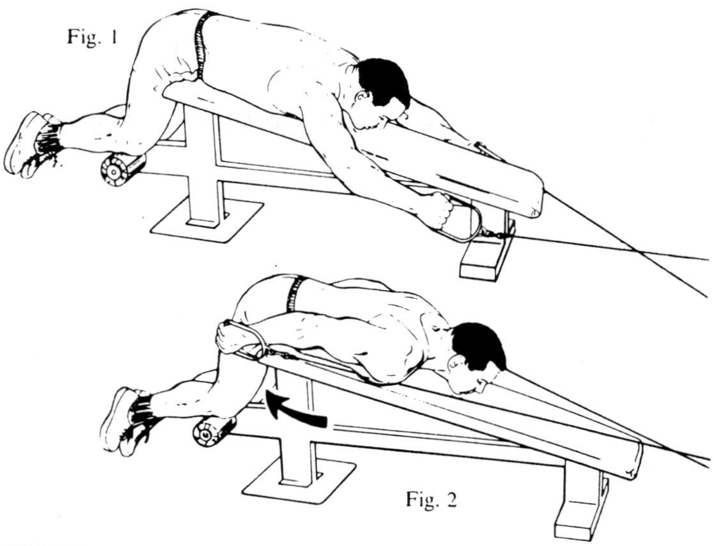

LATERAL DE COSTADO CON POLEA BAJA, INCLINADO
Deltoides posteriores

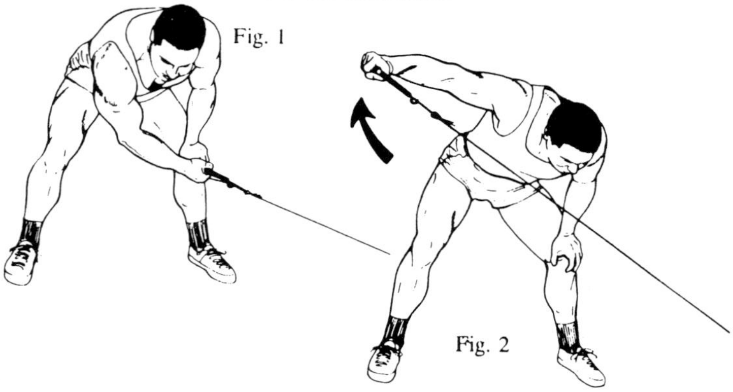

rior del cuerpo. Con el brazo derecho hacia afuera y adelante, en línea con los hombros, inspirar y levantarlo con un movimiento semicircular hasta una posición vertical por encima del hombro derecho. Asegurarse de que el brazo derecho se mantenga estirado y en línea con el hombro. Espirar al bajar el peso a la posición inicial. Hacer el número indicado de repeticiones sobre el lado derecho y luego cambiar de posición, realizando el mismo número de repeticiones sobre el lado izquierdo.

■ Girar deltoide posterior con polea baja, tendido sobre banco inclinado

Situar el extremo inferior de un banco inclinado delante de una polea baja de pared. Colocar la parte posterior del banco a la distancia suficiente para permitir que los brazos sostengan los pesos de ambos cables mientras se está tumbado de cintura para arriba y boca abajo sobre el banco. Coger el asa del cable inferior izquierdo con la mano derecha y el asa del cable inferior derecho con la mano izquierda para cruzar los cables. Los brazos extendidos hacia afuera y adelante, con los codos trabados y las palmas de las manos enfrentadas. Inspirar al llevar las asas hacia atrás con un movimiento semicircular, hasta que los brazos queden directamente a los lados. Volver a la posición inicial y espirar.

■ Lateral de costado con polea baja, inclinado

Coger el asa del cable de una polea inferior de pared con la mano derecha, y distanciarse lo suficiente de la máquina, aguantando el peso al volver el costado izquierdo hacia la máquina. Inclinarse, doblando la cintura, hasta que la parte superior del cuerpo quede paralela al suelo. Las piernas deberian estar ligeramente flexionadas, y el brazo derecho estirado hacia abajo desde el hombro, con la mano izquierda sobre la parte inferior del muslo izquierdo para ayudar a sostener la parte superior del cuerpo. Inspirar y levantar el brazo con un movimiento semicircular, manteniendo el codo trabado, hasta que quede paralelo al suelo. La mano derecha debería estar en línea con la oreja derecha, en la posición máxima. Bajar el peso a la posición inicial y espirar. Hacer el número indicado de repeticiones sobre el lado derecho y, luego, cambiar de posición, efectuando el mismo número de ejercicios sobre el lado izquierdo.

▲ Levantamiento frontal de barra con polea baja, brazos estirados, de pie

Colocar una barra corta sobre los dos cables de una polea baja de pared. Coger la barra con ambas manos manteniendo las palmas hacia abajo. Distanciarse lo suficiente para aguantar el peso con las manos hacia adelante. Mantener la espalda recta y los brazos trabados con los pies separados unos 32 cm. Inspirar y llevar los cables hacia arriba con un movimiento semicircular, manteniendo los brazos estirados y los codos trabados, hasta que la barra quede por encima de la cabeza. Volver a bajar la barra a la posición inicial con el mismo movimiento semicircular con que fue levantada y espirar.

■ Levantar deltoide posterior con polea baja, sobre banco inclinado

Situar un banco inclinado delante de una polea de pared, con el extremo alto lo más cerca posible de la máquina. Coger el asa de la polea baja con la mano derecha y tumbarse en el banco inclinado sobre el lado izquierdo. Colocar la mano derecha, sosteniendo el asa de la polea, detrás y la mano izquierda casi paralela a la nalga izquierda. Mantener el codo trabado y el brazo estirado, inspirar y levantar el cable con un movimiento semicircular hasta que la mano esté por encima del hombro. Bajar el cable a la posición inicial y espirar. Ambos brazos constituirán una serie.

▲ Levantar deltoides frontal con polea baja, sobre banco inclinado

Deltoides frontales y externos

Colocar un banco inclinado delante de una polea de pared, con el extremo alto lo más cerca posible de la máquina. Coger el asa de la polea baja con el brazo tendido a lo largo del cuerpo, casi paralelo a la parte superior del muslo, y tumbarse de lado sobre el banco inclinado. Mantener el codo trabado y el brazo estirado, inspirar y levantar el cable con un movimiento semicircular hasta que la mano esté por encima del hombro. Bajar el cable a la posición inicial y espirar. Ambos brazos constituirán una serie.

▲ Remo con polea baja, de pie, erguido

Coger las asas de una polea baja de pared con ambas manos, manteniendo las palmas hacia abajo. Distanciarse lo suficiente, aguantando el peso con las manos hacia adelante. Con la espalda recta, los brazos trabados y los pies separados unos 32 cm, inspirar y llevar los cables hacia arriba con los músculos de los hombros, levantando los brazos y flexionando los codos. En la posición máxima, los codos deberían estar casi paralelos a la parte superior de la cabeza y las manos en línea con la

LEVANTAMIENTO FRONTAL DE BARRA CON POLEA BAJA, BRAZOS ESTIRADOS, DE PIE

Deltoides frontales y trapecio

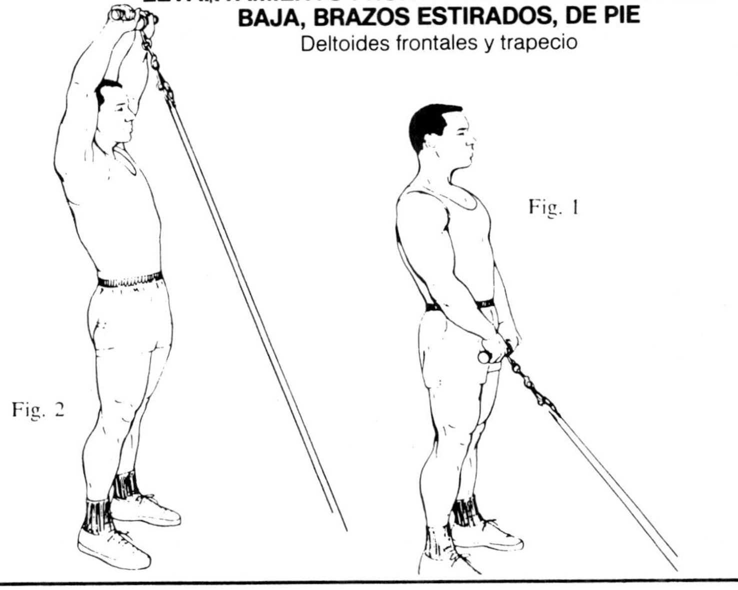

LEVANTAR DELTOIDES POSTERIOR CON POLEA BAJA, SOBRE BANCO INCLINADO

Deltoides frontal y externo

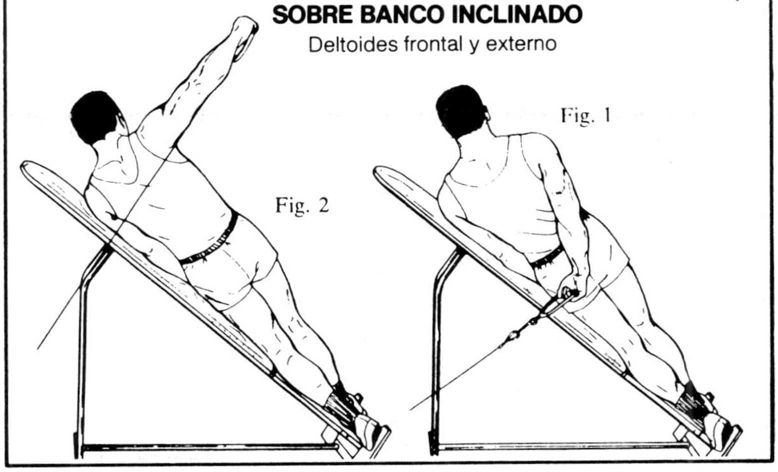

REMO CON POLEA BAJA, DE PIE, ERGUIDO

Deltoides frontales y trapecio

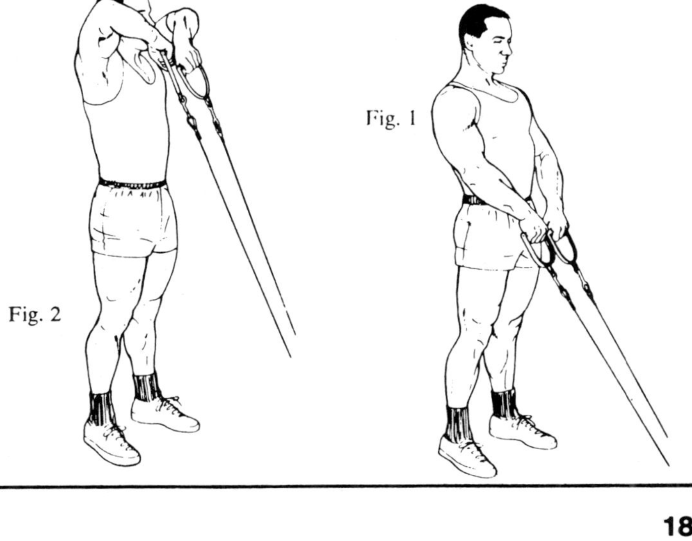

***PULL* LATERAL DELTOIDES POSTERIOR CON POLEA BAJA SENTADO, ESPALDA APOYADA**

Deltoides posteriores

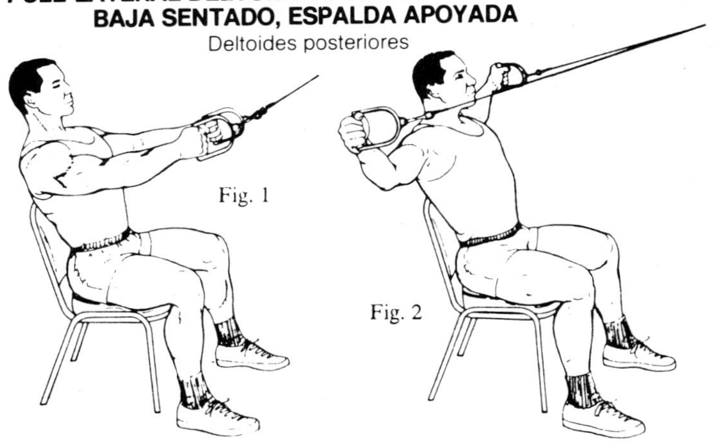

***PULL* LATERAL DELTOIDES POSTERIOR CON POLEA ALTA, DE PIE**

Deltoides posteriores

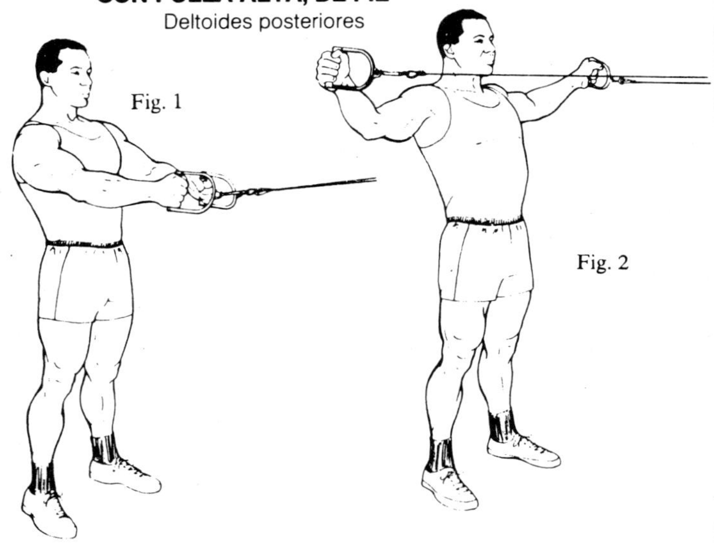

***PULL* LATERAL DELTOIDES POSTERIOR CON POLEA ALTA, SENTADO**

Deltoides posteriores

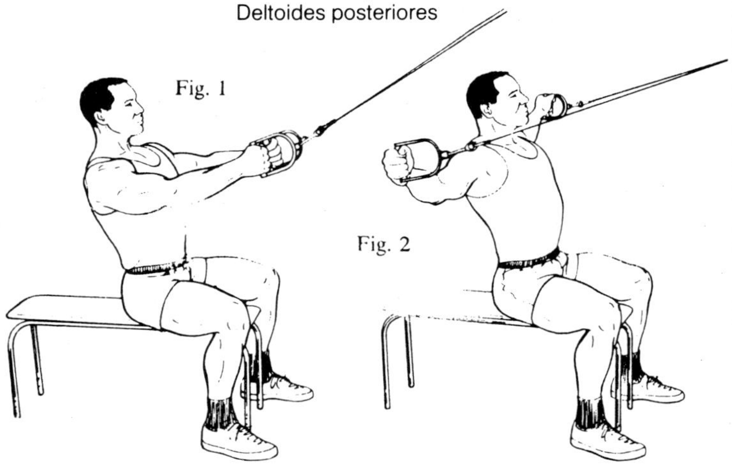

barbilla. Bajar el peso nuevamente a la posición inicial y espirar.

▲ *Pull* lateral deltoides posterior con polea baja, sentado, espalda apoyada

Utilizando una polea de pared que tenga asas en la parte superior, sentarse sobre una silla con la espalda apoyada, delante de la máquina. Asegurarse de que la silla esté a una distancia que permita levantar los pesos al sentarse en ella, con los brazos estirados hacia adelante. Coger el asa izquierda con la mano derecha y el asa derecha con la mano izquierda cruzando los cables. Con los brazos trabados y estirados, inspirar y llevar los brazos hacia atrás en dirección a los extremos de los hombros. Continuar manteniendo los brazos paralelos y los codos trabados. Inspirar al comenzar el *pull* y espirar al volver a llevar los pesos a la posición inicial.

▲ *Pull* lateral deltoides posterior con polea alta, de pie

Utilizando una polea de pared que tenga asas en la parte superior, colocarse de pie delante de la máquina. Coger el asa izquierda con la mano derecha y el asa derecha con la mano izquierda cruzando los cables. Retroceder hasta que los brazos estén estirados hacia adelante y paralelos a los hombros. Retroceder lo suficiente para provocar bastante tensión sobre los cables al levantar los pesos. Inspirar y llevar los brazos hacia atrás en dirección a los extremos de los hombros. Continuar manteniendo los brazos paralelos y los codos trabados. Inspirar al comenzar el *pull* y espirar al llevar los pesos de regreso a la posición inicial.

▲ *Pull* lateral deltoides posterior con polea alta, sentado

Utilizando una polea alta que tenga asas en la parte superior, sentarse delante de la máquina sobre un banco situado a suficiente distancia para poder levantar los pesos con los brazos estirados hacia adelante. Coger el asa izquierda con la mano derecha y el asa derecha con la mano izquierda cruzando los cables. Con los brazos trabados y estirados, inspirar y llevarlos hacia atrás en dirección a los extremos de los hombros. Continuar manteniendo los brazos paralelos y los codos trabados. Inspirar al comenzar el *pull* y espirar al llevar los pesos de regreso a la posición inicial.

■ Levantar deltoides de tres maneras, tendido

Ésta es una combinación de tres ejercicios diferentes de deltoides. Ejecutar la totali-

dad del primer ejercicio y luego realizar el segundo, antes de continuar con el ejercicio final.
1. Levantar deltoides frontal, tendido.
2. Levantar deltoides frontal tendido, alternativamente.
3. Levantar lateral, tendido de lado.

■ Levantar deltoides de tres maneras, de pie

Deltoides frontales y laterales

Ésta es una combinación de tres ejercicios diferentes de deltoides. Ejecutar la totalidad del primer ejercicio y luego, de inmediato, realizar el segundo completo, antes de continuar con el ejercicio final.
1. Levantar deltoides frontal, de pie.
2. Levantar deltoides frontal, de pie, alternativamente.
3. Levantar lateral, tendido de pie y de lado.

■ Levantar deltoides de tres maneras, sentado

Ésta es una combinación de tres ejercicios diferentes de deltoides. Ejecutar la totalidad del primer ejercicio y luego, de inmediato, realizar el segundo ejercicio completo, antes de continuar con el ejercicio final.
1. Levantar deltoides frontal, sentado.
2. Levantar deltoides frontal sentado, alternativamente.
3. Levantar lateral, sentado de lado.

■ Levantar deltoides de tres maneras sobre banco inclinado

Deltoides frontal y lateral

Ésta es una combinación de tres ejercicios diferentes de deltoides. Ejecutar la totalidad del primer ejercicio y luego, de inmediato, realizar el segundo completo, antes de continuar con el ejercicio final.
1. Levantar deltoides frontal, sobre banco inclinado.
2. Levantar deltoides frontal sobre banco inclinado, alternativamente.
3. Levantar lateral, sobre banco inclinado de lado.

■ Levantar deltoides de tres maneras, sentado, espalda apoyada

Deltoides frontal y lateral

Ésta es una combinación de tres ejercicios diferentes de deltoides. Ejecutar la totalidad del primer ejercicio y luego, de inmediato, realizar el segundo completo, antes de continuar con el ejercicio final.
1. Levantar deltoides frontal, sentado, espalda apoyada.
2. Levantar deltoides frontal sentado, espalda apoyada, alternativamente.
3. Levantar lateral, sentado, espalda apoyada, de lado.

LEVANTAR DELTOIDES DE TRES MANERAS, TENDIDO

Deltoides frontales

Fig. 1

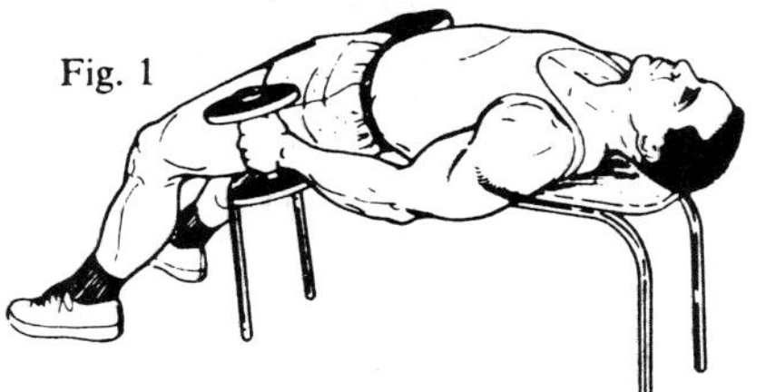

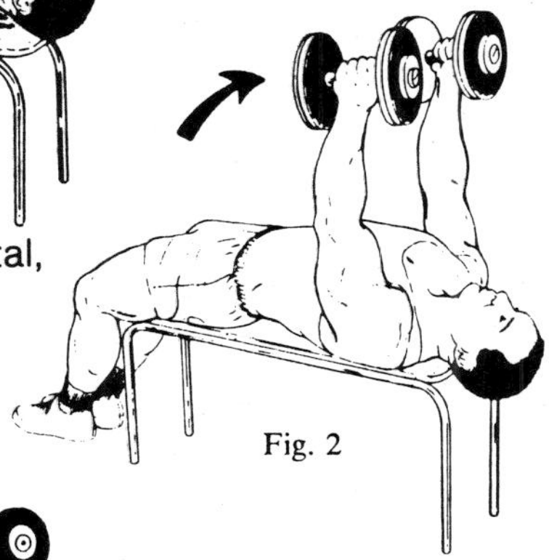

Fig. 2

1. Levantar deltoides frontal, tendido.

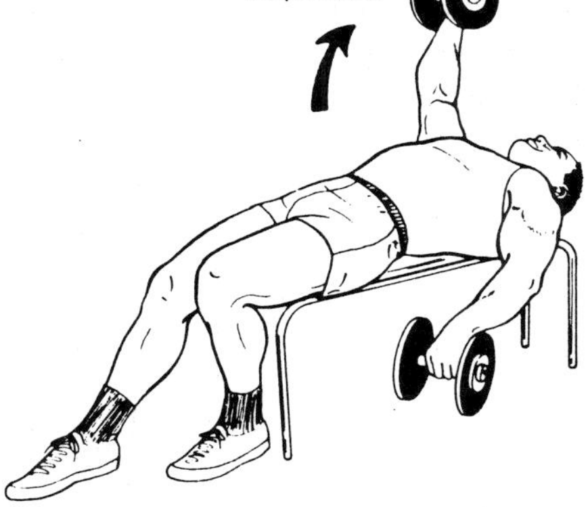

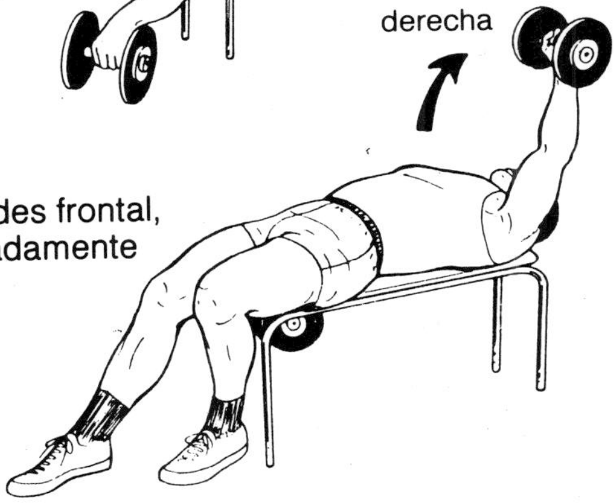

2. Levantar deltoides frontal, tendido, alternadamente

Fig. 1

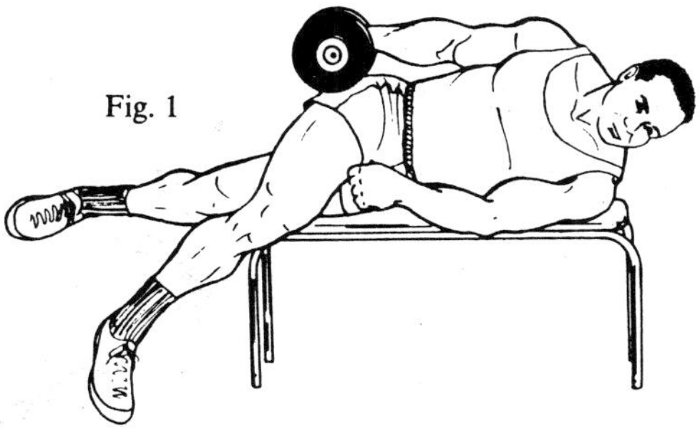

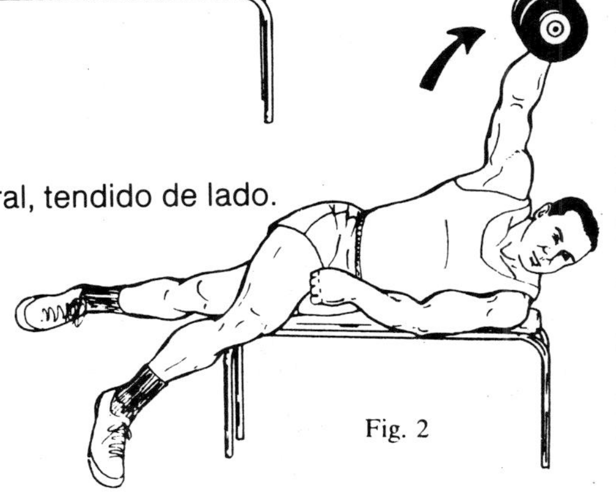

Fig. 2

3. Levantar lateral, tendido de lado.

LEVANTAR DELTOIDES DE TRES MANERAS CON POLEA BAJA, SENTADO, DE ESPALDAS

Deltoides frontales y laterales

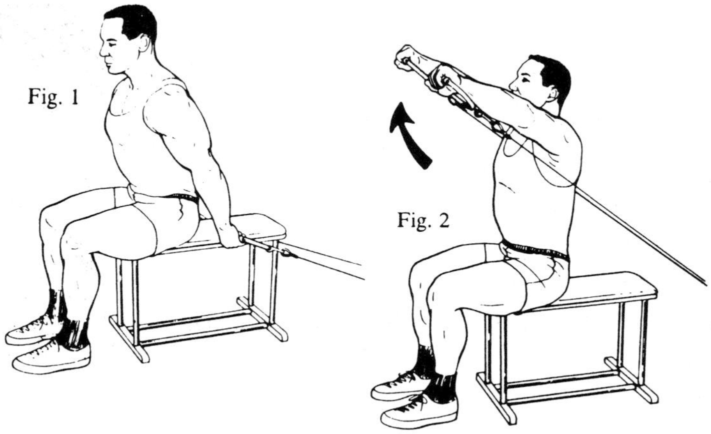

1. Levantar deltoides frontales con polea baja, sentado, de espaldas.

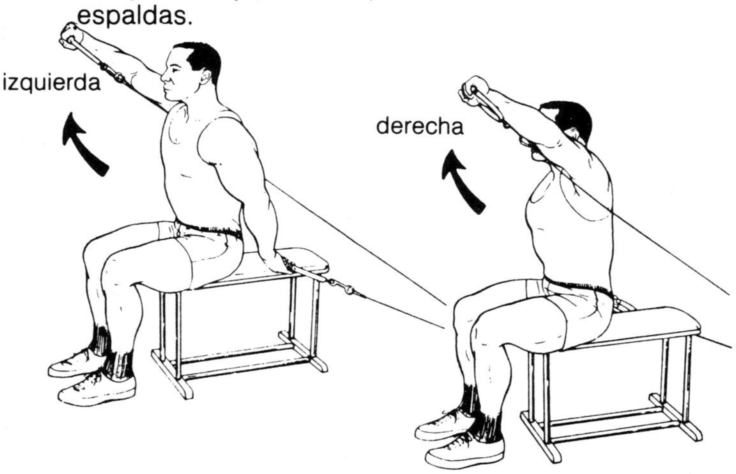

2. Levantar deltoides frontales con polea baja, sentado, de espaldas, alternadamente.

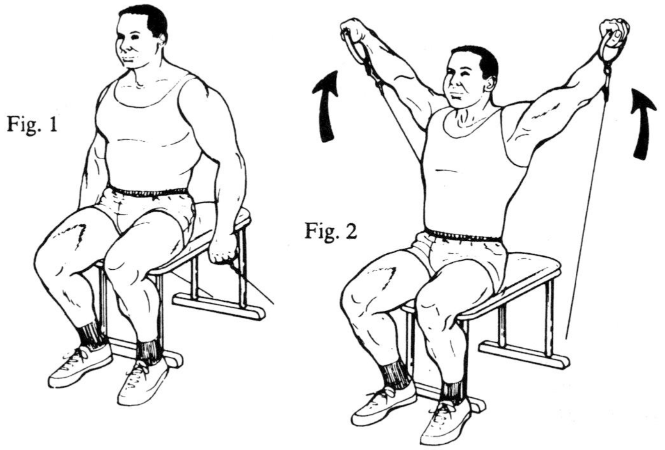

3. Levantar laterales hacia los lados con polea baja, sentado de espaldas.

■ Levantar deltoides frontales con polea baja de tres maneras, sentado, de frente

Ésta es una combinación de tres ejercicios diferentes de deltoides. Ejecutar la totalidad del primer ejercicio y luego, de inmediato, realizar el segundo completo, antes de continuar con el ejercicio final.

1. Levantar deltoides frontales con polea baja, sentado, de frente.
2. Levantar deltoides frontales con polea baja, sentado, de frente, alternativamente.
3. Levantar laterales hacia los lados con polea baja, sentado de frente.

■ Levantar deltoides con polea baja de tres maneras, sentado de espaldas

Ésta es una combinación de tres ejercicios diferentes de deltoides. Ejecutar la totalidad del primer ejercicio y luego, de inmediato, realizar el segundo completo, antes de continuar con el ejercicio final.

1. Levantar deltoides frontales con polea baja, sentado, de espaldas.
2. Levantar deltoides frontales con polea baja, sentado de espaldas, alternativamente.
3. Levantar laterales hacia los lados con polea baja, sentado de espaldas.

■ Levantar deltoides con polea baja de tres maneras, de frente

Deltoides frontales y laterales

Ésta es una combinación de tres ejercicios diferentes de deltoides. Ejecutar la totalidad del primer ejercicio y luego, de inmediato, realizar el segundo completo, antes de continuar con el ejercicio final.

1. Levantar deltoides frontales con polea baja, sentado, de frente.
2. Levantar deltoides frontales con polea baja, de frente, alternadamente.
3. Levantar laterales hacia los lados con polea baja, de frente.

■ Levantar deltoides con polea baja de tres maneras, de espaldas

Deltoides frontales y lalerales

Ésta es una combinación de tres ejercicios diferentes de deltoides. Ejecutar la totalidad del primer ejercicio y luego, de inmediato, realizar el segundo completo, antes de continuar con el ejercicio final.

1. Levantar deltoides frontales con polea baja, de espaldas.
2. Levantar deltoides frontales con polea baja, de frente, alternativamente.
3. Levantar laterales hacia los lados con polea baja, de espaldas.

■ Levantar deltoides con polea baja de tres maneras, sentado, espalda apoyada, de espaldas

Ésta es una combinación de tres ejercicios diferentes de deltoides. Ejecutar la totalidad del primer ejercicio y luego, de inmediato, realizar el segundo completo, antes de continuar con el ejercicio final.

1. Levantar deltoides frontales sentado, espalda apoyada, de espaldas.
2. Levantar deltoides frontales, sentado, espalda apoyada, de espaldas, alternativamente.
3. Levantar laterales hacia los lados, sentado, espalda apoyada, de espaldas.

■ Levantar deltoides con polea baja de tres maneras, sentado, espalda apoyada, de frente

Deltoides frontales y laterales

Ésta es una combinación de tres ejercicios diferentes de deltoides. Ejecutar la totalidad del primer ejercicio y luego, de inmediato, realizar el segundo completo, antes de continuar con el ejercicio final.

1. Levantar deltoides frontales sentado, espalda apoyada, de frente.
2. Levantar deltoides frontales, sentado, espalda apoyada, de frente, alternativamente.
3. Levantar laterales hacia los lados sentado, espalda apoyada, de frente.

▲ Remo con máquina Universal, de pie, erguido

Colocar las manos sobre la barra de la máquina Universal que se utiliza para *curls* de barra. Las palmas de las manos estarán hacia abajo y el asimiento será con una separación de unos 12 cm. Mantener el cuerpo erguido y estable, y llevar el peso hacia arriba hasta que quede casi debajo de la barbilla. Los codos deben mantenerse hacia afuera, a los lados, y en la posición máxima estarán casi a la altura de las orejas. Mantener la barra junto con al cuerpo y hacer una pausa breve en el punto máximo. Concentrarse al bajar la barra a la posición inicial. Inspirar arriba y espirar abajo.

LEVANTAR DELTOIDES CON POLEA BAJA DE TRES MANERAS, SENTADO, ESPALDA APOYADA, DE ESPALDAS

Deltoides frontales y laterales

1. Levantar deltoides frontales sentado, espalda apoyada.

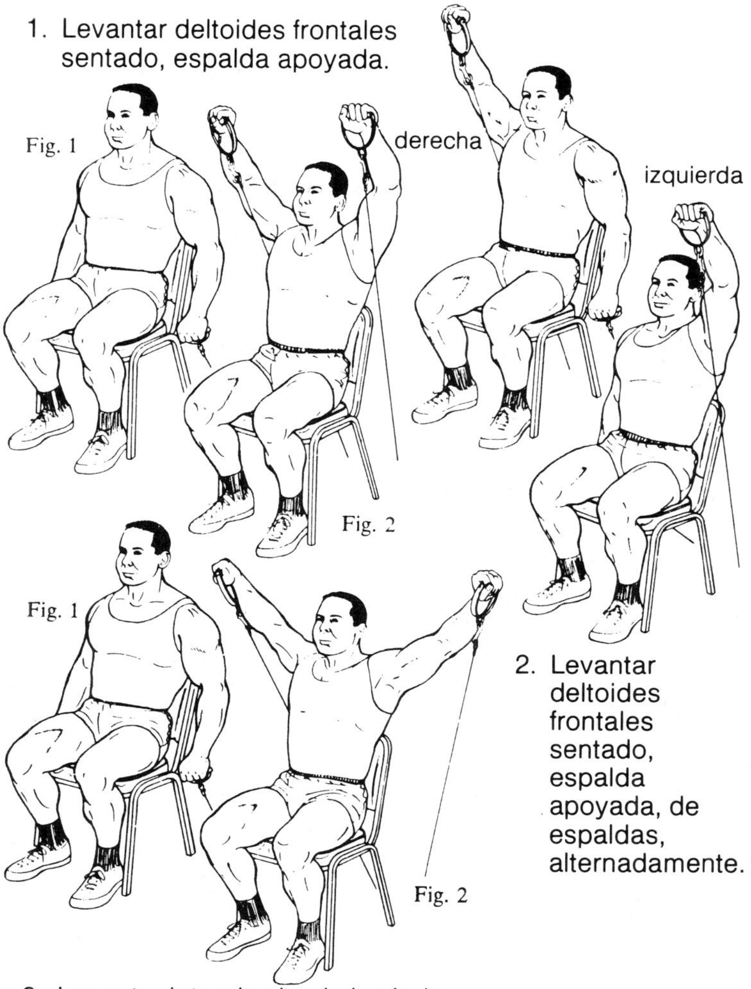

2. Levantar deltoides frontales sentado, espalda apoyada, de espaldas, alternadamente.

3. Levantar laterales hacia los lados, sentado, espalda apoyada, de espaldas.

REMO CON MÁQUINA UNIVERSAL, DE PIE, ERGUIDO

Deltoides frontales y trapecio

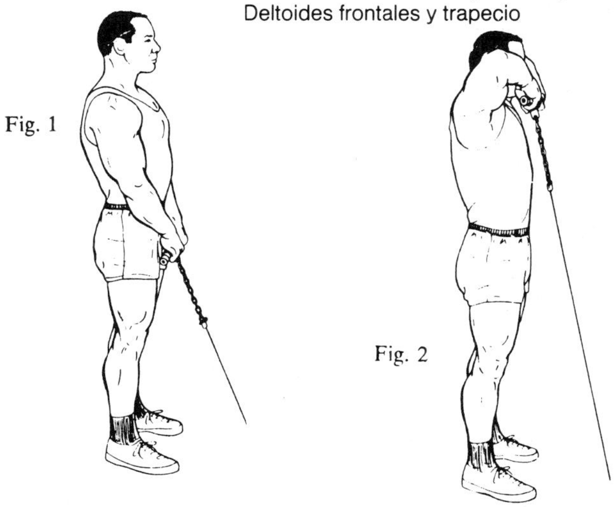

Introducción a la sección de la espalda

La espalda está constituida por los grupos musculares conocidos como extensores del tronco. Su objetivo es mantener una postura erguida mediante la estabilización de la mitad posterior del tronco. Son numerosos los músculos implicados en esta función. Para simplificar su funcionamiento, los reuniré en un grupo principal conocido como el erector espinal (sacroespinal), cuya función fundamenteal es extender la columna vertebral llevando las costillas hacia abajo. Esto contribuye a estabilizar las costillas durante la espiración forzada y a elevar la pelvis.

La extensión del tronco, o enderezamiento de la espalda, se produce en su mayor parte en la zona inferior de ésta. Es el movimiento más enérgico del tronco y, por consiguiente, resulta de suma importancia en atletismo. La extensión del tronco se emplea en casi todo tipo de actividad atlética, incluyendo las acciones de bloquear y atajar en fútbol, carreras de vallas, levantamiento de pesas, lucha, natación, danza, lanzamiento de bala y de disco.

La debilidad de los músculos de la espalda puede provocar una incapacidad para mantener una postura erguida, permitiendo, en consecuencia, que los hombros y la parte superior de la espalda se inclinen hacia adelante. Si la debilidad es muy seria, las costillas se desplazarán hacia arriba, pudiendo producirse una pérdida de soporte y estabilidad en la parte inferior de la espalda. Esto originará una disminución de la flexibilidad de la columna y, por lo tanto, una reducción de la espiración forzada.

Los músculos de la parte inferior de la espalda son grandes y muy fuertes. Si el atleta no se ha preparado adecuadamente para su actividad o deporte, puede ser más propenso a las lesiones.

Las lesiones en la espalda son comunes como resultado del aumento de la amplitud de movimiento. Estas lesiones incluyen la hiperextensión, la hiperflexión y la rotación de la columna. Las caídas, los golpes, los empujones bruscos y los choques son algunos de los traumas que inmovilizan al atleta.

La inestabilidad de la parte inferior de la espalda origina una mayor exigencia sobre los músculos abdominales, debido a un desplazamiento hacia adelante del peso y de la postura del tronco, incrementando la posibilidad de lesión, no sólo en el tronco, sino también en los pies, tobillos, espinillas, rodillas y pelvis.

El cambio en la distribución del peso afecta a la biomecánica del cuerpo, provocando tensión indebida en las zonas que no están diseñadas para manejar la carga de trabajo con eficiencia.

La incidencia de la lesión de espalda es alta en la mayoría de los deportes de contacto, incluyendo el fútbol, la lucha, el judo y otras actividades que requieren los movimientos de extensión y flexión de la espalda. También sucede en las actividades acrobáticas, tales como esquí, atletismo, buceo y gimnasia.

En el entrenamiento con pesas, el asimiento y el estirón de un peso, ejecutado de modo incorrecto, puede provocar una postura inestable, que se traduce en el desplazamiento del centro de gravedad hacia el ejecutante, predisponiéndolo a lesiones. La distribución del peso corporal debe tenerse en cuenta en todos los esfuerzos atléticos, no sólo con el objeto de evitar lesiones, sino también para mejorar el rendimiento del atleta.

Es sumamente importante hacer ejercicios preliminares y de calentamiento antes de cualquier actividad enérgica. Casi todos los ejercicios de la parte media, tales como "buenos días" con barra, abdominales, levantamiento de piernas, tocamientos con los dedos de pie, etc., se consideran muy provechosos para este propósito.

Sección de la espalda

Anatomía muscular

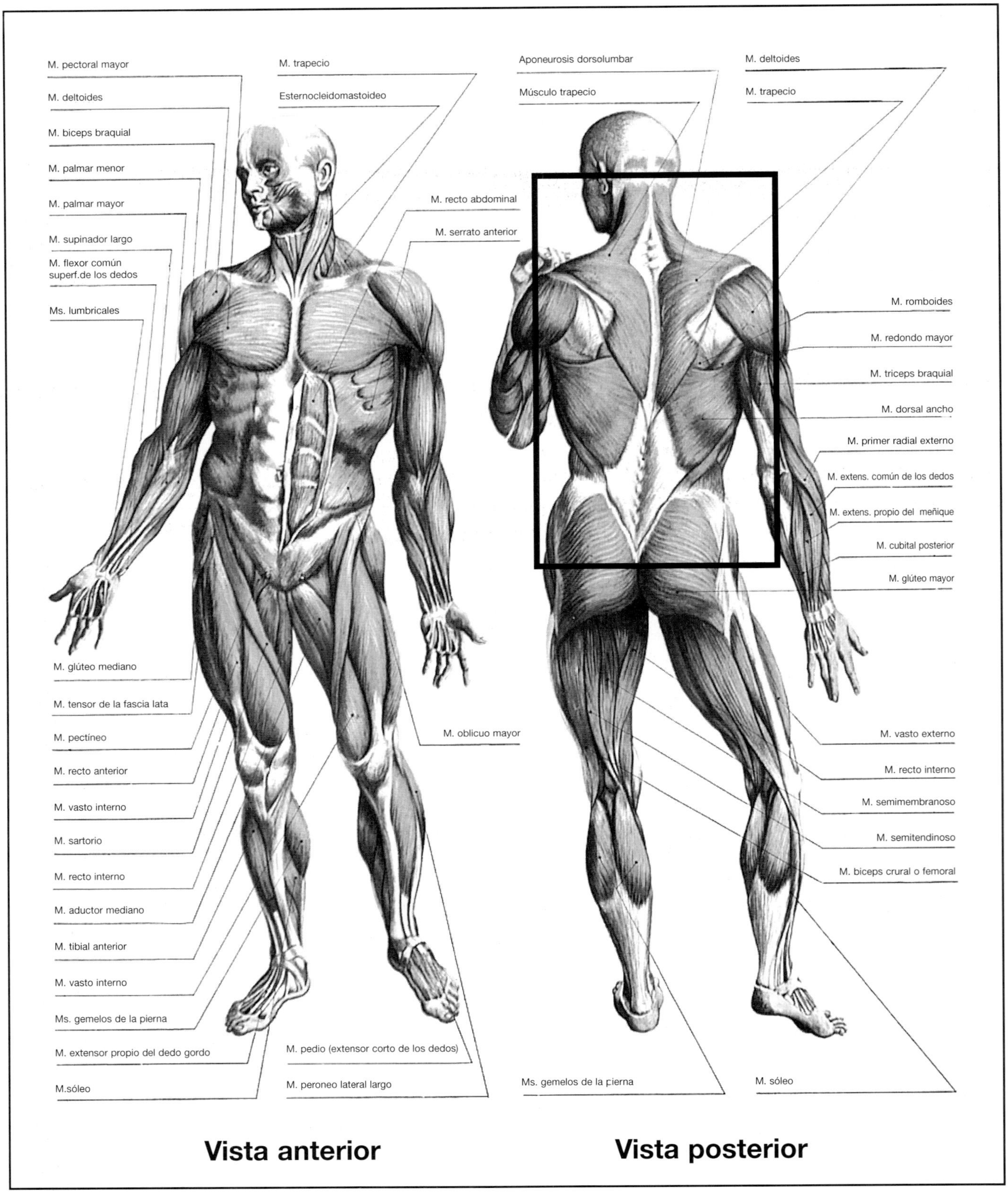

Si una persona está interesada en un entrenamiento con pesas para lograr algo más que una preparación básica, es fundamental que estudie cada ilustración y descripción antes de intentar la realización de un nuevo ejercicio, ya que no experimentará ningún adelanto si un ejercicio se efectúa de modo incorrecto.

Muchos ejercicios pueden llevarse a cabo exactamente con el mismo movimiento, pero afectarán diferentes zonas del músculo según el ángulo desde el que se realicen. Por ejemplo: un ejercicio efectuado sobre un banco plano, o sobre un banco inclinado, pondrá distinto énfasis en un mismo músculo, aun cuando se empleen el mismo movimiento, peso y equipo.

Por consiguiente, es necesario realizar los ejercicios desde los más diversos ángulos, utilizando tantas variaciones como sea razonable a fin de desarrollar la plena madurez muscular del cuerpo.

En las páginas siguientes aparecen ilustraciones muy minuciosas, que le permitirán ver las piezas de equipo empleadas para realizar cada ejercicio así como el estilo utilizado para cada movimiento. Junto a cada ilustración figura una descripción escrita de la forma en que debería efectuarse el ejercicio. Cada párrafo menciona el nombre adecuado y describe las diversas variaciones que pueden hacerse con el mismo equipo, cambiando sólo el ángulo o añadiendo un movimiento. Si un ejercicio se realiza exactamente como se indica en la descripción escrita, pero empleando un ángulo o un banco diferente al que debe usarse, la descripción escrita debajo de la ilustración visual seguirá siendo válida para todos los ejercicios enumerados a continuación de la descripción. Sólo se mencionan el nombre adecuado, el símbolo de "grado de dificultad" y la zona más afectada por el movimiento. Se ha adoptado este sistema, con el propósito de evitar la repitición en la descripción de los mismos movimientos básicos.

El símbolo de "grado de dificultad" que aparece al comienzo de cada encabezamiento le permitirá evaluar cuáles son los ejercicios que pueden resultar adecuados a su actual estado físico.

NOTA: No es necesariamente cierto que un ejercicio que lleve el símbolo "fácil" pueda resultar menos efectivo que uno señalado como "duro". Cualquier ejercicio puede efectuarse con mayor o menor dificultad, dependiendo de la pesa utilizada o del esfuerzo aplicado.

Símbolos clave para el "Grado de Dificultad"

● Fácil ▲ Intermedio ■ Difícil ★ Duro

EQUIPAMIENTO NECESARIO PARA LA SECCIÓN DE LA ESPALDA

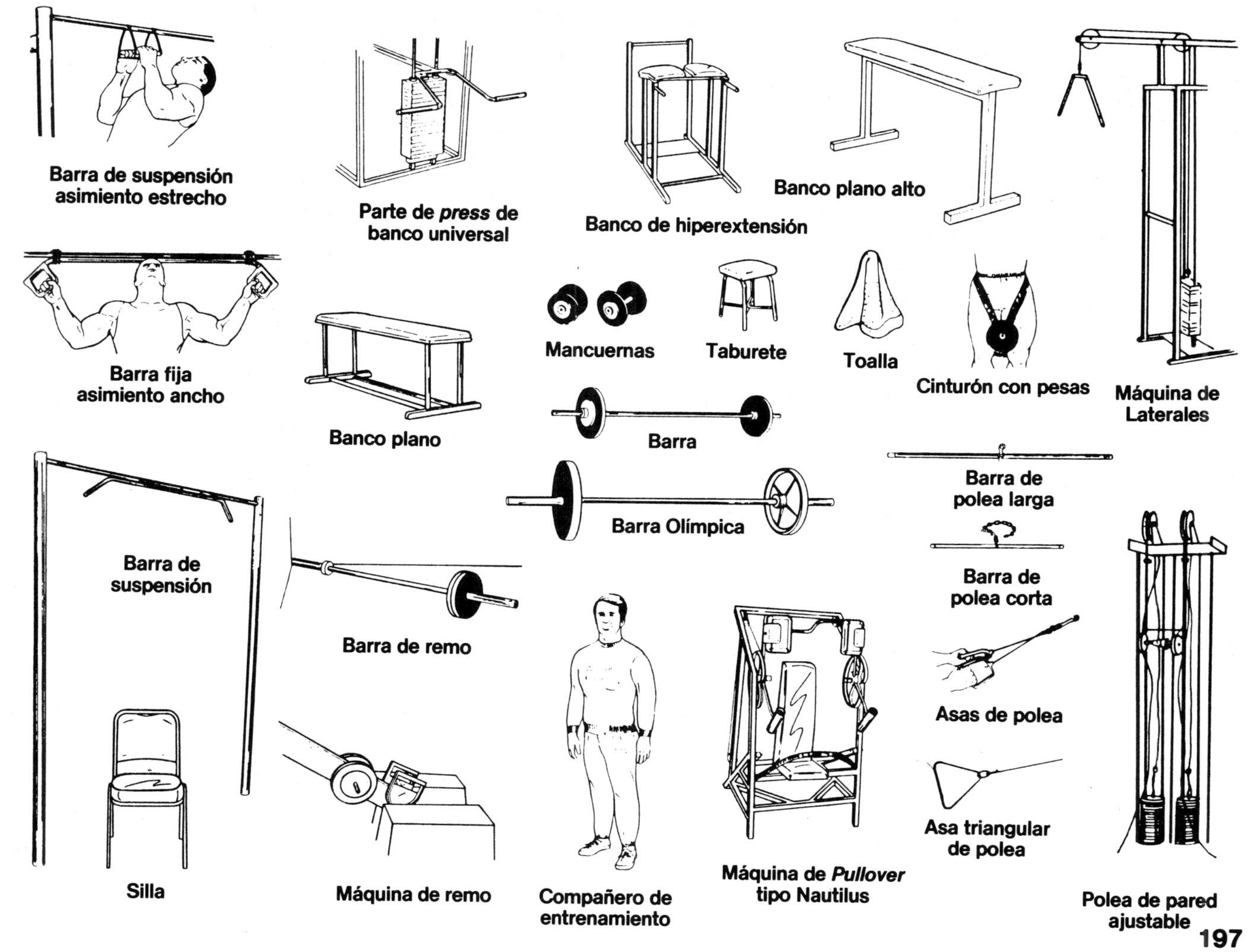

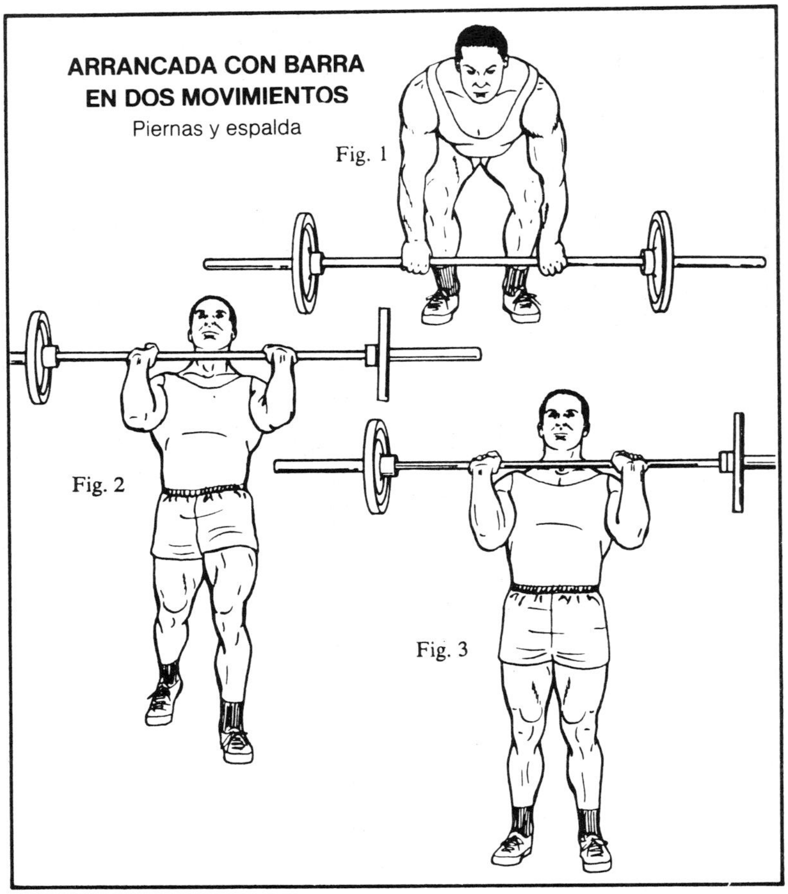

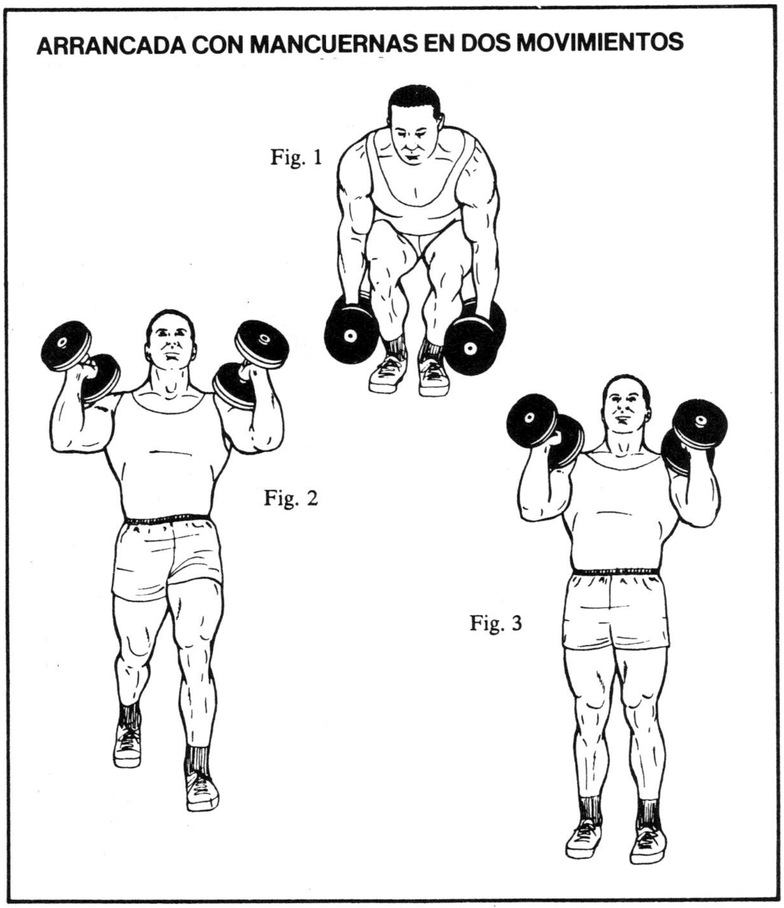

■ Arrancada con barra en dos movimientos

Colocar la barra en el suelo, enfrente. Con los pies separados unos 40 cm, acercarse a la barra hasta prácticamente tocarla con las espinillas. Inclinarse y agarrar la barra manteniendo una separación entre las manos de unos 60 cm. Doblar las rodillas hasta que la parte superior de los muslos esté casi paralela al suelo. Mantener los brazos estirados y la cabeza alta. La espalda debe formar un ángulo de 45°. Inspirar y alzar la barra, irguiéndose sobre las puntas de los pies, y colocarla a la altura de los pectorales inferiores. Desplazar después la pierna derecha hacia atrás unos 50 cm, procurando no flexionar la rodilla. La pierna izquierda debe adelantarse unos 15 cm, de manera que se pueda mover la barra hacia arriba y hacia atrás con las muñecas apoyándola en la parte superior del pecho. Desde esta posición, volver a situar los pies en paralelo para completar el movimiento. Espirar cuando la barra toque la parte superior del pecho. Volver la barra al suelo y así se completará una repetición.

■ Arrancada con mancuernas en dos movimientos

Con los pies separados unos 25 cm, colocar una mancuerna junto a cada cara externa de los tobillos. Inclinarse hacia atrás y coger con las palmas hacia abajo las dos pesas. Doblar las piernas hasta que la parte superior de los muslos quede casi paralela al suelo. Mantener los brazos estirados y la cabeza alta. La espalda debe formar un ángulo de 45°. Inspirar y levantar las mancuernas en línea recta, ligeramente hacia afuera y adelante, apoyándose en las puntas de los pies, hasta quedar erguido con las mancuernas a la altura de los pectorales inferiores. Desplazar después la pierna derecha hacia atrás unos 50 cm, de manera que se puedan mover las mancuernas hacia arriba y hacia atrás con las muñecas, descansándolas en las palmas de las manos, una frente a la otra, con los codos casi tocando los costados. A partir de esa posición, volver a situar los pies en paralelo para completar el movimiento. Espirar cuando las mancuernas lleguen a la posición más elevada. Volver las mancuernas al suelo y así se completa una repetición.

■ Arrancada con mancuernas en cuclillas

Con los pies separados unos 25 cm, colocar una mancuerna junto a cada cara externa de los tobillos. Inclinarse hacia atrás y agarrar con las palmas hacia abajo las dos mancuernas. Doblar las piernas hasta que la parte superior de los muslos esté casi paralela al suelo, manteniendo los brazos estirados y la cabeza alta. Inspirar y levantar las mancuernas en línea recta, hacia adelante y ligeramente hacia afuera, al empezar a erguirse. Cuando las mancuernas lleguen a una zona entre la parte superior de la cintura y la mitad del pecho, ponerse en cuclillas con las mancuernas abajo y moverlas hacia arriba y hacia atrás con las muñecas, descansando en las palmas de las manos, una frente a la otra, con los codos ligeramente hacia adelante. Mantenerse erguido con las mancuernas en los hombros y espirar. Bajar las mancuernas directamente al suelo para completar el movimiento.

■ Arrancada con barra en cuclillas

Piernas y espalda

Colocar una barra en el suelo. Con una separación entre los pies de 40 cm, acercarse a la barra hasta prácticamente tocarla con las espinillas. Inclinarse y coger la barra, con las manos a una distancia aproximada de 60 cm. Doblar las rodillas hasta que la parte superior de los muslos quede casi paralela al suelo, manteniendo los brazos estirados y la cabeza alta. La espalda debe formar un ángulo de 45°. Inspirar y subir la barra recta al erguirse. Cuando la barra llegue a una zona entre la parte superior de la cintura y mitad del pecho, ponerse en cuclillas con las rodillas abiertas y los pies planos, con la barra abajo, moverla hacia arriba y hacia atrás con las muñecas, hasta descansar en la parte superior del pecho. Con los codos hacia afuera, al frente, justo por debajo de la paralela, mantenerse erguido con la barra en el pecho y espirar. Bajar la barra directamente al suelo para completar el movimiento.

▲ Arrancada de potencia con barra

Colocar una barra enfrente. Acercarse a la barra hasta prácticamente tocarla con las espinillas con los pies separados unos 40 cm, inclinarse y agarrarla con las manos separadas unos 60 cm. Doblar las piernas hasta que la parte superior de los muslos quede casi paralela al suelo, manteniendo los brazos estirados y la cabeza alta. La espalda debe formar un ángulo de unos 45°. Inspirar y levantar la barra al erguirse hasta que éste quede cerca de la parte superior de los hombros. Mover la barra hacia arriba y hacia atrás hasta que descanse en la parte superior del pecho. Volver la barra a la posición inicial y espirar.

▲ Arrancada de fuerza con mancuernas

Con los pies separados unos 25 cm, colo-

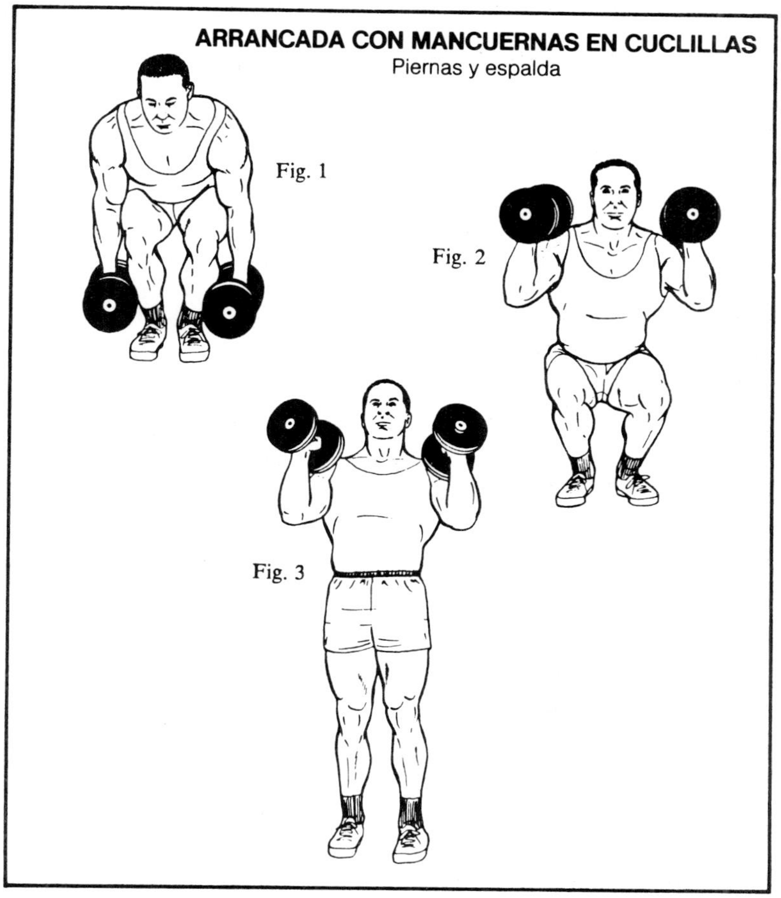

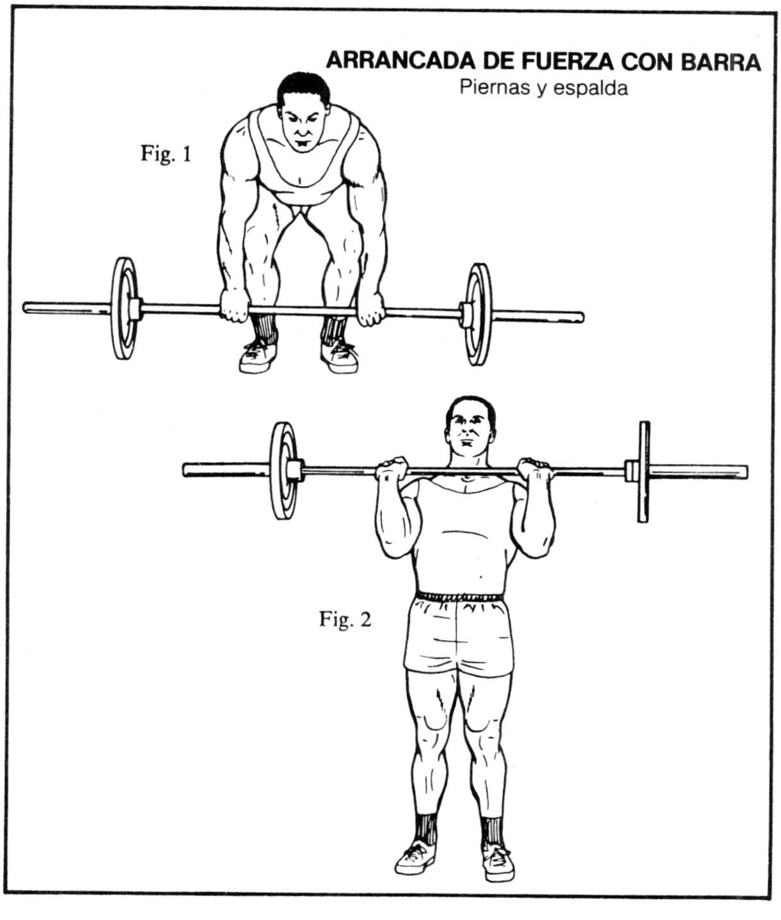

ARRANCADA Y *PRESS* DE FUERZA CON BARRA

Piernas y espalda

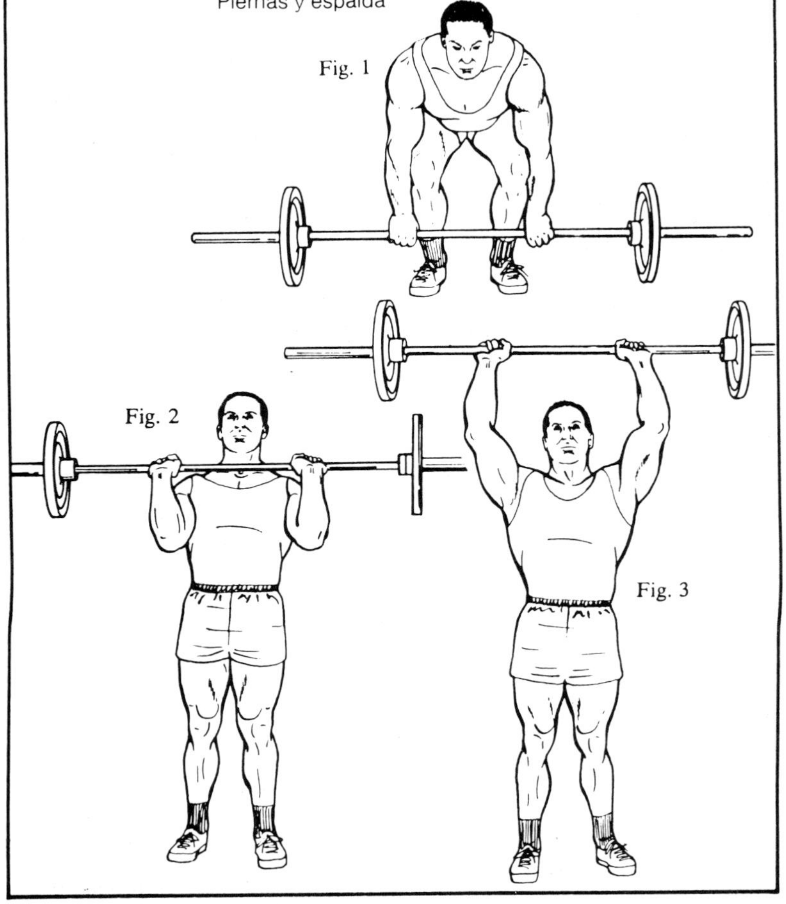

ARRANCADA Y *PRESS* DE FUERZA CON MANCUERNAS

Piernas y espalda

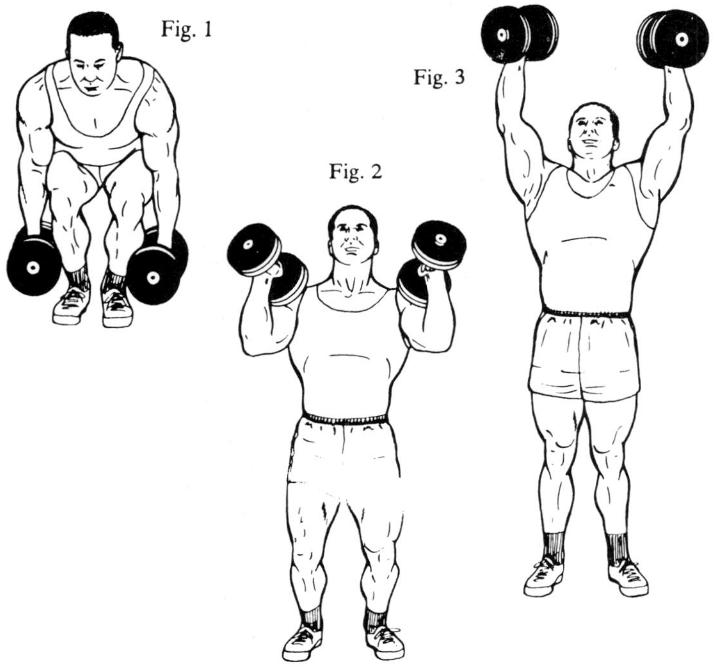

car una mancuerna junto a cada lado externo de los tobillos. Inclinarse y agarrar las dos pesas con las palmas hacia abajo. Doblar las piernas hasta que la parte superior de los muslos quede casi paralela al suelo. Manteniendo los brazos estirados y la cabeza alta, echar la espalda hacia atrás hasta alcanzar un ángulo de unos 45°. Inspirar y levantar las mancuernas en línea recta, y ligeramente hacia afuera y hacia adelante, hasta casi la altura de los hombros. Mover las mancuernas hacia arriba y hacia atrás, descansándolas en la palma de las manos una frente a la otra, mientras los hombros casi tocan los costados. Volver las mancuernas a la posición inicial para invertir el orden y espirar.

■ Arrancada y *press* de potencia con barra

Colocar una barra enfrente. Separando los pies unos 40 cm, acercarse a la barra hasta prácticamente tocarla con las espinillas. Inclinarse y agarrarla, con las manos a una distancia entre sí de 60 cm. Doblar las piernas hasta que la parte superior de los muslos quede casi paralela al suelo. Manteniendo los brazos estirados y la cabeza alta, arquear la espalda hasta formar un ángulo de 45°. Inspirar y llevar la barra cerca de la parte superior de los hombros al erguirse. Mover la barra hacia arriba o hacia atrás hasta descansar en la parte superior del pecho. Inspirar y hacer *press* directamente por encima de la cabeza, con los brazos extendidos. Aguantar la barra aquí durante un corto período de tiempo y espirar. Bajarla hasta la parte superior del pecho y después al suelo, para hacer una repetición completa.

■ Arrancada y *press* de potencia con mancuernas

Con los pies separados unos 25 cm, colocar una mancuerna en cada lado externo de los tobillos. Inclinarse y coger con las palmas hacia abajo las dos mancuernas. Doblar las piernas hasta que la parte superior de los muslos esté casi paralela al suelo. Manteniendo los brazos estirados y la cabeza alta, arquear la espalda hasta formar un ángulo de unos 45°. Inspirar y levantar las mancuernas en línea recta, hacia adelante y ligeramente hacia afuera, hasta que lleguen casi a la altura de los hombros. Mover las pesas hacia arriba y hacia atrás, descansándolas en la palma de las manos una frente a la otra, mientras los hombros casi tocan los costados. Inspirar y hacer *press* con las mancuernas directamente por encima de la cabeza, extendiendo los brazos, y aguantarlas aquí un corto período de tiempo mientras se espira. Bajarlas hasta la parte superior del pecho y después al suelo para hacer una repetición completa.

■ Arrancada y *press* con mancuernas en dos movimientos

Con los pies separados unos 25 cm, colocar una mancuerna en cada lado externo de los tobillos. Inclinarse y agarrar con las palmas hacia abajo las dos mancuernas doblando las piernas hasta que la parte superior de los muslos esté casi paralela al suelo. Manteniendo los brazos estirados y la cabeza alta, arquear la espalda hasta formar un ángulo de unos 45°. Inspirar y levantar las mancuernas en línea recta, y ligeramente hacia afuera y hacia adelante. Continuar el levantamiento, apoyándose sobre las puntas de los pies, hasta quedar erguido con las mancuernas a la altura de los pectorales. Desplazar después la pierna derecha hacia atrás unos 50 cm, procurando no flexionar la rodilla. La pierna izquierda debe adelantarse unos 15 cm, de manera que se puedan mover las mancuernas hacia arriba y hacia atrás con las muñecas, descansándolas en las palmas de las manos, una frente a la otra, con los codos casi tocando los costados. Desde esta posición, volver a situar los pies uno al lado del otro para completar el ejercicio. Inspirar y hacer *press* con las mancuernas directamente por encima de la cabeza, extendiendo los brazos, aguantarlas aquí un corto período de tiempo y espirar. Bajarlas hasta la altura de los hombros y después al suelo para completar una repetición.

■ Arrancada y *press* con barra en dos movimientos

Colocar una barra enfrente. Con los pies separados unos 40 cm, acercarse a la barra hasta prácticamente tocarla con las espinillas, inclinarse y agarrarla con las manos separadas unos 60 cm, doblando las piernas hasta que la parte superior de los muslos esté casi paralela al suelo. Manteniendo los brazos estirados y la cabeza alta, arquear la espalda, hasta formar un ángulo de unos 45°. Inspirar y levantar la barra, irguiéndose sobre las puntas de los pies, y colocarla a la altura de los pectorales inferiores. Echar después la pierna derecha hacia atrás unos 50 cm, procurando no flexionar la rodilla. La pierna izquierda debe adelantarse unos 15 cm, de manera que se pueda mover la barra, apoyándola en la parte superior del pecho, hacia arriba y hacia atrás con las muñecas. A partir de esta posición, volver a situar los pies en paralelo, para completar el ejercicio. Inspirar y hacer *press* directamente por encima de la cabeza, extendiendo los brazos y aguantar la barra durante un corto período

ARRANCADA Y *PRESS* CON MANCUERNAS EN DOS MOVIMIENTOS
Espalda y piernas

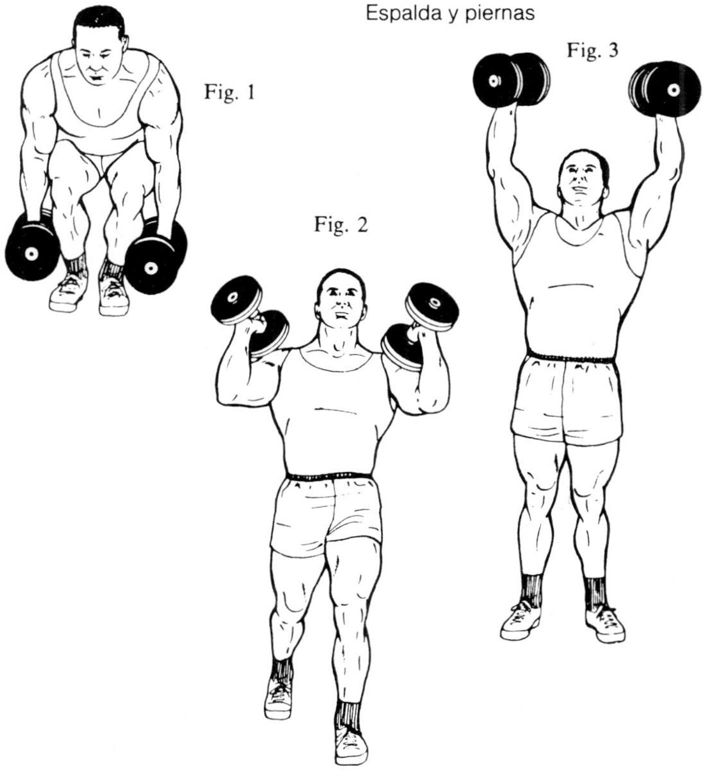

ARRANCADA Y *PRESS* CON BARRA EN DOS MOVIMIENTOS
Espalda y piernas

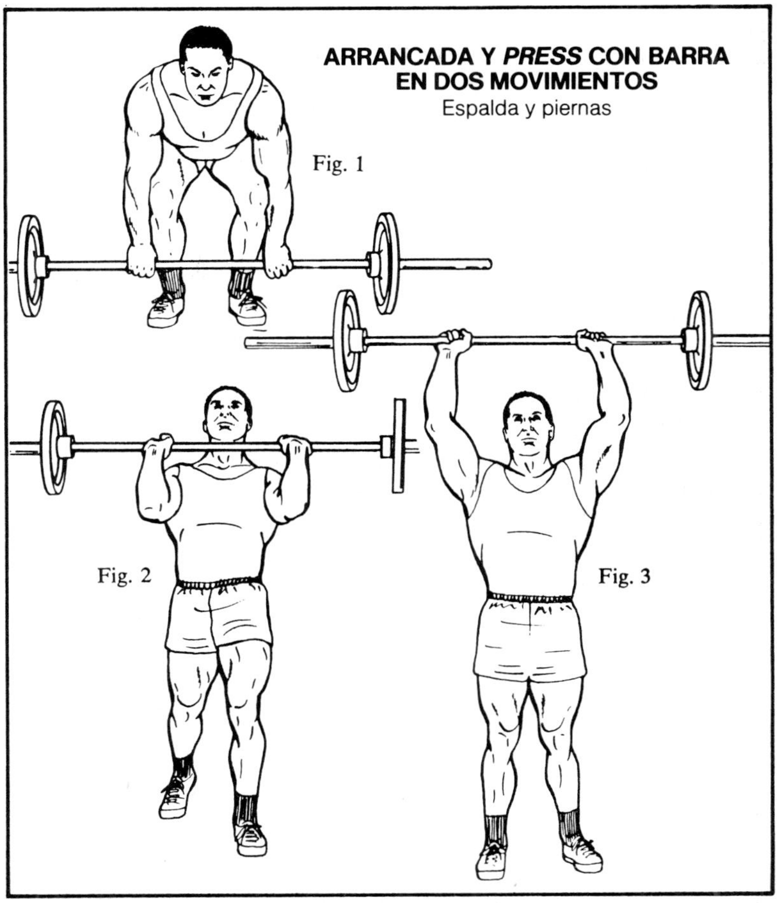

ARRANCADA Y *PRESS* CON BARRA DE CUCLILLAS
Piernas y espalda

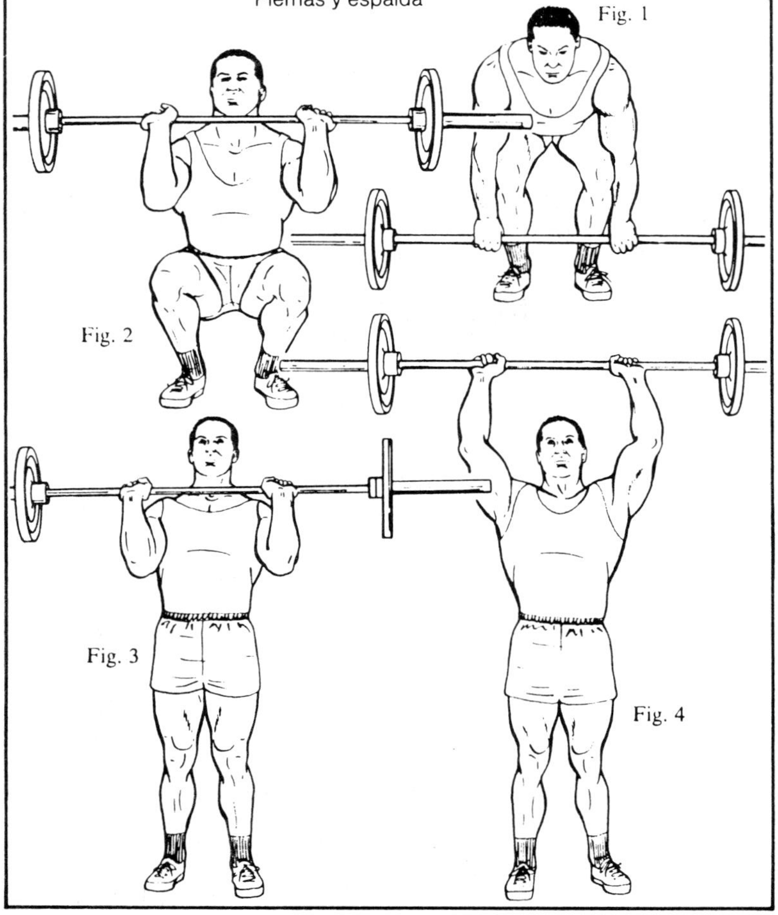

de tiempo mientras se espira. Bajarla hasta la parte superior del pecho y después al suelo para completar una repetición.

■ Arrancada y *press* con barra de cuclillas

Colocar una barra enfrente. Acercarse a la barra hasta prácticamente tocarla con las espinillas. Con los pies separados unos 40 cm, inclinarse y agarrar la barra manteniendo una separación de manos de unos 60 cm. Doblar las rodillas hasta que la parte superior de los muslos quede casi paralela al suelo. Manteniendo los brazos estirados y la cabeza alta, arquear la espalda hasta formar un ángulo de 45°. Inspirar y subir la barra recta hasta un punto entre la parte superior de la cintura y la mitad del pecho, a medida que se yergue ponerse en cuclillas con las rodillas abiertas y los pies planos. Con la barra cara abajo, moverla hacia arriba y hacia atrás con las muñecas, hasta descansar en la parte superior del pecho. Mantenerse erguido con los codos hacia afuera, al frente, justo por debajo de la paralela, y con la barra en el pecho, espirar. Inspirar y hacer *press* con la barra directamente por encima de la cabeza, extendiendo los brazos, aguantarla aquí un corto período de tiempo y espirar. Bajarla hasta la parte superior del pecho y después al suelo para completar una repetición.

ARRANCADA Y *PRESS* EN CUCLILLAS CON MANCUERNAS
Piernas y espalda

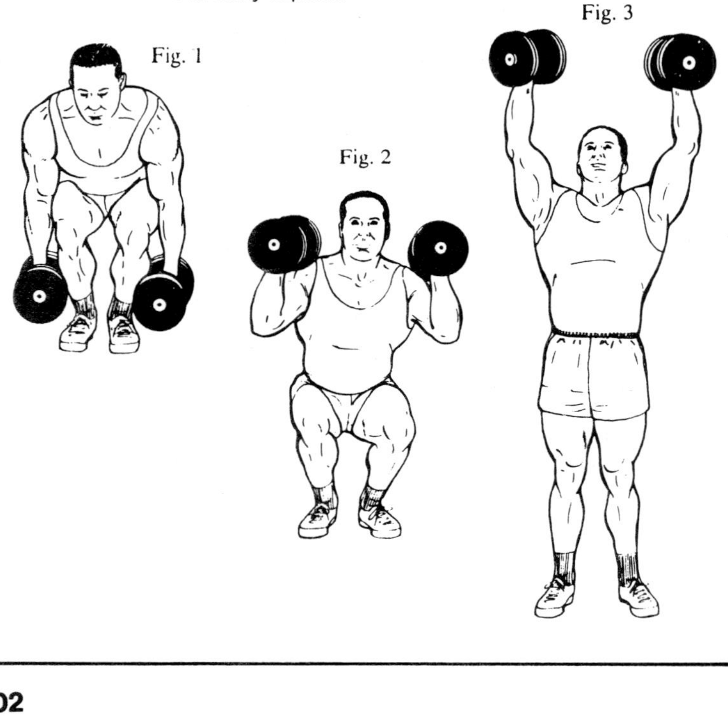

■ Arrancada y *press* en cuclillas con mancuernas

Con los pies apartados unos 25 cm, colocar una mancuerna junto a los lados externos de los tobillos. Inclinarse hacia atrás y agarrar con las palmas hacia abajo las dos mancuernas. Doblar las piernas hasta que la parte superior de los muslos esté casi paralela al suelo, manteniendo los brazos estirados y la cabeza alta. Inspirar y levantar las mancuernas en línea recta, por delante ligeramente hacia afuera, al erguirse. Cuando las mancuernas lleguen a un punto entre la parte superior de la cintura y la mitad del pecho, ponerse en cuclillas con las mancuernas cara abajo y moverlas hacia arriba y hacia atrás con las muñecas, descansándolas en las palmas de las manos, una frente a la otra, con los codos ligeramente adelante. Mantenerse erguido con las mancuernas en los hombros y espirar. Inspirar y hacer *press,* llevando las pesas directamente por encima de la cabeza, con los brazos extendidos, aguantarlas aquí un momento y espirar. Bajarlas hasta la altura de los hombros y después al suelo para hacer una repetición completa.

■ Arrancada y sacudida de fuerza con mancuernas

Con los pies separados unos 25 cm, colocar una mancuerna junto a cada lado externo de los tobillos. Inclinarse hacia atrás y coger con las palmas hacia abajo las dos mancuernas. Doblar las piernas hasta que la parte superior de los muslos esté casi paralela al suelo. Manteniendo los brazos estirados y la cabeza alta, inspirar y levantar las pesas en línea recta, ligeramente adelante y hacia afuera, hasta que lleguen casi a la altura de los hombros. Mover las mancuernas hacia arriba y hacia atrás, descansando éstas en la palma de las manos, una frente a la otra, mientras los codos tocan los costados. Inspirar y ponerse en cuclillas a unos 25 cm del suelo, manteniendo la espalda recta y los codos hacia adelante. Utilizar la potencia de piernas y espalda para empujar las mancuernas por encima de la cabeza, extendiendo los brazos, aguantar las pesas aquí y espirar. Bajar las pesas hasta la altura de los hombros y luego hasta el suelo para completar una repetición.

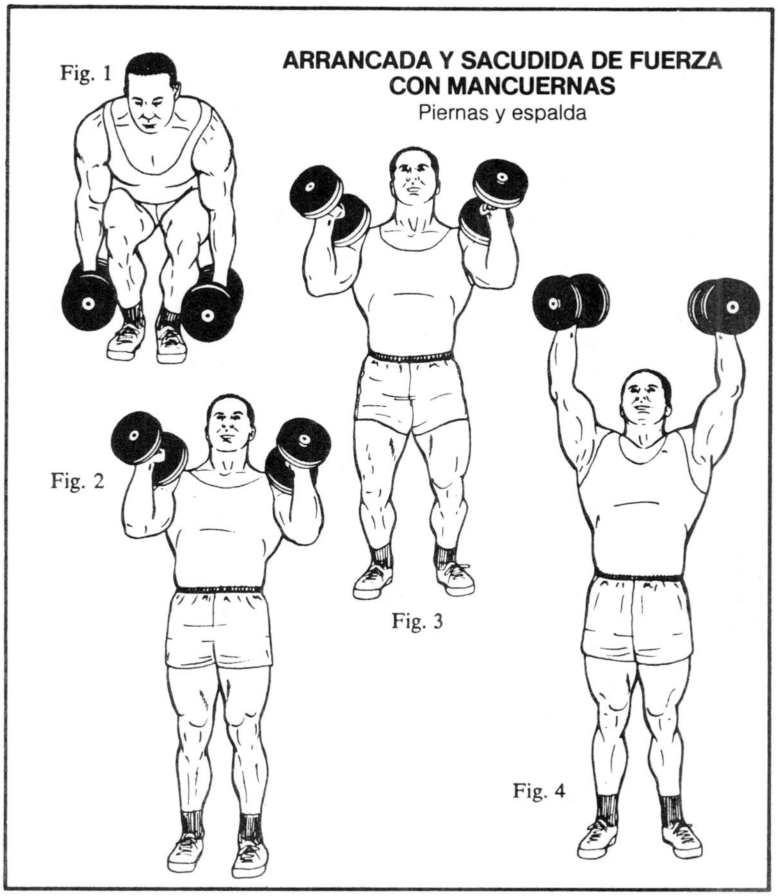

■ Arrancada y sacudida de fuerza con barra

Situar una barra delante, con los pies separados unos 30 cm. Acercarse a la barra hasta casi tocarla con las espinillas. Inclinarse y cogerla manteniendo una separación de unos 50 cm. Doblar las rodillas hasta que la parte superior de los muslos esté casi paralela al suelo. Manteniendo los brazos rectos y la cabeza alta, arquear la espalda hasta formar un ángulo de 45°. Inspirar y levantar la barra recta, con el cuerpo erguido, hasta la altura de los hombros. Moverla hacia arriba y hacia atrás hasta descansar en la parte superior del pecho, luego espirar. Inspirar de nuevo y agacharse unos 25 cm, manteniendo la espalda recta y los codos hacia adelante. Utilizar la potencia de piernas y espalda para empujar la barra por encima de la cabeza, extendiendo los brazos, aguantar el peso aquí y espirar. Bajar la barra hasta la parte superior del pecho y luego hasta el suelo para completar una repetición.

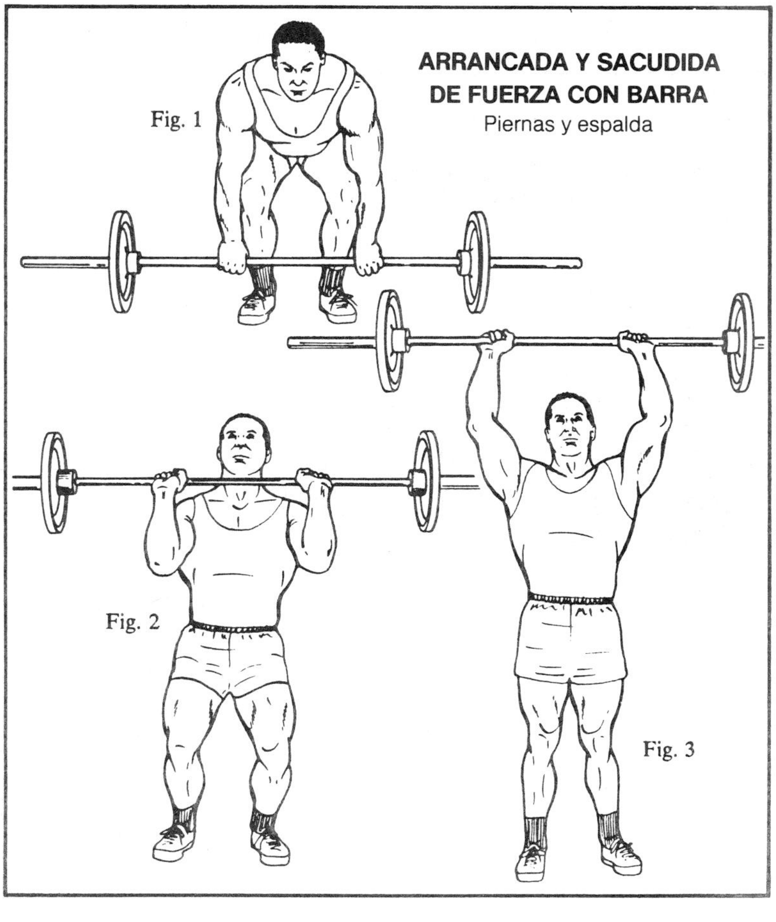

■ Arrancada y sacudida de barra en cuclillas

Situar una barra delante. Acercarse a la barra hasta casi tocarla con las espinillas, con los pies separados unos 30 cm, inclinarse y agarrarla manteniendo un espacio entre las manos de unos 50 cm. Doblar las rodillas hasta que la parte superior de los muslos esté casi paralela al suelo. Manteniendo los brazos rectos y la cabeza alta, arquear la espalda hasta formar un ángulo

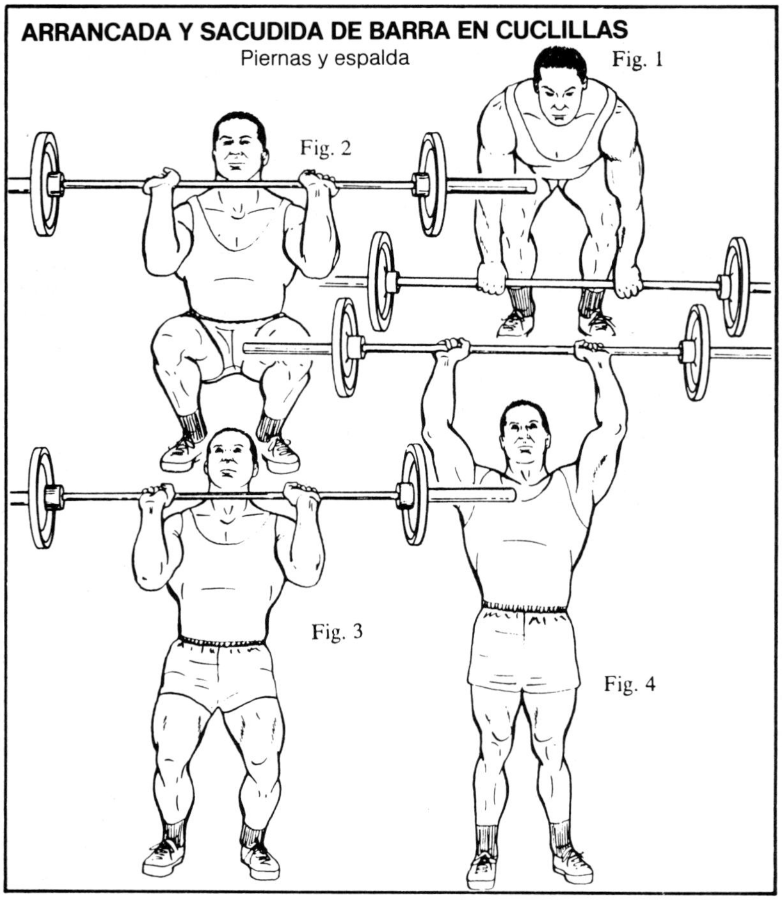

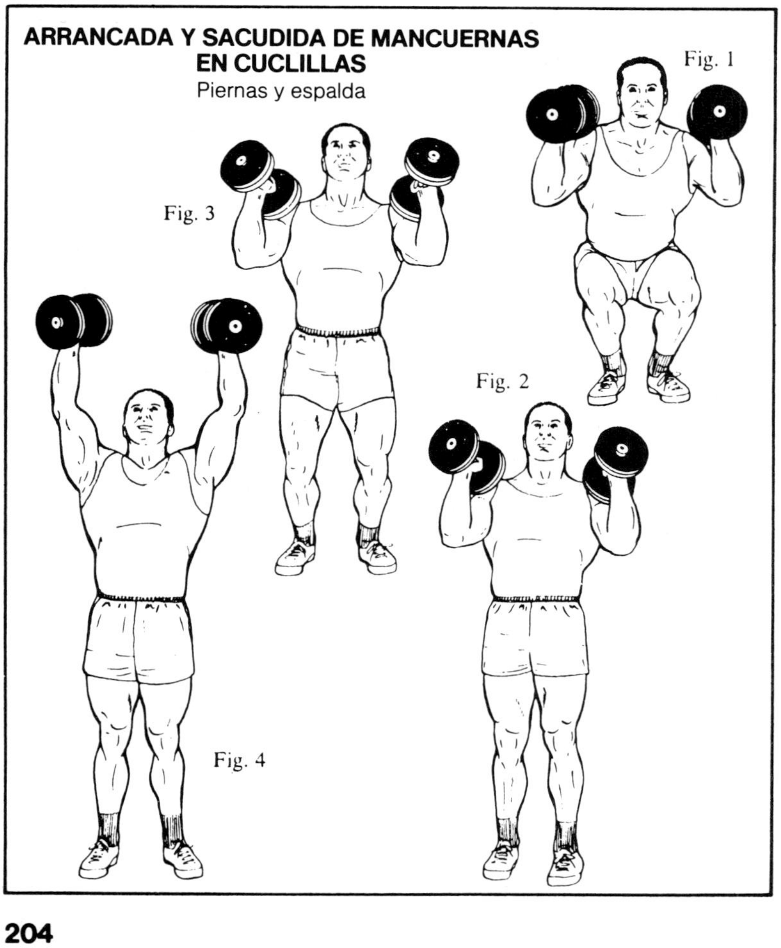

de 45°. Inspirar y levantar la barra en línea recta, irguiéndose. Cuando la barra llegue a una zona entre la parte superior de la cintura y la mitad del pecho, ponerse en cuclillas y moverla hacia arriba y hacia atrás con las muñecas, hasta descansar en la parte superior del pecho. Mantenerse erguido, con la barra en el pecho y con los codos hacia afuera, al frente, justo por debajo de la paralela y espirar. Inspirar y ponerse en cuclillas a unos 25 cm del suelo, con la espalda recta y los codos hacia adelante. Usando la potencia de piernas y espalda, empujar la barra por encima de la cabeza, extendiendo los brazos, aguantar el peso aquí y espirar. Bajar la barra hasta la parte superior del pecho y luego hasta el suelo para una repetición completa.

■ Arrancada y sacudida de mancuernas en cuclillas

Con los pies separados unos 25 cm, colocar una pesa junto a cada parte externa de los tobillos. Inclinarse hacia atrás y coger con las palmas hacia abajo las dos mancuernas, doblando las piernas hasta que la parte superior de los muslos esté casi paralela al suelo. Manteniendo los brazos estirados y la cabeza alta, inspirar y levantar las mancuernas en línea recta, por delante y ligeramente hacia afuera, al empezar a erguirse. Cuando las mancuernas lleguen a un punto entre la parte superior de la cintura y la mitad del pecho, ponerse en cuclillas con las mancuernas cara abajo, y moverlas hacia arriba y hacia atrás con las muñecas, descansando en las palmas de las manos, una frente a la otra, con los codos ligeramente hacia adelante. Mantenerse erguido con las mancuernas en los hombros y espirar. Inspirar y ponerse en cuclillas a unos 25 cm, con la espalda recta y los codos hacia adelante. Usando la potencia de piernas y espalda, empujar las pesas por encima de la cabeza, extendiendo los brazos, aguantar el peso aquí y espirar. Bajar las mancuernas hasta la parte superior de los hombros y luego hasta el suelo para una repetición completa.

■ Arrancada y sacudida con mancuernas en dos movimientos

Con los pies separados unos 25 cm, colocar una mancuerna junto a cada lado externo de los tobillos. Inclinarse y coger con las palmas hacia abajo las dos mancuernas, doblando las piernas hasta que la parte superior de los muslos esté casi paralela al suelo. Manteniendo los brazos estirados y la cabeza alta, arquear la espalda hasta formar un ángulo de unos 45°. Inspirar y levantar las mancuernas en línea recta, por delante y ligeramente hacia afuera, irguiéndose sobre las puntas de los pies, hasta llevarlas a la altura de los pectorales inferiores. Desplazar después la pierna derecha hacia atrás unos 50 cm, procurando no flexionar la rodilla. La pierna izquierda debe adelantarse unos 15 cm, de manera que se puedan mover las mancuernas hacia arriba y hacia atrás con las muñecas, descansándolas en las palmas de las manos, una frente a la otra, con los codos casi tocando los costados. Desde esta posición, volver a situar los pies uno al lado del otro, en paralelo, para completar el ejercicio. Utilizando la potencia de piernas y espalda, empujar las mancuernas por encima de la cabeza, extendiendo los brazos, aguantar el peso aquí y espirar. Bajar las mancuernas hasta la parte superior de los hombros y luego hasta el suelo para completar una repetición.

■ Arrancada y sacudida con barra en dos movimientos

Situar una barra enfrente, colocando los pies con una separación de unos 40 cm, acercarse a la barra hasta prácticamente tocarla con las espinillas. Inclinarse y cogerla con las manos separadas unos 60 cm, doblando las piernas hasta que la parte superior de los muslos esté casi paralela al suelo. Manteniendo los brazos estirados y la cabeza alta, arquear la espalda hasta formar un ángulo de unos 45°. Inspirar y levantar la barra hasta quedar erguido. Continuar alzándola apoyándose sobre las puntas de los pies y colocarla a la altura de los pectorales inferiores. Mover después la pierna derecha hacia atrás unos 50 cm, procurando no flexionar la rodilla. La pierna izquierda debe adelantarse unos 15 cm, de manera que se pueda mover la barra, apoyándola en la parte superior del pecho, hacia arriba y hacia atrás con las muñecas. Desde esta posición, volver a colocar los pies uno al lado del otro y espirar. Inspirar de nuevo y ponerse en cuclillas con la espalda recta y los codos hacia adelante. Usando la potencia de piernas y espalda, empujar la barra por encima de la cabeza, extendiendo los brazos, aguantar el peso aquí y espirar. Bajar la barra hasta la parte superior del pecho y luego hasta el suelo para completar una repetición.

■ Sacudida de potencia con barra, con repetición

Con un asimiento de unos 50 cm, hacer una arrancada de barra hacia la parte superior del pecho, o coger la barra de un estante y colocarla sobre la parte superior. Inspirar y ponerse en cuclillas a unos 25

ARRANCADA Y SACUDIDA CON MANCUERNAS EN DOS MOVIMIENTOS
Piernas y espalda

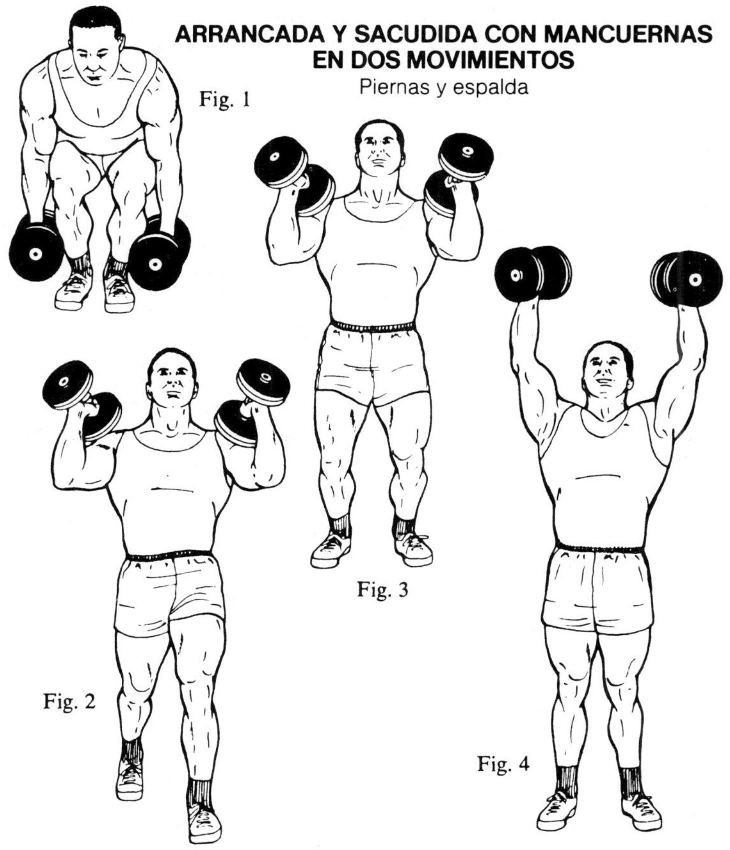

SACUDIDA DE POTENCIA CON BARRA, CON REPETICIÓN
Espalda y piernas

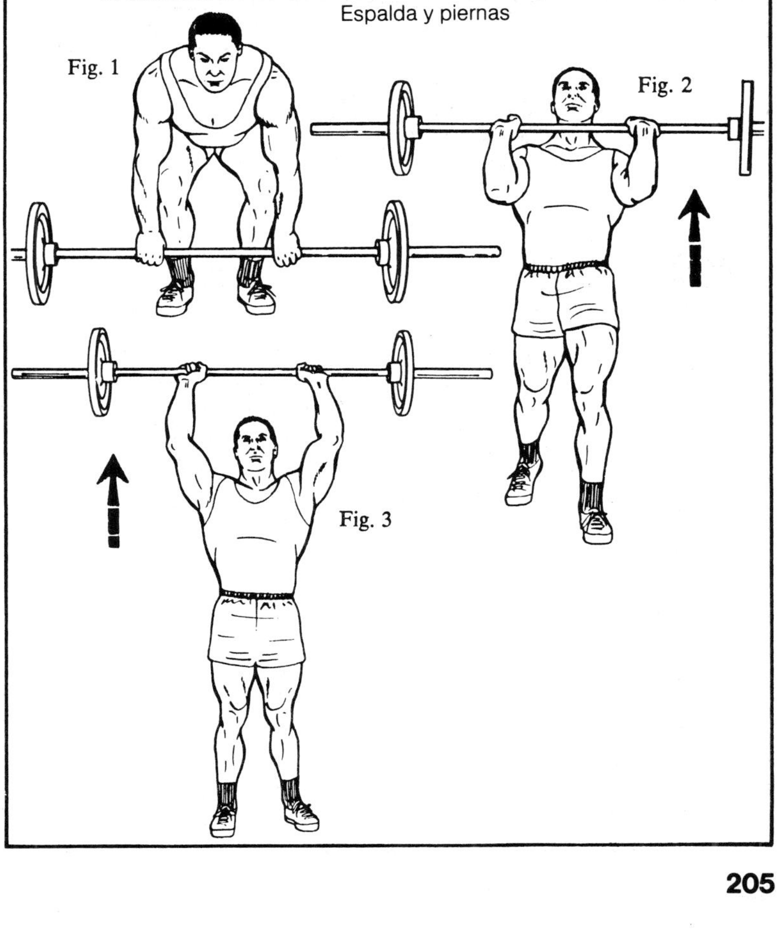

AGARRE DE BARRA EN DOS MOVIMIENTOS
Piernas y espalda

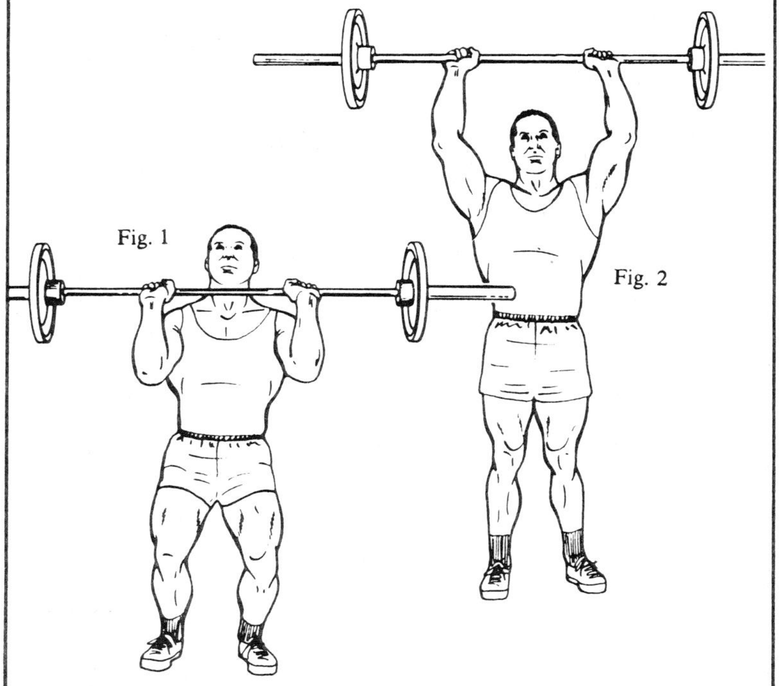

SACUDIDA DE POTENCIA CON MANCUERNAS, CON REPETICIÓN
Espalda y piernas

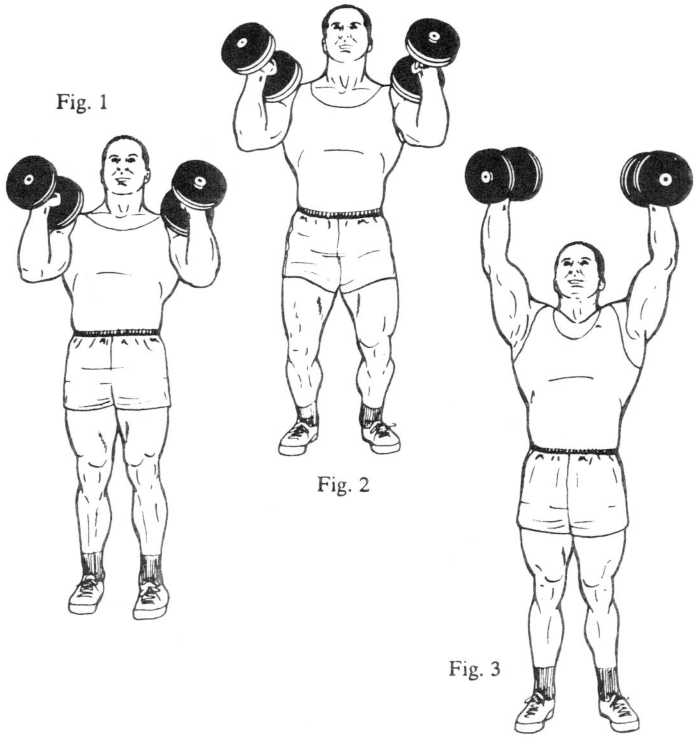

cm del suelo, manteniendo la espalda recta, los codos hacia afuera y la cabeza alta. Utilizando la potencia de las piernas y espalda, subir la barra directamente por encima de la cabeza, estirar los brazos y fijar el peso. Aguantar aquí un corto período de tiempo antes de bajar la barra otra vez a la parte superior del pecho y espirar.

■ Sacudida de potencia con mancuernas, con repetición

Hacer arrancada con dos mancuernas a la altura de los hombros y aguantarlas con las palmas de las manos una frente a la otra. Inspirar y ponerse en cuclillas a unos 25 cm del suelo manteniendo la espalda recta, los codos hacia afuera y la cabeza alta. Con la potencia de las piernas y espalda, subir las mancuernas directamente por encima de la cabeza, con los brazos estirados, fijando el peso, aguantar un corto período de tiempo antes de bajarlas otra vez a la parte superior de los hombros y espirar.

■ Sacudida de barra, con repetición en dos movimientos

Con un asimiento de unos 50 cm, hacer una arrancada de barra hacia la parte superior del pecho o coger la barra de un estante y colocarla sobre la parte superior del pecho. Inspirar y ponerse en cuclillas a unos 25 cm del suelo, manteniendo la espalda recta, los codos hacia afuera y la cabeza alta. Con la potencia de las piernas y espalda, subir la barra directamente por encima de la cabeza, desplazando el pie derecho hacia atrás unos 50 cm y adelantando el pie izquierdo unos 15 cm, mientras se sacude el peso por encima de la cabeza con los brazos estirados. Aguantar un corto período de tiempo antes de bajar la barra otra vez a la parte superior del pecho y espirar.

■ Sacudida de mancuernas con repetición en dos movimientos

Hacer arrancada con dos mancuernas a la altura de los hombros y aguantarlas con las palmas de las manos una frente a la otra. Inspirar y ponerse en cuclillas a unos 25 cm del suelo manteniendo la espalda recta, los codos hacia afuera y la cabeza alta. Con la potencia de las piernas y espalda, subir las mancuernas directamente por encima de la cabeza, desplazando el pie derecho hacia atrás unos 50 cm y adelantando el pie izquierdo unos 15 cm, al tiempo que se sacuden las mancuernas por encima de la cabeza con los brazos estirados. Aguantarlas un corto período de tiempo antes de bajarlos otra vez a la parte superior del pecho, y espirar.

■ Agarre de barra en dos movimientos

Colocar una barra enfrente. Con los pies con una separación de unos 40 cm, acercarse a la barra hasta prácticamente tocarla con las espinillas. Inclinarse y agarrarla con las manos separadas unos 60 cm, y las palmas hacia abajo. Doblar las piernas hasta que la parte superior de los muslos esté casi paralela al suelo. Manteniendo los brazos estirados y la cabeza alta, arquear la espalda hasta formar un ángulo de unos 45°. Inspirar y levantar la barra por encima de la cabeza con los brazos estirados, irguiéndose sobre las puntas de los pies. Echar después la pierna derecha hacia atrás unos 50 cm, procurando no flexionar la rodilla. La pierna izquierda debe adelantarse unos 15 cm, de manera que pueda trabajar con el cuerpo bajo la barra. Este movimiento disminuirá la altura en que se tiene que mantener la barra por encima de la cabeza. Con los pies separados y la barra en alto, juntar los pies para completar el ejercicio. Bajar la barra a la parte superior del pecho y después al suelo para completar la repetición.

AGARRE DE MANCUERNAS EN DOS MOVIMIENTOS
Piernas y espalda

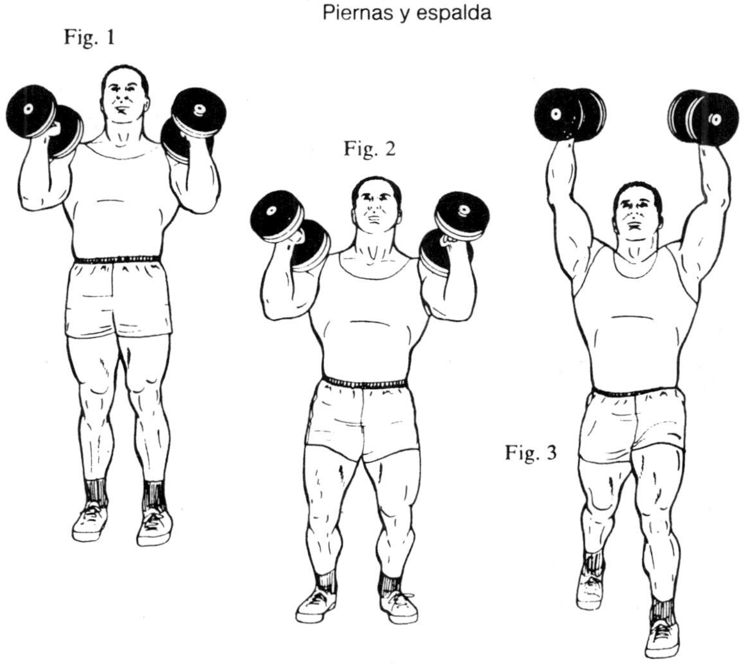

■ Agarre de mancuernas en dos movimientos

Con los pies separados unos 25 cm, colocar una mancuerna junto a cada lado externo de los tobillos. Inclinarse y coger con las palmas hacia abajo las dos mancuernas. Doblar las piernas hasta que la parte superior de los muslos esté casi paralela al suelo. Manteniendo los brazos estirados y la cabeza alta, arquear la espalda hasta formar un ángulo de unos 45°. Inspirar y levantar las mancuernas en línea recta, por delante y ligeramente hacia afuera, llevarlas irguiéndose sobre las puntas de los pies por encima de la cabeza, con los brazos estirados y los codos rígidos. Espirar cuando las mancuernas lleguen arriba. Después, echar la pierna derecha hacia atrás unos 50 cm, procurando no flexionar la rodilla. La pierna izquierda debe adelantarse unos 15 cm, de manera que pueda trabajar con el cuerpo bajo las mancuernas. Este movimiento rebajará la altura en que se tienen que levantar las mancuernas por encima de la cabeza en un solo movimiento. Bajar la barra a la parte superior del pecho y después al suelo para completar la repetición.

AGARRE DE BARRA EN CUCLILLAS
Piernas y espalda

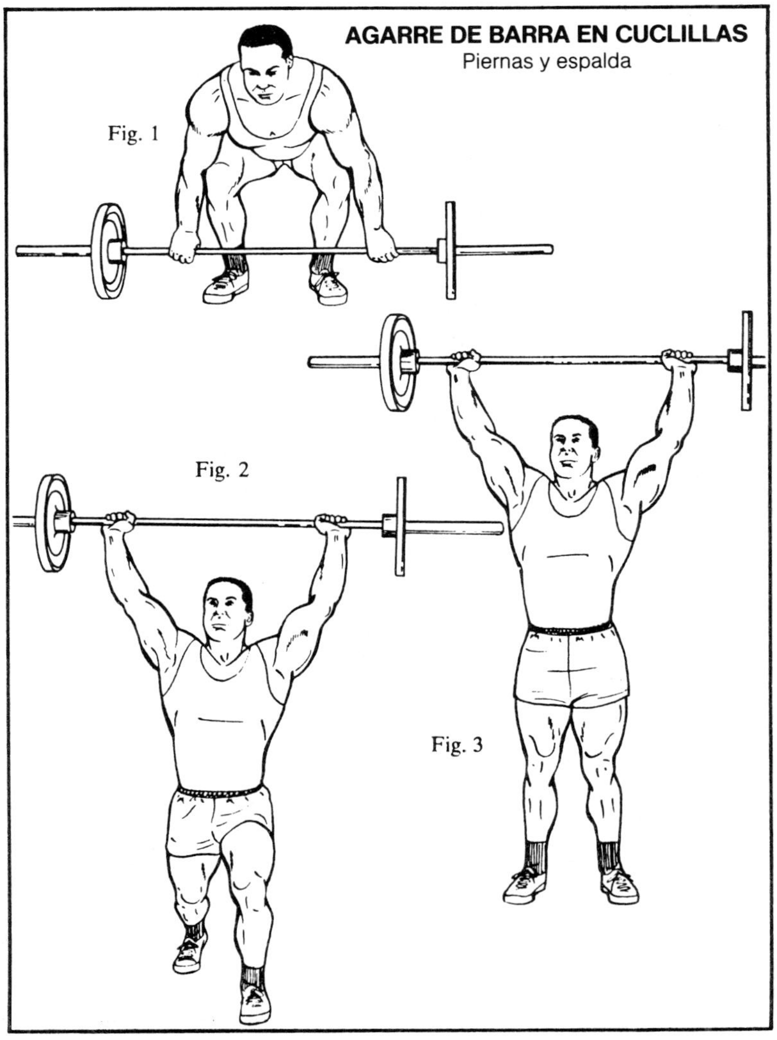

■ Agarre de barra en cuclillas

Situar una barra delante. Acercarse a la barra hasta casi tocarla con las espinillas, separando los pies unos 30 cm. Inclinarse y agarrarla con las manos separadas unos 50 cm. Doblar las rodillas hasta que la parte superior de los muslos esté casi pa-

AGARRE DE MANCUERNAS EN CUCLILLAS
Piernas y espalda

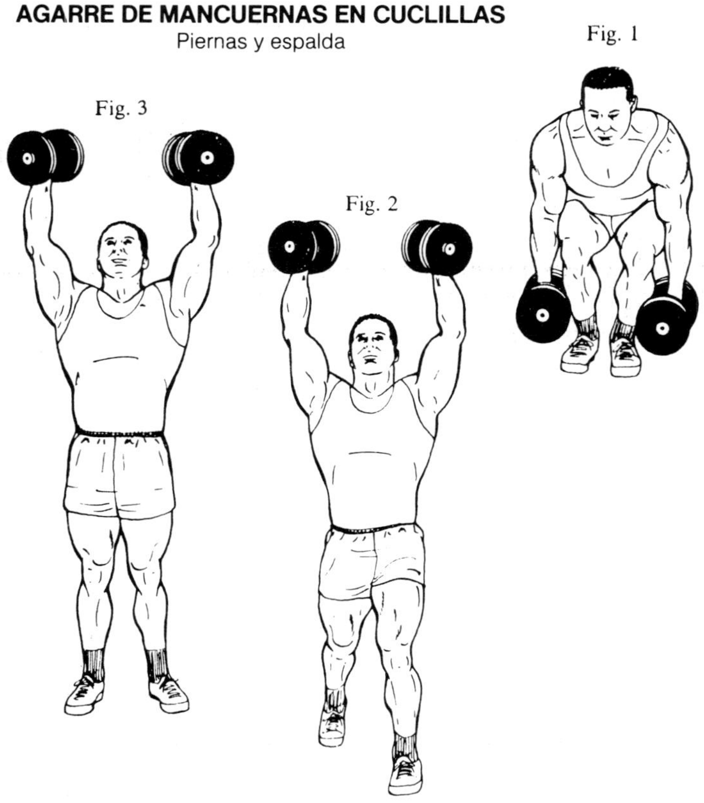

AGARRE DE BARRA CON FUERZA

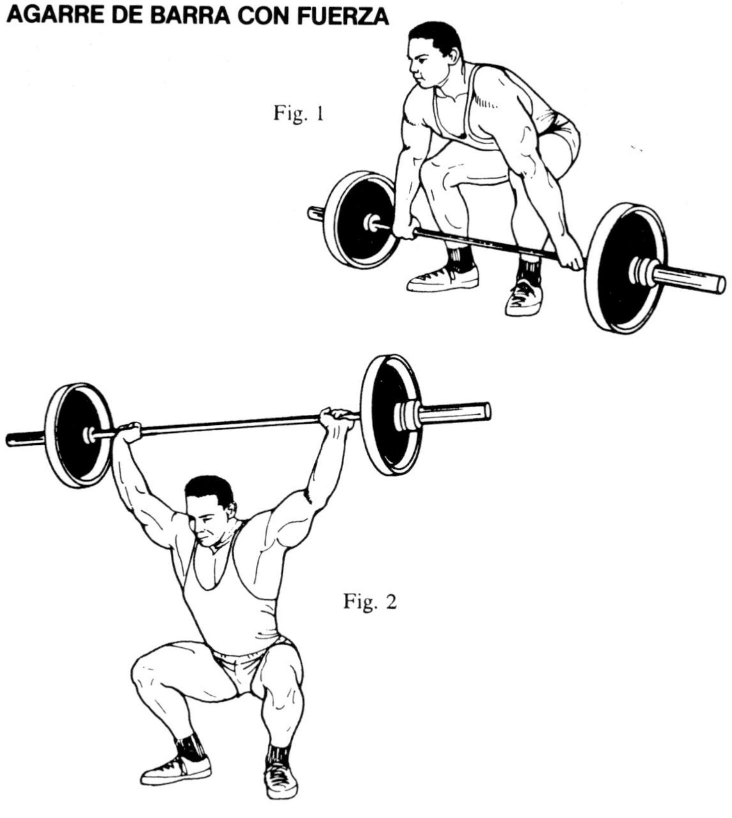

ralela al suelo. Manteniendo los brazos rectos y la cabeza alta, arquear la espalda hasta formar un ángulo de 45°. Inspirar y levantar la barra en línea recta al erguirse. Continuar el levantamiento hasta que la barra quede por encima de la cabeza, los brazos estirados y los codos rígidos. Flexionar las piernas y ponerse en cuclillas, con las rodillas separadas y los pies planos en el suelo. Este gesto rebajará la altura en que se tienen que sostener las pesas por encima de la cabeza en un solo movimiento. Espirar cuando las mancuernas lleguen arriba. Bajar la barra a la parte superior del pecho y después al suelo para completar la repetición.

■ Agarre de mancuernas en cuclillas

Con los pies separados unos 25 cm, colocar una mancuerna junto a cada lado exterior de los tobillos. Inclinarse y coger con las palmas hacia abajo las dos mancuernas. Doblar las piernas hasta que la parte superior de los muslos esté casi paralela al suelo. Manteniendo los brazos estirados y la cabeza alta, arquear la espalda hasta formar un ángulo de unos 45°. Inspirar y levantar las mancuernas en línea recta, por delante y ligeramente hacia afuera. Continuar el levantamiento hasta que las mancuernas queden directamente por encima de la cabeza con los brazos estirados y los codos rígidos. Flexionar las piernas y ponerse en cuclillas, con las rodillas separadas y los pies planos sobre el suelo. Este gesto rebajará la altura del levantamiento por encima de la cabeza en un solo movimiento. Espirar cuando las mancuernas lleguen arriba. Bajar las mancuernas a la altura de los hombros y después al suelo para completar la repetición.

■ Agarre de barra con fuerza

Situar una barra delante. Acercarse a la barra hasta casi tocarla con las espinillas, separando los pies unos 30 cm. Inclinarse y agarrarla con las manos separadas unos 50 cm. Doblar las rodillas hasta que la parte superior de los muslos esté casi paralela al suelo. Manteniendo los brazos estirados y la cabeza alta, arquear la espalda hasta formar un ángulo de 45°. Inspirar y erguirse levantando la barra en línea recta por encima de la cabeza, con los brazos estirados y los codos rígidos. Espirar cuando la barra llegue arriba. El movimiento completo desde el suelo hasta encima de la cabeza se tiene que realizar de un tirón. Bajar la barra a la parte superior del pecho y después al suelo para completar la repetición.

■ Agarre de fuerza con mancuernas

Con los pies separados unos 25 cm, colocar una mancuerna junto a cada lado externo de los tobillos. Inclinarse y coger con las palmas hacia abajo las dos mancuernas. Doblar las piernas hasta que la parte superior de los muslos quede casi paralela al suelo. Manteniendo los brazos estirados y la cabeza alta, arquear la espalda, que debe formar un ángulo de unos 45°. Inspirar y levantar las mancuernas en línea recta, por delante y ligeramente hacia afuera, elevándolas sobre la cabeza con los brazos estirados y los codos rígidos. Espirar al llegar a este punto. El movimiento completo desde el suelo hasta encima de la cabeza se tiene que realizar de un tirón. Bajar las mancuernas a la parte superior del pecho y después al suelo para completar la repetición.

▲ Peso muerto con barra

Colocar una barra en el suelo, enfrente. Con los pies separados unos 30 cm, inclinarse y coger la barra justo por la parte exterior de las rodillas, en medio de la parte inferior de las piernas. Con las rodillas flexionadas, la espalda erguida y la cabeza hacia arriba, inspirar y, utilizando los muslos y la espalda, incorporarse hasta levantar la barra con los brazos estirados. Bajar el peso al suelo y espirar.

▲ Peso muerto con barra. Piernas rígidas

Parte inferior espalda

Con los pies separados unos 30 cm, colocar una barra delante, tocando las espinillas. Inclinarse desde la cintura y coger la barra con las palmas hacia abajo. Manteniendo las rodillas inmóviles, la espalda recta y la cabeza hacia arriba, inspirar e incorporarse con los brazos estirados. Bajar la barra al suelo con las piernas rígidas y espirar.

▲ Peso muerto con mancuernas

De pie, con los pies separados unos 15 cm, colocar una mancuerna a cada lado de los pies. Inclinarse desde la cintura y agarrar una mancuerna con cada mano. Con las piernas dobladas, la espalda recta y la cabeza alta, inspirar y erguirse con las mancuernas en las manos, manteniendo los brazos estirados. Bajar las mancuernas al suelo, flexionando las piernas y espirar.

▲ Peso muerto con mancuernas. Piernas rígidas.

De pie, con los pies separados unos 15 cm, colocar una mancuerna a cada lado de los pies. Inclinarse desde la cintura y

AGARRE DE FUERZA CON MANCUERNAS

Piernas y espalda

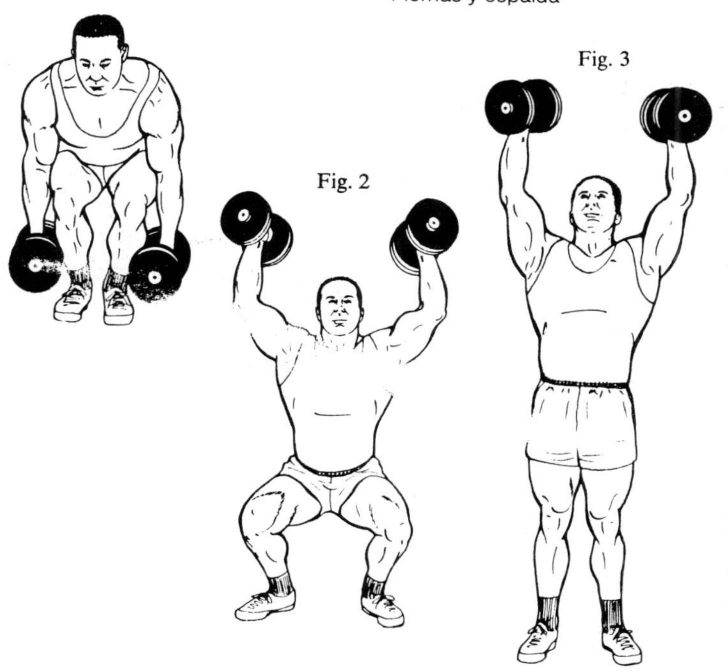

PESO MUERTO CON MANCUERNAS. PIERNAS RÍGIDAS

Piernas y espalda

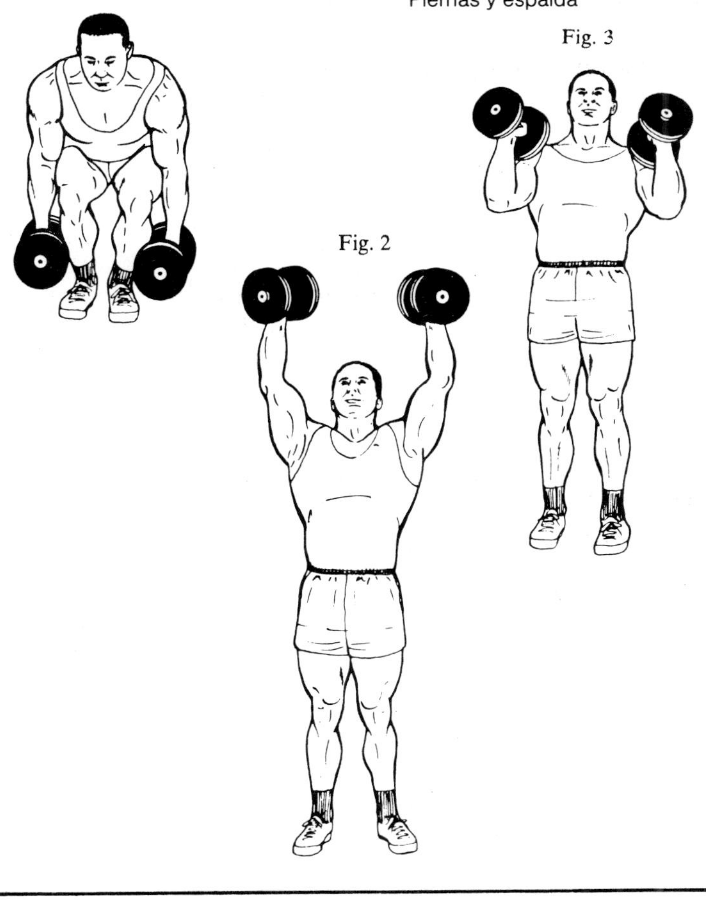

PESO MUERTO CON BARRA
Parte inferior espalda

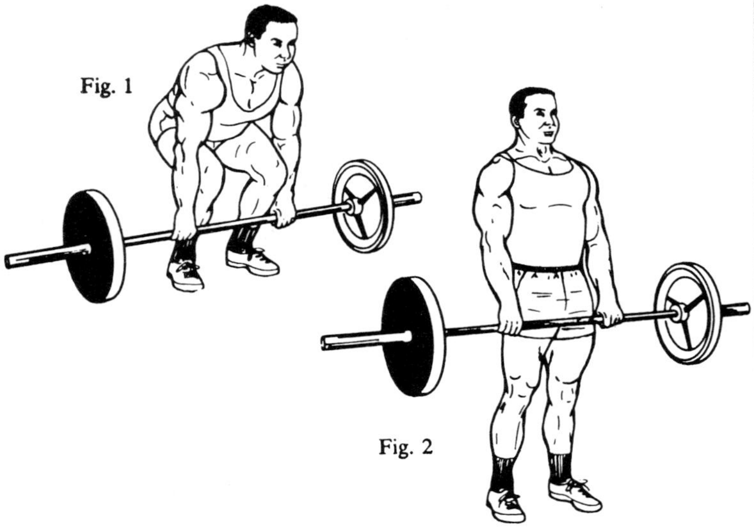

PESO MUERTO CON MANCUERNAS
Parte inferior espalda y muslos

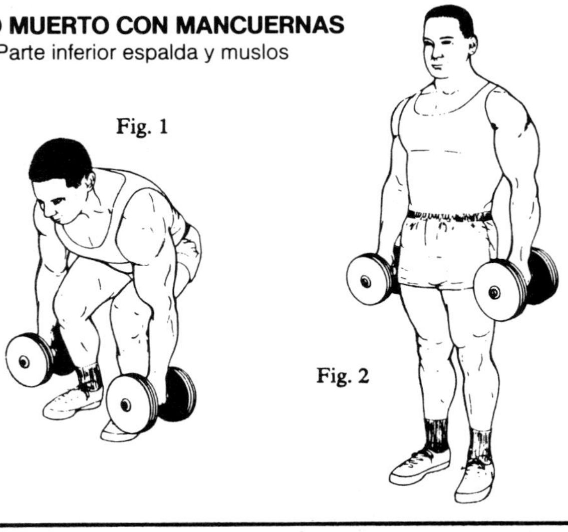

PESO MUERTO CON MANCUERNAS. PIERNAS RÍGIDAS
Parte inferior espalda y muslos

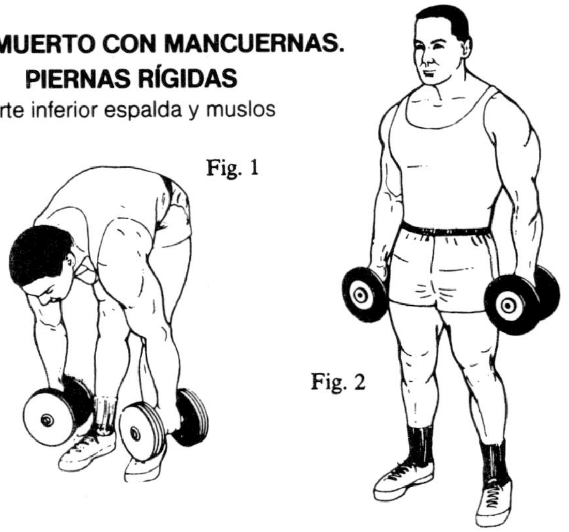

coger las mancuernas con las dos manos, manteniendo las piernas rígidas, la espalda recta y la cabeza alta. Inspirar y erguirse con las mancuernas en las manos, con los brazos estirados. Bajar de nuevo las mancuernas al suelo con las piernas rígidas y espirar.

▲ Buenos dias con barra. Rodillas flexionadas.
Parte inferior espalda

Colocar una barra detrás de la cabeza, descansando sobre los hombros. Con las manos en la barra, la cabeza hacia arriba y la espalda recta, inspirar y doblarse por la cintura, flexionando ligeramente las rodillas hasta que la parte superior del cuerpo quede paralela al suelo. Volver a la posición inicial y espirar.

▲ Buenos dias con barra. Piernas estiradas.

Colocar una barra detrás de la cabeza, descansando sobre los hombros. Con las manos en la barra, la cabeza hacia arriba y la espalda recta, inspirar y doblarse por la cintura, manteniendo las piernas estiradas, hasta que la parte superior del cuerpo esté paralela al suelo. Volver a la posición inicial y espirar.

▲ Hiperextensión
Parte inferior espalda

Para hacer este ejercicio correctamente, utilizar el banco propio o un banco que llegue hasta la cintura. Extenderse sobre el banco, de forma que el borde del banco quede situado en el inicio de las caderas. Doblarse por la cintura de modo que la parte superior del cuerpo quede vertical al suelo. Colocar las manos detrás de la cabeza, inspirar y elevar el torso ligeramente por encima de la posición paralela. Volver a la posición inicial y espirar.

■ Hiperextensión con giro

Para hacer este ejercicio correctamente, utilizar el banco propio o un banco que llegue hasta la cintura. En cualquiera de los dos bancos, colocar la cintura sobre el borde del banco, de forma que la parte superior del cuerpo quede en el aire. Doblarse por la cintura hasta que la parte superior del cuerpo quede vertical al suelo. Inspirar y levantar el torso directamente hacia arriba, en un ángulo hacia la derecha, hasta superar ligeramente la posición paralela. Volver a la posición inicial y espirar. Hacer el número de repeticiones prescritas hacia el lado derecho y después cambiar la dirección del ángulo hacia la izquierda, repitiendo el ejercicio el mismo número de veces.

★ Hiperextensión con peso

Para hacer este ejercicio correctamente, utilizar el banco propio o un banco qe llegue hasta la cintura. En cualquiera de los dos bancos, extender la parte inferior del cuerpo situando el inicio de las caderas sobre el borde del banco. Doblarse por la cintura de modo que la parte superior del cuerpo quede vertical al suelo. Colocar un peso detrás de la cabeza, inspirar y levantar el torso directamente hacia arriba hasta que se haya superado ligeramente la posición paralela. Volver a la posición inicial y espirar.

★ Hiperextensión con peso y giro

Para hacer este ejercicio correctamente, utilizar el banco propio o un banco que llegue hasta la cintura. En cualquiera de los dos bancos, extender la parte inferior del cuerpo, situando el inicio de las caderas sobre el borde del banco. Doblarse por la cintura de modo que la parte superior del cuerpo quede vertical al suelo. Colocar un peso detrás de la cabeza, inspirar y levantar el torso directamente hacia arriba en un ángulo hacia la derecha, hasta superar ligeramente la posición paralela. Volver a la posición inicial y espirar. Hacer el número de repeticiones prescritas hacia el lado derecho y después invertir la dirección del ángulo realizando el mismo número de repeticiones.

★ Hiperextensión con giro alterno

Parte inferior de la espalda

Para hacer este ejercicio correctamente, utilizar el banco propio o un banco que llegue hasta la cintura. En cualquiera de los dos bancos, extender la parte inferior del cuerpo situando el inicio de las caderas sobre el borde del banco. Doblarse por la cintura de modo que la parte superior del cuerpo quede vertical al suelo. Colocar las manos detrás de la cabeza, inspirar y elevar el torso en ángulo hacia la derecha, hasta que haya superado ligeramente la posición paralela. Volver a la posición inicial y después levantar de nuevo el torso hacia arriba, esta vez hacia la izquierda, hasta superar ligeramente la paralela. Volver a la posición inicial y espirar. Dos movimientos se consideran una repetición.

■ Hiperextensión con giro alterno con peso

Para hacer este ejercicio correctamente, utilizar el banco propio o un banco que llegue hasta la cintura. En cualquiera de los dos bancos, extender la parte inferior del cuerpo, situando el inicio de las caderas sobre el borde del banco. Doblarse por la cintura de modo que la parte superior

BUENOS DÍAS CON BARRA. PIERNAS ESTIRADAS

Parte inferior de la espalda

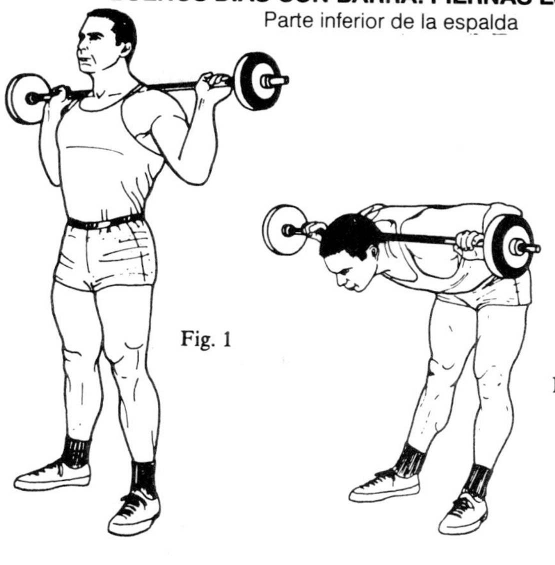

Fig. 1

Fig. 2

HIPEREXTENSIÓN CON PESO Y GIRO

Parte inferior espalda

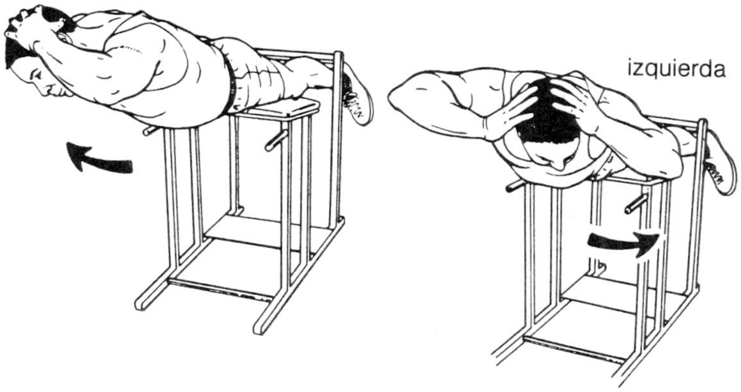

HIPEREXTENSIÓN CON PESO

Parte inferior espalda

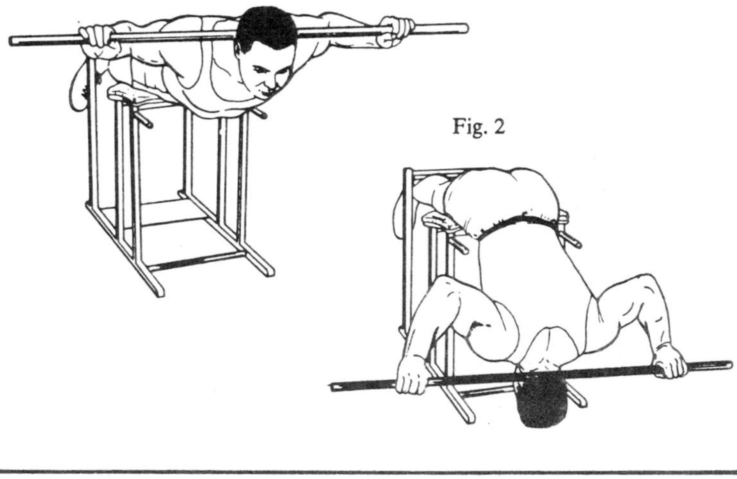

Fig. 1

Fig. 2

HIPEREXTENSIÓN CON PESO Y GIRO
Parte inferior espalda

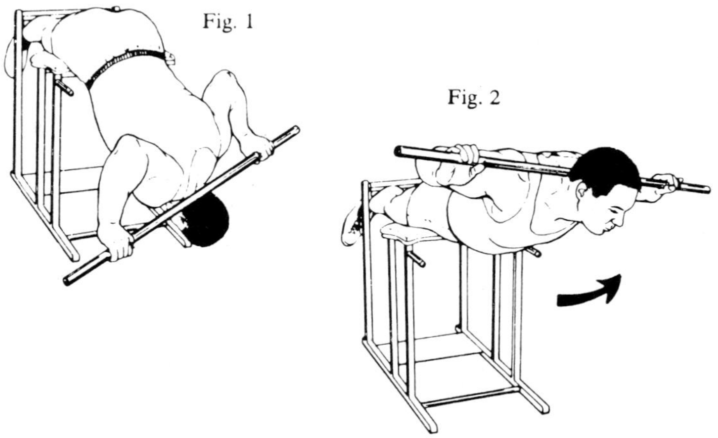

HIPEREXTENSIÓN CON GIRO ALTERNO CON PESO
Parte inferior espalda

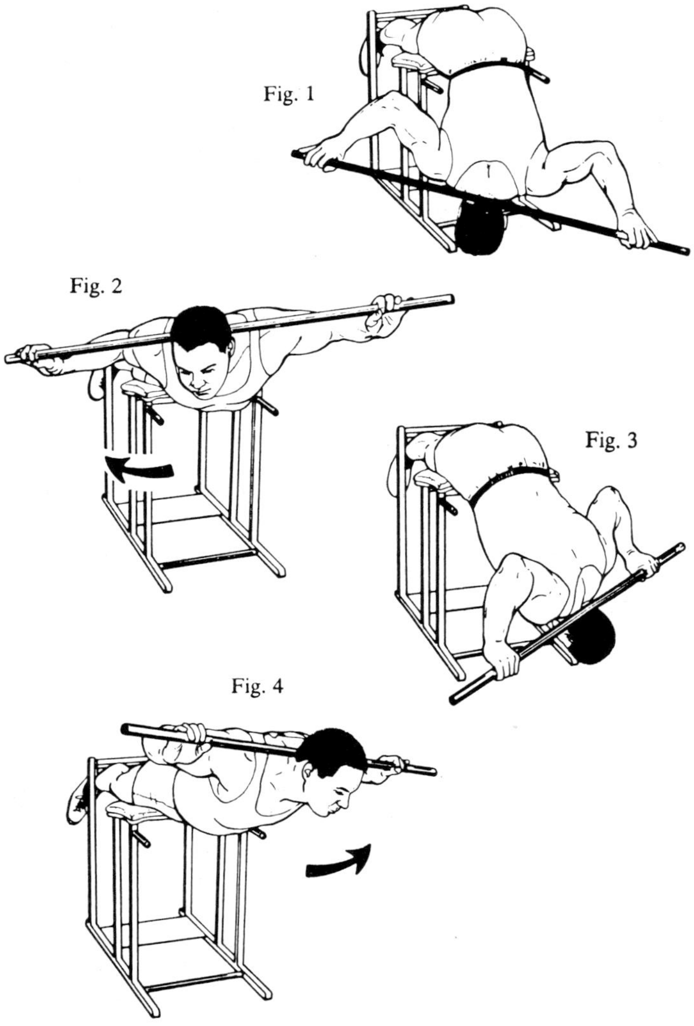

del cuerpo quede vertical al suelo. Colocar un peso detrás de la cabeza, inspirar y levantar el torso directamente hacia arriba, en un ángulo hacia la derecha, hasta que haya superado ligeramente la posición paralela. Volver a la posición inicial y después levantar de nuevo el torso hacia arriba, esta vez hacia la izquierda, hasta superar ligeramente la paralela. Volver a la posición inicial y espirar. Dos movimientos se consideran una repetición.

▲ Encogimiento de hombros con máquina Universal

Colocarse entre los mangos de una máquina Universal que se utilice para *press* de banco. Inclinarse ligeramente y aguantar los mangos cerca del borde. Mantenerse erguido y levantar el peso con los brazos estirados a ambos lados. Bajar ambos hombros hacia adelante todo lo posible. Inspirar, levantar los hombros y hacer una rotación circular de frente hacia atrás. Volver a la posición inicial al final de la repetición y espirar. Mantener la espalda recta.

▲ Encogimiento de hombros con mancuerna alterna

Trapecio

De pie, con los pies separados unos 15 cm, colocar una mancuerna a cada lado de los pies. Inclinarse y coger las mancuernas con las dos manos. Erguido, con las mancuernas a cada lado de los muslos y los brazos estirados, bajar el hombro derecho y hacerlo girar en un movimiento circular desde adelante hacia atrás. Cuando se vuelva a la posición inicial con el hombro derecho, repetir el mismo movimiento con el hombro izquierdo. Inspirar al empezar la rotación con cada hombro y espirar al volver a la posición inicial. Los dos movimientos se consideran una repetición.

▲ Encogimiento de hombros con mancuernas

De pie, con los pies separados unos 15 cm, colocar una mancuerna a cada lado de los pies. Inclinarse y coger las mancuernas con las manos. Erguido, con las mancuernas a cada lado de los muslos y los brazos estirados, bajar ambos hombros hacia adelante todo lo que se pueda. Inspirar, levantar los hombros y hacer una rotación circular de frente hacia atrás. Volver a la posición inicial. Mantener la espalda recta.

▲ Encogimiento de hombros con barra

Colocar una barra delante en el suelo y con los pies separados unos 30 cm, inclinarse y coger la barra con las dos manos separadas unos 50 cm. Manteniéndose erguido, con la barra agarrada al frente y los brazos estirados, bajar ambos hombros hacia adelante todo lo que se pueda. Inspirar, levantar los hombros y hacer una rotación circular de adelante hacia atrás, volviendo a la posición inicial al final de la repetición. Espirar al volver al punto de partida. Mantener la espalda recta.

ENCOGIMIENTO DE HOMBROS CON MÁQUINA UNIVERSAL
Trapecio

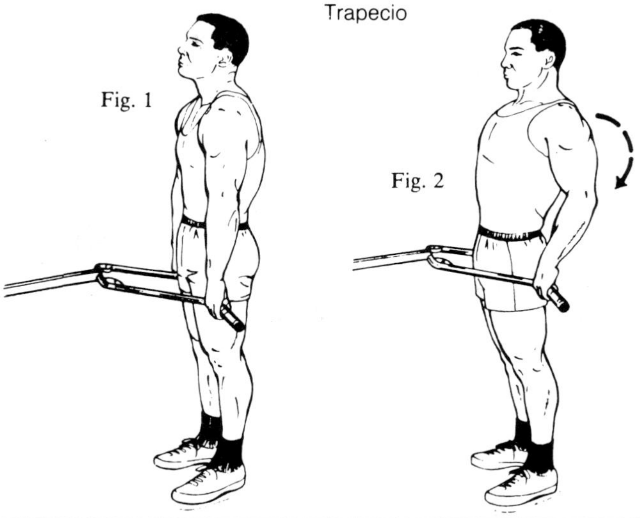

▲ Encogimiento de hombros con mancuernas sentado

Coger una mancuerna en cada mano con las palmas hacia adentro. Sentarse en el extremo de un banco con las piernas casi juntas, la espalda recta y la cabeza alta. Con los brazos a los costados, bajar los hombros tanto como se pueda y empezar después a subirlos hacia arriba y hacia atrás, en un movimiento circular desde delante hacia atrás. Espirar al volver a la posición inicial.

▲ Encogimiento de hombros alterno sentado

Coger una mancuerna en cada mano con las palmas hacia adentro. Sentarse en el extremo de un banco con las piernas casi juntas, manteniendo la espalda recta y la cabeza alta. Con los brazos extendidos a los lados, bajar el hombro derecho tanto como se pueda y empezar después a subirlo hacia arriba y hacia atrás, en un movimiento circular desde delante hacia atrás. Cuando se haya completado la repetición con el hombro derecho, volver a realizarla con el izquierdo hasta llegar al número de repeticiones prescritas. Inspirar al levantar el hombro derecho y espirar al levantar el hombro izquierdo.

ENCOGIMIENTO DE HOMBROS CON MANCUERNAS
Trapecio

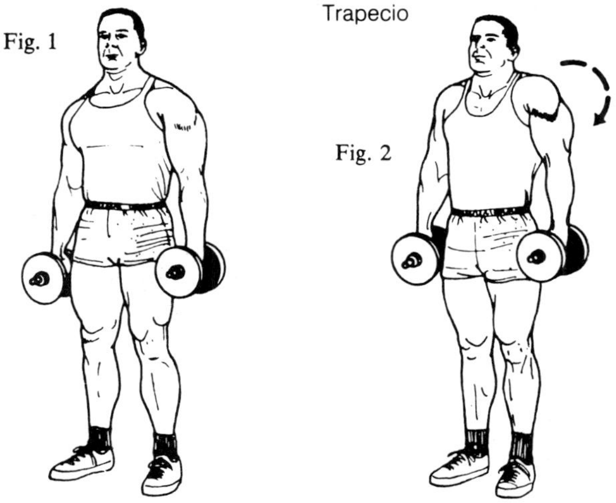

■ Levantamiento alto con asimiento ancho

Colocar una barra enfrente. Acercarse a la barra hasta casi tocarla con las espinillas, separando los pies unos 30 cm. Inclinarse y cogerla con las manos separadas unos 90 cm y las palmas hacia abajo. Doblar las rodillas hasta que la parte superior de los muslos quede paralela al suelo. Manteniendo los brazos estirados y la cabeza erguida, arquear la espalda para formar un ángulo de unos 45°. Inspirar y levantar la barra recta a poder ser hasta la altura de los hombros, mientras se yergue. Para conseguir más potencia cuando el peso esté ya arriba, es mejor continuar el levantamiento, con la cabeza hacia atrás y de puntillas. Bajar la barra primero a la altura de los brazos extendidos y después hasta el suelo, para completar el movimiento.

ENCOGIMIENTO DE HOMBROS CON BARRA
Trapecio

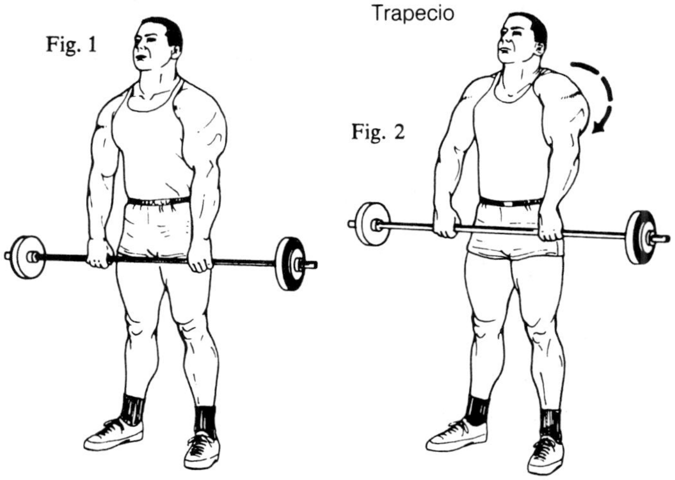

ENCOGIMIENTO DE HOMBROS CON MANCUERNAS SENTADO

Trapecio

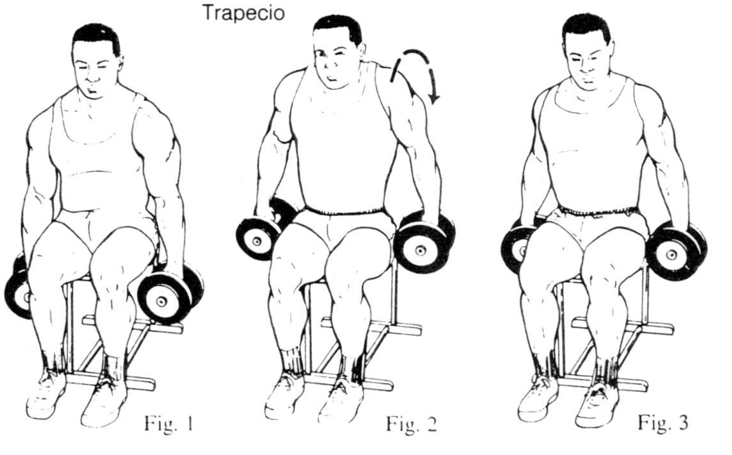

ENCOGIMIENTO DE HOMBROS ALTERNO SENTADO

Trapecio

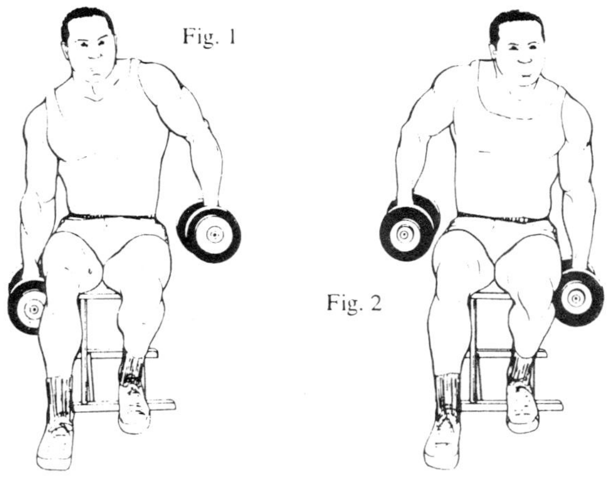

LEVANTAMIENTO ALTO CON ASIMIENTO ANCHO

Piernas y espalda

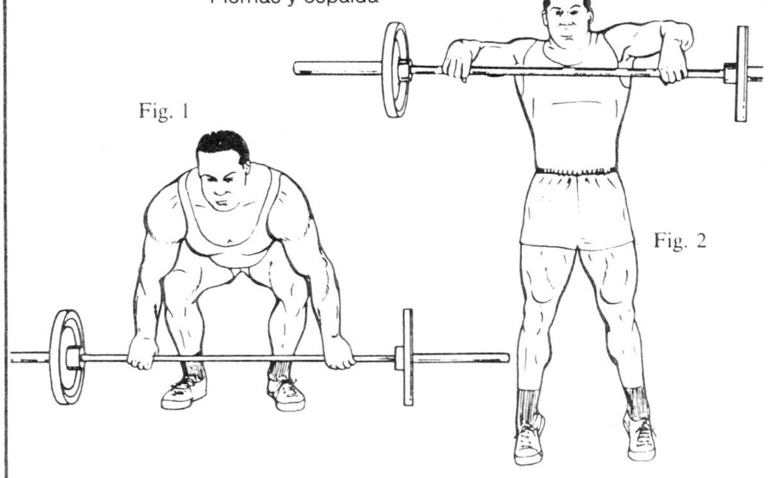

■ Levantamiento alto con agarre medio

Colocar una barra enfrente. Acercarse a la barra hasta casi tocarla con las espinillas, separando los pies unos 30 cm. Inclinarse y cogerla con las dos manos separadas unos 50 cm y las palmas hacia abajo. Doblar las piernas hasta que la parte superior de los muslos quede paralela al suelo. Manteniendo los brazos estirados y la cabeza erguida, arquear la espalda hasta formar un ángulo de unos 45°. Inspirar y levantar la barra recta a poder ser hasta la altura de los hombros mientras se yergue. Para conseguir más potencia, cuando el peso esté arriba, es mejor continuar el levantamiento, con la cabeza hacia atrás y de puntillas. Bajar la barra a la altura de los brazos extendidos y después hasta el suelo, para completar el movimiento.

■ *Press* de barra con empuje

Aguantar la barra manteniendo una separación entre las manos de unos 90 cm. Se puede hacer arrancada con la barra hasta la parte superior del pecho. Inspirar y agacharse unos 30 cm, con la espalda recta, los codos ligeramente hacia adelante y la cabeza hacia arriba. Utilizando la potencia de las piernas y la espalda, levantar la barra por encima de la cabeza, estirando los brazos de golpe para generar más fuerza. Mantener la barra en alto con los brazos extendidos un momento, volverla a situar en la parte superior del pecho y espirar.

■ *Press* de mancuernas con empuje

Hacer arrancada con las dos mancuernas a la altura de los hombros y sostenerlas aquí con las palmas de las manos enfrentadas. Inspirar y agacharse unos 30 cm, con la espalda recta, los codos ligeramente hacia adelante y la cabeza hacia arriba. Usando la potencia de las piernas y la espalda, levantar las mancuernas por encima de la cabeza, estirando los brazos de golpe, a fin de generar más fuerza para el levantamiento. Mantener el peso en alto con los brazos extendidos un momento, volverlas a situar en la parte superior del pecho y espirar.

■ Suspensión frontal. Asimiento estrecho

Utilizar una barra fija a unos 12 cm por encima de lo que se pueda alcanzar extendiendo los brazos sobre la cabeza. De un salto o utilizando un taburete, asir la barra con las manos separadas de 15 a 20 cm y las palmas hacia abajo. Inspirar y levantarse hacia la barra intentando tocarla con la barbilla . Volver a la posición del momento de agarre, con los brazos estirados, y espirar. Tratar de mantener la espalda ligeramente hiperextendida y no balancear el cuerpo ni hacia atrás ni hacia adelante.

★ Suspensión frontal. Asimiento estrecho, con peso

Laterales inferiores

Utilizar una barra fija a unos 12 cm por encima de lo que se pueda alcanzar extendiendo los brazos sobre la cabeza. Con una correa o una cuerda, colgar un peso de la cintura. De un salto o utilizando un taburete, agarrar la barra con las manos separadas de 15 a 20 cm y las palmas hacia abajo. Inspirar y elevarse hacia la barra, intentando tocarla con la barbilla. Volver a la posición del momento de agarre con los brazos estirados y espirar. Tratar de mantener la espalda ligeramente hiperextendida y no balancear el cuerpo ni hacia atrás ni hacia adelante.

■ Suspensión frontal con asimiento intermedio

Utilizar una barra fija a unos 12 cm por encima de lo que se puede alcanzar extendiendo los brazos sobre la cabeza. De un salto o utilizando un taburete, agarrar la barra con las manos separadas unos 35 o 40 cm y las palmas hacia abajo. Inspirar y elevarse hacia la barra, intentando tocarla con la barbilla. Volver a la posición del momento de agarre a la barra con los brazos estirados, y espirar. Tratar de mantener la espalda ligeramente hiperextendida y no balancear el cuerpo ni hacia atrás ni hacia adelante.

★ Suspensión frontal con asimiento intermedio y peso

Utilizar una barra fija unos 12 cm más alta de lo que se puede alcanzar extendiendo los brazos por encima de la cabeza. Con una correa o una cuerda, colgar un peso de la cintura. De un salto o utilizando un taburete, agarrar la barra con las manos separadas unos 35 o 40 cm y las palmas hacia abajo. Inspirar y elevarse hacia la barra, intentando tocarla con la barbilla. Volver a la posición del momento de agarre a la barra, con los brazos estirados, y espirar. Tratar de mantener la espalda ligeramente hiperextendida y no balancear el cuerpo ni hacia atrás ni hacia adelante.

■ Suspensión frontal con asimiento ancho

Laterales superiores

Utilizar una barra fija unos 12 cm más alta de lo que se pueda alcanzar extendiendo los brazos por encima de la cabeza. De un salto o utilizando un taburete, asir la barra

LEVANTAMIENTO ALTO CON AGARRE MEDIO

Piernas y espalda

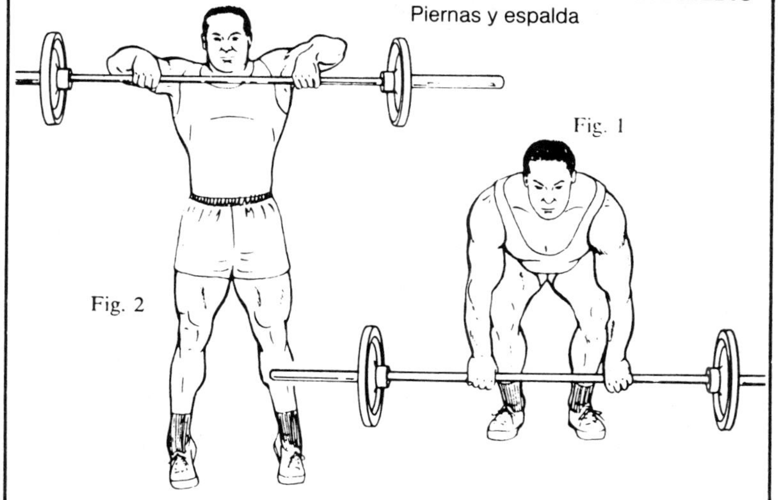

***PRESS* DE BARRA CON EMPUJE**

Piernas y espalda

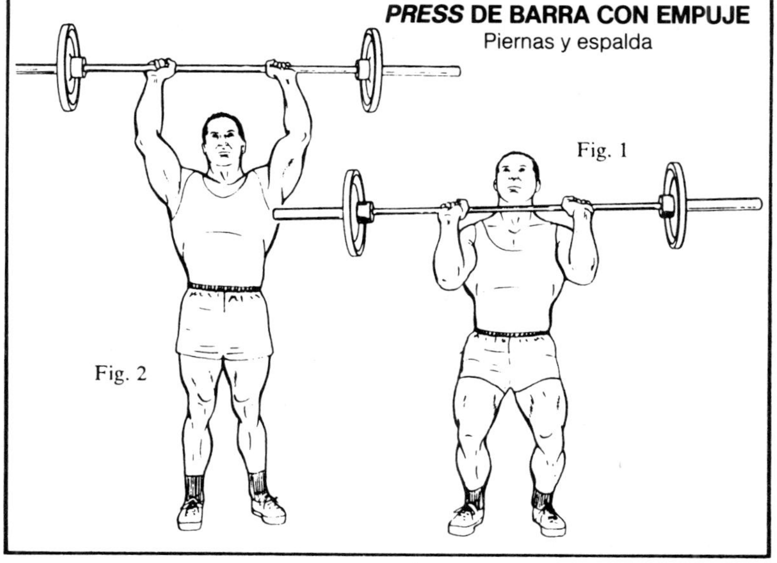

***PRESS* DE MANCUERNAS CON EMPUJE**

Piernas y espalda

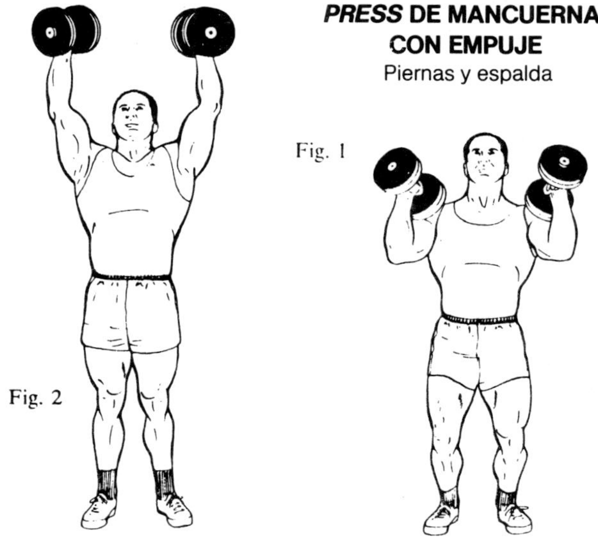

SUSPENSIÓN FRONTAL. ASIMIENTO ESTRECHO
Laterales inferiores

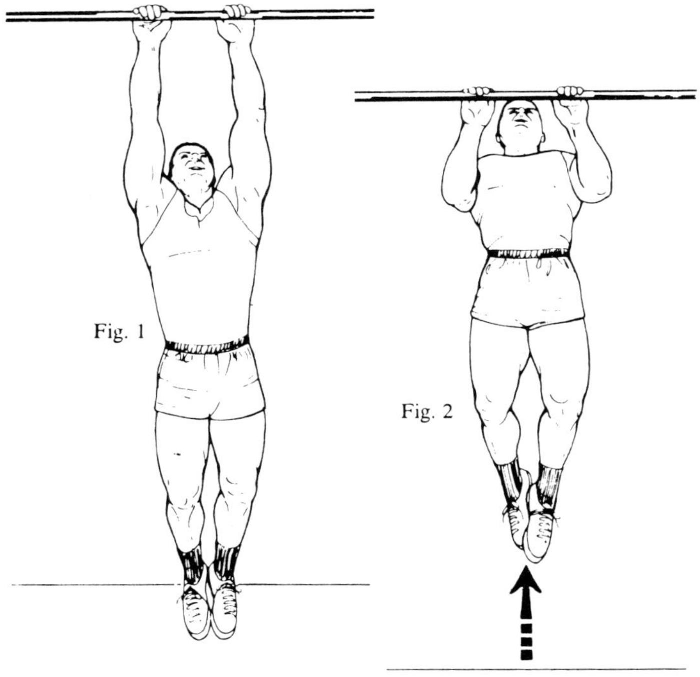

SUSPENSIÓN FRONTAL CON ASIMIENTO INTERMEDIO
Laterales

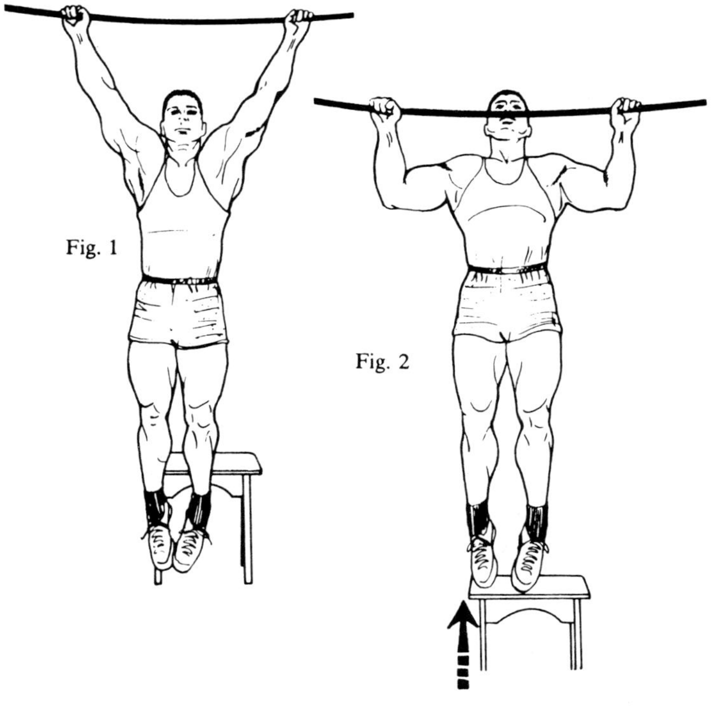

con las manos separadas unos 60 o 70 cm y las palmas hacia abajo. Inspirar y elevarse hacia la barra intentando tocarla con la barbilla. Volver a la posición del momento de agarre, con los brazos estirados, y espirar. Tratar de mantener la espalda ligeramente hiperextendida y no balancear el cuerpo ni hacia atrás ni hacia adelante.

★ Suspensión frontal con asimiento ancho y peso

Utilizar una barra fija situada unos 12 cm más elevada de lo que se pueda alcanzar extendiendo los brazos por encima de la cabeza. Con una correa o una cuerda, colgarse un peso de la cintura. De un salto o utilizando un taburete, asir la barra con las manos separadas unos 60 ó 70 cm y las palmas hacia abajo. Inspirar y elevarse hacia la barra intentando tocarla con la barbilla. Volver a la posición del momento de agarre, con los brazos estirados, y espirar. Tratar de mantener la espalda ligeramente hiperextendida y no balancear el cuerpo ni hacia atrás ni hacia adelante.

■ Suspensión trasera con asimiento intermedio

Utilizar una barra fija situada unos 12 cm más arriba de lo que se pueda alcanzar extendiendo los brazos por encima de la cabeza. De un salto o utilizando un taburete, agarrar la barra con las manos separadas unos 35 o 40 cm. Inspirar y levantarse hacia la barra, intentando tocarla con la parte trasera del cuello. Volver a la posición del momento de asirse a la barra, con los brazos estirados, y espirar. No balancear el cuerpo ni hacia atrás ni hacia adelante.

★ Suspensión trasera con asimiento intermedio y peso

Laterales superiores

Utilizar una barra fija situada unos 12 cm más arriba de lo que se pueda alcanzar extendiendo los brazos por encima de la cabeza. Con una correa o una cuerda, colgar un peso de la cintura. De un salto o utilizando un taburete, agarrar la barra con las manos separadas unos 35 o 40 cm y las palmas hacia abajo. Inspirar y elevarse hacia la barra, intentando tocarla con la parte trasera del cuello. Volver a la posición del momento de agarre, con los brazos estirados, y espirar. No balancear el cuerpo ni hacia atrás ni hacia adelante.

■ Suspensión trasera con asimiento ancho

Utilizar una barra fija situada unos 12 cm más arriba de lo que se pueda alcanzar extendiendo los brazos por encima de la cabeza. De un salto o utilizando un taburete, agarrar la barra con las manos separadas de 60 a 70 cm y las palmas hacia abajo. Inspirar y elevarse hacia la barra, intentando tocarla con la parte trasera del cuello. Volver a la posición del momento de agarre, con los brazos estirados y espirar. Tratar de mantener la espalda ligeramente hiperextendida y no balancear el cuerpo ni hacia atrás ni hacia adelante.

★ Suspensión trasera con asimiento ancho y con peso

Utilizar una barra fija situada unos 12 cm más arriba de lo que se pueda alcanzar extendiendo los brazos por encima de la cabeza. Con una correa o una cuerda, colgarse un peso de la cintura. De un salto o utilizando un taburete, agarrar la barra, intentando tocarla con la parte trasera del cuello. Volver a la posición del momento de asirse a la barra, con los brazos estirados, y espirar. No balancear el cuerpo ni hacia atrás ni hacia adelante.

■ Suspensión de adelante hacia atrás con asimiento ancho

Laterales superiores

Utilizar una barra fija unos 12 cm por encima de lo que se pueda alcanzar extendiendo los brazos sobre la cabeza. De un salto o utilizando un taburete, agarrar la barra con las manos separadas unos 60 ó 70 cm y las palmas hacia abajo. Suspendido en el aire, aguantando el propio peso con las manos y los brazos, inspirar y levantarse hacia la barra, tan arriba como se pueda, echando la cabeza hacia atrás e intentando tocar la barra con la barbilla. Bajar a la posición inicial y espirar. Subir otra vez tan arriba como se pueda, echando la cabeza hacia adelante e intentando tocar la barra con la parte trasera del cuello. Bajar a la posición inicial y espirar. Una elevación al frente y otra hacia atrás se considera una repetición.

★ Suspensión del frente hacia atrás con asimiento intermedio y peso

Utilizar una barra fija situada unos 12 cm más arriba de lo que se pueda alcanzar extendiendo los brazos por encima de la cabeza. Con una correa o una cuerda, colgarse un peso de la cintura. De un salto o utilizando un taburete, agarrar la barra con las manos separadas unos 35 o 40 cm y las palmas hacia abajo. Inspirar y elevarse hacia la barra, intentando tocarla con la barbilla. Volver a la posición del momento de agarre, con los brazos estirados, y espirar. Subir otra vez tan alto como se pueda, echando la cabeza hacia adelante e intentando tocar la barra con la parte tra-

SUSPENSIÓN FRONTAL CON ASIMIENTO ANCHO Y PESO

Laterales superiores

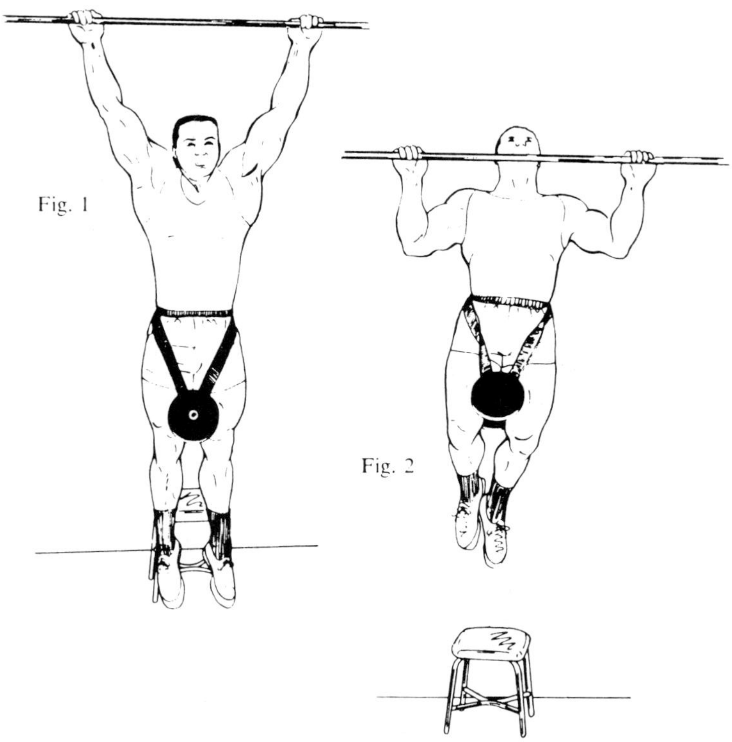
Fig. 1
Fig. 2

SUSPENSIÓN TRASERA CON ASIMIENTO INTERMEDIO

Laterales superiores

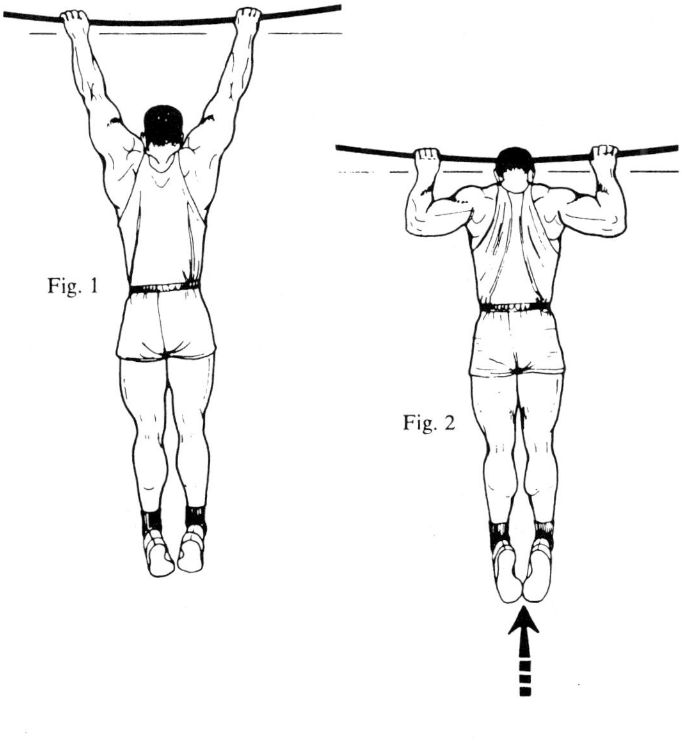
Fig. 1
Fig. 2

SUSPENSIÓN TRASERA CON ASIMIENTO ANCHO
Laterales superiores

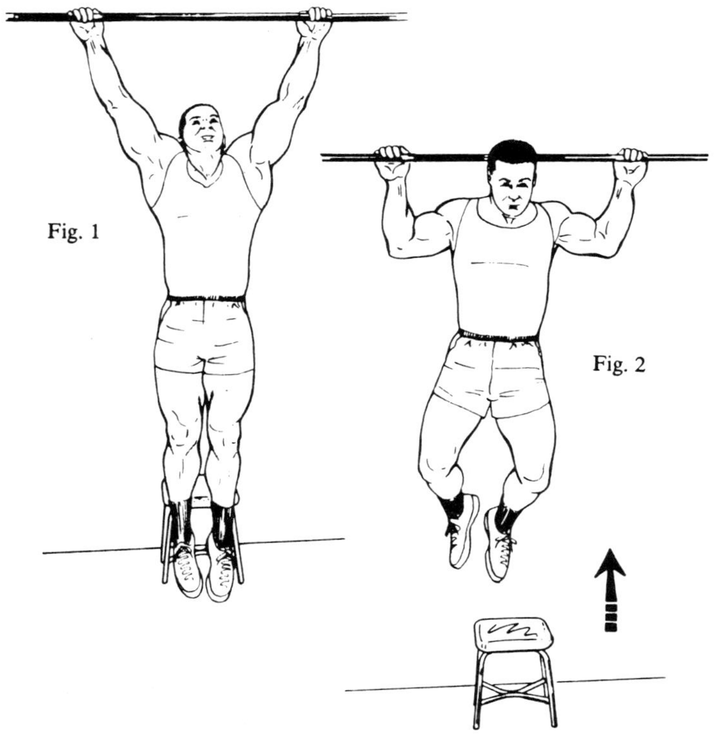

Fig. 1 Fig. 2

SUSPENSIÓN TRASERA CON ASIMIENTO ANCHO Y CON PESO
Laterales superiores

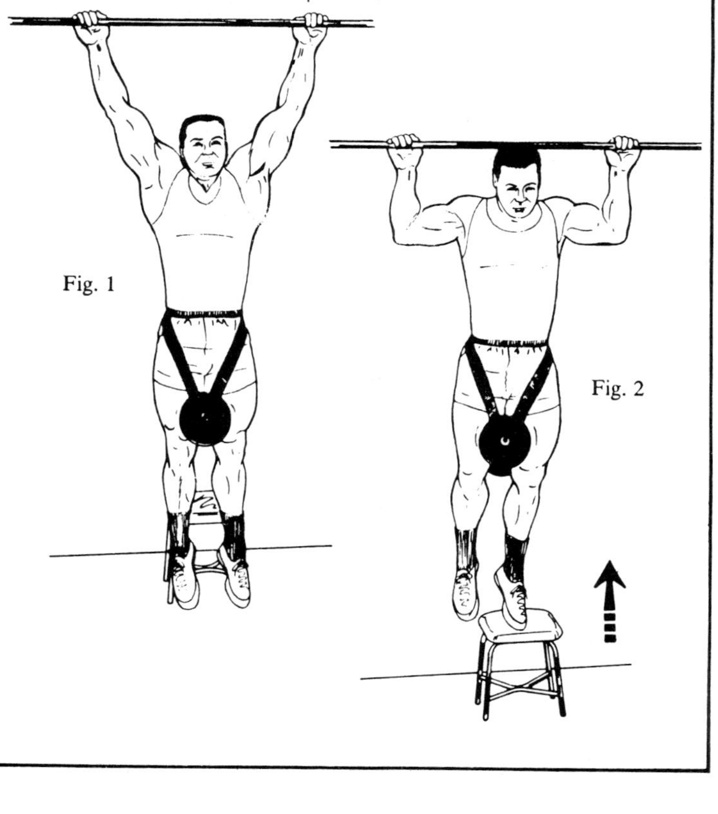

Fig. 1 Fig. 2

sera del cuello. Bajar a la posición inicial y espirar. Una elevación al frente y otra hacia atrás se consideran una repetición.

■ Suspensión de adelante hacia atrás con asimiento intermedio

Laterales

Utilizar una barra fija situada unos 12 cm por encima de lo que se pueda alcanzar alzando los brazos. De un salto o utilizando un taburete, agarrar la barra con las manos separadas unos 35 o 40 cm y las palmas hacia abajo. Suspendido en el aire, aguantando el propio peso con las manos y brazos, inspirar y elevarse hacia la barra, tan arriba como se pueda, inclinando la cabeza hacia atrás e intentando tocarla con la barbilla. Bajar a la posición inicial y espirar. Subir otra vez tan arriba como se pueda, inclinando la cabeza hacia adelante e intentando tocar la barra con la parte trasera del cuello. Bajar a la posición inicial y espirar. Una elevación al frente y otra hacia atrás se consideran una repetición.

★ Suspensión de delante hacia atrás con peso asimiento ancho.

Utilizar una barra fija situada unos 12 cm por encima de lo que se pueda alcanzar elevando los brazos. Con una correa o una cuerda, colgarse un peso de la cintura. De un salto o utilizando un taburete, agarrar la barra con las manos separadas unos 60 ó 70 cm y las palmas hacia abajo. Inspirar y elevarse hacia la barra, intentando tocarla con la barbilla. Volver a la posición del momento de agarre a la barra, con los brazos estirados, y espirar. Subir otra vez tan alto como se pueda, inclinando la cabeza hacia adelante e intentando tocar la barra con la parte trasera del cuello, y volver a la posición inicial. Continuar yendo de adelante hacia atrás, hasta completar el número de repeticiones prescritas. Una elevación al frente y otra hacia atrás se consideran una repetición.

■ Suspensión frontal con asimiento estrecho invertido

Utilizar una barra fija, unos 15 cm por encima de lo que se pueda alcanzar levantando los brazos. De un salto o con la ayuda de un taburete, agarrarse a la barra con asimiento invertido y las manos separadas de 15 a 20 cm. Inspirar y subir hacia la barra, intentando tocarla con la barbilla. Volver a la posición inicial con los brazos extendidos y espirar. Tratar de mantener la espalda ligeramente hiperextendida y no balancear el cuerpo ni hacia adelante ni hacia atrás.

★ SUSPENSIÓN FRONTAL CON ASIMIENTO ESTRECHO INVERTIDO Y PESO
Laterales inferiores

■ Suspensión frontal con asimiento medio invertido
Laterales inferiores y superiores

Utilizar barra fija a unos 15 cm por encima de lo que se pueda alcanzar levantando los brazos. De un salto o con la ayuda de un taburete, agarrarse a la barra con asimiento invertido y con las manos separadas de 30 a 40 cm. Inspirar y elevarse hacia la barra, intentando tocarla con la barbilla. Volver a la posición de agarre con los brazos estirados y espirar. Tratar de mantener la espalda ligeramente hiperextendida y no balancear el cuerpo ni hacia adelante ni hacia atrás.

★ Suspensión frontal con asimiento medio de lado a lado

Utilizar barra fija, unos 15 cm por encima de lo que se pueda alcanzar extendiendo los brazos sobre la cabeza. De un salto o con la ayuda de un taburete, agarrarse a la barra con asimiento invertido y con las manos separadas de 35 a 40 cm. Inspirar y elevar con ayuda del brazo derecho y los músculos de la espalda, el cuerpo por la derecha, hasta que la nariz o la barbilla casi toquen la barra. Bajar a la posición inicial y espirar. Repetir el movimiento con el lado izquierdo y volver a la posición inicial. Elevarse una vez con cada lado se considera una repetición.

★ Suspensión frontal con asimiento ancho de lado a lado
Laterales

Utilizar barra fija, unos 15 cm por encima de lo que se alcance levantando los brazos. De un salto o con la ayuda de un taburete, agarrarse a la barra con las palmas hacia abajo y las manos separadas unos 50 o 60 cm. Inspirar y subir con ayuda del brazo derecho y los músculos de la espalda, hasta elevar el cuerpo por la derecha y casi tocar la barra con la nariz y la barbilla. Bajar a la posición inicial y espirar. Repetir el movimiento con el lado izquierdo y volver a la posición inicial. Subir por la derecha y por la izquierda se considera una repetición.

★ Suspensión frontal con asimiento ancho con accesorio a cada lado

Colocar un accesorio de barra de asimiento ancho a la barra fija unos 15 cm por encima de la altura que se pueda alcanzar levantando hacia arriba los brazos. De un salto o con la ayuda de un taburete, aga-

SUSPENSIÓN DE DELANTE HACIA ATRÁS CON ASIMIENTO INTERMEDIO Y PESO
Laterales

Fig. 1

Fig. 3

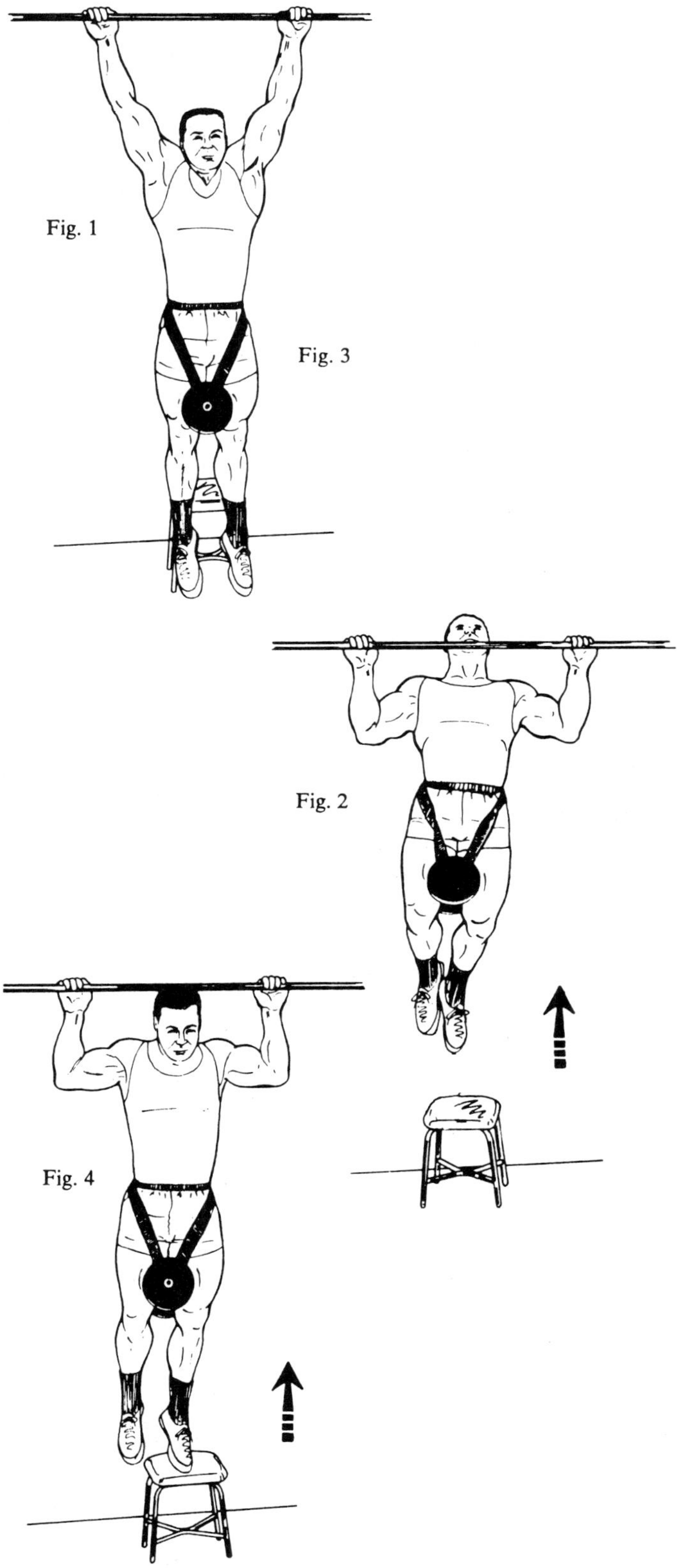

Fig. 2

Fig. 4

SUSPENSIÓN DE DELANTE HACIA ATRÁS CON PESO, ASIMIENTO ANCHO

Laterales

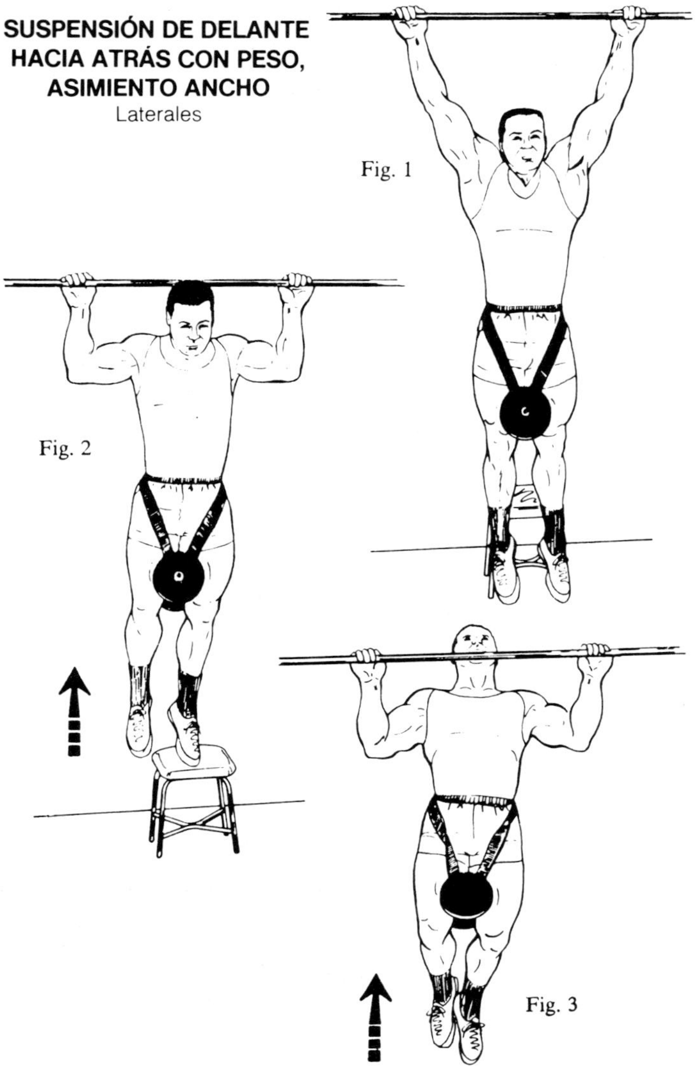

Fig. 1

Fig. 2

Fig. 3

SUSPENSIÓN FRONTAL CON ASIMIENTO ESTRECHO INVERTIDO

Laterales inferiores

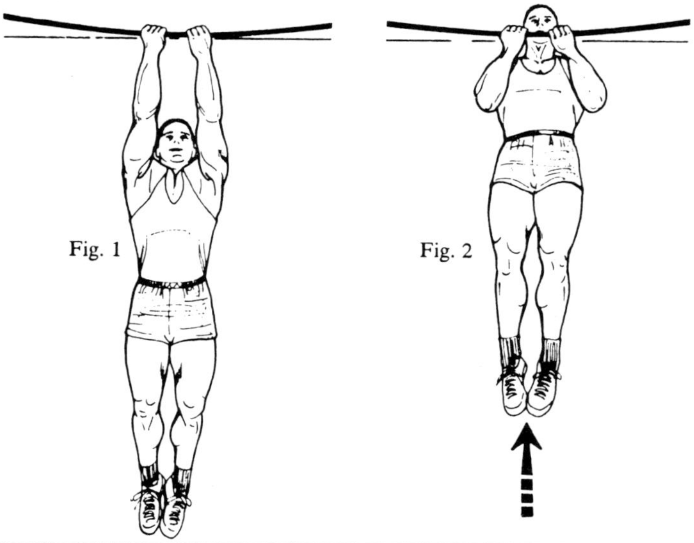

Fig. 1

Fig. 2

rrarse a los accesorios. Inspirar y subir por la derecha con ayuda del brazo derecho y los músculos de la espalda hasta que la nariz o la barbilla casi toquen la barra. Volver a la posición inicial y espirar. Repetir el movimiento en el lado izquierdo y volver a la posición inicial. Subir primero por la derecha y luego por la izquierda se considera una repetición.

■ Suspensión frontal con asimiento ancho con accesorio

Laterales superiores

Colocar un accesorio de barra de asimiento ancho en la barra fija, unos 15 cm por encima de la altura que se pueda alcanzar levantando los brazos. De un salto o con la ayuda de un taburete, agarrarse a los accesorios. Inspirar y subir hacia arriba, intentando tocar la barra con la barbilla. Volver a la posición de agarre con los brazos estirados, y espirar. Tratar de mantener la espalda ligeramente hiperextendida y no balancear el cuerpo ni hacia adelante ni hacia atrás.

★ Suspensión trasera. Asimiento ancho con accesorio.

Colocar un accesorio de barra de asimiento ancho en la barra fija, unos 15 cm por encima de la altura que se pueda alcanzar extendiendo los brazos hacia arriba. De un salto o con la ayuda de un taburete, agarrarse a los accesorios. Inspirar y elevarse, intentando tocar la barra con la parte trasera del cuello. Volver a la posición inicial, con los brazos estirados, y espirar. No balancear el cuerpo ni hacia adelante ni hacia atrás.

★ SUSPENSIÓN TRASERA. ASIMIENTO ANCHO CON ACCESORIO Y PESO

Laterales superiores

★ Suspensión frontal. Asimiento ancho con accesorio y peso

Colocar un accesorio de barra de asimiento ancho en la barra fija, unos 15 cm por encima de lo que se pueda alcanzar con los brazos en alto. Colgarse un peso de la cintura con una correa o una cuerda. De un salto o con la ayuda de un taburete, agarrarse a los accesorios. Inspirar y elevarse hacia la barra, intentando tocarla con la barbilla. Descender hasta la posición con los brazos estirados y espirar. Tratar de mantener la espalda ligeramente hiperextendida y no balancear el cuerpo ni hacia adelante ni hacia atrás.

★ Suspensión de frente hacia atrás. Asimiento ancho con accesorio.

Laterales superiores

Colocar un accesorio de barra de asimiento ancho en la barra fija, unos 15 cm más arriba que la altura que se pueda alcanzar con los brazos en alto. De un salto o con la ayuda de un taburete, agarrarse a los accesorios. Sosteniendo el peso del cuerpo con los brazos extendidos, inspirar y elevarse, inclinando la cabeza hacia atrás e intentando tocar la barra con la barbilla. Volver a la posición inicial y espirar. Subir otra vez tan arriba como se pueda, ahora inclinando la cabeza hacia adelante e intentando tocar la barra con la parte trasera del cuello. Bajar a la posición inicial y espirar. Ambos movimientos hacia adelante y hacia atrás se consideran una repetición.

★ Suspensión al frente y atrás. Asimiento ancho con accesorio y peso.

Colocar un accesorio de barra de asimiento ancho en la barra fija, unos 15 cm por encima de la altura que se pueda alcanzar extendiendo los brazos en alto. Ajustar con una correa o una cuerda un peso a la cintura. De un salto o con la ayuda de un taburete, agarrarse a los accesorios. Sosteniendo el peso del cuerpo con los brazos extendidos, inspirar y elevarse, inclinando la cabeza haca atrás e intentando tocar la barra con la barbilla. Volver a la posición inicial y espirar. Ambos movimientos al frente y atrás se consideran una repetición.

■ Asimiento estrecho. Suspensión V-barra

Colocar un asimiento V-barra en la barra fija y coger las agarraderas con los brazos en alto. Inspirar y elevarse, intentando tocar la barra con la barbilla. Volver a la posición de inicio y espirar. Intentar mantener la espalda ligeramente hiperextendida y no balancearse ni hacia atrás ni hacia adelante.

★ Asimiento estrecho suspensión V-barra con peso

Colocar un asimiento V-barra en la barra fija. Colgar un peso de la cintura con una correa o una cuerda. Coger las agarraderas de la V-barra con los brazos en alto. Inspirar y elevarse, intentando tocar la barra con la barbilla. Volver a la posición del principio y espirar. Intentar mantener la espalda ligeramente hiperextendida y no balancearse ni hacia atrás ni hacia adelante.

▲ Dorsal en polea alta con asimiento amplio frontal

Colocar las manos en un aparato de dorsales, separadas unos 75 cm. Flexionar las rodillas lo suficiente para aguantar el peso con los brazos extendidos por encima de la cabeza. Inspirar y estirar la barra

SUSPENSIÓN FRONTAL CON ASIMIENTO MEDIO DE LADO A LADO
Laterales

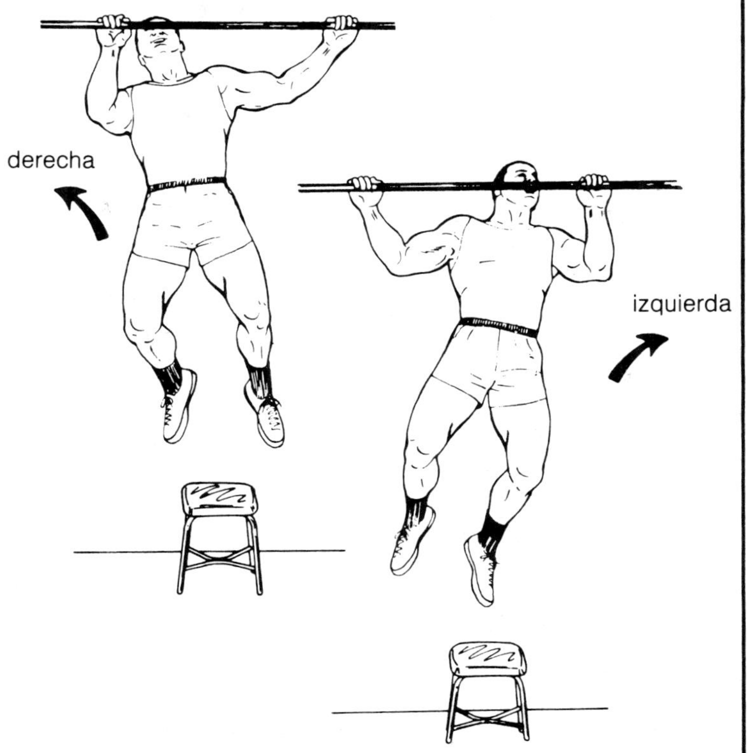

SUSPENSIÓN FRONTAL ASIMIENTO ANCHO CON ACCESORIO DE LADO A LADO
Laterales

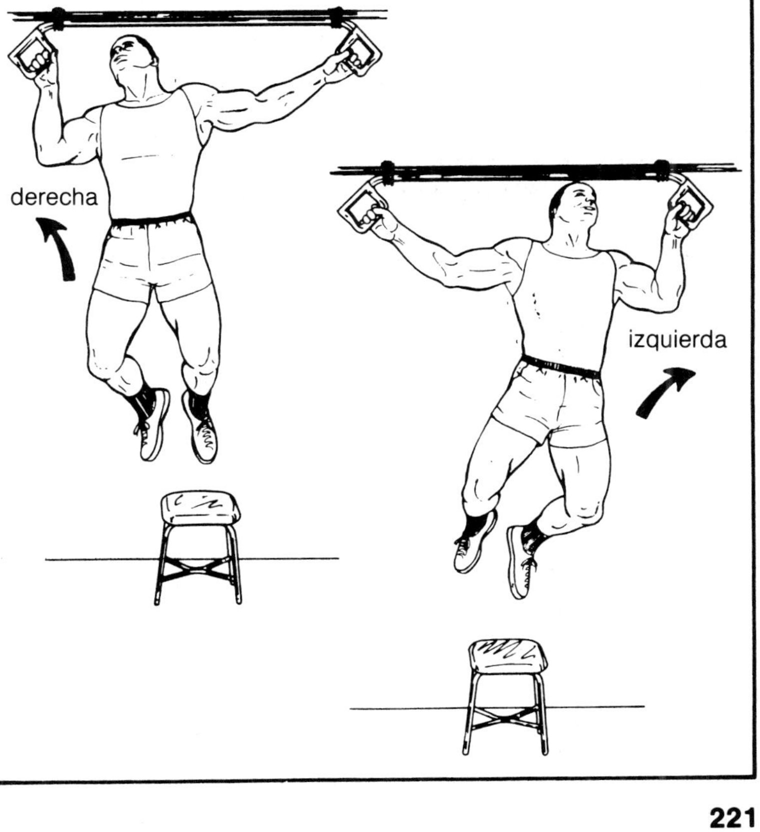

SUSPENSIÓN TRASERA. ASIMIENTO ANCHO CON ACCESORIO

Laterales superiores

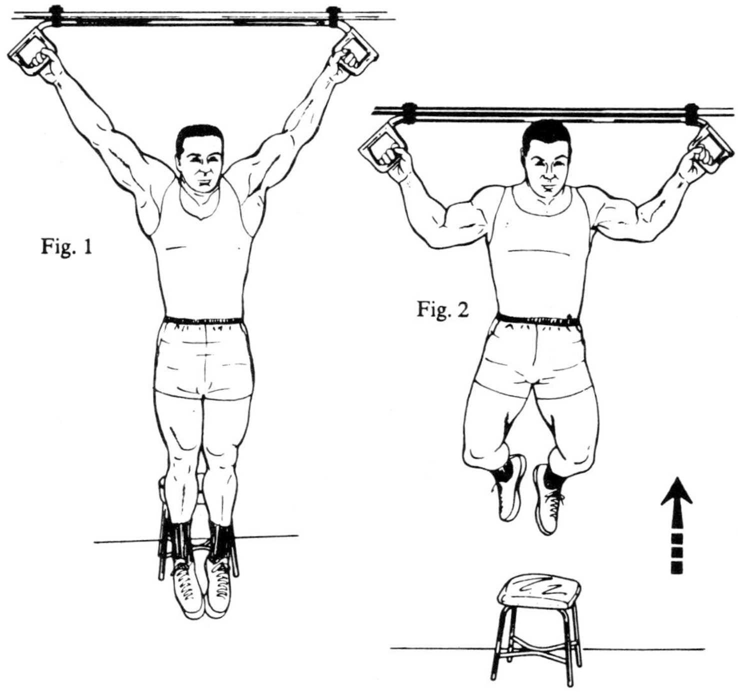

SUSPENSIÓN FRONTAL. ASIMIENTO ANCHO CON ACCESORIO Y PESO

Laterales superiores

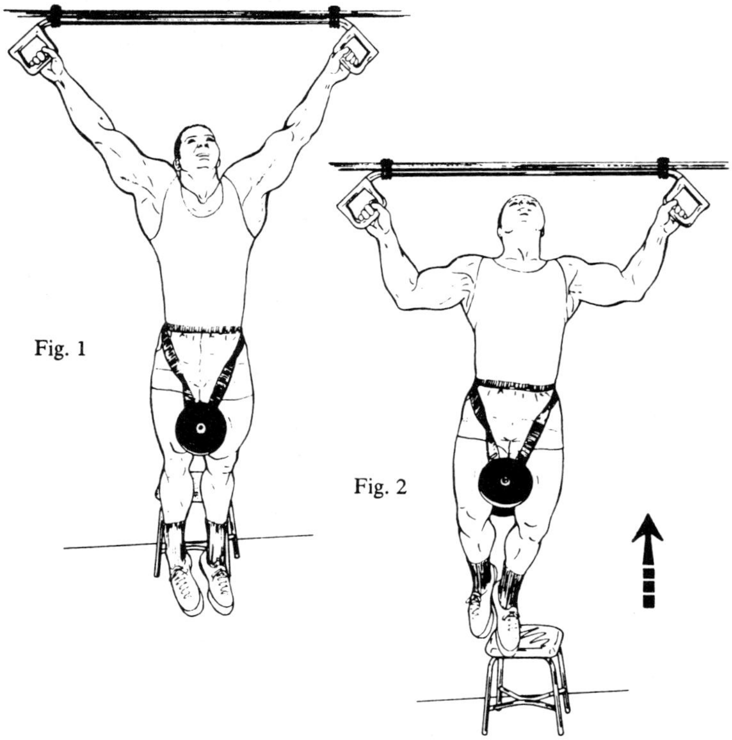

recta hacia abajo, hasta la parte superior del pecho. Volver a la posición inicial y espirar.

▲ Dorsal en polea alta con asimiento medio frontal

Colocar las manos en un aparato de dorsales, separadas unos 50 cm. Flexionar las rodilllas lo suficiente para aguantar el peso con los brazos extendidos por encima de la cabeza. Inspirar y estirar la barra en línea recta hacia abajo, hasta la parte superior del pecho. Volver a la posición inicial y espirar.

▲ Dorsal en polea alta con asimiento estrecho frontal

Colocar las manos en un aparato de dorsales, separadas unos 15 cm. Flexionar las rodillas lo suficiente para aguantar el peso con los brazos extendidos por encima de la cabeza. Inspirar y estirar la barra en línea recta hacia abajo, hasta la parte superior del pecho. Volver a la posición inicial y espirar.

▲ Dorsal en polea alta con asimiento medio trasero

Colocar las manos en un aparato de dorsales, separadas unos 40 cm. Flexionar las rodillas lo suficiente para aguantar el peso con los brazos extendidos por encima de la cabeza. Inspirar y estirar la barra en línea recta hacia abajo, hasta la mitad de la parte posterior del cuello, detrás de la cabeza. Volver a la posición inicial y espirar. Mantener la espalda recta y no inclinarse hacia adelante.

▲ Dorsal en polea alta con asimiento ancho trasero

Colocar las manos en un aparato de dorsales, separadas unos 70 cm. Flexionar las rodillas lo suficiente para aguantar el peso con los brazos extendidos por encima de la cabeza. Inspirar y estirar la barra en línea recta hacia abajo, hasta la mitad del cuello detrás de la cabeza. Volver a la posición inicial y espirar. Mantener la espalda recta y no inclinarse hacia adelante.

■ Dorsal en polea alta de adelante hacia atrás con asimiento ancho

Colocar las manos en un aparato de dorsales, separadas unos 70 cm. Flexionar las rodillas lo suficiente para aguantar el peso con los brazos extendidos por encima de la cabeza. Inspirar y estirar la barra en línea recta hacia abajo, hasta la parte superior del pecho. Volver a la posición inicial y espirar. Inspirar y estirar de nuevo la barra hacia abajo, hasta tocar la parte trasera del cuello, justo por encima de los hombros. Volver a la posición inicial y espirar. Continuar el movimiento de adelante hacia atrás hasta completar el número de repeticiones prescritas.

■ Dorsal en polea alta de adelante hacia atrás con asimiento medio

Colocar las manos en un aparato de dorsales, separadas unos 50 cm. Flexionar las rodillas lo suficiente para aguantar el peso con los brazos extendidos por encima de la cabeza. Inspirar y estirar la barra recta hacia abajo, hasta la parte superior del pecho. Volver a la posición inicial y espirar. Inspirar y estirar la barra hacia abajo hasta tocar la parte trasera del cuello, justo por encima de los hombros. Volver a la posición inicial y espirar. Continuar de adelante hacia atrás hasta completar el número de repetiones prescritas.

■ Dorsal en polea alta frontal. Asimiento estrecho invertido.

Coger con las manos separadas unos 15 cm un asimiento invertido en un aparato de dorsales. Flexionar las rodillas lo suficiente para aguantar el peso con los brazos extendidos por encima de la cabeza. Inspirar y estirar la barra en línea recta hacia abajo, hasta los hombros. Volver a la posición inicial y espirar.

■ Dorsal en polea alta frontal. Asimiento medio invertido

Laterales

Coger con las manos separadas unos 50 cm un asimiento invertido en un aparato de dorsales. Flexionar las rodillas lo suficiente para aguantar el peso con los brazos extendidos por encima de la cabeza. Inspirar y estirar la barra en línea recta hacia abajo, hasta los hombros. Volver a la posición inicial y espirar.

■ Remo con barra, tumbado en banco alto. Asimiento medio.

Tumbado en un banco plano alto de caras, aguantar una barra, con las manos separadas unos 50 cm y las palmas hacia arriba, colgando hacia abajo a la altura de los hombros y sin que toque el suelo. Inspirar y levantar la barra en línea recta hasta la parte inferior del banco, flexionando los codos al llevarla hacia arriba y manteniéndolos junto a los costados en la posición superior. Volver la barra a la posición inicial y espirar.

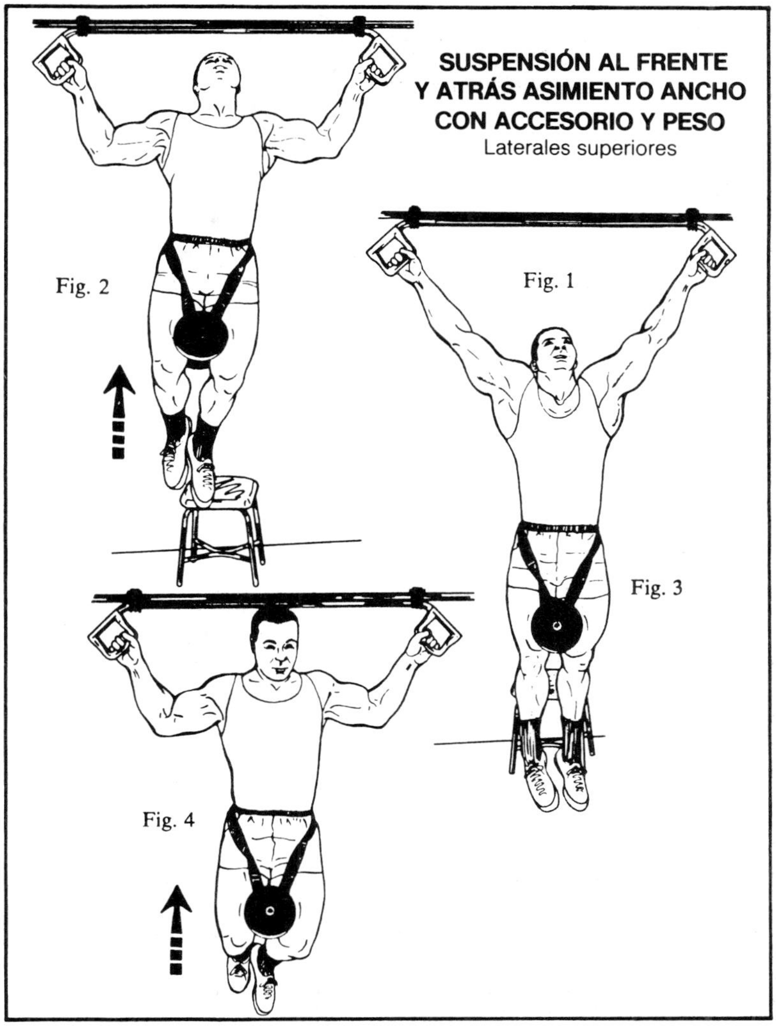

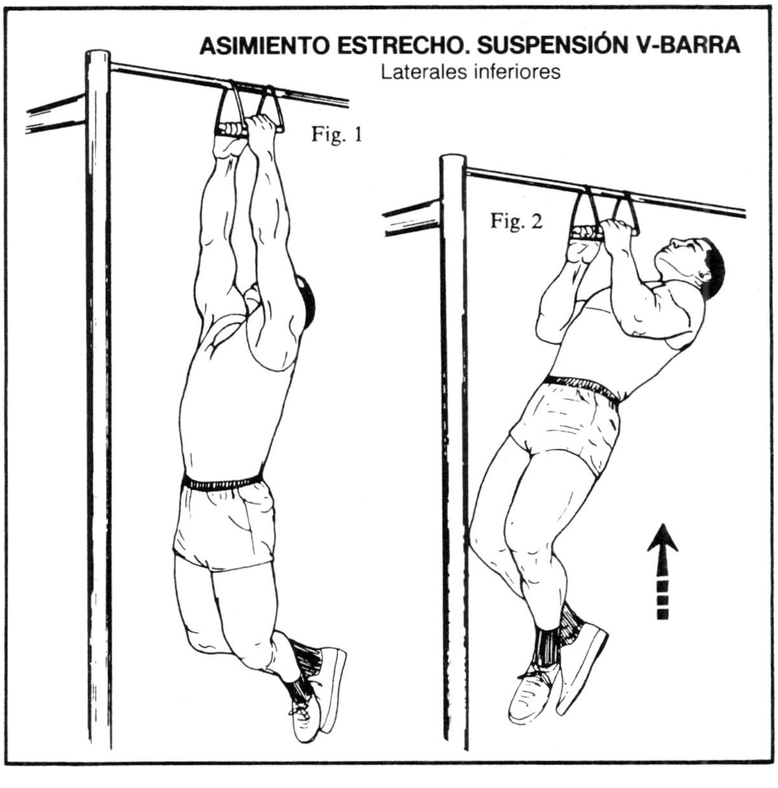

DORSAL EN POLEA ALTA CON ASIMIENTO AMPLIO FRONTAL

Laterales superiores

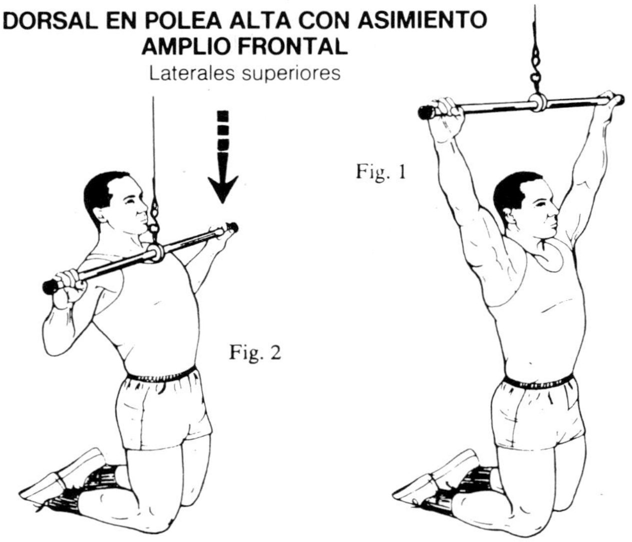

DORSAL EN POLEA ALTA CON ASIMIENTO ESTRECHO FRONTAL

Laterales inferiores

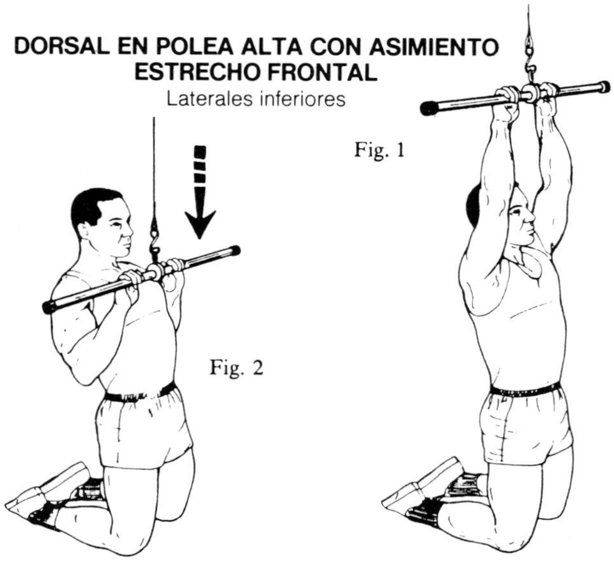

DORSAL EN POLEA ALTA CON ASIMIENTO ANCHO TRASERO

Laterales superiores

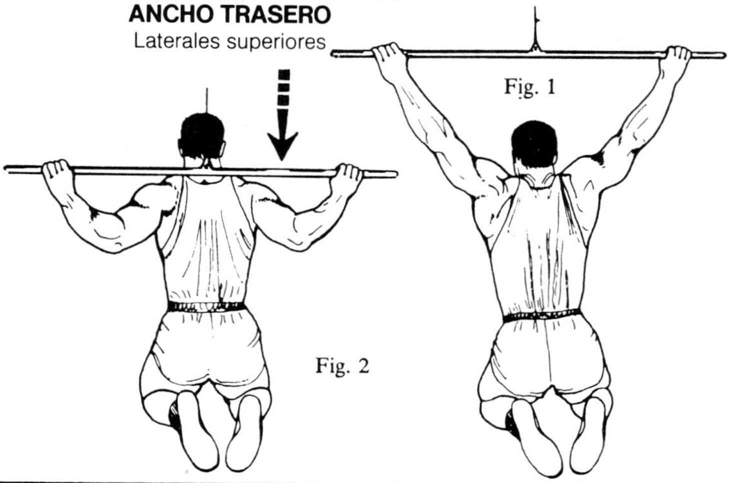

■ Remo con barra, tumbado en banco alto. Asimiento ancho invertido.

Laterales

Tumbado en un banco plano alto de caras, aguantar una barra con las manos separadas unos 70 cm y las palmas hacia arriba, colgando hacia abajo a la altura de los hombros sin que toque el suelo. Inspirar y llevar la barra en línea recta hacia arriba hasta la parte inferior del banco, flexionando los codos al levantarla y manteniéndolos tocando los costados en la posición superior. Volver la barra a la posición inicial y espirar.

▲ Remo con barra, tumbado en banco alto. Asimiento estrecho.

Tumbado en un banco plano alto de caras, aguantar una barra con las manos separadas unos 15 cm y las palmas hacia abajo, colgando hacia abajo a la altura de los hombros sin que la barra toque el suelo. Inspirar y llevar la barra en línea recta hacia arriba hasta la parte inferior del banco, flexionando los codos al levantarla y manteniéndolos junto a los costados en la posición superior.Volver la barra a la posición inicial y espirar.

▲ Remo con barra, tumbado en banco alto. Asimiento ancho.

Tumbado en un banco plano alto de caras, aguantar una barra con las manos separadas unos 70 cm y las palmas hacia abajo, colgando hacia abajo a la altura de los hombros, sin que toque el suelo. Inspirar y llevar la barra recta hacia arriba hasta la parte inferior del banco, flexionando los codos al levantarla y manteniéndolos junto a los costados en la posición superior. Volver la barra a la posición inicial y espirar.

▲ Remo con barra, tumbado en banco alto. Asimiento medio

Laterales

Tumbado en un banco plano alto de caras, aguantar una barra con las manos separadas unos 50 cm y las palmas hacia abajo, colgando hacia abajo a partir de los hombros sin que la barra toque el suelo. Inspirar y llevar la barra recta hacia arriba hasta la parte inferior del banco, flexionando los codos al levantarla y manteniéndolos tocando los costados en la posición superior. Volver la barra a la posición inicial y espirar.

▲ Inclinación por encima de la barra, remando. Asimiento estrecho.

Colocar una barra en el suelo, delante. Con los pies separados unos 40 cm, inclinarse y coger la barra con las manos a una distancia de 15-20 cm. Manteniendo las piernas un poco dobladas y la espalda paralela al suelo, inspirar y subir la barra en línea recta hasta la parte inferior del pecho. Espirar mientras la barra vuelve a la posición inicial. No dejar que la barra toque el suelo durante el ejercicio. Mantener la cabeza alta y la espalda recta.

▲ Inclinación por encima de la barra, remando, con asimiento medio

Colocar una barra en el suelo, delante. Con los pies separados unos 40 cm, inclinarse y coger la barra con las manos a una distancia de unos 50 cm. Manteniendo las piernas un poco flexionadas y la espalda paralela al suelo, inspirar y subir la barra en línea recta hasta la parte inferior del pecho. Espirar mientras la barra vuelve a la posición inicial. No dejar que la barra toque el suelo durante el ejercicio. Mantener la cabeza alta y la espalda recta.

▲ Inclinación por encima de la barra, remando, con asimiento ancho

Colocar una barra en el suelo, delante. Con los pies separados unos 40 cm, inclinarse y coger la barra con una distancia entre las manos que resulte cómoda. Manteniendo las piernas un poco flexionadas y la espalda paralela al suelo, inspirar y subir la barra recta hasta la parte inferior del pecho. No dejar que la barra toque el suelo durante el ejercicio. Mantener la cabeza alta y la espalda recta.

■ Inclinación con remo, cabeza apoyada, con asimiento estrecho invertido

Colocar una barra en el suelo, en un extremo del banco plano. Inclinarse y coger la barra con las palmas hacia adelante y con un asimiento de unos 20 cm. Apoyar la frente sobre el extremo del banco, manteniendo la espalda recta, los pies separados unos 50 cm y con las rodillas ligeramente dobladas. Aguantar la barra con los brazos estirados, inspirar y levantarla hasta el pecho a la altura de los pectorales inferiores. Volver a bajar la barra extendiendo los brazos estirados y espirar. No dejar que ésta toque el suelo durante todo el ejercicio.

DORSAL EN POLEA ALTA DE DELANTE HACIA ATRÁS CON ASIMIENTO ANCHO

Laterales

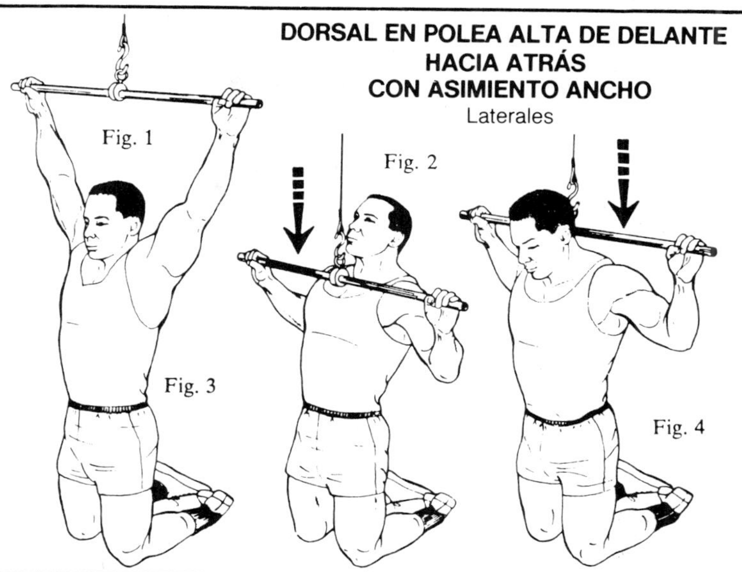

DORSAL EN POLEA ALTA DE DELANTE HACIA ATRÁS CON ASIMIENTO MEDIO

Laterales

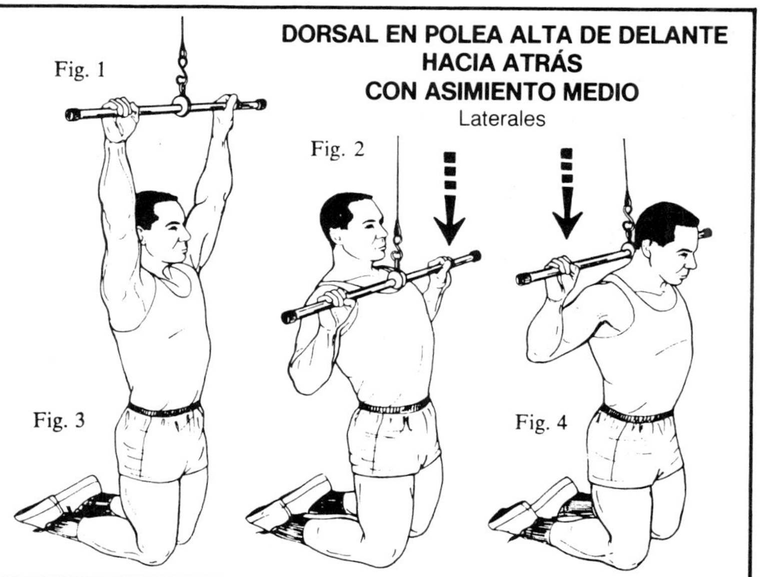

DORSAL EN POLEA ALTA FRONTAL. ASIMIENTO ESTRECHO INVERTIDO

Laterales

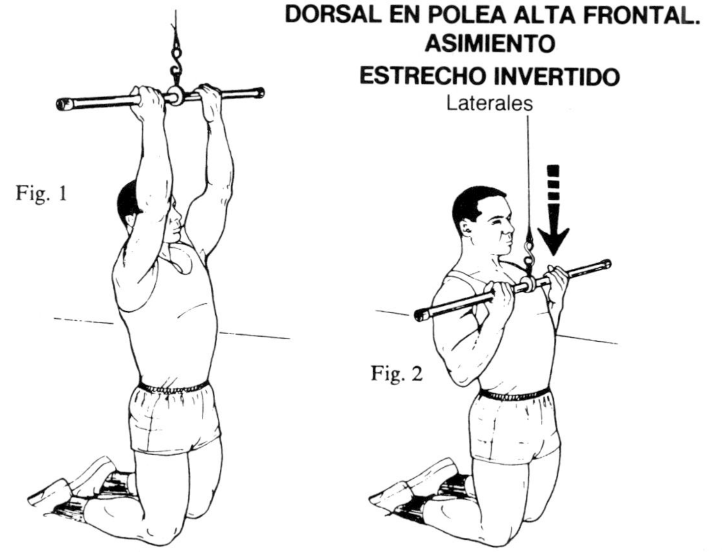

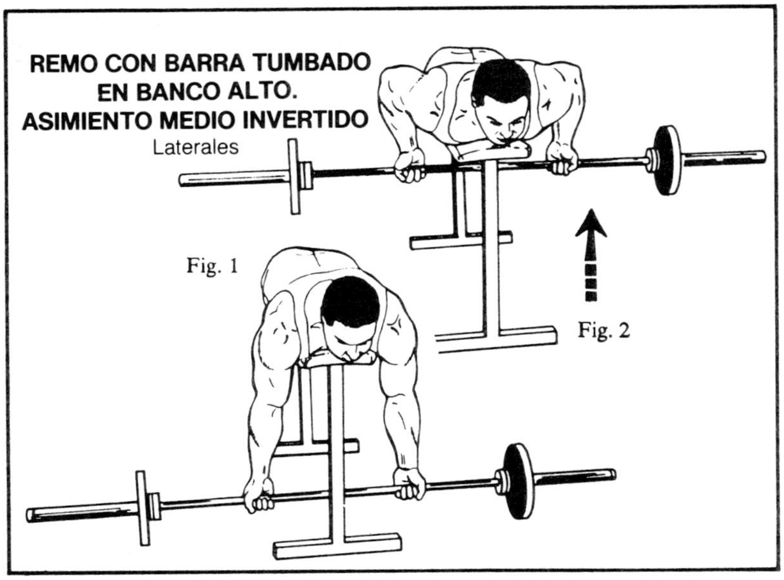

REMO CON BARRA TUMBADO EN BANCO ALTO. ASIMIENTO MEDIO INVERTIDO
Laterales

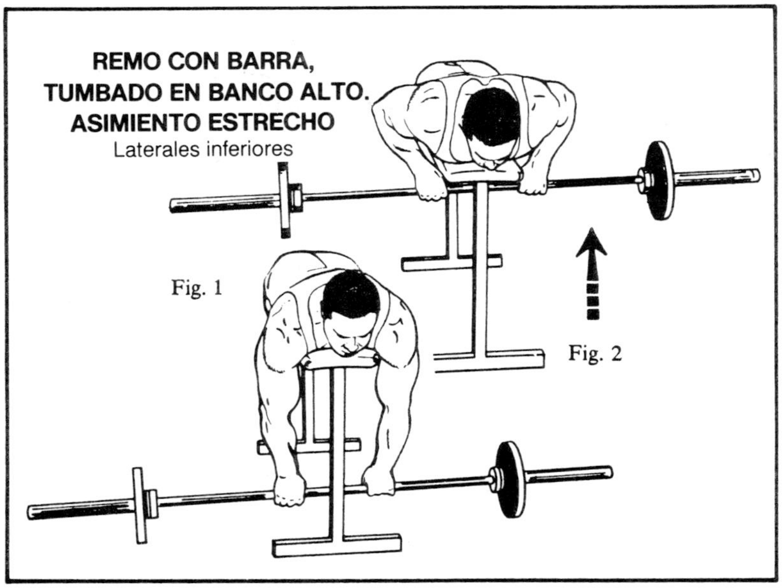

REMO CON BARRA, TUMBADO EN BANCO ALTO. ASIMIENTO ESTRECHO
Laterales inferiores

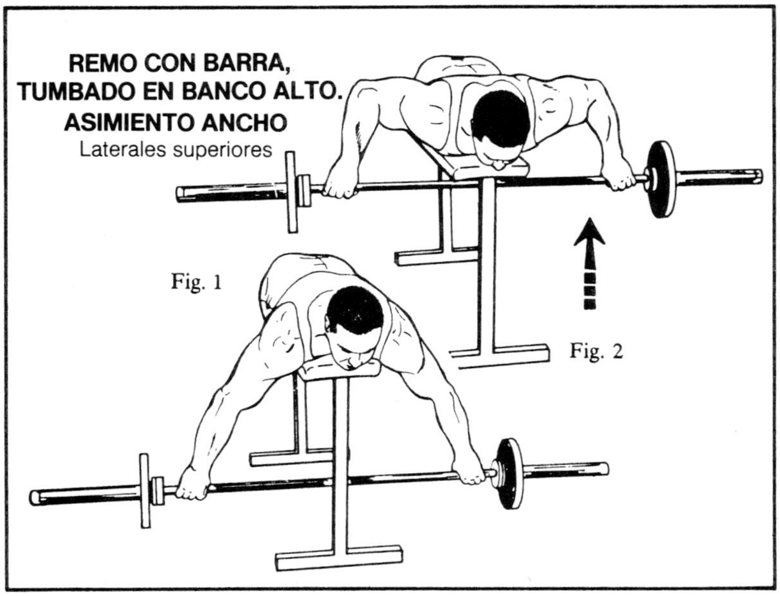

REMO CON BARRA, TUMBADO EN BANCO ALTO. ASIMIENTO ANCHO
Laterales superiores

▲ Remo con un brazo fuera del banco

Laterales

Colocar una pesa a la derecha de un banco de unos 30 cm de altura. Apoyar la rodilla izquierda y la parte inferior de la pierna sobre el banco y situar el brazo izquierdo sobre el banco en una posición fija. Extender el brazo derecho hacia abajo y agarrar la pesa con la mano derecha. Levantar la pesa del suelo, manteniendo el brazo estirado, la espalda recta y el brazo izquierdo inmóvil. Inspirar y levantar la pesa por el lado derecho hasta que la parte superior de la mano derecha toque la costilla inferior. Bajar el peso a la posición inicial y espirar. Cambiar de posición y hacer el ejercicio el mismo número de veces con el otro lado.

▲ Inclinación con cabeza apoyada, remo de barra, asimiento estrecho

Colocar una barra en el suelo, delante. Separando los pies unos 30 cm, inclinarse y coger la barra con un asimiento de unos 25 cm. Apoyar la frente sobre un objeto a la altura de la cintura. Manteniendo las piernas ligeramente dobladas y la espalda paralela al suelo inspirar y levantar la barra hasta la parte inferior del pecho. No dejar que ésta toque el suelo hasta bajar a la posición inicial y espirar.

▲ Inclinación con cabeza apoyada, remo de barra, asimiento ancho

Colocar una barra en el suelo, delante. Separando los pies unos 30 cm, inclinarse y agarrar la barra con un asimiento tan ancho como sea posible. Apoyar la frente sobre un objeto a la altura de la cintura. Mantener las piernas ligeramente dobladas y la espalda paralela al suelo mientras se inspira y se levanta la barra hasta la parte inferior del pecho. No dejar que ésta toque el suelo hasta bajar a la posición inicial y espirar.

▲ Inclinación con remo, cabeza apoyada y asimiento medio

Laterales

Colocar una barra en el suelo, delante. Separar los pies unos 30 cm, inclinarse y coger la barra con un asimiento invertido, manteniendo una separación de unos 40 cm. Apoyar la frente sobre un objeto a la altura de la cintura. Permanecer con las piernas ligeramente dobladas y la espalda paralela al suelo mientras se inspira y se levanta la barra hasta la parte inferior del pecho. Espirar mientras se devuelve la barra a la posición inicial. No dejar que ésta toque el suelo desde el inicio del ejercicio.

■ Inclinación con remo, cabeza apoyada y asimiento ancho invetido

Colocar una barra en el suelo, delante. Separar los pies unos 30 cm, inclinarse y coger la barra con un asimiento invertido, con una separación de unos 70 cm. Apoyar la frente sobre un objeto a la altura de la cintura. Permanecer con las piernas ligeramente flexionadas y la espalda paralela al suelo mientras se inspira y se levanta la barra hasta la parte inferior del pecho. Espirar mientras se devuelve la barra a la posición inicial. No dejar que ésta toque el suelo desde el inicio del ejercicio.

■ Remo con mancuernas ambos brazos. Cuerpo inclinado

Con los pies completamente juntos, de pie, situar una mancuerna a cada lado de los pies. Inclinarse hacia adelante desde la cintura hasta formar un ángulo de 90°, coger las mancuernas con las piernas ligeramente flexionadas, para no tensar la parte inferior de la espalda. Inspirar y elevar las mancuernas recto hacia ambos lados del pecho. Inspirar al subir las mancuernas y espirar al devolverlas a su posición inicial. Durante el ejercicio no dejar que las mancuernas toquen el suelo. Mantener la cabeza hacia arriba y la espalda recta.

■ Remo con mancuernas en ambos brazos. Cuerpo inclinado y cabeza apoyada

Con los pies completamente juntos, colocar una mancuerna a cada lado del pie. Inclinarse hacia adelante desde la cintura y apoyar la frente en un objeto a la altura de ésta. Agarrar las mancuernas con ambas manos, con las piernas ligeramente dobladas para no forzar la parte inferior de la espalda. Inspirar y levantar las mancuernas recto hasta ambos lados del pecho. Inspirar al subir las mancuernas y espirar al devolverlas a su posición inicial. Durante el ejercicio no dejar que las mancuernas toquen el suelo.

▲ Remo con mancuerna en un brazo y mano sobre banco

Colocar una mancuerna en el suelo frente a un banco. Mover la pierna izquierda hacia atrás, manteniendo la rodilla recta. Flexionar un poco la pierna derecha para in-

INCLINACIÓN POR ENCIMA DE LA BARRA, REMANDO. ASIMIENTO ESTRECHO
Laterales inferiores

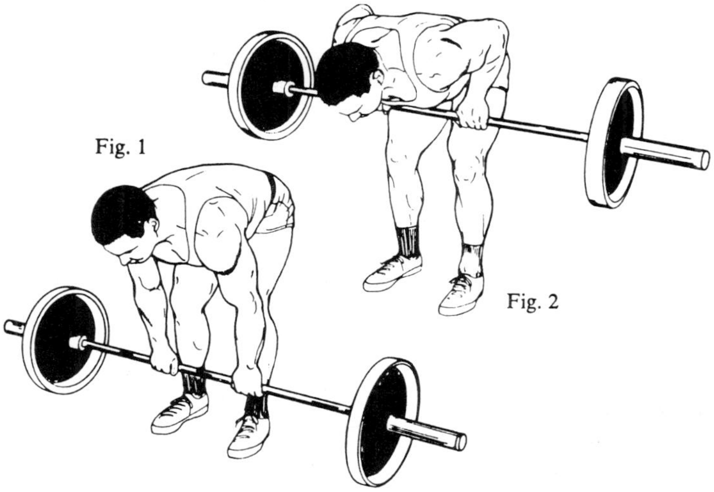

INCLINACIÓN POR ENCIMA DE LA BARRA, REMANDO, CON ASIMIENTO MEDIO
Laterales

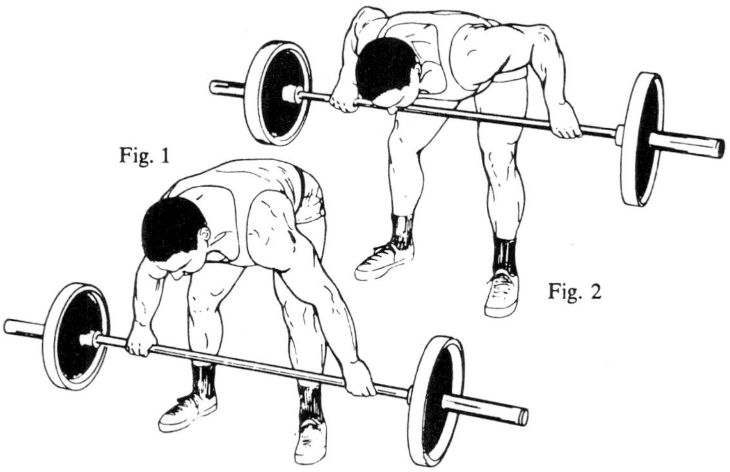

INCLINACIÓN POR ENCIMA DE LA BARRA, REMANDO, CON ASIMIENTO ANCHO
Laterales superiores

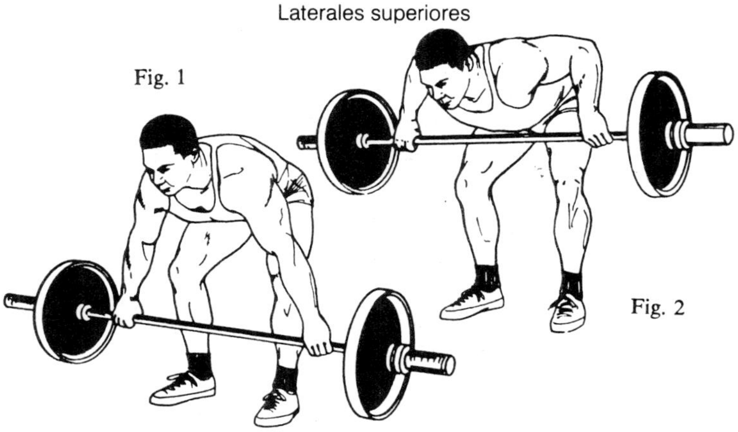

INCLINACIÓN CON REMO, CABEZA APOYADA, CON ASIMIENTO ESTRECHO INVERTIDO
Laterales superiores

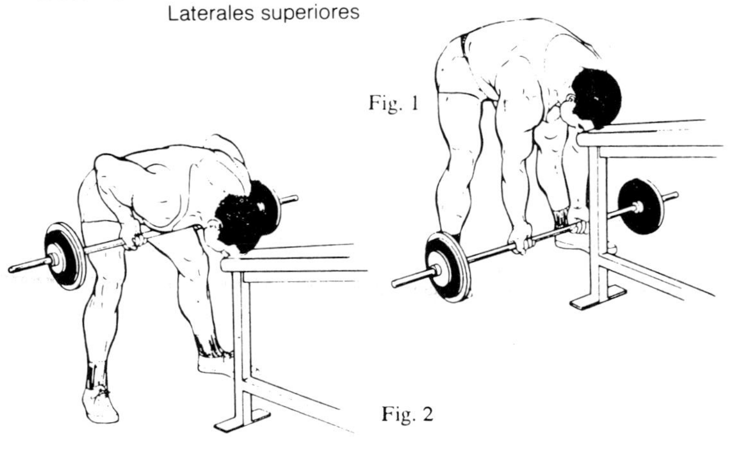

INCLINACIÓN CON CABEZA APOYADA, REMO DE BARRA, ASIMIENTO ESTRECHO
Laterales inferiores

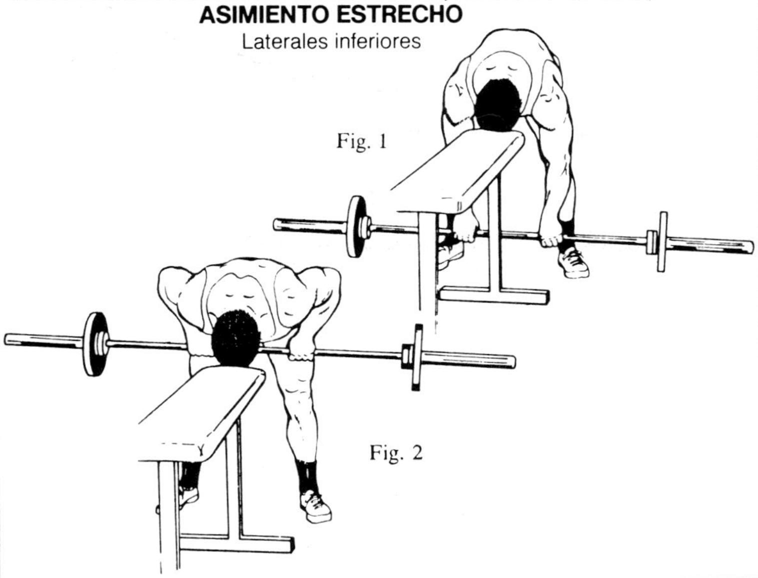

INCLINACIÓN CON CABEZA APOYADA, REMO DE BARRA, ASIMIENTO ANCHO
Laterales superiores

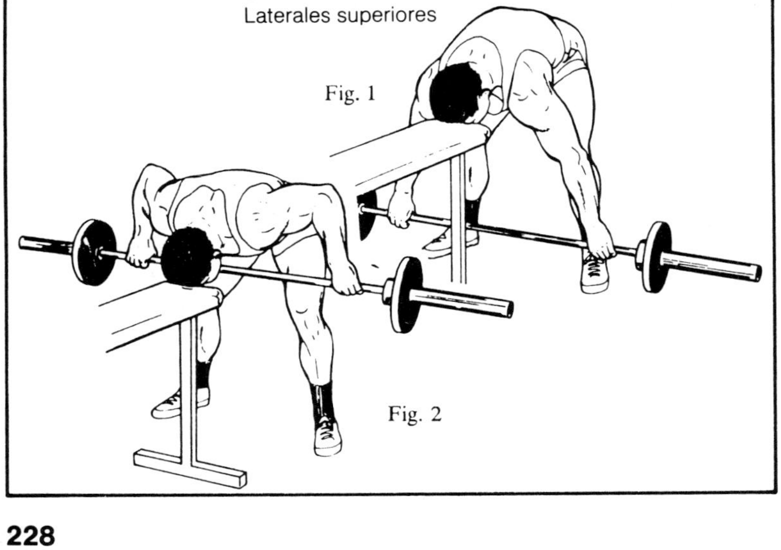

clinarse y coger la mancuerna con la palma de la mano izquierda. Colocar la mano derecha sobre el banco, con el codo rígido. Con la mancuerna en la mano izquierda, agacharse hasta unos 15 cm del suelo, inspirar y subir la mancuerna hasta un lado del pecho, manteniendo el brazo tocando el cuerpo. Volver a la posición inicial y espirar. Hacer el número de repeticiones prescritas con la mano derecha apoyada, y después invertir la posición realizando el mismo número de repeticiones. Durante el ejercicio no dejar que las mancuernas toquen el suelo.

▲ Remo con mancuerna, inclinado hacia adelante

Colocar una mancuerna en el suelo junto a un objeto que llegue hasta la cintura y donde se pueda sostener el brazo izquierdo con la frente apoyada en él. Desplazar el pie derecho unos 50 cm hacia atrás sin doblar la rodilla. Flexionar ligeramente la pierna izquierda. Alargar la mano hacia abajo, agarrar la mancuerna con la mano derecha y subirla directamente a un lado del pecho. Inspirar mientras se estira y espirar al volver a la posición inicial. Durante el ejercicio no dejar que las mancuernas toquen el suelo. Hacer el número de repeticiones prescritas con uno y otro lado.

▲ Remo con barra inclinado hacia adelante. Asimiento estrecho invertido

Colocar una barra en el suelo, delante. Separar los pies unos 40 cm, inclinarse y coger la barra con un asimiento invertido, manteniendo una distancia entre las manos de unos 20 cm. Con las piernas ligeramente flexionadas y la espalda paralela al suelo, inspirar y subir la barra recto hasta la parte inferior del pecho. Espirar y bajar a la posición del inicio. No dejar que la barra toque el suelo durante el ejercicio. Mantener la cabeza alta y la espalda recta.

▲ Remo con barra inclinado hacia adelante. Asimiento medio invertido

Laterales

Colocar una barra en el suelo, delante. Separar los pies unos 40 cm, inclinarse y coger la barra con un asimiento invertido, con las manos a una distancia aproximada de 40 cm. Manteniendo las piernas un poco dobladas y la espalda paralela al suelo, inspirar y subir la barra en línea recta hasta la parte inferior del pecho. Espirar y bajar a la posición del inicio. No dejar que la barra toque el suelo durante el ejercicio. Mantener la cabeza alta y la espalda recta.

▲ Remo con barra larga sostenida con ambos brazos, con inclinación

Ponerse a horcajadas delante de una barra de remo con los pies separados unos 60 cm. Inclinarse hacia adelante y coger la barra con ambas manos. Manteniedo las rodillas dobladas y la espalda recta, aunque inclinada en un ángulo de unos 45°, inspirar y subir la barra hasta que las manos toquen la parte inferior de las costillas. Bajar la barra a la posición inicial y espirar. No dejar que la barra toque el suelo mientras dure el ejercicio. Mantener la posición del cuerpo establecida.

▲ Remo con barra larga en un brazo y con inclinación

Ponerse a horcajadas delante de una barra de remo, con los pies separados unos 60 cm. Inclinarse hacia adelante y coger la barra con la mano derecha. Manteniendo las rodillas dobladas y la espalda recta aunque inclinada en un ángulo de unos 45°, colocar la mano izquierda sobre la parte inferior del muslo izquierdo para ayudar a aguantar la parte superior del cuerpo. Inspirar y estirar la barra hacia arriba hasta que la mano derecha toque la parte inferior de las costillas. Bajar la barra a la posición inicial y espirar. No dejar que la barra toque el suelo mientras dure el ejercicio. Mantener la posición del cuerpo establecida. Hacer el número de repeticiones prescritas en esta posición y después en la posición inversa (con la mano izquierda).

▲ Remo con barra larga sostenida con ambos brazos. Inclinación estándar

Colocar una barra vacía en un rincón o contra un objeto para mantener el extremo

INCLINACIÓN CON REMO, CABEZA APOYADA Y CON ASIMIENTO MEDIO INVERTIDO
Laterales

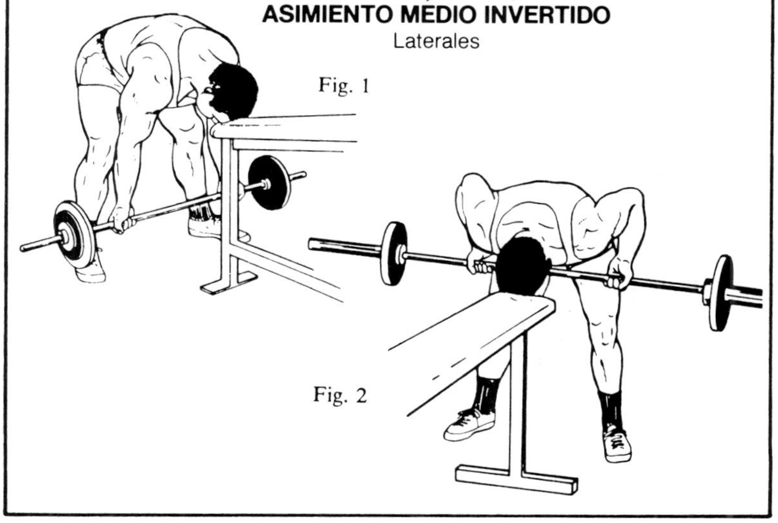

INCLINACIÓN CON REMO, CABEZA APOYADA Y ASIMIENTO ANCHO INVERTIDO
Laterales superiores

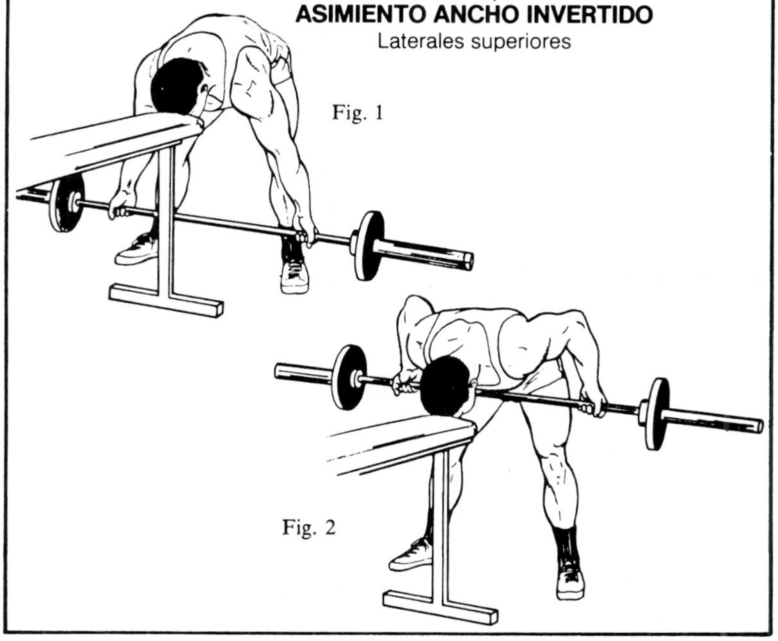

REMO CON MANCUERNAS AMBOS BRAZOS. CUERPO INCLINADO
Laterales

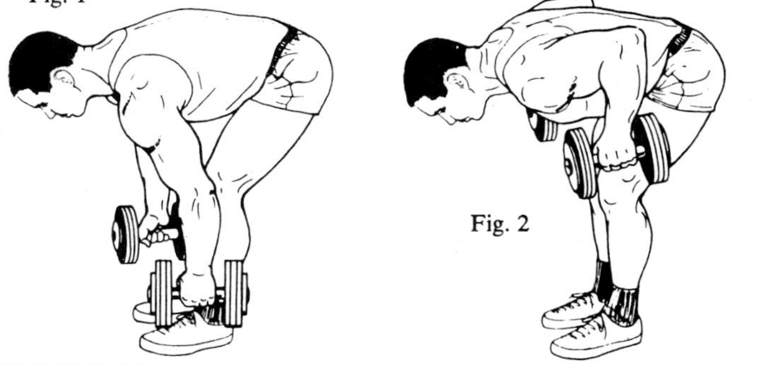

REMO CON MANCUERNAS EN BRAZOS. CUERPO INCLINADO Y CABEZA APOYADA

Laterales

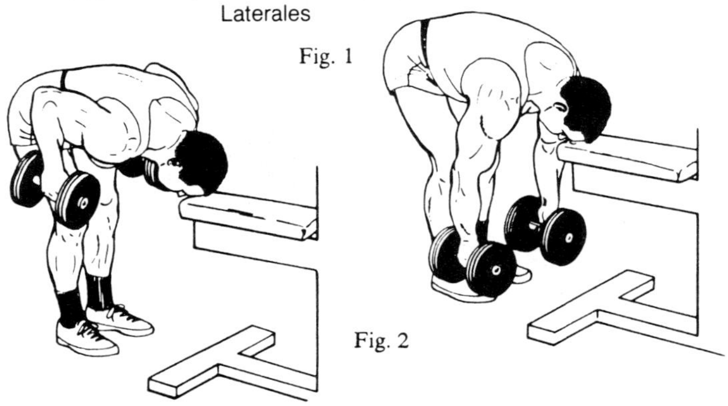

REMO CON MANCUERNA EN UN BRAZO Y MANO SOBRE BANCO

Laterales superiores e inferiores

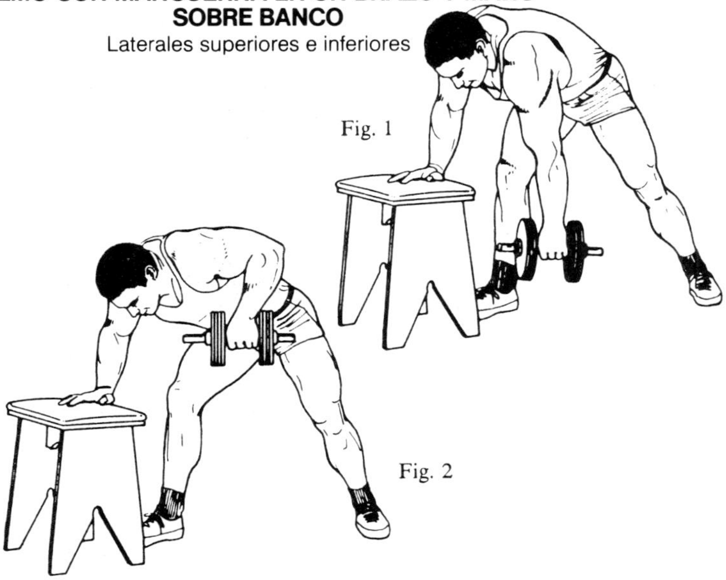

REMO CON MANCUERNA, INCLINADO HACIA ADELANTE

Laterales

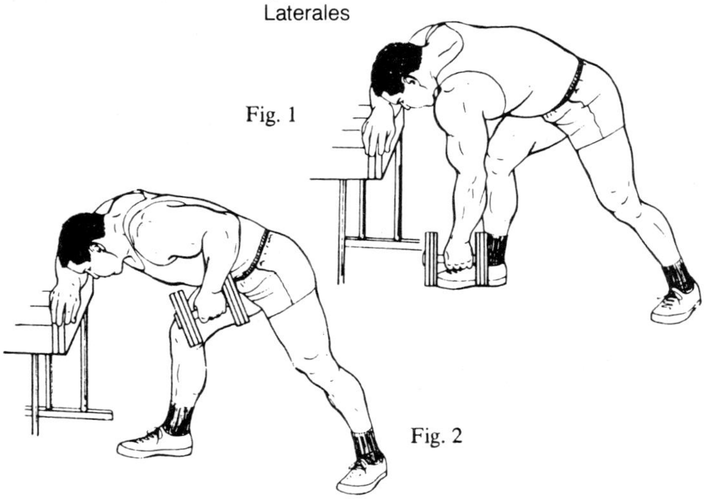

de la barra estable. Colocar los pesos que se desee en el otro extremo de la barra. Situar la barra entre las piernas e inclinarse hasta que la parte superior de la espalda quede paralela al suelo, manteniendo las rodillas ligeramente dobladas. Coger la barra justo por debajo de los discos, inspirar y levantarla, codos hacia adentro, hasta que los discos toquen el pecho, más o menos en medio de los pectorales. Bajar la barra a la posición del inicio y espirar. Durante el ejercicio, no dejar que el extremo con pesos toque el suelo y mantener la espalda recta.

■ Remo con barra larga en un brazo, con inclinación estándar

Apoyar una barra vacía en un rincón o contra un objeto para mantener el extremo de la barra estable. Colocar los pesos que se desee en el otro extremo de la barra. Colocar la barra entre las piernas e inclinarse hasta que la parte superior de la espalda quede paralela al suelo, manteniendo las rodillas ligeramente dobladas. Coger la barra justo por debajo de los discos con la mano derecha, apoyando la mano izquierda sobre la parte superior de la rodilla de la pierna izquierda. Inspirar mientras se levanta la barra, con el codo hacia adentro, hasta que los discos toquen el pecho, más o menos en medio de los pectorales. Bajar la barra a la posición de inicio y espirar. Hacer el número de repeticiones prescritas tanto en la derecha como en la izquierda. Durante el ejercicio, no dejar que el extremo con pesos toque el suelo y mantener la espalda recta.

▲ Jalones (dorsal en polea) altos con un brazo, sentado

Sentarse en el suelo inclinado hacia adelante, frente a una polea de pared con el cable a una altura de unos 16 cm. Coger el asa de la polea alta con la mano derecha y colocar el pie izquierdo contra un objeto a fin de poder aguantar el peso. Inspirar y estirar el cable con la mano derecha directamente hacia el pecho, debajo de los pectorales. Dejar que el peso vuelva a la posición inicial y espirar. Mantener la inclinación hacia adelante durante todo el ejercicio y no balancearse hacia adelante y hacia atrás por la cintura. Hacer el número de repeticiones prescritas en la derecha y después en la izquierda.

▲ Jalones (dorsal en polea) altos con un brazo, sentado

Sentarse en el suelo, inclinado hacia adelante, frente a una polea de pared con el cable a una altura de unos 16 cm. Coger el asa de la polea alta con la mano derecha y colocar el pie izquierdo contra un objeto para aguantar el peso. Inspirar y estirar el cable con la mano derecha directamente hacia el pecho debajo de los pectorales. Dejar que el peso vuelva a la posición inicial y espirar. Mantener la inclinación hacia adelante durante todo el ejercicio y no balancearse hacia adelante y hacia atrás por la cintura. Hacer el número de repeticiones prescritas primero con la mano derecha y luego con la izquierda

▲ Jalones (dorsal en polea) con un brazo abajo, de pie, inclinado a media altura

De pie, delante de una polea de pared con la parte más baja de la polea a la altura de la cintura, dar un paso hacia atrás para aguantar el peso. Inclinarse por la cintura, de forma que la espalda quede paralela al suelo, y con la mano izquierda contra la cadera izquierda para ayudar a aguantar la parte superior del cuerpo, inspirar y estirar el cable de la polea con la mano derecha hacia el costado derecho del pecho, hasta tocar los pectorales. Volver a la posición inicial y espirar. Hacer el número de repeticiones prescritas primero con la mano derecha y después con la izquierda, repitiendo el ejercicio el mismo número de veces.

▲ Jalones (dorsal en polea) alterno, de pie, inclinado a media altura

De pie, delante de una polea de pared con su parte más baja a la altura de la cintura, dar un paso hacia atrás para que los brazos aguanten el peso al inclinarse por la cintura, manteniendo la espalda paralela al suelo. Con los brazos extendidos hacia adelante, inspirar y estirar el cable con la mano derecha hacia el costado derecho del pecho, hasta tocar los pectorales de la

REMO BARRA, INCLINADO HACIA ADELANTE, ASIMIENTO ESTRECHO INVERTIDO

Laterales inferiores

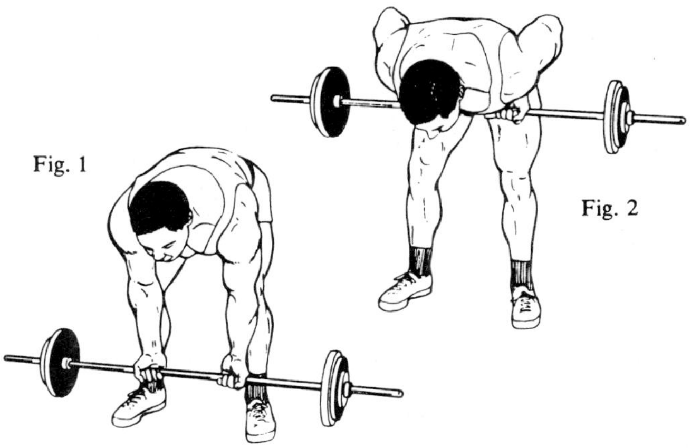

REMO CON BARRA LARGA EN AMBOS BRAZOS CON INCLINACIÓN

Laterales

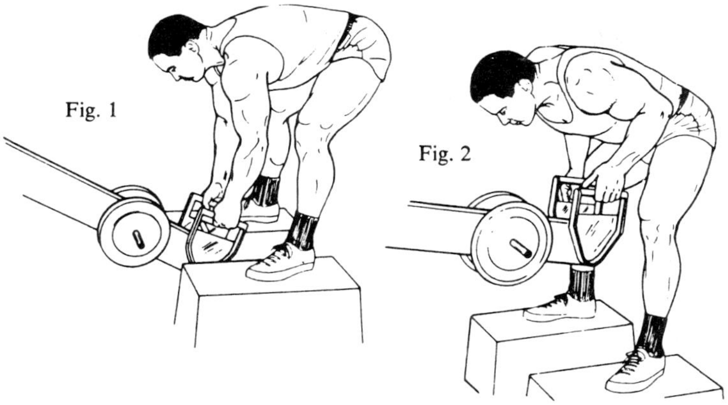

REMO CON BARRA LARGA EN UN BRAZO Y CON INCLINACIÓN

Laterales

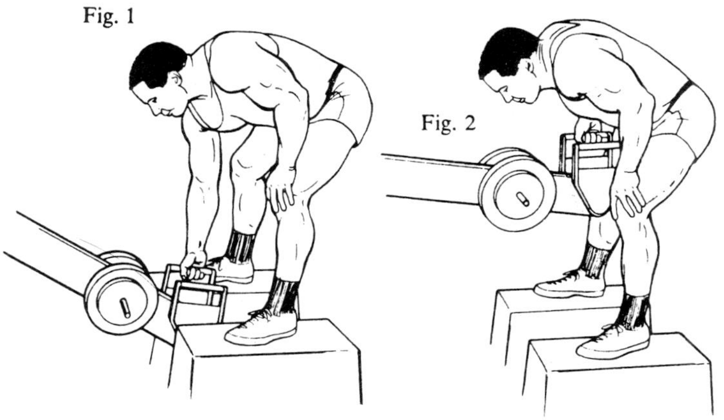

REMO CON BARRA LARGA SOSTENIDA CON AMBOS BRAZOS. INCLINACIÓN ESTÁNDAR
Laterales inferiores

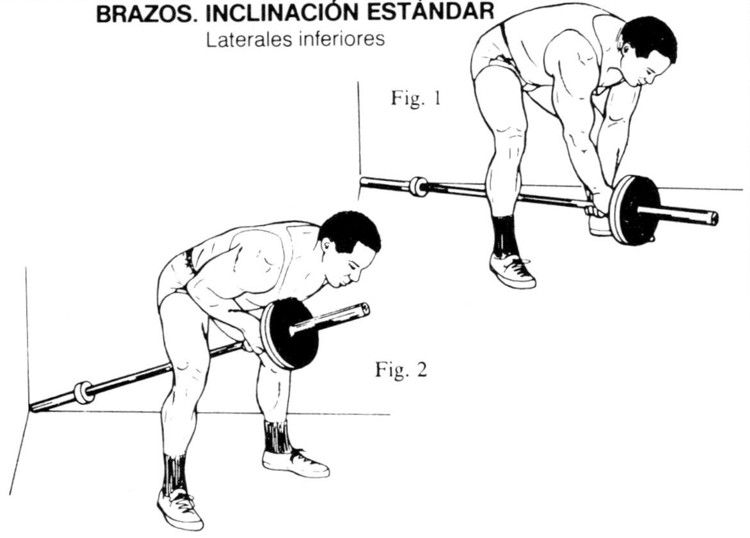

REMO CON BARRA LARGA EN UN BRAZO, CON INCLINACIÓN ESTÁNDAR
Laterales inferiores

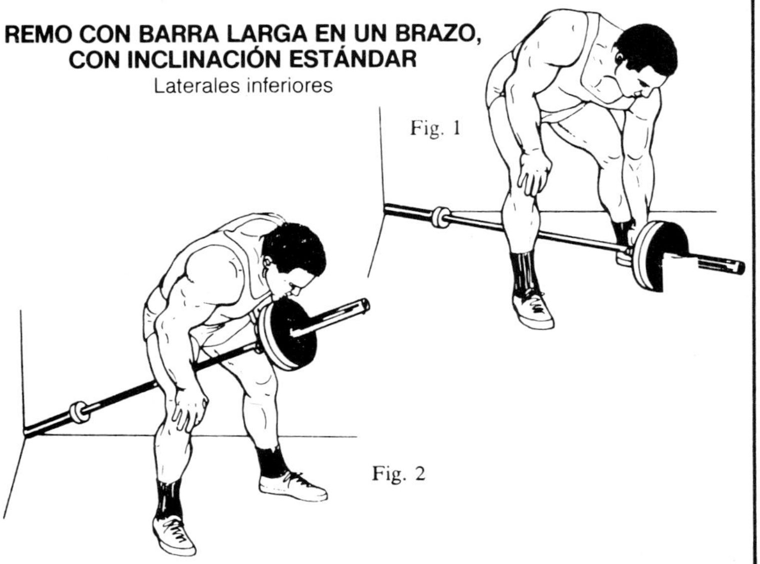

JALONES (DORSAL EN POLEA) ALTOS CON UN BRAZO, SENTADO
Laterales superiores

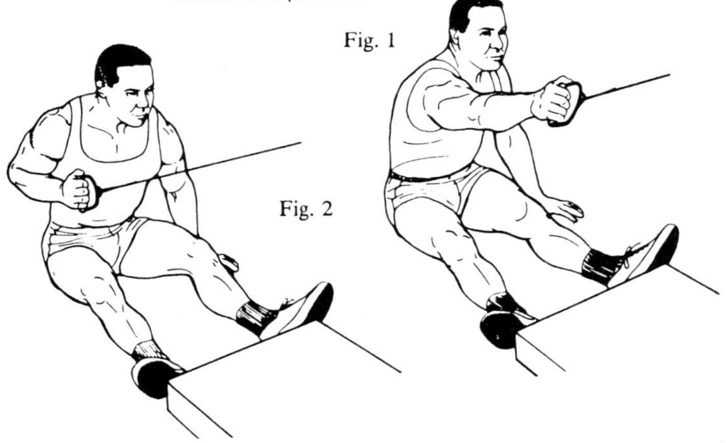

derecha. Al tiempo que el brazo derecho vuelve a la posición inicial, empezar a estirar el cable con la mano izquierda hacia el costado izquierdo, hasta tocar los pectorales izquierdos. Cuando la derecha llegue a la posición inicial, la izquierda debe estar en el costado. Inspirar al estirar el brazo derecho y espirar al estirar el izquierdo. Una extensión a la derecha y otra a la izquierda se consideran una repetición.

▲ Jalones (dorsal en polea), de pie, inclinado, con los dos brazos abajo

De pie, delante de una polea de pared, coger las asas con ambas manos. Dar un paso hacia atrás para aguantar el peso al inclinarse por la cintura, manteniendo la parte superior del cuerpo paralela al suelo. Inspirar y estirar los cables hacia arriba y hacia los costados del pecho hasta tocar los pectorales. Dejar que los pesos vuelvan a la posición inicial y espirar. No balancearse hacia adelante y hacia atrás por la cintura mientras se realiza el ejercicio.

▲ Jalones (dorsal en polea), de pie, inclinado, con los dos brazos arriba

Laterales superiores

De pie, delante de una polea de pared a una altura de unos 20 cm. Dar un paso hacia atrás para aguantar el peso al inclinarse por la cintura, manteniendo la parte superior del cuerpo paralela al suelo. Inspirar y estirar los cables hacia arriba y hacia los costados del pecho hasta tocar los pectorales. Dejar que los pesos vuelvan a la posición inicial y espirar. No balancearse hacia adelante y hacia atrás por la cintura mientras se realiza el ejercicio

▲ Jalones (dorsal en polea) de pie, inclinado, con los dos brazos a media altura

De pie, delante de una polea de pared a una altura de unos 10 cm. Dar un paso hacia atrás para aguantar el peso al inclinarse por la cintura, manteniendo la parte superior del cuerpo paralela al suelo. Inspirar y estirar los cables hacia abajo y hacia los costados del pecho hasta tocar los pectorales. Dejar que los pesos vuelvan a la posición inicial y espirar. No balancearse hacia adelante y hacia atrás por la cintura mientras se realiza el ejercicio.

▲ Jalones (dorsal en polea), sentado, con los brazos a media altura

Sentado en el suelo, delante de una polea de pared con su parte inferior a la altura de los ojos. Colocar los pies contra un objeto para aguantar el peso con ambas manos al agarrar las asas de la polea, sentado, inclinado haia adelante. Inspirar y estirar los cables hacia los costados del pecho justo por debajo de los pectorales. Durante todo el ejercicio tiene que mantenerse inclinado hacia adelante. No balancearse hacia adelante y hacia atrás por la cintura. Dejar que los pesos vuelvan a la posición inicial y espirar.

▲ Jalones (dorsal en polea), sentado con los dos brazos abajo

Sentado en el suelo, delante de una polea baja, colocar los pies contra un objeto para aguantar el peso con ambas manos al agarrar las asas de la polea, sentado, inclinado hacia adelante. Durante todo el ejercicio tiene que mantenerse inclinado hacia adelante. No balancearse hacia adelante y hacia atrás por la cintura. Inspirar y estirar los cables hacia los costados del pecho justo por debajo de los pectorales. Dejar que los pesos vuelvan a la posición inicial y espirar.

▲ Jalones (dorsal en polea), sentado, con los dos brazos arriba

Sentado en el suelo, delante de una polea baja con el cable a unos 15 cm del suelo. Colocar los pies contra un objeto para aguantar el peso con ambas manos al agarrar las asas de la polea, sentado, inclinado hacia adelante. Inspirar y estirar los cables hacia los costados del pecho justo por debajo de los pectorales. Durante todo el ejercicio tiene que mantenerse inclinado hacia adelante. Dejar que los pesos vuelvan a la posición inicial y espirar.

JALONES (DORSAL EN POLEA) CON UN BRAZO ABAJO, DE PIE, INCLINADO A MEDIA ALTURA

Laterales superiores

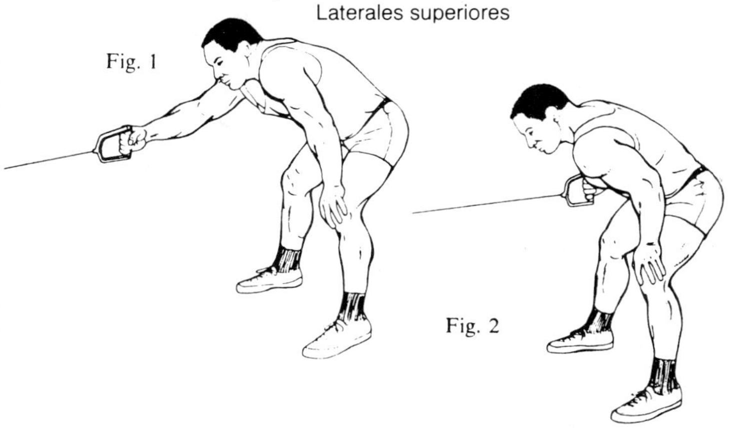

JALONES (DORSAL EN POLEA) ALTERNO, DE PIE, INCLINADO A MEDIA ALTURA

Laterales

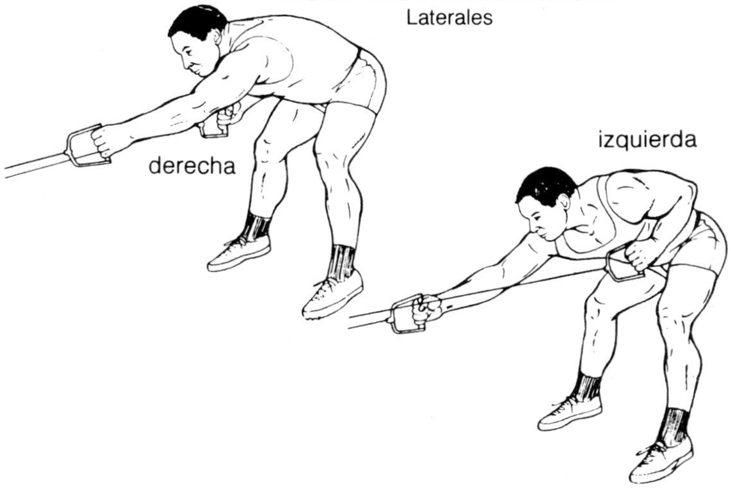

JALONES (DORSAL EN POLEA) DE PIE, INCLINADO, CON LOS DOS BRAZOS ABAJO

Laterales inferiores

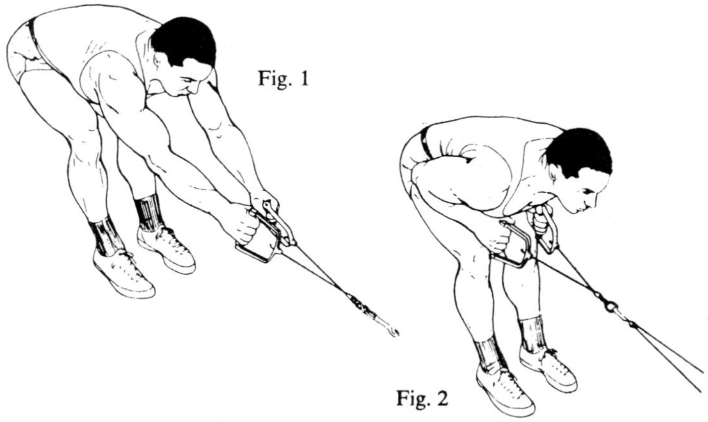

JALONES (DORSAL EN POLEA), DE PIE, INCLINADO, CON LOS DOS BRAZOS A MEDIA ALTURA
Laterales superiores

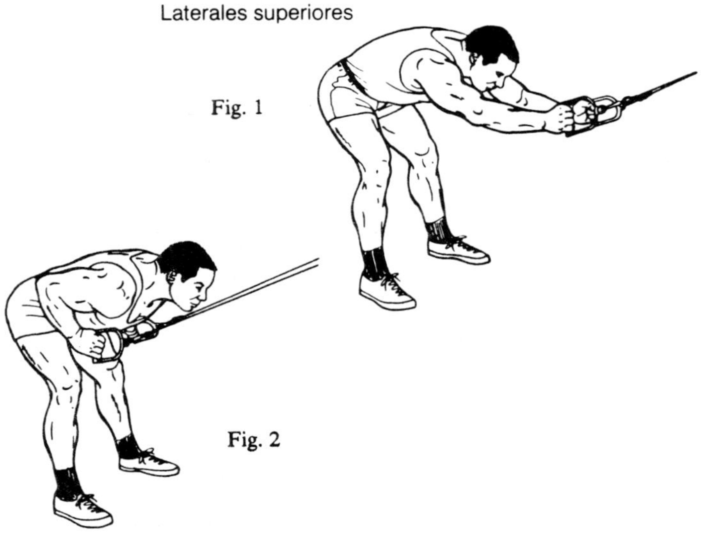

▲ Jalones (dorsal en polea), sentado, con un brazo abajo

Sentado en el suelo, delante de una polea baja, colocar el pie izquierdo contra un objeto para aguantar el peso con la mano derecha al agarrar las asas de la polea, sentado, inclinado hacia adelante. Inspirar y estirar el cable con la mano derecha hacia el costado derecho del pecho, justo por debajo de los pectorales. Dejar que los pesos vuelvan a la posición inicial y espirar. Durante todo el ejercicio tiene que mantenerse inclinado hacia adelante y no balancearse hacia adelante y hacia atrás por la cintura. Hacer el número de repeticiones prescritas con el brazo derecho y después realizar el mismo ejercicio con el brazo izquierdo.

JALONES (DORSAL EN POLEA), SENTADO, CON LOS DOS BRAZOS A MEDIA ALTURA
Laterales

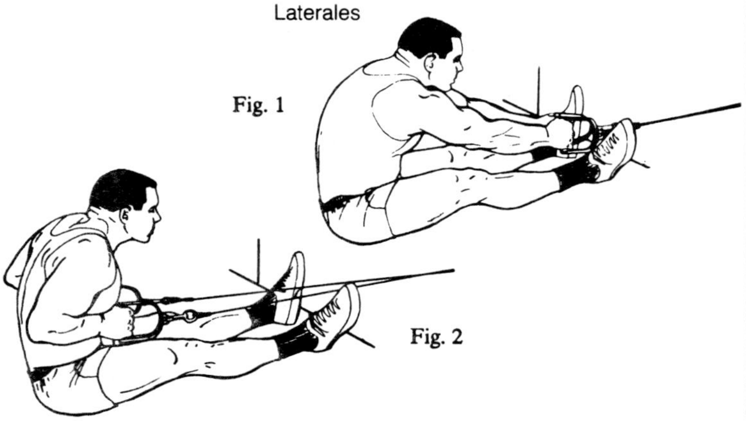

▲ Jalones (dorsal en polea), sentado, con un brazo a media altura

Sentado en el suelo, delante de una polea baja, con su parte inferior a la altura de los ojos. Colocar el pie izquierdo contra un objeto para aguantar el peso con la mano derecha al agarrar las asas de la polea, sentado, inclinado hacia adelante. Inspirar y estirar el cable con la mano derecha hacia el costado derecho del pecho, justo por debajo de los pectorales. Dejar que los pesos vuelvan a la posición inicial y espirar. Durante todo el ejercicio se tiene que mantener esta posición de inclinación hacia adelante y no balancearse hacia adelante y hacia atrás por la cintura. Hacer el número de repeticiones prescritas con el brazo derecho y después realizar el mismo ejercicio con el brazo izquierdo.

JALONES (DORSAL EN POLEA), SENTADO, CON LOS DOS BRAZOS ABAJO
Laterales inferiores

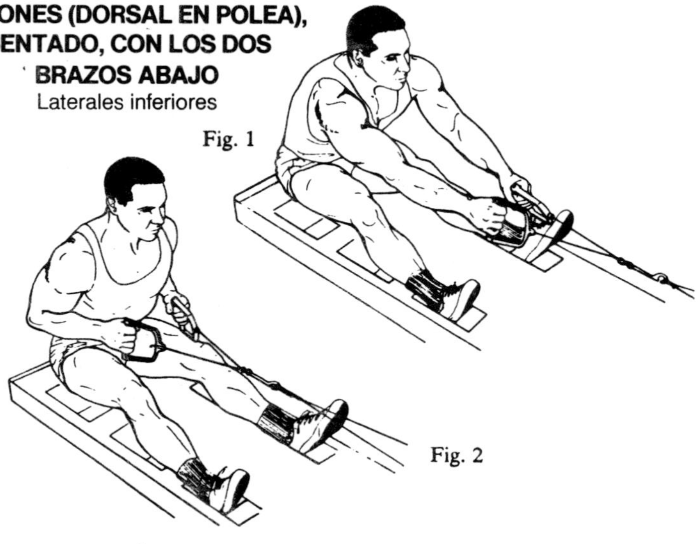

▲ Jalones (dorsal en polea alta), sentado en el suelo, barra de triángulo con dos brazos

Colocar una barra triangular en el extremo del cable de una polea alta. Después, colocar un asa estrecha para barra de pecho con la que agarrar la barra triangular, situando las palmas una frente a la otra durante el ejercicio. Sentarse suficientemente alejado de la polea alta para poder levantar el peso agarrando el asa de la barra de pecho con ambas manos, sentado, inclinado hacia adelante, con la cabeza alta y los brazos extendidos hacia adelante. Inspirar y levantar la barra hasta la parte superior del pecho, manteniendo los brazos junto a los costados. Volver a la posición inicial y espirar.

▲ Jalones, dorsal en polea alta, de pie, inclinado hacia adelante, barra de triángulo con brazos rectos

Colocar una barra triangular en el extremo del cable de una polea alta. De pie, suficientemente alejado de la polea alta para que pueda levantar el peso agarrando el asa de la barra con ambas manos, utilizando un asimiento estrecho. Inclinado hacia adelante por la cintura, mantener la espalda recta, la cabeza alta, los pies separados unos 50 cm, las rodillas ligeramente flexionadas, las palmas con un asimiento bajo, y los brazos extendidos hacia adelante. Inspirar y bajar la barra, manteniendo los codos rígidos hasta que la barra casi toque las rodillas. Volver a la posición inicial y espirar.

▲ JALONES, DORSAL EN POLEA ALTA DE PARED, DE PIE, INCLINADO HACIA ADELANTE, BRAZOS RECTOS

Laterales

▲ Jalones, dorsal en polea alta, de pie, inclinado hacia adelante, asimiento ancho de barra

Colocar una barra de unos 80 cm de largo en el extremo del cable de una polea alta. De pie, suficientemente apartado de la polea alta para poder levantar el peso agarrando la barra con un asimiento de unos 70 cm, inclinado hacia adelante por la cintura, mantener la espalda recta, la cabeza alta, los pies separados unos 50 cm, las rodillas ligeramente flexionadas, las palmas con un asimiento bajo, y los brazos extendidos hacia adelante. Inspirar y bajar la barra, manteniendo la parte superior de los brazos lo más cerca posible de los costados hasta que la barra casi toque los pectorales inferiores. Volver a la posición inicial y espirar.

▲ Jalones, dorsal en polea alta, de pie, inclinado hacia adelante, asimiento medio de barra

Colocar una barra de unos 80 cm de largo

JALONES (DORSAL EN POLEA), SENTADO, CON LOS DOS BRAZOS ARRIBA

Laterales superiores

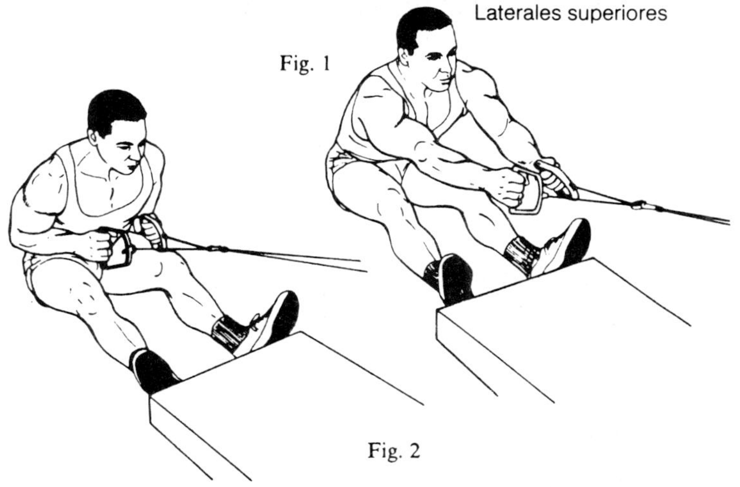

JALONES (DORSAL EN POLEA), SENTADO CON UN BRAZO ABAJO

Laterales inferiores

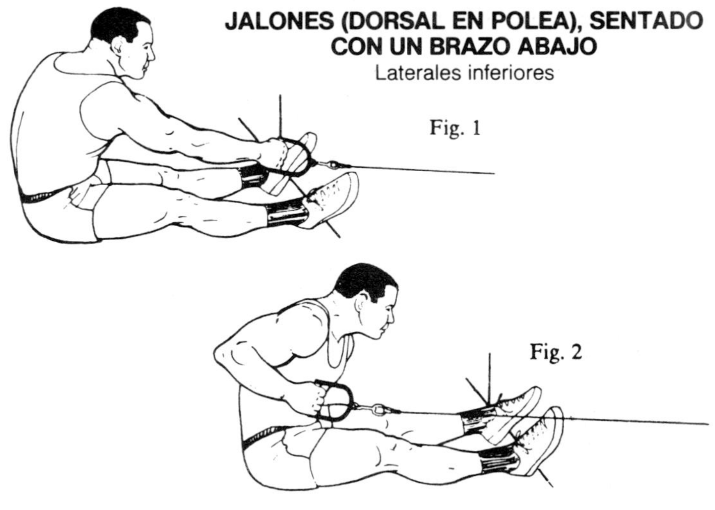

JALONES (DORSAL EN POLEA), SENTADO, CON UN BRAZO A MEDIA ALTURA

Laterales

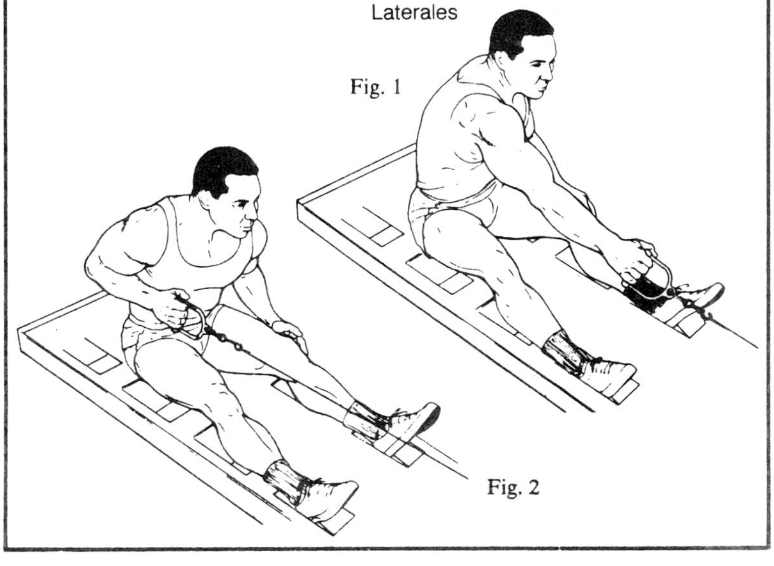

en el extremo del cable de una polea alta. De pie, suficientemente apartado de la polea alta para poder levantar el peso agarrando la barra con un asimiento de unos 35 cm, inclinado hacia adelante por la cintura mantener la espalda recta, la cabeza alta, los pies separados unos 50 cm, las rodillas ligeramente flexionadas, las palmas con un asimiento bajo y los brazos extendidos hacia adelante. Inspirar y bajar la barra, manteniendo los brazos lo más cerca posible de los costados hasta que la barra casi toque los pectorales inferiores. Volver a la posición inicial y espirar.

JALONES, DORSAL EN POLEA ALTA, SENTADO EN EL SUELO, BARRA DE TRIÁNGULO CON DOS BRAZOS

Laterales superiores e inferiores

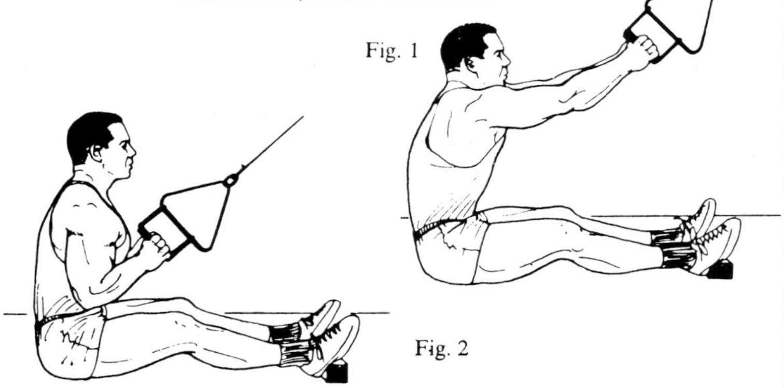

▲ Jalones, dorsal en polea alta, de pie, inclinado hacia adelante, asimiento estrecho de barra

Colocar una barra de unos 80 cm de largo en el extremo del cable de una polea alta. De pie, suficientemente apartado de la polea alta para poder levantar el peso agarrando la barra con un asimiento de unos 15 cm, inclinado hacia adelante por la cintura, mantener la espalda recta, la cabeza alta, los pies separados unos 50 cm, las rodillas ligeramente flexionadas, las palmas con un asimiento bajo, y los brazos extendidos hacia adelante. Inspirar y estirar la barra, manteniendo los brazos lo más cerca posible de los costados hasta que la barra casi toque los pectorales inferiores. Volver a la posición inicial y espirar.

JALONES, DORSAL EN POLEA ALTA, DE PIE, INCLINADO HACIA ADELANTE, BARRA DE TRIÁNGULO BRAZOS RECTOS

Laterales superiores e inferiores

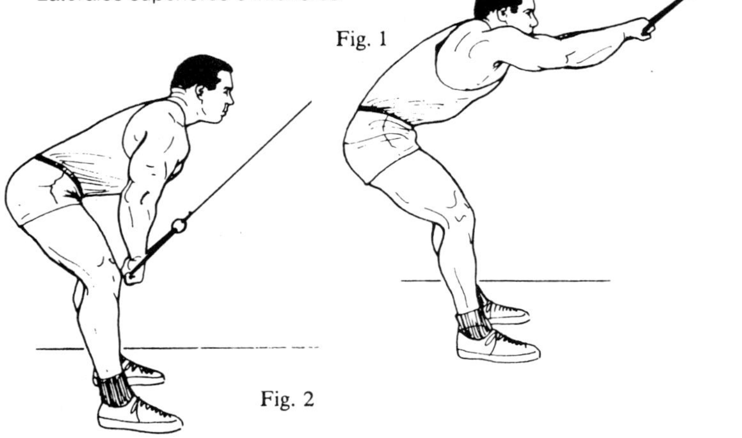

▲ Jalones, dorsal en polea baja, de pie, inclinado hacia adelante, asimiento ancho de barra.

Colocar una barra de unos 80 cm de largo en el extremo del cable de una polea baja. De pie, suficientemente apartado de la polea baja para poder levantar el peso agarrando la barra con un asimiento de unos 70 cm, inclinado hacia adelante por la cintura, mantener la espalda recta, la cabeza alta, los pies separados unos 50 cm, y los brazos extendidos hacia adelante. Inspirar y estirar la barra, manteniendo la parte superior de los brazos lo más cerca posible de los costados hasta que la barra casi toque los pectorales inferiores. Volver a la posición inicial y espirar.

JALONES, DORSAL EN POLEA ALTA, DE PIE, INCLINADO HACIA ADELANTE, ASIMIENTO ANCHO DE BARRA

Laterales superiores

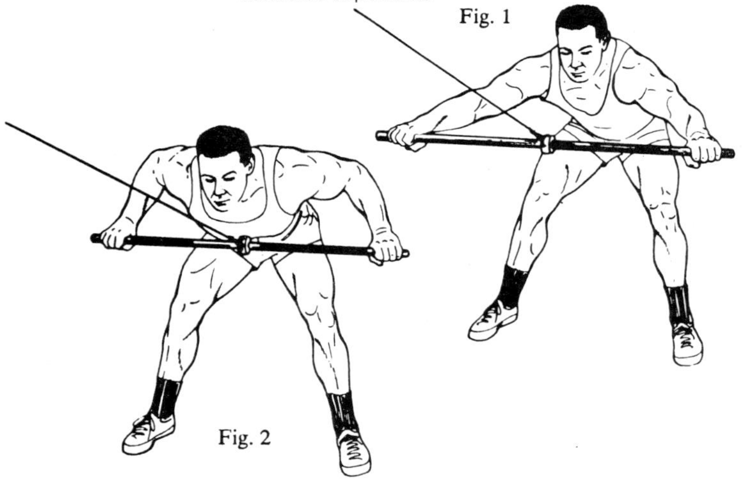

▲ Jalones, dorsal en polea baja, de pie, inclinado hacia adelante, asimiento medio de barra

Colocar una barra de unos 80 cm de largo

en el extremo del cable de una polea baja. De pie, lo suficientemente apartado de la polea baja para poder levantar el peso agarrando la barra con un asimiento de unos 30 cm, inclinado hacia adelante por la cintura, mantener la espalda recta, la cabeza alta, los pies separados unos 50 cm, las rodillas ligeramente flexionadas, las palmas en un asimiento bajo, los brazos extendidos hacia adelante. Inspirar y estirar la barra, manteniendo los brazos lo más ceca posible de los costados hasta que la barra casi toque los pectorales inferiores. Volver a la posición inicial y espirar.

▲ Dorsal lateral en polea baja, de pie, inclinado hacia adelante, asimiento estrecho de barra

Colocar una barra de unos 80 cm de largo en el extremo del cable de una polea baja. De pie, suficientemente apartado de la polea baja para poder levantar el peso agarrando la barra con un asimiento de unos 15 cm, inclinado hacia adelante por la cintura, mantener la espalda recta, la cabeza alta, los pies separados, unos 50 cm, las rodillas ligeramente flexionadas, las palmas en un asimiento bajo, los brazos extendidos hacia adelante. Inspirar y estirar la barra, manteniendo los brazos lo más cerca posible de los costados hasta que la barra casi toque los pectorales inferiores. Volver a la posición inicial y espirar.

▲ Dorsal lateral en polea baja de pared, sentado en el suelo, brazos hacia abajo

Laterales inferiores

Sentarse en el suelo de frente a una polea de pared. Sentarse suficientemente apartado del suelo para poder estirar los brazos, inclinado hacia adelante por la cintura, mantener la espalda recta y la cabeza alta mientras se agarra el asa de la polea baja izquierda con la mano derecha y el asa de la polea baja derecha con la mano izquierda, cruzando los cables. Inspirar y estirar las asas hacia los costados del pecho, manteniendo los brazos lo más cerca posible de los costados. Volver a la posición inicial y espirar.

▲ Dorsal lateral en polea baja de pared, sentado en el suelo, un brazo hacia abajo

Sentarse en el suelo de frente a una polea de pared. Sentarse lo suficientemente

JALONES, DORSAL EN POLEA ALTA, DE PIE, INCLINADO HACIA ADELANTE, ASIMIENTO MEDIO DE BARRA

Laterales

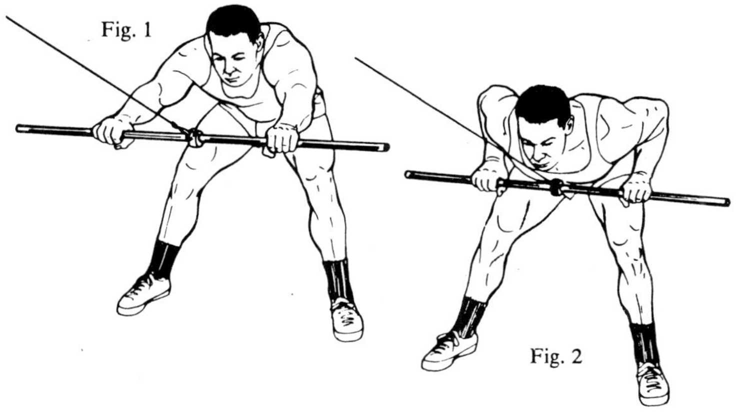

JALONES, DORSAL EN POLEA ALTA, DE PIE, INCLINADO HACIA ADELANTE, ASIMIENTO ESTRECHO DE BARRA

Laterales superiores e inferiores

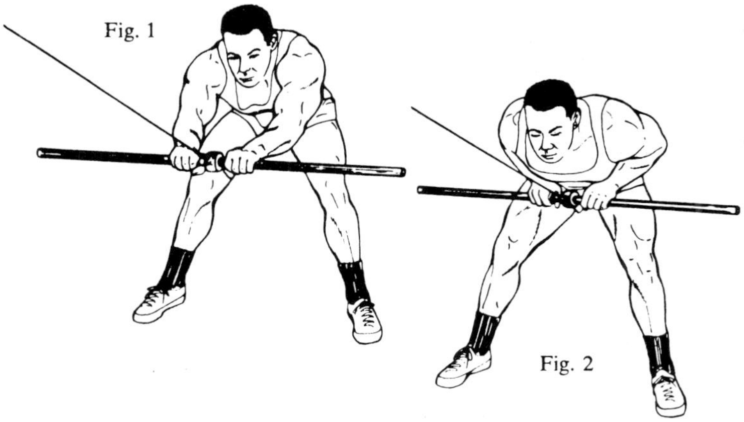

JALONES, DORSAL EN POLEA BAJA, DE PIE, INCLINADO HACIA ADELANTE, ASIMIENTO ANCHO DE BARRA

Laterales superiores

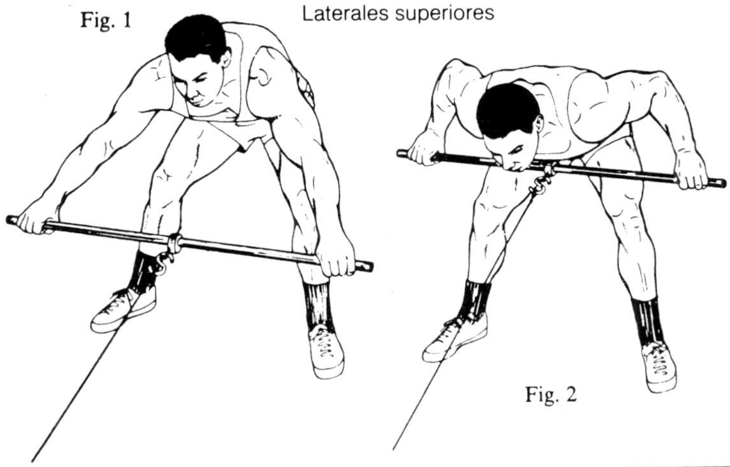

JALONES, DORSAL EN POLEA BAJA, DE PIE, INCLINADO HACIA ADELANTE, ASIMIENTO MEDIO DE BARRA

Laterales

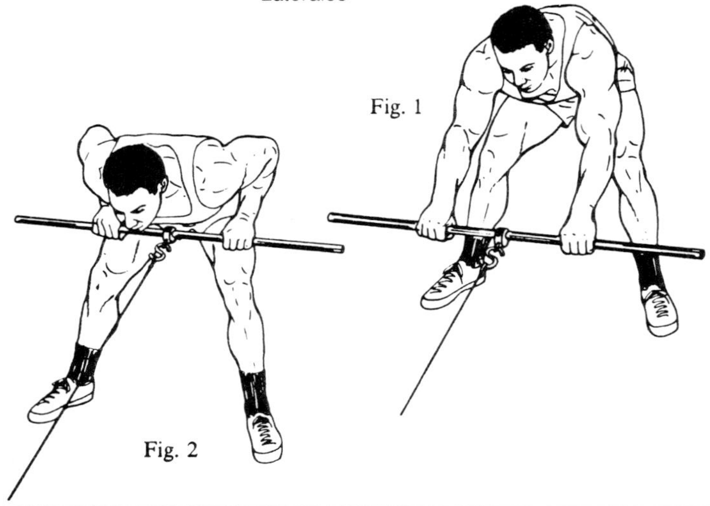

DORSAL EN POLEA BAJA, DE PIE, INCLINADO HACIA ADELANTE, ASIMIENTO ESTRECHO DE BARRA

Laterales inferiores

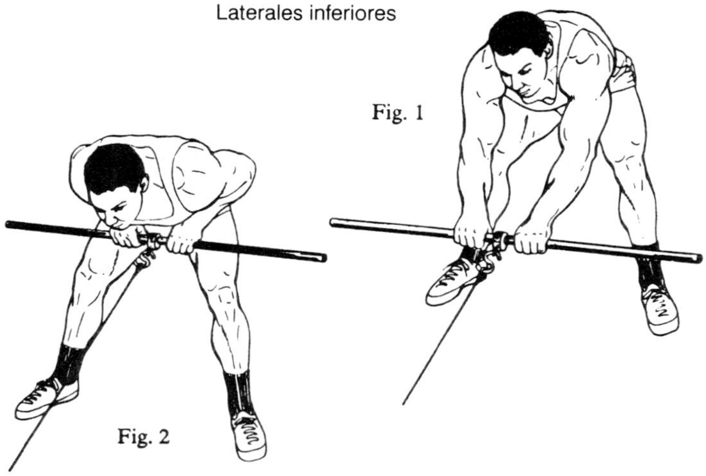

DORSAL EN POLEA BAJA DE PARED, SENTADO EN EL SUELO, UN BRAZO HACIA ABAJO

Laterales inferiores

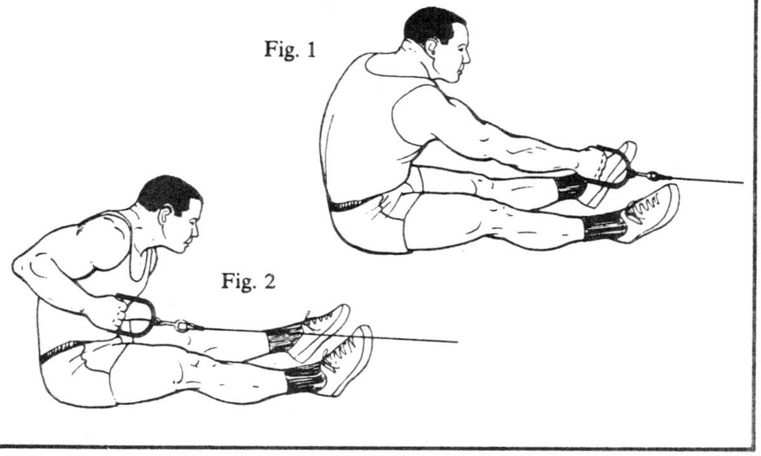

apartado del aparato para poder estirar los brazos, inclinado hacia adelante por la cintura, mantener la espalda recta y la cabeza alta mientras se agarra el asa de la polea baja derecha con la mano derecha y se coloca la mano izquierda en la parte superior de la cadera para aguantar la parte superior del cuerpo. Inspirar y estirar el asa derecha hacia el costado del pecho. Volver a la posición inicial y espirar. Hacer el número de repeticiones prescritas con el brazo derecho y después cambiar la posición realizando el mismo ejercicio con el brazo izquierdo.

▲ Dorsal en polea baja de pared, sentado en el suelo, alternando los brazos hacia abajo

Sentarse en el suelo de frente a una polea de pared. Sentarse suficientemente apartado del aparato para poder estirar los brazos, inclinado hacia adelante por la cintura, mantener la espalda recta y la cabeza alta mientras se agarra el asa izquierda de la polea baja con la mano derecha y el asa derecha de la polea baja con la mano izquierda, cruzando los cables. Inspirar y estirar el asa derecha hacia el costado del pecho. Cuando empieza a volver la mano derecha a la posición inicial, estirar con la mano izquierda hacia el costado. Inspirar al estirar con la mano derecha y espirar al estirar con la mano izquierda.

▲ Dorsal en polea baja de pared sentado

Colocar un banco largo frente a una polea de pared. Sentarse en el banco suficientemente apartado del aparato para poder estirar los brazos, inclinado hacia adelante por la cintura, mantener la espalda recta y la cabeza alta mientras se agarra el asa derecha de la polea baja con la mano izquierda y el asa izquierda de la polea baja con la mano derecha, cruzando los cables. Inspirar y estirar las asas hacia los costados manteniendo los brazos pegados a éstos. Volver a la posición inicial y espirar.

▲ Dorsal en polea baja de pared, de pie inclinado hacia adelante con los dos brazos

De pie frente a una polea de pared. Mantenerse lo suficientemente apartado del aparato para poder estirar los brazos, inclinado hacia adelante por la cintura, mantener la espalda paralela al suelo mientras se agarra el asa derecha de la polea baja con la mano izquierda y el asa izquierda de la polea baja con la mano derecha, cruzando los cables. Inspirar y estirar las asas hacia los costados. Las palmas de las manos una frente a la otra y los brazos juntos. Volver a la posición inicial y espirar.

▲ Dorsal en polea alta de pared, sentado, espalda apoyada, un brazo estirado

Sentarse en una silla de frente a una polea de pared. Sentarse suficientemente apartado del aparato para poder estirar el brazo derecho con el peso, apoyando la espalda y manteniendo la cabeza alta. Colocar la mano izquierda en la parte superior del muslo para aguantar la parte superior del cuerpo. Inspirar y estirar el asa derecha hacia abajo con el brazo rígido, directamente hacia el costado. Volver a la posición inicial y espirar. Hacer el número de repeticiones prescritas con el brazo derecho y después cambiar la posición realizando el mismo ejercicio con el brazo izquierdo.

▲ Dorsal en polea alta de pared, sentado, un brazo estirado

Colocar un banco largo de frente de una polea de pared. Sentarse en el banco suficientemente apartado de éste para poder estirar el brazo derecho con el peso, manteniendo la cabeza alta y la espalda recta. Colocar la mano izquierda en la parte superior del muslo para aguantar la parte superior del cuerpo. Inspirar y estirar el asa derecha hacia abajo con el brazo rígido, directamente hacia el costado. Volver a la posición inicial y espirar. Hacer el número de repeticiones prescritas con el brazo derecho y después cambiar de posición realizando el mismo ejercicio con el brazo izquierdo.

▲ Dorsal en polea alta de pared, sentado un brazo estirado, espalda apoyada

Colocar una silla o algún objeto en que apoyar la espalda, delante de una polea de pared. Sentarse de cara al aparato suficientemente apartado de éste para poder estirar los brazos con el peso, manteniendo la espalda apoyada, la cabeza alta, los brazos estirados y los codos rígidos. Inspirar y tirar de las asas con un movimiento

DORSAL EN POLEA BAJA DE PARED, SENTADO EN EL SUELO, ALTERNANDO LOS BRAZOS HACIA ABAJO

Laterales inferiores

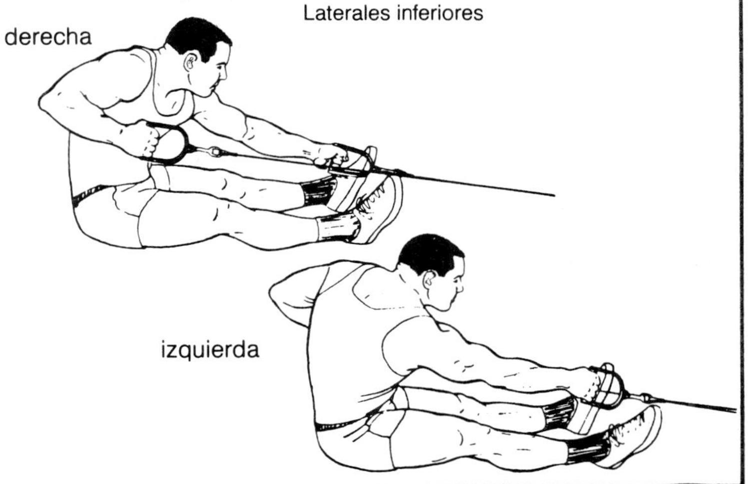

DORSAL EN POLEA BAJA DE PARED SENTADO

Laterales inferiores

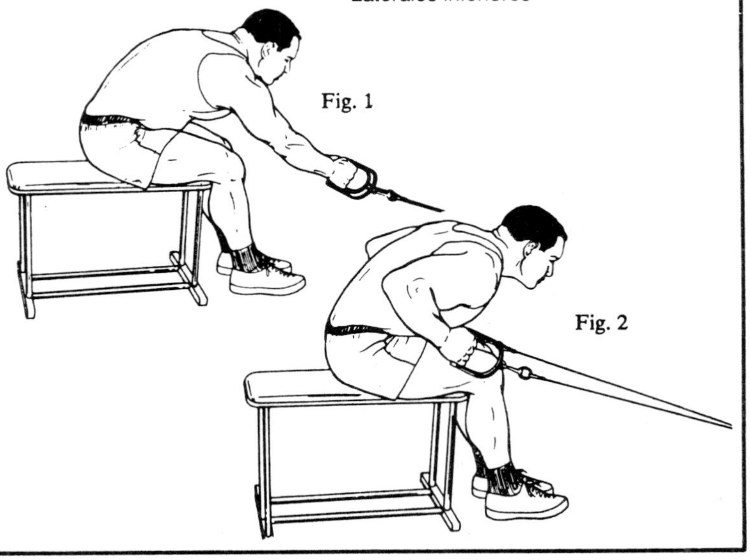

DORSAL EN POLEA BAJA DE PARED, DE PIE INCLINADO HACIA ADELANTE, CON LOS DOS BRAZOS

Laterales inferiores

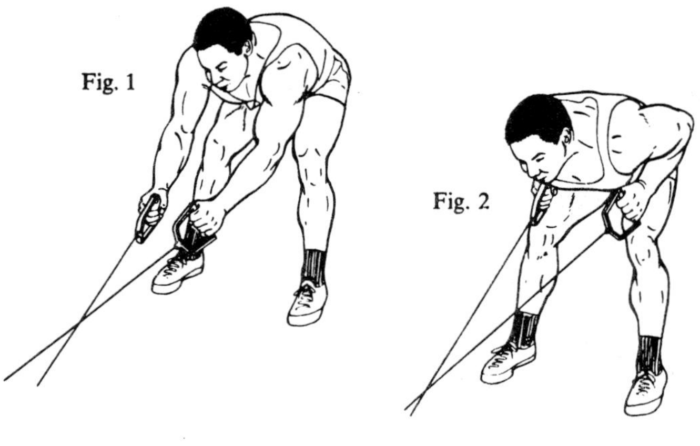

DORSAL EN POLEA ALTA DE PARED, SENTADO, ESPALDA APOYADA, UN BRAZO ESTIRADO

Laterales

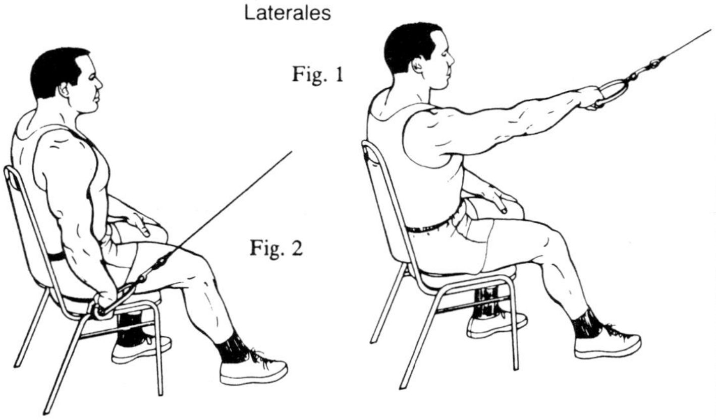

DORSAL EN POLEA ALTA DE PARED, SENTADO, UN BRAZO ESTIRADO

Laterales

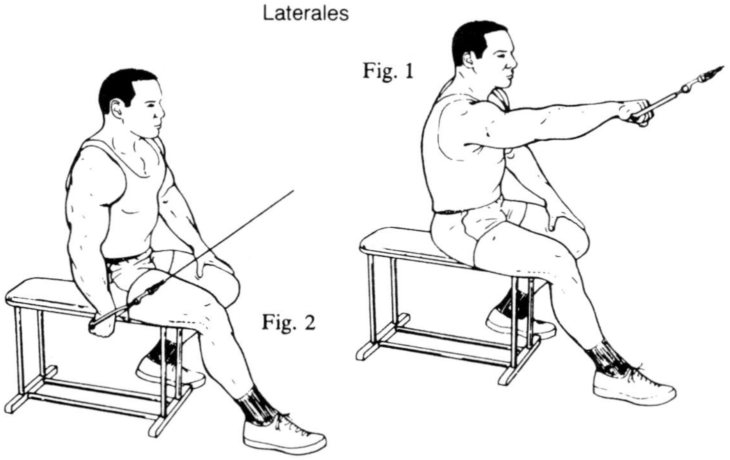

DORSAL EN POLEA ALTA DE PARED, SENTADO, UN BRAZO ESTIRADO, ESPALDA APOYADA

Laterales

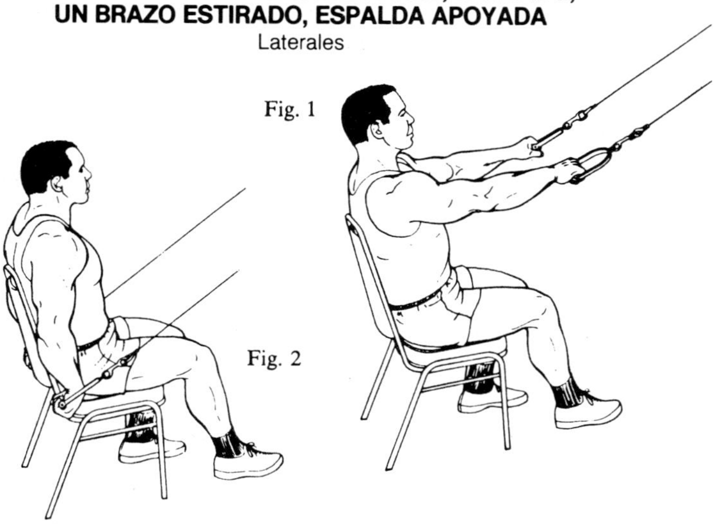

semicircular hasta que los brazos queden en los costados. Las palmas de las manos tienen que estar mirando hacia uno y hacia abajo. Volver los cables a la posición inicial y espirar.

▲ Dorsal en polea alta de pared, sentado en el suelo, un brazo estirado

Sentarse en el suelo, de frente a una polea de pared. Sentarse suficientemente apartado de ésta para poder estirar los brazos con el peso, manteniendo la espalda recta, la cabeza alta, los brazos estirados y los codos rígidos, inspirar y estirar de las asas con un movimiento semicircular hasta que los brazos queden en los costados. Las palmas de las manos tienen que estar mirando hacia uno y hacia abajo. Volver los cables a la posición inicial y espirar.

▲ Dorsal en polea alta de pared, sentado, brazos estirados

Colocar un banco largo de frente a una polea de pared. Sentarse suficientemente apartado de ésta para poder estirar los brazos con el peso, manteniendo la espalda recta y la cabeza alta. Inspirar y estirar las dos asas hacia abajo con los brazos rígidos, directamente hacia el costado. Volver a la posición inicial y espirar. Mantener las palmas hacia abajo durante todo el ejercicio.

▲ Dorsal en polea alta de pared, sentado, alternando brazo estirado, espalda apoyada

Colocar una silla de frente a una polea de pared. Sentarse suficientemente apartado de ésta para poder estirar los brazos con el peso, manteniendo la espalda apoyada, la cabeza alta, los brazos estirados y los codos rígidos. Inspirar y estirar el brazo derecho hacia abajo con un movimiento semicircular hasta que el brazo quede en el costado derecho. Cuando empiece a subir el brazo derecho a la posición inicial, baje el brazo izquierdo de una manera similar hasta que el brazo izquierdo quede en el costado izquierdo. Inspirar mientras se estira el brazo derecho y espirar cuando se estira el izquierdo.

▲ Dorsal en polea alta de pared, sentado, alternando brazo estirado

Colocar un banco de frente a una polea de pared. Sentarse suficientemente apartado de ésta para poder estirar los brazos con el peso, manteniendo la espalda recta, la cabeza alta, los brazos estirados y los codos rígidos. Inspirar y estirar el brazo derecho hacia abajo con un movimiento semicircular hasta que el brazo quede en el costado derecho. Cuando empiece a subir el brazo derecho a la posición inicial, baje el brazo izquierdo de una manera similar, hasta que quede en el costado izquierdo. Inspirar mientras se estira el brazo derecho y espirar cuando se estira el izquierdo.

DORSAL EN POLEA ALTA DE PARED, SENTADO, BRAZOS ESTIRADOS
Laterales

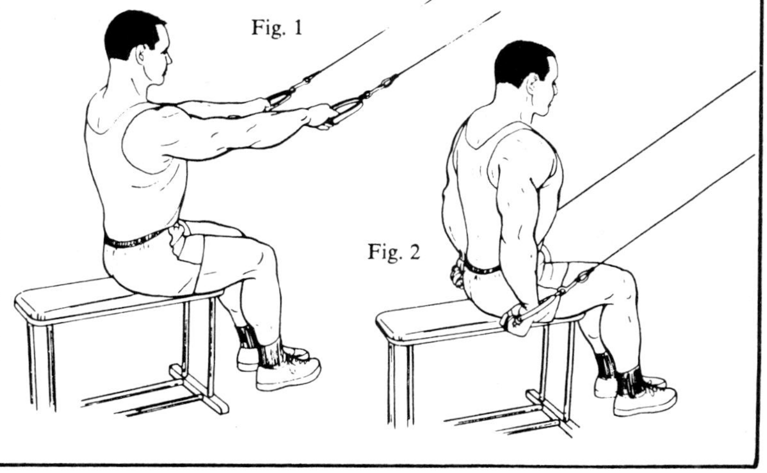

▲ Dorsal en polea alta de pared, de pie, inclinándose hacia adelante alternando brazo estirado

De pie, de frente a una polea de pared, manteniéndose suficientemente apartado de ésta para poder estirar los brazos con el peso, mientras se inclina por la cintura, manteniendo la cabeza alta, los brazos estirados y los codos rígidos, inspirar y estirar el brazo derecho hacia abajo con un movimiento semicircular hasta que el brazo quede en el lado del muslo, justo por encima de la rodilla. Cuando se empiece a subir el brazo derecho a la posición inicial, baje el brazo izquierdo de una manera similar, hasta que el brazo izquierdo quede en el costado izquierdo. Inspirar mientras se estira el brazo derecho y espirar cuando se estira el izquierdo.

DORSAL EN POLEA ALTA DE PARED, SENTADO, ALTERNANDO BRAZO ESTIRADO, ESPALDA APOYADA
Laterales

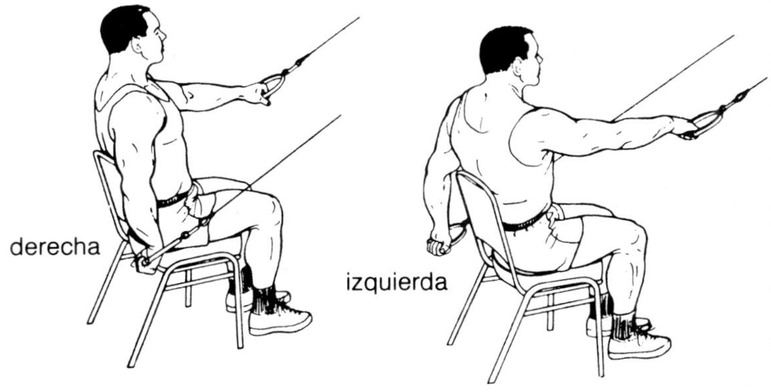

▲ Dorsal en polea alta de pared, sentado en el suelo, alternando brazo estirado

Sentado en el suelo de frente a una polea de pared, manteniéndose suficientemente apartado de ésta para poder estirar los brazos con el peso, mientras se inclina hacia adelante por la cintura, manteniendo la cabeza alta, los brazos estirados y los codos rígidos, inspirar y estirar el brazo derecho hacia abajo con un movimiento semicircular hasta que el brazo quede en el costado. Cuando empiece a subir el brazo derecho a la posición inicial, baje el brazo izquierdo de una manera similar, hasta que el brazo izquierdo quede en el costado izquierdo. Inspirar mientras se estira el brazo derecho y espirar cuando se estira el izquierdo.

DORSAL EN POLEA ALTA DE PARED, SENTADO, ALTERNANDO BRAZO ESTIRADO
Laterales

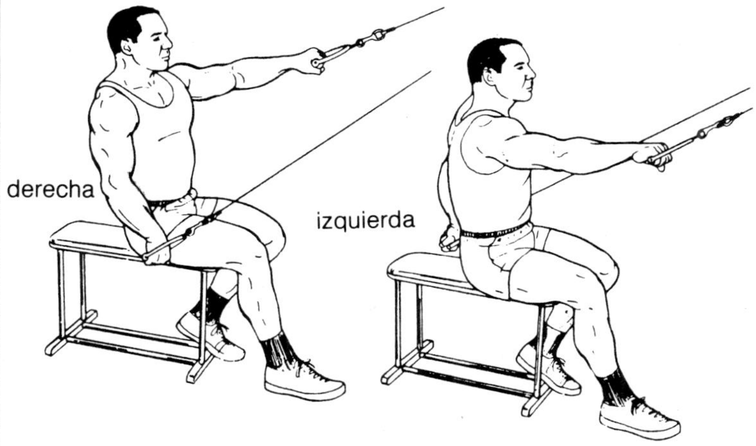

DORSAL EN POLEA ALTA DE PARED, DE PIE, INCLINÁNDOSE HACIA ADELANTE ALTERNANDO BRAZO ESTIRADO

Laterales

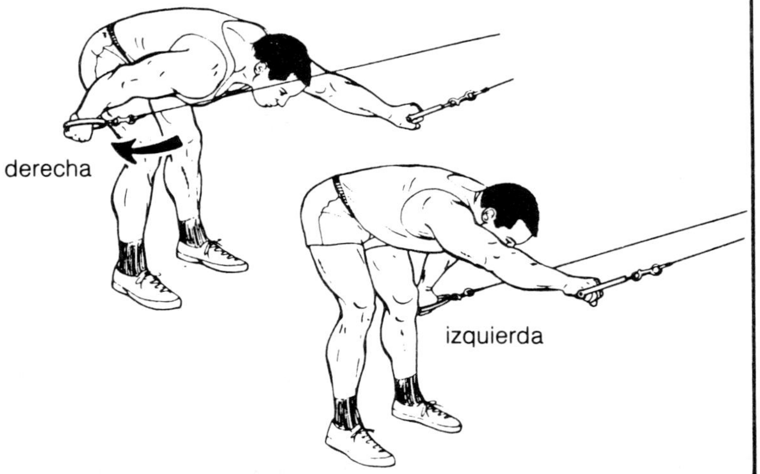

DORSAL EN POLEA ALTA DE PARED, SENTADO EN EL SUELO, ALTERNANDO BRAZO ESTIRADO

Laterales

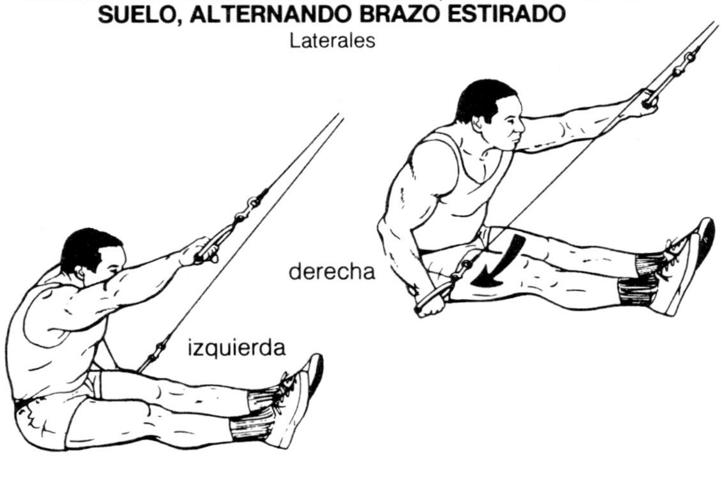

DORSAL EN POLEA ALTA DE PARED, DE PIE, INCLINÁNDOSE SOBRE UN BRAZO

Laterales

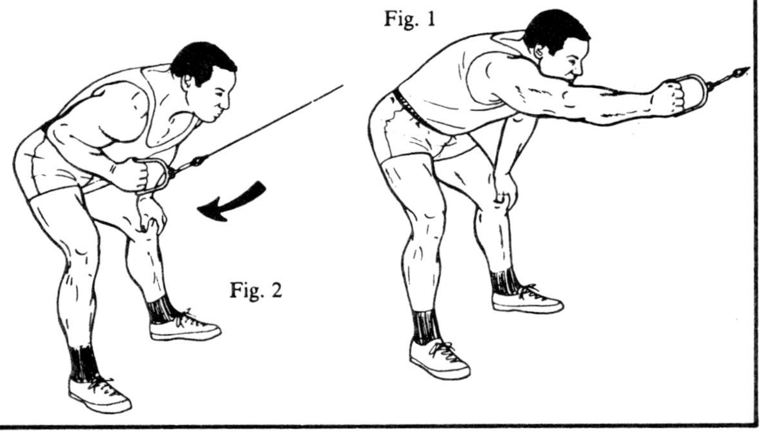

▲ Dorsal en polea alta de pared, de pie, inclinándose sobre un brazo

De pie, de frente a una polea de pared, manteniéndose suficientemente apartado de ésta para poder estirar los brazos con el peso, mientras se inclina por la cintura, manteniendo la espalda recta y la cabeza alta. Inspirar y estirar el brazo derecho hasta situarlo al lado del pectoral bajo, manteniendo la palma de la mano hacia adentro. Volver a la posición inicial y espirar. Hacer el número de repeticiones prescritas con la mano derecha y después cambiar la posición repitiendo el mismo ejercicio con la mano izquierda.

▲ Dorsal en polea alta de pared, sentado, espalda apoyada, un brazo

Colocar una silla de frente a una polea de pared. Sentado suficientemente apartado de ésta para poder estirar los brazos con el peso, mientras se mantiene la espalda apoyada y la cabeza alta. Colocar la mano izquierda en la parte superior del muslo para apoyar la parte superior del cuerpo. Inspirar y estirar el brazo derecho hasta el pecho, manteniendo la palma de la mano hacia adentro. Volver a la posición inicial y espirar. Hacer el número de repeticiones prescritas con la mano derecha y después cambiar la posición repitiendo el mismo ejercicio con la mano izquierda.

▲ Dorsal en polea alta de pared, sentado, un brazo

Colocar un banco largo de frente a una polea de pared. Sentado suficientemente apartado de ésta para poder estirar los brazos con el peso, mientras se inclina hacia adelante por la cintura, manteniendo la espalda recta y la cabeza alta. Coger el asa derecha de la polea alta con la mano derecha, y colocar la mano izquierda en la parte superior del muslo para apoyar la parte superior del cuerpo. Inspirar y estirar el asa derecha hasta el pecho. Volver a la posición inicial y espirar. Hacer el número de repeticiones prescritas con la mano derecha y después cambiar la posición repitiendo el mismo ejercicio con la mano izquierda.

▲ Dorsal en polea alta de pared, sentado en el suelo, un brazo

Sentarse en el suelo de frente a una polea

de pared, manteniéndose suficientemente apartado de ésta para poder estirar los brazos con el peso, mientras se inclina hacia adelante por la cintura, manteniendo la espalda recta y la cabeza alta. Coger el asa derecha de la polea alta con la mano derecha, y colocar la mano izquierda en la parte superior del muslo para apoyar la parte superior del cuerpo. Inspirar y estirar el asa derecha hasta el pecho. Volver a la posición inicial y espirar. Hacer el número de repeticiones prescritas con la mano derecha y después cambiar la posición repitiendo el mismo ejercicio con la mano izquierda.

DORSAL EN POLEA ALTA DE PARED, SENTADO, ESPALDA APOYADA, UN BRAZO
Laterales

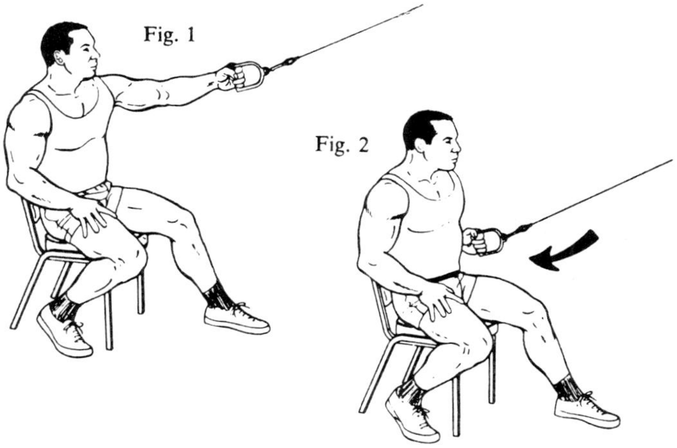

▲ Dorsal en polea alta de pared, sentado, con espalda apoyada alternando
Laterales

Sentado en una silla de frente a una polea de pared, manteniéndose suficientemente apartado de ésta para poder estirar los brazos con el peso, apoyando la espalda y manteniendo la cabeza alta. Inspirar y estirar el brazo derecho hacia el pectoral bajo derecho, manteniendo la palma de la mano hacia dentro. Cuando empiece a subir el brazo derecho a la posición inicial, estire el brazo izquierdo al lado del pectoral bajo izquierdo. Cuando el brazo derecho adopta la posición inicial, el brazo izquierdo está en el costado izquierdo. Inspirar mientras se estira el brazo derecho y espirar cuando se estira el izquierdo.

DORSAL EN POLEA ALTA DE PARED, SENTADO, UN BRAZO
Laterales

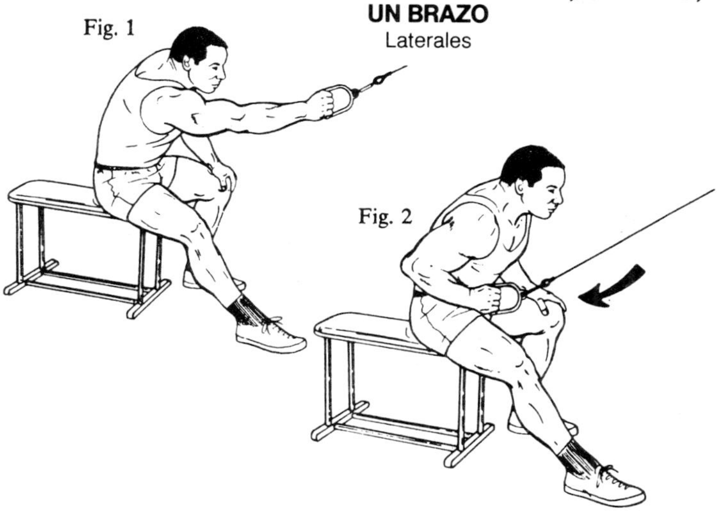

▲ Dorsal en polea alta de pared, sentado en el suelo, alternando

Sentado en el suelo de frente a una polea de pared, manteniéndose suficientemente apartado de ésta para poder estirar los brazos con el peso, mientras se inclina por la cintura manteniendo la espalda recta y la cabeza alta. Inspirar y estirar el asa hacia el pectoral bajo derecho, manteniendo la palma de la mano hacia adentro. Cuando empiece a subir el brazo derecho a la posición inicial, estire el brazo izquierdo al lado del pectoral bajo izquierdo. Cuando el brazo derecho adopta la posición inicial el brazo izquierdo está en el costado izquierdo. Inspirar mientras se estira el brazo derecho y espirar cuando se estira el izquierdo.

DORSAL EN POLEA ALTA DE PARED, SENTADO EN EL SUELO, UN BRAZO
Laterales

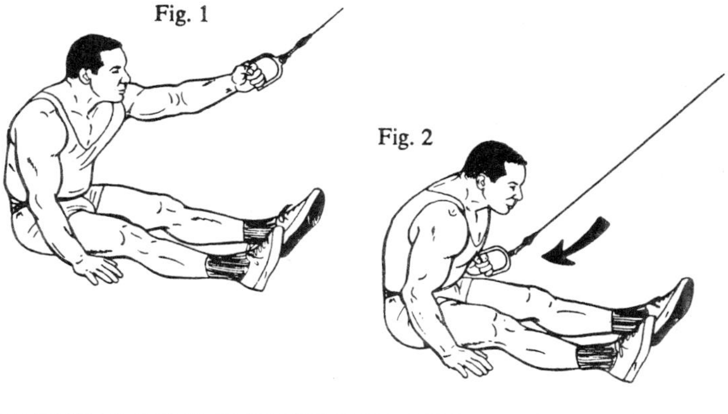

▲ Dorsal en polea alta de pared, de pie, inclinándose hacia adelante alternando

De pie, frente a una polea de pared, man-

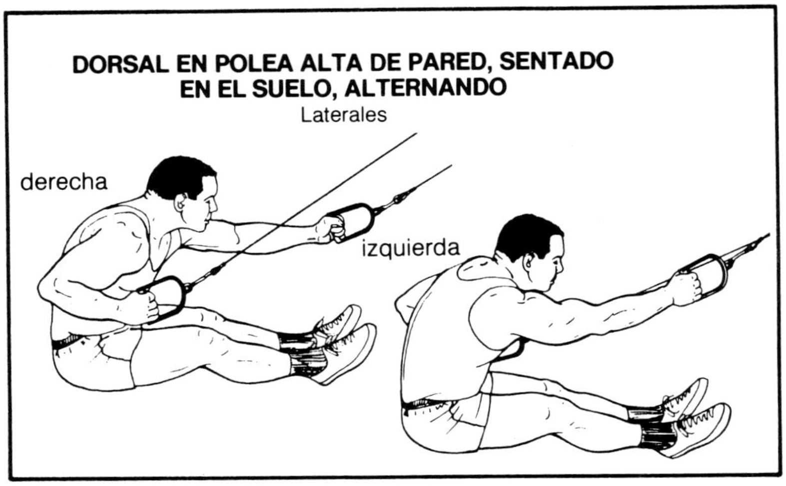

teniéndose suficientemente apartado de ésta para poder estirar los brazos con el peso, inclinarse hacia adelante por la cintura, manteniendo la espalda recta y la cabeza alta. Inspirar y estirar el asa derecha hacia el pectoral bajo derecho, manteniendo la palma de la mano hacia dentro. Cuando empiece a subir el brazo derecho a la posición inicial, estire el brazo izquierdo al lado del pectoral bajo izquierdo. Cuando el brazo derecho adopta la posición inicial el brazo izquierdo está en el costado izquierdo. Inspirar mientras se estira el brazo derecho y espirar cuando se estira el izquierdo.

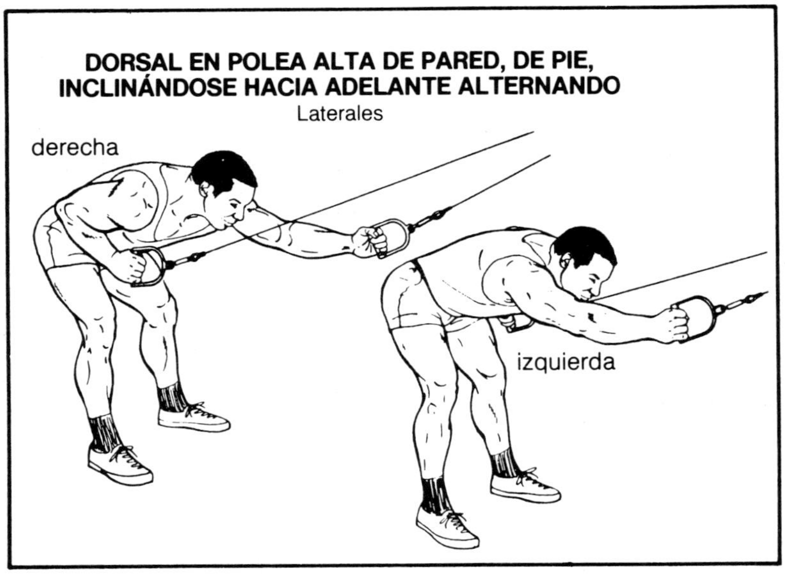

▲ Dorsal en polea alta de pared, sentado, alternando

Sentado en un banco largo de frente a una polea de pared, manteniéndose suficientemente apartado de ésta para poder estirar los brazos con el peso, mientras se inclina por la cintura, manteniendo la espalda recta y la cabeza alta. Coger el asa derecha con la mano izquierda y la izquierda con la derecha, cruzando los cables. Inspirar y estirar el asa hacia el pecho. Cuando empiece a subir el brazo derecho a la posición inicial, estire el brazo izquierdo al lado del pecho. Inspirar mientras se estira el brazo derecho y espirar cuando se estira el izquierdo.

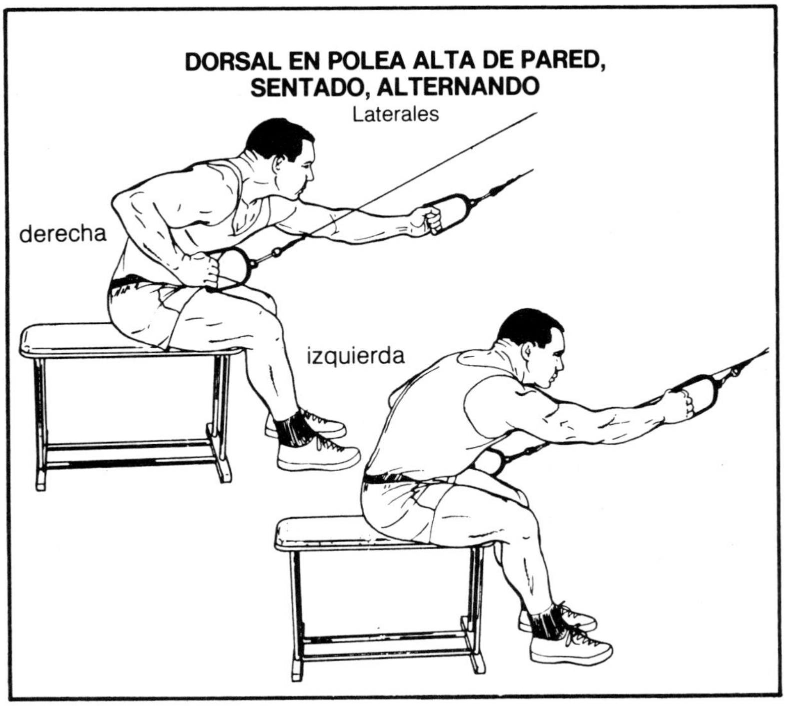

▲ Dorsal, de pie, inclinándose sobre un brazo, a media altura

De pie, de frente a una polea de pared con su polea baja a la altura de la cintura. Mantenerse suficientemente apartado de ésta para poder estirar los brazos con el peso, mientras se inclina por la cintura y colocando la mano izquierda en la parte inferior del muslo izquierdo, manteniendo la espalda paralela al suelo. Inspirar y estirar el cable del lado derecho hasta los pectorales y espirar. Hacer el número de repeticiones prescritas con la mano derecha y después cambiar la posición, repitiendo el mismo ejercicio con la mano izquierda. No inclinarse hacia atrás y hacia adelante por la cintura durante todo el ejercicio.

▲ Dorsal, de pie, inclinándose sobre un brazo alzado

De pie, de frente a una polea de pared, con el cable de la polea a unos 15 cm de altura. Mantenerse suficientemente apartado de ésta para poder estirar el brazo derecho con el peso, mientras se inclina por la cintura y colocando la mano izquierda en la parte inferior del muslo izquierdo, manteniendo la espalda casi paralela al suelo. Inspirar y estirar el cable hacia abajo hasta el lado derecho del pecho junto a los pectorales y espirar. Hacer el número de repeticiones prescritas con la mano derecha y después cambiar la posición repitiendo el mismo ejercicio con la mano izquierda. No inclinarse hacia atrás y hacia adelante por la cintura durante todo el ejercicio.

DORSAL, DE PIE, INCLINÁNDOSE SOBRE UN BRAZO A MEDIA ALTURA
Laterales

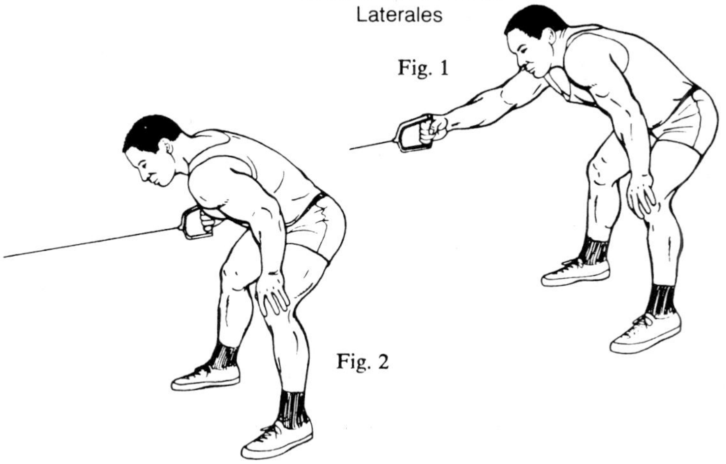

▲ Dorsal en polea alta de pared, sentado

Sentado en un banco largo, de frente a una polea de pared, manteniéndose suficientemente apartado de ésta para poder estirar los brazos con el peso, mientras se inclina por la cintura manteniendo la espalda recta y la cabeza alta. Coger el asa derecha alta con la mano izquierda y la izquieda con la derecha, cruzando los cables. Inspirar y estirar las asas hacia los costados. Las palmas deben estar una frente a la otra durante el ejercicio. Volver a la posición inicial y espirar.

DORSAL, DE PIE, INCLINÁNDOSE SOBRE UN BRAZO ALZADO
Laterales superiores

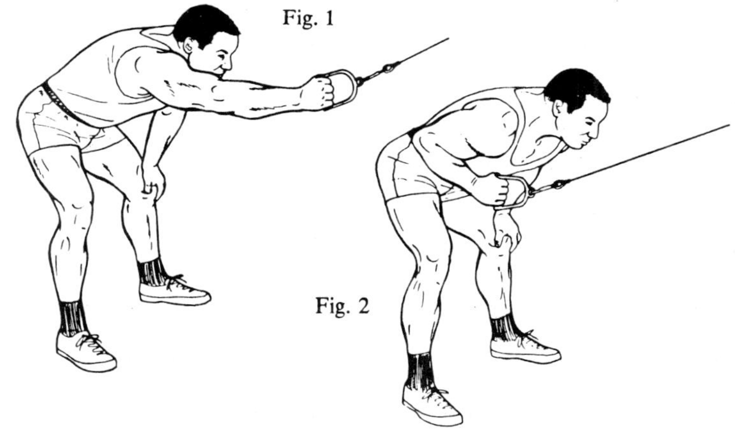

▲ Dorsal en polea alta de pared, sentado en el suelo

Sentado en el suelo, de frente a una polea de pared, manteniéndose suficientemente apartado de ésta para poder estirar los brazos con el peso, mientras se inclina por la cintura, manteniendo la espalda recta y la cabeza alta. Coger el asa derecha alta con la mano izquierda y la izquierda con la derecha, cruzando los cables. Inspirar y estirar las asas hacia los costados, manteniendo los brazos junto a éstos. Las palmas deben estar una frente a otra durante el ejercicio. Volver a la posición inicial y espirar.

DORSAL EN POLEA ALTA DE PARED, SENTADO
Laterales

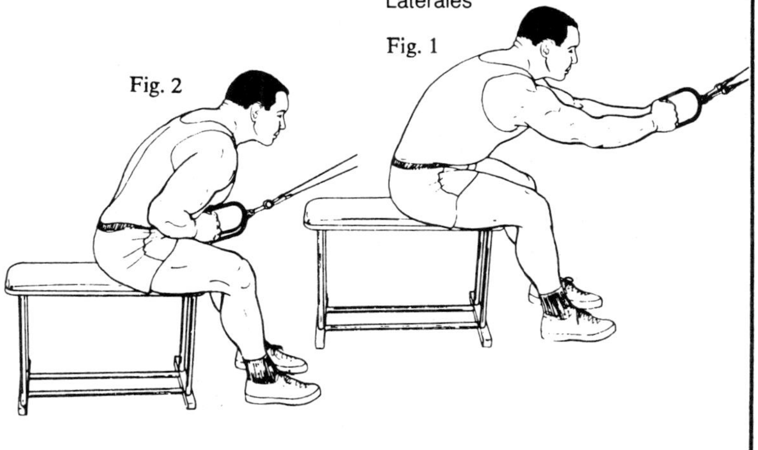

▲ Dorsal en polea alta de pared, sentado, con la espalda apoyada

Sentado en una silla, de frente a una polea de pared, manteniéndose suficientemente apartado de ésta para poder estirar los brazos con el peso, manteniendo la espalda apoyada y la cabeza alta. Coger el asa derecha alta con la mano izquierda y el asa izquierda con la derecha, cruzando los

DORSAL EN POLEA ALTA DE PARED, SENTADO EN EL SUELO
Laterales

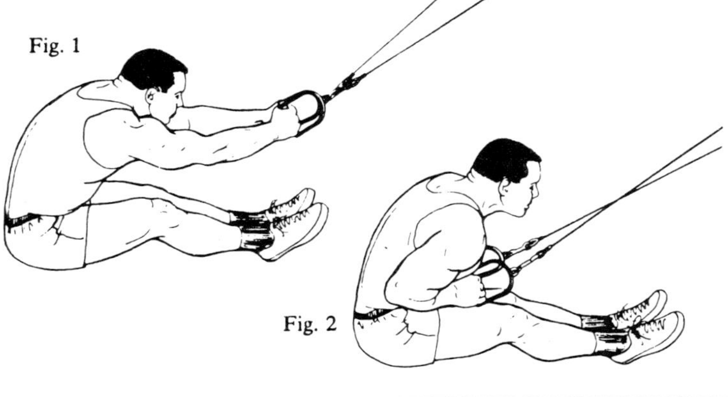

DORSAL EN POLEA ALTA DE PARED, SENTADO, CON LA ESPALDA APOYADA
Laterales

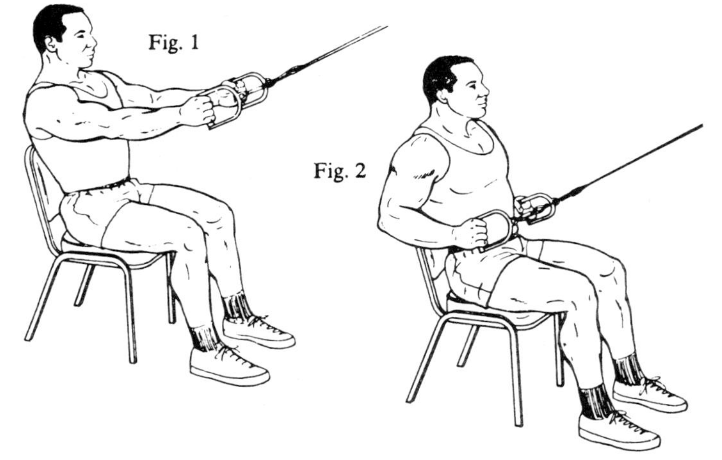

DORSAL EN POLEA ALTA DE PARED, DE PIE, INCLINÁNDOSE HACIA ADELANTE
Laterales

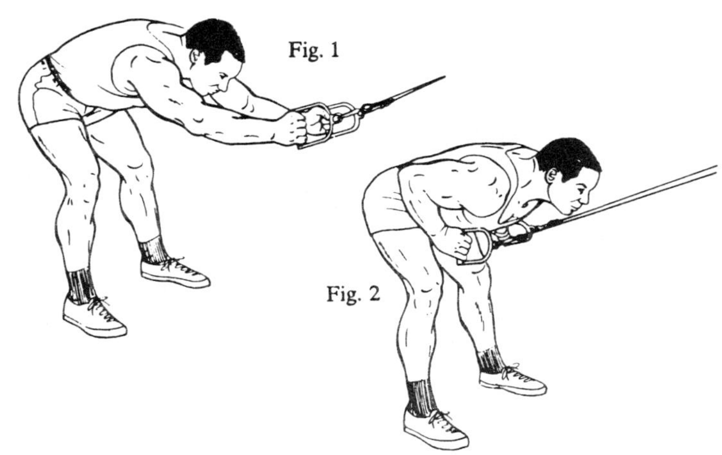

cables. Inspirar y estirar las asas hacia los costados. Volver a la posición inicial y espirar. Las palmas deben estar una frente a otra durante el ejercicio.

▲ Dorsal en polea alta de pared, de pie, inclinándose hacia adelante

Con los pies separados unos 30 cm, de pie, de frente a una polea alta de pared, coger las asas de los cables de la polea con ambas manos. Situar las palmas una frente a la otra, manteniéndose suficientemente apartado del aparato para poder estirar los brazos con el peso mientras uno se inclina por la cintura, manteniendo la espalda recta, la cabeza alta y los brazos estirados. Inspirar y estirar las asas hacia los costados justo debajo de los pectorales. Mantener los codos junto a los costados mientras se realiza el estiramiento. Espirar cuando los cables vuelven a la posición inicial.

▲ Dorsal en polea baja de pared, sentado, alternando

Sentado en un banco largo, de frente a una polea de pared, manteniéndose suficientemente apartado de ésta para poder estirar los brazos con el peso mientras se inclina por la cintura, manteniendo la espalda recta y la cabeza alta. Coger el asa derecha de la polea baja con la mano izquierda y la izquierda con la derecha, cruzando los cables. Inspirar y estirar el asa con la mano derecha hacia el costado del pecho. Mientras se vuelve la mano derecha a su posición inicial, estirar con la mano izquierda hacia el lado del pecho. Inspirar mientras se estira con la mano derecha y espirar mientras se hace con la izquierda.

▲ Dorsal en polea baja de pared, de pie, inclinándose hacia adelante, alternando

De pie, de frente a una polea de pared, manteniéndose suficientemente apartado de ésta para poder estirar los brazos con el peso, mientras se inclina por la cintura, manteniendo la espalda paralela al suelo. Coger el asa derecha de la polea baja con la mano izquierda y la izquierda con la derecha cruzando los cables. Con los brazos extendidos hacia adelante, inspirar y estirar el asa con la mano derecha hacia el costado del pecho. Mientras se vuelve la mano derecha a la posición inicial, estirar con la mano izquierda hacia el lado izquierdo del pecho. Cuando la derecha vuelve a la posición inicial la izquierda estará en el costado. Inspirar mientras se estira con la mano derecha y espirar mientras se hace con la izquierda. Una repetición al lado derecho y al lado izquierdo se considera un ejercicio.

▲ Dorsal en polea baja de pared, sentado, un brazo

Colocar un banco largo frente a una polea de pared. Sentado, manteniéndose suficientemente apartado de ésta para poder estirar los brazos con el peso, mientras se inclina hacia adelante por la cintura, manteniendo la espalda recta y la cabeza alta. Coger el asa derecha de la polea baja con la mano derecha. Inspirar y estirar el asa derecha hasta el pecho, manteniendo el brazo junto al costado. Colocar la mano izquierda en la parte superior de los muslos para aguantar la parte superior del cuerpo. Volver a la posición inicial y espirar. Hacer el número de repeticiones prescritas con la mano derecha y después cambiar la posición repitiendo el mismo número de ejercicios con la mano izquierda.

▲ Dorsal en polea baja de pared, de pie, inclinándose sobre un brazo

De pie, de frente a una polea de pared, manteniéndose suficientemente apartado de ésta para poder estirar los brazos con el peso, mientras se inclina hacia adelante por la cintura, manteniendo la espalda paralela al suelo. Coger el asa derecha de la polea baja con la mano derecha. Colocar la mano izquierda en la parte superior de los muslos para aguantar la parte superior del cuerpo. Con el brazo derecho estirado hacia adelante, inspirar y estirar el asa derecha hasta el pecho. Volver a la posición inicial y espirar. Hacer el número de repeticiones prescritas con la mano derecha y después cambiar la posición repitiendo el mismo número de ejercicios con la mano izquierda.

▲ Dorsal, de pie, inclinándose sobre los dos brazos a media altura

De pie, de frente a una polea de pared, manteniéndose suficientemente apartado de ésta para poder estirar los brazos con el peso, mientras se inclina hacia adelante por la cintura, manteniendo la espalda paralela al suelo. Inspirar y estirar los cables de la polea hacia el costado derecho hasta tocar los pectorales. Volver a la posición inicial y espirar. No inclinarse hacia ade-

DORSAL EN POLEA BAJA DE PARED, SENTADO, ALTERNANDO
Laterales inferiores

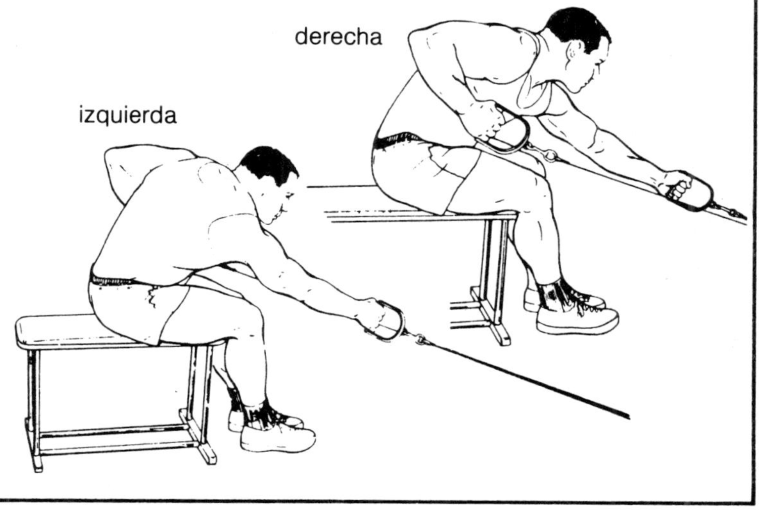

DORSAL EN POLEA BAJA DE PARED, DE PIE, INCLINÁNDOSE HACIA ADELANTE ALTERNANDO
Laterales inferiores

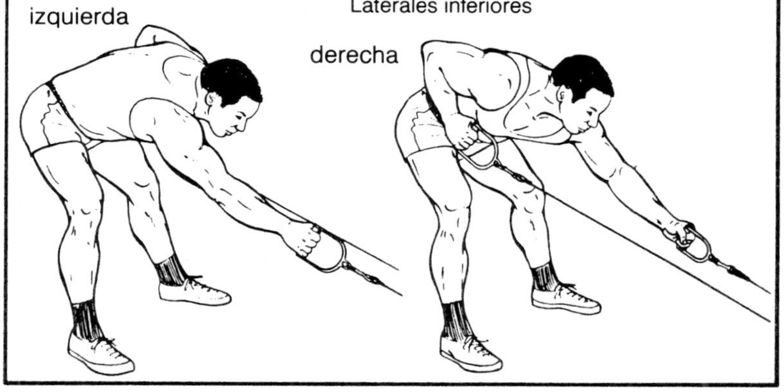

DORSAL EN POLEA BAJA DE PARED, SENTADO, UN BRAZO
Laterales inferiores

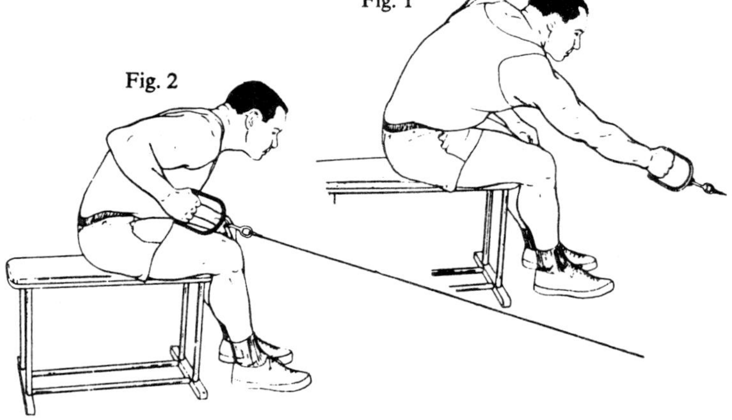

DORSAL EN POLEA BAJA DE PARED, DE PIE, INCLINÁNDOSE SOBRE UN BRAZO

Laterales inferiores

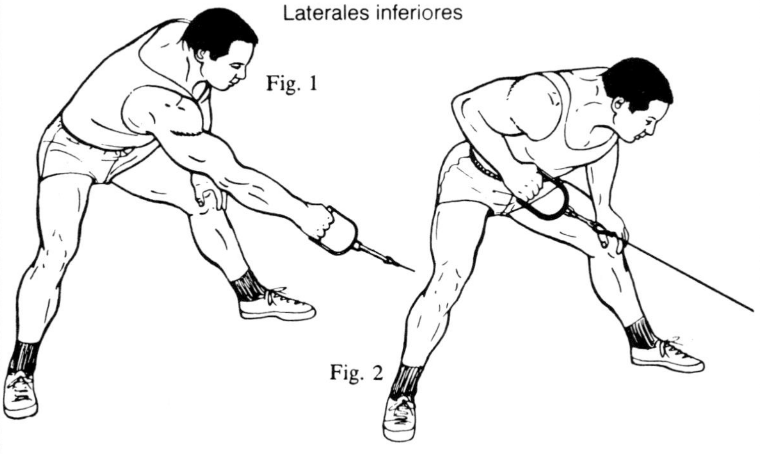

DORSAL, DE PIE, INCLINÁNDOSE CON LOS DOS BRAZOS A MEDIA ALTURA

Laterales

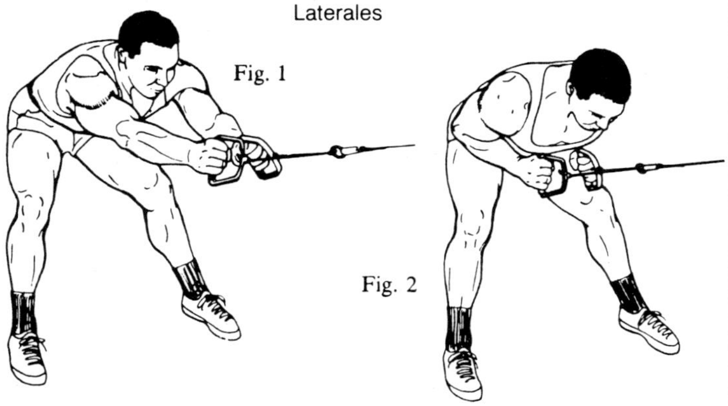

ESTIRAMIENTO DE DORSAL CON COMPAÑERO

Laterales superiores e inferiores

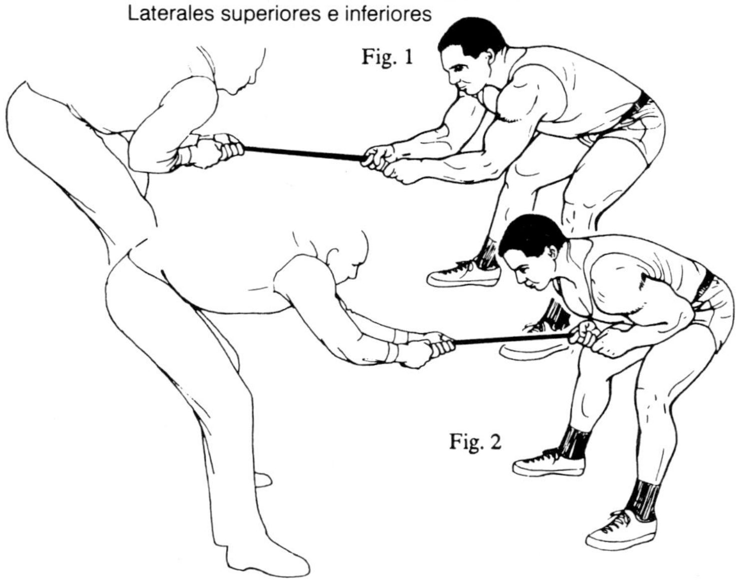

lante y hacia atrás por la cintura mientras se realiza el ejercicio.

▲ Estiramiento de dorsal con compañero

Utilizar una cuerda de unos 60 cm o una toalla para este ejercicio. Coger un extremo de la cuerda mientras el compañero lo hace por el otro extremo. Los dos inclinados por la cintura, la espalda recta la cabeza alta, los pies separados unos 50 cm y las rodillas ligeramente flexionadas, con los brazos estirados y los del compañero de entrenamiento flexionados en los costados, las manos en la parte inferior del pecho, inspirar y estirar con las manos hacia la parte inferior de los costados. El compañero debe oponer resistencia mientras se estira. Después éste estirará la cuerda hacia la parte inferior de su pecho mientras el otro opone resistencia. Asegurar la concentración en los laterales, tanto al estirar como al hacer resistencia.

▲ Estiramiento de dorsal con compañero, sentados

Utilizar una cuerda de unos 60 cm o una toalla para este ejercicio. Coger un extremo de la cuerda mientras el compañero lo hace por el otro extremo. Los dos sentados en bancos suficientemente separados para realizar el ejercicio, inclinados por la cintura, la espalda recta, la cabeza alta y los pies firmemente en el suelo. Con los brazos estirados y los del compañero en la parte superior de los costados y las manos a la altura de la parte inferior del pecho, inspirar y estirar hacia la parte inferior del pecho, manteniendo los brazos junto a los costados. El compañero debe oponer resistencia mientras se estira. Después éste estirará la cuerda hacia la parte inferior de su pecho mientras el otro opone resistencia. Asegurar la concentración en los laterales, tanto al estirar como al hacer resistencia.

▲ *Pull-over* sobre banco atravesado, agarre estrecho, brazos estirados sobre barbilla

Pectorales interiores y laterales superiores

Tumbarse de espaldas sobre un banco, apoyando la parte superior de la espalda que soportará el peso del cuerpo y mantener la cabeza fuera del banco, aguantando las pesas en una posición baja. Mantener la cabeza y las piernas casi firmes mientras se intenta bajar ligeramente las caderas para levantar el pecho. Aguantando una barra con los brazos estirados por encima de los hombros y manteniendo las manos separadas unos 20 cm, respirar profundamente mientras se baja la barra, realizando un semicirculo desde la parte posterior de la cabeza hasta bajarla al máximo. Desde este posición baja, volver la barra a la posición inicial, manteniendo los codos firmes. Espirar mientras se vuelve a la posición inicial. Mantener la cabeza en una posición baja, respirando profundamente, y sin levantar las caderas.

▲ *Pull-over* sobre banco atravesado, agarre ancho, brazos estirados la barbilla

Tumbarse de espaldas sobre un banco, apoyando la parte superior de la espalda que soportará el peso del cuerpo y mantener la cabeza fuera del banco, aguantando las pesas en una posición baja. Mantener la cabeza y las piernas casi rectas mientras se intenta bajar ligeramente las caderas para levantar el pecho. Aguantando una barra con los brazos estirados por encima de los hombros y manteniendo las manos junto a las pesas, respirar profundamente mientras se baja la barra realizando un semicírculo desde la parte posterior de la cabeza hasta bajarla al máximo. Desde esta posición baja, volver la barra a la posición inicial manteniendo los codos firmes. Espirar mientras se vuelve a la posición inicial. Mantener la cabeza en una posición baja, respirando profundamente, y sin levantar las caderas.

▲ *Pull-over* sobre banco atravesado, agarre medio, brazos estirados la barbilla

Tumbarse de espaldas sobre un banco, apoyando la parte superior de la espalda que soportará el peso del cuerpo y mantener la cabeza fuera del banco, aguantando las pesas en una posición baja. Mantener la cabeza y las piernas casi rectas mientras se intenta bajar ligeramente las caderas para levantar el pecho. Aguantando una barra con los brazos estirados por encima de los hombros y con las manos separadas unos 50 cm, respirar profundamente mientras se baja la barra realizando un semicírculo desde la parte posterior de la cabeza hasta bajarla al máximo. Desde esta posición baja volver la barra a la posición inicial manteniendo los codos firmes. Espirar mientras se vuelve a la posición inicial. Mantener la cabeza en una posición baja, respirando profundamente, y sin levantar las caderas.

ESTIRAMIENTO DE DORSAL CON COMPAÑERO, SENTADOS

Laterales superiores e inferiores

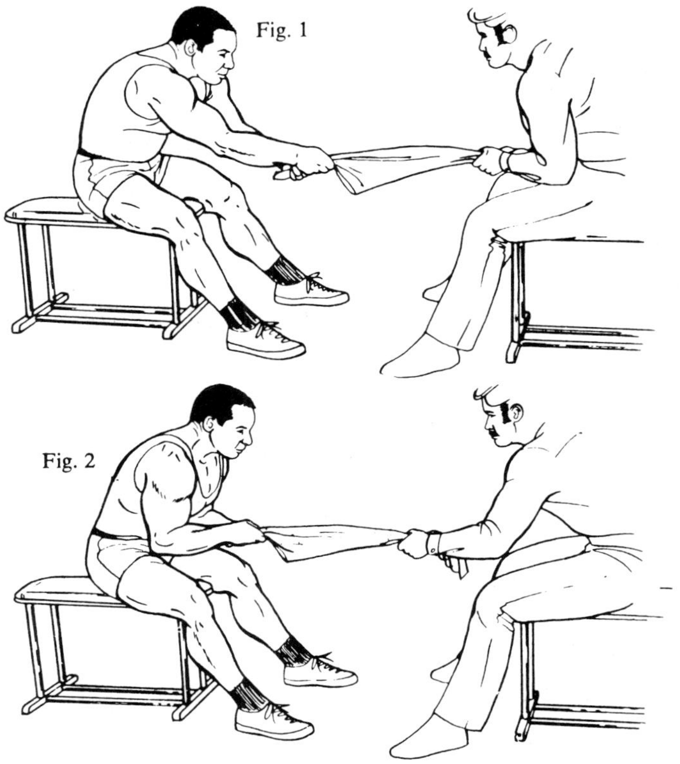

Fig. 1

Fig. 2

'*PULL-OVER* SOBRE BANCO ATRAVESADO, AGARRE ANCHO, BRAZOS ESTIRADOS SOBRE LA BARBILLA

Pectorales exteriores y laterales superiores

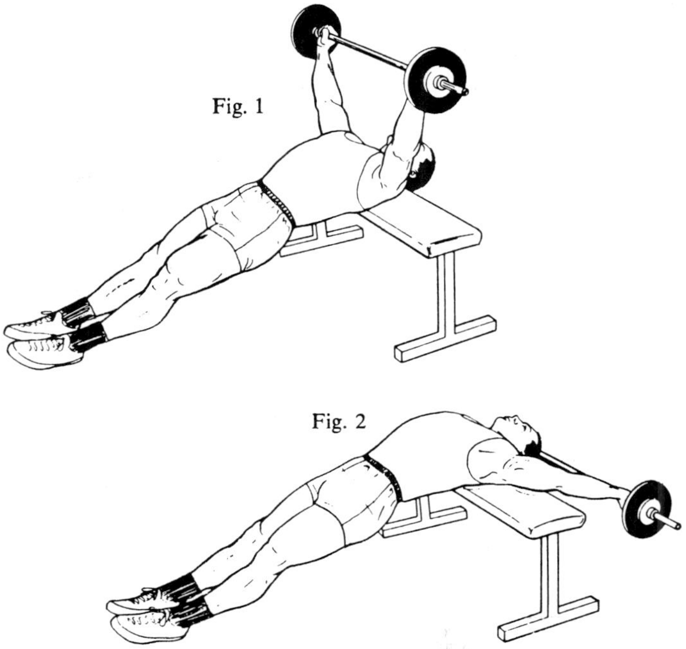

Fig. 1

Fig. 2

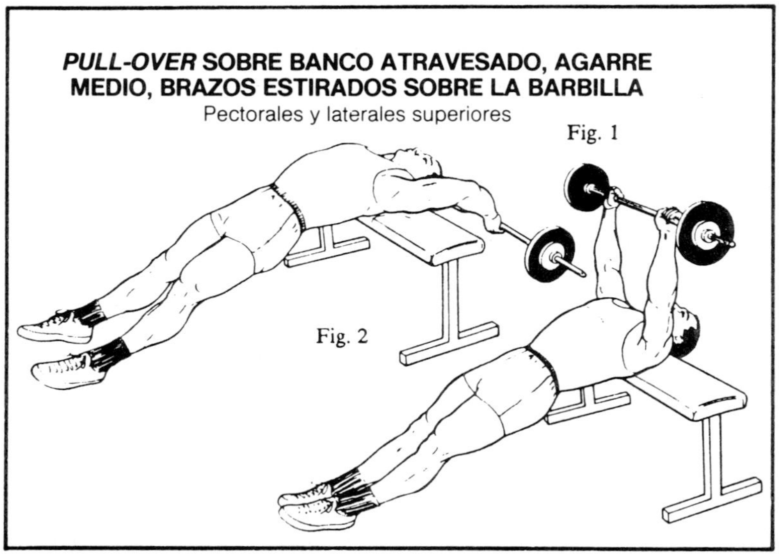

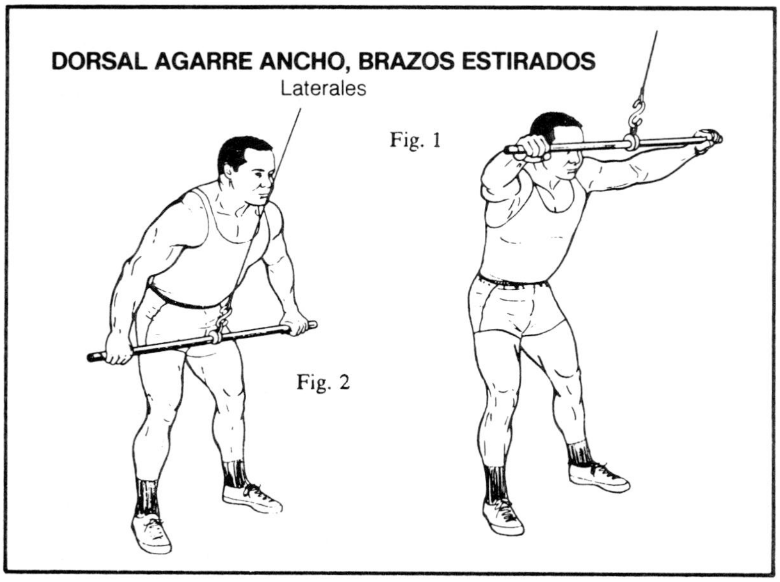

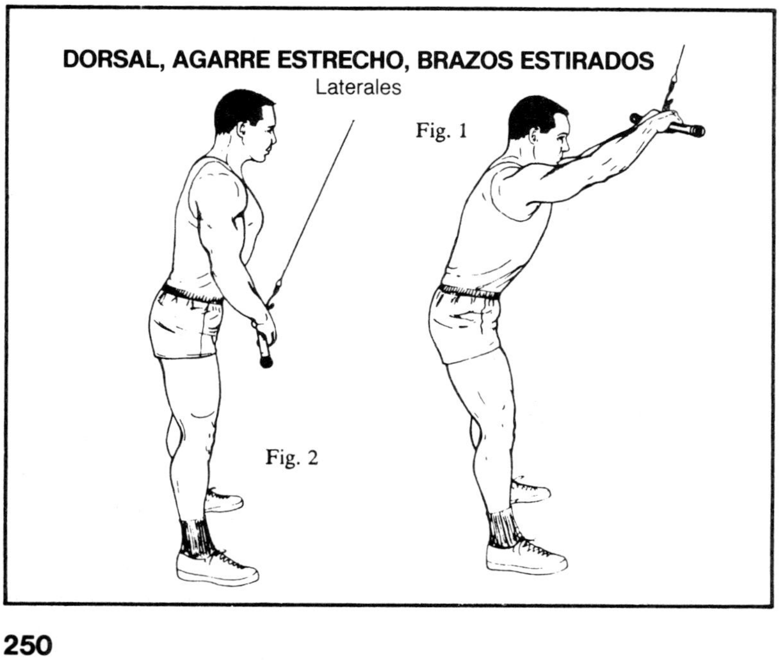

▲ Dorsal, agarre ancho, brazos estirados

Colocar las manos en un aparato de dorsales, separadas unos 70 cm. Mantenerse apartado del aparato de laterales, a una distancia suficiente para soportar el peso mientras se tienen los brazos extendidos hacia adelante por encima de la cabeza, inspirar y estirar la barra hacia abajo manteniendo los brazos estirados hasta que la barra toque la parte superior de los muslos. Volver a la posición inicial y espirar.

▲ Dorsal agarre medio, brazos estirados

Laterales

Colocar las manos en un aparato de dorsales, separadas unos 50 cm. Mantenerse apartado del aparato de laterales a una distancia suficiente para soportar el peso mientras se tienen los brazos extendidos hacia adelante por encima de la cabeza, inspirar y estirar la barra hacia abajo manteniendo los brazos estirados hasta que la barra toque la parte superior de los muslos. Volver a la posición inicial y espirar.

▲ Dorsal, agarre estrecho, brazos estirados

Colocar las manos en un aparato de dorsales, separadas unos 16 cm. Mantenerse apartado del aparato de laterales, a una distancia suficiente para soportar el peso mientras se tienen los brazos extendidos hacia adelante por encima de la cabeza, inspirar y estirar la barra hacia abajo manteniendo los brazos estirados hasta que la barra toque la parte superior de los muslos. Volver a la posición inicial y espirar.

▲ Pullóver en una máquina Nautilus

Sentado en una máquina Nautilus de pullóver, ponerse el cinturón del aparato y colocar los codos en las almohadillas situadas detrás de la cabeza. Coger la muñeca izquierda con la mano derecha o bien agarrarse a la barra que hay detrás de la cabeza. Manteniendo toda la tensión en los codos, inspirar y estirar hacia abajo con los músculos de la espalda, hasta que los brazos queden en los costados. Volver a la posición inicial y espirar.

■ Piernas rígidas, barra peso muerto, fuera del banco

Colocar una barra muy cerca del extremo de un banco y ponerse de pie, encima del banco, con la barra enfrente. Inclinarse por la cintura manteniendo la espalda recta, la cabeza alta, las piernas rígidas y sostener la barra con las manos separadas unos 30 cm. Utilizando los músculos de la parte inferior de la espalda, inspirar y mantenerse erguido mientras se aguanta la barra con los brazos estirados en la posición más elevada. Volver la barra otra vez sobre el banco y espirar. Si se tiene la suficiente flexibilidad para colocarse en el extremo del banco, dejando que la barra llegue más abajo de éste, se puede considerar que el ejercicio es correcto.

■ Piernas rígidas, mancuernas peso muerto, fuera del banco

Parte inferior de la espalda y bíceps de las piernas

De pie, encima de un banco, con una mancuerna en cada mano, inclinarse por la cintura manteniendo la espalda recta, la cabeza alta y las piernas rígidas. Bajar las mancuernas hasta los costados de los tobillos o más abajo. Ponerse de pie, sosteniendo las mancuernas con los brazos estirados y espirar.

▲ Flexiones con mancuernas tumbado en banco alto

Colocar dos mancuernas en el suelo a cada lado de un banco lo suficientemente alto. Tumbarse sobre el banco hacia abajo y sostener las mancuernas, manteniendo las palmas de las manos una frente a otra. Aguantando las mancuernas con los brazos estirados, inspirar y levantarlas hasta los costados. Mantener la parte superior de los brazos junto al pecho mientras se suben y bajan las mancuernas. Volver a la posición inicial y espirar. No dejar que las mancuernas toquen el suelo mientras se realiza el ejercicio.

***PULL-OVER* EN UNA MÁQUINA NAUTILUS**

Laterales

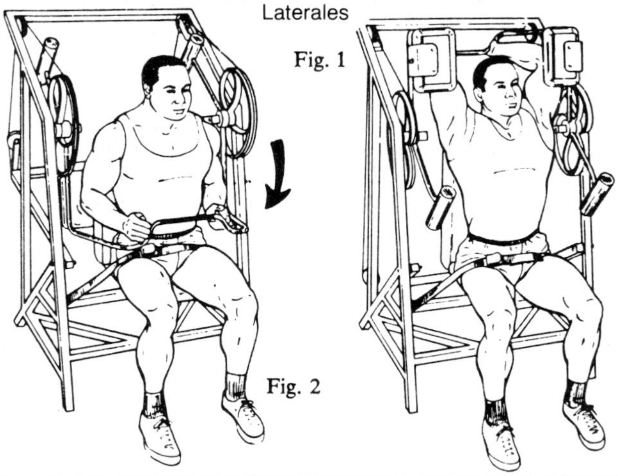

PIERNAS RÍGIDAS, BARRA PESO MUERTO, FUERA DEL BANCO

Parte inferior de la espalda y bíceps de las piernas

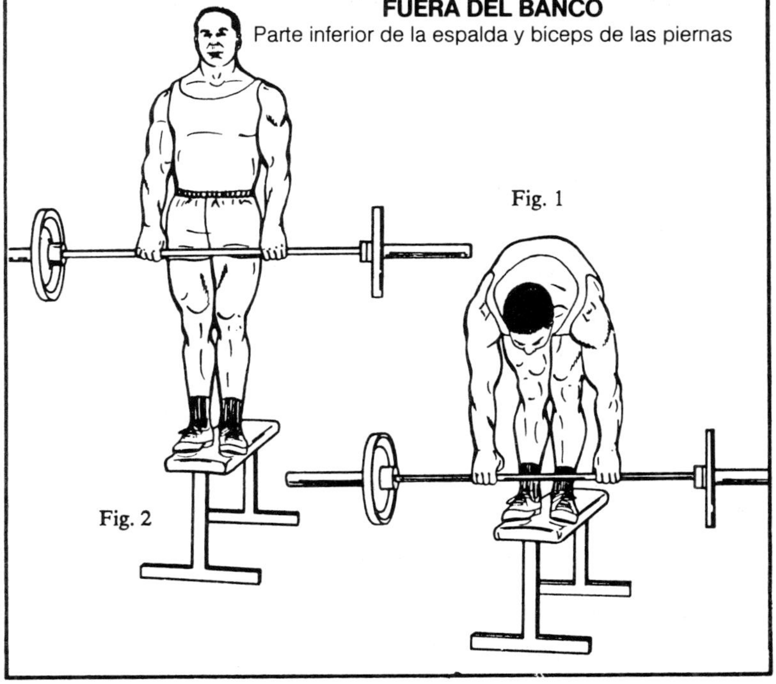

FLEXIONES CON MANCUERNAS TUMBADO EN BANCO ALTO

Laterales

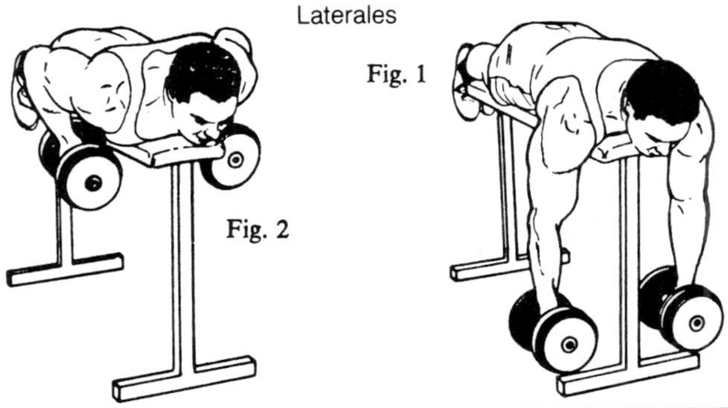

Introducción a la sección de tríceps

Los tríceps constituyen el grupo muscular fundamental (agonista) para provocar la extensión del codo. El tríceps está formado por tres cabezas localizadas en la parte posterior del brazo. Es un músculo antagonista para la flexión del codo. Con el objeto de flexionar el codo de manera eficiente, el tríceps debe relajarse en una secuencia coordinada con la contracción del bíceps. Es imposible lograr la flexión del codo contra la oposición del tríceps si la fuerza de éste excede la del bíceps.

El tríceps extiende el brazo, además de colaborar en la extensión del hombro y en el movimiento del brazo hacia el centro del cuerpo. El tríceps es un músculo de articulación doble. Atraviesa el hombro y el codo y , por consiguiente, incrementa su importancia en actividades atléticas tales como salto con garrocha, chin-ups, y movimiento de oposición con el brazo en lanzamiento de disco y bala.

La extensión del codo es un movimiento más débil que la flexión del codo. Se emplea en muchas actividades atléticas, que incluyen el tiro alto en béisbol y fútbol, los movimientos que extienden el brazo tales como el saque de tenis, balonmano, racketball, squash y movimientos de empuje en lanzamiento de bala o baloncesto. Movimientos similares se efectúan al levantar el cuerpo en actividades gimnásticas y en lucha, así como la autoimpulsión en natación con la brazada de estilo libre. Los tríceps están en su posición más resistente cuando el codo y el hombro se extienden al mismo tiempo. Los tríceps están en su posición más débil cuando el codo es extendido al mismo tiempo que se flexiona el hombro. La debilidad del tríceps se traduce en una incapacidad para extender el antebrazo contra la gravedad, lo que provoca, en consecuencia, una pérdida de capacidad para arrojar un objeto o empujar con el codo.

Las lesiones más comunes de ls grupos musculares del bíceps y del tríceps habitualmente están relacionadas con un trauma directo, debido por ejemplo a un golpe o una caída, o a un fenómeno de sobrecarga en el cual el músculo no puede mantener su integridad y se desgarra en su punto más débil. Esta lesión puede ser el resultado de un movimiento específico del hombro, del brazo o del antebrazo, cuando se ha producido un desarrollo muscular inadecuado y la tensión indebida excede los límites fisiológicos. Por lo general, la lesión se localiza en la zona donde se sitúa el vértice de tensión. Esto puede observarse en un trauma grave, como, por ejemplo, un desgarro muscular en la cavidad del músculo, tendón o ligamento, que dependerá del desequilibrio muscular mencionado anteriormente.

Los ejercicios preventivos específicos son un excelente modo para el precalentamiento del tríceps antes de entrenar con mancuernas. Debería admitirse que una fuerte relación bíceps/tríceps puede conducir a un lanzamiento eficaz con el brazo y, si se mantiene un programa completo de entrenamiento con mancuernas adecuado, puede disminuirse la posibilidad de lesión del hombro, del brazo y del codo, puesto que se estaría reforzando el hueso y la estructura de la articulación.

Sección de tríceps

Anatomía muscular

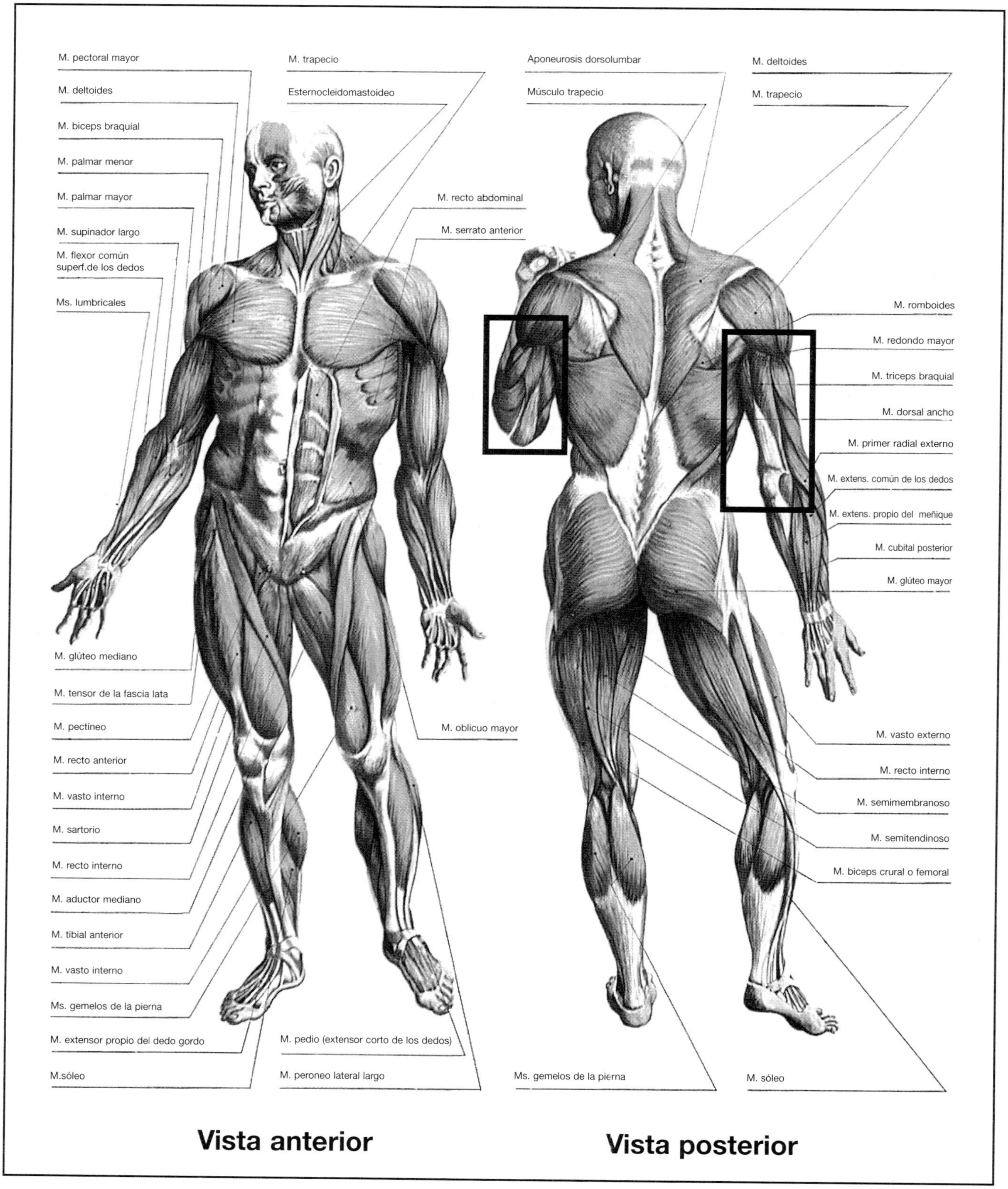

TRÍCEPS

Si una persona está interesada en un entrenamiento con mancuernas para lograr algo más que una preparación básica, es imperativo que estudie cada ilustración y descripción antes de intentar la realización de un nuevo ejercicio. Es indudable que no habrá adelanto si un ejercicio se efectúa de un modo incorrecto.

Muchos ejercicios pueden llevarse a cabo exactamente con el mismo movimiento, pero afectará diferentes zonas de un músculo debido al ángulo en el cual se realizó. Por ejemplo: un ejercicio efectuado sobre un banco plano, o sobre un banco inclinado, pondrá distinto enfásis en el mismo músculo, aun cuando se empleen el mismo movimiento, peso y equipo.

Por consiguiente, es necesario realizar los ejercicios desde los más diversos ángulos posibles, utilizando tantas variaciones como sea razonable a fin de desarrollar la plena madurez muscular del cuerpo.

En las páginas siguientes aparecen ilustraciones muy minuciosas, que le permitirán ver las piezas de equipo empleadas para realizar cada ejercicio y el estilo utilizado para cada movimiento. Junto a cada ilustración visual figura una descripición escrita de la forma en que debería efectuarse el ejercicio. Cada párrafo subsiguiente menciona el nombre adecuado y describe las diversas variaciones que pueden hacerse con el mismo equipo, cambiando sólo el ángulo o añadiendo un movimiento. Si un ejercicio se realiza exactamente como se indica en la descripción escrita, pero empleando un ángulo o un banco diferente al que debe usarse, la descripición escrita debajo de la ilustración visual seguirá siendo válida para todos los ejercicios enumerados debajo de la descripción. Sólo se mencionan el nombre adecuado, el símbolo de "grado de dificultad" y la zona más afectada por el movimiento. Se ha adoptado este sistema, con el propósito de evitar la repetición reiterada en la descripción de los mismos movimientos básicos.

El símbolo de "grado de dificultad" que aparece al comienzo de cada encabezamiento le permitirá evaluar cuáles son los ejercicios que pueden resultar adecuados para su actual estado físico.

NOTA: No es necesariamente cierto que un ejercicio que lleve el símbolo ● (fácil) no pueda resultar tan efectivo como uno señalado como ★ (duro). Cualquier ejercicio puede efectuarse con mayor o menor dificultad, dependiendo de la mancuerna utilizada o del esfuerzo aplicado.

Símbolos clave para el "Grado de Dificultad"

● Fácil ▲ Intermedio ■ Difícil ★ Duro

EQUIPO NECESARIO PARA LA SECCIÓN DE TRÍCEPS

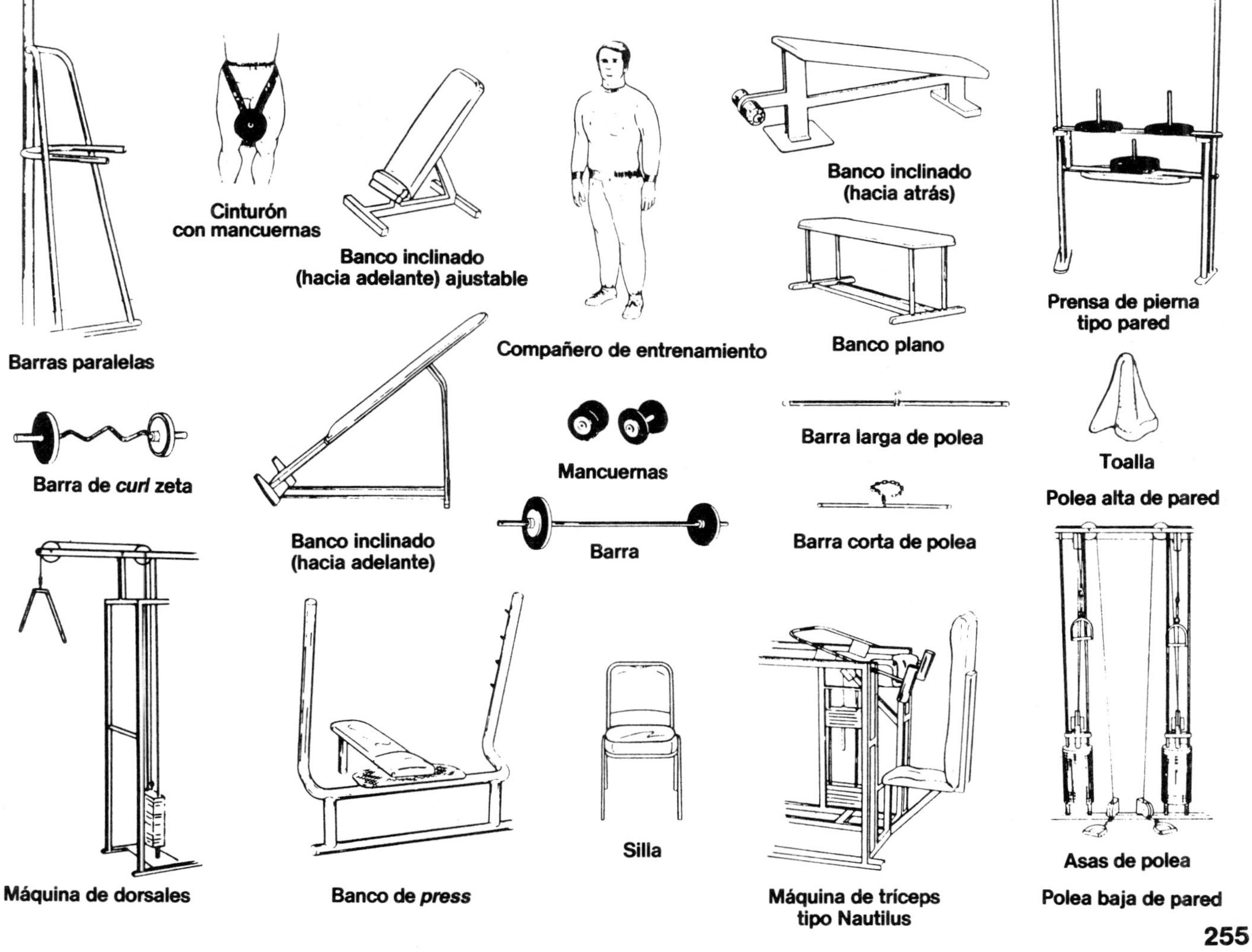

***CURL* DE TRÍCEPS CON BARRA, ASIMIENTO ESTRECHO, DE PIE**
Tríceps

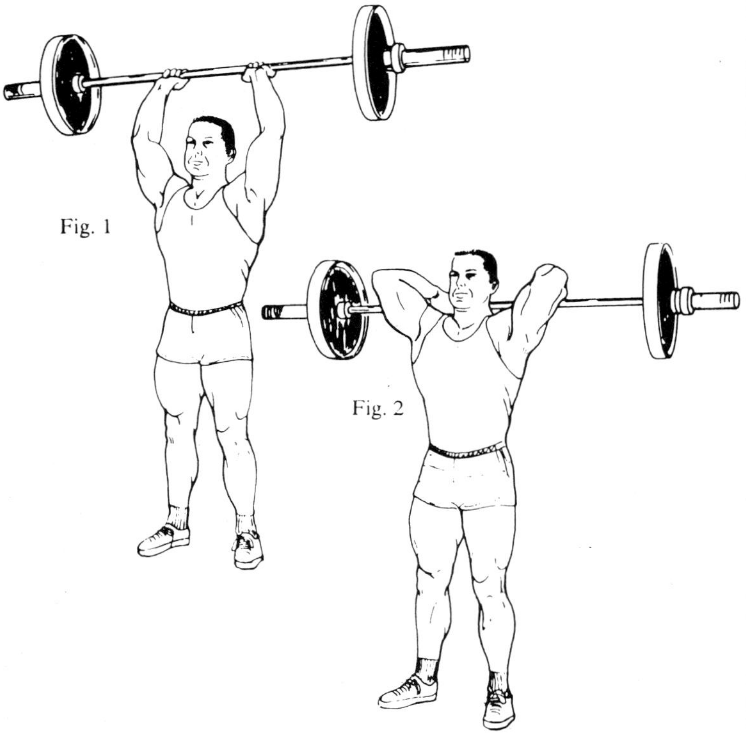

***CURL* DE TRÍCEPS CON BARRA, ASIMIENTO ESTRECHO, INCLINADO**
Tríceps

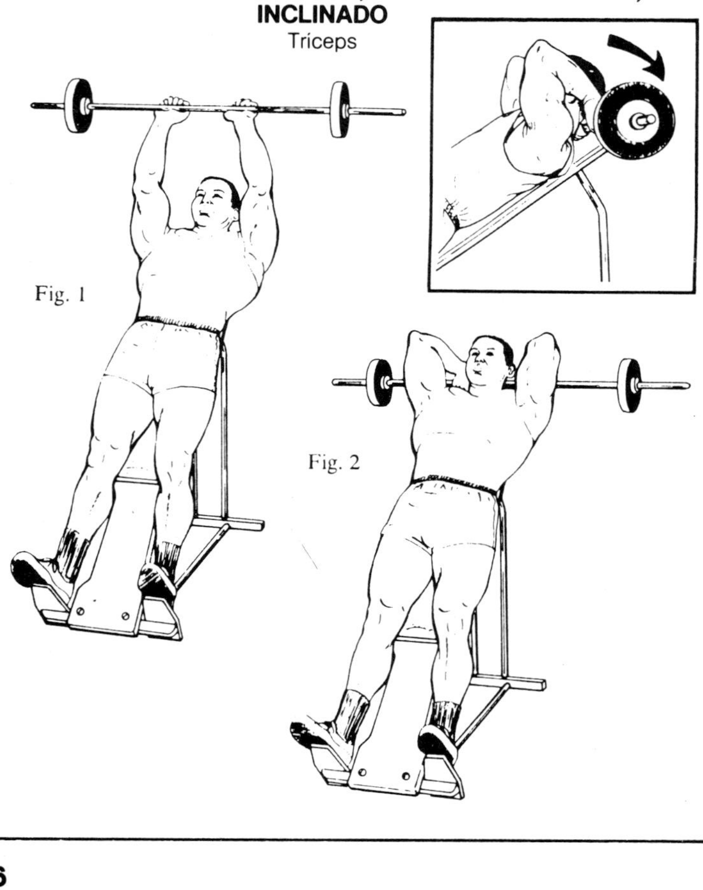

▲ *Curl* de tríceps con barra, asimiento estrecho, de pie

Aguantar la barra con las manos separadas unos 15 cm, situándose de pie, con la espalda recta, la cabeza levantada, y las caderas y piernas rígidas. Levantar la barra por encima de la cabeza con los brazos estirados. Inspirar y bajar la barra con un movimiento semicircular hasta situarla por detrás de la cabeza, flexionando los brazos por los codos, pero manteniendo la parte superior de los brazos vertical durante todo el ejercicio. Bajar la barra hasta tocar los antebrazos y los bíceps. Hacer *press* de barra hacia la posición inicial de la misma forma y espirar. Mantener la parte superior de los brazos junto a los costados de la cabeza todo lo que se pueda durante el ejercicio.

▲ *Curl* de tríceps con barra asimiento estrecho, inclinado

Aguantar la barra con las manos separadas unos 15 cm. Tumbarse sobre la espalda en banco inclinado, manteniendo la cabeza fuera del banco y los pies en los apoyos. *Press* de barra por encima de la cabeza con los brazos estirados. Inspirar y bajar la barra con un movimiento semicircular hasta situarla por detrás de la cabeza, flexionando los brazos por los codos pero manteniendo la parte superior de los brazos vertical durante el ejercicio. Bajar la barra hasta tocar los antebrazos y los bíceps. *Press* de barra a la posición inicial con el mismo recorrido y espirar. Mantener la parte superior de los brazos pegada a la cabeza tanto como sea posible durante el ejercicio.

▲ *Curl* de tríceps con barra asimiento estrecho, arrodillado

Tríceps

Aguantar la barra con las manos separadas unos 15 cm, arrodillarse en el suelo hasta que los bíceps de las piernas toquen las pantorrillas. Mantener la espalda recta y la cabeza alta y hacer *press* con la barra por encima de la cabeza con los brazos estirados. Inspirar y bajar la barra con un movimiento semicircular hasta situarla por detrás de la cabeza, flexionando los brazos por los codos pero manteniendo la parte superior de los brazos vertical durante el ejercicio. Bajar la barra hasta tocar los antebrazos y los bíceps. *Press* de barra a la posición inicial con el mismo recorrido y espirar. Mantener la parte superior de los brazos pegada a la cabeza tanto como sea posible durante el ejercicio.

▲ *Curl* de tríceps con barra asimiento estrecho, sentado, inclinado

Aguantar la barra con las manos separadas unos 15 cm, sentado en un banco inclinado con la espalda recta, la cabeza alta y los pies en los apoyos. *Press* de barra por encima de la cabeza con los brazos estirados. Inspirar y bajar la barra con un movimiento semicircular hasta situarla por detrás de la cabeza, flexionando los brazos por los codos pero manteniendo la parte superior de los brazos vertical durante el ejercicio. Bajar la barra hasta tocar los antebrazos y los bíceps. *Press* de barra a la posición inicial con el mismo recorrido y espirar. Mantener la parte superior de los brazos pegada a la cabeza tanto como sea posible durante el ejercicio.

CURL DE TRÍCEPS CON BARRA, ASIMIENTO ESTRECHO, SENTADO, INCLINADO
Tríceps

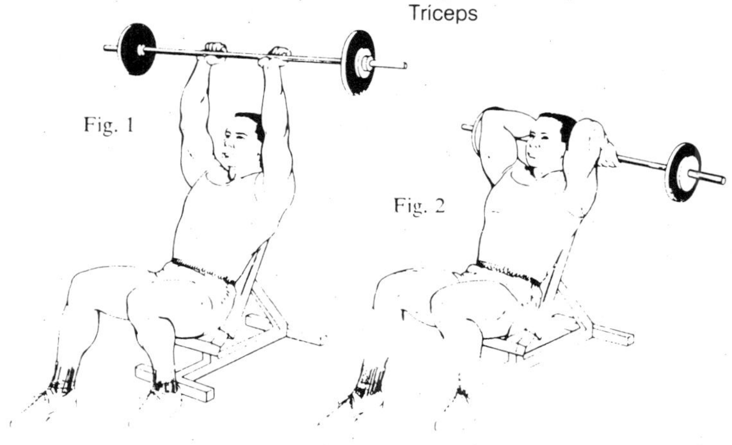

▲ *Curl* de tríceps con barra asimiento estrecho, sentado

Aguantar la barra con las manos separadas unos 15 cm, sentado en el extremo de un banco con la espalda recta, cabeza alta y los pies firmemente sobre el suelo. *Press* de barra por encima de la cabeza con los brazos estirados. Inspirar y bajar la barra con un movimiento semicircular hasta situarla por detrás de la cabeza, flexionando los brazos por los codos pero manteniendo la parte superior de los brazos vertical durante el ejercicio. Bajar la barra hasta tocar los antebrazos y los bíceps. *Press* de barra a la posición inicial con el mismo recorrido y espirar. Mantener la parte superior de los brazos pegada a la cabeza tanto como sea posible durante el ejercicio.

CURL DE TRÍCEPS CON BARRA, ASIMIENTO ESTRECHO, SENTADO
Tríceps

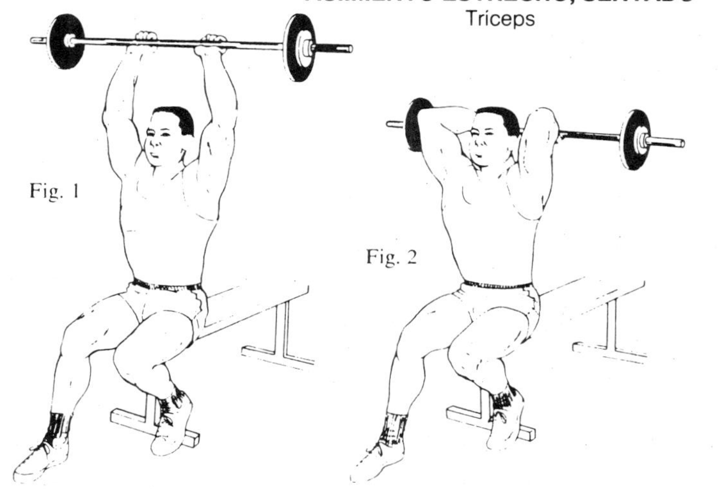

▲ *Curl* de tríceps con barra asimiento estrecho, sentado, con la espalda apoyada

Aguantar la barra con las manos separadas unos 15 cm, sentado en una silla con la espalda contra el respaldo, la cabeza alta y los pies firmemente sobre el suelo. *Press* de barra por encima de la cabeza con los brazos estirados. Inspirar y bajar la barra con un movimiento semicircular hasta situarla por detrás de la cabeza, flexionando los brazos por los codos pero manteniendo la parte superior de los brazos vertical durante el ejercicio. Bajar la barra hasta tocar los antebrazos y los bíceps. *Press* de barra a la posición inicial con el mismo recorrido y espirar. Mantener la parte superior de los brazos pegada a la cabeza tanto como sea posible durante el ejercicio.

CURL DE TRÍCEPS CON BARRA, ASIMIENTO ESTRECHO, SENTADO, CON LA ESPALDA APOYADA
Tríceps

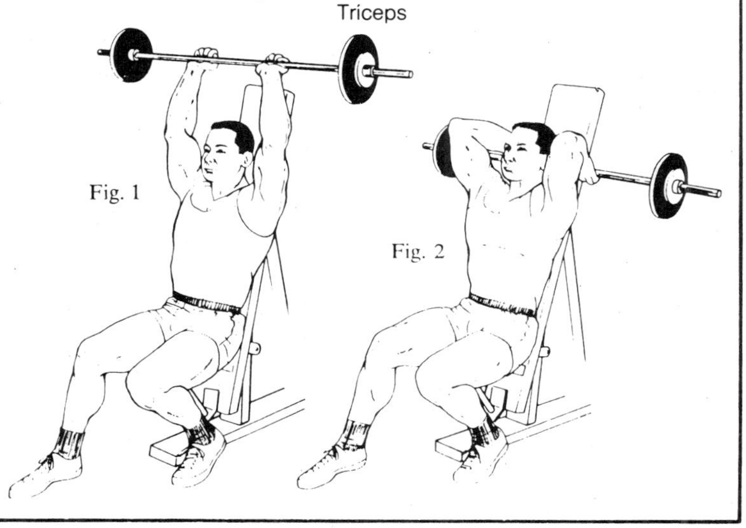

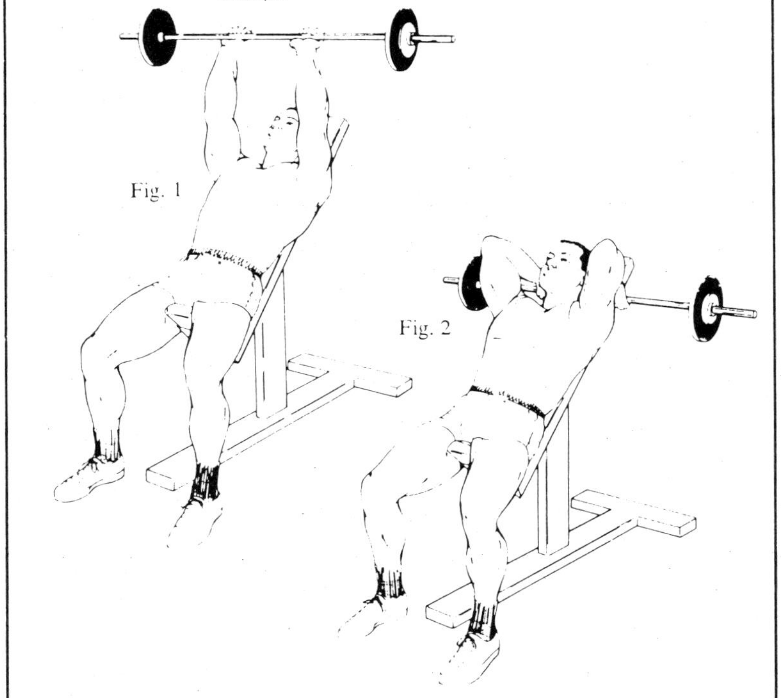

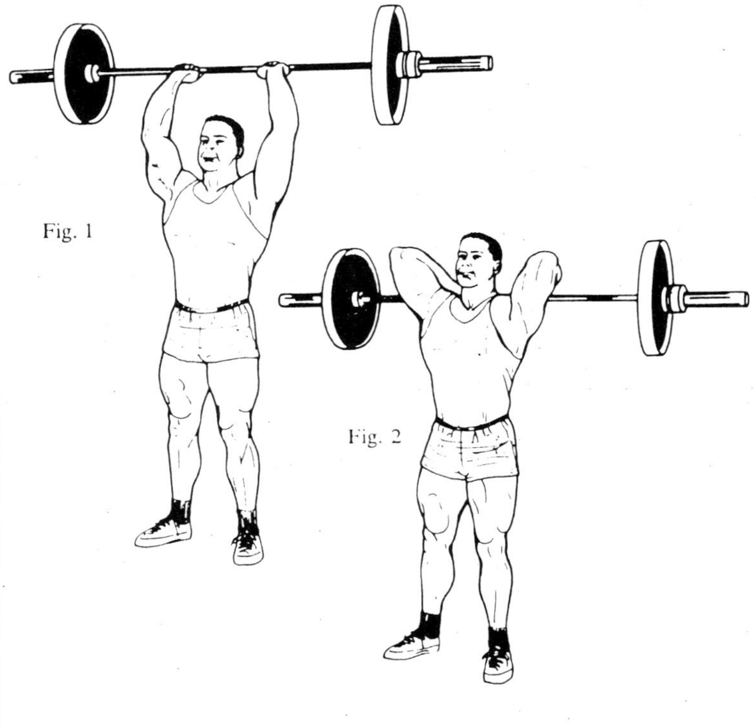

▲ *Curl* de tríceps con barra asimiento medio, inclinado

Aguantar la barra con las manos separadas unos 30 cm, tumbado en un banco inclinado, hacer *press* de barra por encima de la cabeza con los brazos estirados. Inspirar y bajar la barra con un movimiento semicircular hasta situarla por detrás de la cabeza, flexionando los brazos por los codos pero manteniendo la parte superior de los brazos vertical durante el ejercicio. Mantener la cabeza alta y fuera del banco para alojar la barra entre la cabeza y el banco. La barra tiene que bajar hasta tocar los antebrazos y los bíceps. *Press* de barra a la posición inicial con el mismo recorrido y espirar. Mantener la parte superior de los brazos pegada a la cabeza tanto como sea posible durante el ejercicio.

▲ *Curl* de tríceps con barra asimiento medio, de pie

Aguantar la barra con las manos separadas unos 30 cm, de pie, con la espalda recta, la cabeza alta y los pies separados unos 30 cm. *Press* de barra por encima de la cabeza con los brazos estirados. Inspirar y bajar la barra con un movimiento semicircular hasta situarla por detrás de la cabeza, flexionando los brazos por los codos pero manteniendo la parte superior de los brazos vertical durante el ejercicio. Bajar la barra hasta tocar los antebrazos y los bíceps. *Press* de barra a la posición inicial con el mismo recorrido y espirar. Mantener la parte superior de los brazos pegada a la cabeza tanto como sea posible durante el ejercicio.

▲ *Curl* de tríceps con barra asimiento medio, sentado

Aguantar la barra con las manos separadas unos 30 cm, sentado en el extremo de un banco con la espalda recta, la cabeza alta y los pies firmemente sobre el suelo. *Press* de barra por encima de la cabeza con los brazos estirados. Inspirar y bajar la barra con un movimiento semicircular hasta situarla por detrás de la cabeza, flexionando los brazos por los codos pero manteniendo la parte superior de los brazos vertical durante el ejercicio. Bajar la barra hasta tocar los antebrazos y los bíceps. *Press* de barra a la posición inicial con el mismo recorrido y espirar. Mantener la parte superior de los brazos pegada a la cabeza tanto como sea posible durante el ejercicio.

▲ *Curl* de tríceps con barra asimiento medio, sentado, con la espalda apoyada

Aguantar la barra con las manos separadas unos 30 cm, sentado en una silla con la espalda contra el respaldo, la cabeza alta y los pies firmemente sobre el suelo. *Press* de barra por encima de la cabeza con los brazos estirados. Inspirar y bajar la barra con un movimiento semicircular hasta situarla por detrás de la cabeza, flexionando los brazos por los codos pero manteniendo la parte superior de los brazos vertical durante el ejercicio. Bajar la barra hasta tocar los antebrazos y los bíceps. *Press* de barra a la posición inicial con el mismo recorrido y espirar. Mantener la parte superior de los brazos pegada a la cabeza tanto como sea posible durante el ejercicio.

▲ *Curl* de tríceps con barra asimiento medio, arrodillado

Aguantar la barra con las manos separadas unos 30 cm, arrodillarse en el suelo hasta que los bíceps de las piernas toquen las pantorrillas. Mantener la espalda recta y la cabeza alta y hacer *press* con la barra por encima de la cabeza con los brazos estirados. Inspirar y bajar la barra con un movimiento semicircular hasta situarla por detrás de la cabeza, flexionando los brazos por los codos pero manteniendo la parte superior de los brazos vertical durante el ejercicio. Bajar la barra hasta tocar los antebrazos y los bíceps. *Press* de barra a la posición inicial con el mismo recorrido y espirar. Mantener la parte superior de los brazos pegada a la cabeza tanto como sea posible durante el ejercicio.

▲ *Curl* de tríceps con barra asimiento medio, sentado, inclinado

Aguantar la barra con las manos separadas unos 30 cm, sentado en un banco inclinado con la espalda recta, la cabeza alta y los pies en los apoyos. *Press* de barra por encima de la cabeza con los brazos estirados. Inspirar y bajar la barra con un movimiento semicircular hasta situarla por detrás de la cabeza, flexionando los brazos por los codos pero manteniendo la parte superior de los brazos vertical durante el ejercicio. Bajar la barra hasta tocar los antebrazos y los bíceps. *Press* de barra a la posición inicial con el mismo recorrido y espirar. Mantener la parte superior de los brazos pegada a la cabeza tanto como sea posible durante el ejercicio.

▲ *Curl* de tríceps hacia la frente con barra, asimiento estrecho, tumbado en el suelo

Aguantar la barra con las manos separadas unos 15 cm y las palmas hacia abajo. Tumbarse de espaldas al suelo y hacer

***CURL* DE TRÍCEPS CON BARRA, ASIMIENTO MEDIO, SENTADO**
Tríceps

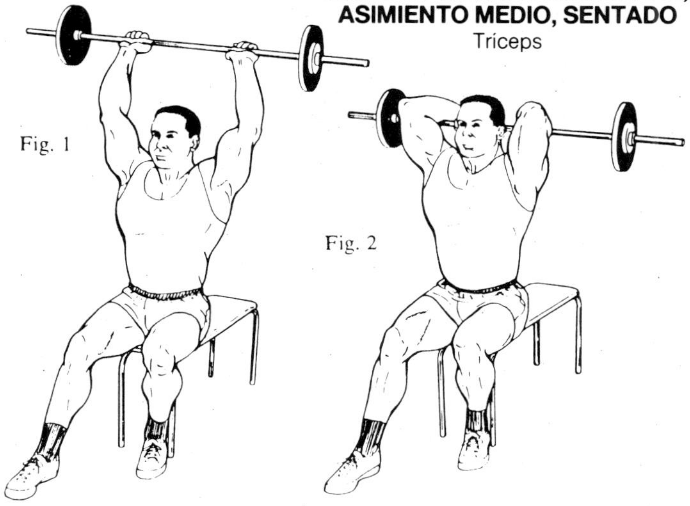

***CURL* DE TRÍCEPS CON BARRA, ASIMIENTO MEDIO, SENTADO, CON LA ESPALDA APOYADA**
Tríceps

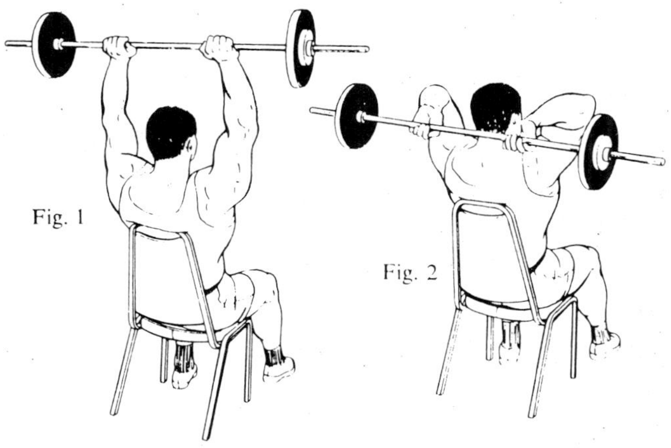

***CURL* DE TRÍCEPS CON BARRA, ASIMIENTO MEDIO, ARRODILLADO**
Tríceps

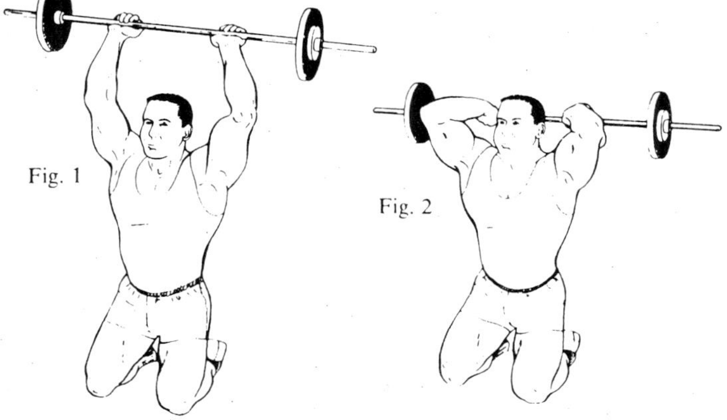

***CURL* DE TRÍCEPS HACIA LA FRENTE CON BARRA, ASIMIENTO ESTRECHO, TUMBADO EN EL SUELO**
Tríceps

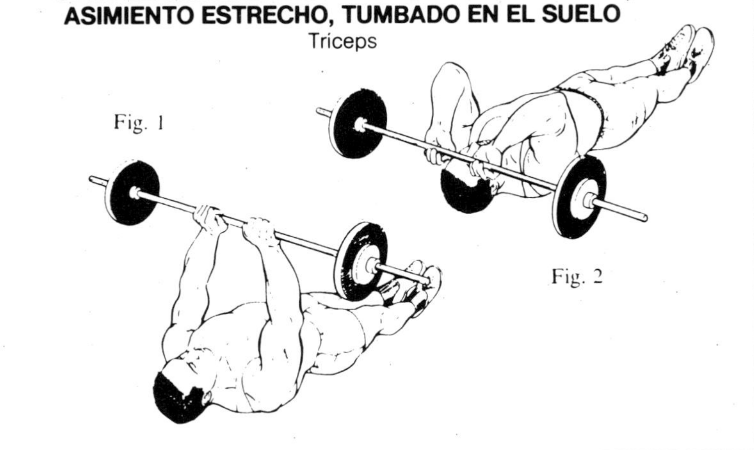

***CURL* DE TRÍCEPS HACIA LA FRENTE CON BARRA, ASIMIENTO ESTRECHO, TUMBADO SUPINO**
Tríceps

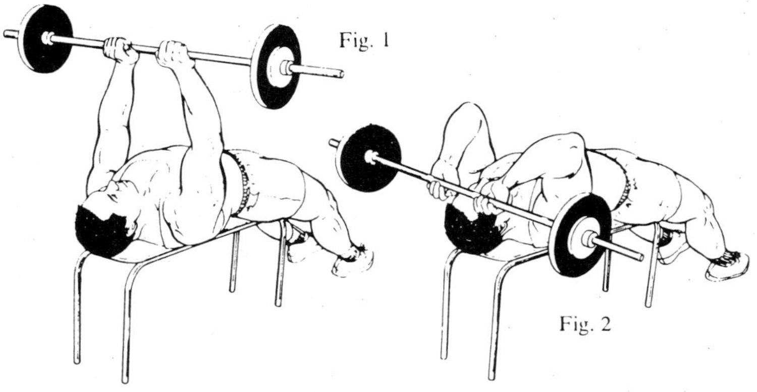

***CURL* DE TRÍCEPS HACIA LA FRENTE CON BARRA, ASIMIENTO ESTRECHO, TUMBADO INCLINADO**
Tríceps

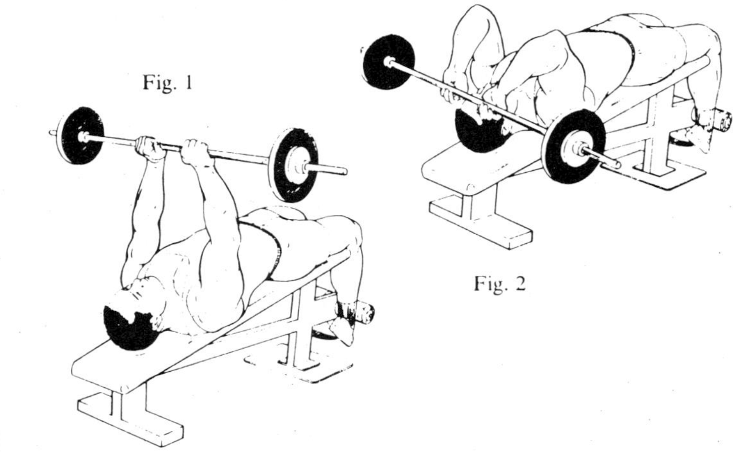

press de barra con los brazos estirados por encima de los hombros. Inspirar y bajar la barra con un movimiento semicircular, inclinando brazos y codos pero manteniendo la parte superior de los brazos vertical durante todo el ejercicio. Se tiene que bajar la barra hasta la frente y se tienen que tocar los antebrazos y los bíceps. Hacer *press* de barra hacia la posición inicial utilizando el mismo recorrido y espirar.

▲ *Curl* de tríceps hacia la frente con barra, asimiento estrecho, tumbado supino

Aguantar una barra con las manos separadas unos 15 cm y las palmas hacia abajo. Tumbarse de forma supina en un banco plano apoyando la cabeza. Hacer *press* de barra con los brazos estirados por encima de los hombros. Inspirar y bajar la barra con un movimiento semicircular, inclinando brazos y codos, y manteniendo la parte superior de los brazos vertical durante todo el ejercicio. Se tiene que bajar la barra hasta la frente y se tienen que tocar los antebrazos y los bíceps. Hacer *press* de barra hacia la posición inicial utilizando el mismo recorrido y espirar.

▲ *Curl* de tríceps hacia la frente con barra, asimiento estrecho, tumbado inclinado

Aguantar una barra con las manos separadas unos 15 cm y las palmas hacia abajo. Tumbarse en un banco inclinado apoyando la cabeza y con el pecho hacia arriba. Hacer *press* de barra con los brazos estirados por encima de los hombros. Inspirar y bajar la barra con un movimiento semicircular, inclinando brazos y codos, y manteniendo la parte superior de los brazos vertical durante todo el ejercicio. Se tiene que bajar la barra hasta la frente y se tienen que tocar los antebrazos y los bíceps. Hacer *press* de barra hacia la posición inicial utilizando el mismo recorrido y espirar.

▲ *Curl* de tríceps hacia la frente con barra, asimiento medio, tumbado en el suelo

Aguantar una barra con las manos separadas unos 25 cm y las palmas hacia abajo. Tumbarse en el suelo con la cabeza baja, hacer *press* de barra con los brazos estirados por encima de los hombros. Inspirar y bajar la barra con un movimiento semicircular, inclinando brazos y codos, y manteniendo la parte superior de los brazos vertical durante todo el ejercicio. Se tiene que bajar la barra hasta la frente y se tienen que tocar los antebrazos y los bíceps. Hacer *press* de barra hacia la posición inicial utilizando el mismo recorrido y espirar.

▲ *Curl* de tríceps hacia la frente con barra, asimiento medio, tumbado supino

Aguantar una barra con las manos separadas unos 25 cm y las palmas hacia abajo. Tumbarse en un banco inclinado apoyando la cabeza y con el pecho hacia arriba. Hacer *press* de barra con los brazos estirados por encima de los hombros. Inspirar y bajar la barra con un movimiento semicircular, inclinando brazos y codos, y manteniendo la parte superior de los brazos vertical durante todo el ejercicio. Se tiene que bajar la barra hasta la frente y se tienen que tocar los antebrazos y los bíceps. Hacer *press* de barra hacia la posición inicial utilizando el mismo recorrido y espirar.

▲ *Curl* de tríceps hacia la frente con barra, asimiento medio, tumbado

Aguantar una barra con las manos separadas unos 25 cm y las palmas hacia abajo. Tumbarse en un banco inclinado apoyando la cabeza y con el pecho hacia arriba. Hacer *press* de barra con los brazos estirados manteniéndolos alineados con los hombros. Inspirar y bajar la barra con un movimiento semicircular, inclinando brazos y codos, manteniendo la parte superior de los brazos vertical durante todo el ejercicio. Se tiene que bajar la barra hasta la frente y se tienen que tocar los antebrazos y los bíceps. Hacer *press* de barra hacia la posición inicial utilizando el mismo recorrido y espirar.

▲ *Curl* de tríceps con barra hacia la barbilla, asimiento estrecho, tumbado supino

Aguantar una barra con las manos separadas unos 15 cm y las palmas hacia abajo. Tumbarse en un banco plano apoyando la cabeza y con el pecho hacia arriba. Hacer *press* de barra con los brazos estirados manteniéndolos alineados con los hombros. Inspirar y bajar la barra con un movimiento semicircular, inclinando brazos y codos, manteniendo la parte superior de los brazos vertical durante todo el ejercicio. Se tiene que bajar la barra hasta la barbilla y se tienen que tocar los antebrazos y los bíceps. Hacer *press* de barra hacia la posición inicial utilizando el mismo recorrido y espirar.

▲ *Curl* de tríceps hacia la barbilla con barra, asimiento estrecho, tumbado inclinado

Aguantar una barra con las manos separadas unos 15 cm y las palmas hacia abajo.

CURL DE TRÍCEPS HACIA LA FRENTE CON BARRA, ASIMIENTO MEDIO, TUMBADO SUPINO
Tríceps

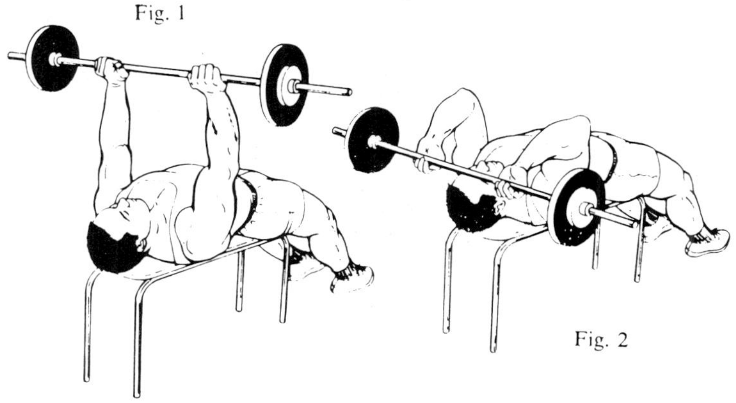

CURL DE TRÍCEPS HACIA LA FRENTE CON BARRA, ASIMIENTO MEDIO, TUMBADO
Tríceps

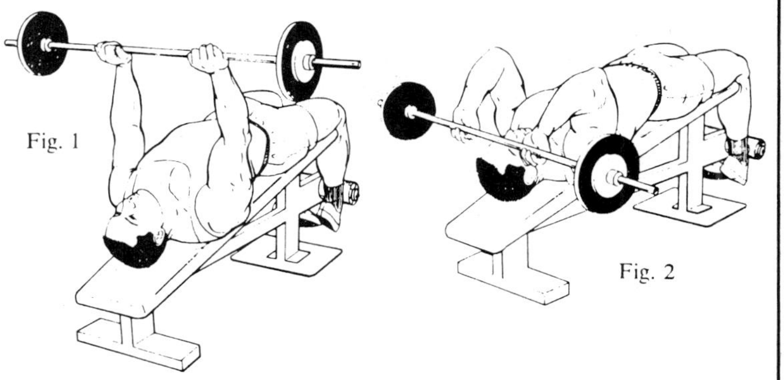

CURL DE TRÍCEPS CON BARRA HACIA LA BARBILLA, ASIMIENTO ESTRECHO, TUMBADO SUPINO
Tríceps

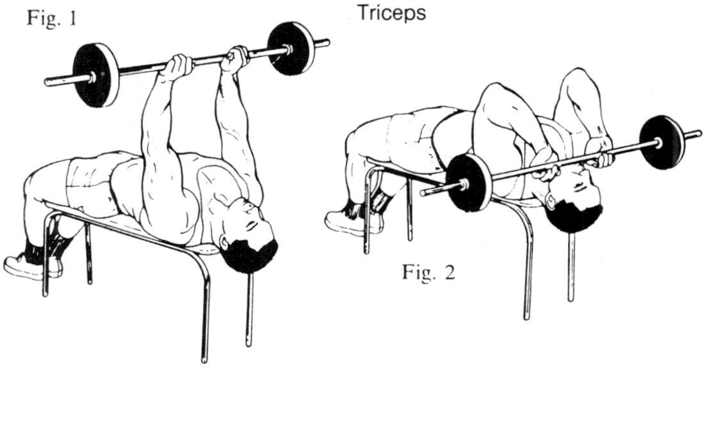

***CURL* DE TRÍCEPS HACIA LA BARBILLA CON BARRA, ASIMIENTO ESTRECHO, TUMBADO INCLINADO**

Triceps

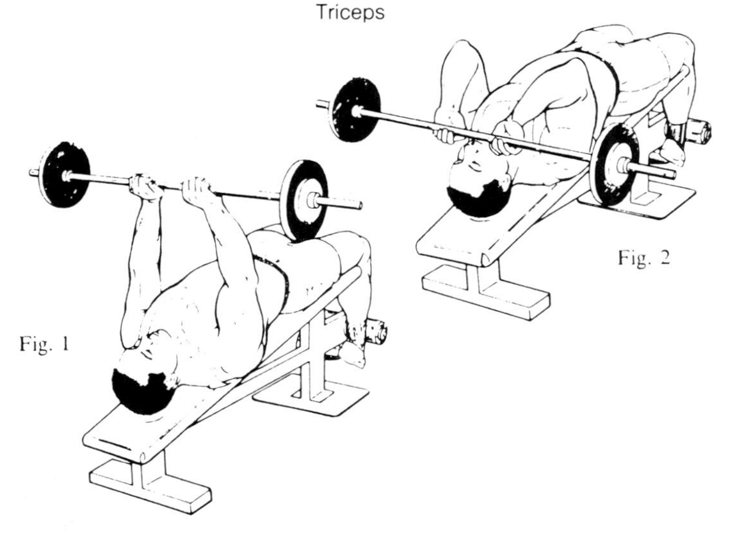

Fig. 1 Fig. 2

***CURL* DE TRÍCEPS HACIA LA BARBILLA CON BARRA, ASIMIENTO MEDIO, TUMBADO SUPINO**

Triceps

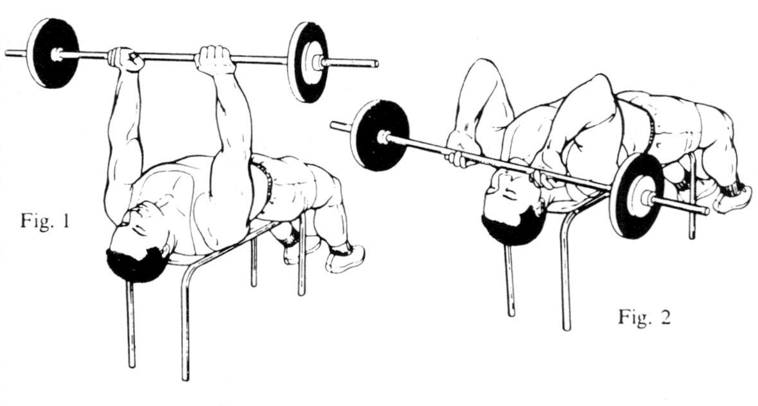

Fig. 1 Fig. 2

***CURL* DE TRÍCEPS HACIA LA BARBILLA CON BARRA, ASIMIENTO MEDIO, TUMBADO INCLINADO**

Triceps

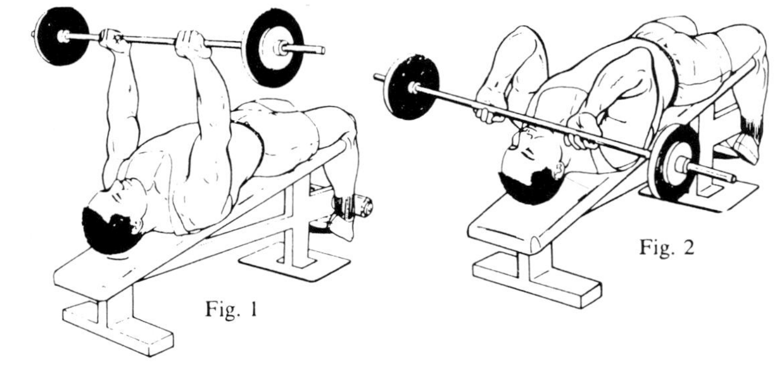

Fig. 1 Fig. 2

Tumbarse en un banco inclinado apoyando la cabeza y con el pecho hacia arriba. Hacer *press* de barra con los brazos estirados, manteniéndolos alineados con los hombros. Inspirar y bajar la barra con un movimiento semicircular, inclinando brazos y codos, manteniendo la parte superior de los brazos vertical durante todo el ejercicio. Se tiene que bajar la barra hasta la barbilla y se tienen que tocar los antebrazos y los bíceps. Hacer *press* de barra hacia la posición inicial utilizando el mismo recorrido y espirar.

▲ *Curl* de tríceps hacia la barbilla con barra, asimiento medio, tumbado supino

Aguantar una barra con las manos separadas unos 25 cm y las palmas hacia abajo. Tumbarse en un banco plano apoyando la cabeza y con el pecho hacia arriba. Hacer *press* de barra con los brazos estirados manteniéndolos alineados con los hombros. Inspirar y bajar la barra con un movimiento semicircular, inclinando brazos y codos, manteniendo la parte superior de los brazos vertical durante todo el ejercicio. Se tiene que bajar la barra hasta la barbilla y se tienen que tocar los antebrazos y los bíceps. Hacer *press* de barra hacia la posición inicial utilizando el mismo recorrido y espirar.

▲ *Curl* de tríceps hacia la barbilla con barra, asimiento medio, tumbado inclinado

Aguantar una barra con las manos separadas unos 25 cm y las palmas hacia abajo. Tumbarse en un banco inclinado apoyando la cabeza y con el pecho hacia arriba. Hacer *press* de barra con los brazos estirados manteniéndolos alineados con los hombros. Inspirar y bajar la barra con un movimiento semicircular, inclinando brazos y codos, manteniendo la parte superior de los brazos vertical durante todo el ejercicio. Se tiene que bajar la barra hasta la barbilla y se tienen que tocar los antebrazos y los bíceps. Hacer *press* de barra hacia la posición inicial utilizando el mismo recorrido y espirar.

■ *Curl y press* de tríceps con barra, asimiento estrecho, inclinado

Aguantar la barra con las manos separadas unos 15 cm, tumbado en un banco inclinado, hacer *press* de barra por encima de la cabeza con los brazos estirados. Inspirar y bajar la barra con un movimiento semicircular hasta situarla por detrás de la cabeza, flexionando los brazos por los codos pero manteniendo la parte superior de los brazos vertical durante el ejercicio. Mantener la cabeza alta y fuera del banco para alojar la barra entre la cabeza y el banco. La barra tiene que bajar hasta tocar los antebrazos y los bíceps. Subir la barra por encima de la cabeza, haciendo un círculo tan pequeño como sea posible y colocar la barra en la parte superior del pecho con los codos en los costados. Hacer *press* de barra hacia la posición inicial y espirar.

■ *Curl y press* de tríceps con barra, asimiento estrecho, inclinado, sentado

Tríceps

Aguantar la barra con las manos separadas unos 15 cm y las palmas hacia abajo. Sentado en un banco inclinado, con la espalda recta, la cabeza alta y los pies en los apoyos. Hacer *press* de barra por encima de la cabeza con los brazos estirados. Inspirar y bajar la barra con un movimiento semicircular hasta situarla por detrás de la cabeza, flexionando los brazos por los codos pero manteniendo la parte superior de los brazos vertical durante el ejercicio. La barra tiene que bajar hasta tocar los antebrazos y los bíceps. Subir la barra por encima de la cabeza, haciendo un círculo tan pequeño como sea posible y colocar la barra en la parte superior del pecho con los codos en los costados. Hacer *press* de barra hacia la posición inicial y espirar.

CURL Y PRESS DE TRÍCEPS CON BARRA, ASIMIENTO ESTRECHO, INCLINADO

Tríceps

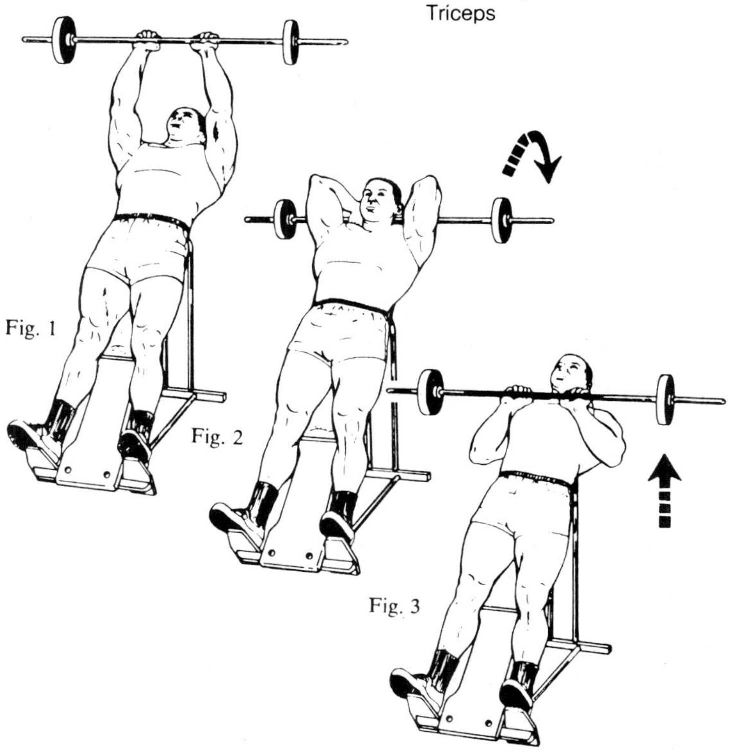

■ *Curl y press* de tríceps con barra, asimiento estrecho, de pie

Aguantar la barra con las manos separadas unos 15 cm y las palmas hacia abajo. De pie, con la espalda recta, la cabeza alta y los pies separados unos 30 cm, hacer *press* de barra por encima de la cabeza con los brazos estirados. Inspirar y bajar la barra con un movimiento semicircular hasta situarla por detrás de la cabeza, flexionando los brazos por los codos pero manteniendo la parte superior de los brazos vertical durante el ejercicio. La barra tiene que bajar hasta tocar los antebrazos y los bíceps. Subir la barra por encima de la cabeza, haciendo un círculo tan pequeño como sea posible y colocar la barra en la parte superior del pecho con los codos en los costados. Hacer *press* de barra hacia la posición inicial y espirar.

CURL Y PRESS DE TRÍCEPS CON BARRA, ASIMIENTO ESTRECHO, DE PIE

Tríceps

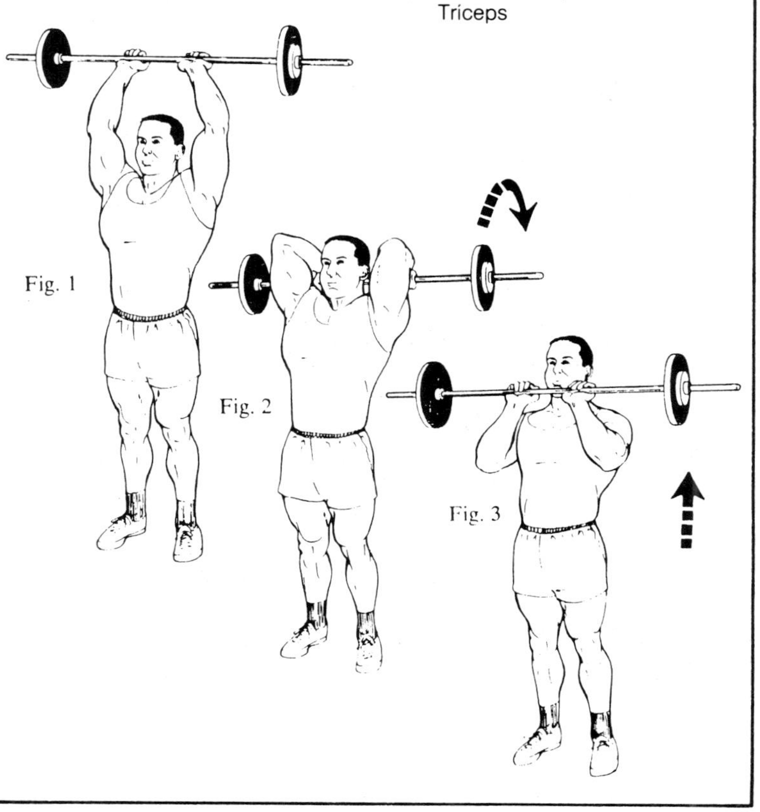

▲ *Curl y press* de tríceps con barra, asimiento estrecho, sentado con espalda apoyada

Aguantar la barra con las manos separadas unos 15 cm, las palmas hacia abajo. Sentado en una silla, con la espalda contra el respaldo, la cabeza alta y los pies firmemente contra el suelo. Hacer *press* de barra por encima de la cabeza con los brazos estirados. Inspirar y bajar la barra con

CURL Y PRESS **DE TRÍCEPS CON BARRA, ASIMIENTO ESTRECHO, SENTADO**
Tríceps

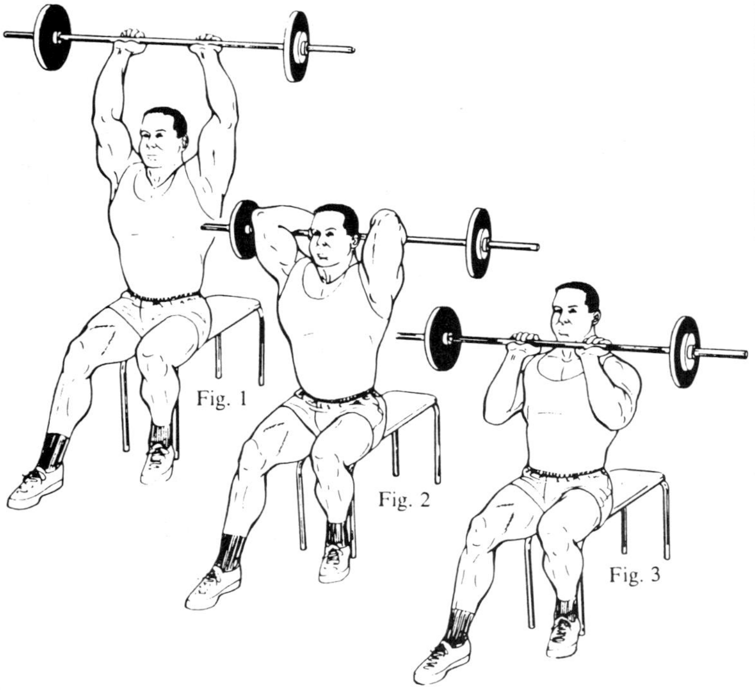

CURL Y PRESS **DE TRÍCEPS CON BARRA, ASIMIENTO MEDIO, TUMBADO SUPINO**
Tríceps

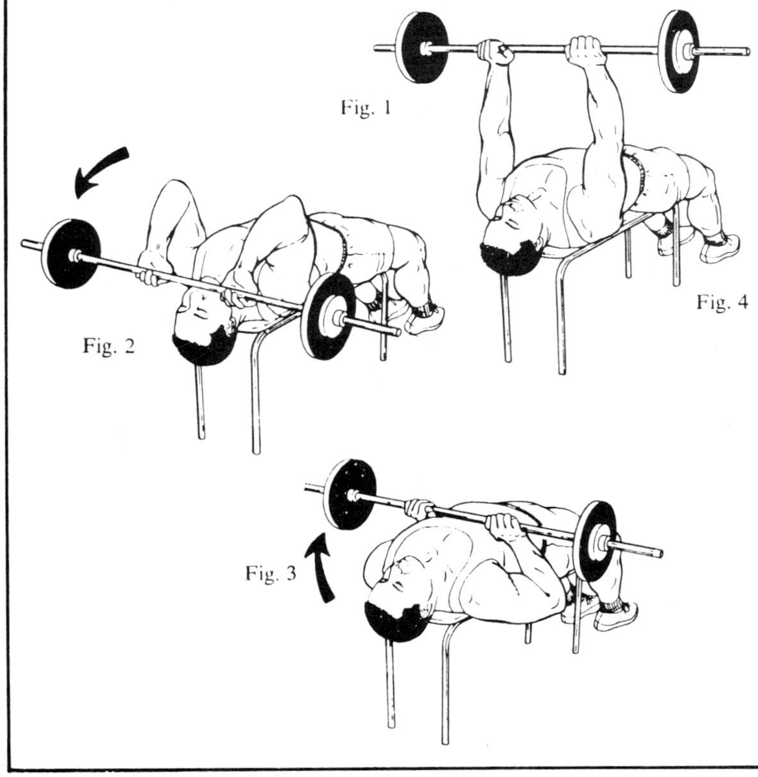

un movimiento semicircular hasta situarla por detrás de la cabeza, flexionando los brazos por los codos pero manteniendo la parte superior de los brazos vertical durante el ejercicio. La barra tiene que bajar hasta tocar los antebrazos y los bíceps. Subir la barra por encima de la cabeza, haciendo un círculo tan pequeño como sea posible y colocar la barra en la parte superior del pecho con los codos en los costados. Hacer *press* de barra hacia la posición inicial y espirar.

■ *Curl y press* de tríceps con barra, asimiento estrecho, sentado

Aguantar la barra con las manos separadas unos 15 cm y las palmas hacia abajo. Sentado en el extremo de un banco plano, con la espalda recta, la cabeza alta y los pies firmemente sobre el suelo. Hacer *press* de barra por encima de la cabeza con los brazos estirados. Inspirar y bajar la barra con un movimiento semicircular hasta situarla por detrás de la cabeza, flexionando los brazos por los codos pero manteniendo la parte superior de los brazos vertical durante el ejercicio. La barra tiene que bajar hasta tocar los antebrazos y los bíceps. Subir la barra por encima de la cabeza, haciendo un círculo tan pequeño como sea posible y colocar la barra en la parte superior del pecho con los codos en los costados. Hacer *press* de barra hacia la posición inicial y espirar.

▲ *Curl y press* de tríceps con barra, asimiento medio, tumbado supino

Aguantar la barra con las manos separadas unos 30 cm y las palmas hacia abajo. Tumbado en un banco plano, apoyando la cabeza y con el pecho hacia arriba, hacer *press* de barra con los brazos estirados y alineados con los hombros. Inspirar y bajar la barra con un movimiento semicircular, flexionando los brazos por los codos pero manteniendo la parte superior de los brazos vertical durante el ejercicio. La barra tiene que bajar hasta el pecho y tocar los antebrazos y los bíceps. Poner la barra encima del pecho y colocarla justo debajo de los pezones. Hacer *press* de barra con los brazos estirados, manteniendo los codos pegados al cuerpo para que trabajen los músculos de los tríceps y espirar.

▲ *Curl y press* de tríceps con barra, asimiento medio, tumbado inclinado

Aguantar la barra con las manos separadas unos 30 cm y las palmas hacia abajo. Tumbado en un banco inclinado, apoyando la cabeza y con el pecho hacia arriba, hacer *press* de barra con los brazos estirados y alineados con los hombros. Inspirar y bajar la barra con un movimiento semicircular, flexionando los brazos por los codos pero manteniendo la parte superior de los brazos vertical durante el ejercicio. La barra tiene que bajar hasta el pecho y colocarla justo debajo de los pezones. Hacer *press* de barra con los brazos estirados, manteniendo los codos pegados al cuerpo para que trabajen los músculos de los tríceps y espirar.

▲ *Curl y press* de tríceps con barra, asimiento estrecho, tumbado inclinado

Aguantar la barra con las manos separadas unos 30 cm y las palmas hacia abajo. Tumbado en un banco inclinado, apoyando la cabeza y con el pecho hacia arriba, hacer *press* de barra con los brazos estirados y alineados con los hombros. Inspirar y bajar la barra con un movimiento semicircular, flexionando los brazos por los codos pero manteniendo la parte superior de los brazos vertical durante el ejercicio. La barra tiene que bajar hasta el pecho y tocar los antebrazos y los bíceps. Poner la barra encima del pecho y colocarla justo debajo de los pezones. Hacer *press* de barra con los brazos estirados, manteniendo los codos pegados al cuerpo para que trabajen los músculos de los tríceps y espirar.

***CURL Y PRESS* DE TRÍCEPS CON BARRA, ASIMIENTO ESTRECHO, TUMBADO INCLINADO**
Tríceps

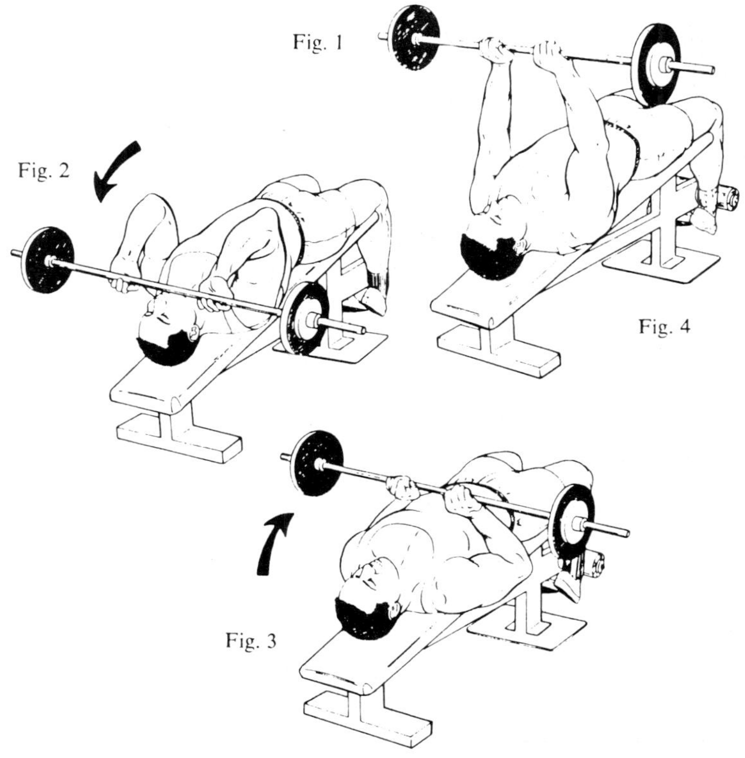

▲ *Curl y press* de tríceps con barra asimiento estrecho, tumbado supino

Aguantar la barra con las manos separadas unos 15 cm y las palmas hacia abajo. Tumbado en un banco plano, con la cabeza fuera del banco y el pecho hacia arriba. Hacer *press* de barra con los brazos estirados y alineados con los hombros. Inspirar y bajar la barra con un movimiento semicircular, flexionando los brazos por los codos pero manteniendo la parte superior de los brazos vertical durante el ejercicio. La barra tiene que bajar hasta el pecho y tocar los antebrazos y los bíceps. Poner la barra encima del pecho y colocarla justo debajo de los pezones. Hacer *press* de barra con los brazos estirados, manteniendo los codos pegados al cuerpo para que trabajen los músculos de los tríceps y espirar.

***CURL Y PRESS* DE TRÍCEPS CON BARRA, ASIMIENTO ESTRECHO, TUMBADO SUPINO**
Tríceps

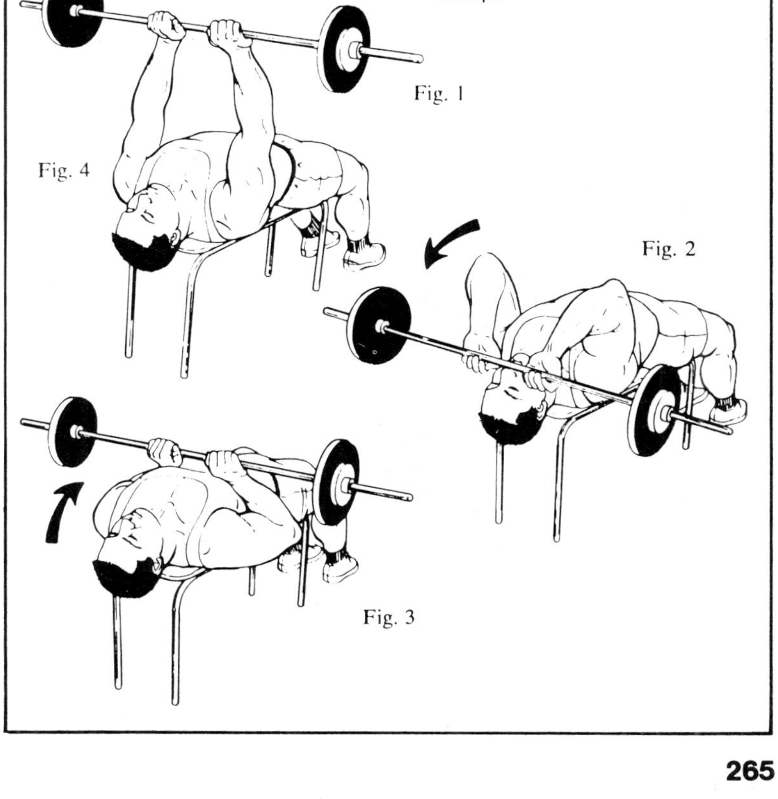

■ *Curl y press* de tríceps con barra asimiento medio, sentado

Aguantar la barra con las manos separadas unos 30 cm y las palmas hacia abajo. Sentado en el extremo de un banco, con los pies separados unos 30 cm y firmemente sobre el suelo, mantener la espalda recta y la cabeza alta. Hacer *press* de barra por encima de la cabeza con los bra-

***CURL Y PRESS* DE TRÍCEPS CON BARRA, ASIMIENTO MEDIO, SENTADO**

Tríceps

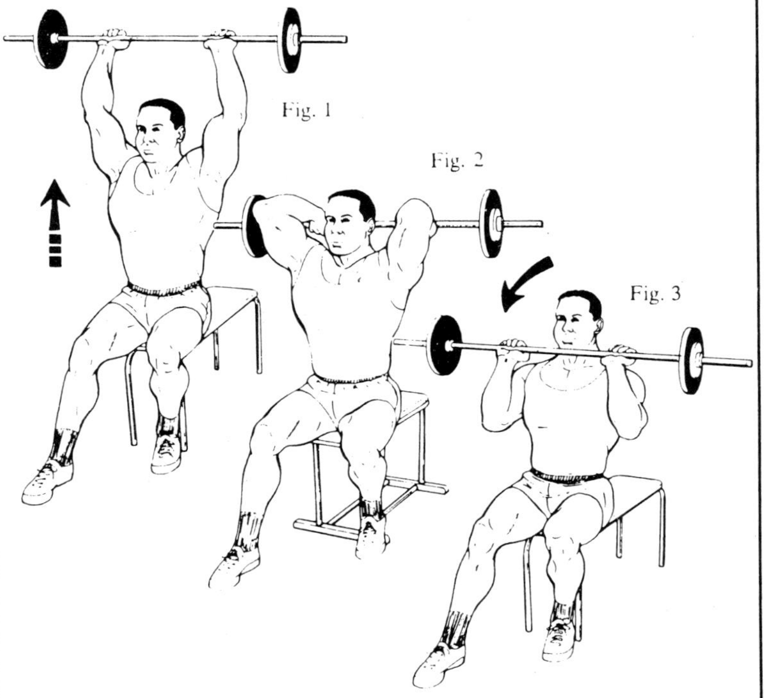

***CURL Y PRESS* DE TRÍCEPS CON BARRA, ASIMIENTO MEDIO, SENTADO INCLINADO**

Tríceps

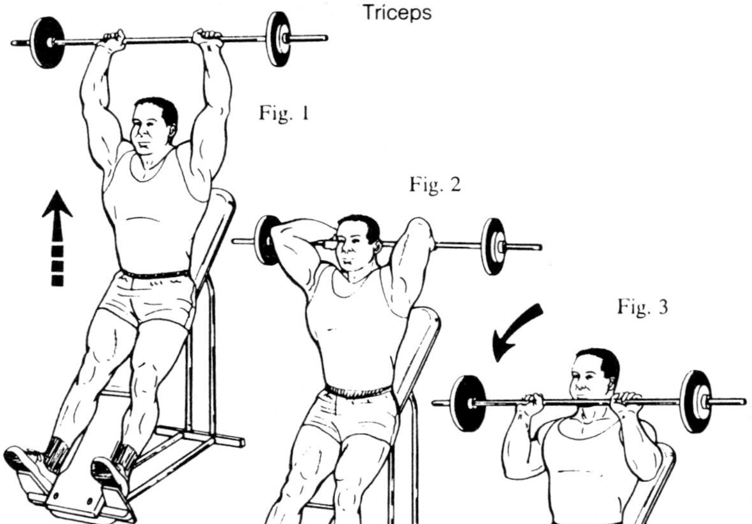

zos estirados. Inspirar y bajar la barra con un movimiento semicircular hasta situarla por detrás de la cabeza, flexionando los brazos por los codos pero manteniendo la parte superior de los brazos vertical durante el ejercicio. La barra tiene que bajar hasta tocar los antebrazos y los bíceps. Subir la barra por encima de la cabeza haciendo un círculo tan pequeño como sea posible y colocar la barra en la parte superior del pecho con los codos en los costados. Hacer *press* de barra hacia la posición inicial y espirar.

■ *Curl y press* de tríceps con barra asimiento medio, sentado, con la espalda apoyada

Tríceps

Aguantar la barra con las manos separadas unos 30 cm y las palmas hacia abajo. Sentado en una silla, con los pies firmemente sobre el suelo, mantener la espalda contra el respaldo y la cabeza alta. Hacer *press* de barra por encima de la cabeza con los brazos estirados. Inspirar y bajar la barra con un movimiento semicircular hasta situarla por detrás de la cabeza, flexionando los brazos por los codos pero manteniendo la parte superior de los brazos vertical durante el ejercicio. La barra tiene que bajar hasta tocar los antebrazos y los bíceps. Subir la barra por encima de la cabeza haciendo un círculo tan pequeño como sea posible y colocar la barra en la parte superior del pecho con los codos en los costados. Hacer *press* de barra hacia la posición inicial y espirar.

■ *Curl y press* de tríceps con barra asimiento medio, sentado inclinado

Aguantar la barra con las manos separadas unos 30 cm y las palmas hacia abajo. Sentado en un banco inclinado, con los pies en el apoyo, la espalda recta y la cabeza alta, hacer *press* de barra por encima de la cabeza con los brazos estirados. Inspirar y bajar la barra con un movimiento semicircular hasta situarla por detrás de la cabeza, flexionando los brazos por los codos pero manteniendo la parte superior de los brazos vertical durante el ejercicio. La barra tiene que bajar hasta tocar los los antebrazos y los bíceps. Subir la barra por encima de la cabeza haciendo un círculo tan pequeño como sea posible y colocar la barra en la parte superior del pecho con los codos en los costados. Hacer *press* de barra hacia la posición inicial y espirar.

■ *Curl y press* de tríceps con barra asimiento medio, inclinado

Tríceps

Aguantar la barra con las manos separadas unos 30 cm y las palmas hacia abajo. Tumbarse en un banco inclinado, con los pies en los apoyos y la cabeza alta, hacer *press* de barra por encima de la cabeza con los brazos estirados. Inspirar y bajar la barra con un movimiento semicircular hasta situarla por detrás de la cabeza, flexionando los brazos por los codos pero manteniendo la parte superior de los brazos vertical durante el ejercicio. La barra tiene que bajar hasta tocar los antebrazos y los bíceps. Subir la barra por encima de la cabeza haciendo un círculo tan pequeño como sea posible y colocar la barra en la parte superior del pecho con los codos en los costados. Hacer *press* de barra hacia la posición inicial y espirar.

■ *Curl y press* de tríceps con barra asimiento medio, de pie

Aguantar la barra con las manos separadas unos 15 cm y las palmas hacia arriba. Arrodillado en el suelo y sentado, tocando los bíceps de las piernas y las pantorrillas, mantener la espalda recta y la cabeza alta. Hacer *press* de barra por encima de la cabeza con los brazos estirados. Inspirar y bajar la barra con un movimiento semicircular hasta situarla por detrás de la cabeza, flexionando los brazos por los codos pero manteniendo la parte superior de los brazos vertical durante el ejercicio. La barra tiene que bajar hasta tocar los antebrazos y los bíceps. Hacer *press* de barra hacia la posición inicial utilizando el mismo recorrido y espirar. Asegurar que la parte superior de los brazos queda pegada a los costados de la cabeza tanto como sea posible durante el ejercicio.

■ Curl de tríceps con barra, asimiento estrecho invertido, de pie

Aguantar la barra con las manos separadas unos 15 cm y las palmas hacia arriba. De pie, con la espalda recta, la cabeza alta y las caderas y piernas rígidas, hacer *press* de barra por encima de la cabeza con los brazos estirados. Inspirar y bajar la barra con un movimiento semicircular hasta situarla por detrás de la cabeza, flexionando los brazos por los codos pero manteniendo la parte superior de los brazos vertical durante el ejercicio. La barra tiene que bajar hasta tocar los antebrazos y los bíceps. Hacer *press* de barra hacia la posición inicial utilizando el mismo recorrido y espirar. Asegurar que la parte superior de los brazos queda pegada a los costados de la cabeza tanto como sea posible durante el ejercicio.

***CURL Y PRESS* DE TRÍCEPS CON BARRA, ASIMIENTO MEDIO, DE PIE**
Tríceps

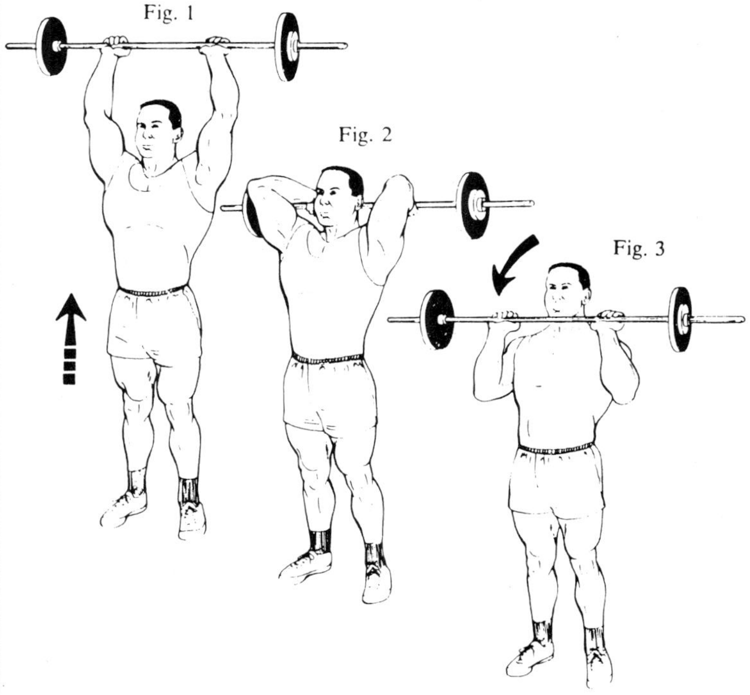

***CURL* DE TRÍCEPS CON BARRA, ASIMIENTO ESTRECHO INVERTIDO, ARRODILLADO**
Tríceps

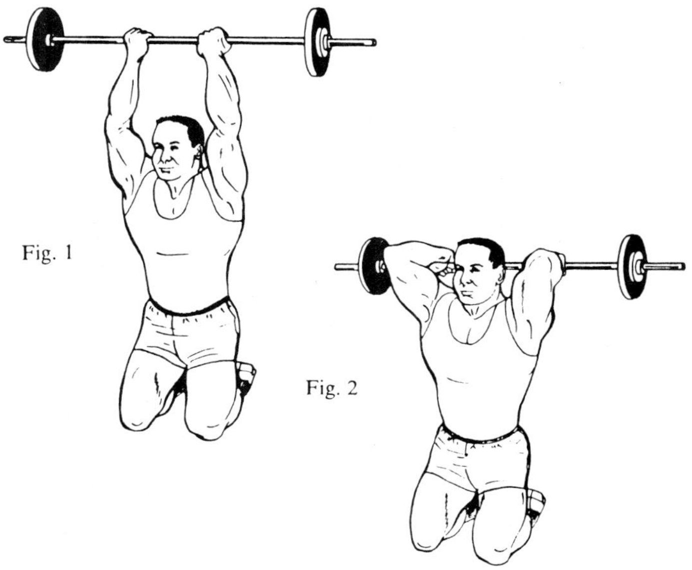

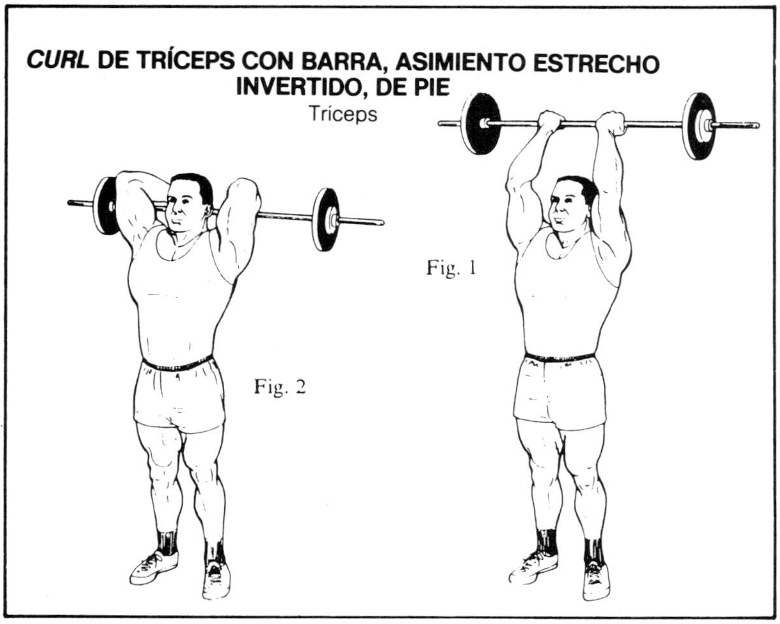

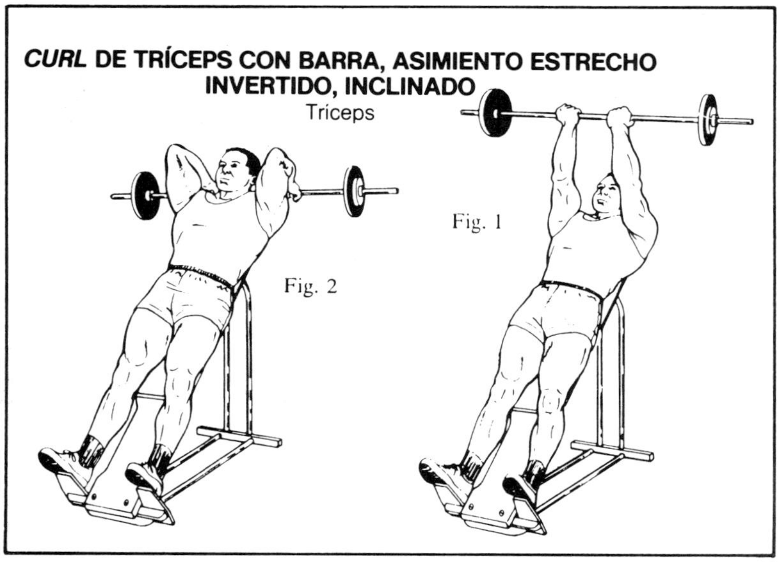

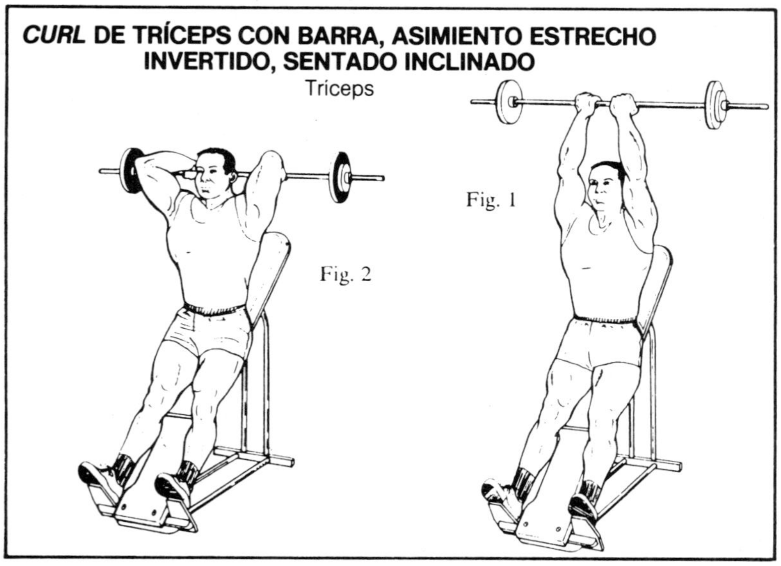

■ *Curl* de tríceps con barra, asimiento estrecho invertido, inclinado

Aguantar la barra con las manos separadas unos 15 cm y las palmas hacia arriba. Tumbado en un banco inclinado, con la cabeza alta y los pies en los apoyos, hacer *press* de barra por encima de la cabeza con los brazos estirados. Inspirar y bajar la barra con un movimiento semicircular hasta situarla por detrás de la cabeza, flexionando los brazos por los codos pero manteniendo la parte superior de los brazos vertical durante el ejercicio. La barra tiene que bajar hasta tocar los antebrazos y los bíceps. Hacer *press* de barra hacia la posición inicial utilizando el mismo recorrido y espirar. Asegurar que la parte superior de los brazos queda pegada a los costados de la cabeza tanto como sea posible durante el ejercicio.

■ *Curl* de tríceps con barra, asimiento estrecho invertido, sentado inclinado

Aguantar la barra con las manos separadas unos 15 cm y las palmas hacia arriba. Sentado en un banco inclinado, con la espalda recta, la cabeza alta y los pies en los apoyos, hacer *press* de barra por encima de la cabeza con los brazos estirados. Inspirar y bajar la barra con un movimiento semicircular hasta situarla por detrás de la cabeza, flexionando los brazos por los codos pero manteniendo la parte superior de los brazos vertical durante el ejercicio. La barra tiene que bajar hasta tocar los antebrazos y los bíceps. Hacer *press* de barra hacia la posición inicial utilizando el mismo recorrido y espirar. Asegurar que la parte superior de los brazos queda pegada a los costados de la cabeza tanto como sea posible durante el ejercicio.

▲ *Curl* de tríceps con barra, asimiento estrecho, invertido, sentado con la espalda apoyada

Aguantar la barra con las manos separadas unos 15 cm y las palmas hacia arriba. Sentado en una silla con la espalda contra el respaldo, la cabeza alta y los pies firmemente sobre el suelo, hacer *press* de barra por encima de la cabeza con los brazos estirados. Inspirar y bajar la barra con un movimiento semicircular hasta situarla por detrás de la cabeza, flexionando los brazos por los codos pero manteniendo la parte superior de los brazos vertical durante el ejercicio. La barra tiene que bajar hasta tocar los antebrazos y los bíceps. Hacer *press* de barra hacia la posición inicial utilizando el mismo recorrido y espirar. Asegurar que la parte superior de los brazos queda pegada a los costados de la cabeza tanto como sea posible durante el ejercicio.

■ *Curl* de tríceps con barra, asimiento estrecho invertido, sentado

Aguantar la barra con las manos separadas unos 15 cm y las palmas hacia arriba. Sentado en un banco plano con la espalda recta, la cabeza alta y los pies firmemente sobre el suelo, hacer *press* de barra por encima de la cabeza con los brazos estirados. Inspirar y bajar la barra con un movimiento semicircular hasta situarla por detrás de la cabeza, flexionando los brazos por los codos pero manteniendo la parte superior de los brazos vertical durante el ejercicio. La barra tiene que bajar hasta tocar los antebrazos y los bíceps. Hacer *press* de barra hacia la posición inicial utilizando el mismo recorrido y espirar. Asegurar que la parte superior de los brazos queda pegada a los costados de la cabeza tanto como sea posible durante el ejercicio.

▲ *Curl* de tríceps con barra, asimiento medio invertido, de pie

Aguantar la barra con las manos separadas unos 15 cm y las palmas hacia arriba. De pie, con las caderas rígidas, la cabeza alta y los pies firmemente sobre el suelo, separados 30 cm, hacer *press* de barra por encima de la cabeza con los brazos estirados. Inspirar y bajar la barra con un movimiento semicircular hasta situarla por detrás de la cabeza, flexionando los brazos por los codos pero manteniendo la parte superior de los brazos vertical durante el ejercicio. La barra tiene que bajar hasta tocar los antebrazos y los bíceps. Hacer *press* de barra hacia la posición inicial utilizando el mismo recorrido y espirar. Asegurar que la parte superior de los brazos queda pegada a los costados de la cabeza tanto como sea posible durante el ejercicio.

■ *Curl* de tríceps con barra, asimiento medio invertido, sentado

Aguantar la barra con las manos separadas unos 30 cm y las palmas hacia arriba. Sentado en el extremo de un banco con la espalda recta, la cabeza alta y los pies firmemente sobre el suelo, hacer *press* de barra por encima de la cabeza con los brazos estirados. Inspirar y bajar la barra con un movimiento semicircular hasta situarla por detrás de la cabeza, flexionando los brazos por los codos pero manteniendo la parte superior de los brazos vertical durante el ejercicio. La barra tiene que bajar hasta tocar los antebrazos y los bíceps. Hacer *press* de barra hacia la posición

***CURL* DE TRÍCEPS CON BARRA, ASIMIENTO ESTRECHO INVERTIDO, SENTADO CON LA ESPALDA APOYADA**

Tríceps

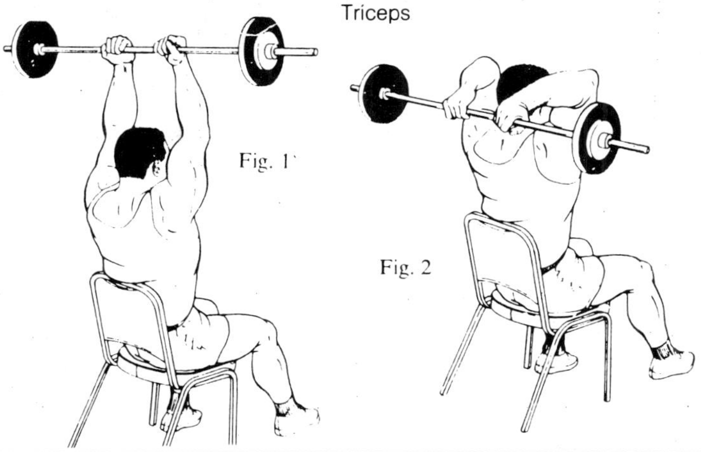

***CURL* DE TRÍCEPS CON BARRA, ASIMIENTO ESTRECHO INVERTIDO, SENTADO**

Tríceps

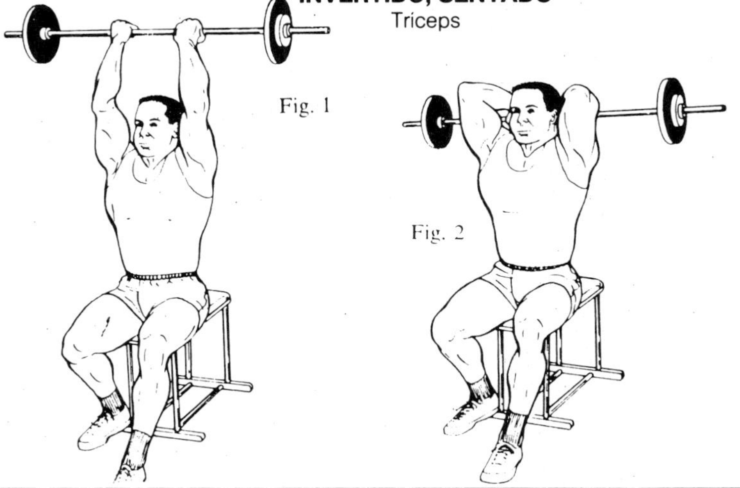

***CURL* DE TRÍCEPS CON BARRA, ASIMIENTO MEDIO INVERTIDO, DE PIE**

Tríceps

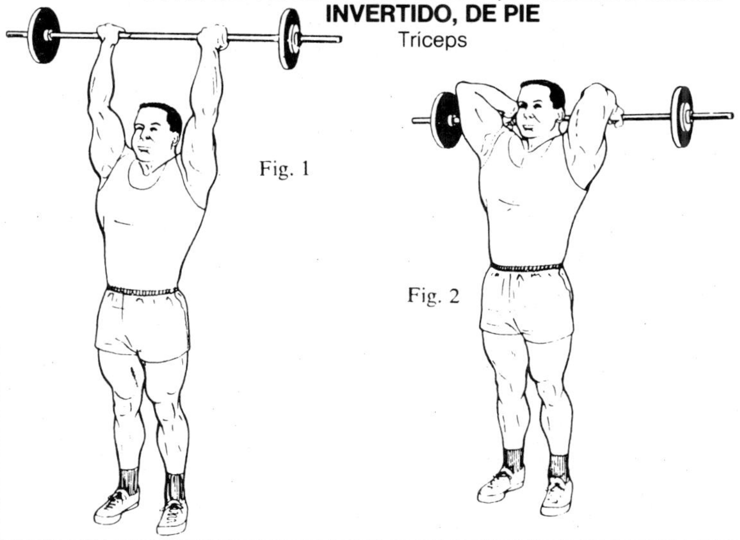

***CURL* DE TRÍCEPS CON BARRA, ASIMIENTO MEDIO INVERTIDO, SENTADO**

Triceps

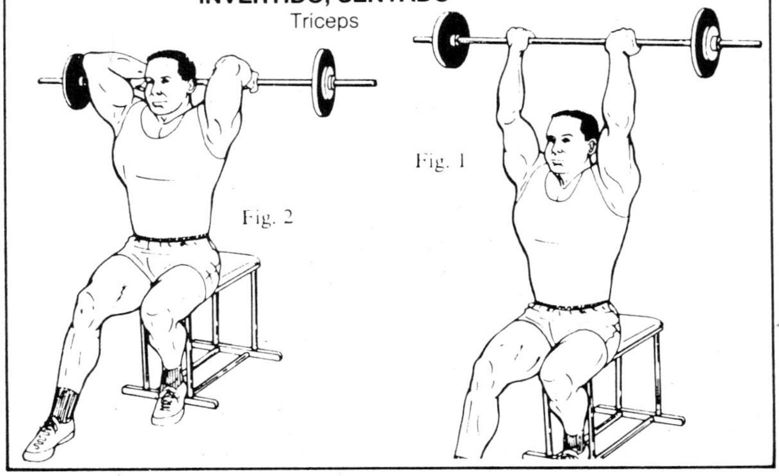

***CURL* DE TRÍCEPS CON BARRA, ASIMIENTO MEDIO INVERTIDO, SENTADO CON LA ESPALDA APOYADA**

Triceps

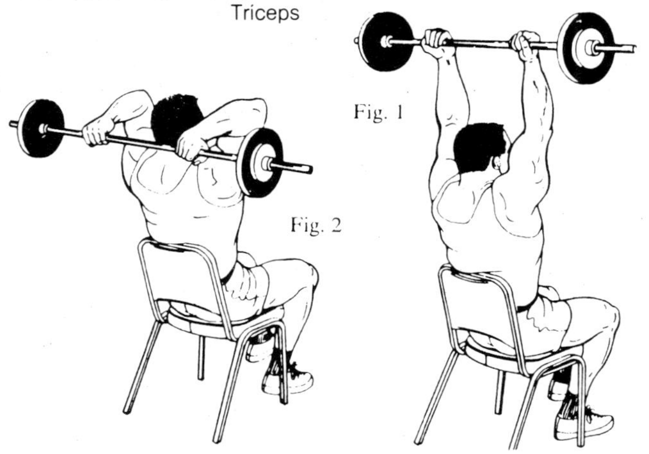

***CURL* DE TRÍCEPS CON BARRA, ASIMIENTO MEDIO INVERTIDO, ARRODILLADO**

Triceps

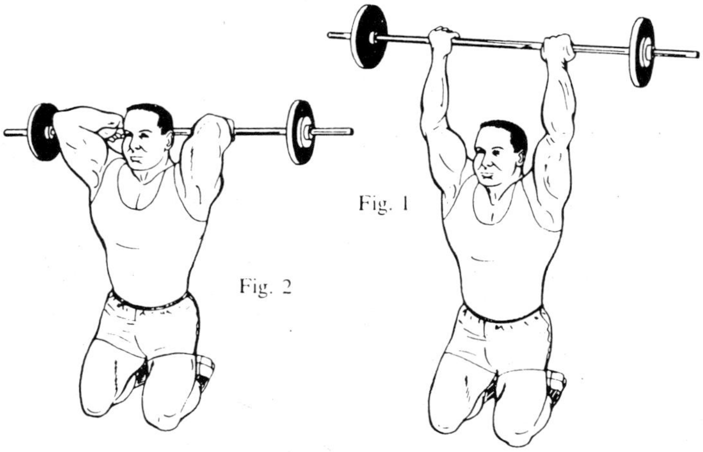

inicial utilizando el mismo recorrido y espirar. Asegurar que la parte superior de los brazos queda pegada a los costados de la cabeza tanto como sea posible durante el ejercicio.

▲ *Curl* de tríceps con barra, asimiento medio invertido, sentado, con la espalda apoyada

Aguantar la barra con las manos separadas unos 30 cm y las palmas hacia arriba. Sentado en una silla, con la espalda contra el respaldo, la cabeza alta y los pies firmemente sobre el suelo, hacer *press* de barra por encima de la cabeza con los brazos estirados. Inspirar y bajar la barra con un movimiento semicircular hasta situarla por detrás de la cabeza, flexionando los brazos por los codos pero manteniendo la parte superior de los brazos vertical durante el ejercicio. La barra tiene que bajar hasta tocar los antebrazos y los bíceps. Hacer *press* de barra hacia la posición inicial utilizando el mismo recorrido y espirar. Asegurar que la parte superior de los brazos queda pegada a los costados de la cabeza tanto como sea posible durante el ejercicio.

▲ *Curl* de tríceps con barra, asimiento medio invertido, arrodillado

Aguantar la barra con las manos separadas unos 30 cm y las palmas hacia arriba. Arrodillado en el suelo y sentado, tocando los bíceps de las piernas y las pantorrillas, mantener la espalda recta y la cabeza alta. Hacer *press* de barra por encima de la cabeza con los brazos estirados. Inspirar y bajar la barra con un movimiento semicircular, flexionando los brazos por los codos pero manteniendo la parte superior de los brazos vertical durante el ejercicio. La barra tiene que bajar hasta tocar los antebrazos y los bíceps. Hacer *press* de barra hacia la posición inicial utilizando el mismo recorrido y espirar. Asegurar que la parte superior de los brazos queda pegada a los costados de la cabeza tanto como sea posible durante el ejercicio.

▲ *Curl* de tríceps con barra, asimiento medio invertido, inclinado

Aguantar la barra con las manos separadas unos 30 cm y las palmas hacia arriba. Tumbado en un banco inclinado, la cabeza alta y los pies en los apoyos, hacer *press* de barra por encima de la cabeza con los brazos estirados. Inspirar y bajar la barra con un movimiento semicircular, flexionando los brazos por los codos pero manteniendo la parte superior de los brazos vertical durante el ejercicio. La barra tiene que bajar hasta tocar los antebrazos y los bíceps. Hacer *press* de barra hacia la posición inicial utilizando el mismo recorrido y espirar. Asegurar que la parte superior de los brazos queda pegada a los costados de la cabeza tanto como sea posible durante el ejercicio.

CURL DE TRÍCEPS CON BARRA, ASIMIENTO MEDIO INVERTIDO, INCLINADO
Tríceps

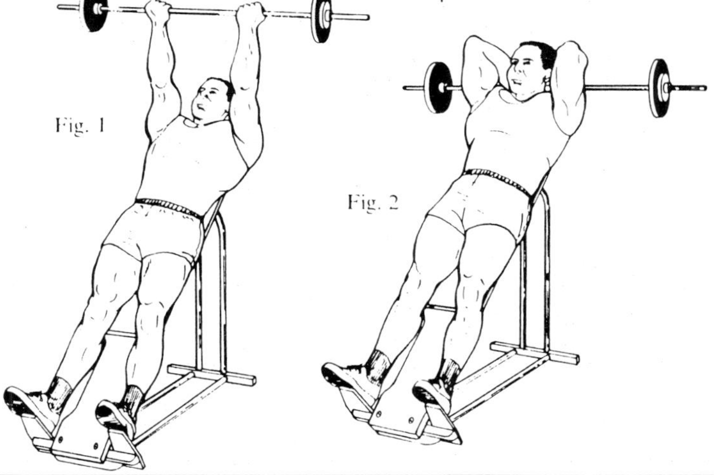

▲ *Curl* de tríceps con barra, asimiento medio invertido, sentado inclinado

Aguantar la barra con las manos separadas unos 30 cm y las palmas hacia arriba. Sentado en un banco inclinado con la espalda recta, la cabeza alta y los pies en los apoyos, hacer *press* de barra por encima de la cabeza con los brazos estirados. Inspirar y bajar la barra con un movimiento semicircular, flexionando los brazos por los codos pero manteniendo la parte superior de los brazos vertical durante el ejercicio. La barra tiene que bajar hasta tocar los antebrazos y los bíceps. Hacer *press* de barra hacia la posición inicial utilizando el mismo recorrido y espirar. Asegurar que la parte superior de los brazos queda pegada a los costados de la cabeza tanto como sea posible durante el ejercicio.

CURL DE TRÍCEPS CON BARRA, ASIMIENTO MEDIO INVERTIDO, SENTADO INCLINADO
Tríceps

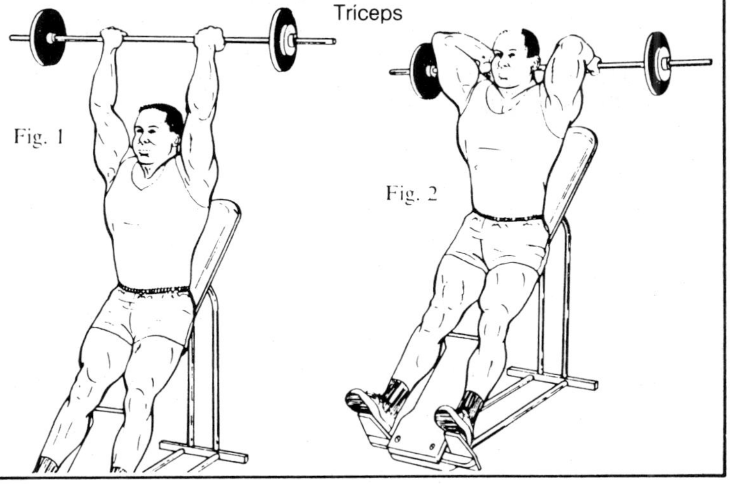

▲ *Press* de tríceps con barra, asimiento estrecho, tumbado

Aguantar la barra con las dos manos separadas unos 15 cm y las palmas hacia abajo. Tumbarse en un banco plano en posición supina, apoyando la cabeza y hacer *press* de barra con los brazos estirados y alineados con los hombros. Inspirar y bajar la barra hacia la parte inferior de los pectorales, manteniendo los brazos pegados a los costados mientras se sube y se baja el peso. Hacer *press* de barra hacia la posición inicial, concentrándose en los tríceps, y espirar.

PRESS DE TRÍCEPS CON BARRA, ASIMIENTO ESTRECHO, TUMBADO
Tríceps

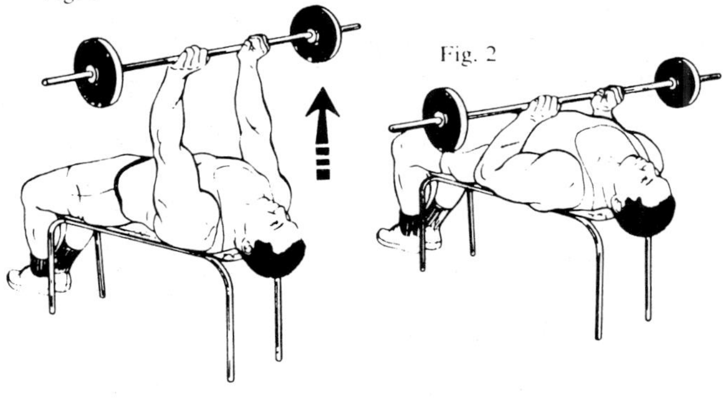

▲ *Press* de tríceps con barra, asimiento estrecho, tumbado inclinado

Tríceps

Aguantar la barra con las dos manos separadas unos 15 cm y las palmas hacia abajo. Tumbarse en un banco inclinado, apoyando la cabeza, hacer *press* de barra con los brazos estirados y alineados con los hombros. Inspirar y bajar la barra hacia la parte inferior de los pectorales, manteniendo los brazos pegados a los costados mientras se sube y se baja el peso. Hacer *press* de barra hacia la posición inicial, concentrándose en los tríceps, y espirar.

■ *Press* de tríceps en banco, asimiento medio, invertido

Tumbado en un banco plano en posición supina, aguantando una barra con los bra-

***PRESS* DE TRÍCEPS EN BANCO, ASIMIENTO MEDIO, INVERTIDO**

Triceps

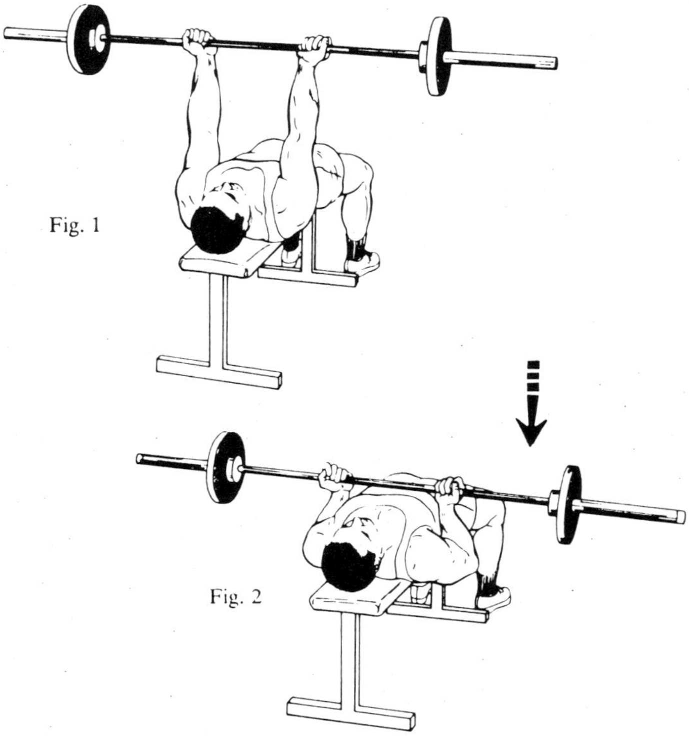

***PRESS* DE BANCO, ASIMIENTO INVERTIDO ESTRECHO**

Tríceps

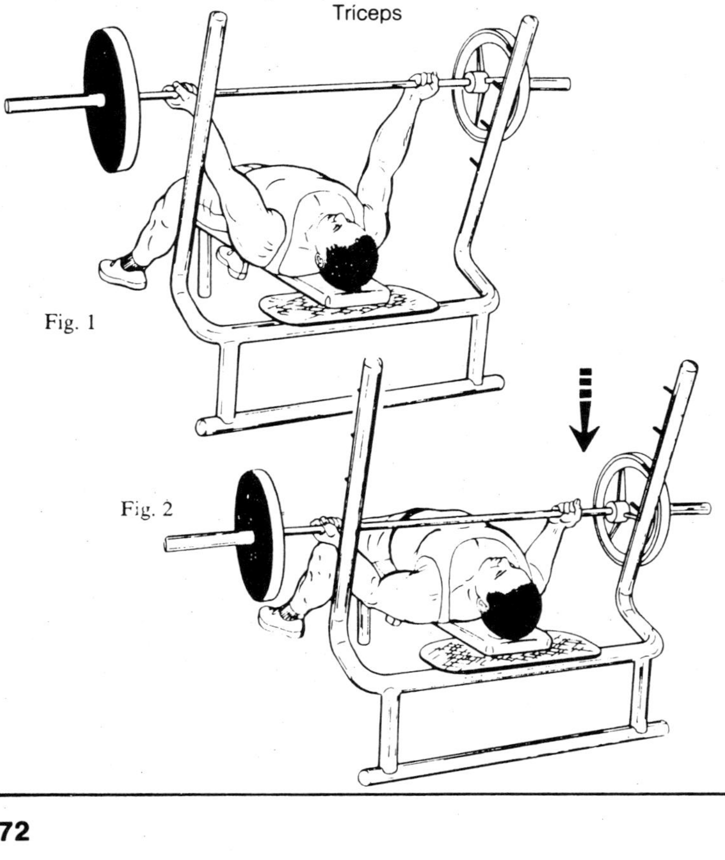

zos estirados por encima de los hombros, con un asimiento invertido y con las manos separadas unos 30 cm. Inspirar y bajar la barra hacia el pecho hasta tocarlo unos 2 cm por debajo de los pezones. Hacer *press* de barra hacia la posición inicial y espirar. Asegurar que los codos están pegados a los costados mientras se baja y se sube el peso.

■ *Press* de tríceps en banco, asimiento estrecho, invertido

Tríceps

Tumbado en un banco plano en posición supina, aguantando una barra con los brazos estirados por encima de los hombros, con un asimiento invertido y con las manos separadas unos 15 cm. Inspirar y bajar la barra hacia el pecho hasta tocarlo unos 2 cm por debajo de los pezones. Hacer *press* de barra hacia la posición inicial y espirar. Asegurar que los codos están pegados a los costados mientras se baja y se sube el peso.

■ *Press* de banco, asimiento invertido estrecho

Tumbarse en posición supina sobre un banco plano sosteniendo una barra a la longitud de los brazos encima de los hombros, empleando un asimiento invertido con una separación entre las manos de unos 60 cm. Inspirar y bajar la barra hasta el pecho a una altura aproximada de 2 cm debajo de los pezones. Volver a llevar la barra a la posición inicial y espirar. Asegurarse de mantener los codos hacia adentro junto a los lados al bajar y levantar la barra.

■ Golpe hacia atrás con barra tendido en posición supina, asimiento estrecho

Coger una barra con ambas manos, palmas hacia abajo, empleando un asimiento de unos 16 cm de separación. Tumbarse sobre un banco plano con la cabeza junto al extremo. Colocar la barra detrás de la cabeza manteniendo la parte superior de los brazos junto a los lados de la cabeza y paralela al suelo. La parte inferior de los brazos debería estar vertical al suelo. Inspirar y llevar la barra hacia arriba con un movimiento semicircular hasta que la parte inferior de los brazos también esté paralela al suelo. Hacer una pausa breve para contraer los tríceps y luego bajar lentamente la barra hasta la posición inicial utilizando el mismo recorrido y espirar.

■ Golpe hacia atrás con barra tendido sobre banco inclinado, asimiento estrecho

Tríceps

Coger una barra con ambas manos, palmas hacia abajo, empleando un asimiento de unos 16 cm de separación. Tumbarse sobre un banco inclinado con la cabeza lo más cercana posible al extremo. Colocar la barra detrás de la cabeza manteniendo la parte superior de los brazos junto a los lados de la cabeza y paralela al suelo. La parte inferior de los brazos debería estar vertical al suelo. Inspirar y llevar la barra hacia arriba con un movimiento semicircular hasta que la parte inferior de los brazos también quede paralela al suelo. Hacer una pausa breve para contraer los tríceps, luego bajar lentamente la barra hasta la posición inicial utilizando el mismo recorrido y espirar.

■ Golpe hacia atrás con barra tendido sobre banco inclinado, asimiento intermedio

Coger una barra con ambas manos, palmas hacia abajo, empleando un asimiento de unos 28 cm de separación. Tumbarse sobre un banco inclinado con la cabeza cerca del extremo. Colocar la barra detrás de la cabeza, manteniendo la parte superior de los brazos junto a los lados de la cabeza y la barra paralela al cuerpo. La parte inferior de los brazos debería estar vertical al suelo. Inspirar y llevar la barra hacia arriba con un movimiento simicircular hasta que la parte inferior de los brazos también quede paralela al cuerpo. Hacer una pausa breve para contraer los tríceps, luego bajar lentamente la barra hasta la posición inicial utilizando el mismo recorrido y espirar.

■ Golpe hacia atrás con barra tendido en posición supina, asimiento intermedio

Coger una barra con ambas manos, palmas hacia abajo, empleando un asimiento de unos 28 cm de separación. Tumbarse sobre un banco plano con la cabeza en el extremo de éste. Colocar la barra detrás de la cabeza, manteniendo la parte superior de los brazos junto a los lados de la cabeza y paralela al cuerpo. La parte inferior de los brazos debería estar vertical al suelo. Inspirar y llevar la barra hacia arriba con un movimiento semicircular hasta que la parte inferior de los brazos también quede paralela al cuerpo. Hacer una pausa breve para contraer los tríceps, luego bajar lentamente la barra hasta la posición inicial utilizando el mismo recorrido y espirar.

■ Golpe hacia atrás con barra tumbado sobre banco inclinado, asimiento invertido estrecho

Coger una barra con ambas manos, palmas hacia arriba, empleando un asimiento de unos 16 cm de separación. Tumbarse sobre un banco inclinado con la cabeza cerca del extremo. Colocar la barra detrás de la cabeza, manteniendo la parte superior de los brazos junto a los lados de la cabeza y paralela al suelo. La parte inferior de los brazos debería estar vertical al sue-

GOLPE HACIA ATRÁS CON BARRA TENDIDO EN POSICIÓN SUPINA, ASIMIENTO ESTRECHO
Tríceps

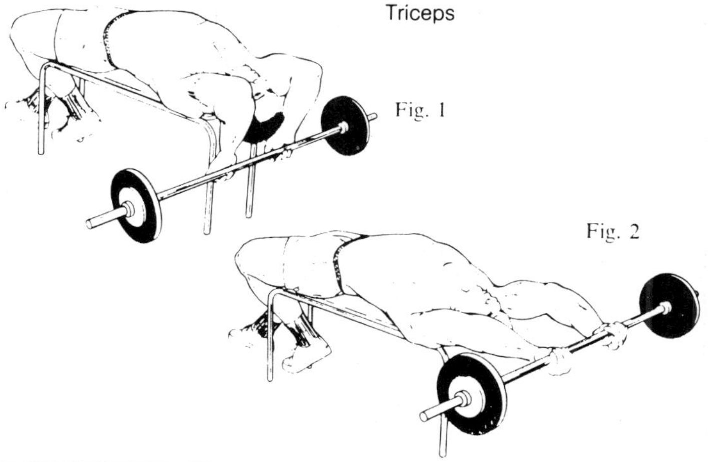

GOLPE HACIA ATRÁS CON BARRA TENDIDO SOBRE BANCO INCLINADO, ASIMIENTO INTERMEDIO
Tríceps

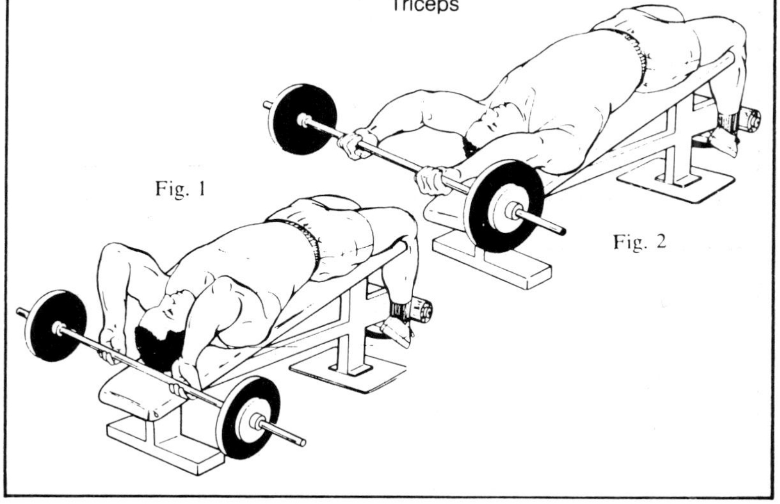

GOLPE HACIA ATRÁS CON BARRA TENDIDO EN POSICIÓN SUPINA, ASIMIENTO INTERMEDIO
Tríceps

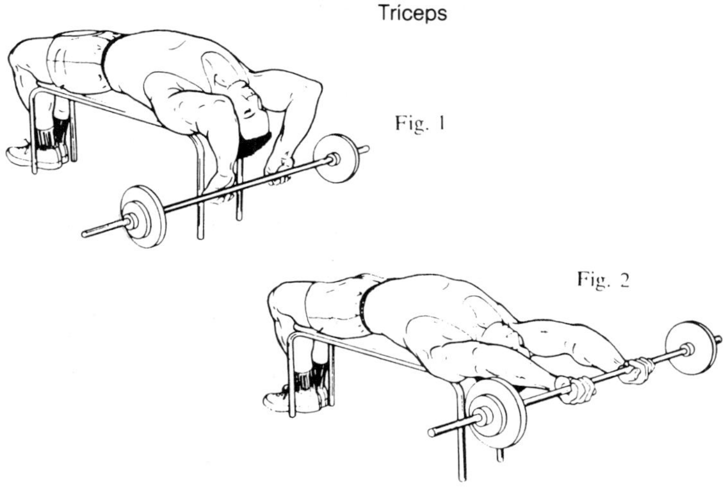

GOLPE HACIA ATRÁS CON BARRA TUMBADO SOBRE BANCO INCLINADO, ASIMIENTO INVERTIDO ESTRECHO

Triceps

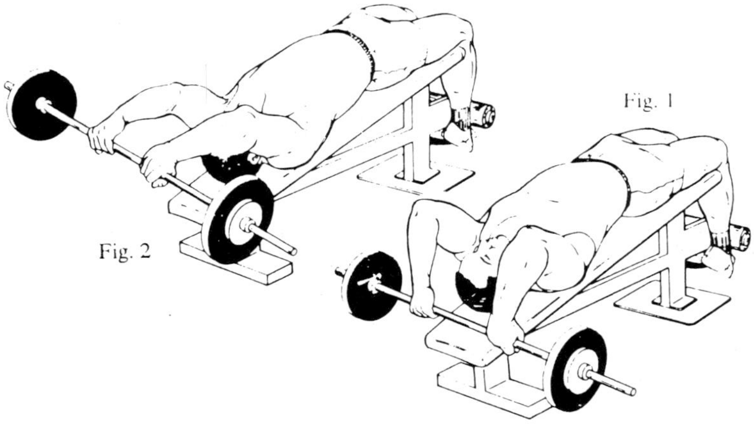

GOLPE HACIA ATRÁS CON BARRA TENDIDO EN POSICIÓN SUPINA, ASIMIENTO INVERTIDO Y ESTRECHO

Triceps

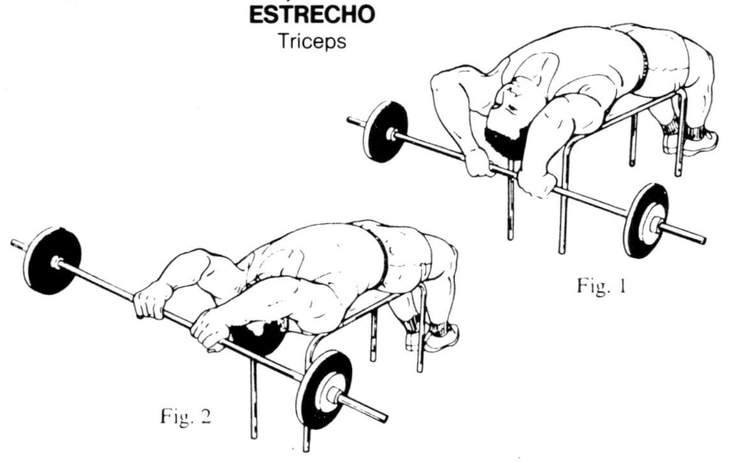

GOLPE HACIA ATRÁS CON BARRA TENDIDO SOBRE BANCO INCLINADO, ASIMIENTO INVERTIDO INTERMEDIO

Tríceps

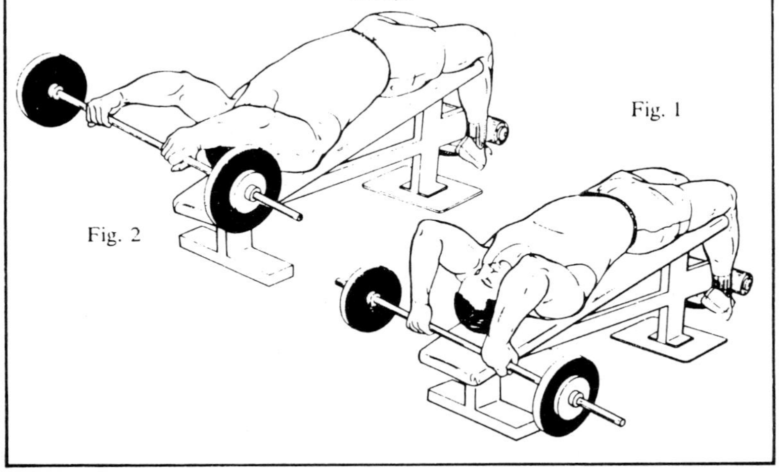

lo. Inspirar y llevar la barra hacia arriba con un movimiento semicircular hasta que la parte inferior de los brazos quede paralela al suelo. Hacer una pausa breve para contraer los tríceps, luego bajar lentamente la barra hasta la posición inicial utilizando el mismo recorrido y espirar.

■ Golpe hacia atrás con barra tendido en posición supina, asimiento invertido y estrecho

Coger una barra con ambas manos, palmas hacia arriba, empleando un asimiento de unos 16 cm de separación. Tumbarse sobre un banco plano con la cabeza cerca del extremo. Colocar la barra detrás de la cabeza, manteniendo la parte superior de los brazos junto a los lados de la cabeza y paralela al suelo. La parte inferior de los brazos debería estar vertical al suelo. Inspirar y llevar la barra hacia arriba con un movimiento semicircular hasta que la parte inferior de los brazos también quede paralela al suelo. Hacer una pausa breve para contraer los tríceps, luego bajar lentamente la barra a la posición inicial, utilizando el mismo recorrido y espirar.

■ Golpe hacia atrás con barra tendido sobre banco inclinado, asimiento invertido intermedio

Coger una barra con ambas manos, palmas hacia arriba, empleando un asimiento de unos 28 cm de separación. Tumbarse sobre un banco inclinado con la cabeza cerca del extremo. Colocar la barra detrás de la cabeza, manteniendo la parte superior de los brazos junto a los lados de la cabeza y paralela al suelo. La parte inferior de los brazos debería estar vertical al suelo. Inspirar y llevar la barra hacia arriba con un movimiento semicircular hasta que la parte inferior de los brazos también quede paralela al suelo. Hacer una pausa breve para contraer los tríceps, luego bajar lentamente la barra hasta la posición inicial utilizando el mismo recorrido y espirar.

■ Golpe hacia atrás con barra tendido en posición supina, asimiento invertido intermedio

Coger una barra con ambas manos, palmas hacia arriba, empleando un asimiento de unos 28 cm de separación. Tumbarse sobre un banco plano con la cabeza cerca del extremo. Colocar la barra detrás de la cabeza, manteniendo la parte superior de los brazos junto a los lados de la cabeza y paralela al suelo. La parte inferior de los brazos debería estar vertical al suelo. Inspirar y llevar la barra hacia arriba con un movimiento semicircular hasta que la parte inferior de los brazos también quede paralela al suelo. Hacer una pausa breve para contraer los tríceps, luego bajar lentamente la barra hasta la posición inicial utilizando el mismo recorrido y espirar.

▲ *Curl* con mancuerna, sentado

Coger una mancuerna con ambas manos y levantarla por encima de la cabeza hasta la longitud de los brazos, vertical al suelo. Al levantar la mancuerna, girar las manos hacia arriba hasta que los discos superiores queden descansando sobre las palmas mientras los pulgares permanecen alrededor del asa. Sentarse en el extremo de un banco plano con los pies firmemente plantados sobre el suelo, la espalda recta y la cabeza levantada. Mantener la parte superior de los brazos hacia adentro junto a los lados y bajar la mancuerna detrás de la cabeza con un movimiento semicircular, hasta que los antebrazos y los bíceps se toquen. Volver a llevar el peso a la posición inicial, empleando el mismo recorrido y espirar.

▲ *Curl* con mancuerna, de pie

Coger una mancuerna con ambas manos y levantarla por encima de la cabeza hasta la longitud de los brazos, vertical al suelo. Al levantar la mancuerna, girar las manos hacia arriba hasta que los discos superiores queden descansando sobre las palmas mientras los pulgares permanecen alrededor del asa. Colocarse de pie, erguido, con la cabeza levantada y los pies separados unops 32 cm. Mantener la parte superior de los brazos hacia adentro junto a los lados de la cabeza durante el ejercicio. Inspirar al bajar la mancuerna detrás de la cabeza con un movimiento semicircular hasta que los antebrazos y los bíceps se toquen. Volver a llevar la mancuerna a la posición inicial empleando el mismo recorrido y espirar.

▲ *Curl* con mancuerna, de rodillas

Tríceps

Coger una mancuerna con ambas manos y levantarla por encima de la cabeza hasta la longitud de los brazos, vertical al suelo, de rodillas sobre el suelo y sentado sobre los talones hasta que los músculos de los muslos y las pantorrillas se toquen. Al levantar la mancuerna, girar las manos hacia arriba hasta que los discos superiores queden descansando sobre las palmas mientras los pulgares permanecen alrededor del asa. Mantener la parte superior de los brazos hacia adentro junto a los lados de la cabeza durante el ejercicio. Inspirar al bajar la mancuerna detrás de la cabeza con un movimiento semicircular hasta que los antebrazos y los bíceps se toquen. Volver a llevar la mancuerna a la posición inicial empleando el mismo recorrido y espirar.

▲ *Curl* con mancuerna, sentado, espalda apoyada

Coger una mancuerna con ambas manos y levantarla por encima de la cabeza hasta la longitud de los brazos, vertical al suelo. Al levantar la mancuerna, girar las manos

GOLPE HACIA ATRÁS CON BARRA TENDIDO EN POSICIÓN SUPINA, ASIMIENTO INTERMEDIO

Tríceps

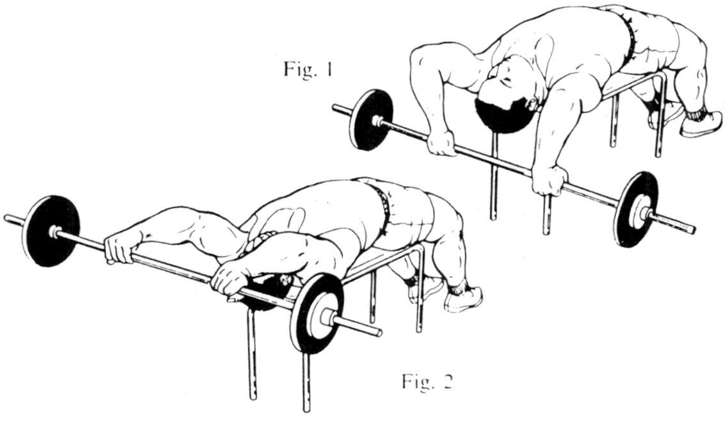

***CURL* CON MANCUERNA, SENTADO**

Tríceps

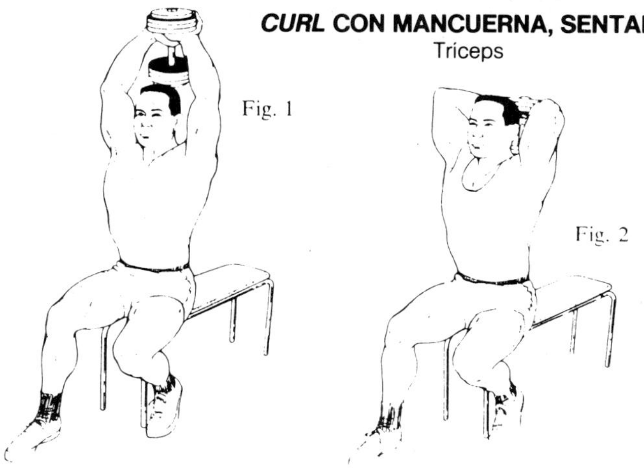

***CURL* CON MANCUERNA, DE PIE**

Tríceps

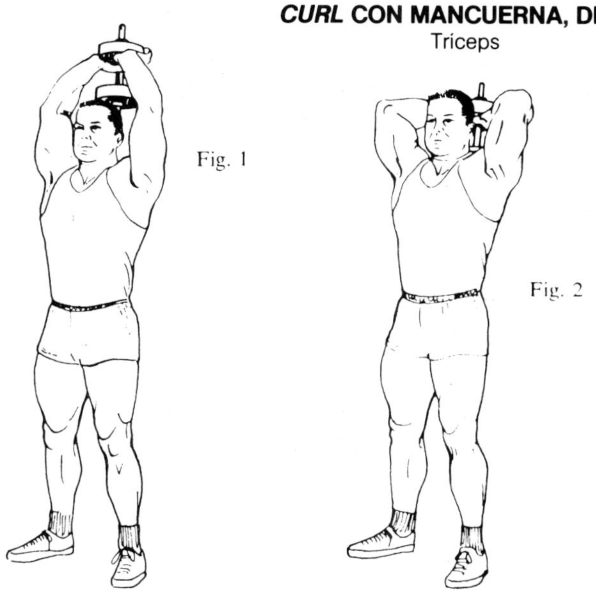

***CURL* CON MANCUERNA, SENTADO, ESPALDA APOYADA**
Triceps

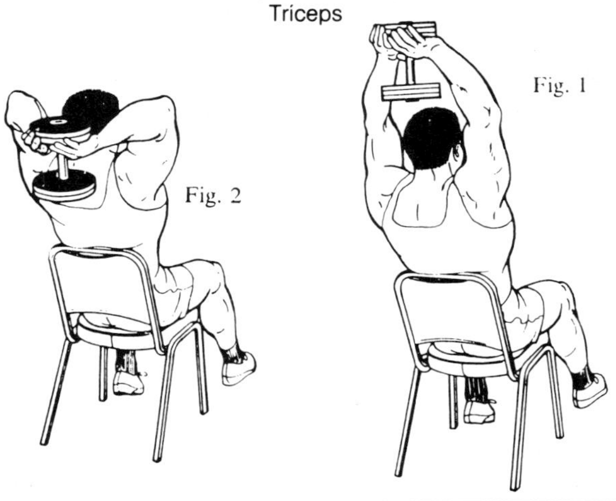

***CURL* CON MANCUERNA, SENTADO SOBRE BANCO INCLINADO**
Triceps

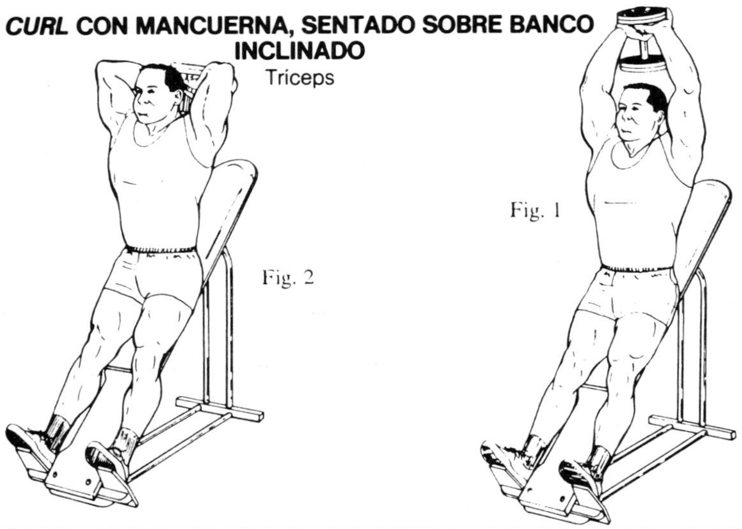

***CURL* CON MANCUERNA EN UN BRAZO, SOBRE BANCO INCLINADO**
Triceps

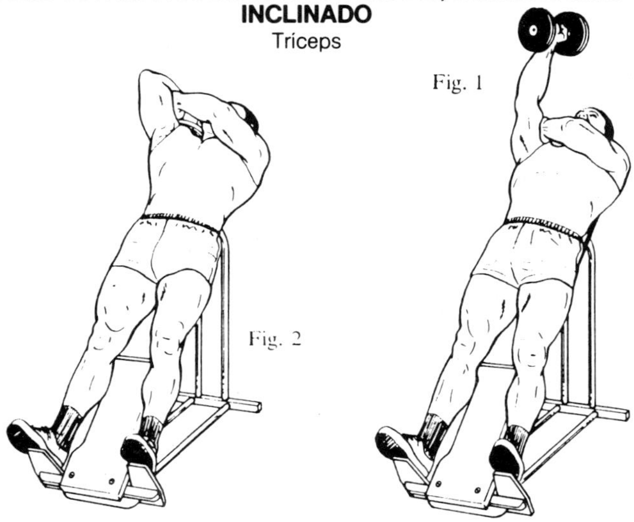

hacia arriba hasta que los discos superiores queden descansando sobre las palmas mientras los pulgares permanecen alrededor del asa. Sentarse sobre una silla con los pies firmemente plantados sobre el suelo y la espalda apoyada contra el respaldo mientras la cabeza está levantada. Mantener la parte superior de los brazos hacia adentro junto a los lados de la cabeza durante el ejercicio. Inspirar al bajar el peso detrás de la cabeza con un movimiento semicircular hasta que los antebrazos y los bíceps se toquen. Volver a llevar el peso a la posición inicial empleando el mismo recorrido y espirar.

▲ *Curl* con mancuerna, sentado sobre banco inclinado

Coger una mancuerna con ambas manos y levantarla por encima de la cabeza hasta la longitud de los brazos, vertical al suelo. Al levantar la mancuerna, girar las manos hacia arriba hasta que los discos superiores queden descansando sobre las palmas mientras los pulgares permancen alrededor del asa. Sentarse sobre el banco inclinado con los pies sobre los apoya-pies, la espalda recta y la cabeza levantada. Mantener la parte superior de los brazos hacia adentro junto a los lados de la cabeza durante el ejercicio. Inspirar al bajar el peso detrás de la cabeza con un movimiento semicircular hasta que los antebrazos y los bíceps se toquen. Volver a llevar el peso a la posición inicial empleando el mismo recorrido y espirar.

▲ *Curl* con mancuerna en un brazo, sobre banco inclinado

Coger una mancuerna con la mano derecha y levantarla por encima de la cabeza hasta la longitud de los brazos, tumbado de espaldas sobre un banco inclinado con la cabeza hacia abajo y los pies sobre los apoya-pies. Mantener el brazo derecho hacia dentro junto al lado derecho del rostro. Inspirar y llevar el peso directamente hacia abajo con un movimiento semicircular flexionando el brazo en el codo, pero manteniendo la parte superior del brazo vertical durante todo el ejercicio. La mancuerna debería bajarse hasta que el antebrazo y el bíceps se toquen. Volver a llevar la pesa a la posición inicial empleando el mismo recorrido y espirar. Hacer el número indicado de repeticiones con el brazo derecho y luego cambiar posiciones, realizando el mismo número de repeticiones con el brazo izquierdo.

▲ *Curl* con mancuerna en un brazo, de rodillas

Coger una mancuerna con la mano derecha y levantarla por encima de la cabeza hasta la longitud de los brazos, arrodillándose en el suelo y sentándose sobre los talones hasta que los músculos de los muslos y las pantorrillas se toquen. Mantener la espalda recta y la cabeza levantada, con la parte superior del brazo derecho hacia dentro junto al lado derecho del rostro. Inspirar y llevar el peso directamente hacia abajo con un movimiento semicircular flexionando el brazo en el codo, pero manteniendo la parte superior del brazo vertical durante todo el ejercicio. La mancuerna debería bajarse hasta que el antebrazo y el bíceps se toquen. Volver a llevar la mancuerna a la posición inicial empleando el mismo recorrido y espirar. Hacer el número indicado de repeticiones con el brazo derecho y luego cambiar posiciones, realizando el mismo número de repeticiones con el brazo izquierdo.

▲ *Curl* con mancuerna en un brazo, de pie

Coger una mancuerna con la mano derecha y llevarla encima de la cabeza hasta la longitud de los brazos, mientras se permanece de pie, erguido, con la espalda recta, la cabeza levantada y los pies a una distancia de 32 cm. Mantener el brazo derecho junto al lado derecho del rostro. Inspirar y llevar la mancuerna directamente hacia abajo con un movimiento semicircular flexionando el brazo en el codo, pero manteniendo la parte superior del brazo vertical durante todo el ejercicio. La mancuerna debería bajarse hasta que el antebrazo y el bíceps se toquen. Volver a llevar la mancuerna hasta la posición inicial utilizando el mismo recorrido y espirar. Hacer el número de repeticiones indicado y luego cambiar posiciones, efectuando el mismo número de repeticiones con el brazo izquierdo.

▲ *Curl* con mancuerna en un brazo, sentado sobre banco inclinado

Triceps

Coger una mancuerna con la mano derecha y llevarla encima de la cabeza hasta la longitud de los brazos, sentándose sobre un banco inclinado con la espalda recta, la cabeza levantada y los pies sobre los apoya-pies. Mantener el brazo derecho junto al lado derecho del rostro. Inspirar y llevar la mancuerna directamente hacia abajo con un movimiento semicircular flexionando el brazo en el codo, pero manteniendo la parte superior del brazo vertical durante todo el ejercicio. La mancuerna debería bajarse hasta que el antebrazo y el bíceps se toquen. Volver a llevar la mancuerna hasta la posición inicial utilizando el mismo recorrido y espirar. Hacer el número indicado de repeticiones con el brazo derecho y luego cambiar posiciones, realizando el mismo número de repeticiones con el brazo izquierdo.

▲ *Curl* con mancuerna en un brazo, sentado

Coger una mancuerna con la mano derecha y llevarla encima de la cabeza hasta la longitud de los brazos, sentándose en el

CURL CON MANCUERNA EN UN BRAZO, DE RODILLAS

Tríceps

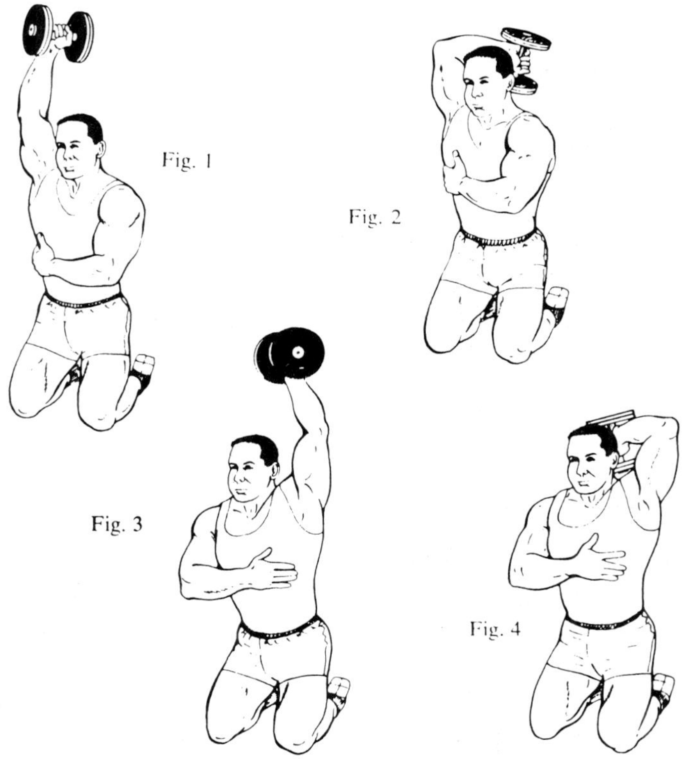

CURL CON MANCUERNA EN UN BRAZO, DE PIE

Triceps

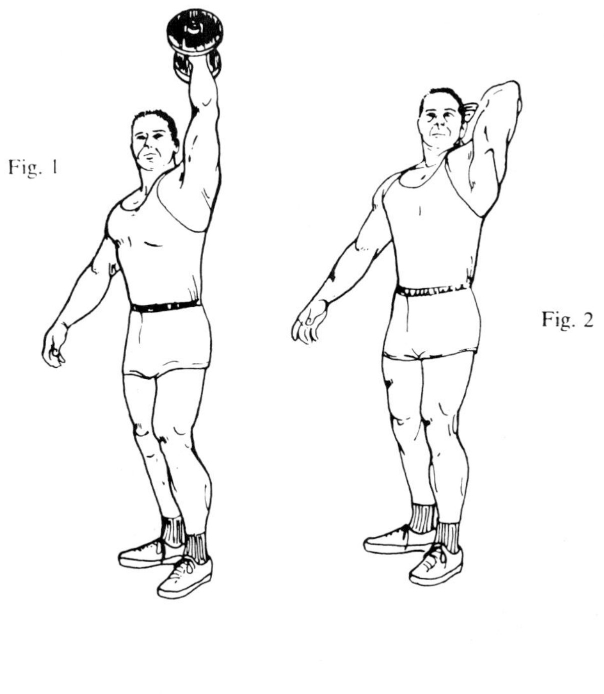

CURL CON MANCUERNA EN UN BRAZO, SENTADO

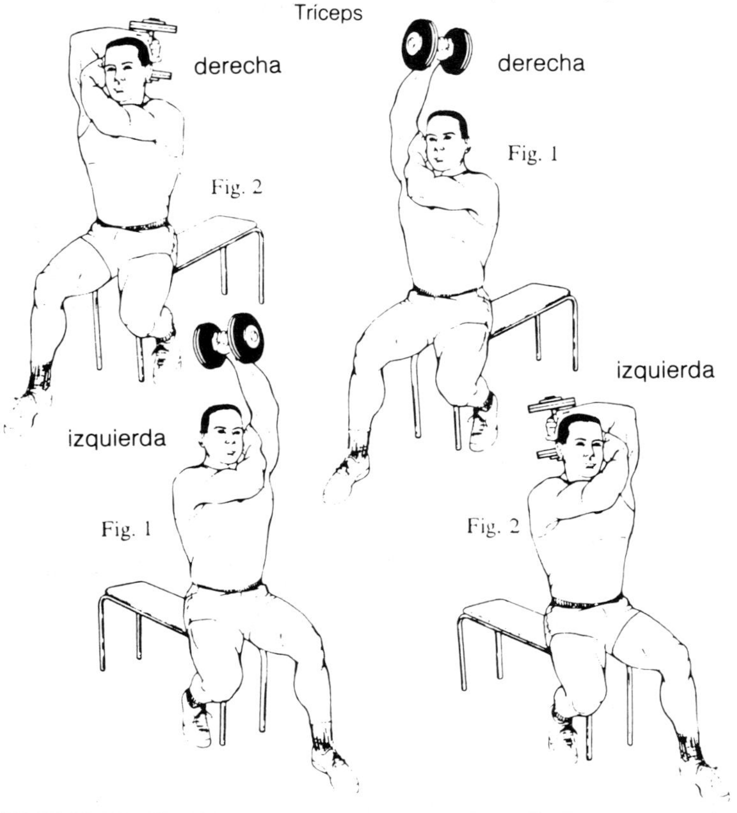

CURL CON MANCUERNA EN UN BRAZO, SENTADO, ESPALDA APOYADA

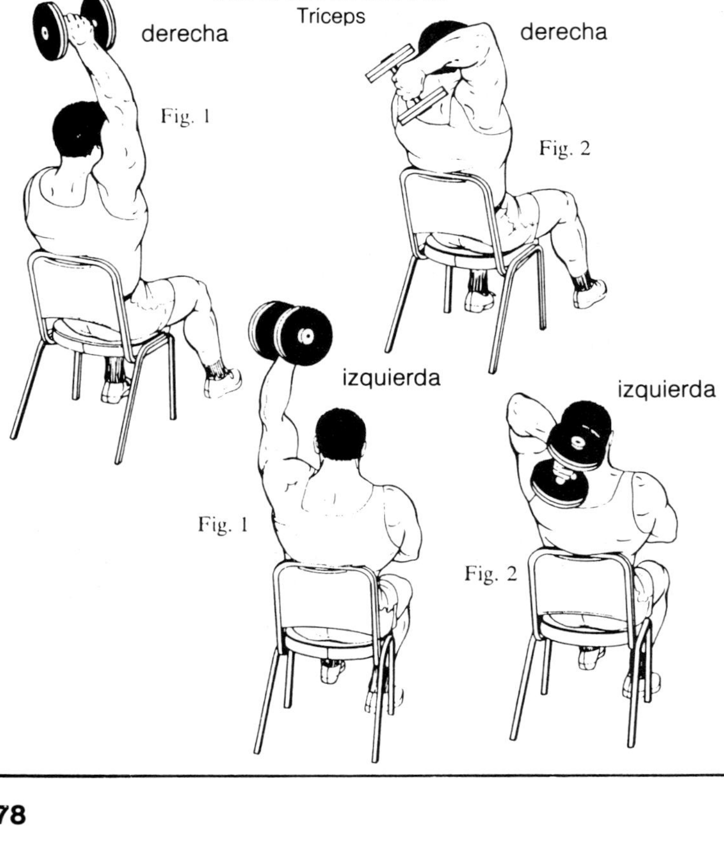

extremo de un banco con los pies separados unos 32 cm y plantados firmemente sobre el suelo. Mantener la cabeza levantada, la espalda recta y la parte superior del brazo junto al lado derecho del rostro. Inspirar y llevar la mancuerna directamente hacia abajo con un movimiento semicircular flexionando el brazo en el codo, pero manteniendo la parte superior del brazo vertical durante todo el ejercicio. La mancuerna debería bajarse hasta que el antebrazo y el bíceps se toquen. Volver a llevar la mancuerna hasta la posición inicial utilizando el mismo recorrido y espirar. Hacer el número indicado de repeticiones con el brazo derecho y luego cambiar posiciones, realizando el mismo número de repeticiones con el brazo izquierdo.

▲ *Curl* con mancuerna en un brazo, sentado, espalda apoyada

Coger una mancuerna con la mano derecha y llevarla encima de la cabeza hasta la longitud de los brazos, sentándose sobre una silla con la espalda contra el respaldo, cabeza levantada y pies plantados firmemente sobre el suelo. Mantener el brazo derecho junto al lado derecho del rostro. Inspirar y llevar la mancuerna directamente hacia abajo con un movimiento semicircular flexionando el brazo en el codo, pero manteniendo la parte superior del brazo vertical durante todo el ejercicio. La mancuerna debería bajarse hasta que el antebrazo y el bíceps se toquen. Volver a llevar la mancuerna hasta la posición inicial utilizando el mismo recorrido y espirar. Hacer el número indicado de repeticiones con el brazo derecho y luego cambiar posiciones, realizando el mismo número de repeticiones con el brazo izquierdo.

▲ *Curl* con mancuerna en un brazo, tendido en posición supina

Tumbarse sobre un banco plano con la cabeza sobre el extremo del banco apuntando hacia el suelo. Sostener la mancuerna con la mano derecha hasta la longitud del brazo, manteniéndola en línea con el hombro derecho. Inspirar y llevar la mancuerna directamente hacia abajo con un movimiento semicircular flexionando el brazo en el codo, pero manteniendo la parte superior del brazo vertical durante todo el ejercicio. La mancuerna debería bajarse hasta que el antebrazo y el bíceps se toquen. Volver a llevar la mancuerna a la posición inicial utilizando el mismo recorrido y espirar. Hacer el número indicado de repeticiones con el brazo derecho y luego cambiar posiciones, realizando el mismo número de repeticiones con el brazo izquierdo.

▲ *Curl* con mancuerna en un brazo, tendido sobre el suelo

Tumbarse sobre el suelo con la cabeza hacia abajo. Sostener una mancuerna con la mano derecha hasta la longitud del brazo, manteniéndola en línea con el hombro derecho. Inspirar y llevar la mancuerna directamente hacia abajo con un movimiento semicircular flexionando el brazo en el codo, pero manteniendo la parte superior del brazo vertical durante todo el ejercicio. La mancuerna debería bajarse hasta que el antebrazo y el bíceps se toquen. Volver a llevar la mancuerna a la posición inicial utilizando el mismo recorrido y espirar. Hacer el número indicado de repeticiones con el brazo derecho y luego cambiar posiciones, realizando el mismo número de repeticiones con el brazo izquierdo.

▲ *Curl* con mancuerna en un brazo, tendido sobre banco inclinado

Tumbarse de espaldas sobre un banco inclinado con la cabeza sobre el banco y la barbilla apuntando hacia arriba. Sostener una mancuerna con la mano derecha hasta la longitud del brazo, manteniéndola en línea con el hombro derecho. Inspirar y llevar la mancuerna directamente hacia abajo con un movimiento semicircular flexionando el brazo en el codo, pero manteniendo la parte superior del brazo vertical durante todo el ejercicio. La mancuerna debería bajarse hasta que el antebrazo y el bíceps se toquen. Volver a llevar la mancuerna a la posición inicial utilizando el mismo recorrido y espirar. Hacer el número indicado de repeticiones con el brazo derecho y luego cambiar posiciones, realizando el mismo número de repeticiones con el brazo izquierdo.

▲ Extensión con una mancuerna, de pie, inclinado hacia adelante, cabeza apoyada

Sostener una mancuerna con la mano derecha, palma hacia adentro. Inclinarse doblando la cintura hasta que la parte superior del cuerpo esté paralela al suelo. Colocar la frente sobre un objeto cómodo para ayudar a aguantar la parte superior del cuerpo, con las piernas ligeramente flexionadas en las rodillas. Llevar la parte superior del brazo derecho hacia el lado derecho y mantener la parte inferior del brazo vertical. Inspirar y llevar la mancuerna hacia atrás con un movimiento semicircular hasta que todo el brazo esté paralelo al suelo. Sostener la mancuerna en la posición máxima durante un momento para contraer el tríceps, luego bajar lentamente el peso hasta la posición inicial y espirar. Hacer el número indicado de repeticiones sobre el lado derecho y luego cambiar posiciones, realizando el mismo número de repeticiones sobre el lado izquierdo.

▲ Extensión con una manuerna, de rodillas, inclinado

Sostener una mancuerna con la mano derecha, palma hacia adentro. Arrodillarse en el suelo hasta que los músculos de los muslos y las pantorrillas se toquen. Incli-

CURL CON MANCUERNA EN UN BRAZO, TENDIDO EN POSICIÓN SUPINA
Tríceps

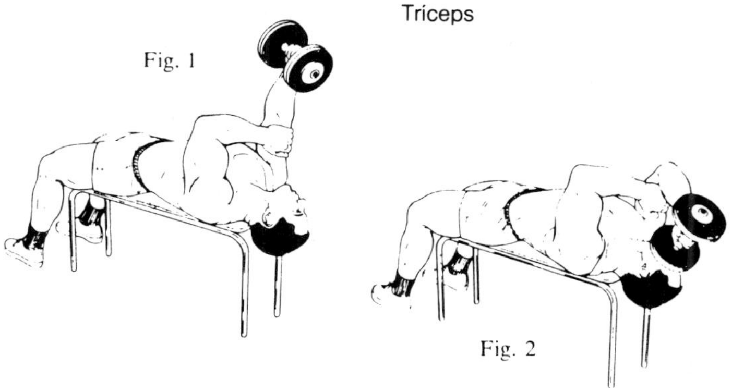

CURL CON MANCUERNA EN UN BRAZO TENDIDO EN EL SUELO
Tríceps

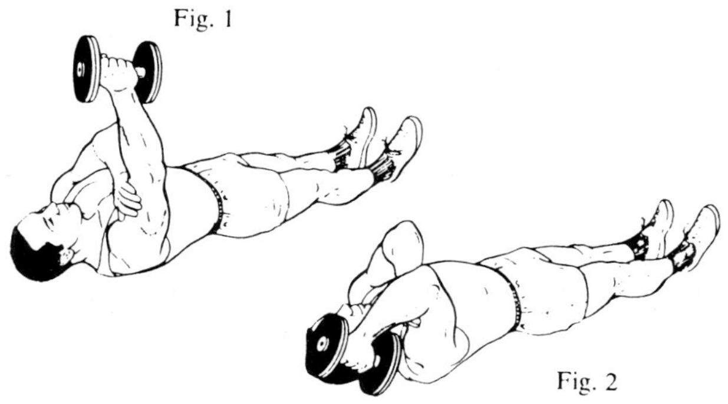

CURL CON MANCUERNA EN UN BRAZO, TENDIDO SOBRE BANCO INCLINADO
Tríceps

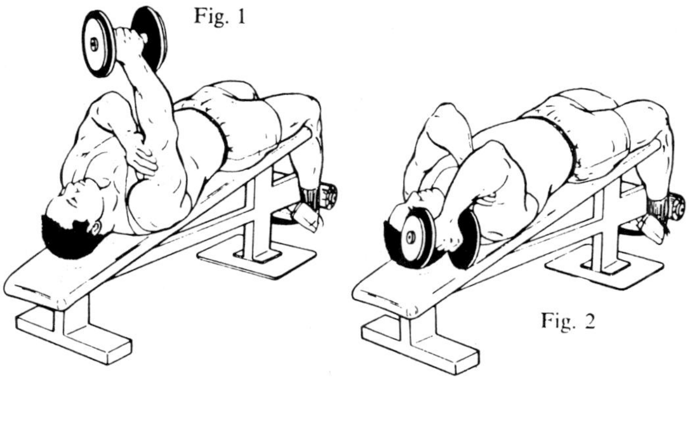

EXTENSIÓN CON UNA MANCUERNA, DE PIE, INCLINADO HACIA ADELANTE, CABEZA APOYADA

Tríceps

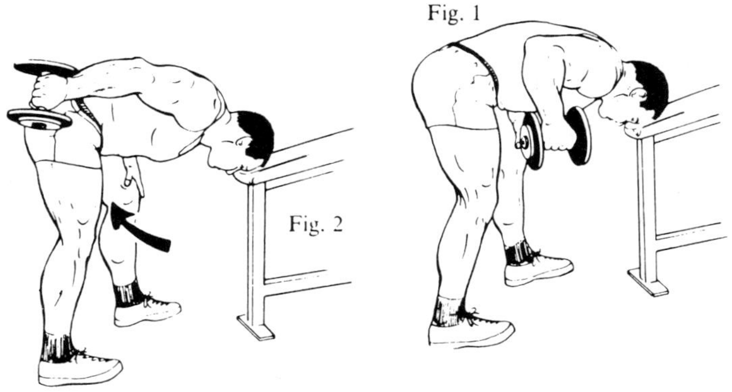

Fig. 1 Fig. 2

EXTENSIÓN CON UNA MANCUERNA, DE RODILLAS, INCLINADO

Tríceps

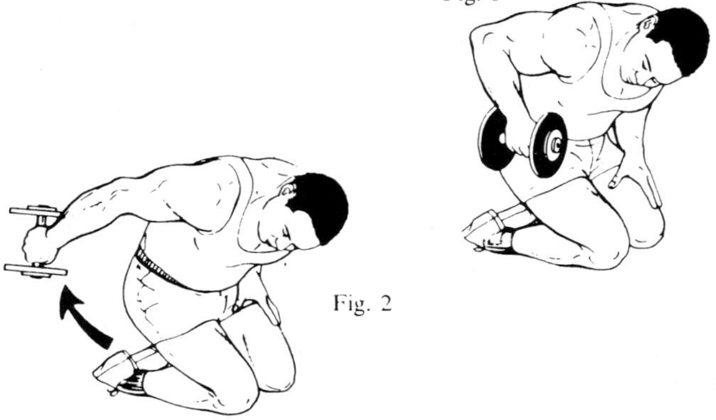

Fig. 1 Fig. 2

EXTENSIÓN CON UNA MANCUERNA, SENTADO, INCLINADO

Tríceps

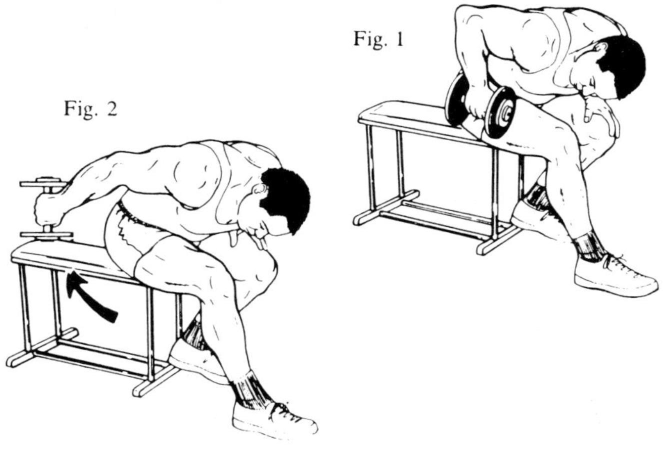

Fig. 1 Fig. 2

narse doblando la cintura, colocando la parte superior del cuerpo sobre la parte superior de los muslos. Llevar la parte superior del brazo derecho hacia el lado derecho y mantener la parte inferior del brazo vertical. Inspirar y llevar la mancuerna hacia atrás con un movimiento semicircular hasta que todo el brazo esté paralelo al suelo. Sostener la mancuerna en la posición máxima durante un momento para contraer el tríceps, luego bajar lentamente el peso hasta la posición inicial y espirar. Hacer el número indicado de repeticiones sobre el lado derecho y luego cambiar posiciones, realizando el mismo número de repeticiones sobre el lado izquierdo.

▲ Extensión con una mancuerna, sentado, inclinado

Sostener una mancuerna con la mano derecha, palma hacia adentro. Sentarse en el extremo de un banco plano con los pies firmemente plantados sobre el suelo e inclinarse doblando la cintura, colocando la parte superior del pecho sobre la parte superior de los muslos. Llevar la parte superior del brazo derecho hacia el lado derecho y mantener la parte inferior del brazo vertical. Inspirar y llevar la mancuerna hacia atrás con un movimiento semicircular hasta que todo el brazo esté paralelo al suelo. Sostener la mancuerna en la posición máxima durante un momento para contraer el tríceps, luego bajar lentamente el peso hasta la posición inicial y espirar. Hacer el número indicado de repeticiones sobre el lado derecho y luego cambiar posiciones, realizando el mismo número de repeticiones sobre el lado izquierdo.

▲ Extensión con una mancuerna, de pie, inclinado

Sostener una mancuerna con la mano derecha, palma hacia adentro. Inclinarse doblando la cintura hasta que la parte superior del cuerpo esté paralela al suelo. Llevar la parte superior del brazo derecho hacia el lado derecho y mantener la parte inferior del brazo vertical. Inspirar y llevar la mancuerna hacia atrás con un movimiento semicircular hasta que todo el brazo esté paralelo al suelo. Sostener la mancuerna en la posición máxima durante un momento para contraer el tríceps, luego bajar lentamente el peso hasta la posición inicial y espirar. Hacer el número indicado de repeticiones sobre el lado derecho y luego cambiar posiciones, realizando el mismo número de repeticiones sobre el lado izquierdo.

■ *Curl* con dos mancuernas sobre banco inclinado

Coger una mancuerna en cada mano y tumbarse de espaldas sobre un banco inclinado con la cabeza hacia abajo y los pies sobre el apoya-pies. Llevar las mancuernas encima de la cabeza hasta la longitud del brazo sobre los hombros. Inspirar y llevar ambas mancuernas directamente hacia abajo con un movimiento semicircular flexionando los brazos en el codo, pero manteniendo la parte superior de éstos vertical durante todo el ejercicio. Las mancuernas deberían bajarse hasta que los antebrazos y los bíceps se toquen. Volver a llevar las mancuernas a la posición inicial utilizando el mismo recorrido y espirar. Tratar de mantener la parte superior de los brazos junto a los lados de la cara, pero le resultará difícil hacerlo.

■ *Curl* con dos mancuernas, sentado sobre banco inclinado

Coger una mancuerna en cada mano y sentarse sobre un banco inclinado con la espalda recta, la cabeza levantada y los pies sobre el apoya-pies. Llevar las mancuernas encima de la cabeza hasta la longitud del brazo sobre los hombros. Inspirar y llevar ambas mancuernas directamente hacia abajo con un movimiento semicircular flexionando los brazos en el codo, pero manteniendo la parte superior de éstos vertical durante todo el ejercicio. Las mancuernas deberían bajarse hasta que los antebrazos y los bíceps se toquen. Volver a llevar las mancuernas a la posición inicial utilizando el mismo recorrido y espirar. Tratar de mantener la parte superior de los brazos junto a los lados de la cara, pero le resultará difícil hacerlo.

■ *Curl* con dos mancuernas, de rodillas

Coger una mancuerna en cada mano y arrodillarse en el suelo, sentándose hasta que los músculos de los muslos y las pantorrillas se toquen. Mantener la espalda recta y la cabeza levantada. Llevar las mancuernas encima de la cabeza hasta la longitud de los brazos sobre los hombros. Inspirar y llevar ambas mancuernas directamente hacia abajo con un movimiento semicircular flexionando los brazos en el codo, pero manteniendo la parte superior de éstos vertical durante todo el ejercicio. Las mancuernas deberían bajarse hasta que los antebrazos y los bíceps se toquen. Volver a llevar las mancuernas a la posición inicial utilizando el mismo recorrido y espirar. Tratar de mantener la parte superior de los brazos junto a los lados de la cara, pero le resultará difícil hacerlo.

■ *Curl* con dos mancuernas, sentado

Coger una mancuerna en cada mano y sentarse en el extremo de un banco plano con la espalda recta, la cabeza levantada y los pies firmemente plantados sobre el suelo. Llevar las mancuernas encima de la cabeza hasta la longitud de los brazos sobre los hombros. Inspirar y llevar ambas mancuernas directamente hacia abajo con un movimiento semicircular flexionando los brazos en el codo, pero manteniendo la parte superior de éstos vertical durante

EXTENSIÓN CON UNA MANCUERNA, DE PIE, INCLINADO
Tríceps

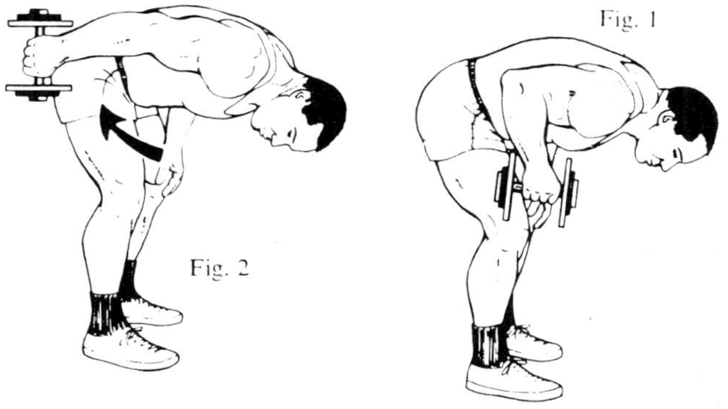

***CURL* CON DOS MANCUERNAS SOBRE BANCO INCLINADO**
Tríceps

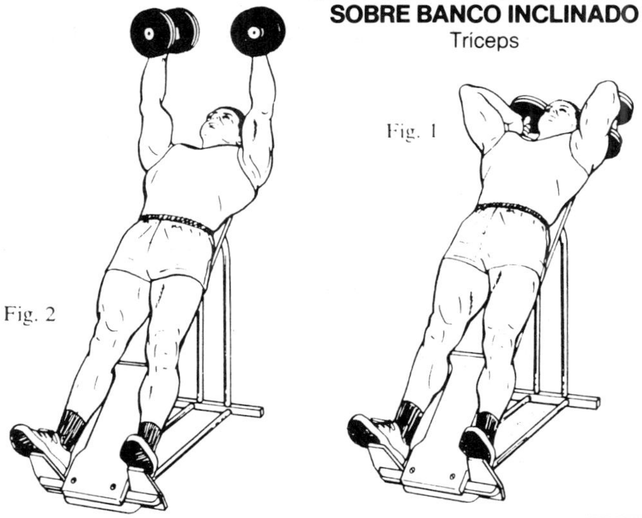

***CURL* CON DOS MANCUERNAS, SENTADO SOBRE BANCO INCLINADO**
Tríceps

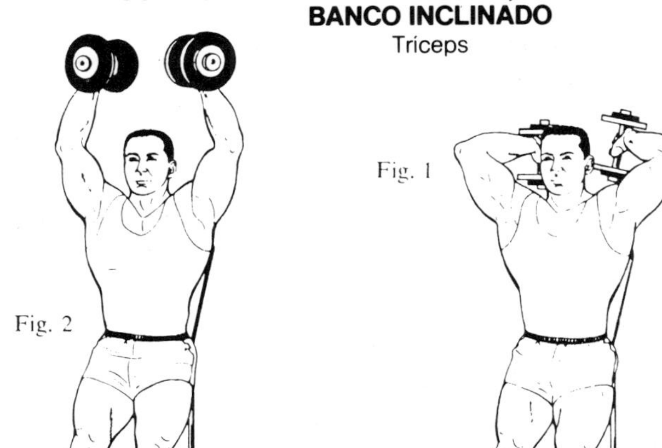

***CURL* CON DOS MANCUERNAS, DE RODILLAS**
Triceps

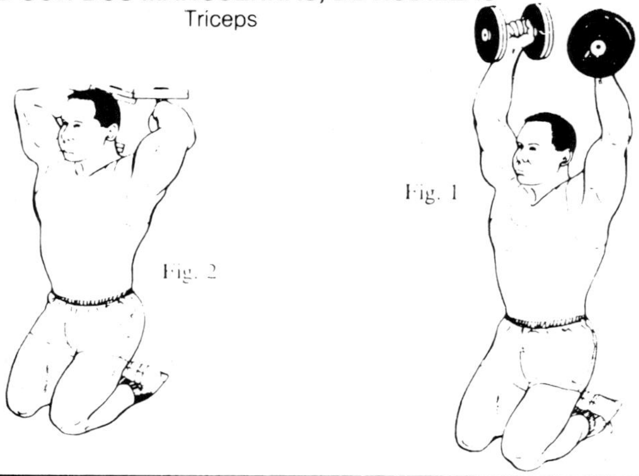

***CURL* CON DOS MANCUERNAS, SENTADO**
Triceps

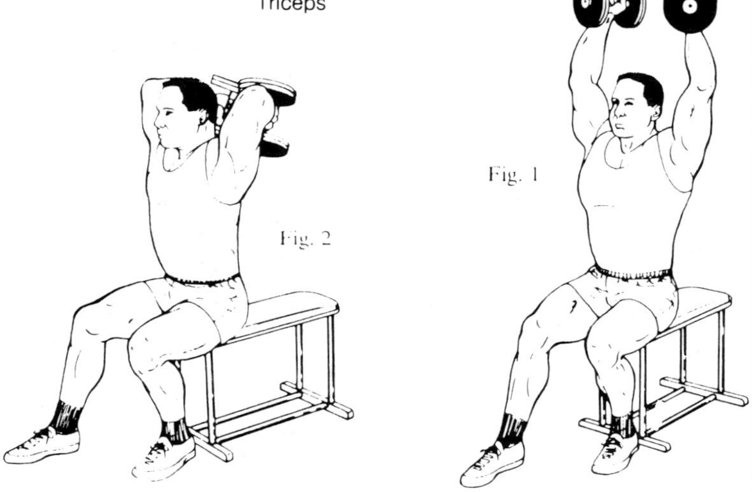

***CURL* CON DOS MANCUERNAS, DE PIE**
Triceps

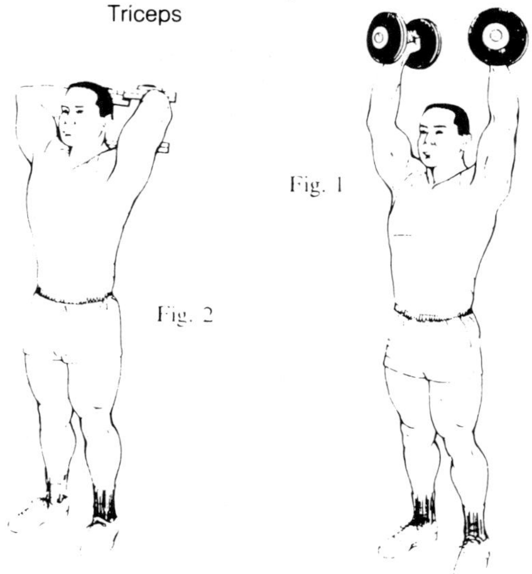

todo el ejercicio. Las mancuernas deberían bajarse hasta que los antebrazos y los bíceps se toquen. Volver a llevar las mancuernas a la posición inicial utilizando el mismo recorrido y espirar. Tratar de mantener la parte superior de los brazos junto a los lados de la cara, pero le resultará difícil hacerlo.

■ *Curl* con dos mancuernas, de pie

Coger una mancuerna en cada mano y permanecer de pie, erguido, con la espalda recta, la cabeza levantada, y caderas y piernas trabadas. Llevar las mancuernas encima de la cabeza hasta la longitud de los brazos sobre los hombros. Inspirar y llevar ambas mancuernas directamente hacia abajo con un movimiento semicircular flexionando los brazos en el codo, pero manteniendo la parte superior de éstos vertical durante todo el ejercicio. Las mancuernas deberían bajarse hasta que los antebrazos y los bíceps se toquen. Volver a llevar las mancuernas a la posición inicial utilizando el mismo recorrido y espirar.

▲ *Curl* con dos mancuernas, sentado, espalda apoyada

Triceps

Coger una mancuerna en cada mano y sentarse sobre una silla con la espalda contra el respaldo, la cabeza levantada y los pies firmemente plantados en el suelo. Llevar las mancuernas encima de la cabeza hasta la longitud de los brazos sobre los hombros. Inspirar y llevar ambas mancuernas directamente hacia abajo con un movimiento semicircular flexionando los brazos en el codo, pero manteniendo la parte superior de éstos vertical durante todo el ejercicio. Las mancuernas deberían bajarse hasta que los antebrazos y los bíceps se toquen. Volver a llevar las mancuernas a la posición inicial utilizando el mismo recorrido y espirar.

▲ *Curl* con dos mancuernas, tendido en posición supina

Tumbarse sobre un banco plano. Sostener una mancuerna en cada mano y llevarlas hasta la longitud de los brazos, manteniéndolas en línea con los hombros. Inspirar y llevar ambas mancuernas directamente hacia abajo con un movimiento semicircular flexionando los brazos en el codo, pero manteniendo la parte superior de éstos vertical durante todo el ejercicio. Las mancuernas deberían bajarse hasta que los antebrazos y los bíceps se toquen. Volver a llevar las mancuernas a la posición inicial utilizando el mismo recorrido y espirar.

▲ *Curl* con dos mancuernas, tendido sobre banco inclinado

Tumbarse sobre un banco inclinado. Sostener una mancuerna en cada mano y llevarlas hasta la longitud de los brazos, manteniéndolas en línea con los hombros. Inspirar y llevar ambas mancuernas directamente hacia abajo con un movimiento semicircular flexionando los brazos en el codo, pero manteniendo la parte superior de éstos vertical durante todo el ejercicio. Las mancuernas deberían bajarse hasta que los antebrazos y los bíceps se toquen. Volver a llevar las mancuernas a la posición inicial utilizando el mismo recorrido y espirar.

▲ *Curl* con dos mancuernas tendido en el suelo

Tumbarse en el suelo. Sostener una mancuerna en cada mano y llevarlas hasta la longitud de los brazos, manteniéndolas en línea con los hombros. Inspirar y llevar ambas mancuernas directamente hacia abajo con un movimiento semicircular flexionando los brazos en el codo, pero manteniendo la parte superior de éstos vertical durante todo el ejercicio. Las mancuernas deberían bajarse hasta que los antebrazos y los bíceps se toquen. Volver a llevar las mancuernas a la posición inicial utilizando el mismo recorrido y espirar.

■ *Curl* con mancuernas sobre banco inclinado, alternativamente

Tumbarse sobre un banco inclinado. Sostener una mancuerna en cada mano y llevarlas hasta la longitud de los brazos, manteniéndolas en línea con los hombros. Inspirar y llevar la mancuerna de la mano derecha directamente hacia abajo con un movimiento semicircular flexionando el brazo en el codo, pero manteniendo la parte superior del brazo vertical. La mancuerna debería bajarse hasta que el antebrazo y el bíceps se toquen. Volver a llevar la mancuerna a la posición inicial empleando el mismo recorrido y espirar. Ahora inspirar y bajar la mancuerna de la mano izquierda de manera similar, regresar a la posición inicial y espirar. Alternar brazo derecho y brazo izquierdo hasta completar el número indicado de repeticiones.

■ *Curl* con mancuernas, de pie, alternativamente

Sostener una mancuerna en cada mano y llevarlas hasta la longitud de los brazos encima de la cabeza, manteniendo la espalda recta, la cabeza levantada y los pies separados unos 32 cm. Mantener las mancuernas verticales al suelo y por encima de la cabeza. Inspirar y llevar la mancuerna de la mano derecha directamente hacia abajo con un movimiento semicircular flexionando el brazo en el codo, pero manteniendo la parte superior del brazo vertical. La mancuerna debería bajarse hasta que el antebrazo y el bíceps se toquen. Volver a llevar la mancuerna a la posición inicial empleando el mismo recorrido y espirar. Ahora inspirar y bajar la mancuerna de la

***CURL* CON DOS MANCUERNAS, TENDIDO EN POSICIÓN SUPINA**
Tríceps

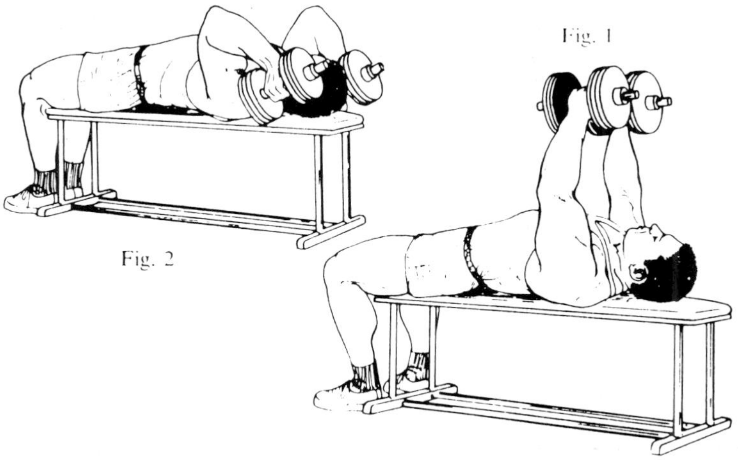

***CURL* CON DOS MANCUERNAS, TENDIDO SOBRE BANCO INCLINADO**
Tríceps

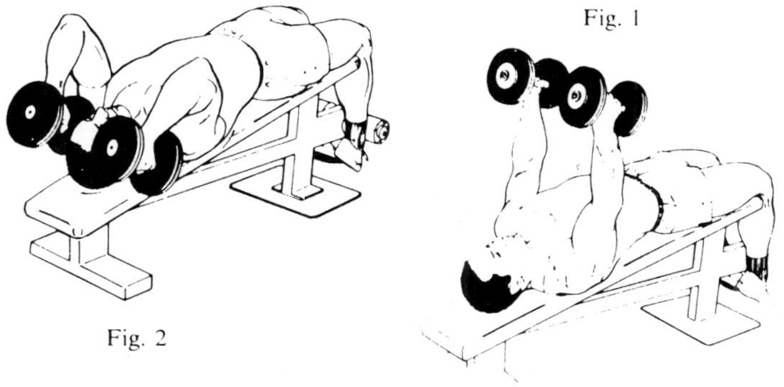

***CURL* CON MANCUERNAS SOBRE BANCO INCLINADO ALTERNATIVAMENTE**
Tríceps

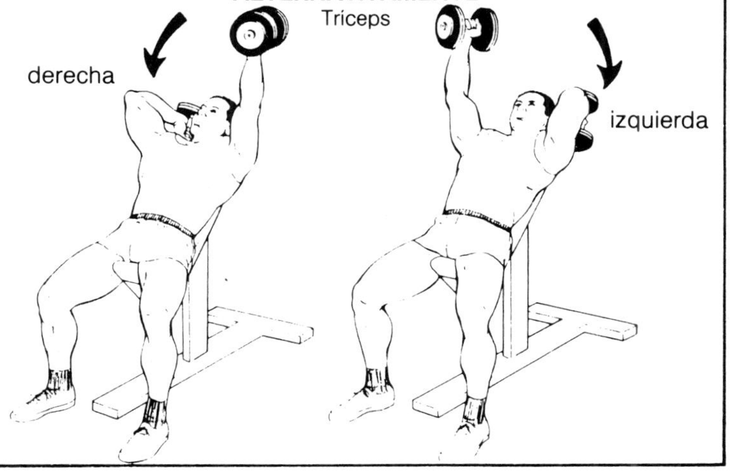

CURL CON MANCUERNAS, DE PIE, ALTERNATIVAMENTE

Triceps

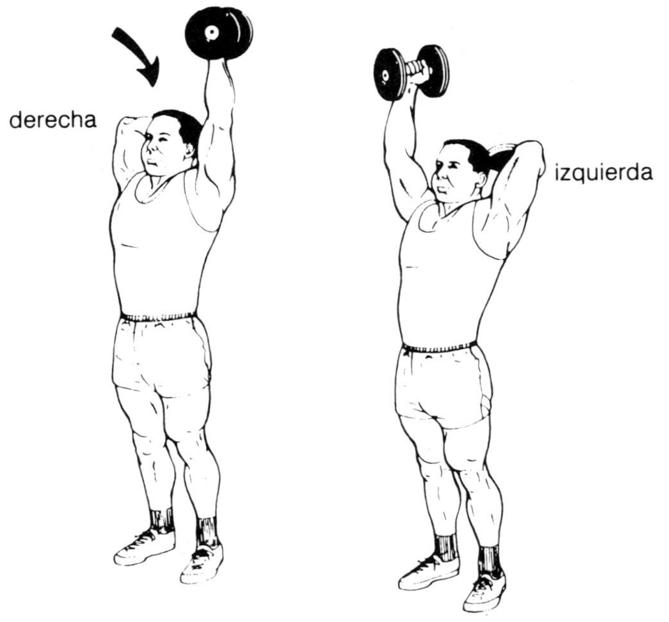

CURL CON MANCUERNAS, SENTADO SOBRE BANCO INCLINADO ALTERNATIVAMENTE

Triceps

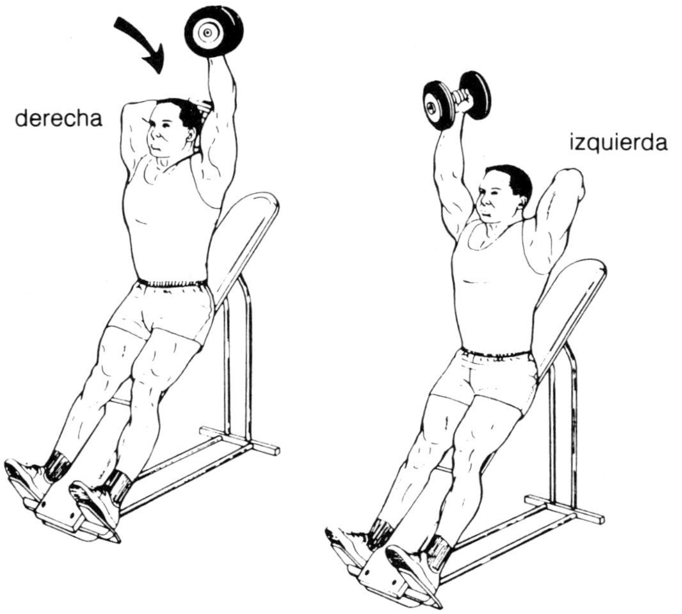

mano izquierda de manera similar, regresar a la posición inicial y espirar. Alternar brazo derecho y brazo izquierdo hasta completar el número indicado de repeticiones.

■ *Curl* con mancuernas sentado sobre banco inclinado, alternativamente

Sostener una mancuerna en cada mano y llevarlas hasta la longitud de los brazos encima de la cabeza, mientras se permanece sentado sobre un banco inclinado con la espalda recta, la cabeza levantada y los pies plantados sobre el apoya-pies. Mantener las mancuernas verticales al suelo y por encima de la cabeza. Inspirar y llevar la mancuerna de la mano derecha directamente hacia abajo con un movimiento semicircular flexionando el brazo en el codo, pero manteniendo la parte superior del brazo vertical. La mancuerna debería bajarse hasta que el antebrazo y el bíceps se toquen. Volver a llevar la mancuerna a la posición inicial empleando el mismo recorrido y espirar. Ahora inspirar y bajar la mancuerna de la mano izquierda de manera similar, regresar a la posición inicial y espirar. Alternar brazo derecho y brazo izquierdo hasta completar el número indicado de repeticiones.

◘ *Curl* con mancuernas sentado, espalda apoyada, alternativamente

Sostener una mancuerna en cada mano y llevarlas hasta la longitud de los brazos encima de la cabeza, mientras se permanece sentado sobre una silla con la espalda contra el respaldo, la cabeza levantada y los pies firmemente plantados en el suelo. Mantener las mancuernas verticales al suelo y por encima de la cabeza. Inspirar y llevar la mancuerna de la mano derecha directamente hacia abajo con un movimiento semicircular flexionando el brazo en el codo, pero manteniendo la parte superior del brazo vertical. La mancuerna debería bajarse hasta que el antebrazo y el bíceps se toquen. Volver a llevar la mancuerna a la posición inicial empleando el mismo recorrido y espirar. Ahora inspirar y bajar la mancuerna de la mano izquierda de manera similar, regresar a la posición inicial y espirar. Alternar brazo derecho y brazo izquierdo hasta completar el número indicado de repeticiones.

■ *Curl* con mancuernas sentado, alternativamente

Triceps

Sostener una mancuerna en cada mano y llevarlas hasta la longitud de los brazos encima de la cabeza, mientras se permanece sentado en el extremo de un banco plano con la espalda recta, la cabeza levantada y los pies firmemente plantados en el suelo. Mantener las mancuernas verticales al suelo y por encima de la cabeza. Inspirar y llevar la mancuerna de la mano derecha directamente hacia abajo con un movimiento semicircular flexionando el brazo en el codo, pero manteniendo la parte superior del brazo vertical. La mancuerna debería bajarse hasta que el antebrazo y el bíceps se toquen. Volver a llevar la mancuerna a la posición inicial empleando el mismo recorrido y espirar. Ahora inspirar y bajar la mancuerna de la mano izquierda de manera similar, regresar a la posición inicial y espirar. Alternar brazo derecho y brazo izquierdo hasta completar el número indicado de repeticiones.

■ *Curl* con mancuernas, de rodillas, alternativamente

Sostener una mancuerna en cada mano y llevarlas hasta la longitud de los brazos encima de la cabeza, mientras se permanece de rodillas en el suelo sentándose sobre los talones hasta que los músculos de los muslos y las pantorrillas se toquen. Mantener la espalda recta y la cabeza levantada. Mantener las mancuernas verticales al suelo y por encima de la cabeza. Inspirar y llevar la mancuerna de la mano derecha directamente hacia abajo con un movimiento semicircular flexionando el brazo en el codo, pero manteniendo la parte superior del brazo vertical. La mancuerna debería bajarse hasta que el antebrazo y el bíceps se toquen. Volver a llevar la mancuerna a la posición inicial empleando el mismo recorrido y espirar. Ahora inspirar y bajar la mancuerna de la mano izquierda de manera similar, regresar a la posición inicial y espirar. Alternar brazo derecho y brazo izquierdo hasta completar el número indicado de repeticiones.

▲ *Curl* con mancuernas tendido en el suelo, alternativamente

Tumbarse en el suelo. Sostener una mancuerna en cada mano y llevarlas hasta la longitud de los brazos, manteniéndolas en línea con los hombros. Inspirar y llevar la mancuerna de la mano derecha directamente hacia abajo con un movimiento semicircular flexionando el brazo en el codo, pero manteniendo la parte superior del brazo vertical. La mancuerna debería bajarse hasta que el antebrazo y el bíceps se toquen. Volver a llevar la mancuerna a la posición inicial empleando el mismo recorrido y espirar. Ahora inspirar y bajar la mancuerna de la mano izquierda de maner similar, regresar a la posición inicial y espirar. Alternar brazo derecho y brazo izquierdo hasta completar el número indicado de repeticiones.

▲ *Curl* con mancuernas tendido en banco inclinado, alternativamente

Tumbarse de espaldala cabeza hacia abajo y la barbila cabeza hacia abajo y la barbilla apuntando hacia arriba. Sostener

***CURL* CON MANCUERNAS SENTADO, ESPALDA APOYADA, ALTERNATIVAMENTE**
Tríceps

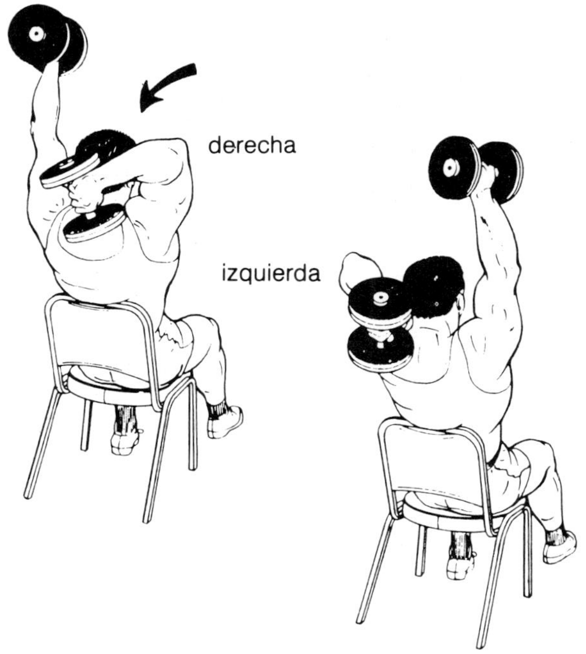

***CURL* CON MANCUERNAS, DE RODILLAS ALTERNATIVAMENTE**
Tríceps

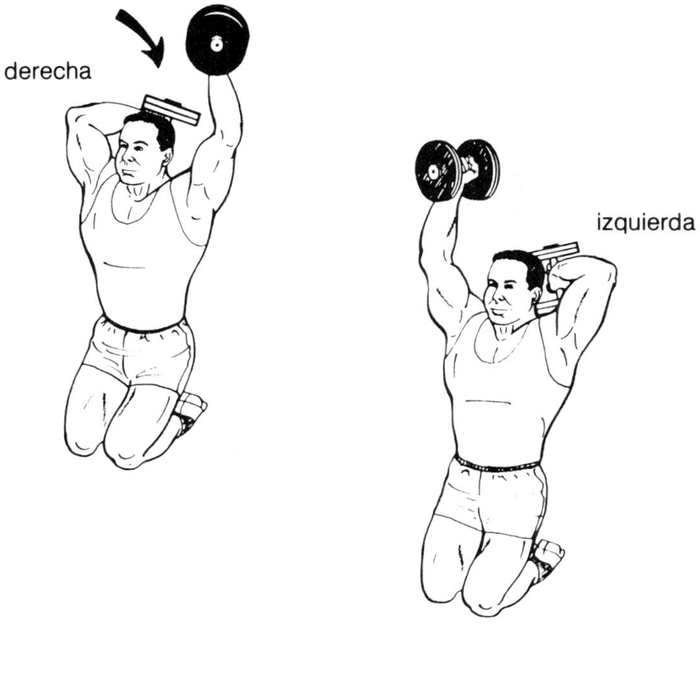

CURL CON MANCUERNAS TENDIDO EN EL SUELO, ALTERNATIVAMENTE
Tríceps

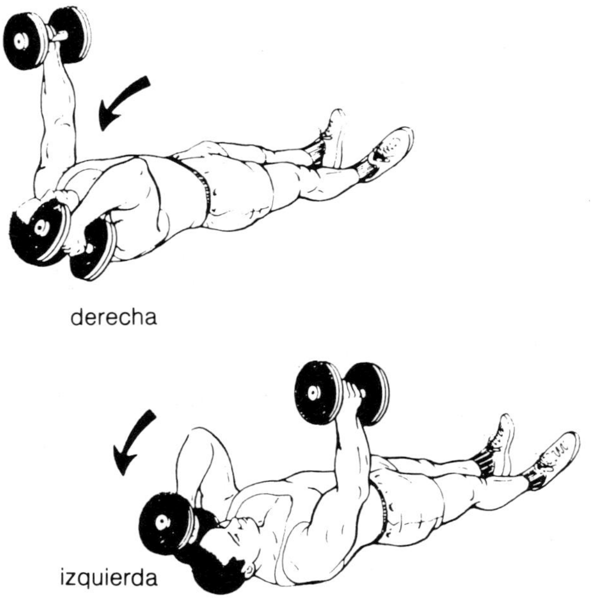

CURL CON MANCUERNAS TENDIDO EN BANCO INCLINADO, ALTERNATIVAMENTE
Tríceps

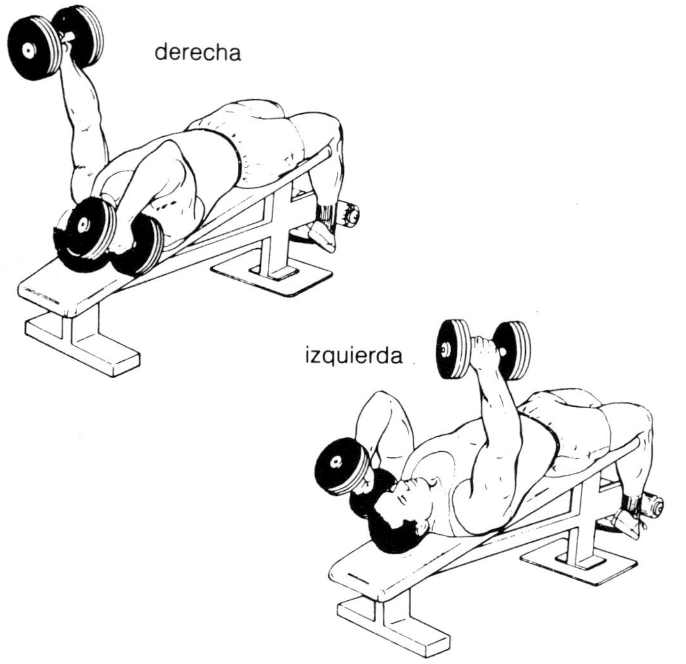

una mancuerna en cada mano y llevarlas hasta la longitud de los brazos, manteniéndolas en línea con los hombros. Inspirar y llevar la mancuerna de la mano derecha directamente hacia abajo con un movimiento semicircular flexionando el brazo en el codo, pero manteniendo la parte superior del brazo vertical. La mancuerna debería bajarse hasta que el antebrazo y el bíceps se toquen. Volver a llevar la mancuerna a la posición inicial empleando el mismo recorrido y espirar. Ahora inspirar y bajar la mancuerna de la mano izquierda de manera similar, regresar a la posición inicial y espirar. Alternar brazo derecho y brazo izquierdo hasta completar el número indicado de repeticiones.

▲ *Curl* con mancuernas tendido en posición supina, alternativamente
Tríceps

Tumbarse sobre un banco plano con la cabeza apartada del extremo de éste y apuntando hacia el suelo. Sostener una mancuerna en cada mano y llevarlas hasta la longitud de los brazos, manteniéndolas en línea con los hombros. Inspirar y llevar la mancuerna de la mano derecha directamente hacia abajo con un movimiento semicircular flexionando el brazo en el codo, pero manteniendo la parte superior del brazo vertical. La mancuerna debería bajarse hasta que el antebrazo y el bíceps se toquen. Volver a llevar la mancuerna a la posición inicial empleando el mismo recorrido y espirar. Ahora inspirar y bajar la mancuerna de la mano izquierda de manera similar, regresar a la posición inicial y espirar. Alternar brazo derecho y brazo izquierdo hasta completar el número indicado de repeticiones.

▲ *Curl* y *press* con dos mancuernas sobre banco inclinado

Coger una mancuerna en cada mano y tenderse de espaldas sobre un banco inclinado, con la cabeza hacia abajo y los pies en los apoya-pies. Llevar las mancuernas hasta la longitud de los brazos. Inspirar y llevar ambas mancuernas directamente hacia abajo, detrás de la cabeza con un movimiento semicircular flexionando los brazos en el codo, pero manteniendo la parte superior de los brazos vertical. Las mancuernas deberían bajarse hasta que los antebrazos y los bíceps se toquen. Ahora llevar las mancuernas a los costados de la parte superior del pecho, con la parte superior de los brazos directamente a los lados, siempre con los antebrazos y los bíceps en contacto. Volver a llevar las mancuernas hasta la longitud de los brazos, manteniendo los codos hacia adentro a fin de que los tríceps realicen el trabajo, y espirar.

▲ *Curl* y *press* con dos mancuernas, de pie

Coger una mancuerna en cada mano y permanecer de pie, erguido, con la espalda recta, la cabeza levantada, y las caderas y las piernas rígidas. Llevar las mancuernas encima de la cabeza hasta la longitud de los hombros. Inspirar y llevar las mancuernas directamente hacia abajo detrás de la cabeza con un movimiento semicircular, flexionando los brazos en los codos, pero manteniendo la parte superior de los brazos vertical. Las mancuernas deberían bajarse hasta que los antebrazos y los bíceps se toquen. Ahora llevar las mancuernas hacia adelante de los hombros y colocar la parte superior de los brazos directamente a los lados, manteniendo siempre los antebrazos y los bíceps en contacto. Volver a llevar las mancuernas hasta la longitud de los brazos, manteniendo los codos hacia adentro a fin de que los tríceps hagan el trabajo, y espirar.

▲ *Curl* y *press* con dos mancuernas, sentado sobre banco inclinado

Tríceps

Coger una mancuerna en cada mano y sentarse en un banco inclinado, con la espalda recta, la cabeza levantada y los pies en los apoya-pies. LLevar las mancuernas encima de la cabeza hasta la longitud de los hombros. Inspirar y llevar las mancuernas directamente hacia abajo, detrás de la cabeza con un movimiento semicircular, flexionando los brazos en los codos, pero manteniendo la parte superior de los brazos vertical. Las mancuernas deberían bajarse hasta que los antebrazos y los bíceps se toquen. Ahora llevar las mancuernas hacia adelante de los hombros y colocar la parte superior de los brazos directamente a los lados, manteniendo siempre los antebrazos y los bíceps en contacto. Volver a llevar las mancuernas hasta la longitud de los brazos, manteniendo los codos hacia adentro a fin de que los tríceps hagan el trabajo, y espirar.

▲ *Curl* y *press* con dos mancuernas, sentado, espalda apoyada

Coger una mancuerna en cada mano y sentarse sobre una silla con la espalda contra el respaldo, la cabeza levantada y los pies firmemente plantados en el suelo. Llevar las mancuernas directamente hacia abajo detrás de la cabeza con un movimiento semicircular, flexionando los brazos en los codos, pero manteniendo la parte superior de los brazos vertical. Las mancuernas deberían bajarse hasta que los antebrazos y los bíceps se toquen. Ahora llevar las mancuernas hacia adelante de los hombros y colocar la parte superior de los brazos directamente a los lados, manteniendo siempre los antebrazos y los bíceps en contacto. Volver a llevar las mancuernas hasta la longitud de los brazos, manteniendo los codos hacia adentro a fin de que los tríceps hagan el trabajo, y espirar.

CURL Y _PRESS_ CON DOS MANCUERNAS SOBRE BANCO INCLINADO

Tríceps

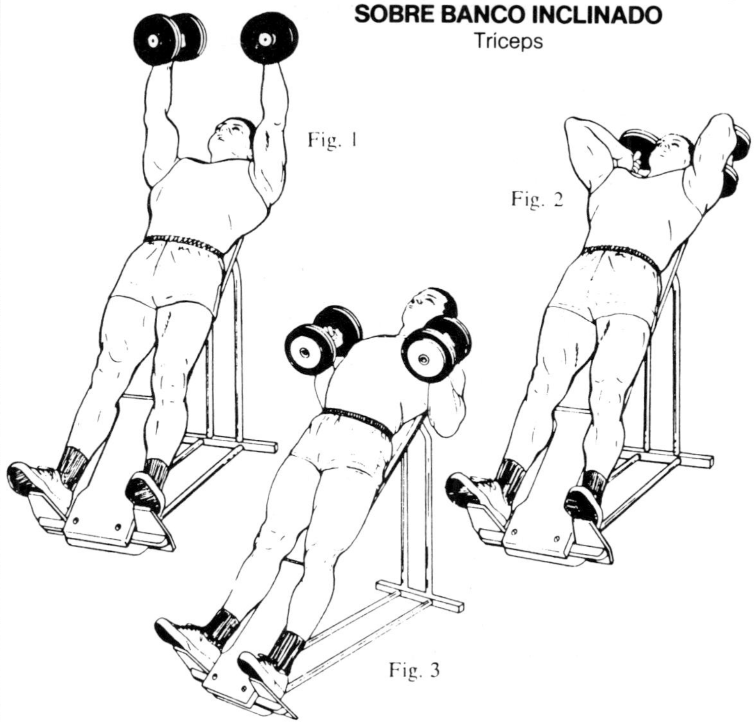

CURL Y _PRESS_ CON DOS MANCUERNAS, DE PIE

Tríceps

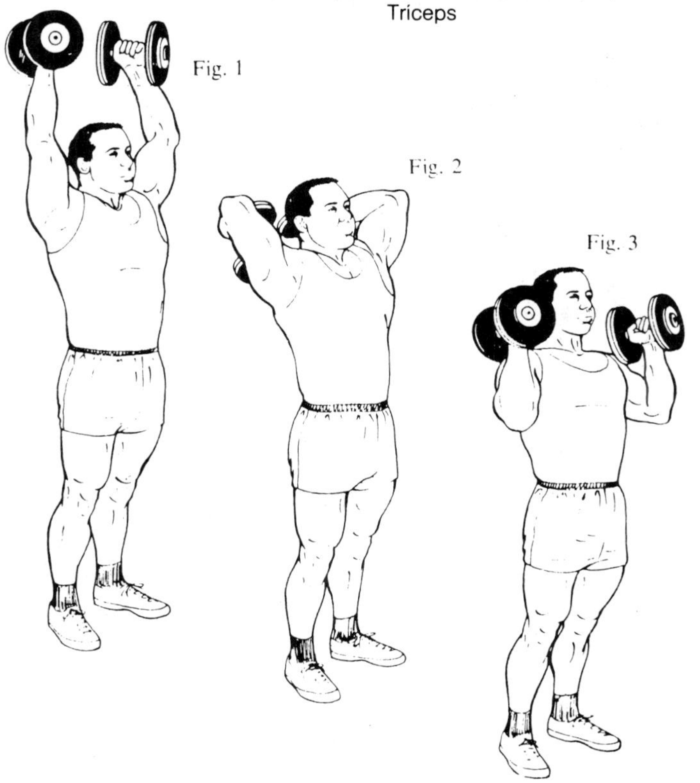

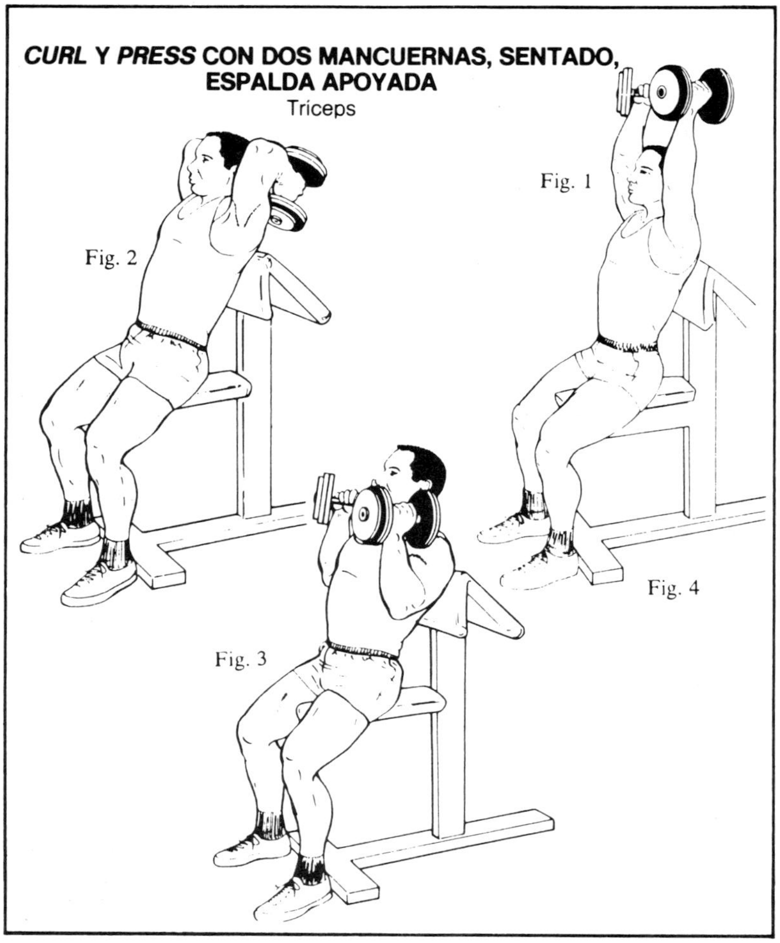

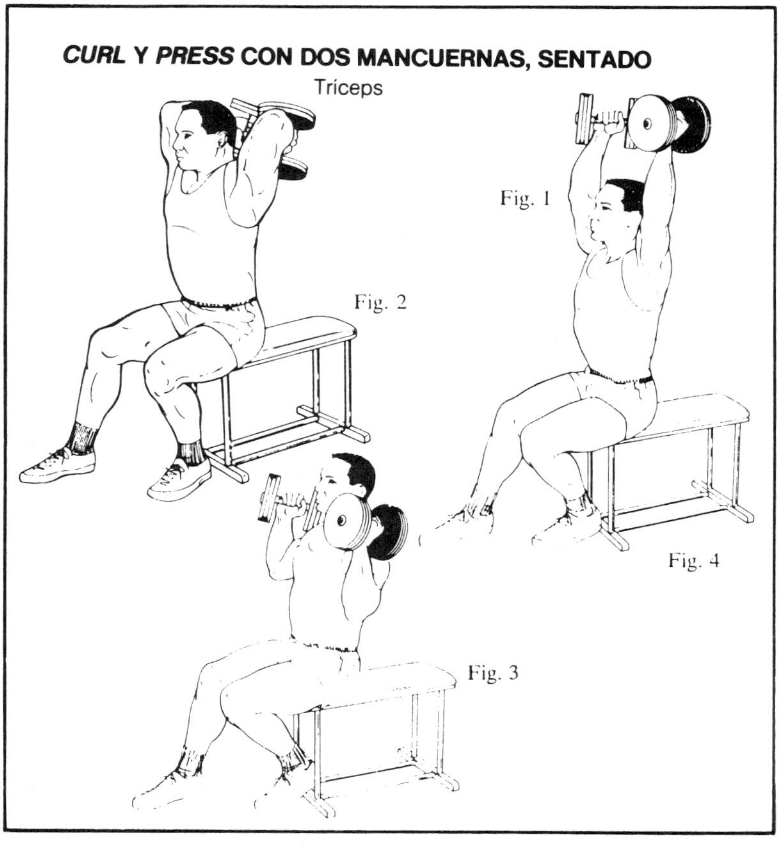

▲ *Curl* y *press* con dos mancuernas, sentado

Coger una mancuerna en cada mano y sentarse en el extremo de un banco plano con la espalda recta, la cabeza levantada y los pies firmemente plantados en el suelo. Llevar las mancuernas encima de la cabeza hasta la longitud de los hombros. Inspirar y llevar las mancuernas directamente hacia abajo detrás de la cabeza con un movimiento semicircular, flexionando los brazos en los codos, pero manteniendo la parte superior de los brazos vertical. Las mancuernas deberían bajarse hasta que los antebrazos y los bíceps se toquen. Ahora llevar las mancuernas hacia adelante de los hombros y colocar la parte superior de los brazos directamente a los lados, manteniendo siempre los antebrazos y los bíceps en contacto. Volver a llevar las mancuernas hasta la longitud de los brazos, manteniendo los codos hacia adentro a fin de que los tríceps hagan el trabajo, y espirar.

▲ *Curl* y *press* con dos mancuernas tendido sobre banco inclinado

Tríceps

Sostener una mancuerna en cada mano. Tenderse de espalda sobre un banco inclinado y mantener la cabeza sobre el banco. Llevar las mancuernas hasta la longitud de los brazos, manteniéndolas en línea con los hombros. Inspirar y llevar las mancuernas directamente hacia abajo con un movimiento semicircular, flexionando los brazos en los codos, pero manteniendo la parte superior de los brazos hacia adentro y vertical. Continuar bajando los pesos hasta que los antebrazos y los bíceps se toquen. Con los antebrazos y los bíceps en contacto, levantar las mancuernas llevándolas junto al rostro y bajarlas hasta los lados del pecho. Los pesos deberían estar en línea con los pectorales inferiores. Ahora volver a llevar las mancuernas hasta la longitud de los brazos, manteniendo los codos hacia adentro a fin de que los tríceps hagan el trabajo, y espirar.

▲ *Curl* y *press* con dos mancuernas tumbado en posición supina

Sostener una mancuerna en cada mano. Tumbarse sobre un banco plano, con la cabeza apoyada en él. Levantar las mancuernas hasta la longitud de los brazos manteniéndolas en línea con los hombros. Inspirar y llevar las mancuernas directamente hacia abajo con un movimiento semicircular flexionando los brazos en los codos, pero manteniendo la parte superior de los brazos hacia adentro y vertical. Continuar bajando los pesos hasta que los antebrazos y los bíceps se toquen. Con los antebrazos y los bíceps en contacto, levantar las mancuernas llevándolas junto al rostro y bajarlas hasta los lados del pecho.

Los pesos deberían estar en línea con los pectorales inferiores. Ahora volver a llevar las mancuernas hasta la longitud de los brazos, manteniendo los codos hacia adentro, a fin de que los tríceps hagan el trabajo y espirar.

■ Golpe hacia atrás con dos mancuernas tumbado en posición supina

Tríceps

Sostener una mancuerna en cada mano y tumbarse sobre un banco plano con la cabeza cerca del extremo. Colocar las mancuernas detrás de la cabeza, manteniendo la parte superior de los brazos junto a los lados de ésta y paralela al suelo. La parte inferior de los brazos debería quedar vertical al suelo. Con las palmas enfrentadas, inspirar y llevar las mancuernas hacia arriba con un movimiento semicircular, hasta que la parte inferior de los brazos también esté paralela al suelo. Hacer una pausa breve para contraer los tríceps, luego bajar lentamente las mancuernas hasta la posición inicial empleando un recorrido similar y espirar.

■ Golpe hacia atrás con dos mancuernas tumbado en banco inclinado

Sostener una mancuerna en cada mano tumbado sobre un banco inclinado, con la cabeza lo más cerca posible del extremo de éste. Colocar las mancuernas detrás de la cabeza manteniendo la parte superior de los brazos a los lados de la cabeza y en línea con el cuerpo. La parte inferior de los brazos debería quedar vertical al suelo. Con las palmas enfrentadas, inspirar y llevar las mancuernas hacia arriba con un movimiento semicircular, hasta que la parte inferior de los brazos también esté en línea con el cuerpo. Hacer una pausa breve para contraer los tríceps, luego bajar lentamente las mancuernas hasta la posición inicial empleando un recorrido similar y espirar.

■ Golpe hacia atrás con mancuernas, tumbado en posición supina, alternativamente

Sostener una mancuerna en cada mano y tumbarse sobre un banco plano con la cabeza cerca del extremo. Colocar las mancuernas detrás de la cabeza, manteniendo la parte superior de los brazos junto a los lados de ésta y paralela al suelo. La parte inferior de los brazos debería quedar vertical al suelo. Con las palmas enfrentadas, llevar hacia arriba la mancuerna de la mano derecha con un movimiento semicircular, hasta que la parte inferior del brazo derecho también esté paralela al suelo. Al comenzar a bajar el brazo derecho a la posición inicial, llevar la parte inferior del brazo izquierdo hacia arriba con un movimiento semicircular hasta que quede paralela al suelo. Al bajar el brazo derecho, ir subiendo el brazo izquierdo. Inspirar al le-

CURL Y _PRESS_ CON DOS MANCUERNAS TUMBADO EN POSICIÓN SUPINA

Tríceps

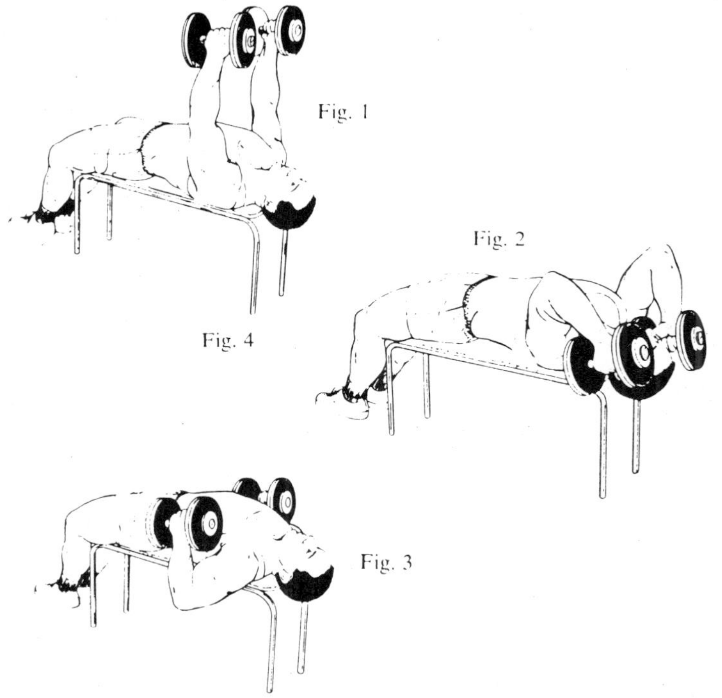

GOLPE HACIA ATRÁS CON DOS MANCUERNAS TUMBADO EN BANCO INCLINADO

Tríceps

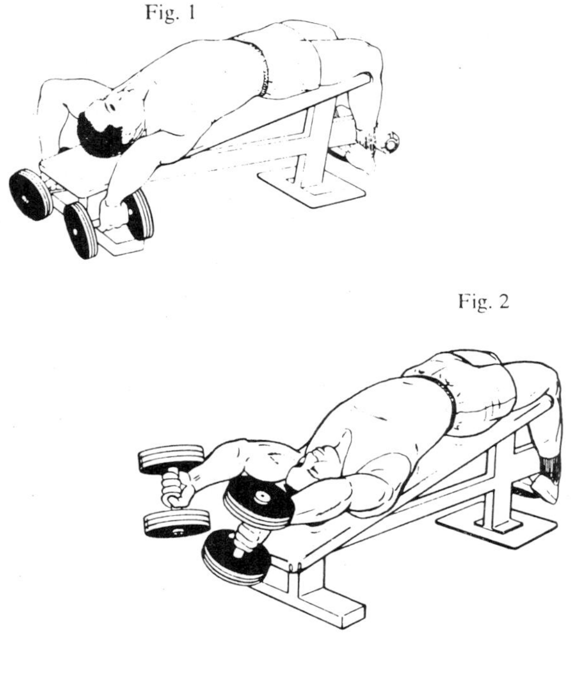

GOLPE HACIA ATRÁS CON MANCUERNAS, TUMBADO EN POSICIÓN SUPINA ALTERNATIVAMENTE
Triceps

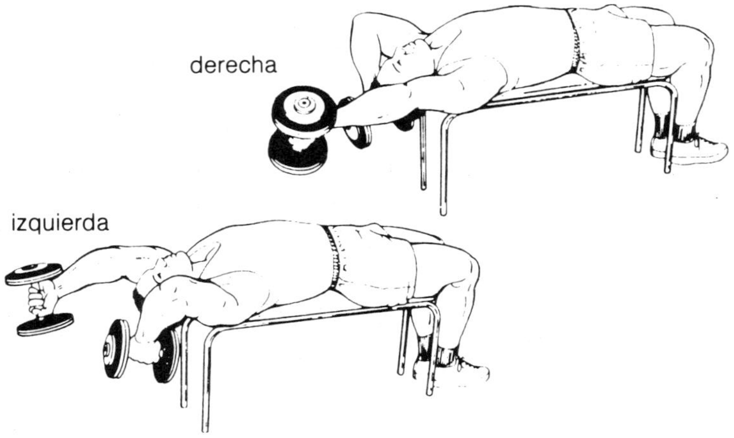

GOLPE HACIA ATRÁS CON MANCUERNAS TUMBADO SOBRE BANCO INCLINADO, ALTERNATIVAMENTE
Triceps

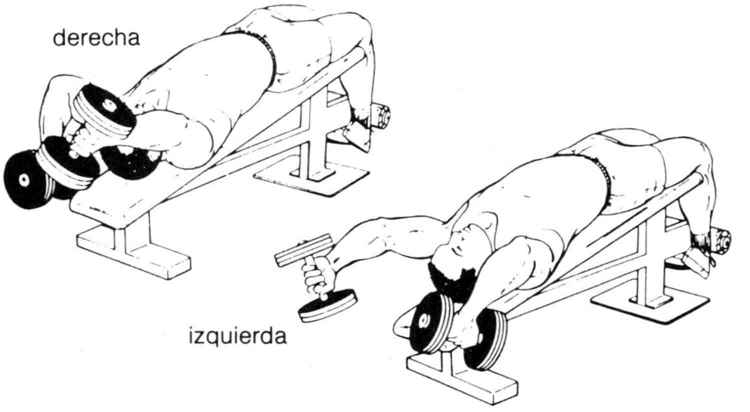

EXTENSIÓN CON DOS MANCUERNAS, DE PIE, INLINADO HACIA ADELANTE
Triceps

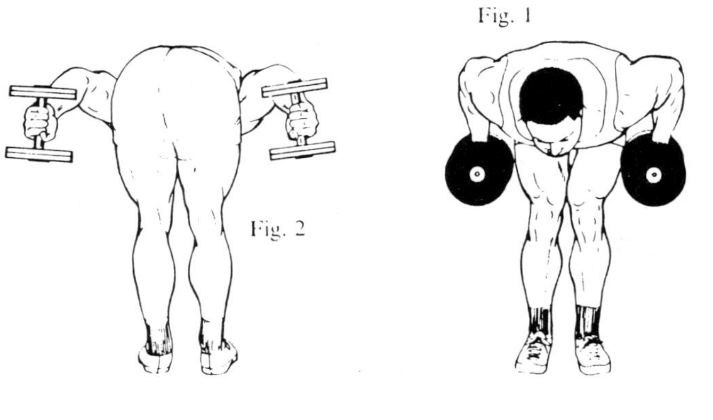

vantar el brazo derecho y espirar al levantar el brazo izquierdo.

■ Golpe hacia atrás con mancuernas tumbado sobre banco inclinado, alternativamente

Sostener una mancuerna en cada mano y tumbarse sobre un banco inclinado con la cabeza cerca del extremo. Colocar las mancuernas detrás de la cabeza, manteniendo la parte superior de los brazos a los lados de la cabeza y paralela al suelo. La parte inferior de los brazos debería estar vertical al suelo. Con las palmas enfrentadas, llevar hacia arriba la mancuerna de la mano derecha con un movimiento semicircular, hasta que la parte inferior del brazo derecho también quede paralela al suelo. Al comenzar a bajar el brazo derecho nuevamente a la posición inicial, llevar la parte inferior del brazo izquierdo hacia arriba con un movimiento semicircular hasta que el brazo izquierdo quede paralelo al suelo. Mientras se está bajando el brazo derecho, debe comenzar a levantarse el izquierdo. Inspirar al levantar el brazo derecho y espirar al levantar el izquierdo.

▲ Extensión con dos mancuernas, de pie, inclinado hacia adelante

Sostener una mancuerna en cada mano, con las palmas hacia adentro. Inclinarse doblando la cintura hasta que la parte superior del cuerpo quede paralela al suelo, manteniendo la cabeza levantada. Mantener las piernas ligeramente flexionadas en las rodillas, con una distancia entre pies de unos 24 cm. Llevar la parte superior de los brazos a los lados y mantener vertical la parte inferior de éstos. Inspirar y llevar las mancuernas hacia atrás con un movimiento semicircular hasta que los brazos estén paralelos al suelo. Sostener las mancuernas en la posición máxima durante un instante para contraer los tríceps, luego bajar lentamente los pesos hasta la posición inicial y espirar.

▲ Extensión con dos mancuernas sentado, inclinado hacia adelante

Sostener una mancuerna en cada mano, con las palmas hacia adentro. Sentarse en el extremo de un banco, con los pies firmemente plantados en el suelo. Inclinarse doblando la cintura y colocar el pecho sobre la parte superior de los muslos. Mantener la cabeza levantada. Llevar la parte superior de los brazos a los lados y mantener vertical la parte inferior de éstos. Inspirar y llevar las mancuernas hacia atrás con un movimiento semicircular hasta que los brazos estén paralelos al suelo. Sostener las mancuernas en la posición máxima durante un instante para contraer los tríceps, luego bajar lentamente los pesos hasta la posición inicial y espirar.

▲ Extensión con dos mancuernas, de pie, inclinado hacia adelante, cabeza apoyada

Sostener una mancuerna en cada mano, con las palmas hacia adentro. Inclinarse doblando la cintura hasta que la parte superior del cuerpo quede paralela al suelo y apoyar la frente sobre un objeto cómodo, a fin de ayudar a aguantar la parte superior del cuerpo durante el ejercicio. Llevar la parte superior de los brazos a los lados y mantener vertical la parte inferior de éstos. Inspirar y llevar las mancuernas hacia atrás con un movimiento semicircular hasta que los brazos estén paralelos al suelo. Sostener las mancuernas en la posición máxima durante un instante para contraer los tríceps, luego bajar lentamente las mancuernas hasta la posición inicial y espirar.

▲ Extensión con mancuernas, de pie, inclinado hacia adelante, alternativamente

Sostener una mancuerna en cada mano, con las palmas hacia adentro. Mantenerse erguido con la espalda recta, la cabeza levantada y los pies con una separación de unos 24 cm. Inclinarse doblando la cintura hasta que la parte superior del cuerpo quede paralela al suelo, manteniendo la cabeza levantada. Llevar la parte superior de los brazos a los lados y mantener la parte inferior de éstos vertical. Llevar la mancuerna de la mano derecha hacia atrás con un movimiento semicircular, hasta que el brazo derecho quede paralelo al suelo. Sostener la mancuerna en la posición máxima un instante para contraer el tríceps. Al comenzar a bajar el brazo derecho nuevamente a la posición inicial, comenzar a levantar el brazo izquierdo de manera similar, de modo que mientras el brazo derecho regresa a la posición inicial, el brazo izquierdo esté en la posición máxima. Inspirar al subir la mano derecha y espirar al subir la izquierda.

▲ Extensión con mancuernas, sentado, inclinado hacia adelante, alternativamente

Sostener una mancuerna en cada mano con las palmas hacia adentro. Sentarse en un banco con los pies firmemente plantados en el suelo. Inclinarse doblando la cintura y colocar el pecho sobre la parte superior de los muslos. Mantener la cabeza levantada. Llevar la parte superior de los brazos a los lados y mantener la parte inferior de éstos vertical. Llevar la mancuerna de la mano derecha hacia atrás con un movimiento semicircular, hasta que el brazo derecho quede paralelo al suelo. Sostener la mancuerna en la posición máxima un instante para contraer el tríceps. Al comenzar a bajar el brazo derecho nuevamente a la posición inicial, comenzar a levantar el brazo izquierdo de manera similar, de modo que mientras el brazo derecho regresa a la posición inicial, el brazo izquierdo esté en la posición máxima. Ins-

EXTENSIÓN CON DOS MANCUERNAS SENTADO, INCLINADO HACIA ADELANTE
Tríceps

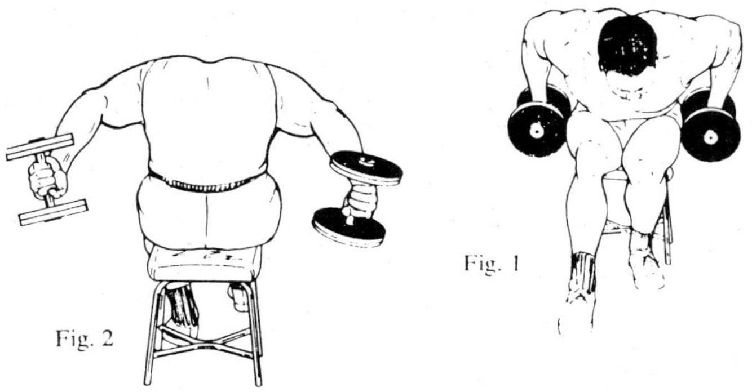

EXTENSIÓN CON DOS MANCUERNAS, DE PIE, INCLINADO HACIA ADELANTE, CABEZA APOYADA
Tríceps

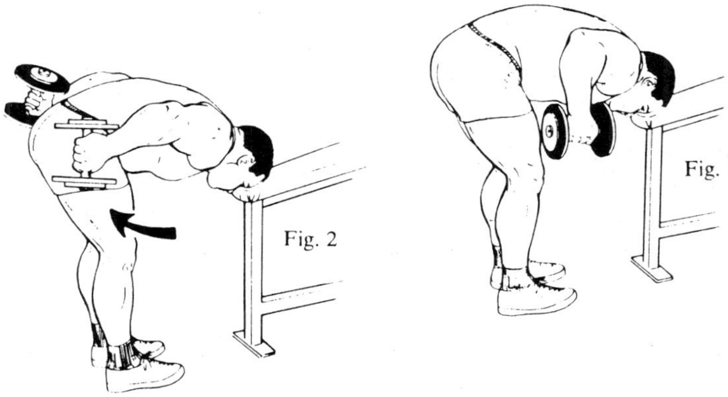

EXTENSIÓN CON MANCUERNAS, DE PIE, INCLINADO HACIA ADELANTE, ALTERNATIVAMENTE
Tríceps

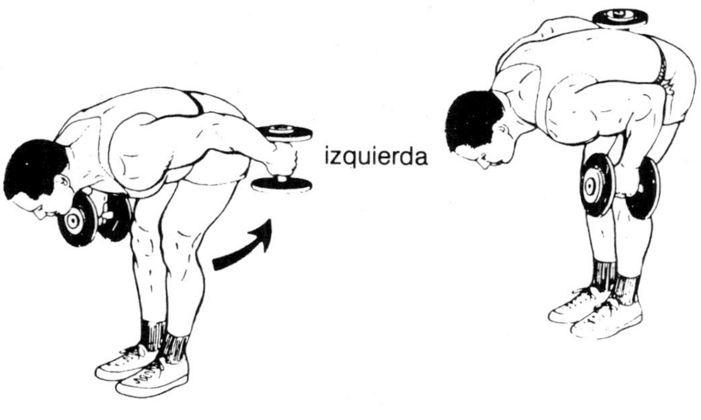

EXTENSIÓN CON MANCUERNAS, SENTADO, INCLINADO HACIA ADELANTE, ALTERNATIVAMENTE
Triceps

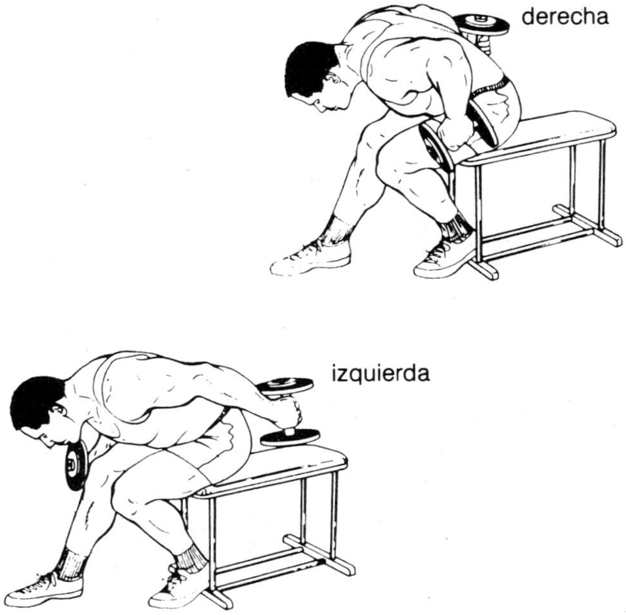

EXTENSIÓN CON MANCUERNAS, DE PIE, INCLINADO HACIA ADELANTE, CABEZA APOYADA, ALTERNATIVAMENTE
Triceps

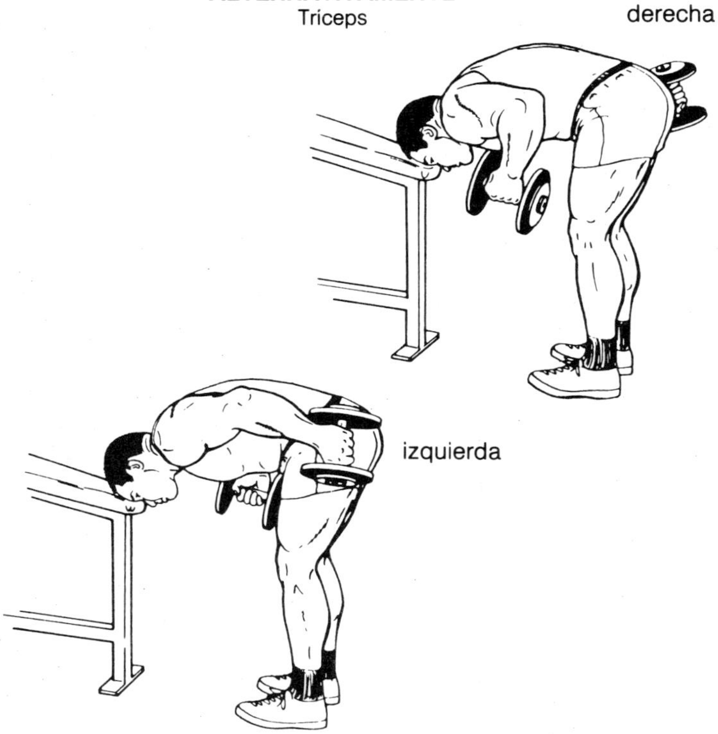

pirar al subir la mano derecha y espirar al subir la izquierda.

▲ Extensión con mancuernas, de pie, inclinado hacia adelante, cabeza apoyada, alternativamente

Sostener una mancuerna en cada mano con las palmas hacia adentro. Mantenerse de pie, erguido, con la espalda recta, la cabeza levantada y los pies con una separación de unos 24 cm. Inclinarse doblando la cintura hasta que la parte superior del cuerpo quede paralela al suelo y apoyar la frente sobre algún objeto cómodo, a fin de ayudar a aguantar la parte superior del cuerpo. Llevar la parte superior de los brazos a los lados y mantener la parte inferior de éstos vertical. Llevar la mancuerna de la mano derecha hacia atrás con un movimiento semicircular, hasta que el brazo derecho quede paralelo al suelo. Sostener la mancuerna en la posición máxima un instante para contraer el tríceps. Al comenzar a bajar el brazo derecho nuevamente a la posición inicial, comenzar a levantar el brazo izquierdo de manera similar, de modo que mientras el brazo derecho regresa a la posición inicial, el brazo izquierdo esté en la posición máxima. Inspirar al subir la mano derecha y espirar al subir la izquierda.

▲ *Curl* con barra Z, sentado en banco inclinado, asimiento estrecho

Sostener una barra de *curl* Z con ambas manos, manteniéndolas lo más juntas posible sobre la barra. Sentarse sobre el banco inclinado con los pies en los apoyapies. Mantener la espalda recta y la cabeza levantada. Llevar la barra de *curl* Z encima de la cabeza hasta la longitud de los brazos. Inspirar y llevar la barra directamente hacia abajo detrás de la cabeza con un movimiento semicircular, flexionando los brazos en los codos, pero manteniendo vertical la parte superior de los brazos durante todo el ejercicio. La barra Z debería bajarse hasta que los antebrazos y los bíceps se toquen. Volver a llevar la barra a la posición inicial empleando el mismo recorrido y espirar. Asegurarse de mantener la parte superior de los brazos tan cercana a los lados de la cabeza como sea posible mientras se ejecuta el ejercicio.

▲ *Curl* con barra Z, sentado, asimiento estrecho

Sostener una barra de *curl* Z con ambas manos, manteniéndolas lo más juntas posible sobre la barra. Sentarse en el extremo de un banco plano con la espalda recta, la cabeza levantada y los pies firmemente plantados en el suelo. Llevar la barra de *curl* Z encima de la cabeza hasta la longitud de los brazos. Inspirar y llevar la barra directamente hacia abajo detrás de la cabeza con un movimiento semicircular, flexionando los brazos en los codos, pero manteniendo vertical la parte superior de los brazos durante todo el ejercicio. La barra Z debería bajarse hasta que los antebrazos y los bíceps se toquen. Volver a llevar la barra a la posición inicial empleando el mismo recorrido y espirar. Asegurarse de mantener la parte superior de los brazos tan cercana a los lados de la cabeza como sea posible mientras se ejecuta el ejercicio.

▲ *Curl* con barra Z, sentado con la espalda apoyada, asimiento estrecho

Sostener una barra de *curl* Z con ambas manos, manteniéndolas lo más juntas posible sobre la barra. Sentarse sobre una silla con la espalda apoyada en el respaldo, mantener la cabeza levantada y los pies firmemente plantados en el suelo. Llevar la barra de *curl* Z encima de la cabeza hasta la longitud de los brazos. Inspirar y llevar la barra directamente hacia abajo detrás de la cabeza con un movimiento semicircular, flexionando los brazos en los codos, pero manteniendo vertical la parte superior de los brazos durante todo el ejercicio. La barra Z debería bajarse hasta que los antebrazos y los bíceps se toquen. Volver a llevar la barra a la posición inicial empleando el mismo recorrido y espirar. Asegurarse de mantener la parte superior de los brazos tan cercana a los lados de la cabeza como sea posible mientras se ejecuta el ejercicio.

▲ *Curl* con barra Z, de rodillas, asimiento estrecho

Sostener una barra de *curl* Z con ambas manos, manteniéndolas lo más juntas posible sobre la barra. Arrodillarse en el suelo hasta que los músculos de los muslos y las pantorrillas se toquen, con la espalda recta y la cabeza levantada. Llevar la barra de *curl* Z encima de la cabeza hasta la longitud de los brazos. Inspirar y llevar la barra directamente hacia abajo detrás de la cabeza con un movimiento semicircular, flexionando los brazos en los codos, pero manteniendo vertical la parte superior de los brazos durante todo el ejercicio. La barra Z debería bajarse hasta que los antebrazos y los bíceps se toquen. Volver a llevar la barra a la posición inicial empleando el mismo recorrido y espirar. Asegurarse de mantener la parte superior de los brazos tan cercana a los lados de la cabeza como sea posible mientras se ejecuta el ejercicio.

▲ *Curl* con barra Z, de pie, asimiento estrecho

Sostener una barra de *curl* Z con ambas manos, manteniéndolas lo más juntas posible sobre la barra. Colocarse de pie, erguido, con la espalda recta, la cabeza levantada y los pies con una separación de unos 32 cm. Llevar la barra de *curl* Z enci-

CURL CON BARRA Z, SENTADO EN BANCO INCLINADO, ASIMIENTO ESTRECHO
Tríceps

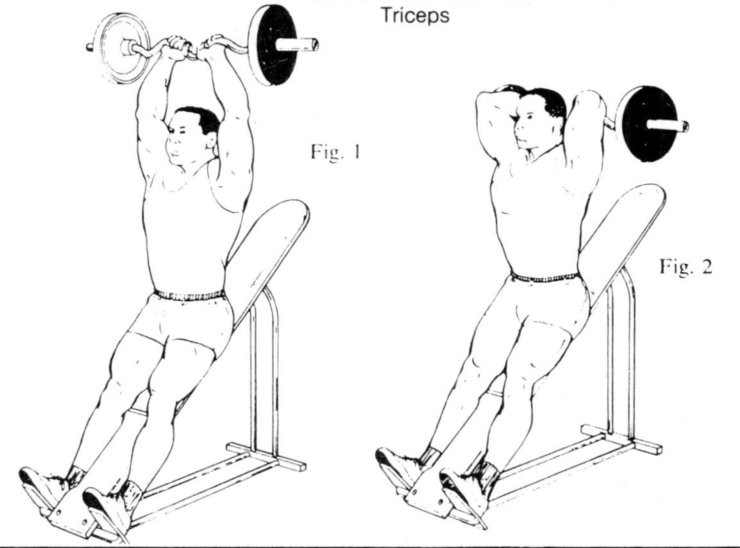

CURL CON BARRA Z, SENTADO, ASIMIENTO ESTRECHO
Tríceps

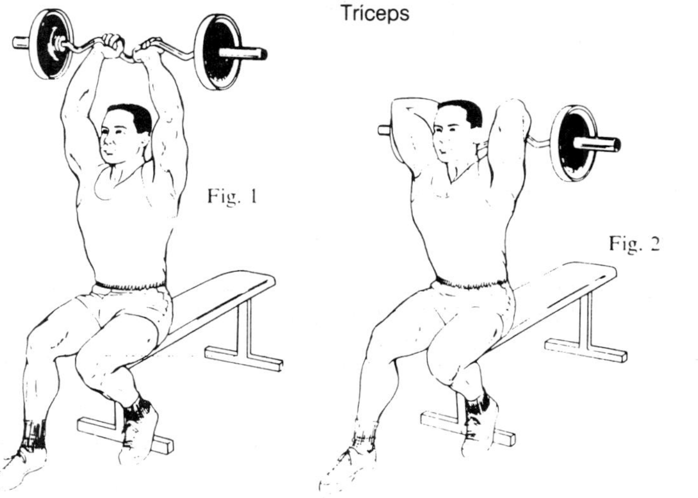

CURL CON BARRA Z, SENTADO CON LA ESPALDA APOYADA, ASIMIENTO ESTRECHO
Tríceps

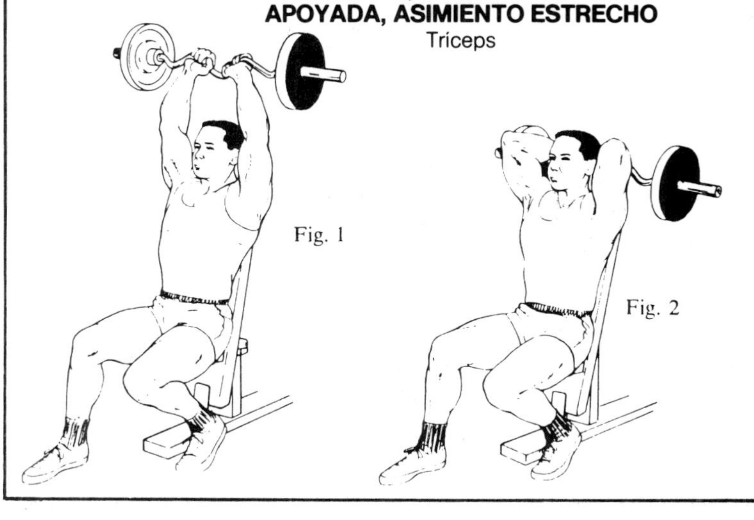

***CURL* CON BARRA Z, DE RODILLAS, ASIMIENTO ESTRECHO**
Triceps

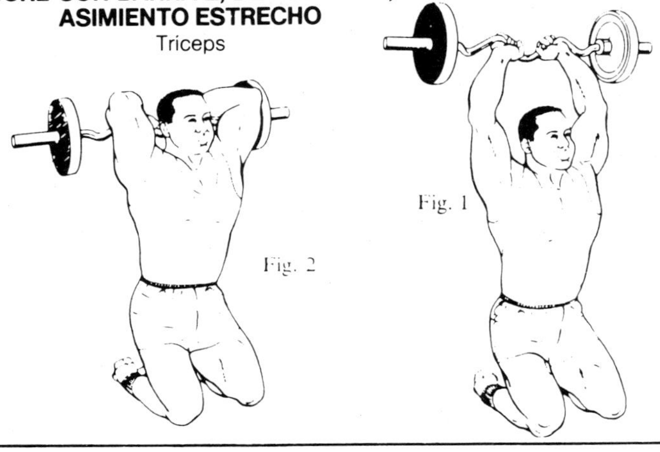

***CURL* CON BARRA Z, DE PIE, ASIMIENTO ESTRECHO**
Triceps

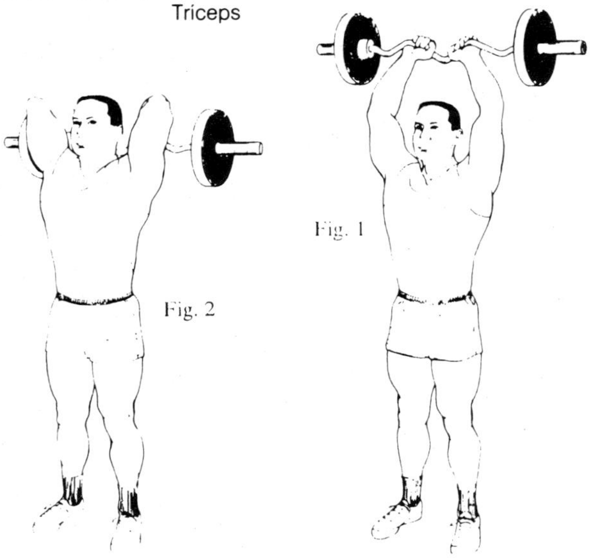

***CURL* CON BARRA Z SOBRE BANCO INCLINADO, ASIMIENTO ESTRECHO**
Triceps

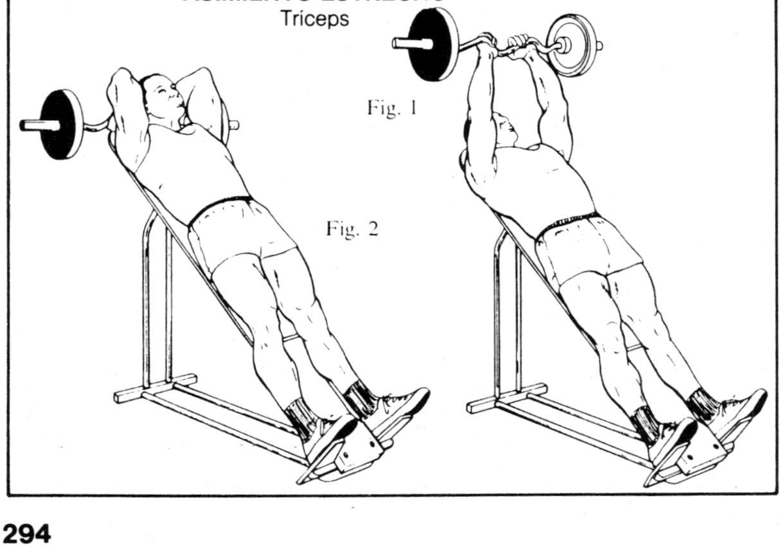

ma de la cabeza hasta la longitud de los brazos. Inspirar y llevar la barra directamente hacia abajo detrás de la cabeza con un movimiento semicircular, flexionando los brazos en los codos, pero manteniendo vertical la parte superior de los brazos durante todo el ejercicio. La barra Z debería bajarse hasta que los antebrazos y los bíceps se toquen. Volver a llevar la barra a la posición inicial empleando el mismo recorrido y espirar. Asegurarse de mantener la parte superior de los brazos tan cercana a los lados de la cabeza como sea posible mientras se ejecuta el ejercicio.

▲ *Curl* con barra Z sobre banco inclinado, asimiento estrecho

Sostener una barra de *curl* Z con ambas manos, manteniéndolas lo más juntas posible sobre la barra. Tumbarse de espaldas sobre un banco inclinado, con la cabeza levantada y los pies sobre los apoyapies. Llevar la barra de *curl* Z encima de la cabeza hasta la longitud de los brazos. Inspirar y llevar la barra directamente hacia abajo detrás de la cabeza con un movimiento semicircular, flexionando los brazos en los codos, pero manteniendo vertical la parte superior de los brazos durante todo el ejercicio. La barra Z debería bajarse hasta que los antebrazos y los bíceps se toquen. Volver a llevar la barra a la posición inicial empleando el mismo recorrido y espirar. Asegurarse de mantener la parte superior de los brazos tan cercana a los lados de la cabeza como sea posible mientras se ejecuta el ejercicio.

▲ *Curl* con barra Z, sentado, asimiento medio

Sostener con ambas manos una barra de *curl* Z empleando un asimiento medio (manos separadas por la línea curva). Sentarse sobre un banco con los pies separados unos 32 cm y firmemente plantados en el suelo. Mantener la espalda recta y la cabeza levantada. Llevar la barra de *curl* Z encima de la cabeza hasta la longitud de los brazos. Inspirar y llevar la barra directamente hacia abajo detrás de la cabeza con un movimiento semicircular, flexionando los brazos en los codos, pero manteniendo vertical la parte superior de los brazos durante todo el ejercicio. La barra Z debería bajarse hasta que los antebrazos y los bíceps se toquen. Volver a llevar la barra a la posición inicial empleando el mismo recorrido y espirar. Asegurarse de mantener la parte superior de los brazos tan cercana a los lados de la cabeza como sea posible mientra se ejecuta el ejercicio.

▲ *Curl* con barra Z, sentado con espalda apoyada, asimiento medio

Sostener con ambas manos una barra de *curl* Z empleando un asimiento medio (manos separadas por la línea curva). Sentarse sobre una silla con la espalda contra el respaldo, la cabeza levantada y los pies firmemente plantados en el suelo. Llevar la barra de *curl* Z encima de la cabeza hasta la longitud de los brazos. Inspirar y llevar la barra directamente hacia abajo detrás de la cabeza con un movimiento semicircular, flexionando los brazos en los codos, pero manteniendo vertical la parte superior de los brazos durante todo el ejercicio. La barra Z debería bajarse hasta que los antebrazos y los bíceps se toquen. Volver a llevar la barra a la posición inicial empleando el mismo recorrido y espirar.

▲ *Curl* con barra Z, sentado en banco inclinado, asimiento intermedio

Sostener con ambas manos una barra de *curl* Z empleando un asimiento medio (manos separadas por la línea curva). Tumbarse sobre un banco inclinado, manteniendo la cabeza levantada y los pies en los apoya-pies. Llevar la barra de *curl* Z encima de la cabeza hasta la longitud de los brazos. Inspirar y llevar la barra directamente hacia abajo detrás de la cabeza con un movimiento semicircular, flexionando los brazos en los codos, pero manteniendo vertical la parte superior de los brazos durante todo el ejercicio. La barra Z debería bajarse hasta que los antebrazos y los bíceps se toquen. Volver a llevar la barra a la posición inicial empleando el mismo recorrido y espirar.

▲ *Curl* con barra Z sobre banco inclinado, asimiento intermedio

Sostener con ambas manos una barra de *curl* Z empleando un asimiento medio (manos separadas por la línea curva). Colocarse de pie, erguido, con la espalda recta, la cabeza levantada y los pies separados unos 32 cm. Llevar la barra de *curl* z encima de la cabeza hasta la longitud de los brazos. Inspirar y llevar la barra directamente hacia abajo detrás de la cabeza con un movimiento semicircular, flexionando los brazos en los codos, pero manteniendo vertical la parte superior de los brazos durante todo el ejercicio. La barra Z debería bajarse hasta que los antebrazos y los bíceps se toquen. Volver a llevar la barra a la posicón inicial empleando el mismo recorrido y espirar.

▲ *Curl* con barra Z, de pie, asimiento intermedio

Sostener con ambas manos una barra de *curl* Z empleando un asimiento medio (manos separadas por la línea curva). Colocarse de pie, erguido, con la espalda recta, la cabeza levantada y los pies separados unos 32 cm. Llevar la barra de *curl* Z encima de la cabeza hasta la longitud de los brazos. Inspirar y llevar la barra directamente hacia abajo detrás de la cabeza con un movimiento semicircular, flexionando los brazos en los codos, pero man-

***CURL* CON BARRA Z, SENTADO, ASIMIENTO MEDIO**
Tríceps

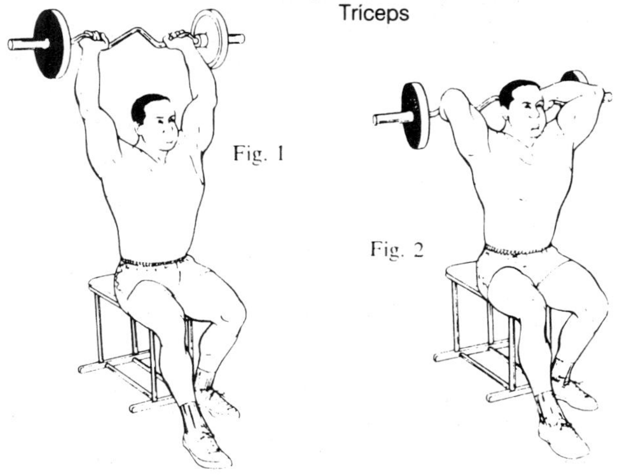

***CURL* CON BARRA Z, SENTADO CON LA ESPALDA APOYADA, ASIMIENTO MEDIO**
Tríceps

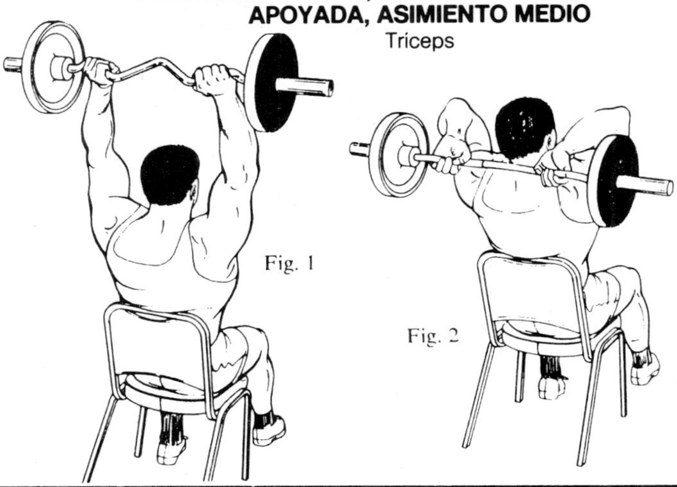

***CURL* CON BARRA Z, SENTADO EN BANCO INCLINADO, ASIMIENTO INTERMEDIO**
Tríceps

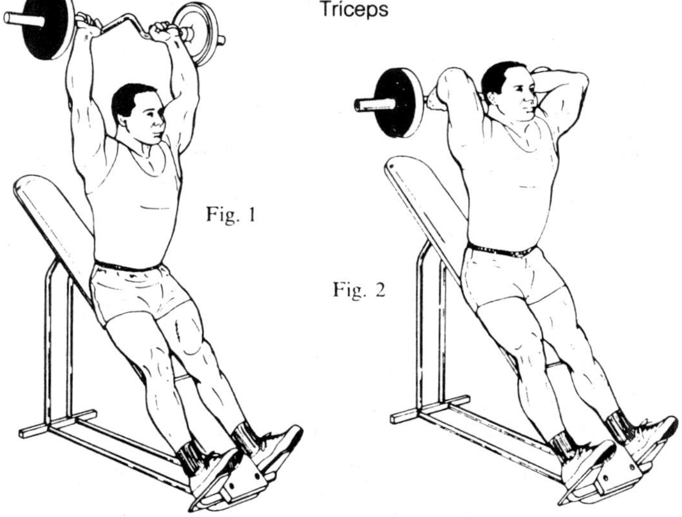

***CURL* CON BARRA Z SOBRE BANCO INCLINADO, ASIMIENTO INTERMEDIO**
Tríceps

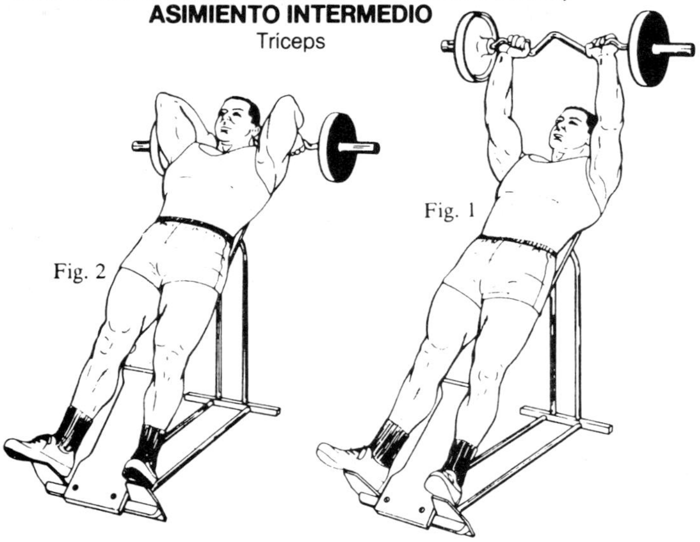

***CURL* CON BARRA Z, DE PIE, ASIMIENTO INTERMEDIO**
Tríceps

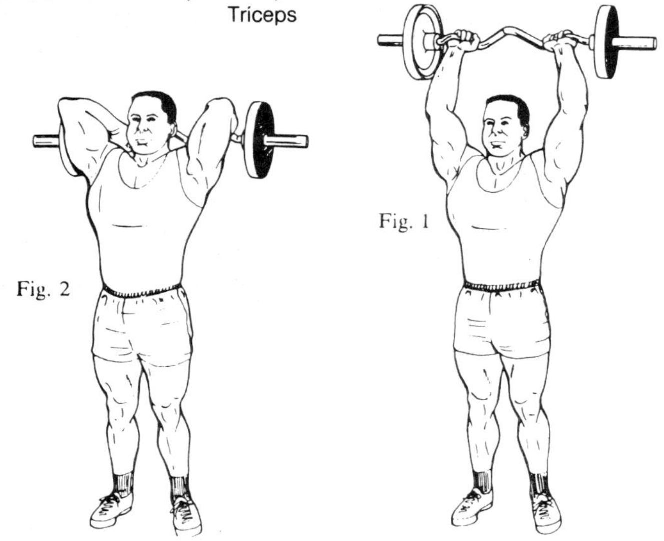

***CURL* CON BARRA Z, DE RODILLAS, ASIMIENTO INTERMEDIO**
Tríceps

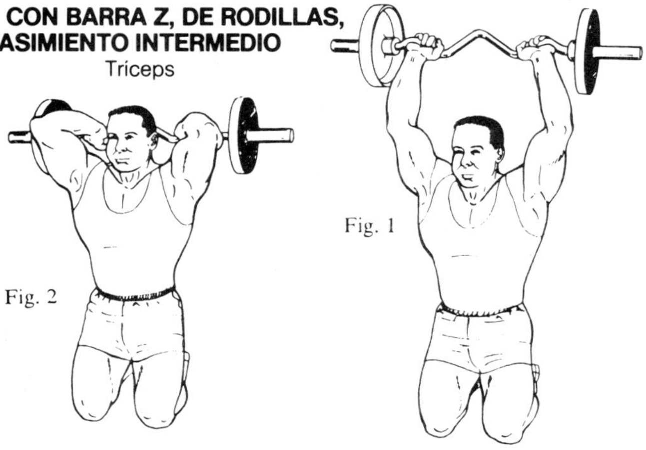

teniendo vertical la parte superior de los brazos durante todo el ejercicio. La barra Z debería bajarse hasta que los antebrazos y los bíceps se toquen. Volver a llevar la barra a la posición inicial empleando el mismo recorrido y espirar.

▲ *Curl* con barra Z, de rodillas, asimiento intermedio

Sostener con ambas manos una barra de *curl* Z empleando un asimiento medio (manos separadas por la línea curva). Arrodillarse en el suelo de modo que los músculos de los muslos y las pantorrillas se toquen. Mantener la espalda recta y la cabeza levantada. Llevar la barra de *curl* Z encima de la cabeza hasta la longitud de los brazos. Inspirar y llevar la barra directamente hacia abajo detrás de la cabeza con un movimiento semicircular, flexionando los brazos en los codos, pero manteniendo vertical la parte superior de los brazos durante todo el ejercicio. La barra Z debería bajarse hasta que los antebrazos y los bíceps se toquen. Volver a llevar la barra a la posición inicial empleando el mismo recorrido y espirar.

▲ *Curl* con barra Z hacia la barbilla, tendido sobre banco inclinado, asimiento estrecho

Sostener con ambas manos una barra de *curl* Z, empleando el asimiento más estrecho posible. Tumbarse sobre un banco inclinado con la cabeza apoyada en el banco. Llevar la barra de *curl* Z hasta la longitud de los brazos, manteniéndola en línea con los hombros. Inspirar y llevar la barra directamente hacia abajo con un movimiento semicircular flexionando los brazos en los codos, pero manteniendo vertical la parte superior de los brazos durante el ejercicio. La barra Z debería bajarse hasta la barbilla, y los antebrazos y los bíceps deberían tocarse. Volver a llevar la barra Z a la posición inicial utilizando el mismo recorrido, y espirar.

▲ *Curl* con barra Z hacia la barbilla, tendido en posición supina, asimiento estrecho

Sostener con ambas manos una barra de *curl* z, empleando el asimiento más estrecho posible. Tumbarse sobre un banco plano con la cabeza en el extremo, apuntando hacia el suelo. Llevar la barra de *curl* Z hasta la longitud de los brazos, manteniéndola en línea con los hombros. Inspirar y llevar la barra directamente hacia abajo con un movimiento semicircular flexionando los brazos en los codos, pero manteniendo vertical la parte superior de los brazos durante todo el ejercicio. La barra Z debería bajarse hasta la barbilla, y los antebrazos y los bíceps deberían tocarse. Volver a llevar la barra Z a la posición inicial utilizando el mismo recorrido, y espirar.

▲ *Curl* con barra Z, hacia la barbilla, tendido en el suelo, asimiento estrecho

Sostener con ambas manos una barra de *curl* Z, empleando el asimiento más estrecho posible. Tumbarse en el suelo con la cabeza hacia abajo y la barbilla apuntando hacia arriba. Llevar la barrra de *curl* Z hasta la longitud de los brazos, manteniéndola en línea con los hombros. Inspirar y llevar la barra directamente hacia abajo con un movimiento semicircular flexionando los brazos en los codos, pero manteniendo vertical la parte superior de los brazos durante todo el ejercicio. La barra Z debería bajarse hasta la barbilla, y los antebrazos y los bíceps deberían tocarse. Volver a llevar la barra Z a la posición inicial utilizando el mismo recorrido y espirar.

▲ *Curl* con barra Z hacia la barbilla, tendido en banco inclinado, asimiento intermedio

Tríceps

Sostener en ambas manos una barra de *curl* Z empleando un asimiento intermedio (manos separadas por la línea curva). Tumbarse sobre un banco inclinado con la cabeza sobre el banco y la barbilla apuntando hacia arriba. Llevar la barra hasta la longitud de los brazos, manteniéndola en línea con los hombros. Inspirar y llevar la barra directamente hacia abajo con un movimiento semicircular flexionando los brazos en los codos, pero manteniendo vertical la parte superior de los brazos durante todo el ejercicio. La barra Z debería bajarse hasta la barbilla, y los antebrazos y los bíceps deberían tocarse. Volver a llevar la barra a la posición inicial empleando el mismo recorrido y espirar.

▲ *Curl* con barra Z hacia la barbilla, tendido en posición supina, asimiento estrecho.

Sostener con ambas manos una barra de *curl* Z empleando un asimiento intermedio (manos separadas por la línea curva). Tumbarse en posición supina sobre un banco plano, con la cabeza fuera del banco y la barbilla apuntando hacia arriba. Llevar la barra hasta la longitud de los brazos, manteniéndola en línea con los hombros. Inspirar y llevar la barra directamente hacia abajo con un movimiento semicircular, flexionando los brazos en los codos, pero manteniendo vertical la parte superior de los brazos durante todo el ejercicio. La barra Z debería bajarse hasta la barbilla, y los antebrazos y los bíceps deberían tocarse. Volver a llevar la barra a la posición inicial empleando el mismo recorrido y espirar.

▲ *Curl* con barra Z hacia la barbilla, tendido en el suelo, asimiento intermedio

Sostener con ambas manos una barra de *curl* Z empleando un asimiento intermedio (manos separadas por la línea curva).

***CURL* CON BARRA Z HASTA LA BARBILLA, TENDIDO SOBRE BANCO INCLINADO, ASIMIENTO ESTRECHO**

Tríceps

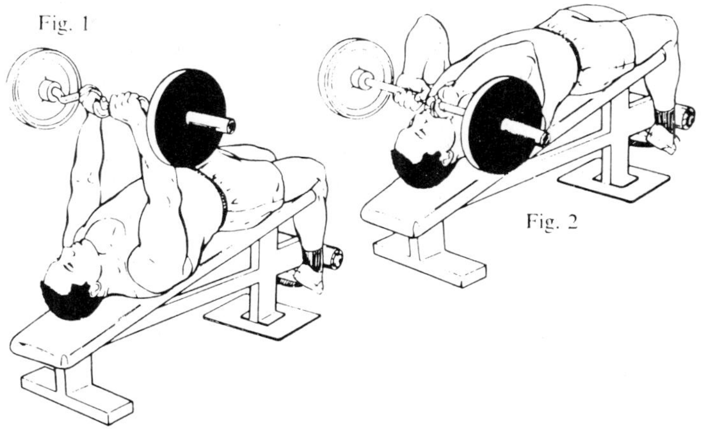

***CURL* CON BARRA Z HACIA LA BARBILLA, TENDIDO EN POSICIÓN SUPINA, ASIMIENTO ESTRECHO**

Tríceps

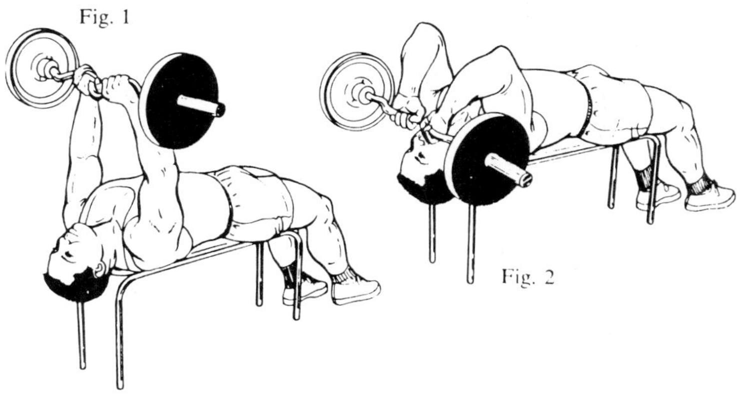

***CURL* CON BARRA Z HACIA LA BARBILLA, TENDIDO EN EL SUELO, ASIMIENTO ESTRECHO**

Tríceps

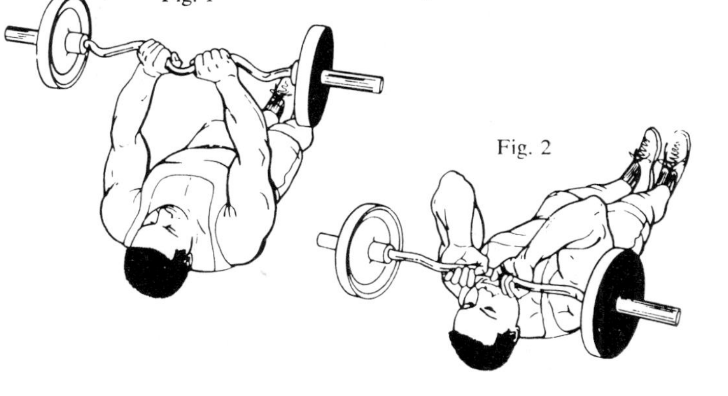

***CURL* CON BARRA Z HACIA LA BARBILLA, TENDIDO EN POSICIÓN SUPINA, ASIMIENTO INTERMEDIO**

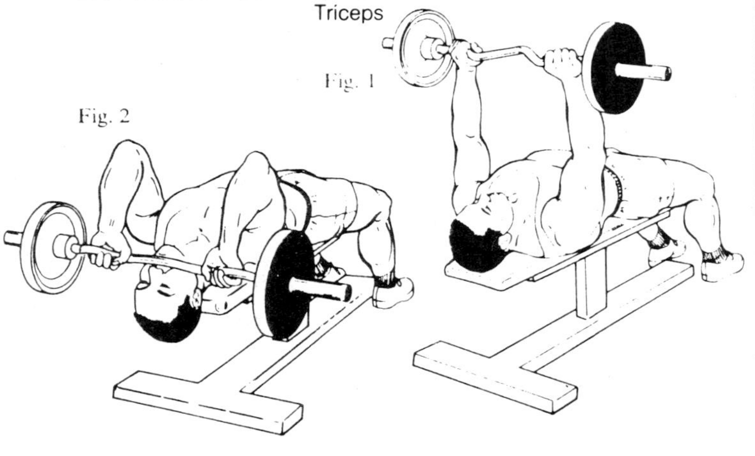

***CURL* CON BARRA Z HACIA LA BARBILLA, TENDIDO EN EL SUELO, ASIMIENTO INTERMEDIO**

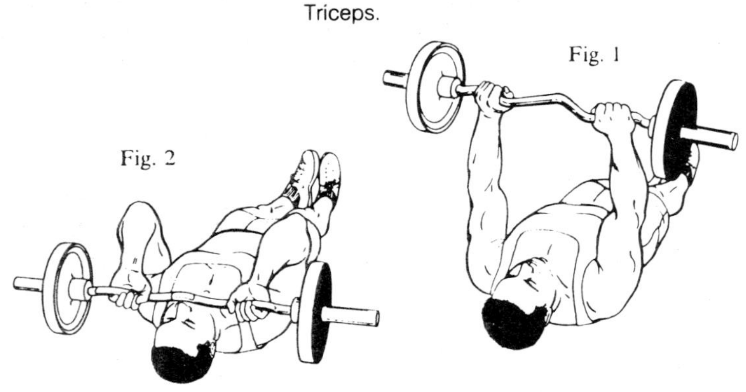

***CURL* CON BARRA Z HACIA LA FRENTE, TENDIDO EN POSICIÓN SUPINA, ASIMIENTO ESTRECHO**

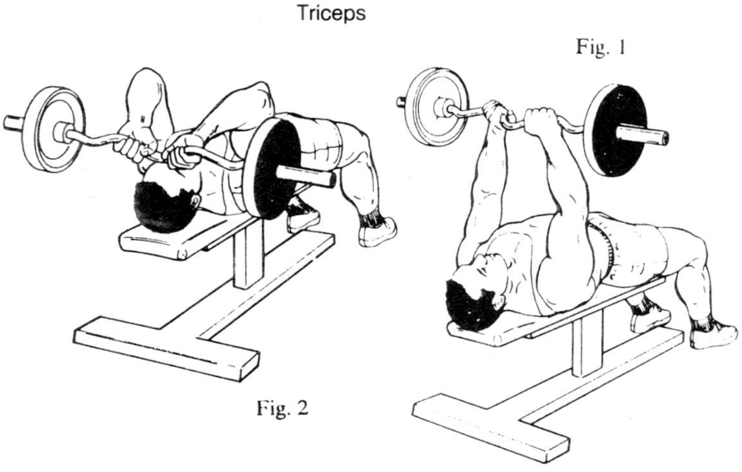

Tumbarse en el suelo, con la nuca apoyada y la barbilla apuntando hacia arriba. Llevar la barra hasta la longitud de los brazos, manteniéndola en línea con los hombros. Inspirar y llevar la barra directamente hacia abajo con un movimiento semicircular, flexionando los brazos en los codos, pero manteniendo vertical la parte superior de los brazos durante todo el ejercicio. La barra Z debería bajarse hasta la barbilla, y los antebrazos y los bíceps deberían tocarse. Volver a llevar la barra a la posición inicial empleando el mismo recorrido y espirar.

▲ *Curl* con barra Z hacia la frente, tendido en posición supina, asimiento estrecho

Sostener con ambas manos una barra de *curl* Z empleando el asimiento más estrecho posible. Tumbarse sobre un banco plano con la nuca apoyada y la barbilla apuntando hacia arriba. Llevar la barra de *curl* Z hasta la longitud de los brazos, manteniéndola en línea con los hombros. Inspirar y llevar la barra Z directamente hacia abajo con un movimiento semicircular flexionando los brazos en los codos, pero manteniendo vertical la parte superior de los brazos durante todo el ejercicio. La barra Z a la posición inicial empleando el mismo recorrido y espirar.

▲ *Curl* con barra Z hacia la frente, tendido en banco inclinado, asimiento estrecho

Sostener con ambas manos una barra de *curl* Z empleando el asimiento más estrecho posible. Tumbarse sobre un banco inclinado con la nuca apoyada y la barbilla apuntando hacia arriba. Llevar la barra de *curl* Z directamente hacia abajo con un movimiento semicircular flexionando los brazos en los codos, pero manteniendo vertical la parte superior de los brazos durante todo el ejercicio. La barra Z debería bajarse hasta la frente, y los antebrazos y los bíceps deberían tocarse. Volver a llevar la barra Z a la posición inicial empleando el mismo recorrido y espirar.

▲ *Curl* con barra Z hacia la frente, tendido en el suelo, asimiento estrecho

Sostener con ambas manos una barrra de *curl* Z empleando el asimiento más estrecho posible. Tumbarse en el suelo con la nuca apoyada y la barbilla apuntando hacia arriba. Llevar la barra de *curl* Z hasta la longitud de los brazos, manteniéndola en línea con los hombros. Inspirar y llevar la barra de *curl* Z directamente hacia abajo con un movimiento semicircular flexionando los brazos en los codos, pero manteniendo vertical la parte superior de los brazos durante todo el ejercicio. La barra Z debería bajarse hasta la frente, y los antebrazos y los bíceps deberían tocarse. Volver a llevar la barra Z a la posición inicial empleando el mismo recorrido y espirar.

▲ *Curl* con barra Z hacia la frente, tendido en el suelo, asimiento intermedio

Sostener con ambas manos una barra de *curl* Z empleando un asimiento intermedio (manos separadas por la línea curva). Tumbarse en el suelo con la nuca apoyada y la barbilla apuntando hacia arriba. Llevar la barra de *curl* Z hasta la longitud de los brazos, manteniéndola en línea con los hombros. Inspirar y llevar la barra Z directamente hacia abajo con un movimiento semicircular flexionando los brazos en los codos, pero manteniendo vertical la parte superior de los brazos durante todo el ejercicio. La barra Z debería bajarse hasta la frente, y los antebrazos y los bíceps deberían tocarse. Volver a llevar la barra Z a la posición inicial empleando el mismo recorrido y espirar.

▲ *Curl* con barra Z hacia la frente, tendido en banco inclinado, asimiento intermedio

Sostener con ambas manos una barra de *curl* Z empleando un asimiento intermedio (manos separadas por la línea curva). Tumbarse sobre un banco inclinado, con la nuca apoyada y la barbilla apuntando hacia arriba. Llevar la barra de *curl* Z hasta la longitud de los brazos, manteniéndola en línea con los hombros. Inspirar y llevar la barra Z directamente hacia abajo con un movimiento semicircular flexionando los brazos en los codos, pero manteniendo vertical la parte superior de los brazos durante todo el ejercicio. La barra Z debería bajarse hasta la frente, y los antebrazos y los bíceps deberían tocarse. Volver a llevar la barra Z a la posición inicial empleando el mismo recorrido y espirar.

▲ *Curl* con barra Z hacia la frente, tendido en posición supina, asimiento intermedio

Sostener con ambas manos una barra de *curl* Z empleando un asimiento intermedio (manos separadas por la línea curva). Tumbarse sobre un banco plano, con la nuca apoyada y la barbilla apuntando hacia arriba. Llevar la barra de *curl* Z hasta la longitud de los brazos, manteniéndola en línea recta con los hombros. Inspirar y llevar la barra Z directamente hacia abajo con un movimiento semicircular flexionando los brazos en los codos, pero manteniendo vertical la parte superior de los brazos durante todo el ejercicio. La barra Z debería bajarse hasta la frente, y los antebrazos y los bíceps deberían tocarse. Volver a llevar la barra Z a la posición inicial empleando el mismo recorrido y espirar.

▲ *Press* con barra de *curl* Z tendido en posición supina, asimiento estrecho

Sostener con ambas manos una barra de *curl* Z empleando el asimiento más estrecho posible. Tumbarse sobre un banco plano en posición supina. Con la cabeza sobre el banco, levantar la barra de *curl* Z hasta la longitud de los brazos encima de

CURL CON BARRA Z HACIA LA FRENTE, TENDIDO EN BANCO INCLINADO, ASIMIENTO ESTRECHO

Triceps

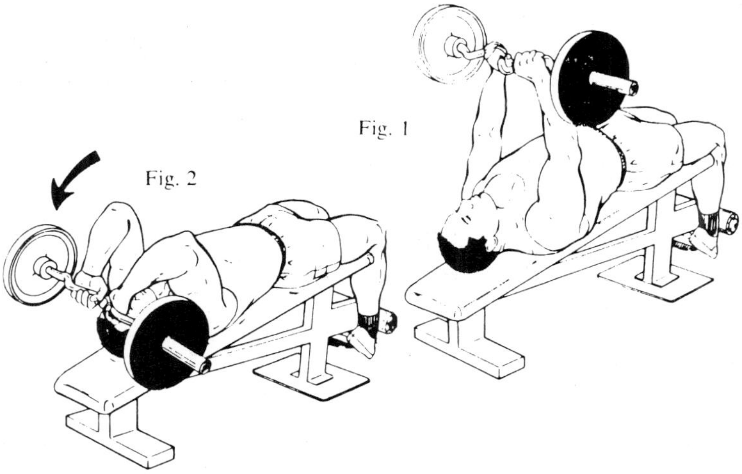

CURL CON BARRA Z HACIA LA FRENTE, TENDIDO EN EL SUELO, ASIMIENTO ESTRECHO

Triceps

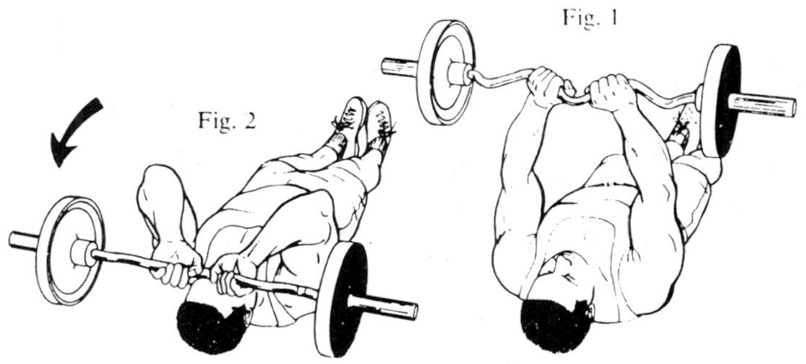

CURL CON BARRA Z HACIA LA FRENTE, TENDIDO EN EL SUELO, ASIMIENTO INTERMEDIO

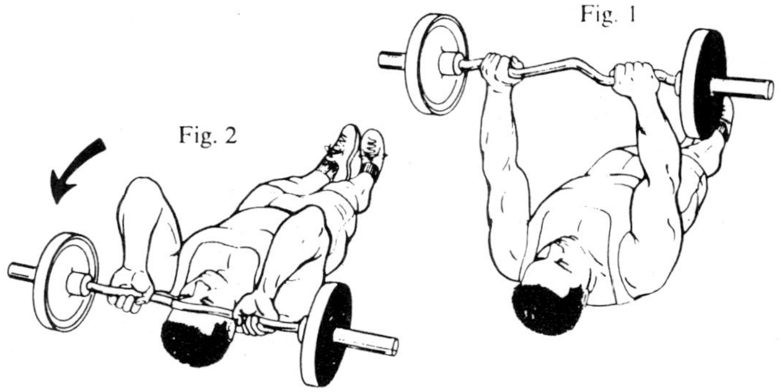

***CURL* CON BARRA Z HACIA LA FRENTE, TENDIDO EN BANCO INCLINADO, ASIMIENTO INTERMEDIO**

Tríceps

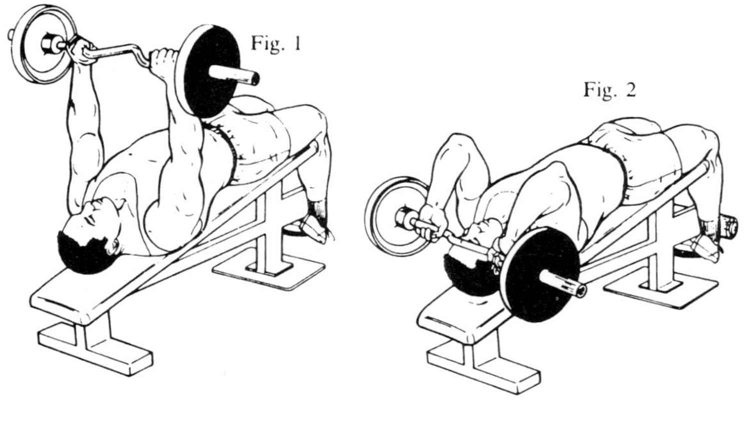

***CURL* CON BARRA Z HACIA LA FRENTE, TENDIDO EN POSICIÓN SUPINA, ASIMIENTO INTERMEDIO**

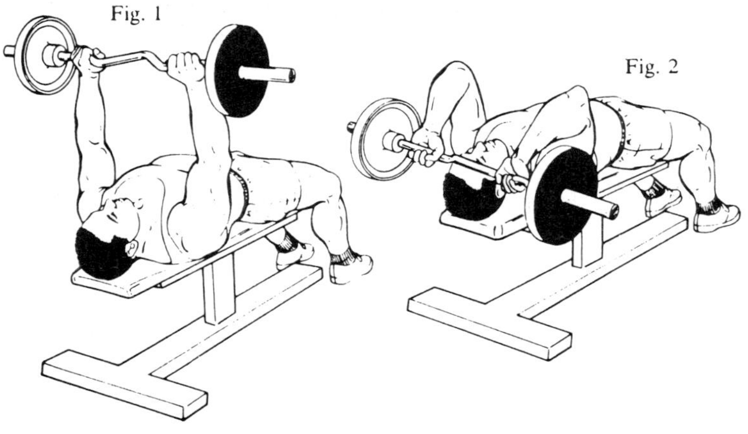

***PRESS* CON BARRA DE *CURL* Z TENDIDO EN POSICIÓN SUPINA, ASIMIENTO ESTRECHO**

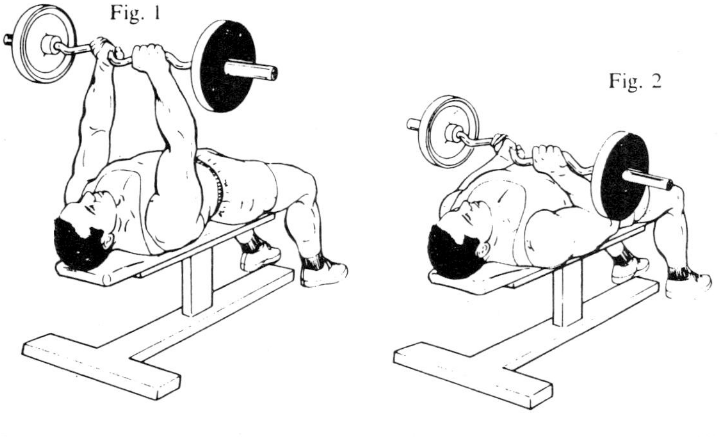

los hombros, manteniéndola vertical al suelo. Inspirar y manteniendo la parte superior de los brazos hacia adentro, llevar la barra directamente hacia abajo hasta el pecho, haciendo que toque la parte media de los pectorales. Volver a llevar la barra a la posición inicial con la parte superior de los brazos hacia adentro y espirar.

▲ *Press* con barra de *curl* Z tendido en banco inclinado, asimiento estrecho

Tríceps

Sostener con ambas manos una barra de *curl* Z empleando el asimiento más estrecho posible. Tumbarse sobre un banco inclinado. Con la cabeza sobre el banco, levantar la barra de *curl* Z hasta la longitud de los brazos encima de los hombros, manteniéndola vertical al suelo. Inspirar y manteniendo la parte superior de los brazos hacia adentro, llevar la barra directamente hacia abajo hasta el pecho, haciendo que toque la parte media de los pectorales. Volver a llevar la barra a la posición inicial con la parte superior de los brazos hacia adentro y espirar.

▲ *Press* y *curl* con barra de *curl* Z, de pie, asimiento estrecho

Sostener con ambas manos una barra de *curl* Z, con un asimiento de palmas hacia abajo y lo más estrecho posible. Con la espalda recta, la cabeza levantada y los pies separados unos 32 cm, llevar la barra Z encima de la cabeza hasta la longitud de los brazos. Inspirar y llevar el peso directamente hacia abajo detrás de la cabeza con un movimiento semicircular, flexionando los brazos en el codo, pero manteniendo vertical la parte superior de los brazos. La barra debería bajarse hasta que los antebrazos y los bíceps se toquen. Ahora llevar la barra encima de la cabeza describiendo el menor círculo posible y colocarla sobre la parte superior del pecho, con los codos a los lados. Inmediatamente volver a llevar la barra a la posición inicial y espirar.

▲ *Press* y *curl* con barra Z, sobre banco inclinado, asimiento estrecho

Tríceps

Sostener con ambas manos una barra de *curl* Z, con un asimiento lo más estrecho posible. Tumbarse sobre un banco inclinado manteniendo la nuca apoyada y llevar la barra Z hasta la longitud de los brazos encima de los hombros, manteniéndola vertical al piso. Inspirar y llevar el peso directamente hacia abajo, detrás de la cabeza, con un movimiento semicircular, flexionando los brazos en los codos pero manteniendo vertical la parte superior de éstos. La barra debería de bajarse hasta que los antebrazos y los bíceps se toquen. Ahora llevar la barra encima de la cabeza describiendo el menor círculo posible y colocarla sobre la parte superior del pecho, con los codos a los lados. Inmediatamente volver a llevar la barra a la posición inicial y espirar.

■ *Curl* y *press* con barra Z, de pie, asimiento estrecho

Sostener con ambas manos una barra de *curl* Z empleando un asimiento de palmas hacia abajo lo más estrecho posible. Con la espalda recta, la cabeza levantada y los pies separados 32 cm, llevar la barra encima de la cabeza hasta la longitud de los brazos. Inspirar y llevar el peso directamente hacia abajo, detrás de la cabeza, con un movimiento semicircular, flexionando los brazos en los codos, pero manteniendo vertical la parte superior de éstos. La barra debería bajarse hasta que los antebrazos y los bíceps se toquen. Ahora llevar la barra encima de la cabeza describiendo el menor círculo posible y colocarla sobre la parte superior del pecho, con los codos a los lados. Inmediatamente, volver a llevar la barra a la posición inicial y espirar.

■ *Curl* y *press* con barra Z, sobre banco inclinado, asimiento estrecho.

Tríceps

Sostener con ambas manos una barra de *curl* Z empleando un asimiento de palmas hacia abajo lo más estrecho posible. Tenderse sobre un banco inclinado y llevar la barra encima de la cabeza hasta la longitud de los brazos. Inspirar y llevar el peso directamente hacia abajo, detrás de la cabeza, con un movimiento semicircular, flexionando los brazos en los codos, pero manteniendo vertical la parte superior de éstos. La barra debería bajarse hasta que los antebrazos y los bíceps se toquen. Ahora llevar la barra encima de la cabeza describiendo el menor círculo posible y colocarla sobre la parte superior del pecho, con los codos a los lados. Inmediatamente, volver a llevar la barra a la posición inicial y espirar.

■ *Press* y *curl* con barra Z, sentado en banco inclinado, asimiento estrecho

Sostener con ambas manos una barra de *curl* Z empleando un asimiento de palmas hacia abajo lo más estrecho posible. Sentarse sobre un banco inclinado y colocar los pies en los apoya-pies. Mantener la espalda recta y la cabeza levantada. Llevar la barra encima de la cabeza hasta la longitud de los brazos. Inspirar y llevar el peso directamente hacia abajo, detrás de la cabeza, con un movimiento semicircular, flexionando los brazos en los codos, pero manteniendo vertical la parte superior de éstos. La barra debería bajarse hasta que los antebrazos y los bíceps se toquen. Ahora llevar la barra encima de la cabeza describiendo el menor círculo posible y colocarla sobre la parte superior del pecho, con los codos a los lados. In-

INCLINE CLOSE GRIP EASY CURL BAR TRICEPS PRESS

Tríceps

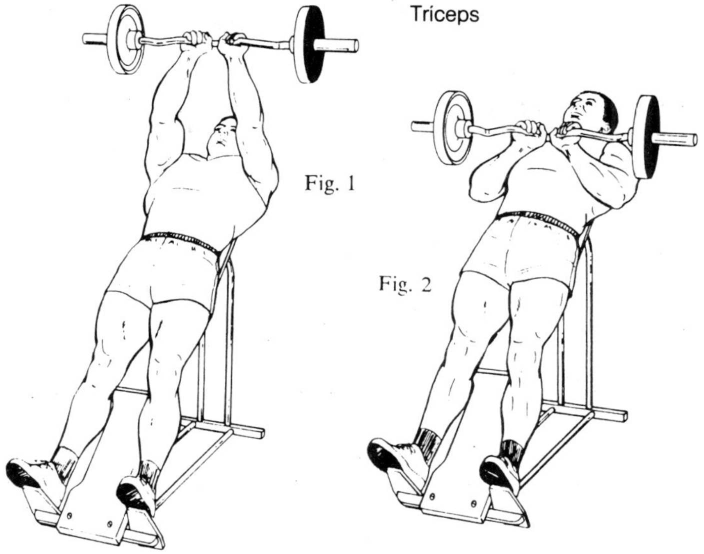

***PRESS* Y *CURL* CON BARRA DE *CURL* Z, DE PIE, ASIMIENTO ESTRECHO**

Tríceps

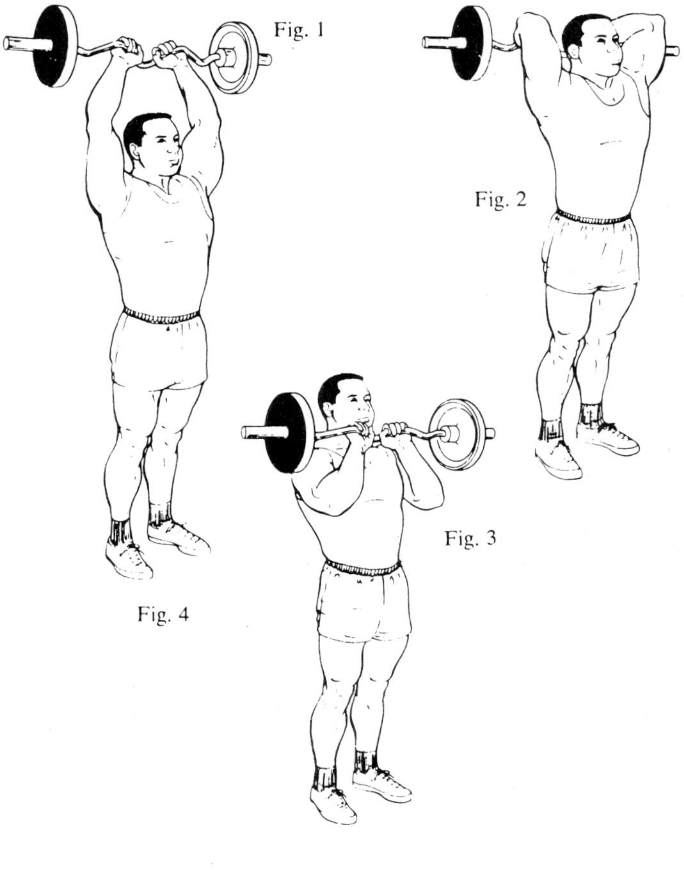

PRESS Y _CURL_ CON BARRA Z, SENTADO EN BANCO INCLINADO, ASIMIENTO ESTRECHO

Triceps

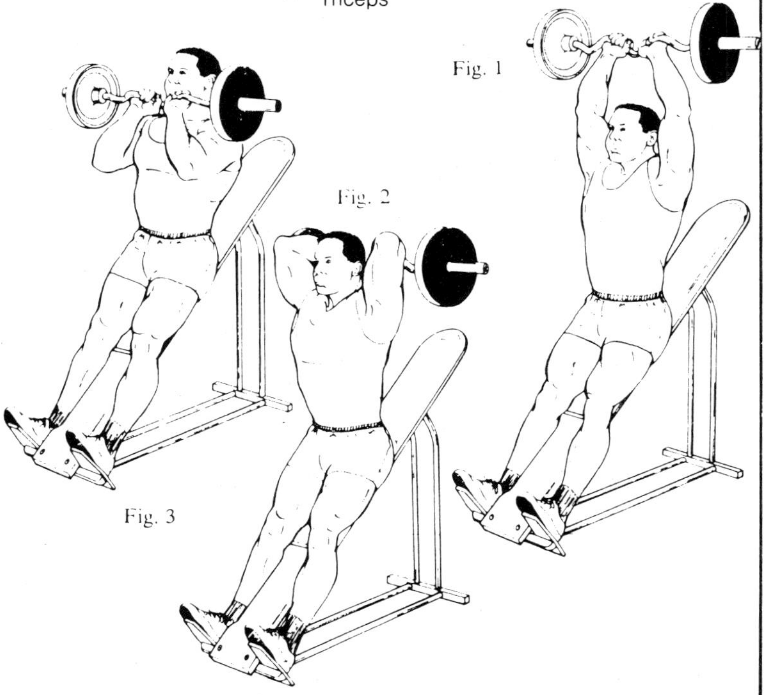

PRESS Y _CURL_ CON BARRA Z, SENTADO CON ESPALDA APOYADA, ASIMIENTO ESTRECHO

Triceps

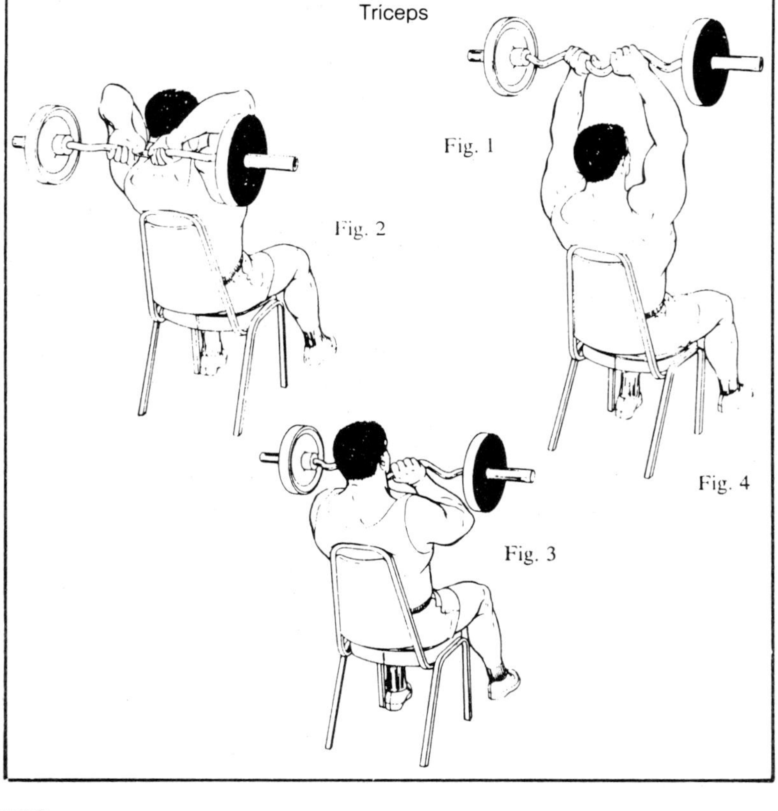

mediatamente, volver a llevar la barra a la posición inicial y espirar.

■ *Press* y *curl* con barra Z, sentado con espalda apoyada, asimiento estrecho

Sostener con ambas manos una barra de *curl* Z empleando un asimiento de palmas hacia abajo lo más estrecho posible. Sentarse sobre una silla, con la espalda contra el respaldo. Mantener la cabeza levantada y los pies firmemente plantados en el suelo. Llevar la barra encima de la cabeza hasta la longitud de los brazos. Inspirar y llevar el peso directamente hacia abajo, detrás de la cabeza, con un movimiento semicircular, flexionando los brazos en los codos, pero manteniendo vertical la parte superior de éstos. La barra debería bajarse hasta que los antebrazos y los bíceps se toquen. Ahora llevar la barra encima de la cabeza describiendo el menor círculo posible y colocarla sobre la parte superior del pecho, con los codos a los lados. Inmediatamente, volver a llevar la barra a la posición inicial y espirar.

■ *Press* y *curl* con barra Z, sentado, asimiento estrecho

Triceps

Sostener con ambas manos una barra de *curl* Z empleando un asimiento de palmas hacia abajo lo más estrecho posible. Sentarse sobre un banco plano con la espalda recta, la cabeza levantada y los pies firmemente plantados en el suelo. Llevar la barra encima de la cabeza hasta la longitud de los brazos. Inspirar y llevar el peso directamente hacia abajo, detrás de la cabeza, con un movimiento semicircular, flexionando los brazos en los codos, pero manteniendo vertical la parte superior de éstos. La barra debería bajarse hasta que los antebrazos y los bíceps se toquen. Ahora llevar la barra encima de la cabeza describiendo el menor círculo posible y colocarla sobre la parte superior del pecho, con los codos a los lados. Inmediatamente, volver a llevar la barra a la posición inicial y espirar.

■ *Press* y *curl* con barra Z, de rodillas, asimiento estrecho

Sostener con ambas manos una barra de *curl* Z empleando un asimiento de palmas hacia abajo lo más estrecho posible. Colocarse de rodillas en el suelo, haciendo que los muslos y las pantorrillas se toquen. Mantener la espalda recta y la cabeza levantada. Llevar la barra encima de la cabeza hasta la longitud de los brazos. Inspirar y llevar el peso directamente hacia abajo, detrás de la cabeza, con un movimiento semicircular, flexionando los brazos en los codos, pero manteniendo vertical la parte superior de éstos. La barra debería bajarse hasta que los antebrazos y los bíceps se toquen. Ahora llevar la barra encima de la cabeza describiendo el menor círculo posible y colocarla sobre la parte superior del pecho, con los codos a los lados. Inmediatamente, volver a llevar la barra a la posición inicial y espirar.

▲ *Press* y *curl* con barra Z tendido en banco inclinado, asimiento estrecho

Sostener con ambas manos una barra de *curl* Z empleando un asimiento de palmas hacia abajo lo más estrecho posible. Tumbarse sobre un banco inclinado y mantener la cabeza hacia abajo. Llevar la barra encima de la cabeza hasta la longitud de los brazos sobre los hombros. Inspirar y llevar el peso directamente hacia abajo con un movimiento semicircular, flexionando los brazos en los codos, pero manteniendo vertical la parte superior de éstos. La barra debería bajarse hasta que los antebrazos y los bíceps se toquen, quedando la barra junto a la barbilla. Ahora llevar la barra encima del pecho describiendo el menor círculo posible, hasta que la parte superior de los brazos quede hacia adentro, a los lados. Inmediatamente, volver a llevar la barra a la posición inicial y espirar.

■ *Press* y *curl* con barra Z, tendido en posición supina, asimiento estrecho

Tríceps

Sostener con ambas manos una barra de *curl* Z empleando un asimiento de palmas hacia abajo lo más estrecho posible. Tumbarse sobre un banco plano, con la cabeza fuera de éste y apuntando hacia el suelo. Llevar la barra encima de la cabeza hasta la longitud de los brazos sobre los hombros. Inspirar y llevar el peso directamente hacia abajo con un movimiento semicircular, flexionando los brazos en los codos, pero manteniendo vertical la parte superior de éstos. La barra debería bajarse hasta que los antebrazos y los bíceps se toquen, quedando la barra junto a la barbilla. Ahora llevar la barra encima del pecho describiendo el menor círculo posible, hasta que la parte superior de los brazos quede hacia adentro, a los lados. Inmediatamente, volver a llevar la barra a la posición inicial y espirar.

■ *Press* y *curl* con barra Z, sentado con espalda apoyada, asimiento intermedio

Sostener con ambas manos una barra de *curl* Z empleando un asimiento intermedio, palmas hacia abajo. Sentarse sobre un banco o silla que tenga respaldo para apoyar la parte superior de la espalda. Llevar la barra encima de la cabeza hasta la longitud de los brazos. Inspirar y llevar el peso directamente hacia abajo, detrás de la cabeza, con un movimiento semicircular, flexionando los brazos en los codos, pero manteniendo vertical la parte superior de éstos. La barra debería bajarse hasta que los antebrazos y los bíceps se toquen. Ahora llevar la barra encima de la

PRESS Y _CURL_ CON BARRA Z, DE RODILLAS, ASIMIENTO ESTRECHO

Tríceps

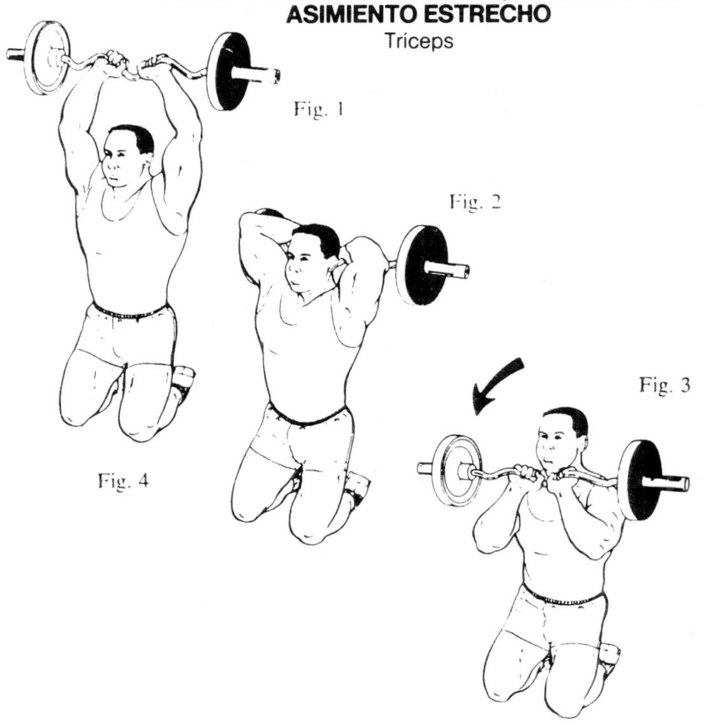

PRESS Y _CURL_ CON BARRA Z TENDIDO EN BANCO INCLINADO, ASIMIENTO ESTRECHO

Tríceps

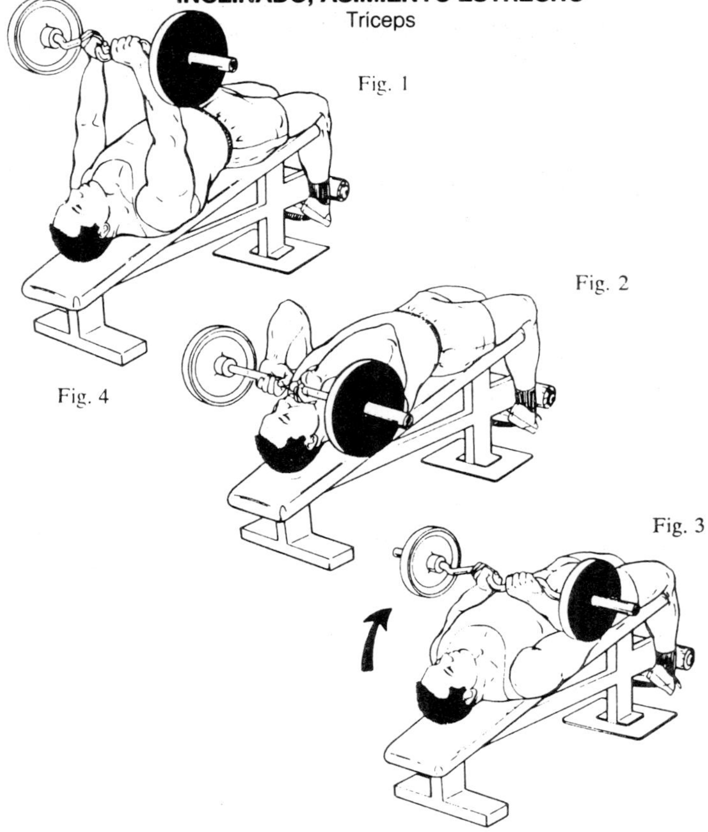

PRESS Y CURL CON BARRA Z, TENDIDO EN POSICIÓN SUPINA, ASIMIENTO ESTRECHO

Tríceps

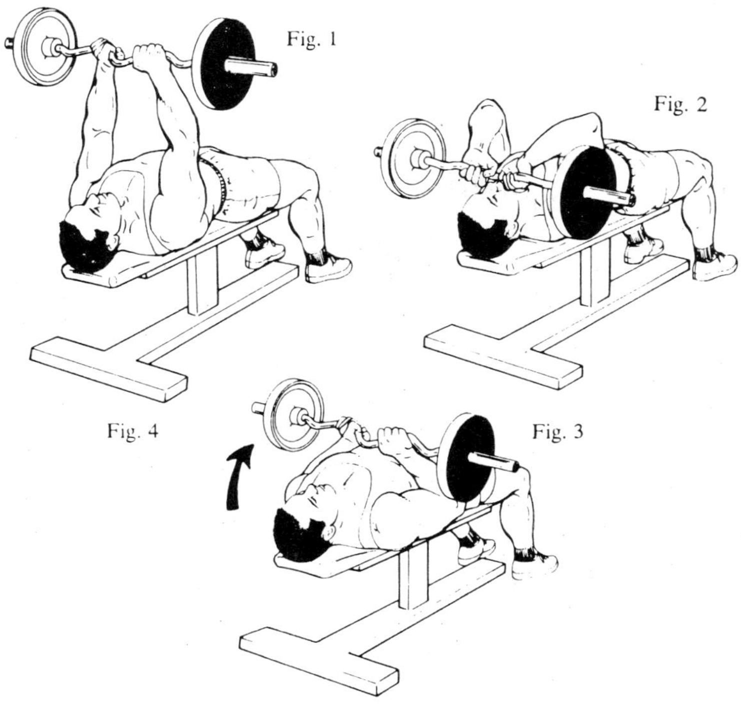

PRESS Y _CURL_ CON BARRA Z, SENTADO CON ESPALDA APOYADA, ASIMIENTO INTERMEDIO

Tríceps

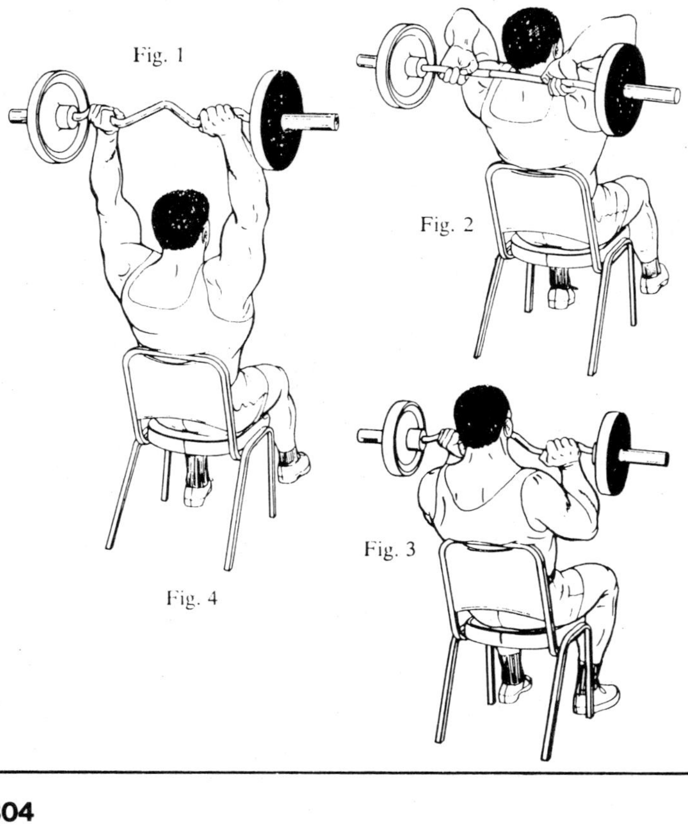

cabeza describiendo el menor círculo posible y colocarla sobre la parte superior del pecho, con los codos a los lados. Inmediatamente, volver a llevar la barra a la posición inicial y espirar.

■ *Press* y *curl* con barra Z, de rodillas, asimiento intermedio

Tríceps

Sostener con ambas manos una barra de *curl* Z empleando un asimiento intermedio, palmas hacia abajo. Colocarse de rodillas en el suelo, de modo que los muslos y las pantorrillas se toquen. Mantener la espalda recta y la cabeza levantada. Llevar la barra encima de la cabeza hasta la longitud de los brazos. Inspirar y llevar el peso directamente hacia abajo, detrás de la cabeza, con un movimiento semicircular, flexionando los brazos en los codos, pero manteniendo vertical la parte superior de éstos. La barra debería bajarse hasta que los antebrazos y los bíceps se toquen. Ahora llevar la barra encima de la cabeza describiendo el menor círculo posible y colocarla sobre la parte superior del pecho, con los codos a los lados. Inmediatamente, volver a llevar la barra a la posición inicial y espirar.

■ *Press* y *curl* con barra Z, de pie, asimiento intermedio

Sostener con ambas manos una barra de *curl* Z empleando un asimiento intermedio, palmas hacia abajo. Colocarse de pie, erguido, con la espalda recta, la cabeza levantada y los pies separados unos 32 cm. Llevar la barra encima de la cabeza hasta la longitud de los brazos. Inspirar y llevar el peso directamente hacia abajo, detrás de la cabeza, con un movimiento semicircular, flexionando los brazos en los codos, pero manteniendo vertical la parte superior de éstos. La barra debería bajarse hasta que los antebrazos y los bíceps se toquen. Ahora llevar la barra encima de la cabeza describiendo el menor círculo posible y colocarla sobre la parte superior del pecho, con los codos a los lados. Inmediatamente, volver a llevar la barra a la posición inicial y espirar.

■ *Press* y *curl* con barra Z, tendido en banco inclinado, asimiento intermedio

Sostener con ambas manos una barra de *curl* Z empleando un asimiento intermedio, palmas hacia abajo. Tumbarse de espaldas sobre un banco inclinado y colocar los pies en los apoya-pies. Mantener la cabeza hacia arriba y fuera del banco. Llevar la barra encima de la cabeza hasta la longitud de los brazos. Inspirar y llevar el peso directamente hacia abajo, detrás de la cabeza con un movimiento semicircular, flexionando los brazos en los codos, pero manteniendo vertical la parte superior de éstos. La barra debería bajarse hasta que los antebrazos y los bíceps se toquen.

Ahora llevar la barra encima de la cabeza describiendo el menor círculo posible y colocarla sobre la parte superior del pecho, con los codos a los lados. Inmediatamente volver a llevar la barra a la posición inicial y espirar.

■ *Press* y *curl* con barra Z, sentado en banco inclinado, asimiento intermedio

Tríceps

Sostener con ambas manos una barra de *curl* Z empleando un asimiento intermedio, palmas hacia abajo. Sentarse sobre un banco inclinado con la espalda recta, la cabeza levantada y los pies en los apoyapies. Llevar la barra encima de la cabeza hasta la longitud de los brazos. Inspirar y llevar el peso directamente hacia abajo, detrás de la cabeza, con un movimiento semicircular, flexionando los brazos en los codos, pero manteniendo vertical la parte superior de éstos. La barra debería bajarse hasta que los antebrazos y bíceps se toquen. Ahora llevar la barra encima de la cabeza describiendo el menor círculo posible y colocarla sobre la parte superior del pecho, con los codos a los lados. Inmediatamente, volver a llevar la barra a la posición inicial y espirar.

■ *Press* y *curl* con barra Z, sentado, asimiento intermedio

Sostener con ambas manos una barra de *curl* Z empleando un asimiento intermedio, palmas hacia abajo. Sentarse sobre un banco plano con la espalda recta, la cabeza levantada y los pies firmemente plantados en el suelo. Llevar la barra encima de la cabeza hasta la longitud de los brazos. Inspirar y llevar el peso directamente hacia abajo, detrás de la cabeza, con un movimiento semicircular, flexionando los brazos en los codos, pero manteniendo vertical la parte superior de éstos. La barra debería bajarse hasta que los antebrazos y los bíceps se toquen. Ahora llevar la barra encima de la cabeza describiendo el menor círculo posible y colocarla sobre la parte superior del pecho, con los codos a los lados. Inmediatamente, volver a llevar la barra a la posición inicial y espirar.

▲ *Press* y *curl* con barra Z, tendido en banco inclinado, asimiento intermedio

Sostener con ambas manos una barra de *curl* Z empleando un asimiento intermedio, palmas hacia abajo. Tumbarse de espaldas sobre un banco inclinado y mantener la cabeza apoyada con la barbilla apuntando hacia arriba. Llevar la barra encima de la cabeza hasta la longitud de los brazos. Inspirar y llevar el peso directamente hacia abajo, detrás de la cabeza, con un movimiento semicircular, flexionando los brazos en los codos, pero manteniendo vertical la parte superior de éstos. La barra debería bajarse hasta que los antebrazos y los bíceps se toquen, quedando la barra

PRESS Y _CURL_ CON BARRA Z, DE PIE, ASIMIENTO INTERMEDIO

Tríceps

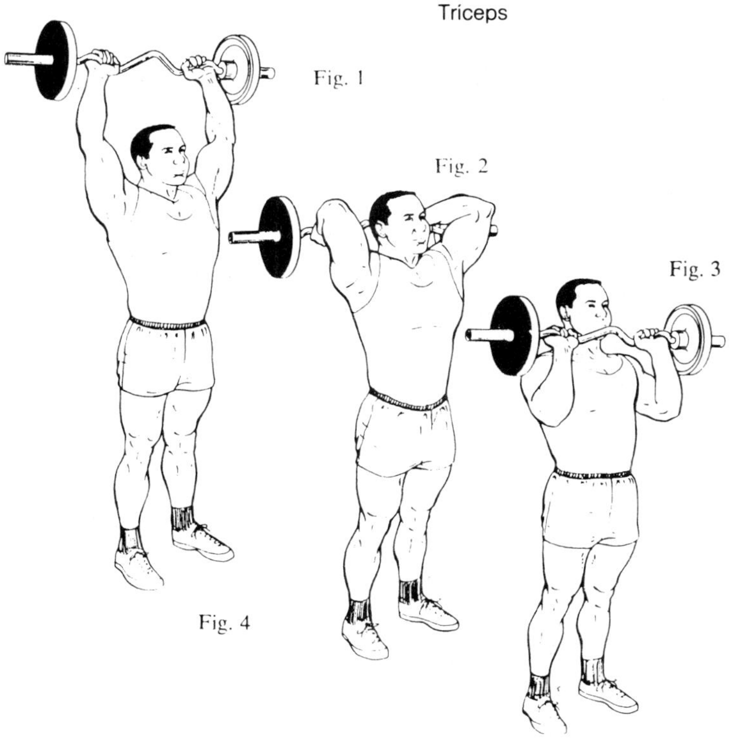

PRESS Y _CURL_ CON BARRA Z, TENDIDO EN BANCO INCLINADO, ASIMIENTO INTERMEDIO

Tríceps

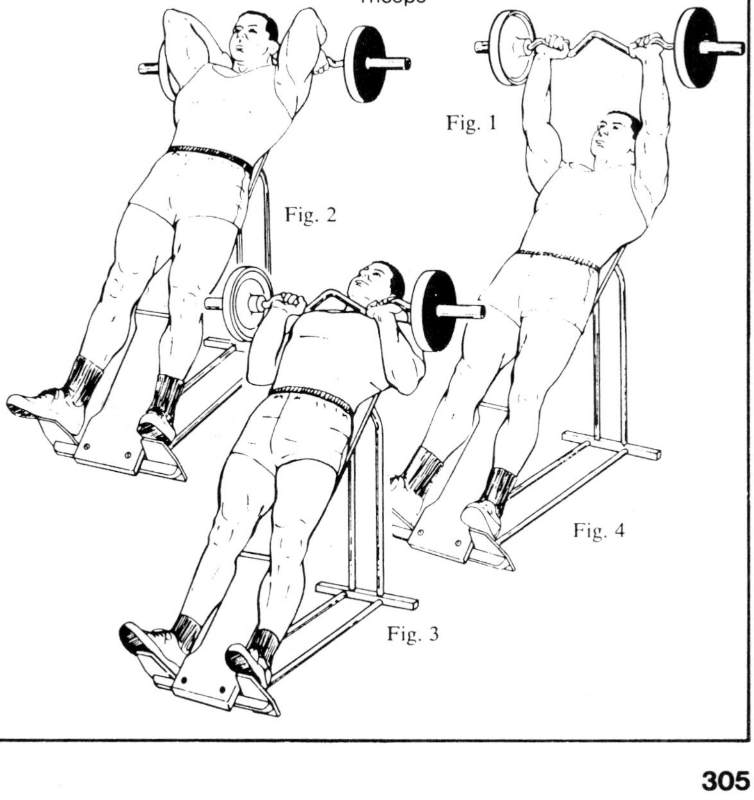

PRESS Y _CURL_ CON BARRA Z, SENTADO, ASIMIENTO INTERMEDIO
Tríceps

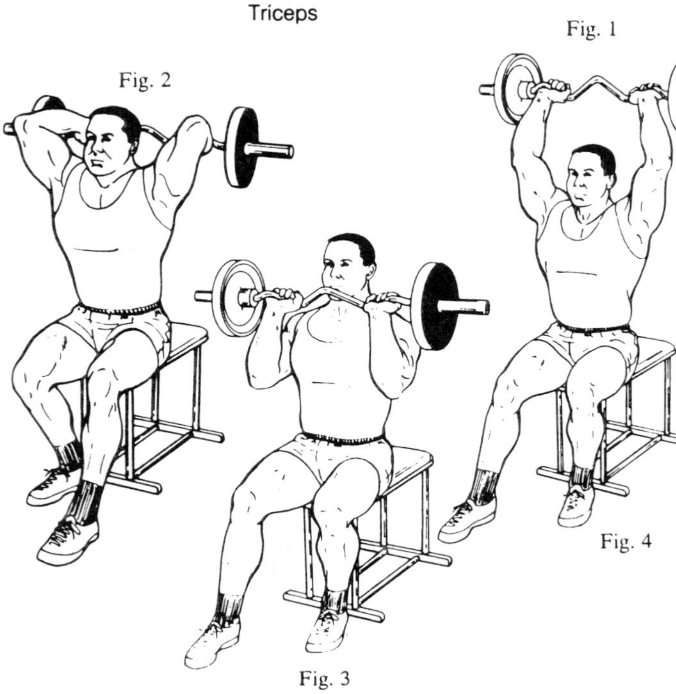

PRESS Y _CURL_ CON BARRA Z, TENDIDO EN BANCO INCLINADO, ASIMIENTO INTERMEDIO
Tríceps

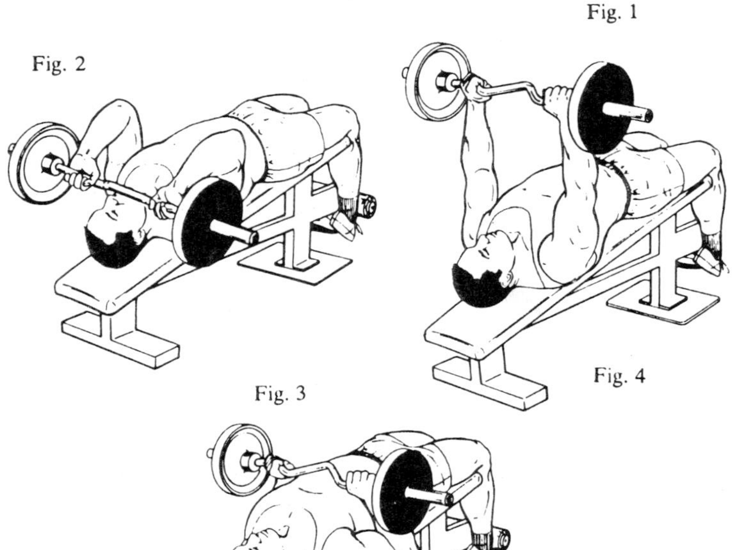

junto a la barbilla. Ahora levantar la barra y colocarla sobre el pecho debajo de los pezones, con la parte superior de los brazos hacia adentro y a los lados. Emplear el menor círculo posible para llevar la barra hasta el pecho. Inmediatamente, volver a llevar la barra a la posición inicial y espirar.

▲ *Press* y *curl* con barra Z, tendido en posición supina, asimiento intermedio
Tríceps

Sostener con ambas manos una barra de *curl* Z empleando un asimiento intermedio, palmas hacia abajo. Tumbarse de espaldas sobre un banco plano, con la cabeza en el extremo de éste y apuntando hacia el suelo. Llevar la barra encima de la cabeza hasta la longitud de los brazos. Inspirar y llevar el peso directamente hacia abajo, detrás de la cabeza, con un movimiento semicircular, flexionando los brazos en los codos, pero manteniendo vertical la parte superior de éstos. La barra debería bajarse hasta que los antebrazos y los bíceps se toquen, quedando la barra junto a la barbilla. Ahora levantar la barra y colocarla sobre el pecho debajo de los pezones, con la parte superior de los brazos hacia adentro y a los lados. Emplear el menor círculo posible para llevar la barra hasta el pecho. Inmediatamente, volver a llevar la barra a la posición inicial y espirar.

▲ *Press* hacia abajo en máquina de dorsales, de pie, asimiento estrecho

De pie, erguido, frente a una máquina de dorsales con los pies separados unos 32 cm y la espalda recta. Coger la barra de la máquina con ambas manos, empleando un asimiento de unos 16 cm de distancia, palmas hacia abajo. Llevar la parte superior de los brazos a los lados y mantenerlos allí durante todo el ejercicio. Los antebrazos y los bíceps deberían tocarse mientras se inspira, y luego llevar la barra hacia abajo con un movimiento semicircular hasta la longitud de los brazos. Volver a la posición inicial utilizando un recorrido similar, de modo controlado y espirar. Asegurarse de que haya tensión sobre los tríceps mientras se realiza el *pressing* hacia abajo y regresar a la posición inicial.

▲ *Press* hacia abajo en máquina de dorsales, de pie, asimiento intermedio

De pie, erguido, frente a una máquina de dorsales con los pies separados unos 32 cm y la espalda recta. Coger la barra de la máquina con ambas manos, empleando un asimiento de unos 28 cm de distancia, palmas hacia abajo. Llevar la parte superior de los brazos a los lados y mantenerlos allí durante todo el ejercicio. Los antebrazos y los bíceps deberían tocarse mientras se inspira, y luego llevar la barra hacia abajo con un movimiento semicircular hasta la longitud de los brazos. Volver a la posición inicial utilizando un recorrido similar, de modo controlado, y espirar. Asegurarse de que haya tensión sobre los tríceps mientras se realiza el *pressing* hacia abajo y regresar a la posición inicial.

■ *Press* hacia abajo en máquina de dorsales, de pie, asimiento ancho

De pie, erguido, frente a una máquina de dorsales con los pies separados unos 32 cm y la espalda recta. Coger la barra de la máquina con ambas manos, empleando un asimiento de unos 48 cm de distancia, palmas hacia abajo. Llevar la parte superior de los brazos a los lados y mantenerlos allí durante todo el ejercicio. Los antebrazos y los bíceps deberían tocarse mientras se inspira, y luego llevar la barra hacia abajo con un movimiento semicircular hasta la longitud de los brazos. Volver a la posición inicial utilizando un recorrido similar, de modo controlado, y espirar. Asegurarse de que haya tensión sobre los tríceps mientras se realiza el *pressing* hacia abajo y regresar a la posición inicial.

▲ *Press* hacia abajo en máquina de dorsales, de rodillas, asimiento estrecho

Colocarse de pie frente a una máquina de dorsales y coger la barra con ambas manos empleando un asimiento de unos 16 cm de distancia, palmas hacia abajo. Arrodillarse con la espalda recta y la cabeza levantada mientras se lleva la parte superior de los brazos a los lados, manteniéndolos allí durante todo el ejercicio. Los antebrazos y los bíceps deberían tocarse mientras se inspira, y luego llevar la barra hacia abajo con un movimiento semicircular hasta la longitud de los brazos. Volver a la posición inicial utilizando un recorrido similar, de modo controlado, y espirar. Asegurarse de que haya tensión sobre los tríceps mientras se realiza el *pressing* hacia abajo y regresar a la posición inicial.

▲ *Press* hacia abajo en máquina de dorsales, de rodillas, asimiento intermedio

Colocarse de pie frente a una máquina de dorsales y coger la barra con ambas manos empleando un asimiento de unos 28 cm de distancia, palmas hacia abajo. Arrodillarse con la espalda recta y la cabeza levantada mientras se lleva la parte superior de los brazos a los lados, manteniéndolos allí durante todo el ejercicio. Los antebrazos y los bíceps deberían tocarse mientras se inspira, y luego llevar la barra hacia abajo con un movimiento semicircular hasta la longitud de los brazos. Volver a la posición inicial utilizando un recorrido similar, de modo controlado, y espirar. Asegurarse de que haya tensión sobre los tríceps mientras se realiza el *pressing* hacia abajo y regresar a la posición inicial.

PRESS HACIA ABAJO EN MÁQUINA DE DORSALES, DE PIE, ASIMIENTO ESTRECHO

Tríceps externos

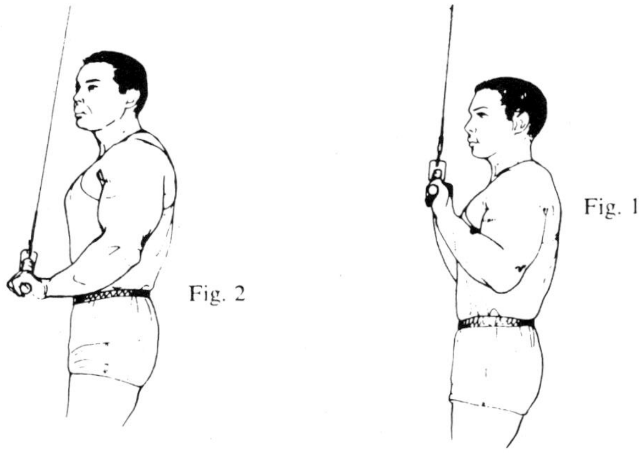

PRESS HACIA ABAJO EN MÁQUINA DE DORSALES, DE PIE, ASIMIENTO INTERMEDIO

Tríceps externos

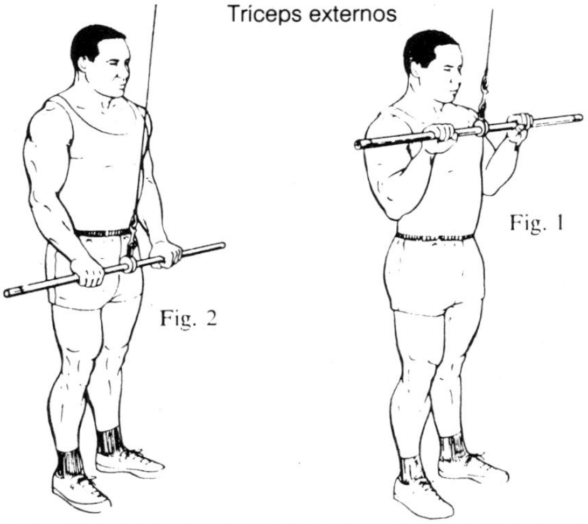

PRESS HACIA ABAJO EN MÁQUINA DE DORSALES, DE PIE, ASIMIENTO ANCHO

Tríceps externos

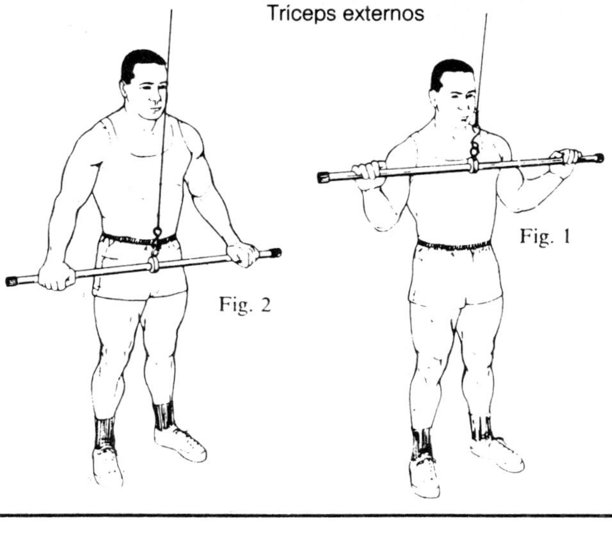

***PRESS* HACIA ABAJO EN MÁQUINA DE DORSALES, DE RODILLAS, ASIMIENTO ESTRECHO**

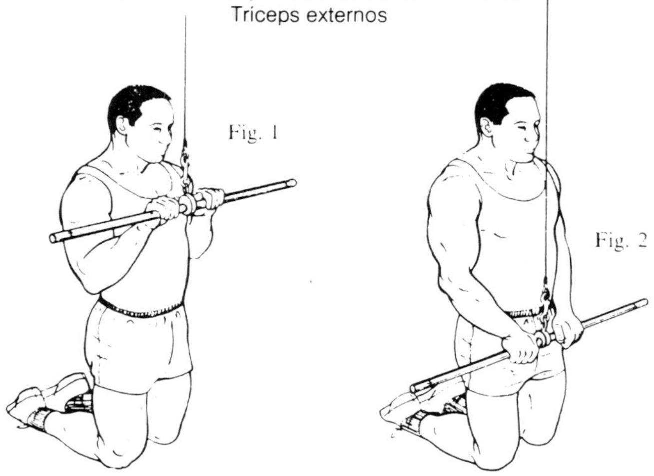

***PRESS* HACIA ABAJO EN MÁQUINA DE DORSALES, DE RODILLAS, ASIMIENTO INTERMEDIO**

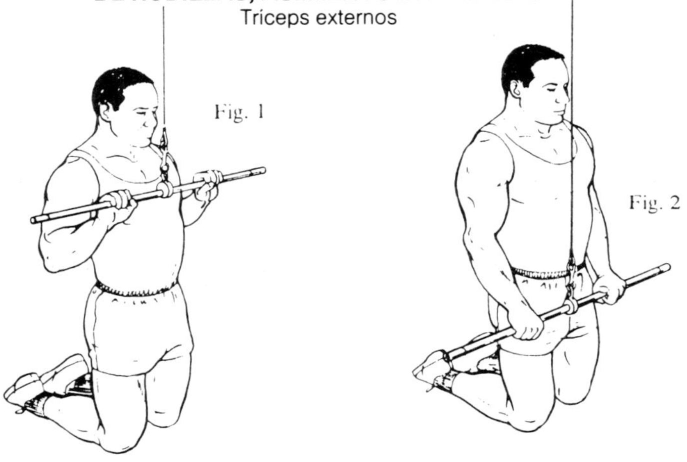

***PRESS* HACIA ABAJO EN MÁQUINA DE DORSALES, DE RODILLAS, ASIMIENTO ANCHO**

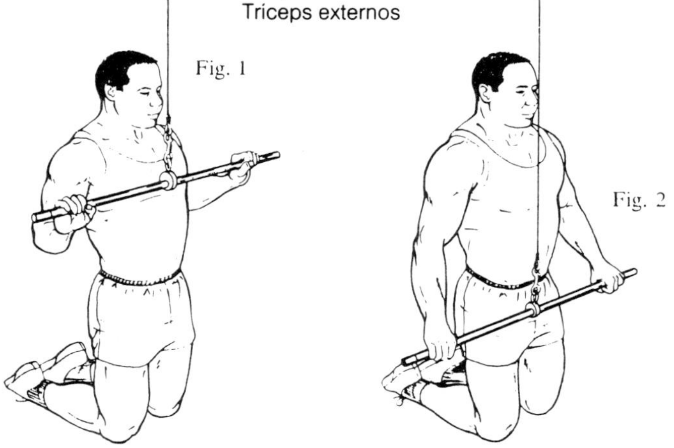

▲ *Press* hacia abajo en máquina de dorsales, de rodillas, asimiento ancho

Colocarse de pie frente a una máquina de dorsales y coger la barra con ambas manos empleando un asimiento de unos 48 cm de distancia, palmas hacia abajo. Arrodillarse con la espalda recta y la cabeza levantada mientras se lleva la parte superior de los brazos a los lados, manteniéndolos allí durante todo el ejercicio. Los antebrazos y los bíceps deberían tocarse mientras se inspira, y luego llevar la barra hacia abajo con un movimiento semicircular hasta la longitud de los brazos. Volver a la posición inicial utilizando un recorrido similar, de modo controlado, y espirar. Asegurarse de que haya tensión sobre los tríceps mientras se realiza el *pressing* hacia abajo y regresar a la posición inicial.

■ *Press* hacia abajo en máquina de dorsales, de pie, cinturón con peso, asimiento estrecho

Colocarse de pie, erguido, frente a una máquina de dorsales con los pies separados unos 32 cm y la espalda recta. Utilizar un cinturón con peso o un trozo de tela para sujetar el peso a la cintura a fin de tener mayor resistencia. Coger la barra de la máquina con ambas manos con un asimiento de unos 16 cm, palmas hacia abajo. Llevar la parte superior de los brazos a los lados y mantenerlos allí durante todo el ejercicio. Los antebrazos y los bíceps deberían tocarse mientras se inspira; luego se lleva la barra hacia abajo con un movimiento semicircular hasta la longitud de los brazos. Volver a la posición inicial empleando el mismo recorrido, de una manera controlada, y espirar. Asegurarse de que haya tensión en los tríceps mientras se realiza el *pressing* hacia abajo y regresar a la posición inicial.

■ *Press* hacia abajo en máquina de dorsales, de pie, cinturón con peso, asimiento intermedio

Colocarse de pie, erguido, frente a la máquina de dorsales con los pies separados unos 32 cm y la espalda recta. Utilizar un cinturón con peso o un trozo de tela para sujetar el peso a la cintura a fin de tener mayor resistencia. Coger la barra de la máquina con ambas manos con un asimiento de unos 28 cm, palmas hacia abajo. Llevar la parte superior de los brazos a los lados y mantenerlos allí durante todo el ejercicio. Los antebrazos y los bíceps deberían tocarse mientras se inspira; luego se lleva la barra hacia abajo con un movimiento semicircular hasta la longitud de los brazos. Volver a la posición inicial empleando el mismo recorrido de una manera controlada, y espirar. Asegurarse de que haya tensión en los tríceps mientras se realiza el *pressing* hacia abajo y regresar a la posición inicial.

■ *Press* hacia abajo en máquina de dorsales, cinturón con peso, asimiento ancho

Colocarse de pie, erguido, frente a una máquina de dorsales con los pies separados unos 32 cm y la espalda recta. Utilizar un cinturón con peso o un trozo de tela para sujetar el peso a la cintura a fin de tener mayor resistencia. Coger la barra de la máquina con ambas manos con un asimiento de unos 48 cm, palmas hacia abajo. Llevar la parte superior de los brazos a los lados y mantenerlos allí durante todo el ejercicio. Los antebrazos y los bíceps deberían tocarse mientras se inspira; luego se lleva la barra hacia abajo con un movimiento semicircular hasta la longitud de los brazos. Volver a la posición inicial empleando el mismo recorrido, de una manera controlada, y espirar. Asegurarse de que haya tensión sobre los tríceps mientras se realiza el *pressing* hacia abajo y regresar a la posición inicial.

■ *Press* hacia abajo en máquina de dorsales, de pie, cinturón con peso, asimiento invertido estrecho

Colocarse de pie, erguido, frente a una máquina de dorsales con los pies separados unos 32 cm y la espalda recta. Utilizar un cinturón con peso o un trozo de tela para sujetar el peso a la cintura a fin de tener mayor resistencia. Coger la barra de la máquina con ambas manos con un asimiento de unos 16 cm, palmas hacia arriba. Llevar la parte superior de los brazos a los lados y mantenerlos allí durante todo el ejercicio. Los antebrazos y los bíceps deberían tocarse mientras se inspira; luego se lleva la barra hacia abajo con un movimiento semicircular hasta la longitud de los brazos. Volver a la posición inicial empleando el mismo recorrido, de una manera controlada, y espirar. Asegurarse de que haya tensión sobre los tríceps mientras se realiza el *pressing* hacia abajo y regresar a la posición inicial.

■ *Press* hacia abajo en máquina de dorsales, de pie, cinturón con peso, asimiento invertido intermedio

Colocarse de pie, erguido, frente a una máquina de dorsales con los pies separados unos 32 cm y la espalda recta. Utilizar un cinturón con peso o un trozo de tela para sujetar el peso a la cintura a fin de tener mayor resistencia. Coger la barra de la máquina con ambas manos con un asimiento de unos 28 cm, palmas hacia arriba. Llevar la parte superior de los brazos a los lados y mantenerlos allí durante todo el ejercicio. Los antebrazos y los bíceps deberían tocarse mientras se inspira; luego

PRESS HACIA ABAJO EN MÁQUINA DE DORSALES, DE PIE, CINTURÓN CON PESO, ASIMIENTO ESTRECHO

Tríceps externos

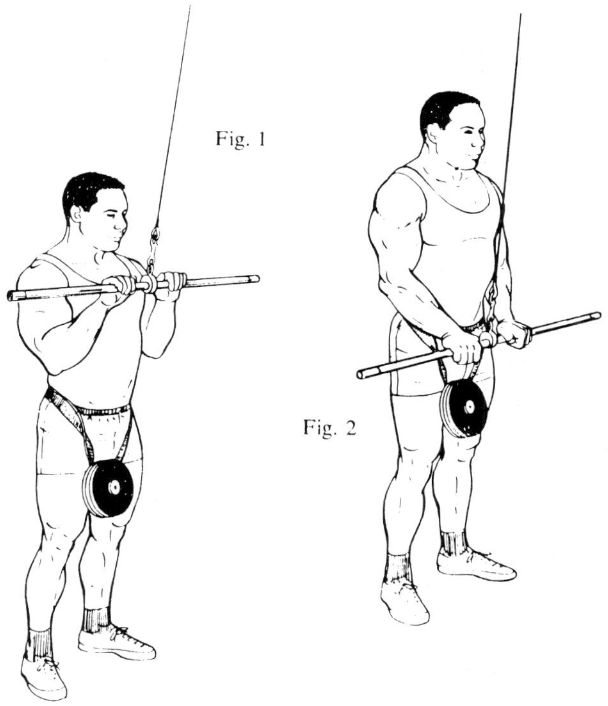

PRESS HACIA ABAJO EN MÁQUINA DE DORSALES, DE PIE, CINTURÓN CON PESO, ASIMIENTO INTERMEDIO

Tríceps externos

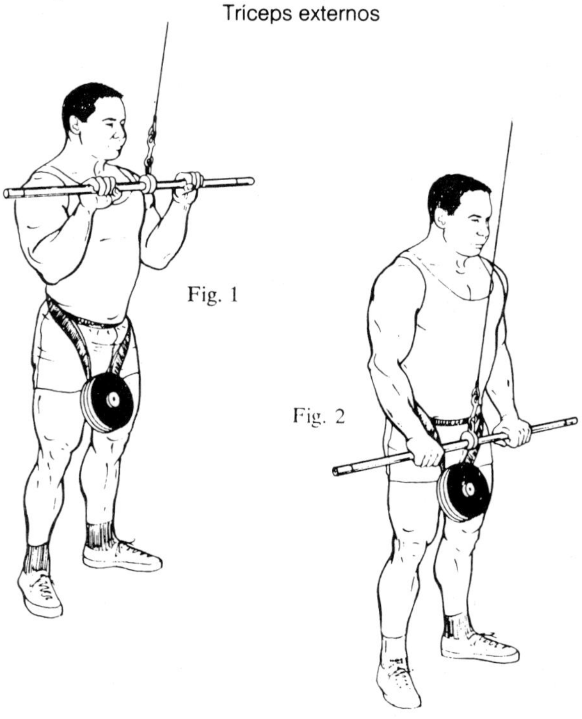

***PRESS* HACIA ABAJO EN MÁQUINA DE DORSALES, CINTURÓN CON PESO, ASIMIENTO ANCHO**

Tríceps externos

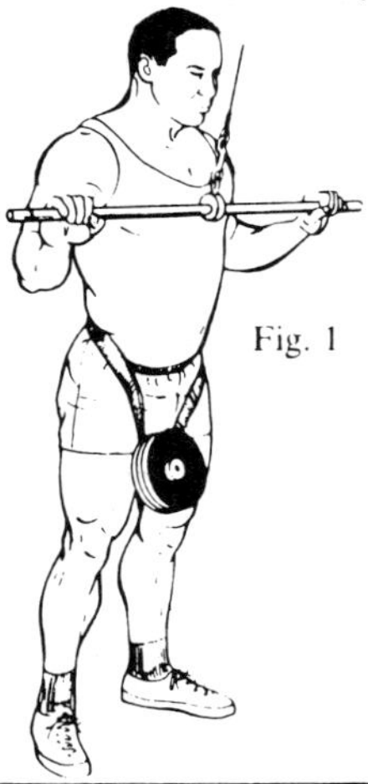

Fig. 1

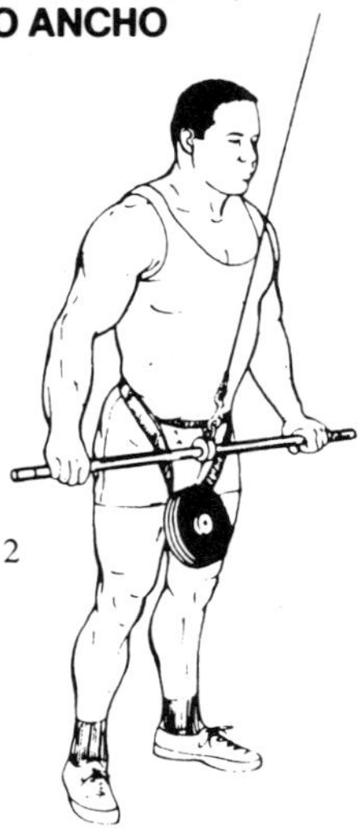

Fig. 2

***PRESS* HACIA ABAJO EN MÁQUINA DE DORSALES, DE PIE, CINTURÓN CON PESO, ASIMIENTO INVERTIDO ESTRECHO**

Tríceps externos

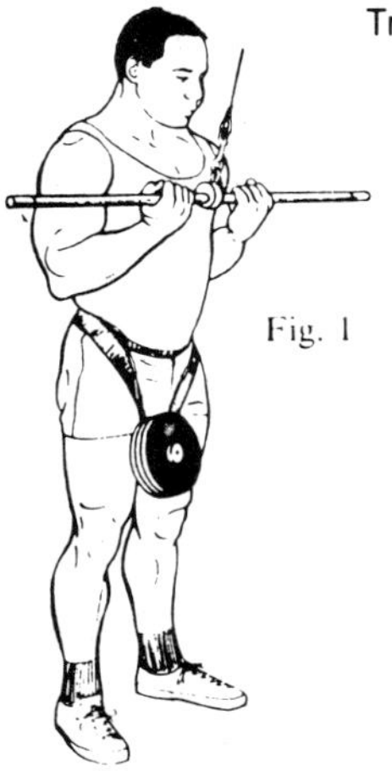

Fig. 1

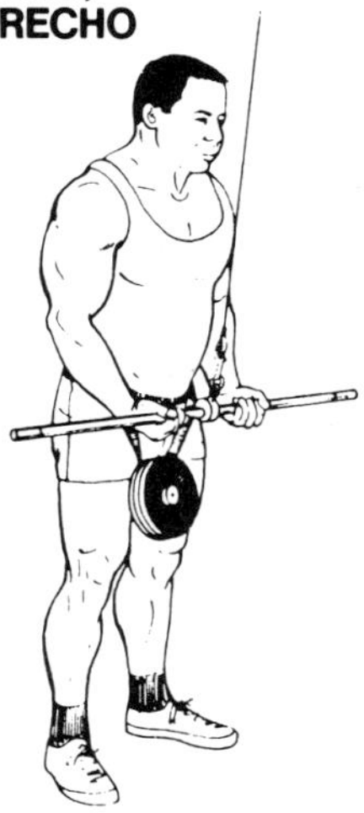

Fig. 2

***PRESS* HACIA ABAJO EN MÁQUINA DE DORSALES, DE PIE, CINTURÓN CON PESO, ASIMIENTO INVERTIDO INTERMEDIO**

Tríceps externos

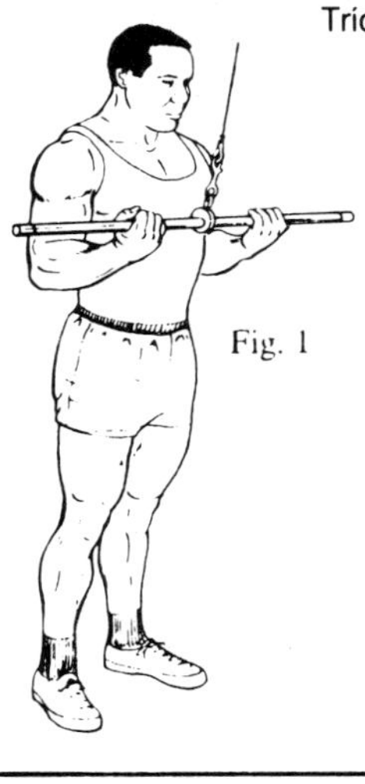

Fig. 1

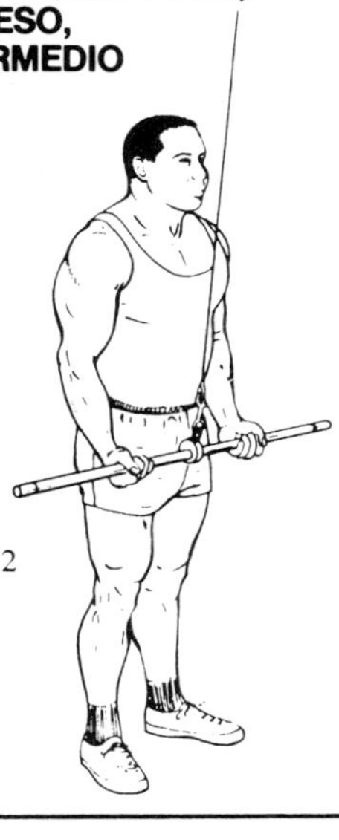

Fig. 2

se lleva la barra hacia abajo con un movimiento semicircular hasta la longitud de los brazos. Volver a la posición inicial empleando el mismo recorrido, de una manera controlada, y espirar. Asegurarse de que haya tensión sobre los tríceps mientras se realiza el *pressing* hacia abajo y regresar a la posición inicial.

■ *Press* hacia abajo en máquina de dorsales, de pie, cinturón con peso, asimiento invertido ancho

Colocarse de pie, erguido, frente a una máquina de dorsales con los pies separados unos 32 cm y la espalda recta. Utilizar un cinturón con peso o un trozo de tela para sujetar el peso a la cintura a fin de tener mayor resistencia. Coger la barra de la máquina con ambas manos con un asimiento de unos 48 cm, palmas hacia arriba. Llevar la parte superior de los brazos a los lados y mantenerlos allí durante todo el ejercicio. Los antebrazos y los bíceps deberían tocarse mientras se inspira; luego se lleva la barra hacia abajo con un movimiento semicircular hasta la longitud de los brazos. Volver a la posición inicial empleando el mismo recorrido, de una manera controlada, y espirar. Asegurarse de que haya tensión sobre los tríceps mientras se realiza el *pressing* hacia abajo y regresar a la posición inicial.

■ *Press* hacia abajo en máquina de dorsales, de pie, asimiento invertido estrecho

Colocarse de pie, erguido, frente a una máquina de dorsales con los pies separados unos 32 cm y la espalda recta. Coger la barra de la máquina con ambas manos con un asimiento de unos 16 cm, palmas hacia arriba. Llevar la parte superior de los brazos a los lados y mantenerlos allí durante todo el ejercicio. Los antebrazos y los bíceps deberían tocarse mientras se inspira; luego se lleva la barra hacia abajo con un movimiento semicircular hasta la longitud de los brazos. Volver a la posición inicial empleando el mismo recorrido, de una manera controlada, y espirar. Asegurarse de que haya tensión sobre los tríceps mientras se realiza el *pressing* hacia abajo y regresar a la posición inicial.

▲ *Press* hacia abajo en máquina de dorsales, de pie, asimiento invertido intermedio

Colocarse de pie, erguido, frente a una máquina de dorsales con los pies separados unos 32 cm y la espalda recta. Coger la barra de la máquina con ambas manos con un asimiento de unos 28 cm, palmas hacia arriba. Llevar la parte superior de los brazos a los lados y mantenerlos allí durante todo el ejercicio. Los antebrazos y los bíceps deberían tocarse mientras se inspira; luego se lleva la barra hacia abajo con un movimiento semicircular hasta la longitud de los brazos. Volver a la posición inicial empleando el mismo recorrido, de una manera controlada, y espirar. Asegurarse de que haya tensión sobre los tríceps mientras se realiza el *pressing* hacia abajo y regresar a la posición inicial.

■ *Press* hacia abajo en máquina de dorsales, de pie, asimiento invertido ancho

Colocarse de pie, erguido, frente a una máquina de dorsales con los pies separados unos 32 cm y la espalda recta. Coger la barra de la máquina con ambas manos con un asimiento de unos 48 cm, palmas hacia arriba. Llevar la parte superior de los brazos a los lados y mantenerlos allí durante todo el ejercicio. Los antebrazos y los bíceps deberían tocarse mientras se inspira; luego se lleva la barra hacia abajo con un movimiento semicircular hasta la longitud de los brazos. Volver a la posición inicial empleando el mismo recorrido, de una manera controlada, y espirar. Asegurarse de que haya tensión sobre los tríceps mientras se realiza el *pressing* hacia abajo y regresar a la posición inicial.

▲ *Press* hacia abajo en máquina de dorsales, de rodillas, asimiento invertido estrecho

Colocarse de pie frente a una máquina de dorsales y coger la barra con ambas manos, empleando un asimiento de unos 16 cm, palmas hacia arriba. Arrodillarse y mantener la espalda recta y la cabeza levantada mientras se lleva la parte superior de los brazos a los lados, manteniéndolos allí durante todo el ejercicio. Los antebrazos y los bíceps deberían tocarse al inspirar; luego, llevar la barra hacia abajo con un movimiento semicircular hasta la longitud de los brazos. Volver a la posición inicial utilizando un recorrido similar, de una manera controlada y espirar. Asegurarse de que haya tensión sobre los tríceps mientras se realiza el *pressing* hacia abajo y regresar a la posición inicial.

▲ *Press* hacia abajo en máquina de dorsales, de rodillas, asimiento invertido intermedio

Colocarse de pie frente a una máquina de dorsales y coger la barra con ambas manos, empleando un asimiento de unos 28 cm, palmas hacia arriba. Arrodillarse y mantener la espalda recta y la cabeza levantada mientras se lleva la parte superior de los brazos a los lados, manteniéndolos allí durante todo el ejercicio. Los antebrazos y los bíceps deberían tocarse al inspirar; luego, llevar la barra hacia abajo con un movimiento semicircular hasta la longitud de los brazos. Volver a la posición inicial utilizando un recorrido similar, de una manera controlada, y espirar. Asegurarse de que haya tensión sobre los tríceps mientras se realiza el *pressing* hacia abajo y regresar a la posición inicial.

PRESS HACIA ABAJO EN MÁQUINA DE DORSALES, DE PIE, CINTURÓN CON PESO, ASIMIENTO INVERTIDO ANCHO

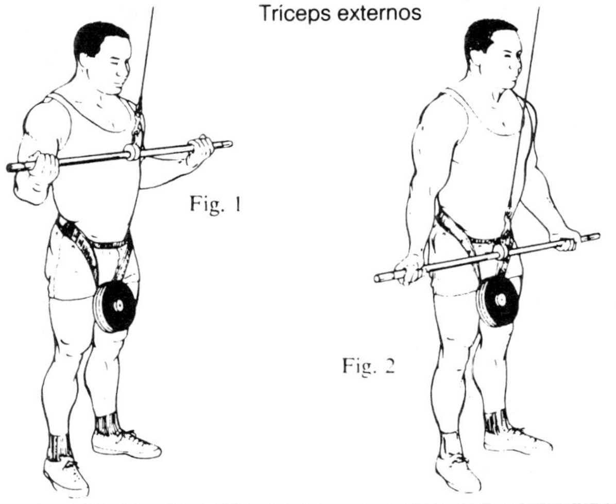

PRESS HACIA ABAJO EN MÁQUINA DE DORSALES, DE PIE, ASIMIENTO INVERTIDO ESTRECHO

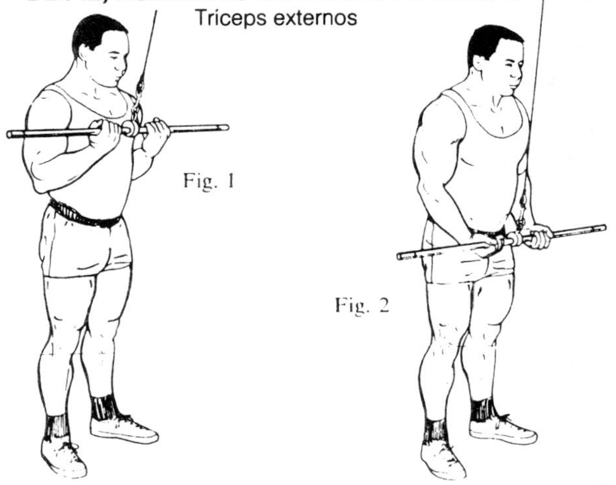

PRESS HACIA ABAJO EN MÁQUINA DE DORSALES, DE PIE, ASIMIENTO INVERTIDO INTERMEDIO

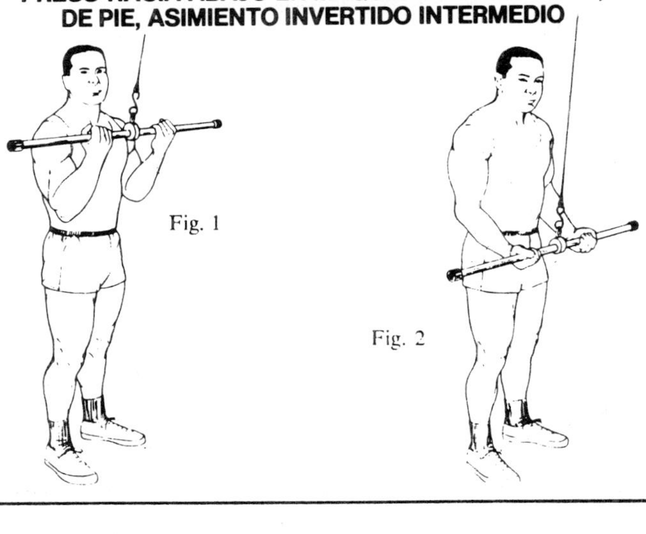

PRESS HACIA ABAJO EN MÁQUINA DE DORSALES, DE PIE, ASIMIENTO INVERTIDO ANCHO

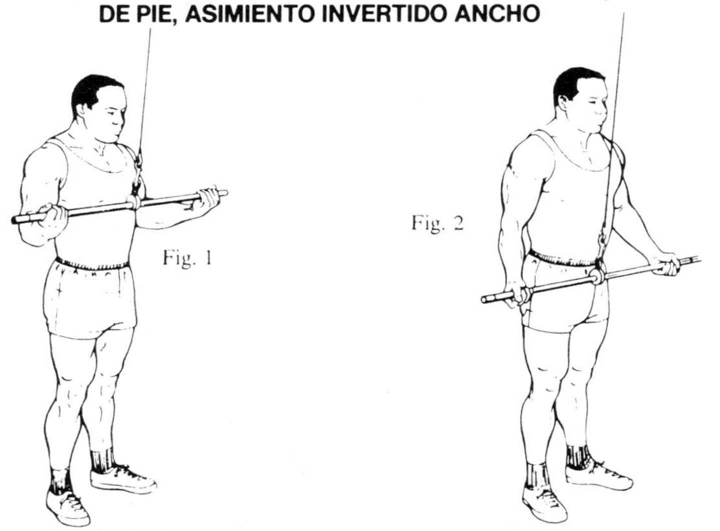

PRESS HACIA ABAJO EN MÁQUINA DE DORSALES, DE RODILLAS, ASIMIENTO INVERTIDO ESTRECHO

Tríceps externos

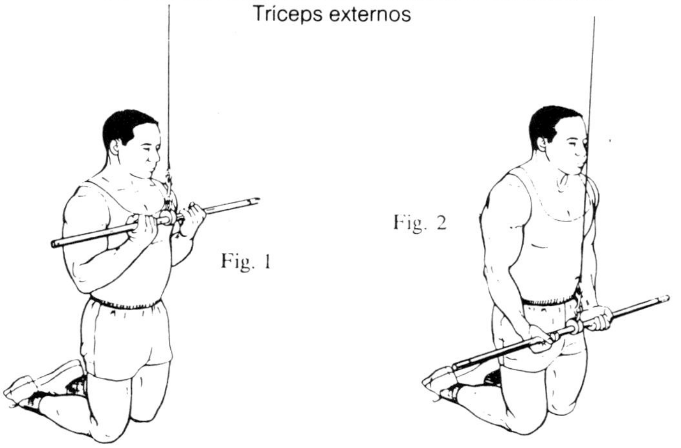

PRESS HACIA ABAJO EN MÁQUINA DE LATERALES, DE RODILLAS, ASIMIENTO INVERTIDO INTERMEDIO

Tríceps externos

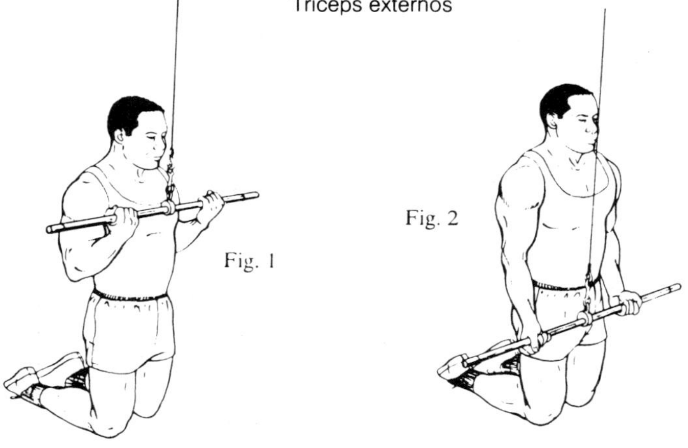

■ *Press* hacia abajo en máquina de dorsales, de rodillas, asimiento invertido ancho

Colocarse de pie frente a una máquina de dorsales y coger la barra con ambas manos, empleando un asimiento de unos 48 cm, palmas hacia arriba. Arrodillarse y mantener la espalda recta y la cabeza levantada mientras se lleva la parte superior de los brazos a los lados, manteniéndolos allí durante todo el ejercicio. Los antebrazos y los bíceps deberían tocarse al inspirar; luego, llevar la barra hacia abajo con un movimiento semicircular hasta la longitud de los brazos. Volver a la posición inicial utilizando una recorrido similar, de una manera controlada, y espirar. Asegurarse de que haya tensión sobre los tríceps mientras se realiza el *pressing* hacia abajo y regresar a la posición inicial.

▲ *Press* hacia abajo en máquina de dorsales, boca abajo en banco inclinado, asimiento invertido estrecho

Colocar un banco inclinado frente a una máquina de dorsales, como se muestra en la ilustración 1. Tumbarse boca abajo sobre el banco inclinado y coger la barra de la máquina de dorsales con ambas manos, empleando un asimiento de unos 16 cm, palmas hacia arriba. Llevar la parte superior de los brazos a los lados y mantenerlos allí durante todo el ejercicio. Los antebrazos y los bíceps deberían tocarse al inspirar; luego, llevar la barra hacia abajo con un movimiento semicircular hasta la longitud de los brazos. Volver a la posición inicial utilizando un recorrido similar, de una manera controlada, y espirar. Asegurarse de que haya tensión sobre los tríceps mientras se realiza el *pressing* hacia abajo y regresar a la posición inicial.

▲ *Press* hacia abajo en máquina de dorsales, boca abajo sobre banco inclinado, asimiento invertido intermedio

Colocar un banco inclinado frente a una máquina de dorsales, como se muestra en la ilustración 1. Tumbarse boca abajo sobre el banco inclinado y coger la barra de la máquina de dorsales con ambas manos, empleando un asimiento de unos 28 cm, palmas hacia arriba. Llevar la parte superior de los brazos a los lados y mantenerlos allí durante todo el ejercicio. Los antebrazos y los bíceps deberían tocarse al inspirar; luego, llevar la barra hacia abajo con un movimiento semicircular hasta la longitud de los brazos. Volver a la posición inicial utilizando un recorrido similar, de una manera controlada, y espirar. Asegurarse de que haya tensión sobre los tríceps mientras se realiza el *pressing* hacia abajo y regresar a la posición inicial.

■ *Press* hacia abajo en máquina de dorsales, boca abajo sobre banco inclinado, asimiento invertido ancho

Colocar un banco inclinado frente a una máquina de dorsales, como se muestra en la ilustración 1. Tumbarse boca abajo sobre el banco inclinado y coger la barra de la máquina de dorsales con ambas manos, empleando un asimiento de unos 48 cm, palmas hacia arriba. Llevar la parte superior de los brazos a los lados y mantenerlos allí durante todo el ejercicio. Los antebrazos y los bíceps deberían tocarse al inspirar; luego, llevar la barra hacia abajo con un movimiento semicircular hasta la longitud de los brazos. Volver a la posición inicial utilizando un recorrido similar, de una manera controlada, y espirar. Asegurarse de que haya tensión sobre los tríceps mientras se realiza el *pressing* hacia abajo y regresar a la posición inicial.

▲ *Press* hacia abajo en máquina de dorsales, boca abajo sobre banco inclinado, asimiento estrecho

Colocar un banco inclinado frente a una máquina de dorsales, como se muestra en la ilustración 1. Tumbarse boca abajo sobre el banco inclinado y coger la barra de la máquina de dorsales con ambas manos, empleando un asimiento de unos 16 cm, palmas hacia abajo. Llevar la parte superior de los brazos a los lados y mantenerlos allí durante todo el ejercicio. Los antebrazos y los bíceps deberían tocarse al inspirar; luego, llevar la barra hacia abajo con un movimiento semicircular hasta la longitud de los brazos. Volver a la posición inicial utilizando un recorrido similar, de una manera controlada, y espirar. Asegurarse de que haya tensión sobre los tríceps mientras se realiza el *pressing* hacia abajo y regresar a la posición inicial.

▲ *Press* hacia abajo en máquina de dorsales, boca abajo sobre banco inclinado, asimiento intermedio

Colocar un banco inclinado frente a una máquina de dorsales, como se muestra en la ilustración 1. Tumbarse boca abajo sobre el banco inclinado y coger la barra de la máquina de dorsales con ambas manos, empleando un asimiento de unos 28 cm, palmas hacia abajo. Llevar la parte superior de los brazos a los lados y mantenerlos allí durante todo el ejercicio. Los antebrazos y los bíceps deberían tocarse al inspirar; luego, llevar la barra hacia abajo con un movimiento semicircular hasta la longitud de los brazos. Volver a la posición inicial utilizando un recorrido similar, de una manera controlada, y espirar. Asegurarse de que haya tensión sobre los tríceps mientras se realiza el *pressing* hacia abajo y regresar a la posición inicial.

■ *Press* hacia abajo en máquina de dorsales, boca abajo sobre banco inclinado, asimiento ancho

Colocar un banco inclinado frente a una máquina de dorsales, como se muestra en

PRESS HACIA ABAJO EN MÁQUINA DE DORSALES, DE RODILLAS, ASIMIENTO INVERTIDO ANCHO
Tríceps externos

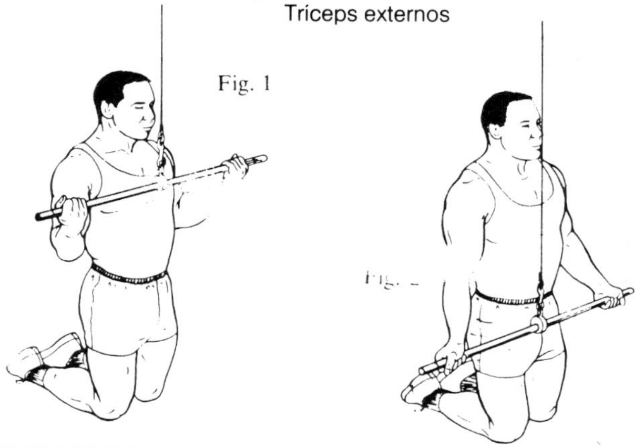

PRESS HACIA ABAJO EN MÁQUINA DE DORSALES, BOCA ABAJO EN BANCO INCLINADO, ASIMIENTO INVERTIDO ESTRECHO
Tríceps externos

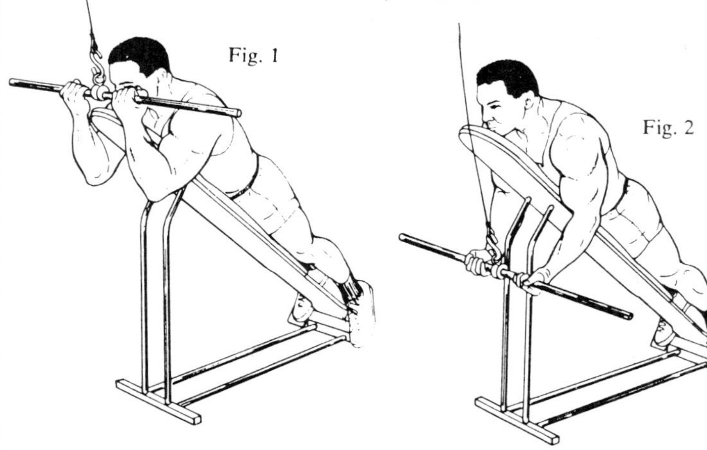

PRESS HACIA ABAJO EN MÁQUINA DE DORSALES, BOCA ABAJO SOBRE BANCO INCLINADO, ASIMIENTO INVERTIDO INTERMEDIO
Tríceps externos

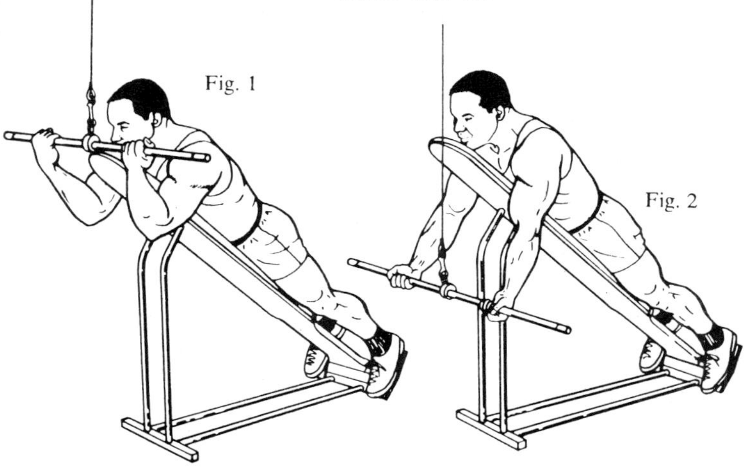

PRESS HACIA ABAJO EN MÁQUINA DE DORSALES, BOCA ABAJO SOBRE BANCO INCLINADO, ASIMIENTO INVERTIDO ANCHO

Tríceps externos

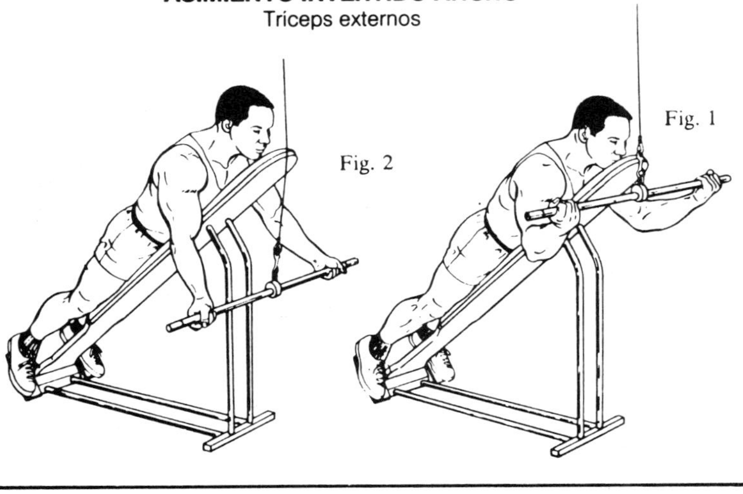

PRESS HACIA ABAJO EN MÁQUINA DE DORSALES, BOCA ABAJO SOBRE BANCO INCLINADO, ASIMIENTO ESTRECHO

Tríceps externos

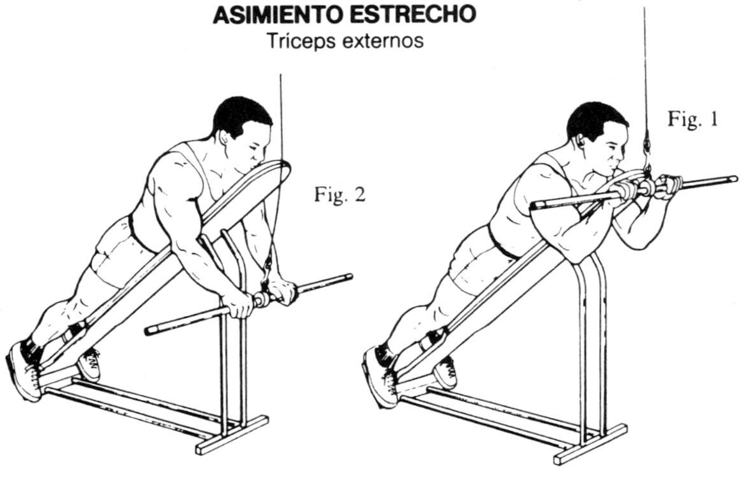

PRESS HACIA ABAJO EN MÁQUINA DE DORSALES, BOCA ABAJO SOBRE BANCO INCLINADO, ASIMIENTO INTERMEDIO

Tríceps externos

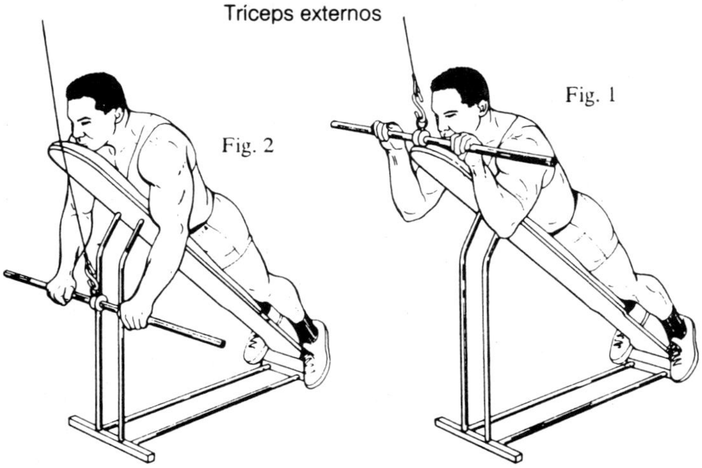

la ilustración 1. Tumbarse boca abajo sobre el banco inclinado y coger la barra de la máquina de dorsales con ambas manos, empleando un asimiento de unos 48 cm, palmas hacia abajo. Llevar la parte superior de los brazos a los lados y mantenerlos allí durante todo el ejercicio. Los antebrazos y los bíceps deberían tocarse al inspirar; luego, llevar la barra hacia abajo con un movimiento semicircular hasta la longitud de los brazos. Volver a la posición inicial utilizando un recorrido similar, de una manera controlada, y espirar. Asegurarse de que haya tensión sobre los tríceps mientras se realiza el *pressing* hacia abajo y regresar a la posición inicial.

▲ *Curl* con toalla, de pie, en polea baja de pared

Colocar una toalla o un trozo de tela alrededor del asa del cable de la polea baja de una polea de pared. Coger los extremos de la toalla con ambas manos y situarse de espaldas a la máquina a una distancia que permita a los brazos levantar el peso cuando estén estirados encima de la cabeza, con los codos rígidos. Inspirar y bajar las manos detrás de la cabeza, manteniendo la parte superior de los brazos junto a ésta, hasta que los bíceps y los antebrazos se toquen. Volver a la posición inicial encima de la cabeza y espirar.

▲ *Curl* con un brazo en polea baja, sentado de espaldas, espalda apoyada

Colocar una silla frente a una polea de pared, con el respaldo lo más cerca posible de la máquina. La silla debe estar a una distancia que permita a los brazos aguantar el peso durante toda la amplitud de movimiento necesario para ejecutar el ejercicio en forma adecuada. Situarse de espaldas a la máquina y coger el asa del cable derecho de la polea baja con la mano derecha. Dar un paso hacia adelante y sentarse en la silla con la espalda contra el respaldo, la cabeza levantada y los pies firmemente plantados en el suelo. Levantar el brazo derecho directamente encima del hombro derecho hasta la longitud del brazo. Mantener vertical la parte superior del brazo al inspirar y flexionar el brazo en el codo, llevando la parte inferior del brazo atrás y hacia abajo con un movimiento semicircular hasta que el antebrazo derecho y el bíceps se toquen. Llevar el peso a la posición inicial con el mismo movimiento semicircular y espirar. Realizar el número indicado de repeticiones con el brazo derecho y luego cambiar posiciones, haciendo el mismo número de repeticiones con el brazo izquierdo. Asegurarse de que la parte superior del brazo permanezca en posición vertical durante todo el ejercicio.

▲ *Curl* con un brazo en polea baja, sentado de espaldas

Colocar un banco plano frente a una polea de pared, a una distancia que permita a los brazos aguantar los pesos en toda la amplitud de movimiento que se requiere para la ejecución del ejercicio en forma adecuada. Situarse de espaldas a la máquina y coger el asa del cable derecho de la polea baja con la mano derecha. Avanzar un paso y sentarse sobre el banco, de espaldas a la máquina. Levantar el brazo derecho directamente encima del hombro derecho hasta la longitud de los brazos. Mantener vertical la parte superior del brazo al inspirar y flexionar el brazo en el codo, llevando la parte inferior del brazo atrás y hacia abajo con un movimiento semicircular hasta que el antebrazo derecho y el bíceps se toquen. Llevar el peso a la posición inicial con el mismo movimiento semicircular y espirar. Realizar el número indicado de repeticiones con el brazo derecho y luego cambiar posiciones, haciendo el mismo número de repeticiones con el brazo izquierdo. Asegurarse de que la parte superior del brazo permanezca en posición vertical durante todo el ejercicio.

▲ *Curl* con un brazo en polea baja, boca abajo sobre banco inclinado

Colocar un banco inclinado frente a una polea de pared, con el extremo inferior lo más cercano posible a la máquina, a una distancia que permita a los brazos aguantar los pesos en toda la amplitud de movimiento que se requiere para la ejecución del ejercicio en forma adecuada. Situarse de espaldas a la máquina y coger el asa del cable derecho de la polea baja con la mano derecha. Avanzar un paso y tumbarse boca abajo sobre el banco inclinado. Levantar el brazo derecho directamente encima del hombro derecho hasta la longitud de los brazos. Mantener vertical la parte superior del brazo al inspirar y flexionar el brazo en el codo, llevando la parte inferior del brazo atrás y hacia abajo con un movimiento semicircular hasta que el antebrazo derecho y el bíceps se toquen. Llevar el peso a la posición inicial con el mismo movimiento semicircular y espirar. Realizar el número indicado de repeticiones con el brazo derecho y luego cambiar posiciones, haciendo el mismo número de repeticiones con el brazo izquierdo. Asegurarse de que la parte superior del brazo permanezca en posición vertical durante todo el ejercicio.

▲ *Curl* con un brazo en polea baja, arrodillado y de espaldas

Coger el asa del cable de una polea de pared con la mano derecha mientras se permanece de pie de espaldas a la máquina, a una distancia que permita a los brazos aguantar los pesos en toda la amplitud de movimiento que se requiere para la ejecución del ejercicio en forma adecuada. Arrodillarse en el suelo, de modo que los

PRESS HACIA ABAJO EN MÁQUINA DE DORSALES, BOCA ABAJO SOBRE BANCO INCLINADO, ASIMIENTO ANCHO

Tríceps externos

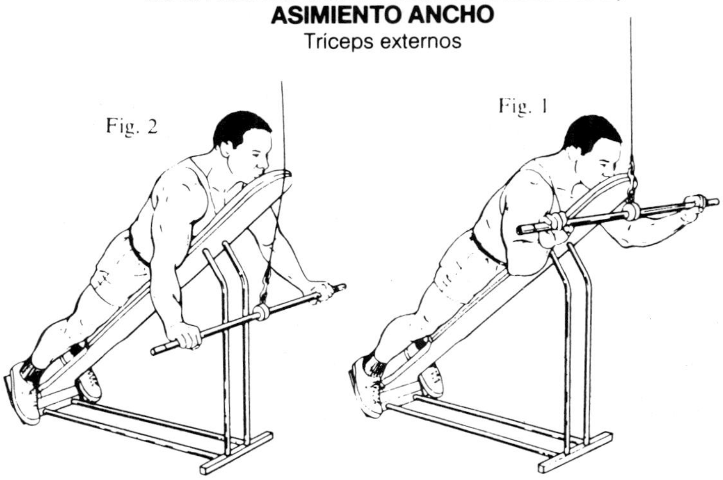

CURL CON TOALLA, DE PIE, EN POLEA BAJA DE PARED

Tríceps

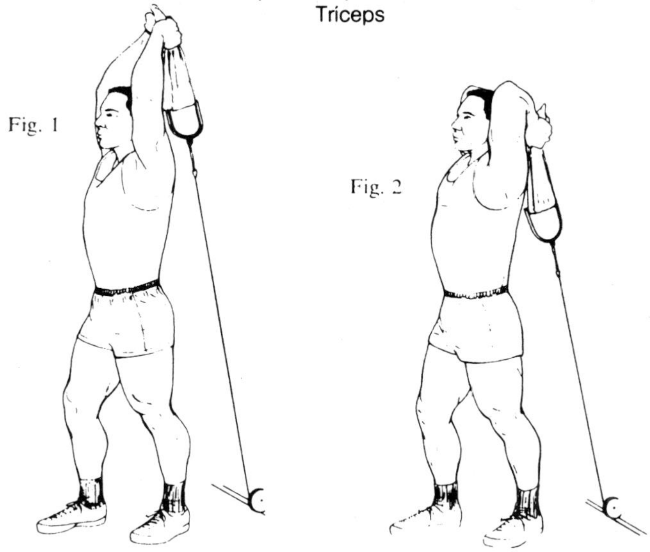

CURL CON UN BRAZO EN POLEA BAJA, SENTADO DE ESPALDAS, ESPALDA APOYADA

Tríceps

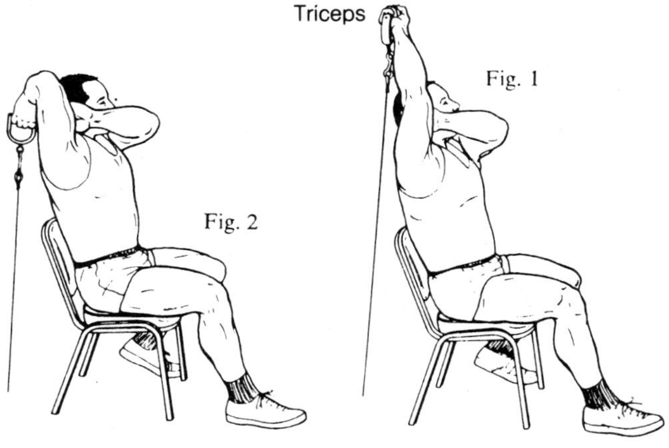

CURL **CON UN BRAZO EN POLEA BAJA, SENTADO DE ESPALDAS**

Triceps

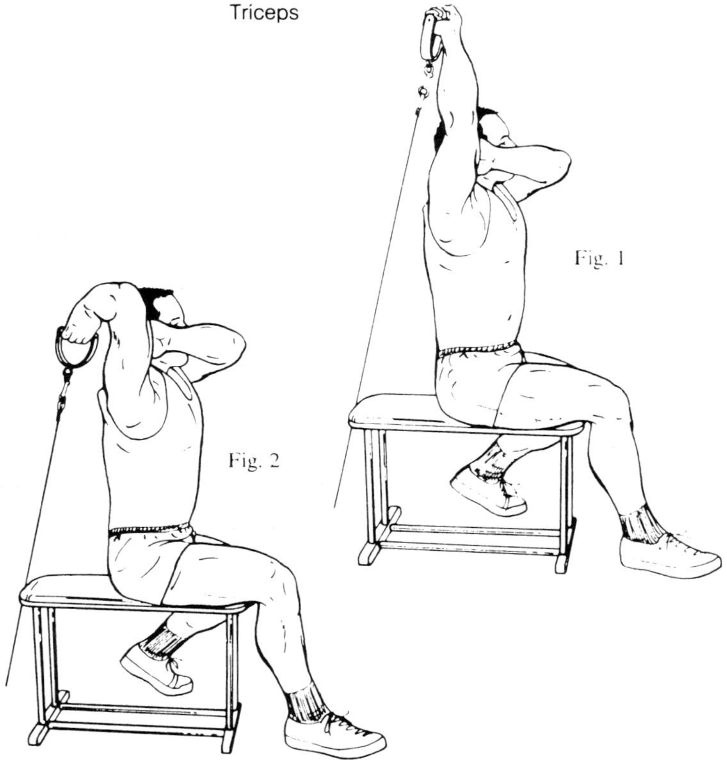

CURL **CON UN BRAZO EN POLEA BAJA, BOCA ABAJO SOBRE BANCO INCLINADO**

Triceps

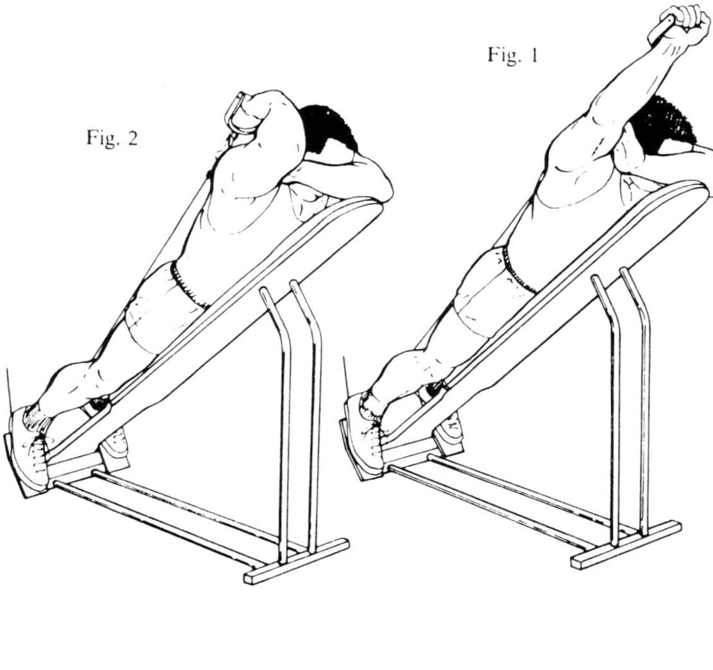

muslos y las pantorrillas se toquen. Mantener la espalda recta y la cabeza levantada. Levantar el brazo derecho directamente encima del hombro derecho hasta la longitud de los brazos. Mantener vertical la parte superior del brazo al inspirar y flexionar el brazo en el codo, llevando la parte superior del brazo atrás y hacia abajo con un movimiento semicircular hasta que el antebrazo derecho y el bíceps se toquen. Llevar el peso a la posición inicial con el mismo movimiento semicircular y espirar. Realizar el número indicado de repeticiones con el brazo derecho y luego cambiar posiciones, haciendo el mismo número de repeticiones con el brazo izquierdo. Asegurarse de que la parte superior del brazo permanezca en posición vertical durante todo el ejercicio.

▲ *Curl* con un brazo en polea baja, de pie y de espaldas

Coger el asa del cable de la polea baja de una polea de pared con la mano derecha y colocarse de espaldas a la máquina. Levantar el brazo derecho directamente encima del hombro derecho hasta la longitud de los brazos. Mantener vertical la parte superior del brazo al inspirar y flexionar el brazo en el codo, llevando la parte inferior del brazo atrás y hacia abajo con un movimiento semicircular hasta que el antebrazo derecho y el bíceps se toquen. Llevar el peso a la posición inicial con el mismo movimiento semicircular y espirar. Realizar el número indicado de repeticiones con el brazo derecho y luego cambiar posiciones, haciendo el mismo número de repeticiones con el brazo izquierdo. Asegurarse de que la parte superior del brazo permanezca en posición vertical durante todo el ejercicio.

▲ Extensión con un brazo en polea baja, de pie, inclinado hacia adelante, asimiento invertido

Colocarse de pie frente a una polea de pared. Coger el asa del cable inferior derecho de la polea con la mano derecha, empleando un asimiento de palmas hacia arriba. Situarse de espaldas a una distancia que permita al brazo aguantar el peso durante toda la amplitud de movimiento que se requiere para la ejecución del ejercicio en forma adecuada, mientras se inclina doblando la cintura hasta que la parte superior del cuerpo quede paralela al suelo, con los pies separados unos 24 cm, las rodillas ligeramente flexionadas y la mano izquierda sobre la rodilla izquierda para ayudar a soportar la parte superior del cuerpo. Llevar la parte superior del brazo derecho al costado, haciendo que el bíceps y el antebrazo se toquen, manteniendo el asimiento de palmas hacia arriba. Inspirar y llevar la parte inferior del brazo directamente hacia abajo y atrás con un movimiento semicircular, hasta que el brazo derecho esté casi paralelo al suelo. Mantener la posición máxima durante un instante para contraer el tríceps y luego bajar lentamente el peso hasta la posición inicial y espirar. Realizar el número de repeticiones con el brazo derecho y luego cambiar posiciones al lado izquierdo, efectuando el mismo número de repeticiones.

■ *Curl* con ambos brazos en polea baja, boca abajo sobre banco inclinado

Colocar un banco inclinado frente a una polea de pared, con los apoya-pies lo más cerca posible de la máquina. Coger las asas del cable de la polea baja con ambas manos y situarse de espaldas a la máquina. El banco inclinado debe estar a una distancia que permita a los brazos aguantar los pesos durante la amplitud total de movimiento que se requiere para ejecutar el ejercicio en forma adecuada. Tumbarse boca abajo sobre el banco inclinado y estirar los brazos por encima de la cabeza. Mantener la parte superior de los brazos hacia adentro a los lados de la cabeza e inspirar, llevando la parte inferior de los brazos hacia atrás con un movimiento semicircular, hasta que los antebrazos y los bíceps se toquen. Volver a llevar los pesos a la posición inicial encima de la cabeza y espirar.

■ *Curl* con ambos brazos en polea baja, de pie y de espaldas

Colocarse de pie frente a una polea de pared, de espaldas a la máquina. Inclinarse y coger las asas de los cables de la polea baja con ambas manos. Alejarse lo suficiente de la máquina, a fin de permitir a los brazos aguantar los pesos durante la amplitud total de movimiento que se requiere para ejecutar el ejercicio en forma adecuada. Llevar ambos brazos encima de la cabeza hasta su longitud total, manteniéndolos verticales al piso. Mantener la parte superior de los brazos hacia adentro a los lados de la cabeza e inspirar, llevando la parte inferior de éstos hacia atrás con un movimiento semicircular, hasta que los antebrazos y los bíceps se toquen. Volver a llevar el peso a la posición inicial encima de la cabeza y espirar.

■ *Curl* con ambos brazos en polea baja, sentado de espaldas sobre banco inclinado

Tríceps

Colocar un banco frente a una polea de pared, con el extremo alto lo más cerca posible de la máquina. Permanecer de pie frente a la polea, de espaldas a la máquina. Inclinarse y coger las asas de los cables de la polea baja con ambas manos. Avanzar un paso y sentarse sobre el banco inclinado con la espalda recta, la cabeza levantada y los pies en los apoya-pies. El banco inclinado debe estar a suficiente

***CURL* CON UN BRAZO EN POLEA BAJA, ARRODILLADO Y DE ESPALDAS**

Tríceps

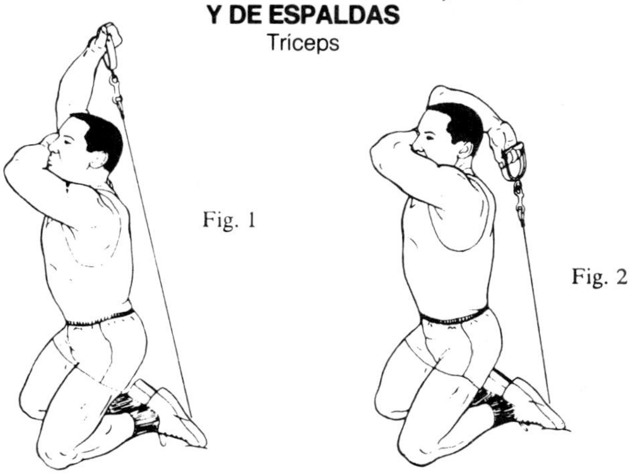

***CURL* CON UN BRAZO EN POLEA BAJA, DE PIE Y DE ESPALDAS**

Tríceps

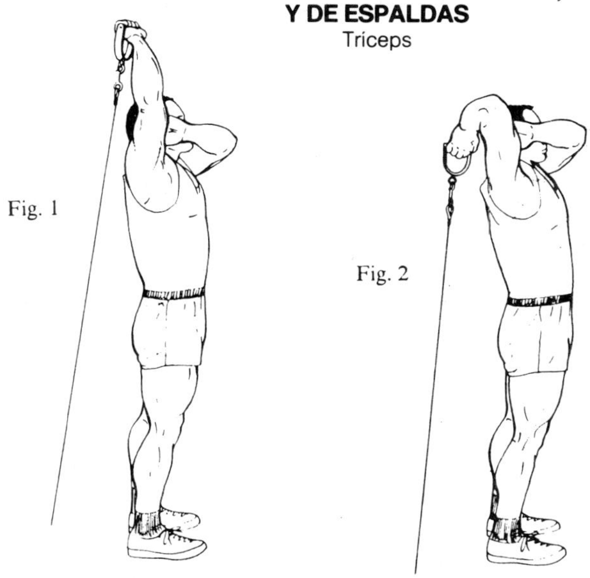

EXTENSIÓN CON UN BRAZO EN POLEA BAJA, DE PIE, INCLINADO HACIA ADELANTE, ASIMIENTO INVERTIDO

Tríceps

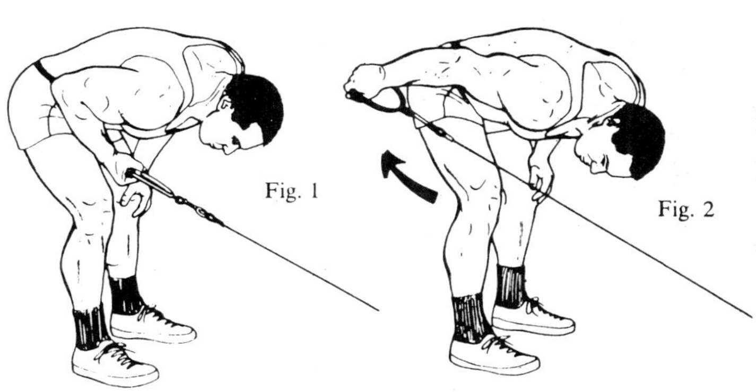

CURL CON AMBOS BRAZOS EN POLEA BAJA, BOCA ABAJO SOBRE BANCO INCLINADO

Triceps

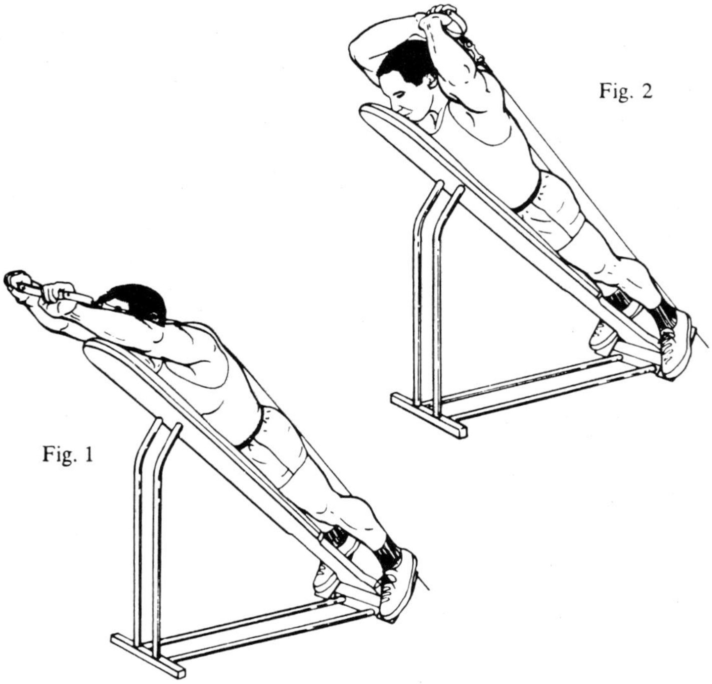

CURL CON AMBOS BRAZOS EN POLEA BAJA, DE PIE Y DE ESPALDAS

Triceps

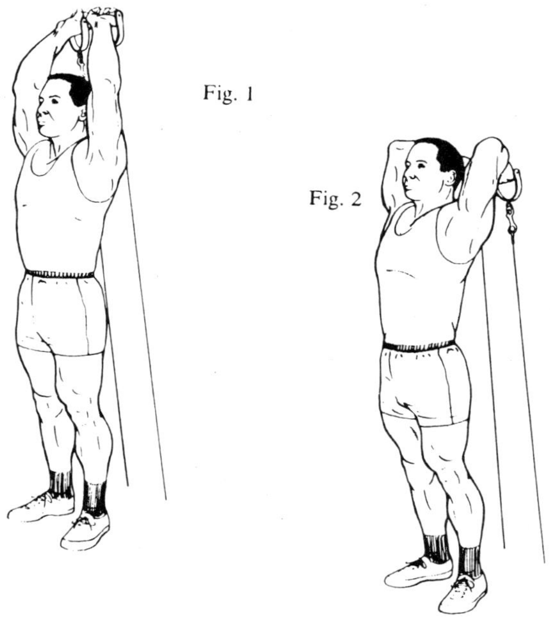

distancia de la polea, a fin de permitir a los brazos aguantar los pesos durante la amplitud total de movimiento que se requiere para ejecutar el ejercicio en forma adecuada. Llevar ambos brazos encima de la cabeza hasta su longitud total, manteniéndolos verticales al piso. Mantener la parte superior de los brazos hacia adentro a los lados de la cabeza e inspirar, llevando la parte inferior de éstos hacia atrás con un movimiento semicircular, hasta que los antebrazos y los bíceps se toquen. Volver a llevar el peso a la posición inicial encima de la cabeza y espirar.

■ *Curl* con ambos brazos en polea baja, sentado de espaldas

Colocar un banco plano frente a una polea de pared, a una distancia que permita a los brazos aguantar los pesos durante la amplitud total de movimiento que se requiere para la ejecución del ejercicio en forma adecuada. Permanecer de espaldas a la máquina. Inclinarse y coger las asas de los cables de la polea baja con ambas manos. Avanzar un paso y sentarse en el extremo del banco, de espaldas a la máquina. Mantener la espalda recta, la cabeza levantada y los pies firmemente plantados en el suelo. Llevar ambos brazos encima de la cabeza hasta su longitud total, manteniéndolos verticales al piso. Mantener la parte superior de los brazos hacia adentro a los lados de la cabeza e inspirar, llevando la parte inferior de éstos hacia atrás con un movimiento semicircular, hasta que los antebrazos y los bíceps se toquen. Volver a llevar el peso a la posición inicial encima de la cabeza y espirar.

▲ *Curl* con ambos brazos en polea baja, sentado de espaldas, espalda apoyada

Colocar una silla frente a una polea de pared, con el respaldo lo más cerca posible de la máquina. La silla debe estar a una distancia que permita a los brazos aguantar los pesos durante la amplitud total de movimiento que se requiere para la ejecución adecuada del ejercicio. Situarse de pie, de espaldas a la máquina. Inclinarse y coger las asas de los cables de la polea baja con ambas manos. Avanzar un paso y sentarse en la silla con la espalda contra el respaldo, la cabeza levantada y los pies firmemente plantados en el suelo. Llevar ambos brazos encima de la cabeza hasta su longitud total, manteniéndolos verticales al piso. Mantener la parte superior de los brazos hacia adentro a los lados de la cabeza e inspirar, llevando la parte inferior de éstos hacia atrás con un movimiento semicircular, hasta que los antebrazos y los bíceps se toquen. Volver a llevar el peso a la posición inicial encima de la cabeza y espirar.

■ *Curl* con ambos brazos en polea baja, de rodillas y de espaldas

Colocarse frente a una polea de pared, de espaldas a la máquina. Inclinarse y coger las asas de los cables de la polea baja con ambas manos. Alejarse lo suficiente de la máquina, a fin de que los brazos puedan aguantar los pesos durante la amplitud total de movimiento que se requiere para la ejecución adecuada del ejercicio, arrodillándose en el suelo de modo que los muslos y las pantorrillas se toquen. Llevar ambos brazos encima de la cabeza hasta su longitud total, manteniéndolos verticales al piso. Mantener la parte superior de los brazos hacia adentro a los lados de la cabeza e inspirar, llevando la parte inferior de éstos hacia atrás con un movimiento semicircular, hasta que los antebrazos y los bíceps se toquen. Volver a llevar el peso a la posición inicial encima de la cabeza y espirar.

▲ *Curl* en polea baja, sentado de espaldas en banco inclinado, alternativamente

Colocar un banco inclinado frente a una polea de pared, con el extremo alto lo más cerca posible de la máquina. El banco debe estar a una distancia que permita a los brazos aguantar los pesos durante la amplitud total de movimiento que se requiere para la ejecución adecuada del ejercicio. Coger las asas de los cables de la polea baja con ambas manos. Avanzar un paso y sentarse sobre el banco inclinado, de espaldas a la máquina. Mantener la espalda recta y la cabeza levantada. Estirar los brazos encima de la cabeza hasta una posición vertical y mantener la parte superior de éstos hacia adentro a los lados de la cabeza durante el ejercicio. Inspirar y llevar la parte inferior del brazo derecho hacia atrás con un movimiento semicircular hasta que el antebrazo y el bíceps derechos se toquen. Volver a llevar el peso a la posición inicial y espirar. Ahora, inspirar y llevar la parte inferior del brazo izquierdo hacia atrás con un movimiento semicircular, hasta que el antebrazo y el bíceps izquierdos se toquen. Volver a llevarlo a la posición inicial. Alternar brazo derecho y brazo izquierdo hasta completar el número indicado de repeticiones.

▲ *Curl* en polea baja, de pie y de espaldas, alternativamente

Colocarse de pie frente a una polea de pared, de espaldas a la máquina y coger las asas de los cables inferiores de la polea con ambas manos. Situarse a una distancia que permita a los brazos aguantar los pesos durante la amplitud total de movimiento que se requiere para ejecutar el ejercicio en forma adecuada. Mantener la espalda recta, la cabeza levantada y los pies firmemente plantados en el suelo, mientras se estiran los brazos encima de la cabeza hasta una posición vertical, manteniendo la parte superior de éstos

CURL CON AMBOS BRAZOS EN POLEA BAJA, SENTADO DE ESPALDAS

Tríceps

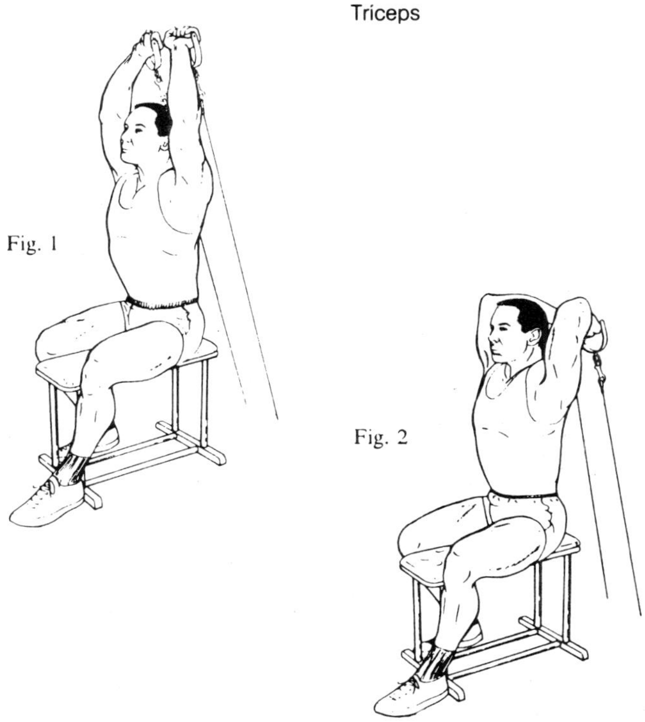

CURL CON AMBOS BRAZOS EN POLEA BAJA, SENTADO DE ESPALDAS, ESPALDA APOYADA

Tríceps

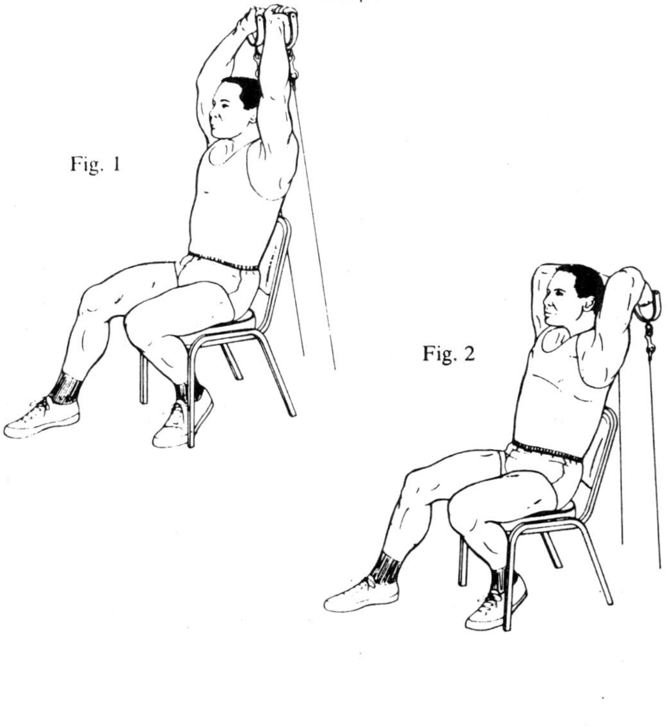

CURL CON AMBOS BRAZOS EN POLEA BAJA, DE RODILLAS Y DE ESPALDAS
Triceps

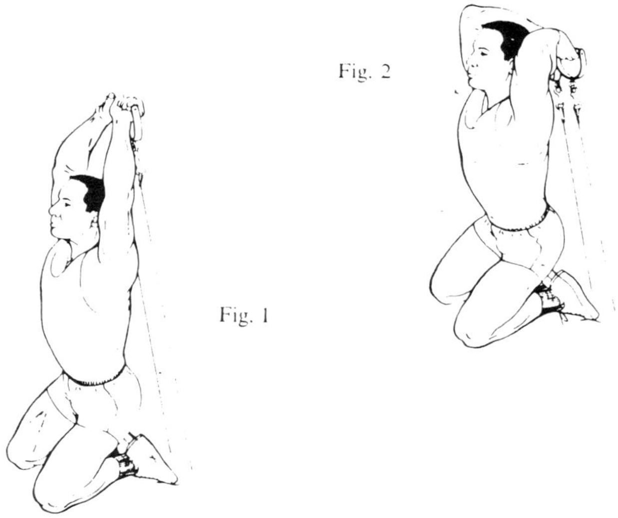

CURL EN POLEA BAJA, SENTADO DE ESPALDAS EN BANCO INCLINADO, ALTERNATIVAMENTE
Triceps

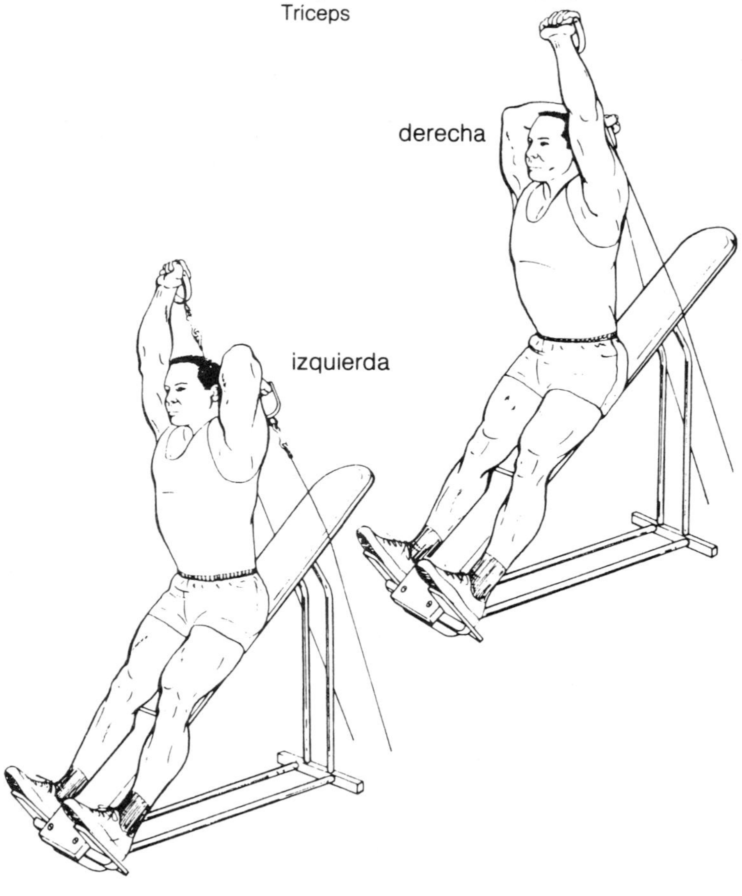

hacia adentro a los lados de la cabeza durante el ejercicio. Inspirar y llevar la parte inferior del brazo derecho hacia atrás con un movimiento semicircular hasta que el antebrazo y el bíceps derechos se toquen. Volver a llevar el peso a la posición inicial y espirar. Ahora, inspirar y llevar la parte inferior del brazo izquierdo hacia atrás con un movimiento semicircular, hasta que el antebrazo y el bíceps izquierdos se toquen. Volver a llevarlos a la posición inicial. Alternar brazo derecho y brazo izquierdo hasta completar el número indicado de repeticiones.

▲ *Curl* en polea baja, boca abajo sobre banco inclinado, alternativamente

Colocar un banco inclinado frente a una polea de pared, con el extremo inferior lo más cercano a la máquina. El banco debe estar a una distancia que permita a los brazos aguantar los pesos durante la amplitud total de movimientos que se requiere para la ejecución del ejercicio en forma adecuada. Apartarse de la máquina y coger las asas de los cables de la polea baja con ambas manos. Avanzar un paso y tumbarse boca abajo sobre el banco inclinado, de espaldas a la máquina. Estirar los brazos encima de la cabeza, manteniéndolos en línea con el cuerpo, con la parte superior de éstos hacia adentro a los lados de la cabeza durante el ejercicio. Inspirar y llevar la parte inferior del brazo derecho hacia atrás con un movimiento semicircular hasta que el antebrazo y el bíceps derechos se toquen. Volver a llevar el peso a la posición inicial y espirar. Ahora, inspirar y llevar la parte inferior del brazo izquierdo hacia atrás con un movimiento semicircular, hasta que el antebrazo y el bíceps izquierdos se toquen. Volver a llevarlos a la posición inicial. Alternar brazo derecho y brazo izquierdo hasta completar el número indicado de repeticiones.

▲ *Curl* en polea baja, sentado de espaldas, espalda apoyada, alternativamente

Colocar una silla frente a una polea de pared, con el respaldo de cara a la máquina, a una distancia que permita a los brazos aguantar los pesos durante la amplitud total de movimientos que se requiere para la ejecución del ejercicio en forma adecuada. Apartarse de la máquina y coger las asas de los cables de la polea baja con ambas manos. Avanzar un paso y sentarse sobre la silla con la espalda contra el respaldo, la cabeza levantada y los pies firmemente plantados en el suelo. Estirar los brazos encima de la cabeza hasta una posición vertical, manteniendo la parte superior de éstos hacia adentro a los lados de la cabeza durante el ejercicio. Inspirar y llevar la parte inferior del brazo derecho hacia atrás con un movimiento semicircular hasta que el antebrazo y el bíceps derechos se toquen. Volver a llevar el peso a la posición inicial y espirar. Ahora, inspirar y llevar la parte inferior del brazo izquierdo hacia atrás con un movimiento semicircular, hasta que el antebrazo y el bíceps izquierdos se toquen. Volver a llevarlo a la posición inicial. Alternar brazo derecho y brazo izquierdo hasta completar el número indicado de repeticiones.

▲ *Curl* en polea baja, sentado de espaldas, alternativamente

Colocar un banco plano frente a una polea de pared, a una distancia que permita a los brazos aguantar los pesos durante la amplitud total de movimiento que se requiere para la ejecución del ejercicio en forma adecuada. Apartarse de la máquina y coger las asas de los cables de la polea baja con ambas manos. Avanzar un paso y sentarse en el extremo del banco plano con la espalda recta, la cabeza levantada y los pies firmemente plantados en el suelo. Estirar los brazos encima de la cabeza hasta una posición vertical, manteniendo la parte superior de éstos hacia adentro a los lados de la cabeza durante el ejercicio. Inspirar y llevar la parte inferior del brazo derecho hacia atrás con un movimiento semicircular hasta que el antebrazo y el bíceps derechos se toquen. Volver a llevar el peso a la posición inicial y espirar. Ahora, inspirar y llevar la parte inferior del brazo izquierdo hacia atrás con un movimiento semicircular, hasta que el antebrazo y el bíceps izquierdos se toquen. Volver a llevarlos a la posición inicial. Alternar brazo derecho y brazo izquierdo hasta completar el número indicado de repeticiones.

▲ *Curl* en polea baja, de rodillas y de espaldas, alternativamente

Tríceps

Coger las asas de los cables de la polea baja de una máquina con ambas manos, mientras se permanece de pie y de espaldas a la máquina. Alejarse lo suficiente de la polea a fin de permitir a los brazos aguantar los pesos durante la amplitud total del movimiento que se requiere para ejecutar el ejercicio en forma adecuada, mientras se arrodilla en el suelo de modo que los muslos y las pantorrillas se toquen. Mantener la espalda recta y la cabeza levantada. Estirar los brazos encima de la cabeza hasta una posición vertical, manteniendo la parte superior de éstos hacia adentro a los lados de la cabeza durante el ejercicio. Inspirar y llevar la parte inferior del brazo derecho hacia atrás con un movimiento semicircular hasta que el antebrazo y el bíceps derechos se toquen. Volver a llevar el peso a la posición inicial y espirar. Alternar brazo derecho y brazo izquierdo hasta completar el número indicado de repeticiones.

CURL EN POLEA BAJA, DE PIE Y DE ESPALDAS, ALTERNATIVAMENTE

Tríceps

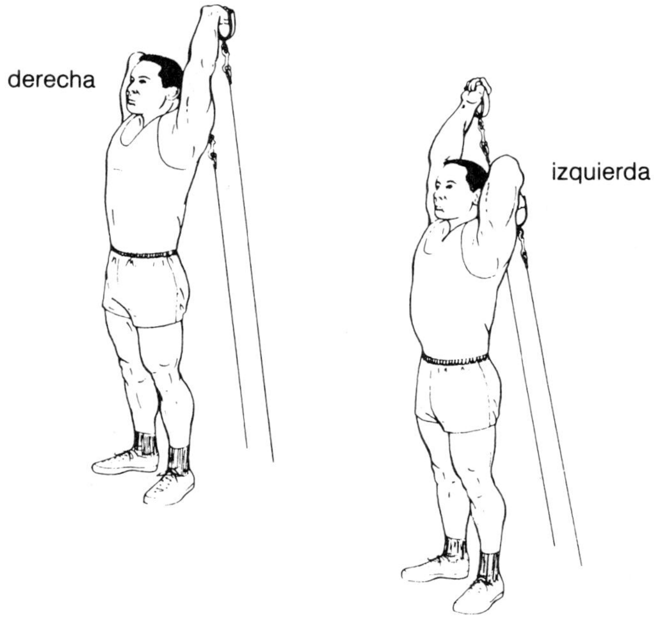

CURL EN POLEA BAJA, BOCA ABAJO SOBRE BANCO INCLINADO, ALTERNATIVAMENTE

Tríceps

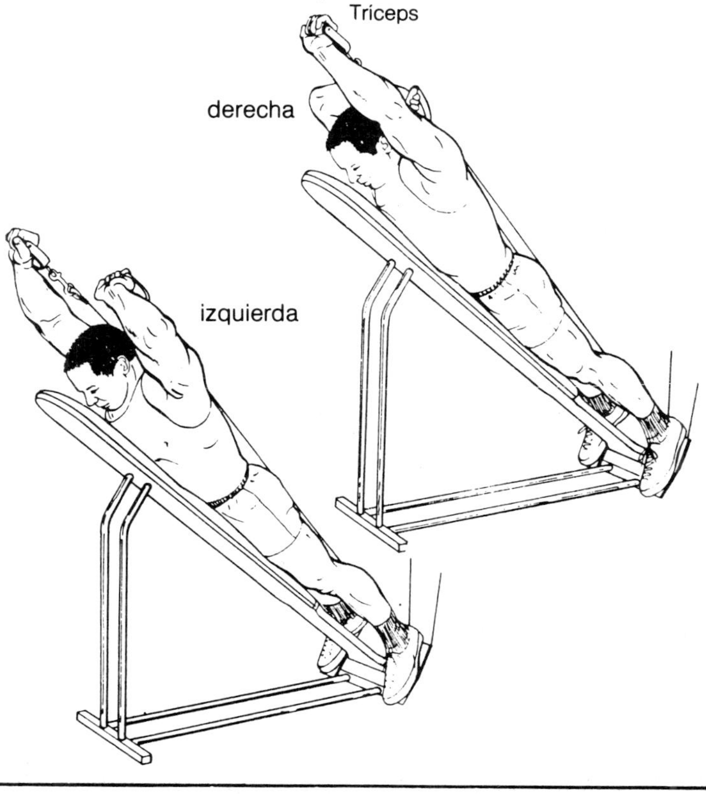

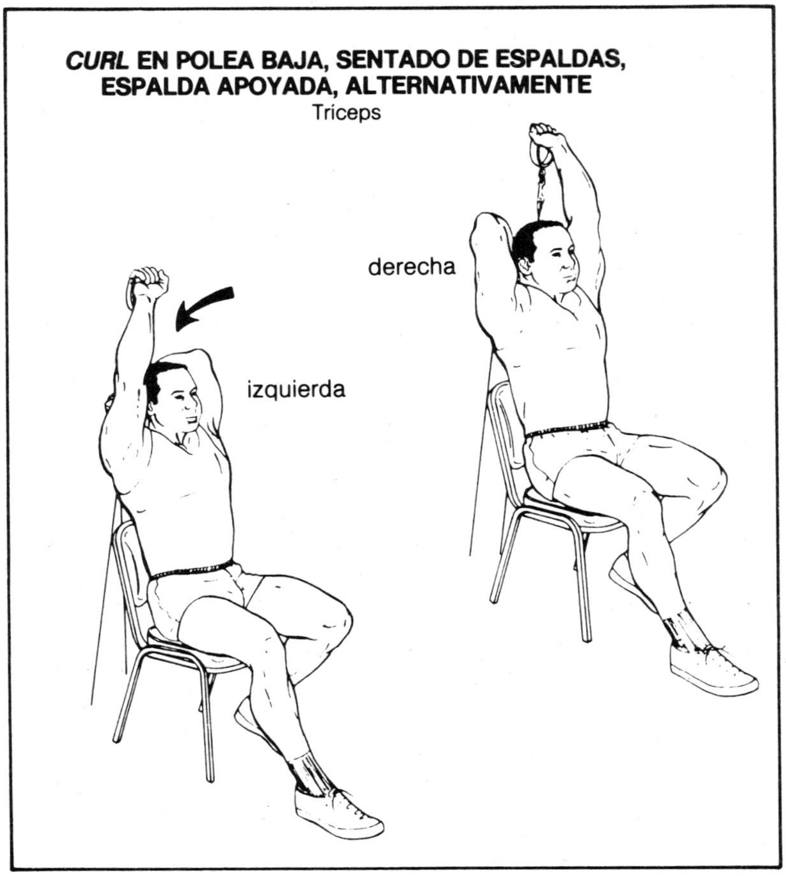

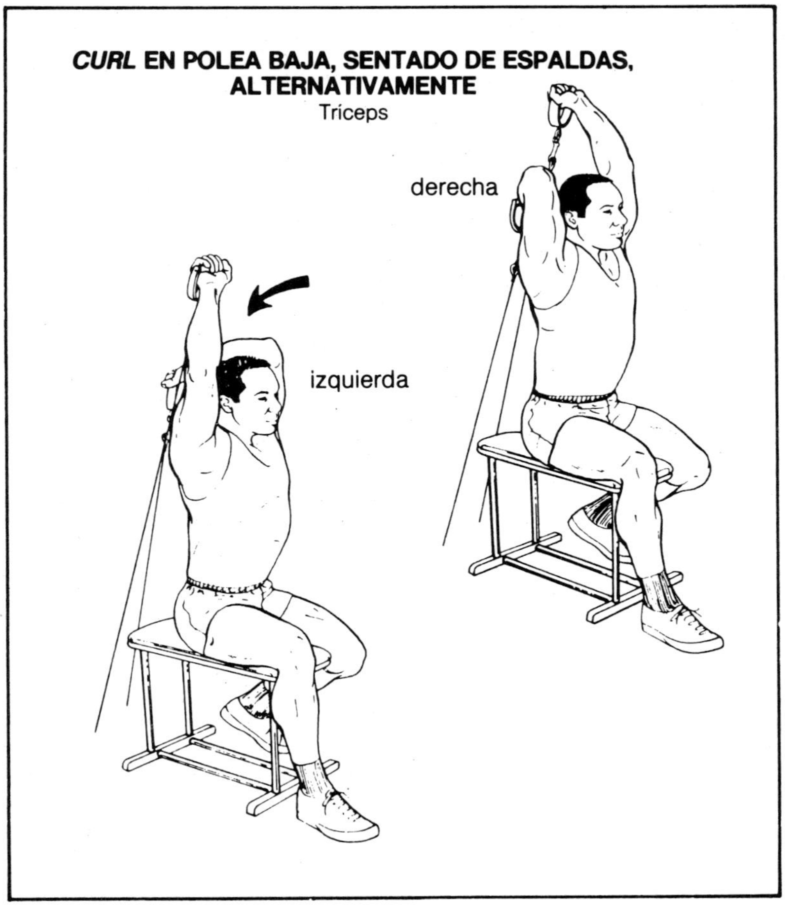

■ *Curl* con barra de polea baja, sentado de espaldas, espalda apoyada

Colocar una silla frente a una polea de pared con el respaldo lo más cercano a la máquina, a una distancia que permita a los brazos aguantar los pesos en la amplitud total de movimiento que se requiere para ejecutar el ejercicio en forma adecuada. Atar una barra recta corta a los dos cables de la polea inferior de la máquina. Coger la barra con ambas manos, empleando un asimiento de palmas hacia abajo, apartarse de la máquina y sentarse en la silla con la espalda contra el respaldo, la cabeza levantada y los pies firmemente plantados en el suelo. Estirar los brazos encima de la cabeza hasta una posición vertical, manteniendo la parte superior de éstos hacia adentro a los lados de la cabeza durante el ejercicio. Inspirar y llevar la parte inferior de los brazos hacia atrás con un movimiento semicircular hasta que los antebrazos y los bíceps se toquen. Volver a llevar los pesos a la posición inicial empleando un recorrido similar y espirar.

■ *Curl* con barra de polea baja, boca abajo sobre banco inclinado

Colocar un banco inclinado frente a una polea baja, con el extremo inferior lo más cerca de la máquina, pero a suficiente distancia para permitir a los brazos aguantar los pesos en la amplitud total de movimientos que se requiere para ejecutar el ejercicio en forma adecuada. Atar una barra recta corta a los dos cables de la polea inferior de la máquina. Coger la barra con ambas manos, empleando un asimiento de palmas hacia abajo, apartarse de la máquina y tumbarse boca abajo en el banco inclinado. Estirar los brazos encima de la cabeza, manteniéndolos en línea con el cuerpo, con la parte superior de éstos hacia adentro a los lados de la cabeza durante el ejercicio. Inspirar y llevar la parte inferior de los brazos hacia atrás con un movimiento semicircular hasta que los antebrazos y los bíceps se toquen. Volver a llevar los pesos a la posición inicial empleando un recorrido similar y espirar.

■ *Curl* con barra en polea baja, sentado de espaldas

Colocar un banco frente a una polea de pared, a una distancia que permita a los brazos aguantar los pesos en la amplitud total de movimiento que se requiere para ejecutar el ejercicio en forma adecuada. Atar una barra recta corta a los dos cables de la polea inferior de la máquina. Coger la barra con ambas manos, empleando un asimiento de palmas hacia abajo, apartarse de la máquina y sentarse en el extremo del banco, con la espalda recta y la cabeza levantada. Estirar los brazos encima de la cabeza hasta una posición vertical, manteniendo la parte superior de éstos hacia adentro a los lados de la cabeza durante el ejercicio. Inspirar y llevar la parte inferior de los brazos hacia atrás con un movimiento semicircular hasta que los antebrazos y los bíceps se toquen. Volver a llevar los pesos a la posición inicial empleando un recorrido similar y espirar.

▲ *Curl* con barra de polea baja, de rodillas y de espaldas

Atar una barra recta corta a los dos cables de la polea inferior de una polea de pared. Coger la barra con ambas manos, empleando un asimiento de palmas hacia abajo y apartarse de la máquina, alejándose lo suficiente como para permitir a los brazos aguantar los pesos en la amplitud total de movimiento que se requiere para la ejecución adecuada del ejercicio. Arrodillarse en el suelo, de modo que los muslos y las pantorrillas se toquen. Estirar los brazos encima de la cabeza hasta una posición vertical. Mantener la parte superior de los brazos hacia adentro a los lados de la cabeza durante el ejercicio. Inspirar y llevar la parte inferior de los brazos hacia atrás con un movimiento semicircular, hasta que los antebrazos y los bíceps se toquen. Volver a llevar los pesos a la posición inicial utilizando un recorrido similar y espirar.

▲ *Curl* con polea baja, de pie y de espaldas

Tríceps

Atar una barra recta corta a los dos cables de la polea inferior de una polea de pared. Coger la barra con ambas manos, empleando un asimiento de palmas hacia abajo y apartarse de la máquina, alejándose lo suficiente como para permitir a los brazos aguantar los pesos en la amplitud total de movimiento que se requiere para la ejecución adecuada del ejercicio. Estirar los brazos encima de la cabeza hasta una posición vertical. Mantener la parte superior de los brazos hacia adentro a los lados de la cabeza durante el ejercicio. Inspirar y llevar la parte inferior de los brazos hacia atrás con un movimiento semicircular, hasta que los antebrazos y los bíceps se toquen. Volver a llevar los pesos a la posición inicial utilizando un recorrido similar y espirar.

▲ Tríceps en máquina tipo Nautilus

Existirán variaciones acerca de cómo realizar este ejercicio que dependerá de la marca de la máquina. La idea básica del movimiento es sentarse en la máquina y colocar las manos cerradas sobre las almohadillas, con las palmas enfrentadas. La parte superior de los brazos, o codos, debería descansar sobre las almohadillas provistas para ellos. Inspirar y llevar el brazo de la máquina hacia afuera con un movimiento semicircular, hasta que los bra-

CURL CON BARRA DE POLEA BAJA, SENTADO DE ESPALDAS, ESPALDA APOYADA

Tríceps

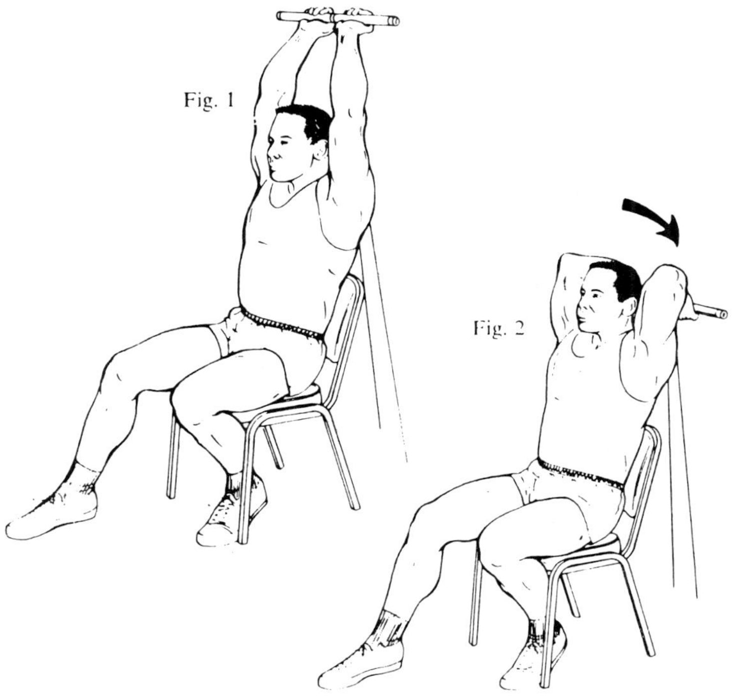

CURL CON BARRA DE POLEA BAJA, BOCA ABAJO SOBRE BANCO INCLINADO

Tríceps

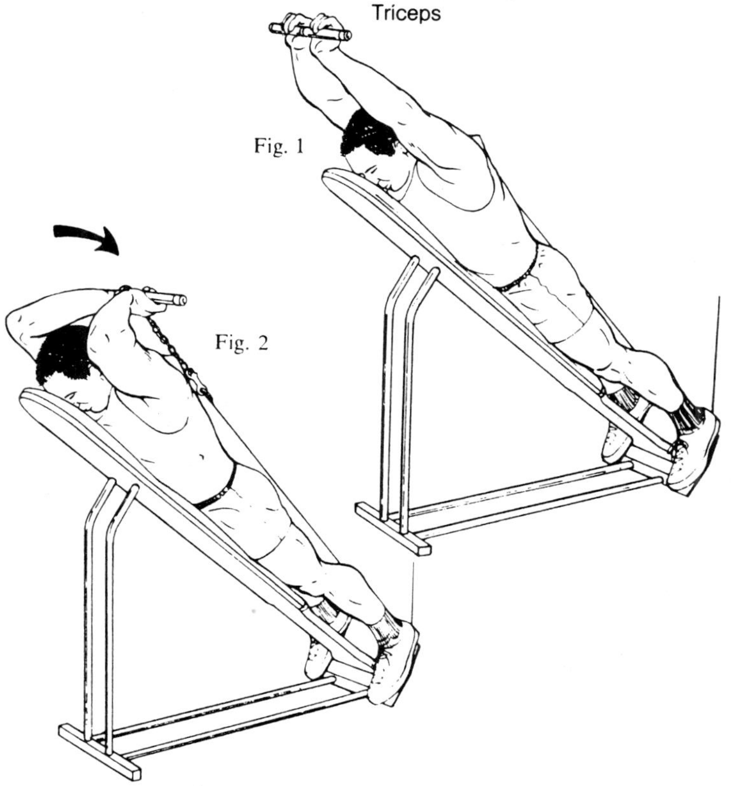

CURL CON BARRA DE POLEA BAJA, SENTADO DE ESPALDAS
Tríceps

Fig. 1

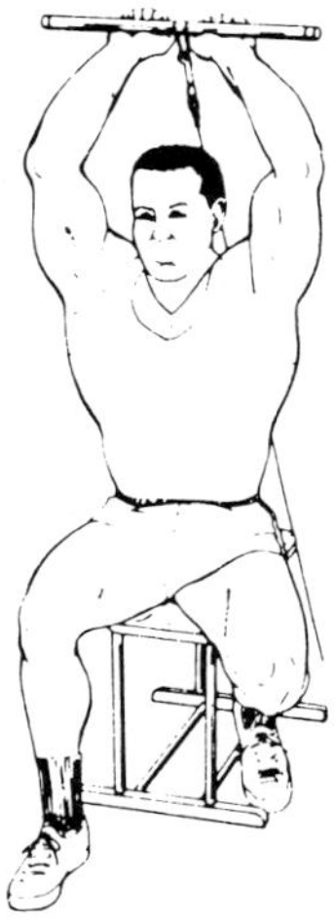

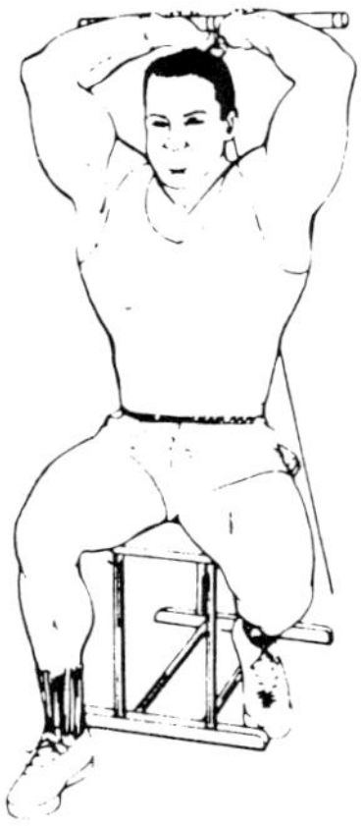

Fig. 2

CURL CON BARRA DE POLEA BAJA, DE RODILLAS Y DE ESPALDAS
Tríceps

Fig. 1

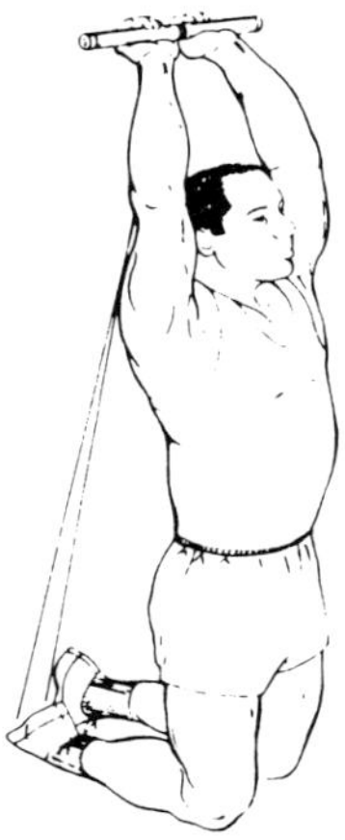

Fig. 2

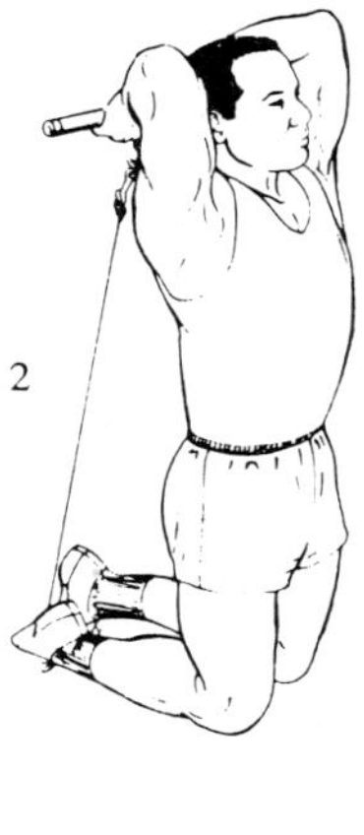

zos estén estirados y los codos rígidos. Mantener los codos sobre las almohadillas. Sostener los brazos en posición rígida durante un instante para contraer los tríceps y luego volver lentamente el brazo a la posición inicial de un manera controlada, y espirar.

▲ *Curl* de tríceps con toalla, sentado

Sostener el extremo de una toalla, o una tela suave, con ambas manos y sentarse con la espalda en el extremo de un banco. Mantener la espalda recta y la cabeza levantada al colocar los brazos directamente encima de la cabeza, verticales al suelo. El compañero de entrenamiento debe sostener el otro extremo de la toalla. Utilizando un movimiento controlado y estable, hacer que el compañero tire de la toalla mientras el ejecutante ofrece resistencia y flexiona los brazos en los codos, bajándolos detrás de la cabeza con un movimiento semicircular hasta que los antebrazos y los bíceps se toquen. Ahora con el mismo movimiento controlado, el EJECUTANTE ejercerá presión y llevará los brazos de regreso a la posición inicial, mientras el compañero de entrenamiento ofrece resistencia. Inspirar al comenzar el ejercicio y espirar al volver a la posición máxima.

▲ *Curl* de tríceps con toalla, sentado, espalda apoyada
Tríceps

Sostener el extremo de una toalla, o una tela suave, con ambas manos y sentarse en una silla con la espalda apoyada en el respaldo, la cabeza levantada y los pies firmemente plantados en el suelo. Colocar los brazos directamente encima de la cabeza, manteniéndolos verticales al suelo. El compañero de entrenamiento debe sostener el otro extremo de la toalla. Utilizando un movimiento controlado y estable, hacer que el compañero tire de la toalla mientras el ejecutante ofrece resistencia y flexiona los brazos en los codos, bajándolos detrás de la cabeza con un movimiento semicircular hasta que los antebrazos y los bíceps se toquen. Ahora, con el mismo movimiento controlado, el EJECUTANTE ejercerá la presión y llevará los brazos de regreso a la posición inicial, mientras el compañero de entrenamiento ofrece resistencia. Inspirar al comenzar el ejercicio y espirar al volver a la posición máxima.

▲ *Curl* con toalla, boca abajo en banco inclinado

Sostener el extremo de una toalla, o una tela suave, con ambas manos y tumbarse boca abajo sobre un banco inclinado, con los pies en los apoya-pies. Colocar los brazos directamente encima de la cabeza, manteniéndolos en línea con el cuerpo. El compañero de entrenamiento debe sostener el otro extremo de la toalla. Utilizando un movimiento controlado y estable, hacer que el compañero tire de la toalla mientras el ejecutante ofrece resistencia y flexiona los brazos en los codos, bajándolos detrás de la cabeza con un movimiento semicircular hasta que los antebrazos y los bíceps se toquen. Ahora, con el mismo movimimiento controlado, el EJECUTANTE ejercerá la presión y llevará los brazos de regreso a la posición inicial, mientras el compañero de entrenamiento ofrece resistencia. Inspirar al comenzar el ejercicio y espirar al volver a la posición máxima.

▲ *Curl* con toalla tumbado boca abajo

Sostener el extremo de una toalla, o una tela suave, con ambas manos y tumbarse boca abajo sobre un banco plano. Llevar los brazos directamente hacia afuera y al frente, manteniéndolos paralelos al suelo. El compañero de entrenamiento debe sostener el otro extremo de la toalla. Utilizando un movimiento controlado y estable, hacer que el compañero tire de la toalla mientras el ejecutante ofrece resistencia y flexiona los brazos en los codos, bajándolos detrás de la cabeza con un movimiento semicircular hasta que los antebrazos y los bíceps se toquen. Ahora, con el mismo movimiento controlado, el EJECUTANTE ejercerá la presión y llevará los brazos de regreso a la posición inicial, mientras el compañero de entrenamiento ofrece resistencia. Inspirar al comenzar el ejercicio y espirar al volver a la posición máxima.

TRÍCEPS EN MÁQUINA TIPO NAUTILUS

Tríceps

Fig. 1

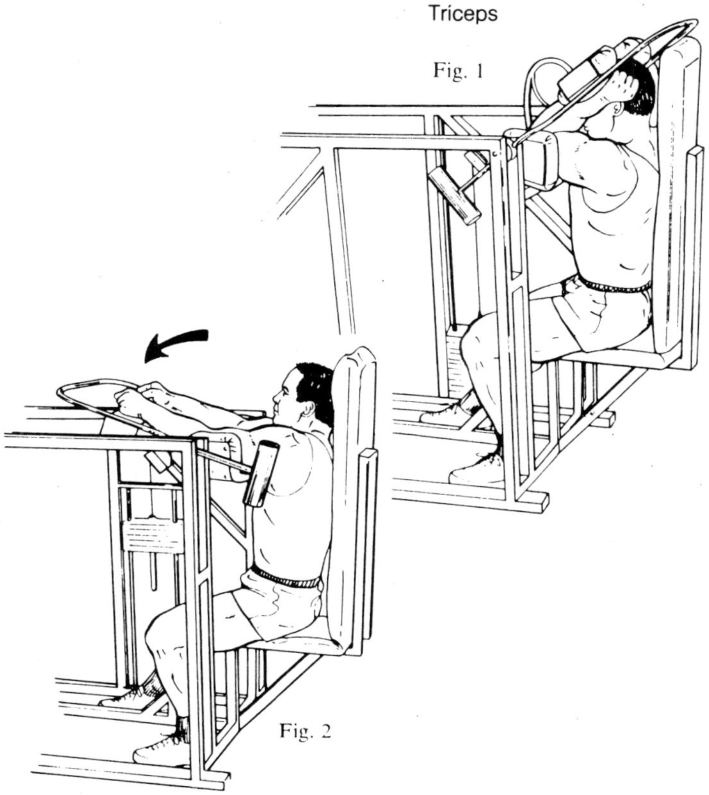

Fig. 2

▲ *Curl* con toalla, tumbado boca abajo en banco inclinado

Sostener el extremo de una toalla, o una tela suave, con ambas manos y tumbarse boca abajo sobre un banco inclinado, con la cabeza hacia el extremo más bajo. Colocar los brazos directamente hacia afuera y al frente, manteniéndolos en línea con el cuerpo. El compañero de entrenamiento debe sostener el otro extremo de la toalla. Utilizando un movimiento controlado y estable, hacer que el compañero tire de la toalla mientras el ejecutante ofrece resistencia y flexiona los brazos en los codos, bajándolos detrás de la cabeza con un movimiento semicircular hasta que los antebrazos y los bíceps se toquen. Ahora, con el mismo movimiento cotrolado, el EJECUTANTE ejercerá la presión y llevará los brazos de regreso a la posición inicial, mientras el compañero de entrenamiento ofrece resistencia. Inspirar al comenzar el ejercicio y espirar al volver a la posición máxima.

▲ *Curl* con toalla, tumbado en el suelo boca abajo

Triceps

Sostener el extremo de una toalla, o una tela suave, con ambas manos y tumbarse boca abajo en el suelo. Colocar los brazos

***CURL* DE TRÍCEPS CON TOALLA, SENTADO**

Tríceps

Fig. 1

Fig. 2

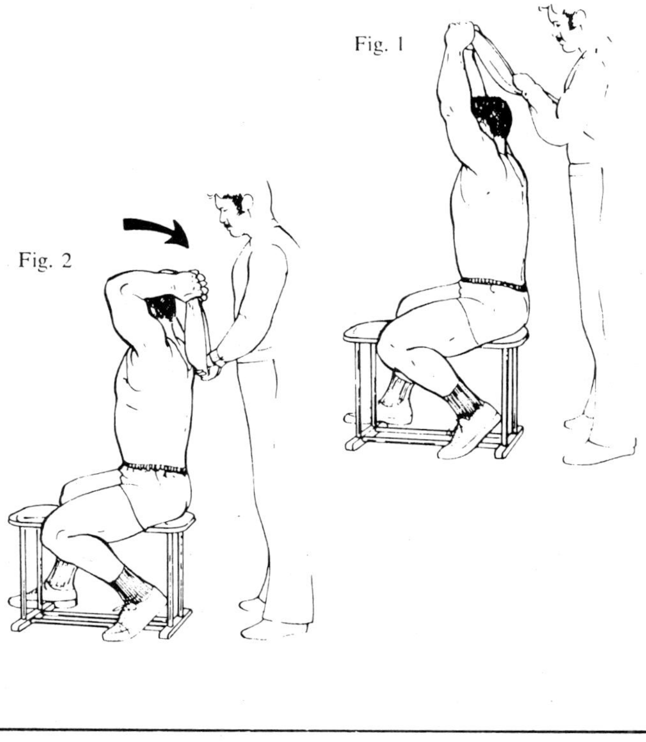

CURL CON TOALLA, BOCA ABAJO EN BANCO INCLINADO
Tríceps

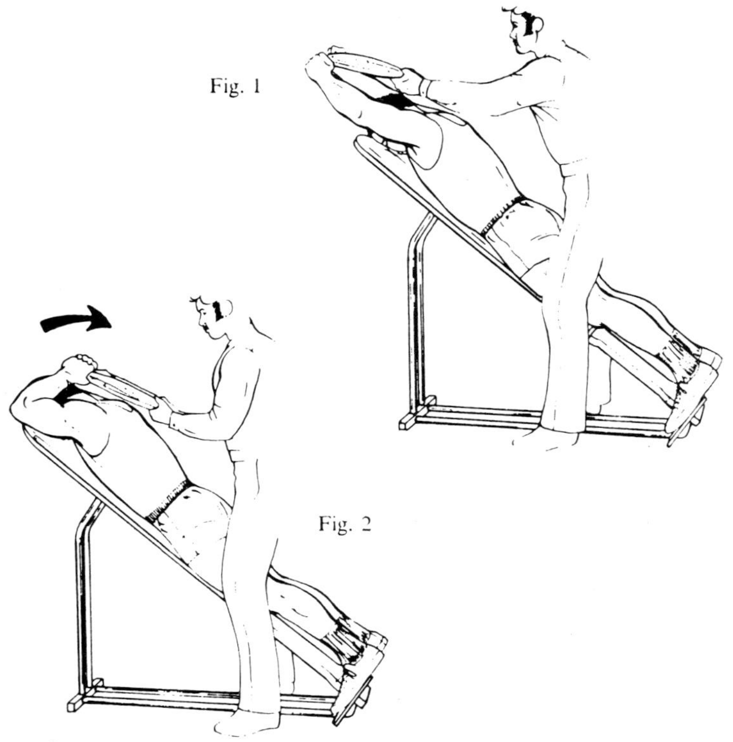

CURL CON TOALLA TUMBADO BOCA ABAJO
Tríceps

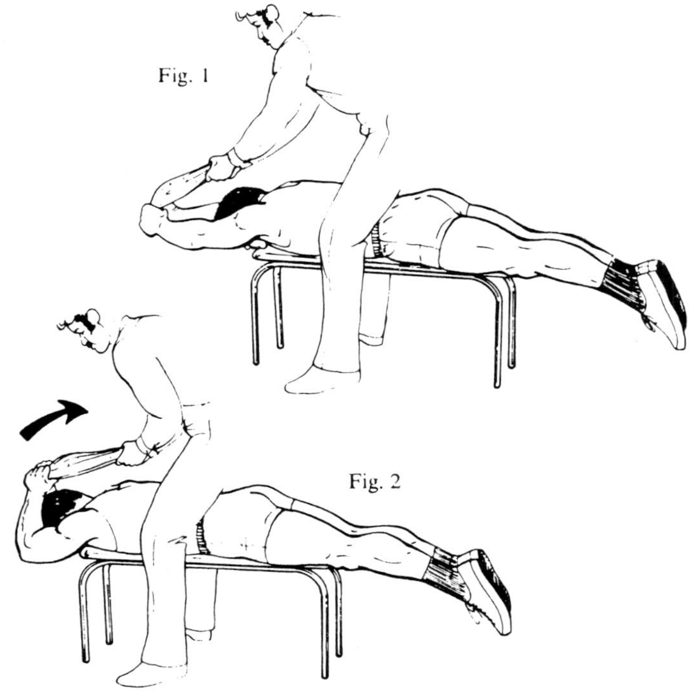

directamente hacia afuera y al frente, paralelos al suelo. El compañero de entrenamiento debe sostener el otro extremo de la toalla. Utilizando un movimiento controlado y estable, hacer que el compañero tire de la toalla mientras el ejecutante ofrece resistencia y flexiona los brazos en los codos, bajándolos detrás de la cabeza con un movimiento semicircular hasta que los antebrazos y los bíceps se toquen. Ahora, con el mismo movimiento controlado, el EJECUTANTE ejercerá la presión y llevará los brazos de regreso a la posición inicial, mientras el compañero de entrenamiento ofrece resistencia. Inspirar al comenzar el ejercicio y espirar al volver a la posición máxima.

▲ *Curl* con toalla, de pie

Sostener el extremo de una toalla, o tela suave, con ambas manos y mantenerse de pie, erguido, con la espalda recta, la cabeza levantada y los pies separados unos 32 cm. Colocar los brazos encima de la cabeza, manteniéndolos verticales al suelo. El compañero de entrenamiento debe sostener el otro extremo de la toalla. Utilizando un movimiento controlado y estable, hacer que el compañero tire de la toalla mientras el ejecutante ofrece resistencia y flexiona los brazos en los codos, bajándolos detrás de la cabeza con un movimiento semicircular hasta que los antebrazos y los bíceps se toquen. Ahora, con el mismo movimiento controlado, el EJECUTANTE ejercerá la presión y llevará los brazos de regreso a la posición inicial, mientras el compañero de entrenamiento ofrece resistencia. Inspirar al comenzar el ejercicio y espirar al volver a la posición máxima.

▲ *Curl* con toalla, de rodillas

Sostener el extremo de una toalla, o tela suave, con ambas manos y arrodillarse en el suelo, de modo que los muslos y las pantorrillas se toquen. Mantener la espalda recta y la cabeza levantada al colocar los brazos directamente encima de la cabeza, manteniéndolos verticales al suelo. El compañero de entrenamiento debe sostener el otro extremo de la toalla. Utilizando un movimiento controlado y estable, hacer que el compañero tire de la toalla mientras el ejecutante ofrece resistencia y flexiona los brazos en los codos, bajándolos detrás de la cabeza con un movimiento semicircular hasta que los antebrazos y los bíceps se toquen. Ahora, con el mismo movimiento controlado, el EJECUTANTE ejercerá la presión y llevará los brazos de regreso a la posición inicial, mientras el compañero de entrenamiento ofrece resistencia. Inspirar al comenzar el ejercicio y espirar al volver a la posición máxima.

■ *Press* de tríceps en máquina de prensa de pierna, tendido, asimiento invertido

Quitar el respaldo de una máquina de prensa de pierna y colocar en su lugar un banco plano. Tumbarse sobre el banco bajo la máquina; colocar la parte superior del cuerpo de modo que la cabeza quede en el extremo del banco y los apoya-pies de la máquina estén encima del pecho. El extremo más cercano del apoya-pies debería estar en línea con los pezones. Colocar las manos alrededor del extremo opuesto de la almohadilla empleando un asimiento invertido con una separación de unos 36 a 40 cm. Llevar el apoyo del disco hasta la longitud de los brazos encima de los hombros. El compañero de entrenamiento debe mover los topes de seguridad, para permitir bajar la almohadilla directamente hasta el pecho. Inspirar al llevar la almohadilla hacia abajo y mantener los codos hacia adentro, a los lados. Volver a llevar la almohadilla a la posición máxima y espirar. En la repetición final de la serie, el compañero de entrenamiento debería volver a desplazar los topes de seguridad, a fin de que la almohadilla no toque el pecho.

■ Flexión-extensión con asimiento invertido

Para este ejercicio utilizar un conjunto de barras paralelas. Colocarse sobre las barras, de modo que los brazos lo mantengan erguido, con las manos aguantando el peso, empleando un asimiento invertido. Asegurarse de que las barras estén lo suficientemente altas como para permitirle bajar hasta una posición inferior sin que los pies toquen el suelo. Mantener los codos hacia afuera y a los lados mientras lleva el cuerpo hacia abajo flexionando los brazos. Debería continuar bajando hasta que los antebrazos y los bíceps se toquen. Hacer una pausa breve y luego volver a estirarse hasta la longitud de los brazos, forzando la rigidez de los codos, contrayendo así los tríceps y los pectorales. No deje que el cuerpo se balancee durante este ejercicio. Con un poco de práctica y concentración, resultará fácil de controlar la posición corporal. Inspirar al bajar y espirar al volver a la posición inicial.

★ Flexión-extensión con peso, asimiento invertido

Pectorales inferiores y tríceps

Para la ejecución de este ejercicio puede usarse un cinturón de tela o un trozo de tela, para sostener una mancuerna entre los muslos. Utilizar un conjunto de barras paralelas o un *dip stand* regular. Colocarse sobre las barras, de modo que los brazos lo mantengan erguido, con las manos aguantando el peso, empleando un asi-

CURL CON TOALLA, TUMBADO BOCA ABAJO EN BANCO INCLINADO

Triceps

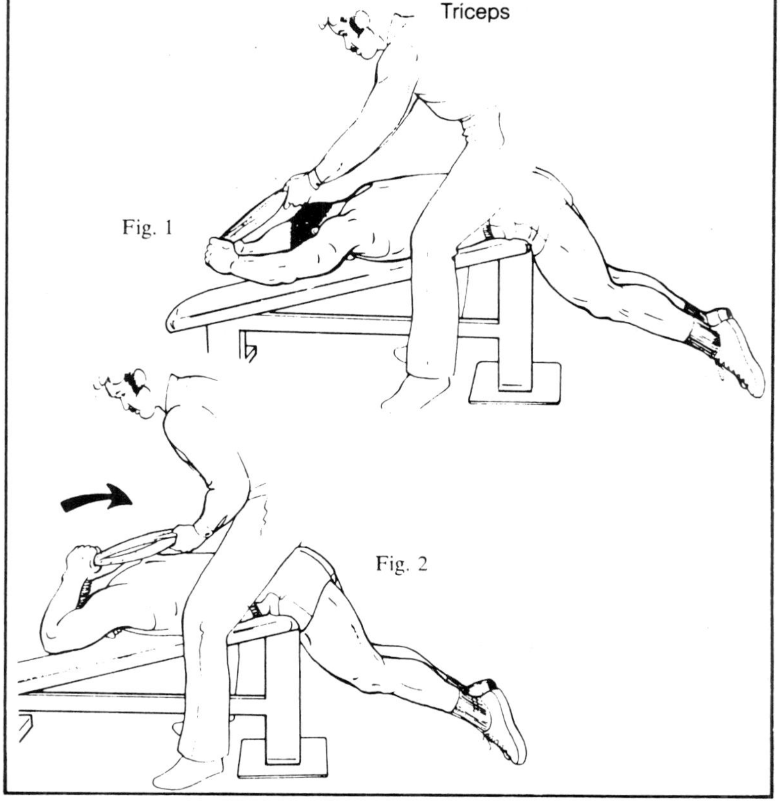

CURL CON TOALLA, DE PIE

Tríceps

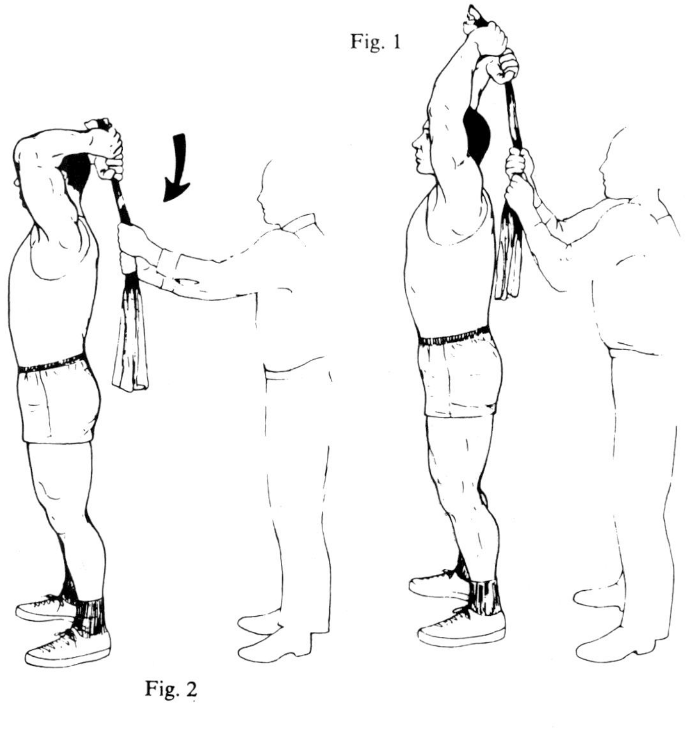

CURL CON TOALLA, DE RODILLAS
Triceps

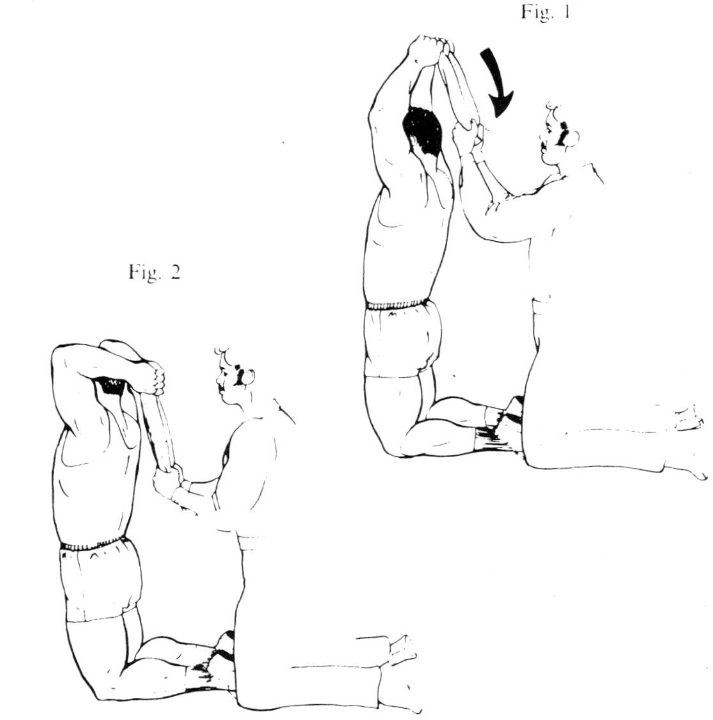

PRESS DE TRÍCEPS EN MÁQUINA DE PRENSA DE PIERNA, TENDIDO, ASIMIENTO INVERTIDO
Tríceps

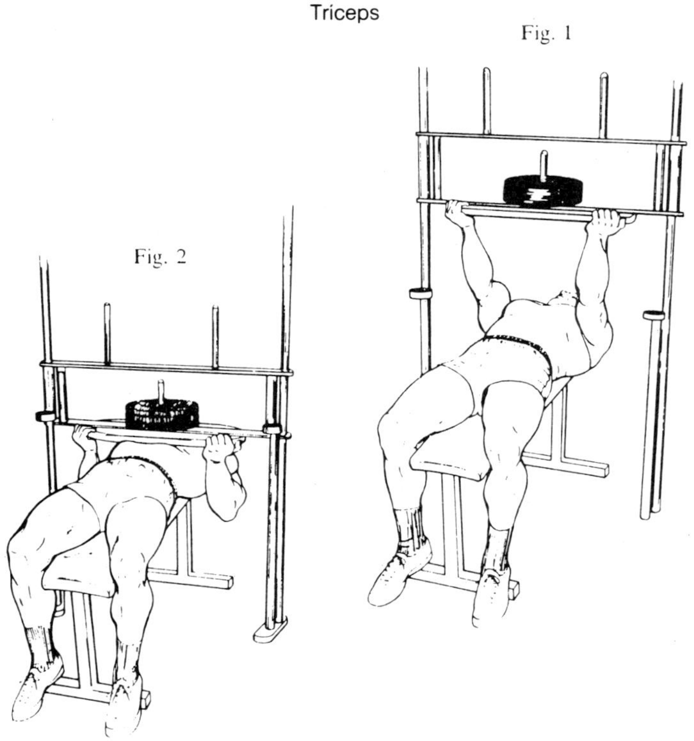

miento invertido. Asegurarse de que las barras estén lo suficientemente altas como para permitirle bajar hasta una posición inferior sin que los pies toquen el suelo. Mantener los codos hacia afuera y a los lados mientras lleva el cuerpo hacia abajo flexionando los brazos. Debería continuar bajando hasta que los antebrazos y los bíceps se toquen. Hacer una pausa breve y luego volver a estirarse hasta la longitud de los brazos, forzando la rigidez de los codos, contrayendo así los tríceps y los pectorales. No deje que el cuerpo se balancee durante este ejercicio. Con un poco de práctica y concentración, resultará fácil controlar la posición corporal. Inspirar al bajar y espirar al volver a la posición inicial.

▲ *Press* hacia abajo con ambos brazos en polea alta, de pie

De pie frente a la máquina, coger con ambas manos las asas de los cables de la polea alta de una polea de pared. Retroceder lo suficiente, como para permitir que los brazos aguanten los pesos en la amplitud total de movimiento que se requiere para ejecutar el ejercicio en forma adecuada. Mantener la espalda recta, la cabeza levantada y los pies separados unos 24 cm. Llevar la parte superior de los brazos hacia adentro y a los lados, haciendo que los bíceps y los antebrazos se toquen. Mantener las palmas hacia abajo. Inspirar y llevar la parte inferior de los brazos directamente hacia abajo con un movimiento semicircular hasta que los brazos queden a los lados, verticales al suelo. Volver a la posición inicial utilizando un recorrido similar y espirar, asegurándose de que la parte superior de los brazos permanezca directamente a los lados durante el ejercicio.

▲ *Press* hacia abajo con ambos brazos, de rodillas, en polea alta

De pie frente a la máquina, coger con ambas manos las asas de los cables de la polea alta de una polea de pared. Retroceder lo suficiente, como para permitir que los brazos aguanten los pesos en la amplitud total de movimiento que se requiere para ejecutar el ejercicio de forma adecuada. Arrodillarse en el suelo, de modo que los muslos y las pantorrillas se toquen. Mantener la espalda recta y la cabeza levantada. Llevar la parte superior de los brazos hacia adentro y a los lados, haciendo que los bíceps y los antebrazos se toquen. Mantener las palmas hacia abajo. Inspirar y llevar la parte inferior de los brazos directamente hacia abajo con un movimiento semicircular hasta que los brazos queden a los lados verticales al suelo. Volver a la posición inicial utilizando un recorrido similar y espirar, asegurándose de que la parte superior de los brazos permanezca directamente a los lados durante el ejercicio.

▲ *Press* hacia abajo con ambos brazos, sentado, en polea alta de pared

Colocar un banco plano frente a una polea de pared. De pie frente a la máquina, coger con ambas manos las asas de los cables de la polea alta de una polea de pared. Al sentarse frente a la máquina, asegurarse de que el banco esté a distancia suficiente como para permitir que los brazos aguanten los pesos en la amplitud total de movimiento que se requiere para ejecutar el ejercicio en forma adecuada. Mantener la espalda recta, la cabeza levantada y los pies firmemente plantados en el suelo. Llevar la parte superior de los brazos hacia adentro y a los lados, haciendo que los bíceps y los antebrazos se toquen. Mantener las palmas hacia abajo. Inspirar y llevar la parte inferior de los brazos directamente hacia abajo con un movimiento semicircular hasta que los brazos queden a los lados, verticales al suelo. Volver a la posición inicial utilizando un recorrido similar y espirar, asegurándose de que la parte superior de los brazos permanezca directamente a los lados durante el ejercicio.

▲ *Press* hacia abajo con ambos brazos, sentado con la espalda apoyada, en polea alta de pared

Colocar una silla frente a una polea de pared con el respaldo de cara a la máquina. De pie frente a la máquina, coger con ambas manos las asas de los cables de la polea alta de una polea de pared. Al sentarse con la espalda contra el respaldo, asegurarse de que la silla esté a distancia suficiente como para permitir que los brazos aguanten los pesos en la amplitud total de movimiento que se requiere para ejecutar el ejercicio en forma adecuada. Mantener la cabeza levantada y los pies firmemente plantados en el suelo. Llevar la parte superior de los brazos hacia adentro y a los lados, haciendo que los bíceps y los antebrazos se toquen. Mantener las palmas hacia abajo. Inspirar y llevar la parte inferior de los brazos directamente hacia abajo con un movimiento semicircular hasta que los brazos queden a los lados, verticales al suelo. Volver a la posición inicial utilizando un recorrido similar y espirar, asegurándose de que la parte superior de los brazos permanezca directamente a los lados durante el ejercicio.

▲ *Curl* concentrado en polea alta, de rodillas

Coger el asa del cable de una polea alta

FLEXIÓN–EXTENSIÓN CON ASIMIENTO INVERTIDO
Pectorales inferiores y tríceps

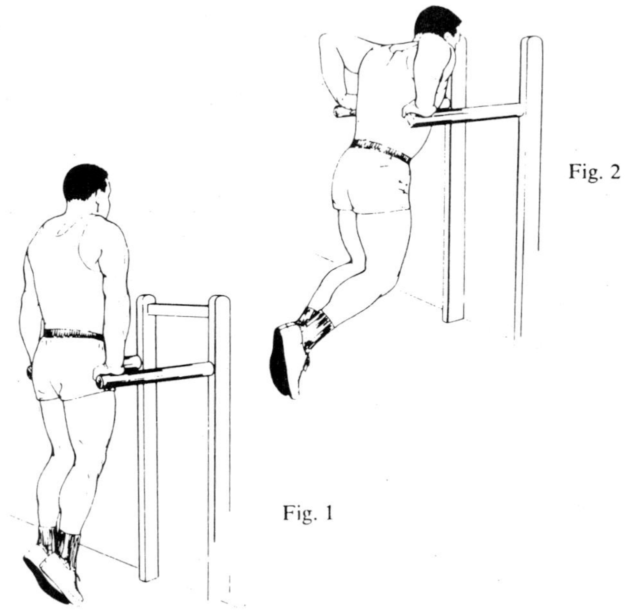

***PRESS* HACIA ABAJO CON AMBOS BRAZOS EN POLEA ALTA, DE PIE**
Tríceps externos

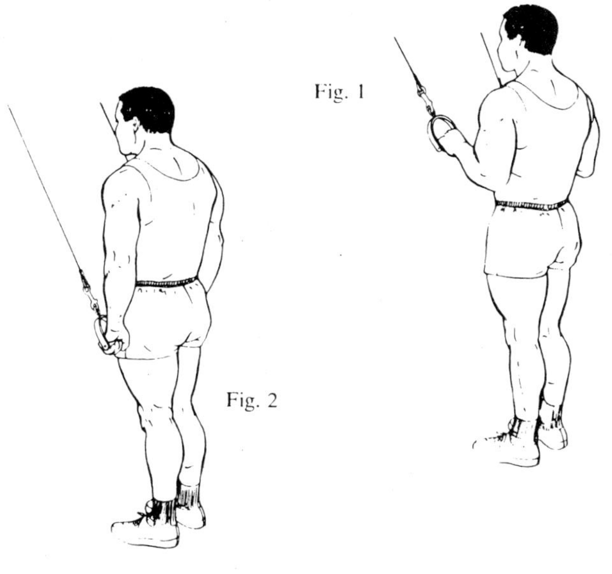

de una máquina de pared con la mano derecha y volver el lado izquierdo del cuerpo hacia la máquina. Arrodillarse sobre la rodilla izquierda y mantener la pierna derecha flexionada, con la parte superior del muslo paralela al suelo. Asegurarse de estar a suficiente distancia de la máquina como para permitir que el brazo derecho aguante el peso. Empleando un asimiento de palmas hacia arriba, colocar la parte superior del brazo derecho contra el muslo derecho y mantenerla allí durante el ejercicio. Inspirar y hacer *press* hacia abajo con un movimiento semicircular, hasta que el brazo derecho quede vertical. Utilizar un movimiento controlado cuando se vuelva a la posición inicial. Realizar el número indicado de repeticiones con el lado derecho y luego cambiar posiciones al lado izquierdo, efectuando el mismo número de repeticiones.

▲ *Curl* concentrado en polea alta, sentado

Colocar un banco frente a una polea de pared. Coger el asa del cable de una polea alta de la máquina de pared con la mano derecha y volver el lado izquierdo del cuerpo hacia la polea. Dar un paso hacia atrás y sentarse en el banco, ligeramente inclinado hacia adelante, con la parte inferior de la pierna izquierda flexionada en la rodilla y la mano izquierda colocada sobre la parte superior del muslo izquierdo. Asegurarse de que el banco esté a suficiente distancia de la máquina, a fin de permitir que el brazo derecho aguante el peso. Utilizar un asimiento de palmas hacia arriba, colocar la parte superior del brazo derecho contra el muslo derecho y mantenerla allí durante el ejercicio. Inspirar y efectuar un *press* hacia abajo con un movimiento semicircular hasta que el brazo derecho quede vertical. Emplear un movimiento controlado al volver a la posición inicial. Realizar el número de repeticiones indicado en el lado derecho y luego cambiar posiciones al lado izquierdo, efectuando el mismo número de repeticiones.

▲ *Press* hacia abajo con ambos brazos, sentado frente a una polea alta de pared, alternativamente

Tríceps

Colocar un banco o taburete frente a una polea de pared. Coger las asas de los cables de la parte superior de la polea con ambas manos utilizando un asimiento hacia abajo. Sentarse en el taburete, manteniendo la espalda recta y la cabeza levantada. Llevar la parte superior de los brazos a los lados y mantenerlos allí durante todo el ejercicio. Los antebrazos y los bíceps deberían tocarse al inspirar; luego debe llevarse hacia abajo el asa de la mano

PRESS HACIA ABAJO CON AMBOS BRAZOS, DE RODILLAS, EN POLEA ALTA

Tríceps externos

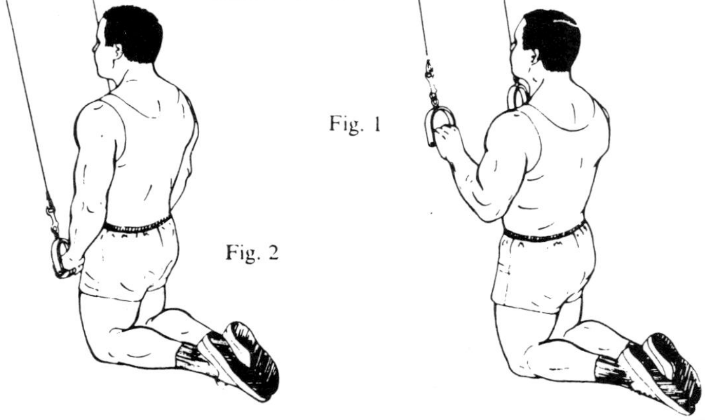

PRESS HACIA ABAJO CON AMBOS BRAZOS, SENTADO, EN POLEA ALTA DE PARED

Tríceps externos

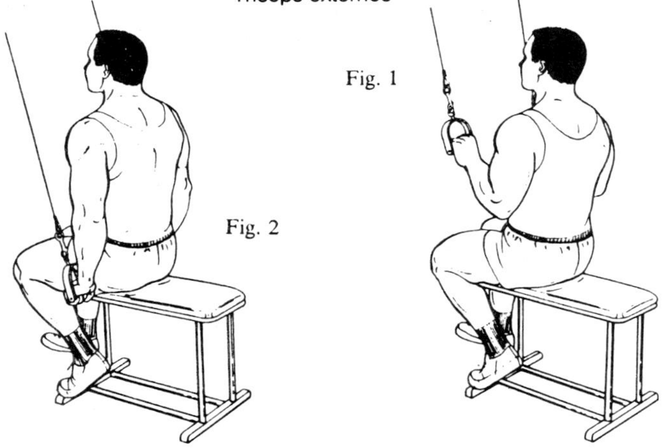

PRESS HACIA ABAJO CON AMBOS BRAZOS, SENTADO CON LA ESPALDA APOYADA, EN POLEA ALTA DE PARED

Tríceps externos

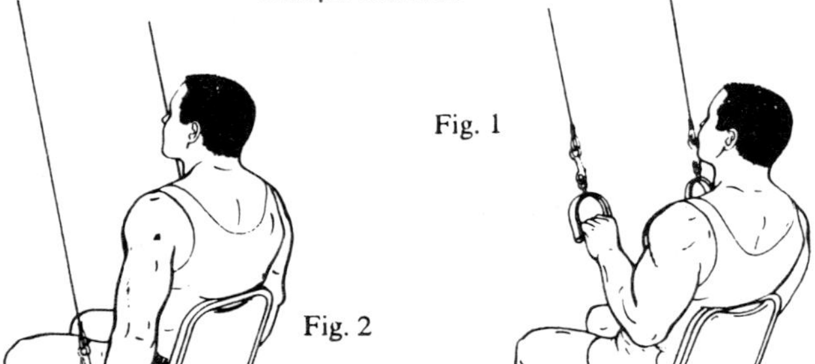

derecha con un movimiento semicircular hasta la longitud de los brazos. Mientras el brazo derecho regresa a la posición inicial, el brazo izquierdo está bajando. Inspirar al ejercitar el brazo derecho y espirar al ejercitar el izquierdo.

▲ *Press* hacia abajo con ambos brazos, de pie frente a una polea alta de pared, alternativamente

Colocarse de pie frente a una polea de pared. Coger las asas de los cables de la polea superior con ambas manos, empleando un asimiento de palmas hacia abajo. Llevar la parte superior de los brazos a los lados y mantenerlos allí durante todo el ejercicio. Los antebrazos y los bíceps deberían tocarse al inspirar; luego, llevar hacia abajo el asa de la mano derecha con un movimiento semicircular hasta la longitud de los brazos. Al comenzar a llevar el brazo derecho nuevamente a la posición inicial, empezar a bajar el brazo izquierdo con un movimiento semicircular similar hasta la longitud de los brazos. Mientras el brazo derecho regresa a la posición inicial, el brazo izquierdo está bajando. Inspirar al ejercitar el brazo derecho y espirar al ejercitar el izquierdo.

▲ *Press* hacia abajo con ambos brazos, de rodillas frente a una polea alta de pared, alternativamente

Colocarse de pie frente a una polea de pared. Coger las asas de los cables de la polea superior con ambas manos, empleando un asimiento de palmas hacia abajo. Arrodillarse, manteniendo la espalda recta y la cabeza levantada. Llevar la parte superior de los brazos a los lados y mantenerlos allí durante todo el ejercicio. Los antebrazos y los bíceps deberían tocarse al inspirar; luego llevar hacia abajo el asa de la mano derecha con un movimiento semicircular hasta la longitud de los brazos. Al comenzar a llevar el brazo derecho nuevamente a la posición inicial, empezar a bajar el brazo izquierdo con un movimiento semicircular similar hasta la longitud de los brazos. Mientras el brazo derecho regresa a la posición inicial, el brazo izquierdo está bajando. Inspirar al ejercitar el brazo derecho y espirar al ejercitar el izquierdo.

▲ *Press* hacia abajo con un brazo, de pie frente a una polea alta de pared

Colocarse de pie frente a una polea de pared. Coger el asa del cable derecho de la polea superior con la mano derecha, empleando un asimiento de palmas hacia abajo. Llevar la parte superior del brazo derecho hacia el lado derecho y mantenerlo allí durante todo el ejercicio. El ante-

CURL CONCENTRADO EN POLEA ALTA, DE RODILLAS
Tríceps externos

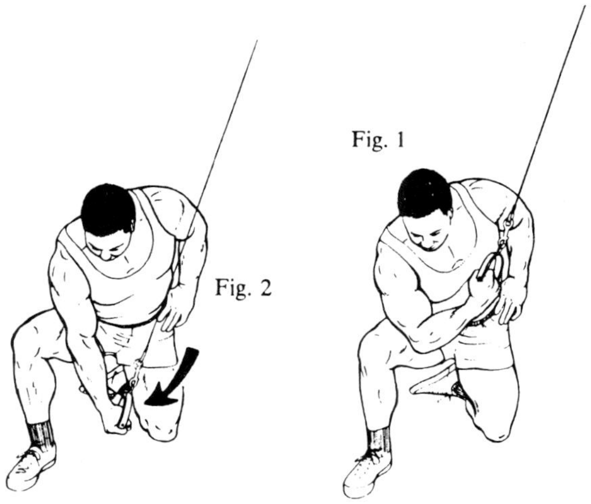

PRESS HACIA ABAJO CON UN BRAZO, DE RODILLAS FRENTE A UNA POLEA ALTA DE PARED
Tríceps

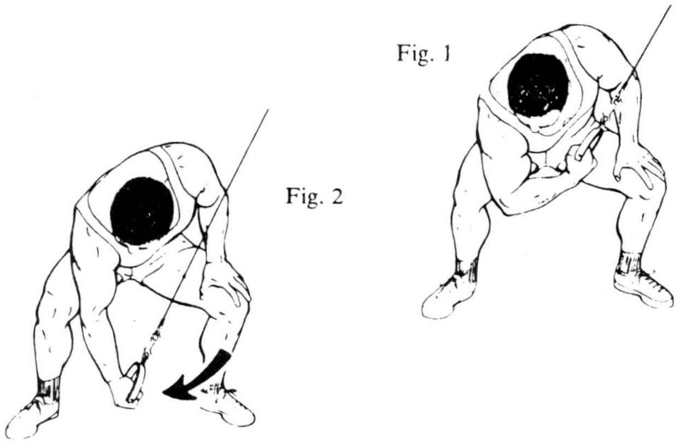

CURL CONCENTRADO EN POLEA ALTA, SENTADO
Tríceps externos

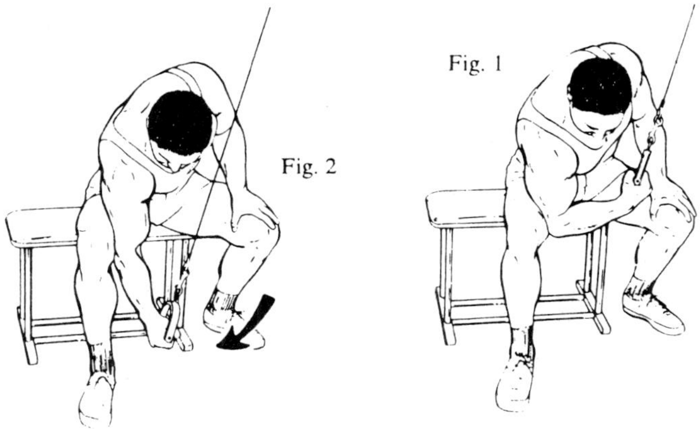

***PRESS* HACIA ABAJO CON AMBOS BRAZOS, DE PIE FRENTE A UNA POLEA ALTA DE PARED, ALTERNATIVAMENTE**

Triceps externos

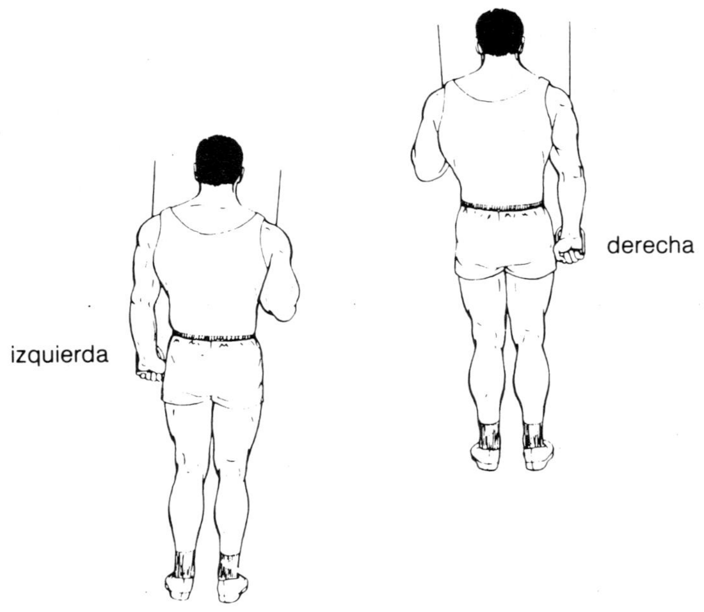

***CURL* HACIA ABAJO CON AMBOS BRAZOS, DE RODILLAS FRENTE A UNA POLEA ALTA DE PARED, ALTERNATIVAMENTE**

Triceps externos

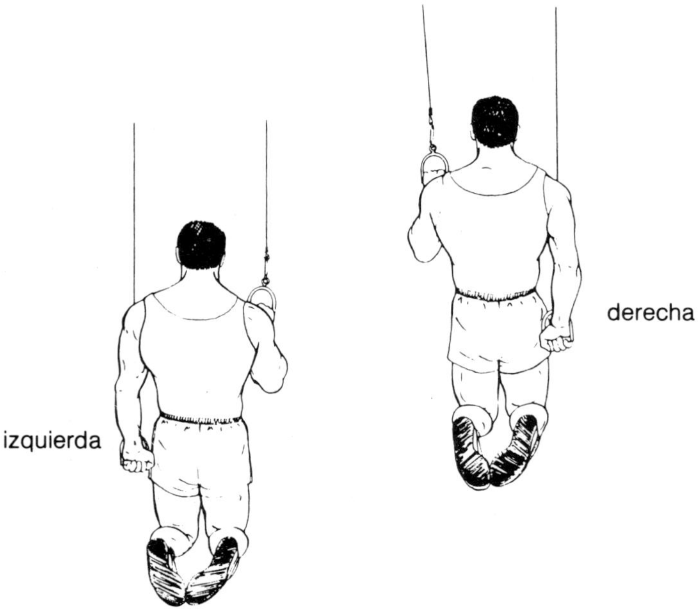

brazo y el bíceps derechos deberían tocarse al inspirar; luego, llevar hacia abajo el asa con un movimiento semicircular hasta la longitud de los brazos. Volver a la posición inicial utilizando un recorrido similar, de una manera controlada, y espirar. Realizar el número indicado de repeticiones con el brazo derecho y luego cambiar posiciones, efectuando el mismo número de repeticiones con el brazo izquierdo.

▲ *Press* hacia abajo con un brazo, de rodillas frente a una polea alta de pared

Triceps

Colocarse de pie frente a una polea de pared. Coger el asa del cable derecho de la polea superior con la mano derecha, empleando un asimiento de palmas hacia abajo. Arrodillarse, manteniendo la espalda recta y la cabeza levantada. Llevar la parte superior del brazo derecho hacia el lado derecho y mantenerla allí durante todo el ejercicio. El antebrazo y el bíceps derechos deberían tocarse al inspirar; luego, llevar hacia abajo el asa con un movimiento semicircular hasta la longitud de los brazos. Volver a la posición inicial utilizando un recorrido similar, de una manera controlada, y espirar. Realizar el número indicado de repeticiones con el brazo derecho y luego cambiar posiciones, efectuando el mismo número de repeticiones con el brazo izquierdo.

▲ *Press* hacia abajo con un brazo, sentado frente a una polea alta de pared

Colocar un banco o taburete frente a una polea de pared. Coger el asa del cable derecho de la polea alta con la mano derecha, empleando un asimiento de palmas hacia abajo. Sentarse en el taburete y mantener la espalda recta y la cabeza levantada.

Llevar la parte superior del brazo derecho hacia el lado derecho y mantenerla allí durante todo el ejercicio. El antebrazo y el bíceps derechos deberían tocarse al inspirar; luego, llevar hacia abajo el asa con un movimiento semicircular hasta la longitud de los brazos. Volver a la posición inicial utilizando un recorrido similar, de manera controlada, y espirar. Realizar el número de repeticiones indicado con el brazo derecho y luego cambiar posiciones, efectuando el mismo número de repeticiones con el brazo izquierdo.

▲ Extensión con ambos brazos en polea alta, boca abajo en banco inclinado

Colocar un banco inclinado frente a una polea de pared con los apoya-pies lo más cerca posible de la máquina. Coger las asas de los cables de la polea alta con ambas manos y apartarse de la máquina. El banco inclinado debe estar lo suficientemente alejado de la máquina como para permitir a los brazos aguantar los pesos en la amplitud total de movimiento que se requiere para ejecutar el ejercicio en forma adecuada. Tumbarse boca abajo en el banco inclinado y estirar los brazos hacia afuera y al frente, manteniéndolos paralelos al suelo. Inspirar y llevar la parte inferior de los brazos hacia atrás con un movimiento semicircular hasta que los antebrazos y los bíceps se toquen. Volver a llevar los pesos a la posición inicial delante del cuerpo y espirar. Recordar que la parte superior de los brazos debe permanecer paralela al suelo durante el ejercicio.

▲ Extensión con ambos brazos en polea alta, sentado de espaldas

Colocar un banco plano frente a una polea de pared. Coger las asas de los cables de la polea alta con ambas manos y sentarse en el extremo del banco, de espaldas a la máquina. El banco debe estar a suficiente distancia, como para permitir a los brazos aguantar los pesos en la amplitud total de movimiento que se requiere para ejecutar el ejercicio de forma adecuada. Estirar los brazos hacia adelante, manteniéndolos paralelos al suelo. Inspirar y llevar la parte inferior de los brazos hacia atrás con un movimiento semicircular hasta que los antebrazos y los bíceps se toquen. Volver a llevar los pesos a la posición inicial y espirar. Recordar que la parte superior de los brazos debe permanecer paralela al suelo

▲ Extensión con ambos brazos en polea alta, sentado con la espalda apoyada

Tríceps

Colocar una silla frente a una polea de pared, con el respaldo lo más cerca posible de la máquina. Coger las asas de los cables de la polea alta con ambas manos y apartarse de la polea de pared. La silla debe estar a suficiente distancia, como para permitir a los brazos aguantar los pesos en la amplitud total de movimiento que se requiere para ejecutar el ejercicio en forma adecuada. Sentarse en la silla con la espalda apoyada, manteniendo los pies firmemente plantados en el suelo, con una separación de unos 32 cm. Estirar los brazos hacia adelante, manteniéndolos paralelos al suelo. Inspirar y llevar la parte inferior de los brazos hacia atrás con un movimiento semicircular hasta que los antebrazos y los bíceps se toquen. Volver a llevar los pesos a la posición inicial y espirar. Recordar que la parte superior de los brazos debe permanecer paralela al suelo durante el ejercicio.

PRESS HACIA ABAJO CON UN BRAZO, DE PIE FRENTE A POLEA ALTA DE PARED

Tríceps externos

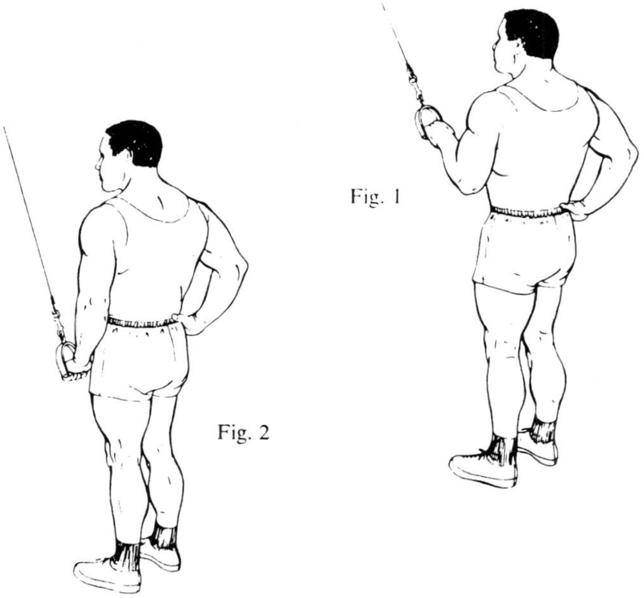

PRESS HACIA ABAJO CON UN BRAZO, SENTADO FRENTE A UNA POLEA ALTA DE PARED

Tríceps externos

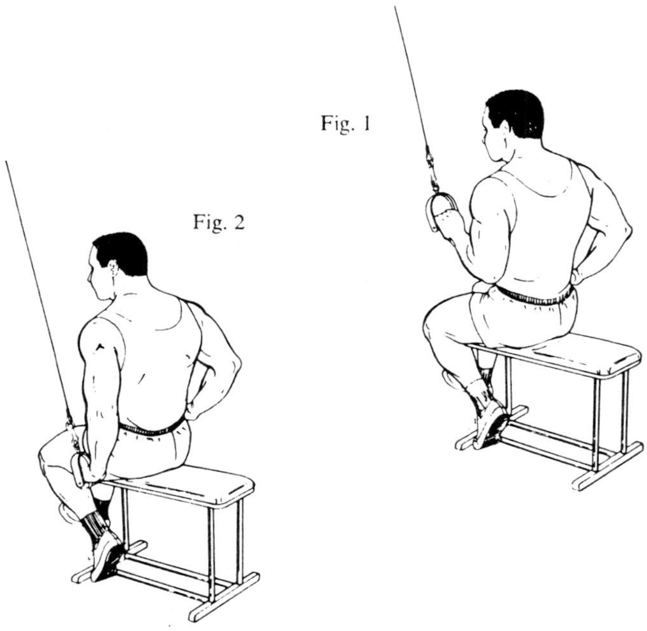

EXTENSIÓN CON AMBOS BRAZOS EN POLEA ALTA, BOCA ABAJO EN BANCO INCLINADO

Tríceps

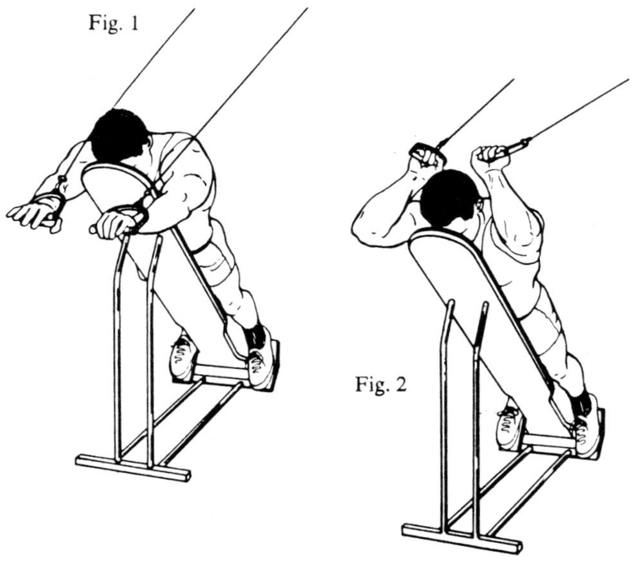

EXTENSIÓN CON AMBOS BRAZOS EN POLEA ALTA, SENTADO DE ESPALDAS

Tríceps

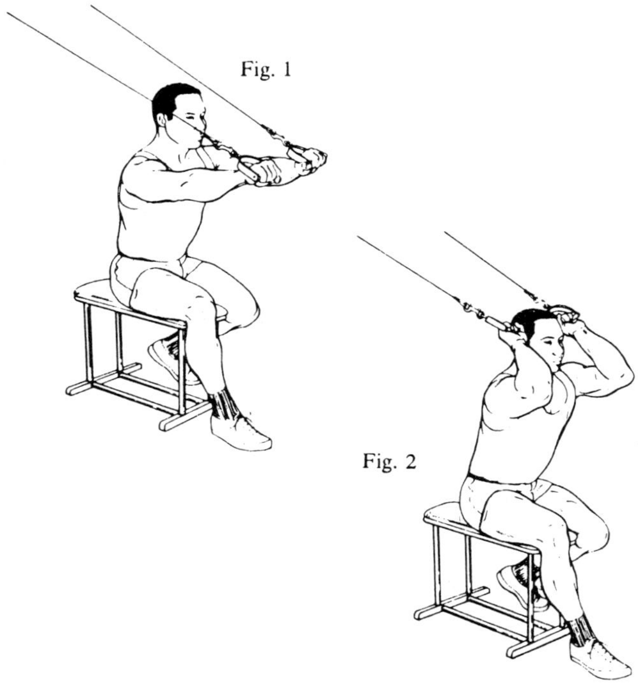

▲ Extensión con ambos brazos en polea alta, boca abajo sobre banco inclinado

Colocar un banco inclinado frente a una polea de pared, con el extremo más alto mirando a la máquina. Coger las asas de los cables de la polea alta con ambas manos y tumbarse boca abajo sobre el banco inclinado, que debe estar a suficiente distancia como para permitir a los brazos aguantar los pesos en la amplitud total de movimiento que se requiere para ejecutar el ejercicio en forma adecuada. Estirar los brazos hacia adelante, manteniéndolos un poco más abajo de la línea paralela al suelo. Inspirar y llevar la parte inferior de los brazos hacia atrás con un movimiento semicircular hasta que los antebrazos y los bíceps se toquen. Volver a llevar los pesos a la posición inicial y espirar. Recordar que la parte superior de los brazos debe permanecer un poco por debajo de la línea paralela al suelo durante el ejercicio.

▲ Extensión con ambos brazos en polea alta, tumbado boca abajo

Colocar un banco plano delante de una polea de pared. Coger las asas de los cables de la polea alta con ambas manos y tumbarse boca abajo sobre el banco, con los pies lo más cerca posible de la máquina. El banco debe estar a suficiente distancia como para permitir a los brazos aguantar los pesos en la amplitud total de movimiento que se requiere para ejecutar el ejercicio en forma adecuada. Estirar los brazos hacia adelante, manteniéndolos un poco más arriba de la línea paralela al suelo. Inspirar y llevar la parte inferior de los brazos hacia atrás con un movimiento semicircular hasta que los antebrazos y los bíceps se toquen. Volver a llevar los pesos a la posición inicial y espirar. Recordar que la parte superior de los brazos debe permanecer un poco por encima de la línea paralela al suelo durante el ejercicio.

▲ Extensión con ambos brazos en polea alta, tumbado boca abajo en el suelo

Coger las asas de los cables de una polea de pared con ambas manos y tumbarse boca abajo delante de la máquina, con los pies lo más cerca posible de ésta. Colocarse a suficiente distancia como para permitir a los brazos aguantar los pesos en la amplitud total de movimiento que se requiere para ejecutar el ejercicio en forma adecuada. Estirar los brazos hacia adelante, manteniéndolos un poco más arriba de la línea paralela al suelo. Inspirar y llevar la parte inferior de los brazos hacia atrás con un movimiento semicircular hasta que los antebrazos y los bíceps se toquen. Volver a llevar los pesos a la posición inicial y espirar. Recordar que la parte superior de los brazos debe permanecer un poco por encima de la línea paralela al suelo durante el ejercicio.

▲ Extensión con ambos brazos en polea alta, de pie y de espaldas

Coger las asas de los cables de una polea de pared con ambas manos y situarse de pie delante de la máquina, de espaldas a ésta y a suficiente distancia como para permitir a los brazos aguantar los pesos en la amplitud total de movimiento que se requiere para ejecutar el ejercicio en forma adecuada. Estirar los brazos hacia adelante, manteniéndolos paralelos al suelo. Inspirar y llevar la parte inferior de los brazos hacia atrás con un movimiento semicircular hasta que los antebrazos y los bíceps se toquen. Volver a llevar los pesos a la posición inicial y espirar. Recordar que la parte superior de los brazos debe permanecer paralela al suelo durante el ejercicio.

▲ Extensión con ambos brazos en polea alta, de rodillas y de espaldas

Coger las asas de los cables de una polea de pared con ambas manos y situarse de pie delante de la máquina, de espaldas a ésta. Alejarse de la máquina lo suficiente como para permitir a los brazos aguantar los pesos en la amplitud total de movimiento que se requiere para ejecutar el ejercicio en forma adecuada. Arrodillarse en el suelo de modo que los muslos y las pantorrillas se toquen. Mantener la espalda recta y la cabeza levantada. Estirar los brazos hacia adelante, manteniéndolos paralelos al suelo. Inspirar y llevar la parte inferior de los brazos hacia atrás con un movimiento semicircular hasta que los antebrazos y los bíceps se toquen. Volver a llevar los pesos a la posición inicial y espirar. Recordar que la parte superior de los brazos debe permanecer paralela al suelo durante el ejercicio.

▲ Extensión con ambos brazos con barra en polea alta, de pie y de espaldas

Atar una barra corta a los dos cables superiores de una polea de pared. Coger la barra con ambas manos, empleando un asimiento de unos 16 cm, palmas hacia abajo. Colocarse de espaldas a la máquina y apartarse lo suficiente como para poder aguantar los pesos al estirar los brazos delante del cuerpo, manteniéndolos paralelos al suelo. Llevar la cabeza hacia abajo y colocar la barbilla sobre el pecho, poniendo un pie hacia atrás al inclinarse ligeramente hacia adelante para un mejor equilibrio. Inspirar y llevar la parte inferior de los brazos hacia atrás con un movimiento semicircular detrás de la cabeza

EXTENSIÓN CON AMBOS BRAZOS EN POLEA ALTA, BOCA ABAJO SOBRE BANCO INCLINADO
Tríceps

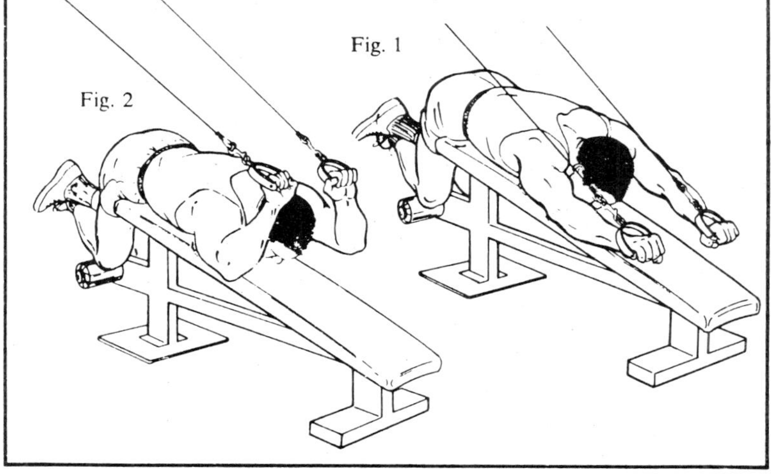

EXTENSIÓN CON AMBOS BRAZOS EN POLEA ALTA, TUMBADO BOCA ABAJO
Tríceps

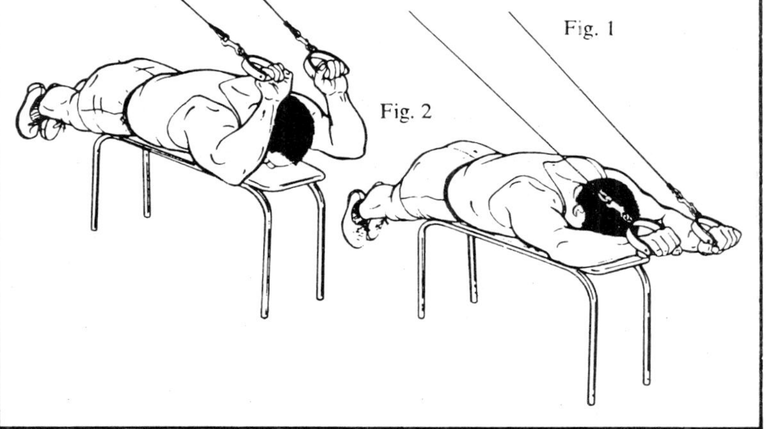

EXTENSIÓN CON AMBOS BRAZOS EN POLEA ALTA, TUMBADO BOCA ABAJO EN EL SUELO
Tríceps

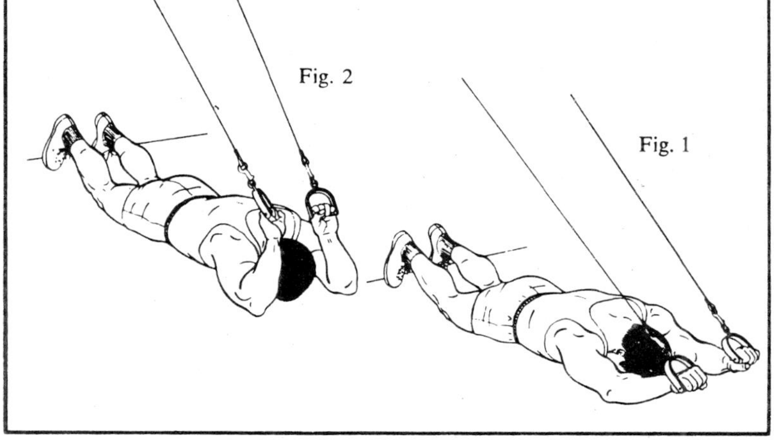

EXTENSIÓN CON AMBOS BRAZOS EN POLEA ALTA, DE PIE Y DE ESPALDAS
Tríceps

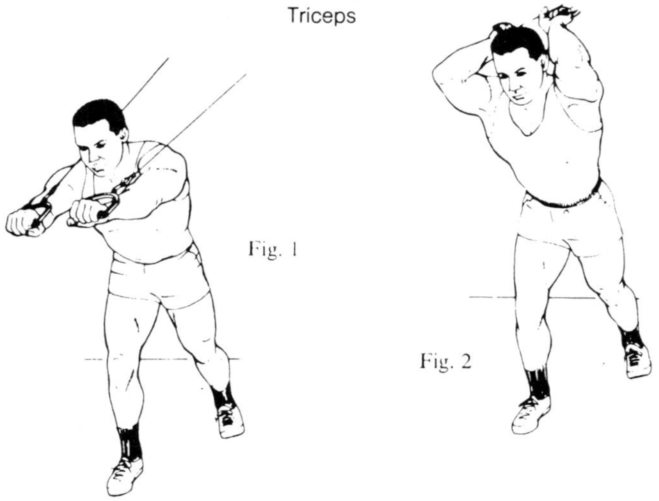

EXTENSIÓN CON AMBOS BRAZOS EN POLEA ALTA, DE RODILLAS Y DE ESPALDAS
Tríceps

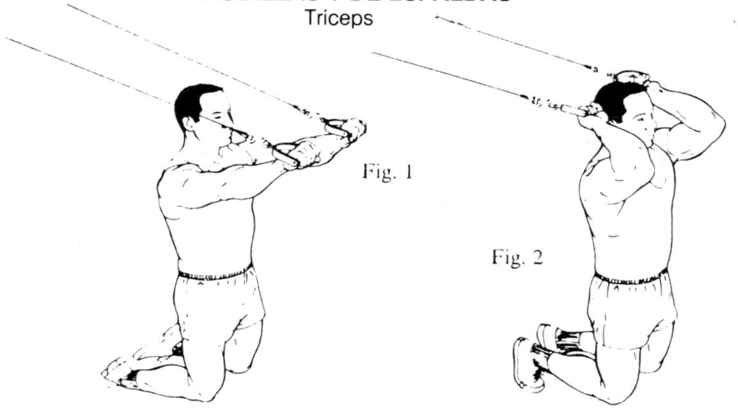

EXTENSIÓN CON AMBOS BRAZOS CON BARRA EN POLEA ALTA, DE PIE Y DE ESPALDAS
Tríceps

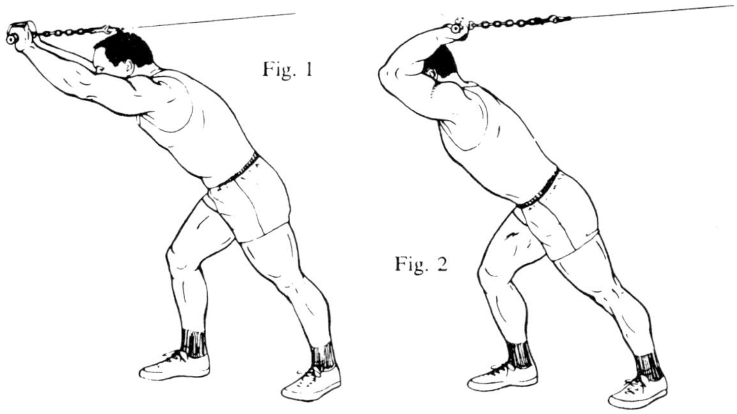

hasta que los antebrazos y los bíceps se toquen. Volver a llevar los pesos a la posición inicial delante del cuerpo y espirar. Recordar que la parte superior de los brazos debe permanecer paralela al suelo durante el ejercicio.

▲ Extensión con ambos brazos con barra en polea alta, sentado de espaldas, inclinado hacia adelante

Atar una barra corta a los dos cables superiores de una polea de pared. Colocar un banco plano delante de la polea. Coger la barra con ambas manos, empleando un asimiento de unos 16 cm, palmas hacia abajo. Colocarse de espaldas a la máquina y sentarse en el banco, a suficiente distancia como para poder aguantar los pesos al estirar los brazos delante del cuerpo, manteniéndolos paralelos al suelo. Llevar la cabeza hacia abajo y colocar la barbilla sobre el pecho, inclinándose ligeramente hacia adelante para un mejor equilibrio. Inspirar y llevar la parte inferior de los brazos hacia atrás con un movimiento semicircular detrás de la cabeza hasta que los antebrazos y los bíceps se toquen. Volver a llevar los pesos a la posición inicial delante del cuerpo y espirar. Recordar que la parte superior de los brazos debe permanecer paralela al suelo durante el ejercicio.

▲ Extensión con ambos brazos con barra en polea alta, boca abajo sobre banco inclinado

Atar una barra corta a los dos cables superiores de una polea de pared. Colocar un banco inclinado delante de la polea, con el extremo más alto hacia la máquina. Coger la barra con ambas manos, empleando un asimiento de unos 16 cm, palmas hacia abajo. Apartarse de la máquina y tumbarse boca abajo, con la cabeza hacia el extremo inferior del banco inclinado. El banco debe estar a suficiente distancia como para poder aguantar los pesos al estirar los brazos delante del cuerpo, manteniéndolos un poco por debajo de la línea paralela al suelo. Mantener la cabeza hacia abajo al inspirar y llevar la parte inferior de los brazos hacia atrás con un movimiento semicircular detrás de la cabeza, hasta que los antebrazos y los bíceps se toquen. Volver a llevar los pesos a la posición inicial y espirar. Recordar que la parte superior de los brazos debe permanecer un poco por debajo de la línea paralela al suelo durante el ejercicio.

▲ Extensión con ambos brazos con barra en polea alta, tumbado boca abajo

Atar una barra corta a los dos cables superiores de una polea de pared. Colocar un banco plano delante de la polea. Coger la barra con ambas manos, empleando un asimiento de unos 16 cm, palmas hacia abajo. Apartarse de la polea de pared y tumbarse boca abajo sobre el banco, con los pies lo más cerca posible de la máquina. El banco debe estar a suficiente distancia como para permitir a los brazos aguantar los pesos al estirarlos delante del cuerpo, manteniéndolos paralelos al suelo. Inspirar y llevar la parte inferior de los brazos hacia atrás con un movimiento semicircular detrás de la cabeza, hasta que los antebrazos y los bíceps se toquen. Volver a llevar los pesos a la posición inicial y espirar. Recordar que la parte superior de los brazos debe permanecer paralela al suelo durante el ejercicio.

EXTENSIÓN CON AMBOS BRAZOS CON BARRA EN POLEA ALTA, SENTADO DE ESPALDAS, INCLINADO HACIA ADELANTE

Tríceps

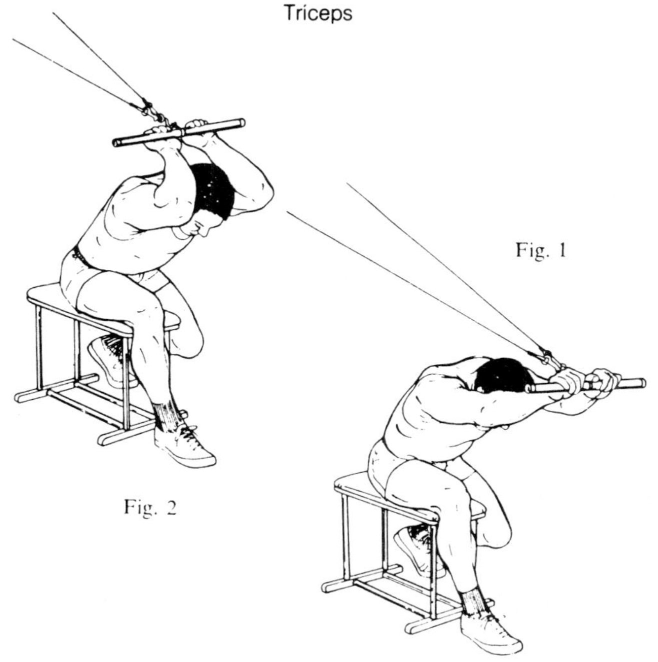

▲ Extensión con ambos brazos con barra en polea alta, tumbado en el suelo boca abajo

Atar una barra corta a los dos cables superiores de una polea de pared. Coger la barra con ambas manos, empleando un asimiento de unos 16 cm, palmas hacia abajo. Apartarse de la polea de pared y tumbarse boca abajo en el suelo, con los pies lo más cerca posible de la máquina. Colocarse a suficiente distancia como para permitir a los brazos aguantar los pesos al estirarlos delante del cuerpo, manteniéndolos paralelos al suelo. Inspirar y llevar la parte inferior de los brazos hacia atrás con un movimiento semicircular detrás de la cabeza, hasta que los antebrazos y los bíceps se toquen. Volver a llevar los pesos a la posición inicial y espirar. Recordar que la parte superior de los brazos debe permanecer paralela al suelo durante el ejercicio.

EXTENSIÓN CON AMBOS BRAZOS CON BARRA EN POLEA ALTA, BOCA ABAJO SOBRE BANCO INCLINADO

Tríceps

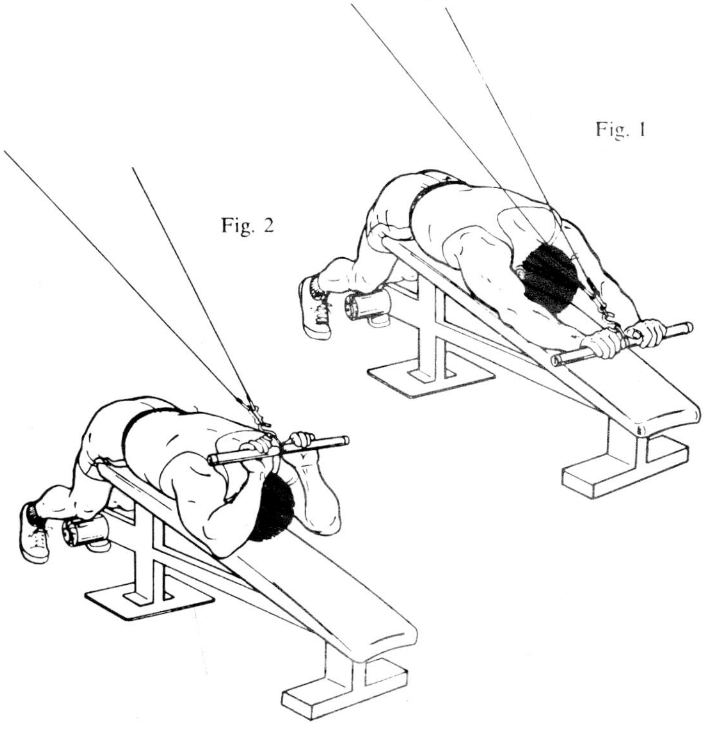

▲ Extensión con ambos brazos con barra en polea alta, de rodillas y de espaldas

Atar una barra corta a los dos cables superiores de una polea de pared. Coger la barra con ambas manos, empleando un asimiento de unos 16 cm, palmas hacia abajo, mientras se permanece de pie y de espaldas a la máquina. Colocarse a suficiente distancia como para permitir a los brazos aguantar los pesos en la amplitud total de movimiento que se requiere para ejecutar el ejercicio en forma adecuada. Arrodillarse en el suelo, de modo que los muslos y las pantorrillas se toquen. Inclinarse hacia adelante doblando la cintura y mantener la cabeza hacia abajo con la

EXTENSIÓN CON AMBOS BRAZOS CON BARRA EN POLEA ALTA, TUMBADO BOCA ABAJO

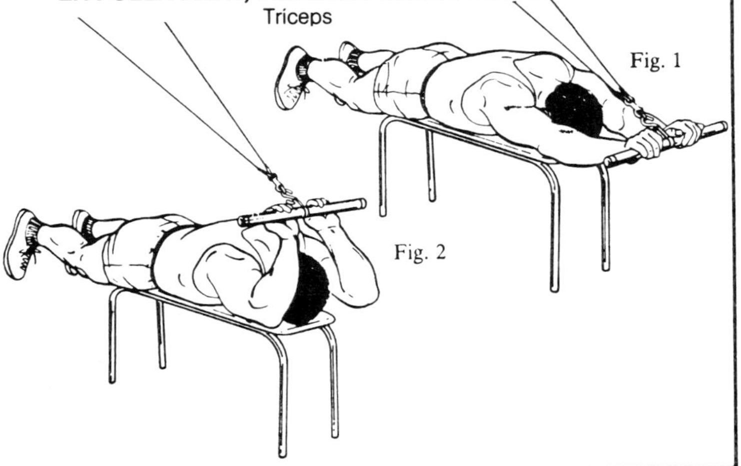

EXTENSIÓN CON AMBOS BRAZOS CON BARRA EN POLEA ALTA, TUMBADO EN EL SUELO BOCA ABAJO

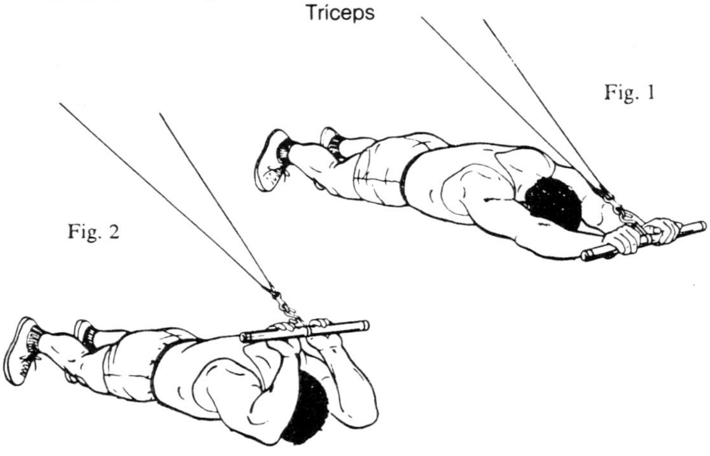

EXTENSIÓN CON AMBOS BRAZOS CON BARRA EN POLEA ALTA, DE RODILLAS Y DE ESPALDAS

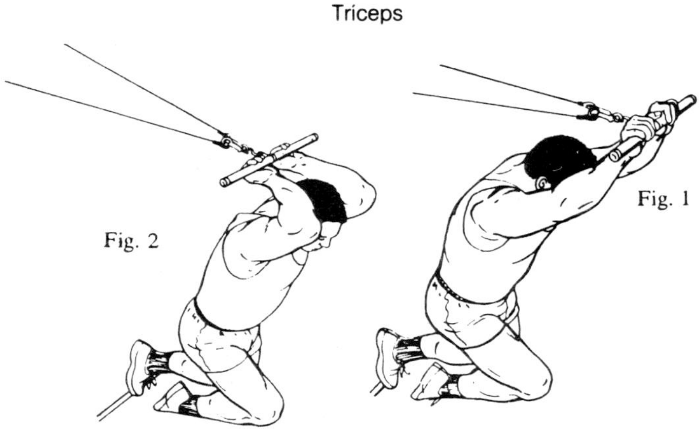

barbilla sobre el pecho. Estirar los brazos hacia afuera delante del cuerpo, manteniéndolos paralelos al suelo. Inspirar y llevar la parte inferior de los brazos hacia atrás con un movimiento semicircular encima de la cabeza, hasta que los antebrazos y los bíceps se toquen. Volver a llevar los pesos a la posición inicial y espirar. Recordar que la parte superior de los brazos debe permanecer paralela al suelo durante el ejercicio.

▲ Extensión con un brazo en polea alta, de pie y de espaldas

Coger el asa del cable de una polea alta con la mano derecha y apartarse de la máquina, alejándose lo suficiente como para permitir al brazo derecho aguantar el peso en la amplitud total de movimiento que se requiere para la ejecución del ejercicio en forma adecuada. Estirar el brazo derecho hacia afuera y adelante, manteniéndolo paralelo al suelo. Inspirar y llevar la parte inferior del brazo hacia atrás con un movimiento semicircular hasta que el antebrazo y el bíceps se toquen. Volver a llevar el peso a la posición inicial delante del cuerpo y espirar. Recordar que la parte superior del brazo debe permanecer paralela durante el ejercicio. Realizar el número indicado de repeticiones en el lado derecho y luego cambiar posiciones, efectuando el mismo número de repeticiones con el lado izquierdo.

▲ Extensión con un brazo en polea alta, boca abajo sobre banco inclinado

Colocar un banco inclinado delante de una polea de pared, con el extremo inferior hacia la máquina. El banco debe estar a suficiente distancia como para permitir al brazo derecho aguantar el peso en la amplitud total de movimiento que se requiere para la ejecución del ejercicio en forma adecuada. Coger un asa del cable de la polea alta con la mano derecha y apartarse de la máquina. Tumbarse boca abajo sobre el banco inclinado. Estirar el brazo derecho hacia afuera y adelante, manteniéndolo paralelo al suelo. Inspirar y llevar la parte inferior del brazo hacia atrás con un movimiento semicircular hasta que el antebrazo y el bíceps se toquen. Volver a llevar el peso a la posición inicial delante del cuerpo y espirar. Recordar que la parte superior del brazo debe permanecer paralela durante el ejercicio. Realizar el número indicado de repeticiones en el lado derecho y luego cambiar posiciones, efectuando el mismo número de repeticiones con el lado izquierdo.

▲ Extensión con un brazo en polea alta, sentado de espaldas

Colocar un banco plano delante de una polea de pared, a suficiente distancia como para permitir al brazo derecho aguantar el peso en la amplitud total de movimiento que se requiere para la ejecución del ejercicio en forma adecuada. Coger un asa del cable de la polea alta con la mano derecha y apartarse de la máquina. Sentarse en el extremo del banco plano, de espaldas a la máquina. Estirar el brazo derecho hacia afuera y adelante, manteniéndolo paralelo al suelo. Inspirar y llevar la parte inferior del brazo hacia atrás con un movimiento semicircular hasta que el antebrazo y el bíceps se toquen. Volver a llevar el peso a la posición inicial delante del cuerpo y espirar. Recordar que la parte superior del brazo debe pemanecer paralela durante el ejercicio. Realizar el número indicado de repeticiones en el lado derecho y luego cambiar posiciones, efectuando el mismo número de repeticiones con el lado izquierdo.

▲ Extensión con un brazo en polea alta, sentado de espaldas, espalda apoyada

Colocar una silla delante de una polea de pared, con el respaldo hacia la máquina. La silla debe estar a suficiente distancia como para permitir al brazo derecho aguantar el peso en la amplitud total de movimiento que se requiere para la ejecución del ejercicio en forma adecuada. Coger un asa del cable de la polea alta con la mano derecha y apartarse de la máquina. Sentarse en la silla con la espalda apoyada en el respaldo, la cabeza levantada y los pies firmemente plantados en el suelo. Estirar el brazo derecho hacia afuera y adelante, manteniéndolo paralelo al suelo. Inspirar y llevar la parte inferior del brazo hacia atrás con un movimiento semicircular hasta que el antebrazo y el bíceps se toquen. Volver a llevar el peso a la posición inicial delante del cuerpo y espirar. Recordar que la parte superior del brazo debe permanecer paralela durante el ejercicio. Realizar el número indicado de repeticiones en el lado derecho y luego cambiar posiciones, efectuando el mismo número de repeticiones con el lado izquierdo.

▲ Extensión con un brazo en polea alta, boca abajo sobre banco inclinado

Colocar un banco inclinado delante de una polea de pared, con el extremo más alto hacia la máquina. Coger el asa del cable de la polea alta con la mano derecha y tumbarse boca abajo sobre el banco incli-

EXTENSIÓN CON UN BRAZO EN POLEA ALTA, DE PIE Y DE ESPALDAS
Tríceps

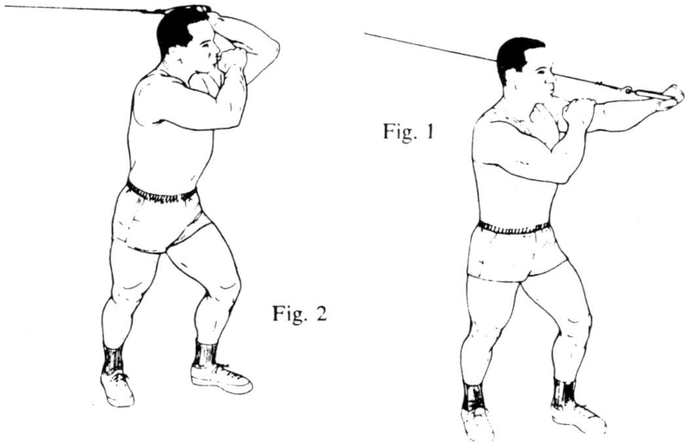

EXTENSIÓN CON UN BRAZO EN POLEA ALTA, BOCA ABAJO SOBRE BANCO INCLINADO
Tríceps

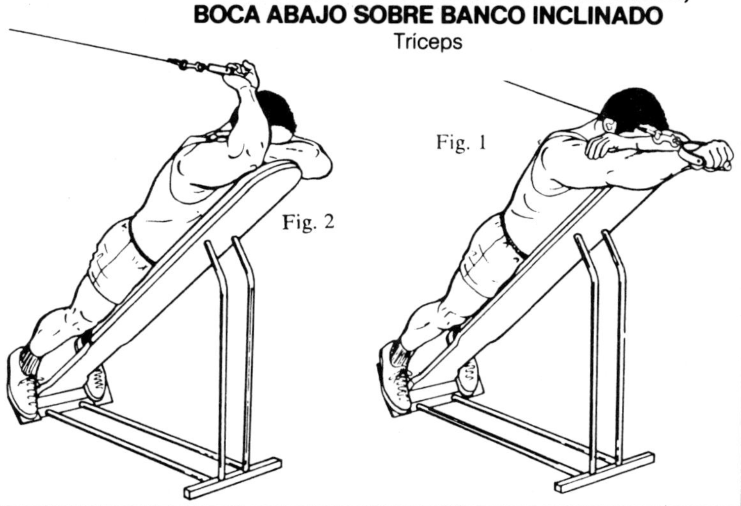

EXTENSIÓN CON UN BRAZO EN POLEA ALTA, SENTADO DE ESPALDAS
Tríceps

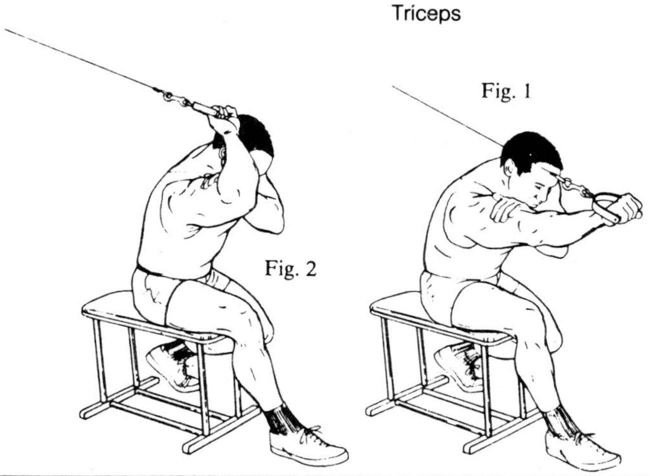

EXTENSIÓN CON UN BRAZO EN POLEA ALTA, SENTADO DE ESPALDAS, ESPALDA APOYADA
Tríceps

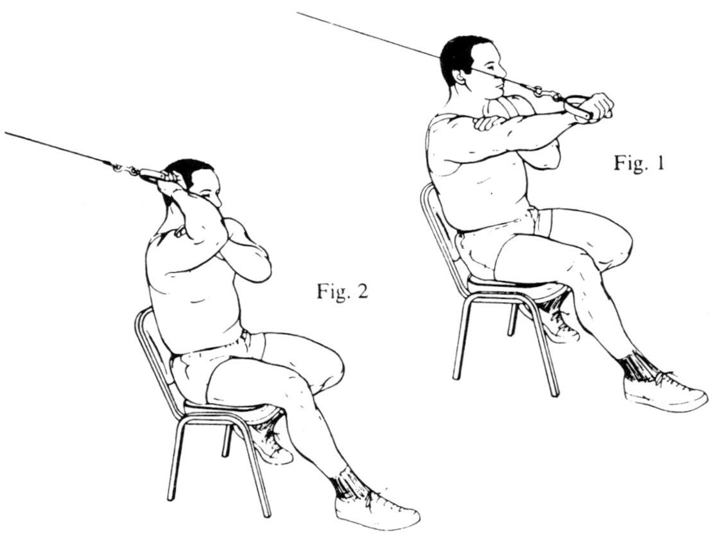

EXTENSIÓN CON UN BRAZO EN POLEA ALTA, BOCA ABAJO SOBRE BANCO INCLINADO
Tríceps

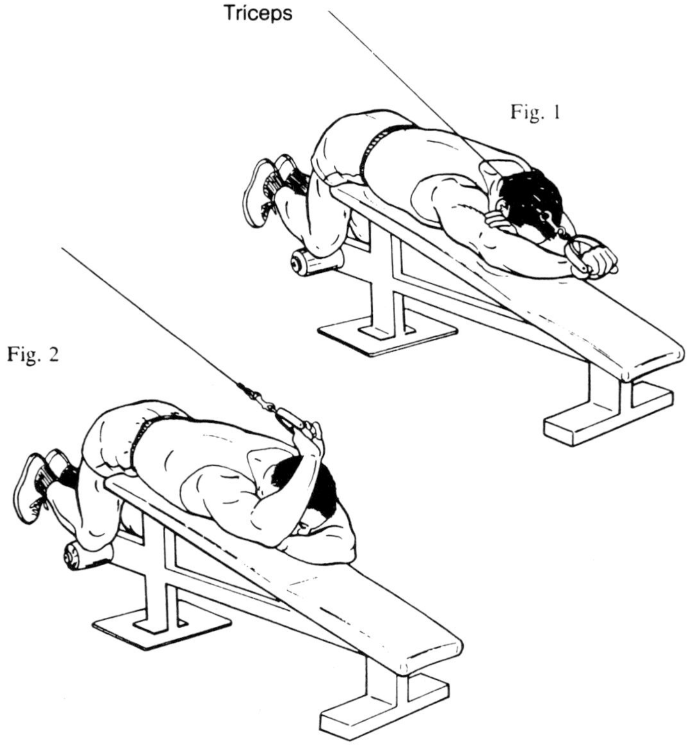

nado. El banco debe estar a suficiente distancia como para permitir al brazo derecho aguantar el peso en la amplitud total de movimiento que se requiere para la ejecución del ejercicio en forma adecuada. Estirar el brazo derecho hacia afuera y adelante, manteniéndolo un poco por debajo de la línea paralela al suelo. Inspirar y llevar la parte inferior del brazo hacia atrás con un movimiento semicircular hasta que el antebrazo y el bíceps se toquen. Volver a llevar el peso a la posición inicial delante del cuerpo y espirar. Recordar que la parte superior del brazo debe permanecer un poco por debajo de la línea paralela durante el ejercicio. Realizar el número indicado de repeticiones en el lado derecho y luego cambiar posiciones, efectuando el mismo número de repeticiones con el lado izquierdo.

▲ Extensión con un brazo en polea baja, tumbado boca abajo

Colocar un banco plano delante de una polea de pared, a una distancia que permita al brazo soportar el peso en la amplitud total de movimiento que se requiere para ejecutar el ejercicio en forma adecuada. Coger el asa del cable de la polea alta con la mano derecha y tumbarse boca abajo sobre el banco. Estirar el brazo derecho hacia afuera y adelante, manteniéndolo paralelo al suelo. Inspirar y llevar la parte inferior del brazo hacia atrás con un movimiento semicircular hasta que el antebrazo y el bíceps se toquen. Volver a llevar el peso a la posición inicial delante del cuerpo y espirar. Recordar que la parte superior del brazo debe permanecer paralela durante el ejercicio. Realizar el número indicado de repeticiones en el lado derecho y luego cambiar posiciones, efectuando el mismo número de repeticiones con el lado izquierdo.

▲ Extensión con un brazo en polea alta, tumbado en el suelo boca abajo

Coger el asa del cable de la polea alta de una polea de pared con la mano derecha, apartarse de la máquina y tumbarse en el suelo delante de ésta con los pies lo más cerca posible. Colocarse a una distancia que permita al brazo soportar el peso en la amplitud total de movimiento que se requiere para ejecutar el ejercicio en forma adecuada. Estirar el brazo derecho hacia afuera y adelante, manteniéndolo paralelo al suelo. Inspirar y llevar la parte inferior del brazo hacia atrás con un movimiento semicircular hasta que el antebrazo y el bíceps se toquen. Volver a llevar el peso a la posición inicial delante del cuerpo y espirar. Recordar que la parte superior del brazo debe permanecer paralela durante el ejercicio. Realizar el número indicado de repeticiones en el brazo derecho y luego cambiar posiciones, efectuando el mismo número de repeticiones con el lado izquierdo.

▲ Extensión con un brazo en polea alta, de rodillas y de espaldas

Coger el asa del cable de la polea alta de una polea de pared con la mano derecha y apartarse de la máquina. Arrodillarse en el suelo delante de la polea, de espaldas a la máquina y a una distancia que permita al brazo soportar el peso en la amplitud total de movimiento que se requiere para ejecutar el ejercicio en forma adecuada. Estirar el brazo derecho hacia afuera y adelante, manteniéndolo paralelo al suelo. Inspirar y llevar la parte inferior del brazo hacia atrás con un movimiento semicircular hasta que el antebrazo y el bíceps se toquen. Volver a llevar el peso a la posición inicial delante del cuerpo y espirar. Recordar que la parte superior del brazo debe permanecer paralela durante el ejercicio. Realizar el número indicado de repeticones en el lado derecho y luego cambiar posiciones, efectuando el mismo número de repeticiones con el brazo izquierdo.

▲ Extensión en polea alta, sentado de espaldas, espalda apoyada, alternativamente

Colocar una silla frente a una polea de pared, con el respaldo lo más cerca posible de la máquina. Coger las asas de los cables de la polea alta con ambas manos y alejarse de la máquina. La silla debe estar a una distancia que permita a los brazos aguantar los pesos en la amplitud total de movimiento que se requiere para la ejecución del ejercicio en forma adecuada. Sentarse en la silla y mantener los pies separados unos 32 cm, firmemente plantados en el suelo. Estirar los brazos hacia afuera y adelante, manteniéndolos paralelos al suelo. Inspirar y llevar la parte inferior del brazo derecho hacia atrás con un movimiento semicircular, hasta que el antebrazo y el bíceps se toquen. Al comenzar a volver a llevar el brazo derecho a la posición inicial, llevar hacia atrás el brazo izquierdo empleando un movimiento semicircular similar hasta que el antebrazo y el bíceps se toquen. Cuando la mano derecha esté llevando el peso hacia afuera, la mano izquierda está llevándolo hacia atrás. Inspirar al ejercitar el brazo derecho y espirar al ejercitar el izquierdo.

EXTENSIÓN CON UN BRAZO EN POLEA BAJA, TUMBADO BOCA ABAJO

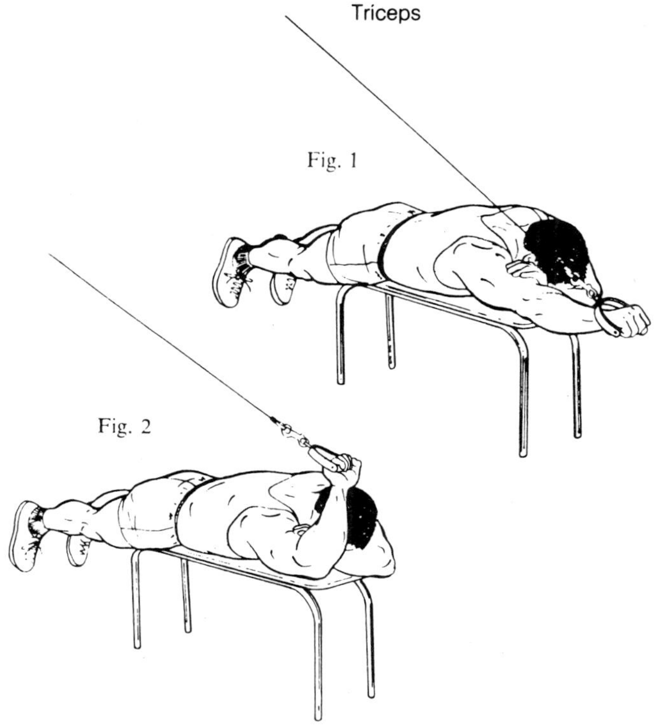

EXTENSIÓN CON UN BRAZO EN POLEA ALTA, TUMBADO EN EL SUELO BOCA ABAJO

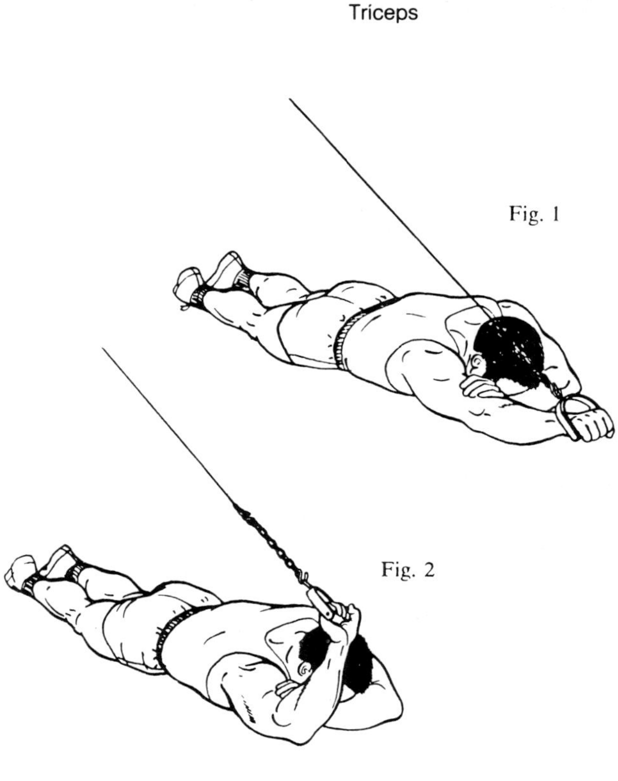

EXTENSIÓN CON UN BRAZO EN POLEA ALTA, DE RODILLAS Y DE ESPALDAS

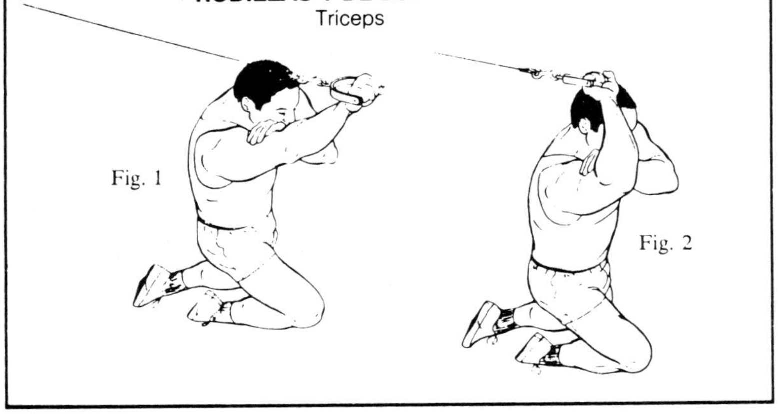

EXTENSIÓN EN POLEA ALTA, SENTADO DE ESPALDAS, ESPALDA APOYADA, ALTERNATIVAMENTE

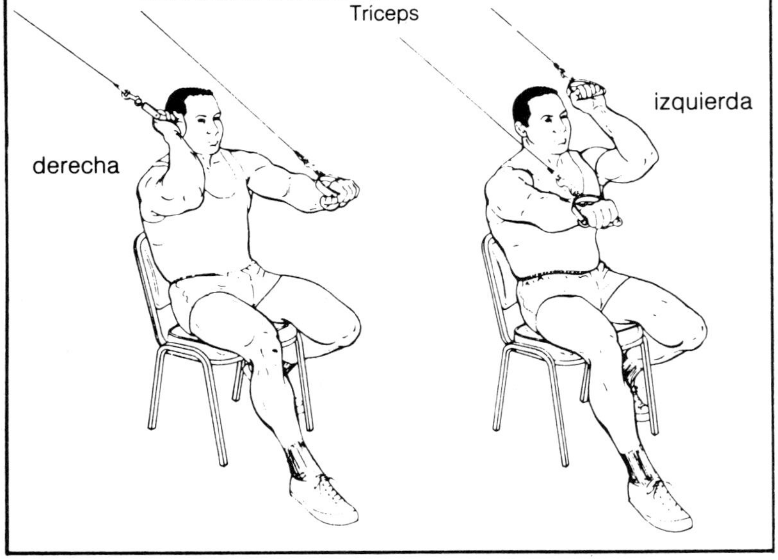

EXTENSIÓN EN POLEA BAJA, BOCA ABAJO SOBRE BANCO INCLINADO, ALTERNATIVAMENTE

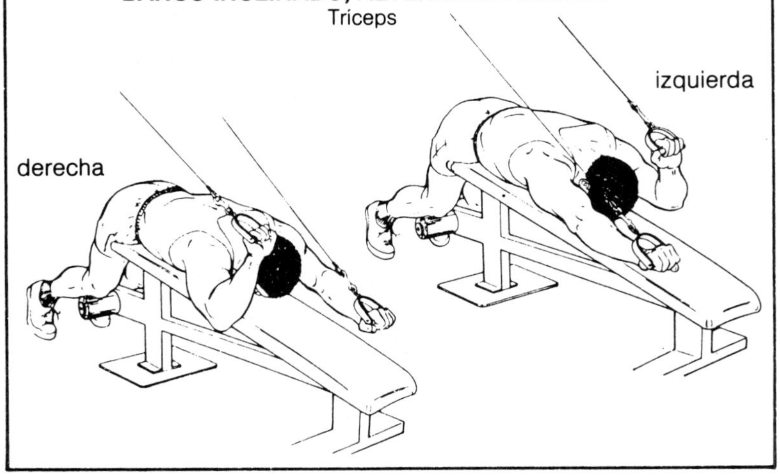

▲ Extensión en polea baja, boca abajo sobre banco inclinado, alternativamente

Colocar un banco inclinado delante de una polea de pared, con el extremo más alto hacia la máquina. Coger las asas de los cables de la polea alta con ambas manos y tumbarse boca abajo sobre el banco inclinado. El banco debe estar a una distancia que permita a los brazos aguantar los pesos en la amplitud total de movimiento que se requiere para la ejecución del ejercicio en forma adecuada. Estirar los brazos hacia afuera y adelante, manteniéndolos un poco por debajo de la línea paralela al suelo. Inspirar y llevar la parte inferior del brazo derecho hacia atrás con un movimiento semicircular, hasta que el antebrazo y el bíceps se toquen. Al comenzar a volver a llevar el brazo derecho a la posición inicial, llevar hacia atrás el brazo izquierdo empleando un movimiento semicircular similar hasta que el antebrazo y el bíceps se toquen. Cuando la mano derecha esté llevando el peso hacia afuera, la mano izquierda está llevándolo hacia atrás. Inspirar al ejercitar el brazo derecho y espirar al ejercitar el izquierdo.

▲ Extensión en polea alta, tumbado boca abajo, alternativamente

Colocar un banco plano delante de una polea de pared. Coger las asas de los cables de la polea alta con ambas manos y tumbarse boca abajo sobre el banco, con los pies lo más cerca posible de la máquina. El banco debe estar a una distancia que permita a los brazos aguantar los pesos en la amplitud total de movimiento que se requiere para la ejecución del ejercicio en forma adecuada. Estirar los brazos hacia afuera y adelante, manteniéndolos un poco por encima de la línea paralela al suelo. Inspirar y llevar la parte inferior del brazo derecho hacia atrás con un movimiento semicircular, hasta que el antebrazo y el bíceps se toquen. Al comenzar a volver a llevar el brazo derecho a la posición inicial, llevar hacia atrás el brazo izquierdo empleando un movimiento semicircular similar hasta que el antebrazo y el bíceps se toquen. Cuando la mano derecha esté llevando el peso hacia afuera, la mano izquierda está llevándolo hacia atrás. Inspirar al ejercitar el brazo derecho y espirar al ejercitar el izquierdo.

▲ Extensión en polea alta, tumbado boca abajo en el suelo, alternativamente

Coger las asas de los cables de la polea alta de una polea de pared con ambas manos y tumbarse en el suelo en posición prona delante de la máquina, con los pies lo más cerca posible de ésta. Colocarse de espaldas a la máquina y a una distancia que permita a los brazos aguantar los pesos en la amplitud total de movimiento que se requiere para la ejecución del ejercicio en forma adecuada. Estirar los brazos hacia afuera y adelante, manteniéndolos un poco por encima de la línea paralela al suelo. Inspirar y llevar la parte inferior del brazo derecho hacia atrás con un movimiento semicircular, hasta que el antebrazo y el bíceps se toquen. Al comenzar a volver a llevar el brazo derecho a la posición inicial, llevar hacia atrás el brazo izquierdo empleando un movimiento semicircular similar hasta que el antebrazo y el bíceps se toquen. Cuando la mano derecha esté llevando el peso hacia afuera, la mano izquierda está llevándolo hacia atrás. Inspirar al ejercitar el brazo derecho y espirar al ejercitar el izquierdo.

▲ Extensión en polea alta, de pie y de espaldas, alternativamente

Coger las asas de los cables de la polea alta de una polea de pared, mientras se permanece de pie y de espaldas a la máquina, a una distancia que permita a los brazos aguantar los pesos en la amplitud total de movimiento que se requiere para la ejecución del ejercicio en forma adecuada. Estirar los brazos hacia afuera y adelante, manteniéndolos paralelos al suelo. Inspirar y llevar la parte inferior del brazo derecho hacia atrás con un movimiento semicircular, hasta que el antebrazo y el bíceps se toquen. Al comenzar a volver a llevar el brazo derecho a la posición inicial, llevar hacia atrás el brazo izquierdo empleando un movimiento semicircular similar hasta que el antebrazo y el bíceps se toquen. Cuando la mano derecha esté llevando el peso hacia afuera, la mano izquierda está llevándolo hacia atrás. Inspirar al ejercitar el brazo derecho y espirar al ejercitar el izquierdo.

▲ Extensión en polea alta, boca abajo sobre banco inclinado, alternativamente

Colocar un banco inclinado delante de una polea de pared, con el extremo inferior hacia la máquina. Coger las asas de los cables de la polea alta con ambas manos y tumbarse sobre el banco inclinado, de espaldas a la máquina. El banco debe estar a una distancia que permita a los brazos aguantar los pesos en la amplitud total de movimiento que se requiere para la ejecución del ejercicio en forma adecuada. Estirar los brazos hacia afuera y adelante, manteniéndolos paralelos al suelo. Inspirar y llevar la parte inferior del brazo dere-

EXTENSIÓN EN POLEA ALTA, TUMBADO BOCA ABAJO, ALTERNATIVAMENTE
Tríceps

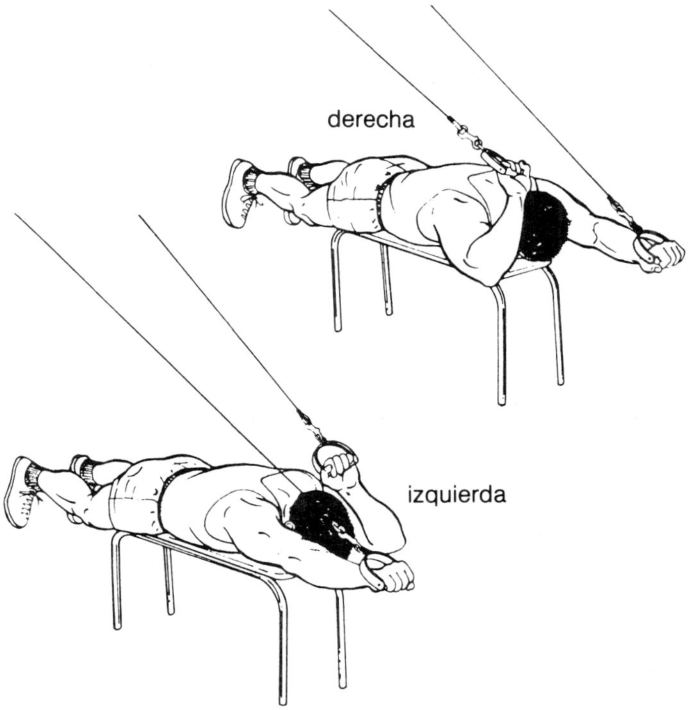

EXTENSIÓN EN POLEA ALTA, TUMBADO BOCA ABAJO EN EL SUELO, ALTERNATIVAMENTE
Tríceps

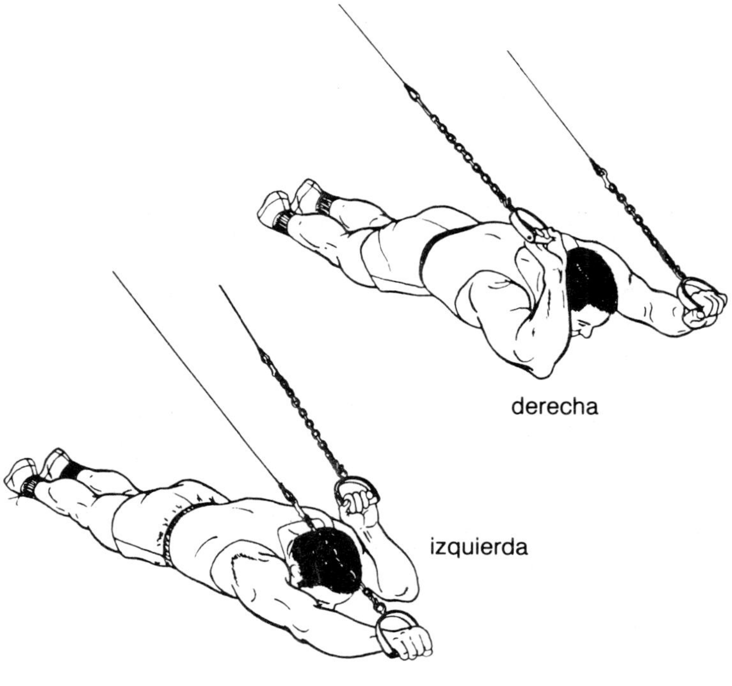

EXTENSIÓN EN POLEA ALTA, DE PIE Y DE ESPALDAS, ALTERNATIVAMENTE
Triceps

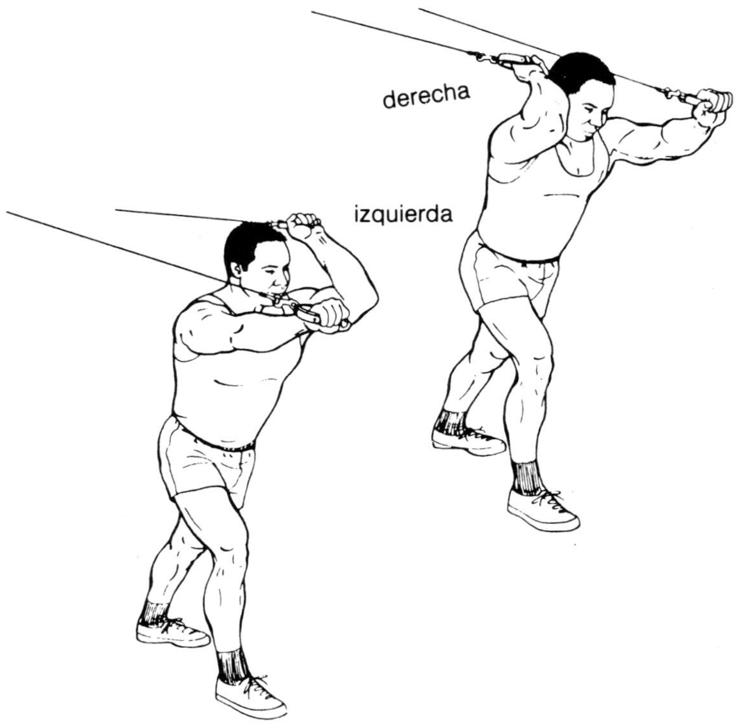

EXTENSIÓN EN POLEA ALTA, BOCA ABAJO SOBRE BANCO INCLINADO, ALTERNATIVAMENTE
Triceps

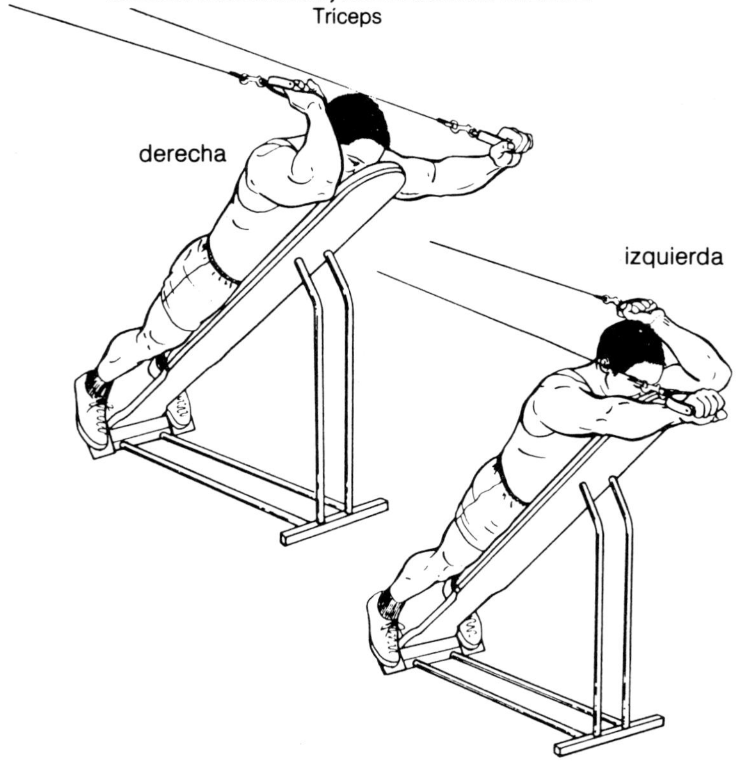

cho hacia atrás con un movimiento semicircular, hasta que el antebrazo y el bíceps se toquen. Al comenzar a volver a llevar el brazo derecho a la posición inicial, llevar hacia atrás el brazo izquierdo empleando un movimiento semicircular similar hasta que el antebrazo y el bíceps se toquen. Cuando la mano derecha esté llevando el peso hacia afuera, la mano izquierda está llevándolo hacia atrás. Inspirar al ejercitar el brazo derecho y espirar al ejercitar el izquierdo.

▲ Extensión en polea alta, sentado de espaldas, alternativamente

Colocar un banco plano delante de una polea de pared. Coger las asas de los cables de la polea alta con ambas manos y sentarse en el extremo del banco, de espaldas a la máquina. El banco debe estar a una distancia que permita a los brazos aguantar los pesos en la amplitud total de movimiento que se requiere para la ejecución del ejercicio en forma adecuada. Estirar los brazos hacia afuera y adelante, manteniéndolos paralelos al suelo. Inspirar y llevar la parte inferior del brazo derecho hacia atrás con un movimiento semicircular, hasta que el antebrazo y el bíceps se toquen. Al comenzar a volver a llevar el brazo derecho a la posición inicial, llevar hacia atrás el brazo izquierdo empleando un movimiento semicircular similar hasta que el antebrazo y el bíceps se toquen. Cuando la mano derecha esté llevando el peso hacia afuera, la mano izquierda está llevándolo hacia atrás. Inspirar al ejercitar el brazo derecho y espirar al ejercitar el izquierdo.

▲ Extensión en polea alta, de rodillas y de espaldas, alternativamente

Coger las asas de los cables de la polea alta de una polea de pared con ambas manos, mientras se permanece de pie y de espaldas a la máquina, a una distancia que permita a los brazos aguantar los pesos en la amplitud total de movimiento que se requiere para la ejecución del ejercicio en forma adecuada. Arrodillarse en el suelo de modo que los muslos y las pantorrillas se toquen. Mantener la espalda recta y la cabeza levantada. Estirar los brazos hacia afuera y adelante, manteniéndolos paralelos al suelo. Inspirar y llevar la parte inferior del brazo derecho hacia atrás con un movimiento semicircular, hasta que el antebrazo y el bíceps se toquen. Al comenzar a volver a llevar el brazo derecho a la posición inicial, llevar hacia atrás el brazo izquierdo empleando un movimiento semicircular similar hasta que el antebrazo y el bíceps se toquen. Cuando la mano derecha esté llevando el peso hacia afuera, la mano izquierda está llevándolo hacia atrás. Inspirar al ejercitar el brazo derecho y espirar al ejercitar el izquierdo.

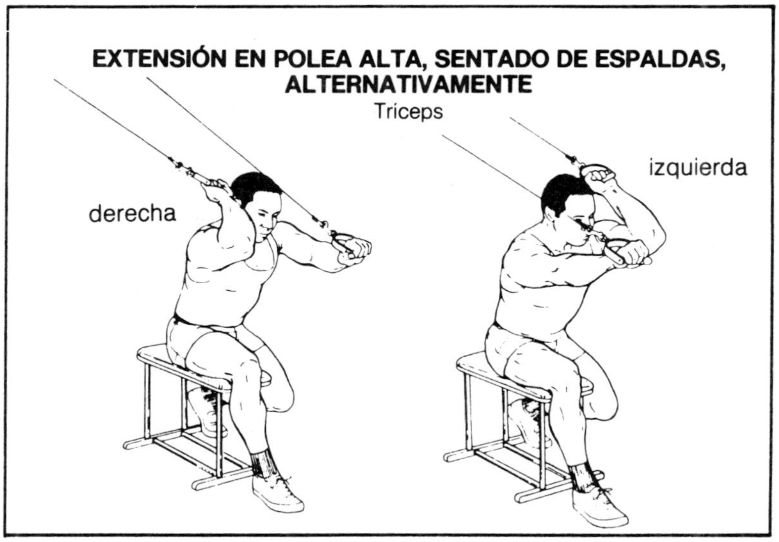

▲ Extensión en polea alta, de rodillas con cabeza apoyada, asimiento estrecho

Colocar un banco delante de una polea de pared. Atar una barra al cable de la polea y cogerla con un asimiento de unos 12 cm, palmas hacia abajo, situándose de espaldas a la máquina. Arrodillarse apoyando la parte inferior de las piernas en el suelo y colocar sobre el banco la cabeza y la zona frontal de la parte superior de los brazos. Mantener la parte superior de los brazos hacia adentro a los lados de la cabeza mientras se inspira, y luego llevar el cable directamente hacia afuera con un movimiento semicircular, hasta que los codos queden rígidos y los brazos paralelos al suelo. Volver lentamente el cable a la posición inicial y espirar.

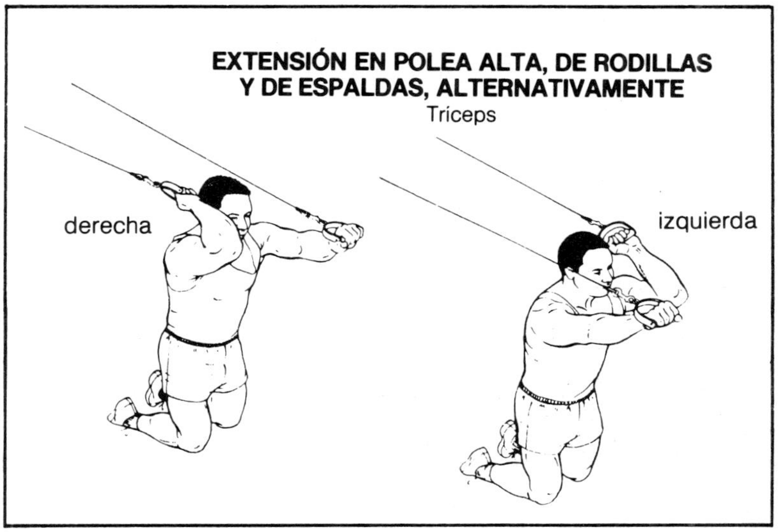

▲ Extensión en polea alta, de rodillas con cabeza apoyada, asimiento intermedio

Colocar un banco delante de una polea de pared. Atar una barra al cable de la polea y cogerla con un asimiento de unos 28 cm, palmas hacia abajo, situándose de espaldas a la máquina. Arrodillarse apoyando la parte inferior de las piernas en el suelo y colocar sobre el banco la cabeza y la zona frontal de la parte superior de los brazos. Mantener la parte superior de los brazos hacia adentro a los lados de la cabeza mientras se inspira, y luego llevar el cable directamente hacia afuera con un movimiento semicircular, hasta que los codos queden rígidos y los brazos paralelos al suelo. Volver lentamente el cable a la posición inicial y espirar.

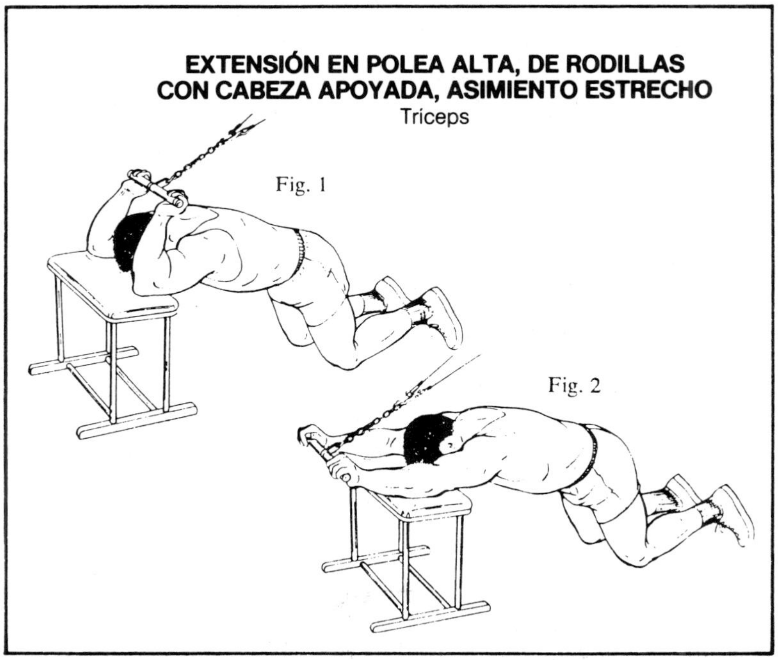

■ Extensión con mano libre

Utilizar algún objeto que esté un poco más bajo que la cintura y permita mantener las manos alrededor del mismo empleando un asimiento de unos 24 cm, palmas hacia abajo. Retroceder y adoptar la posición que se muestra en la ilustración 1. Mantener los codos hacia adentro a los lados de

EXTENSIÓN EN POLEA ALTA, DE RODILLAS CON CABEZA APOYADA, ASIMIENTO INTERMEDIO

Tríceps

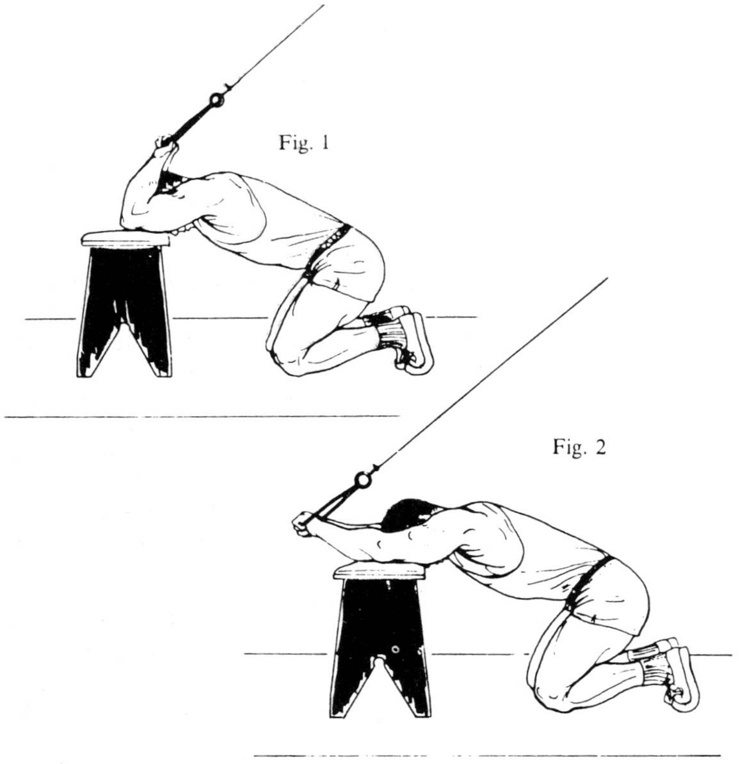

EXTENSIÓN CON MANO LIBRE

Tríceps

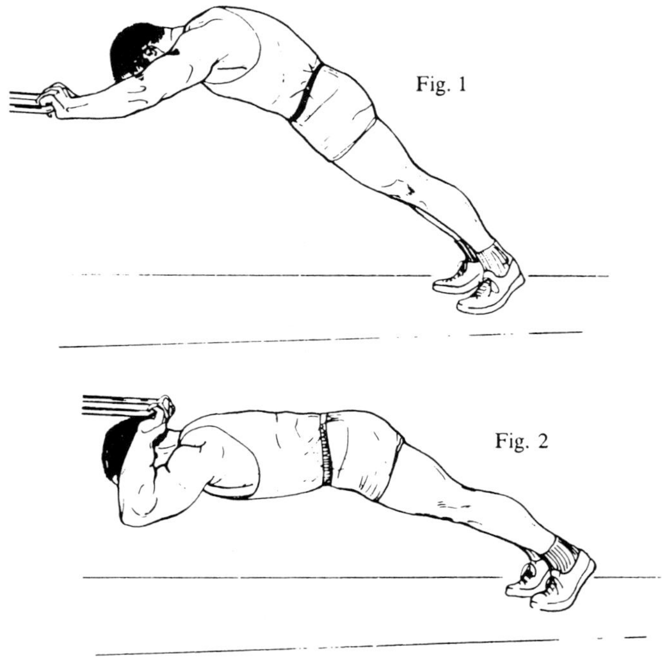

la cabeza y bajar hasta que la cabeza quede entre las manos y los antebrazos, y los bíceps estén comprimidos. Usar los tríceps para volver a llevar el cuerpo a la posición inicial y espirar.

Introducción a la sección de bíceps

Dos de los grupos musculares más importantes del brazo son el bíceps y el tríceps. Sus funciones varían de uno a otro cuando el músculo secundario se opone a la acción del músculo primario. Pero su objetivo es básicamente el mismo: sostener el hombro y el codo, afectando así al antebrazo.

El bíceps es el músculo principal para producir la flexión del codo. También contribuye a la flexión del hombro y de la parte inferior del brazo, o supinación del antebrazo. La supinación es una acción combinada del bíceps y del músculo supinador del antebrazo. La debilidad de este músculo puede provocar incapacidad para ejecutar algunas funciones básicas, tales como alimentarse, ejecutar el movimiento de cavar hacia uno mismo, o incluso accionar una cuchara o una espátula. Un "kill" (golpe mortal) o "drive shot" (golpe fuerte) en balonmano, badminton, racquetball, tenis y posiblemente voleibol, un golpe hacia atrás o un lanzamiento de pelota de trayectoria curva en baloncesto, o hasta un tiro "underhand" (sin levantar las manos más arriba de la altura del hombro), pueden verse directamente afectados debido a la inestabilidad o debilidad de estos músculos.

El bíceps ayuda al hombro a flexionarse, pues se extiende a través del hombro y del codo. También desempeña un papel importante en la rotación hacia adentro del hombro. Este movimiento es de suma importancia en el golpe directo en tenis, en algunos tiros en badminton, squash, balonmano y otros deportes de raqueta, lanzamiento alto, escalada con cuerda, etc.

Cuando el bíceps se convierte en antagonista, o trabaja contra la extensión del codo, se produce un fenómeno conocido como destreza. La destreza llega a ser una respuesta controlada entre los músculos primario y secundario, y si con el movimiento se permite la cantidad adecuada de relajación, se traduce en una acción suave y eficiente. Esta respuesta es conocida como coordinación neuromuscular, o respuesta diestra. Este principio se cumple en todos los músculos en oposición.

La debilidad o lesión del bíceps puede resultar en una incapacidad para flexionar el antebrazo o el hombro, traduciéndose, por consiguiente, en un mayor desarrollo muscular compensatorio del grupo muscular secundario; en este caso, el tríceps, lo cual podría conducir a inestabilidad de la articulación y del tendón, o a lesión de ligamento. La dolencia más común en esta situación podría ser reconocida, por lo general, como una incapacidad para ejecutar movimientos básicos tales como peinarse, comer o cepillarse los dientes.

La lesión en el bíceps puede ser consecuencia de un trauma en el codo o en el hombro. Los desgarramientos musculares, las contusiones, los hematomas y las torceduras son comunes. Debido a ello son buenas razones para entender por qué el atleta debería prepararse con un programa de entrenamiento con mancuernas, a fin de mejorar el equilibrio muscular y fortalecer el codo, el brazo y el hombro, antes de proponerse participar en competiciones importantes.

Sección de bíceps

Anatomía muscular

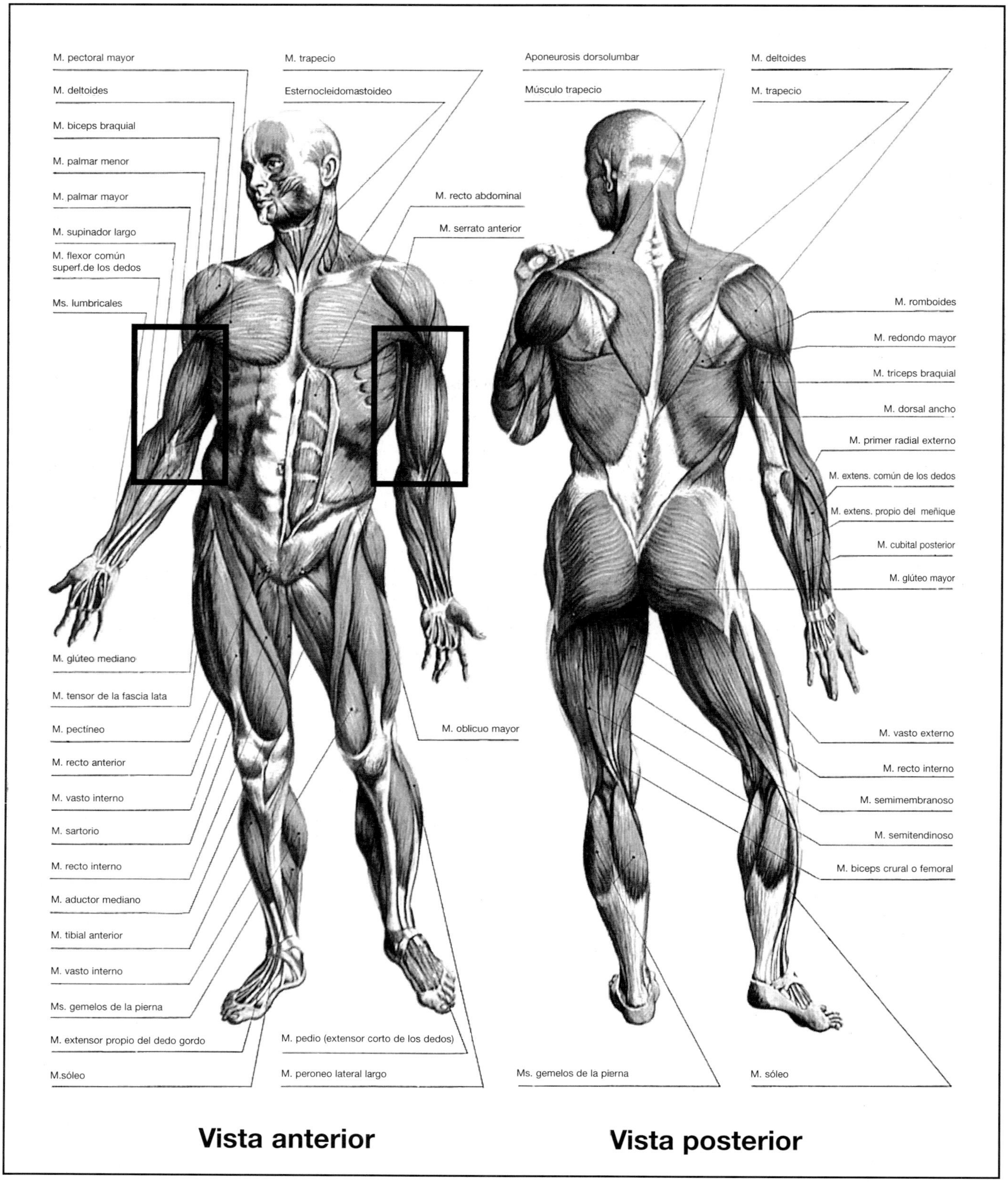

BÍCEPS

Si una persona está interesada en un entrenamiento con mancuernas para lograr algo más que una preparación básica, es imperativo que estudie cada ilustración y descripción antes de intentar la realización de un nuevo ejercicio. Es indudable que no habrá adelanto si un ejercicio se efectúa de modo incorrecto.

Muchos ejercicios pueden llevarse a cabo exactamente con el mismo movimiento, pero afectarán diferentes zonas de un músculo debido al ángulo en el cual se realizó. Por ejemplo: un ejercicio efectuado sobre un banco plano, o sobre un banco inclinado, pondrá distinto énfasis en el mismo músculo, aun cuando se empleen el mismo movimiento, peso y equipo.

Por consiguiente, es necesario realizar los ejercicios desde los más diversos ángulos posibles utilizando tantas variaciones como sea razonable a fin de desarrollar la plena madurez muscular del cuerpo.

En las páginas siguientes aparecerán ilustraciones muy minuciosas, que le permitirán ver las piezas de equipo empleadas para realizar cada ejercicio y el estilo utilizado para cada movimiento. Junto a cada ilustración visual figura una descripción escrita de la forma en que debería efectuarse el ejercicio. Cada párrafo subsiguiente menciona el nombre adecuado y describe las diversas variaciones que pueden hacerse con el mismo equipo, cambiando sólo el ángulo o añadiendo un movimiento. Si un ejercicio se realiza exactamente como se indica en la descripción escrita, pero empleando un ángulo o un banco diferente al que debe usarse, la descripción escrita debajo de la ilustración visual seguirá siendo válida para todos los ejercicios enumerados debajo de la descripción. Sólo se mencionan el nombre adecuado, el símbolo de "grado de dificultad" y la zona más afectada por el movimiento. Se ha adoptado este sistema, con el propósito de evitar la repetición reiterada en la descripción de los mismos movimientos básicos.

El símbolo de "grado de dificultad" que aparece al comienzo de cada encabezamiento le permitirá evaluar cuáles son los ejercicios que pueden resultar adecuados a su actual estado físico.

NOTA: No es necesariamente cierto que un ejercicio que lleve el símbolo (fácil) no pueda resultar tan efectivo como uno señalado como (duro). Cualquier ejercicio puede efectuarse con mayor o menor dificultad, dependiendo de la mancuerna utilizada o del esfuerzo aplicado.

Símbolos clave para el "Grado de Dificultad"

● Fácil ▲ Intermedio ■ Difícil ★ Duro

EQUIPO NECESARIO PARA LA SECCIÓN DE BÍCEPS

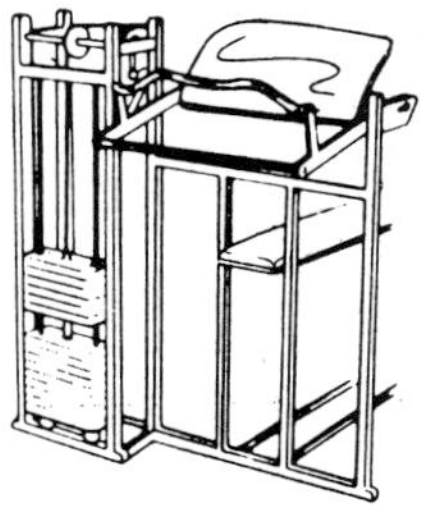

Máquina de *curl* tipo Nautilus

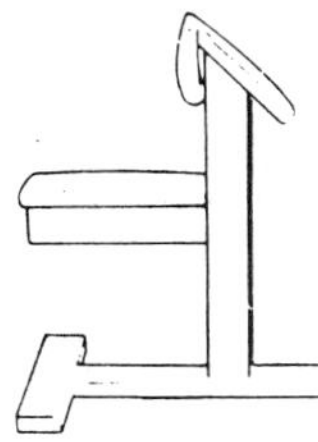

Banco de "oración" o Reclinatorio

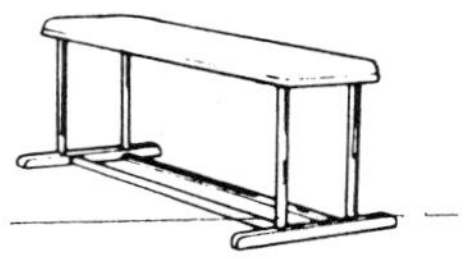

Banco plano

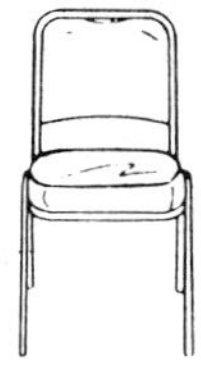

Silla

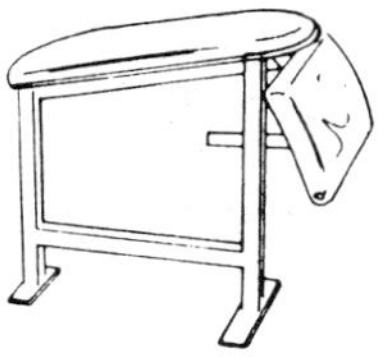

Reclinatorio bajo

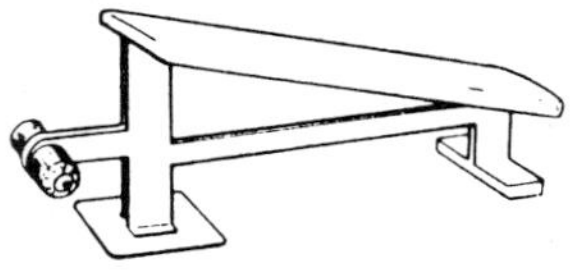

Banco inclinado (hacia atrás)

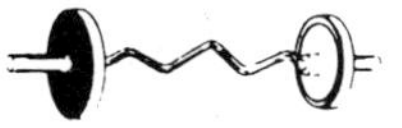

Barra de *curl* Z

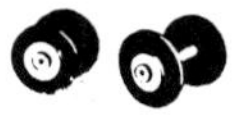

Mancuernas

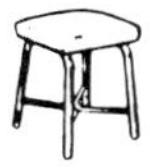

Taburete

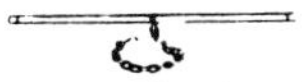

Barra corta de polea

Barra larga de polea

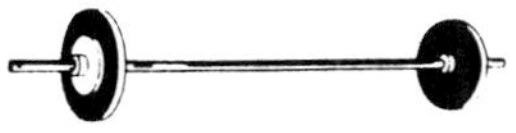

Barra

Polea alta de pared

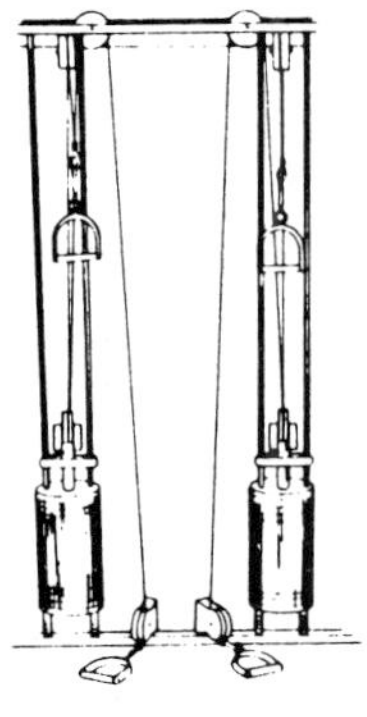

Asas de polea

Polea baja de pared

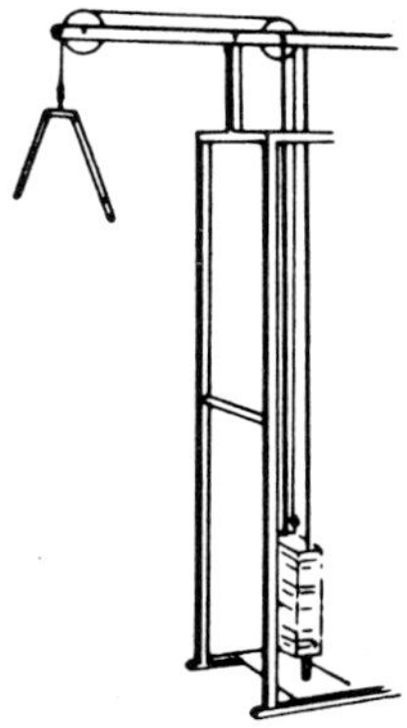

Máquina de dorsales

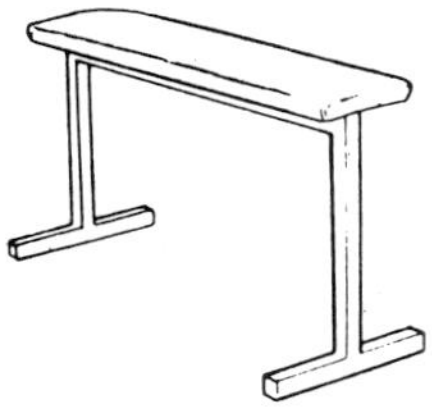

Banco plano alto

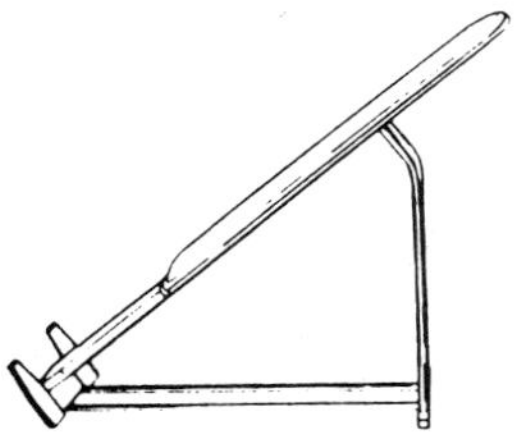

Banco inclinado (hacia adelante)

***CURL* CON BARRA, SENTADO ASIMIENTO ESTRECHO**
Bíceps externos

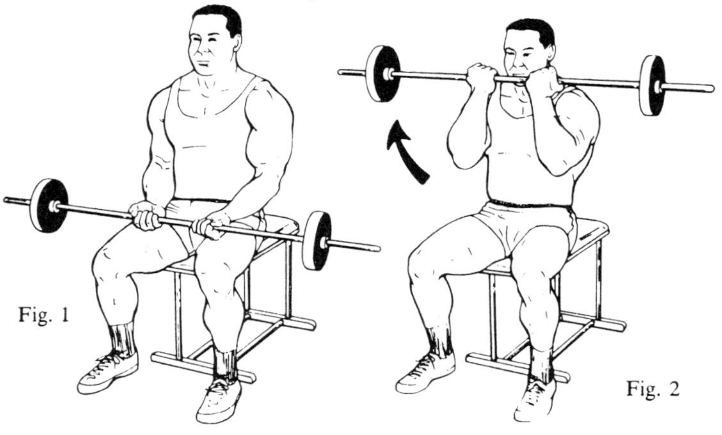

▲ *Curl* con barra, sentado, asimiento estrecho

Coger una barra con ambas manos con un asimiento de unos 16 cm, palmas hacia arriba. Sentarse en el extremo de un banco plano con la espalda recta, la cabeza levantada y los pies firmemente plantados en el suelo. Colocar el dorso de las manos sobre la parte superior de los muslos, a unos dos tercios de distancia respecto de las rodillas. Inspirar y ejecutar *curl* de barra hacia arriba con un movimiento semicircular, hasta que los bíceps y los antebrazos se toquen, y la barra esté casi debajo de la barbilla. Volver a llevar el peso a la posición inicial empleando un recorrido semicircular similar y espirar.

***CURL* CON BARRA, SENTADO, ASIMIENTO INTERMEDIO**
Bíceps principales

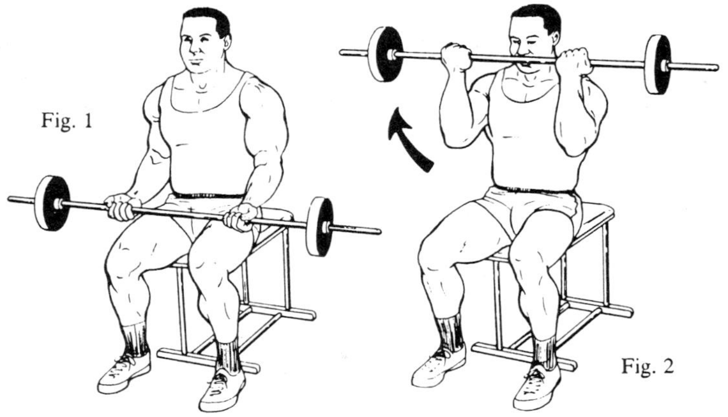

▲ *Curl* con barra, sentado, asimiento intermedio

Coger una barra con ambas manos con un asimiento de unos 32 cm, palmas hacia arriba. Sentarse en el extremo de un banco plano con la espalda recta, la cabeza levantada y los pies firmemente plantados en el suelo. Colocar el dorso de las manos sobre la parte superior de los muslos, a unos dos tercios de distancia respecto de las rodillas. Inspirar y ejecutar *curl* de barra hacia arriba con un movimiento semicircular, hasta que los bíceps y los antebrazos se toquen, y la barra esté casi debajo de la barbilla. Volver a llevar el peso a la posición inicial empleando un recorrido semicircular similar y espirar.

■ *Curl* con barra, sentado, asimiento ancho

Bíceps internos

Coger una barra con ambas manos con un asimiento de unos 60 cm, palmas hacia arriba. Sentarse en el extremo de un banco plano con la espalda recta, la cabeza levantada y los pies firmemente plantados en el suelo. Colocar el dorso de las manos sobre la parte superior de los muslos, a unos dos tercios de distancia respecto de las rodillas. Inspirar y ejecutar *curl* de barra hacia arriba con un movimiento semicircular, hasta que los bíceps y los antebrazos se toquen, y la barra esté casi debajo de la barbilla. Volver a llevar el peso a la posición inicial empleando un recorrido semicircular similar y espirar.

***CURL* CON BARRA, DE PIE, ASIMIENTO ESTRECHO**
Bíceps externos y parte inferior de la espalda

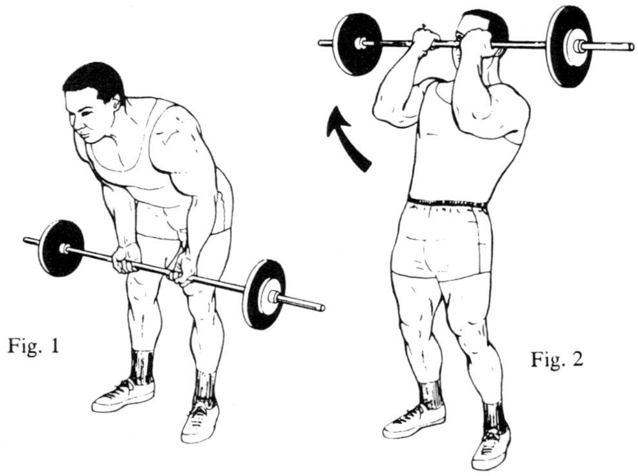

■ *Curl* con barra, de pie, asimiento estrecho

Sostener una barra con ambas manos, empleando un asimiento de unos 12 cm, palmas hacia arriba. Colocarse de pie, erguido, con los pies separados unos 32 cm. Con la barra a la longitud de los brazos contra la parte superior de los muslos, inspirar y ejecutar *curl* de barra hacia arriba hasta la altura de los hombros, utilizando los bíceps y meciéndose ligeramente hacia atrás a fin de hacer trabajar la parte inferior de la espalda. Esto permitirá trabajar con pesos mayores. Al bajar la barra para volver a llevarla a la posición inicial, hacerlo de una manera controlada, de modo que los bíceps resistan el peso tanto como sea posible. Espirar y volver a la posición inicial.

■ *Curl* con barra, de pie, asimiento intermedio

Sostener una barra con ambas manos, empleando un asimiento de unos 36 cm, palmas hacia arriba. Colocarse de pie, erguido, con los pies separados unos 32 cm. Con la barra a la longitud de los brazos contra la parte superior de los muslos, inspirar y ejecutar *curl* de barra hacia arriba hasta la altura de los hombros, utilizando los bíceps y meciéndose ligeramente hacia atrás a fin de hacer trabajar la parte inferior de la espalda. Esto permitirá trabajar con pesos mayores. Al bajar la barra para volver a llevarla a la posición inicial, hacerlo de una manera controlada, de modo que los bíceps resistan el peso tanto como sea posible. Espirar y volver a la posición inicial.

■ *Curl* con barra, de pie, asimiento ancho

Sostener una barra con ambas manos, empleando un asimiento de unos 52 cm, palmas hacia arriba. Colocarse de pie, erguido, con los pies separados unos 32 cm. Con la barra a la longitud de los brazos contra la parte superior de los muslos, inspirar y ejecutar *curl* de barra hacia arriba hasta la altura de los hombros, utilizando los bíceps y meciéndose ligeramente hacia atrás a fin de hacer trabajar la parte inferior de la espalda. Esto permitirá trabajar con pesos mayores. Al bajar la barra para volver a llevarla a la posición inicial, hacerlo de una manera controlada, de modo que los bíceps resistan el peso tanto como sea posible. Espirar y volver a la posición inicial.

▲ *Curl* con barra, sentado en banco inclinado, asimiento estrecho

Coger una barra con ambas manos empleando un asimiento de unos 16 cm. Sentarse sobre un banco inclinado con la espalda recta, la cabeza levantada y los pies en los apoya-pies. Colocar el dorso de las manos sobre la parte superior de los muslos, a unos dos tercios de distancia respecto de las rodillas. Inspirar y ejecutar *curl* de barra hacia arriba con un movimiento semicircular hasta que los bíceps y

CURL CON BARRA, DE PIE, ASIMIENTO INTERMEDIO
Bíceps y parte inferior de la espalda

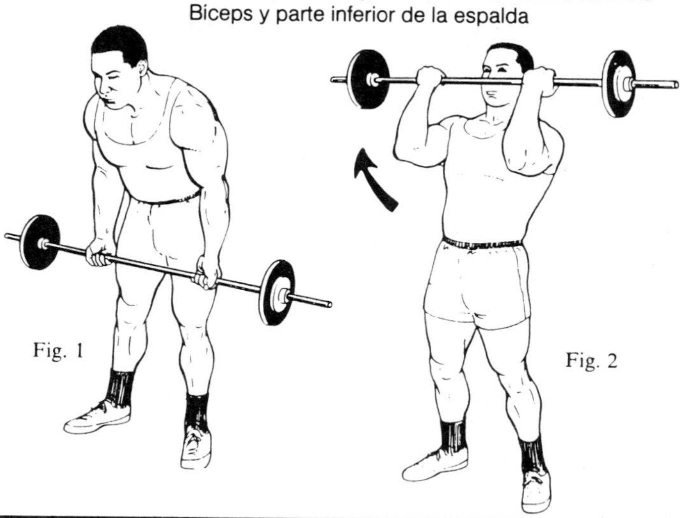

Fig. 1 Fig. 2

CURL CON BARRA, DE PIE, ASIMIENTO ANCHO
Bíceps internos y parte inferior de la espalda

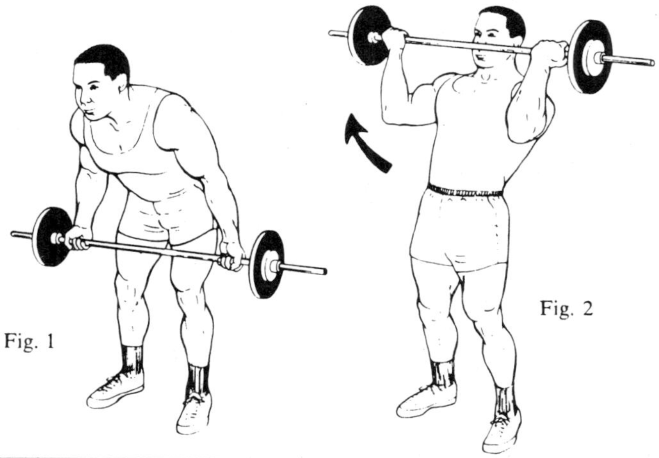

Fig. 1 Fig. 2

CURL CON BARRA, SENTADO EN BANCO INCLINADO, ASIMIENTO ESTRECHO
Bíceps externos

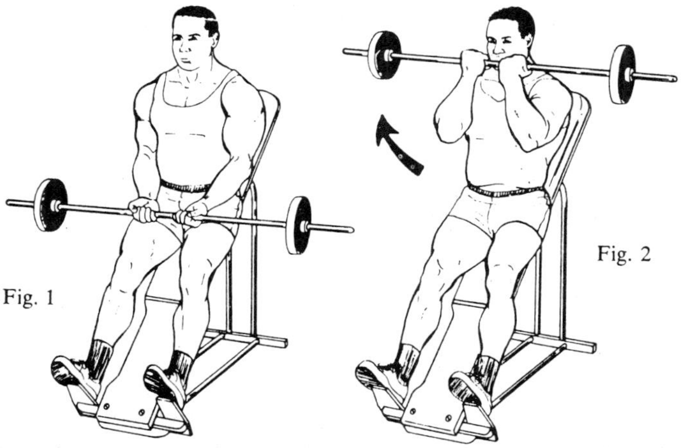

Fig. 1 Fig. 2

CURL CON BARRA, SENTADO EN BANCO INCLINADO, ASIMIENTO INTERMEDIO
Biceps principales

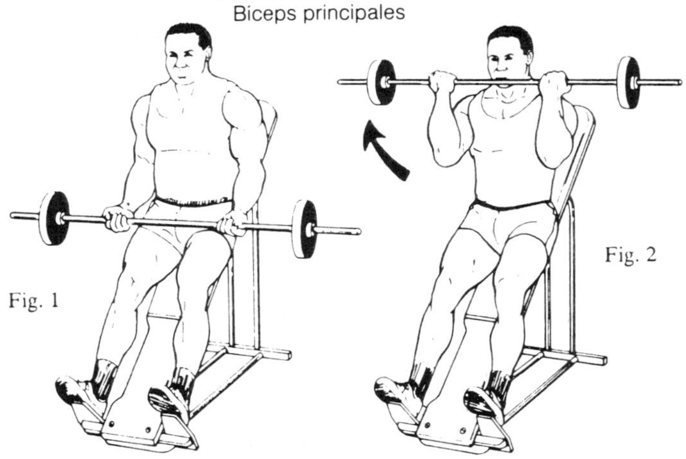

CURL CON BARRA DE RODILLAS, ASIMIENTO ESTRECHO
Biceps externos

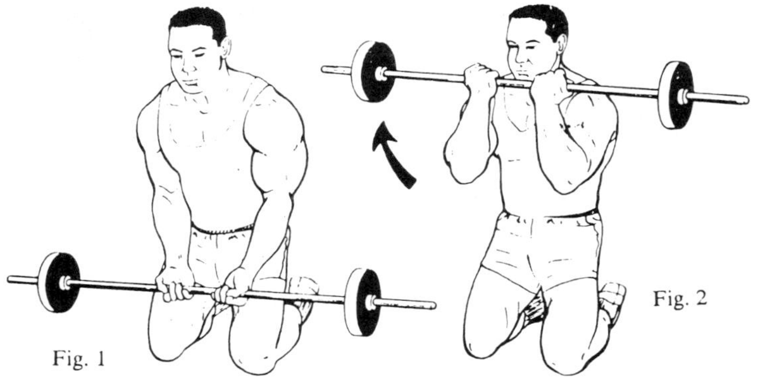

CURL CON BARRA DE RODILLAS, ASIMIENTO ANCHO
Biceps internos

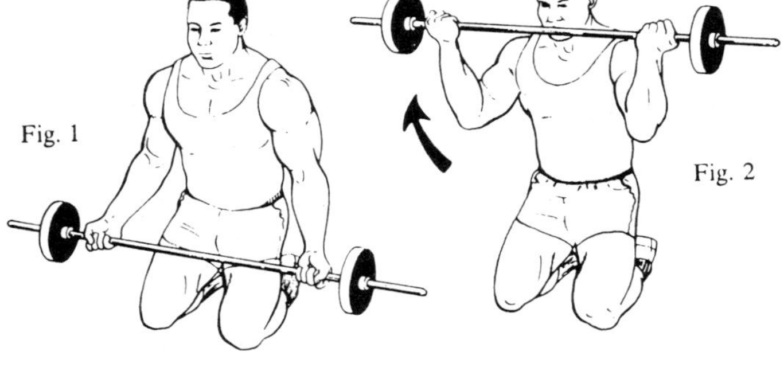

los antebrazos se toquen, y la barra esté casi debajo de la barbilla. Volver a llevar el peso a la posición inicial utilizando un recorrido semicircular similar y espirar.

■ *Curl* con barra, sentado en banco inclinado, asimiento ancho
Biceps internos

Coger una barra con ambas manos empleando un asimiento de unos 60 cm. Sentarse sobre un banco inclinado con la espalda recta, la cabeza levantada y los pies en los apoya-pies. Colocar el dorso de las manos sobre la parte superior de los muslos, a unos dos tercios de distancia respecto de las rodillas. Inspirar y ejecutar *curl* de barra hacia arriba con un movimiento semicircular hasta que los bíceps y los antebrazos se toquen, y la barra esté casi debajo de la barbilla. Volver a llevar el peso a la posición inicial utilizando un recorrido semicircular similar y espirar.

▲ *Curl* con barra, sentado en banco inclinado, asimiento intermedio

Coger una barra con ambas manos empleando un asimiento de unos 32 cm. Sentarse sobre un banco inclinado con la espalda recta, la cabeza levantada y los pies en los apoya-pies. Colocar el dorso de las manos sobre la parte superior de los muslos, a unos dos tercios de distancia respecto de las rodillas. Inspirar y ejecutar *curl* de barra hacia arriba con un movimiento semicircular hasta que los bíceps y los antebrazos se toquen, y la barra esté casi debajo de la barbilla. Volver a llevar el peso a la posición inicial utilizando un recorrido semicircular similar y espirar.

▲ *Curl* con barra de rodillas, asimiento estrecho

Coger una barra con ambas manos, empleando un asimiento de unos 16 cm, palmas hacia arriba. Arrodillarse en el suelo, de modo que los muslos y las pantorrillas se toquen. Mantener la espalda recta y la cabeza levantada. Colocar el dorso de las manos sobre la parte superior de los muslos, a unos dos tercios de distancia respecto de las rodillas. Inspirar y ejecutar *curl* de barra hacia arriba con un movimiento semicircular hasta que los bíceps y los antebrazos se toquen, y la barra esté casi debajo de la barbilla. Volver a llevar el peso a la posición inicial utilizando un recorrido semicircular similar y espirar.

▲ *Curl* con barra de rodillas, asimiento intermedio
Biceps principales

Coger una barra con ambas manos, empleando un asimiento de unos 32 cm, palmas hacia arriba. Arrodillarse en el suelo, de modo que los muslos y las pantorrillas se toquen. Mantener la espalda recta y la cabeza levantada. Colocar el dorso de las manos sobre la parte superior de los muslos, a unos dos tercios de distancia respecto de las rodillas. Inspirar y ejecutar *curl* de barra hacia arriba con un movimiento semicircular hasta que los bíceps y los antebrazos se toquen, y la barra esté casi debajo de la barbilla. Volver a llevar el peso a la posición inicial utilizando un recorrido semicircular similar y espirar.

■ *Curl* con barra de rodillas, asimiento ancho

Coger una barra con ambas manos, empleando un asimiento de unos 60 cm, palmas hacia arriba. Arrodillarse en el suelo, de modo que los muslos y las pantorrillas se toquen. Mantener la espalda recta y la cabeza levantada. Colocar el dorso de las manos sobre la parte superior de los muslos, a unos dos tercios de distancia respecto de las rodillas. Inspirar y ejecutar *curl* de barra hacia arriba con un movimiento semicircular hasta que los bíceps y los antebrazos se toquen, y la barra esté casi debajo de la barbilla. Volver a llevar el peso a la posición inicial utilizando un recorrido semicircular similar y espirar.

▲ *Curl* con barra sentado con espalda apoyada, asimiento estrecho

Coger una barra con ambas manos, empleando un asimiento de unos 16 cm, palmas hacia arriba. Sentarse en una silla, con la espalda contra el respaldo, la cabeza levantada y los pies firmemente plantados en el suelo. Colocar el dorso de las manos sobre la parte superior de los muslos, a unos dos tercios de distancia respecto de las rodillas. Inspirar y ejecutar *curl* de barra hacia arriba con un movimiento semicircular hasta que los bíceps y los antebrazos se toquen, y la barra esté casi debajo de la barbilla. Volver a llevar el peso a la posición inicial utilizando un recorrido semicircular similar y espirar.

▲ *Curl* con barra sentado con espalda apoyada, asimiento intermedio

Bíceps principales

Coger una barra con ambas manos, empleando un asimiento de unos 32 cm, palmas hacia arriba. Sentarse en una silla, con la espalda contra el respaldo, la cabeza levantada y los pies firmemente plantados en el suelo. Colocar el dorso de las manos sobre la parte superior de los muslos, a unos dos tercios de distancia respecto de las rodillas. Inspirar y ejecutar *curl* de barra hacia arriba con un movi-

CURL CON BARRA SENTADO CON ESPALDA APOYADA, ASIMIENTO ESTRECHO

Bíceps externos

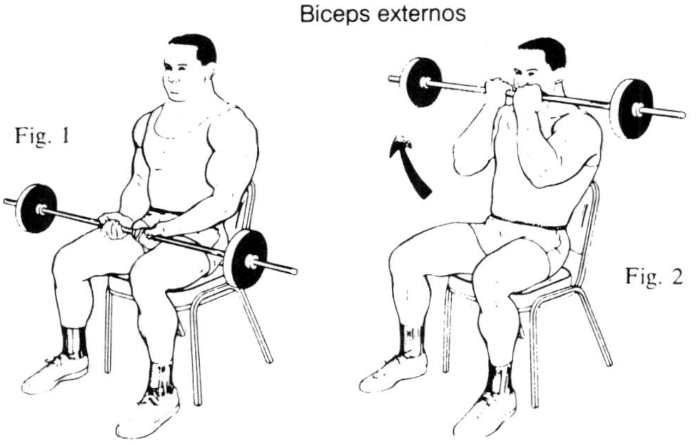

CURL CON BARRA SENTADO CON ESPALDA APOYADA, ASIMIENTO ANCHO

Bíceps internos

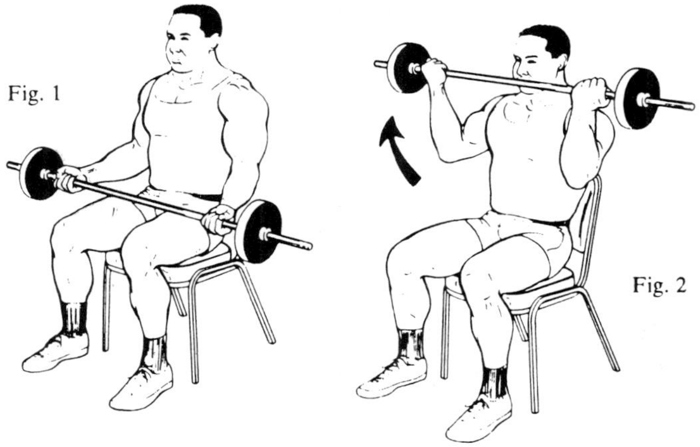

CURL CON BARRA BOCA ABAJO SOBRE BANCO INCLINADO, ASIMIENTO INTERMEDIO

Bíceps

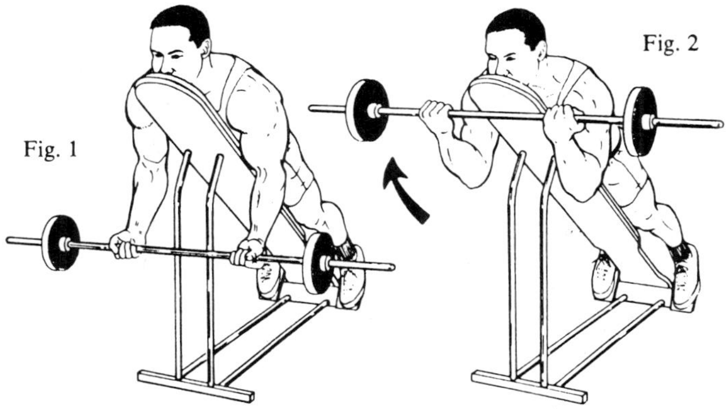

CURL CON BARRA CON PESOS EN AUMENTO EN BANCO INCLINADO, ASIMIENTO ESTRECHO

Bíceps externos

Fig. 1

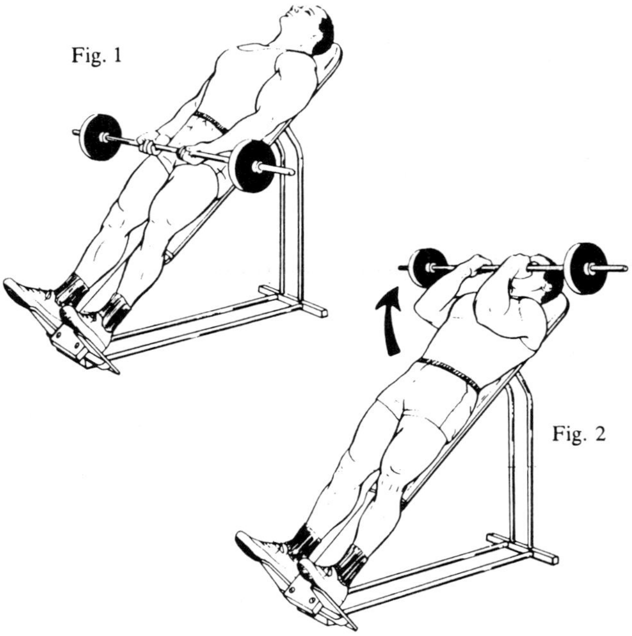

Fig. 2

CURL CON BARRA CON MANCUERNAS EN AUMENTO SOBRE BANCO INCLINADO, ASIMIENTO INTERMEDIO

Bíceps

Fig. 1

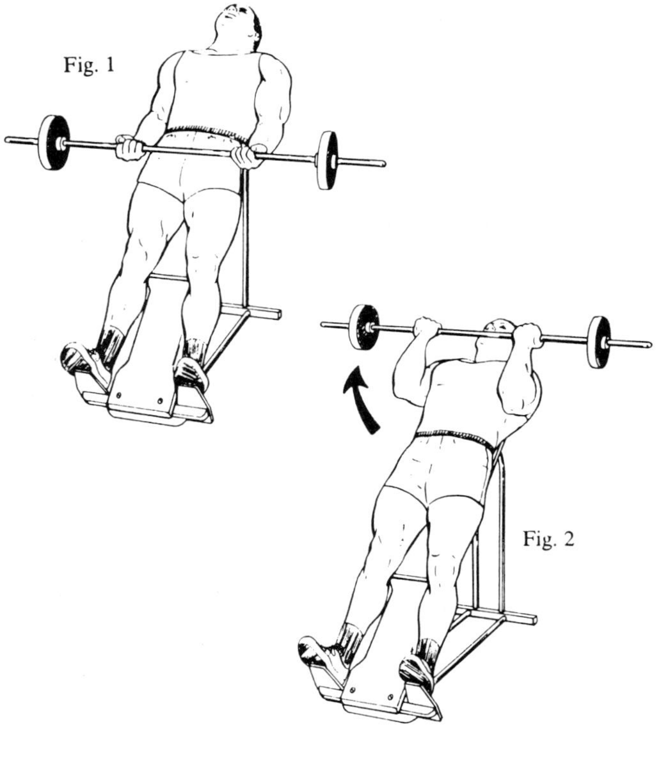

Fig. 2

miento semicircular hasta que los bíceps y los antebrazos se toquen, y la barra esté casi debajo de la barbilla. Volver a llevar el peso a la posición inicial utilizando un recorrido semicircular similar y espirar.

■ *Curl* con barra sentado con espalda apoyada, asimiento ancho

Coger una barra con ambas manos, empleando un asimiento de unos 60 cm, palmas hacia arriba. Sentarse en una silla, con la espalda contra el respaldo, la cabeza levantada y los pies firmemente plantados en el suelo. Colocar el dorso de las manos sobre la parte superior de los muslos, a unos dos tercios de distancia respecto de las rodillas. Inspirar y ejecutar *curl* de barra hacia arriba con un movimiento semicircular hasta que los bíceps y los antebrazos se toquen, y la barra esté casi debajo de la barbilla. Volver a llevar el peso a su posición inicial utilizando un recorrido semicircular similar y espirar.

■ *Curl* con barra boca abajo sobre banco inclinado, asimiento intermedio

Tumbarse boca abajo sobre un banco inclinado y coger una barra con ambas manos, empleando un asimiento de unos 32 cm, palmas hacia arriba. Con la barra sostenida a la longitud de los brazos colgando directamente hacia abajo desde los hombros, inspirar y ejecutar un *curl* de barra hacia arriba con un movimiento semicircular, hasta que los bíceps y los antebrazos se toquen. Mantener la parte superior de los brazos vertical al suelo tanto como sea posible. Volver a llevar el peso a la posición inicial y espirar.

★ *Curl* con barra con pesos en aumento en banco inclinado, asimiento estrecho

Este tipo de ejercicio es bueno para modelar los bíceps o para mejorar su tono muscular, pero no se recomienda a los que estén interesados en aumentar el tamaño del músculo. El propósito del ejercicio es comenzar en el extremo más liviano de una barra con mancuernas y coger una barra liviana con ambas manos, empleando un asimiento de unos 16 cm, palmas hacia arriba. Tumbarse de espaldas sobre un banco inclinado, con la barra a la longitud de los brazos descansando contra la parte superior de los muslos. Inspirar y ejecutar *curl* de barra hacia arriba hasta la altura de los hombros, haciendo que los antebrazos y los bíceps se toquen. Volver a la posición inicial y espirar. Ejecutar cuatro a seis repeticiones con la primera barra. Una vez cumplido esto, de inmediato sustituir el peso en la barra y repetir el ejercicio con una barra más pesada. Continuar aumentando el peso hasta ser capaz de ejecutar una repetición.

★ *Curl* con barra con mancuernas en aumento sobre banco inclinado, asimiento intermedio

Este tipo de ejercicio es bueno para modelar los bíceps o para mejorar su tono muscular, pero no se recomienda a los que estén interesados en aumentar el tamaño del músculo. El propósito del ejercicio es comenzar en el extremo más liviano de una barra con mancuernas y coger una barra liviana con ambas manos, empleando un asimiento de unos 32 cm, palmas hacia arriba. Tumbarse de espaldas sobre un banco inclinado, con la barra a la longitud de los brazos descansando contra la parte superior de los muslos. Inspirar y ejecutar *curl* de barra hacia arriba hasta la altura de los hombros, haciendo que los antebrazos y los bíceps se toquen. Volver a la posición inicial y espirar. Ejecutar cuatro a seis repeticiones con la primera barra. Una vez cumplido esto, de inmediato sustituir el peso en la barra y repetir el ejercicio con una barra más pesada. Continuar aumentando el peso hasta ser capaz de ejecutar una repetición.

★ *Curl* con barra con mancuernas en aumento en banco inclinado, asimiento ancho

Este tipo de ejercicio es bueno para modelar los bíceps o para mejorar su tono muscular, pero no se recomienda a los que estén interesados en aumentar el tamaño del músculo. El propósito del ejercicio es comenzar en el extremo más liviano de una barra con mancuernas y coger una barra liviana con ambas manos, empleando un asimiento de unos 48 cm, palmas hacia arriba. Tumbarse de espaldas sobre un banco inclinado, con la barra a la longitud de los brazos descansando contra la parte superior de los muslos. Inspirar y ejecutar *curl* de barra hacia arriba hasta la altura de los hombros, haciendo que los antebrazos y los bíceps se toquen. Volver a la posición inicial y espirar. Ejecutar de cuatro a seis repeticiones con la primera barra. Una vez cumplido esto, de inmediato sustituir el peso en la barra y repetir el ejercicio con una barra más pesada. Continuar aumentando el peso hasta ser capaz de ejecutar una repetición.

▲ *Curl* con barra sentado en banco inclinado, asimiento invertido estrecho

Coger una barra con ambas manos, empleando un asimiento de unos 16 cm, palmas hacia abajo. Sentarse sobre un banco inclinado con la espalda recta, la cabeza

CURL CON BARRA SENTADO EN BANCO INCLINADO, ASIMIENTO INVERTIDO ESTRECHO

Bíceps externos y antebrazos

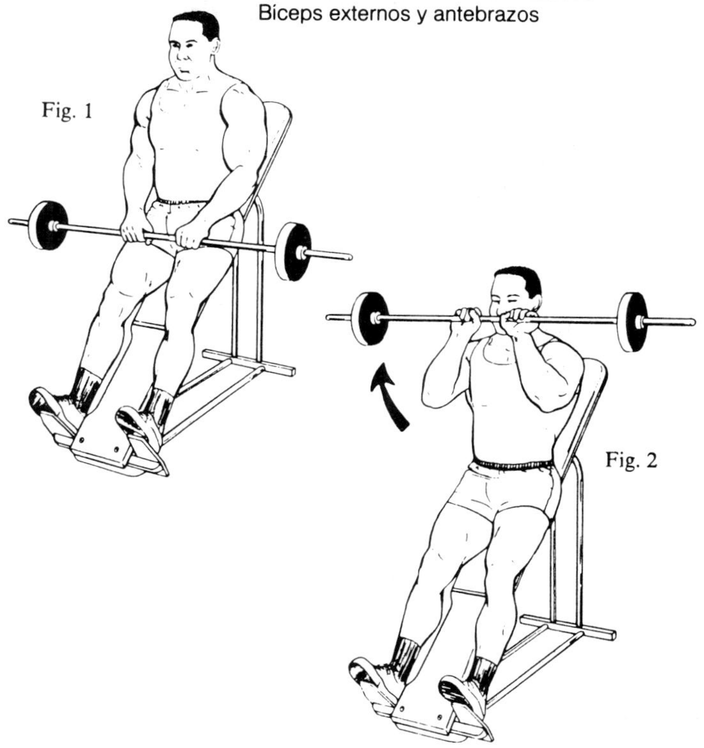

CURL CON BARRA SENTADO EN BANCO INCLINADO, ASIMIENTO INVERTIDO ANCHO

Bíceps internos y antebrazos

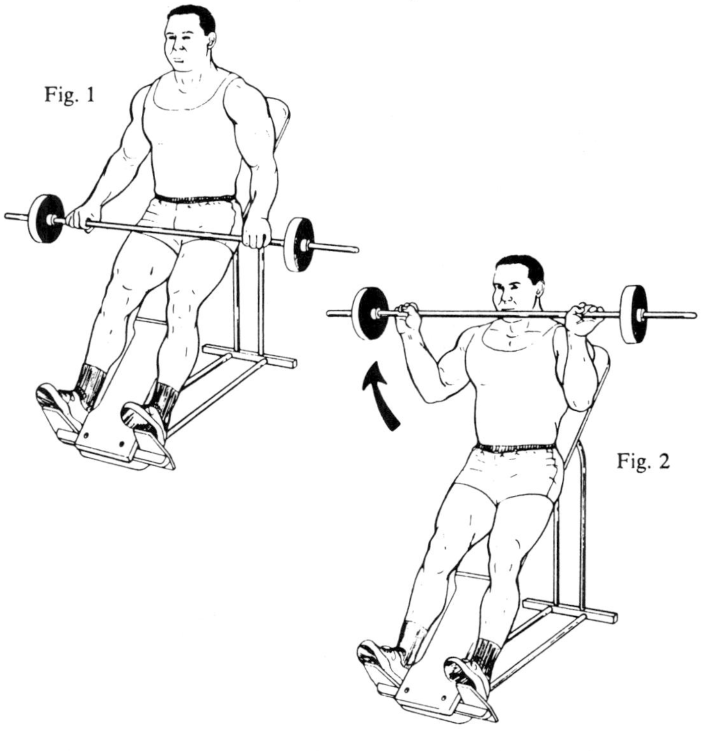

CURL CON BARRA CON MANCUERNAS EN AUMENTO, SOBRE BANCO INCLINADO, ASIMIENTO INVERTIDO ESTRECHO

Bíceps externos y antebrazos

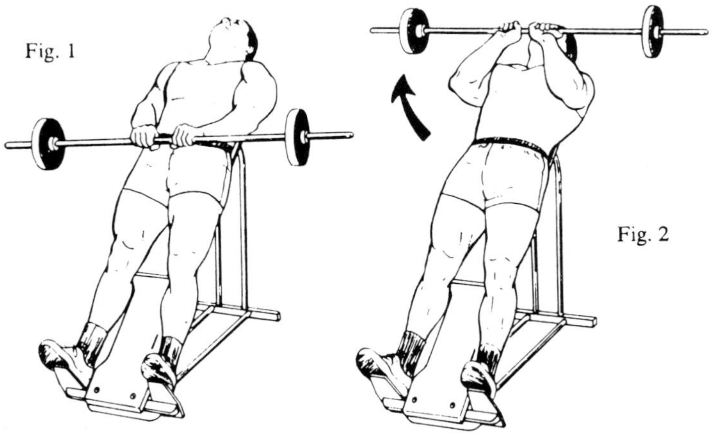

CURL CON BARRA CON MANCUERNAS EN AUMENTO, SOBRE BANCO INCLINADO, ASIMIENTO INVERTIDO INTERMEDIO

Bíceps y antebrazos

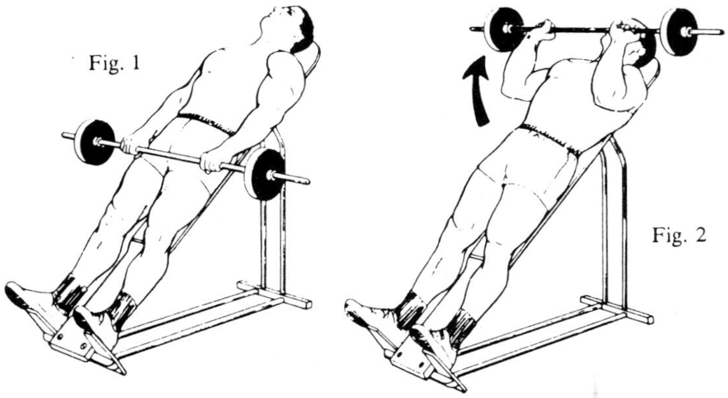

CURL CON BARRA, SENTADO, ASIMIENTO INVERTIDO ESTRECHO

Bíceps externos y antebrazos

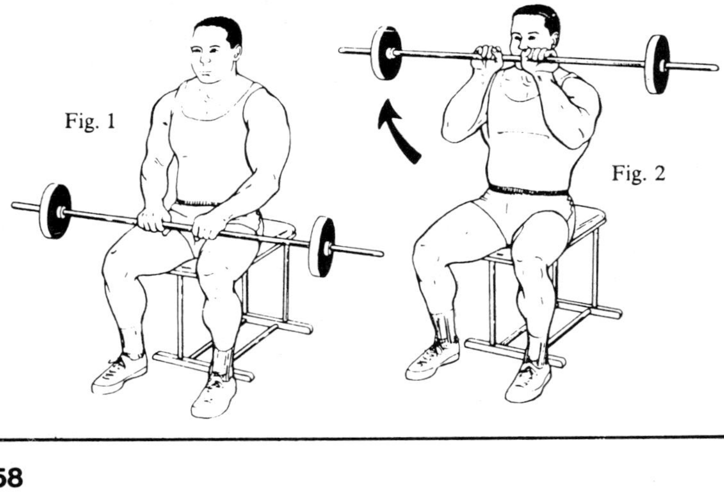

levantada y los pies en los apoya-pies. Colocar el dorso de las manos sobre la parte superior de los muslos, a unos dos tercios de distancia respecto de las rodillas. Inspirar y ejecutar *curl* invertido de barra hacia arriba con un movimiento semicircular, hasta que los bíceps y los antebrazos se toquen, y la barra esté casi debajo de la barbilla. Volver a llevar el peso a la posición inicial utilizando un recorrido semicircular similar y espirar.

▲ *Curl* con barra sentado en banco inclinado, asimiento invertido intermedio

Bíceps principales y antebrazos

Coger una barra con ambas manos, empleando un asimiento de unos 32 cm, palmas hacia abajo. Sentarse sobre un banco inclinado con la espalda recta, la cabeza levantada y los pies en los apoya-pies. Colocar el dorso de las manos sobre la parte superior de los muslos, a unos dos tercios de distancia respecto de las rodillas. Inspirar y ejecutar *curl* invertido de barra hacia arriba con un movimiento semicircular, hasta que los bíceps y los antebrazos se toquen, y la barra esté casi debajo de la barbilla. Volver a llevar el peso a la posición inicial utilizando un recorrido semicircular similar y espirar.

■ *Curl* con barra sentado en banco inclinado, asimiento invertido ancho

Coger una barra con ambas manos, empleando un asimiento de unos 60 cm, palmas hacia abajo. Sentarse sobre un banco inclinado con la espalda recta, la cabeza levantada y los pies en los apoya-pies. Colocar el dorso de las manos sobre la parte superior de los muslos, a unos dos tercios de distancia respecto de las rodillas. Inspirar y ejecutar un *curl* invertido de barra hacia arriba con un movimiento semicircular, hasta que los bíceps y los antebrazos se toquen, y la barra esté casi debajo de la barbilla. Volver a llevar el peso a la posición inicial utilizando un recorrido semicircular similar y espirar.

★ *Curl* con barra con mancuernas en aumento, sobre banco inclinado, asimiento invertido estrecho

Este tipo de ejercicio es bueno para modelar los bíceps o para mejorar su tono muscular, pero no se recomienda a los que estén interesados en aumentar el tamaño del músculo. El propósito del ejercicio es comenzar en el extremo más liviano de una barra con mancuernas y coger una barra liviana con ambas manos, empleando un asimiento de unos 16 cm, palmas hacia abajo. Tumbarse de espaldas sobre un banco inclinado, con la barra a la longitud de los brazos descansando contra la parte superior de los muslos. Inspirar y ejecutar *curl* de barra hacia arriba hasta la altura de los hombros, haciendo que los antebrazos y los bíceps se toquen. Volver a la posición inicial y espirar. Ejecutar de cuatro a seis repeticiones con la primera barra. Una vez cumplido esto, de inmediato sustituir el peso en la barra y repetir el ejercicio con una barra más pesada. Continuar aumentando el peso hasta ser capaz de ejecutar una repetición.

★ *Curl* con barra con mancuernas en aumento, sobre banco inclinado, asimiento invertido intermedio

Este tipo de ejercicio es bueno para modelar los bíceps o para mejorar su tono muscular, pero no se recomienda a los que estén interesados en aumentar el tamaño del músculo. El propósito del ejercicio es comenzar en el extremo más liviano de una barra con mancuernas y coger una barra liviana con ambas manos, empleando un asimiento de unos 32 cm, palmas hacia abajo. Tumbarse de espaldas sobre un banco inclinado, con la barra a la longitud de los brazos descansando contra la parte superior de los muslos. Inspirar y ejecutar *curl* de barra hacia arriba hasta la altura de los hombros, haciendo que los antebrazos y los bíceps se toquen. Volver a la posición inicial y espirar. Ejecutar de cuatro a seis repeticiones con la primera barra. Una vez cumplido esto, de inmediato sustituir el peso en la barra y repetir el ejercicio con una barra más pesada. Continuar aumentando el peso hasta ser capaz de ejecutar una repetición.

▲ *Curl* con barra, sentado, asimiento invertido estrecho

Coger una barra con las manos, empleando un asimiento de unos 16 cm, palmas hacia abajo. Sentarse en el extremo de un banco plano con la espalda recta, la cabeza levantada y los pies firmemente plantados en el suelo. Colocar el dorso de las manos sobre la parte superior de los muslos, a unos dos tercios de distancia respecto de las rodillas. Inspirar y ejecutar *curl* invertido de barra hacia arriba con un movimiento semicircular, hasta que los bíceps y los antebrazos se toquen, y la barra esté casi debajo de la barbilla. Volver a llevar el peso a la posición inicial utilizando un recorrido semicircular similar y espirar.

▲ *Curl* con barra, sentado, asimiento invertido intermedio

Coger una barra con ambas manos, empleando un asimiento de unos 32 cm, palmas hacia abajo. Sentarse en el extremo de un banco plano con la espalda recta, la cabeza levantada y los pies firmemente plantados en el suelo. Colocar el dorso de las manos sobre la parte superior de los muslos, a unos dos tercios de distancia respecto de las rodillas. Inspirar y ejecutar *curl* invertido de barra hacia arriba con un movimiento semicircular, hasta que los bí-

CURL CON BARRA, SENTADO, ASIMIENTO INVERTIDO INTERMEDIO
Bíceps principales y antebrazos

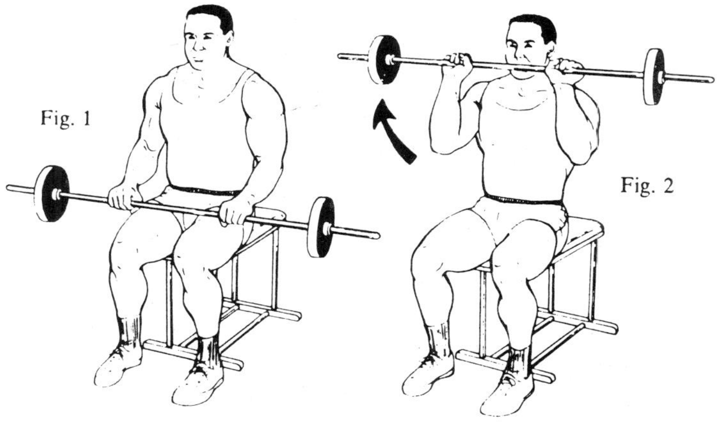

CURL CON BARRA, SENTADO, ASIMIENTO INVERTIDO ANCHO
Bíceps internos y antebrazos

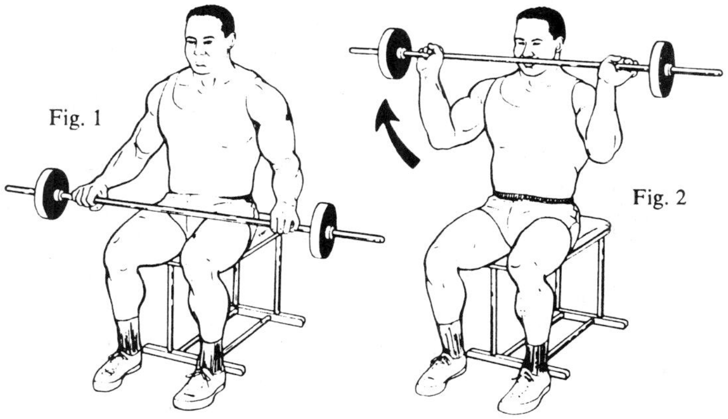

CURL CON BARRA, SENTADO CON ESPALDA APOYADA, ASIMIENTO INVERTIDO INTERMEDIO
Bíceps principales y antebrazos

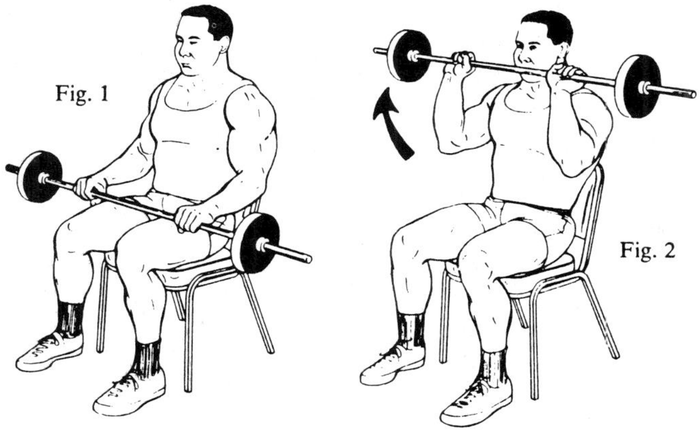

CURL CON BARRA, SENTADO CON ESPALDA APOYADA, ASIMIENTO INVERTIDO ANCHO

Bíceps internos y antebrazos

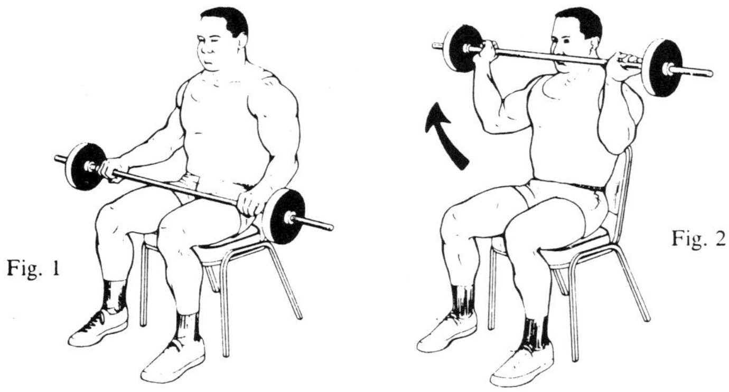

CURL CON BARRA, DE RODILLAS, ASIMIENTO INVERTIDO ESTRECHO

Bíceps externos y antebrazos

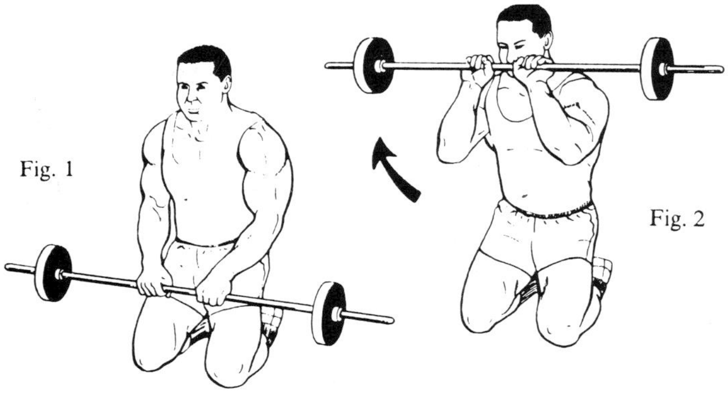

CURL CON BARRA, DE RODILLAS, ASIMIENTO INVERTIDO INTERMEDIO

Bíceps principales y antebrazos

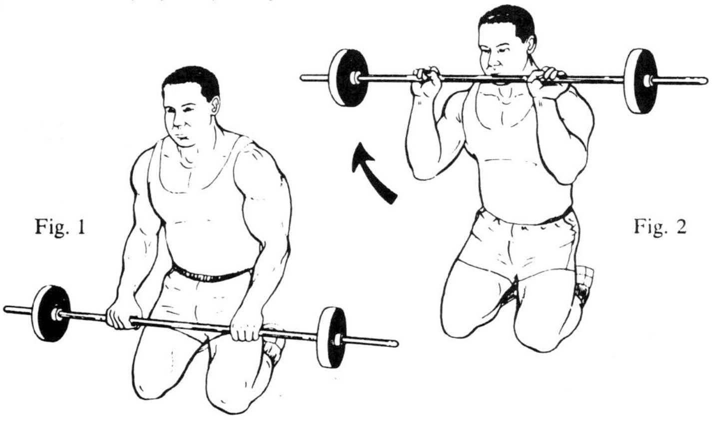

ceps y los antebrazos se toquen, y la barra esté casi debajo de la barbilla. Volver a llevar el peso a la posición inicial utilizando un recorrido semicircular similar y espirar.

■ *Curl* con barra, sentado, asimiento invertido ancho

Coger una barra con ambas manos, empleando un asimiento de unos 60 cm, palmas hacia abajo. Sentarse en el extremo de un banco plano con la espalda recta, la cabeza levantada y los pies firmemente plantados en el suelo. Colocar el dorso de las manos sobre la parte superior de los muslos, a unos dos tercios de distancia respecto de las rodillas. Inspirar y ejecutar *curl* invertido de barra hacia arriba con un movimiento semicircular, hasta que los bíceps y los antebrazos se toquen, y la barra esté casi debajo de la barbilla. Volver a llevar el peso a la posición inicial utilizando un recorrido semicircular similar y espirar.

▲ *Curl* con barra, sentado con espalda apoyada, asimiento invertido intermedio

Coger una barra con ambas manos, empleando un asimiento de unos 32 cm, palmas hacia abajo. Sentarse en una silla con la espalda contra el respaldo, la cabeza levantada y los pies firmemente plantados en el suelo. Colocar las manos al costado de los muslos, y mantener la barra descansando allí, a unos dos tercios de distancia respecto de las rodillas. Inspirar y ejecutar *curl* invertido de barra hacia arriba con un movimiento semicircular, hasta que los bíceps y los antebrazos se toquen, y la barra esté casi debajo de la barbilla. Volver a llevar el peso a la posición inicial utilizando un recorrido semicircular similar y espirar.

▲ *Curl* con barra, sentado con espalda apoyada, asimiento invertido estrecho

Bíceps externos y antebrazos

Coger una barra con ambas manos, empleando un asimiento de unos 16 cm, palmas hacia abajo. Sentarse en una silla con la espalda contra el respaldo, la cabeza levantada y los pies firmemente plantados en el suelo. Colocar las manos al costado de los muslos, y mantener la barra descansando allí, a unos dos tercios de distancia respecto de las rodillas. Inspirar y ejecutar *curl* invertido de barra hacia arriba con un movimiento semicircular, hasta que los bíceps y los antebrazos se toquen, y la barra esté casi debajo de la barbilla. Volver a llevar el peso a la posición inicial utilizando un recorrido semicircular similar y espirar.

■ *Curl* con barra, sentado con espalda apoyada, asimiento invertido ancho

Coger una barra con ambas manos, empleando un asimiento de unos 60 cm, palmas hacia abajo. Sentarse en una silla con la espalda contra el respaldo, la cabeza levantada y los pies firmemente plantados en el suelo. Colocar las manos al costado de los muslos, y mantener la barra descansando allí, a unos dos tercios de distancia respecto de las rodillas. Inspirar y ejecutar *curl* invertido de barra hacia arriba con un movimiento semicircular, hasta que los bíceps y los antebrazos se toquen, y la barra esté casi debajo de la barbilla. Volver a llevar el peso a la posición inicial utilizando un recorrido semicircular similar y espirar.

▲ *Curl* con barra, de rodillas, asimiento invertido estrecho

Coger una barra con ambas manos, empleando un asimiento de unos 16 cm, palmas hacia abajo. Arrodillarse en el suelo, de modo que los muslos y las pantorrillas se toquen. Mantener la espalda recta y la cabeza levantada. Colocar las manos sobre la parte superior de los muslos, a unos dos tercios de distancia respecto de las rodillas. Inspirar y ejecutar *curl* invertido de barra hacia arriba con un movimiento semicircular hasta que los bíceps y los antebrazos se toquen, y la barra esté casi debajo de la barbilla. Volver a llevar el peso a la posición inicial utilizando un recorrido semicircular similar y espirar.

▲ *Curl* con barra, de rodillas, asimiento invertido intermedio

Coger una barra con ambas manos, empleando un asimiento de unos 32 cm, palmas hacia abajo. Arrodillarse en el suelo, de modo que los muslos y las pantorrillas se toquen. Mantener la espalda recta y la cabeza levantada. Colocar las manos sobre la parte superior de los muslos, a unos dos tercios de distancia respecto de las rodillas. Inspirar y ejecutar *curl* invertido de barra hacia arriba con un movimiento semicircular hasta que los bíceps y los antebrazos se toquen, y la barra esté casi debajo de la barbilla. Volver a llevar el peso a la posición inicial utilizando un recorrido semicircular similar y espirar.

■ *Curl* con barra, de rodillas, asimiento invertido ancho

Coger una barra con ambas manos, empleando un asimiento de unos 60 cm, palmas hacia abajo. Arrodillarse en el suelo, de modo que los muslos y las pantorrillas se toquen. Mantener la espalda recta y la cabeza levantada. Colocar las manos sobre la parte superior de los muslos, a unos dos tercios de distancia respecto de las rodillas. Inspirar y ejecutar *curl* invertido de barra hasta arriba con un movimiento semicircular hasta que los bíceps y los antebrazos se toquen, y la barra esté casi debajo de la barbilla. Volver a llevar el peso a la posición inicial utilizando un recorrido semicircular similar y espirar.

CURL CON BARRA, DE RODILLAS, ASIMIENTO INVERTIDO ANCHO

Bíceps internos y antebrazos

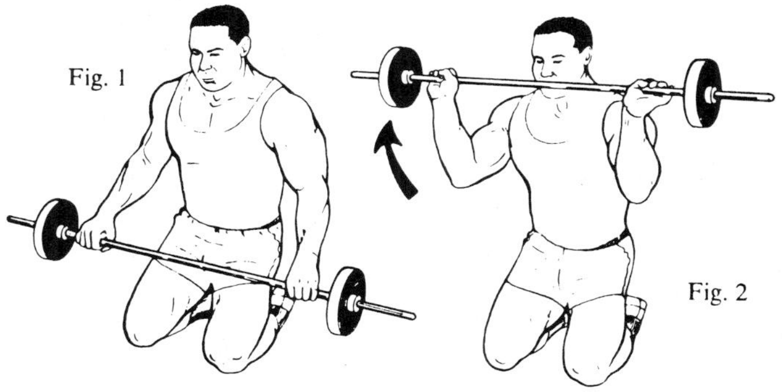

CURL CON BARRA BOCA ABAJO SOBRE BANCO PLANO ALTO, ASIMIENTO INTERMEDIO

Bíceps

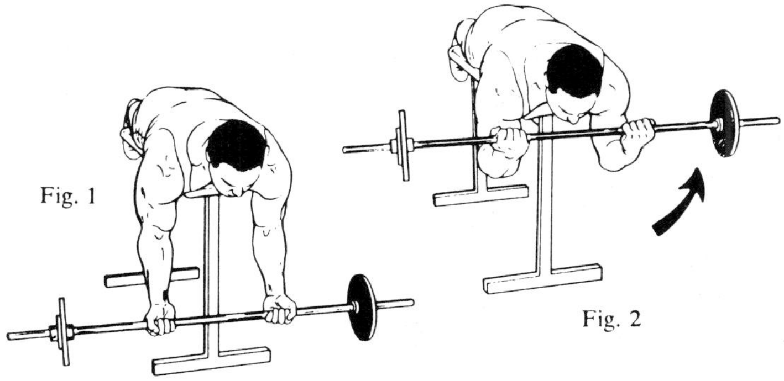

CURL CON BARRA BOCA ABAJO SOBRE BANCO PLANO ALTO, ASIMIENTO ESTRECHO

Bíceps externos

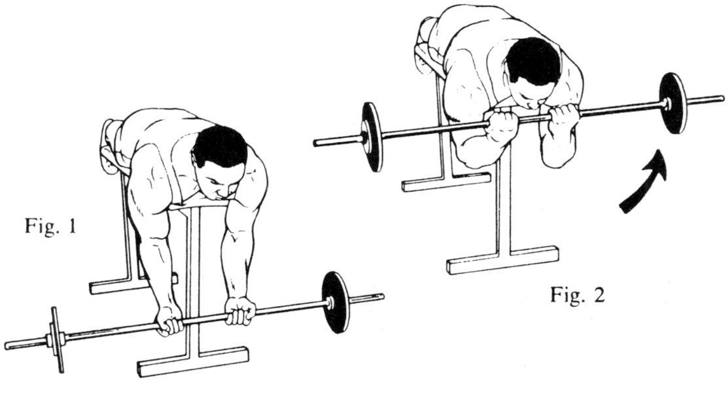

***CURL* CON BARRA EN BANCO INCLINADO, ASIMIENTO ESTRECHO**

Biceps externos

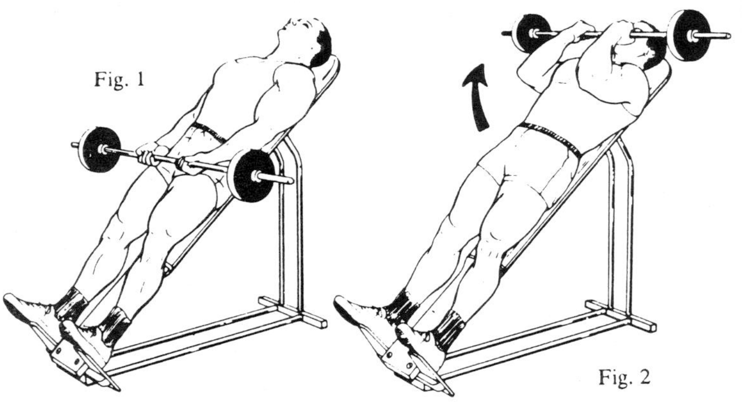

***CURL* CON BARRA EN BANCO INCLINADO, ASIMIENTO INTERMEDIO**

Bíceps

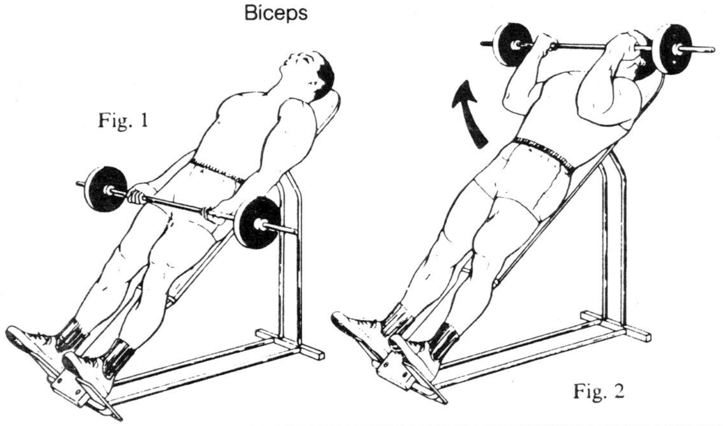

***CURL* CON BARRA BOCA ABAJO SOBRE BANCO INCLINADO, ASIMIENTO INVERTIDO INTERMEDIO**

Bíceps y antebrazos

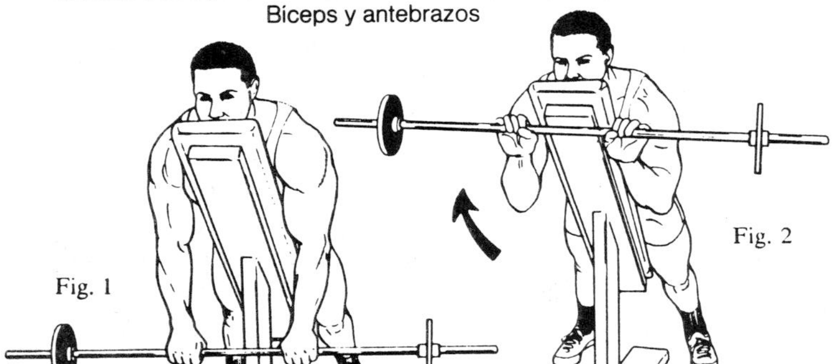

▲ *Curl* con barra boca abajo sobre banco plano alto, asimiento intermedio

Tumbarse boca abajo sobre un banco plano alto con la cabeza y la parte superior del cuerpo casi debajo de la parte superior de los pectorales sobre el extremo del banco. Coger una barra con un asimiento de unos 32 cm, palmas hacia arriba. Con la barra sostenida a la longitud de los brazos colgando directamente hacia abajo desde los hombros, inspirar y ejecutar *curl* de barra hacia arriba con un movimiento semicircular hasta que los antebrazos y los bíceps se toquen. Mantener la parte superior de los brazos vertical al suelo tanto como sea posible y tratar de que la parte superior de los brazos no se desplace hacia afuera mientras se ejecuta el *curl*. Volver a llevar el peso a la posición inicial utilizando un recorrido similar y espirar.

▲ *Curl* con barra boca abajo sobre banco plano alto, asimiento estrecho

Tumbarse boca abajo sobre un banco plano alto con la cabeza y la parte superior del cuerpo casi debajo de la parte superior de los pectorales sobre el extremo del banco. Coger una barra con un asimiento de unos 24 cm, palmas hacia arriba. Con la barra sostenida a la longitud de los brazos colgando directamente hacia abajo desde los hombros, inspirar y ejecutar *curl* de barra hacia arriba con un movimiento semicircular hasta que los antebrazos y los bíceps se toquen. Mantener la parte superior de los brazos vertical al suelo tanto como sea posible y tratar de que la parte superior de los brazos no se desplace hacia afuera mientras se ejecuta el *curl*. Volver a llevar el peso a la posición inicial utilizando un recorrido similar y espirar.

▲ *Curl* con barra boca abajo sobre banco inclinado, asimiento ancho

Tumbarse boca abajo sobre un banco plano alto con la cabeza y la parte superior del cuerpo casi debajo de la parte superior de los pectorales sobre el extremo del banco. Coger una barra con un asimiento de unos 48 cm , palmas hacia arriba. Con la barra sostenida a la longitud de los brazos colgando directamente hacia abajo desde los hombros, inspirar y ejecutar *curl* de barra hacia arriba con un movimiento semicircular hasta que los antebrazos y los bíceps se toquen. Mantener la parte superior de los brazos vertical al suelo tanto como sea posible y tratar de que la parte superior de los brazos no se desplace hacia afuera mientras se ejecuta el *curl*. Volver a llevar el peso a la posición inicial utilizando un recorrido similar y espirar.

▲ *Curl* con barra en banco inclinado, asimiento estrecho

Coger una barra con ambas manos, empleando un asimiento de unos 24 cm, palmas hacia arriba. Tumbarse de espaldas sobre un banco inclinado, con la barra sostenida a la longitud de los brazos delante del cuerpo y descansando sobre la parte superior de los muslos. Inspirar y ejecutar *curl* de barra hacia arriba con un movimiento semicircular, hasta que los bíceps y los antebrazos se toquen. Mantener la parte superior de los brazos junto a los lados. Volver a llevar el peso a la posición inicial y espirar.

▲ *Curl* con barra en banco inclinado, asimiento intermedio

Coger una barra con ambas manos, empleando un asimiento de unos 32 cm, palmas hacia arriba. Tumbarse de espaldas sobre un banco inclinado, con la barra sostenida a la longitud de los brazos delante del cuerpo y descansando sobre la parte superior de los muslos. Inspirar y ejecutar *curl* de barra hacia arriba con un movimiento semicircular, hasta que los bíceps y los antebrazos se toquen. Mantener la parte superior de los brazos junto a los lados. Volver a llevar el peso a la posición inicial y espirar.

■ *Curl* con barra en banco inclinado, asimiento ancho

Bíceps internos

Coger una barra con ambas manos, empleando un asimiento de unos 48 cm, palmas hacia arriba. Tumbarse de espaldas sobre un banco inclinado, con la barra sostenida a la longitud de los brazos delante del cuerpo y descansando sobre la parte superior de los muslos. Inspirar y ejecutar *curl* de barra hacia arriba con un movimiento semicircular, hasta que los bíceps y los antebrazos se toquen. Mantener la parte superior de los brazos junto a los lados. Volver a llevar el peso a la posición inicial y espirar.

■ *Curl* con barra boca abajo sobre banco inclinado, asimiento invertido intermedio

Tumbarse boca abajo sobre un banco inclinado y coger una barra con ambas manos, empleando un asimiento de unos 32 cm, palmas hacia abajo. Con la barra sostenida a la longitud de los brazos colgando hacia abajo directamente desde los hombros, inspirar y ejecutar *curl* de barra hacia arriba con un movimiento semicircular, hasta que los antebrazos y los bíceps se toquen. Mantener la parte superior de los brazos vertical al suelo tanto como sea posible. Volver a llevar el peso a la posición inicial y espirar.

▲ *Curl* con barra en banco inclinado, asimiento invertido estrecho

Coger una barra con ambas manos, empleando un asimiento de unos 24 cm, palmas hacia abajo. Tumbarse sobre un banco inclinado con la barra sostenida a la longitud de los brazos del cuerpo y des-

CURL CON BARRA EN BANCO INCLINADO, ASIMIENTO INVERTIDO ESTRECHO

Bíceps externos y antebrazos

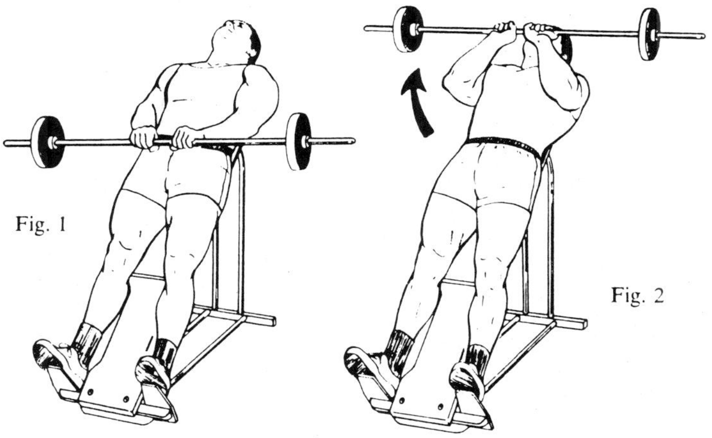

CURL CON BARRA EN BANCO INCLINADO, ASIMIENTO INVERTIDO ANCHO

Bíceps internos y antebrazos

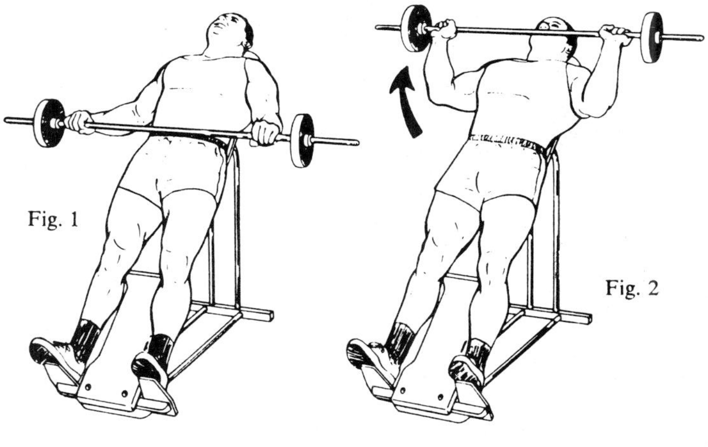

CURL CON BARRA TUMBADO SOBRE BANCO PLANO ALTO, ASIMIENTO INVERTIDO ESTRECHO

Bíceps externos y antebrazos

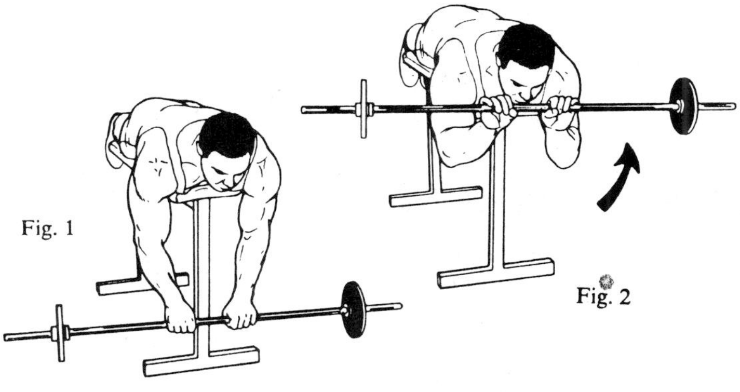

CURL CON BARRA TUMBADO SOBRE BANCO PLANO ALTO, ASIMIENTO INVERTIDO INTERMEDIO
Bíceps y antebrazos

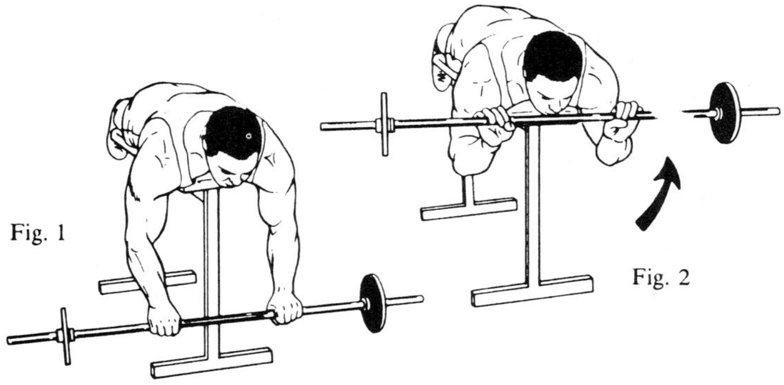
Fig. 1 Fig. 2

CURL CON BARRA TUMBADO SOBRE BANCO PLANO ALTO, ASIMIENTO INVERTIDO ANCHO
Bíceps internos y antebrazos

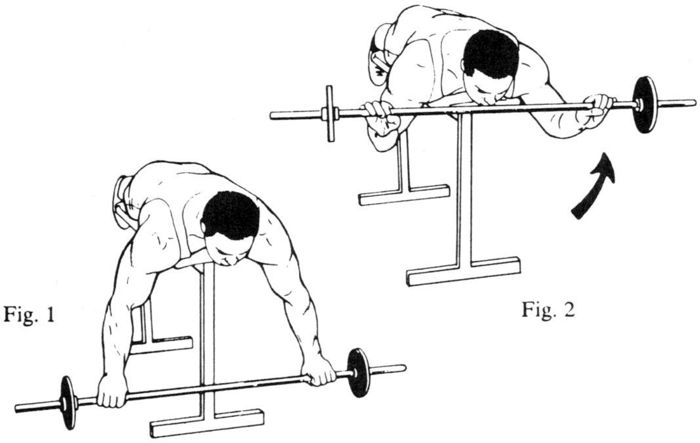
Fig. 1 Fig. 2

CURL CON DOS MANCUERNAS, BOCA ABAJO SOBRE BANCO INCLINADO
Bíceps

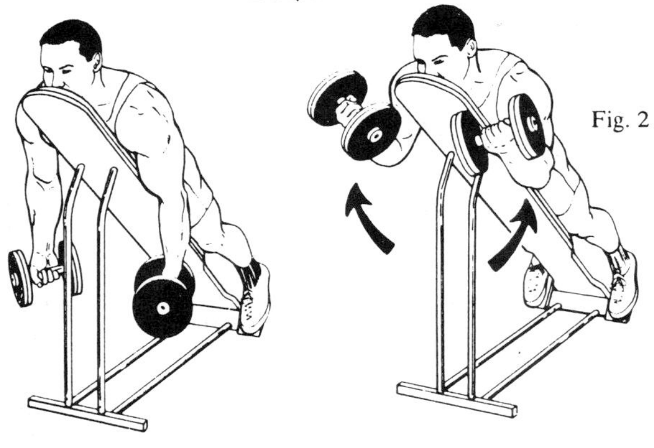
Fig. 1 Fig. 2

cansando sobre la parte superior de los muslos. Inspirar y ejecutar el *curl* de barra hacia arriba con un movimiento semicircular, hasta que los antebrazos y los bíceps se toquen. Mantener la parte superior de los brazos junto a los lados. Volver a llevar el peso a la posición inicial y espirar.

▲ *Curl* con barra en banco inclinado, asimiento invertido intermedio

Coger una barra con ambas manos, empleando un asimiento de unos 32 cm, palmas hacia abajo. Tumbarse sobre un banco inclinado con la barra sostenida a la longitud de los brazos del cuerpo y descansando sobre la parte superior de los muslos. Inspirar y ejecutar *curl* de barra hacia arriba con un movimiento semicircular, hasta que los antebrazos y los bíceps se toquen. Mantener la parte superior de los brazos junto a los lados. Volver a llevar el peso a la posición inicial y espirar.

▲ *Curl* con barra en banco inclinado, asimiento invertido ancho

Coger una barra con ambas manos, empleando un asimiento de unos 48 cm, palmas hacia abajo. Tumbarse sobre un banco inclinado con la barra sostenida a la longitud de los brazos del cuerpo y descansando sobre la parte superior de los muslos. Inspirar y ejecutar *curl* de barra hacia arriba con un movimiento semicircular, hasta que los antebrazos y los bíceps se toquen. Mantener la parte superior de los brazos junto a los lados. Volver a llevar el peso a la posición inicial y espirar.

● *Curl* con barra tumbado sobre banco plano alto, asimiento invertido estrecho

Tumbarse boca abajo sobre un banco plano alto, con la cabeza y la parte superior del cuerpo, casi debajo de los pectorales, sobre el extremo del banco. Coger una barra con ambas manos empleando un asimiento de unos 24 cm. palmas hacia abajo. Con la barra sostenida a la longitud de los brazos colgando directamente hacia abajo desde los hombros, inspirar y ejecutar *curl* de barra hacia arriba con un movimiento semicircular hasta que los antebrazos y los bíceps se toquen. Mantener la parte superior de los brazos vertical al suelo tanto como sea posible, tratando de que no se desplace hacia afuera mientras se ejecuta el *curl*. Volver a llevar el peso a la posición inicial utilizando un recorrido similar y espirar.

■ *Curl* con barra tumbado sobre banco plano alto, asimiento invertido intermedio

Tumbarse boca abajo sobre un banco plano alto, con la cabeza y la parte superior del cuerpo, casi debajo de los pectorales, sobre el extremo del banco. Coger una barra con ambas manos empleando un asimiento de unos 32 cm. palmas hacia abajo. Con la barra sostenida a la longitud de los brazos colgando directamente hacia abajo desde los hombros, inspirar y ejecutar *curl* de barra hacia arriba con un movimiento semicircular hasta que los antebrazos y los bíceps se toquen. Mantener la parte superior de los brazos vertical al suelo tanto como sea posible, tratando de que no se desplace hacia afuera mientras se ejecuta el *curl*. Volver a llevar el peso a la posición inicial utilizando un recorrido similar y espirar.

■ *Curl* con barra tumbado sobre banco plano alto, asimiento invertido ancho

Tumbarse boca abajo sobre un banco plano alto, con la cabeza y la parte superior del cuerpo, casi debajo de los pectorales, sobre el extremo del banco. Coger una barra con ambas manos empleando un asimiento de unos 48 cm. palmas hacia abajo. Con la barra sostenida a la longitud de los brazos colgando directamente hacia abajo desde los hombros, inspirar y ejecutar *curl* de barra hacia arriba con un movimiento semicircular hasta que los antebrazos y los bíceps se toquen. Mantener la parte superior de los brazos vertical al suelo tanto como sea posible, tratando de que no se desplace hacia afuera mientras se ejecuta el *curl*. Volver a llevar el peso a la posición inicial utilizando un recorrido similar y espirar.

■ *Curl* con dos mancuernas, boca abajo sobre banco inclinado

Tumbarse boca abajo sobre un banco inclinado y coger una mancuerna en cada mano, con un asimiento de palmas hacia arriba. Con las mancuernas sostenidas a la longitud de los brazos colgando directamente hacia abajo desde los hombros, palmas enfrentadas, inspirar y ejecutar *curl* de mancuernas hacia arriba con un movimiento semicircular, mientras se giran las palmas hacia arriba. Mantener las palmas hacia arriba durante el ejercicio hasta estar cerca del fin de la repetición y volver a colocarlas enfrentadas. Ejecutar *curl* de mancuernas hacia arriba hasta que los bíceps y los antebrazos se toquen. Asegurarse de mantener la parte superior de los brazos en una posición vertical, tanto como sea posible. Espirar al volver a la posición inicial.

■ *Curl* con mancuernas, boca abajo sobre banco inclinado, alternativamente

Tumbarse boca abajo sobre un banco inclinado y coger una mancuerna en cada mano, empleando un asimiento de palmas hacia arriba. Con las mancuernas sostenidas a la longitud de los brazos colgando directamente hacia abajo desde los hombros, palmas enfrentadas, inspirar y ejecutar *curl* hacia arriba con la mancuerna de la mano derecha efectuando un movimiento semicircular, mientras se gira la palma

CURL CON MANCUERNAS BOCA ABAJO SOBRE BANCO INCLINADO, ALTERNATIVAMENTE
Bíceps

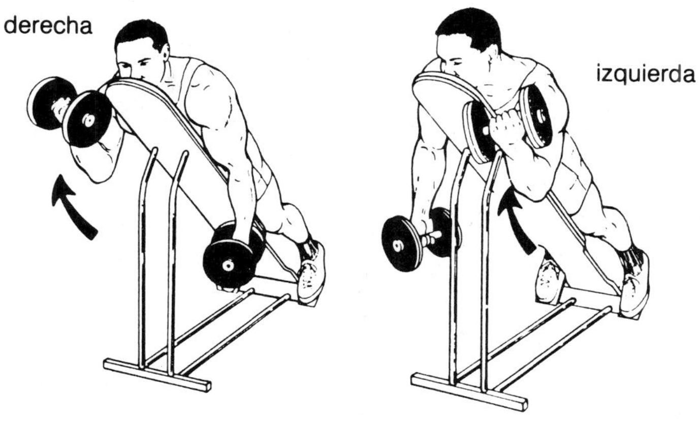

CURL CON MANCUERNAS 4x4x4, DE PIE
Bíceps

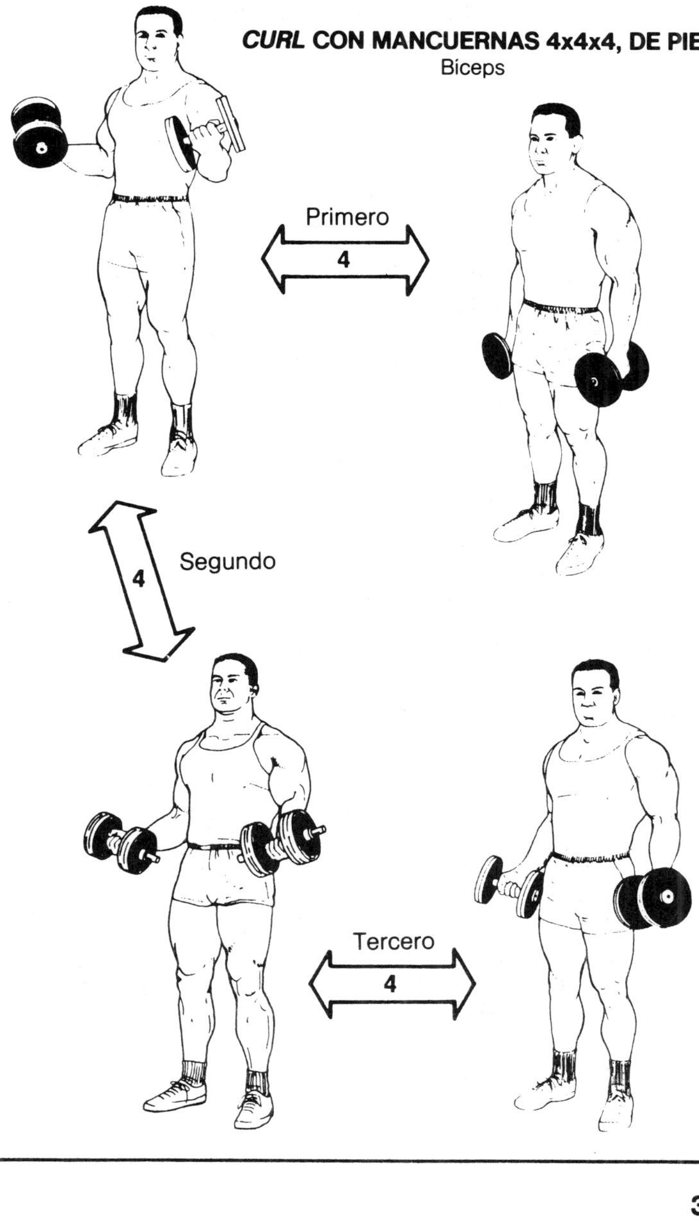

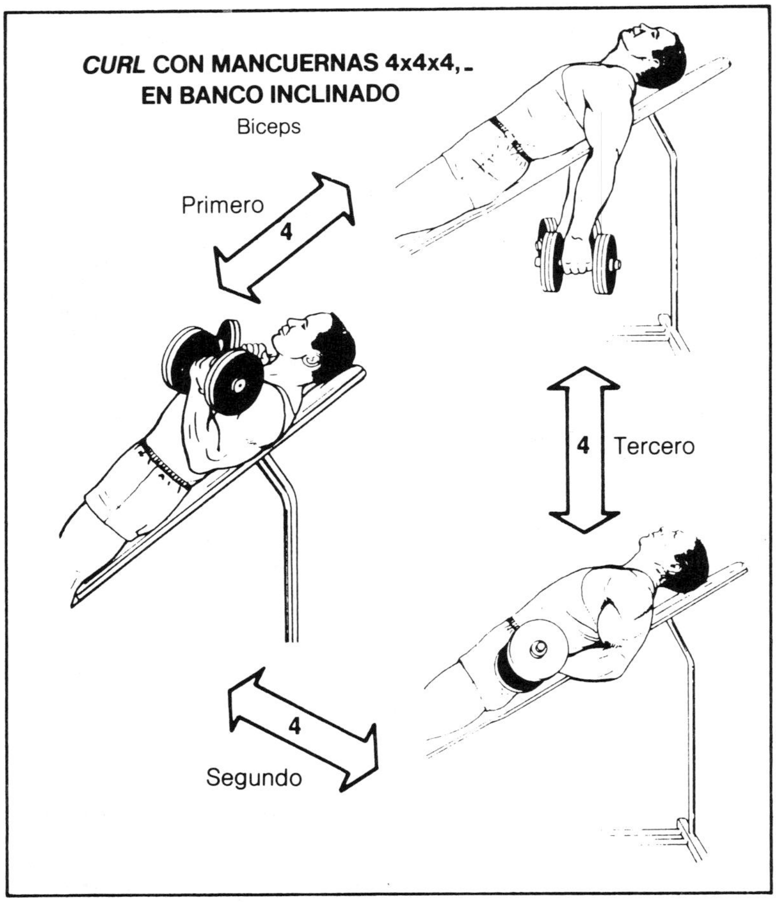

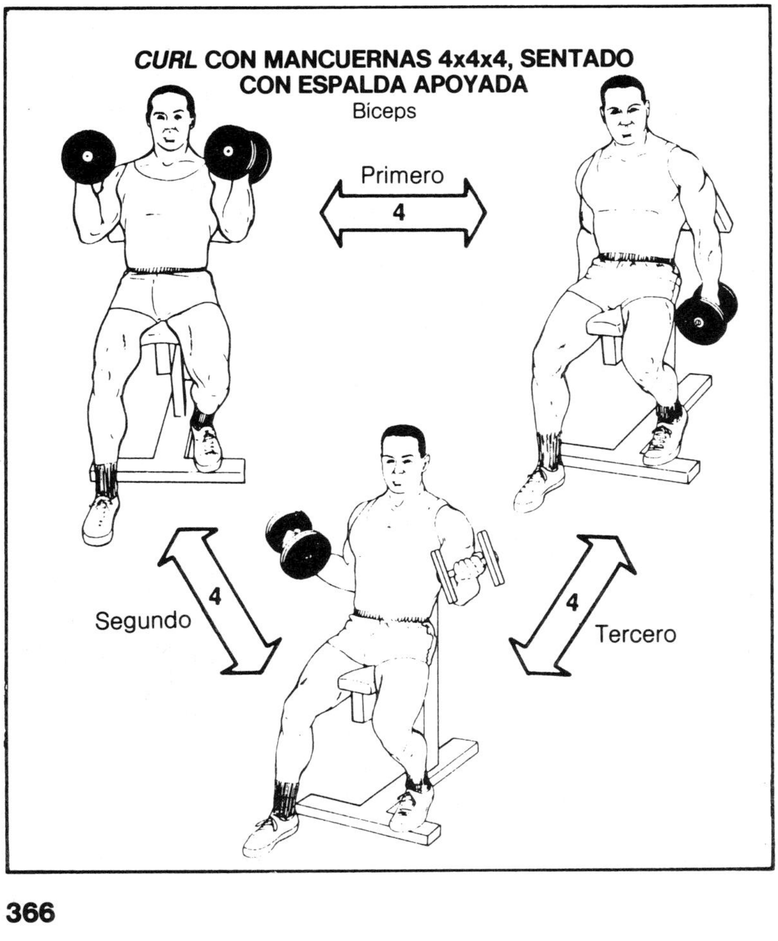

hacia arriba. Mantener la palma hacia arriba durante el ejercicio hasta estar cerca del fin de la repetición y volver a enfrentarla con la otra. Ejecutar *curl* de mancuernas hacia arriba hasta que el bíceps y el antebrazo se toquen. Asegurarse de mantener la parte superior del brazo en una posición vertical, tanto como sea posible. Espirar al volver a la posición inicial. Ahora ejecutar *curl* de mancuerna con la mano izquierda de manera similar. Continuar pasando de brazo derecho a brazo izquierdo hasta completar el número indicado de repeticiones.

★ *Curl* con mancuernas 4 x 4 x 4, de pie

Coger una mancuerna y permanecer de pie, erguido con la espalda recta, la cabeza levantada y los pies separados unos 32 cm. Con las mancuernas colgando a la longitud de los brazos desde los lados, palmas hacia adentro, inspirar y ejecutar *curl* hasta la altura de los hombros. Al comenzar el *curl* y llevar las mancuernas más allá de los muslos, girar las palmas hacia arriba y mantenerlas en esa posición hasta bajar nuevamente los pesos cerca de la parte superior de los muslos, antes de girar las palmas hacia adentro y espirar. Ejecutar cuatro repeticiones completas de este modo; al final de la cuarta repetición, mantener las mancuernas en la posición máxima y realizar cuatro repeticiones parciales desde la mitad superior del recorrido hasta abajo, o hasta que la parte inferior de los brazos quede paralela al suelo. En la cuarta repetición efectuada de esta manera, bajar las mancuernas hasta la longitud de los brazos y realizar cuatro repeticiones parciales desde la mitad inferior del recorrido hacia arriba, o hasta que la parte inferior de los brazos quede paralela al suelo. Un total de doce repeticiones completarán una serie.

★ *Curl* con mancuernas 4 x 4 x 4, en banco inclinado

Coger una mancuerna en cada mano y tumbarse boca abajo sobre un banco inclinado, con la cabeza hacia abajo y los pies en los apoya-pies. Con las mancuernas colgando a la longitud de los brazos desde los lados, palmas hacia adentro, inspirar y ejecutar *curl* hasta la altura de los hombros. Al comenzar el *curl* y llevar las mancuernas más allá de los muslos, girar las palmas hacia arriba y mantenerlas en esa posición hasta bajar nuevamente los pesos cerca de la parte superior de los muslos, antes de girar las palmas hacia adentro y espirar. Ejecutar cuatro repeticiones completas de este modo; al final de la cuarta repetición, mantener las mancuernas en la posición máxima y realizar cuatro repeticiones parciales desde la mitad superior del recorrido hasta abajo, o hasta que la parte inferior de los brazos quede paralela al suelo. En la cuarta repetición efectuada de esta manera, bajar las mancuernas hasta la longitud de los brazos y realizar cuatro repeticiones parciales desde la mitad inferior del recorrido hacia arriba, o hasta que la parte inferior de los brazos quede paralela al suelo. Un total de doce repeticiones completarán una serie.

★ *Curl* con mancuernas 4 × 4 × 4, sentado en banco inclinado

Bíceps

Coger una mancuerna en cada mano y sentarse en un banco inclinado, con la espalda recta, la cabeza levantada y los pies en los apoya-pies. Con las mancuernas colgando a la longitud de los brazos desde los lados, palmas hacia adentro, inspirar y ejecutar *curl* hasta la altura de los hombros. Al comenzar el *curl* y llevar las mancuernas más allá de los muslos, girar las palmas hacia arriba y mantenerlas en esa posición hasta bajar nuevamente los pesos cerca de la parte superior de los muslos, antes de girar las palmas hacia adentro y espirar. Ejecutar cuatro repeticiones completas de este modo; al final de la cuarta repetición, mantener las mancuernas en la posición máxima y realizar cuatro repeticiones parciales desde la mitad superior del recorrido hasta abajo, o hasta que la parte inferior de los brazos quede paralela al suelo. En la cuarta repetición efectuada de esta manera, bajar las mancuernas hasta la longitud de los brazos y realizar cuatro repeticiones parciales desde la mitad inferior del recorrido hacia arriba, o hasta que la parte inferior de los brazos quede paralela al suelo. Un total de doce repeticiones completarán una serie.

★ *Curl* con mancuernas 4 × 4 × 4, sentado con espalda apoyada

Coger una mancuerna en cada mano y sentarse en un taburete o silla que permita apoyar la espalda. Mantener la espalda recta, la cabeza levantada y los pies firmemente plantados en el suelo. Con las mancuernas colgando a la longitud de los brazos desde los lados, palmas hacia adentro, inspirar y ejecutar *curl* hasta la altura de los hombros. Al comenzar el *curl* y llevar las mancuernas más allá de los muslos, girar las palmas hacia arriba y mantenerlas en esa posición hasta bajar nuevamente los pesos cerca de la parte superior de los muslos, antes de girar las palmas hacia adentro y espirar. Ejecutar cuatro repeticiones completas de este modo; al final de la cuarta repetición, mantener las mancuernas en la posición máxima y realizar cuatro repeticiones parciales desde la mitad superior del recorrido hasta abajo, o hasta que la parte inferior de los brazos quede paralela al suelo. En la cuarta repetición efectuada de esta manera, bajar las mancuernas hasta la longitud de los brazos y realizar cuatro repeticiones parciales desde la mitad inferior del recorrido hacia

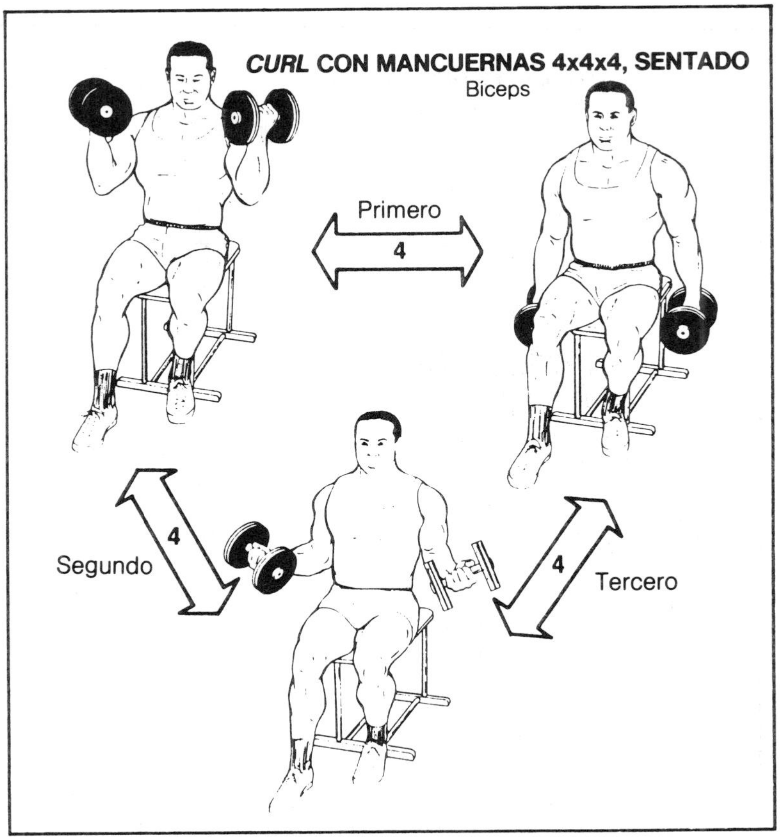

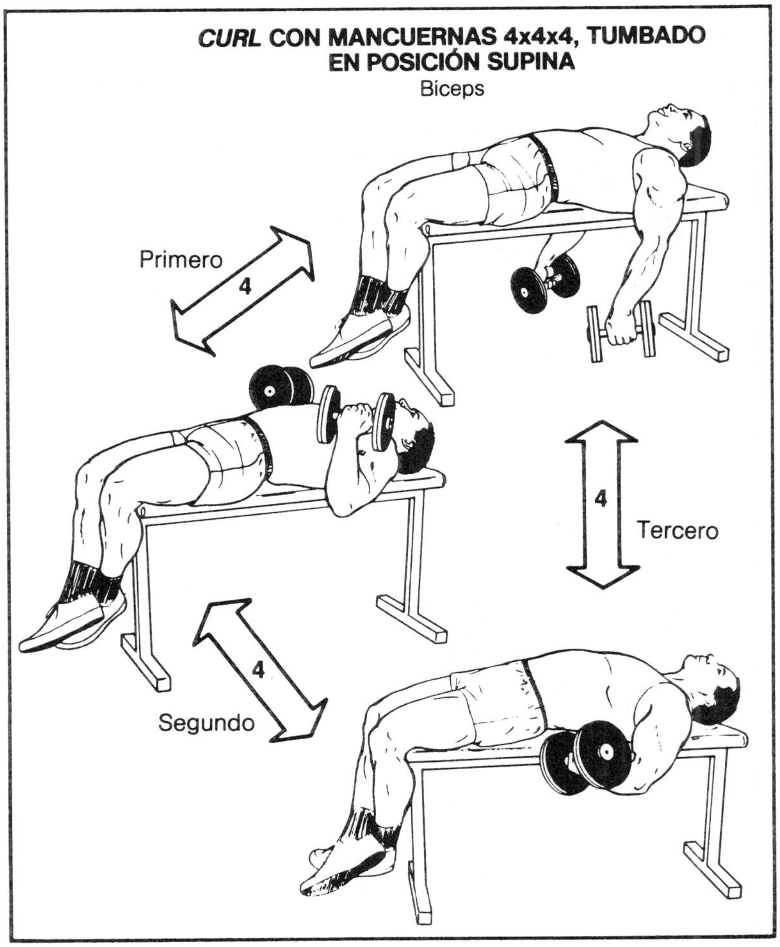

CURL CON MANCUERNAS, SENTADO EN BANCO INCLINADO, AUMENTANDO LOS PESOS

Bíceps

Fig. 1

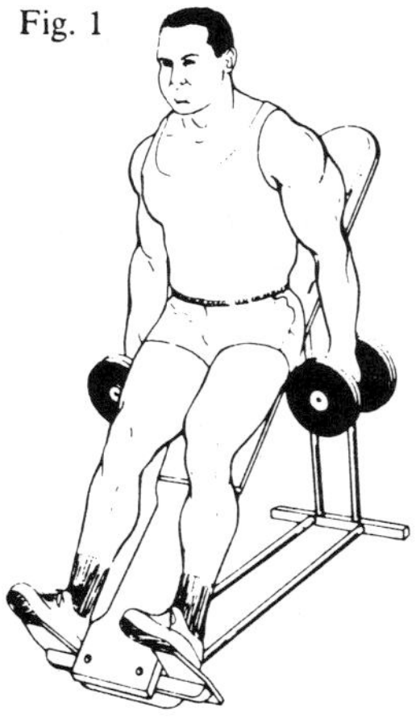

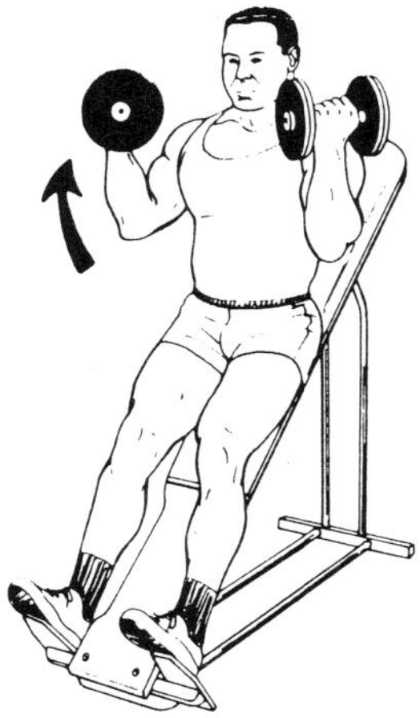

Fig. 2

CURL CON MANCUERNAS, SENTADO, AUMENTANDO LOS PESOS

Bíceps

Fig. 1

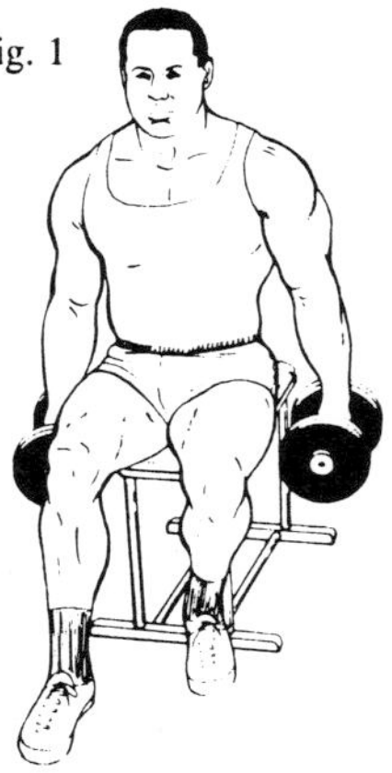

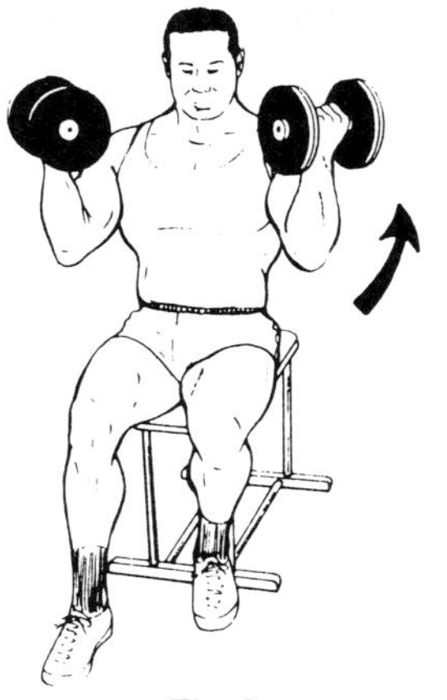

Fig. 2

arriba, o hasta que la parte inferior de los brazos quede paralela al suelo. Un total de doce repeticiones completarán una serie.

★ *Curl* con mancuernas 4 × 4 × 4, sentado

Coger una mancuerna en cada mano y sentarse en el extremo de un banco con la espalda recta, la cabeza levantada y los pies firmemente plantados en el suelo. Con las mancuernas colgando a la longitud de los brazos desde los lados, palmas hacia adentro, inspirar y ejecutar *curl* hasta la altura de los hombros. Al comenzar el *curl* y llevar las mancuernas más allá de los muslos, girar las palmas hacia arriba y mantenerlas en esa posición hasta bajar nuevamente los pesos cerca de la parte superior de los muslos, antes de girar las palmas hacia adentro y espirar. Ejecutar cuatro repeticiones completas de este modo; al final de la cuarta repetición, mantener las mancuernas en la posición máxima y realizar cuatro repeticiones parciales desde la mitad superior del recorrido hasta abajo, o hasta que la parte inferior de los brazos quede paralela al suelo. En la cuarta repetición efectuada de esta manera, bajar las mancuernas hasta la longitud de los brazos y realizar cuatro repeticiones parciales desde la mitad inferior del recorrido hacia arriba, o hasta que la parte inferior de los brazos quede paralela al suelo. Un total de doce repeticiones completarán una serie.

★ *Curl* con mancuernas 4 × 4 × 4, tumbado en posición supina

Coger una mancuerna en cada mano y tumbarse en posición supina sobre un banco plano. Con las mancuernas colgando a la longitud de los brazos desde los lados, palmas hacia adentro, inspirar y ejecutar *curl* hasta la altura de los hombros. Al comenzar el *curl* y llevar las mancuernas más allá de los muslos, girar las palmas hacia arriba y mantenerlas en esa posición hasta bajar nuevamente los pesos cerca de la parte superior de los muslos, antes de girar las palmas hacia adentro y espirar. Ejecutar cuatro repeticiones completas de este modo; al final de la cuarta repetición, mantener las mancuernas en la posición máxima y realizar cuatro repeticiones parciales desde la mitad superior del recorrido hasta abajo, o hasta que la parte inferior de los brazos quede paralela al suelo. En la cuarta repetición efectuada de esta manera, bajar las mancuernas hasta la longitud de los brazos y realizar cuatro repeticiones parciales desde la mitad inferior del recorrido hacia arriba, o hasta que la parte inferior de los brazos quede paralela al suelo. Un total de doce repeticiones completarán una serie.

★ *Curl* con mancuernas, sentado en banco inclinado, aumentando los pesos

Este tipo de ejercicio es bueno para modelar los bíceps o para mejorar su tono muscular, pero no se recomienda a los que estén interesados en aumentar el tamaño del músculo. El propósito del ejercicio es comenzar con las mancuernas más livianas. Coger una de estas mancuernas en cada mano y sentarse sobre un banco inclinado, con la espalda recta, la cabeza levantada y los pies plantados en los apoya-pies, con las mancuernas a la longitud de los brazos, palmas hacia adentro, a los lados. Inspirar y ejecutar *curl* de mancuernas hacia arriba hasta la altura de los hombros. Al comenzar el *curl* y cuando las mancuernas estén más allá de los muslos girar las palmas hacia arriba y mantenerlas en esa posición durante el ejercicio, hasta que se bajen los pesos; al estar nuevamente cerca de la parte superior de los muslos, volver las palmas a la posición inicial y espirar. Ejecutar de cuatro a seis repeticiones con el primer conjunto de pesas. Una vez cumplido esto, de inmediato cambiar de mancuernas y repetir el ejercicio con un conjunto más pesado. Continuar aumentando el peso hasta ser capaz de ejecutar una repetición.

★ *Curl* con mancuernas, sentado, aumentando los pesos

Este tipo de ejercicio es bueno para modelar los bíceps o para mejorar su tono muscular, pero no se recomienda a los que estén interesados en aumentar el tamaño del músculo. El propósito del ejercicio es comenzar con las mancuernas más livianas. Coger una de estas mancuernas en cada mano y sentarse sobre un banco inclinado, con la espalda recta, la cabeza levantada y los pies plantados en el suelo, con las mancuernas a la longitud de los brazos, palmas hacia adentro, a los lados. Inspirar y ejecutar *curl* de mancuernas hacia arriba hasta la altura de los hombros. Al comenzar el *curl* y cuando las mancuernas estén más allá de los muslos girar las palmas hacia arriba y mantenerlas en esa posición durante el ejercicio, hasta que se bajen los pesos; al estar nuevamente cerca de la parte superior de los muslos, volver las palmas a la posición inicial y espirar. Ejecutar de cuatro a seis repeticiones con el primer conjunto de mancuernas. Una vez cumplido esto, de inmediato cambiar de mancuernas y repetir el ejercicio con un conjunto más pesado. Continuar aumentando el peso hasta ser capaz de ejecutar una repetición.

★ *Curl* con mancuernas, sentado con espalda apoyada, aumentando los pesos

Este tipo de ejercicio es bueno para modelar los bíceps o para mejorar su tono muscular, pero no se recomienda a los que estén interesados en aumentar el tamaño del músculo. El propósito del ejercicio es

CURL CON MANCUERNAS, SENTADO CON ESPALDA APOYADA, AUMENTANDO LOS PESOS

Bíceps

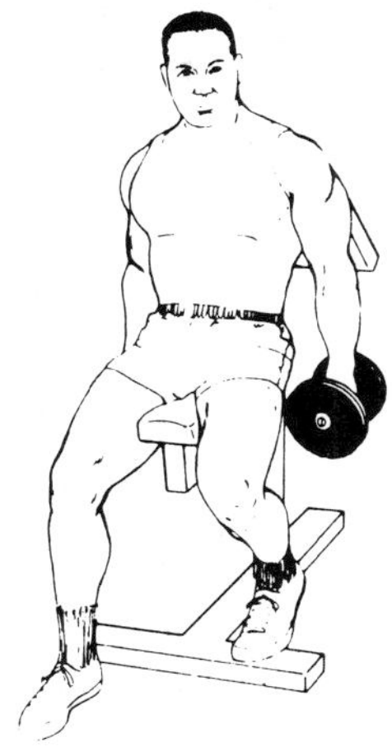

Fig. 1

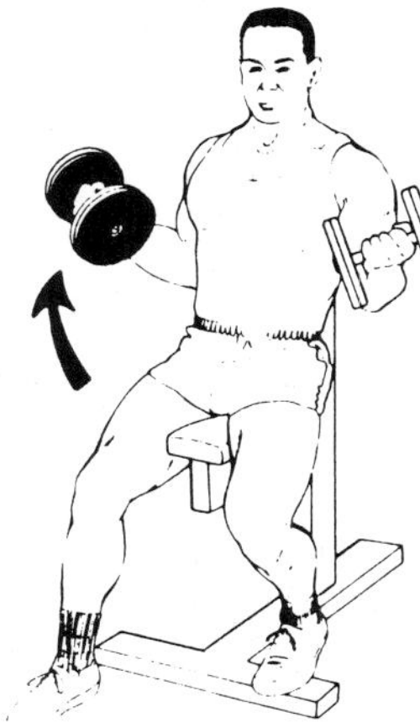

Fig. 2

CURL CON MANCUERNAS, TUMBADO EN POSICIÓN SUPINA, AUMENTANDO LOS PESOS

Bíceps

Fig. 1

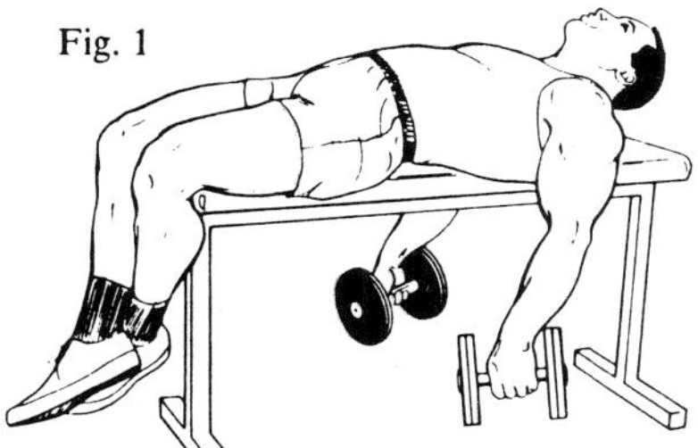

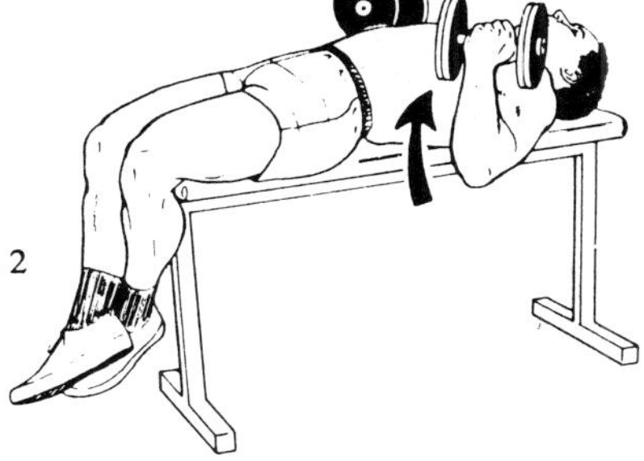

Fig. 2

CURL CON MANCUERNAS, DE PIE, AUMENTANDO LOS PESOS
Biceps

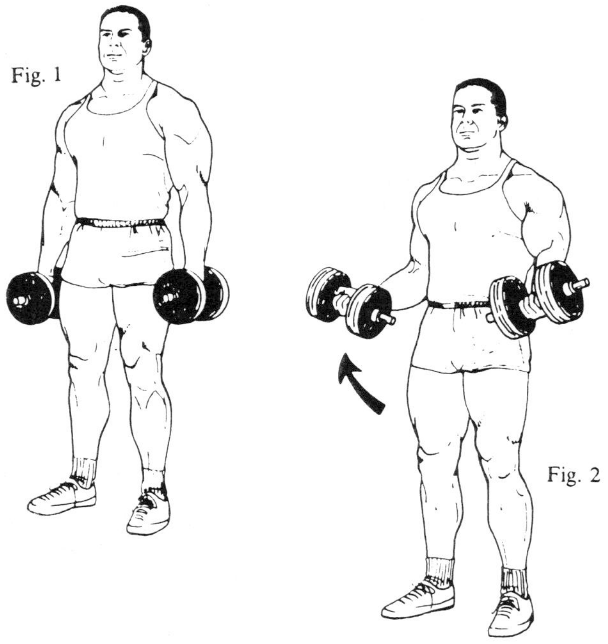

CURL CON MANCUERNAS SOBRE BANCO INCLINADO, AUMENTANDO LOS PESOS
Biceps

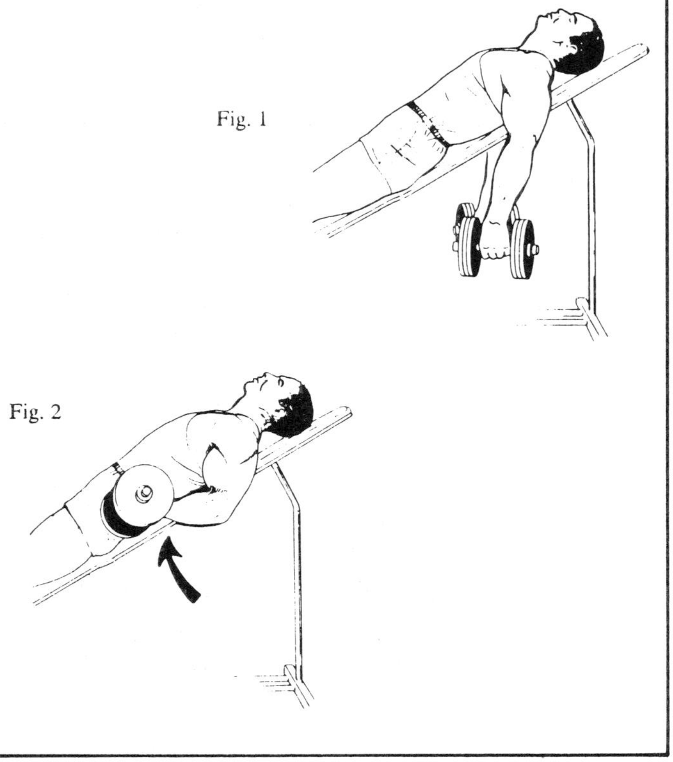

comenzar con las mancuernas más livianas. Coger una de estas mancuernas en cada mano y sentarse en una silla con la espalda contra el respaldo, la cabeza levantada y los pies firmemente plantados en el suelo, con las mancuernas a la longitud de los brazos, palmas hacia adentro, a los lados. Inspirar y ejecutar *curl* de mancuernas hacia arriba hasta la altura de los hombros. Al comenzar el *curl* y cuando las mancuernas estén más allá de los muslos girar las palmas hacia arriba y mantenerlas en esa posición durante el ejercicio, hasta que se bajen los pesos; al estar nuevamente cerca de la parte superior de los muslos, volver las palmas a la posición inicial y espirar. Ejecutar de cuatro a seis repeticiones con el primer conjunto de mancuernas. Una vez cumplido esto, de inmediato cambiar de mancuernas y repetir el ejercicio con un conjunto más pesado. Continuar aumentando el peso hasta ser capaz de ejecutar una repetición.

★ *Curl* con mancuernas, tumbado en posición supina, aumentando los pesos

Este tipo de ejercicio es bueno para modelar los bíceps o para mejorar su tono muscular, pero no se recomienda a los que estén interesados en aumentar el tamaño del músculo. El propósito del ejercicio es comenzar con las mancuernas más livianas. Coger una de estas mancuernas en cada mano y tumbarse en posición supina sobre un banco plano, con las piernas a los lados del banco y la cabeza levantada. Las mancuernas deberían sostenerse a la longitud de los brazos, colgando hacia abajo desde los hombros, palmas hacia adentro. Inspirar y ejecutar *curl* de mancuernas hacia arriba hasta la altura de los hombros. Al comenzar el *curl*, girar las palmas hacia arriba y mantenerlas en esa posición durante el ejercicio, hasta que se bajen los pesos; casi al finalizar el ejercicio, volver a llevar las palmas a la posición inicial y espirar. Ejecutar de cuatro a seis repeticiones con el primer conjunto de mancuernas. Una vez cumplido esto, de inmediato cambiar de mancuernas y repetir el ejercicio con un conjunto más pesado. Continuar aumentando el peso hasta ser capaz de ejecutar una repetición.

★ *Curl* con mancuernas, de pie, aumentando los pesos

Este tipo de ejercicio es bueno para modelar los bíceps o para mejorar su tono muscular, pero no se recomienda a los que estén interesados en aumentar el tamaño del músculo. El propósito del ejercicio es comenzar con las mancuernas más livianas. Coger una de estas mancuernas en cada mano y permanecer de pie, erguido, con la espalda recta, la cabeza levantada y los pies separados unos 32 cm. Las mancuernas deberían sostenerse a la longitud de los brazos, colgando hacia abajo desde los hombros, palmas hacia adentro. Inspirar y ejecutar *curl* de mancuernas hacia arriba hasta la altura de los hombros. Al comenzar el *curl*, girar las palmas hacia arriba y mantenerlas en esa posición durante el ejercicio, hasta que se bajen los pesos; casi al finalizar el ejercicio, volver a llevar las palmas a la posición inicial y espirar. Ejecutar de cuatro a seis repeticiones con el primer conjunto de mancuernas. Una vez cumplido esto, de inmediato cambiar de mancuernas y repetir el ejercicio con un conjunto más pesado. Continuar aumentando el peso hasta ser capaz de ejecutar una repetición.

★ *Curl* con mancuernas, sobre banco inclinado, aumentando los pesos

Este tipo de ejercicio es bueno para modelar los bíceps o para mejorar su tono muscular, pero no se recomienda a los que estén interesados en aumentar el tamaño del músculo. El propósito del ejercicio es comenzar con las mancuernas más livianas. Coger una de estas mancuernas en cada mano y tumbarse de espaldas sobre un banco inclinado, con la cabeza levantada y los pies en los apoya-pies. Las mancuernas deberían sostenerse a la longitud de los brazos, colgando hacia abajo desde los hombros, palmas hacia adentro. Inspirar y ejecutar *curl* de mancuernas hacia arriba hasta la altura de los hombros. Al comenzar el *curl* girar las palmas hacia arriba y mantenerlas en esa posición durante el ejercicio, hasta que se bajen los pesos; casi al finalizar el ejercicio, volver a llevar las palmas a la posición inicial y espirar. Ejecutar de cuatro a seis repeticiones con el primer conjunto de mancuernas. Una vez cumplido esto, de inmediato cambiar de mancuernas y repetir el ejercicio con un conjunto más pesado. Continuar aumentando el peso hasta ser capaz de ejecutar una repetición.

▲ *Curl* con barra Z, sentado con espalda apoyada, asimiento estrecho

Coger una barra de *curl* Z con ambas manos, empleando un asimiento de palmas hacia arriba, lo más cerca posible de la línea curva. Sentarse en una silla con la espalda apoyada en el respaldo, la cabeza levantada y los pies firmemente plantados en el suelo. Colocar el dorso de las manos sobre la parte superior de los muslos, a unos dos tercios de distancia respecto de las rodillas. Inspirar y ejecutar el *curl* de barra Z hacia arriba con un movimiento semicircular, hasta que los bíceps y los antebrazos se toquen, y la barra Z esté casi debajo de la barbilla. Volver a llevar el peso a la posición inicial utilizando un recorrido semicircular similar y espirar.

CURL CON BARRA Z, SENTADO CON ESPALDA APOYADA, ASIMIENTO ESTRECHO

Bíceps externos

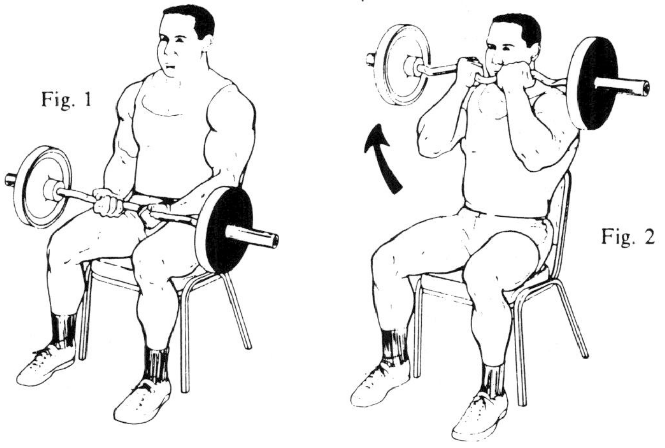

CURL CON BARRA Z, SENTADO CON ESPALDA APOYADA, ASIMIENTO INTERMEDIO

Bíceps principales

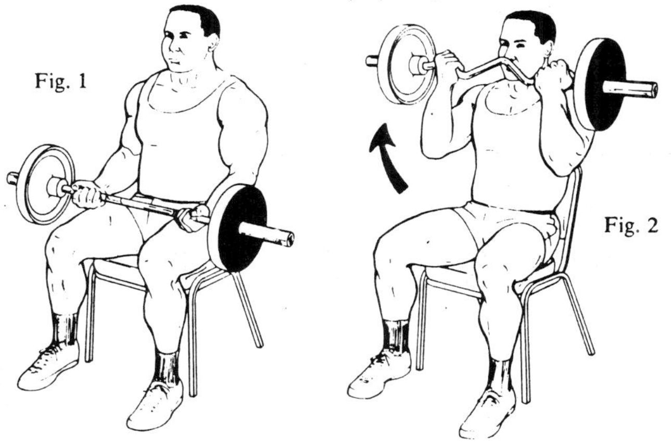

CURL CON BARRA Z, SENTADO, ASIMIENTO ESTRECHO

Bíceps externos

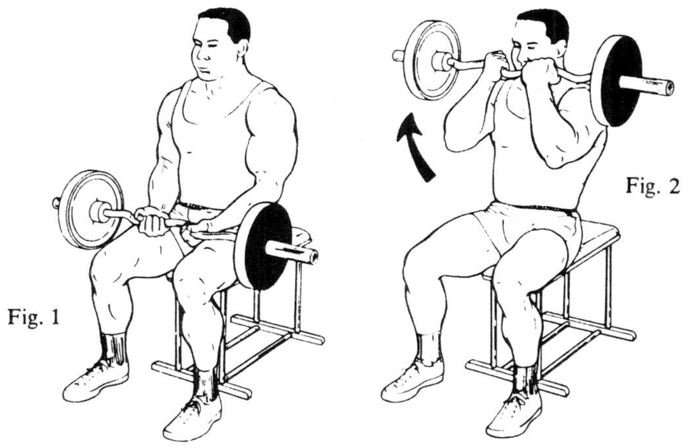

***CURL* CON BARRA Z, SENTADO, ASIMIENTO INTERMEDIO**
Bíceps principales

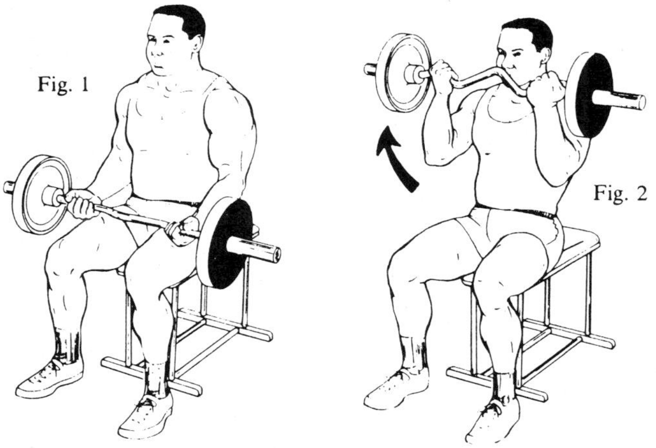

***CURL* CON BARRA Z, DE RODILLAS, ASIMIENTO ESTRECHO**
Bíceps externos

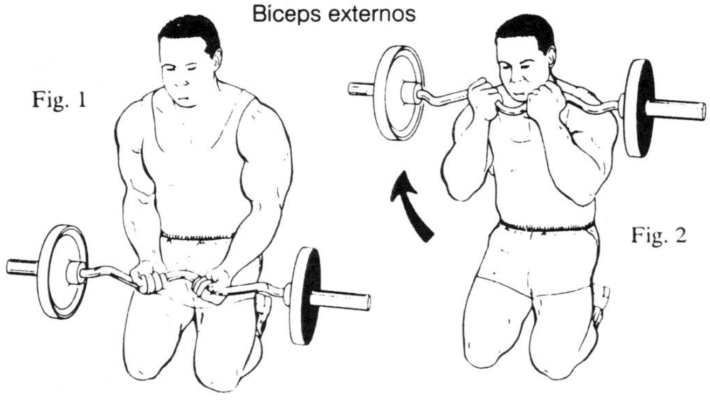

***CURL* CON BARRA Z EN BANCO INCLINADO, ASIMIENTO ESTRECHO**
Bíceps externos

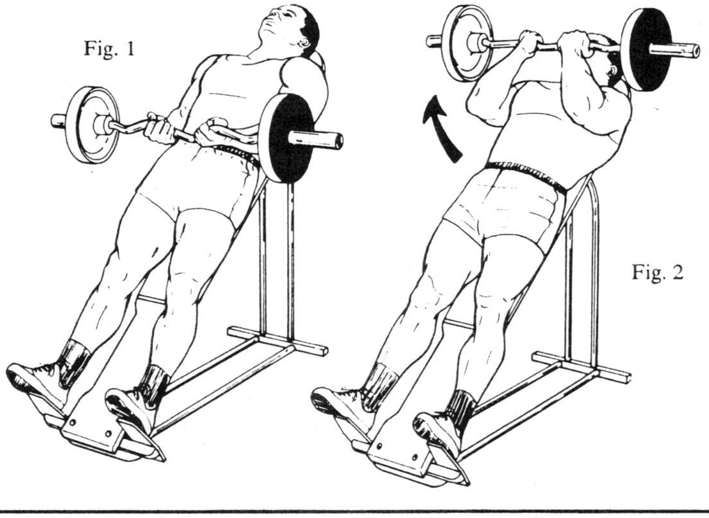

▲ *Curl* con barra Z, sentado con espalda apoyada, asimiento intermedio

Coger una barra de *curl* Z con ambas manos, empleando un asimiento de palmas hacia arriba sobre las líneas curvas de la parte media. Sentarse en una silla con la espalda apoyada en el respaldo, la cabeza levantada y los pies firmemente plantados en el suelo. Colocar el dorso de las manos a los lados de los muslos, a unos dos tercios de distancia respecto de las rodillas. Inspirar y ejecutar el *curl* de barra Z hacia arriba con un movimiento semicircular, hasta que los bíceps y los antebrazos se toquen, y la barra Z esté casi debajo de la barbilla. Volver a llevar el peso a la posición inicial utilizando un recorrido semicircular similar y espirar.

▲ *Curl* con barra Z, sentado, asimiento estrecho

Coger una barra de *curl* Z con ambas manos, empleando un asimiento de palmas hacia arriba, lo más cerca posible de la línea curva central. Sentarse en el extremo de un banco plano con la espalda recta, la cabeza levantada y los pies firmemente plantados en el suelo. Colocar el dorso de las manos sobre la parte superior de los muslos, a unos dos tercios de distancia respecto de las rodillas. Inspirar y ejecutar el *curl* de barra Z hacia arriba con un movimiento semicircular, hasta que los bíceps y los antebrazos se toquen, y la barra Z esté casi debajo de la barbilla. Volver a llevar el peso a la posición inicial utilizando un recorrido semicircular similar y espirar.

▲ *Curl* con barra Z, sentado, asimiento intermedio

Coger una barra de *curl* Z con ambas manos, empleando un asimiento de palmas hacia arriba, sobre la parte media del espacio curvo de la barra. Sentarse en el extemo de un banco plano con la espalda recta, la cabeza levantada y los pies firmemente plantados en el suelo. Colocar el dorso de las manos sobre la parte superior de los muslos, a unos dos tercios de distancia respecto de las rodillas. Inspirar y ejecutar el *curl* de barra Z hacia arriba con un movimiento semicircular, hasta que los bíceps y los antebrazos se toquen, y la barra Z esté casi debajo de la barbilla. Volver a llevar el peso a la posición inicial utilizando un recorrido semicircular similar y espirar.

▲ *Curl* con barra Z, de rodillas, asimiento estrecho

Coger una barra de *curl* Z con ambas manos, empleando un asimiento de palmas hacia arriba, lo más cerca posible de la línea curva central. Arrodillarse en el suelo, de modo que los muslos y las pantorrillas se toquen. Colocar el dorso de las manos sobre la parte superior de los muslos, a unos dos tercios de distancia respecto de la rodillas. Inspirar y ejecutar el *curl* de barra Z hacia arriba con un movimiento semicircular, hasta que los bíceps y los antebrazos se toquen, y la barra Z esté casi debajo de la barbilla. Volver a llevar el peso a la posición inicial utilizando un recorrido semicircular similar y espirar.

▲ *Curl* con barra Z, de rodillas, asimiento intermedio

Bíceps principales

Coger una barra de *curl* Z con ambas manos, empleando un asimiento de palmas hacia arriba, sobre la parte intermedia de la barra. Arrodillarse en el suelo, de modo que los muslos y las pantorrillas se toquen. Colocar el dorso de las manos a los lados de los muslos, a unos dos tercios de distancia respecto de las rodillas. Inspirar y ejecutar el *curl* de barra Z hacia arriba con un movimiento semicircular, hasta que los bíceps y los antebrazos se toquen, y la barra Z esté casi debajo de la barbilla. Volver a llevar el peso a la posición inicial utilizando un recorrido semicircular similar y espirar.

▲ *Curl* con barra Z, en banco inclinado, asimiento estrecho

Coger una barra de *curl* Z con ambas manos, empleando un asimiento de palmas hacia arriba sobre las primeras curvas de la barra. Tumbarse de espaldas sobre un banco inclinado, con la barra Z sostenida a la longitud de los brazos delante del cuerpo y descansando sobre la parte superior de los muslos. Inspirar y ejecutar el *curl* de barra Z hacia arriba con un movimiento semicircular, hasta que los bíceps y los antebrazos se toquen. Mantener la parte superior de los brazos junto a los lados. Volver a llevar el peso a la posición inicial y espirar.

▲ *Curl* con barra Z, sobre banco inclinado, asimiento intermedio

Coger una barra de *curl* Z con ambas manos, empleando un asimiento de palmas hacia arriba sobre las curvas intermedias de la barra. Tumbarse de espaldas sobre un banco inclinado, con la barra Z sostenida a la longitud de los brazos delante del cuerpo y descansando sobre la parte superior de los muslos. Inspirar y ejecutar el *curl* de barra Z hacia arriba con un movimiento semicircular, hasta que los bíceps y los antebrazos se toquen. Mantener la parte superior de los brazos junto a los lados. Volver a llevar el peso a la posición inicial y espirar.

▲ *Curl* con barra Z, sentado en banco inclinado, asimiento estrecho

Coger una barra de *curl* Z con ambas manos, empleando un asimiento de palmas hacia arriba, lo más cerca posible sobre

CURL CON BARRA Z SOBRE BANCO INCLINADO, ASIMIENTO INTERMEDIO

Bíceps

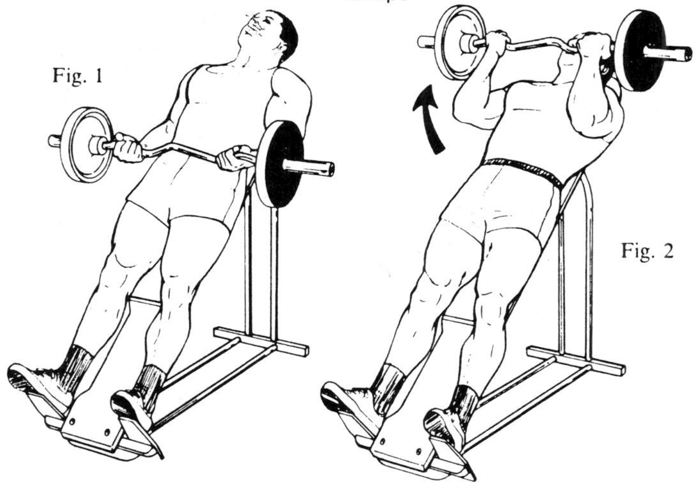

CURL CON BARRA Z, SENTADO EN BANCO INCLINADO, ASIMIENTO ESTRECHO

Bíceps externos

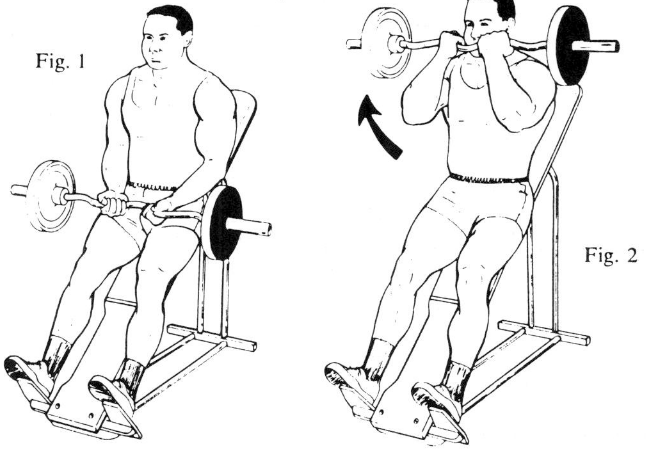

CURL CON BARRA Z SENTADO EN BANCO INCLINADO, ASIMIENTO INTERMEDIO

Bíceps principales

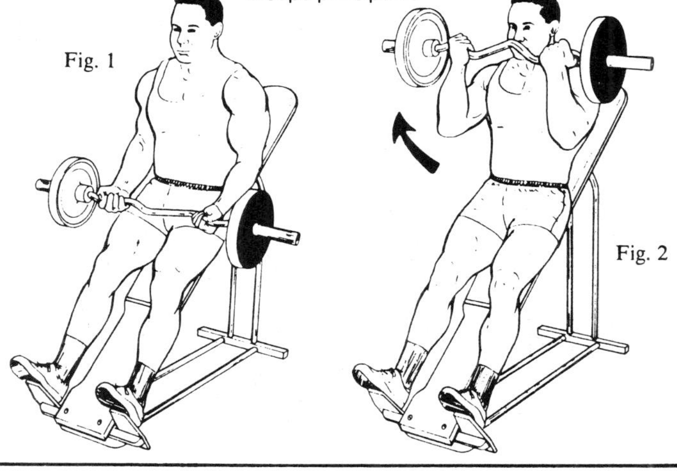

CURL CON BARRA Z, DE PIE, ASIMIENTO INTERMEDIO
Bíceps y parte inferior de la espalda

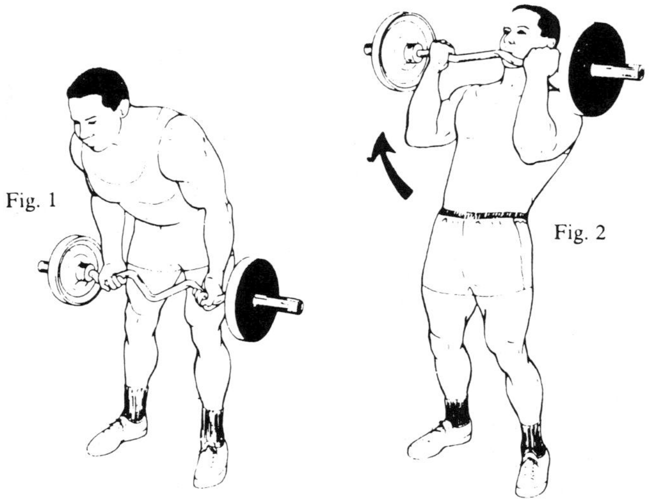

CURL CON BARRA Z SENTADO, ASIMIENTO INVERTIDO INTERMEDIO
Bíceps externos y antebrazos

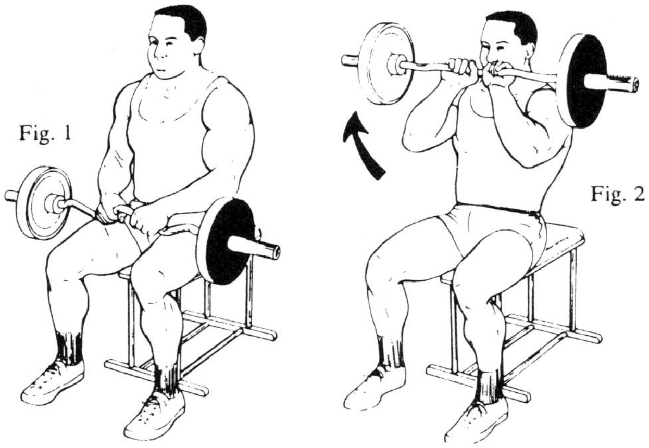

CURL CON BARRA Z, SENTADO EN BANCO INCLINADO, ASIMIENTO INVERTIDO ESTRECHO
Bíceps externos y antebrazos

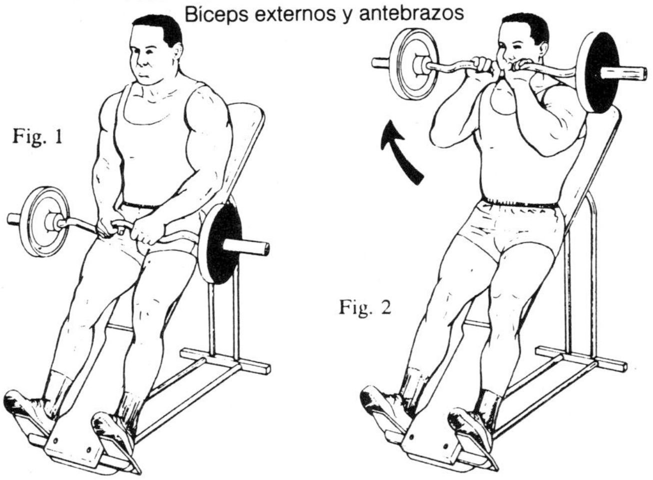

las líneas curvas de la barra. Sentarse sobre un banco inclinado con la espalda recta, la cabeza levantada y los pies en los apoya-pies. Colocar el dorso de las manos a los lados de los muslos, aproximadamente a unos dos tercios de distancia respecto de las rodillas. Inspirar y ejecutar el *curl* de barra Z hacia arriba con un movimiento semicircular, hasta que los bíceps y los antebrazos se toquen, y la barra Z esté casi debajo de la barbilla. Volver a llevar el peso a la posición inicial utilizando un recorrido similar y respirar.

▲ *Curl* con barra Z, sentado en banco inclinado, asimiento intermedio

Coger una barra de *curl* Z con ambas manos, empleando un asimiento de palmas hacia arriba sobre las líneas curvas intermedias de la barra. Sentarse sobre un banco inclinado con la espalda recta, la cabeza levantada y los pies en los apoya-pies. Colocar el dorso de las manos a los lados de los muslos, aproximadamente a unos dos tercios de distancia respecto de las rodillas. Inspirar y ejecutar el *curl* de barra Z hacia arriba con un movimiento semicircular, hasta que los bíceps y los antebrazos se toquen, y la barra Z esté casi debajo de la barbilla. Volver a llevar el peso a la posición inicial utilizando un recorrido similar y respirar.

■ *Curl* con barra Z, de pie, asimiento estrecho
Bíceps externos y parte inferior de la espalda

Sostener una barra Z con ambas manos empleando un asimiento de palmas hacia arriba sobre las primeras curvas de la barra. Permanecer de pie, erguido, con los pies separados unos 32 cm. Con la barra Z a la longitud de los brazos contra la parte superior de los muslos, inspirar y ejecutar *curl* de barra hacia arriba hasta la altura de los hombros, utilizando los bíceps y meciéndose ligeramente hacia atrás para que trabaje la parte inferior de la espalda. Esto permitirá manejar pesos mayores. Al bajar la barra Z de regreso a la posición inicial, hacerlo de manera controlada a fin de que los bíceps resistan el peso tanto como sea posible. Espirar al volver a la posición inicial.

■ *Curl* con barra Z, de pie, asimiento intermedio

Sostener una barra Z con ambas manos empleando un asimiento de palmas hacia arriba sobre las curvas espaciadoras intermedias. Permanecer de pie, erguido, con los pies separados unos 32 cm. Con la barra Z a la longitud de los brazos contra la parte superior de los muslos, inspirar y ejecutar *curl* de barra hacia arriba hasta la altura de los hombros, utilizando los bíceps y meciéndose ligeramente hacia atrás para que trabaje la parte inferior de la espalda. Esto permitirá manejar pesos mayores. Al bajar la barra Z de regreso a la posición inicial, hacerlo de manera controlada a fin de que los bíceps resistan el peso tanto como sea posible. Espirar al volver a la posición inicial.

■ *Curl* con barra Z sentado, asimiento invertido intermedio

Coger una barra de *curl* Z con ambas manos empleando un asimiento de palmas hacia abajo, lo más cerca posible sobre la curva central de la barra. Sentarse en el extremo de un banco plano con la espalda recta, la cabeza levantada y los pies firmemente plantados en el suelo. Colocar el dorso de las manos sobre la parte superior de los muslos, aproximadamente a unos dos tercios de distancia de barra Z hacia arriba con un movimiento semicircular, hasta que los bíceps y los antebrazos se toquen, y la barra Z esté casi debajo de la barbilla. Volver a llevar el peso a la posición inicial utilizando un recorrido semicircular similar, y espirar.

■ *Curl* con barra Z, sentado en banco inclinado, asimiento invertido estrecho

Coger una barra de *curl* Z con ambas manos empleando un asimiento de palmas hacia abajo, lo más cerca posible sobre la curva central de la barra. Sentarse en un banco inclinado con la espalda recta, la cabeza levantada y los pies en los apoya-pies. Colocar el dorso de las manos sobre la parte superior de los muslos, aproximadamente a unos dos tercios de distancia respecto de las rodillas. Inspirar y ejecutar el *curl* de barra Z hacia arriba con un movimiento semicircular, hasta que los bíceps y los antebrazos se toquen, y la barra Z esté casi debajo de la barbilla. Volver a llevar el peso a la posición inicial utilizando un recorrido semicircular similar y espirar.

■ *Curl* con barra Z, sentado en banco inclinado, asimiento invertido intermedio

Coger una barra de *curl* Z con ambas manos empleando un asimiento de palmas hacia abajo, lo más cerca posible sobre las curvas intermedias de espacio. Sentarse en un banco inclinado con la espalda recta, la cabeza levantada y los pies en los apoya-pies. Colocar el dorso de las manos sobre la parte superior de los muslos, aproximadamente a unos dos tercios de distancia respecto de las rodillas. Inspirar y ejecutar el *curl* de barra Z hacia arriba con un movimiento semicircular, hasta que los bíceps y los antebrazos se toquen, y la barra Z esté casi debajo de la barbilla. Volver a llevar el peso a la posición inicial utilizando un recorrido semicircular similar y espirar.

▲ *Curl* con barra Z, sentado con espalda apoyada, asimiento invertido estrecho

Coger una barra de *curl* Z con ambas manos empleando un asimiento de palmas

CURL CON BARRA Z SENTADO EN BANCO INCLINADO, ASIMIENTO INVERTIDO INTERMEDIO

Bíceps principales y antebrazos

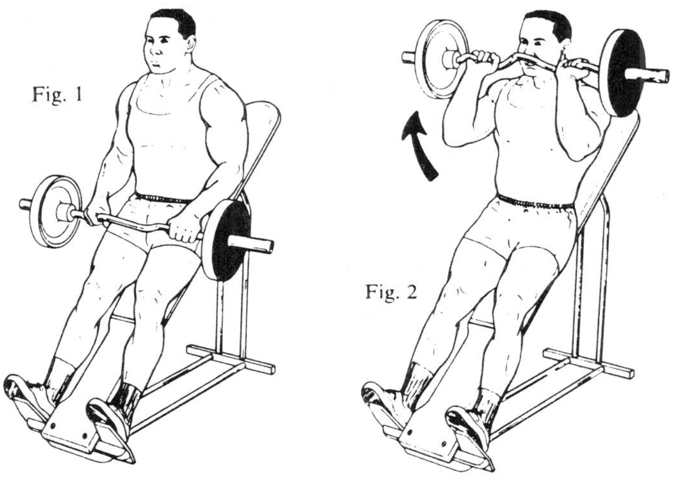

CURL CON BARRA Z SENTADO CON ESPALDA APOYADA, ASIMIENTO INVERTIDO ESTRECHO

Bíceps externos y antebrazos

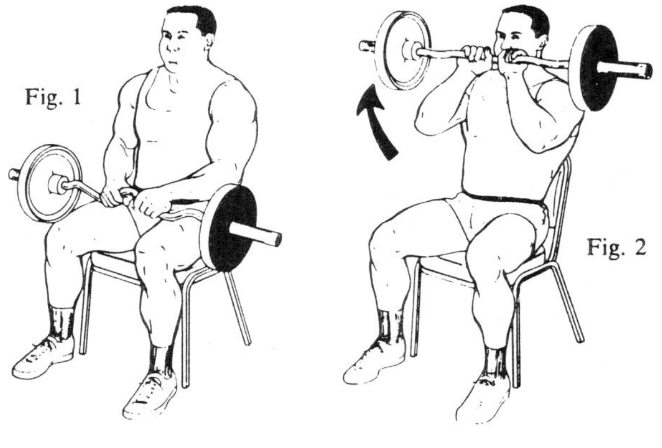

CURL CON BARRA Z SENTADO CON ESPALDA APOYADA, ASIMIENTO INVERTIDO INTERMEDIO

Bíceps principales y antebrazos

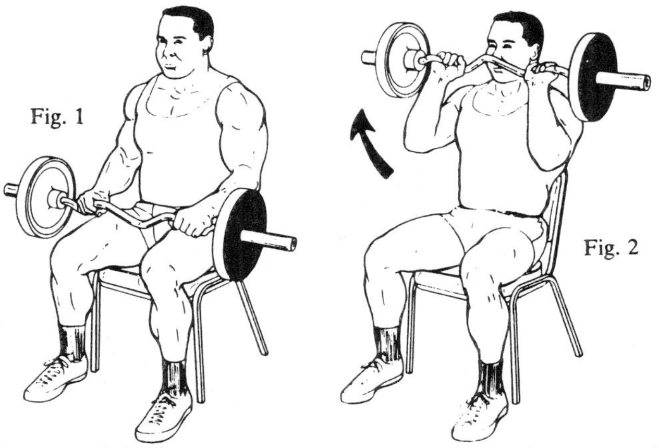

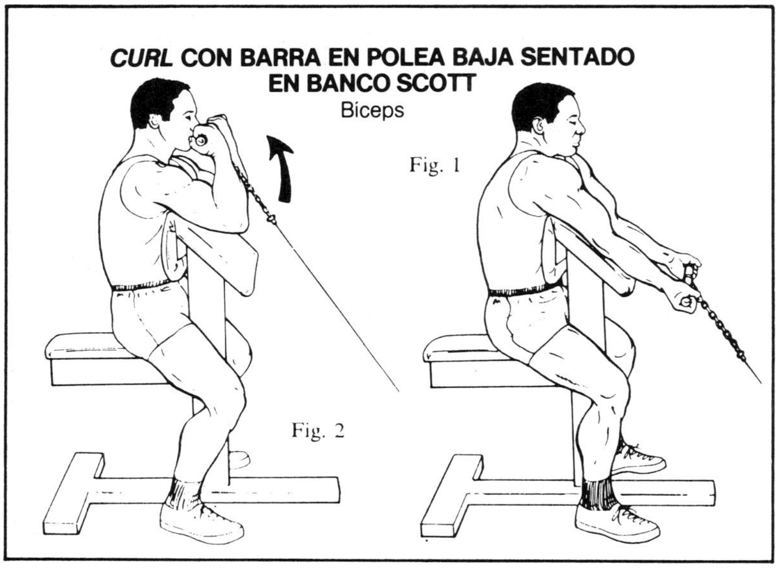

***CURL* CON BARRA EN POLEA BAJA SENTADO EN BANCO SCOTT**
Bíceps

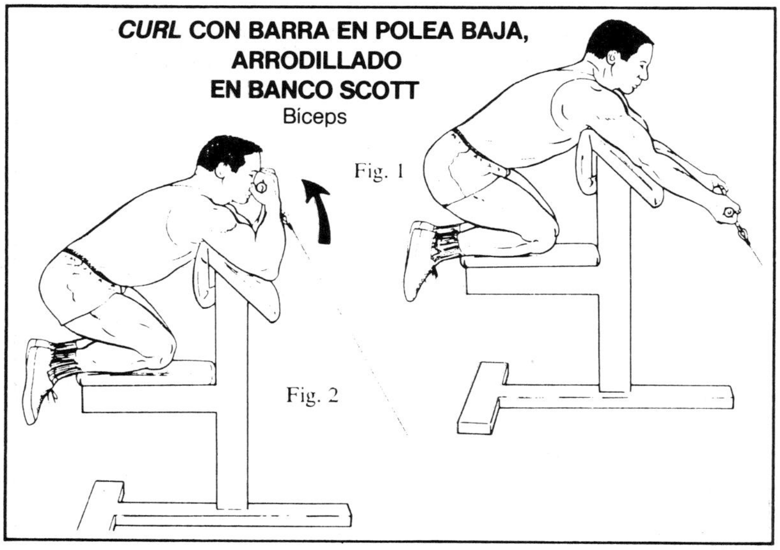

***CURL* CON BARRA EN POLEA BAJA, ARRODILLADO EN BANCO SCOTT**
Bíceps

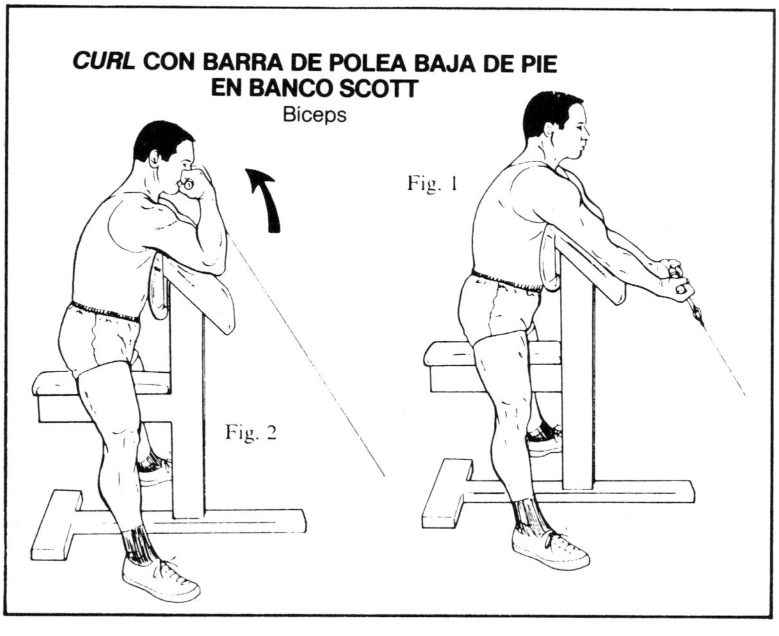

***CURL* CON BARRA DE POLEA BAJA DE PIE EN BANCO SCOTT**
Bíceps

hacia abajo, lo más cerca posible sobre la curva central de la barra. Sentarse en una silla con la espalda contra el respaldo, la cabeza levantada y los pies firmemente plantados en el suelo. Colocar el dorso de las manos sobre la parte superior de los muslos, aproximadamente a unos dos tercios de distancia respecto de las rodillas. Inspirar y ejecutar el *curl* invertido de barra Z hacia arriba con un movimiento semicircular, hasta que los bíceps y los antebrazos se toquen, y la barra Z esté casi debajo de la barbilla. Volver a llevar el peso a la posición inicial utilizando un recorrido semicircular similar y espirar.

▲ *Curl* con barra Z, sentado con espalda apoyada, asimiento invertido intermedio

Coger una barra de *curl* Z con ambas manos empleando un asimiento de palmas hacia abajo, sobre las curvas intermedias de espaciado. Sentarse en una silla con la espalda contra el respaldo, la cabeza levantada y los pies firmemente plantados en el suelo. Colocar el dorso de las manos a los lados de los muslos, aproximadamente a unos dos tercios de distancia respecto de las rodillas. Inspirar y ejecutar el *curl* invertido de barra Z hacia arriba con un movimiento semicircular, hasta que los bíceps y los antebrazos se toquen, y la barra Z esté casi debajo de la barbilla. Volver a llevar el peso a la posición inicial utilizando un recorrido semicircular similar y espirar.

▲ *Curl* con barra Z, de rodillas, asimiento invertido estrecho

Bíceps principales y antebrazos

Coger una barra de *curl* Z con ambas manos empleando un asimiento de palmas hacia abajo, lo más cerca posible sobre la curva central de la barra. Arrodillarse en el suelo, de manera que los muslos y las pantorrillas se toquen. Mantener la espalda recta y la cabeza levantada. Colocar el dorso de las manos sobre la parte superior de los muslos, aproximadamente a unos dos tercios de distancia respecto de las rodillas. Inspirar y ejecutar el *curl* de barra Z hacia arriba con un movimiento semicircular, hasta que los bíceps y los antebrazos se toquen, y la barra Z esté casi debajo de la barbilla. Volver a llevar el peso a la posición inicial utilizando un recorrido semicircular similar y espirar.

▲ *Curl* con barra en polea baja sentado en banco Scott

Atar una barra corta a los dos cables de la polea baja de una máquina de pared. Colocar un banco Scott delante de la polea, de frente a la máquina y a una distancia que permita a los brazos aguantar los pesos con la barra a la longitud de los brazos, empleando un asimiento de palmas hacia arriba. Coger la barra corta mientras se permanece frente a la polea y retroceder, sentándose sobre el banco Scott con los brazos sobre el extremo del banco apoyados en la almohadilla inclinada. Tratar de mantener la parte superior de los brazos hacia adentro al inspirar y ejecutar el *curl* llevando el peso hacia arriba con un movimiento semicircular, hasta que los antebrazos y los bíceps se toquen, y la barra esté casi debajo de la barbilla. Volver a la posición inicial empleando el mismo movimiento, con la parte superior de los brazos hacia arriba y espirar.

▲ *Curl* con barra en polea baja arrodillado en banco Scott

Atar una barra corta a los dos cables de la polea baja de una máquina de pared. Colocar un banco Scott delante de la polea, de frente a la máquina y a una distancia que permita a los brazos aguantar los pesos con la barra a la longitud de los brazos, empleando un asimiento de palmas hacia arriba. Coger la barra corta mientras se permanece frente a la polea y retroceder, arrodillándose sobre el banco Scott con los brazos sobre el extremo del banco apoyados en la almohadilla inclinada. Tratar de mantener la parte superior de los brazos hacia adentro al inspirar y ejecutar el *curl* llevando el peso hacia arriba con un movimiento semicircular, hasta que los antebrazos y los bíceps se toquen, y la barra esté casi debajo de la barbilla. Volver a la posición inicial empleando el mismo movimiento, con la parte superior de los brazos hacia arriba y espirar.

▲ *Curl* con barra en polea baja de pie en banco Scott

Atar una barra corta a los dos cables de la polea baja de una máquina de pared. Colocar un banco Scott delante de la polea, de frente a la máquina y a una distancia que permita a los brazos aguantar los pesos con la barra a la longitud de los brazos, empleando un asimiento de palmas hacia arriba. Coger la barra corta mientras se permanece frente a la máquina Universal y retroceder, colocándose a horcajadas en el asiento del banco Scott (sin sentarse) con los brazos sobre el extremo del banco apoyados en la almohadilla inclinada. Tratar de mantener la parte superior de los brazos hacia adentro al inspirar y ejecutar el *curl* llevando el peso hacia arriba con un movimiento semicircular, hasta que los antebrazos y los bíceps se toquen, y la barra esté casi debajo de la barbilla. Volver a la posición inicial empleando el mismo movimiento, con la parte superior de los brazos hacia arriba y espirar.

▲ *Curl* con barra en polea baja, de rodillas en banco Scott, asimiento invertido

Atar una barra corta a los dos cables de la polea baja de una máquina de pared. Co-

CURL CON BARRA EN POLEA BAJA, DE RODILLAS EN BANCO SCOTT, ASIMIENTO INVERTIDO

Bíceps y antebrazos

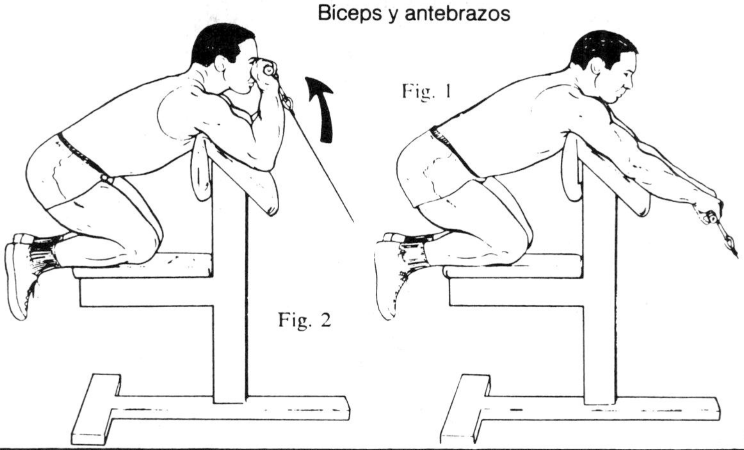

CURL CON BARRA EN POLEA BAJA, SENTADO EN BANCO SCOTT, ASIMIENTO INVERTIDO

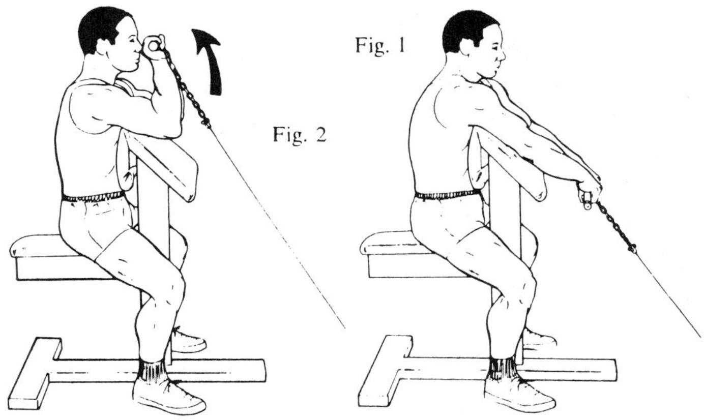

CURL CON BARRA EN POLEA BAJA, DE PIE EN BANCO SCOTT, ASIMIENTO INVERTIDO

Bíceps y antebrazos

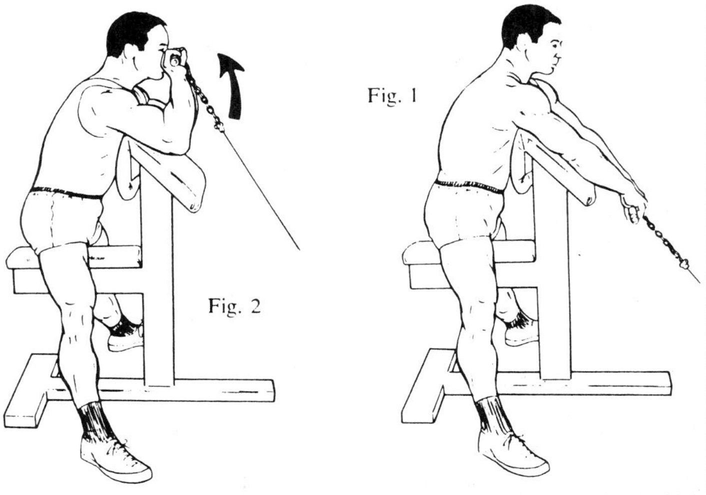

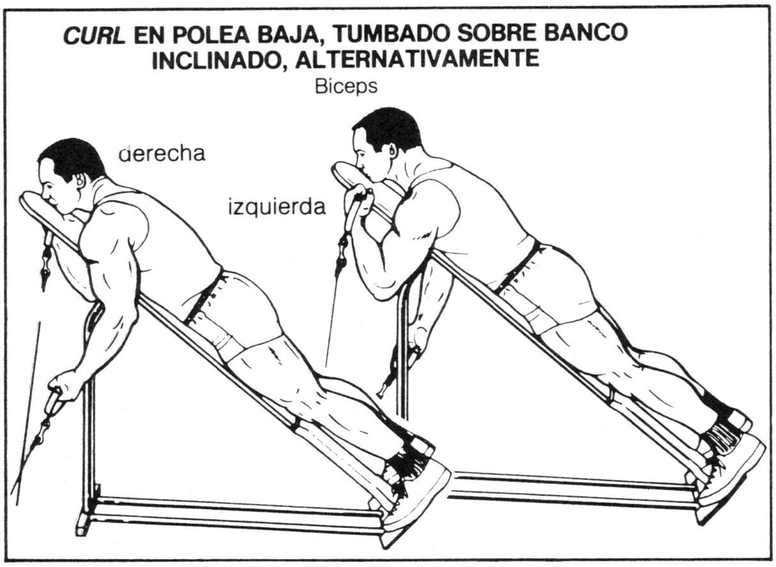

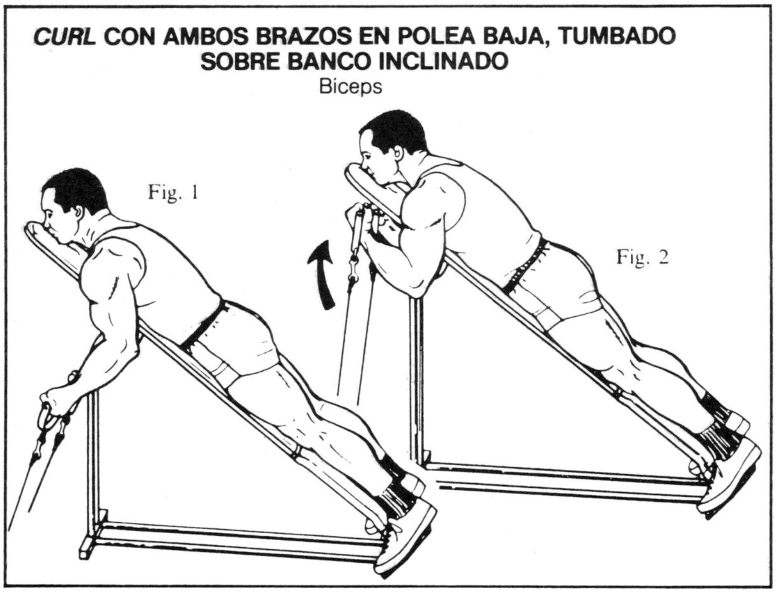

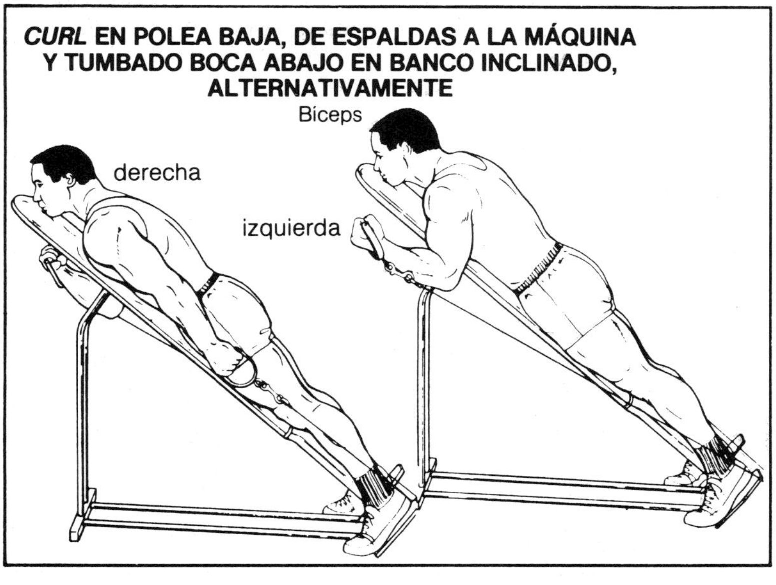

locar un banco Scott delante de la polea, de frente a la máquina y a una distancia que permita a los brazos aguantar los pesos con la barra a la longitud de los brazos, empleando un asimiento de palmas hacia abajo. Coger la barra corta mientras se permanece frente a la polea y retroceder, arrodillándose sobre el asiento del banco Scott, con los brazos sobre el extremo del banco apoyados en la almohadilla inclinada. Tratar de mantener la parte superior de los brazos hacia adentro al inspirar y ejecutar el *curl* llevando el peso hacia arriba con un movimiento semicircular, hasta que los antebrazos y los bíceps se toquen, y la barra esté casi debajo de la barbilla. Volver a la posición inicial empleando el mismo movimiento, con la parte superior de los brazos hacia arriba y espirar.

■ ***Curl* con barra en polea baja sentado en banco Scott, asimiento invertido**

Atar una barra corta a los dos cables de la polea baja de una máquina de pared. Colocar un banco Scott delante de la polea, de frente a la máquina y a una distancia que permita a los brazos aguantar los pesos con la barra a la longitud de los brazos, empleando un asimiento de palmas hacia abajo. Coger la barra corta mientras se permanece frente a la máquina Universal y retroceder, sentándose sobre el banco Scott con los brazos sobre el extremo del banco apoyados en la almohadilla inclinada. Tratar de mantener la parte superior de los brazos hacia adentro al inspirar y ejecutar el *curl* llevando el peso hacia arriba con un movimiento semicircular, hasta que los antebrazos y los bíceps se toquen, y la barra esté casi debajo de la barbilla. Volver a la posición inicial empleando el mismo movimiento, con la parte superior de los brazos hacia arriba y espirar.

■ ***Curl* con barra en polea baja de pie en banco Scott, asimiento invertido**

Atar una barra corta a los dos cables de la polea baja de una máquina de pared. Colocar un banco Scott delante de la polea, de frente a la máquina y a una distancia que permita a los brazos aguantar los pesos con la barra a la longitud de los brazos, empleando un asimiento de palmas hacia abajo. Coger la barra corta mientras se permanece frente a la máquina Universal y retroceder, colocándose a horcajadas en el asiento del banco Scott (sin sentarse), con los brazos sobre el extremo del banco apoyados en la almohadilla inclinada. Tratar de mantener la parte superior de los brazos hacia adentro al inspirar y ejecutar el *curl* llevando el peso hacia arriba con una movimiento semicircular, hasta que los antebrazos y los bíceps se toquen, y la barra esté casi debajo de la barbilla.

Volver a la posición inicial empleando el mismo movimiento, con la parte superior de los brazos hacia arriba y espirar.

■ Curl en polea baja, tumbado sobre banco inclinado, alternativamente

Colocar un banco inclinado delante de una polea de pared, con el extremo alto del banco lo más cerca posible de la máquina. Coger las dos asas de los cables de la polea inferior con ambas manos y tumbarse boca abajo sobre el banco inclinado. Con los brazos colgando hacia abajo verticales desde los hombros y las palmas hacia arriba, debería aguantarse un peso con cada mano, sin permitir que los cables se aflojen. Ejecutar el *curl* hacia arriba con la mano derecha hasta que el antebrazo y el bíceps derecho se toquen. Mantener la parte superior del brazo hacia adentro, a los lados y en posición vertical. Al comenzar a bajar la mano derecha nuevamente hasta la posición inicial, llevar la mano izquierda hacia arriba de una manera similar, de modo que cuando la mano derecha esté regresando a la posición inicial, la mano izquierda se halle en la posición máxima. Inspirar al trabajar con la mano izquierda.

■ *Curl* con ambos brazos en polea baja, tumbado sobre banco inclinado

Colocar un banco inclinado delante de una polea de pared, con el extremo alto del banco lo más cerca posible de la máquina. Coger las dos asas de los cables de la polea inferior con ambas manos y tumbarse boca abajo sobre el banco inclinado. Con los brazos colgando hacia abajo verticales desde los hombros y las palmas hacia arriba, debería aguantarse un peso con cada mano, sin permitir que los cables se aflojen. Inspirar y ejecutar el *curl* hacia arriba hasta que los antebrazos y los bíceps se toquen. Mantener la parte superior del brazo hacia adentro, a los lados y en posición vertical. Volver a la posición inicial y espirar.

■ *Curl* en polea baja, de espaldas a la máquina y tumbado boca abajo en banco inclinado, alternativamente

Colocar un banco inclinado delante de una polea de pared, con el extremo alto del banco lo más cerca posible de la máquina. Coger las dos asas de los cables de la polea inferior con ambas manos y tumbarse boca abajo sobre el banco inclinado. Con los brazos colgando hacia abajo verticales desde los hombros y las palmas hacia adelante, inspirar y ejecutar *curl* hacia arriba con la mano derecha hasta que el antebrazo y el bíceps derecho se toquen. La parte superior del brazo debería permanecer en una posición fija y hacia adentro, a los lados. Al comenzar a bajar la mano derecha nuevamente hasta la posición inicial, llevar la mano izquierda hacia

CURL CON AMBOS BRAZOS EN POLEA BAJA, BOCA ABAJO EN BANCO INCLINADO

Bíceps

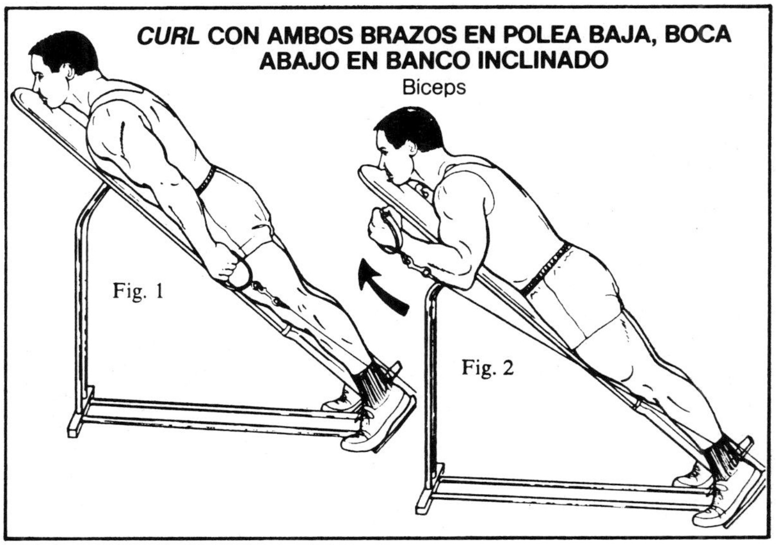

CURL CON BARRA EN POLEA ALTA, TENDIDO EN POSICIÓN SUPINA, ASIMIENTO ESTRECHO

Bíceps externos

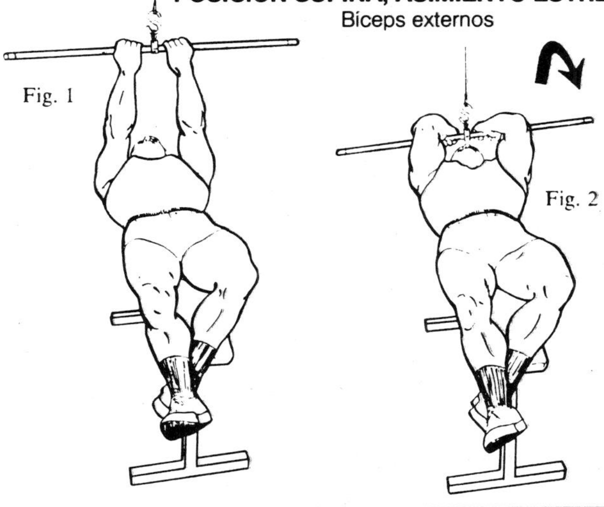

CURL CON BARRA EN POLEA ALTA, TENDIDO EN POSICIÓN SUPINA, ASIMIENTO INTERMEDIO

Bíceps

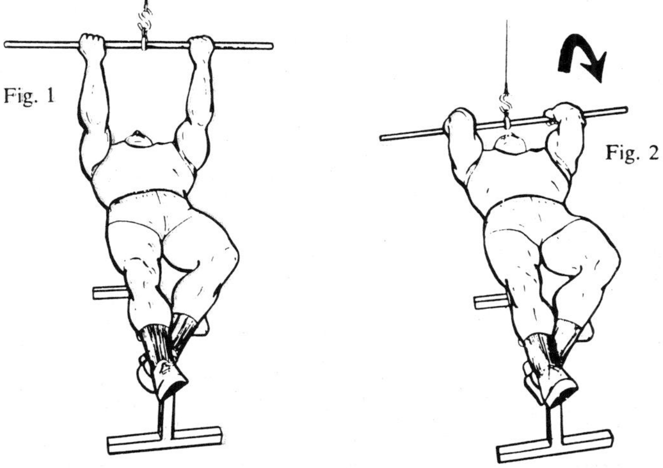

CURL CON BARRA EN POLEA ALTA, TENDIDO EN POSICIÓN SUPINA, ASIMIENTO ANCHO
Bíceps internos

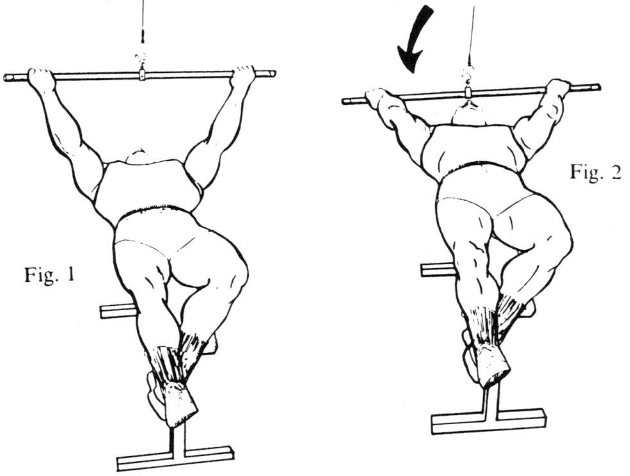

***CURL* CON BARRA EN MÁQUINA UNIVERSAL, SENTADO EN BANCO SCOTT**
Bíceps

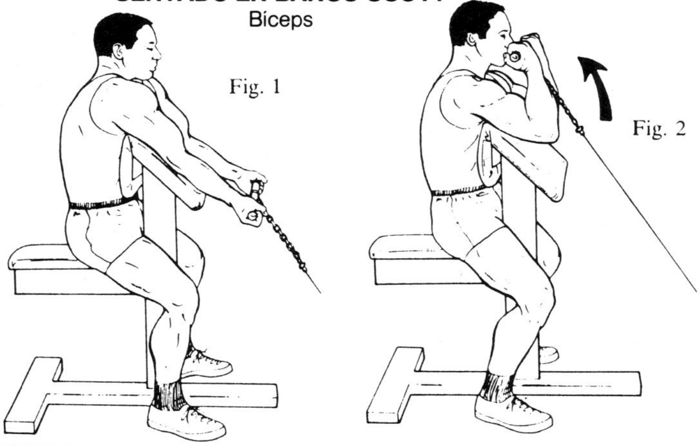

***CURL* CON BARRA EN MÁQUINA UNIVERSAL, DE PIE EN BANCO SCOTT**
Bíceps

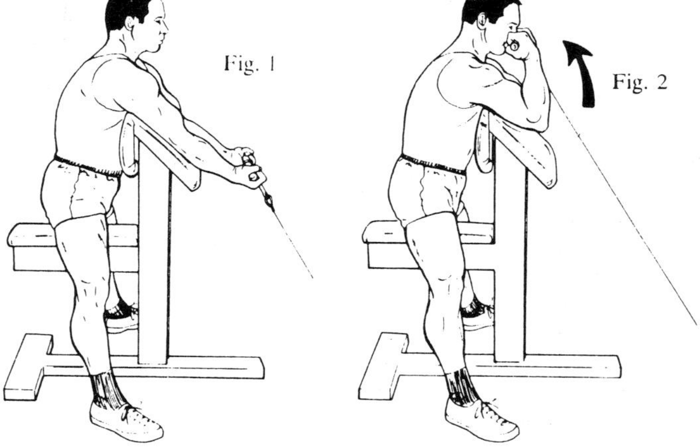

arriba de una manera similar, de modo que cuando la mano derecha esté regresando a la posición inicial, la mano izquierda se halle en la posición máxima. Inspirar al trabajar con la mano derecha y espirar al trabajar con la mano izquierda.

■ *Curl* con ambos brazos en polea baja, boca abajo en banco inclinado

Colocar un banco inclinado delante de una polea de pared, con el extremo alto del banco lo más cerca posible de la máquina. Coger las dos asas de los cables de la polea inferior con ambas manos y situarse de espaldas a la máquina, tumbándose boca abajo sobre el banco inclinado. Con los brazos colgando hacia abajo, ligeramente hacia atrás en dirección a la polea de pared, y las palmas hacia adelante, inspirar y ejecutar el *curl* llevando los cables hacia arriba hasta que los antebrazos y los bíceps se toquen. La parte superior de los brazos debería mantenerse en una posición fija, hacia adentro y a los lados. Volver a la posición inicial y espirar.

▲ *Curl* con barra en polea alta, tendido en posición supina, asimiento estrecho

Colocar un banco plano, perpendicularmente, delante de una polea alta. Atar una barra al cable de la polea y coger la barra con ambas manos, empleando un asimiento de unos 16 cm. Tumbarse sobre el banco en posición supina con la cabeza sobre el extremo del banco y apuntando hacia abajo. Asegurarse de que el banco esté a una distancia que permita a los brazos aguantar los pesos cuando estén rígidos y verticales al suelo. Inspirar y ejecutar *curl* de barra hacia abajo hasta la barbilla con un movimiento semicircular, manteniendo la parte superior de los brazos en posición vertical durante todo el ejercicio. Volver a la posición inicial y espirar.

▲ *Curl* con barra en polea alta, tendido en posición supina, asimiento intermedio

Colocar un banco plano, perpendicularmente, delante de una polea alta. Atar una barra al cable de la polea y coger la barra con ambas manos, empleando un asimiento de unos 32 cm. Tumbarse sobre el banco en posición supina con la cabeza sobre el extremo del banco y apuntando hacia abajo. Asegurarse de que el banco esté a una distancia que permita a los brazos aguantar los pesos cuando estén rígidos y verticales al suelo. Inspirar y ejecutar *curl* de barra hacia abajo hasta la barbilla con un movimiento semicircular, manteniendo la parte superior de los brazos en posición vertical durante todo el ejercicio. Volver a la posición inicial y espirar.

■ ***Curl* con barra en polea alta, tendido en posición supina, asimiento ancho**

Colocar un banco plano, perpendicularmente, delante de una polea alta. Atar una barra al cable de la polea y coger la barra con ambas manos, empleando un asimiento de unos 48 cm. Tumbarse sobre el banco en posición supina con la cabeza sobre el extremo del banco y apuntando hacia abajo. Asegurarse de que el banco esté a una distancia que permita a los brazos aguantar los pesos cuando estén rígidos y verticales al suelo. Inspirar y ejecutar *curl* de barra hacia abajo hasta la barbilla con un movimiento semicircular, manteniendo la parte superior de los brazos en posición vertical durante todo el ejercicio. Volver a la posición inicial y espirar.

■ ***Curl* con barra en máquina Universal, sentado en banco Scott**

Colocar un banco Scott delante de una máquina de tipo Universal que se utiliza para ejercitar los bíceps. La parte delantera del banco Scott debería estar frente a la máquina, a una distancia que permita a los brazos soportar los pesos con la barra a la longitud de los brazos, empleando un asimiento de palmas hacia arriba. Coger la barra corta y situarse delante de la máquina Universal. Retroceder y sentarse sobre el banco Scott con los brazos sobre el extremo del banco apoyados en la almohadilla inclinada. Tratar de mantener la parte superior de los brazos hacia adentro al inspirar y ejecutar el *curl* llevando el peso hacia arriba con un movimiento semicircular, hasta que los antebrazos y los bíceps se toquen, y la barra esté casi tocando la barbilla. Volver a la posición inicial utilizando el mismo movimiento, con la parte superior de los brazos hacia adentro, y espirar.

■ ***Curl* con barra en máquina Universal, de pie en banco Scott**

Colocar un banco Scott delante de una máquina de tipo Universal que se utiliza para ejercitar los bíceps. La parte delantera del banco Scott debería estar frente a la máquina, a una distancia que permita a los brazos soportar los pesos con la barra a la longitud de los brazos, empleando un asimiento de palmas hacia arriba. Coger la barra corta y situarse delante de la máquina Universal. Retroceder y colocarse a horcajadas en el asiento del banco Scott (sin sentarse), con los brazos sobre el extremo del banco apoyados en la almohadilla inclinada. Tratar de mantener la parte superior de los brazos hacia adentro al inspirar y ejecutar el *curl* llevando el peso hacia arriba con un movimiento semicircular, hasta que los antebrazos y los bíceps se toquen, y la barra esté casi tocando la barbilla. Volver a la posición inicial utilizan-

***CURL* CON BARRA EN MÁQUINA UNIVERSAL, DE RODILLAS EN BANCO SCOTT**
Bíceps

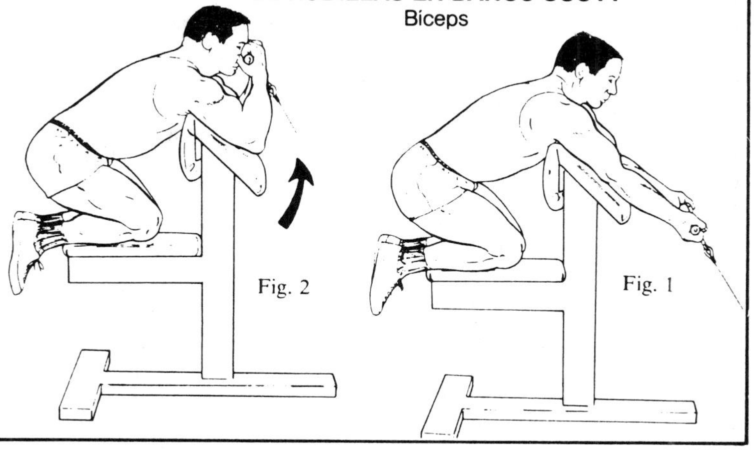

***CURL* CON BARRA EN MÁQUINA UNIVERSAL, DE RODILLAS EN BANCO SCOTT**
Bíceps y antebrazos

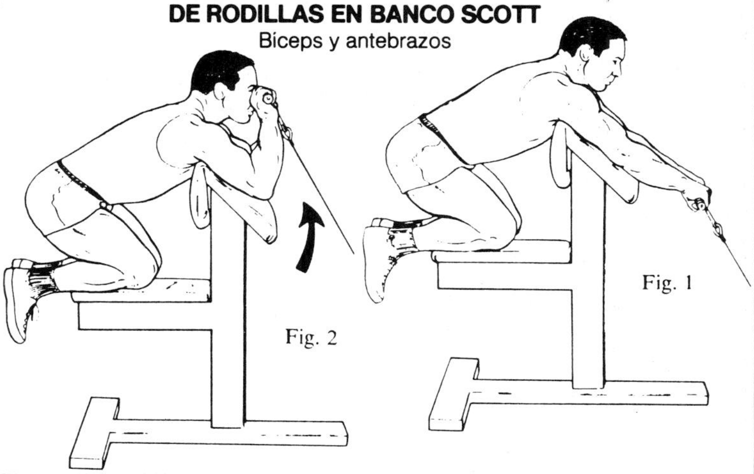

***CURL* CON BARRA EN MÁQUINA UNIVERSAL, DE PIE EN BANCO SCOTT, ASIMIENTO INVERTIDO**
Bíceps y antebrazos

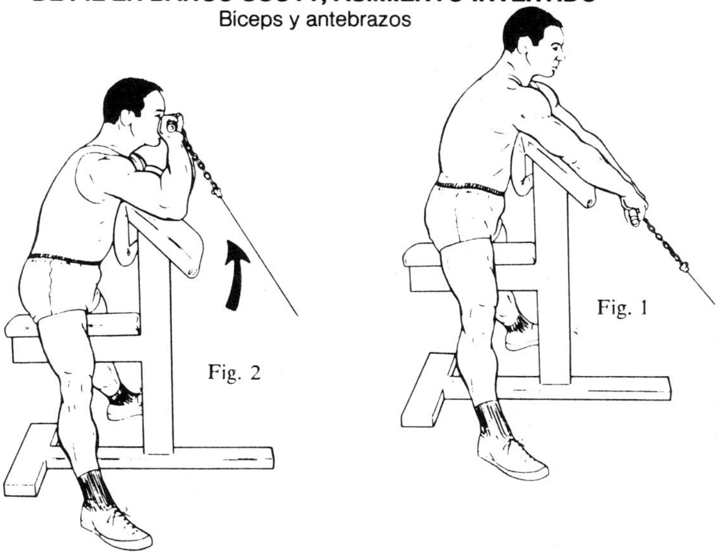

CURL CON BARRA EN MÁQUINA UNIVERSAL, SENTADO EN BANCO SCOTT, ASIMIENTO INVERTIDO

Bíceps y antebrazos

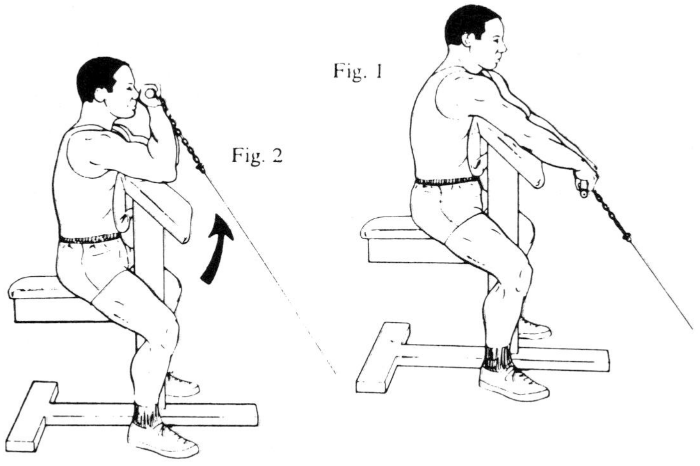

CURL CON BARRA EN POLEA ALTA, TUMBADO EN EL SUELO, PIES HACIA ADELANTE, ASIMIENTO INVERTIDO

Bíceps y antebrazos

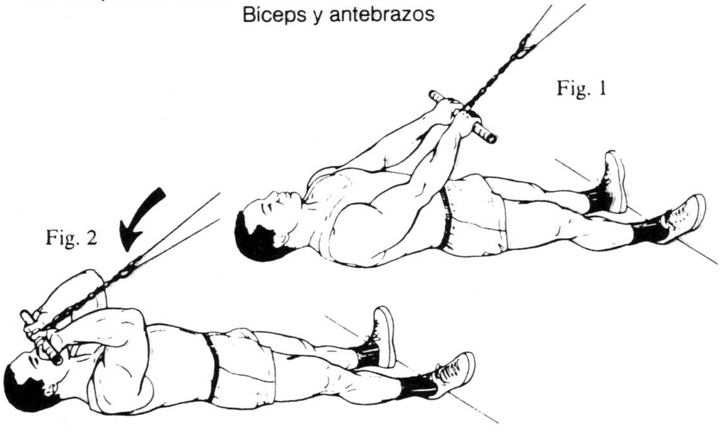

CURL CON BARRA EN MÁQUINA UNIVERSAL, TENDIDO, ASIMIENTO INVERTIDO

Bíceps y antebrazos

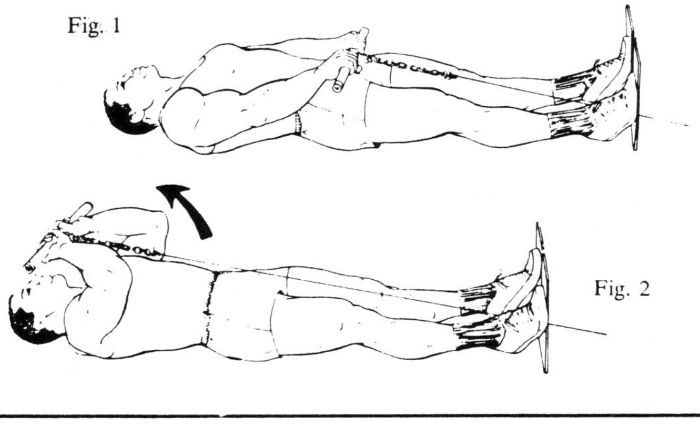

do el mismo movimiento, con la parte superior de los brazos hacia adentro, y espirar.

■ *Curl* con barra en máquina Universal, de rodillas en banco Scott

Colocar un banco Scott delante de una máquina de tipo Universal que se utiliza para ejercitar los bíceps. La parte delantera del banco Scott debería estar frente a la máquina, a una distancia que permita a los brazos soportar los pesos con la barra a la longitud de los brazos, empleando un asimiento de palmas hacia arriba. Coger la barra corta y situarse delante de la máquina Universal. Retroceder y arrodillarse en el asiento del banco Scott, con los brazos sobre el extremo del banco apoyados en la almohadilla inclinada. Tratar de mantener la parte superior de los brazos hacia adentro al inspiar y ejecutar el *curl* llevando el peso hacia arriba con un movimiento semicircular, hasta que los antebrazos y los bíceps se toquen, y la barra esté casi tocando la barbilla. Volver a la posición inicial utilizando el mismo movimiento, con la parte superior de los brazos hacia adentro, y espirar.

■ *Curl* con barra en máquina Universal de rodillas en banco Scott, asimiento invertido

Colocar un banco Scott delante de una máquina de tipo Universal que se utiliza para ejercitar los bíceps. La parte delantera del banco Scott debería estar frente a la máquina, a una distancia que permita a los brazos soportar los pesos con la barra a la longitud de los brazos, empleando un asimiento de palmas hacia abajo. Coger la barra corta y situarse delante de la máquina Universal. Retroceder y arrodillarse en el asiento del banco Scott, con los brazos sobre el extremo del banco apoyados en la almohadilla inclinada. Tratar de mantener la parte superior de los brazos hacia adentro al inspirar y ejecutar el *curl* llevando el peso hacia arriba con un movimiento semicircular, hasta que los antebrazos y los bíceps se toquen, y la barra esté casi tocando la barbilla. Volver a la posición inicial utilizando el mismo movimiento, con la parte superior de los brazos hacia adentro, y espirar.

■ *Curl* con barra en máquina Universal, de pie en banco Scott, asimiento invertido

Colocar un banco Scott delante de una máquina de tipo Universal que se utiliza para ejercitar los bíceps. La parte delantera del banco Scott debería estar frente a la máquina, a una distancia que permita a los brazos soportar los pesos con la barra a la longitud de los brazos, empleando un asimiento de palmas hacia abajo. Coger la barra corta y situarse delante de la máquina Universal. Retroceder y colocarse a horcajadas en el asiento del banco Scott

▲ *Curl* con barra en polea alta, tumbado en el suelo, pies hacia adelante, asimiento invertido

Atar una barra corta a los dos cables de la polea alta de una polea de pared. Coger la barra y tumbarse en el suelo en posición supina, con los pies delante de la máquina y a una distancia que permita a los brazos aguantar los pesos con la barra a la longitud de los brazos, empleando un asimiento de palmas hacia abajo. Inspirar y ejecutar *curl* invertido llevando la barra hacia abajo, flexionando los brazos en el codo, pero manteniendo la parte superior de los brazos hacia adentro, a los lados. Ejecutar el *curl* de barra invertido hacia abajo, hasta que los bíceps y los antebrazos se toquen. Volver a la posición inicial y espirar.

▲ *Curl* con barra en máquina Universal, tendido, asimiento invertido

En la mayoría de las máquinas de tipo Universal multiposición existe una posición que se utiliza principalmente para ejercicios de bíceps y espalda. Coger la barra corta que está unida al cable de la polea inferior de esta postura y tumbarse en posición supina con los pies frente a la máquina, pero a una distancia que permita a los brazos aguantar los pesos con la barra a la longitud de los brazos, con un asimiento de palmas hacia abajo y la barra descansando contra la parte superior de los muslos. Inspirar y ejecutar *curl* de barra hacia arriba flexionando los brazos en los codos, pero manteniendo la parte superior de los brazos hacia adentro junto a los lados. Ejecutar *curl* de barra hacia arriba hasta que los bíceps y los antebrazos se toquen. Volver a la posición inicial y espirar.

▲ *Curl* en máquina de bíceps, de rodillas, asimiento invertido estrecho

Arrodillarse en el asiento de una máquina de *curl* de bíceps y coger las primeras curvas de la barra con un asimiento de palmas hacia abajo. Si la máquina tiene una barra recta, utilizar un asimiento, con palmas hacia abajo, de unos 32 cm. Colocar la parte superior de los brazos contra la almohadilla y mantenerlas inmóviles hacia adelante mientras se ejecuta el *curl* de barra hacia arriba con un movimiento semicircular, hasta que los antebrazos y los bíceps se toquen. Volver a la posición inicial y espirar.

▲ *Curl* en máquina de bíceps, de rodillas, asimiento invertido intermedio

Arrodillarse en el asiento de una máquina de *curl* de bíceps y coger las curvas intermedias de la barra con un asimiento de palmas hacia abajo. Si la máquina tiene una barra recta, utilizar un asimiento, con palmas hacia abajo, de unos 32 cm. Colocar la parte superior de los brazos contra

CURL EN MÁQUINA DE BÍCEPS, DE RODILLAS, ASIMIENTO INVERTIDO ESTRECHO

Bíceps externos y antebrazos

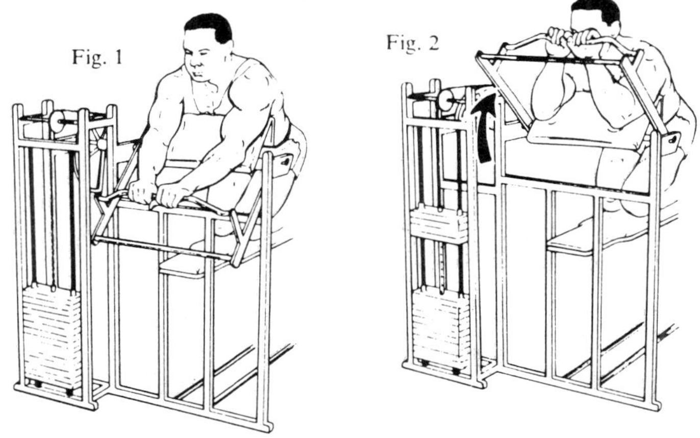

CURL EN MÁQUINA DE BÍCEPS, DE RODILLAS, ASIMIENTO INVERTIDO INTERMEDIO

Bíceps y antebrazos

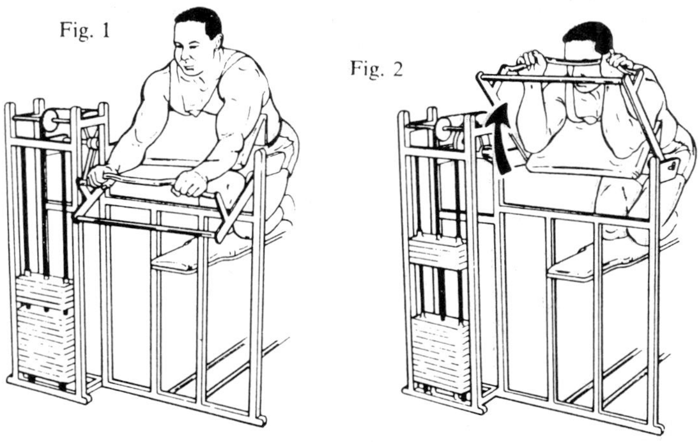

CURL EN MÁQUINA DE BÍCEPS, SENTADO, ASIMIENTO INVERTIDO ESTRECHO

Bíceps externos y antebrazos

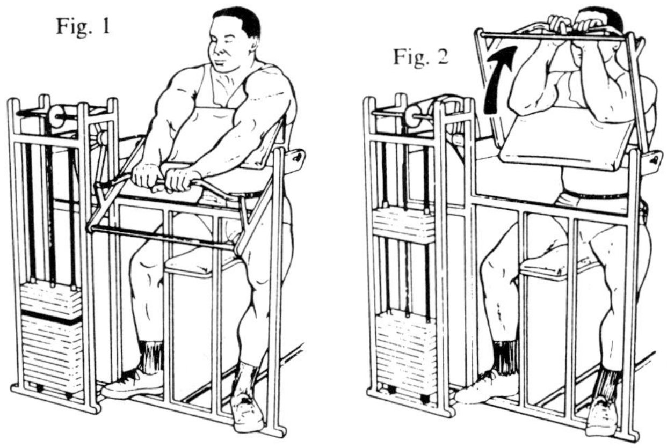

***CURL* CON BARRA Z, DE PIE, ASIMIENTO ESTRECHO**

Bíceps externos

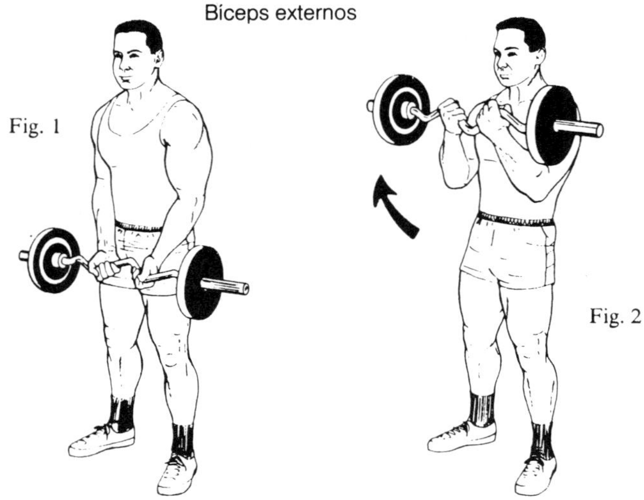

***CURL* CON BARRA DE PIE, ASIMIENTO INVERTIDO ESTRECHO**

Bíceps externos y antebrazos

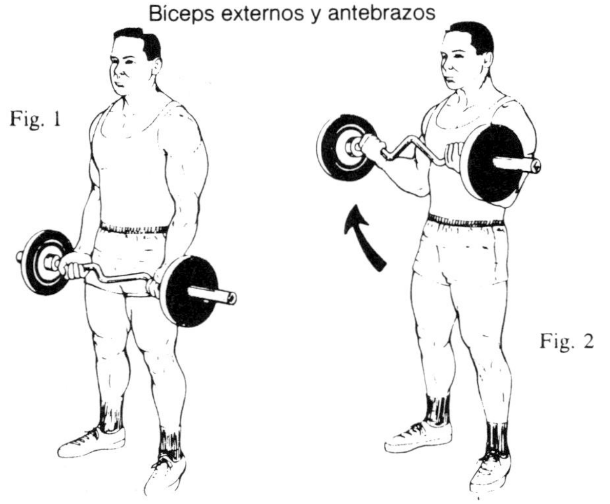

***CURL* CON BARRA Z DE PIE CONTRA LA PARED, ASIMIENTO ESTRECHO**

Bíceps externos

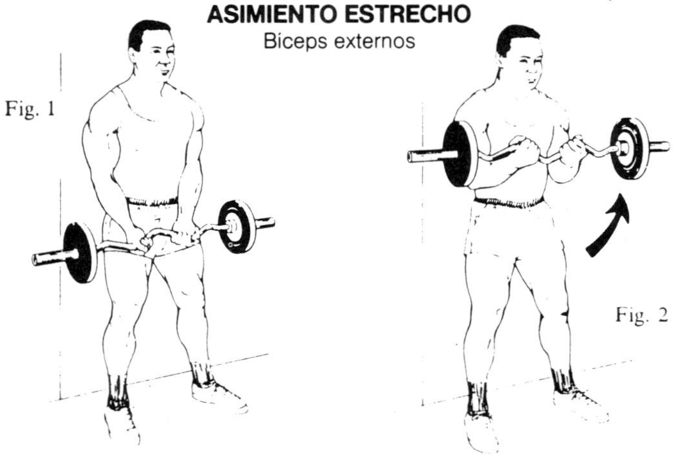

la almohadilla y mantenerlas inmóviles hacia adelante mientras se ejecuta el *curl* de barra hacia arriba con un movimiento semicircular, hasta que los antebrazos y los bíceps se toquen. Volver a la posición inicial y espirar.

▲ *Curl* en máquina de bíceps, sentado, asimiento invertido intermedio

Antebrazos y bíceps

Sentarse en el asiento de una máquina para *curls* de bíceps y coger el espacio curvo intermedio con un asimiento de palmas hacia abajo. Si la máquina tiene una barra recta, utilizar un asimiento, con palmas hacia abajo, de unos 32 cm. Colocar la parte superior de los brazos contra la almohadilla y mantenerlos inmóviles hacia adelante mientras se ejecuta el *curl* de barra hacia arriba con un movimiento semicircular, hasta que los antebrazos y los bíceps se toquen. Volver a la posición inicial y espirar.

▲ *Curl* en máquina de bíceps, sentado, asimiento invertido estrecho

Sentarse en el asiento de una máquina para *curls* de bíceps y coger las primeras curvas de la barra con un asimiento de palmas hacia abajo. Si la máquina tiene una barra recta, utilizar un asimiento, con palmas hacia abajo, de unos 12 a 16 cm. Colocar la parte superior de los brazos contra la almohadilla y mantenerlos inmóviles hacia adelante mientras se ejecuta el *curl* de barra hacia arriba con un movimiento semicircular, hasta que los antebrazos y los bíceps se toquen. Volver a la posición inicial y espirar.

▲ *Curl* con barra Z, de pie, asimiento estrecho

Sostener una barra de *curl* Z con ambas manos, empleando un asimiento de palmas hacia arriba sobre las primeras curvas de la barra. Permanecer de pie, erguido, con los pies separados unos 32 cm. Con la barra Z a la longitud de los brazos contra la parte superior de los muslos, inspirar y ejecutar *curl* de barra hacia arriba hasta la altura de los hombros, utilizando los bíceps. Al bajar la barra Z hasta la posición inicial, hacerlo de una manera controlada, de modo que los bíceps aguanten el peso tanto como sea posible. Espirar al volver a la posición inicial.

▲ *Curl* con barra Z de pie contra la pared, asimiento estrecho

Sostener una barra de *curl* Z con ambas manos, empleando un asimiento de palmas hacia arriba sobre las primeras curvas de la barra. Permanecer de pie con la espalda apoyada contra una pared y las piernas ligeramente hacia afuera y adelante, con las rodillas rígidas. Con la barra a la longitud de los brazos contra la parte superior de los muslos, inspirar y ejecutar *curl* de barra hacia arriba hasta la altura de los hombros, manteniendo la espalda contra la pared. Al bajar la barra Z hasta la posición inicial, hacerlo de una manera controlada, de modo que los bíceps aguanten el peso tanto como sea posible. Espirar al volver a la posición inicial.

▲ *Curl* con barra Z de pie contra una pared, asimiento intermedio
Bíceps

Sostener una barra de *curl* Z con ambas manos, empleando un asimiento de palmas hacia arriba sobre los espacios curvos intermedios de la barra. Permanecer de pie con la espalda apoyada contra una pared y las piernas ligeramente hacia afuera y adelante, con las rodillas rígidas. Con la barra a la longitud de los brazos contra la parte superior de los muslos, inspirar y ejecutar *curl* de barra hacia arriba hasta la altura de los hombros, manteniendo la espalda contra la pared. Al bajar la barra Z hasta la posición inicial, hacerlo de una manera controlada, de modo que los bíceps aguanten el peso tanto como sea posible. Espirar al volver a la posición inicial.

▲ *Curl* con barra de pie, asimiento invertido estrecho

Sostener una barra con ambas manos empleando un asimiento de palmas hacia abajo de unos 24 cm. Permanecer de pie, erguido, con los pies separados unos 32 cm. Con la barra a la longitud de los brazos contra la parte superior de los muslos, inspirar y ejecutar *curl* de barra hacia arriba hasta la altura de los hombros, manteniendo la espalda recta, y las piernas y las caderas rígidas. Al bajar la barra Z hasta la posición inicial, hacerlo de una manera controlada, de modo que los bíceps aguanten el peso tanto como sea posible. Espirar al volver a la posición inicial.

▲ *Curl* con barra Z de pie contra la pared, asimiento invertido estrecho

Sostener una barra de *curl* Z con ambas manos, empleando un asimiento de palmas hacia abajo sobre las primeras curvas de la barra. Permanecer de pie con la espalda apoyada contra una pared y las piernas ligeramente hacia afuera y adelante, con las rodillas rígidas. Con la barra a la longitud de los brazos contra la parte superior de los muslos, inspirar y ejecutar *curl* de barra hacia arriba hasta la altura de los hombros, manteniendo la espalda contra la pared. Al bajar la barra Z hasta la posición inicial, hacerlo de una manera controlada, de modo que los bíceps aguanten el peso tanto como sea posible. Espirar al volver a la posición inicial.

■ *Curl* de barra Z de pie contra la pared, asimiento invertido intermedio
Antebrazos y bíceps

CURL CON BARRA DE PIE, ASIMIENTO INVERTIDO ESTRECHO
Bíceps externos y antebrazos

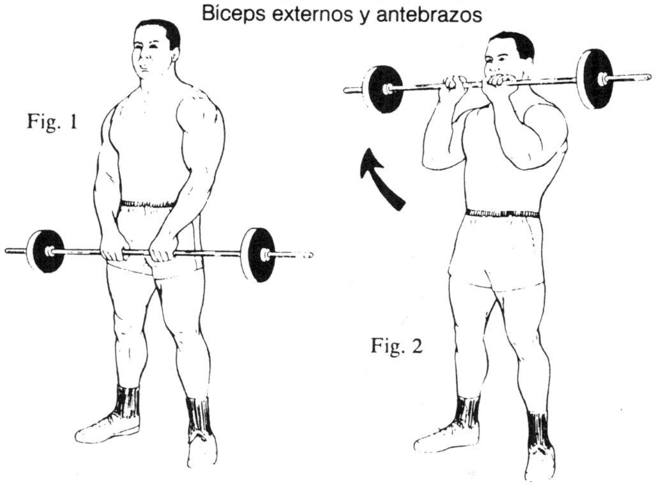

STANDING REVERSE MEDIUM GRIP BARBELL CURL
Biceps and forearms

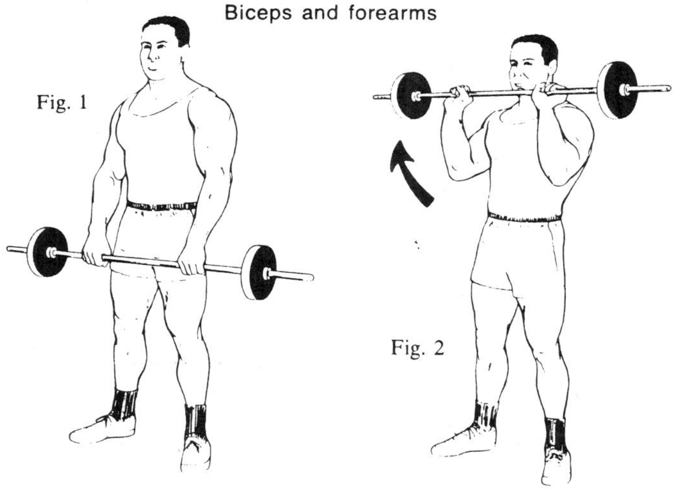

CURL CON BARRA Z DE PIE CONTRA LA PARED, ASIMIENTO INVERTIDO ESTRECHO
Bíceps externos y antebrazos

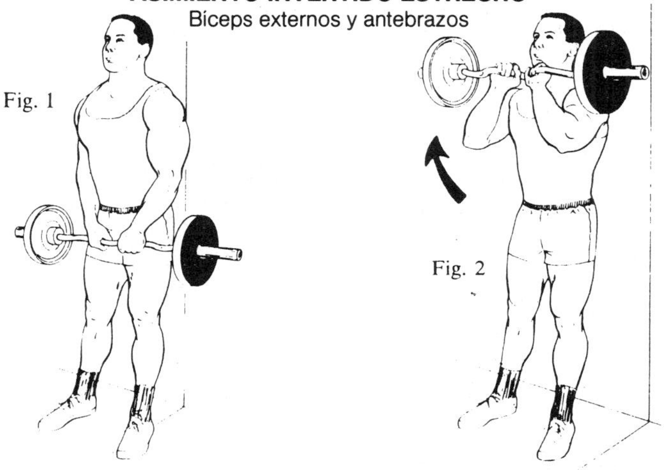

CURL CON BARRA Z EN RECLINATORIO PLANO, ASIMIENTO ESTRECHO

Bíceps

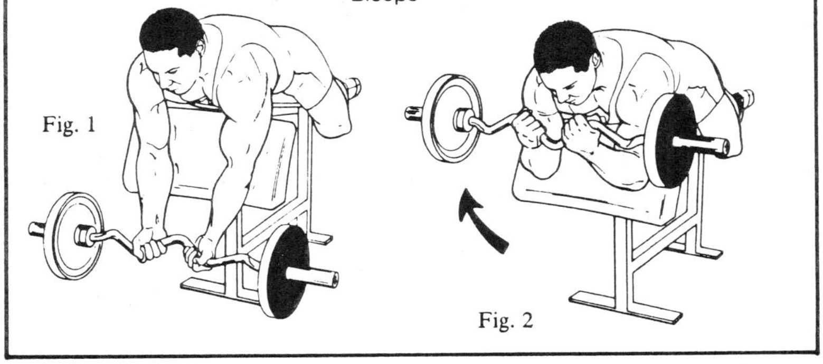

CURL CON BARRA Z EN RECLINATORIO PLANO, ASIMIENTO INTERMEDIO

Bíceps

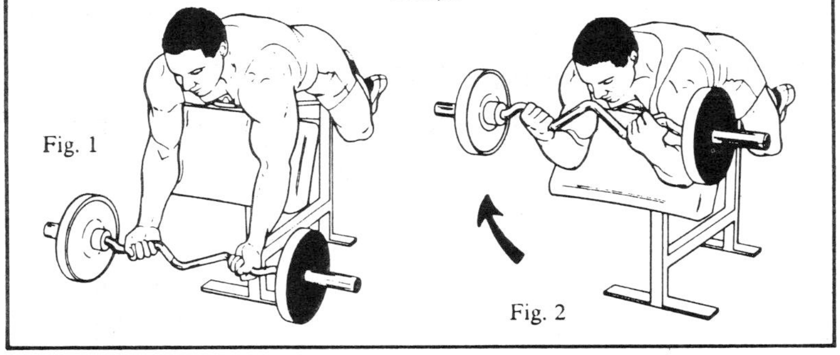

CURL CON BARRA Z EN RECLINATORIO PLANO, ASIMIENTO INVERTIDO ESTRECHO

Bíceps externos y antebrazos

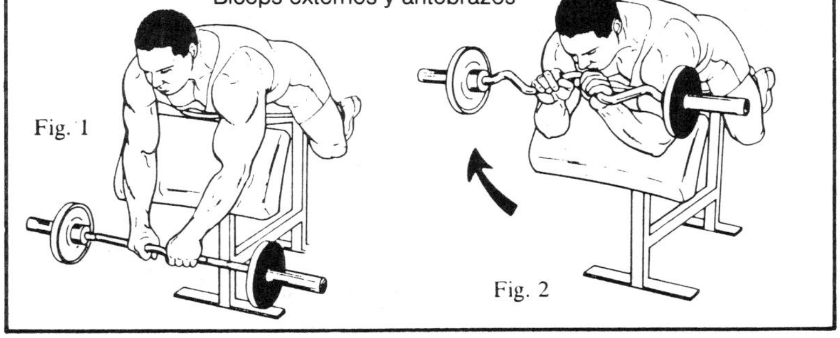

CURL CON BARRA Z EN RECLINATORIO PLANO, ASIMIENTO INVERTIDO INTERMEDIO

Bíceps y antebrazos

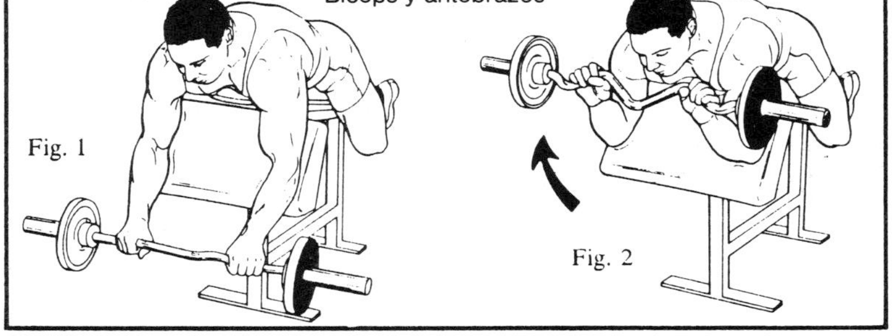

Sostener una barra de *curl* Z con ambas manos, empleando un asimiento de palmas hacia abajo sobre los espacios curvos intermedios de la barra. Permanecer de pie con la espalda apoyada contra una pared y las piernas ligeramente hacia afuera y adelante, con las rodillas rígidas. Con la barra a la longitud de los brazos contra la parte superior de los muslos, inspirar y ejecutar *curl* de barra hacia arriba hasta la altura de los hombros, manteniendo la espalda contra la pared. Al bajar la barra Z hasta la posición inicial, hacerlo de una manera controlada, de modo que los bíceps aguanten el peso tanto como sea posible. Espirar al volver a la posición inicial.

■ *Curl* de barra Z en reclinatorio plano, asimiento estrecho

Sostener una barra de *curl* Z con ambas manos, empleando un asimiento de palmas hacia arriba sobre las primeras curvas de la barra. Tumbarse boca abajo sobre un reclinatorio plano. Apoyar la parte superior de los brazos contra la almohadilla y tratar de mantenerla hacia afuera, sin que se mueva, mientras se ejecuta el *curl* de barra Z hacia arriba con un movimiento semicircular, hasta que los antebrazos y los bíceps se toquen. Volver a la posición inicial y espirar.

■ *Curl* de barra Z en reclinatorio plano, asimiento intermedio

Sostener una barra de *curl* Z con ambas manos, empleando un asimiento de palmas hacia arriba sobre los espacios curvos intermedios de la barra. Tumbarse boca abajo sobre un reclinatorio plano. Apoyar la parte superior de los brazos contra la almohadilla y tratar de mantenerla hacia afuera sin que se mueva, mientras se ejecuta el *curl* de barra Z hacia arriba con un movimiento semicircular, hasta que los antebrazos y los bíceps se toquen. Volver a la posición inicial y espirar.

■ *Curl* con barra Z en reclinatorio plano, asimiento invertido estrecho

Sostener una barra de *curl* Z con ambas manos, empleando un asimiento de palmas hacia abajo sobre las primeras curvas de la barra. Tumbarse boca abajo sobre un reclinatorio plano. Apoyar la parte superior de los brazos contra la almohadilla y tratar de mantenerla hacia afuera, sin que se mueva, mientras se ejecuta el *curl* de barra Z hacia arriba con un movimiento semicircular, hasta que los antebrazos y los bíceps se toquen. Volver a la posición inicial y espirar.

■ *Curl* con barra Z en reclinatorio plano, asimiento invertido intermedio

Sostener una barra de *curl* Z con ambas manos, empleando un asimiento de palmas hacia abajo sobre los espacios curvos intermedios de la barra. Tumbarse boca abajo sobre un reclinatorio plano. Apoyar la parte superior de los brazos contra la almohadilla y tratar de mantenerla hacia afuera, sin que se mueva, mientras se ejecuta el *curl* de barra Z hacia arriba con un movimiento semicircular, hasta que los antebrazos y los bíceps se toquen. Volver a la posición inicial y espirar.

■ *Curl* con barra en reclinatorio plano, asimiento estrecho

Tumbarse sobre un reclinatorio plano. Coger una barra con ambas manos, empleando un asimiento de unos 24 cm, palmas hacia arriba. Apoyar la parte superior de los brazos contra la almohadilla, tratando de mantenerla inmóvil y hacia afuera mientras se ejecuta el *curl* de barra hacia arriba con un movimiento semicircular, hasta que los antebrazos y los bíceps se toquen. Volver a la posición inicial y espirar.

■ *Curl* con barra en reclinatorio plano, asimiento intermedio

Tumbarse sobre un reclinatorio plano. Coger una barra con ambas manos, empleando un asimiento de unos 32 cm, palmas hacia arriba. Apoyar la parte superior de los brazos contra la almohadilla, tratando de mantenerla inmóvil y hacia afuera mientras se ejecuta el *curl* de barra hacia arriba con un movimiento semicircular, hasta que los antebrazos y los bíceps se toquen. Volver a la posición inicial y espirar.

■ *Curl* con barra en reclinatorio plano, asimiento ancho

Tumbarse sobre un reclinatorio plano. Coger una barra con ambas manos, empleando un asimiento de unos 48 cm, palmas hacia arriba. Apoyar la parte superior de los brazos contra la almohadilla, tratando de mantenerla inmóvil y hacia afuera mientras se ejecuta el *curl* de barra hacia arriba con un movimiento semicircular, hasta que los antebrazos y los bíceps se toquen. Volver a la posición inicial y espirar.

■ *Curl* con barra en reclinatorio plano, asimiento invertido estrecho

Antebrazos y bíceps

Tumbarse sobre un reclinatorio plano. Coger una barra con ambas manos empleando un asimiento de unos 24 cm, palmas hacia abajo. Apoyar la parte superior de los brazos contra la almohadilla, tratando de mantenerla inmóvil y hacia afuera mientras se ejecuta el *curl* de barra hacia arriba con un movimiento semicircular, hasta que los antebrazos y los bíceps se toquen. Volver a la posición inicial y espirar.

CURL CON BARRA EN RECLINATORIO PLANO, ASIMIENTO ESTRECHO

Bíceps externos

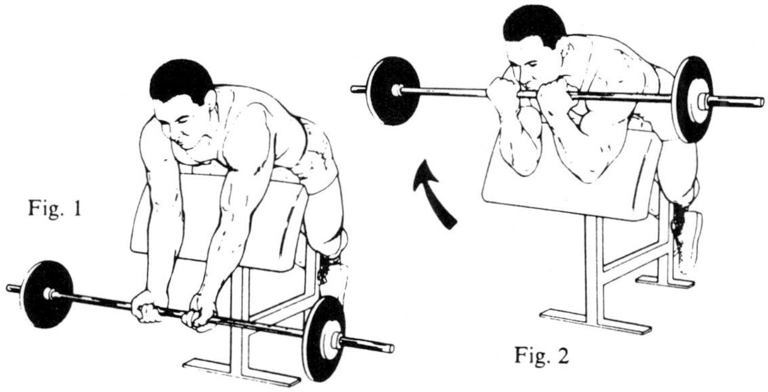

Fig. 1

Fig. 2

CURL CON BARRA EN RECLINATORIO PLANO, ASIMIENTO INTERMEDIO

Bíceps

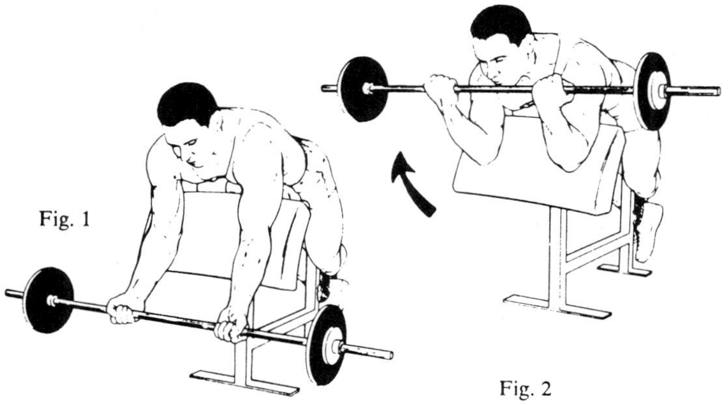

Fig. 1

Fig. 2

CURL CON BARRA EN RECLINATORIO PLANO, ASIMIENTO ANCHO

Bíceps internos

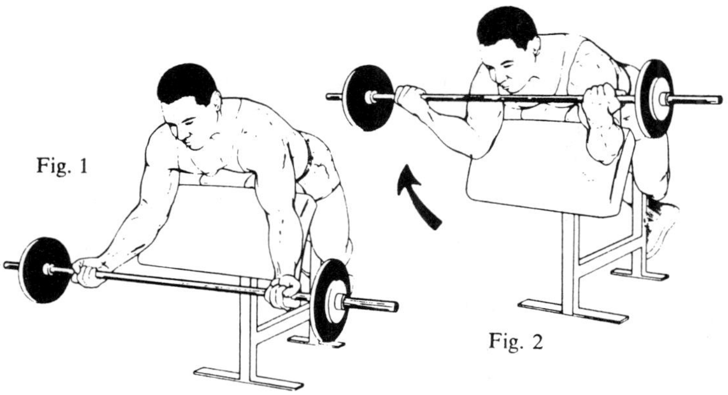

Fig. 1

Fig. 2

***CURL* CON BARRA EN RECLINATORIO PLANO, ASIMIENTO INVERTIDO INTERMEDIO**
Bíceps y antebrazos

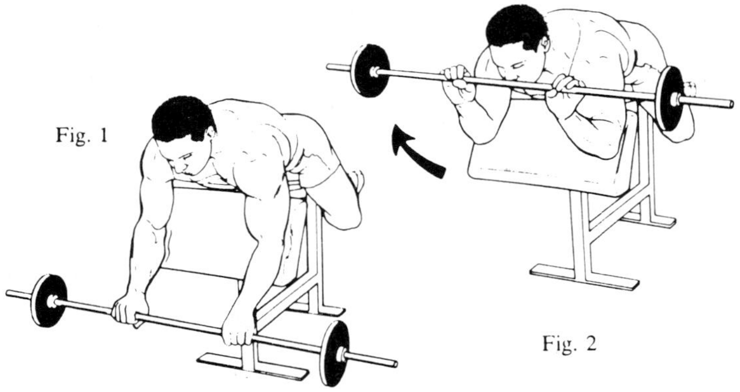

***CURL* CON BARRA EN RECLINATORIO PLANO, ASIMIENTO INVERTIDO ANCHO**
Bíceps internos y antebrazos

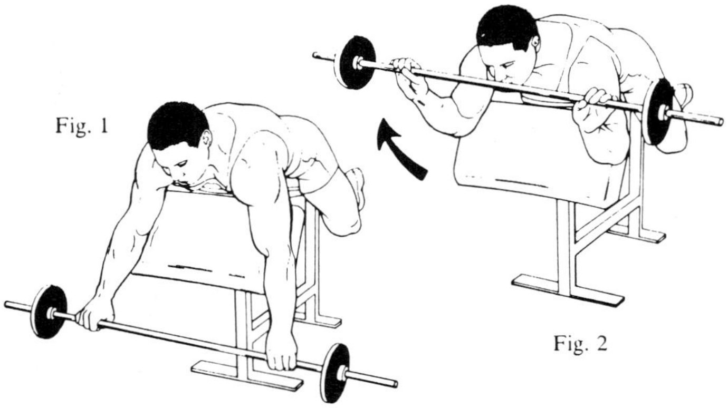

***CURL* CON BARRA EN BANCO SCOTT, ASIMIENTO ESTRECHO**
Bíceps externos

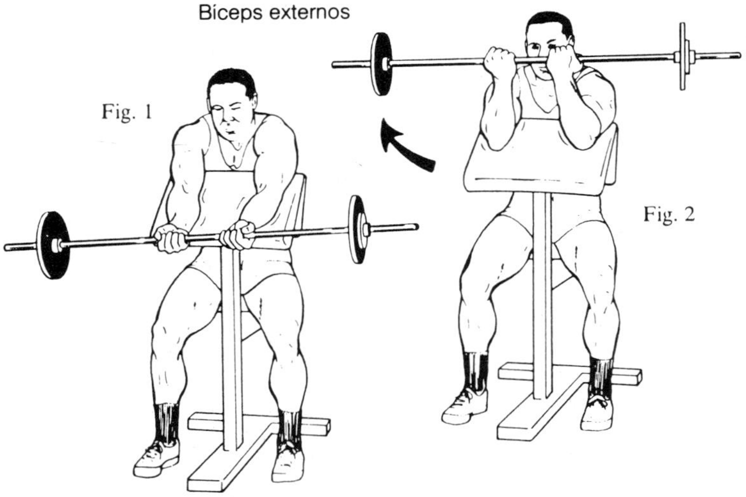

■ *Curl* con barra en reclinatorio plano, asimiento invertido intermedio

Tumbarse sobre un reclinatorio plano. Coger una barra con ambas manos, empleando un asimiento de unos 32 cm, palmas hacia abajo. Apoyar la parte superior de los brazos contra la almohadilla, tratando de mantenerla inmóvil y hacia afuera mientras se ejecuta el *curl* de barra hacia arriba con un movimiento semicircular, hasta que los antebrazos y los bíceps se toquen. Volver a la posición inicial y espirar.

■ *Curl* con barra en reclinatorio plano, asimiento invertido ancho

Tumbarse sobre un reclinatorio plano. Coger una barra con ambas manos, empleando un asimiento de unos 48 cm, palmas hacia abajo. Apoyar la parte superior de los brazos contra la almohadilla, tratando de mantenerla inmóvil y hacia afuera mientras se ejecuta el *curl* de barra hacia arriba con un movimiento semicircular, hasta que los antebrazos y los bíceps se toquen. Volver a la posición inicial y espirar.

■ *Curl* con barra en banco Scott, asimiento estrecho

Coger una barra con ambas manos, empleando un asimiento de unos 24 cm, palmas hacia arriba. Sentarse en un banco de *curl* tipo Scott y colocar la parte superior de los brazos contra la almohadilla, tratando de que no se desplacen hacia afuera mientras se ejecuta el *curl* de barra hacia arriba con un movimiento semicircular, hasta que los antebrazos y los bíceps se toquen. Volver a la posición inicial y espirar.

■ *Curl* con barra en banco Scott, asimiento intermedio

Bíceps

Coger una barra con ambas manos, empleando un asimiento de unos 32 cm, palmas hacia arriba. Sentarse en un banco de *curl* tipo Scott y colocar la parte superior de los brazos contra la almohadilla, tratando de que no se desplacen hacia afuera mientras se ejecuta el *curl* de barra hacia arriba con un movimiento semicircular, hasta que los antebrazos y los bíceps se toquen. Volver a la posición inicial y espirar.

■ *Curl* con barra en banco Scott, asimiento ancho

Coger una barra con ambas manos, empleando un asimiento de unos 48 cm, palmas hacia arriba. Sentarse en un banco de *curl* tipo Scott y colocar la parte superior de los brazos contra la almohadilla, tratando de que no se desplacen hacia afuera mientras se ejecuta el *curl* de barra hacia arriba con un movimiento semicircular, hasta que los antebrazos y los bíceps se toquen. Volver a la posición inicial y espirar.

■ ***Curl* con barra en banco Scott, asimiento invertido estrecho**

Coger una barra con ambas manos, empleando un asimiento de unos 24 cm, palmas hacia arriba. Sentarse en un banco de *curl* tipo Scott y colocar la parte superior de los brazos contra la almohadilla, tratando de que no se desplacen hacia afuera mientras se ejecuta el *curl* de barra hacia arriba con un movimiento semicircular, hasta que los antebrazos y los bíceps se toquen. Volver a la posición inicial y espirar.

■ ***Curl* con barra en banco Scott, asimiento invertido intermedio**

Antebrazos y bíceps

Coger una barra con ambas manos, empleando un asimiento de unos 32 cm, palmas hacia arriba. Sentarse en un banco de *curl* tipo Scott y colocar la parte superior de los brazos contra la almohadilla, tratando de que no se desplacen hacia afuera mientras se ejecuta el *curl* de barra hacia arriba con un movimiento semicircular, hasta que los antebrazos y los bíceps se toquen. Volver a la posición inicial y espirar.

■ ***Curl* con barra en banco Scott, asimiento invertido ancho**

Coger una barra con ambas manos, empleando un asimiento de unos 48 cm, palmas hacia arriba. Sentarse en un banco de *curl* tipo Scott y colocar la parte superior de los brazos contra la almohadilla, tratando de que no se desplacen hacia afuera mientras se ejecuta el *curl* de barra hacia arriba con un movimiento semicircular, hasta que los antebrazos y los bíceps se toquen. Volver a la posición inicial y espirar.

■ ***Curl* con barra Z en banco Scott, asimiento estrecho**

Sostener una barra de *curl* Z con ambas manos, empleando un asimiento de palmas hacia arriba sobre las primeras curvas de la barra. Sentarse en un banco de *curl* tipo Scott y colocar la parte superior de los brazos contra la almohadilla, tratando de que no se desplacen hacia afuera mientras se ejecuta el *curl* de barra hacia arriba con un movimiento semicircular, hasta que los antebrazos y los bíceps se toquen. Volver a la posición inicial y espirar.

■ ***Curl* con barra Z en banco Scott, asimiento intermedio**

Bíceps

Sostener una barra de *curl* Z con ambas manos, empleando un asimiento de palmas hacia arriba sobre los espacios curvos intermedios de la barra. Sentarse en

***CURL* CON BARRA EN BANCO SCOTT, ASIMIENTO ANCHO**

Bíceps internos

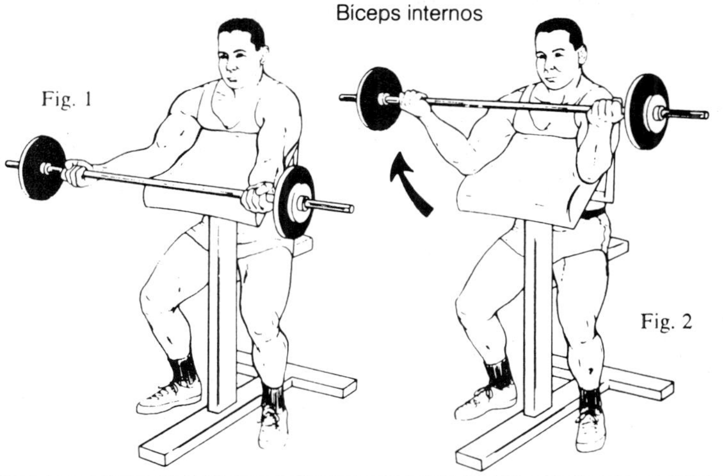

***CURL* CON BARRA EN BANCO SCOTT, ASIMIENTO INVERTIDO ESTRECHO**

Bíceps externos y antebrazos

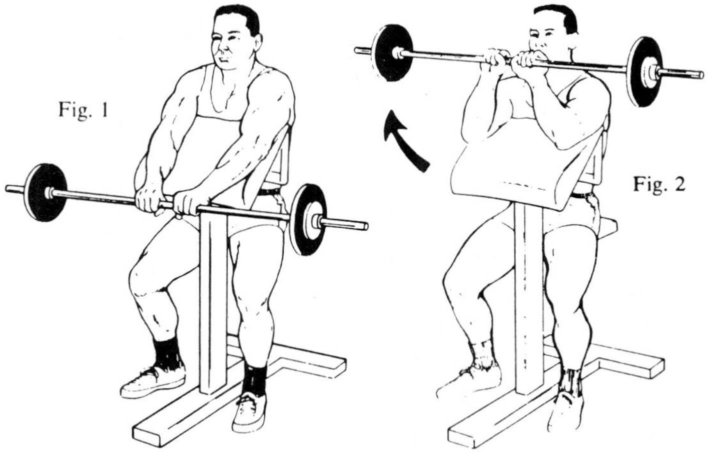

***CURL* CON BARRA EN BANCO SCOTT, ASIMIENTO INVERTIDO ANCHO**

Bíceps internos y antebrazos

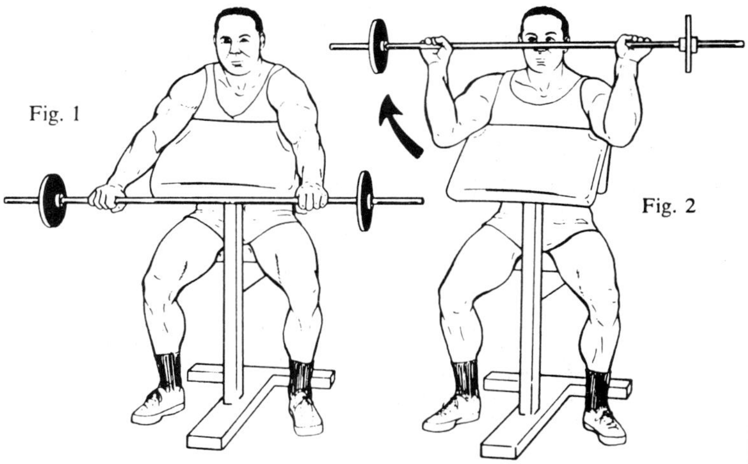

CURL CON BARRA Z EN BANCO SCOTT, ASIMIENTO ESTRECHO

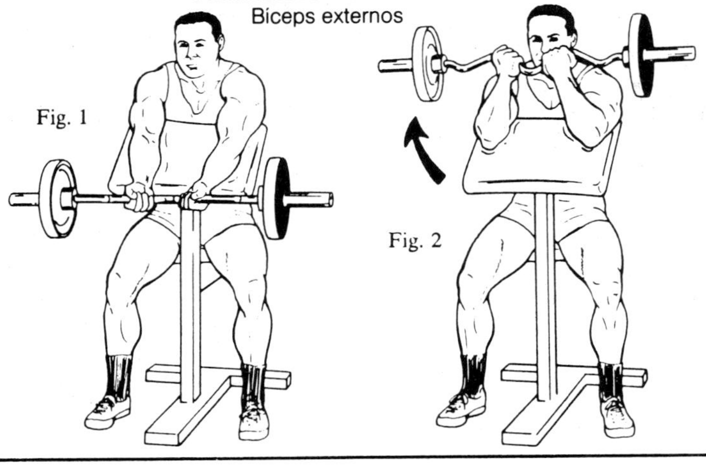

CURL CON MANCUERNAS EN RECLINATORIO PLANO, ALTERNATIVAMENTE

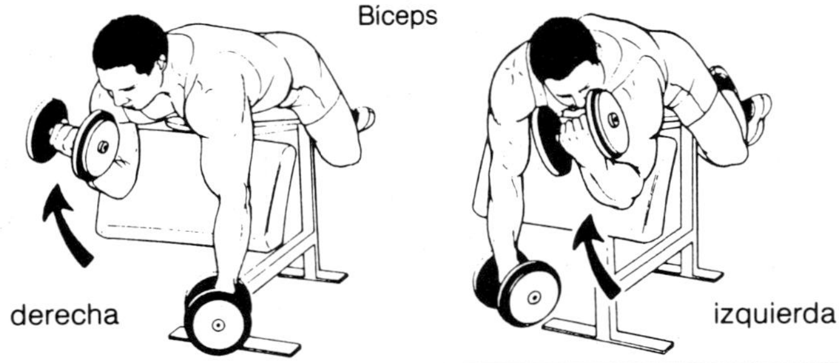

CURL CON UNA MANCUERNA EN RECLINATORIO PLANO

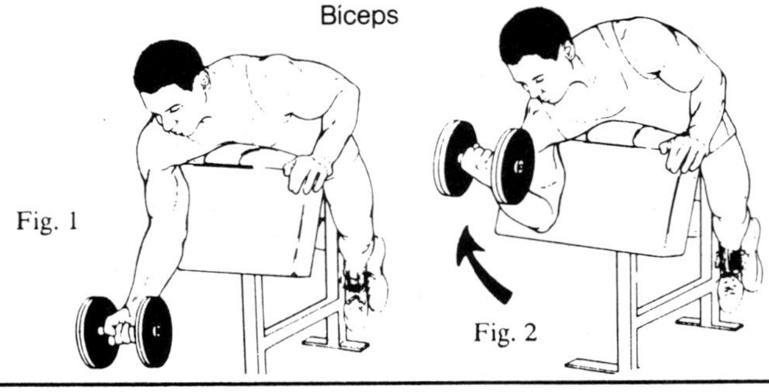

CURL CON DOS MANCUERNAS EN RECLINATORIO PLANO

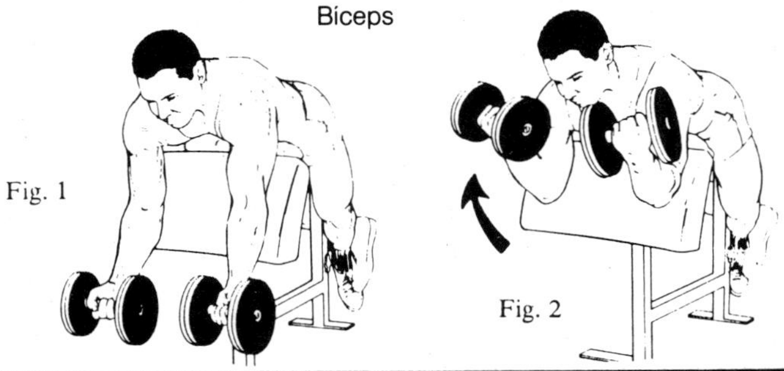

un banco de *curl* tipo Scott y colocar la parte superior de los brazos contra la almohadilla, tratando de que no se desplacen hacia afuera mientras se ejecuta el *curl* de barra hacia arriba con un movimiento semicircular, hasta que los antebrazos y los bíceps se toquen. Volver a la posición inicial y espirar.

■ *Curl* con mancuerna en reclinatorio plano, alternativamente

Tumbarse boca abajo sobre un reclinatorio plano. Sostener una mancuerna en cada mano, empleando un asimiento de palmas hacia arriba. Apoyar la parte superior de los brazos contra la almohadilla y tratar de que no se desplacen hacia afuera al ejecutar el *curl* de mancuerna hacia arriba con la mano derecha, realizando un movimiento semicircular hasta que el antebrazo y el bíceps derechos se toquen. Volver a la posición inicial y espirar. Ahora ejecutar *curl* de mancuerna con la mano izquierda de manera similar, volver a la posición inicial y espirar. Pasar de una a otra mano hasta completar el número indicado de repeticiones.

■ *Curl* con una mancuerna en reclinatorio plano

Tumbarse boca abajo sobre un reclinatorio plano. Sostener una mancuerna con la mano derecha, empleando un asimiento de palma hacia arriba. Apoyar la parte superior del brazo contra la almohadilla y tratar de que no se desplace hacia afuera al ejecutar el *curl* de mancuerna hacia arriba con un movimiento semicircular, hasta que el antebrazo y el bíceps derechos se toquen. Volver a la posición inicial y espirar. Hacer el número indicado de repeticiones con el brazo derecho y luego cambiar posiciones, realizando el mismo número de repeticiones con el brazo izquierdo.

■ *Curl* con dos mancuernas en reclinatorio plano

Tumbarse boca abajo sobre un reclinatorio plano. Sostener una mancuernaa en cada mano, empleando un asimiento de palmas hacia arriba. Apoyar la parte superior de los brazos contra la almohadilla y tratar de que no se desplacen hacia afuera al ejecutar el *curl* de mancuerna hacia arriba con un movimiento semicircular, hasta que el antebrazo y el bíceps derechos se toquen. Volver a la posición inicial y espirar.

■ *Curl* con un brazo, de rodillas contra un reclinatorio bajo

Sostener una mancuerna con la mano derecha, empleando un asimiento de palmas hacia arriba. Arrodillarse sobre el lado izquierdo de un banco reclinatorio bajo y apoyar la parte superior del brazo derecho contra la almohadilla. Con la mancuerna sostenida a la longitud del brazo, palma hacia arriba, inspirar y ejecutar *curl* hacia arriba con un movimiento semicircular, hasta que el bíceps y antebrazo se toquen. Volver a llevar el peso a la posición inicial y espirar. Realizar el número indicado de repeticiones con el brazo derecho; luego cambiar posiciones hacia el otro lado del banco y efectuar el mismo número de repeticiones con el brazo izquierdo.

▲ *Curl* con mancuerna en un brazo, de pie, sobre banco inclinado

Sostener una mancuerna con la mano derecha y colocarse detrás de un banco inclinado, apoyando el brazo derecho sobre el banco inclinado. Extender el brazo hacia abajo hasta que descanse sobre el banco inclinado con la palma de la mano hacia arriba. Inspirar y ejecutar *curl* de mancuerna hacia arriba, hasta que el antebrazo y el bíceps se toquen. La parte superior del brazo debería permanecer sobre el banco durante todo el ejercicio. Volver a la posición inicial y espirar. Realizar el número indicado de repeticiones con la mano derecha y luego cambiar posiciones, efectuando el mismo número de repeticiones con la mano izquierda.

▲ *Curl* con un brazo en polea alta, tendido

Coger el asa del cable de la polea alta de una polea de pared con la mano derecha y tumbarse en posición supina frente a la máquina, con la cabeza lo más cerca posible de ésta. Situarse a una distancia que permita al brazo aguantar el peso cuando esté rígido y vertical al suelo, con la palma mirando a la máquina. Inspirar y ejecutar *curl* del asa hacia abajo hasta la barbilla con un movimiento semicircular, manteniendo la parte superior del brazo en una posición vertical durante todo el ejercicio. Volver a la posición inicial utilizando un recorrido similar y espirar. Efectuar el número indicado de repeticiones con la mano derecha y luego cambiar posiciones, realizando el mismo número de repeticiones con la mano izquierda.

★ *Curl* con barra, de pie, asimiento estrecho, aumentando los pesos

Este tipo de ejercicio es bueno para modelar los bíceps o para mejorar su tono muscular, pero no se recomienda a los que estén interesados en aumentar el tamaño del músculo. El propósito del ejercicio es comenzar en el extremo más liviano de una barra con mancuernas y coger una barra liviana con ambas manos, empleando un asimiento de unos 16 cm, palmas hacia arriba. Permanecer de pie, erguido, con la espalda recta, la cabeza levantada, piernas y caderas rígidas, con una barra a la longitud de los brazos descansando contra la parte superior de los muslos. Inspirar y ejecutar *curl* de barra hacia arriba hasta la altura de los hombros, haciendo

***CURL* CON UN BRAZO, DE RODILLAS CONTRA UN RECLINATORIO BAJO**

Bíceps

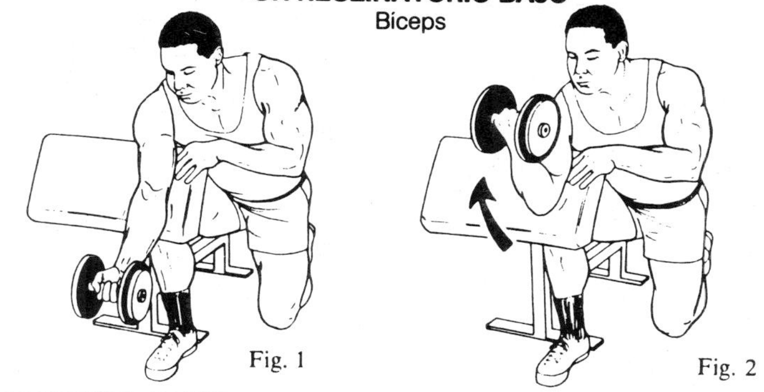

Fig. 1 Fig. 2

***CURL* CON MANCUERNA EN UN BRAZO, DE PIE, SOBRE BANCO INCLINADO**

Bíceps

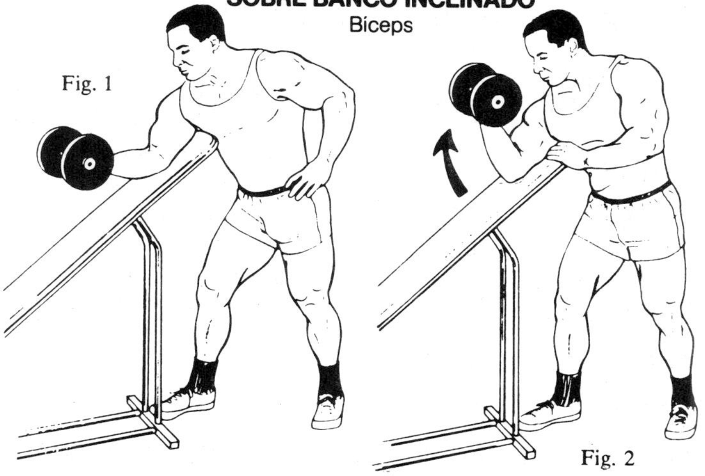

Fig. 1 Fig. 2

***CURL* CON UN BRAZO EN POLEA ALTA, TENDIDO**

Bíceps

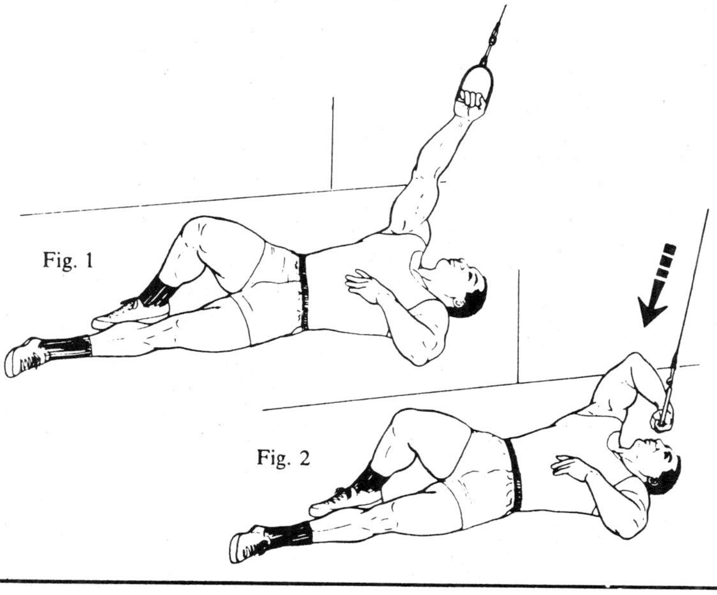

Fig. 1 Fig. 2

***CURL* CON BARRA, DE PIE, ASIMIENTO ESTRECHO, AUMENTANDO LOS PESOS**
Bíceps externos

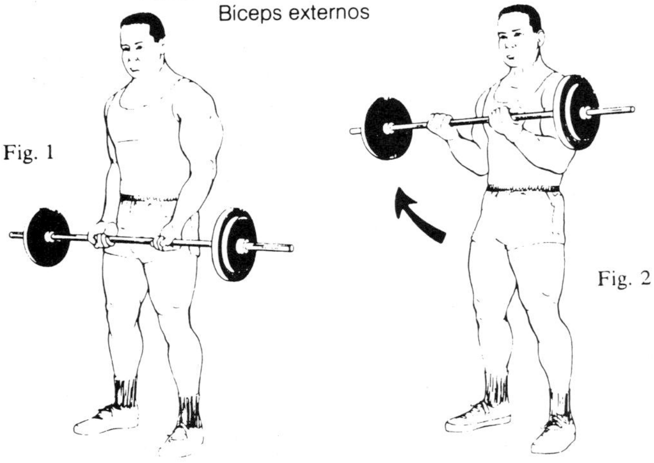

***CURL* CON BARRA, DE PIE, ASIMIENTO INTERMEDIO, AUMENTANDO LOS PESOS**
Bíceps

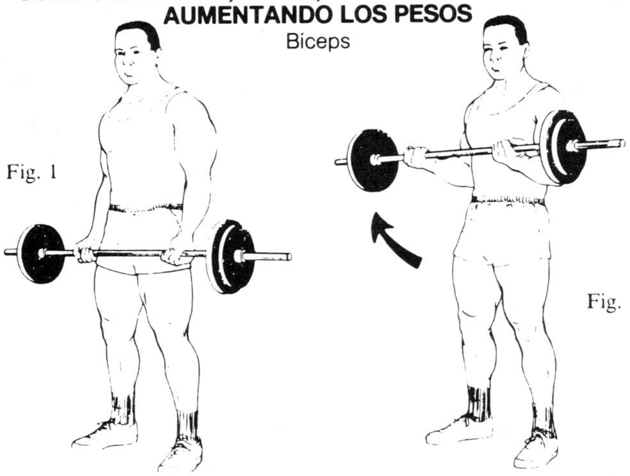

***CURL* CON BARRA, DE PIE, ASIMIENTO ANCHO, AUMENTANDO LOS PESOS**
Bíceps internos

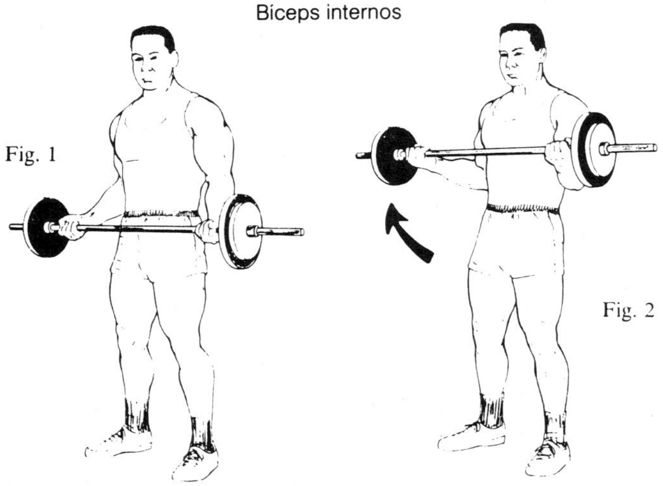

que los antebrazos y los bíceps se toquen. Volver a la posición inicial y espirar. Ejecutar de cuatro a seis repeticiones con la primera barra. Una vez cumplido esto, de inmediato sustituir el peso en la barra y repetir el ejercicio con una barra más pesada. Continuar aumentando el peso hasta ser capaz de ejecutar una repetición.

★ *Curl* con barra, de pie, asimiento intermedio, aumentando los pesos

Este tipo de ejercicio es bueno para modelar los bíceps o para mejorar su tono muscular, pero no se recomienda a los que estén interesados en aumentar el tamaño del músculo. El propósito del ejercicio es comenzar en el extremo más liviano de una barra con mancuernas y coger una barra liviana con ambas manos, empleando un asimiento de unos 32 cm, palmas hacia arriba. Permanecer de pie, erguido, con la espalda recta, la cabeza levantada, piernas y caderas rígidas, con una barra a la longitud de los brazos descansando contra la parte superior de los muslos. Inspirar y ejecutar *curl* de barra hacia arriba hasta la altura de los hombros, haciendo que los antebrazos y los bíceps se toquen. Volver a la posición inicial y espirar. Ejecutar de cuatro a seis repeticiones con la primera barra. Una vez cumplido esto, de inmediato sustituir el peso en la barra y repetir el ejercicio con una barra más pesada. Continuar aumentando el peso hasta ser capaz de ejecutar una repetición.

★ *Curl* con barra, de pie, asimiento ancho, aumentando los pesos

Este tipo de ejercicio es bueno para modelar los bíceps o para mejorar su tono muscular, pero no se recomienda a los que estén interesados en aumentar el tamaño del músculo. El propósito del ejercicio es comenzar en el extremo más liviano de una barra con mancuernas y coger una barra liviana con ambas manos, empleando un asimiento de unos 48 cm, palmas hacia arriba. Permanecer de pie, erguido, con la espalda recta, la cabeza levantada, piernas y caderas rígidas, con una barra a la longitud de los brazos descansando contra la pared superior de los muslos. Inspirar y ejecutar *curl* de barra hacia arriba hasta la altura de los hombros, haciendo que los antebrazos y los bíceps se toquen. Volver a la posición inicial y espirar. Ejecutar de cuatro a seis repeticiones con la primera barra. Una vez cumplido esto, de inmediato sustituir el peso en la barra y repetir el ejercicio con una barra más pesada. Continuar aumentando el peso hasta ser capaz de ejecutar una repetición.

★ *Curl* con barra, de pie, asimiento invertido estrecho, aumentando los pesos

Este tipo de ejercicio es bueno para modelar los bíceps o para mejorar su tono muscular, pero no se recomienda a los que estén interesados en aumentar el tamaño del músculo. El propósito del ejercicio es comenzar en el extremo más liviano de una barra con mancuernas y coger una barra liviana con ambas manos, empleando un asimiento de unos 16 cm, palmas hacia abajo. Permanecer de pie, erguido, con la espalda recta, la cabeza levantada, piernas y caderas rígidas, con una barra a la longitud de los brazos descansando contra la parte superior de los muslos. Inspirar y ejecutar *curl* de barra hacia arriba hasta la altura de los hombros, haciendo que los antebrazos y los bíceps se toquen. Volver a la posición inicial y espirar. Ejecutar de cuatro a seis repeticiones con la primera barra. Una vez cumplido esto, de inmediato sustituir el peso en la barra y repetir el ejercicio con una barra más pesada. Continuar aumentando el peso hasta ser capaz de ejecutar una repetición.

★ *Curl* con barra, de pie, asimiento invertido intermedio, aumentando los pesos

Este tipo de ejercicio es bueno para modelar los bíceps o para mejorar su tono muscular, pero no se recomienda a los que estén interesados en aumentar el tamaño del músculo. El propósito del ejercicio es comenzar en el extremo más liviano de una barra con pesas y coger una barra liviana con ambas manos, empleando un asimiento de unos 32 cm, palmas hacia abajo. Permanecer de pie, erguido, con la espalda recta, la cabeza levantada, piernas y caderas rígidas, con una barra a la longitud de los brazos descansando contra la parte superior de los muslos. Inspirar y ejecutar *curl* de barra hacia arriba hasta la altura de los hombros, haciendo que los antebrazos y los bíceps se toquen. Volver a la posición inicial y espirar. Ejecutar de cuatro a seis repeticiones con la primera barra. Una vez cumplido esto, de inmediato sustituir el peso en la barra y repetir el ejercicio con una barra más pesada. Continuar aumentando el peso hasta ser capaz de ejecutar una repetición.

★ *Curl* con barra, de pie, asimiento estrecho

Sostener una barra con ambas manos, empleando un asimiento de unos 24 cm, palmas hacia arriba. Permanecer de pie, erguido, con los pies separados unos 32 cm. Con la barra a la longitud de los brazos contra la parte superior de los muslos, inspirar y ejecutar *curl* de barra hacia arriba hasta la altura de los hombros, manteniendo la espalda recta, y piernas y caderas rígidas. Al bajar la barra nuevamente

CURL CON BARRA, DE PIE, ASIMIENTO INVERTIDO ESTRECHO, AUMENTANDO LOS PESOS
Bíceps externos y antebrazos

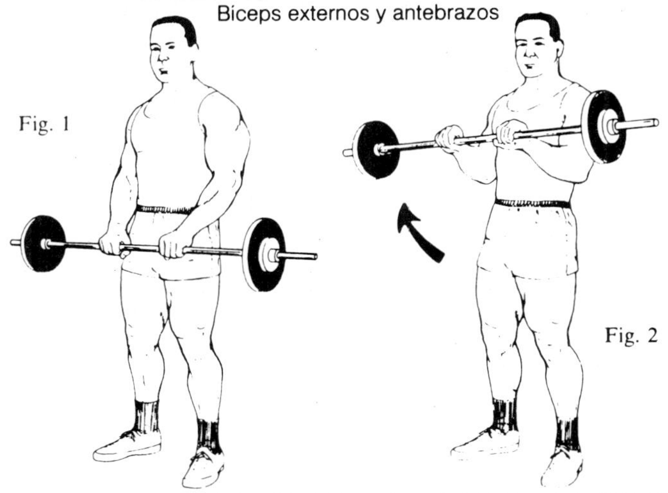

CURL CON BARRA, DE PIE, ASIMIENTO INVERTIDO INTERMEDIO, AUMENTANDO LOS PESOS
Bíceps y antebrazos

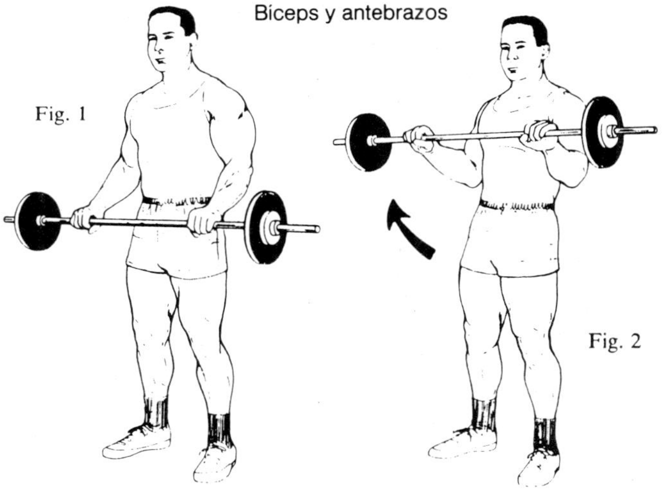

CURL CON BARRA, DE PIE, ASIMIENTO ESTRECHO
Bíceps externos

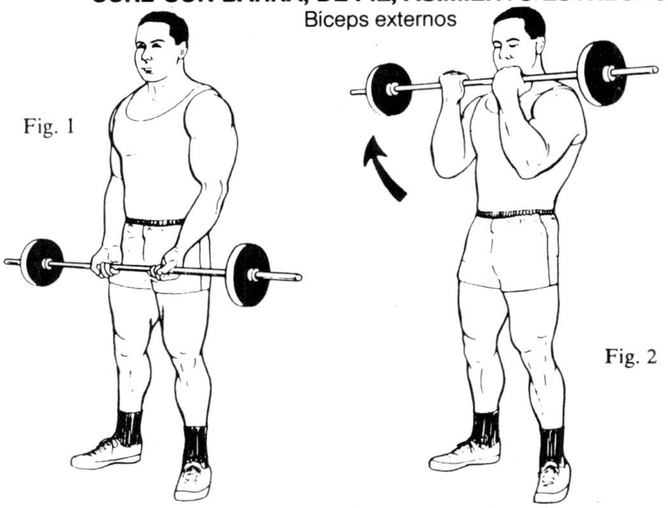

hasta la posición inicial, hacerlo de manera controlada a fin de que los bíceps resistan el peso tanto como sea posible. Espirar al volver a la posición inicial.

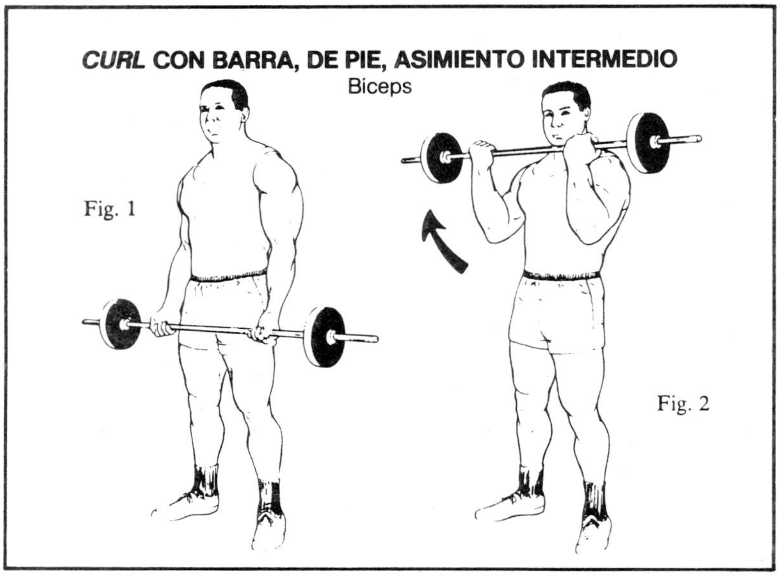

▲ *Curl* con barra, de pie, asimiento intermedio

Sostener una barra con ambas manos, empleando un asimiento de unos 36 cm, palmas hacia arriba. Permanecer de pie, erguido, con los pies separados unos 32 cm. Con la barra a la longitud de los brazos contra la parte superior de los muslos, inspirar y ejecutar *curl* de barra hacia arriba hasta la altura de los hombros, manteniendo la espalda recta, y piernas y caderas rígidas. Al bajar la barra nuevamente hasta la posición inicial, hacerlo de manera controlada a fin de que los bíceps resistan el peso tanto como sea posible. Espirar al volver a la posición inicial.

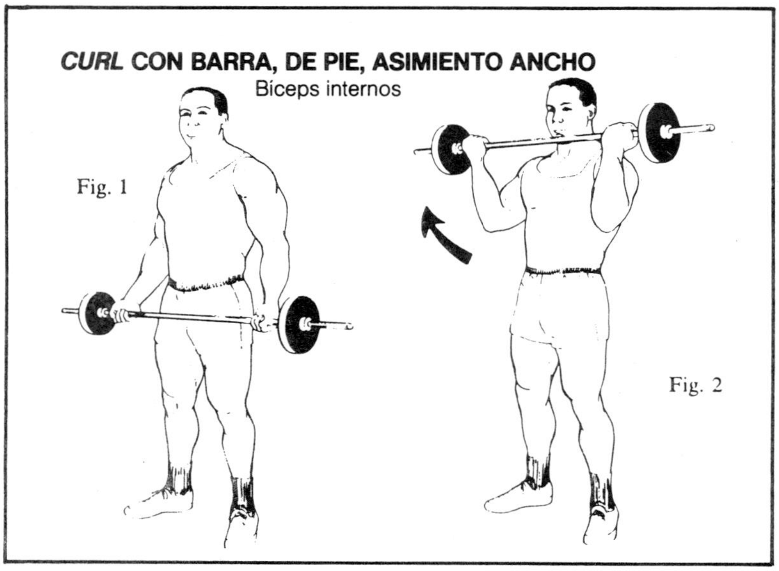

▲ *Curl* con barra, de pie, asimiento ancho

Sostener una barra con ambas manos, empleando un asimiento de unos 52 cm, palmas hacia arriba. Permanecer de pie, erguido, con los pies separados unos 32 cm. Con la barra a la longitud de los brazos contra la parte superior de los muslos, inspirar y ejecutar *curl* de barra hacia arriba hasta la altura de los hombros, manteniendo la espalda recta, y piernas y caderas rígidas. Al bajar la barra nuevamente hasta la posición inicial, hacerlo de manera controlada a fin de que los bíceps resistan el peso tanto como sea posible. Espirar al volver a la posición inicial.

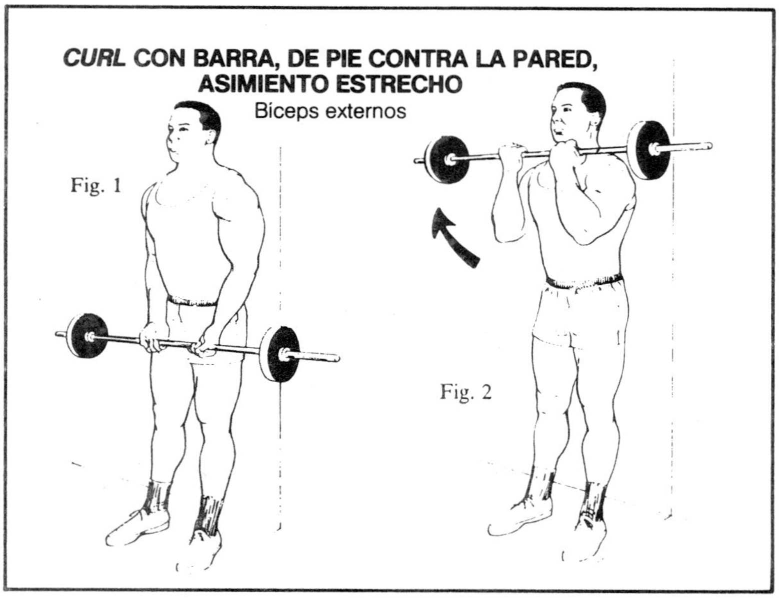

■ *Curl* con barra, de pie contra la pared, asimiento estrecho

Sostener una barra con ambas manos, empleando un asimiento de unos 24 cm, palmas hacia arriba. Permanecer de pie, con la espalda apoyada contra la pared y las piernas ligeramente adelantadas y separadas, con las rodillas rígidas. Con la barra a la longitud de los brazos contra la parte superior de los muslos, inspirar y ejecutar *curl* de barra hacia arriba hasta la altura de los hombros, manteniendo la espalda contra la pared. Al bajar la barra nuevamente hasta la posición inicial, hacerlo de manera controlada a fin de que los bíceps resistan el peso tanto como sea posible. Espirar al volver a la posición inicial.

■ *Curl* con barra contra la pared, de pie, asimiento intermedio

Bíceps

Sostener una barra con ambas manos, empleando un asimiento de unos 36 cm, palmas hacia arriba. Permanecer de pie, con la espalda apoyada contra la pared y las piernas ligeramente adelantadas y separadas, con las rodillas rígidas. Con la barra a la longitud de los brazos contra la parte superior de los muslos, inspirar y ejecutar *curl* de barra hacia arriba hasta la altura de los hombros, manteniendo la espalda contra la pared. Al bajar la barra nuevamente hasta la posición inicial, hacerlo de manera controlada a fin de que los bíceps resistan el peso tanto como sea posible. Espirar al volver a la posición inicial.

■ *Curl* con barra de pie contra la pared, asimiento ancho

Sostener una barra con ambas manos, empleando un asimiento de unos 52 cm, palmas hacia arriba. Permanecer de pie, con la espalda apoyada contra una pared y las piernas ligeramente adelantadas y separadas, con las rodillas rígidas. Con la barra a la longitud de los brazos contra la parte superior de los muslos, inspirar y ejecutar *curl* de barra hacia arriba hasta la altura de los hombros, manteniendo la espalda contra la pared. Al bajar la barra nuevamente hasta la posición inicial, hacerlo de manera controlada a fin de que los bíceps resistan el peso tanto como sea posible. Espirar al volver a la posición inicial.

■ *Curl* con mancuernas, de pie, alternativamente

Sostener una mancuerna en cada mano mientras se permanece de pie, erguido, con los pies separados unos 32 cm. Con las mancuernas a la longitud de los brazos contra la parte superior de los muslos y las palmas enfrentadas, ejecutar *curl* hacia arriba con la mancuerna de la mano derecha hasta la altura del hombro derecho, utilizando el bíceps y meciéndose ligeramente hacia atrás para hacer que trabaje la parte inferior de la espalda. Al comenzar a bajar la mancuerna de la mano derecha de regreso a la posición inicial, empezar a ejecutar el *curl* con la mancuerna de la mano izquierda. Cuando se esté ejecutando el *curl* de mancuernas, debe ponerse en marcha un ritmo. Al comenzar cada *curl* y cuando las mancuernas estén más allá de los muslos, girar las palmas hacia arriba y mantenerlas en esta posición durante todo el ejercicio; cuando se estén bajando los pesos y se hallen nuevamente

***CURL* CON BARRA DE PIE CONTRA LA PARED, ASIMIENTO ANCHO**

Bíceps internos

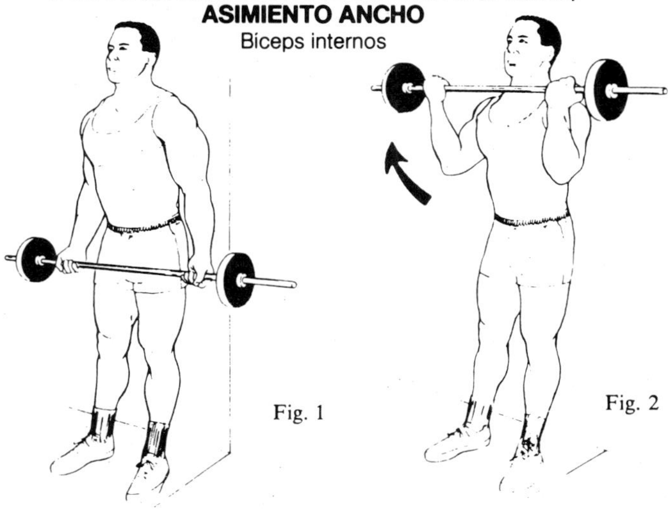

Fig. 1 Fig. 2

***CURL* CON MANCUERNAS, DE PIE, ALTERNATIVAMENTE**

Bíceps y parte inferior de la espalda

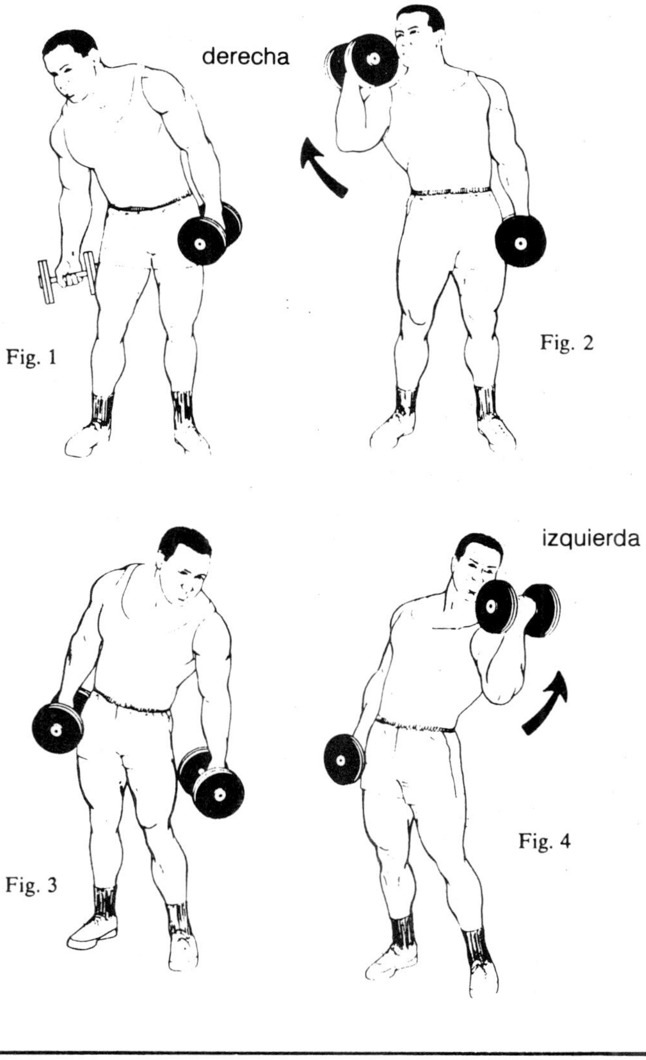

Fig. 1 Fig. 2 Fig. 3 Fig. 4

***CURL* CON MANCUERNAS, DE PIE**

Bíceps y parte inferior de la espalda

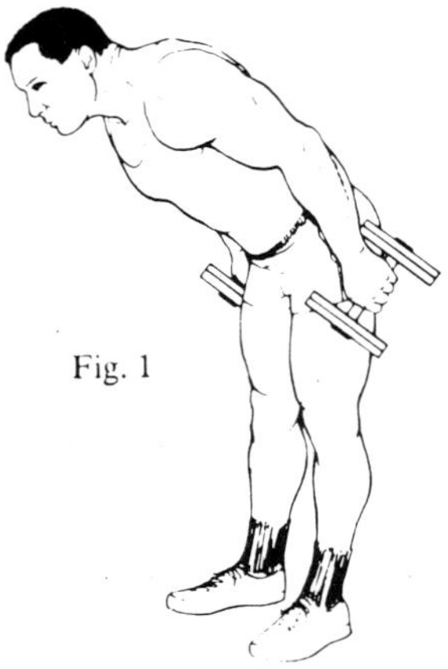

Fig. 1

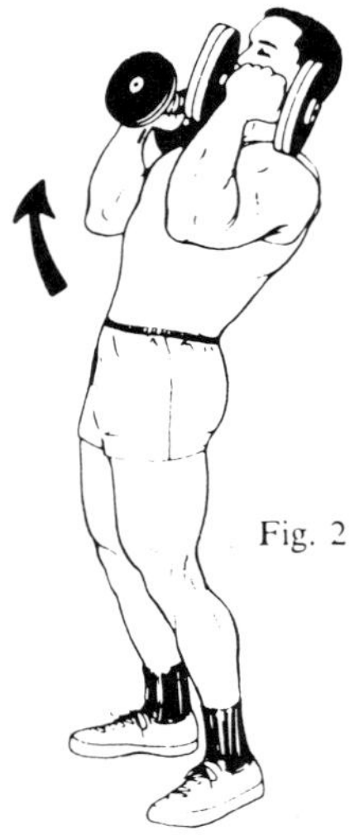

Fig. 2

***CURL* EN MÁQUINA, SENTADO, ASIMIENTO INTERMEDIO**

Bíceps

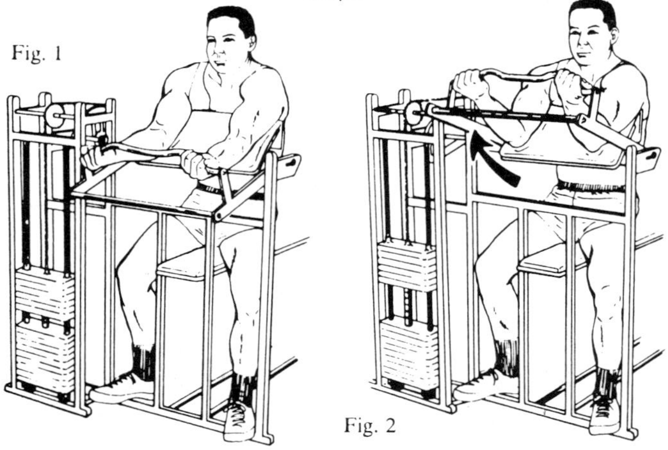

Fig. 1 Fig. 2

***CURL* CON BARRA EN POLEA BAJA, SENTADO Y CONCENTRADO**

Bíceps externos

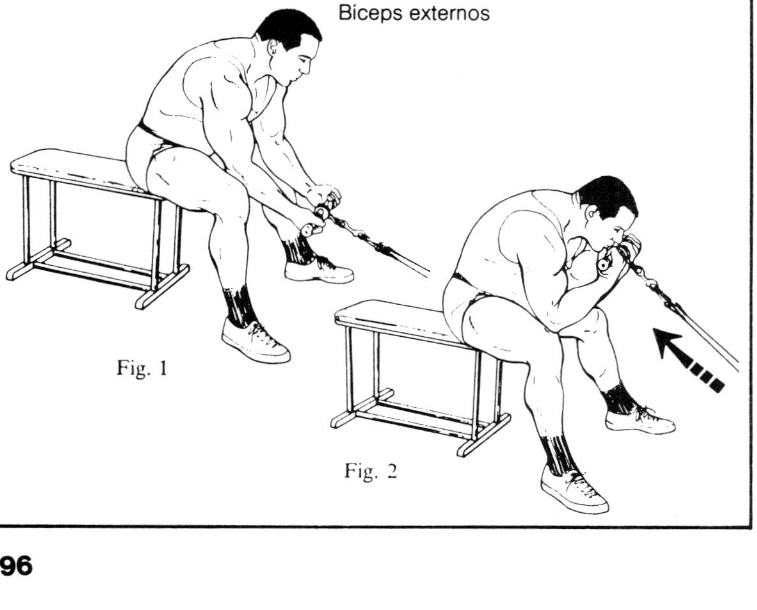

Fig. 1 Fig. 2

cerca de la parte superior de los muslos, volver a girar las palmas hacia adentro. Inspirar al ejecutar el *curl* con la mano derecha y espirar al hacerlo con la mano izquierda.

■ *Curl* con mancuernas, de pie

Sostener una mancuerna en cada mano mientras se permanece de pie, erguido, con los pies separados unos 32 cm. Con las mancuernas a la longitud de los brazos contra la parte superior de los muslos y las palmas enfrentadas, inspirar y ejecutar *curl* de mancuernas hacia arriba hasta la altura del hombro, utilizando los bíceps y meciéndose ligeramente hacia atrás para hacer que trabaje la parte inferior de la espalda. Al comenzar el *curl* y cuando las mancuernas estén más allá de los muslos, girar las palmas hacia arriba y mantenerlas en esta posición durante todo el ejercicio; cuando se estén bajando los pesos y se hallen nuevamente cerca de la parte superior de los muslos, volver a girar las palmas hacia adentro. Al bajar las mancuernas nuevamente hasta la posición inicial, hacerlo de manera controlada a fin de que los bíceps resistan los pesos tanto como sea posible. Espirar al volver a la posición inicial.

■ *Curl* en máquina, sentado, asimiento estrecho

Bíceps externos

Sentarse en el asiento de una máquina para *curl* de bíceps y asirse a las primeras curvas de la barra con las palmas hacia arriba. Si la máquina tiene una barra recta, emplear un asimiento de unos 12 a 16 cm, palmas hacia arriba. Colocar la parte superior de los brazos contra la almohadilla, sin que se desplace hacia afuera mientras se ejecuta el *curl* de barra hacia arriba con un movimiento semicircular, hasta que los antebrazos y los bíceps se toquen. Volver a la posición inicial y espirar.

▲ *Curl* en máquina, sentado, asimiento intermedio

Sentarse en el asiento de una máquina para *curl* de bíceps y asirse a los espacios curvos intermedios de la barra, con las palmas hacia arriba. Si la máquina tiene una barra recta, emplear un asimiento de unos 32 cm, palmas hacia arriba. Colocar la parte superior de los brazos contra la almohadilla, sin que se desplace hacia afuera mientras se ejecuta el *curl* de barra hacia arriba con un movimiento semicircular, hasta que los antebrazos y los bíceps se toquen. Volver a la posición inicial y espirar.

■ ***Curl* con barra en polea baja, sentado y concentrado**

Colocar un banco plano o taburete delante de una polea que tenga uno o dos cables de polea baja. Atar una barra corta al cable de la polea y coger la barra con ambas manos, empleando un asimiento de unos 12 cm, palmas hacia arriba. Sentarse a suficiente distancia de la máquina, como para permitir a los brazos aguantar el peso al estar sentado sobre el banco con los pies hacia afuera, separados unos 48 cm. Apoyar los codos contra la parte interna de los muslos, unos 8 cm por encima de las rodillas. Inspirar y ejecutar *curl* de barra hacia arriba con un movimiento semicircular, hasta que los bíceps y los antebrazos se toquen. Volver a la posición inicial y espirar.

▲ ***Curl* con barra en polea baja, sentadilla, concentrado**

Colocarse de pie delante de una polea que tenga uno o dos cables de polea baja. Atar una barra corta al cable de la polea y coger la barra con ambas manos, empleando un asimiento de unos 12 cm, palmas hacia arriba. Situarse a suficiente distancia de la máquina, como para permitir a los brazos aguantar el peso al agacharse hasta que la parte superior de los muslos quede paralela al suelo y los pies separados. Apoyar los codos contra la parte interna de los muslos, unos 8 cm por encima de las rodillas. Inspirar y ejecutar *curl* de barra hacia arriba con un movimiento semicircular, hasta que los bíceps y los antebrazos se toquen. Volver a la posición inicial y espirar.

▲ ***Curl* de barra con asimiento estrecho, sentado y concentrado**

Colocar una barra en el suelo cerca del extremo de un banco plano. Sentarse en el extremo del banco, con los pies separados unos 48 cm e inclinarse hacia adelante, doblando la cintura. Coger la barra con ambas manos, empleando un asimiento de unos 12 cm, palmas hacia arriba. Apoyar los codos contra la parte interna de los muslos, unos 8 cm por encima de las rodillas. Inspirar y ejecutar *curl* de barra hacia arriba con un movimiento semicircular, hasta que los bíceps y los antebrazos se toquen. Volver a la posición inicial y espirar. No dejar que la barra toque el suelo mientras se realiza el ejercicio.

▲ ***Curl* de barra con asimiento estrecho, sentadilla, concentrado**

Coger una barra con ambas manos, em-

***CURL* CON BARRA EN POLEA BAJA, SENTADILLA, CONCENTRADO**

Bíceps externos

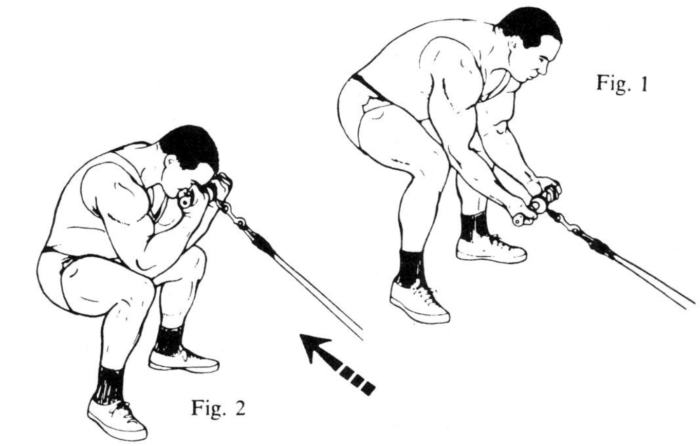

***CURL* CON BARRA CON ASIMIENTO ESTRECHO, SENTADO Y CONCENTRADO**

Bíceps externos

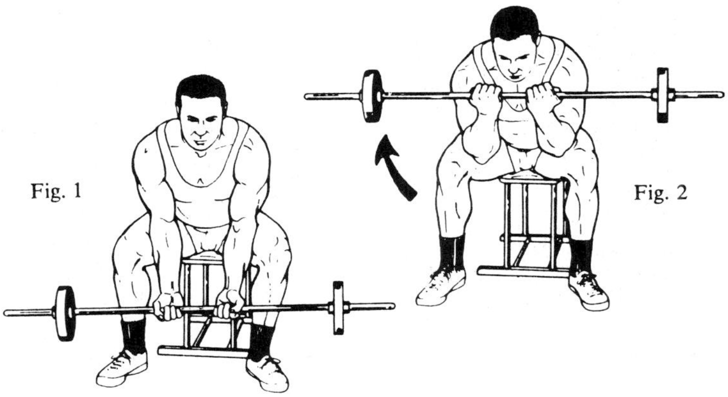

***CURL* CON BARRA CON ASIMIENTO ESTRECHO, SENTADILLA, CONCENTRADO**

Bíceps externos

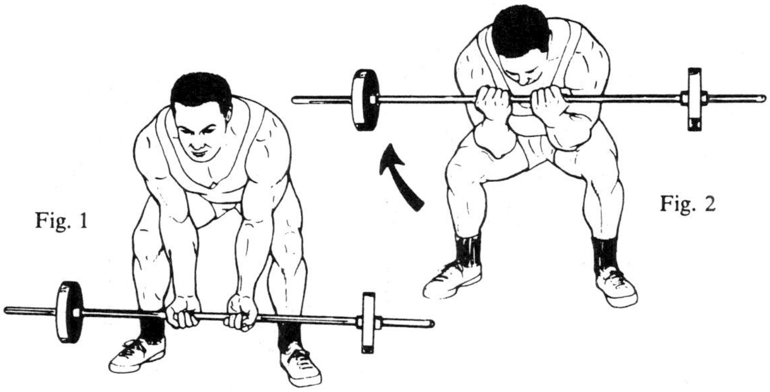

pleando un asimiento de unos 12 cm, palmas hacia arriba. Con los pies separados unos 48 cm, agacharse hasta que la parte superior de los muslos quede paralela al suelo y hacia afuera. Apoyar los codos contra la parte interna de los muslos, unos 8 cm por encima de las rodillas. Inspirar y ejecutar *curl* de barra hacia arriba con un movimiento semicircular, hasta que los bíceps y los antebrazos se toquen. Volver a la posición inicial y espirar. No dejar que la barra toque el suelo mientras se realiza el ejercicio.

CURL CON BARRA EN MÁQUINA DE DORSALES, TUMBADO EN BANCO PLANO, ASIMIENTO ESTRECHO

Parte superior de los bíceps externos

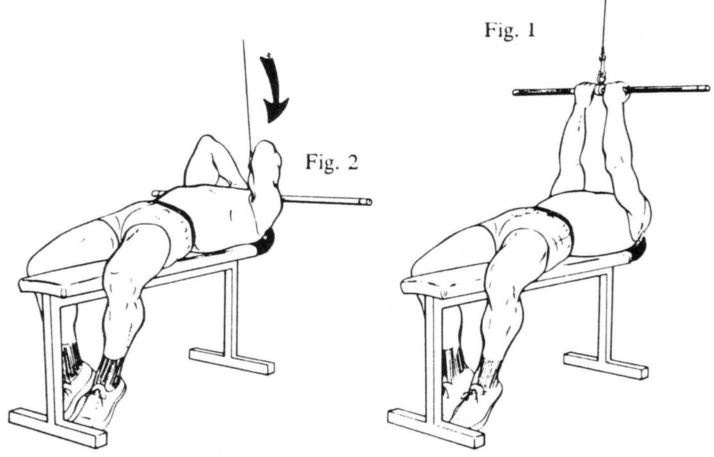

▲ *Curl* con barra en máquina de dorsales, tumbado en banco plano, asimiento estrecho

Colocar un banco plano debajo de la barra de máquina de dorsales, con el extremo unos 12 cm detrás de la barra. Coger la barra con ambas manos, empleando un asimiento de unos 12 cm, palmas hacia adelante. Tumbarse en posición supina sobre el banco, con la cabeza sobre el extremo de éste y apuntando hacia abajo. Extender los brazos por encima de los hombros hasta que estén verticales. Inspirar y ejecutar *curl* de barra hacia abajo hasta la barbilla, flexionando los brazos en los codos, pero manteniendo la parte superior de los brazos en una posición vertical durante todo el ejercicio. Volver a llevar la barra a la posición inicial y espirar.

CURL CON BARRA EN MÁQUINA DE DORSALES, TUMBADO EN BANCO PLANO, ASIMIENTO INTERMEDIO

Parte superior de los bíceps

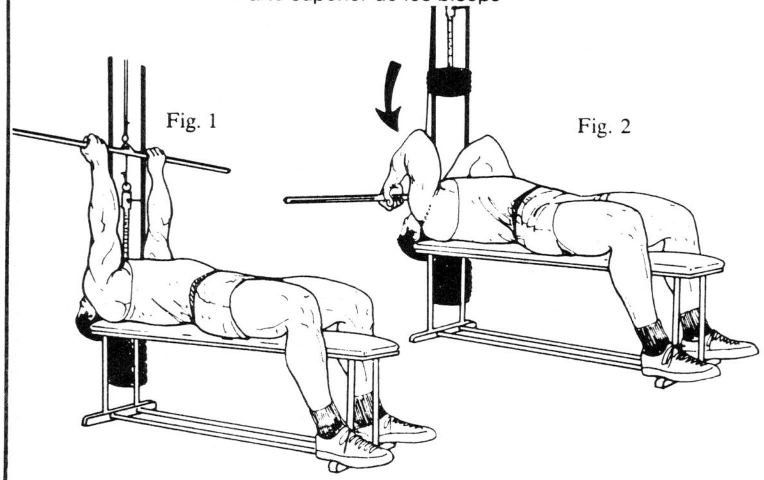

▲ *Curl* con barra en máquina de dorsales, tumbado en banco plano, asimiento intermedio

Colocar un banco plano debajo de la barra de máquina de dorsales, con el extremo unos 12 cm detrás de la barra. Coger la barra con ambas manos, empleando un asimiento de unos 28 cm, palmas hacia adelante. Tumbarse en posición supina sobre el banco, con la cabeza sobre el extremo de éste, y apuntando hacia abajo. Extender los brazos por encima de los hombros hasta que estén verticales. Inspirar y ejecutar *curl* de barra hacia abajo hasta la barbilla, flexionando los brazos en los codos, pero manteniendo la parte superior de los brazos en una posición vertical durante todo el ejercicio. Volver a llevar la barra a la posición inicial y espirar.

CURL CON BARRA EN MÁQUINA DE DORSALES, TUMBADO EN BANCO PLANO, ASIMIENTO ANCHO

Parte superior de los bíceps internos

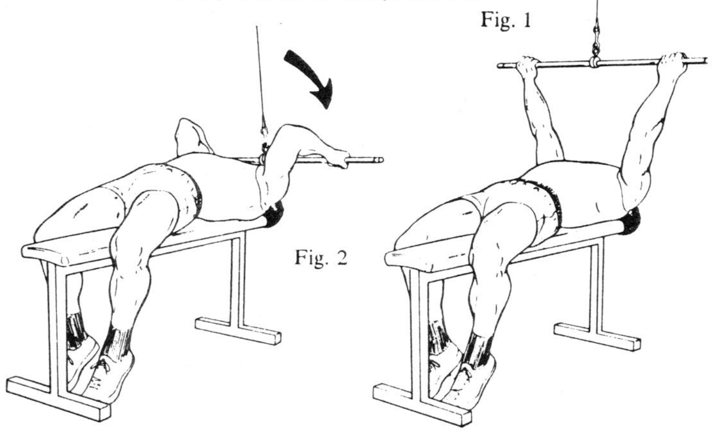

▲ *Curl* con barra en máquina de dorsales, tumbado en banco plano, asimiento ancho

Colocar un banco plano debajo de la barra de máquina de dorsales, con el extremo unos 12 cm detrás de la barra. Coger la barra con ambas manos, empleando un asimiento de unos 64 cm, palmas hacia adelante. Tumbarse en posición supina sobre el banco, con la cabeza sobre el extremo de éste y apuntando hacia abajo. Extender los brazos por encima de los hombros hasta que estén verticales. Inspirar y ejecutar *curl* de barra hacia abajo hasta la barbilla, flexionando los brazos en los codos, pero manteniendo la parte superior de los brazos en una posición vertical durante todo el ejercicio. Volver a llevar la barra a la posición inicial y espirar.

▲ *Curl* con un brazo en polea baja, de pie

Colocarse de pie frente a una polea que tenga dos asas de cables de polea baja. Coger el asa del cable derecho con la mano derecha, utilizando un asimiento de palmas hacia arriba. Situarse a una distancia que permita al brazo aguantar el peso con el brazo al costado y la palma mirando hacia el muslo. Inspirar y ejecutar el *curl* llevando el asa hacia arriba con un movimiento semicircular, girando la palma hacia arriba una vez que la mano se aparte del muslo. Ejecutar el *curl* con el asa hasta que el bíceps y el antebrazo se toquen. Asegurarse de mantener la parte superior del brazo al costado y no levantarlo más de lo necesario. Espirar al volver a la posición inicial.

▲ *Curl* con dos brazos en polea baja, de pie

Colocarse de pie frente a una polea que tenga dos asas de cables de polea baja. Coger un asa con cada mano, utilizando un asimiento de palmas hacia arriba. Situarse a una distancia que permita a los brazos aguantar los pesos con los brazos a los lados y las palmas mirando hacia los muslos. Inspirar y ejecutar el *curl* llevando las asas hacia arriba con un movimiento semicircular, girando las palmas hacia arriba una vez que las manos se aparten de los muslos. Mantener las palmas hacia arriba durante todo el ejercicio hasta estar cerca de los muslos al regresar del ejercicio, y girarlas nuevamente hacia los muslos. Ejecutar el *curl* con las asas hasta que los bíceps y los antebrazos se toquen. Asegurarse de mantener la parte superior de los brazos a los lados y no levantarlos más de lo necesario. Espirar al volver a la posición inicial.

▲ *Curl* en polea baja, de pie, alternativamente

Colocarse de pie frente a una polea que tenga dos asas de cables de polea baja. Coger un asa con cada mano, utilizando un asimiento de palmas hacia arriba. Situarse a una distancia que permita a los brazos aguantar los pesos con los brazos a los lados y las palmas mirando hacia los muslos. Inspirar y ejecutar el *curl* hacia arriba con el asa de la mano derecha con un movimiento semicircular, girando la

***CURL* CON UN BRAZO EN POLEA BAJA, DE PIE**
Bíceps

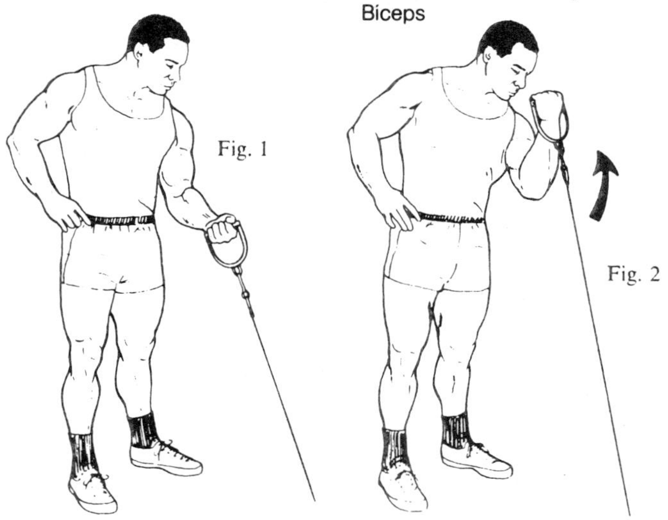

***CURL* CON DOS BRAZOS EN POLEA BAJA, DE PIE**
Bíceps

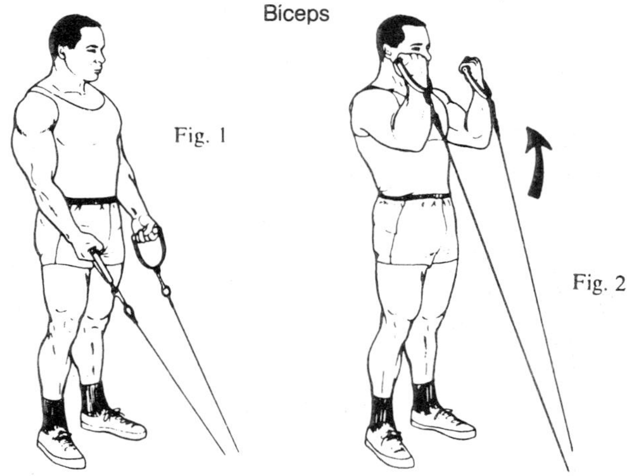

***CURL* EN POLEA BAJA, DE PIE, ALTERNATIVAMENTE**
Bíceps

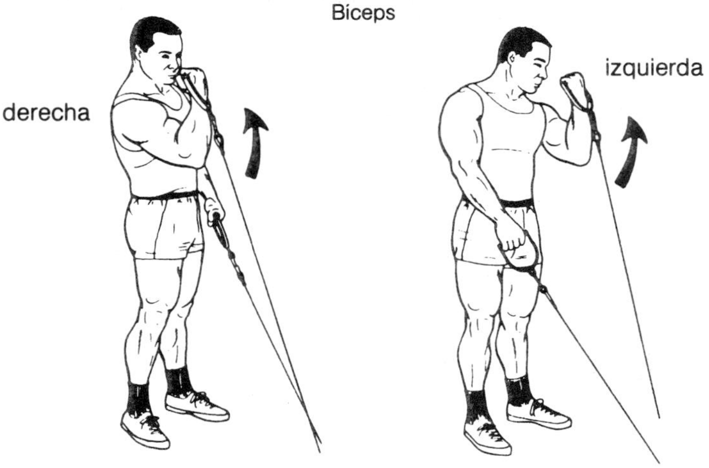

CURL CON BARRA EN POLEA ALTA, TUMBADO EN BANCO INCLINADO, ASIMIENTO INTERMEDIO

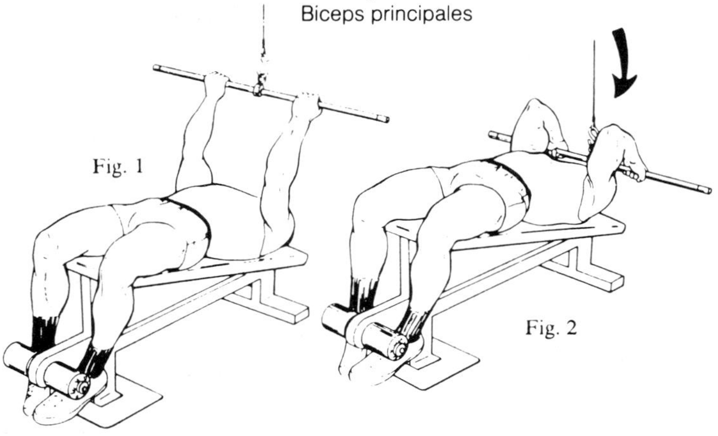

CURL CON BARRA EN POLEA ALTA TUMBADO EN BANCO INCLINADO, ASIMIENTO ESTRECHO

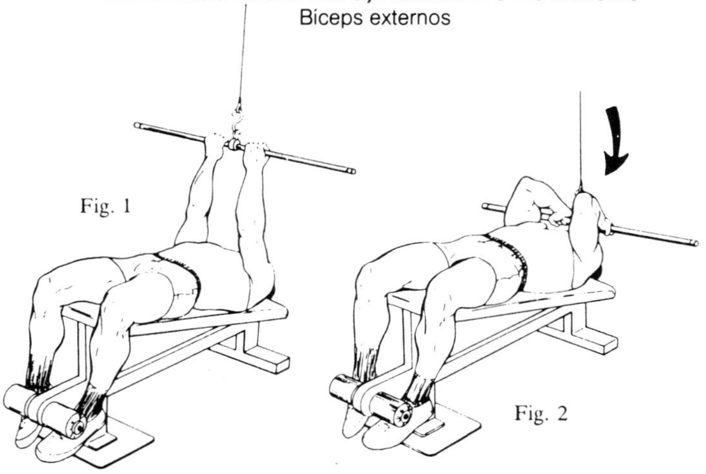

CURL CON BARRA EN POLEA ALTA TUMBADO EN BANCO INCLINADO, ASIMIENTO ANCHO

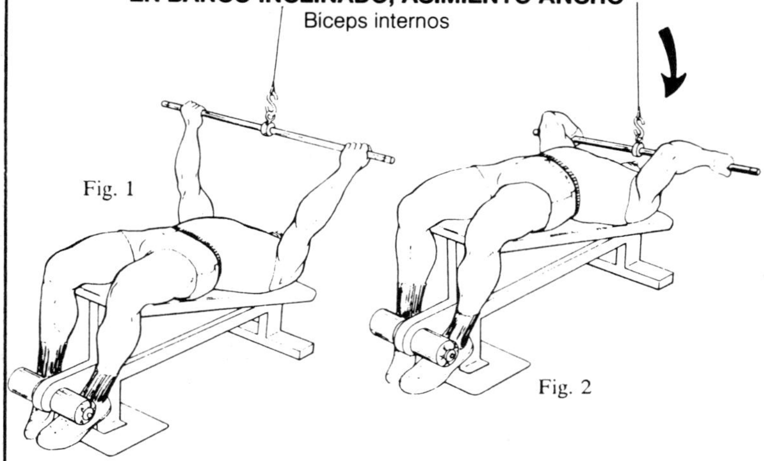

palma hacia arriba un vez que la mano se aparte del muslo. Mantener la palma hacia arriba durante todo el ejercicio hasta estar cerca del muslo al regresar del ejercicio, y girarla nuevamente hacia el muslo. Ejecutar el *curl* con el asa hasta que el bíceps y el antebrazo se toquen. Asegurarse de mantener la parte superior del brazo al costado y no levantarla más de lo necesario. Espirar al volver a la posición inicial. Ahora ejecutar el *curl* con el asa de la mano izquierda de una manera similar. Continuar yendo de un brazo a otro hasta completar el número indicado de repeticiones.

▲ *Curl* con barra en polea alta, tumbado en banco inclinado, asimiento intermedio

Colocar un banco inclinado frente a una polea alta, con el extremo alto lo más cerca posible de la máquina. Atar una barra recta al cable de polea alta y coger la barra con ambas manos, empleando un asimiento de unos 32 cm, palmas hacia arriba. Tumbarse de espaldas sobre el banco inclinado con los brazos extendidos y casi paralelos al cuerpo. Desde esta posición, los brazos deberían estar aguantando el peso sin que se afloje el cable. Inspirar y ejecutar *curl* de barra hacia la barbilla, hasta que los antebrazos y los bíceps se toquen. Mantener la parte superior de los brazos hacia adentro, a los lados y paralelos durante todo el ejercicio. Volver a la posición inicial y espirar.

▲ *Curl* con barra en polea alta tumbado en banco inclinado, asimiento estrecho

Colocar un banco inclinado frente a una polea alta, con el extremo alto lo más cerca posible de la máquina. Atar una barra recta al cable de polea alta y coger la barra con ambas manos, empleando un asimiento de unos 16 cm, palmas hacia arriba. Tumbarse de espaldas sobre el banco inclinado con los brazos extendidos y casi paralelos al cuerpo. Desde esta posición, los brazos deberían estar aguantando el peso sin que se afloje el cable. Inspirar y ejecutar *curl* de barra hacia la barbilla, hasta que los antebrazos y los bíceps se toquen. Mantener la parte superior de los brazos hacia adentro, a los lados y paralelos durante todo el ejercicio. Volver a la posición inicial y espirar.

▲ *Curl* con barra en polea alta tumbado en banco inclinado, asimiento ancho

Colocar un banco inclinado frente a una polea alta, con el extremo alto lo más cerca posible de la máquina. Atar una barra recta al cable de polea alta y coger la barra con ambas manos, empleando un asimiento de unos 48 cm, palmas hacia arriba. Tumbarse de espaldas sobre el banco inclinado con los brazos extendidos y casi paralelos al cuerpo. Desde esta posición, los brazos deberían estar aguantando el peso sin que se afloje el cable. Inspirar y ejecutar *curl* de barra hacia la barbilla, hasta que los antebrazos y los bíceps se toquen. Mantener la parte superior de los brazos hacia adentro, a los lados y paralelos durante todo el ejercicio. Volver a la posición inicial y espirar.

▲ *Curl* con barra en polea alta tumbado en banco inclinado, asimiento invertido estrecho

Colocar un banco inclinado debajo de una polea alta, con el extremo inferior unos 12 cm debajo de la barra de la máquina. Tumbarse en posición supina sobre el banco inclinado con la cabeza hacia abajo. Coger la barra de la polea con ambas manos, empleando un asimiento de unos 16 cm, palmas hacia adelante. Extender los brazos llevándolos por encima de los hombros hasta que queden verticales. Inspirar y ejecutar *curl* de barra invertido hasta la barbilla, flexionando los brazos en los codos, pero manteniendo la parte superior de los brazos en posición vertical durante todo el ejercicio. Volver a llevar la barra a la posición inicial y espirar.

▲ *Curl* con barra en polea alta tumbado en banco inclinado, asimiento invertido intermedio

Bíceps principales y antebrazos

Colocar un banco inclinado debajo de una polea alta, con el extremo inferior unos 12 cm detrás de la barra de la máquina. Tumbarse en posición supina sobre el banco inclinado con la cabeza hacia abajo. Coger la barra de la polea con ambas manos, empleando un asimiento de unos 24 cm, palmas hacia adelante. Extender los brazos llevándolos por encima de los hombros hasta que queden verticales. Inspirar y ejecutar *curl* de barra invertido hasta la barbilla, flexionando los brazos en los codos, pero manteniendo la parte superior de los brazos en posición vertical durante todo el ejercicio. Volver a llevar la barra a la posición inicial y espirar.

▲ *Curl* con barra en polea alta tumbado en banco plano, asimiento invertido estrecho

Colocar un banco plano debajo de una polea alta, con el extremo inferior del banco unos 12 cm detrás de la barra de la máquina. Tumbarse en posición supina sobre el banco, con la cabeza en el extremo de éste y apuntando hacia abajo. Coger la barra de la polea con ambas manos, empleando un asimiento de unos 12 cm. Extender los brazos llevándolos por encima de los hombros hasta que queden verticales. Inspirar y ejecutar *curl* invertido llevando la barra hacia abajo hasta la barbilla, flexionando los brazos en los codos, pero manteniendo la parte superior de los brazos en posición vertical durante todo el

***CURL* CON BARRA EN POLEA ALTA TUMBADO EN BANCO INCLINADO, ASIMIENTO INVERTIDO ESTRECHO**

Bíceps externos y antebrazos

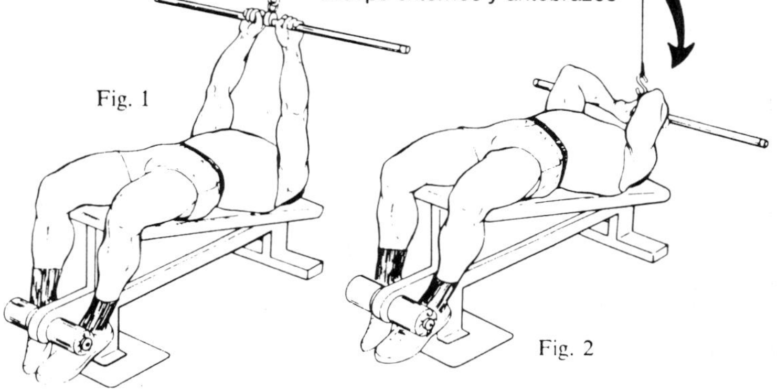

***CURL* CON BARRA EN POLEA ALTA TUMBADO EN BANCO PLANO, ASIMIENTO INVERTIDO ESTRECHO**

Bíceps externos y antebrazos

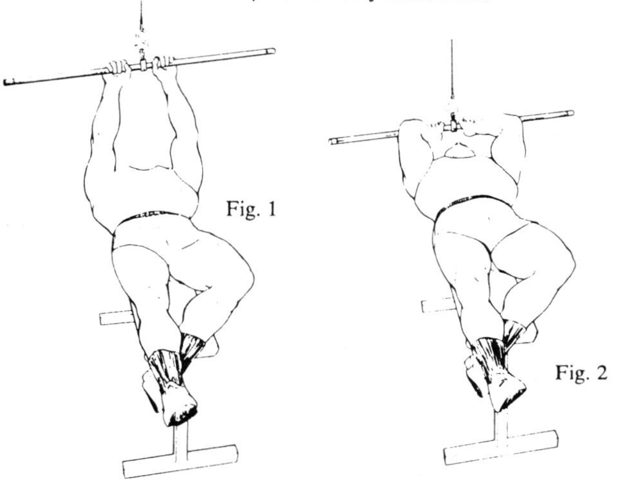

***CURL* CON BARRA EN POLEA ALTA TUMBADO EN BANCO PLANO, ASIMIENTO INVERTIDO INTERMEDIO**

Bíceps principales y antebrazos

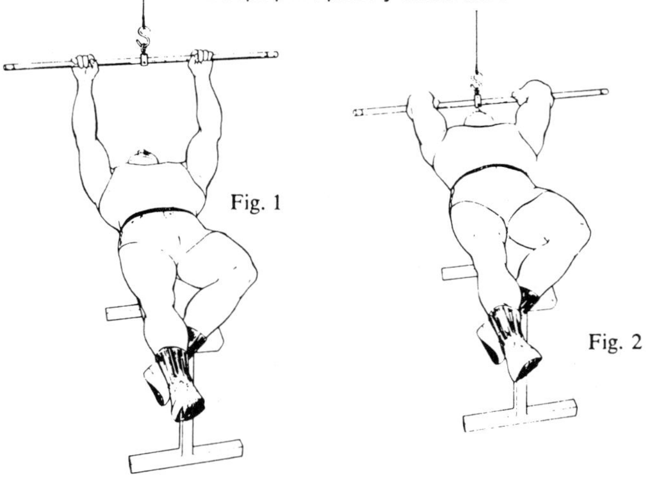

***CURL* CON BARRA EN POLEA ALTA, TUMBADO EN EL SUELO, CABEZA HACIA ADELANTE**

Parte superior de los bíceps

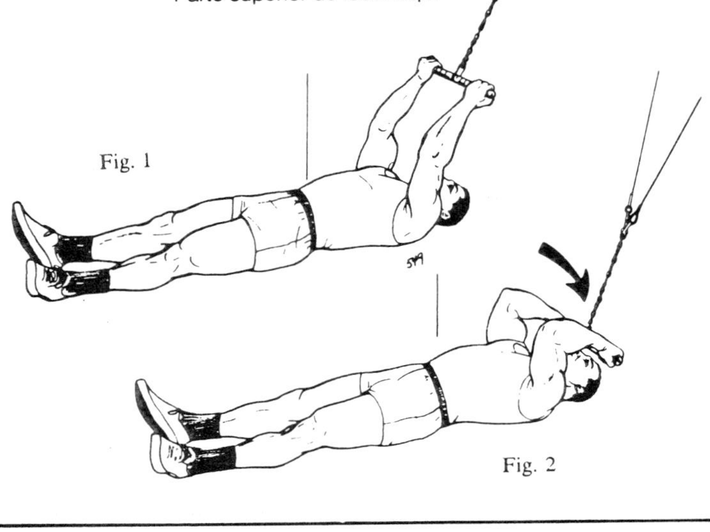

***CURL* CON BARRA EN MÁQUINA UNIVERSAL, TUMBADO**

Bíceps

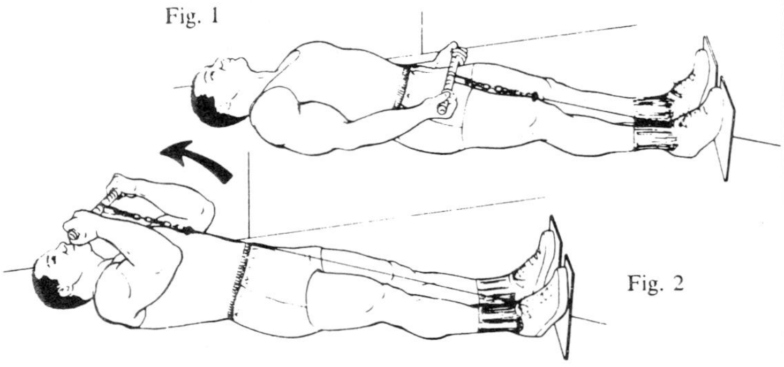

***CURL* CON BARRA EN MÁQUINA UNIVERSAL, DE PIE, ASIMIENTO INVERTIDO ESTRECHO**

Bíceps externos y antebrazos

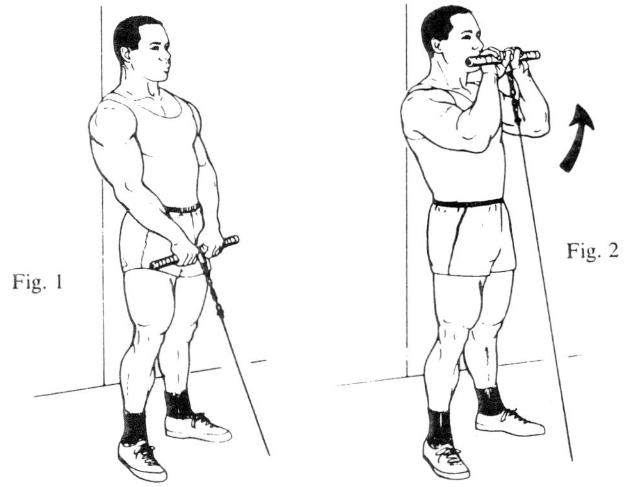

ejercicio. Volver a llevar la barra a la posición inicial y espirar.

▲ *Curl* con barra en polea alta tumbado en banco plano, asimiento invertido intermedio

Colocar un banco plano debajo de una polea alta, con el extremo inferior del banco unos 12 cm detrás de la barra de la máquina. Tumbarse en posición supina sobre el banco, con la cabeza en el extremo de éste y apuntando hacia abajo. Coger la barra de la polea con ambas manos, empleando un asimiento de unos 24 cm. Extender los brazos llevándolos por encima de los hombros hasta que queden verticales. Inspirar y ejecutar *curl* invertido llevando la barra hacia abajo hasta la barbilla, flexionando los brazos en los codos, pero manteniendo la parte superior de los brazos en posición vertical durante todo el ejercicio. Volver a llevar la barra a la posición inicial y espirar.

▲ *Curl* con barra en polea alta, tumbado en el suelo, cabeza hacia adelante

Atar una barra corta a los dos cables de la polea alta de una máquina de pared. Tumbarse en el suelo frente a la polea, con la cabeza hacia la máquina. Levantarse y coger la barra con ambas manos, empleando un asimiento de unos 28 cm, palmas hacia adelante. Tumbarse de espaldas nuevamente y mantener la cabeza apoyada en el suelo mientras se estira los brazos hasta llevarlos por encima de los hombros, manteniéndolos en posición vertical. Inspirar y ejecutar *curl* de barra hacia abajo hasta la barbilla con un movimiento semicircular, flexionando los brazos en los codos, pero manteniendo la parte superior de los brazos en posición vertical durante todo el ejercicio. Volver a llevar la barra a la posición inicial y espirar.

▲ *Curl* con barra en máquina Universal, tumbado

En la mayoría de las máquinas de tipo Universal multiposición existe una posición que se utiliza principalmente para ejercicios de bíceps y espalda. Coger la barra corta que está unida al cable de la polea inferior de esta postura y tumbarse en posición supina con los pies de frente a la máquina, pero a una distancia que permita a los brazos aguantar los pesos con la barra a la longitud de los brazos, con un asimiento de palmas hacia arriba y la barra descansando contra la parte superior de los muslos. Inspirar y ejecutar *curl* de barra hacia arriba flexionando los brazos en los codos, pero manteniendo la parte superior de los brazos hacia adentro junto a los lados. Ejecutar *curl* de barra hacia arriba hasta que los bíceps y los antebrazos se toquen.

▲ *Curl* con barra en máquina Universal, de pie, asimiento invertido estrecho

En la mayoría de las máquinas de tipo Universal multiposición existe una posición que se utiliza principalmente para ejercicios de bíceps y espalda. Coger la barra corta que está unida al cable de la polea inferior de esta postura y situarse frente a la máquina, pero a una distancia que permita a los brazos aguantar los pesos con la barra a la longitud de los brazos, con un asimiento de palmas hacia abajo y la barra descansando contra la parte superior de los muslos. Inspirar y ejecutar *curl* de barra hacia arriba flexionando los brazos en los codos, pero manteniendo la parte superior de los brazos hacia adentro junto a los lados. Ejecutar *curl* de barra hacia arriba hasta que los bíceps y los antebrazos se toquen. Volver a la posición inicial y espirar.

▲ *Curl* con barra en polea baja, de pie, asimiento invertido estrecho

Antebrazos y bíceps

Atar una barra corta a los dos cables de la polea baja de una polea de pared. Coger la barra corta y situarse frente a la máquina, a una distancia que permita a los brazos aguantar los pesos con la barra a la longitud de los brazos, con un asimiento de palmas hacia abajo. Inspirar y ejecutar *curl* de barra hacia arriba flexionando los brazos en los codos, pero manteniendo la parte superior de los brazos hacia adentro junto a los lados. Ejecutar *curl* de barra hacia arriba hasta que los bíceps y los antebrazos se toquen. Volver a la posición inicial y espirar.

▲ *Curl* con barra en máquina Universal, de pie

En la mayoría de las máquinas de tipo Universal multiposición existe una posición que se utiliza principalmente para ejercicios de bíceps y espalda. Coger la barra corta que está unida al cable de la polea inferior de esta postura y situarse frente a la máquina, pero a una distancia que permita a los brazos aguantar los pesos con la barra a la longitud de los brazos, con un asimiento de palmas hacia arriba y la barra descansando contra la parte superior de los muslos. Inspirar y ejecutar *curl* de barra hacia arriba flexionando los brazos en los codos, pero manteniendo la parte superior de los brazos hacia adentro junto a los lados. Ejecutar *curl* de barra hacia arriba hasta que los bíceps y los antebrazos se toquen. Volver a la posición inicial y espirar.

▲ *Curl* con barra en polea baja, de pie

Atar una barra corta a los dos cables de la polea baja de una máquina de pared. Coger la barra corta y colocarse frente a la máquina, a una distancia que permita a los brazos aguantar los pesos con la barra a

CURL CON BARRA EN MÁQUINA UNIVERSAL, DE PIE

Bíceps

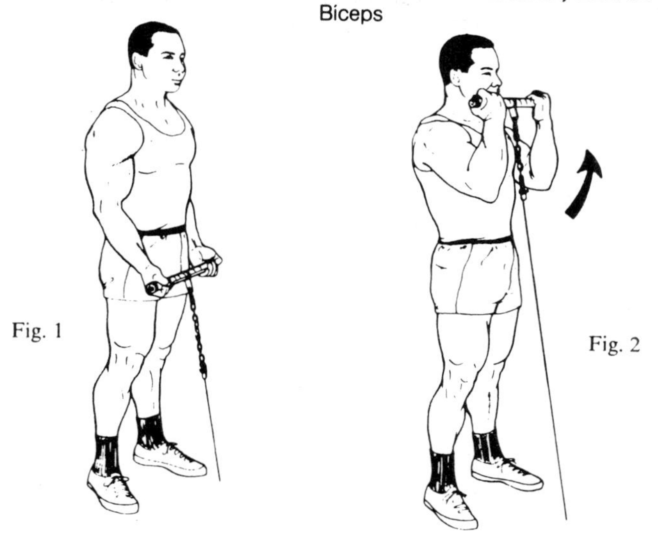

CURL CON BARRA EN POLEA BAJA, DE PIE

Bíceps

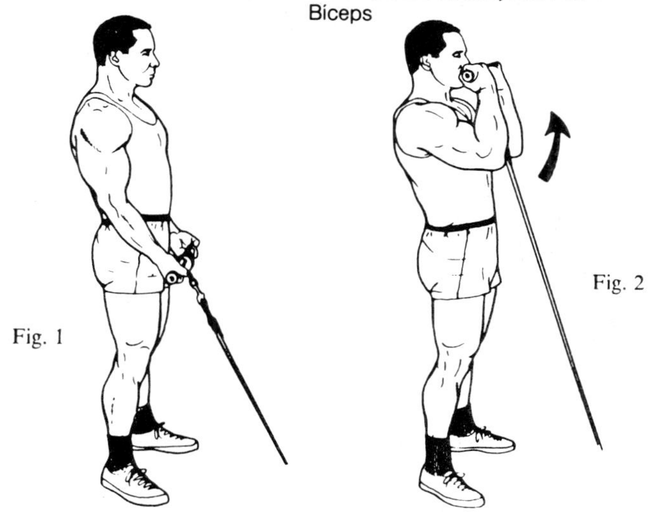

CURL CON BARRA EN MÁQUINA DE BÍCEPS, DE RODILLAS, ASIMIENTO ESTRECHO

Bíceps externos

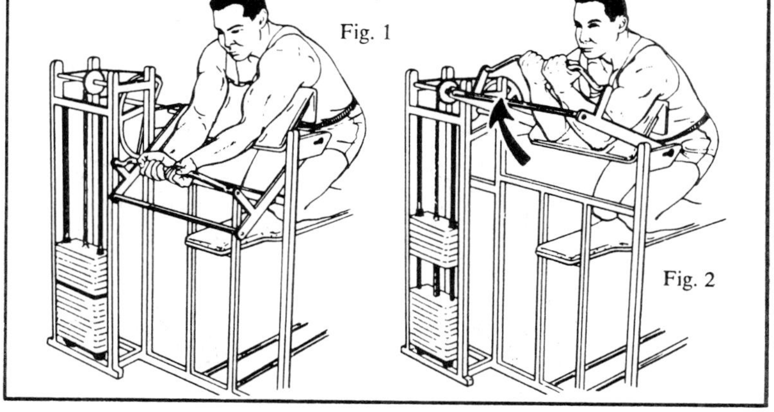

***CURL* CON BARRA EN MÁQUINA DE BÍCEPS, DE PIE, ASIMIENTO INTERMEDIO**

Bíceps principales

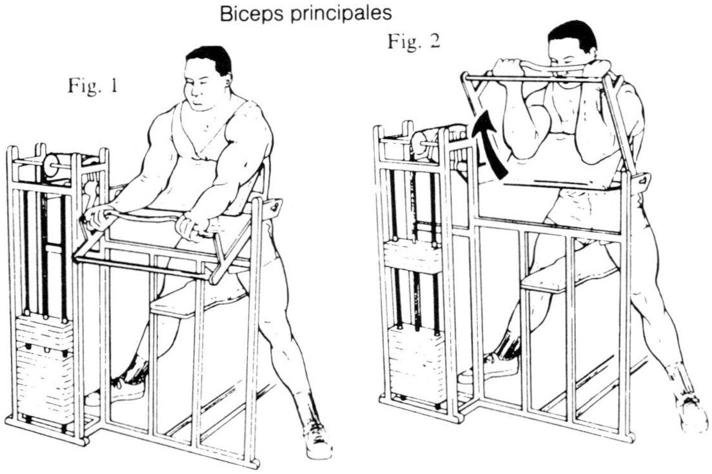

***CURL* CON BARRA EN MÁQUINA DE BÍCEPS, DE PIE, ASIMIENTO ESTRECHO**

Bíceps externos

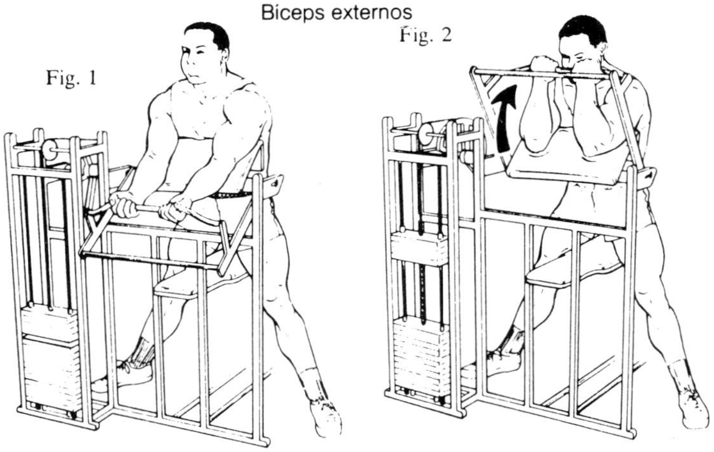

***CURL* CON BARRA EN MÁQUINA DE BÍCEPS, DE PIE, ASIMIENTO INVERTIDO ESTRECHO**

Bíceps externos y antebrazos

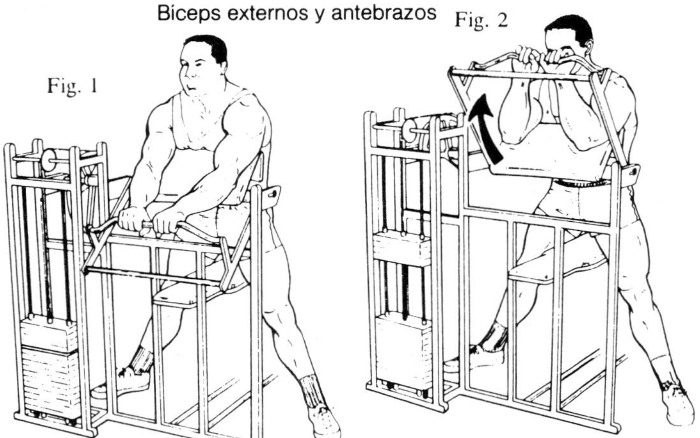

la longitud de los brazos, empleando un asimiento de palmas hacia arriba. Inspirar y ejecutar *curl* de barra hacia arriba, flexionando los brazos en los codos, pero manteniendo la parte superior de los brazos hacia adentro, junto a los lados. Llevar la barra hacia arriba hasta que los bíceps y los antebrazos se toquen. Volver a la posición inicial y espirar.

▲ ***Curl* con barra en máquina de bíceps, de rodillas, asimiento estrecho**

Arrodillarse en el asiento de una máquina de *curl* de bíceps y asirse a las primeras curvas de la barra de *curl* con las palmas hacia arriba. Si la máquina tiene una barra recta, emplear un asimiento de unos 12 a 16 cm, palmas hacia arriba. Colocar la parte superior de los brazos contra la almohadilla, impidiendo que se desplace hacia afuera al ejecutar el *curl* de barra hacia arriba con un movimiento semicircular hasta que los antebrazos y los bíceps se toquen. Volver a la posición inicial y espirar.

▲ ***Curl* con barra en máquina de bíceps, de rodillas, asimiento intermedio**

Bíceps

Arrodillarse en el asiento de una máquina de *curl* de bíceps y asirse a los espacios curvos intermedios de la barra de *curl* con las palmas hacia arriba. Si la máquina tiene una barra recta, emplear un asimiento de unos 32 cm, palmas hacia arriba. Colocar la parte superior de los brazos contra la almohadilla, impidiendo que se desplace hacia afuera al ejecutar el *curl* de barra hacia arriba con un movimiento semicircular hasta que los antebrazos y los bíceps se toquen. Volver a la posición inicial y espirar.

▲ ***Curl* con barra en máquina de bíceps, de pie, asimiento intermedio**

Colocarse a horcajadas en el asiento de una máquina de *curl* de bíceps y asirse a los espacios curvos intermedios de la barra de *curl* con las palmas hacia arriba. Si la máquina tiene una barra recta, emplear un asimiento de unos 32 cm, palmas hacia arriba. Colocar la parte superior de los brazos contra la almohadilla, impidiendo que se desplace hacia afuera al ejecutar el *curl* de barra hacia arriba con un movimiento semicircular hasta que los antebrazos y los bíceps se toquen. Volver a la posición inicial y espirar.

▲ ***Curl* con barra en máquina de bíceps, de pie, asimiento estrecho**

Colocarse a horcajadas en el asiento de una máquina de *curl* de bíceps y asirse a las primeras curvas de la barra de *curl* con las palmas hacia arriba. Si la máquina tiene una barra recta, emplear un asimiento de unos 16 cm, palmas hacia arriba. Colocar la parte superior de los brazos contra la almohadilla, impidiendo que se desplace hacia afuera al ejecutar el *curl* de barra hacia arriba con un movimiento semicircular hasta que los antebrazos y los bíceps se toquen. Volver a la posición inicial y espirar.

▲ *Curl* con barra en máquina de bíceps, de pie, asimiento invertido estrecho

Colocarse a horcajadas en el asiento de una máquina de *curl* de bíceps y asirse a las primeras curvas de la barra de *curl* con las palmas hacia abajo. Si la máquina tiene una barra recta, emplear un asimiento de unos 16 cm, palmas hacia abajo. Mantener las rodillas rígidas y colocar la parte superior de los brazos contra la almohadilla, impidiendo que se desplace hacia afuera al ejecutar el *curl* de barra hacia arriba con un movimiento semicircular hasta que los antebrazos y los bíceps se toquen. Volver a la posición inicial y espirar.

▲ *Curl* con barra en máquina de bíceps, de pie, asimiento invertido intermedio

Colocarse a horcajadas en el asiento de una máquina de *curl* de bíceps y asirse a los espacios curvos intermedios de la barra de *curl* con las palmas hacia abajo. Si la máquina tiene una barra recta, emplear un asimiento de unos 32 cm, palmas hacia abajo. Mantener las rodillas rígidas y colocar la parte superior de los brazos contra la almohadilla, impidiendo que se desplace hacia afuera al ejecutar el *curl* de barra hacia arriba con un movimiento semicircular hasta que los antebrazos y los bíceps se toquen. Volver a la posición inicial y espirar.

▲ *Curl* con barra en polea baja, tumbado, en el suelo, pies hacia adelante

Atar una barra corta a los dos cables de la polea baja de una máquina de pared. Coger la barra y tumbarse en posición supina con los pies frente a la máquina, a una distancia que permita a los brazos aguantar los pesos con la barra a la longitud de los brazos, empleando un asimiento de palmas hacia arriba, con la barra apoyada contra la parte superior de los muslos. Inspirar y ejecutar *curl* de barra hacia arriba flexionando los brazos en los codos, pero manteniendo la parte superior de los brazos hacia adentro junto a los lados. Llevar la barra hacia arriba hasta que los bíceps y los antebrazos se toquen. Volver a la posición inicial y espirar.

CURL CON BARRA EN MÁQUINA DE BÍCEPS, DE PIE, ASIMIENTO INVERTIDO INTERMEDIO
Bíceps principales y antebrazos

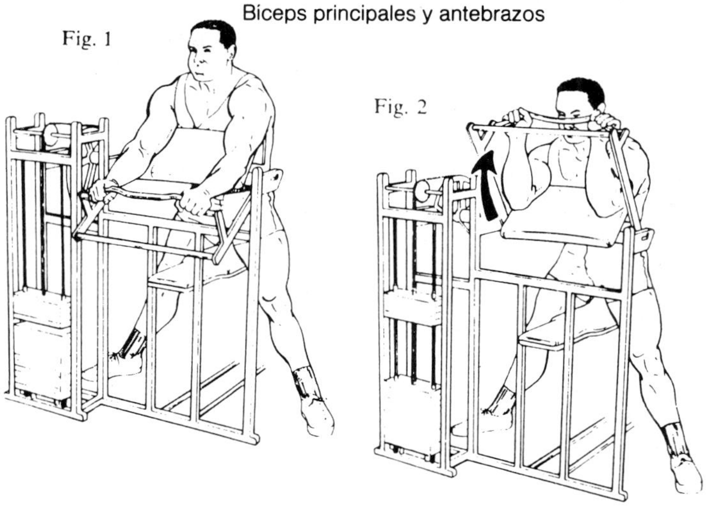

CURL CON BARRA EN POLEA BAJA, TUMBADO EN EL SUELO, PIES HACIA ADELANTE
Bíceps

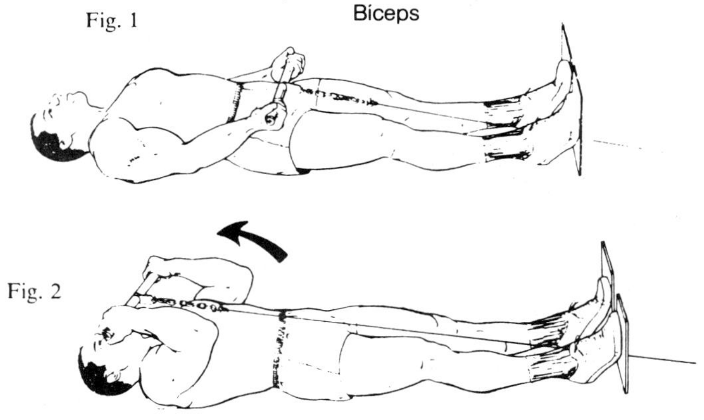

CURL CON AMBOS BRAZOS EN POLEA BAJA, TUMBADO
Bíceps

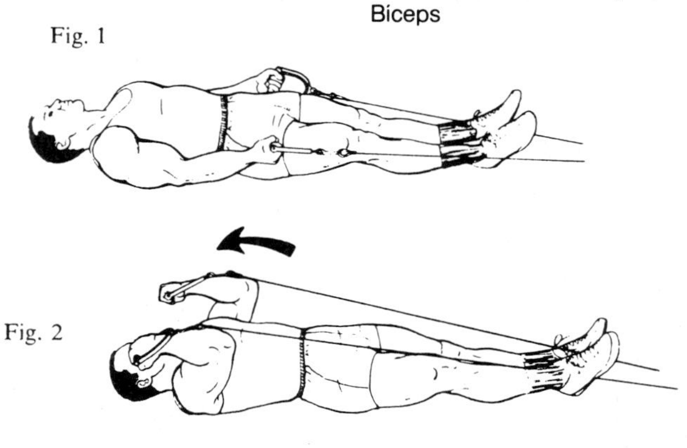

***CURL* EN POLEA BAJA, TUMBADO, ALTERNATIVAMENTE**
Bíceps

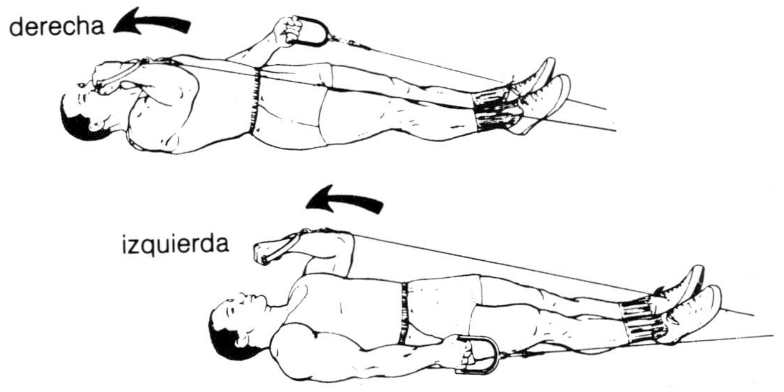

***CURL* CON AMBOS BRAZOS EN POLEA ALTA DE PARED. TUMBADO EN EL SUELO, CARA HACIA ADELANTE**
Bíceps principales

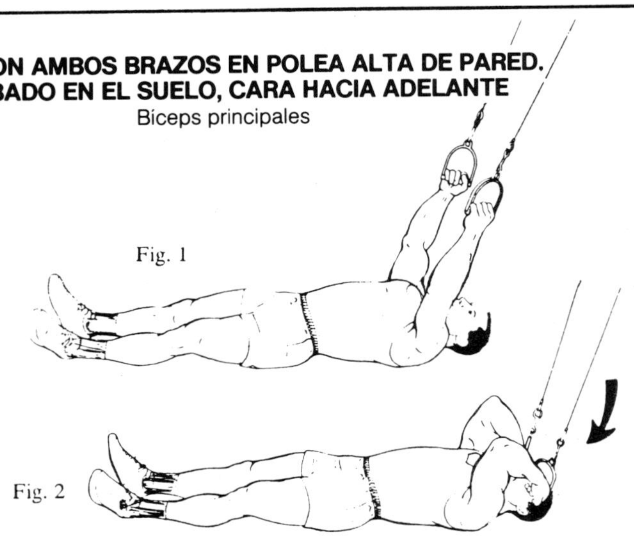

***CURL* CON AMBOS BRAZOS EN POLEA ALTA DE PARED, TUMBADO EN EL SUELO, PIES HACIA ADELANTE**
Bíceps principales

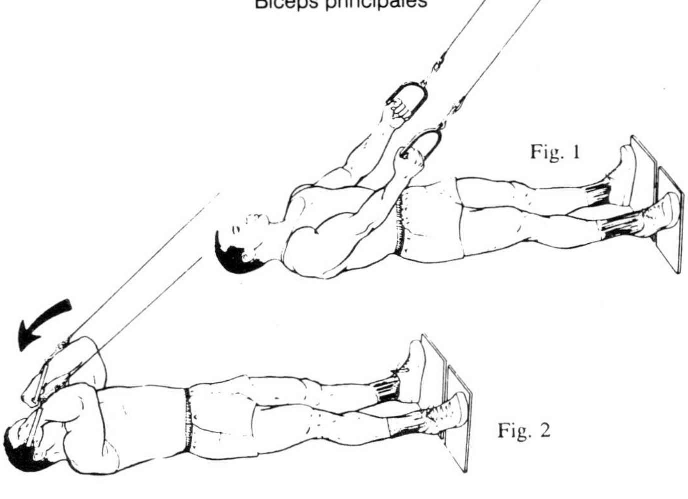

▲ *Curl* con barra en polea baja, tumbado asimiento invertido

Bíceps y antebrazos

Atar una barra corta a los dos cables de la polea baja de una máquina de pared. Coger la barra y tumbarse en posición supina con los pies frente a la máquina, a una distancia que permita a los brazos aguantar los pesos con la barra a la longitud de los brazos, empleando un asimiento de palmas hacia abajo, con la barra apoyada contra la parte superior de los muslos. Inspirar y ejecutar *curl* de barra hacia arriba flexionando los brazos en los codos, pero manteniendo la parte superior de los brazos hacia adentro, junto a los lados. Llevar la barra hacia arriba hasta que los bíceps y los antebrazos se toquen. Volver a la posición inicial y espirar.

▲ *Curl* con ambos brazos en polea baja, tumbado

Coger las asas de los dos cables de la polea baja de una polea de pared, empleando un asimiento de palmas hacia arriba. Tumbarse en el suelo frente a la máquina, a una distancia que permita a los brazos aguantar los pesos mientras están totalmente extendidos a los lados del cuerpo. Inspirar y ejecutar el *curl* hacia arriba de los cables de la polea, manteniendo la parte superior de los brazos hacia adentro, junto a los lados y contra la parte superior del cuerpo, hasta que los antebrazos y los bíceps se toquen. Bajar las poleas a la posición inicial y espirar.

▲ *Curl* en polea baja, tumbado, alternativamente

Coger las asas de los dos cables de una polea baja de una polea de pared, empleando un asimiento de palmas hacia arriba. Tumbarse en el suelo frente a la máquina, a una distancia que permita a los brazos aguantar los pesos mientras estén totalmente extendidos a los lados del cuerpo. Inspirar y ejecutar el *curl* hacia arriba con el cable de la polea de la mano derecha, manteniendo la parte superior del brazo hacia adentro, junto al costado y contra la parte superior del cuerpo, hasta que el antebrazo y el bíceps derechos se toquen. Al comenzar a bajar la mano derecha nuevamente hasta la posición inicial, llevar la mano izquierda hacia arriba de la misma manera, de modo que cuando la mano derecha esté regresando a la posición inicial, la mano izquierda se halle en la posición máxima. Inspirar al trabajar con la mano derecha y espirar al hacerlo con la izquierda.

▲ *Curl* con ambos brazos en polea alta de pared, tumbado en el suelo, cara hacia adelante

Coger las asas de los dos cables de la polea alta de una máquina de pared. Tumbarse en posición supina, con la cabeza hacia la máquina, pero a una distancia que permita a los brazos aguantar los pesos con las asas a la longitud de los brazos, empleando un asimiento de palmas hacia adelante. Inspirar y ejecutar *curl* de asas hacia abajo flexionando los brazos en los codos, pero manteniendo la parte superior de los brazos hacia adentro, junto a los lados. Llevar las asas hacia abajo hasta que los bíceps y los antebrazos se toquen. Volver a la posición inicial y espirar.

▲ *Curl* con ambos brazos en polea alta de pared, tumbado en el suelo, pies hacia adelante

Coger las asas de los dos cables de la polea alta de una máquina de pared. Tumbarse en posición supina, con los pies hacia la máquina, pero a una distancia que permita a los brazos aguantar los pesos con las asas a la longitud de los brazos, empleando un asimiento de palmas hacia adelante. Inspirar y ejecutar *curl* de asas hacia abajo flexionando los brazos en los codos, pero manteniendo la parte superior de los brazos hacia adentro, junto a los lados. Llevar las asas hacia abajo hasta que los bíceps y los antebrazos se toquen. Volver a la posición inicial y espirar.

▲ *Curl* en polea alta de pared, tumbado en el suelo, pies hacia adelante, alternativamente

Coger las asas de los dos cables de una polea alta de una máquina de pared. Tumbarse en posición supina, con los pies hacia la máquina, pero a una distancia que permita a los brazos aguantar los pesos con las asas a la longitud de los brazos, empleando un asimiento de palmas hacia adelante. Inspirar y ejecutar *curl* hacia abajo del asa de la mano derecha flexionando el brazo en el codo, pero manteniendo la parte superior del brazo hacia adentro, junto a los lados. Llevar el asa hacia abajo hasta que el bíceps y el antebrazo derechos se toquen. Volver a la posición inicial y espirar. Ahora ejecutar el *curl* con el asa de la mano izquierda de la misma manera. Continuar yendo de un brazo a otro hasta completar el número indicado de repeticiones.

▲ *Curl* en polea alta de pared, tumbado en el suelo, cara hacia adelante, alternativamente

Coger las asas de los dos cables de la polea alta de una máquina de pared. Tumbarse en posición supina, con la cara hacia la máquina, pero a una distancia que permita a los brazos aguantar los pesos con las asas a la longitud de los brazos, empleando un asimiento de palmas hacia adelante. Inspirar y ejecutar *curl* hacia abajo del asa de la mano derecha flexionando el brazo en el codo, pero mante-

CURL EN POLEA ALTA DE PARED, TUMBADO EN EL SUELO, PIES HACIA ADELANTE, ALTERNATIVAMENTE

Bíceps principales

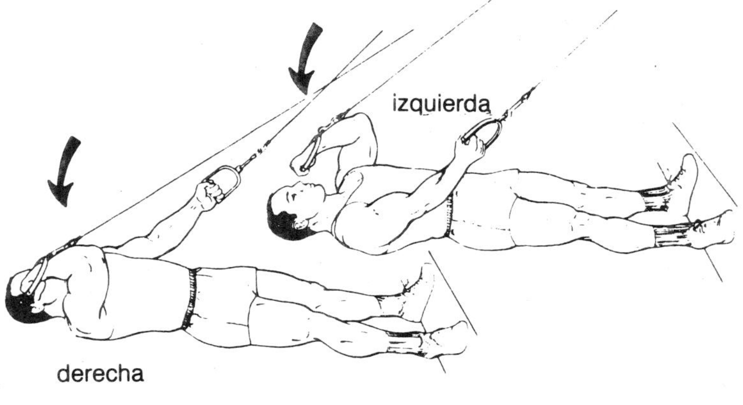

CURL EN POLEA ALTA DE PARED, TUMBADO EN EL SUELO, CARA HACIA ADELANTE, ALTERNATIVAMENTE

Bíceps principales

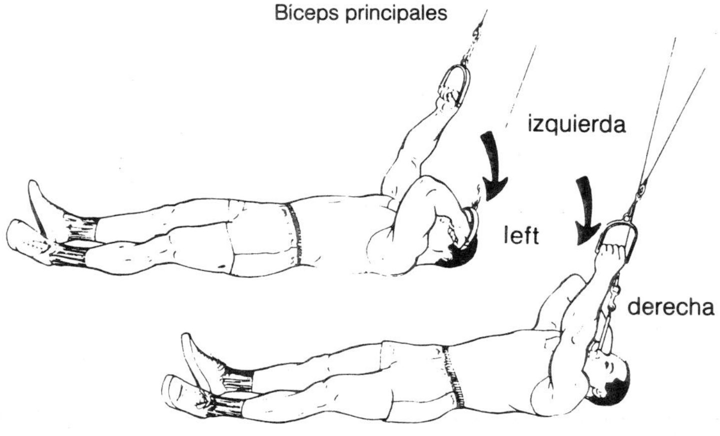

CURL CON UN BRAZO EN POLEA BAJA, DE PIE, CON BANCO INCLINADO

Bíceps

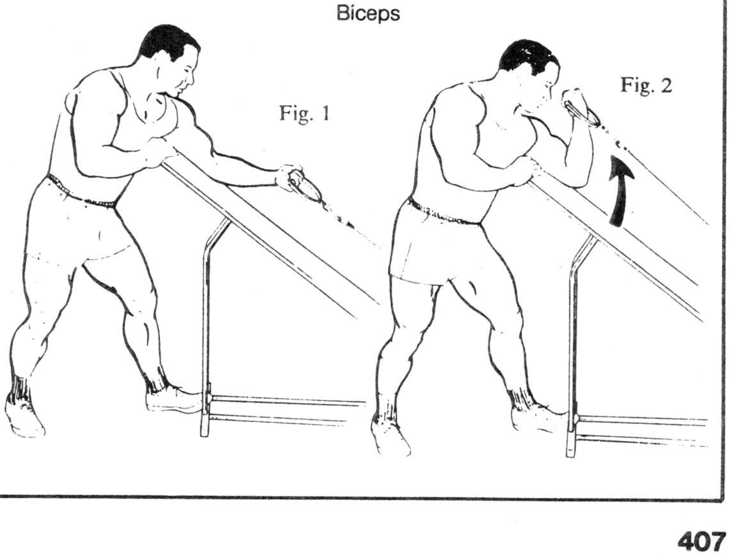

niendo la parte superior del brazo hacia adentro, junto a los lados. Llevar el asa hacia abajo hasta que el bíceps y el antebrazo derechos se toquen. Volver a la posición inicial y espirar. Ahora ejecutar *curl* con el asa de la mano izquierda de la misma manera. Continuar yendo de un brazo a otro hasta completar el número indicado de repeticiones.

▲ *Curl* con brazo en polea baja, de pie, con banco inclinado

Colocar un banco inclinado frente a una polea de pared, con el extremo inferior del banco lo más cerca posible de la polea. Coger el asa del cable de la polea inferior con la mano derecha, empleando un asimiento de palmas hacia arriba, y situarse detrás del banco inclinado, colocando el brazo derecho sobre éste. Extender el brazo hacia abajo hasta que quede descansando sobre el banco inclinado, soportando el peso sin que el cable se afloje. Inspirar y ejecutar *curl* llevando la polea hacia arriba, hasta que el antebrazo y el bíceps se toquen. La parte superior del brazo permanecerá sobre el banco durante todo el ejercicio. Volver a la posición inicial y espirar. Realizar el número de repeticiones indicado con la mano derecha y luego cambiar posiciones, efectuando el mismo número de repeticiones con la mano izquierda.

■ *Curl* con barra de pie contra la pared, asimiento invertido intermedio

Sostener una barra con ambas manos, empleando un asimiento de unos 36 cm, palmas hacia abajo. Permanecer de pie con la espalda recta contra una pared y las piernas ligeramente hacia afuera delante del cuerpo, con las rodillas rígidas. Con la barra Z a la longitud de los brazos apoyada sobre la parte superior de los muslos, inspirar y ejecutar *curl* de barra hacia arriba hasta la altura de los hombros, manteniendo la espalda contra la pared. Al volver a bajar la barra hasta la posición inicial, hacerlo de manera controlada a fin de que los antebrazos y los bíceps resistan el peso tanto como sea posible. Espirar y volver a la posición inicial.

■ *Curl* con barra de pie contra la pared, asimiento invertido estrecho

Antebrazos y bíceps

Sostener una barra con ambas manos, empleando un asimiento de unos 24 cm, palmas hacia abajo. Permanecer de pie con la espalda recta contra una pared y las piernas ligeramente hacia afuera delante del cuerpo, con las rodillas rígidas. Con la barra Z a la longitud de los brazos apoyada sobre la parte superior de los muslos, inspirar y ejecutar *curl* de barra hacia arriba hasta la altura de los hombros, mante-

CURL CON BARRA DE PIE CONTRA LA PARED, ASIMIENTO INVERTIDO INTERMEDIO
Bíceps y antebrazos

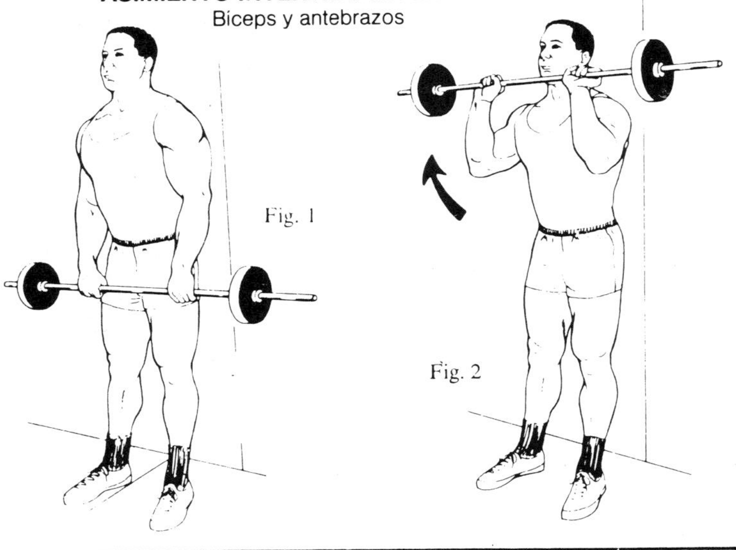

CURL CON BARRA DE PIE, ASIMIENTO INVERTIDO ESTRECHO
Antebrazos, bíceps y parte inferior de la espalda

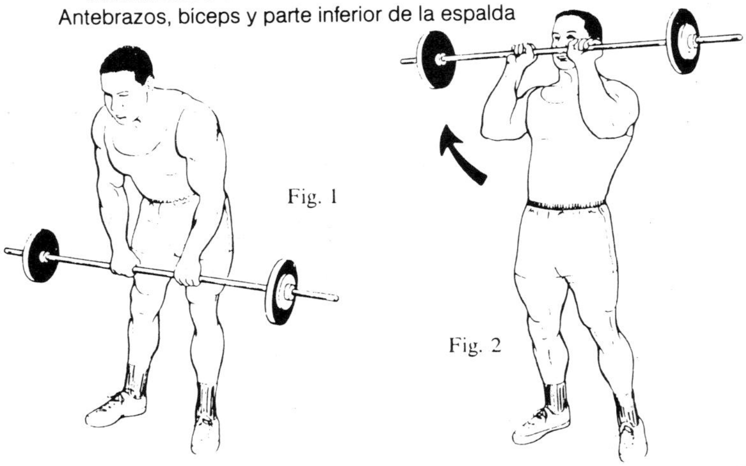

CURL CON BARRA DE PIE, ASIMIENTO INVERTIDO INTERMEDIO
Antebrazos, bíceps y parte inferior de la espalda

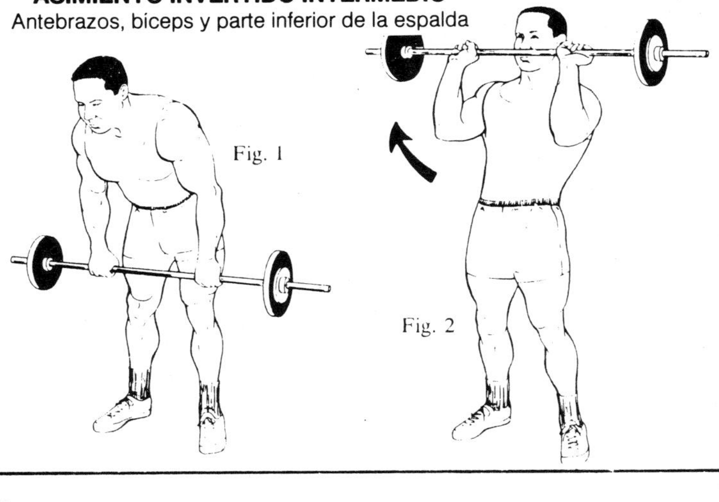

niendo la espalda contra la pared. Al volver a bajar la barra hasta la posición inicial, hacerlo de manera controlada a fin de que los antebrazos y los bíceps resistan el peso tanto como sea posible. Espirar y volver a la posición inicial.

■ *Curl* con barra de pie, asimiento invertido estrecho

Sostener una barra con ambas manos, empleando un asimiento de unos 24 cm, palmas hacia abajo. Permanecer de pie, erguido, con los pies separados unos 32 cm. Con la barra a la longitud de los brazos apoyada sobre la parte superior de los muslos, inspirar y ejecutar *curl* de barra hacia arriba hasta la altura de los hombros haciendo trabajar los antebrazos y los bíceps, y meciéndose suavemente hacia atrás para que participe la parte inferior de la espalda. Esto permitirá manejar pesos mayores. Al volver a bajar la barra hasta la posición inicial, hacerlo de manera controlada a fin de que los antebrazos y los bíceps resistan el peso tanto como sea posible. Espirar y volver a la posición inicial.

■ *Curl* con barra de pie, asimiento invertido intermedio

Sostener una barra con ambas manos, empleando un asimiento de unos 36 cm, palmas hacia abajo. Permanecer de pie, erguido, con los pies separados unos 32 cm. Con la barra a la longitud de los brazos apoyada sobre la parte superior de los muslos, inspirar y ejecutar *curl* de barra hacia arriba hasta la altura de los hombros haciendo trabajar los antebrazos y los bíceps, y meciéndose suavemente hacia atrás para que participe la parte inferior de la espalda. Esto permitirá manejar pesos mayores. Al volver a bajar la barra hasta la posición inicial, hacerlo de manera controlada a fin de que los antebrazos y los bíceps resistan el peso tanto como sea posible. Espirar y volver a la posición inicial.

■ *Curl* con barra Z de pie, asimiento invertido estrecho

Sostener una barra de *curl* Z con ambas manos, empleando un asimiento de palmas hacia abajo sobre las primeras curvas de la barra. Permanecer de pie, erguido, con los pies separados unos 32 cm. Con la barra Z a la longitud de los brazos apoyada sobre la parte superior de los muslos, inspirar y ejecutar *curl* de barra hacia arriba hasta la altura de los hombros haciendo trabajar los antebrazos y los bíceps, y meciéndose suavemente hacia atrás para que participe la parte inferior de la espalda. Esto permitirá manejar pesos mayores. Al volver a bajar la barra Z hasta la posición inicial, hacerlo de manera controlada a fin de que los antebrazos y los bíceps resistan el peso tanto como sea posible. Espirar y volver a la posición inicial.

CURL CON BARRA Z DE PIE, ASIMIENTO INVERTIDO ESTRECHO

Antebrazos, bíceps y parte inferior de la espalda

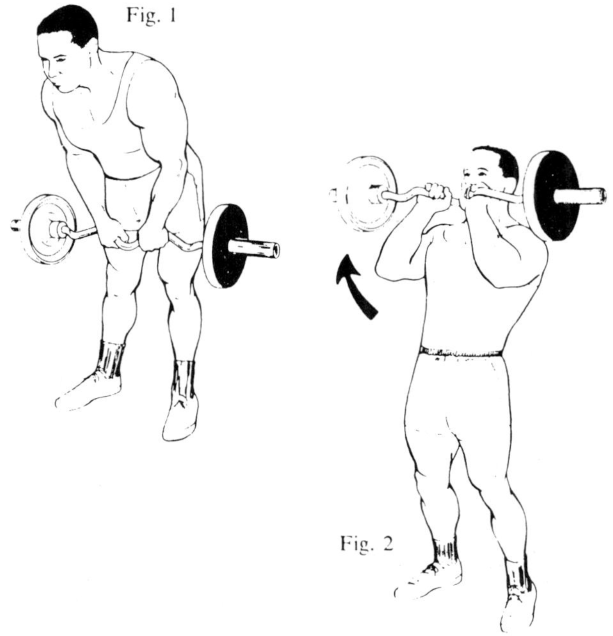

CURL CON BARRA Z DE PIE, ASIMIENTO INVERTIDO INTERMEDIO

Bíceps y antebrazos

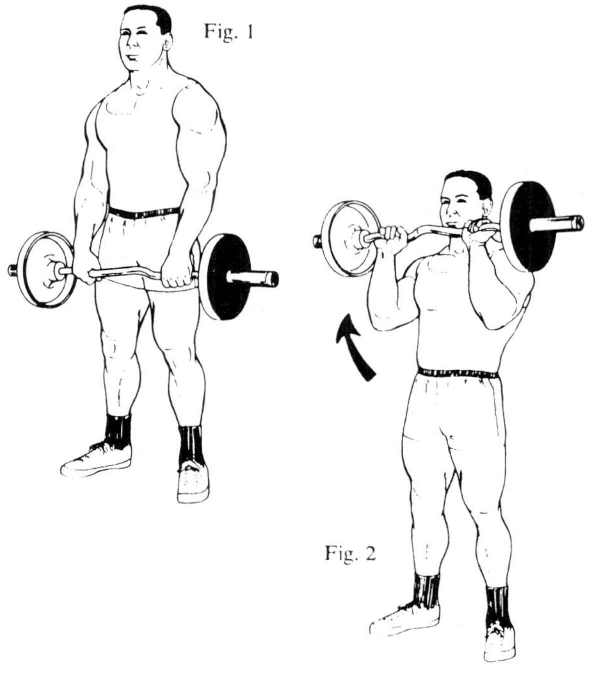

***CURL* CON BARRA Z DE PIE, ASIMIENTO INVERTIDO ESTRECHO**

Bíceps externos y antebrazos

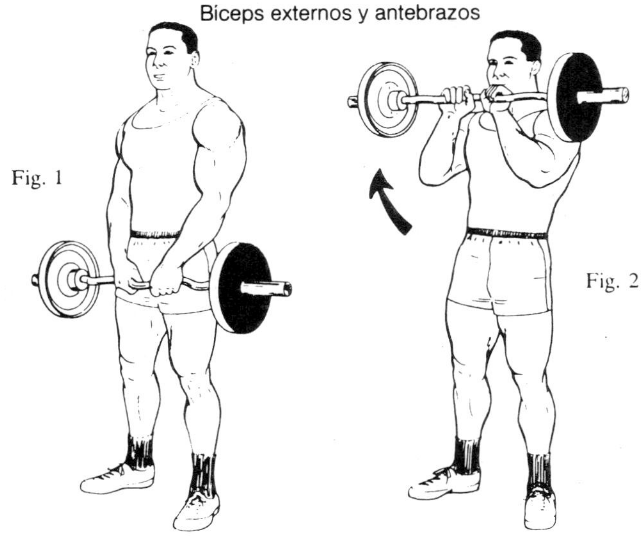

Fig. 1

Fig. 2

***CURL* CON BARRA Z EN BANCO INCLINADO, ASIMIENTO INVERTIDO INTERMEDIO**

Bíceps y antebrazos

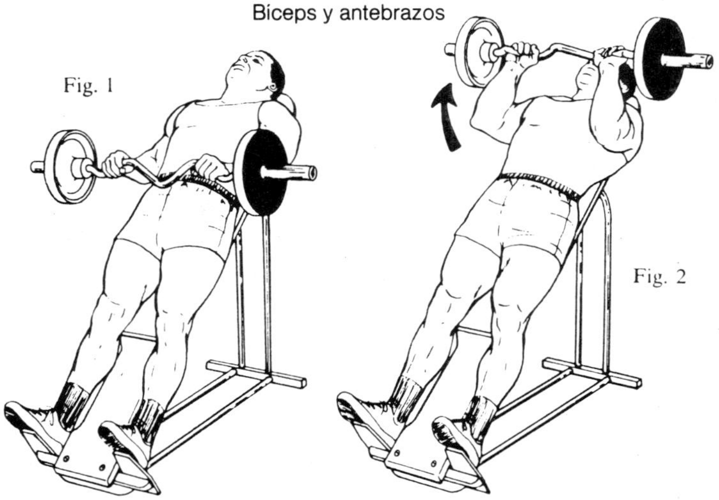

Fig. 1

Fig. 2

***CURL* DE BARRA Z CON ASIMIENTO ESTRECHO, SENTADO Y CONCENTRADO**

Bíceps externos e inferiores

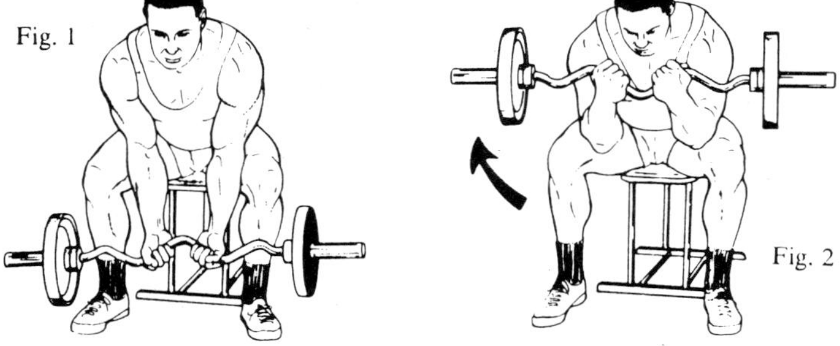

Fig. 1

Fig. 2

■ Curl con barra Z de pie, asimiento invertido estrecho

Antebrazos, bíceps y parte inferior de la espalda

Sostener una barra de *curl* Z con ambas manos, empleando un asimiento de palmas hacia abajo sobre los espacios curvos intermedios de la barra. Permanecer de pie, erguido, con los pies separados unos 32 cm. Con la barra Z a la longitud de los brazos apoyada sobre la parte superior de los muslos, inspirar y ejecutar *curl* de barra hacia arriba hasta la altura de los hombros haciendo trabajar los antebrazos y los bíceps, y meciéndose suavemente hacia atrás para que participe la parte inferior de la espalda. Esto permitirá manejar pesos mayores. Al volver a bajar la barra Z hasta la posición inicial, hacerlo de manera controlada a fin de que los antebrazos y los bíceps resistan el peso tanto como sea posible. Espirar y volver a la posición inicial.

▲ *Curl* con barra Z de pie, asimiento invertido intermedio

Sostener una barra de *curl* Z con ambas manos, empleando un asimiento de palmas hacia abajo sobre los espacios curvos intermedios de la barra. Permanecer de pie, erguido, con los pies separados unos 32 cm. Con la barra Z a la longitud de los brazos apoyada sobre la parte superior de los muslos, inspirar y ejecutar *curl* de barra hacia arriba hasta la altura de los hombros, haciendo trabajar los antebrazos y los bíceps. Al volver a bajar la barra Z hasta la posición inicial, hacerlo de manera controlada a fin de que los antebrazos y los bíceps resistan el peso tanto como sea posible. Espirar y volver a la posición inicial.

▲ *Curl* con barra Z de pie, asimiento invertido estrecho

Sostener una barra de *curl* Z con ambas manos, empleando un asimiento de palmas hacia abajo sobre las primeras curvas de la barra. Permanecer de pie, erguido, con los pies separados unos 32 cm. Con la barra Z a la longitud de los brazos apoyada sobre la parte superior de los muslos, inspirar y ejecutar *curl* de barra hacia arriba hasta la altura de los hombros haciendo trabajar los antebrazos y los bíceps, y meciéndose suavemente hacia atrás para que participe la parte inferior de la espalda. Esto permitirá manejar pesos mayores. Al volver a bajar la barra Z hasta la posición inicial, hacerlo de manera controlada a fin de que los antebrazos y los bíceps resistan el peso tanto como sea posible. Espirar y volver a la posición inicial.

▲ *Curl* con barra Z en banco inclinado, asimiento invertido intermedio

Coger una barra de *curl* Z con ambas manos, empleando un asimiento de palmas hacia abajo sobre los espacios curvos intermedios de la barra. Tumbarse de espaldas sobre un banco inclinado, con la barra Z sostenida a la longitud de los brazos delante del cuerpo y descansando sobre la parte superior de los muslos. Inspirar y ejecutar *curl* de barra Z hacia arriba con un movimiento semicircular, hasta que los antebrazos y los bíceps se toquen. Mantener la parte superior de los brazos junto a los lados. Volver a llevar el peso a la posición inicial y espirar.

▲ *Curl* con barra Z en banco inclinado, asimiento invertido estrecho

Antebrazos y bíceps

Coger una barra de *curl* Z con ambas manos, empleando un asimiento de palmas hacia abajo sobre las primeras curvas de la barra. Tumbarse de espaldas sobre un banco inclinado, con la barra Z sostenida a la longitud de los brazos delante del cuerpo y descansando sobre la parte superior de los muslos. Inspirar y ejecutar *curl* de barra Z hacia arriba con un movimiento semicircular, hasta que los antebrazos y los bíceps se toquen. Mantener la parte superior de los brazos junto a los lados. Volver a llevar el peso a la posición inicial y espirar.

■ *Curl* de barra Z con asimiento estrecho, sentado y concentrado

Coger una barra de *curl* Z con ambas manos, empleando un asimiento de palmas hacia arriba sobre las primeras curvas de la barra. Sentarse en el extremo de un banco plano. Inclinarse hacia adelante doblando la cintura, manteniendo la espalda recta, la cabeza levantada y los pies firmemente plantados en el suelo, separados unos 32 cm. Colocar la parte superior de los brazos contra los lados de la parte superior de los muslos, mientras se sostiene la barra de *curl* Z directamente hacia abajo a la longitud de los brazos. Mantener la parte superior de los brazos contra la parte interna de los muslos, inspirar y ejecutar el *curl* llevando la barra directamente hacia arriba con un movimiento semicircular, hasta que los bíceps y los antebrazos se toquen, y las manos queden debajo de la barbilla. Volver a llevar la barra Z a la posición inicial utilizando el mismo recorrido y espirar.

■ *Curl* con barra Z, asimiento estrecho con sentadilla y concentrado

Coger una barra de *curl* Z con ambas manos, empleando un asimiento de palmas hacia arriba sobre las primeras curvas de la barra. Agacharse hasta que la parte superior de los muslos esté casi paralela al suelo, manteniendo la espalda recta y la cabeza levantada. Colocar la parte superior de los brazos contra los lados de la parte superior de los muslos, mientras se

CURL CON BARRA Z, ASIMIENTO ESTRECHO CON SENTADILLA Y CONCENTRADO

Bíceps externos y superiores

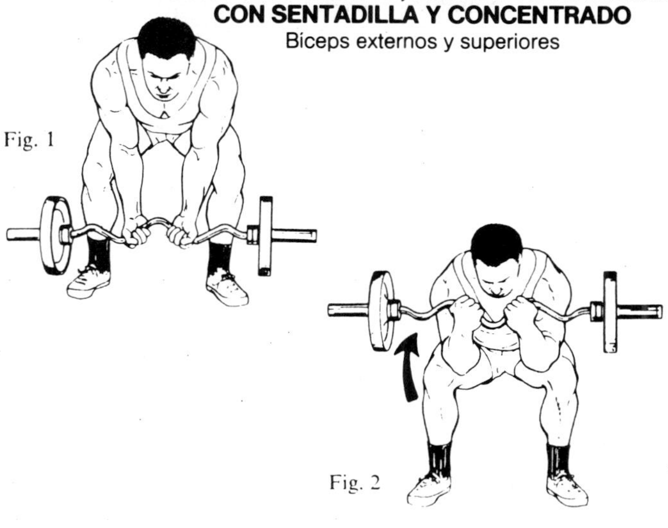

CURL CON BARRA Z TUMBADO EN BANCO ALTO, ASIMIENTO ESTRECHO

Bíceps inferiores externos

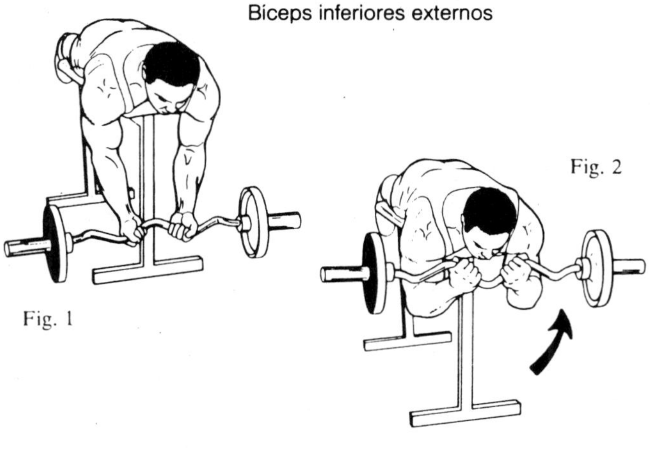

CURL CON BARRA Z TUMBADO EN BANCO ALTO, ASIMIENTO INTERMEDIO

Bíceps inferiores

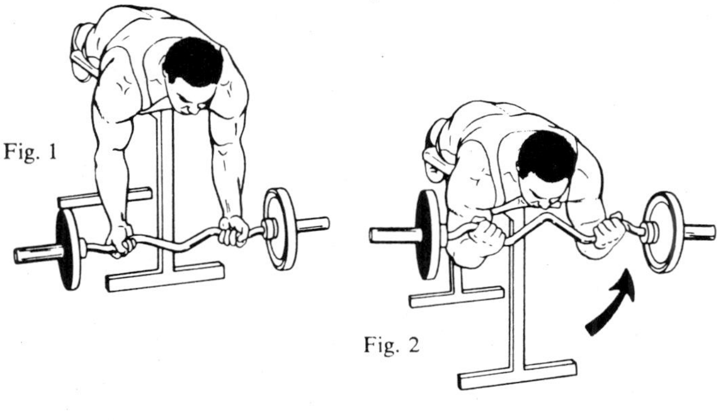

CURL CON BARRA TUMBADO EN BANCO ALTO, ASIMIENTO ESTRECHO
Bíceps externos inferiores

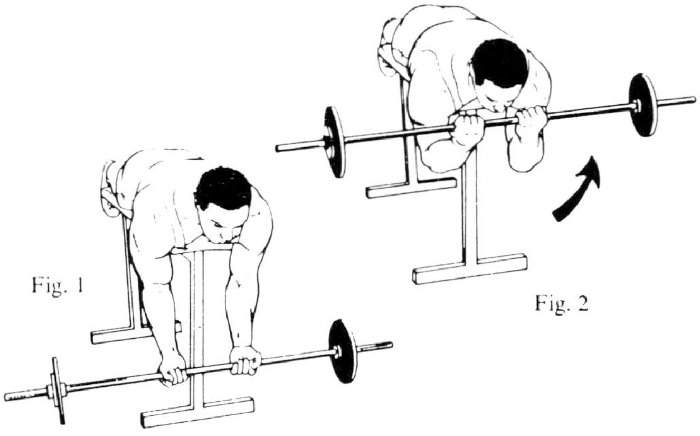

CURL CON BARRA TUMBADO EN BANCO ALTO, ASIMIENTO INTERMEDIO
Bíceps inferiores

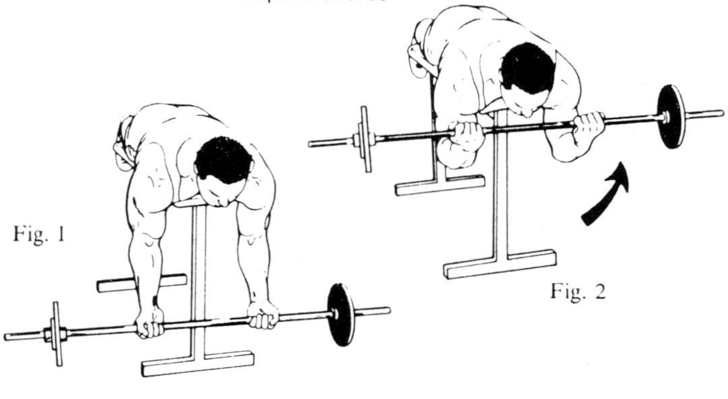

CURL CON BARRA TUMBADO EN BANCO ALTO, ASIMIENTO ANCHO
Bíceps internos e inferiores

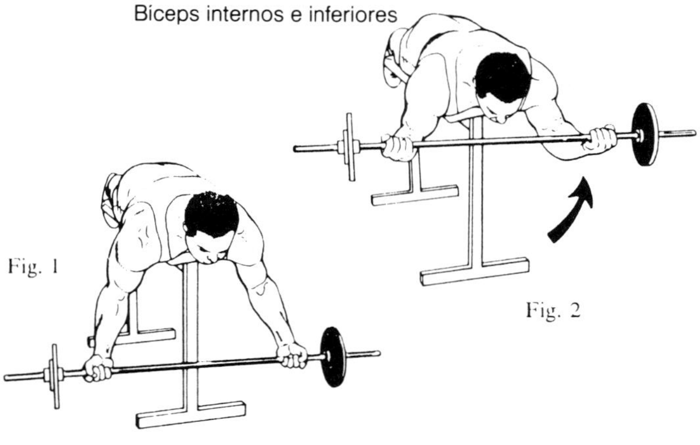

sostiene la barra de *curl* Z directamente hacia abajo a la longitud de los brazos. Mantener la parte superior de los brazos contra la parte interna de los muslos, inspirar y ejecutar el *curl* llevando la barra directamente hacia arriba con un movimiento semicircular, hasta que los bíceps y los antebrazos se toquen, y las manos queden debajo de la barbilla. Volver a llevar la barra Z a la posición inicial utilizando el mismo recorrido y espirar.

▲ *Curl* con barra Z tumbado en banco alto, asimiento estrecho

Para ejecutar este ejercicio en forma adecuada, debe utilizarse un banco de unos 60 cm de altura. Colocar una barra de *curl* Z en el suelo delante de un extremo del banco. Tumbarse boca abajo sobre el banco, con el extremo de éste casi en línea con los hombros. La cabeza queda fuera del banco. Coger la barra de *curl* Z con ambas manos, empleando un asimiento de palmas hacia arriba sobre las primeras curvas de la barra. Con los brazos colgando directamente hacia abajo, inspirar y ejecutar el *curl* llevando la barra Z hacia arriba con un movimiento semicircular, flexionando los brazos en los codos, pero manteniendo la parte superior de los brazos vertical durante todo el ejercicio. Llevar la barra hacia arriba hasta que quede debajo de la barbilla. Volver a la posición inicial y espirar.

■ *Curl* con barra Z tumbado en banco alto, asimiento intermedio

Para ejecutar este ejercicio de forma adecuada, debe utilizarse un banco de unos 60 cm de altura. Colocar una barra de *curl* Z en el suelo delante de un extremo del banco. Tumbarse boca abajo sobre el banco, con el extremo de éste casi en línea con los hombros. La cabeza queda fuera del banco. Coger la barra de *curl* Z con ambas manos, empleando un asimiento de palmas hacia arriba sobre los espacios curvos intermedios de la barra. Con los brazos colgando directamente hacia abajo, inspirar y ejecutar el *curl* llevando la barra Z hacia arriba con un movimiento semicircular, flexionando los brazos en los codos, pero manteniendo la parte superior de los brazos vertical durante todo el ejercicio. Llevar la barra hacia arriba hasta que quede debajo de la barbilla. Volver a la posición inicial y espirar.

▲ *Curl* con barra tumbado en banco alto, asimiento estrecho

Para ejecutar este ejercicio en forma adecuada, debe utilizarse un banco de unos 60 cm de altura. Colocar una barra de *curl* Z en el suelo delante de un extremo del banco. Tumbarse boca abajo sobre el banco, con el extremo de éste casi en línea con los hombros. La cabeza queda fuera del banco. Coger la barra de *curl* Z con ambas manos, empeando un asimiento de unos 16 cm, palmas hacia arriba. Con los brazos colgando directamente hacia abajo, inspirar y ejecutar el *curl* llevando la barra Z hacia arriba con un movimiento semicircular, flexionando los brazos en los codos, pero manteniendo la parte superior de los brazos vertical durante todo el ejercicio. Llevar la barra hacia arriba hasta que quede debajo de la barbilla. Volver a la posición inicial y espirar.

▲ *Curl* con barra tumbado en banco alto, asimiento intermedio

Para ejecutar este ejercicio en forma adecuada, debe utilizarse un banco de unos 60 cm de altura. Colocar una barra de *curl* Z en el suelo delante de un extremo del banco. Tumbarse boca abajo sobre el banco, con el extremo de éste casi en línea con los hombros. La cabeza queda fuera del banco. Coger la barra de *curl* Z con ambas manos, empleando un asimiento de unos 28 cm, palmas hacia arriba. Con los brazos colgando directamente hacia abajo, inspirar y ejecutar el *curl* llevando la barra Z hacia arriba con un movimiento semicircular, flexionando los brazos en los codos, pero manteniendo la parte superior de los brazos vertical durante todo el ejercicio. Llevar la barra hacia arriba hasta que quede debajo de la barbilla. Volver a la posición inicial y espirar.

■ *Curl* con barra tumbado en banco alto, asimiento ancho

Para ejecutar este ejercicio en forma adecuada, debe utilizarse un banco de unos 60 cm de altura. Colocar una barra de *curl* Z en el suelo delante de un extremo del banco. Tumbarse boca abajo sobre el banco, con el extremo de éste casi en línea con los hombros, La cabeza queda fuera del banco. Coger la barra de *curl* Z con ambas manos, empleando un asimiento de unos 60 cm, palmas hacia arriba. Con los brazos colgando directamente hacia abajo, inspirar y ejecutar el *curl* llevando la barra Z hacia arriba con un movimiento semicircular, flexionando los brazos en los codos, pero manteniendo la parte superior de los brazos vertical durante todo el ejercicio. Llevar la barra hacia arriba hasta que quede debajo de la barbilla. Volver a la posición inicial y espirar.

■ *Curl* con barra Z tumbado en banco alto, asimiento invertido estrecho

Para ejecutar este ejercicio en forma adecuada, debe utilizarse un banco de unos 60 cm de altura. Colocar una barra de *curl*

CURL CON BARRA Z TUMBADO EN BANCO ALTO, ASIMIENTO INVERTIDO ESTRECHO
Bíceps externos inferiores y antebrazos

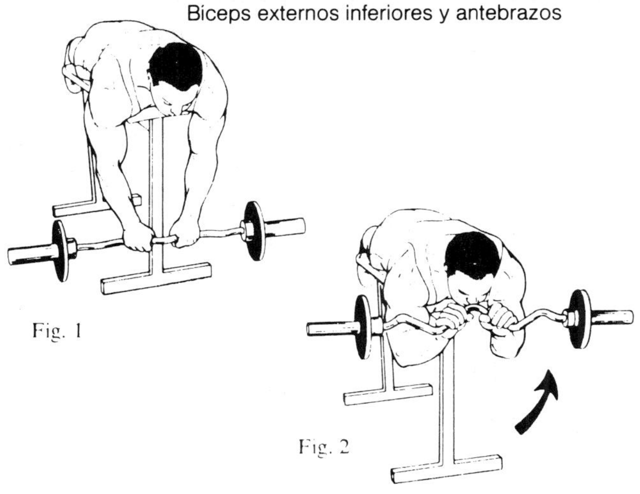

CURL CON BARRA Z TUMBADO EN BANCO ALTO, ASIMIENTO INVERTIDO INTERMEDIO
Bíceps inferiores y antebrazos

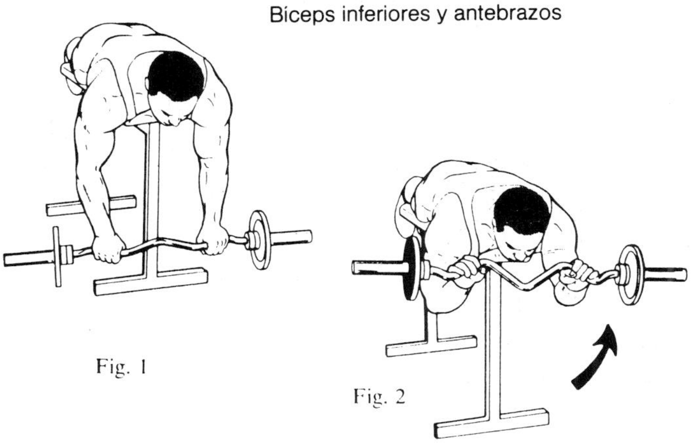

CURL CON MANCUERNA EN AMBOS BRAZOS, TUMBADO EN BANCO ALTO
Bíceps inferiores

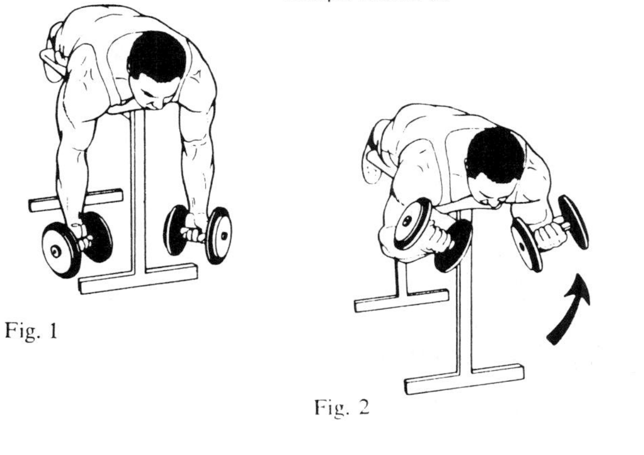

CURL CON MANCUERNA EN UN BRAZO, TUMBADO EN BANCO ALTO

Bíceps inferiores

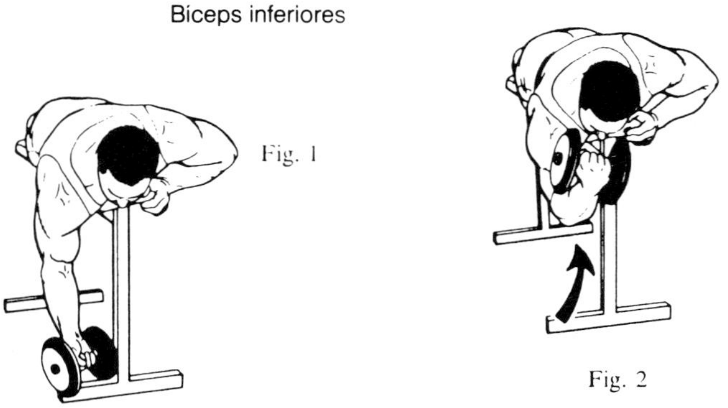

CURL CON MANCUERNAS TUMBADO EN BANCO INCLINADO, ALTERNATIVAMENTE

Bíceps inferiores

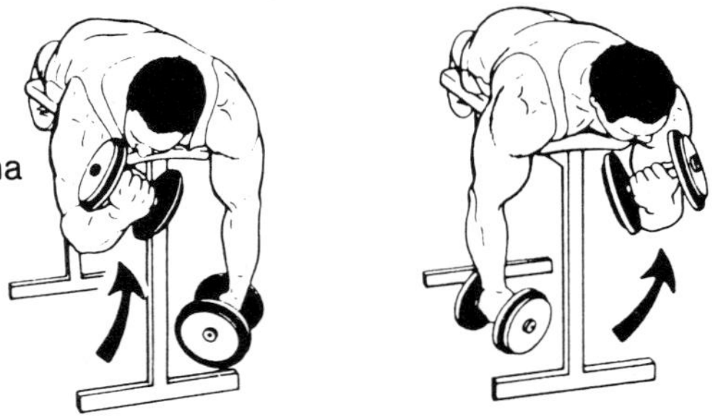

CURL CON MANCUERNAS EN AMBOS BRAZOS, SENTADO EN BANCO SCOTT

Bíceps inferiores

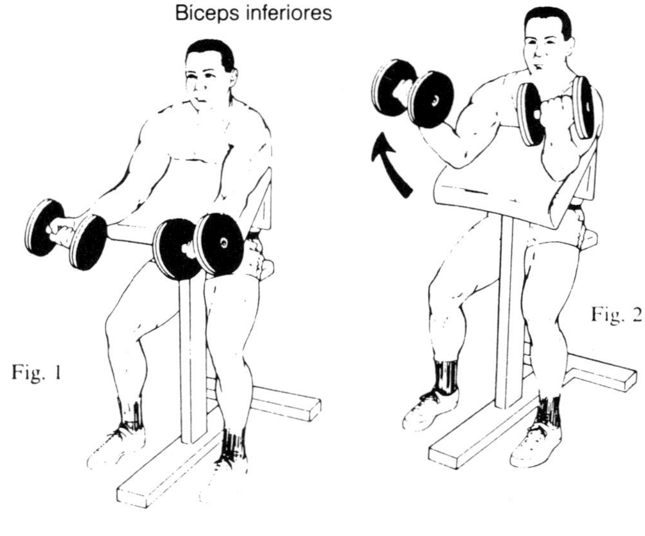

Z en el suelo delante de un extremo del banco. Tumbarse boca abajo sobre el banco, con el extremo de éste casi en línea con los hombros. La cabeza queda fuera del banco. Coger la barra de *curl* Z con ambas manos, empleando un asimiento de palmas hacia abajo sobre la primeras curvas de la barra. Con los brazos colgando directamente hacia abajo, inspirar y ejecutar el *curl* llevando la barra Z hacia arriba con un movimiento semicircular, flexionando los brazos en los codos, pero manteniendo la parte superior de los brazos vertical durante todo el ejercicio. Llevar la barra hacia arriba hasta que quede debajo de la barbilla. Volver a la posición inicial y espirar.

■ *Curl* con barra Z tumbado en banco alto, asimiento invertido intermedio

Para ejecutar este ejercicio en forma adecuada debe utilizarse un banco de unos 60 cm de altura. Colocar una barra de *curl* Z en el suelo delante de un extremo del banco. Tumbarse boca abajo sobre el banco, con el extremo de éste casi en línea con los hombros. La cabeza queda fuera del banco. Coger la barra de *curl* Z con ambas manos, empleando un asimiento de palmas hacia abajo sobre los espacios curvos intermedios de la barra. Con los brazos colgando directamente hacia abajo, inspirar y ejecutar el *curl* llevando la barra Z hacia arriba con un movimiento semicircular, flexionando los brazos en los codos, pero manteniendo la parte superior de los brazos vertical durante todo el ejercicio. Llevar la barra hacia arriba hasta que quede debajo de la barbilla. Volver a la posición inicial y espirar.

■ *Curl* con mancuerna en ambos brazos, tumbado en banco alto

Para ejecutar este ejercicio en forma adecuada, debe utilizarse un banco de unos 60 cm de altura. Colocar dos mancuernas en el suelo delante de un extremo del banco. Tumbarse boca abajo sobre el banco, con el extremo de éste casi en línea con los hombros. La cabeza queda fuera del banco. Coger una mancuerna en cada mano, empleando un asimiento de palmas hacia arriba. Con los brazos colgando directamente hacia abajo, inspirar y ejecutar el *curl* llevando las mancuernas hacia arriba con un movimiento semicircular, flexionando los brazos en los codos, pero manteniendo la parte superior de los brazos vertical durante todo el ejercicio. Llevar las mancuernas hacia arriba hasta que queden debajo de la barbilla. Volver a la posición inicial y espirar.

▲ *Curl* con mancuerna en un brazo, tumbado en banco alto

Para ejecutar este ejercicio en forma adecuada, debe utilizarse un banco de unos 60 cm de altura. Colocar una mancuerna en el suelo delante del extremo del banco. Tumbarse boca abajo sobre el banco, con el extremo de éste casi en línea con los hombros. La cabeza queda fuera del banco. Coger la mancuerna con la mano derecha, empleando un asimiento de palmas hacia arriba. Con el brazo colgando directamente hacia abajo, inspirar y ejecutar el *curl* llevando la mancuerna hacia arriba con un movimiento semicircular, flexionando los brazos en los codos, pero manteniendo la parte superior del brazo vertical durante todo el ejercicio. Llevar la mancuerna hacia arriba hasta que quede debajo de la barbilla. Volver a la posición inicial utilizando el mismo movimiento y espirar. Realizar el número indicado de repeticiones con el brazo derecho y luego cambiar posiciones, efectuando el mismo número de repeticiones con el brazo izquierdo.

▲ *Curl* con mancuernas tumbado en banco inclinado, alternativamente

Para ejecutar este ejercicio en forma adecuada, debe utilizarse un banco de unos 60 cm de altura. Colocar dos mancuernas en el suelo delante de un extremo del banco. Tumbarse boca abajo sobre el banco, con el extremo de éste casi en línea con los hombros. La cabeza queda fuera del banco. Coger una mancuerna en cada mano, empleando un asimiento de palmas hacia arriba. Con los brazos colgando directamente hacia abajo, inspirar y ejecutar el *curl* con la mancuerna de la mano derecha, llevándola hacia arriba con un movimiento semicircular, flexionando el brazo en el codo, pero manteniendo la parte superior del brazo vertical durante todo el ejercicio. Llevar la mancuerna hacia arriba hasta que quede debajo de la barbilla. Volver a la posición inicial utilizando el mismo movimiento y espirar. Ahora ejecutar el *curl* con la mancuerna de la mano izquierda de la misma manera. Continuar yendo de un brazo a otro hasta completar el número indicado de repeticiones. Un *curl* de derecha a izquierda se considera una repetición.

▲ *Curl* con mancuernas en ambos brazos, sentado en banco Scott

Coger una mancuerna en cada mano y sentarse en un banco Scott, con los brazos descansando sobre la almohadilla inclinada, empleando un asimiento de palmas hacia arriba. Tratar de mantener la parte superior de los brazos hacia adentro al inspirar y ejecutar el *curl*, llevando las mancuernas hacia arriba con un movimiento semicircular hasta que los bíceps y los antebrazos se toquen. Volver a la posición inicial utilizando el mismo movimiento, con la parte superior de los brazos hacia adentro, y espirar.

CURL CON MANCUERNA EN UN BRAZO, SENTADO EN BANCO SCOTT

Bíceps inferiores

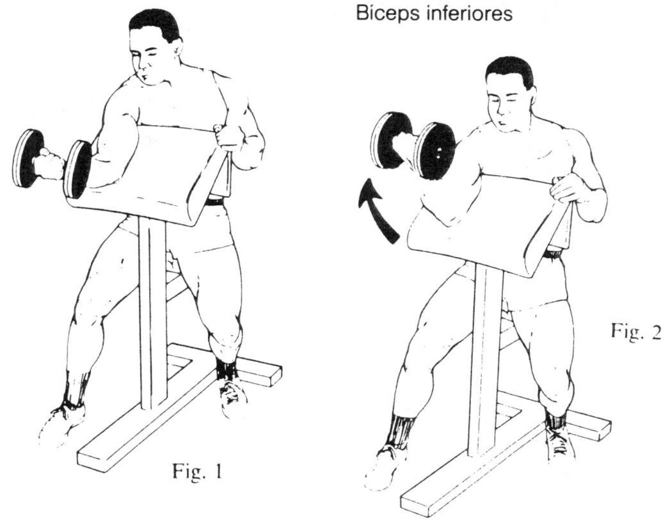

CURL CON MANCUERNAS SENTADO EN BANCO SCOTT, ALTERNATIVAMENTE

Bíceps inferiores

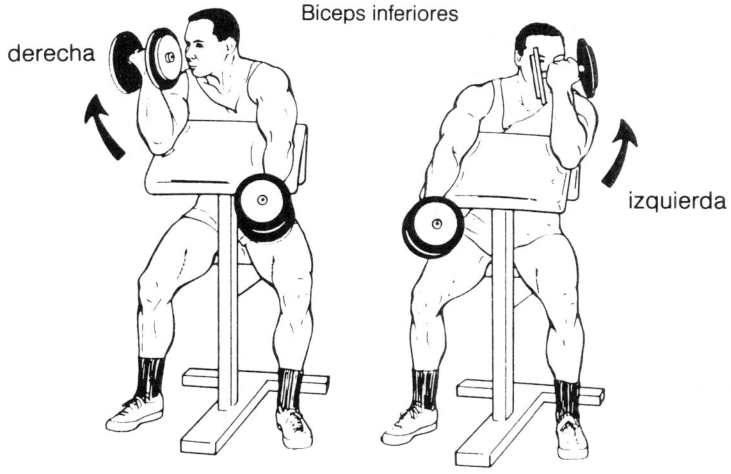

CURL CON BARRA Z SENTADO EN BANCO SCOTT, ASIMIENTO INVERTIDO INTERMEDIO

Bíceps y antebrazos

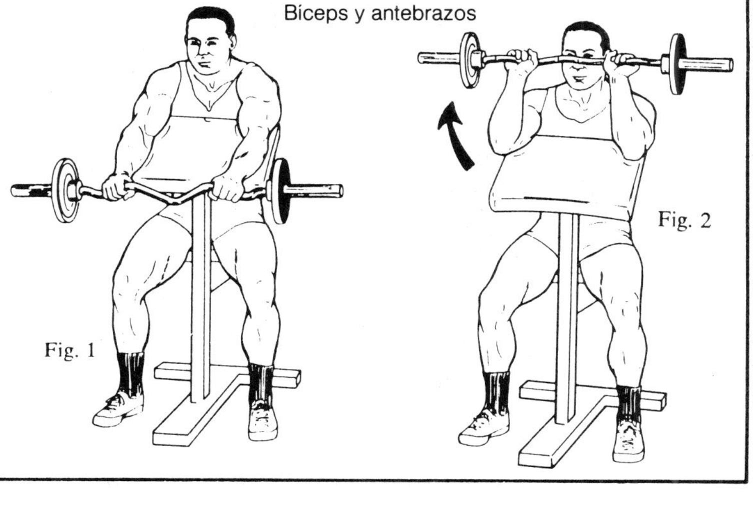

CURL CON MANCUERNAS, DE PIE
Biceps

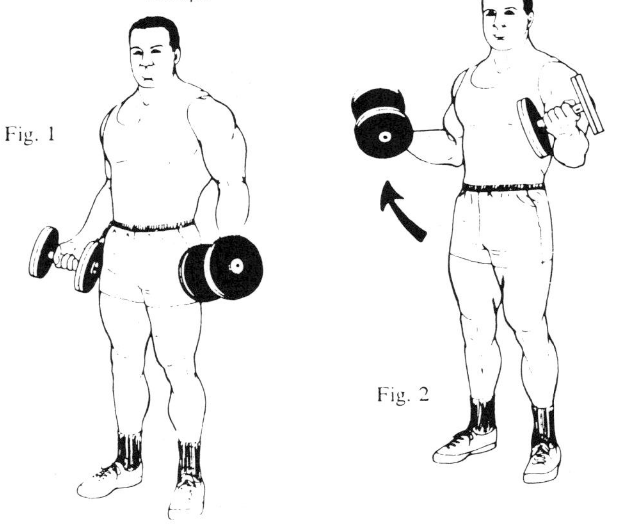

CURL CON MANCUERNAS TUMBADO EN POSICIÓN SUPINA
Bíceps

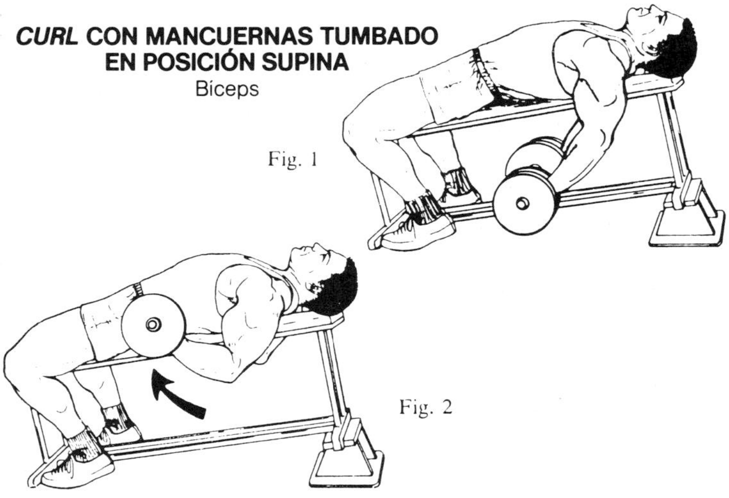

CURL CON MANCUERNAS, DE RODILLAS
Biceps

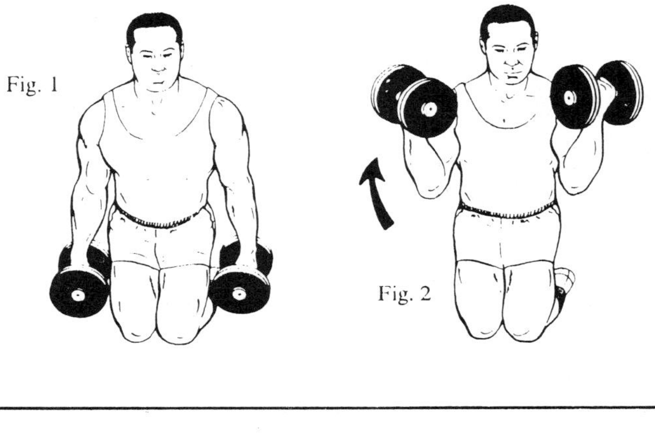

▲ *Curl* con mancuerna en un brazo, sentado en banco Scott

Coger una mancuerna con la mano derecha y sentarse en un banco Scott, con el brazo descansando sobre la almohadilla inclinada, empleando un asimiento de palma hacia arriba. Tratar de mantener la parte superior del brazo hacia adentro al inspirar y ejecutar el *curl*, llevando las mancuernas hacia arriba con un movimiento semicircular hasta que el bíceps y el antebrazo se toquen. Volver a la posición inicial utilizando el mismo movimiento, con la parte superior del brazo hacia adentro, y espirar. Realizar el número indicado de repeticiones con el brazo derecho y luego cambiar de posiciones, efectuando el mismo número de repeticiones con el brazo izquierdo.

▲ *Curl* con mancuernas sentado en banco Scott, alternativamente

Coger una mancuerna en cada mano y sentarse en un banco Scott, con los brazos descansando sobre la almohadilla inclinada, empleando un asimiento de palmas hacia arriba. Tratar de mantener la parte superior de los brazos hacia adentro al inspirar y ejecutar el *curl* llevando la mancuerna de la mano derecha hacia arriba con un movimiento semicircular hasta que el bíceps y el antebrazo se toquen. Volver a la posición inicial utilizando el mismo movimiento, con la parte superior del brazo hacia adentro, y espirar. Ahora ejecutar el *curl* con la mano izquierda de la misma manera. Continuar el ejercicio con uno y otro brazo hasta completar el número indicado de repeticiones. Un *curl* de derecha a izquierda se considera una repetición.

▲ *Curl* con barra Z sentado en banco Scott, asimiento invertido intermedio

Sostener una barra Z de *curl* con ambas manos, empleando un asimiento de palmas hacia abajo sobre los espacios curvos intermedios de la barra. Sentarse en un banco de *curl* tipo Scott y colocar la parte superior de los brazos contra la almohadilla. Tratar de que la parte superior de los brazos no se desplace hacia afuera mientras se ejecuta el *curl*, llevando la barra Z hacia arriba con un movimiento semicircular hasta que los antebrazos y los bíceps se toquen. Volver a la posición inicial y espirar.

▲ *Curl* con barra Z sentado en banco Scott, asimiento invertido estrecho
Antebrazos y bíceps

Sostener una barra Z de *curl* con ambas manos, empleando un asimiento de palmas hacia abajo sobre las primeras curvas de la barra. Sentarse en un banco de *curl* tipo Scott y colocar la parte superior de los brazos contra la almohadilla. Tratar de que la parte superior de los brazos no se desplace hacia afuera mientras se ejecuta el *curl*, llevando la barra Z hacia arriba con un movimiento semicircular hasta que los antebrazos y los bíceps se toquen. Volver a la posición inicial y espirar.

▲ *Curl* con mancuernas, de pie

Sostener una mancuerna en cada mano y permanecer de pie, erguido, con los pies separados unos 32 cm. Mantener la espalda recta, la cabeza levantada, y las caderas y las piernas rígidas. Con las mancuernas colgando a los lados a la longitud de los brazos, palmas hacia adentro, inspirar y ejecutar el *curl* llevando las mancuernas hacia arriba hasta la altura de los hombros. Al comenzar el *curl* y cuando las mancuernas estén más allá de los muslos, girar las palmas hacia arriba y mantenerlas en esa posición durante todo el ejercicio; al bajar los pesos y cuando estén nuevamente cerca de la parte superior de los muslos, volver a girar las palmas hacia adentro y espirar. Mantener la parte superior de los brazos hacia adentro, junto a los lados, y concentrarse en los bíceps, subiendo y bajando los pesos.

▲ *Curl* con mancuernas tumbado en posición supina

Sostener una mancuerna en cada mano y tumbarse en posición supina sobre un banco plano, con la cabeza levantada y las piernas a los lados del banco para lograr un mayor equilibrio. Con las mancuernas colgando hacia abajo a la longitud de los brazos, palmas hacia adentro, inspirar y ejecutar el *curl* llevando las mancuernas hacia arriba hasta la altura de los hombros. Al comenzar el *curl*, girar las palmas hacia arriba y mantenerlas en esta posición durante el ejercicio; al bajar el peso y casi al terminar el *curl*, volver a girar la palmas hacia adentro, junto a los lados, y concentrarse en los bíceps, subiendo y bajando los pesos.

▲ *Curl* con mancuernas, de rodillas

Sostener una mancuerna en cada mano y arrodillarse en el suelo, de modo que los muslos y las pantorrillas se toquen. Mantener la espalda recta y la cabeza levantada. Con las mancuernas colgando hacia abajo a la longitud de los brazos, palmas hacia adentro, inspirar y ejecutar el *curl* llevando las mancuernas hacia arriba hasta la altura de los hombros. Al comenzar el *curl*, girar las palmas hacia arriba y mantenerlas en esa posición durante el ejercicio; al bajar el peso y casi al terminar el *curl*, volver a girar las palmas hacia adentro, junto a los lados, y concentrarse en los bíceps, subiendo y bajando los pesos.

▲ *Curl* con mancuernas, sentado

Sostener una mancuerna en cada mano y

CURL CON MANCUERNAS, SENTADO
Bíceps

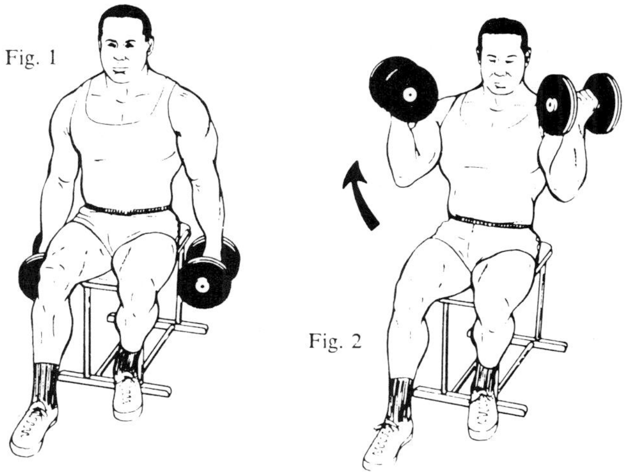

CURL CON MANCUERNAS EN BANCO INCLINADO
Bíceps

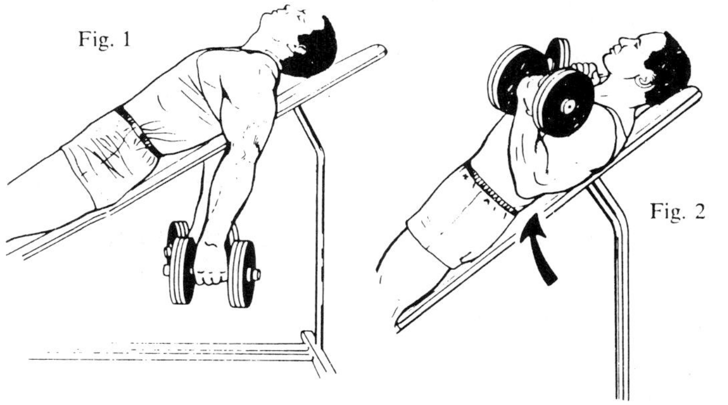

CURL CON MANCUERNAS, SENTADO EN BANCO INCLINADO
Bíceps

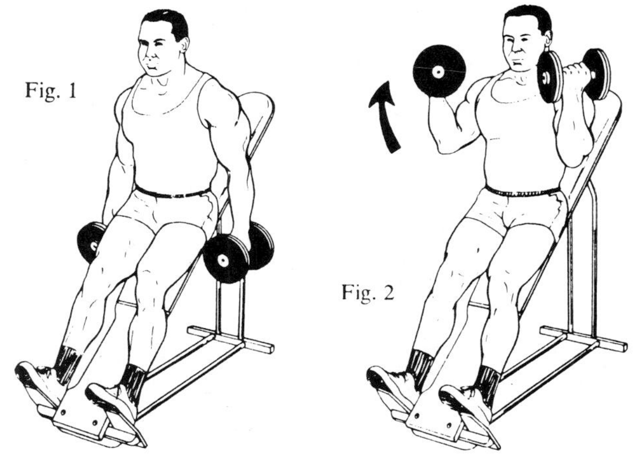

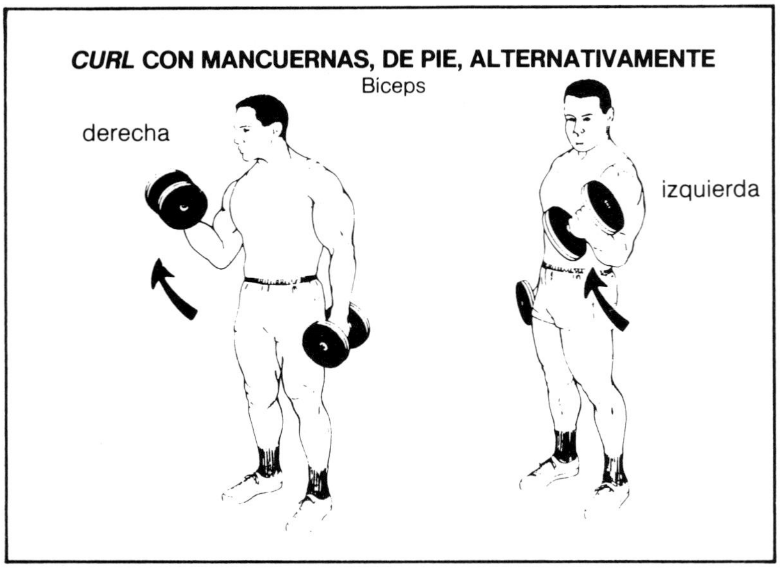

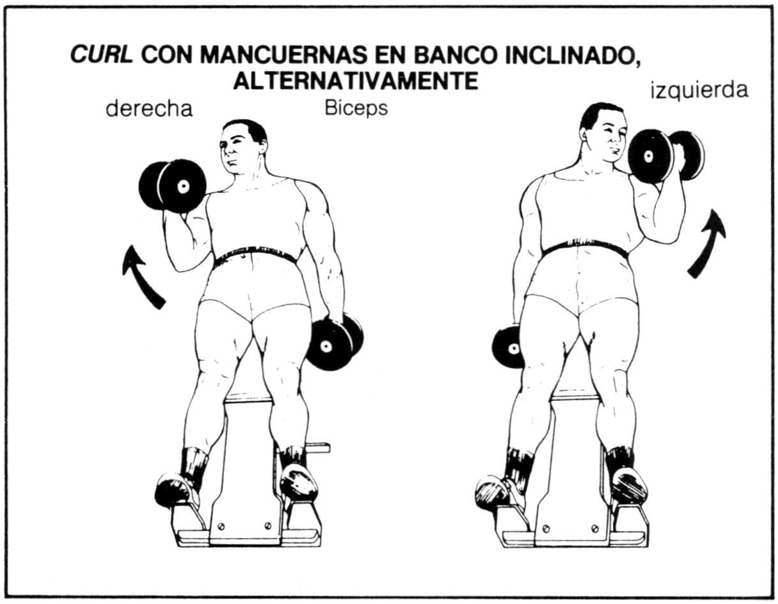

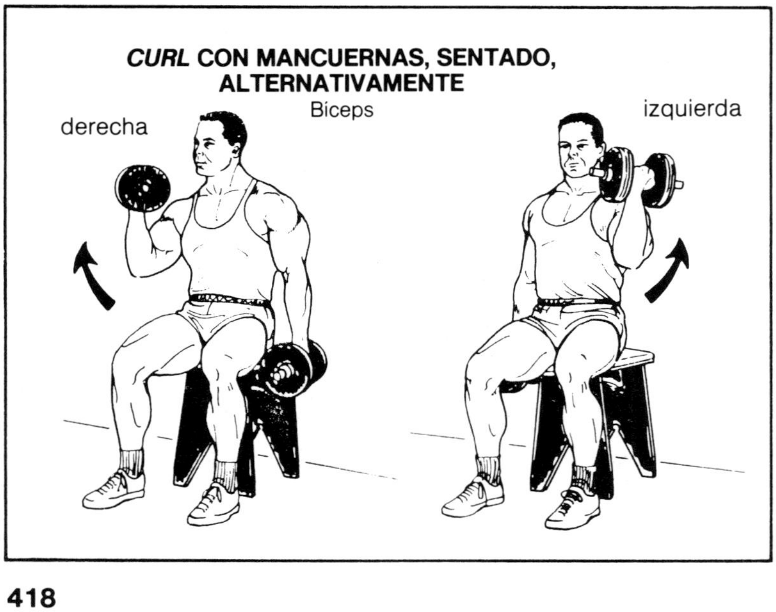

sentarse en el extremo de un banco plano, con la espalda recta, la cabeza levantada y los pies firmemente plantados en el suelo. Con las mancuernas colgando a los lados a la longitud de los brazos, palmas hacia adentro, inspirar y ejecutar el *curl* llevando las pesas hacia arriba hasta la altura de los hombros. Al comenzar el *curl*, girar las palmas hacia arriba y mantenerlas en esa posición durante el ejercicio; al bajar el peso y casi al terminar el *curl*, volver a girar las palmas hacia adentro. Mantener la parte superior de los brazos hacia adentro, junto a los lados, y concentrarse en los bíceps, subiendo y bajando los pesos.

▲ *Curl* con mancuernas en banco inclinado

Sostener una mancuerna en cada mano y tumbarse de espaldas sobre un banco inclinado, con la cabeza levantada y los pies en los apoya-pies. Con las mancuernas colgando a los lados a la longitud de los brazos, palmas hacia adentro, inspirar y ejecutar el *curl* llevando las mancuernas hacia arriba hasta la altura de los hombros. Al comenzar el *curl*, girar las palmas hacia arriba y mantenerlas en esa posición durante el ejercicio; al bajar el peso y casi al terminar el *curl*, volver a girar las palmas hacia adentro. Mantener la parte superior de los brazos hacia adentro, junto a los lados, y concentrarse en los bíceps, subiendo y bajando los pesos.

▲ *Curl* con mancuernas, sentado en banco inclinado

Sostener una mancuerna en cada mano y sentarse sobre un banco inclinado, con la espalda recta y los pies en los apoya-pies. Con las mancuernas colgando a los lados a la longitud de los brazos, palmas hacia adentro, inspirar y ejecutar el *curl* llevando las mancuernas hacia arriba hasta la altura de los hombros. Al comenzar el *curl*, girar las palmas hacia arriba y mantenerlas en esa posición durante el ejercicio; al bajar el peso y casi al terminar el *curl*, volver a girar las palmas hacia adentro. Mantener la parte superior de los brazos hacia adentro, junto a los lados, y concentrarse en los bíceps, subiendo y bajando los pesos.

▲ *Curl* con mancuernas, de pie, alternativamente

Sostener una mancuerna en cada mano y permanecer de pie, erguido, con la espalda recta, la cabeza levantada y los pies separados unos 32 cm. Con las mancuernas colgando a los lados a la longitud de los brazos, palmas hacia adentro, inspirar y ejecutar el *curl* con la mano derecha, llevando la mancuerna hacia arriba pasando por el muslo derecho y entonces girar la palma hacia arriba y mantenerla en esa posición durante el ejercicio; al bajar el peso y estar nuevamente cerca de la parte superior del muslo, volver a girar la palma hacia adentro y espirar. Realizar una repetición con el brazo derecho y luego una con el brazo izquierdo. Continuar yendo de brazo derecho a izquierdo hasta completar el número indicado de repeticiones.

▲ *Curl* con mancuernas en banco inclinado, alternativamente

Sostener una mancuerna en cada mano y tumbarse de espaldas en un banco inclinado, con la cabeza levantada y los pies en los apoya-pies. Con las mancuernas colgando a los lados a la longitud de los brazos, palmas hacia adentro, inspirar y ejecutar el *curl* con la mano derecha, llevando la mancuerna hacia arriba pasando por el muslo derecho y entonces girar la palma hacia arriba y mantenerla en esa posición durante el ejercicio; al bajar el peso y estar nuevamente cerca de la parte superior del muslo, volver a girar la palma hacia adentro y espirar. Realizar una repetición con el brazo derecho y luego una con el brazo izquierdo. Continuar yendo de brazo derecho a izquierdo hasta completar el número indicado de repeticiones.

▲ *Curl* con mancuernas, sentado, alternativamente

Sostener una mancuerna en cada mano y sentarse en el extremo de un banco plano, con la espalda recta, la cabeza levantada y los pies plantados firmemente en el suelo. Con las mancuernas colgando desde los hombros, a la longitud de los brazos, palmas hacia adentro, inspirar y ejecutar el *curl* con la mano derecha, llevando la mancuerna hacia arriba hasta la altura del hombro. Al comenzar el *curl* y cuando la mancuerna esté pasando por el muslo derecho, girar la palma hacia arriba y mantenerla en esa posición durante el ejercicio; al bajar el peso y estar nuevamente cerca de la parte superior del muslo, volver a girar la palma hacia adentro y espirar. Mantener la parte superior del brazo hacia adentro, junto al costado, y concentrarse en los bíceps al subir y bajar el peso. Al comenzar a bajar la mano derecha de regreso a la posición inicial, llevar la mano izquierda hacia arriba de una manera similar, de modo que cuando la mano derecha esté volviendo a la posición inicial, la mano izquierda se halle en la posición máxima. Inspirar al trabajar con el brazo derecho y espirar al hacerlo con el izquierdo.

▲ *Curl* con mancuernas tumbado en posición supina, alternativamente

Sostener una mancuerna en cada mano y tumbarse sobre un banco plano en posición supina, con la cabeza levantada y las piernas a los lados del banco para un ma-

CURL CON MANCUERNAS TUMBADO EN POSICIÓN SUPINA, ALTERNATIVAMENTE

Bíceps

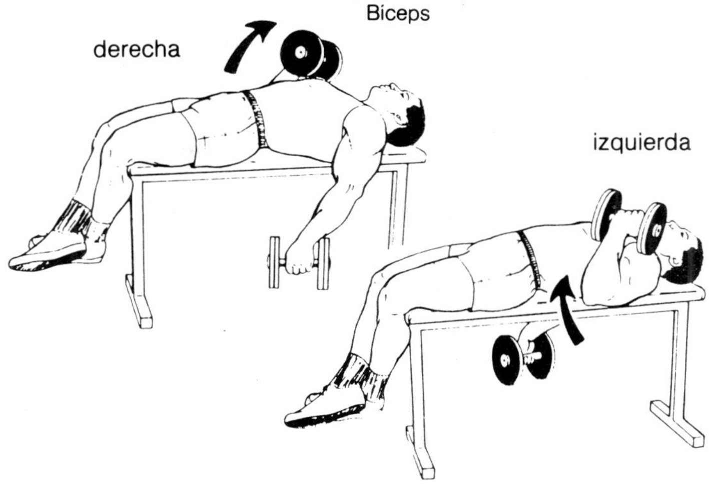

CURL CON MANCUERNAS, SENTADO CON ESPALDA APOYADA, ALTERNATIVAMENTE

Bíceps

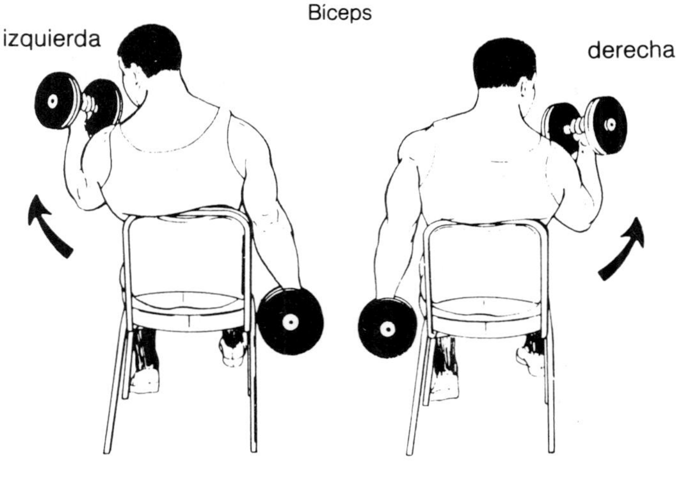

CURL CON MANCUERNAS, SENTADO CON ESPALDA APOYADA

Bíceps

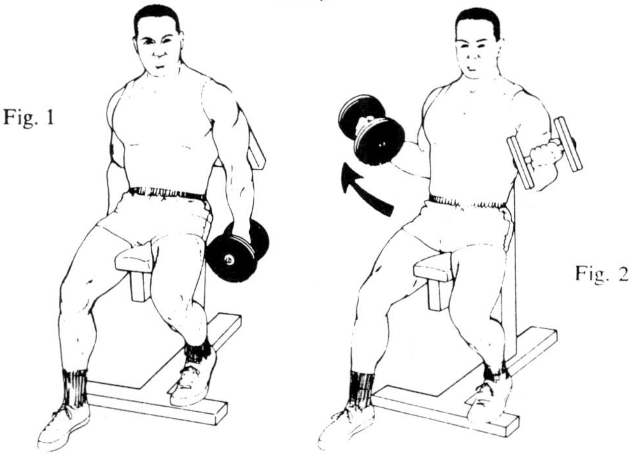

***CURL* CON MANCUERNAS SENTADO EN BANCO INCLINADO, ALTERNATIVAMENTE**
Bíceps

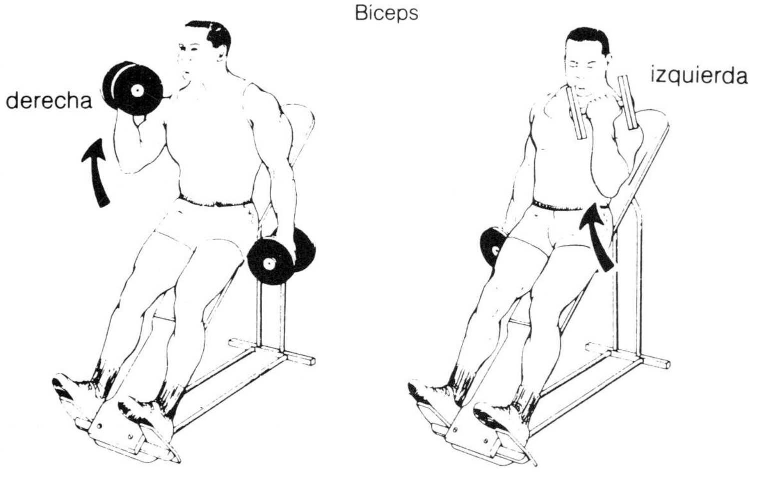

***CURL* CON MANCUERNAS, DE RODILLAS, ALTERNATIVAMENTE**
Bíceps

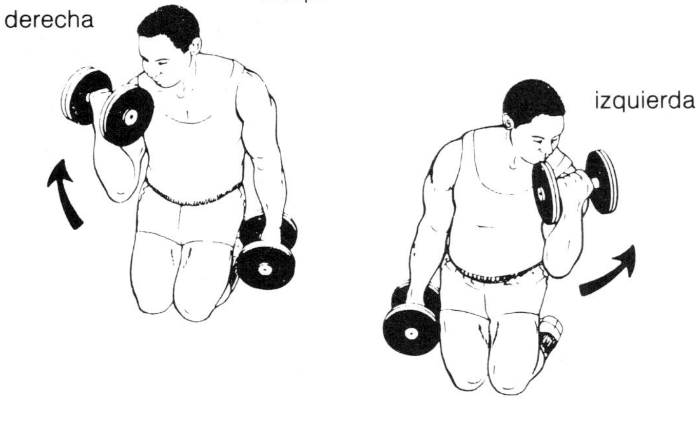

***CURL* DE BÍCEPS INTERNOS, DE PIE**
Bíceps internos

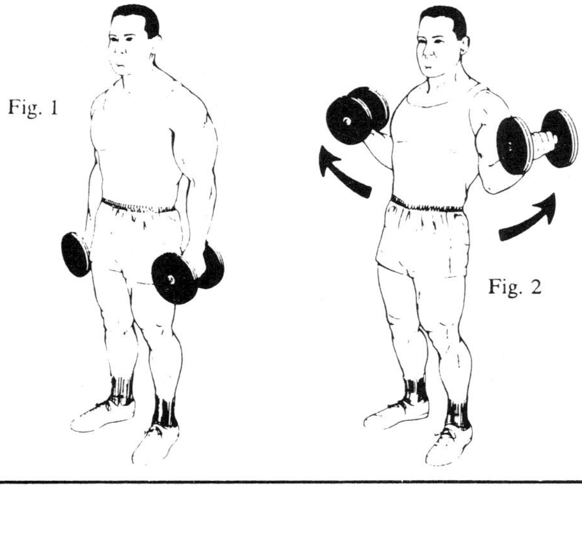

yor equilibrio. Con las mancuernas colgando desde los hombros a la longitud de los brazos, palmas hacia adentro, inspirar y ejecutar el *curl* con la mano derecha, llevando la mancuerna hacia arriba hasta la altura del hombro. Al comenzar el *curl*, girar la palma hacia arriba y mantenerla en esa posición durante el ejercicio; al bajar el peso y casi al finalizar el ejercicio, volver a girar la palma hacia adentro, y espirar. Mantener la parte superior del brazo hacia adentro, junto al costado, y concentrarse en los bíceps al subir y bajar el peso. Al comenzar a bajar la mano derecha de regreso a la posición inicial, llevar la mano izquierda hacia arriba de una manera similar, de modo que cuando la mano derecha esté volviendo a la posición inicial, la mano izquierda se halle en la posición máxima. Inspirar al trabajar con el brazo derecho y espirar al hacerlo con el izquierdo.

▲ *Curl* con mancuernas, sentado con espalda apoyada, alternativamente

Coger una mancuerna en cada mano y sentarse en una silla o taburete que permita apoyar la parte superior de la espalda. Mantener la espalda recta, la cabeza levantada y los pies firmemente plantados en el suelo. Con las mancuernas colgando a los lados a la longitud de los brazos, palmas hacia adentro, inspirar y ejecutar el *curl* con la mano derecha, llevando la mancuerna hacia arriba pasando por el muslo derecho y entonces girar la palma hacia arriba y mantenerla en esa posición durante el ejercicio; al bajar el peso y estar nuevamente cerca de la parte superior del muslo, volver a girar la palma hacia adentro y espirar. Realizar una repetición con el brazo derecho y luego una con el brazo izquierdo. Continuar yendo de brazo derecho a izquierdo, hasta completar el número de repeticiones indicado.

▲ *Curl* con mancuernas, sentado con espalda apoyada

Coger una mancuerna en cada mano y sentarse en una silla o taburete que permita apoyar la parte superior de la espalda. Mantener la espalda recta, la cabeza levantada y los pies firmemente plantados en el suelo. Con las mancuernas colgando a los lados a la longitud de los brazos, palmas hacia adentro, inspirar y ejecutar el *curl*, llevando las mancuernas hacia arriba pasando por los muslos; entonces, girar las palmas hacia arriba y mantenerlas en esa posición durante el ejercicio; al bajar los pesos y estar nuevamente cerca de la parte superior de los muslos, volver a girar las palmas hacia adentro y espirar. Mantener la parte superior de los brazos hacia adentro, junto a los lados, y concentrarse en los bíceps al subir y bajar los pesos.

■ *Curl* con mancuernas sentado en banco inclinado, alternativamente

Sostener una mancuerna en cada mano y sentarse sobre un banco inclinado, con la espalda recta, y los pies en los apoyapies. Con las mancuernas colgando desde los hombros a la longitud de los brazos, palmas hacia adentro, inspirar y ejecutar el *curl* llevando la mancuerna de la mano derecha hacia arriba hasta la altura del hombro. Al comenzar el *curl* y cuando la mancuerna esté pasando por el muslo derecho, girar la palma hacia arriba y mantenerla en esa posición durante el ejercicio; al bajar el peso y estar nuevamente cerca de la parte superior del muslo, volver a girar la palma hacia adentro y espirar. Mantener la parte superior del brazo hacia adentro, junto al costado, y concentrarse en los bíceps al subir y bajar el peso. Al comenzar a bajar la mano derecha de regreso a la posición inicial, llevar la mano izquierda hacia arriba de una manera similar, de modo que cuando la mano derecha esté volviendo a la posición inicial, la mano izquierda se halle en la posición máxima. Inspirar al trabajar con el brazo derecho y espirar al hacerlo con el izquierdo.

■ *Curl* con mancuernas, de rodillas, alternativamente

Coger una mancuerna en cada mano y arrodillarse en el suelo de modo que los muslos y las pantorrillas se toquen. Mantener la espalda recta y la cabeza levantada. Con las mancuernas colgando a los lados a la longitud de los brazos, palmas hacia adentro, inspirar y ejecutar el *curl* llevando la mancuerna de la mano derecha hacia arriba, pasando por encima del muslo derecho; entonces girar la palma hacia arriba, manteniéndola en esa posición durante el ejercicio; al bajar el peso y estar nuevamente cerca de la parte superior del muslo, volver a girar la palma hacia adentro y espirar. Realizar una repetición con el brazo derecho y luego una con el brazo izquierdo. Continuar yendo de un brazo a otro hasta completar el número indicado de repeticiones.

■ *Curl* de bíceps internos, de pie

Sostener una mancuerna en cada mano y permanecer de pie, erguido, con los pies separados unos 32 cm. Mantener la espalda recta, y las caderas y las piernas rígidas. Con las mancuernas colgando a los lados a la longitud de los brazos, palmas hacia adentro, inspirar y ejecutar el *curl* llevando las mancuernas hacia arriba mientras se giran las palmas hacia arriba. Llevar el peso hacia afuera y arriba, manteniendo los antebrazos en línea con los deltoides externos. Continuar el *curl* hasta que las mancuernas estén a la altura de los hombros y a los lados de los deltoides. Volver a bajar los pesos hasta la posición inicial utilizando el mismo recorrido de resistencia y espirar.

***CURL* DE BÍCEPS INTERNOS, EN BANCO INCLINADO**
Bíceps internos

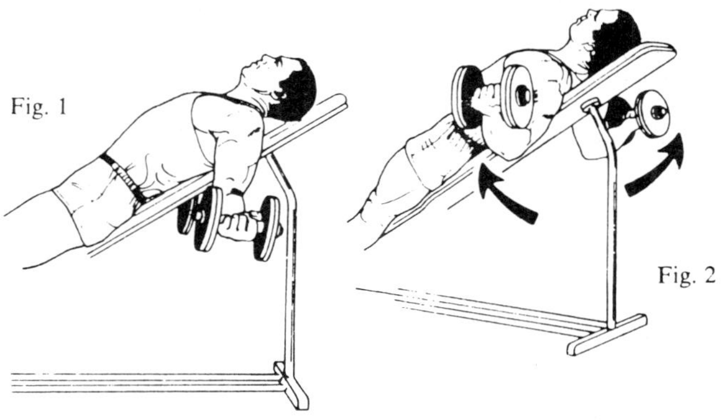

***CURL* DE BÍCEPS INTERNOS, SENTADO EN BANCO INCLINADO**
Bíceps internos

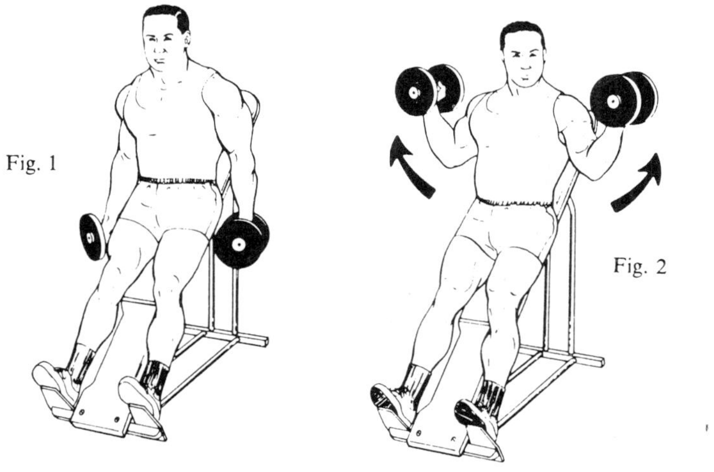

***CURL* DE BÍCEPS INTERNOS, SENTADO**
Bíceps internos

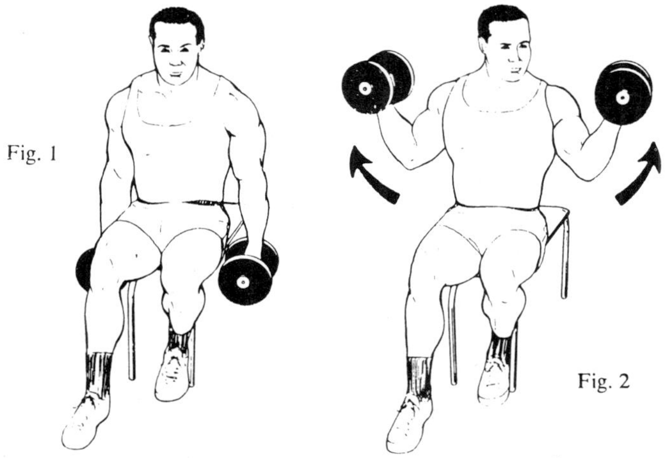

CURL DE BÍCEPS INTERNOS, SENTADO CON ESPALDA APOYADA

Bíceps internos

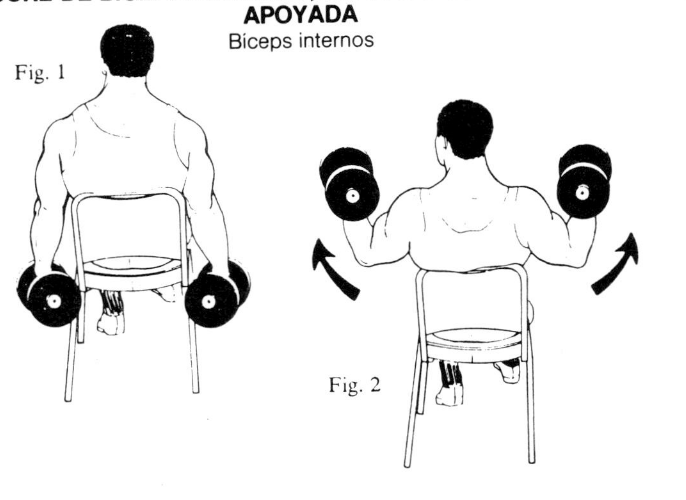

Fig. 1 Fig. 2

CURL DE BÍCEPS INTERNOS, TUMBADO EN POSICIÓN SUPINA

Bíceps internos

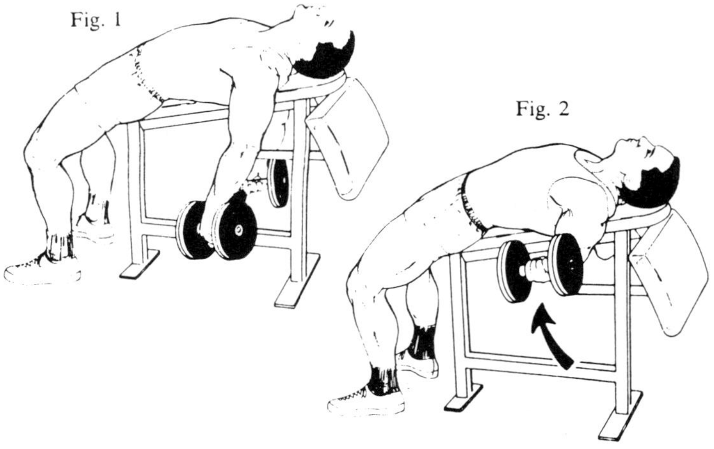

Fig. 1 Fig. 2

CURL CON MANCUERNA, DE RODILLAS Y CONCENTRADO

Bíceps

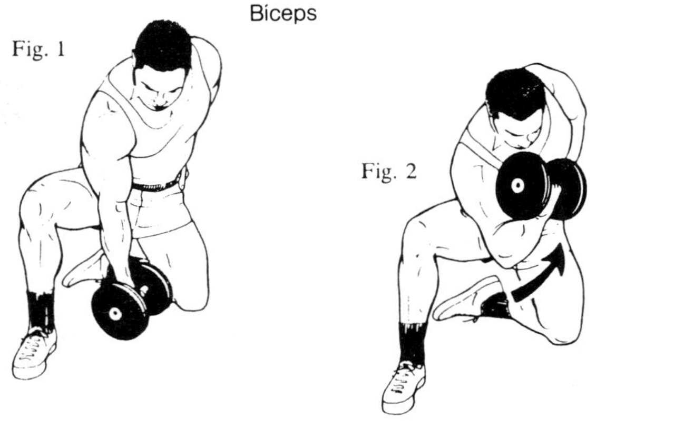

Fig. 1 Fig. 2

■ *Curl* de bíceps internos, en banco inclinado

Sostener una mancuerna en cada mano y tumbarse de espaldas sobre un banco inclinado, con la cabeza apoyada en el banco y los pies en los apoya-pies. Con las mancuernas colgando a los lados a la longitud de los brazos, palmas hacia adentro, inspirar y ejecutar el *curl* llevando las mancuernas hacia arriba mientras se giran las palmas hacia arriba. Llevar el peso hacia afuera y arriba, manteniendo los antebrazos en línea con los deltoides externos. Continuar el *curl* hasta que las mancuernas estén a la altura de los hombros y a los lados de los deltoides. Volver a bajar los pesos hasta la posición inicial utilizando el mismo recorrido de resistencia y espirar.

■ *Curl* de bíceps internos, sentado en banco inclinado

Sostener una mancuerna en cada mano y sentarse sobre un banco inclinado con la espalda recta, la cabeza levantada y los pies en los apoya-pies. Con las mancuernas colgando a los lados a la longitud de los brazos, palmas hacia adentro, inspirar y ejecutar *curl* llevando las mancuernas hacia arriba mientras se giran las palmas hacia arriba. Llevar el peso hacia afuera y arriba, manteniendo los antebrazos en línea con los deltoides externos. Continuar el *curl* hasta que las mancuernas estén a la altura de los hombros y a los lados de los deltoides. Volver a bajar los pesos hasta la posición inicial utilizando el mismo recorrido de resistencia y espirar.

■ *Curl* de bíceps internos, sentado

Sostener una mancuerna en cada mano y sentarse en el extremo de un banco plano con la espalda recta, la cabeza levantada y los pies firmemente plantados en el suelo. Con las mancuernas colgando a los lados a la longitud de los brazos, palmas hacia adentro, inspirar y ejecutar el *curl* llevando las mancuernas hacia arriba mientras se giran las palmas hacia arriba. Llevar el peso hacia afuera y arriba, manteniendo los antebrazos en línea con los deltoides. Volver a bajar las mancuernas hasta la posición inicial utilizando el mismo recorrido de resistencia y espirar.

▲ *Curl* de bíceps internos, sentado con espalda apoyada

Sostener una mancuerna en cada mano y sentarse en una silla con la espalda contra el respaldo, la cabeza levantada y los pies firmemente plantados en el suelo. Con las mancuernas colgando a los lados a la longitud de los brazos, palmas hacia adentro, inspirar y ejecutar el *curl* llevando las mancuernas hacia arriba mientras se giran las palmas hacia arriba. Llevar el peso hacia afuera y arriba, manteniendo los antebrazos en línea con los deltoides externos.

Continuar el *curl* hasta que las mancuernas estén a la altura de los hombros y a los lados de los deltoides. Volver a bajar las mancuernas hasta la posición inicial utilizando el mismo recorrido de resistencia y espirar.

▲ *Curl* de bíceps internos, tumbado en posición supina

Sostener una mancuerna en cada mano y tumbarse sobre un banco en posición supina. Mantener los pies hacia afuera, a los lados del banco, y la cabeza levantada. Con las mancuernas colgando a los lados a la longitud de los brazos, palmas hacia adentro, inspirar y ejecutar el *curl* llevando las mancuernas hacia arriba mientras se giran las palmas hacia arriba. Llevar el peso hacia afuera y arriba, manteniendo los antebrazos en línea con los deltoides externos. Continuar el *curl* hasta que las mancuernas estén a la altura de los hombros y a los lados de los deltoides. Volver a bajar las mancuernas hasta la posición inicial utilizando el mismo recorrido de resistencia y espirar.

▲ *Curl* con mancuerna, de rodillas y concentrado

Coger una mancuerna con la mano derecha y arrodillarse sobre la rodilla y la parte inferior de la pierna izquierda. La pierna izquierda debería estar flexionada formando un ángulo de unos 45°. Colocar la mancuerna delante del cuerpo, colgando a la longitud de los brazos entre las piernas, con un asimiento de palmas hacia arriba. La mano izquierda debería estar colocada contra la parte superior del muslo izquierdo, para ayudar a aguantar la parte superior del cuerpo. Inspirar y ejecutar el *curl* llevando la mancuerna hacia arriba con un movimiento semicircular, flexionando el brazo en el codo y manteniendo la parte superior del brazo vertical al suelo. Continuar el *curl* hasta que el bíceps y el antebrazo se toquen. En la posición máxima, la mancuerna debería estar a la altura del hombro. Volver a llevar la mancuerna a la posición inicial utilizando un movimiento similar y espirar. Realizar el número de repeticiones indicado con el brazo derecho y luego cambiar posiciones, efectuando el mismo número de repeticiones con el brazo izquierdo. La parte superior del brazo debería permanecer contra la parte interna del muslo durante todo el ejercicio.

▲ *Curl* con mancuerna, sentado y concentrado

Coger una mancuerna con la mano derecha y sentarse en un banco con los pies separados unos 48 cm. Colocar la mancuerna delante del cuerpo colgando a la longitud del brazo entre las piernas, con un asimiento de palmas hacia arriba. Inclinarse ligeramente hacia adelante doblan-

CURL CON MANCUERNA, SENTADO Y CONCENTRADO
Bíceps

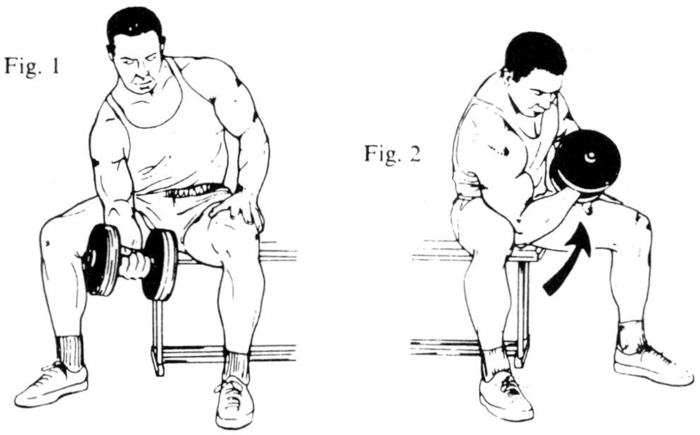

CURL CON MANCUERNA, DE RODILLAS, AISLADO
Bíceps

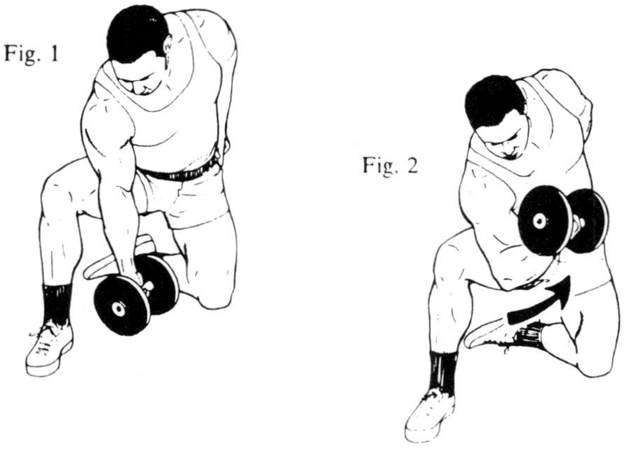

CURL CON MANCUERNA, SENTADO, AISLADO
Bíceps

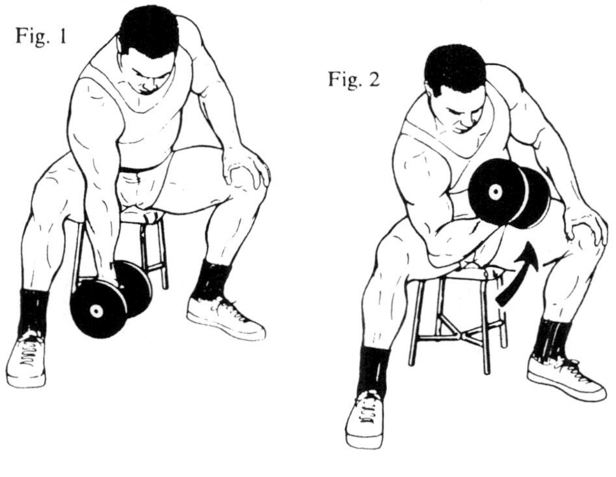

do la cintura y colocar la mano izquierda sobre la rodilla izquierda, para ayudar a aguantar la parte superior del cuerpo. Apoyar la parte superior del brazo derecho contra la parte interna del muslo derecho, unos 8 cm por encima de la rodilla. Inspirar y ejecutar el *curl* llevando la mancuerna hacia arriba con un movimiento semicircular, flexionando el brazo en el codo y manteniendo la parte superior del brazo vertical al suelo. Continuar el *curl* hasta que el bíceps y el antebrazo se toquen. En la posición máxima, la mancuerna debería estar a la altura del hombro. Volver a llevar la mancuerna a la posición inicial utilizando un movimiento similar y espirar. Realizar el número indicado de repeticiones con el brazo derecho y luego cambiar posiciones, efectuando el mismo número de repeticiones con el brazo izquierdo.

▲ ***Curl* con mancuerna, de rodillas, aislado**

Coger una mancuerna con la mano derecha y arrodillarse sobre la rodilla y la parte inferior de la pierna izquierda. La pierna debería estar flexionada formando un ángulo de unos 45°. Colocar la mancuerna delante del cuerpo, colgando a la longitud de los brazos entre las piernas, con un asimiento de palmas hacia arriba. La mano izquierda no debería estar apoyada sobre ningún punto de la pierna izquierda. Inspirar y ejecutar el *curl* llevando la mancuerna hacia arriba con un movimiento semicircular, flexionando el brazo en el codo y manteniendo la parte superior del brazo vertical al suelo. Continuar el *curl* hasta que el bíceps y el antebrazo se toquen. En la posición máxima, la mancuerna debería estar a la altura del hombro. Volver a llevar la mancuerna a la posición inicial utilizando un movimiento similar y espirar. Realizar el número indicado de repeticiones con el brazo derecho y luego cambiar posiciones, efectuando el mismo número de repeticiones con el brazo izquierdo.

▲ ***Curl* con mancuerna, sentado, aislado**

Coger una mancuerna con la mano derecha y sentarse sobre un taburete o banco plano. Llevar la parte inferior de la pierna izquierda ligeramente hacia atrás para apartarla, y colocar la mano izquierda sobre la parte inferior del muslo izquierdo con el objeto de ayudar a aguantar la parte superior del cuerpo. Colocar la mancuerna delante del cuerpo, colgando a la longitud de los brazos entre las piernas, con un asimiento de palmas hacia arriba. La mano izquierda no debería estar apoyada sobre ningún punto de la pierna izquierda. Inspirar y ejecutar el *curl* llevando la mancuerna hacia arriba con un movimiento semicircular, flexionando el brazo en el codo y manteniendo la parte superior del brazo vertical al suelo. Continuar el *curl* hasta que el bíceps y el antebrazo se toquen. En la posición máxima, la mancuerna debería estar a la altura del hombro. Volver a llevar la mancuerna a la posición inicial utilizando un movimiento similar y espirar. Realizar el número indicado de repeticiones con el brazo derecho y luego cambiar posiciones, efectuando el mismo número de repeticiones con el brazo izquierdo.

Introducción a la sección del muslo

La cadera y el muslo están formados por algunos de los músculos más fuertes y de mayor tamaño del cuerpo. El fémur, el hueso largo del muslo, contribuye a la formación de una articulación esférica (un hueso de cabeza redondeada dentro de una cavidad) con la pelvis, que permite el movimiento de la extremidad inferior. Existen veinte grupos musculares que rodean la cadera. Los músculos del muslo y la cadera son conocidos por su actividad de soporte, y ayudan a la flexión del tronco. Dos contribuidores principales a esta acción son el ileopsoas y el bíceps femoral. El glúteo mayor, que generalmente recibe el nombre de nalga, y el glúteo medio, también parte de la nalga, contribuyen igualmente a las actividades mencionadas anteriormente.

El bíceps femoral, el semimembranoso y el semitendioso, conocidos más comúnmente como tendón de la corva, son famosos por su importante acción en la flexión de la rodilla y en los movimientos extensores de la cadera al correr y al saltar, siendo asimismo músculos potentes.

Los movimientos de la cadera son mencionados en casi toda actividad atlética. Puesto que la cadera tiene tantas funciones dinámicas, es proclive a las lesiones múltiples. Una de las lesiones más generalizadas es la distensión seria del tendón de la corva. La distensión también es común en el borde del hueso de la cadera. Las contusiones, conocidas también como indicadores de la cadera, pueden producirse como resultado de los traumas que habitualmente se observan en el fútbol u otros deportes de contacto.

Las lesiones de la ingle se deben a la sobreextensión al correr, saltar o contorsionarse con rotación externa del muslo, provocando lesión a los músculos aductores que se encuentran en la parte interna del muslo.

Los músculos cuádriceps, que formulan la zona frontal del muslo, están involucrados en casi toda actividad atlética.

La debilidad de los cuádriceps disminuye la capacidad para escalar, ascender en plano inclinado, levantarse desde una posición sedente, patear o sostenerse aguantando peso. Si los cuádriceps se vuelven débiles, la rodilla puede quedar hiperextendida, lo cual conduce a una lesión seria.

La rodilla es la mayor y más vulnerable articulación del cuerpo. La lesión puede traducirse en inestabilidad, y disminuir la capacidad de la articulación para la función de mantener la postura del cuerpo. Las lesiones más comunes incluyen esguinces, distensiones, contusiones y luxaciones por hiperextensión. Estas lesiones son comunes en actividades deportivas que provoquen un movimiento forzado anormal, y se dan con frecuencia en casi toda dirección o combinación de direcciones. Se ha informado que el 75% de todas las lesiones de rodilla se producen en el fútbol, pero el giro con efecto o golpe directo hacia adentro o hacia afuera de la rodilla también puede producirse en béisbol, baloncesto, lucha, ski, patinaje, karate, etc.

Otra lesión habitual de la rodilla es la dislocación de la rótula. Un golpe en la rótula, la rotación forzada súbita del muslo con el pie plantado en el suelo o la contracción forzada del cuádriceps pueden provocar lesión en la zona del tendón del cuádriceps debajo de la rótula. Es una lesión común, que se observa en la práctica del "sprinting", en las carreras en pendiente hacia arriba o hacia abajo, y en salto.

Si bien muchas de las lesiones del muslo y de la rodilla a causa de traumas en deportes de contacto son imposibles de predecir, el entrenamiento con pesas puede ayudar al atleta a estar mejor preparado y condicionado para manejar tales tensiones. Los ejercicios de preentrenamiento y un programa de calentamiento pueden resultar muy beneficiosos para la prevención de lesiones en el muslo y la rodilla.

Sección del muslo

Anatomía muscular

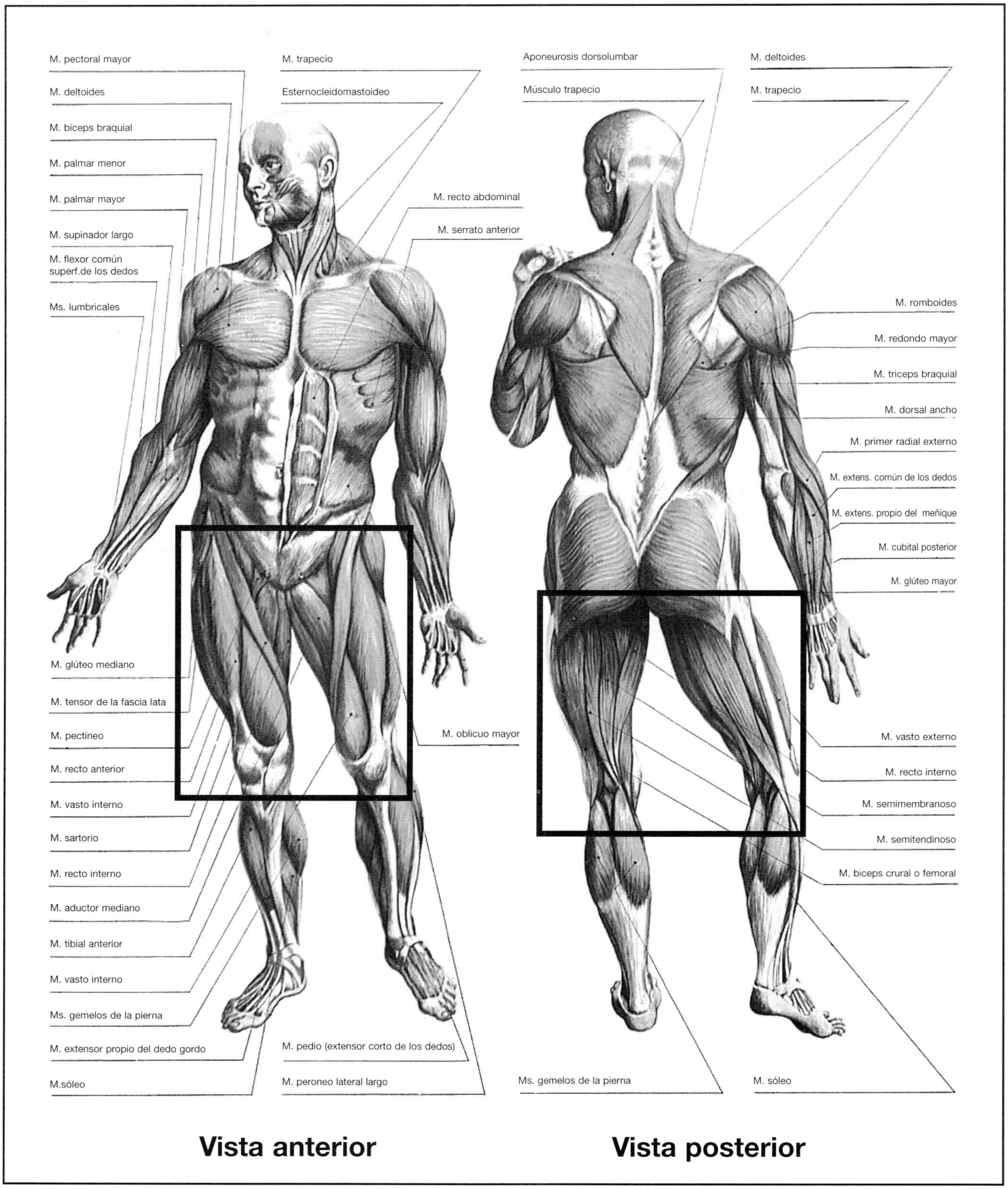

MUSLO

Si una persona está interesada en un entrenamiento con pesas para lograr algo más que una preparación básica, es imperativo que estudie cada ilustración y descripción antes de intentar la realización de un nuevo ejercicio. Es indudable que no habrá adelanto si un ejercicio se efectúa de modo incorrecto.

Muchos ejercicios pueden llevarse a cabo exactamente con el mismo movimiento, pero afectarán diferentes zonas de un músculo debido al ángulo en el cual se realizó. Por ejemplo: un ejercicio efectuado sobre un banco plano, o sobre un banco inclinado, pondrá distinto énfasis en el mismo músculo, aun cuando se empleen el mismo movimiento, peso y equipo.

Por consiguiente, es necesario realizar los ejercicios desde los más diversos ángulos posibles, utilizando tantas variaciones como sea razonable a fin de desarrollar la plena madurez muscular del cuerpo.

En las páginas siguientes aparecen ilustraciones muy minuciosas, que le permitirán ver las piezas de equipo empleadas para realizar cada ejercicio y el estilo utilizado para cada movimiento. Junto a cada ilustración visual figura una descripción escrita de la forma en que debería efectuarse el ejercicio. Cada párrafo subsiguiente menciona el nombre adecuado y describe las diversas variaciones que pueden hacerse con el mismo equipo, cambiando sólo el ángulo o añadiendo un movimiento. Si un ejercicio se realiza exactamente como se indica en la descripción escrita, pero con un ángulo o un banco diferente al que debe usarse, la descripción escrita debajo de la ilustración visual seguirá siendo válida para todos los ejercicios enumerados debajo de la descripción. Sólo se mencionan el nombre adecuado, el símbolo de "grado de dificultad" y la zona más afectada por el movimiento. Se ha adoptado este sistema, con el propósito de evitar la repetición reiterada en la descripción de los mismos movimientos básicos.

El símbolo de "grado de dificultad" que aparece al comienzo de cada encabezamiento, le permitirá evaluar cuáles son los ejercicios que pueden resultar adecuados a su actual estado físico.

NOTA: No es necesariamente cierto que un ejercicio que lleve el símbolo (fácil) no pueda resultar tan efectivo como uno señalado (duro). Cualquier ejercicio puede efectuarse con mayor o menor dificultad, que dependerá de la pesa utilizada o del esfuerzo aplicado.

Símbolos clave para el "Grado de Dificultad"

● Fácil ▲ Intermedio ■ Difícil ★ Duro

EQUIPO NECESARIO PARA LA SECCIÓN DEL MUSLO

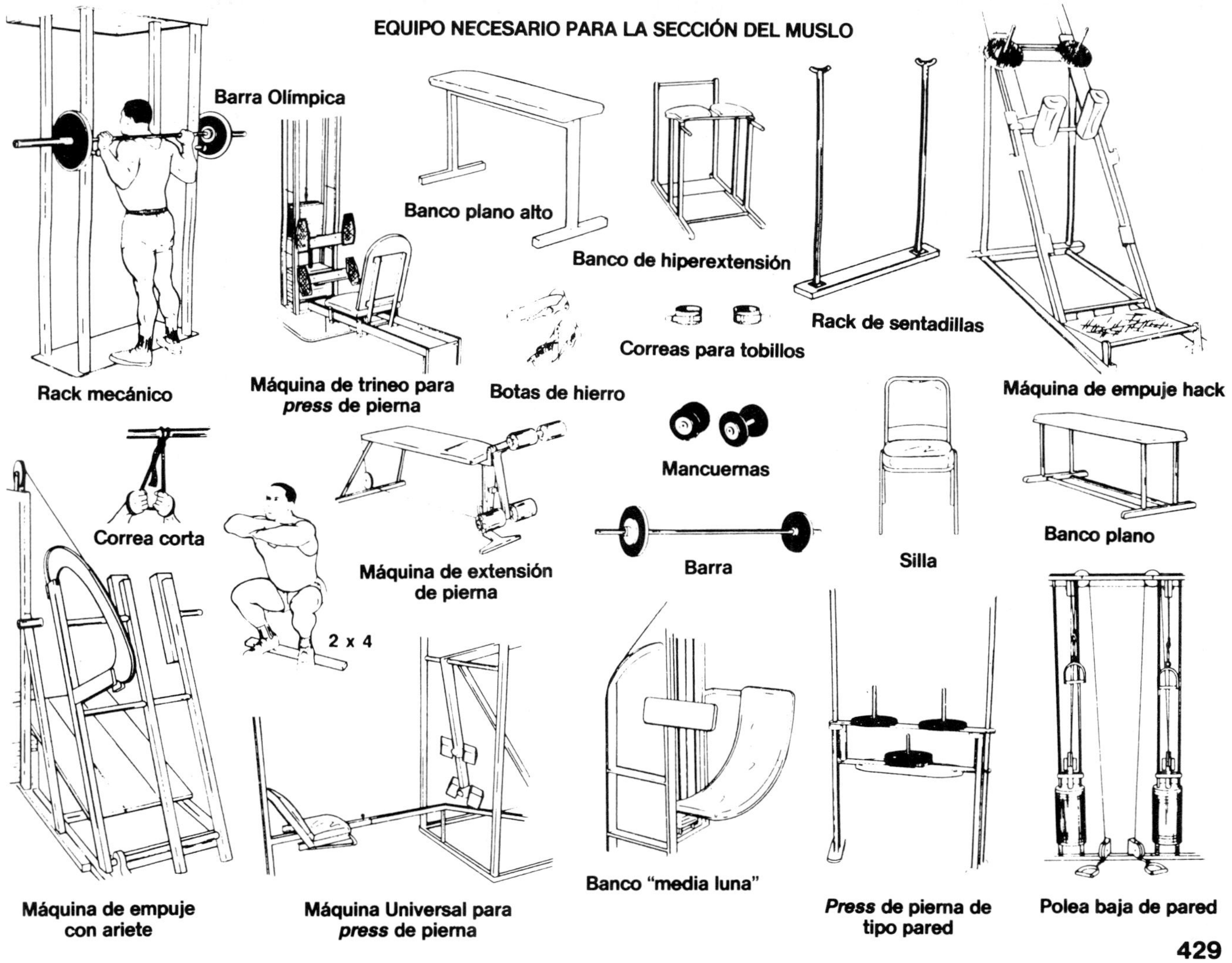

SENTADILLAS EN BANCO, PIES FIRMES, POSTURA CERRADA, MANOS LIBRES
Muslos externos

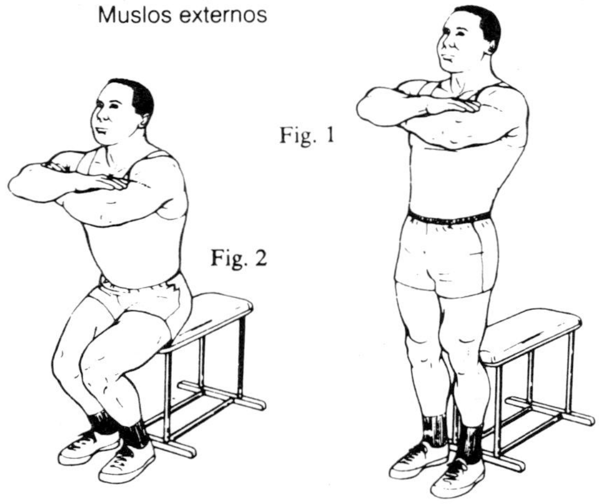

SENTADILLA EN BANCO, PIES FIRMES, POSTURA INTERMEDIA, MANOS LIBRES
Parte superior de los muslos

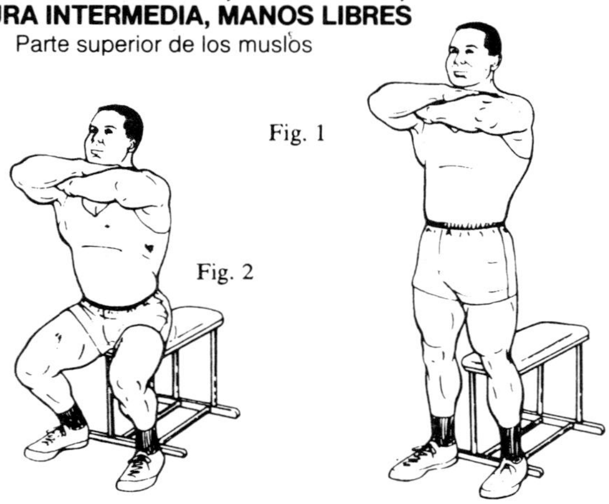

SENTADILLA EN BANCO, PIES FIRMES, POSTURA ABIERTA, MANOS LIBRES
Muslos internos

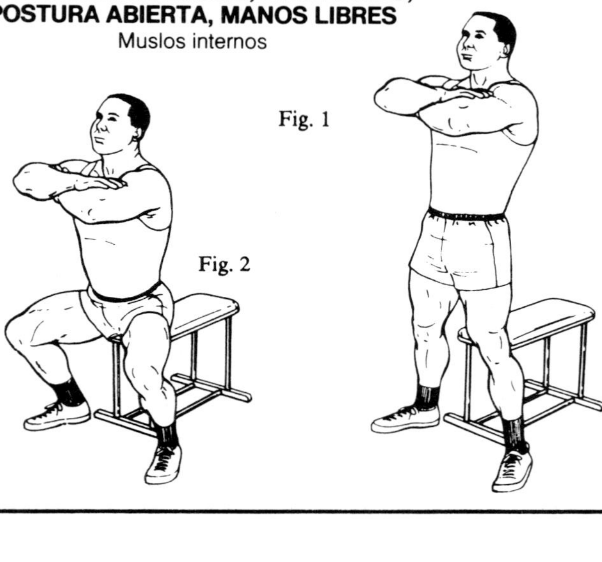

• Sentadilla en banco, pies firmes, postura cerrada, manos libres

Colocarse delante de un banco de unos 32 cm de altura, lo bastante cerca como para que los talones queden casi al mismo nivel del extremo más próximo del banco. Permanecer de pie, erguido, con los brazos cruzados sobre el pecho. Mantener la cabeza levantada, la espalda recta y los pies firmemente plantados en el suelo, separados unos 32 cm. Inspirar y agacharse hasta que las nalgas toquen el banco. No aflojar la tensión en los muslos y sentarse totalmente en el banco. La cabeza debería permanecer levantada, la espalda recta y las rodillas juntas. Volver a la posición inicial y espirar.

• Sentadilla en banco, pies firmes, postura intermedia, manos libres

Colocarse delante de un banco de unos 32 cm de altura, lo bastante cerca como para que los talones queden casi al mismo nivel del extremo más próximo del banco. Permanecer de pie, erguido, con los brazos cruzados sobre el pecho. Mantener la cabeza levantada, la espalda recta y los pies firmemente plantados en el suelo con una separación de unos 32 cm. Inspirar y agacharse hasta que las nalgas toquen el banco. No aflojar la tensión en los muslos y sentarse totalmente en el banco. La cabeza debería permanecer levantada, la espalda recta y las rodillas ligeramente abiertas hacia los lados. Volver a la posición inicial y espirar.

• Sentadilla en banco, pies firmes, postura abierta, manos libres

Colocarse delante de un banco de unos 32 cm de altura, lo bastante cerca como para que los talones queden casi al mismo nivel que el extremo más próximo del banco. Permanecer de pie, erguido, con los brazos cruzados sobre el pecho. Mantener la cabeza levantada, la espalda recta, y los pies firmemente plantados en el suelo, separados unos 32 cm. Inspirar y agacharse hasta que las nalgas toquen el banco. No aflojar la tensión en los muslos y sentarse totalmente en el banco. La cabeza debería permanecer levantada, la espalda recta y las rodillas apuntando hacia afuera. Volver a la posición inicial y espirar.

• Sentadilla en postura cerrada, pies firmes, manos libres

Muslos externos

De pie, erguido, con los brazos cruzados sobre el pecho. Mantener la cabeza levantada, la espalda recta y los pies firmemente plantados en el suelo, separados unos 16 cm. Inspirar y agacharse hasta que la parte superior de los muslos quede paralela al suelo y espirar. La cabeza debería permanecer levantada, la espalda recta y las rodillas juntas. Volver a la posición inicial y espirar

• Sentadilla en postura intermedia, pies firmes, manos libres

De pie, erguido, con los brazos cruzados sobre el pecho. Mantener la cabeza levantada, la espalda recta y los pies firmemente plantados en el suelo, separados unos 16 cm. Inspirar y agacharse hasta que la parte superior de los muslos quede paralela al suelo, y espirar. La cabeza debería permanecer levantada, la espalda recta y las rodillas ligeramente abiertas hacia los lados. Volver a la posición inicial y espirar.

• Sentadilla en postura abierta, pies firmes, manos libres

De pie, erguido, con los brazos cruzados sobre el pecho. Mantener la cabeza levantada, la espalda recta y los pies firmemente plantados en el suelo, separados unos 16 cm. Inspirar y agacharse hasta que la parte superior de los muslos quede paralela al suelo, y espirar. La cabeza debería permanecer levantada, la espalda recta y las rodillas apuntando hacia afuera. Volver a la posición inicial y espirar.

• Sentadilla sin bloqueo, pies firmes, postura cerrada, manos libres

Muslos externos

De pie, erguido, con los brazos cruzados sobre el pecho. Mantener la cabeza levantada, la espalda recta y los pies firmemente plantados en el suelo, separados unos 16 cm. Inspirar y agacharse hasta que la parte superior de los muslos quede paralela al suelo. La cabeza debería permanecer levantada, la espalda recta y las rodillas juntas. Volver a la posición inicial y espirar, pero no desbloquear las piernas, o bien tomarse un breve descanso antes de comenzar la siguiente repetición. De inmediato, empezar nuevamente la sentadilla sin bloqueo, con las manos libres, hasta completar el número indicado de repeticiones.

• Sentadilla sin bloqueo, pies firmes, postura abierta, manos libres

De pie, erguido, con los brazos cruzados sobre el pecho. Mantener la cabeza levantada, la espalda recta y los pies firmemente plantados en el suelo, separados unos 60 cm. Inspirar y agacharse hasta que la parte superior de los muslos quede paralela al suelo. La cabeza debería permanecer levantada, la espalda recta y las rodillas apuntando hacia afuera. Volver a la posición inicial y espirar, pero no desbloquear las piernas, o bien tomarse un breve descanso antes de comenzar la siguiente repetición. De inmediato, empezar nuevamente la sentadilla sin bloqueo, con las

SENTADILLA EN POSTURA INTERMEDIA, PIES FIRMES, MANOS LIBRES
Parte superior de los muslos

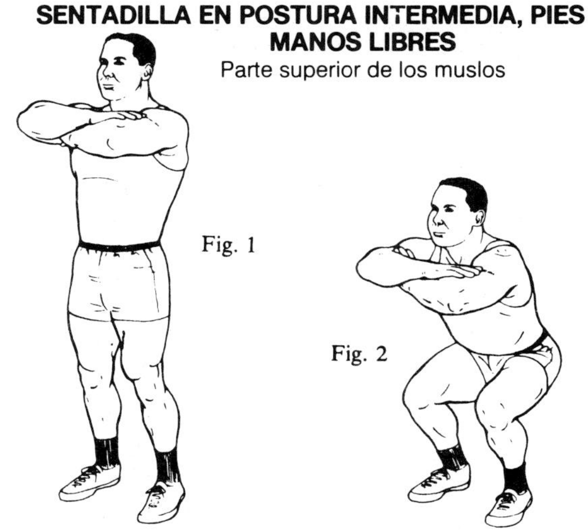

SENTADILLA EN POSTURA ABIERTA, PIES FIRMES, MANOS LIBRES
Muslos internos

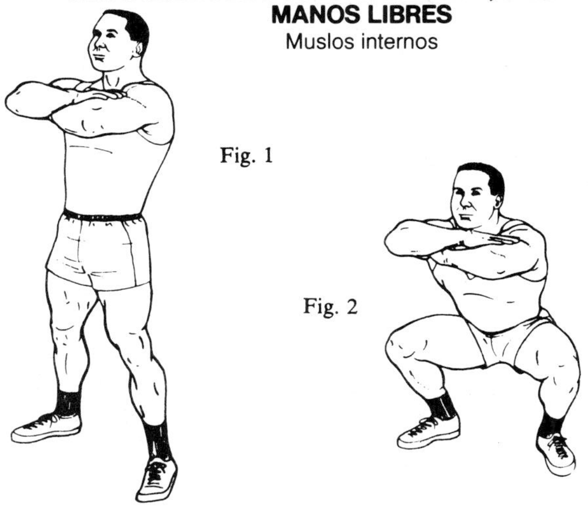

SENTADILLA SIN BLOQUEO, PIES FIRMES, POSTURA ABIERTA, MANOS LIBRES
Muslos internos

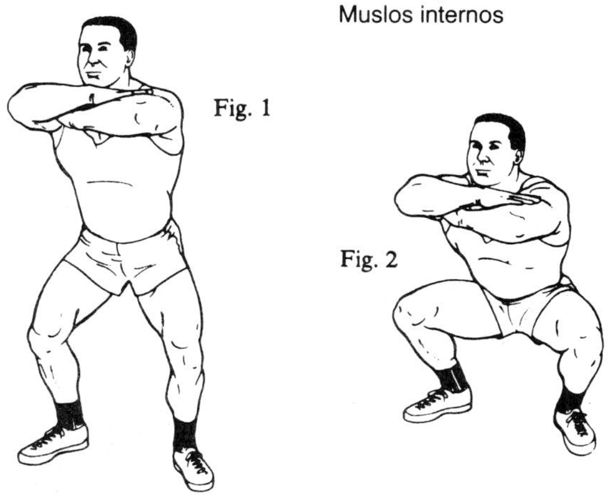

SENTADILLA CON BARRA EN BANCO, PIES FIRMES, POSTURA CERRADA
Muslos externos

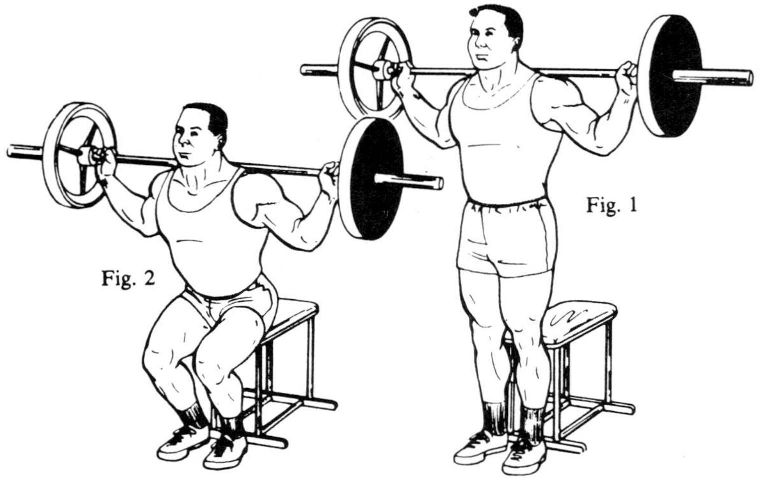

SENTADILLA SIN BLOQUEO, PIES FIRMES, POSTURA INTERMEDIA, MANOS LIBRES
Parte superior de los muslos

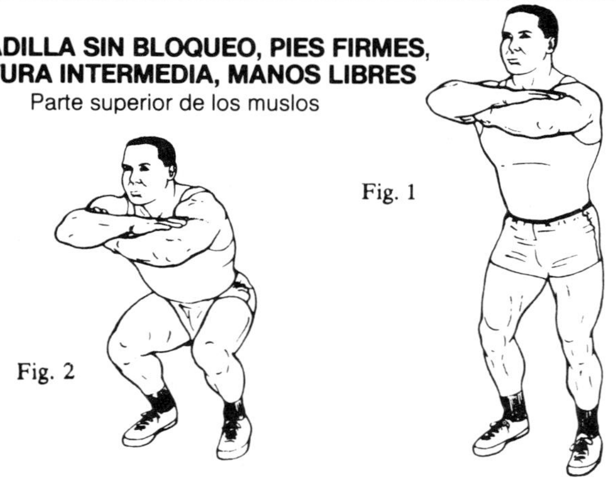

SENTADILLA EN BANCO CON BARRA, PIES FIRMES, POSTURA ABIERTA
Muslos internos

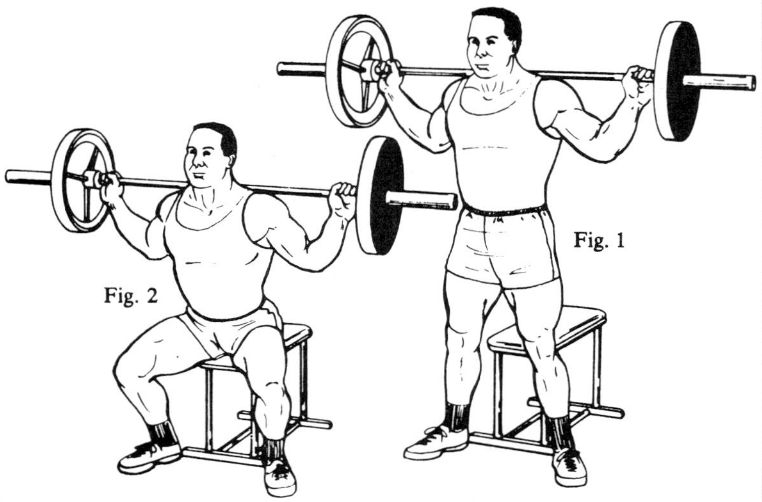

manos libres, hasta completar el número indicado de repeticiones.

▲ Sentadilla con barra en banco, pies firmes, postura cerrada

Situarse delante de un banco de unos 32 cm de altura, lo bastante cerca como para que los talones estén casi al mismo nivel que el extremo más próximo del banco. Colocar una barra sobre la parte superior de la espalda. Ayudar a estabilizar la barra con el asimiento que resulte más cómodo. Mantener la cabeza levantada, la espalda recta y los pies firmemente plantados en el suelo, separados unos 16 cm. Inspirar y agacharse hasta que las nalgas toquen el banco. No aflojar la tensión de los muslos y sentarse totalmente en el banco. La cabeza debería permanecer levantada, la espalda recta y las rodillas juntas. Volver a la posición inicial y espirar.

● Sentadilla sin bloqueo, pies firmes, postura intermedia, manos libres

De pie, erguido, con los brazos cruzados sobre el pecho. Mantener la cabeza levantada, la espalda recta y los pies firmemente plantados en el suelo, separados unos 32 cm. Inspirar y agacharse hasta que la parte superior de los muslos quede paralela al suelo. La cabeza debería permanecer levantada, la espalda recta y las rodillas ligeramente abiertas hacia los lados. Volver a la posición inicial y espirar, pero no desbloquear las piernas, o bien tomarse un breve descanso antes de comenzar la siguiente repetición. De inmediato, empezar nuevamente la sentadilla sin bloqueo, con las manos libres, hasta completar el número indicado de repeticiones.

▲ Sentadilla en banco con barra, pies firmes, postura abierta

Situarse delante de un banco de unos 32 cm de altura, lo bastante cerca como para que los talones estén casi al mismo nivel del extremo más próximo del banco. Colocar una barra sobre la parte superior de la espalda. Ayudar a estabilizar la barra con el asimiento que resulte más cómodo. Mantener la cabeza levantada, la espalda recta y los pies firmemente plantados en el suelo, separados unos 60 cm. Inspirar y agacharse hasta que las nalgas toquen el banco. No aflojar la tensión en los muslos y sentarse totalmente en el banco. La cabeza debería permanecer levantada, la espalda recta y las rodillas juntas. Volver a la posición inicial y espirar.

▲ Sentadilla en banco con barra, pies firmes, postura intermedia

Parte superior de los muslos

Situarse delante de un banco de unos 32 cm de altura, lo bastante cerca como para que los talones estén casi al mismo nivel del extremo más próximo del banco. Colocar una barra sobre la parte superior de la espalda. Ayudar a estabilizar la barra con el asimiento que resulte más cómodo. Mantener la cabeza levantada, la espalda recta y los pies firmemente plantados en el suelo, separados unos 32 cm. Inspirar y agacharse hasta que las nalgas toquen el banco. La cabeza debería permanecer levantada, la espalda recta y las rodillas ligeramente abiertas hacia los lados. Volver a la posición inicial y espirar.

▲ Sentadilla a medias con barra, pies firmes, postura cerrada

Muslos externos

Colocar una barra sobre la parte superior de la espalda. Ayudar a estabilizar la barra con el asimiento que resulte más cómodo. Mantener la cabeza levantada, la espalda recta y los pies firmemente plantados en el suelo, separados unos 16 cm. Inspirar y agacharse hasta que la parte superior de los muslos quede a medio camino de estar paralela al suelo. La cabeza debería permanecer levantada, la espalda recta y las rodillas juntas. Volver a la posición inicial y espirar.

SENTADILLA A MEDIAS CON BARRA, PIES FIRMES, POSTURA CERRADA

Muslos externos

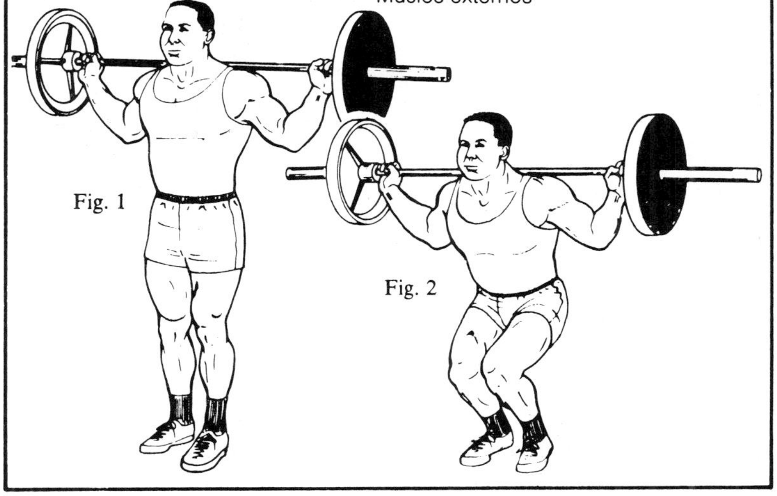

▲ Sentadilla a medias con barra, pies firmes, postura intermedia

Colocar una barra sobre la parte superior de la espalda. Ayudar a estabilizar la barra con el asimiento que resulte más cómodo. Mantener la cabeza levantada, la espalda recta y los pies firmemente plantados en el suelo, separados unos 32 cm. Inspirar y agacharse hasta que la parte superior de los muslos quede a medio camino de estar paralela al suelo. La cabeza debería permanecer levantada, la espalda recta, y las rodillas ligeramente abiertas hacia los lados. Volver a la posición inicial y espirar.

SENTADILLA A MEDIAS CON BARRA, PIES FIRMES, POSTURA INTERMEDIA

Parte superior de los muslos

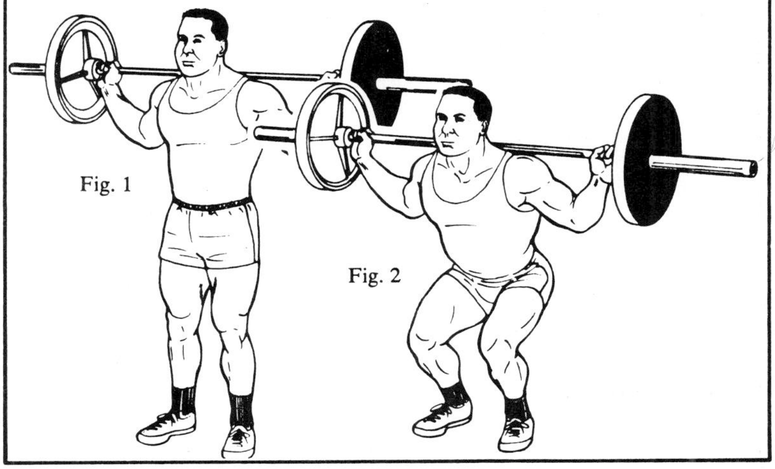

▲ Sentadilla a medias con barra, pies firmes, postura abierta

Colocar una barra sobre la parte superior de la espalda. Ayudar a estabilizar la barra con el asimiento que resulte más cómodo. Mantener la cabeza levantada, la espalda recta y los pies firmemente plantados en el suelo, separados unos 60 cm. Inspirar y agacharse hasta que la parte superior de los muslos quede a medio camino de estar paralela al suelo. La cabeza debería permanecer levantada, la espalda recta y las rodillas apuntando hacia afuera. Volver a la posición inicial y espirar.

SENTADILLA A MEDIAS CON BARRA, PIES FIRMES, POSTURA ABIERTA

Muslos internos

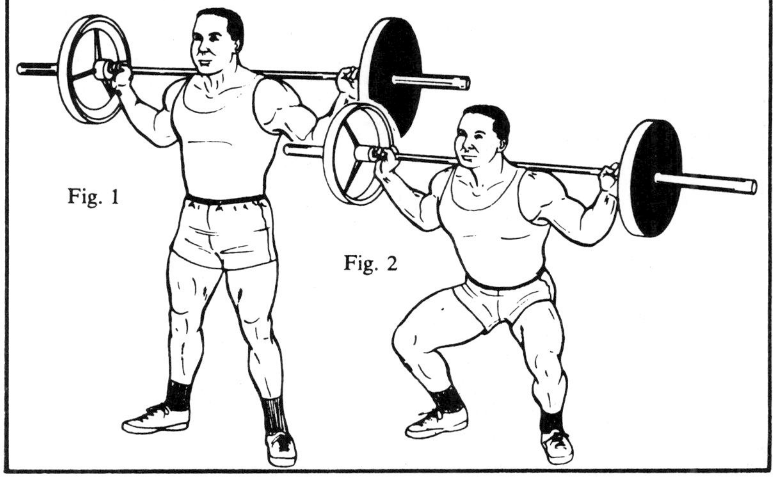

▲ Sentadilla con barra, pies firmes, postura cerrada

Colocar una barra sobre la parte superior de la espalda. Ayudar a estabilizar la barra con el asimiento que resulte más cómodo. Mantener la cabeza levantada, la espalda recta y los pies firmemente plantados en el suelo, separados unos 16 cm. Inspirar y agacharse hasta que la parte superior de los muslos quede paralela al suelo. La cabeza debería permanecer levantada, la espalda recta y las rodillas juntas. Volver a la posición inicial y espirar.

SENTADILLA CON BARRA, PIES FIRMES, POSTURA CERRADA
Muslos externos

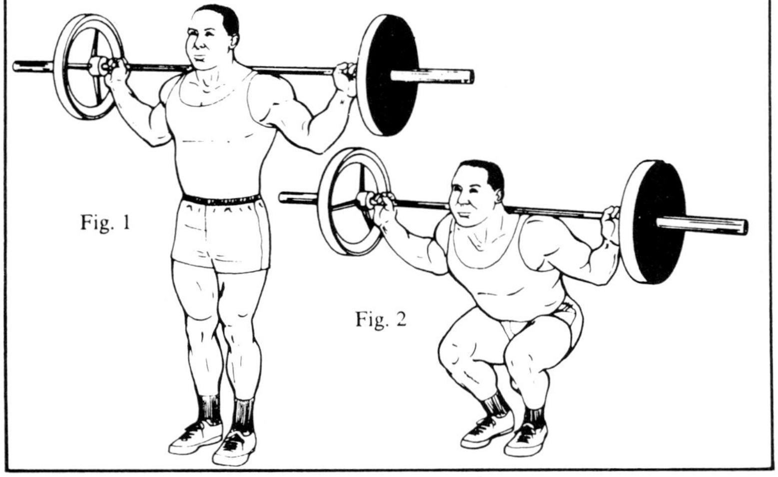

SENTADILLA CON BARRA, PIES FIRMES, POSTURA ABIERTA
Muslos internos

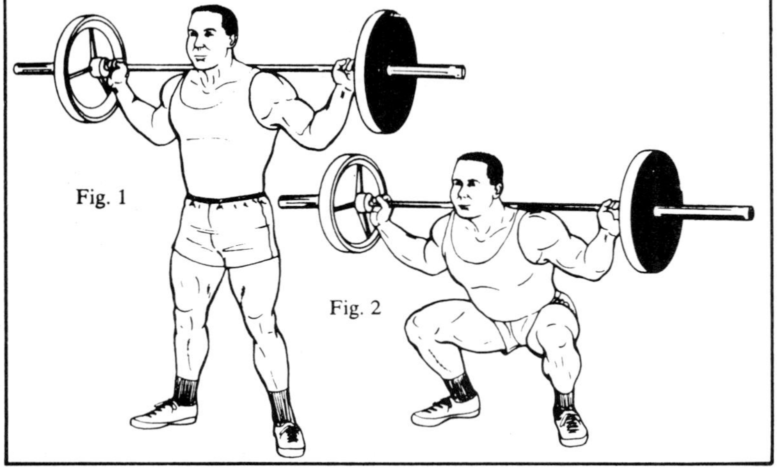

SENTADILLA SIN BLOQUEO CON BARRA, PIES FIRMES, POSTURA CERRADA
Muslos externos

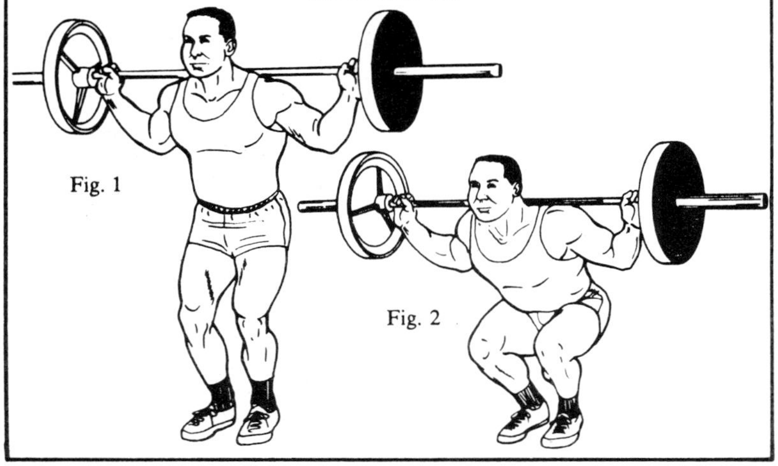

▲ Sentadilla con barra, pies firmes, postura intermedia

Parte superior de los muslos

Colocar una barra sobre la parte superior de la espalda. Ayudar a estabilizar la barra con el asimiento que resulte más cómodo. Mantener la cabeza levantada, la espalda recta y los pies firmemente plantados en el suelo, separados unos 32 cm. Inspirar y agacharse hasta que la parte superior de los muslos quede paralela al suelo. La cabeza debería permanecer levantada, la espalda recta y las rodillas ligeramente abiertas hacia los lados. Volver a la posición inicial y espirar.

▲ Sentadilla con barra, pies firmes, postura abierta

Colocar una barra sobre la parte superior de la espalda. Ayudar a estabilizar la barra con el asimiento que resulte más cómodo. Mantener la cabeza levantada, la espalda recta y los pies firmemente plantados en el suelo, separados unos 60 cm. Inspirar y agacharse hasta que la parte superior de los muslos quede paralela al suelo. La cabeza debería permanecer levantada, la espalda recta y las rodillas apuntando hacia afuera. Volver a la posición inicial y espirar.

▲ Sentadilla sin bloqueo con barra, pies firmes, postura cerrada

Colocar una barra sobre la parte superior de la espalda. Ayudar a estabilizar la barra con el asimiento que resulte más cómodo. Mantener la cabeza levantada, la espalda recta y los pies firmemente plantados en el suelo, separados unos 16 cm. Inspirar y agacharse hasta que la parte superior de los muslos quede paralela al suelo. La cabeza debería permanecer levantada, la espalda recta y las rodillas juntas. Al llegar al punto máximo, volver a la posición inicial y espirar, pero sin bloquear las piernas, o bien tomarse un breve descanso antes de comenzar la siguiente repetición. De inmediato empezar nuevamente la sentadilla, hasta completar el número indicado de repeticiones.

▲ Sentadilla sin bloqueo con barra, pies firmes, postura intermedia

Colocar una barra sobre la parte superior de la espalda. Ayudar a estabilizar la barra con el asimiento que resulte más cómodo. Mantener la cabeza levantada, la espalda recta y los pies firmemente plantados en el suelo, separados unos 32 cm. Inspirar y agacharse hasta que la parte superior de los muslos quede paralela al suelo. La cabeza debería permanecer levantada, la espalda recta y las rodillas ligeramente abiertas hacia los lados. Volver a la posición inicial y espirar, pero sin bloquear las piernas, o bien tomarse un breve descanso antes de comenzar la siguiente repetición. De inmediato empezar nuevamente la sentadilla, hasta completar el número indicado de repeticiones.

▲ Sentadilla sin bloqueo con barra, pies firmes, postura abierta

Colocar una barra sobre la parte superior de la espalda. Ayudar a estabilizar la barra con el asimiento que resulte más cómodo. Mantener la cabeza levantada, la espalda recta y los pies firmemente plantados en el suelo, separados unos 60 cm. Inspirar y agacharse hasta que la parte superior de los muslos quede paralela al suelo. La cabeza debería permanecer levantada, la espalda recta y las rodillas apuntando hacia afuera. Volver a la posición inicial y espirar, pero sin bloquear las piernas, o bien tomarse un breve descanso antes de comenzar la siguiente repetición. De inmediato empezar nuevamente la sentadilla, hasta completar el número indicado de repeticiones.

■ Sentadilla en banco con barra frontal, pies firmes, postura cerrada

Situarse detrás de un banco de unos 32 cm de altura, lo bastante cerca como para que los talones queden casi al mismo nivel del extremo más próximo del banco. Colocar una barra sobre la parte superior del pecho, de modo que descanse sobre los deltoides frontales y la parte superior del tórax. Poner las manos sobre la barra: la izquierda casi al nivel del deltoides derecho y la derecha casi al nivel del deltoides izquierdo. Mantener la parte superior de los brazos un poco por encima de la línea paralela, para ayudar a sostener la barra sin que se deslice hacia abajo. Mantener la cabeza levantada, la espalda recta y los pies firmemente plantados en el suelo, separados unos 16 cm. Inspirar y agacharse hasta que las nalgas toquen el banco. No aflojar la tensión de los muslos y sentarse totalmente en el banco. La cabeza debería mantenerse levantada, la espalda recta y las rodillas juntas. Volver a la posición inicial y espirar.

■ Sentadilla en banco con barra frontal, pies firmes, postura intermedia

Parte superior de los muslos

Situarse detrás de un banco de unos 32 cm de altura, lo bastante cerca como para que los talones queden casi al mismo nivel del extremo más próximo del banco. Colocar una barra sobre la parte superior del pecho, de modo que descanse sobre los deltoides frontales y la parte superior del tórax. Poner las manos sobre la barra: la

SENTADILLA SIN BLOQUEO CON BARRA, PIES FIRMES, POSTURA INTERMEDIA

Parte superior de los muslos

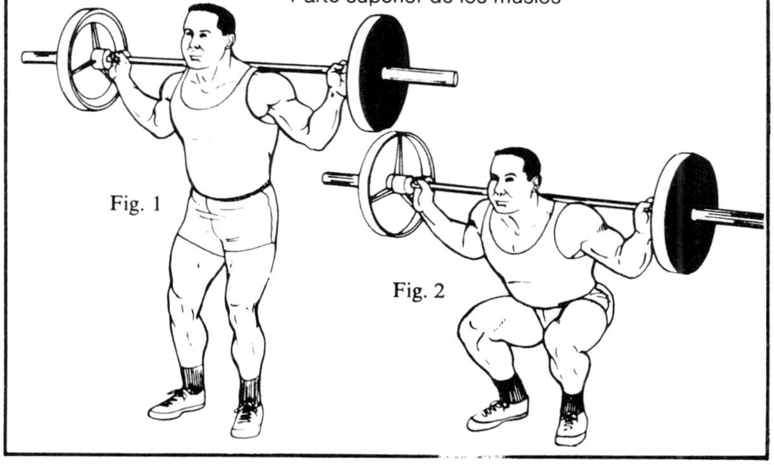

SENTADILLA SIN BLOQUEO CON BARRA, PIES FIRMES, POSTURA ABIERTA

Muslos internos

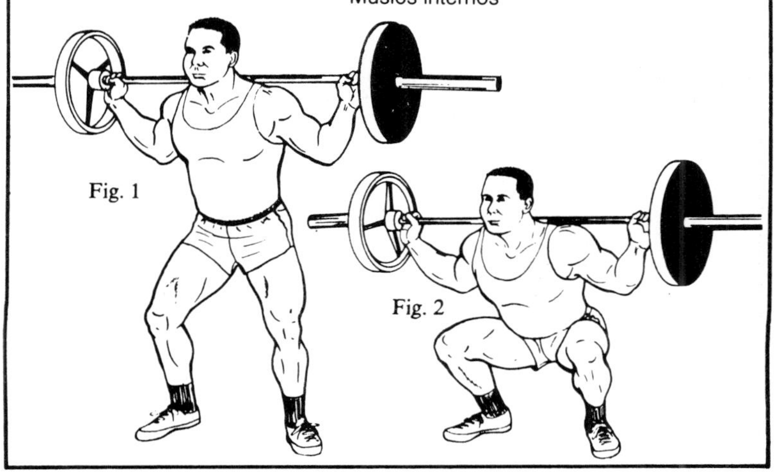

SENTADILLA EN BANCO CON BARRA FRONTAL, PIES FIRMES, POSTURA CERRADA

Muslos externos

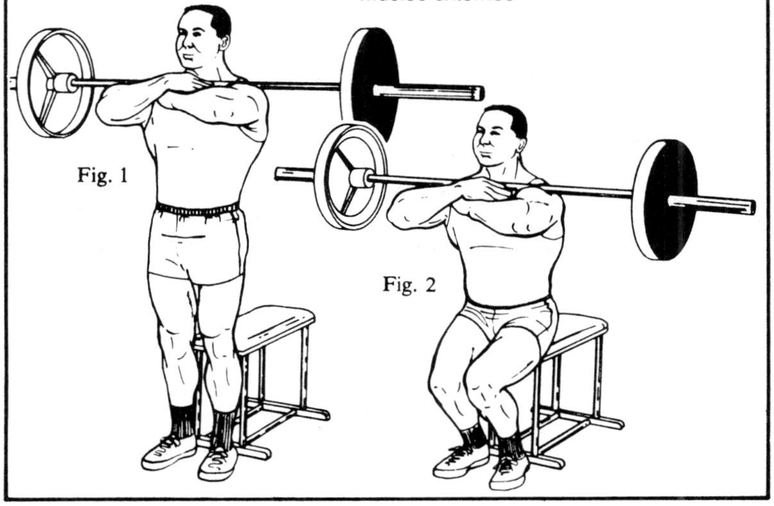

SENTADILLA EN BANCO CON BARRA FRONTAL, PIES FIRMES, POSTURA ABIERTA
Muslos internos

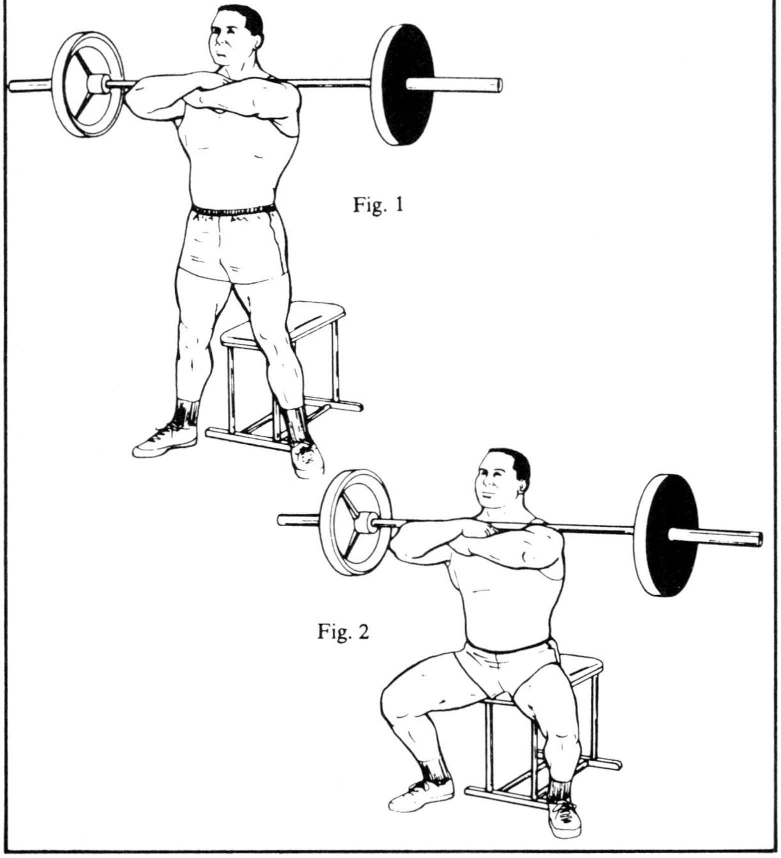

SENTADILLA A MEDIAS CON BARRA FRONTAL, PIES FIRMES, POSTURA ABIERTA
Muslos internos

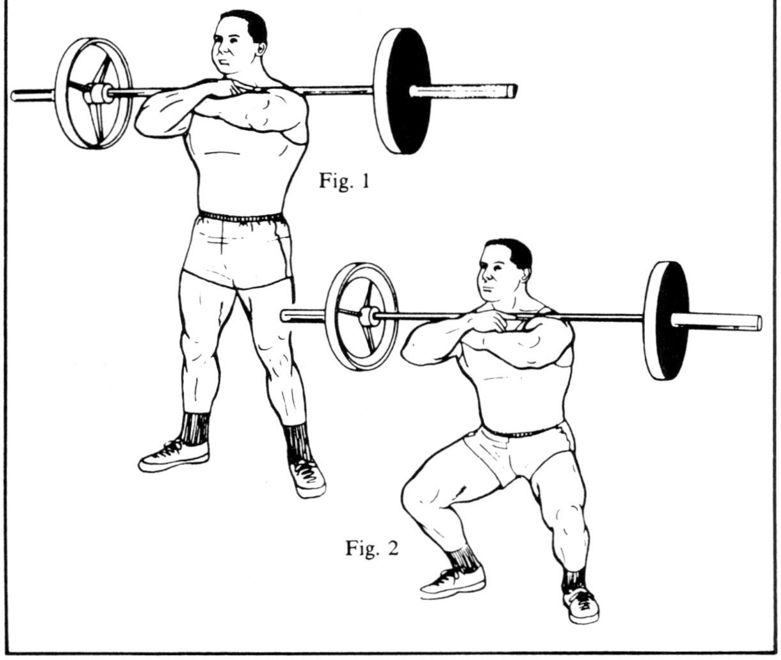

izquierda casi al nivel del deltoides derecho y la derecha casi al nivel del deltoides izquierdo. Mantener la parte superior de los brazos un poco por encima de la línea paralela, para ayudar a sostener la barra sin que se deslice hacia abajo. Mantener la cabeza levantada, la espalda recta y los pies firmemente plantados en el suelo, separados unos 32 cm. Inspirar y agacharse hasta que las nalgas toquen el banco. No aflojar la tensión de los muslos y sentarse totalmente en el banco. La cabeza debería mantenerse levantada, la espalda recta y las rodillas ligeramente abiertas hacia los lados. Volver a la posición inicial y espirar.

■ Sentadilla en banco con barra frontal, pies firmes, postura abierta

Situarse detrás de un banco de unos 32 cm de altura, lo bastante cerca como para que los talones queden casi al mismo nivel del extremo más próximo del banco. Colocar una barra sobre la parte superior del pecho, de modo que descanse sobre los deltoides frontales y la parte superior del tórax. Poner las manos sobre la barra: la izquierda casi al nivel del deltoides derecho y la derecha casi al nivel del deltoides izquierdo. Mantener la parte superior de los brazos un poco por encima de la línea paralela, para ayudar a sostener la barra sin que se deslice hacia abajo. Mantener la cabeza levantada, la espalda recta y los pies firmemente plantados en el suelo, separados unos 60 cm. Inspirar y agacharse hasta que las nalgas toquen el banco. No aflojar la tensión de los muslos y sentarse totalmente en el banco. La cabeza debería mantenerse levantada, la espalda recta y las rodillas apuntando hacia afuera. Volver a la posición inicial y espirar.

■ Sentadilla a medias con barra frontal, pies firmes, postura abierta

Colocar una barra sobre la parte superior del pecho, de modo que descanse sobre los deltoides frontales y la parte superior del tórax. Poner las manos sobre la barra: la izquierda casi al nivel del deltoides derecho y la derecha casi al nivel del deltoides izquierdo. Mantener la parte superior de los brazos un poco por encima de la línea paralela, para ayudar a sostener la barra sin que se deslice hacia abajo. Mantener la cabeza levantada, la espalda recta y los pies firmemente plantados en el suelo, separados unos 60 cm. Inspirar y agacharse hasta que la parte superior de las nalgas quede a medio camino de estar paralela al suelo. La cabeza debería mantenerse levantada, la espalda recta y las rodillas apuntando hacia afuera. Volver a la posición inicial y espirar.

■ Sentadilla a medias con barra frontal, pies firmes, postura intermedia

Colocar una barra sobre la parte superior

del pecho, de modo que descanse sobre los deltoides frontales y la parte superior del tórax. Poner las manos sobre la barra: la izquierda casi al nivel del deltoides derecho y la derecha casi al nivel del deltoides izquierdo. Mantener la parte superior de los brazos un poco por encima de la línea paralela, para ayudar a sostener la barra sin que se deslice hacia abajo. Mantener la cabeza levantada la espalda recta y los pies firmemente plantados en el suelo, separados unos 32 cm. Inspirar y agacharse hasta que la parte superior de las nalgas quede a medio camino de estar paralela al suelo. La cabeza debería mantenerse levantada, la espalda recta y las rodillas ligeramente abiertas hacia los lados. Volver a la posición inicial y espirar.

■ Sentadilla a medias con barra frontal, pies firmes, postura cerrada

Muslos externos

Colocar una barra sobre la parte superior del pecho, de modo que decanse sobre los deltoides frontales y la parte superior del tórax. Poner las manos sobre la barra: la izquierda casi al nivel del deltoides derecho y la derecha casi al nivel del deltoides izquierdo. Mantener la parte superior de los brazos un poco por encima de la línea paralela, para ayudar a sostener la barra sin que se deslice hacia abajo. Mantener la cabeza levantada, la espalda recta y los pies firmemente plantados en el suelo, separados unos 16 cm. Inspirar y agacharse hasta que la parte superior de las nalgas quede a medio camino de estar paralela al suelo. La cabeza debería mantenerse levantada, la espalda recta y las rodillas juntas. Volver a la posición inicial y espirar.

■ Sentadillas con barra frontal, pies firmes, postura cerrada

Colocar una barra sobre la parte superior del pecho, de modo que descanse sobre los deltoides frontales y la parte superior del tórax. Poner las manos sobre la barra: la izquierda casi al nivel del deltoides derecho y la derecha casi al nivel del deltoides izquierdo. Mantener la parte superior de los brazos un poco por encima de la línea paralela, para ayudar a sostener la barra sin que se deslice hacia abajo. Mantener la cabeza levantada, la espalda recta y los pies firmemente plantados en el suelo, separados unos 16 cm. Inspirar y agacharse hasta que los muslos queden paralelos al suelo. La cabeza debería mantenerse levantada, la espalda recta y las rodillas juntas. Volver a la posición inicial y espirar.

■ Sentadilla con barra frontal, pies firmes, postura intermedia

Parte superior de los muslos

Colocar una barra sobre la parte superior

SENTADILLA A MEDIAS CON BARRA FRONTAL, PIES FIRMES, POSTURA INTERMEDIA

Parte superior de los muslos

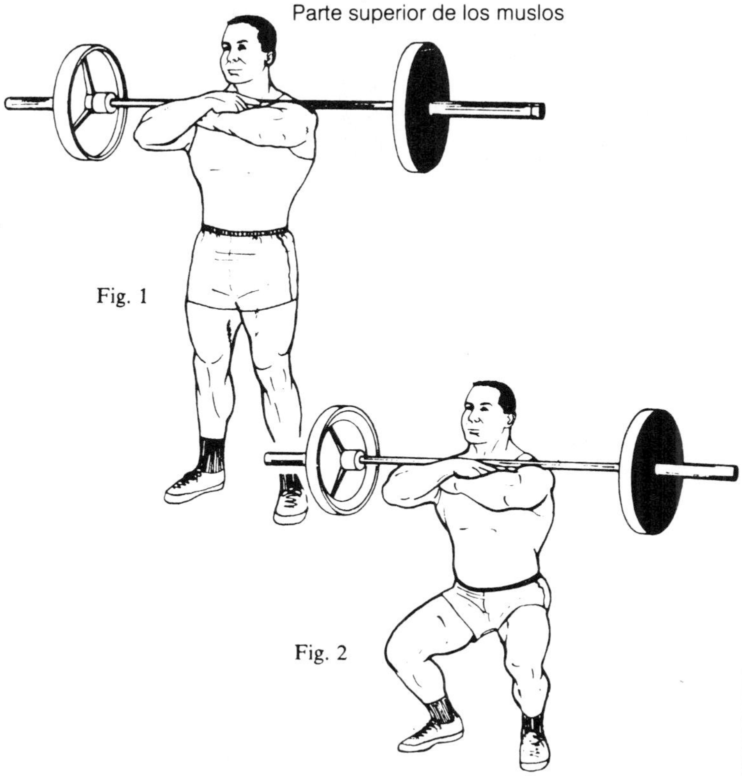

SENTADILLA CON BARRA FRONTAL, PIES FIRMES, POSTURA CERRADA

Muslos externos

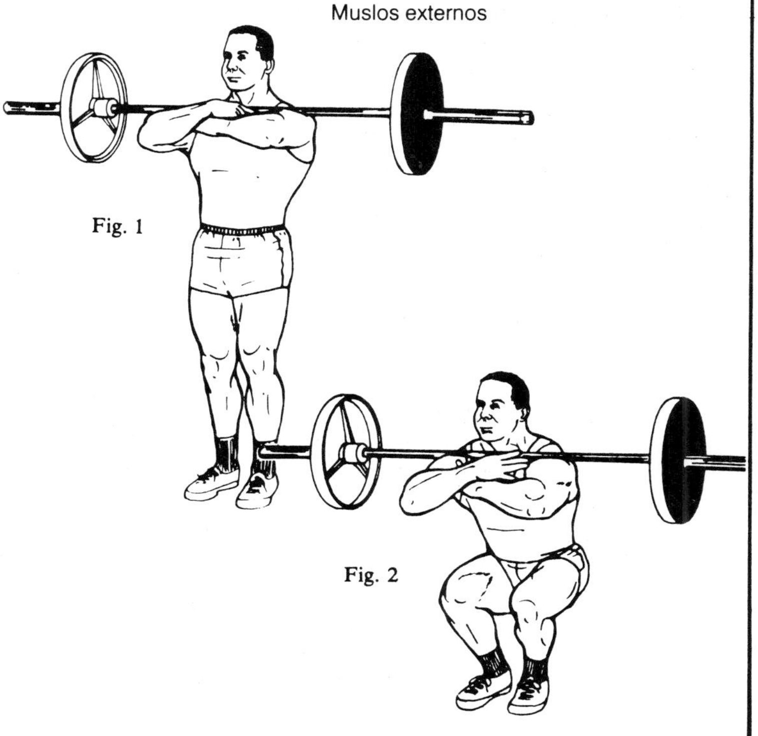

SENTADILLA CON BARRA FRONTAL, PIES FIRMES, POSTURA ABIERTA
Muslos internos

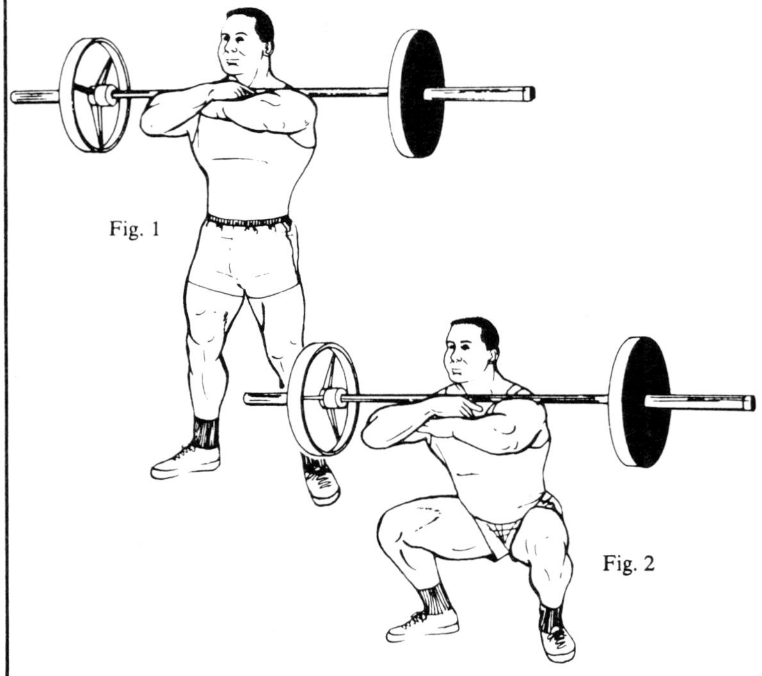

SENTADILLA SIN BLOQUEO CON BARRA FRONTAL, PIES FIRMES, POSTURA INTERMEDIA
Parte superior de los muslos

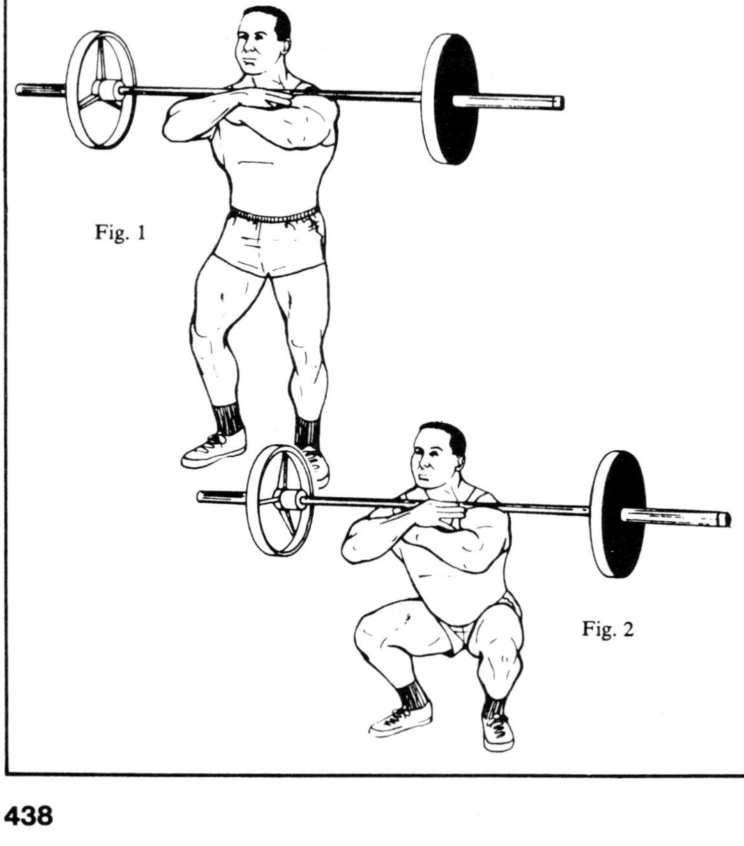

del pecho, de modo que descanse sobre los deltoides frontales y la parte superior del tórax. Poner las manos sobre la barra: la izquierda casi al nivel del deltoides derecho y la derecha casi al nivel del deltoides izquierdo. Mantener la parte superior de los brazos un poco por encima de la línea paralela, para ayudar a sostener la barra sin que se deslice hacia abajo. Mantener la cabeza levantada, la espalda recta, y los pies firmemente plantados en el suelo, separados unos 32 cm. Inspirar y agacharse hasta que los muslos queden paralelos al suelo. La cabeza debería mantenerse levantada, la espalda recta y las rodillas ligeramente abiertas hacia los lados. Volver a la posición inicial y espirar.

■ Sentadilla con barra frontal, pies firmes, postura abierta

Colocar una barra sobre la parte superior del pecho, de modo que descanse sobre los deltoides frontales y la parte superior del tórax. Poner las manos sobre la barra: la izquierda casi al nivel del deltoides derecho y la derecha casi al nivel del deltoides izquierdo. Mantener la parte superior de los brazos un poco por encima de la línea paralela, para ayudar a sostener la barra sin que se deslice hacia abajo. Mantener la cabeza levantada, la espalda recta y los pies firmemente plantados en el suelo, separados unos 60 cm. Inspirar y agacharse hasta que los muslos queden paralelos al suelo. La cabeza debería mantenerse levantada, la espalda recta y las rodillas apuntando hacia afuera. Volver a la posición inicial y espirar.

■ Sentadilla sin bloqueo con barra frontal, pies firmes, postura cerrada

Muslos externos

Colocar una barra sobre la parte superior del pecho, de modo que descanse sobre los deltoides frontales y la parte superior del tórax. Poner las manos sobre la barra: la izquierda casi al nivel del deltoides derecho y la derecha casi al nivel del deltoides izquierdo. Mantener la cabeza levantada, la espalda recta y los pies firmemente plantados en el suelo, separados unos 16 cm. Inspirar y agacharse hasta que la parte superior de los muslos quede paralela al suelo. La cabeza debería permanecer levantada, la espalda recta y las rodillas juntas. En el punto máximo, volver a la posición inicial y espirar, pero sin bloquear las piernas, o bien tomarse un breve descanso antes de comenzar la siguiente repetición. De inmediato, empezar nuevamente la sentadilla hasta completar el número indicado de repeticiones.

■ Sentadilla sin bloqueo con barra frontal, pies firmes, postura intermedia

Colocar una barra sobre la parte superior del pecho, de modo que descanse sobre los deltoides frontales y la parte superior del tórax. Poner las manos sobre la barra: la izquierda casi al nivel del deltoides derecho y la derecha casi al nivel del deltoides izquierdo. Mantener la cabeza levantada, la espalda recta y los pies firmemente plantados en el suelo, separados unos 32 cm. Inspirar y agacharse hasta que la parte superior de los muslos quede paralela al suelo. La cabeza debería permanecer levantada, la espalda recta y las rodillas ligeramente abiertas hacia los lados. En el punto máximo, volver a la posición inicial y espirar, pero sin bloquear las piernas, o bien tomarse un breve descanso antes de comenzar la siguiente repetición. De inmediato, empezar nuevamente la sentadilla hasta completar el número indicado de repeticiones.

■ Sentadilla sin bloqueo con barra frontal, pies firmes, posición abierta

Colocar una barra sobre la parte superior del pecho, de modo que descanse sobre los deltoides frontales y la parte superior del tórax. Poner las manos sobre la barra: la izquierda casi al nivel del deltoides derecho y la derecha casi al nivel del deltoides izquierdo. Mantener la cabeza levantada, la espalda recta y los pies firmemente plantados en el suelo, separados unos 60 cm. Inspirar y agacharse hasta que la parte superior de los muslos quede paralela al suelo. La cabeza debería permanecer levantada, la espalda recta y las rodillas apuntando hacia afuera. En el punto máximo, volver a la posición inicial y espirar, pero sin bloquear las piernas, o bien tomarse un breve descanso antes de comenzar la siguiente repetición. De inmediato, empezar nuevamente la sentadilla hasta completar el número indicado de repeticiones.

■ Sentadilla en barra, pies firmes, postura cerrada

Muslos externos

Colocar una barra a la longitud de los brazos detrás del cuerpo, manteniéndola firmemente apretada contra éste donde se encuentran las nalgas y la parte superior de los muslos. Emplear un asimiento de palmas hacia arriba y atrás, a una distancia aproximada al ancho de las caderas. Ahora, girar la muñeca hacia arriba para trabar la barra en una posición aún más firme. La barra debe permanecer firme contra la parte superior de los muslos y la zona inferior de las nalgas durante todo el ejercicio. No tiene que deslizarse hacia arriba o hacia abajo sobre los muslos. Mantener la cabeza levantada y los ojos fijos hacia arriba con un ángulo de aprox. 45°. Mantener la espalda recta y los pies plantados en el suelo, separados unos 16 cm. Inspirar y agacharse hasta que la parte superior de los muslos quede paralela

SENTADILLA SIN BLOQUEO CON BARRA FRONTAL, PIES FIRMES, POSICIÓN ABIERTA

Muslos internos

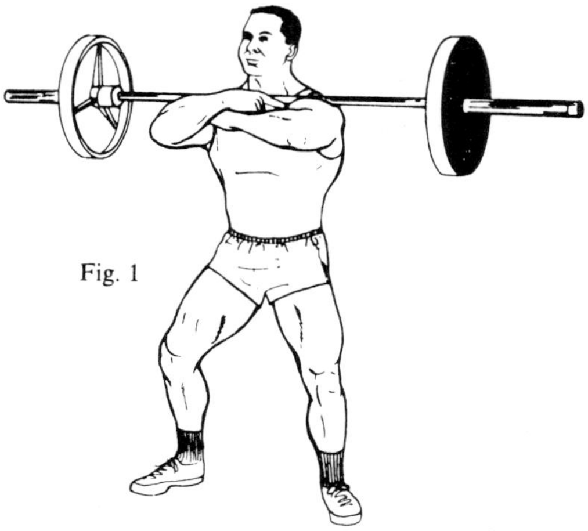

Fig. 1

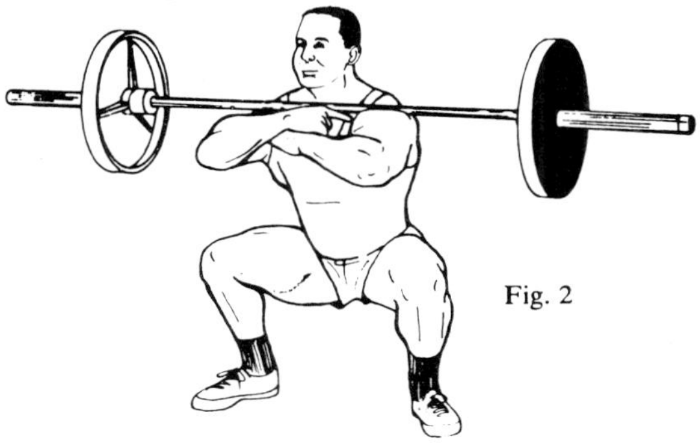

Fig. 2

SENTADILLA EN BARRA, PIES FIRMES, POSTURA CERRADA

Muslos externos

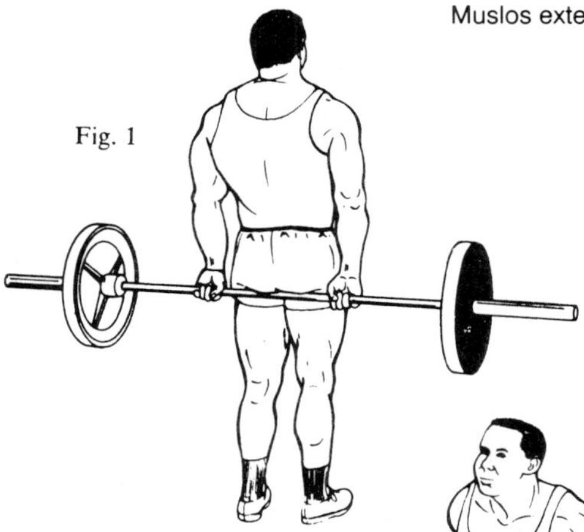

Fig. 1

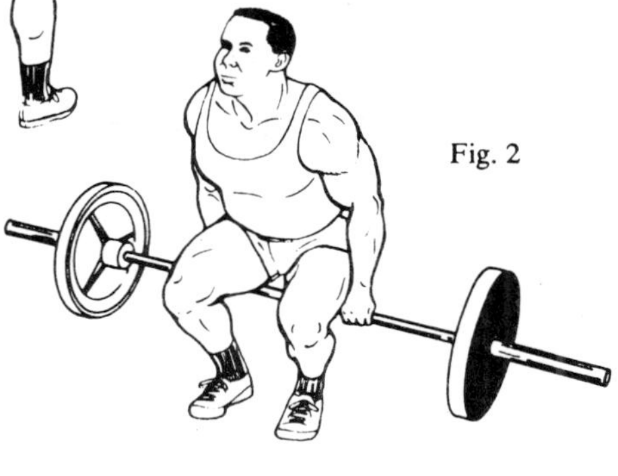

Fig. 2

SENTADILLA EN BARRA, PIES FIRMES, POSTURA ABIERTA
Muslos internos

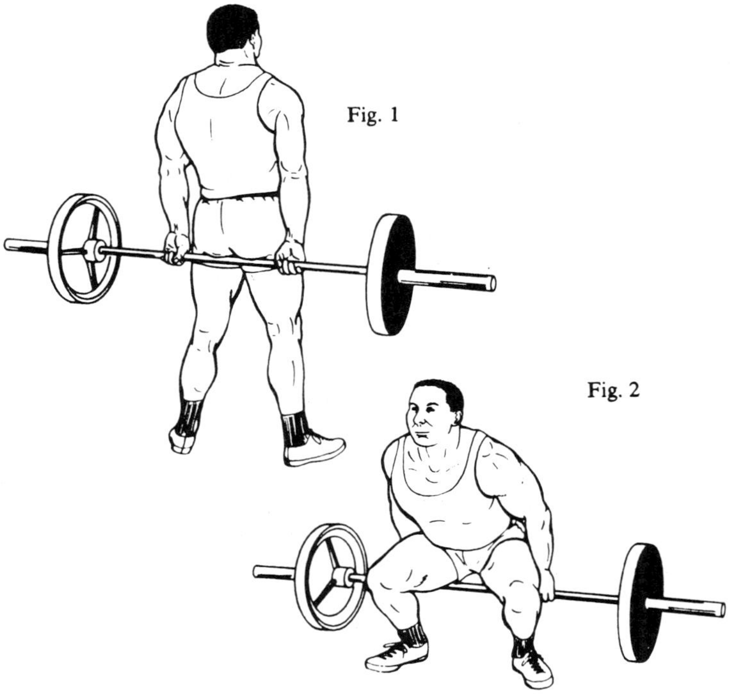

SENTADILLA *ZERCHER*, PIES FIRMES, POSTURA CERRADA
Muslos externos

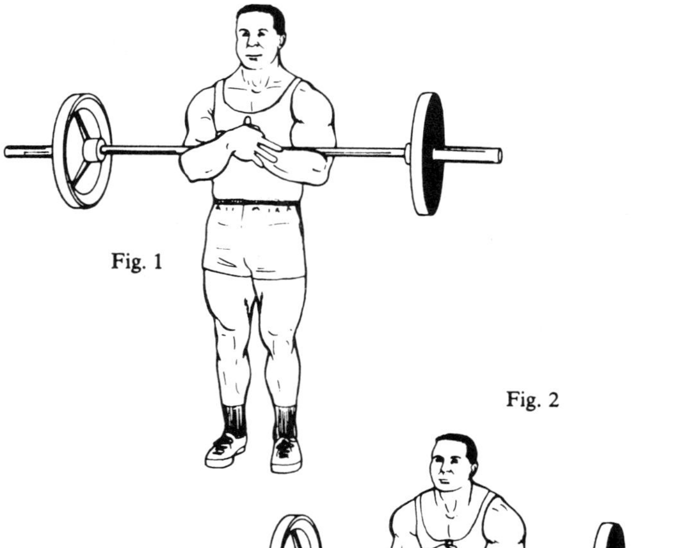

al suelo. La cabeza debería permanecer levantada, los ojos fijos mirando hacia arriba, la espalda recta y las rodillas juntas. Volver a la posición inicial y espirar.

■ Sentadilla en barra, pies firmes, posición intermedia
Parte superior de los muslos

Colocar una barra a la longitud de los brazos detrás del cuerpo, manteniéndola firmemente apretada contra éste donde se encuentran las nalgas y la parte superior de los muslos. Emplear un asimiento de palmas hacia arriba y atrás, a una distancia aproximada al ancho de las caderas. Ahora, girar la muñeca hacia arriba para trabar la barra en una posición aún más firme. La barra debe permanecer firme contra la parte superior de los muslos y la zona inferior de las nalgas durante todo el ejercicio. No tiene que deslizarse hacia arriba o hacia abajo sobre los muslos. Mantener la cabeza levantada y los ojos fijos hacia arriba con un ángulo de aprox. 45°. Mantener la espalda recta y los pies plantados en el suelo, separados unos 32 cm. Inspirar y agacharse hasta que la parte superior de los muslos quede paralela al suelo. La cabeza debería permanecer levantada, los ojos fijos mirando hacia arriba, la espalda recta y las rodillas ligeramente abiertas hacia los lados. Volver a la posición inicial y espirar.

■ Sentadilla en barra, pies firmes, postura abierta

Colocar una barra a la longitud de los brazos detrás del cuerpo, manteniéndola firmemente apretada contra éste donde se encuentran las nalgas y la parte superior de los muslos. Emplear un asimiento de palmas hacia arriba y atrás, a una distancia aproximada al ancho de las caderas. Ahora, girar la muñeca hacia arriba para trabar la barra en una posición aún más firme. La barra debe permanecer firme contra la parte superior de los muslos y la zona inferior de las nalgas durante todo el ejercicio. No tiene que deslizarse hacia arriba o hacia abajo sobre los muslos. Mantener la cabeza levantada y los ojos fijos hacia arriba con un ángulo de aprox. 45°. Mantener la espalda recta y los pies plantados en el suelo, separados unos 60 cm. Inspirar y agacharse hasta que la parte superior de los muslos quede paralela al suelo. La cabeza debería permanecer levantada, los ojos fijos mirando hacia arriba, la espalda recta y las rodillas apuntando hacia afuera. Volver a la posición inicial y espirar.

■ Sentadilla *Zercher* pies firmes, postura cerrada

Colocar una barra contra la parte inferior del pecho, sosteniéndola en la curva de los brazos. Cruzar el antebrazo derecho sobre el antebrazo izquierdo para ayudar a estabilizar la barra. Mantener la cabeza levantada, la espalda recta y los pies firmemente plantados en el suelo, separados unos 16 cm. Inspirar y agacharse hasta que la parte superior de los muslos quede paralela al suelo. La cabeza debería permanecer levantada, la espalda recta y las rodillas juntas. Volver a la posición inicial y espirar.

■ Sentadilla *Zercher*, pies firmes, postura intermedia

Colocar una barra contra la parte inferior del pecho, sosteniéndola en la curva de los brazos. Cruzar el antebrazo derecho sobre el antebrazo izquierdo para ayudar a estabilizar la barra. Mantener la cabeza levantada, la espalda recta y los pies firmemente plantados en el suelo, separados unos 32 cm. Inspirar y agacharse hasta que la parte superior de los muslos quede paralela al suelo. La cabeza debería permanecer levantada, la espalda recta y las rodillas ligeramente abiertas hacia los lados. Volver a la posición inicial y espirar.

■ Sentadilla *Zercher*, pies firmes, postura abierta

Muslos internos

Colocar una barra contra la parte inferior del pecho, sosteniéndola en la curva de los brazos. Cruzar el antebrazo derecho sobre el antebrazo izquierdo para ayudar a estabilizar la barra. Mantener la cabeza levantada, la espalda recta y los pies firmemente plantados en el suelo, separados unos 60 cm. Inspirar y agacharse hasta que la parte superior de los muslos quede paralela al suelo. La cabeza debería permanecer levantada, la espalda recta y las rodillas apuntando hacia afuera. Volver a la posición inicial y espirar.

● Sentadilla en banco, talones elevados, manos libres, postura cerrada

Colocarse delante de un banco de unos 32 cm de altura, lo bastante cerca como para que los talones estén casi al mismo nivel del extremo más próximo del banco. Poner en el suelo un trozo de madera de 2x4, en el lugar en que estarán los talones durante todo el ejercicio. Permanecer de pie, erguido, con los brazos cruzados sobre el pecho. Mantener la cabeza levantada, la espalda recta y los talones sobre el trozo de madera de 2x4, separados unos 16 cm. Inspirar y agacharse hasta que las nalgas toquen el banco. No aflojar la tensión en los muslos y sentarse completamente en el banco. La cabeza debería permanecer levantada, la espalda recta y las rodillas juntas. Volver a la posición inicial y espirar.

● Sentadilla en banco, talones elevados, manos libres, postura intermedia

Colocarse delante de un banco de unos 32 cm de altura, lo bastante cerca como para que los talones estén casi al mismo nivel

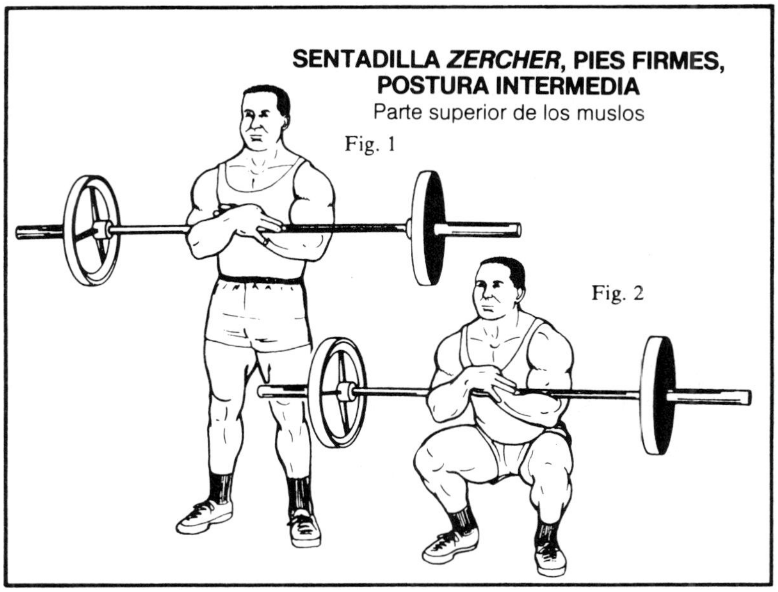

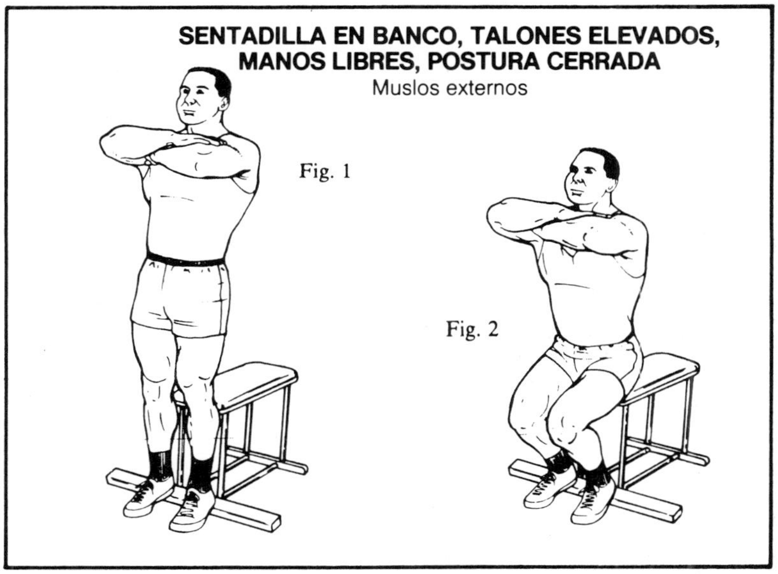

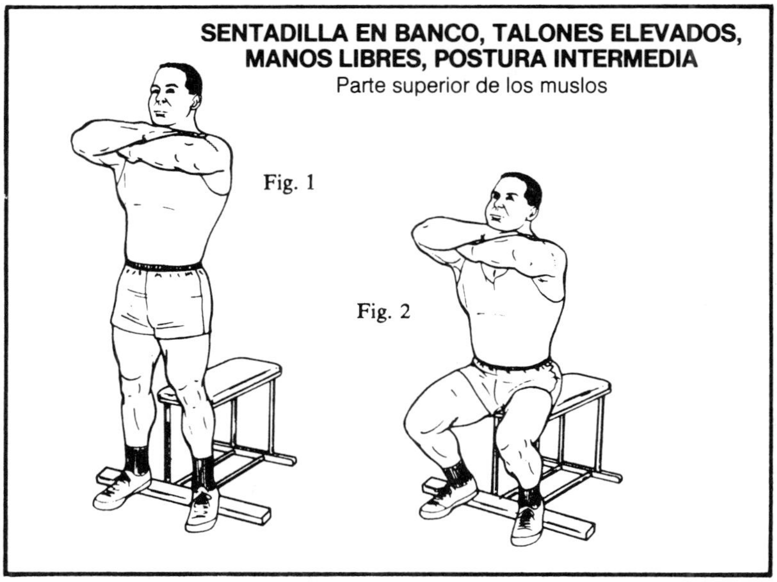

SENTADILLA EN BANCO, TALONES ELEVADOS, MANOS LIBRES, POSTURA ABIERTA
Muslos internos

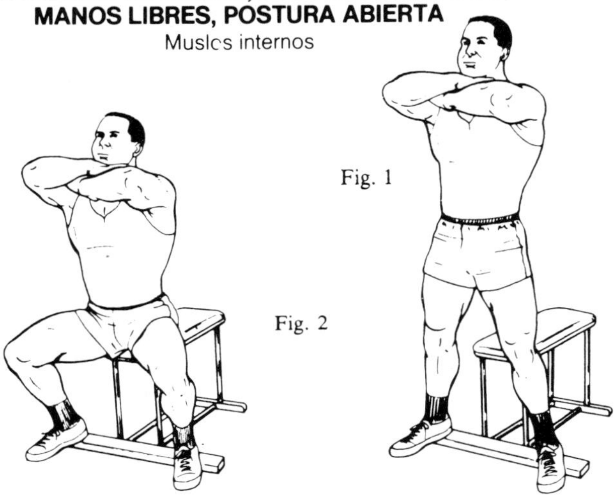

SENTADILLA CON TALONES ELEVADOS, MANOS LIBRES, POSTURA CERRADA
Muslos externos

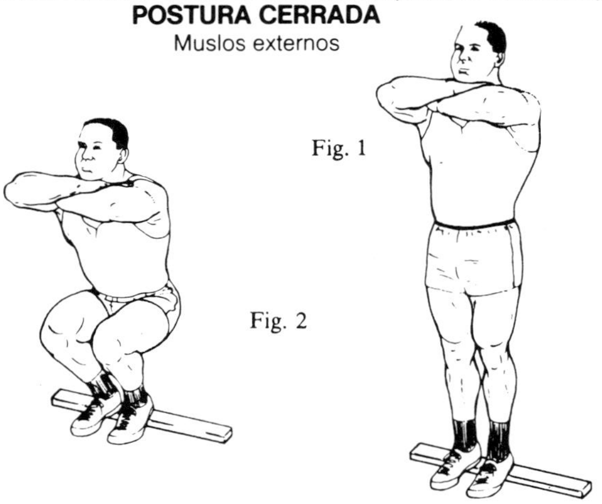

SENTADILLA CON TALONES ELEVADOS, MANOS LIBRES, POSTURA ABIERTA
Muslos internos

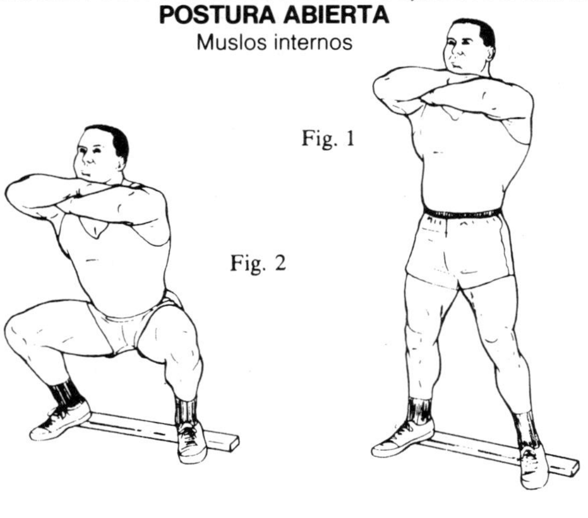

del extremo más próximo del banco. Poner en el suelo un trozo de madera de 2x4, en el lugar donde estarán los talones durante todo el ejercicio. Permanecer de pie, erguido con los brazos cruzados sobre el pecho. Mantener la cabeza levantada, la espalda recta y los talones sobre el trozo de madera de 2x4, separados unos 32 cm. Inspirar y agacharse hasta que las nalgas toquen el banco. No aflojar la tensión en los muslos y sentarse completamente en el banco. La cabeza debería permanecer levantada, la espalda recta y las rodillas ligeramente abiertas hacia los lados. Volver a la posición inicial y espirar.

- **Sentadilla en banco, talones elevados, manos libres, postura abierta**

Colocarse delante de un banco de unos 32 cm de altura, lo bastante cerca como para que los talones estén casi al mismo nivel del extremo más próximo del banco. Poner en el suelo un trozo de madera de 2x4, en el lugar donde estarán los talones dutante todo el ejercicio. Permanecer de pie, erguido, con los brazos cruzados sobre el pecho. Mantener la cabeza levantada, la espalda recta y los talones sobre el trozo de madera de 2x4, separados unos 60 cm. Inspirar y agacharse hasta que las nalgas toquen el banco. No aflojar la tensión en los muslos y sentarse completamente en el banco. La cabeza debería permanecer levantada, la espalda recta y las rodillas apuntando hacia afuera. Volver a la posición inicial y espirar.

- **Sentadilla con talones elevados, manos libres, postura cerrada**

Permanecer de pie, erguido, con los brazos cruzados sobre el pecho. Mantener la cabeza levantada, la espalda recta y los talones sobre el trozo de madera de 2x4, separados unos 16 cm. Inspirar y agacharse hasta que la parte superior de los muslos esté paralela al suelo y espirar. La cabeza debería permanecer levantada, la espalda recta y las rodillas juntas. Volver a la posición inicial y espirar.

- **Sentadilla con talones elevados, manos libres, postura intermedia**

Parte superior de los muslos

Permanecer de pie, erguido, con los brazos cruzados sobre el pecho. Mantener la cabeza levantada, la espalda recta y los talones sobre el trozo de madera de 2x4, separados unos 32 cm. Inspirar y agacharse hasta que la parte superior de los muslos esté paralela al suelo y espirar. La cabeza debería permanecer levantada, la espalda recta y las rodillas ligeramente abiertas hacia los lados. Volver a la posición inicial y espirar.

- **Sentadilla con talones elevados, manos libres, postura abierta**

Permanecer de pie, erguido, con los brazos cruzados sobre el pecho. Mantener la cabeza levantada, la espalda recta y los talones sobre el trozo de madera de 2x4, separados unos 60 cm. Inspirar y agacharse hasta que la parte superior de los muslos esté paralela al suelo y espirar. La cabeza debería permanecer levantada, la espalda recta y las rodillas apuntando hacia afuera. Volver a la posición inicial y espirar.

● Sentadilla sin bloqueo con talones elevados, manos libres, postura cerrada

Permanecer de pie, erguido, con los brazos cruzados sobre el pecho. Mantener la cabeza levantada, la espalda recta y los talones sobre el trozo de madera de 2x4, separados unos 16 cm. Inspirar y agacharse hasta que la parte superior de los muslos esté paralela al suelo y espirar. La cabeza debería permanecer levantada, la espalda recta y las rodillas juntas. Volver a la posición inicial y espirar, pero sin bloquear las piernas, o bien tomarse un breve descanso antes de comenzar la siguiente repetición. De inmediato, empezar nuevamente la sentadilla sin bloqueo, con manos libres, hasta completar el número indicado de repeticiones.

● Sentadilla sin bloqueo con talones elevados, manos libres, postura abierta

Permanecer de pie, erguido, con los brazos cruzados sobre el pecho. Mantener la cabeza levantada, la espalda recta y los talones sobre el trozo de madera de 2x4, separados unos 60 cm. Inspirar y agacharse hasta que la parte superior de los muslos esté paralela al suelo y espirar. La cabeza debería permanecer levantada, la espalda recta y las rodillas apuntando hacia afuera. Volver a la posición inicial y espirar, pero sin bloquear las piernas, o bien tomarse un breve descanso antes de comenzar la siguiente repetición. De inmediato, empezar nuevamente la sentadilla sin bloqueo, con manos libres, hasta completar el número indicado de repeticiones.

● Sentadilla sin bloqueo con talones elevados, manos libres, postura intermedia

Permanecer de pie, erguido, con los brazos cruzados sobre el pecho. Mantener la cabeza levantada, la espalda recta y los talones sobre el trozo de madera de 2x4, separados unos 32 cm. Inspirar y agacharse hasta que la parte superior de los muslos esté paralela al suelo y espirar. La cabeza debería permanecer levantada, la espalda recta y las rodillas ligeramente abiertas hacia los lados. Volver a la posición inicial y espirar, pero sin bloquear las piernas, o bien tomarse un breve descanso antes de comenzar la siguiente repetición. De inmediato, empezar nuevamente la sentadilla sin bloqueo, con manos libres, hasta completar el número indicado de repeticiones.

SENTADILLA SIN BLOQUEO CON TALONES ELEVADOS, MANOS LIBRES, POSTURA CERRADA

Muslos externos

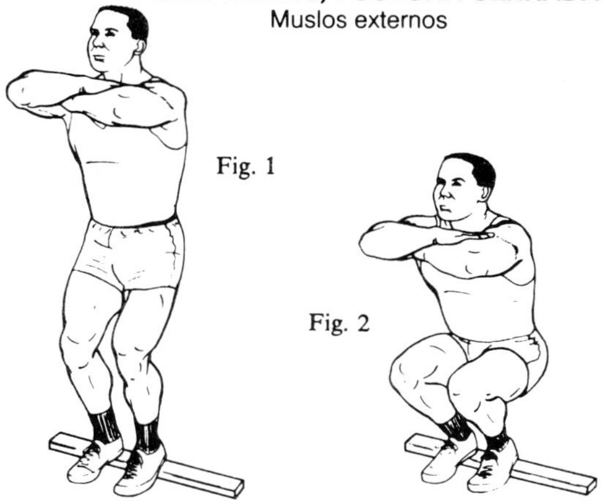

SENTADILLA SIN BLOQUEO CON TALONES ELEVADOS, MANOS LIBRES, POSTURA ABIERTA

Muslos internos

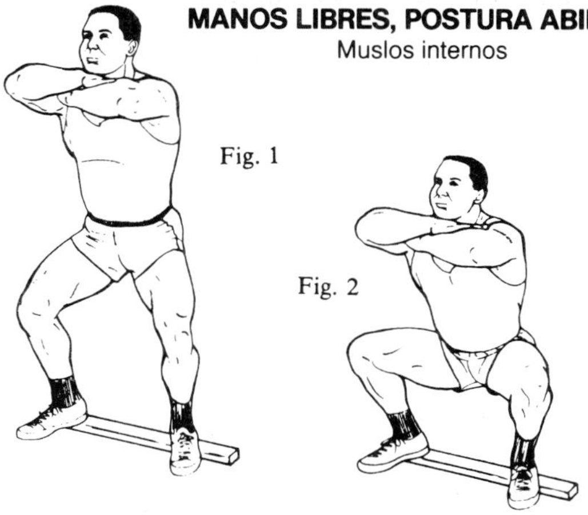

SENTADILLA EN BANCO CON BARRA, TALONES ELEVADOS, POSTURA CERRADA

Muslos externos

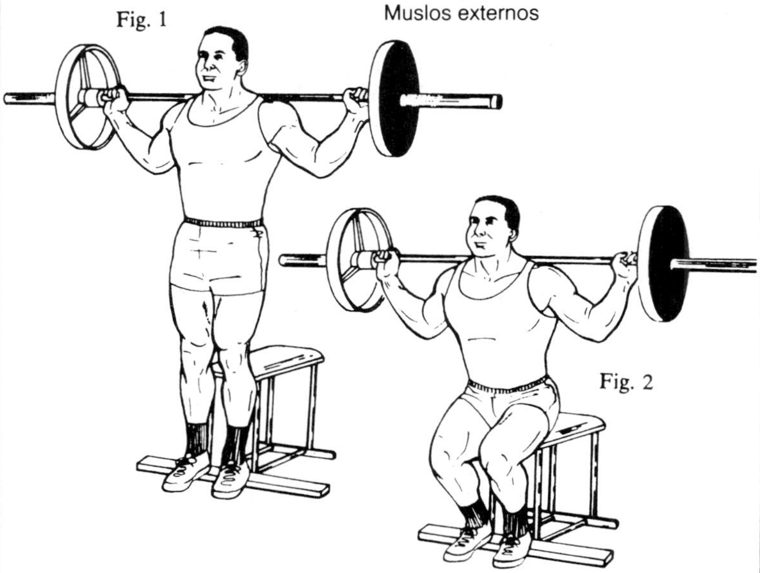

SENTADILLA EN BANCO CON BARRA, TALONES ELEVADOS, POSTURA ABIERTA
Muslos internos

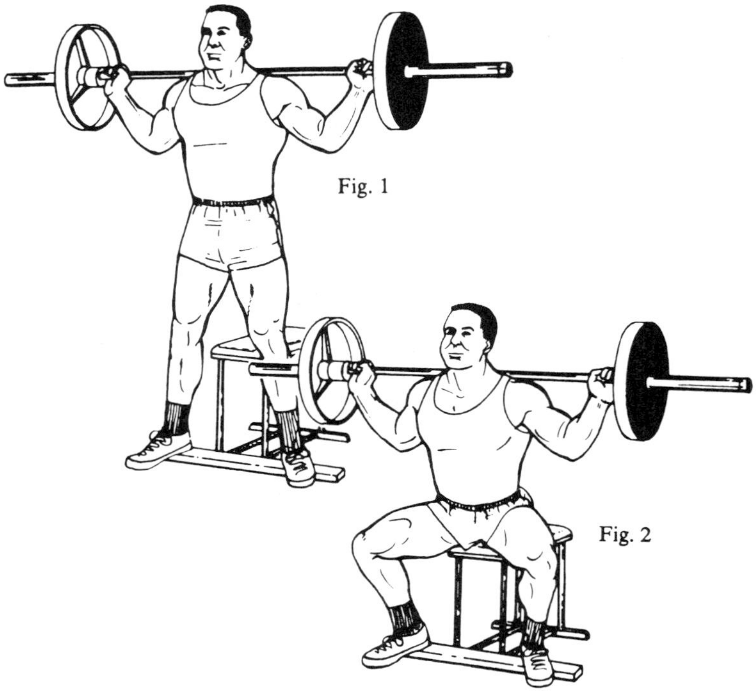

Fig. 1

Fig. 2

SENTADILLA A MEDIAS CON BARRA, TALONES ELEVADOS, POSTURA CERRADA
Muslos externos

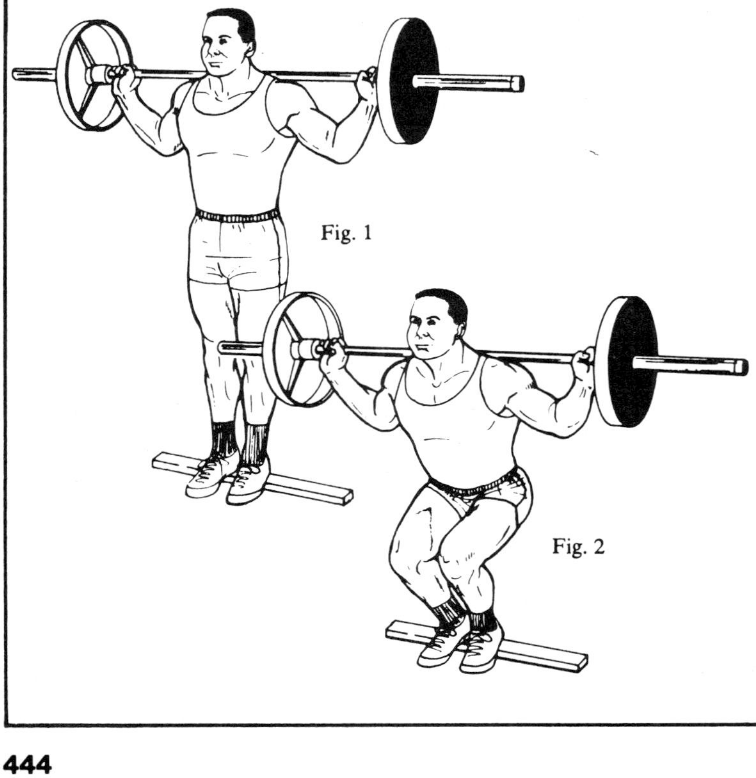

Fig. 1

Fig. 2

▲ Sentadilla en banco con barra, talones elevados, postura cerrada

Colocarse detrás de un banco de unos 32 cm de altura, lo bastante cerca como para que los talones estén casi al mismo nivel del extremo más próximo del banco. Poner en el suelo un trozo de madera de 2x4, en el lugar donde estarán los talones durante el ejercicio. Colocar una barra sobre la parte superior de la espalda. Ayudar a estabilizar la barra con el asimiento que resulte más cómodo. Mantener la cabeza levantada, la espalda recta y colocar los talones sobre la madera de 2x4, separados unos 16 cm. Inspirar y agacharse hasta que las nalgas toquen el banco. No aflojar la tensión de los muslos y sentarse completamente en el banco. La cabeza debería permanecer levantada, la espalda recta y las rodillas juntas. Volver a la posición inicial y espirar.

▲ Sentadilla en banco con barra, talones elevados, postura abierta

Colocarse detrás de un banco de unos 32 cm de altura, lo bastante cerca como para que los talones estén casi al mismo nivel del extremo más próximo del banco. Poner en el suelo un trozo de madera de 2x4, en el lugar donde estarán los talones durante el ejercicio. Colocar una barra sobre la parte superior de la espalda. Ayudar a estabilizar la barra con el asimiento que resulte más cómodo. Mantener la cabeza levantada, la espalda recta y colocar los talones sobre la madera de 2x4, separados unos 60 cm. Inspirar y agacharse hasta que las nalgas toquen el banco. No aflojar la tensión de los muslos y sentarse completamente en el banco. La cabeza debería permanecer levantada, la espalda recta y las rodillas apuntando hacia afuera. Volver a la posición inicial y espirar.

▲ Sentadilla en banco con barra, talones elevados, postura intermedia

Parte superior de los muslos

Colocarse detrás de un banco de unos 32 cm de altura, lo bastante cerca como para que los talones estén casi al mismo nivel del extremo más próximo del banco. Poner en el suelo un trozo de madera de 2x4, en el lugar donde estarán los talones durante el ejercicio. Colocar una barra sobre la parte superior de la espalda. Ayudar a estabilizar la barra con el asimiento que resulte más cómodo. Mantener la cabeza levantada, la espalda recta y colocar los talones sobre la madera de 2x4, separados unos 32 cm. Inspirar y agacharse hasta que las nalgas toquen el banco. No aflojar la tensión de los muslos y sentarse completamente en el banco. La cabeza debería permanecer levantada, la espalda recta y las rodillas ligeramente abiertas hacia los lados. Volver a la posición inicial y espirar.

▲ Sentadilla a medias con barra, talones elevados, postura cerrada

Colocar una barra en la parte superior de la espalda. Ayudar a estabilizar la barra con el asimiento que resulte más cómodo. Mantener la cabeza levantada, la espalda recta y colocar los talones sobre la madera de 2x4, separados unos 16 cm. Inspirar y agacharse hasta que la parte superior de los muslos quede a medio camino de estar paralela al suelo. La cabeza debería permanecer levantada, la espalda recta y las rodillas juntas. Volver a la posición inicial y espirar.

▲ Sentadilla a medias con barra, talones elevados, postura intermedia

Colocar una barra sobre la parte superior de la espalda. Ayudar a estabilizar la barra con el asimiento que resulte más cómodo. Mantener la cabeza levantada, la espalda recta y colocar los talones sobre la madera de 2x4, separados unos 32 cm. Inspirar y agacharse hasta que la parte superior de los muslos quede a medio camino de estar paralela al suelo. La cabeza debería permanecer levantada, la espalda recta y las rodillas ligeramente abiertas hacia los lados. Volver a la posición inicial y espirar.

▲ Sentadilla a medias con barra, talones elevados, postura abierta

Muslos internos

Colocar una barra en la parte superior de la espalda. Ayudar a estabilizar la barra con el asimiento que resulte más cómodo. Mantener la cabeza levantada, la espalda recta y colocar los talones sobre la madera de 2x4, separados unos 60 cm. Inspirar y agacharse hasta que la parte superior de los muslos quede a medio camino de estar paralela al suelo. La cabeza debería permanecer levantada, la espalda recta y las rodillas apuntando hacia afuera. Volver a la posición inicial y espirar.

▲ Sentadilla con barra, talones elevados, postura cerrada

Colocar una barra sobre la parte superior de la espalda. Ayudar a estabilizar la barra con el asimiento que resulte más cómodo. Mantener la cabeza levantada, la espalda recta y colocar los talones sobre la madera de 2x4, separados unos 16 cm. Inspirar y agacharse hasta que la parte superior de los muslos quede paralela al suelo. La cabeza debería permanecer levantada, la espalda recta y las rodillas juntas. Volver a la posición inicial y espirar.

▲ Sentadilla con barra, talones elevados, postura intermedia

Parte superior de los muslos

Colocar una barra sobre la parte superior de la espalda. Ayudar a estabilizar la barra con el asimiento que resulte más cómodo. Mantener la cabeza levantada, la espalda recta y colocar los talones sobre la madera de 2x4, separados unos 32 cm. Inspirar

SENTADILLA A MEDIAS CON BARRA, TALONES ELEVADOS, POSTURA INTERMEDIA

Parte superior de los muslos

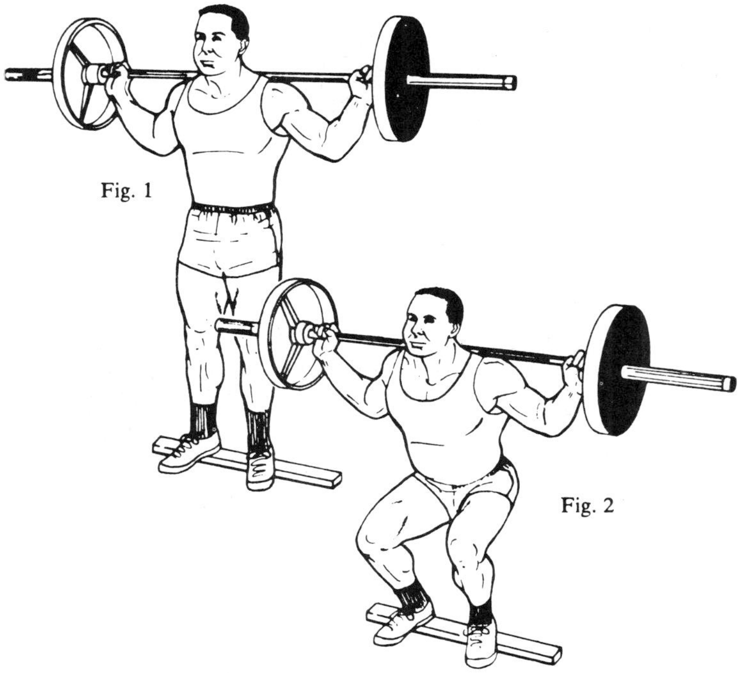

SENTADILLA CON BARRA, TALONES ELEVADOS, POSTURA CERRADA

Muslos externos

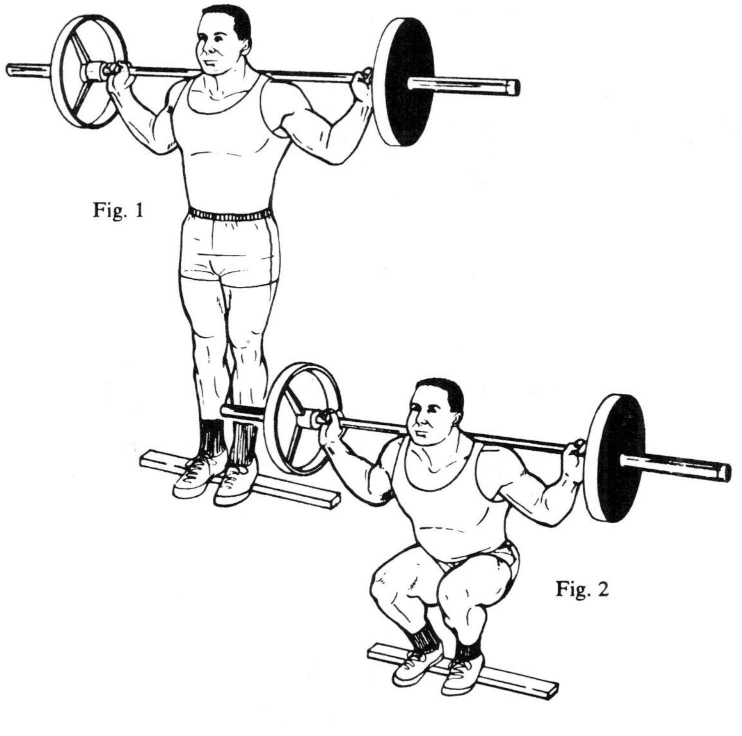

SENTADILLA CON BARRA, TALONES ELEVADOS, POSTURA ABIERTA
Muslos internos

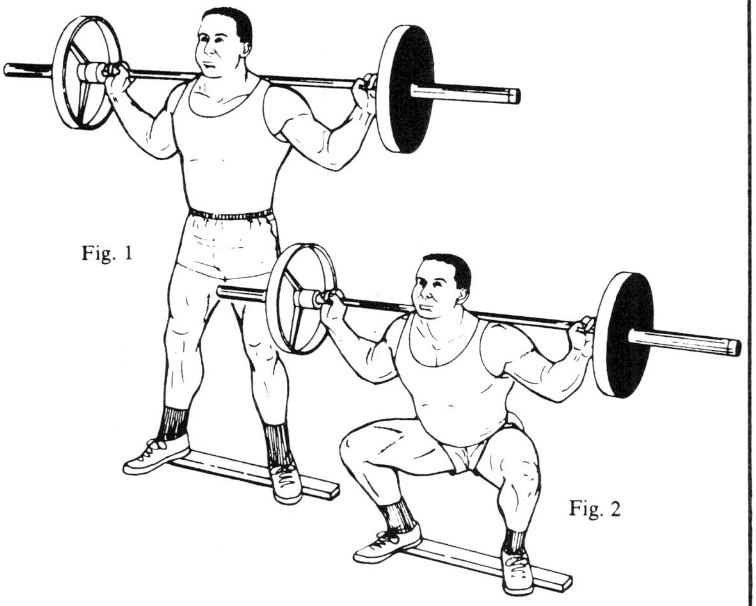

SENTADILLA SIN BLOQUEO CON BARRA, TALONES ELEVADOS, POSTURA CERRADA
Muslos externos

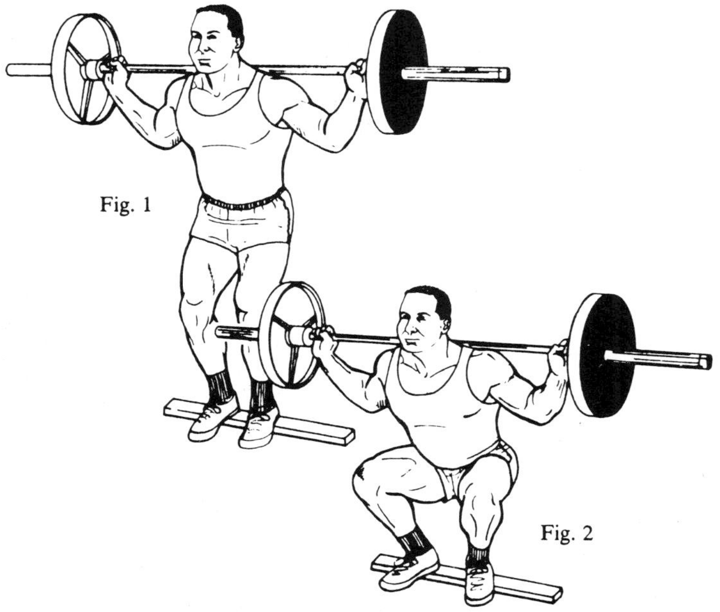

y agacharse hasta que la parte superior de los muslos quede paralela al suelo. La cabeza debería permanecer levantada, la espalda recta y las rodillas ligeramente abiertas hacia los lados. Volver a la posición inicial y espirar.

▲ Sentadilla con barra, talones elevados, postura abierta

Colocar una barra sobre la parte superior de la espalda. Ayudar a estabilizar la barra con el asimiento que resulte más cómodo. Mantener la cabeza levantada, la espalda recta y colocar los talones sobre la madera de 2x4, separados unos 60 cm. Inspirar y agacharse hasta que la parte superior de los muslos quede paralela al suelo. La cabeza debería permanecer levantada, la espalda recta y las rodillas apuntando hacia afuera. Volver a la posición inicial y espirar.

■ Sentadilla sin bloqueo con barra, talones elevados, postura cerrada

Colocar una barra sobre la parte superior de la espalda. Ayudar a estabilizar la barra con el asimiento que resulte más cómodo. Mantener la cabeza levantada, la espalda recta y colocar los talones sobre la madera de 2x4, separados unos 16 cm. Inspirar y agacharse hasta que la parte superior de los muslos quede paralela al suelo. La cabeza debería permanecer levantada, la espalda recta y las rodillas juntas. Volver a la posición inicial y espirar, pero sin bloquear las piernas, o bien tomarse un breve descanso antes de comenzar la siguiente repetición. De inmediato, empezar nuevamente la sentadilla hasta completar el número indicado de repeticiones.

■ Sentadilla sin bloqueo con barra, talones elevados, posición intermedia

Parte superior de los muslos

Colocar una barra sobre la parte superior de la espalda. Ayudar a estabilizar la barra con el asimiento que resulte más cómodo. Mantener la cabeza levantada, la espalda recta y colocar los talones sobre la madera de 2x4, separados unos 32 cm. Inspirar y agacharse hasta que la parte superior de los muslos quede paralela al suelo. La cabeza debería permanecer levantada, la espalda recta y las rodillas ligeramente abiertas hacia los lados. Volver a la posición inicial y espirar, pero sin bloquear las piernas, o bien tomarse un breve descanso antes de comenzar la siguiente repetición. De inmediato, empezar nuevamente la sentadilla hasta completar el número indicado de repeticiones.

■ Sentadilla sin bloqueo con barra, talones elevados, postura abierta

Colocar una barra sobre la parte superior de la espalda. Ayudar a estabilizar la barra con el asimiento que resulte más cómodo. Mantener la cabeza levantada, la espalda recta y colocar los talones sobre la madera de 2x4, separados unos 60 cm. Inspirar y agacharse hasta que la parte superior de los muslos quede paralela al suelo. La cabeza debería permanecer levantada, la espalda recta y las rodillas apuntando hacia afuera. Volver a la posición inicial y espirar, pero sin bloquear las piernas, o bien tomarse un breve descanso antes de comenzar la siguiente repetición. De inmediato, empezar nuevamente la sentadilla hasta completar el número indicado de repeticiones.

■ **Sentadilla en banco con barra frontal, talones elevados, postura cerrada**

Situarse delante de un banco de unos 32 cm de altura, lo bastante cerca como para que los talones queden casi en el mismo nivel del extremo más próximo del banco. Poner un trozo de madera de 2x4 en el lugar del suelo en que estarán los talones durante todo el ejercicio. Colocar una barra sobre la parte superior del pecho, de modo que descanse sobre los deltoides frontales y la parte superior del tórax. Poner las manos sobre la barra: la izquierda casi al nivel del deltoides derecho y la derecha casi al nivel del deltoides izquierdo. Mantener la parte superior de los brazos un poco por encima de la línea paralela, para ayudar a sostener la barra sin que se deslice hacia abajo. Mantener la cabeza levantada, la espalda recta y los talones sobre la madera de 2x4, separados unos 16 cm. Inspirar y agacharse hasta que las nalgas toquen el banco. La cabeza debería mantenerse levantada, la espalda recta y las rodillas juntas. Volver a la posición inicial y espirar.

■ **Sentadilla en banco con barra frontal, talones elevados, postura intermedia**

Parte superior de los muslos

Situarse delante de un banco de unos 32 cm de altura, lo bastante cerca como para que los talones queden casi en el mismo nivel del extremo más próximo del banco. Poner un trozo de madera de 2x4 en el lugar del suelo en que estarán los talones durante todo el ejercicio. Colocar una barra sobre la parte superior del pecho, de modo que descanse sobre los deltoides frontales y la parte superior del tórax. Poner las manos sobre la barra: la izquierda casi al nivel del deltoides derecho y la derecha casi al nivel del deltoides izquierdo. Mantener la parte superior de los brazos un poco por encima de la línea paralela, para ayudar a sostener la barra sin que se deslice hacia abajo. Mantener la cabeza levantada, la espalda recta y los talones sobre la madera de 2x4, separados unos 32 cm. Inspirar y agacharse hasta que las nalgas toquen el banco. No aflojar la tensión en los muslos y sentarse en el banco. La cabeza debería mantenerse levantada, la espalda recta y las rodillas ligeramente abiertas hacia los lados. Volver a la posición inicial y espirar.

SENTADILLA SIN BLOQUEO CON BARRA, TALONES ELEVADOS, POSTURA ABIERTA

Muslos internos

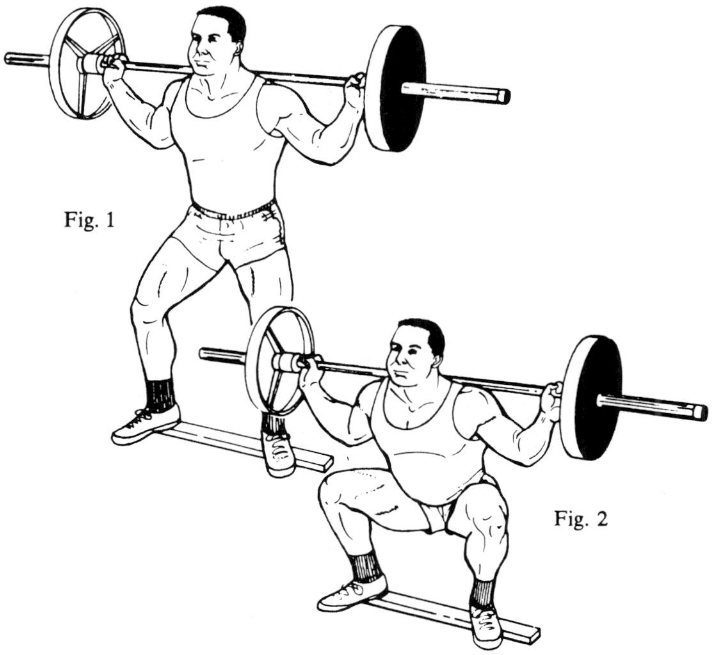

SENTADILLA EN BANCO CON BARRA FRONTAL, TALONES ELEVADOS, POSTURA CERRADA

Muslos externos

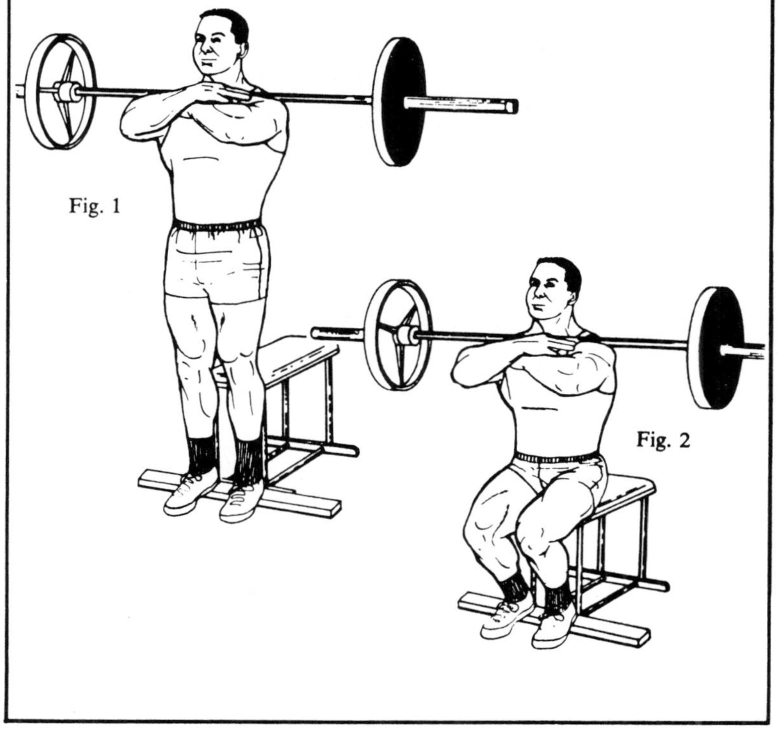

SENTADILLA EN BANCO CON BARRA FRONTAL, TALONES ELEVADOS, POSTURA ABIERTA
Muslos internos

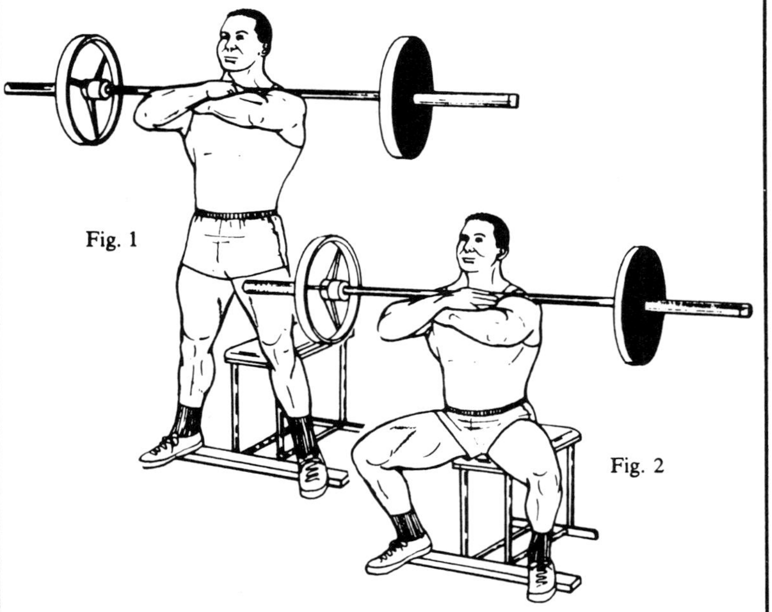

SENTADILLA A MEDIO CAMINO CON BARRA FRONTAL, TALONES ELEVADOS, POSTURA CERRADA
Muslos externos

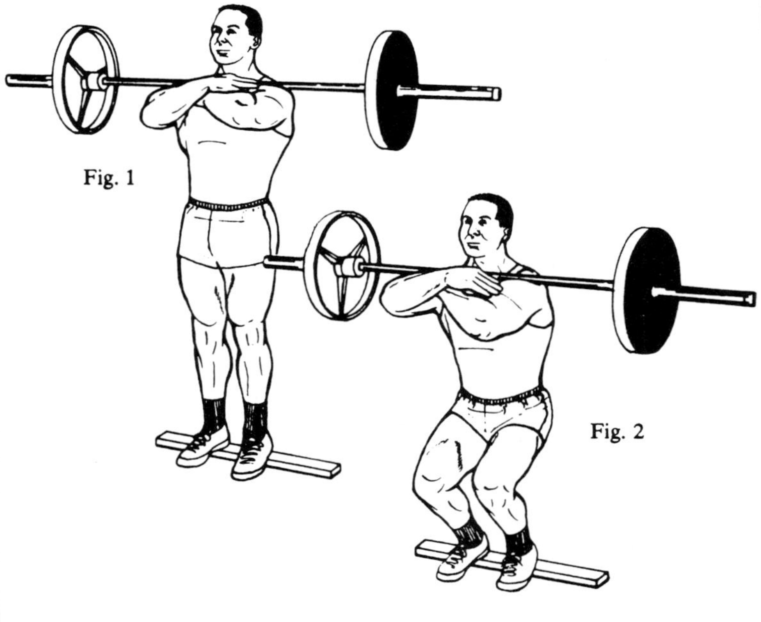

■ Sentadilla en banco con barra frontal, talones elevados, postura abierta

Situarse delante de un banco de unos 32 cm de altura, lo bastante cerca como para que los talones queden casi en el mismo nivel del extremo más próximo del banco. Poner un trozo de madera de 2x4 en el lugar del suelo en que estarán los talones durante todo el ejercicio. Colocar una barra sobre la parte superior del pecho, de modo que descanse sobre los deltoides frontales y la parte superior del tórax. Poner las manos sobre la barra: la izquierda casi al nivel del deltoides derecho y la derecha casi al nivel del deltoides izquierdo. Mantener la parte superior de los brazos un poco por encima de la línea paralela, para ayudar a sostener la barra sin que se deslice hacia abajo. Mantener la cabeza levantada, la espalda recta y los talones sobre la madera de 2x4, separados unos 60 cm. Inspirar y agacharse hasta que las nalgas toquen el banco. La cabeza debería mantenerse levantada, la espalda recta y las rodillas apuntando hacia afuera. Volver a la posición inicial y espirar.

■ Sentadilla a medio camino con barra frontal, talones elevados, postura cerrada

Colocar una barra sobre la parte superior del pecho, de modo que descanse sobre los deltoides frontales y la parte superior del tórax. Poner las manos sobre la barra: la izquierda casi al nivel del deltoides derecho y la derecha casi al nivel del deltoides izquierdo. Mantener la parte superior de los brazos un poco por encima de la línea paralela, para ayudar a sostener la barra sin que se deslice hacia abajo. Mantener la cabeza levantada, la espalda recta y los talones sobre la madera de 2x4, separados unos 16 cm. Inspirar y agacharse hasta que la parte superior de los muslos quede a medio camino de estar paralela al suelo. La cabeza debería mantenerse levantada, la espalda recta y las rodillas juntas. Volver a la posición inicial y espirar.

■ Sentadilla a medio camino con barra frontal, talones elevados, postura intermedia

Parte superior de los muslos

Colocar una barra sobre la parte superior del pecho, de modo que descanse sobre los deltoides frontales y la parte superior del tórax. Poner las manos sobre la barra: la izquierda casi al nivel del deltoides derecho y la derecha casi al nivel del deltoides izquierdo. Mantener la parte superior de los brazos un poco por encima de la línea paralela, para ayudar a sostener la barra sin que se deslice hacia abajo. Mantener la cabeza levantada, la espalda recta y los talones sobre la madera de 2x4, separados unos 32 cm. Inspirar y agacharse hasta que la parte superior de los muslos quede a medio camino de estar paralela al suelo. La cabeza debería mantenerse levantada, la espalda recta y las rodillas ligeramente abiertas hacia los lados. Volver a la posición inicial y espirar.

■ Sentadilla a medio camino con barra frontal, talones elevados, postura abierta

Colocar una barra sobre la parte superior del pecho, de modo que descanse sobre los deltoides frontales y la parte superior del tórax. Poner las manos sobre la barra: la izquierda casi al nivel del deltoides derecho y la derecha casi al nivel del deltoides izquierdo. Mantener la parte superior de los brazos un poco por encima de la línea paralela, para ayudar a sostener la barra sin que se deslice hacia abajo. Mantener la cabeza levantada, la espalda recta y los talones sobre la madera de 2x4, separados unos 60 cm. Inspirar y agacharse hasta que la parte superior de los muslos quede a medio camino de estar paralela al suelo. La cabeza debería mantenerse levantada, la espalda recta y las rodillas apuntando hacia afuera. Volver a la posición inicial y espirar.

■ Sentadilla con barra frontal, talones elevados, postura cerrada

Muslos externos

Colocar una barra sobre la parte superior del pecho, de modo que descanse sobre los deltoides frontales y la parte superior del tórax. Poner las manos sobre la barra: la izquierda casi al nivel del deltoides derecho y la derecha casi al nivel del deltoides izquierdo. Mantener la parte superior de los brazos un poco por encima de la línea paralela, para ayudar a sostener la barra sin que se deslice hacia abajo. Mantener la cabeza levantada, la espalda recta y los talones sobre la madera de 2x4, separados unos 16 cm. Inspirar y agacharse hasta que la parte superior de los muslos quede paralela al suelo. La cabeza debería mantenerse levantada, la espalda recta y las rodillas juntas. Volver a la posición inicial y espirar.

■ Sentadilla con barra frontal, talones elevados, postura intermedia

Colocar una barra sobre la parte superior del pecho, de modo que descanse sobre los deltoides frontales y la parte superior del tórax. Poner las manos sobre la barra: la izquierda casi al nivel del deltoides derecho y la derecha casi al nivel del deltoides izquierdo. Mantener la parte superior de los brazos un poco por encima de la línea paralela, para ayudar a sostener la barra sin que se deslice hacia abajo. Mantener la cabeza levantada, la espalda recta y los talones sobre la madera de 2x4, separados unos 32 cm. Inspirar y agacharse hasta que la parte superior de los muslos quede paralela al suelo. La cabeza debería mantenerse levantada, la espalda recta y las rodillas ligeramente abiertas hacia los lados. Volver a la posición inicial y espirar.

SENTADILLA A MEDIO CAMINO CON BARRA FRONTAL, TALONES ELEVADOS, POSTURA ABIERTA

Muslos internos

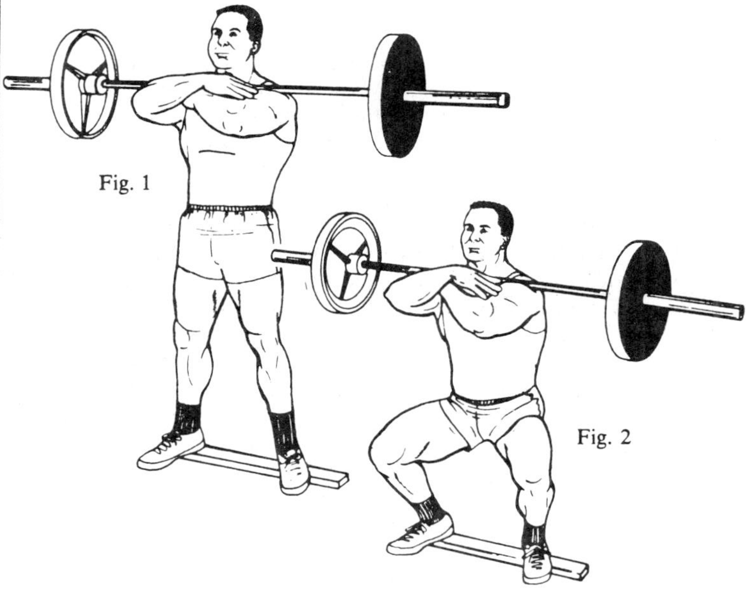

SENTADILLA CON BARRA FRONTAL, TALONES ELEVADOS, POSTURA INTERMEDIA

Parte superior de los muslos

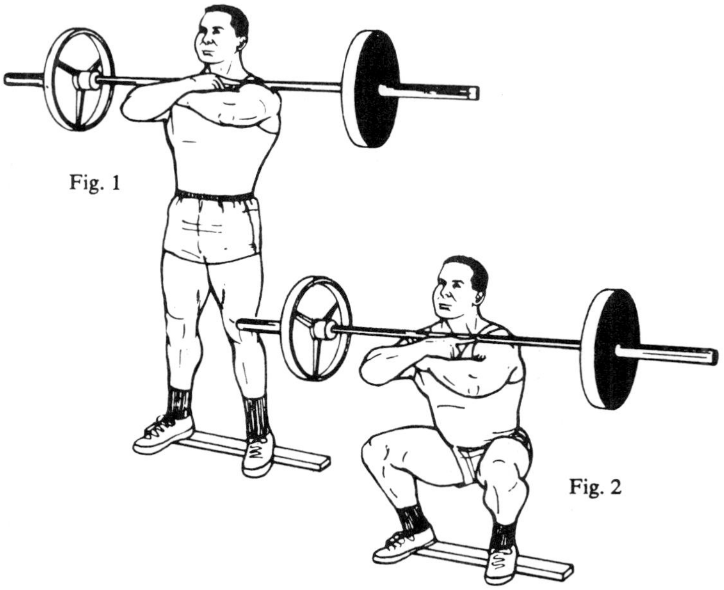

SENTADILLA CON BARRA FRONTAL, TALONES ELEVADOS, POSTURA ABIERTA
Muslos internos

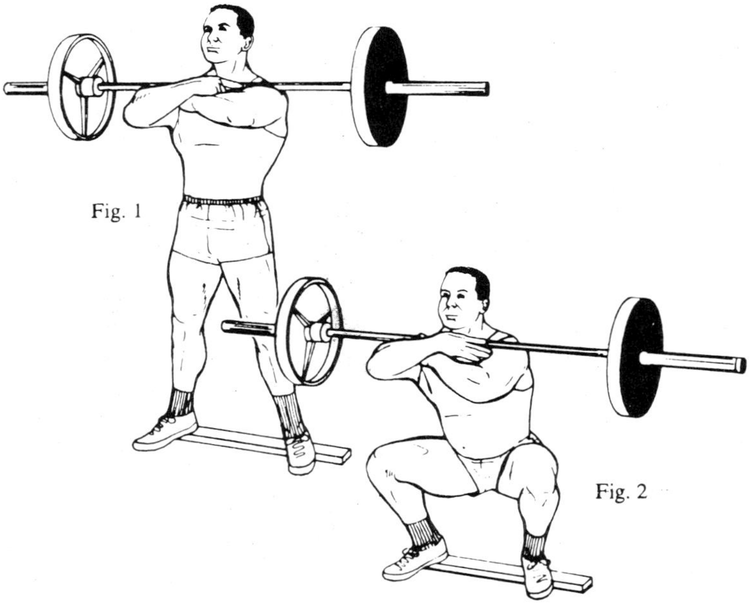

SENTADILLA SIN BLOQUEO CON BARRA FRONTAL, TALONES ELEVADOS, POSTURA CERRADA
Muslos externos

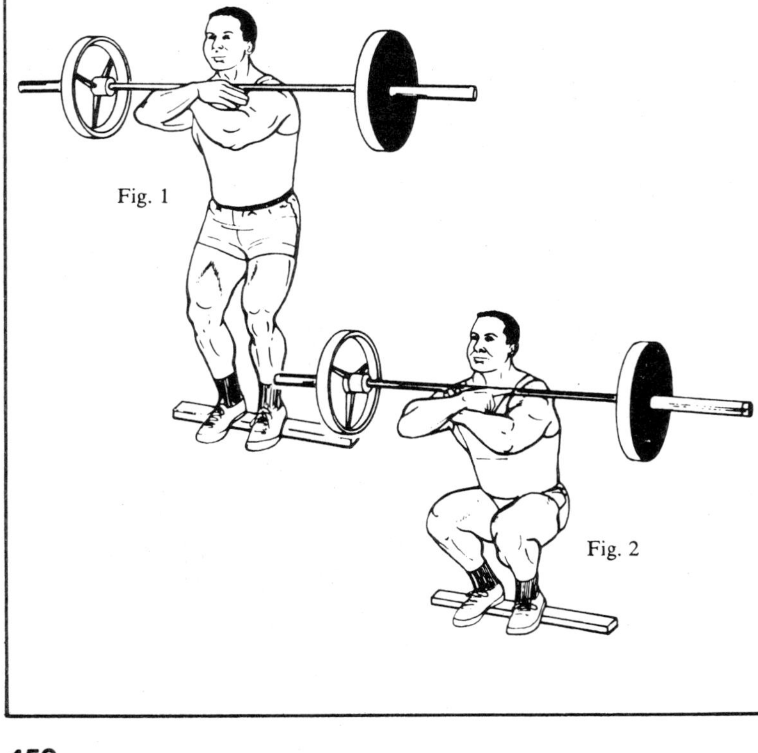

■ Sentadilla con barra frontal, talones elevados, postura abierta

Colocar una barra sobre la parte superior del pecho, de modo que descanse sobre los deltoides frontales y la parte superior del tórax. Poner las manos sobre la barra: la izquierda casi al nivel del deltoides derecho y la derecha casi al nivel del deltoides izquierdo. Mantener la parte superior de los brazos un poco por encima de la línea paralela, para ayudar a sostener la barra sin que se deslice hacia abajo. Mantener la cabeza levantada, la espalda recta y los talones sobre la madera de 2x4, separados unos 60 cm. Inspirar y agacharse hasta que la parte superior de los muslos quede paralela al suelo. La cabeza debería mantenerse levantada, la espalda recta y las rodillas apuntando hacia afuera. Volver a la posición inicial y espirar.

■ Sentadilla sin bloqueo con barra frontal, talones elevados, postura cerrada

Colocar una barra sobre la parte superior del pecho, de modo que descanse sobre los deltoides frontales y la parte superior del tórax. Poner las manos sobre la barra: la izquierda casi al nivel del deltoides derecho y la derecha casi al nivel del deltoides izquierdo. Mantener la parte superior de los brazos un poco por encima de la línea paralela, para ayudar a sostener la barra sin que se deslice hacia abajo. Mantener la cabeza levantada, la espalda recta y los talones sobre la madera de 2x4, separados unos 16 cm. Inspirar y agacharse hasta que la parte superior de los muslos quede paralela al suelo. La cabeza debería mantenerse levantada, la espalda recta y las rodillas juntas. Volver a la posición inicial y espirar, pero sin bloquear las piernas, o bien tomarse un breve descanso antes de comenzar la siguiente repetición. De inmediato, empezar nuevamente la sentadilla hasta completar el número indicado de repeticiones.

■ Sentadilla sin bloqueo con barra frontal, talones elevados, postura intermedia

Parte superior de los muslos

Colocar una barra sobre la parte superior del pecho, de modo que descanse sobre los deltoides frontales y la parte superior del tórax. Poner las manos sobre la barra: la izquierda casi al nivel del deltoides derecho y la derecha casi al nivel del deltoides izquierdo. Mantener la parte superior de los brazos un poco por encima de la línea paralela, para ayudar a sostener la barra sin que se deslice hacia abajo. Mantener la cabeza levantada, la espalda recta y los talones sobre la madera de 2x4, separados unos 32 cm. Inspirar y agacharse hasta que la parte superior de los muslos quede paralela al suelo. La cabeza debería mantenerse levantada, la espalda recta y las rodillas ligeramente abiertas hacia los lados. Volver a la posición inicial y espirar, pero sin bloquear las piernas, o bien tomarse un breve descanso antes de comenzar la siguiente repetición. De inmediato, empezar nuevamente la sentadilla hasta completar el número indicado de repeticiones.

■ Sentadilla sin bloqueo con barra frontal, talones elevados, postura abierta

Colocar una barra sobre la parte superior del pecho, de modo que descanse sobre los deltoides frontales y la parte superior del tórax. Poner las manos sobre la barra: la izquierda casi al nivel del deltoides derecho y la derecha casi al nivel del deltoides izquierdo. Mantener la cabeza levantada, la espalda recta y los talones sobre la madera de 2x4, separados unos 60 cm. Inspirar y agacharse hasta que la parte superior de los muslos quede paralela al suelo. La cabeza debería mantenerse levantada, la espalda recta y las rodillas apuntando hacia afuera. Volver a la posición inicial y espirar, pero sin bloquear las piernas, o bien tomarse un breve descanso antes de comenzar la siguiente repetición. De inmediato, empezar nuevamente la sentadilla hasta completar el número indicado de repeticiones.

▲ Sentadilla en barra, talones elevados, postura cerrada

Colocar una barra a la longitud de los brazos detrás del cuerpo, manteniéndola firmemente apretada contra éste donde se encuentran las nalgas y la parte superior de los muslos. Emplear un asimiento de palmas hacia arriba y atrás, a una distancia aproximada al ancho de las caderas. Ahora, girar la muñeca hacia arriba para trabar la barra en una posición aún más firme. La barra debe permanecer firme contra la parte superior de los muslos y la zona inferior de las nalgas durante todo el ejercicio. No tiene que deslizarse hacia arriba o hacia abajo sobre los muslos. Mantener la cabeza levantada y los ojos fijos hacia arriba con un ángulo de aprox. 45°. Mantener la espalda recta y los pies sobre un trozo de madera de 2x4, separados unos 16 cm. Inspirar y agacharse hasta que la parte superior de los muslos quede paralela al suelo. La cabeza debería permanecer levantada, los ojos fijos mirando hacia arriba, la espalda recta y las rodillas juntas. Volver a la posición inicial y espirar.

▲ Sentadilla en barra, talones elevados, postura intermedia

Parte superior de los muslos

Colocar una barra a la longitud de los brazos detrás del cuerpo, manteniéndola firmemente apretada contra éste donde se encuentran las nalgas y la parte superior de los muslos. Emplear un asimiento de palmas hacia arriba y atrás, a una distancia aproximada al ancho de las caderas. Ahora, girar la muñeca hacia arriba para trabar la barra en una posición aún más

SENTADILLA SIN BLOQUEO CON BARRA FRONTAL, TALONES ELEVADOS, POSTURA ABIERTA

Muslos internos

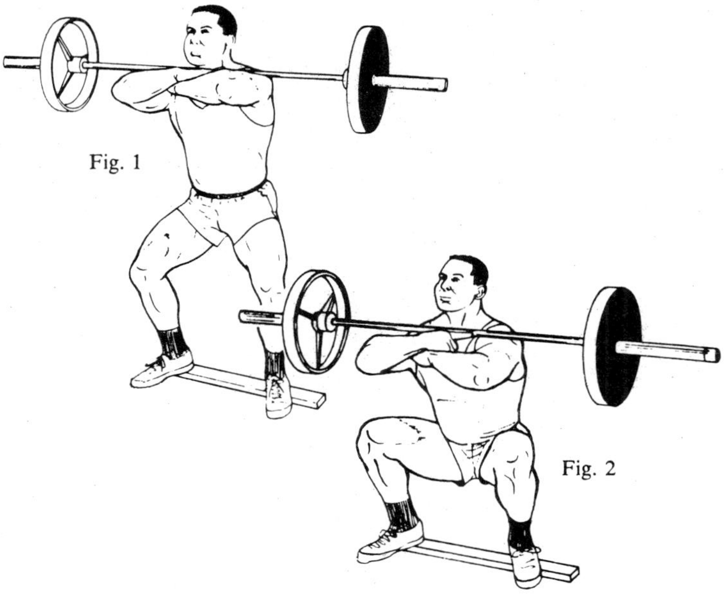

SENTADILLA EN BARRA, TALONES ELEVADOS, POSTURA CERRADA

Muslos externos

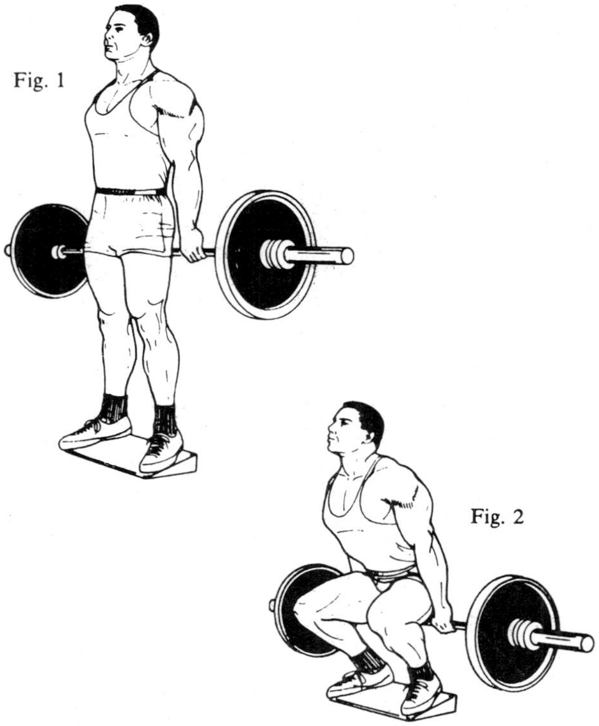

SENTADILLA EN BARRA, TALONES ELEVADOS, POSTURA ABIERTA
Muslos internos

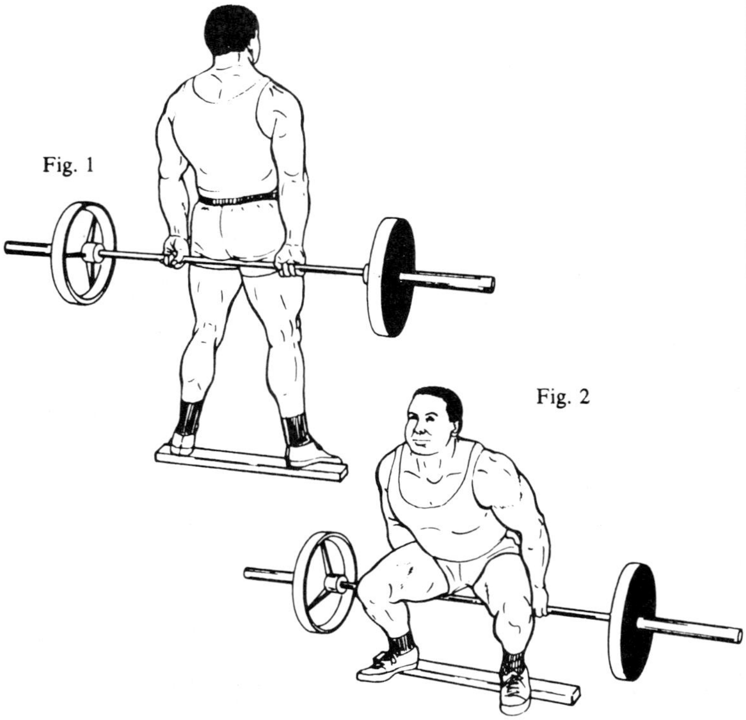

SENTADILLA *ZERCHER*, TALONES ELEVADOS, POSTURA INTERMEDIA
Parte superior de los muslos

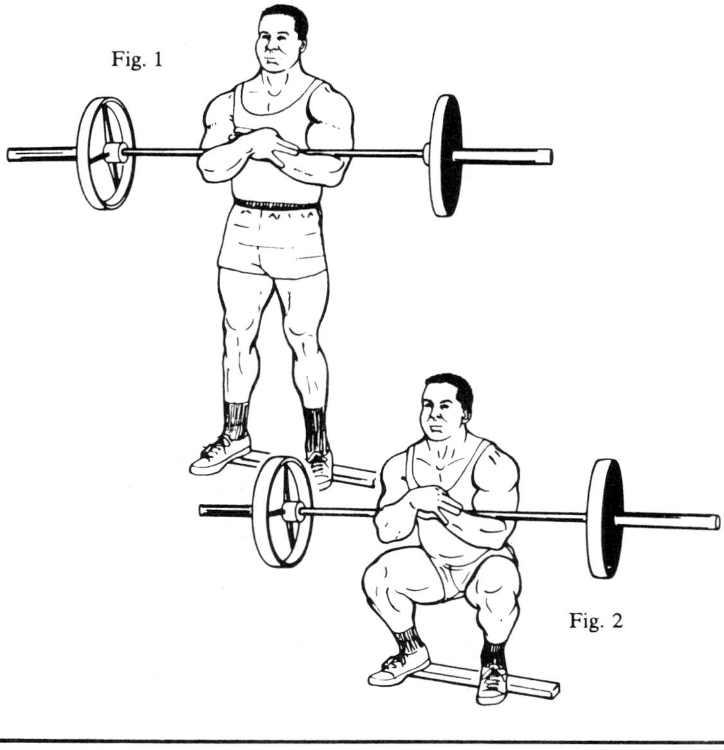

firme. La barra debe permanecer firme contra la parte superior de los muslos y la zona inferior de las nalgas durante todo el ejercicio. No tiene que deslizarse hacia arriba o hacia abajo sobre los muslos. Mantener la cabeza levantada y los ojos fijos hacia arriba con un ángulo de aprox. 45°. Mantener la espalda recta y los pies sobre un trozo de madera de 2x4, separados unos 32 cm. Inspirar y agacharse hasta que la parte superior de los muslos quede paralela al suelo. La cabeza debería permanecer levantada, los ojos fijos mirando hacia arriba, la espalda recta y las rodillas ligeramente abiertas hacia los lados. Volver a la posición inicial y espirar.

▲ Sentadilla en barra, talones elevados, postura abierta

Colocar una barra a la longitud de los brazos detrás del cuerpo, manteniéndola firmemente apretada contra éste donde se encuentran las nalgas y la parte superior de los muslos. Emplear un asimiento de palmas hacia arriba y atrás, a una distancia aproximada al ancho de las caderas. Ahora, girar la muñeca hacia arriba para trabar la barra en una posición aún más firme. La barra debe permanecer firmemente contra la parte superior de los muslos y la zona inferior de las nalgas durante todo el ejercicio. No tiene que deslizarse hacia arriba o hacia abajo sobre los muslos. Mantener la cabeza levantada y los ojos fijos hacia arriba en un ángulo de aprox. 45°. Mantener la espalda recta y los pies sobre un trozo de madera de 2x4, separados unos 60 cm. Inspirar y agacharse hasta que la parte superior de los muslos quede paralela al suelo. La cabeza debería permanecer levantada, los ojos fijos mirando hacia arriba, la espalda recta y las rodillas apuntando hacia afuera. Volver a la posición inicial y espirar.

■ Sentadilla *Zercher*, talones elevados, postura cerrada

Muslos externos

Colocar una barra contra la parte inferior del pecho, sosteniéndola en la curva de los brazos. Cruzar el antebrazo derecho sobre el antebrazo izquierdo para ayudar a estabilizar la barra. Mantener la cabeza levantada, la espalda recta y los talones sobre un trozo de madera de 2x4, separados unos 16 cm. Inspirar y agacharse hasta que la parte superior de los muslos quede paralela al suelo. La cabeza debería permanecer levantada, la espalda recta y las rodillas juntas. Volver a la posición inicial y espirar.

■ Sentadilla *Zercher*, talones elevados, postura intermedia

Colocar una barra contra la parte inferior del pecho, sosteniéndola en la curva de los brazos. Cruzar el antebrazo derecho sobre el antebrazo izquierdo para ayudar a estabilizar la barra. Mantener la cabeza levantada, la espalda recta y los talones sobre un trozo de madera de 2x4, separados unos 32 cm. Inspirar y agacharse hasta que la parte superior de los muslos quede paralela al suelo. La cabeza debería permanecer levantada, la espalda recta y las rodillas ligeramente abiertas hacia los lados. Volver a la posición inicial y espirar.

■ Sentadilla *Zercher*, talones elevados, postura abierta

Muslos internos

Colocar una barra contra la parte inferior del pecho, sosteniéndola en la curva de los brazos. Cruzar el antebrazo derecho sobre el antebrazo izquierdo para ayudar a estabilizar la barra. Mantener la cabeza levantada, la espalda recta y los talones sobre un trozo de madera de 2x4, separados unos 60 cm. Inspirar y agacharse hasta que la parte superior de los muslos quede paralela al suelo. La cabeza debería permanecer levantada, la espalda recta y las rodillas apuntando hacia afuera. Volver a la posición inicial y espirar.

▲ Sentadilla en banco con mancuernas, pies firmes, postura cerrada

Colocarse detrás de un banco de unos 32 cm de altura, lo bastante cerca como para que los talones queden casi en el mismo nivel que el extremo más próximo del banco. Sostener una mancuerna en cada mano a la longitud de los brazos a los lados del cuerpo, con las palmas hacia adentro. Mantener la cabeza levantada, la espalda recta y los pies firmemente plantados en el suelo, separados unos 16 cm. Inspirar y agacharse hasta que las nalgas toquen el banco. No aflojar la tensión en los muslos y sentarse en el banco. La cabeza debería permanecer levantada, la espalda recta y las rodillas juntas. Volver a la posición inicial y espirar.

▲ Sentadilla en banco con mancuernas, pies firmes, postura intermedia

Colocarse detrás de un banco de unos 32 cm de altura, lo bastante cerca como para que los talones queden casi en el mismo nivel que el extremo más próximo del banco. Sostener una mancuerna en cada mano a la longitud de los brazos a los lados del cuerpo, con las palmas hacia adentro. Mantener la cabeza levantada, la espalda recta y los pies firmemente plantados en el suelo, separados unos 32 cm. Inspirar y agacharse hasta que las nalgas toquen el banco. No aflojar la tensión en los muslos y sentarse en el banco. La cabeza debería permanecer levantada, la espalda recta y las rodillas ligeramente abiertas a los lados. Volver a la posición inicial y espirar.

■ Sentadilla con mancuernas, pies firmes, postura cerrada

Sostener una mancuerna en cada mano a la longitud de los brazos a los lados del

SENTADILLA EN BANCO CON MANCUERNAS, PIES FIRMES, POSTURA CERRADA

Muslos externos

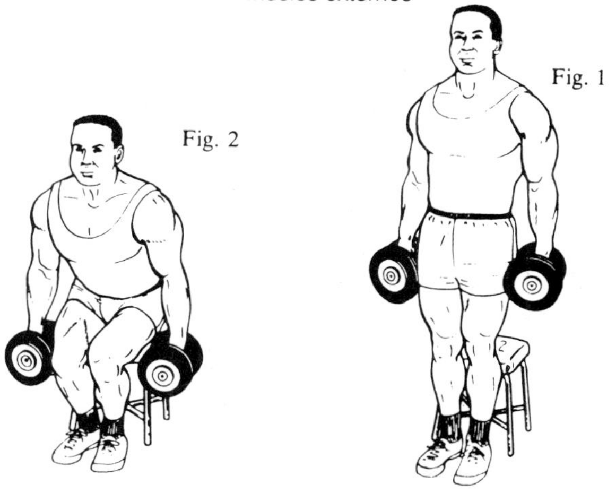

SENTADILLA EN BANCO CON MANCUERNAS, PIES FIRMES, POSTURA INTERMEDIA

Parte superior de los muslos

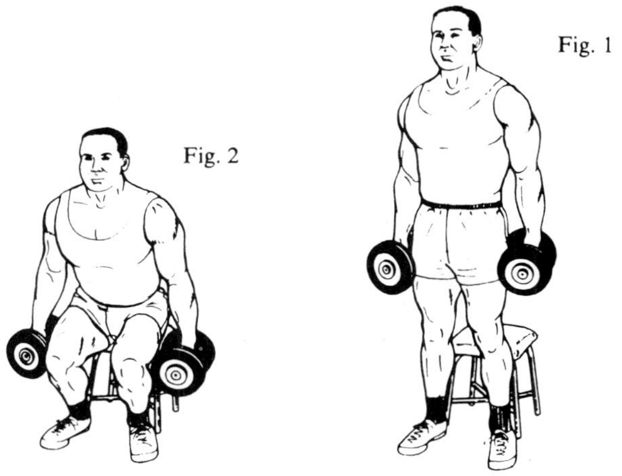

SENTADILLA CON MANCUERNAS, PIES FIRMES, POSTURA CERRADA

Muslos externos

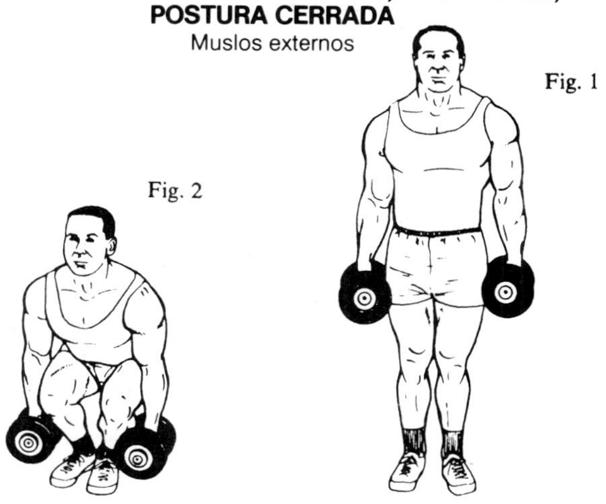

SENTADILLA CON MANCUERNAS, PIES FIRMES, POSTURA INTERMEDIA

Parte superior de los muslos

Fig. 1

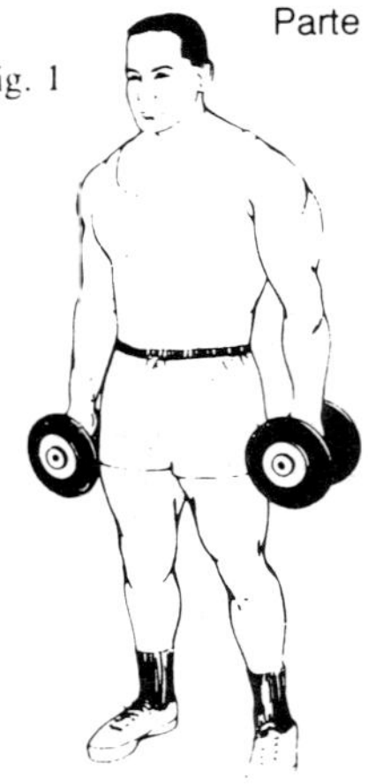

Fig. 2

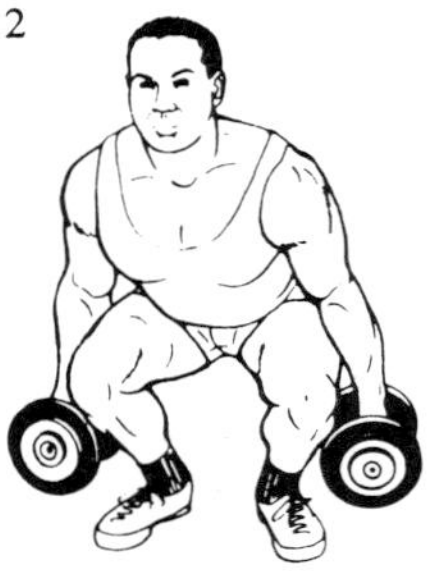

SENTADILLA CON MANCUERNAS SIN BLOQUEO, PIES FIRMES, POSTURA CERRADA

Muslos externos

Fig. 1

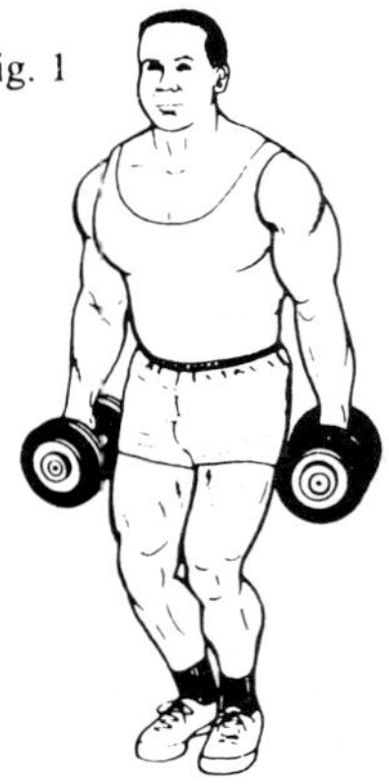

Fig. 2

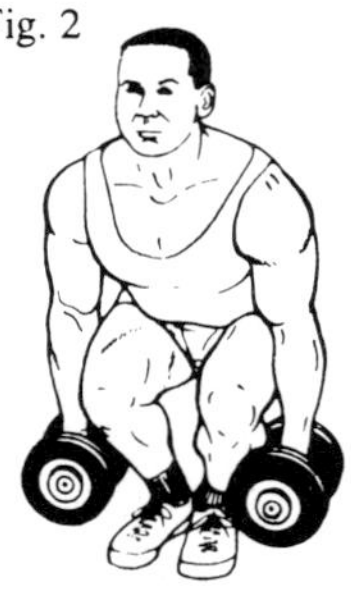

SENTADILLA CON MANCUERNAS SIN BLOQUEO, PIES FIRMES, POSTURA INTERMEDIA

Parte superior de los muslos

Fig. 1

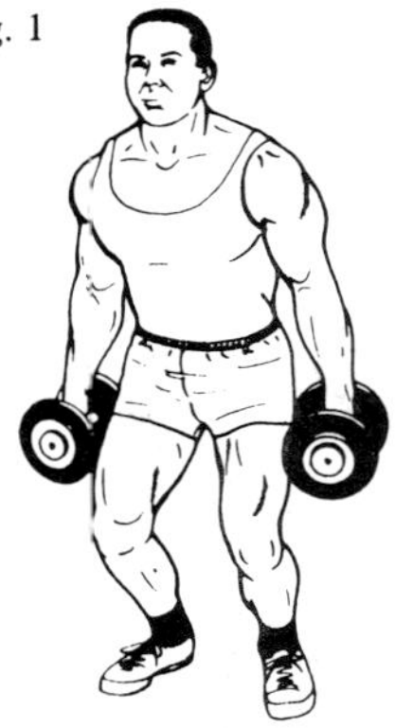

Fig. 2

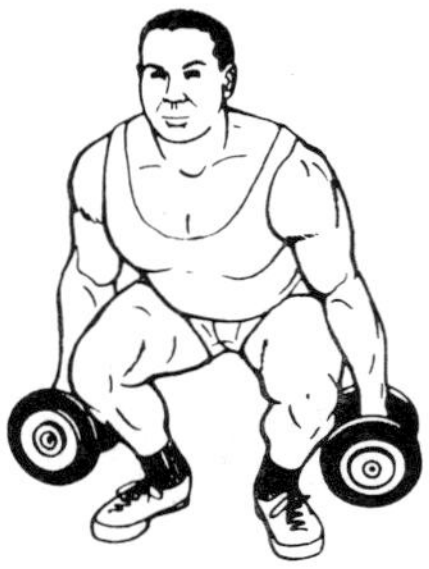

cuerpo, con las palmas hacia adentro. Mantener la cabeza levantada, la espalda recta y los pies firmemente plantados en el suelo, separados unos 16 cm. Inspirar y agacharse hasta que la parte superior de los muslos quede paralela al suelo. La cabeza debería permanecer levantada, la espalda recta y las rodillas juntas. Volver a la posición inicial y espirar.

■ Sentadilla con mancuernas, pies firmes, postura intermedia

Sostener una mancuerna en cada mano a la longitud de los brazos a los lados del cuerpo, con las palmas hacia adentro. Mantener la cabeza levantada, la espalda recta y los pies firmemente plantados en el suelo, separados unos 32 cm. Inspirar y agacharse hasta que la parte superior de los muslos quede paralela al suelo. La cabeza debería permanecer levantada, la espalda recta y las rodillas ligeramente abiertas hacia los lados. Volver a la posición inicial y espirar.

■ Sentadilla con mancuernas sin bloqueo, pies firmes, postura cerrada

Sostener una mancuerna en cada mano a la longitud de los brazos a los lados del cuerpo, con las palmas hacia adentro. Mantener la cabeza levantada, la espalda recta y los pies firmemente plantados en el suelo, separados unos 16 cm. Inspirar y agacharse hasta que la parte superior de los muslos quede paralela al suelo. La cabeza debería permanecer levantada, la espalda recta y las rodillas juntas. Al llegar al punto máximo, volver a la posición inicial y espirar, pero sin bloquear las piernas, o bien tomarse un breve descanso antes de comenzar la siguiente repetición. De inmediato, empezar nuevamente la sentadilla con mancuernas sin bloqueo, hasta completar el número de repeticiones indicado.

■ Sentadilla con mancuernas sin bloqueo, pies firmes, postura intermedia

Sostener una mancuerna en cada mano a la longitud de los brazos a los lados del cuerpo, con las palmas hacia adentro. Mantener la cabeza levantada, la espalda recta y los pies firmemente plantados en el suelo, separados unos 32 cm. Inspirar y agacharse hasta que la parte superior de los muslos quede paralela al suelo. La cabeza debería permanecer levantada, la espalda recta y las rodillas ligeramente abiertas hacia los lados. Al llegar al punto máximo, volver a la posición inicial y espirar, pero sin bloquear las piernas, o bien tomarse un breve descanso antes de comenzar la siguiente repetición. De inmediato, empezar nuevamente la sentadilla con mancuernas sin bloqueo, hasta completar el número de repeticiones indicado.

■ Sentadilla en blanco con mancuernas, talones elevados, postura cerrada

Colocarse detrás de un banco de unos 32 cm de altura, lo bastante cerca como para que los talones queden casi en el mismo nivel que el extremo más próximo del banco. Poner un trozo de madera de 2×4 en el lugar del suelo en que estarán los talones durante el ejercicio. Sostener una mancuerna en cada mano a la longitud de los brazos, a los lados del cuerpo, con las palmas hacia adentro. Mantener la cabeza levantada, la espalda recta y colocar los talones sobre la madera de 2×4, separados unos 16 cm. Inspirar y agacharse hasta que las nalgas toquen el banco. No aflojar la tensión en los muslos y sentarse en el banco. La cabeza debería permanecer levantada, la espalda recta y las rodillas juntas. Volver a la posición inicial y espirar.

■ Sentadilla en banco con mancuernas, talones elevados, postura intermedia

Colocarse detrás de un banco de unos 32 cm de altura, lo bastante cerca como para que los talones queden casi en el mismo nivel que el extremo más próximo del banco. Poner un trozo de madera de 2×4 en el lugar del suelo en que estarán los talones durante el ejercicio. Sostener una mancuerna en cada mano a la longitud de los brazos, a los lados del cuerpo, con las palmas hacia adentro. Mantener la cabeza levantada, la espalda recta y colocar los talones sobre la madera de 2×4, separados unos 32 cm. Inspirar y agacharse hasta que las nalgas toquen el banco. No aflojar la tensión en los muslos y sentarse en el banco. La cabeza debería permanecer levantada, la espalda recta y las rodillas ligeramente abiertas hacia los lados. Volver a la posición inicial y espirar.

▲ Sentadilla con mancuernas, talones elevados, postura cerrada

Sostener una mancuerna en cada mano a la longitud de los brazos, a los lados del cuerpo, con las palmas hacia adentro. Mantener la cabeza levantada, la espalda recta y los talones sobre una madera de de 2×4, separados unos 16 cm. Inspirar y agacharse hasta que la parte superior de los muslos quede paralela al suelo. La cabeza debería permanecer levantada, la espalda recta y las rodillas juntas. Volver a la posición inicial y espirar.

▲ Sentadilla con mancuernas, talones elevados, postura intermedia

Parte superior de los muslos

Sostener una mancuerna en cada mano a la longitud de los brazos, a los lados del cuerpo, con las palmas hacia adentro. Mantener la cabeza levantada, la espalda recta y los talones sobre una madera de 2×4, separados unos 32 cm. Inspirar y agacharse hasta que la parte superior de los muslos quede paralela al suelo. La cabeza debería permanecer levantada, la espalda recta y las rodillas ligeramente abiertas hacia los lados. Volver a la posición inicial y espirar.

SENTADILLA EN BANCO CON MANCUERNAS, TALONES ELEVADOS, POSTURA CERRADA

Muslos externos

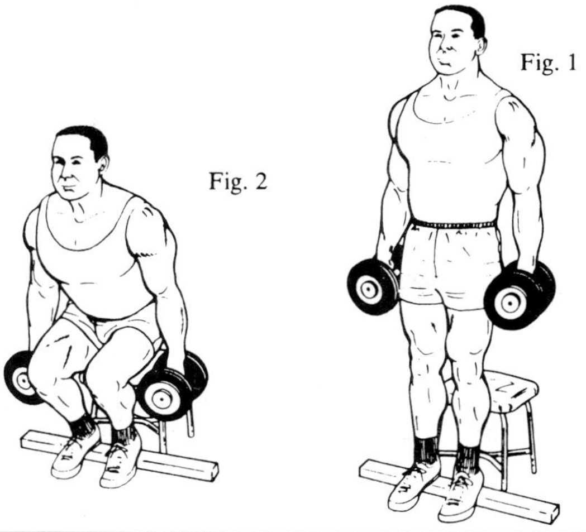

SENTADILLA EN BANCO CON MANCUERNAS, TALONES ELEVADOS, POSTURA INTERMEDIA

Parte superior de los muslos

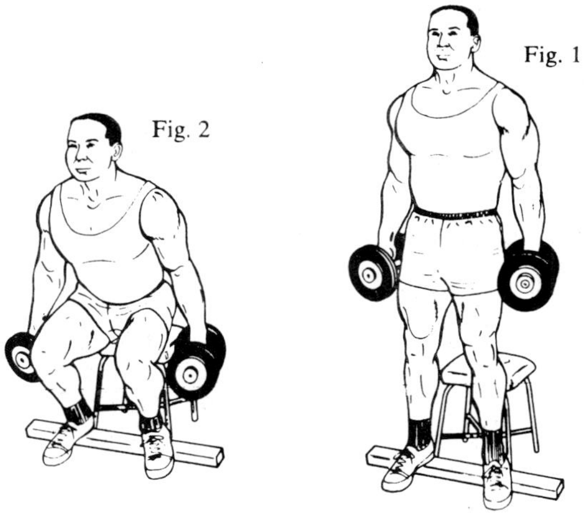

SENTADILLA CON MANCUERNAS, TALONES ELEVADOS, POSTURA CERRADA

Muslos externos

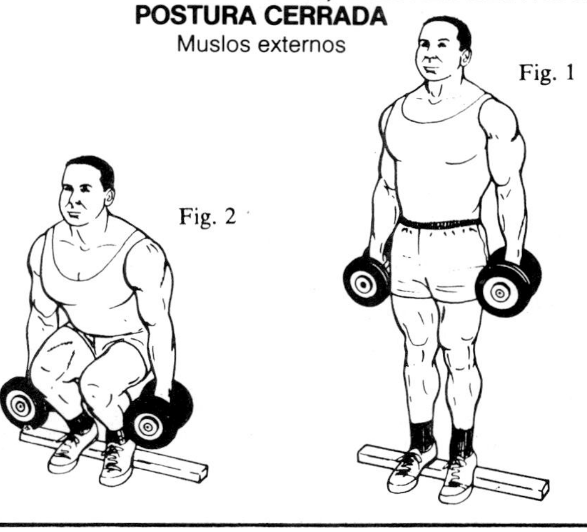

SENTADILLA CON MANCUERNAS SIN BLOQUEO, TALONES ELEVADOS, POSTURA CERRADA
Muslos externos

Fig. 1

Fig. 2

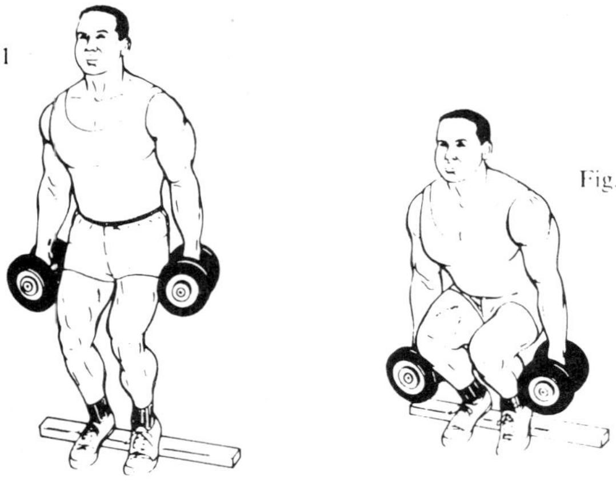

SENTADILLA CON MANCUERNAS SIN BLOQUEO, TALONES ELEVADOS, POSTURA INTERMEDIA
Parte superior de los muslos

Fig. 1

Fig. 2

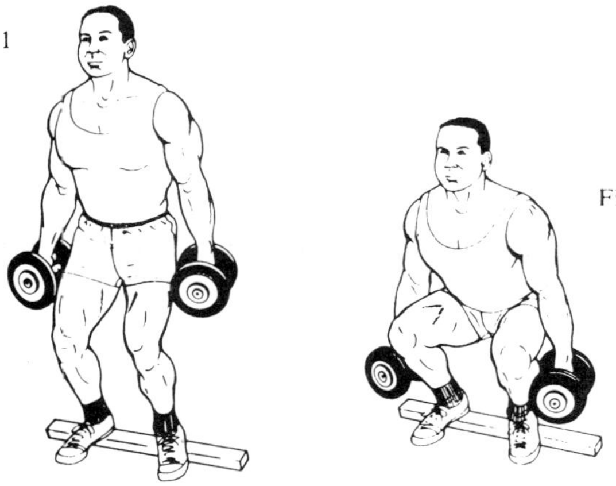

SENTADILLA CON MANCUERNAS, RESPIRANDO
Todo el cuerpo

Fig. 1

Fig. 2

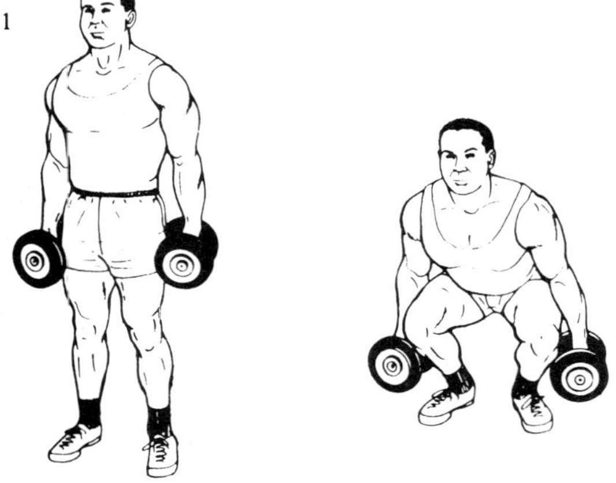

▲ Sentadilla con mancuernas sin bloqueo, talones elevados, postura cerrada

Sostener una mancuerna en cada mano a la longitud de los brazos, a los lados del cuerpo, con las palmas hacia adentro. Mantener la cabeza levantada, la espalda recta y los talones sobre una madera de 2x4, separados unos 16 cm. Inspirar y agacharse hasta que la parte superior de los muslos quede paralela al suelo. La cabeza debería permanecer levantada, la espalda recta y las rodillas juntas. Volver a la posición inicial y espirar. Al llegar al punto máximo, volver a la posición inicial y espirar, pero sin bloquear las piernas, o bien tomarse un breve descanso antes de comenzar la siguiente repetición. De inmediato, empezar nuevamente la sentadilla con mancuernas sin bloqueo, hasta completar el número de repeticiones indicado.

▲ Sentadilla con mancuernas sin bloqueo, talones elevados, postura intermedia

Sostener una mancuerna en cada mano a la longitud de los brazos, a los lados del cuerpo, con las palmas hacia adentro. Mantener la cabeza levantada, la espalda recta y los talones sobre una madera de 2x4, separados unos 32 cm. Inspirar y agacharse hasta que la parte superior de los muslos quede paralela al suelo. La cabeza debería permanecer levantada, la espalda recta y las rodillas ligeramente abiertas hacia los lados. Volver a la posición inicial y espirar. Al llegar al punto máximo, volver a la posición incial y espirar, pero sin bloquear las piernas, o bien tomarse un breve descanso antes de comenzar la siguiente repetición. De inmediato, empezar nuevamente la sentadilla con mancuernas sin bloqueo, hasta completar el número de repeticiones indicado.

▲ Sentadilla con mancuernas, respirando

Sostener una mancuerna en cada mano a la longitud de los brazos, a los lados del cuerpo, con las palmas hacia adentro como se muestra en la ilustración 1. La posición de sentadilla se muestra en su ángulo adecuado en la ilustración 2. Debería haber una pausa definida en las posiciones que se muestran. No realizar rebotes hacia arriba o hacia abajo, pero efectuar una pausa momentánea regular en los puntos máximo y mínimo del ejercicio. En este ejercicio debería prestarse especial atención a la respiración. Esta es la CLAVE para este ejercicio. Mantener el pecho alto y respirar profundamente. Utilizar un peso bastante liviano. Se permite ejecutar la sentadilla con los pies firmes en el suelo o con los talones elevados sobre una tabla. En las primeras cinco repeticiones, efectuar dos respiraciones completas antes de cada sentadilla, manteniendo la segunda respiración hasta volver a la posición inicial. En la segunda serie de cinco repeticiones, realizar tres respiraciones en cada repetición. En la tercera serie, efectuar cuatro respiraciones en cada repetición. Intentar hacer respiraciones completas y mantener el pecho levantado. Ejecutar la sentadilla mientras se mantiene la última respiración y espirar al volver a la posición inicial. No llevar las mancuernas hacia abajo hasta no haber completado las quince repeticiones. Después de ejecutar una serie de quince repeticiones, se habrán efectuado cuarenta y cinco respiraciones.

▲ Sentadilla con barra, respirando

Comenzar con una barra sobre los hombros como se muestra en la ilustración 1. La posición de sentadilla se muestra en su ángulo adecuado en la ilustración 2. Debería haber una pausa definida en las posiciones que se muestran. No realizar rebotes hacia arriba o hacia abajo, pero efectuar una pausa momentánea regular en los puntos máximo y mínimo del ejercicio. En este ejercicio debería prestarse especial atención a la respiración. Esta es la CLAVE para este ejercicio. Mantener el pecho alto e inspirar profundamente. Utilizar un peso bastante liviano. Se permite ejecutar la sentadilla con los pies firmes en el suelo o con los talones elevados sobre una tabla. En las primeras cinco repeticiones, efectuar dos respiraciones completas antes de cada sentadilla, manteniendo la segunda respiración hasta volver a la posición inicial. En la segunda serie de cinco repeticiones, realizar tres respiraciones en cada repetición. En la tercera serie, efectuar cuatro respiraciones en cada repetición. Intentar hacer respiraciones completas y mantener el pecho levantado. Ejecutar la sentadilla mientras se mantiene la última respiración y espirar al volver a la posición inicial. No quitarse la barra de los hombros hasta no haber completado las quince repeticiones. Después de ejecutar una serie de quince repeticiones, se habrán efectuado cuarenta y cinco respiraciones.

■ Sentadilla *Sissy*, postura cerrada

Colocar una correa de 48 cm casi a la altura del pecho alrededor de un trozo de tubo-caño que esté apartado de una pared. Mantener los pies separados unos 6 cm a cada lado del tubo. Sostener la correa con ambas manos e inclinarse hacia atrás hasta quedar a la longitud de los brazos, aguantando el cuerpo con los brazos extendidos y la correa. Inspirar y comenzar la sentadilla, de modo que se levante apoyándose en la punta de los pies y empujar avanzando las caderas y arquear la espalda adelantándola, agachándose con un movimiento semicircular hasta que los muslos queden paralelos al suelo y a cada lado del tubo. Mantener la

SENTADILLA CON BARRA, RESPIRANDO
Todo el cuerpo

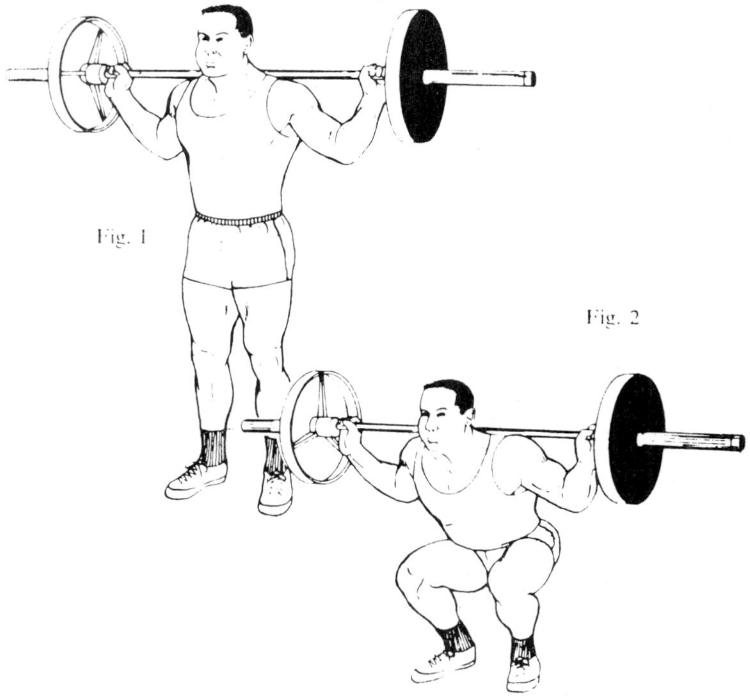

Fig. 1 Fig. 2

SENTADILLA *SISSY*, POSTURA CERRADA
Muslos externos

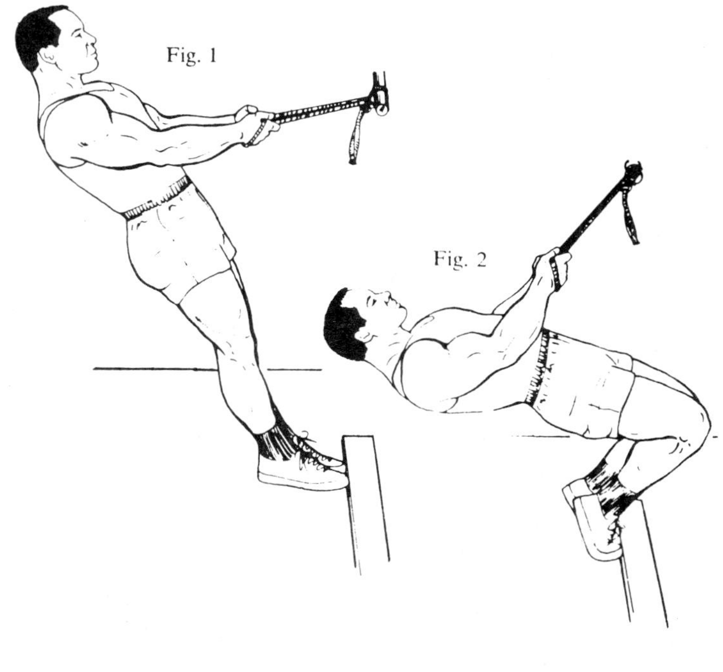

Fig. 1 Fig. 2

SENTADILLA *SISSY*, POSTURA ABIERTA
Muslos internos

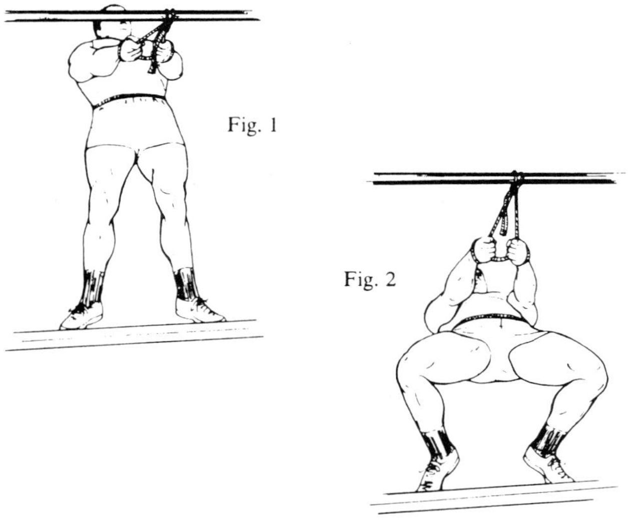

Fig. 1 Fig. 2

SENTADILLA CON SALTO, MANOS LIBRES
Muslos y pantorrillas

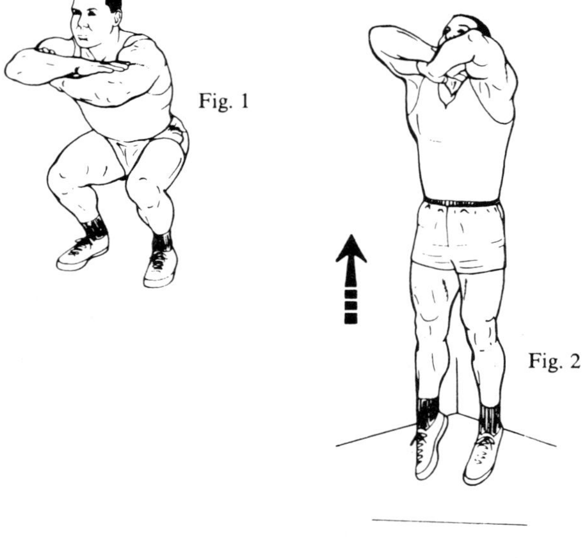

Fig. 1 Fig. 2

espalda en esta posición arqueada y las rodillas juntas. Volver a la posición inicial y espirar.

■ Sentadilla *Sissy*, postura intermedia

Parte superior de los muslos

Colocar una correa de 48 cm casi a la altura del pecho alrededor de un trozo de tubo-caño que esté apartado de una pared. Mantener los pies separados unos 6 cm a cada lado del tubo. Sostener la correa con ambas manos e inclinarse hacia atrás hasta quedar a la longitud de los brazos, aguantando el cuerpo con los brazos extendidos y la correa. Inspirar y comenzar la sentadilla, de modo que se levante apoyándose en la punta de los pies y empujar avanzando las caderas y arquear la espalda adelantándola, agachándose con un movimiento semicircular hasta que los muslos queden paralelos al suelo y a cada lado del tubo. Mantener la espalda en esta posición arqueada y las rodillas ligeramente abiertas hacia los lados. Volver a la posición inicial y espirar.

■ Sentadilla *Sissy*, postura abierta

Colocar una correa de 48 cm casi a la altura del pecho alrededor de un trozo de tubo-caño que esté apartado de una pared. Mantener los pies separados unos 6 cm a cada lado del tubo. Sostener la correa con ambas manos e inclinarse hacia atrás hasta quedar a la longitud de los brazos, aguantando el cuerpo con los brazos extendidos y la correa. Inspirar y comenzar la sentadilla, de modo que se levante apoyándose en la punta de los pies y empujar avanzando las caderas y arquear la espalda adelantándola, agachándose con un movimiento semicircular hasta que los muslos queden paralelos al suelo y a cada lado del tubo. Mantener la espalda en esta posición arqueada y las rodillas apuntando hacia afuera. Volver a la posición inicial y espirar.

▲ Sentadilla con salto, manos libres

De pie, erguido, con los brazos cruzados sobre el pecho. Mantener la cabeza levantada, la espalda recta y los pies firmemente plantados sobre el suelo, separados unos 32 cm. Inspirar y agacharse hasta que la parte superior de los muslos quede paralela o debajo de la línea paralela al suelo. La cabeza debería permanecer levantada, la espalda recta y las rodillas ligeramente abiertas hacia los lados. Ahora, empujarse directamente hacia arriba en el aire tanto como sea posible, utilizando los muslos como un par de resortes. Espirar al llegar a la posición más alta. No descansar, y de inmediato inspirar y bajar nuevamente hasta que la parte superior de los muslos esté paralela, o debajo de la línea paralela, al suelo y volver a saltar directamente hacia arriba, yendo de una repetición a otra, hasta completar el número indicado.

■ Sentadilla con mancuerna y salto
Muslos y pantorrillas

Sostener una mancuerna en cada mano a la longitud de los brazos a los lados del cuerpo, con las palmas hacia adentro. Mantener la cabeza levantada, la espalda recta y los pies firmemente plantados sobre el suelo, separados unos 32 cm. Inspirar y agacharse hasta que la parte superior de los muslos quede paralela o debajo de la línea paralela al suelo. La cabeza debería permanecer levantada, la espalda recta y las rodillas ligeramente abiertas hacia los lados. Ahora, empujarse directamente hacia arriba en el aire tanto como sea posible, utilizando los muslos como un par de resortes. Espirar al llegar a la posición más alta, No descansar, y de inmediato inspirar y bajar nuevamente hasta que la parte superior de los muslos esté paralela, o debajo de la línea paralela, al suelo y volver a saltar directamente hacia arriba, yendo de una repetición a otra, hasta completar el número indicado.

■ Sentadilla con barra y salto

Colocar una barra sobre la parte superior de la espalda. Ayudar a estabilizar la barra con el asimiento que resulte más cómodo. Mantener la cabeza levantada, la espalda recta y los pies firmemente plantados sobre el suelo, separados unos 32 cm. Inspirar y agacharse hasta que la parte superior de los muslos quede paralela o debajo de la línea paralela al suelo. La cabeza debería permanecer levantada, la espalda recta y las rodillas ligeramente abiertas hacia los lados. Ahora, empujarse directamente hacia arriba en el aire tanto como sea posible, utilizando los muslos como un par de resortes. Espirar al llegar a la posición más alta. No descansar, y de inmediato inspirar y bajar nuevamente hasta que la parte superior de los muslos esté paralela, o debajo de la línea paralela, al suelo y volver a saltar directamente hacia arriba, yendo de una repetición a otra, hasta completar el número indicado.

■ Sentadilla con mancuerna y una pierna fuera del banco

Colocar el extremo de un banco contra un tubo. Situarse de pie sobre el banco, apartándose del mismo casi a la longitud del brazo. Sostener una mancuerna con la mano izquierda a la longitud del brazo, palma hacia adentro. Coger el tubo con la mano derecha, casi a la altura del pecho. Dar un paso hacia el lado izquierdo del banco, de modo que la pierna izquierda quede colgando vertical en el aire. Inspirar y agacharse sobre la pierna derecha hasta que la parte superior del muslo derecho quede paralela al suelo, y la pierna izquierda esté colgando directamente hacia abajo. Mantener la espalda recta y la cabeza levantada. Volver a la posición inicial y espirar. Realizar el número indicado de re-

SENTADILLA CON BARRA Y SALTO
Muslos y pantorrillas

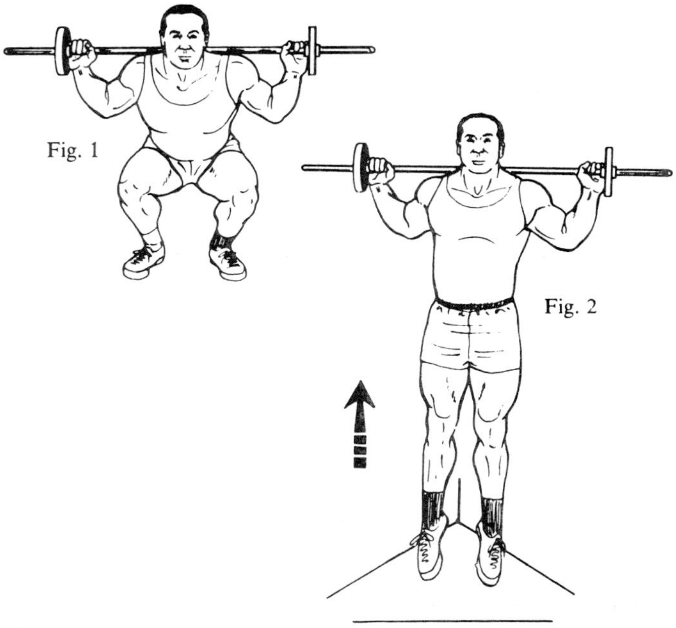

SENTADILLA CON MANCUERNA Y UNA PIERNA FUERA DEL BANCO
Parte superior de los muslos

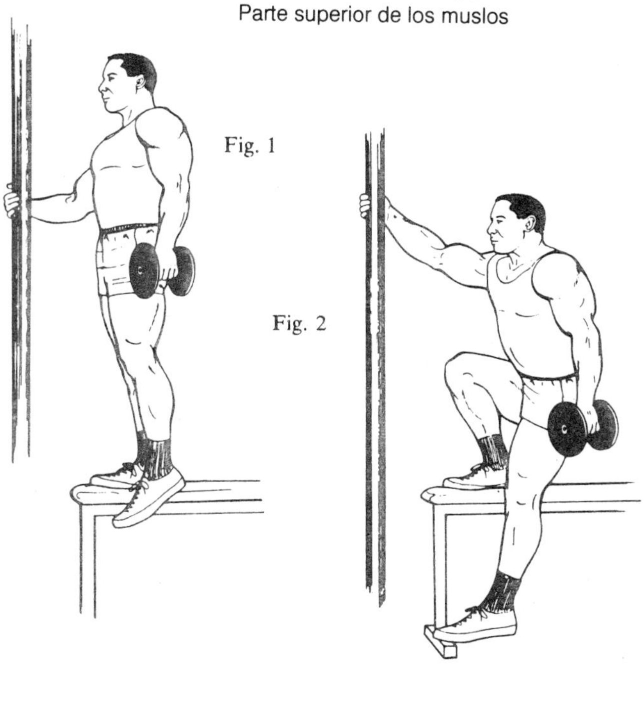

LEVANTAMIENTO *JEFFERSON*

Muslos internos

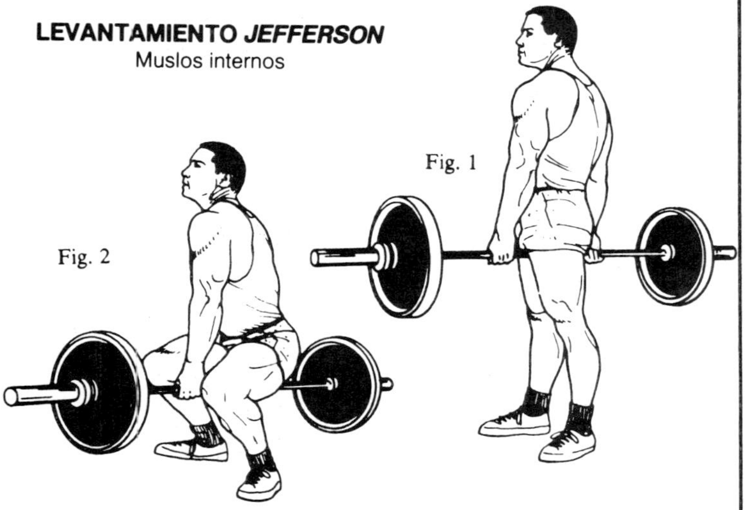

***PRESS* DE PIERNA EN COJINETES INFERIORES DE MÁQUINA TIPO UNIVERSAL, POSTURA CERRADA**

Muslos externos

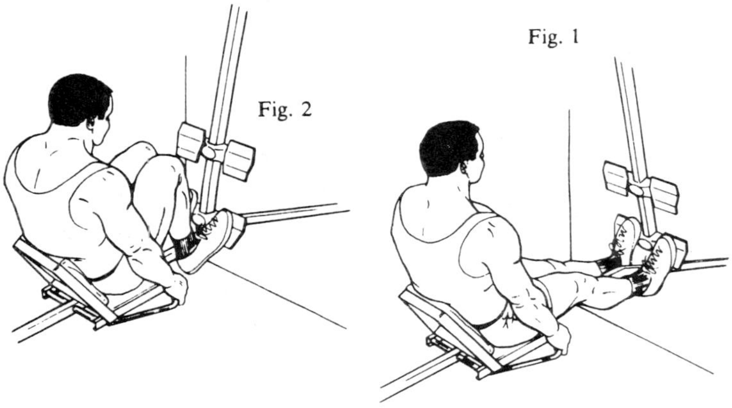

***PRESS* DE PIERNA EN COJINETE INFERIOR DE MÁQUINA TIPO UNIVERSAL, POSTURA INTERMEDIA**

Parte superior de los muslos

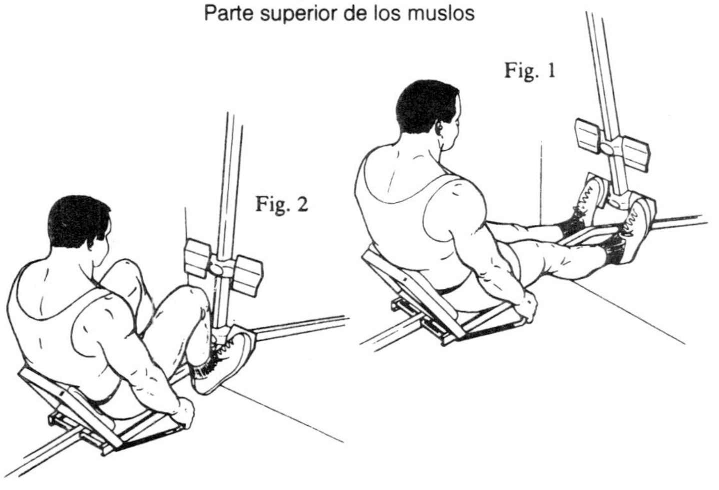

peticiones sobre el lado derecho y luego cambiar posiciones, repitiendo el mismo número de repeticiones sobre el lado izquierdo.

■ Sentadilla con manos libres y una pierna fuera del banco

Parte superior de los muslos

Colocar el extremo de un banco contra un tubo. Colocarse de pie sobre el banco, apartándose del tubo casi a la longitud del brazo. Coger el tubo con la mano derecha casi a la altura del pecho. Dar un paso hacia el lado izquierdo del banco, de modo que la pierna izquierda quede colgando vertical en el aire. Inspirar y agacharse sobre la pierna derecha hasta que la parte superior del muslo quede paralela al suelo, y la pierna izquierda esté colgando directamente hacia abajo. Mantener la espalda recta y la cabeza levantada. Volver a la posición inicial y espirar. Realizar el número indicado de repeticiones sobre el lado derecho y luego cambiar posiciones hacia el lado izquierdo, efectuando el mismo número de repeticiones.

▲ Levantamiento *Jefferson*

Colocar una barra en el suelo. Colocarse a horcajadas sobre la barra, inclinarse hacia abajo y coger la parte delantera de la barra con la mano derecha, palmas hacia abajo. Coger la parte trasera de la barra con la mano izquierda, palmas hacia abajo. Asegurarse de que el asimiento sea casi al mismo nivel de la barra. Ejecutar la sentadilla hasta que la parte superior de los muslos quede paralela al suelo, manteniendo los pies firmemente plantados en el suelo y separados unos 48 cm. Mantener la espalda casi vertical al suelo y la cabeza levantada. Inspirar y llevar la barra hacia arriba, hasta que las piernas estén rectas y las rodillas rígidas. Mantener la barra colgando a la longitud de los brazos y los codos rígidos. Realizar el levantamiento con los muslos y la parte inferior de la espalda. Volver a la posición inicial y espirar.

▲ *Press* de pierna en cojinetes inferiores de máquina tipo Universal, postura cerrada

Antes de comenzar el ejercicio, adaptar el asiento de la máquina, de modo que la parte superior de los muslos esté casi vertical al suelo en la posición contraída. Ahora, sentarse en la silla con la espalda contra el respaldo y sujetarse a las palancas que se hallan debajo de las nalgas. Colocar los pies sobre los cojinetes inferiores y llevar el peso hacia afuera, hasta que los muslos estén rectos y las rodillas rígidas. Inspirar y llevar el peso hacia abajo, hasta que casi toque las placas restantes. Mantener las rodillas juntas. Llevar nuevamente el peso hacia afuera hasta que las piernas estén rectas y espirar.

▲ *Press* de pierna en cojinete inferior de máquina tipo Universal, postura intermedia

Antes de comenzar el ejercicio, adaptar el asiento de la máquina de modo que la parte superior de los muslos esté casi vertical al suelo en la posición contraída. Ahora, sentarse en la silla con la espalda contra el respaldo y sujetarse a las palancas que se hallan debajo de las nalgas. Colocar los pies sobre los cojinetes inferiores y llevar el peso hacia afuera, hasta que los muslos estén rectos y las rodillas rígidas. Inspirar y llevar el peso hacia abajo, hasta que casi toque las placas restantes. Mantener las rodillas ligeramente abiertas hacia los lados. Llevar nuevamente el peso hacia afuera hasta que las piernas estén rectas y espirar.

▲ *Press* de piernas en cojinete inferior de máquina tipo Universal, postura abierta

Antes de comenzar el ejercicio, adaptar el asiento de la máquina, de modo que la parte superior de los muslos esté casi vertical al suelo en la posición contraída. Ahora, sentarse en la silla con la espalda contra el respaldo y sujetarse a las palancas que se hallan debajo de las nalgas. Colocar los pies sobre los cojinetes inferiores y llevar el peso hacia afuera, hasta que los muslos estén rectos y las rodillas rígidas. Inspirar y llevar el peso hacia abajo, hasta que casi toque las placas restantes. Mantener las rodillas apuntando hacia afuera. Llevar nuevamente el peso hacia afuera hasta que las piernas estén rectas y espirar.

▲ *Press* de piernas en cojinete superior de máquina tipo Universal, postura cerrada

Antes de comenzar el ejercicio, adaptar el asiento de la máquina, de modo que la parte superior de los muslos esté casi vertical al suelo en la posición contraída. Ahora, sentarse en la silla con la espalda contra el respaldo y sujetarse a las palancas que se hallan debajo de las nalgas. Colocar los pies sobre los cojinetes superiores y llevar el peso hacia afuera, hasta que los muslos estén rectos y las rodillas rígidas. Inspirar y llevar el peso hacia abajo, hasta que casi toque las placas restantes. Mantener las rodillas juntas. Llevar nuevamente el peso hacia afuera hasta que las piernas estén rectas y espirar.

▲ *Press* de piernas en cojinete superior de máquina tipo Universal, postura intermedia

Antes de comenzar el ejercicio, adaptar el asiento de la máquina, de modo que la parte superior de los muslos esté casi vertical al suelo en la posición contraída. Ahora, sentarse en la silla con la espalda contra el respaldo y sujetarse a las palancas que se hallan debajo de las nalgas. Colocar los pies sobre los cojinetes superiores

PRESS DE PIERNAS EN COJINETE INFERIOR DE MÁQUINA TIPO UNIVERSAL, POSTURA ABIERTA

Muslos internos

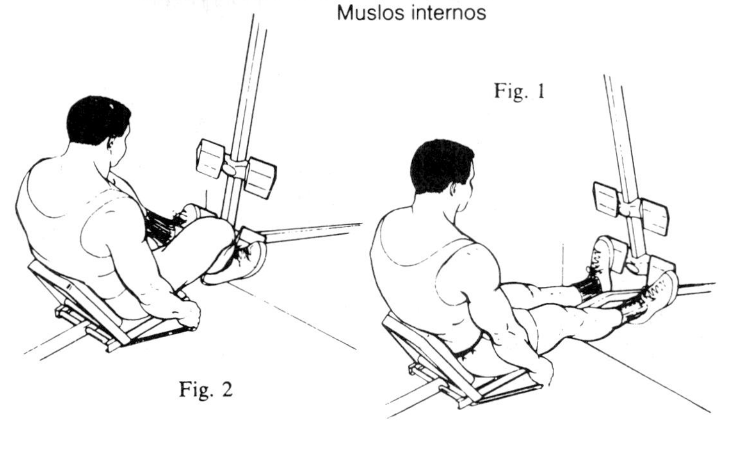

PRESS DE PIERNAS EN COJINETE SUPERIOR DE MÁQUINA UNIVERSAL, POSTURA CERRADA

Muslos externos

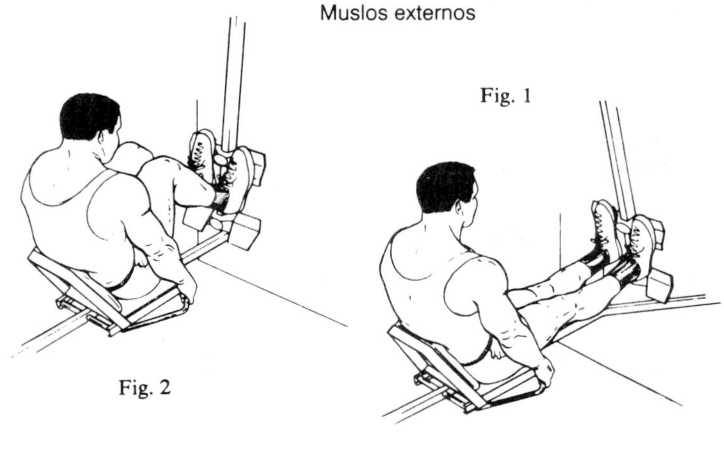

PRESS DE PIERNAS EN COJINETE SUPERIOR DE MÁQUINA TIPO UNIVERSAL, POSTURA INTERMEDIA

Parte superior de los muslos

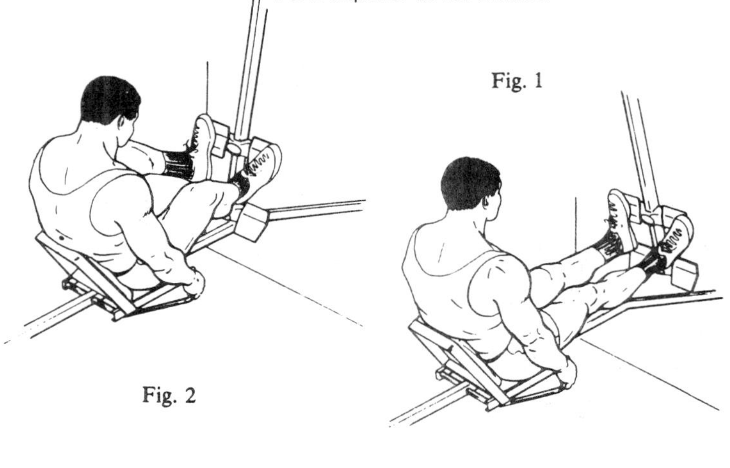

PRESS DE PIERNAS EN COJINETE INFERIOR DE MÁQUINA TRINEO, POSTURA CERRADA
Muslos externos

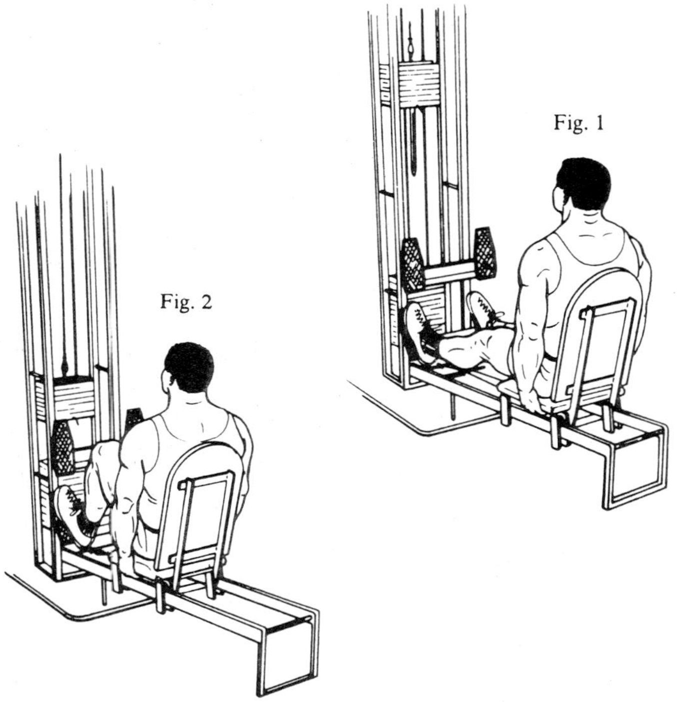

PRESS DE PIERNAS EN COJINETE INFERIOR DE MÁQUINA TRINEO, POSTURA ABIERTA
Muslos internos

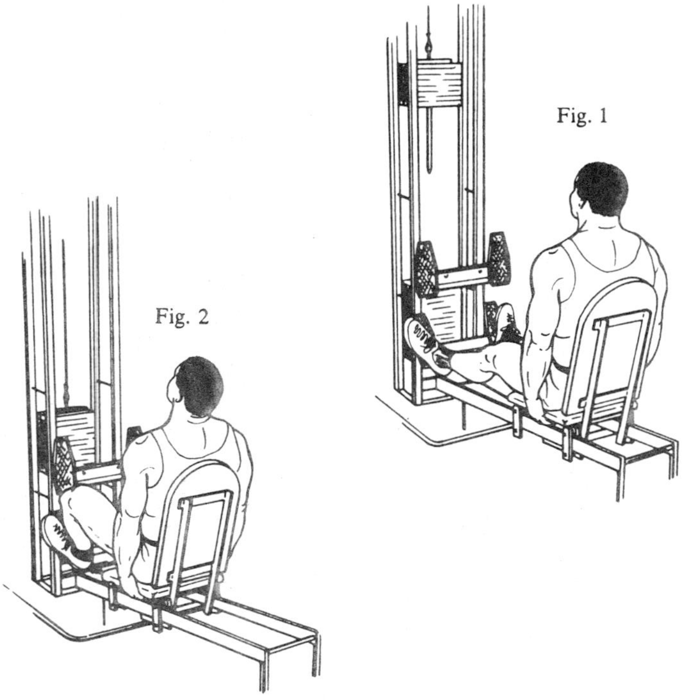

y llevar el peso hacia afuera, hasta que los muslos estén rectos y las rodillas rígidas. Inspirar y llevar el peso hacia abajo, hasta que casi toque las placas restantes. Mantener las rodillas ligeramente abiertas hacia los lados. Llevar nuevamente el peso hacia afuera hasta que las piernas estén rectas y espirar.

▲ *Press* de piernas en cojinete superior de máquina tipo Universal, postura abierta
Muslos internos

Antes de comenzar el ejercicio, adaptar el asiento de la máquina, de modo que la parte superior de los muslos esté casi vertical al suelo en la posición contraída. Ahora, sentarse en la silla con la espalda contra el respaldo y sujetarse a las palancas que se hallan debajo de las nalgas. Colocar los pies sobre los cojinetes superiores y llevar el peso hacia afuera, hasta que los muslos estén rectos y las rodillas rígidas. Inspirar y llevar el peso hacia abajo, hasta que casi toque las placas restantes. Mantener las rodillas apuntando hacia afuera. Llevar nuevamente el peso hacia afuera hasta que las piernas estén rectas y espirar.

▲ *Press* de piernas en cojinete inferior de máquina trineo, postura cerrada

Sentarse en la silla con respaldo y sujetarse a los lados del asiento debajo de las nalgas. Colocar los pies sobre los cojinetes inferiores y llevar el peso hacia afuera, mientras se desplaza el asiento hacia atrás hasta que las piernas estén rectas y las rodillas rígidas. Inspirar y flexionar las piernas llevándolas hacia la parte superior del cuerpo hasta que el *stack* casi toque las placas restantes y la parte superior de los muslos esté contra el torso. Mantener las rodillas juntas. Volver a llevar el *stack* hacia afuera hasta que las piernas estén rectas y espirar.

▲ *Press* de piernas en cojinete inferior de máquina trineo, postura intermedia
Parte superior de los muslos

Sentarse en la silla con respaldo y sujetarse a los lados del asiento debajo de las nalgas. Colocar los pies sobre los cojinetes inferiores y llevar el peso hacia afuera, mientras se desplaza el asiento hacia atrás hasta que las piernas estén rectas y las rodillas rígidas. Inspirar y flexionar las piernas, llevándolas hacia la parte superior del cuerpo hasta que el *stack* casi toque las placas restantes y la parte superior de los muslos esté contra el torso. Mantener las rodillas ligeramente abiertas hacia los lados. Volver a llevar el *stack* hacia afuera hasta que las piernas estén rectas y espirar.

▲ *Press* de piernas en cojinete inferior de máquina trineo, postura abierta

Sentarse en la silla con respaldo y sujetarse a los lados del asiento debajo de las nalgas. Colocar los pies sobre los cojinetes inferiores y llevar el peso hacia afuera, mientras se desplaza el asiento hacia atrás hasta que las piernas estén rectas y las rodillas rígidas. Inspirar y flexionar las piernas, llevándolas hacia la parte superior del cuerpo hasta que el *stack* casi toque las placas restantes y la parte superior de los muslos esté contra el torso. Mantener las rodillas apuntando hacia afuera. Volver a llevar el *stack* hacia afuera hasta que las piernas estén rectas y espirar.

▲ *Press* de piernas en cojinete superior de máquina trineo, postura cerrada

Sentarse en la silla con respaldo y sujetarse a los lados del asiento debajo de las nalgas. Colocar los pies sobre los cojinetes superiores y llevar el peso hacia afuera, mientras se desplaza el asiento hacia atrás hasta que las piernas estén rectas y las rodillas rígidas. Inspirar y flexionar las piernas, llevándolas hacia la parte superior del cuerpo hasta que el *stack* casi toque las placas restantes y la parte superior de los muslos esté contra el torso. Mantener las rodillas juntas. Volver a llevar el *stack* hacia afuera hasta que las piernas estén rectas y espirar.

▲ *Press* de piernas en cojinete superior de máquina trineo, postura intermedia

Parte superior de los muslos

Sentarse en la silla con respaldo y sujetarse a los lados del asiento debajo de las nalgas. Colocar los pies sobre los cojinetes superiores y llevar el peso hacia afuera, mientras se desplaza el asiento hacia atrás hasta que las piernas estén rectas y las rodillas rígidas. Inspirar y flexionar las piernas, llevándolas hacia la parte superior del cuerpo hasta que el *stack* casi toque las placas restantes y la parte superior de los muslos esté contra el torso. Mantener las rodillas ligeramente abiertas hacia los lados. Volver a llevar el *stack* hacia afuera hasta que las piernas estén rectas y espirar.

▲ *Press* de piernas en cojinete superior de máquina trineo, postura abierta

Sentarse en la silla con respaldo y sujetarse a los lados del asiento debajo de las nalgas. Colocar los pies sobre los cojinetes superiores y llevar el peso hacia afuera, mientras se desplaza el asiento hacia atrás hasta que las piernas estén rectas y las rodillas rígidas. Inspirar y flexionar las piernas, llevándolas hacia la parte superior del cuerpo hasta que el *stack* casi toque las placas restantes y la parte superior de los muslos esté contra el torso. Mantener las rodillas apuntando hacia afuera. Volver a llevar el *stack* hacia afuera hasta que las piernas estén rectas y espirar.

PRESS DE PIERNAS EN COJINETE SUPERIOR DE MÁQUINA TRINEO, POSTURA CERRADA

Muslos externos

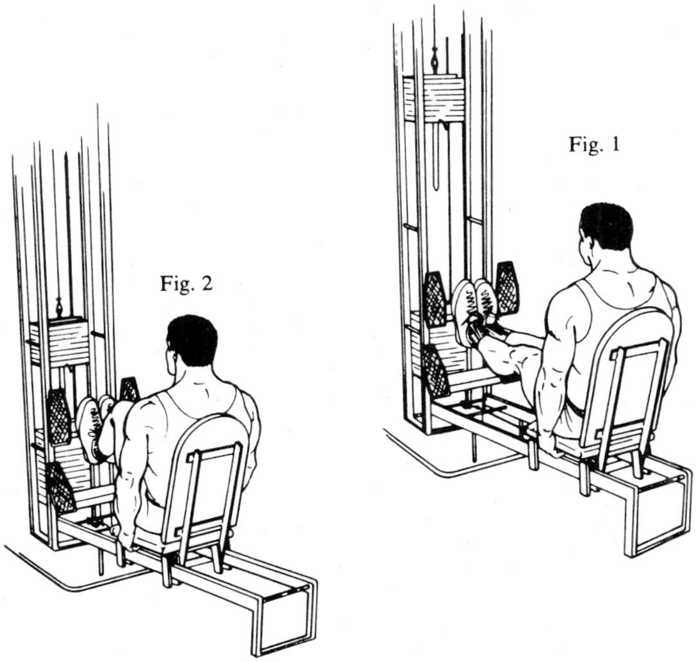

PRESS DE PIERNAS EN COJINETE SUPERIOR DE MÁQUINA TRINEO, POSTURA ABIERTA

Muslos internos

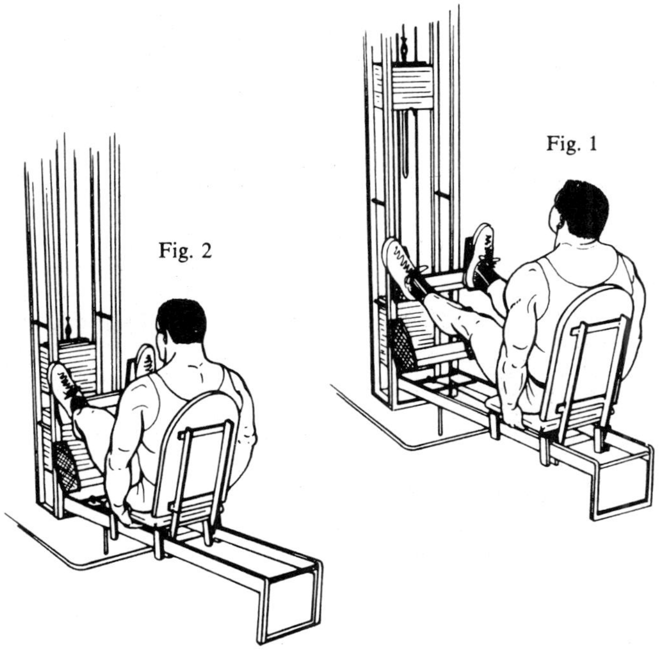

PRESS DE PIERNAS EN BANCO MEDIA LUNA DE MÁQUINA DE PRESS DE PIERNAS, POSTURA INTERMEDIA
Parte superior de los muslos

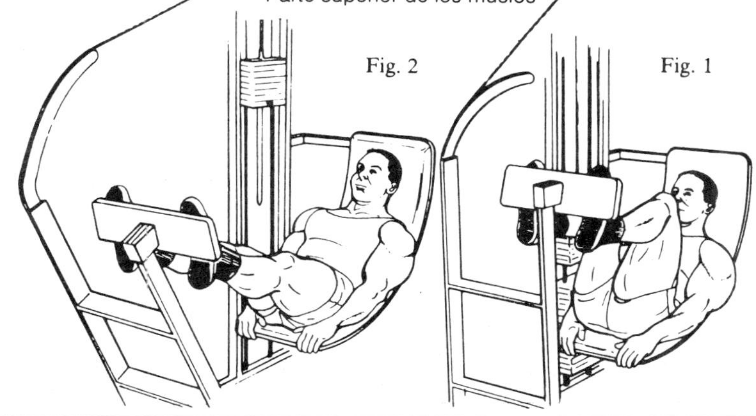

PRESS DE PIERNAS EN MÁQUINA DE PIERNAS TIPO PARED, POSTURA CERRADA
Muslos externos

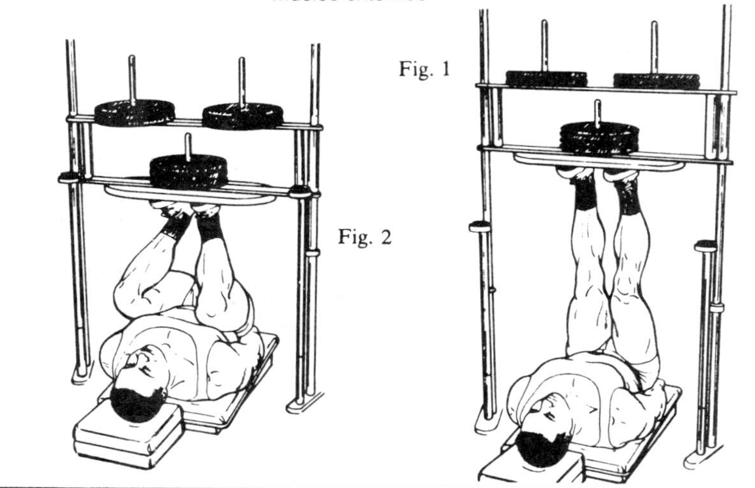

PRESS DE PIERNAS EN MÁQUINA DE PRESS DE PIERNA TIPO PARED, POSTURA INTERMEDIA
Parte superior de los muslos

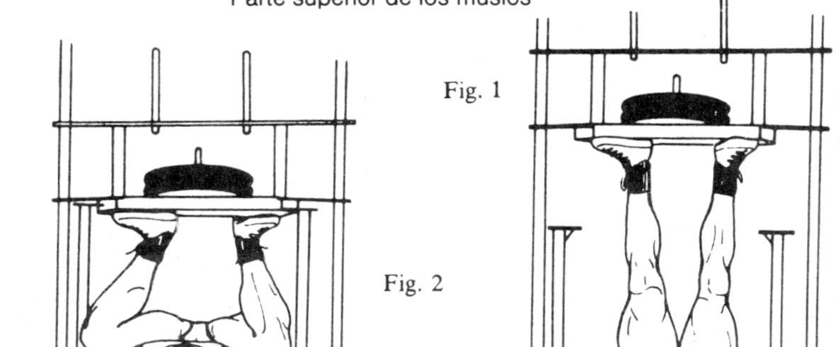

▲ *Press* de piernas en Banco Media Luna de máquina de *press* de piernas, postura cerrada

Muslos externos

Sentarse en el Banco Media Luna de una máquina de *press* de piernas y desplazar las nalgas hasta la parte delantera del banco. Colocar las manos debajo de las nalgas y sujetarse al extremo del banco. Colocar los pies firmemente sobre los cojinetes, separados unos 12 cm. Inspirar y llevar el peso hacia arriba, hasta que las piernas estén rectas y las rodillas rígidas. Mantener las rodillas hacia adentro durante el ejercicio. Volver a la posición inicial y respirar.

▲ *Press* de piernas en Banco Media Luna de máquina de *press* de piernas, postura intermedia

Sentarse en el Banco Media Luna de una máquina de *press* de piernas y deslizar las nalgas hasta la parte delantera del banco. Colocar las manos debajo de las nalgas y sujetarse al extremo del banco. Colocar los pies firmemente sobre los cojinetes, separados unos 24 cm. Inspirar y llevar el peso hacia arriba, hasta que las piernas estén rectas y las rodillas rígidas. Mantener las rodillas ligeramente abiertas hacia los lados durante el ejercicio. Volver a la posición inicial y respirar.

▲ *Press* de piernas en Banco Media Luna de máquina de *press* de piernas, postura abierta

Muslos internos

Sentarse en el Banco Media Luna de una máquina de *press* de piernas y deslizar las nalgas hasta la parte delantera del banco. Colocar las manos debajo de las nalgas y sujetarse al extremo del banco. Colocar los pies firmemente sobre los cojinetes, separados unos 32 cm. Inspirar y llevar el peso hacia arriba, hasta que las piernas estén rectas y las rodillas rígidas. Mantener las rodillas apuntando hacia afuera durante el ejercicio. Volver a la posición inicial y respirar.

▲ *Press* de piernas en máquina de *press* de pierna tipo pared, postura cerrada

Tumbarse sobre la almohadilla de soporte en posición supina debajo de una máquina de *press* de pierna tipo pared. Colocar el cuerpo hacia atrás o hacia adelante debajo de la máquina, hasta que las caderas queden directamente bajo el apoya-pies de la máquina. Colocar los pies sobre el apoya-pies, separados unos 12 cm, y mantenerlos firmemente plantados sobre la almohadilla. Llevar el peso hacia arriba hasta que las piernas estén rectas y las rodillas rígidas. Quitar los topes de seguridad con ambas manos y luego colocar las manos debajo de las nalgas, palmas hacia abajo. Inspirar y flexionar las piernas para bajar el peso, hasta que la parte superior de los muslos esté tocando el torso. Mantener las rodillas juntas. Mantener las caderas hacia abajo y no provocar movimiento de rotación con la parte inferior de la espalda. Volver a la posición inicial y espirar.

▲ *Press* de piernas en máquina de *press* de pierna tipo pared, postura intermedia

Tumbarse sobre la almohadilla de soporte en posición supina debajo de una máquina de *press* de pierna tipo pared. Colocar el cuerpo hacia atrás o hacia adelante debajo de la máquina, hasta que las caderas queden directamente bajo el apoya-pies de la máquina. Colocar los pies sobre el apoya-pies, separados unos 24 cm, y mantenerlos firmemente plantados sobre la almohadilla. Llevar el peso hacia arriba hasta que las piernas estén rectas y las rodillas rígidas. Quitar los topes de seguridad con ambas manos y luego colocar las manos debajo de las nalgas, palmas hacia abajo. Inspirar y flexionar las piernas para bajar el peso, hasta que la parte superior de los muslos esté tocando los lados del torso. Mantener las rodillas ligeramente abiertas hacia los lados. Mantener las caderas hacia abajo y no provocar movimiento de rotación con la parte inferior de la espalda. Volver a la posición inicial y espirar.

▲ *Press* de piernas en máquina de *press* de pierna tipo pared, postura abierta

Tumbarse sobre la almohadilla de soporte en posición supina debajo de una máquina de *press* de pierna tipo pared. Colocar el cuerpo hacia atrás o hacia adelante debajo de la máquina, hasta que las caderas queden directamente bajo el apoya-pies de la máquina. Colocar los pies sobre el apoya-pies, separados unos 32 cm, y mantenerlos firmemente plantados sobre la almohadilla. Llevar el peso hacia arriba hasta que las piernas estén rectas y las rodillas rígidas. Quitar los topes de seguridad con ambas manos y luego colocar las manos debajo de las nalgas, palmas hacia abajo. Inspirar y flexionar las piernas para bajar el peso, hasta que la parte superior de los muslos quede alejada de los lados del torso. Mantener las rodillas apuntando hacia afuera. Mantener las caderas hacia abajo y no provocar movimiento de rotación con la parte inferior de la espalda. Volver a la posición inicial y espirar.

▲ Sentadilla a medias en máquina de empuje, postura cerrada

Inclinarse hacia adelante en la máquina y colocar los hombros sobre las almohadillas. Plantar los pies sobre la plataforma inclinada y permanecer erguido, con la cabeza levantada, la espalda recta y los pies separados unos 12 cm. Quitar los topes de seguridad con ambas manos y utilizarlos como soportes de las manos durante el ejercicio. Inspirar y agacharse hasta que la

PRESS DE PIERNAS EN MÁQUINA DE _PRESS_ DE PIERNA TIPO PARED, POSTURA ABIERTA

Muslos internos

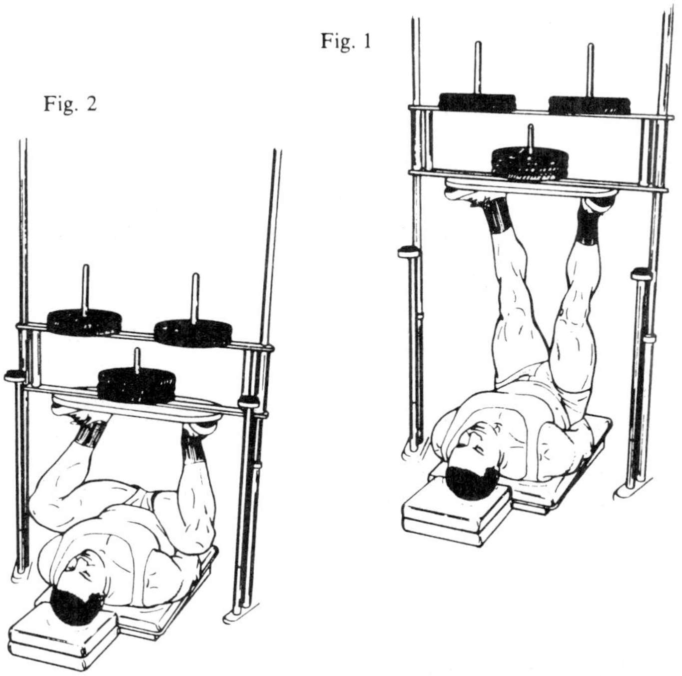

SENTADILLA A MEDIAS EN MÁQUINA DE EMPUJE, POSTURA CERRADA

Muslos internos

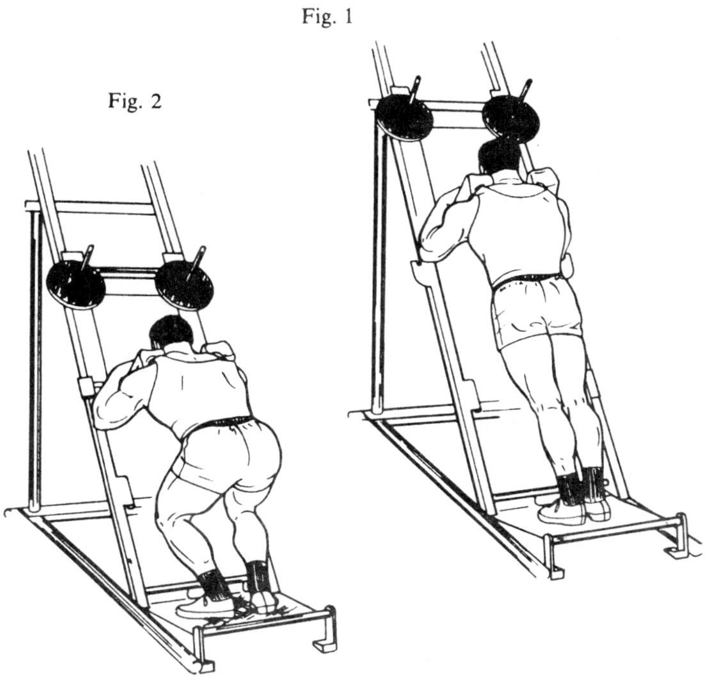

SENTADILLA A MEDIO CAMINO EN MÁQUINA DE EMPUJE, POSTURA ABIERTA

Muslos internos

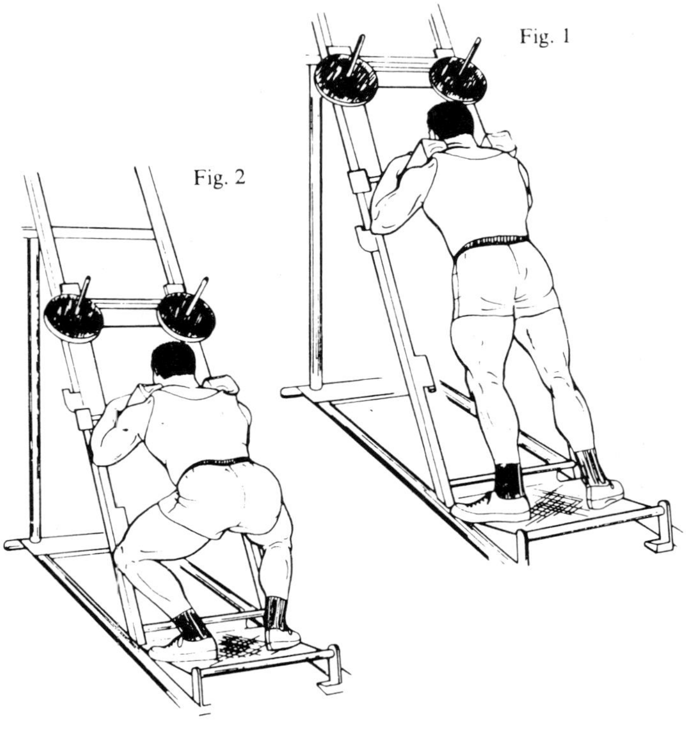

SENTADILLA EN MÁQUINA DE EMPUJE, POSTURA CERRADA

Muslos externos

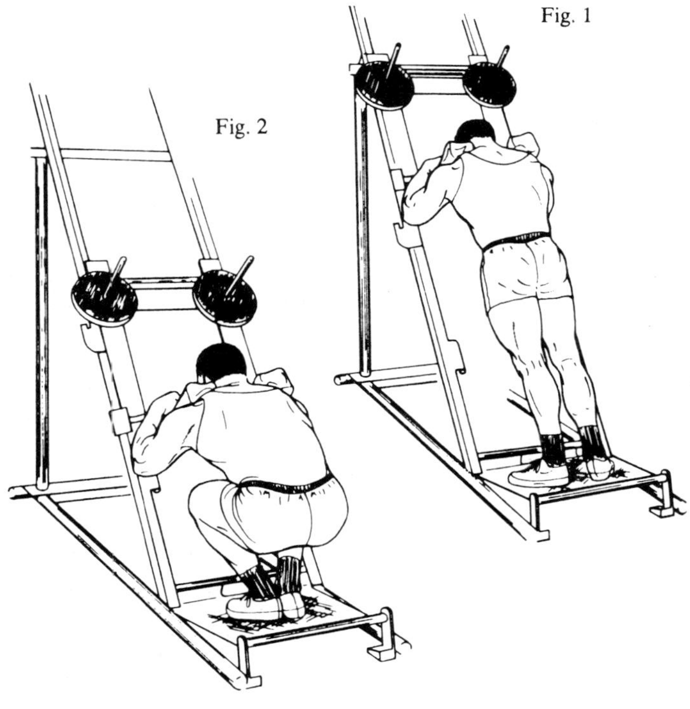

parte superior de los muslos esté a medio camino de quedar paralela a la máquina. Mantener la cabeza levantada, la espalda recta y las rodillas juntas. Volver a la posición inicial y espirar. Los talones pueden levantarse un poco en el punto inferior de este ejercicio. Esto no se considera inadecuado.

▲ Sentadilla a medias en máquina de empuje, postura intermedia

Parte superior de los muslos

Inclinarse hacia adelante en la máquina y colocar los hombros sobre las almohadillas. Plantar los pies sobre la plataforma inclinada y permanecer erguido, con la cabeza levantada, la espalda recta y los pies separados unos 24 cm. Quitar los topes de seguridad con ambas manos y utilizarlos como soportes de las manos durante el ejercicio. Inspirar y agacharse hasta que la parte superior de los muslos esté a medio camino de quedar paralela a la máquina. Mantener la cabeza levantada, la espalda recta y las rodillas ligeramente abiertas hacia los lados. Volver a la posición inicial y espirar. Los talones pueden levantarse un poco en el punto inferior de este ejercicio. Esto no se considera inadecuado.

▲ Sentadilla a medio camino en máquina de empuje, postura abierta

Inclinarse hacia adelante en la máquina y colocar los hombros sobre las almohadillas. Plantar los pies sobre la plataforma inclinada y permanecer erguido, con la cabeza levantada, la espalda recta y los pies separados unos 32 cm. Quitar los topes de seguridad con ambas manos y utilizarlos como soportes de las manos durante el ejercicio. Inspirar y agacharse hasta que la parte superior de los muslos esté a medio camino de quedar paralela a la máquina. Mantener la cabeza levantada, la espalda recta y las rodillas apuntando hacia afuera. Volver a la posición inicial y espirar. Los talones pueden levantarse un poco en el punto inferior de este ejercicio. Esto no se considera inadecuado.

▲ Sentadilla en máquina de empuje, postura cerrada

Inclinarse hacia adelante en la máquina y colocar los hombros sobre las almohadillas. Plantar los pies sobre la plataforma inclinada y permanecer erguido, con la cabeza levantada, la espalda recta y los pies separados unos 12 cm. Quitar los topes de seguridad con ambas manos y utilizarlos como soportes de las manos durante el ejercicio. Inspirar y agacharse hasta que la parte superior de los muslos esté paralela a la máquina. Mantener la cabeza levantada, la espalda recta y las rodillas juntas. Volver a la posición inicial y espirar. En la posición inferior de este ejercicio no es posible mantener los talones sobre la plataforma inclinada. Tendrá que levantarse apoyándose en al parte delantera de los pies. Al volver a la posición máxima, los pies deben estar totalmente plantados sobre la plataforma.

▲ Sentadilla en máquina de empuje, postura abierta

Inclinarse hacia adelante en la máquina y colocar los hombros sobre las almohadillas. Plantar los pies sobre la plataforma inclinada y permanecer erguido, con la cabeza levantada, la espalda recta y los pies separados unos 32 cm. Quitar los topes de seguridad con ambas manos y utilizarlos como soportes de las manos durante el ejercicio. Inspirar y agacharse hasta que la parte superior de los muslos esté paralela a la máquina. Mantener la cabeza levantada, la espalda recta y las rodillas apuntando hacia afuera. Volver a la posición inicial y espirar. En la posición inferior de este ejercicio no es posible mantener los talones sobre la plataforma inclinada. Tendrá que levantarse apoyándose en la parte delantera de los pies. Al volver a la posición máxima, los pies deben estar totalmente plantados sobre la plataforma.

▲ Sentadilla en máquina de empuje con ariete, postura cerrada

Colocarse de pie frente a la plataforma de la máquina de empuje con ariete. Agacharse y colocar los hombros debajo de las almohadillas para hombros. Permanecer erguido, levantando el peso. Mantener la espalda recta, la cabeza levantada y los pies firmemente plantados sobre la plataforma, separados unos 12 cm. Inspirar y agacharse hasta que la parte superior de los muslos esté encima de la línea paralela al ángulo del cuerpo. Mantener la cabeza levantada, la espalda recta y las rodillas juntas. Volver a la posición inicial y espirar.

▲ Sentadilla en máquina de empuje con ariete, postura intermedia

Parte superior de los muslos

Colocarse de pie frente a la plataforma de la máquina de empuje con ariete. Agacharse y colocar los hombros debajo de las almohadillas para hombros. Permanecer erguido, levantando el peso. Mantener la espalda recta, la cabeza levantada y los pies firmemente plantados sobre la plataforma, separados unos 24 cm. Inspirar y agacharse hasta que la parte superior de los muslos esté encima de la línea paralela al ángulo del cuerpo. Mantener la cabeza levantada, la espalda recta y las rodillas ligeramente abiertas hacia los lados. Volver a la posición inicial y espirar.

▲ Sentadilla en máquina de empuje con ariete, postura abierta

Colocarse de pie frente a la plataforma de la máquina de empuje con ariete. Agacharse y colocar los hombros debajo de las almohadillas para hombros. Permanecer erguido, levantando el peso. Mantener la espalda recta, la cabeza levantada y los

SENTADILLA EN MÁQUINA DE EMPUJE, POSTURA ABIERTA

Muslos internos

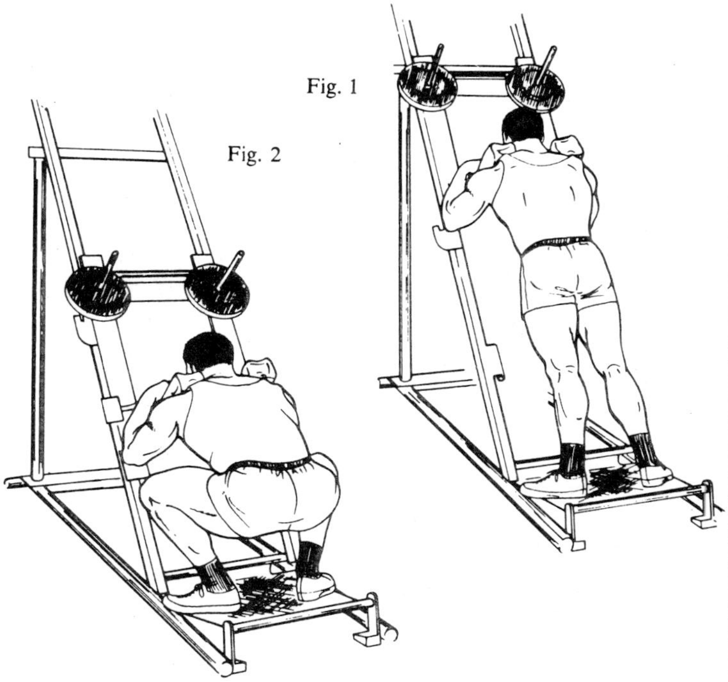

SENTADILLA EN MÁQUINA DE EMPUJE CON ARIETE, POSTURA CERRADA

Muslos externos

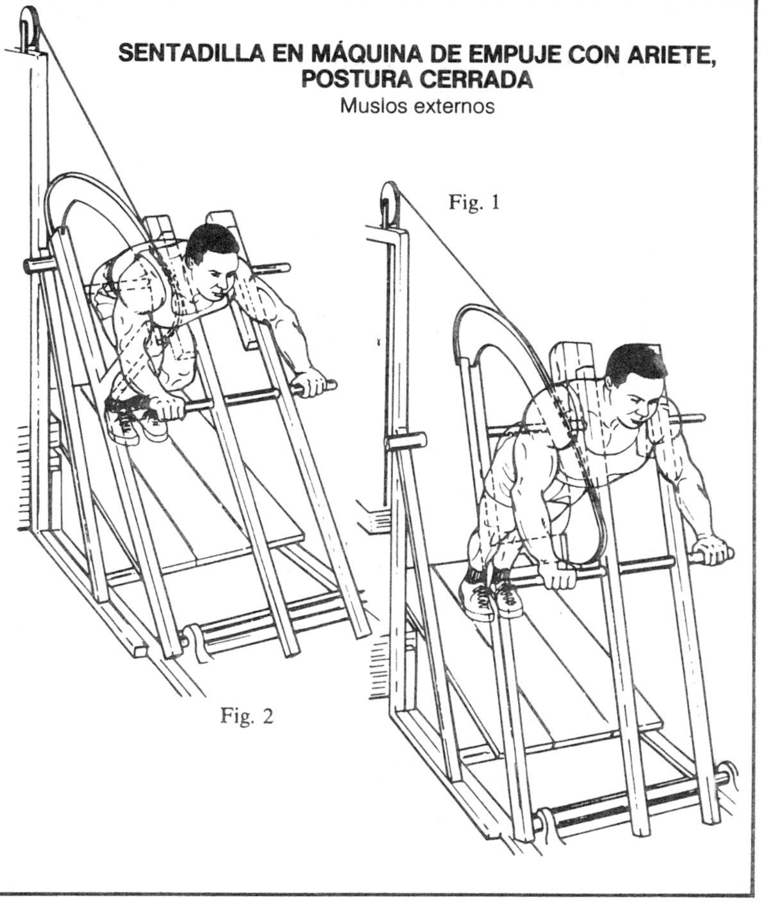

SENTADILLA EN MÁQUINA DE EMPUJE CON ARIETE, POSTURA ABIERTA
Muslos internos

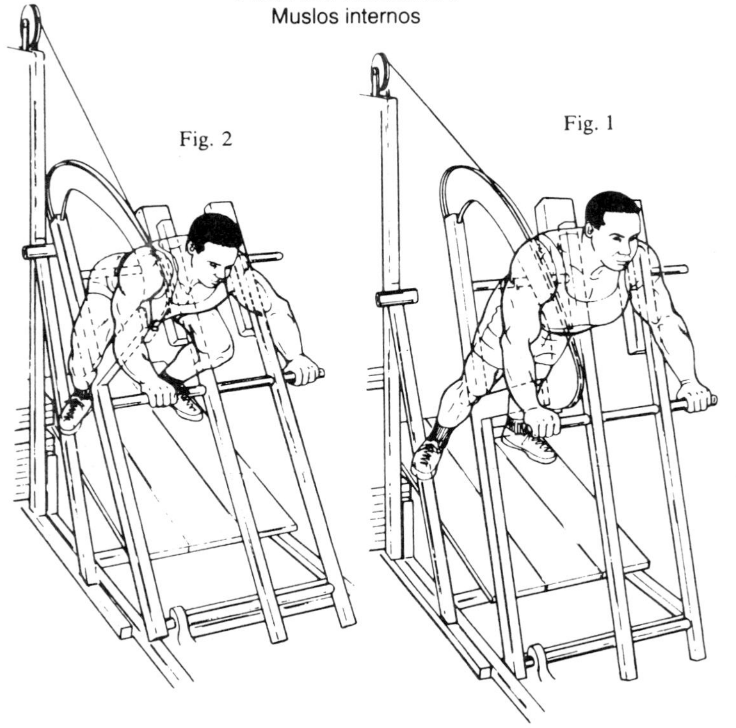

SENTADILLA *HACK* EN MÁQUINA DE EMPUJE CON ARIETE, POSTURA INTERMEDIA
Parte superior de los muslos

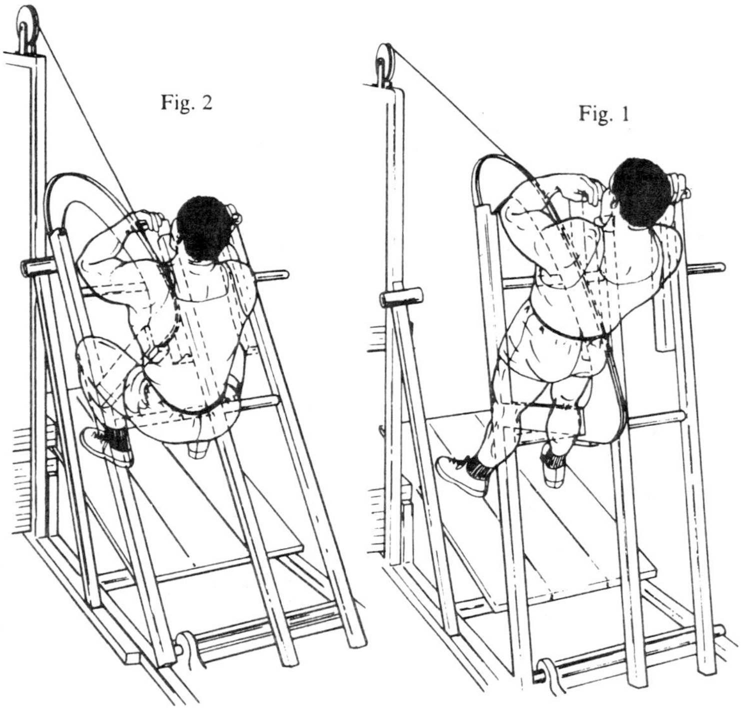

pies firmemente plantados sobre la plataforma, separados unos 32 cm. Inspirar y agacharse hasta que la parte superior de los muslos esté encima de la línea paralela al ángulo del cuerpo. Mantener la cabeza levantada, la espalda recta y las rodillas apuntando hacia afuera. Volver a la posición inicial y espirar.

▲ Sentadilla *hack* en máquina de empuje con ariete, postura cerrada
Muslos externos

Colocarse de pie frente a la plataforma de la máquina de empuje con ariete. Agacharse y tumbarse de espaldas en la máquina, colocando los hombros debajo de las almohadillas para hombros. Permanecer erguido levantando el peso. Mantener la espalda recta, la cabeza levantada y los pies firmemente plantados sobre la plataforma, separados unos 12 cm. Inspirar y agacharse hasta que la parte superior de los muslos esté encima de la línea paralela al ángulo del cuerpo. Mantener la cabeza levantada, la espalda recta y las rodillas juntas. Volver a la posición inicial y espirar.

▲ Sentadilla *hack* en máquina de empuje con ariete, postura abierta
Muslos internos

Colocarse de pie frente a la plataforma de la máquina de empuje con ariete. Agacharse y tumbarse de espaldas en la máquina, colocando los hombros debajo de las almohadillas para hombros. Permanecer erguido levantando el peso. Mantener la espalda recta, la cabeza levantada y los pies firmemente plantados sobre la plataforma, separados unos 32 cm. Inspirar y agacharse hasta que la parte superior de los muslos esté encima de la línea paralela al ángulo del cuerpo. Mantener la cabeza levantada, la espalda recta y las rodillas apuntando hacia afuera. Volver a la posición inicial y espirar.

▲ Sentadilla *hack* en máquina de empuje con ariete, postura intermedia

Colocarse de pie frente a la plataforma de la máquina de empuje con ariete. Agacharse y tumbarse de espaldas en la máquina, colocando los hombros debajo de las almohadillas para hombros. Permanecer erguido levantando el peso. Mantener la espalda recta, la cabeza levantada y los pies firmemente plantados sobre la plataforma, separados unos 24 cm. Inspirar y agacharse hasta que la parte superior de los muslos esté encima de la línea paralela al ángulo del cuerpo. Mantener la cabeza levantada, la espalda recta y las rodillas ligeramente abiertas hacia los lados. Volver a la posición inicial y espirar.

▲ Sentadilla *hack* a medio camino en máquina de empuje, postura cerrada

Retroceder de espaldas hacia la máquina y colocar los hombros sobre las almohadillas. Plantar los pies sobre la plataforma inclinada y permanecer erguido, con la cabeza levantada, la espalda recta y los pies separados unos 12 cm. Quitar los topes de seguridad con ambas manos y utilizarlos como soportes de las manos durante el ejercicio. Inspirar y agacharse hasta que la parte superior de los muslos esté a medio camino de quedar paralela a la máquina. Mantener la cabeza levantada, la espalda recta y las rodillas juntas. Volver a la posición inicial y espirar.

▲ Sentadilla *hack* a medio camino en máquina de empuje, postura intermedia

Retroceder de espaldas hacia la máquina y colocar los hombros sobre las almohadillas. Plantar los pies sobre la plataforma inclinada y permanecer erguido, con la cabeza levantada, la espalda recta y los pies separados unos 24 cm. Quitar los topes de seguridad con ambas manos y utilizarlos como soportes de las manos durante el ejercicio. Inspirar y agacharse hasta que la parte superior de los muslos esté a medio camino de quedar paralela a la máquina. Mantener la cabeza levantada, la espalda recta y las rodillas ligeramente abiertas hacia los lados. Volver a la posición inicial y espirar.

▲ Sentadilla *hack* a medio camino en máquina de empuje, postura abierta

Parte superior de los muslos

Retroceder de espaldas hacia la máquina y colocar los hombros sobre las almohadillas. Plantar los pies sobre la plataforma inclinada y permanecer erguido, con la cabeza levantada, la espalda recta y los pies separados unos 32 cm. Quitar los topes de seguridad con ambas manos y utilizarlos como soportes de las manos durante el ejercicio. Inspirar y agacharse hasta que la parte superior de los muslos esté a medio camino de quedar paralela a la máquina. Mantener la cabeza levantada, la espalda recta y las rodillas apuntando hacia afuera. Volver a la posición inicial y espirar.

▲ Sentadilla *hack* en máquina de empuje, postura abierta

Muslos internos

Retroceder de espaldas hacia la máquina y colocar los hombros sobre las almohadillas. Plantar los pies sobre la plataforma inclinada y permanecer erguido, con la cabeza levantada, la espalda recta y los pies separados unos 32 cm. Quitar los topes de seguridad con ambas manos y utilizarlos como soportes de las manos durante el ejercicio. Inspirar y agacharse hasta que la parte superior de los muslos esté paralela a la máquina. Mantener la cabeza levantada, la espalda recta y las rodillas apuntando hacia afuera. Volver a la posición inicial y espirar.

▲ Sentadilla *hack* en máquina de empuje, postura cerrada

Retroceder de espaldas hacia la máquina

SENTADILLA *HACK* A MEDIO CAMINO EN MÁQUINA DE EMPUJE, POSTURA CERRADA

Muslos externos

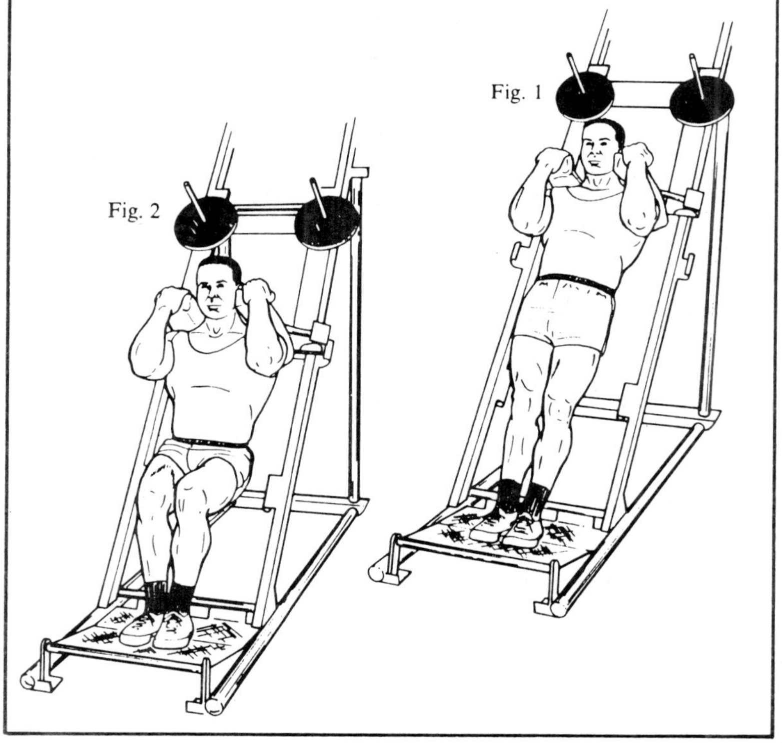

SENTADILLA *HACK* A MEDIO CAMINO EN MÁQUINA DE EMPUJE, POSTURA INTERMEDIA

Muslos internos

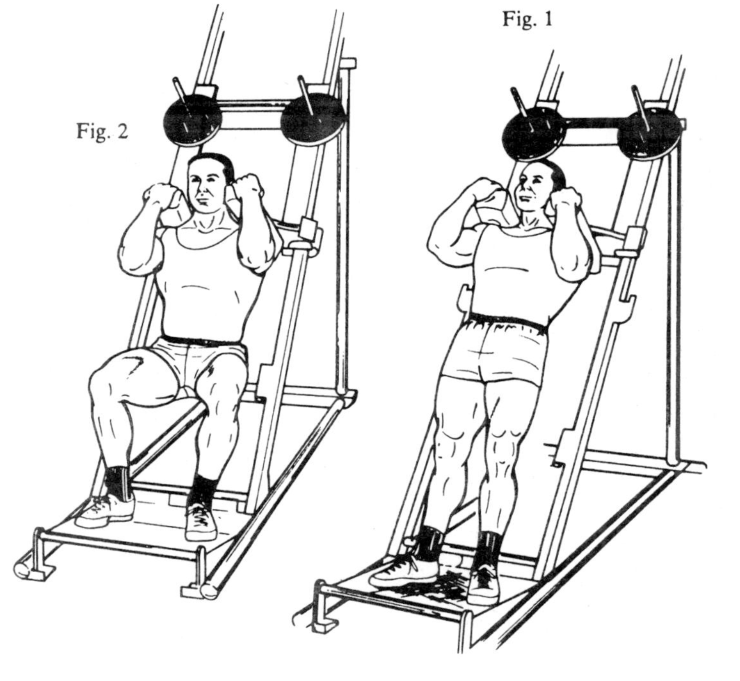

SENTADILLA *HACK* EN MÁQUINA DE EMPUJE, POSTURA CERRADA

Muslos externos

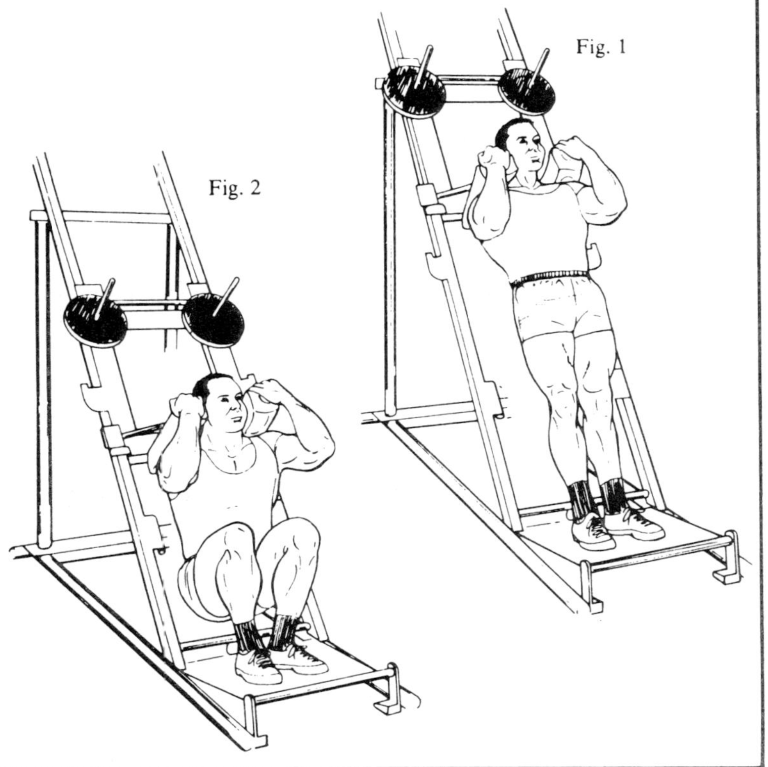

EXTENSIÓN DE MUSLOS EN MÁQUINA DE EXTENSIÓN DE PIERNAS

Parte inferior de los muslos

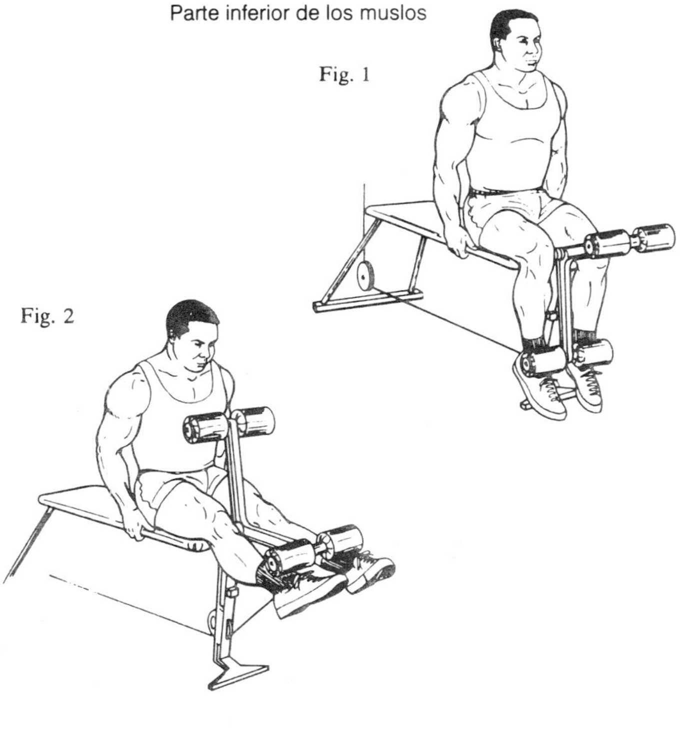

y colocar los hombros sobre las almohadillas. Plantar los pies sobre la plataforma inclinada y permanecer erguido, con la cabeza levantada, la espalda recta y los pies separados unos 12 cm. Quitar los topes de seguridad con ambas manos y utilizarlos como soportes de las manos durante el ejercicio. Inspirar y agacharse hasta que la parte superior de los muslos esté paralela a la máquina. Mantener la cabeza levantada, la espalda recta y las rodillas juntas. Volver a la posición inicial y espirar.

▲ Sentadilla *hack* en máquina de empuje, postura intermedia

Parte superior de los muslos

Retroceder de espaldas hacia la máquina y colocar los hombros sobre las almohadillas. Plantar los pies sobre la plataforma inclinada y permanecer erguido, con la cabeza levantada, la espalda recta y los pies separados unos 24 cm. Quitar los topes de seguridad con ambas manos y utilizarlos como soportes de las manos durante el ejercicio. Inspirar y agacharse hasta que la parte superior de los muslos esté paralela a la máquina. Mantener la cabeza levantada, la espalda recta y las rodillas ligeramente abiertas hacia los lados. Volver a la posición inicial y espirar.

▲ Extensión de muslos en máquina de extensión de piernas

Sentarse en el extremo de una máquina de extensión de piernas, colocar la parte superior de los tobillos y de los pies debajo de los apoya-pies inferiores. Desplazarse hacia atrás en el asiento lo suficiente como para mantener el extremo de ése contra la parte posterior de las rodillas. Sostenerse sobre el asiento com ambas manos detrás de las nalgas. Las puntas de los pies deben apuntar ligeramente hacia abajo. Inspirar y levantar el peso hasta que las piernas queden paralelas al suelo. Volver a la posición inicial y espirar. Mantener la parte superior del cuerpo en un posición fija durante el ejercicio.

▲ Extensión asistida de muslos

Parte inferior de los muslos

Sentarse en el extremo de un banco alto con las piernas flexionadas en las rodillas, manteniendo la parte inferior de las piernas verticales al suelo. El compañero de entrenamiento debe arrodillarse delante del ejecutante y colocar sus manos sobre las rodillas de éste. Inspirar y levantar las piernas hasta que queden paralelas al suelo. Volver a la posición inicial y espirar. El compañero de entrenamiento aplicará resistencia, oponiéndose al ejecutante cuando éste lleve las piernas hacia arriba; luego el ejecutante resistirá al asistente cuando fuerce a sus piernas a volver a la posición inicial.

▲ Extensión asistida de muslos, uno a la vez

Sentarse en el extremo de un banco alto con las piernas flexionadas en las rodillas, manteniendo la parte inferior de las piernas vertical al suelo. El compañero de entrenamiento debe arrodillarse delante del ejecutante y colocar sus manos sobre el tobillo derecho. Inspirar y llevar la pierna derecha hacia arriba, hasta que quede paralela al suelo. Volver a la posición inicial y espirar. El asistente aplicará resistencia durante el ejercicio oponiéndose al ejecutante cuando éste levante la pierna derecha; luego, el ejecutante resistirá al asisitente cuando fuerce su pierna derecha a volver a la posición inicial. Realizar el número indicado de repeticiones sobre el lado derecho y después cambiar posiciones al lado izquierdo, efectuando el mismo número de repeticiones.

EXTENSIÓN ASISTIDA DE MUSLOS, UNO A LA VEZ
Parte inferior de los muslos

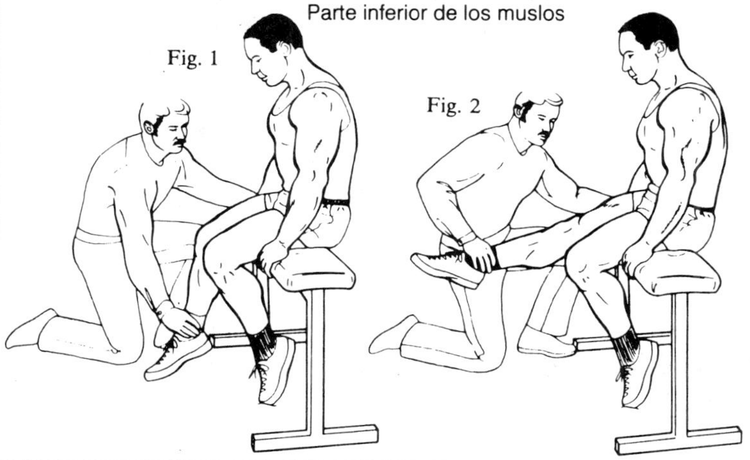

▲ Extensión de muslos en polea baja de pared, o bota de hierro

Colocar un banco plano alto delante de una polea baja de pared. Mantener el banco a una distancia de la máquina que permita levantar los pesos elegidos, después de haberse atado las correas a los tobillos y de haberlas enganchado a los cables de la polea baja; sentarse en el banco de espaldas a la máquina, con las nalgas y la parte superior de las piernas sobre el banco, y la parte inferior de las piernas vertical al suelo, los cables de la polea pasarán por debajo del banco. Inspirar y levantar ambas piernas hasta que queden paralelas al suelo, con las rodillas rígidas. Volver a la posición inicial y espirar. Si no se dispone de los cables de una polea, pueden utilizarse botas de hierro.

EXTENSIÓN DE MUSLOS EN POLEA BAJA DE PARED, O BOTA DE HIERRO
Parte inferior de los muslos

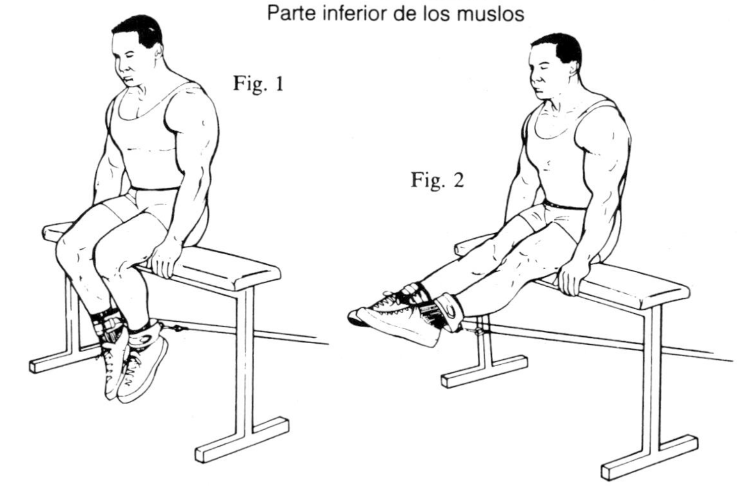

▲ Extensión de muslos en máquina de extensión de piernas, uno a la vez

Sentarse en el extremo derecho de una máquina de extensión de piernas, colocando la parte superior del tobillo y el pie izquierdo debajo del apoya-pies inferior derecho. Colocar la pierna derecha en el suelo como apoyo. Desplazarse hacia atrás en el asiento lo suficiente como para mantener el extremo de éste contra la parte posterior de la rodilla. Sujetarse al asiento con la mano debajo de las nalgas. La punta del pie izquierdo debe apuntar ligeramente hacia abajo. Inspirar y levantar el peso hasta que la pierna izquierda quede paralela al suelo. Volver a la posición inicial y espirar. Mantener la parte superior del cuerpo en una posición fija durante el ejercicio. Realizar el número indicado de repeticiones en el lado derecho y luego cambiar posiciones hacia el lado izquierdo, efectuando el mismo número de repeticiones.

EXTENSIÓN DE MUSLOS EN MÁQUINA DE EXTENSIÓN DE PIERNAS, UNO A LA VEZ
Parte inferior de los muslos

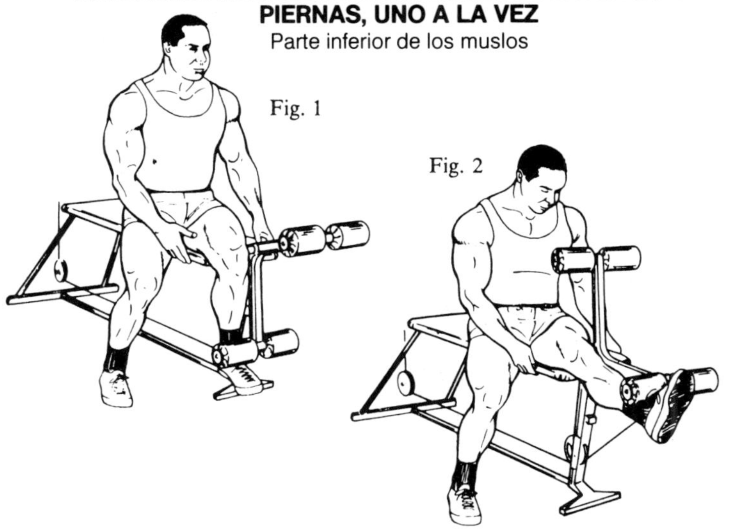

EXTENSIÓN DE MUSLOS EN POLEA BAJA DE PARED, O BOTA DE HIERRO, DE PIE CON UNA PIERNA
Parte inferior de los muslos

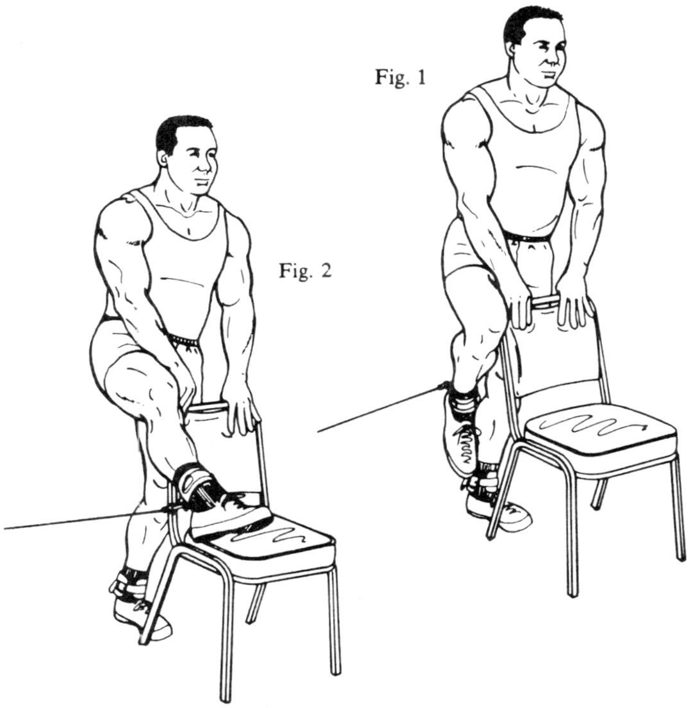

EXTENSIÓN DE MUSLOS EN POLEA BAJA DE PARED, O BOTA DE HIERRO, ALTERNATIVAMENTE
Parte inferior de los muslos

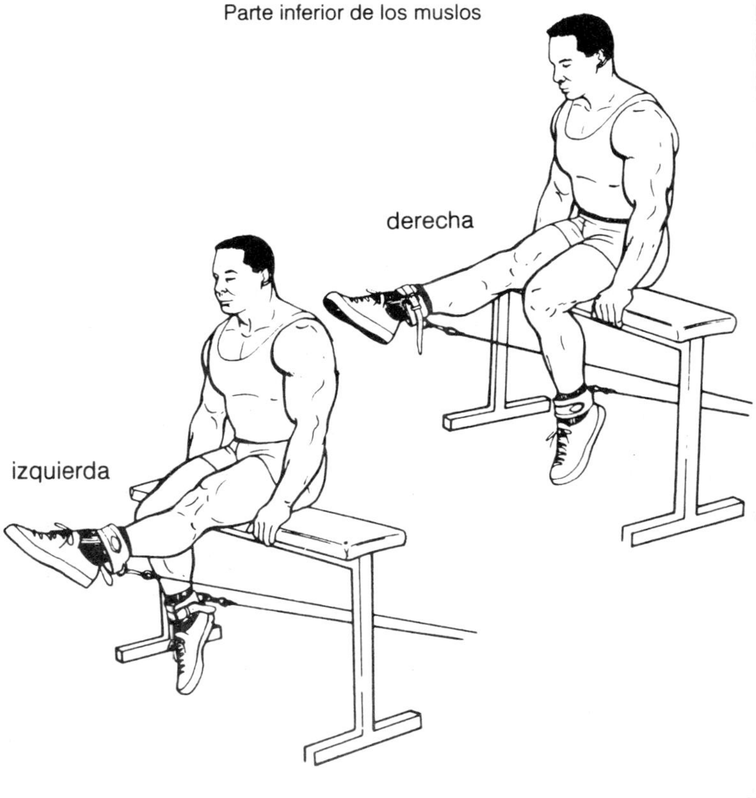

▲ Extensión de muslos en polea baja de pared, o bota de hierro, de pie con una pierna

Colocarse la correa en los tobillos y enganchar la correa del tobillo derecho en el cable derecho de la polea baja. Situarse de pie y de espaldas a la máquina, a una distancia que permita levantar el peso seleccionado, después de llevar la parte superior del muslo derecho paralela al suelo y la parte inferior de la pierna derecha vertical al suelo. Debe utilizarse una silla o algún otro objeto para mantener el equilibrio en este punto. Inspirar y levantar la parte inferior de la pierna derecha hasta que la pierna quede paralela al suelo, con las rodillas rigidas. Volver a la posición inicial y espirar. Realizar el número indicado de repeticiones con la pierna derecha y luego cambiar posiciones hacia la pierna izquierda, efectuando el mismo número de repeticiones. Si no se dispone del cable de una polea, puede emplearse una bota de hierro.

▲ Extensión de muslos en polea baja de pared, o con bota de hierro, en una pierna
Parte inferior de los muslos

Colocar un banco bastante alto delante de una polea baja de pared. Mantener el banco a una distancia de la máquina que permita levantar el peso seleccionado después de haberse atado las correas a los tobillos, enganchando la correa del tobillo derecho al cable derecho de la polea baja derecha; sentarse en el banco de espaldas a la máquina, con las nalgas y la parte superior de las piernas vertical al suelo (los cables de la polea pasarán por debajo del banco). Inspirar y levantar la parte inferior de la pierna derecha hasta que la pierna quede paralela al suelo, con las rodillas rígidas. Volver a la posición inicial y espirar. Realizar el número indicado de repeticiones con la pierna derecha y luego cambiar a la pierna izquierda, efectuando el mismo número de repeticiones. Si no se dispone de los cables de una polea, puede utilizarse una bota de hierro.

▲ Extensión de muslos en polea baja de pared, o bota de hierro, alternativamente

Colocar un banco plano bastante alto delante de una polea baja de pared. Mantener el banco a una distancia de la máquina que permita levantar los pesos elegidos, después de haberse atado las correas a los tobillos y de haberlas enganchado a los cables de la polea baja; sentarse en el banco de espaldas a la máquina, con las nalgas y la parte superior de las piernas sobre el banco y la parte inferior de las piernas vertical al suelo (los cables de la polea pasarán por debajo del banco). Inspirar y levantar la parte inferior de la pierna derecha hasta que la pierna quede paralela al suelo, con las rodillas rígidas. Volver a la posición inicial y espirar. Ahora, levantar la parte inferior de la pierna izquierda hasta que la pierna quede paralela al suelo, con las rodillas rígidas. Continuar yendo de pierna derecha a pierna izquierda hasta completar el número indicado de repeticiones. Si no se dispone de los cables de una polea, pueden utilizarse botas de hierro.

▲ *Curl* de bíceps de los muslos en polea baja de pared, o con botas de hierro

Colocarse las correas en los tobillos y engancharlas a los cables de una polea baja. Tumbarse boca abajo sobre un banco delante de la máquina, a una distancia que permita levantar el peso seleccionado cuando las piernas estén rectas. Inspirar y ejecutar *curl,* llevando las piernas hacia arriba hasta que las pantorrillas y los bíceps de los muslos se toquen. Volver a la posición inicial y espirar. Si no se dispone de cables de polea, pueden utilizarse botas de hierro.

***CURL* DE BÍCEPS DE LOS MUSLOS EN POLEA BAJA DE PARED, O CON BOTAS DE HIERRO**
Bíceps de los muslos

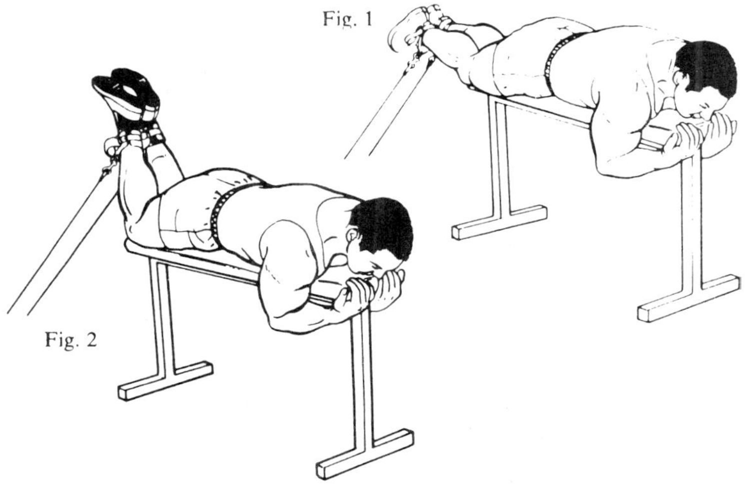

▲ *Curl* de bíceps de muslos en polea baja de pared, o con botas de hierro, con una pierna

Colocarse las correas en los tobillos y engancharlas a los cables de una polea baja. Tumbarse boca abajo sobre un banco delante de la máquina, a una distancia que permita levantar el peso seleccionado cuando las piernas estén rectas. Inspirar y ejecutar *curl,* llevando la pierna derecha hacia arriba hasta que la pantorrilla derecha y el bíceps del muslo derecho se toquen. Volver a la posición inicial y espirar. Realizar el número indicado de repeticiones con la pierna derecha y luego cambiar a la pierna izquierda, efectuando el mismo número de repeticiones. Si no se dispone de cables de polea, pueden utilizarse botas de hierro.

***CURL* DE BÍCEPS DE MUSLOS EN POLEA BAJA DE PARED, O CON BOTAS DE HIERRO, CON UNA PIERNA**
Bíceps de los muslos

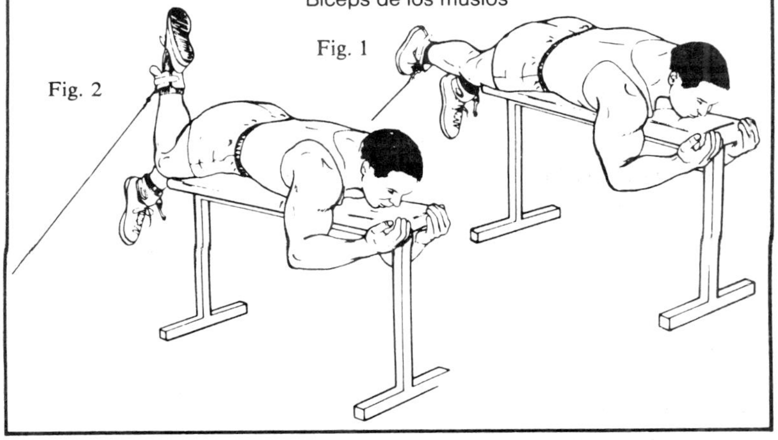

▲ *Curl* de bíceps de los muslos en polea baja de pared, o con botas de hierro, alternativamente

Colocarse las correas en los tobillos y enganchar la correa del tobillo derecho al cable derecho de la polea. Tumbarse boca abajo sobre un banco delante de la máquina, a una distancia que permita levantar el peso seleccionado cuando las piernas estén rectas. Inspirar y ejecutar *curl,* llevando la pierna derecha hacia arriba hasta que la pantorrilla derecha y el bíceps del muslo derecho se toquen. Volver a la posición inicial y espirar. Ahora, ejecutar el *curl* llevando la pierna izquierda hacia arriba hasta que la pantorrilla derecha y el bíceps del muslo se toquen. Continuar yendo de pierna derecha a pierna izquierda hasta completar el número indicado de repeticiones. Si no se dispone de cables de polea, pueden utilizarse botas de hierro.

***CURL* DE BÍCEPS DE LOS MUSLOS EN POLEA BAJA DE PARED, O CON BOTAS DE HIERRO, ALTERNATIVAMENTE**
Bíceps de los muslos

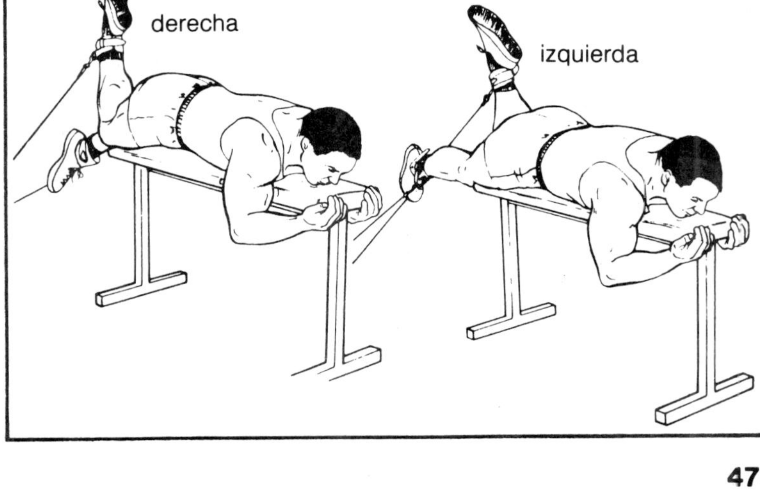

***CURL* DE BÍCEPS DE MUSLOS EN MÁQUINA DE EXTENSIÓN DE PIERNAS**
Bíceps de muslos

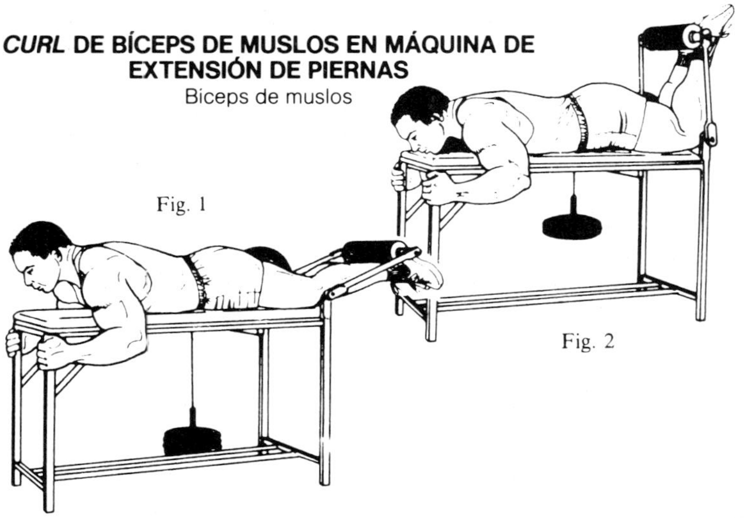

***CURL* ASISTIDO DE BÍCEPS DE PIERNAS**
Bíceps de los muslos

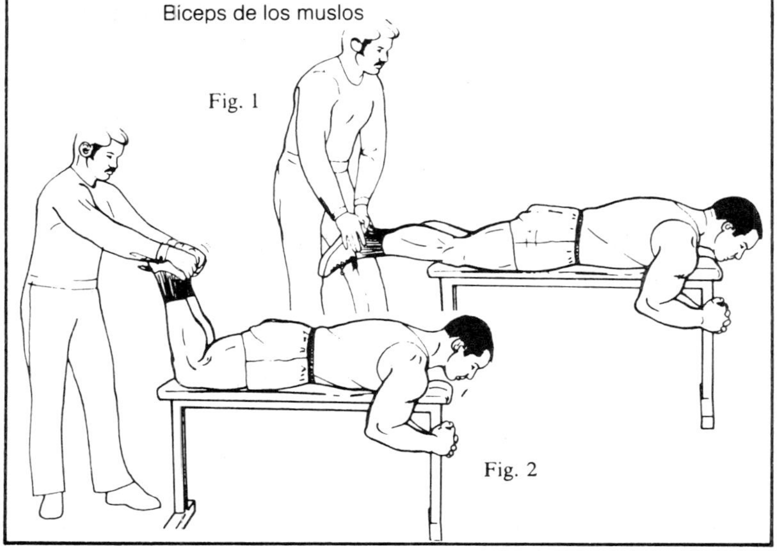

***CURL* DE BÍCEPS DE MUSLOS EN MÁQUINA DE EXTENSIÓN DE PIERNAS, UNA A LA VEZ**
Bíceps de los muslos

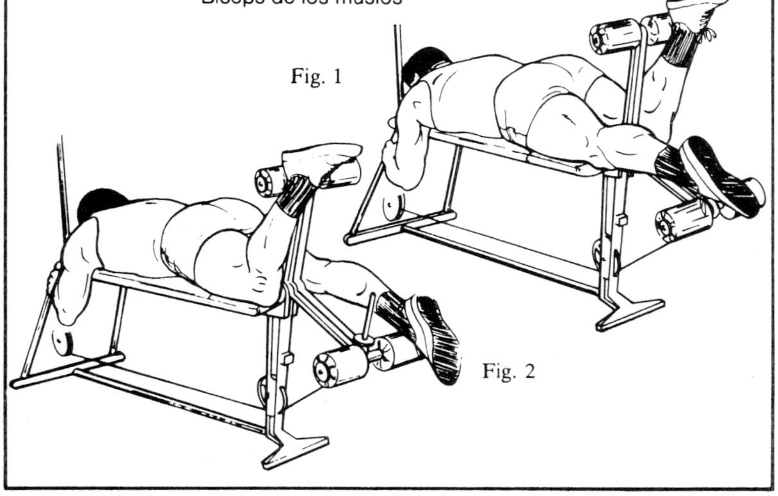

▲ *Curl* de bíceps de muslos en máquina de extensión de piernas

Tumbarse boca abajo sobre una máquina de extensión de piernas, con los pies hacia adelante. Estirar las piernas y colocar los talones debajo de los apoya-pies superiores. Sujetarse a la parte delantera de la máquina como punto de apoyo. Inspirar y ejecutar *curl* llevando las piernas hacia arriba, hasta que las partes inferior y superior de las piernas se junten. Volver a la posición inicial y espirar.

▲ *Curl* asistido de bíceps de piernas

Tumbarse boca abajo en el suelo o sobre un banco bastante ancho. Estirar las piernas. El compañero de entrenamiento debe colocar sus manos por encima del talón derecho. Inspirar y ejecutar *curl* llevando la pierna derecha hacia arriba, hasta que las partes inferior y superior de la pierna se toquen. Volver a la posición inicial y espirar. El asistente aplicará resistencia durante el ejercicio, oponiéndose al ejecutante cuando éste levante la pierna derecha; seguidamente, el ejecutante se opondrá al asistente cuando fuerce su pierna derecha a volver a la posición inicial. Realizar el número indicado de repeticiones con el lado derecho y luego cambiar posiciones al izquierdo, efectuando el mismo número de repeticiones.

▲ *Curl* de bíceps de muslos en máquina de extensión de piernas, una a la vez

Tumbarse boca abajo sobre una máquina de extensión de piernas, con los pies hacia adelante. Estirar las piernas y colocar los talones debajo de los apoya-pies superiores. Sujetarse a la parte delantera de la máquina, como apoyo. Inspirar y ejecutar *curl,* llevando la pierna derecha hacia arriba hasta que las partes inferior y superior de la pierna se junten. Volver a la posición inicial y espirar. Realizar el número indicado de repeticiones con el lado derecho y luego cambiar de posiciones al izquierdo, efectuando el mismo número de repeticiones.

▲ Buenos días con barra, piernas rígidas

Colocarse una barra sobre la parte superior de la espalda. Ayudar a estabilizar la barra con el asimiento que resulte más cómodo. Mantener la cabeza levantada y apuntando hacia atrás, la espalda recta y los pies firmemente plantados en el suelo, separados unos 32 cm. Inspirar e inclinarse hacia adelante doblando la cintura, manteniendo la cabeza levantada, la espalda recta y las rodillas rígidas, hasta que la parte superior del cuerpo quede casi paralela al suelo. Volver a la posición inicial y espirar.

▲ Buenos días con barra, piernas flexionadas

Colocarse una barra sobre la parte superior de la espalda. Ayudar a estabilizar la barra con el asimiento que resulte más cómodo. Mantener la cabeza levantada y apuntando hacia atrás, la espalda recta y los pies firmemente plantados en el suelo, separados unos 32 cm. Inspirar e inclinarse hacia adelante doblando la cintura, manteniendo la cabeza levantada y la espalda recta, hasta que la parte superior del cuerpo quede casi paralela al suelo. Comenzar el ejercicio con las piernas rectas, pero al llevar el peso hacia adelante flexionar gradualmente las rodillas hasta que las piernas estén en un ángulo de unos 45° en la posición mínima. Volver a la posición inicial y espirar.

■ Hiperextensión con barra

Parte inferior de la espalda y bíceps de los muslos

Debe utilizarse un banco que esté diseñado para este ejercicio, o disponer de un banco que quede casi a la altura de la cintura, con el objeto de realizar el ejercicio en forma adecuada. Con uno u otro banco, extender la parte superior del cuerpo sobre el extremo del banco de modo que el extremo quede situado en el comienzo de las caderas. Doblar la cintura, de manera que la parte superior del cuerpo quede vertical al suelo. Colocarse una barra detrás de la cabeza e inspirar al levantar el torso directamente hacia arriba, hasta que quede ligeramente por encima de la línea paralela. Volver a la posición inicial y espirar.

■ Hiperextensión con mancuernas

Debe utilizarse un banco que esté diseñado para este ejercicio, o disponer de un banco que quede casi a la altura de la cintura, con el objeto de realizar el ejercicio en forma adecuada. Con uno u otro banco, extender la parte superior del cuerpo sobre el extremo del banco de modo que el extremo quede situado en el comienzo de las caderas. Doblar la cintura, de manera que la parte superior del cuerpo quede vertical al suelo. Sostener una mancuerna en cada mano contra la parte superior del pecho. Inspirar y levantar el torso directamente hacia arriba, hasta que quede ligeramente por encima de la línea paralela. Volver a la posición inicial y espirar.

▲ Rodillas hacia el pecho con una pierna en polea baja de pared, o con botas de hierro

Parte inferior de la espalda, abdominales inferiores y muslos

Colocarse las correas en los tobillos y enganchar la correa del tobillo derecho al cable derecho de la polea. Situarse de pie frente a la máquina, a una distancia que

BUENOS DÍAS CON BARRA, PIERNAS RÍGIDAS

Parte inferior de la espalda y bíceps de los muslos

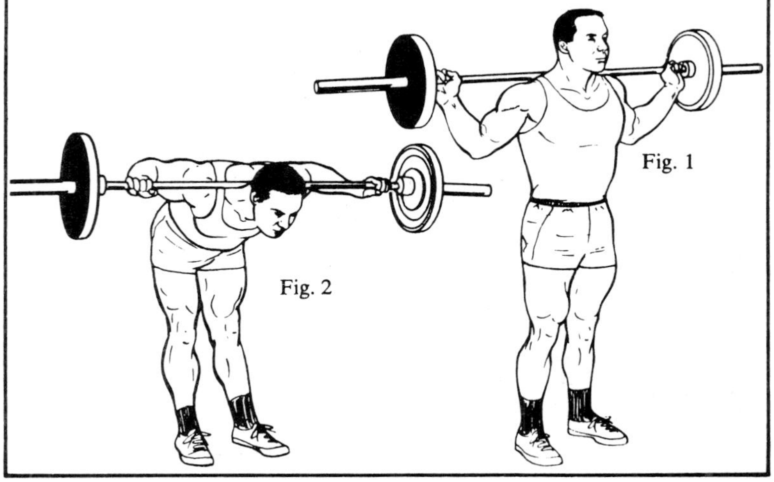

BUENOS DÍAS CON BARRA, PIERNAS FLEXIONADAS

Parte inferior de la espalda y bíceps de los muslos

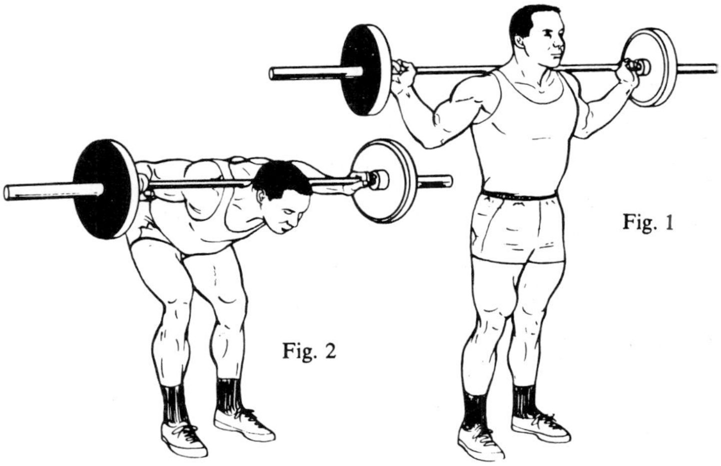

HIPEREXTENSIÓN CON MANCUERNAS

Parte inferior de la espalda y bíceps de los muslos

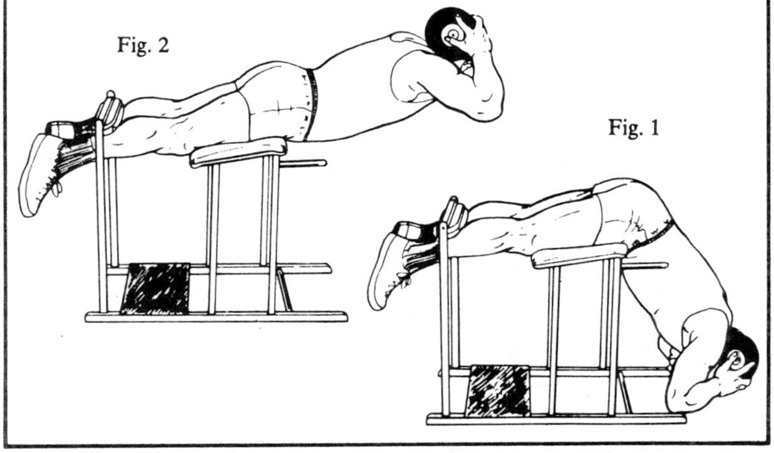

RODILLAS HACIA EL PECHO CON UNA PIERNA EN POLEA BAJA DE PARED, O CON BOTAS DE HIERRO

Parte inferior de la espalda, abdominales inferiores y muslos

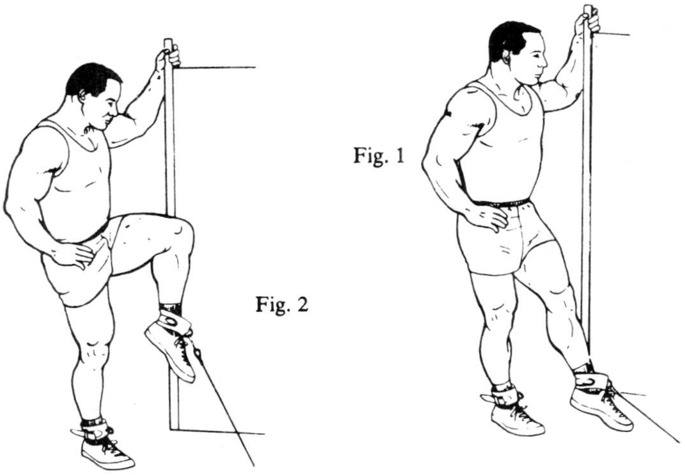

EMBESTIDA FRONTAL CON MANOS LIBRES

Muslos y bíceps de muslos

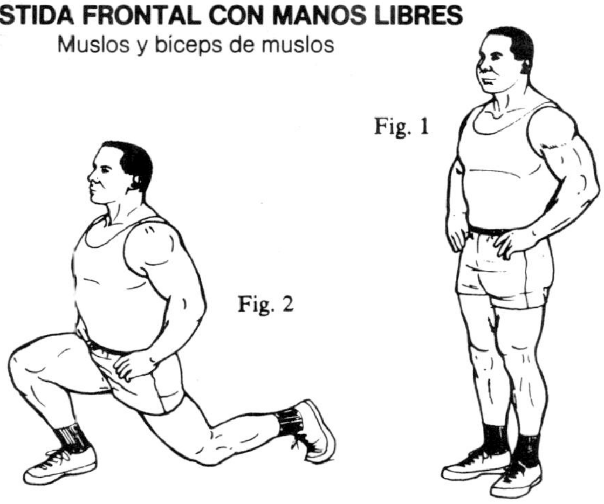

EMBESTIDA LATERAL CON MANOS LIBRES

Muslos internos y bíceps de muslos

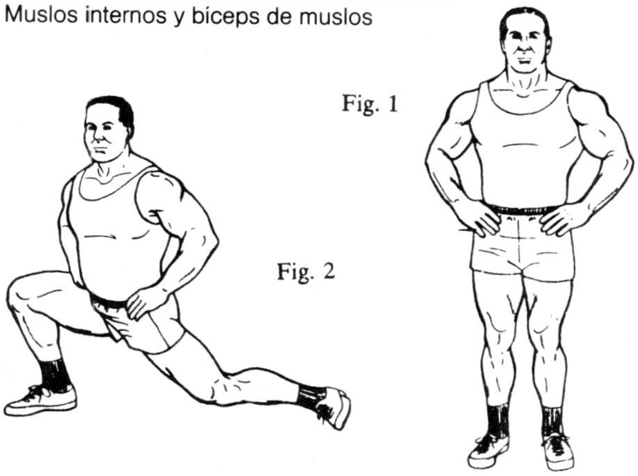

permita elevar el peso seleccionado al levantar ligeramente el pie derecho del suelo. Podría utilizarse una silla o algún otro objeto para mantener el equilibrio en este punto. Inspirar y levantar el muslo derecho hasta que esté tan alto como sea posible, y tan cercano al pecho como pueda lograrse. Volver a la posición inicial y espirar. Realizar el número indicado de repeticiones con la pierna derecha y luego cambiar posiciones hacia la pierna izquierda, efectuando el mismo número de repeticiones. Si no se dispone de los cables de una polea, pueden utilizarse botas de hierro.

▲ Embestida frontal con manos libres

De pie, erguido, con las manos sobre las caderas. Mantener la cabeza levantada, la espalda recta y los pies firmemente plantados en el suelo, separados unos 28 cm. Inspirar y adelantarse tanto como sea posible con la pierna derecha, hasta que la parte superior del muslo derecho quede casi paralela al suelo. La pierna izquierda debería mantenerse tan recta como sea posible, flexionando la rodilla sólo lo necesario. Desde esta posición, retroceder hasta la posición inicial y espirar. Realizar el número indicado de repeticiones con la pierna derecha y luego efectuar el mismo número de repeticiones con la pierna izquierda.

▲ Embestida lateral con manos libres, alternativamente

Muslos y bíceps de los muslos

De pie, erguido, con las manos sobre las caderas. Mantener la cabeza levantada, la espalda recta y los pies firmemente plantados en el suelo, separados unos 28 cm. Inspirar y adelantar la pierna derecha tanto como sea posible, hasta que la parte superior del muslo derecho quede casi paralela al suelo. La pierna izquierda debería mantenerse tan recta como sea posible, flexionando la rodilla sólo lo necesario. Desde esta posición, retroceder hasta la posición inicial y espirar. Ahora, repetir el mismo movimiento con la pierna izquierda. Continuar yendo de pierna derecha a pierna izquierda hasta completar el número indicado de repeticiones. Un movimiento de derecha a izquierda se considera una repetición.

▲ Embestida lateral con manos libres

De pie, erguido, con las manos sobre las caderas. Mantener la cabeza levantada, la espalda recta y los pies juntos, firmemente plantados en el suelo. Inspirar y llevar la pierna derecha hacia el costado tanto como sea posible, hasta que la parte superior del muslo derecho quede casi paralela al suelo. La pierna izquierda debería mantenerse tan recta como sea posible, flexionando la rodilla sólo lo necesario. Desde esta posición, retroceder hasta la posición inicial y espirar. Realizar el número indicado de repeticiones con la pierna derecha y luego efectuar el mismo número de repeticiones con la pierna izquierda.

▲ Embestida lateral con manos libres, alternativamente

De pie, erguido, con las manos sobre las caderas. Mantener la cabeza levantada, la espalda recta y los pies juntos, firmemente plantados en el suelo, separados unos 28 cm. Inspirar y llevar la pierna derecha hacia el costado tanto como sea posible, hasta que la parte superior del muslo derecho quede casi paralela al suelo. La pierna izquierda debería mantenerse tan recta como sea posible, flexionando la rodilla sólo lo necesario. Desde esta posición, retroceder hasta la posición inicial y espirar. Ahora, repetir el mismo movimiento con la pierna izquierda. Continuar yendo de pierna derecha a pierna izquierda hasta completar el número indicado de repeticiones. Un movimiento de derecha a izquierda se considera una repetición.

EMBESTIDA LATERAL CON MANOS LIBRES, ALTERNATIVAMENTE
Muslos internos y bíceps de los muslos

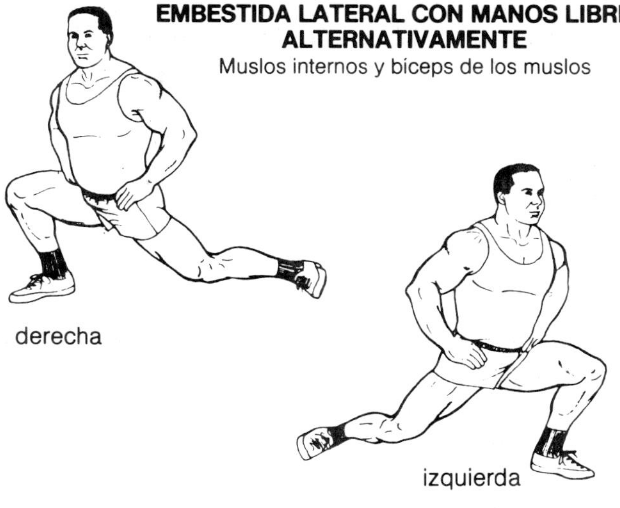

■ Embestida frontal con barra

Colocarse una barra sobre la parte trasera de los hombros, como si estuviese ejecutando una sentadilla con barra. Mantener la cabeza levantada, la espalda recta y los pies firmemente plantados en el suelo, separados unos 28 cm. Inspirar y adelantar la pierna derecha tanto como sea posible, hasta que la parte superior del muslo derecho quede casi paralela al suelo. La pierna izquierda debería mantenerse tan recta como sea posible, flexionando la rodilla sólo lo necesario. Desde esta posición, retroceder hasta la posición inicial y espirar. Realizar el número indicado de repeticiones con la pierna derecha y luego efectuar el mismo número de repeticiones con la pierna izquierda.

EMBESTIDA FRONTAL CON BARRA
Muslos y bíceps de los muslos

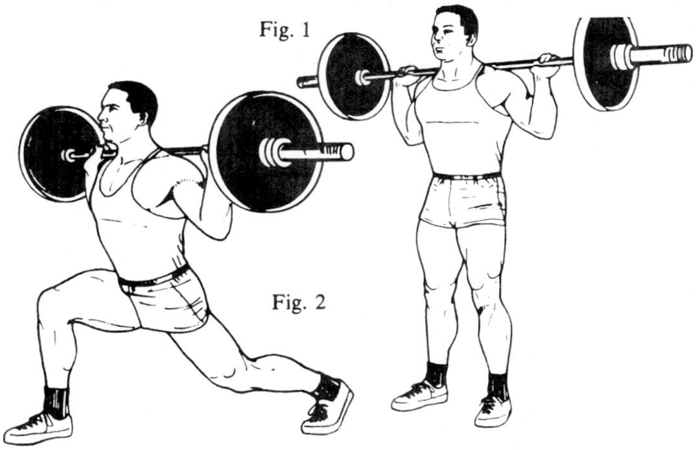

■ Embestida frontal con barra, alternativamente

Colocarse una barra sobre la parte trasera de los hombros, como si se estuviese ejecutando una sentadilla con barra. Mantener la cabeza levantada, la espalda recta y los pies firmemente plantados en el suelo, separados unos 28 cm. Inspirar y adelantar la pierna derecha tanto como sea posible, hasta que la parte superior del muslo derecho quede casi paralela al suelo. La pierna izquierda debería mantenerse tan recta como sea posible, flexionando la rodilla sólo lo necesario. Desde esta posición, retroceder hasta la posición inicial y espirar. Ahora, repetir el mismo movimiento con la pierna izquierda. Continuar yendo de pierna derecha a pierna izquierda hasta completar el número indicado de repeticiones. Un movimiento de derecha a izquierda se considera una repetición.

EMBESTIDA FRONTAL CON BARRA, ALTERNATIVAMENTE
Muslos y bíceps de muslos

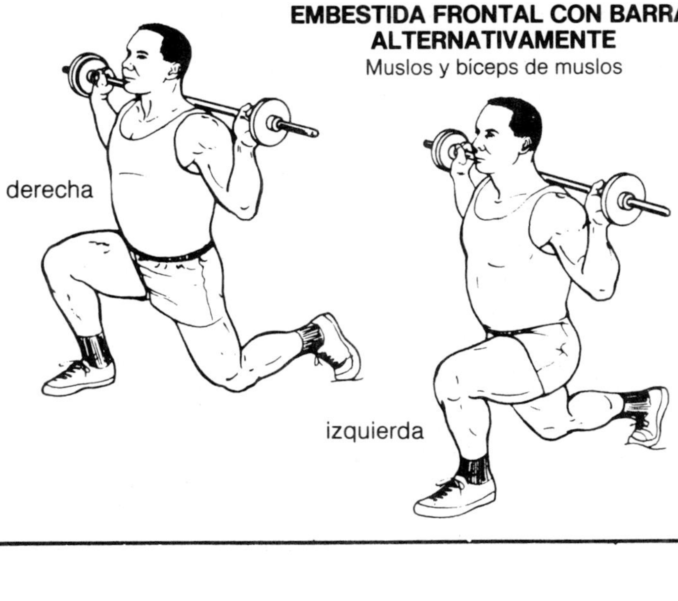

EMBESTIDA LATERAL CON BARRA
Muslos internos y bíceps de muslos

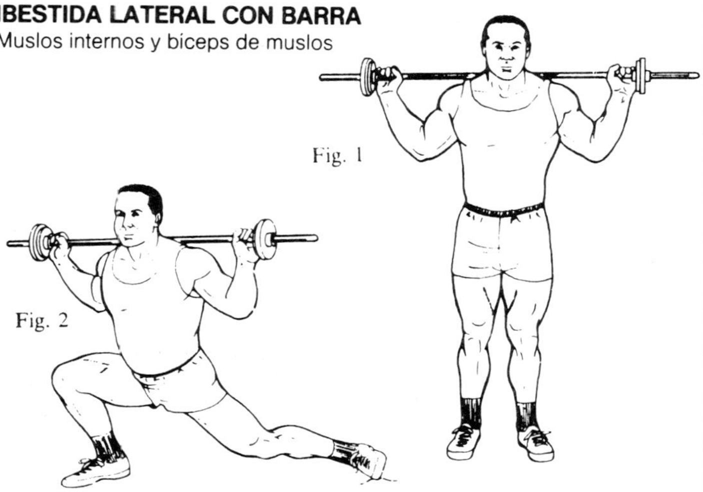

EMBESTIDA LATERAL CON BARRA, ALTERNATIVAMENTE
Muslos internos y bíceps de los muslos

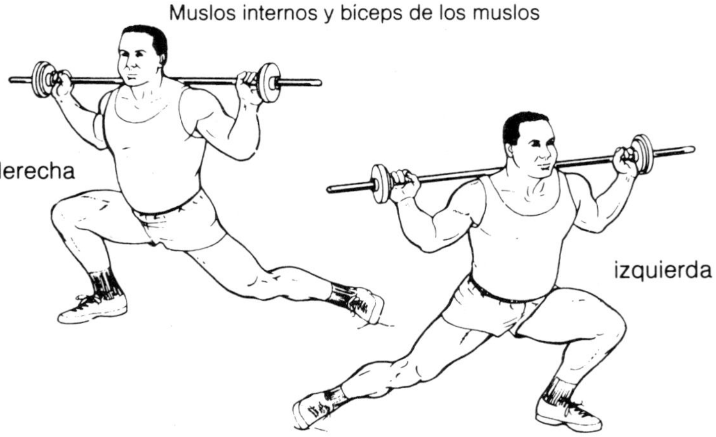

EMBESTIDA LATERAL CON MANCUERNAS
Muslos internos y bíceps de los muslos

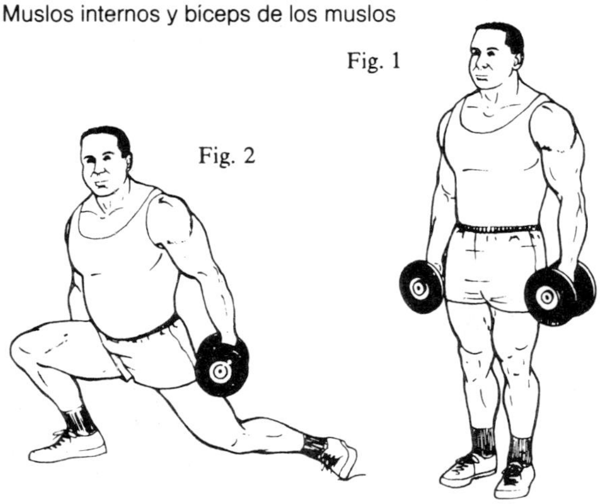

■ Embestida lateral con barra

Colocarse una barra sobre la parte trasera de los hombros, como si se estuviese ejecutando una sentadilla con barra. Mantener la cabeza levantada, la espalda recta y los pies juntos, firmemente plantados en el suelo. Inspirar y llevar la pierna derecha hacia el costado tanto como sea posible, hasta que la parte superior del muslo derecho quede casi paralela al suelo. La pierna izquierda debería mantenerse tan recta como sea posible, flexionando la rodilla sólo lo necesario. Desde esta posición, retroceder hasta la posición inicial y espirar. Realizar el número indicado de repeticiones con la pierna derecha y luego efectuar el mismo número de repeticiones con la pierna izquierda.

■ Embestida lateral con barra, alternativamente

Colocarse una barra sobre la parte trasera de los hombros, como si se estuviese ejecutando una sentadilla con barra. Mantener la cabeza levantada, la espalda recta y los pies juntos, firmemente plantados en el suelo. Inspirar y llevar la pierna derecha hacia el costado tanto como sea posible, hasta que la parte superior del muslo derecho quede casi paralela al suelo. La pierna izquierda debería mantenerse tan recta como sea posible, flexionando la rodilla sólo lo necesario. Desde esta posición, retroceder hasta la posición inicial y espirar. Ahora, repetir el mismo movimiento con la pierna izquierda. Continuar yendo de pierna derecha a pierna izquierda hasta completar el número indicado de repeticiones. Un movimiento de derecha a izquierda se considera una repetición.

■ Embestida lateral con mancuernas

Sostener una mancuerna en cada mano a la longitud de los brazos, a los lados del cuerpo y las palmas hacia adentro. Mantener la cabeza levantada, la espalda recta y los pies juntos, firmemente plantados en el suelo. Inspirar y llevar la pierna derecha hacia el costado tanto como sea posible, hasta que la parte superior del muslo quede casi paralela al suelo. La pierna izquierda debería mantenerse tan recta como sea posible, flexionando la rodilla sólo lo necesario. Desde esta posición, retroceder hasta la posición inicial y espirar. Realizar el número indicado de repeticiones con la pierna derecha y luego efectuar el mismo número de repeticiones con la pierna izquierda.

■ Embestida lateral con mancuernas, alternativamente

Sostener una mancuerna en cada mano a la longitud de los brazos, a los lados del cuerpo y palmas hacia adentro. Mantener la cabeza levantada, la espalda recta y los pies juntos, firmemente plantados en el suelo. Inspirar y llevar la pierna derecha hacia el costado tanto como sea posible, hasta que la parte superior del muslo derecho quede casi paralela al suelo. La pierna izquierda debería mantenerse tan recta como sea posible, flexionando la rodilla sólo lo necesario. Desde esta posición, retroceder hasta la posición inicial y espirar. Ahora, repetir el mismo movimiento con la pierna izquierda. Continuar yendo de pierna derecha a pierna izquierda hasta completar el número indicado de repeticiones. Un movimiento de derecha a izquierda se considera una repetición.

■ Embestida frontal con mancuernas

Sostener una mancuerna en cada mano a la longitud de los brazos a los lados del cuerpo, palmas hacia adentro. Mantener la cabeza levantada, la espalda recta y los pies firmemente plantados en el suelo, separados unos 28 cm. Inspirar y adelantar la pierna derecha tanto como sea posible, hasta que la parte superior del muslo derecho quede casi paralela al suelo. La pierna izquierda debería mantenerse tan recta como sea posible, flexionando la rodilla sólo lo necesario. Desde esta posición, retroceder hasta la posición inicial y espirar. Realizar el número indicado de repeticiones con la pierna derecha y luego efectuar el mismo número de repeticiones con la pierna izquierda.

■ Embestida frontal con mancuernas, alternativamente

Sostener una mancuerna en cada mano a la longitud de los brazos a los lados del cuerpo, palmas hacia adentro. Mantener la cabeza levantada, la espalda recta y los pies firmemente plantados en el suelo, separados unos 28 cm. Inspirar y adelantar la pierna derecha tanto como sea posible, hasta que la parte superior del muslo derecho quede casi paralela al suelo. La pierna izquierda debería mantenerse tan recta como sea posible, flexionando la rodilla sólo lo necesario. Desde esta posición, retroceder hasta la posición inicial y espirar. Ahora, repetir el mismo movimiento con la pierna izquierda. Continuar yendo de pierna derecha a pierna izquierda hasta completar el número indicado de repeticiones. Un movimiento de derecha a izquierda se considera una repetición.

EMBESTIDA LATERAL CON MANCUERNAS, ALTERNATIVAMENTE
Muslos internos y bíceps de los muslos

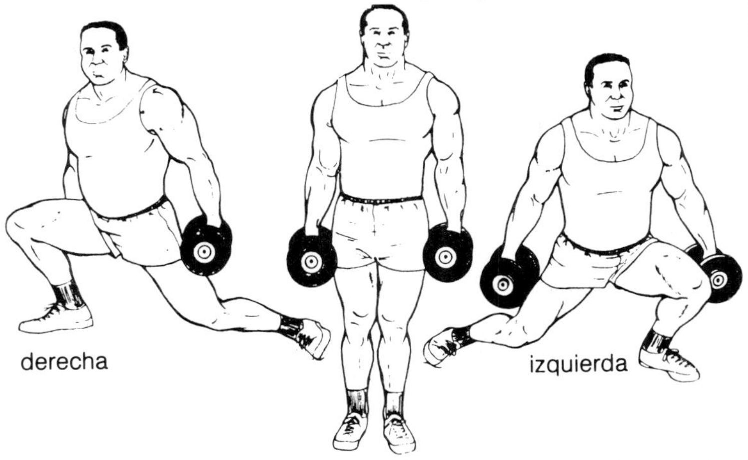

EMBESTIDA FRONTAL CON MANCUERNAS
Muslos y bíceps de muslos

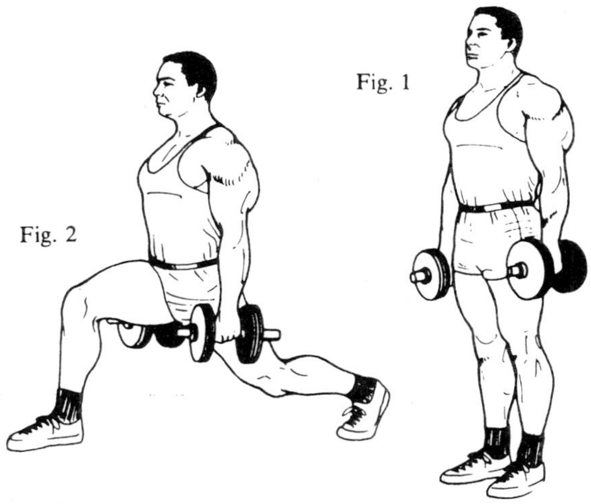

EMBESTIDA FRONTAL CON MANCUERNAS, ALTERNATIVAMENTE
Muslos y bíceps de los muslos

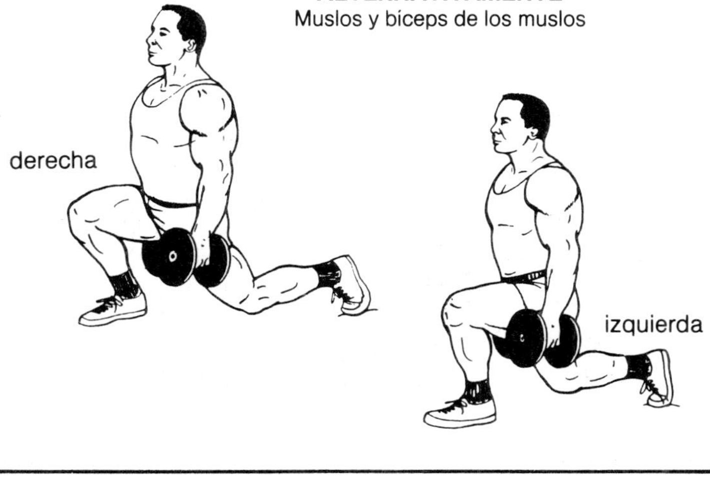

Introducción a la sección de la pantorrilla

La articulación del tobillo es una articulación bisagra. Es la más importante de las articulaciones en la mitad posterior del pie. La articulación del tobillo permite al pie adoptar dos posiciones en relación con el tobillo y la parte delantera de la pierna. Éstas son el movimiento hacia arriba del pie en línea recta con la pierna, y el movimiento hacia adelante y abajo del pie en línea recta con la pierna. Estos movimientos reciben el nombre de flexión y extensión.

La flexión del tobillo es un movimiento débil, pero resulta muy importante en actividades que requieren gran estabilidad del tobillo, como patear y nadar. Los músculos primordiales que contribuyen a esta función incluyen al peroneo, al tibial anterior y al extensor digital largo. También desempeñan un papel importante en la locomoción, pues ayudan a controlar el tobillo y el pie al caminar y correr.

La extensión del tobillo es un movimiento enérgico, que colabora en gran medida en las acciones de levantamiento, lanzamiento, salto, correr, caminar, marchar, etc. Los dos músculos principales que afectan a la extensión son el gastronemio y el sóleo. Ambos están situados en el lado posterior de la pierna o pantorrilla. Su acción se observa en la extensión o flexión plantar de la articulación del tobillo, ayudando a pararse sobre la punta de los pies y contribuyendo a la flexión de la rodilla; por consiguiente, el ballet, la gimnasia y la natación están directamente afectados por esta acción. El gastronemio igualmente participa en la supinación del pie.

La debilidad de cualquiera de los músculos de la pantorrilla puede conducir a lesiones en el pie, el tobillo y la rodilla, así como a una mayor lesión compensatoria en la cadera y la espalda. La coordinación postural puede verse afectada definitivamente por este tipo de debilidad o lesión, lo que provoca, en consecuencia, mayor daño o desequilibrio. Estas lesiones relacionadas con la tensión pueden advertirse debido a la hinchazón localizada alrededor de los tobillos, la contusión y el dolor agudo a lo largo de la parte frontal del eje de la tibia. El apoyo incorrecto del pie al caminar o correr puede provocar dolor localizado en el talón. Si esta tensión se extiende hacia arriba desde el tendón de Aquiles hasta el gastronemio, puede producirse un desgarro muscular, esguince, o una lesión del tipo de la distensión, junto a calambres musculares, espasmos y fracturas fibular y tibial.

La coordinación muscular adecuada de la parte anterior de la pierna y de la pantorrilla es de gran importancia si un atleta quiere correr sin sufrir lesiones. El atleta no sólo puede prepararse para ello, sino que muchas veces llega a mejorar su desempeño.

El entrenamiento con mancuernas para el tobillo y la parte delantera de la pierna es un método excelente para acondicionar al atleta, con el objeto de prepararlo para un esfuerzo atlético máximo.

Sección de la pantorrilla

Anatomía Muscular

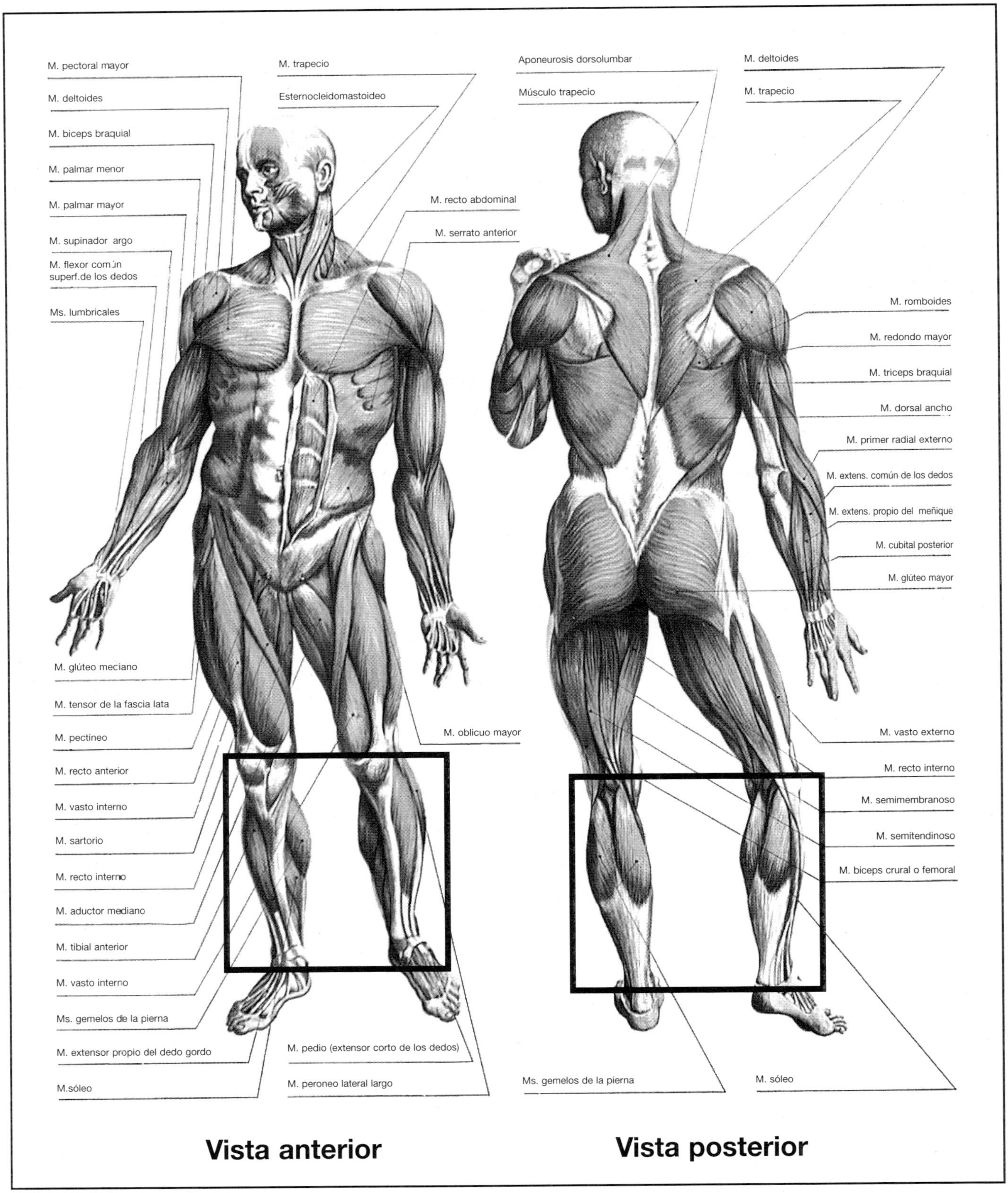

PANTORRILLA

Si una persona está interesada en un entrenamiento con mancuernas para lograr algo más que una preparación básica, es imperativo que estudie cada ilustración y descripción antes de intentar la realización de un nuevo ejercicio. Es indudable que no habrá adelanto si un ejercicio se efectúa de modo incorrecto.

Muchos ejercicios pueden llevarse a cabo exactamente con el mismo movimiento, pero afectarán diferentes zonas de un músculo debido al ángulo en el cual se realizó. Por ejemplo: un ejercicio efectuado sobre un banco plano, o sobre un banco inclinado, pondrá distinto énfasis en el mismo músculo, aun cuando se empleen el mismo movimiento, peso y equipo.

Por consiguiente, es necesario realizar los ejercicios desde los más diversos ángulos posibles, utilizando tantas variaciones como sea razonable a fin de desarrollar la plena madurez muscular del cuerpo.

En las páginas siguientes aparecen ilustraciones muy minuciosas, que le permitirán ver las piezas de equipo empleadas para realizar cada ejercicio y el estilo utilizado para cada movimiento. Junto a cada ilustración visual figura una descripción escrita de la forma en que debería efectuarse el ejercicio. Cada párrafo subsiguiente menciona el nombre adecuado y describe las diversas variaciones que pueden hacerse con el mismo equipo, cambiando sólo el ángulo o añadiendo un movimiento. Si un ejercicio se realiza exactamente como se indica en la descripción escrita, pero empleando un ángulo o un banco diferente al que debe usarse, la descripción escrita debajo de la ilustración visual seguirá siendo válida para todos los ejercicios enumerados debajo de la descripción. Sólo se mencionan el nombre adecuado, el símbolo de "grado de dificultad" y la zona más afectada por el movimiento. Se ha adoptado este sistema, con el propósito de evitar la repetición reiterada en la descripción de los mismos movimientos básicos.

El símbolo de "grado de dificultad" que aparece al comienzo de cada encabezamiento le permitirá evaluar cuáles son los ejercicios que pueden resultar adecuados a su actual estado físico.

NOTA: No es necesariamente cierto que un ejercicio que lleve el símbolo (fácil) no pueda resultar tan efectivo como uno señalado como (duro). Cualquier ejercicio puede efectuarse con mayor o menor dificultad, según la mancuerna utilizada o el esfuerzo aplicado.

Símbolos clave para el "Grado de Dificultad"

● Fácil ▲ Intermedio ■ Difícil ★ Duro

EQUIPO NECESARIO PARA LA SECCIÓN DE LA PANTORRILLA

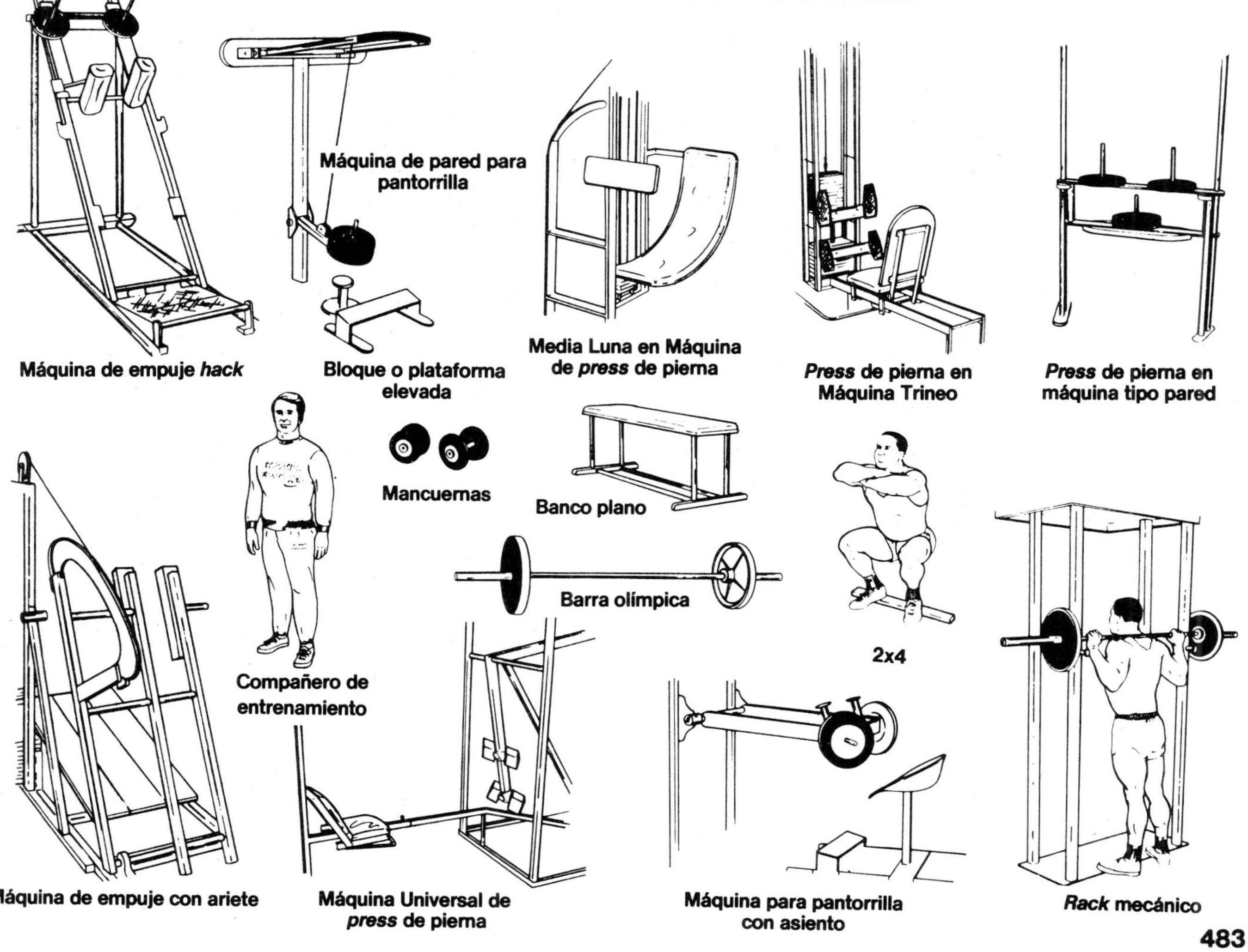

ALZAMIENTO EN PUNTAS DE PIE SOBRE 2x4, MANOS LIBRES

Músculos principales de las pantorrillas

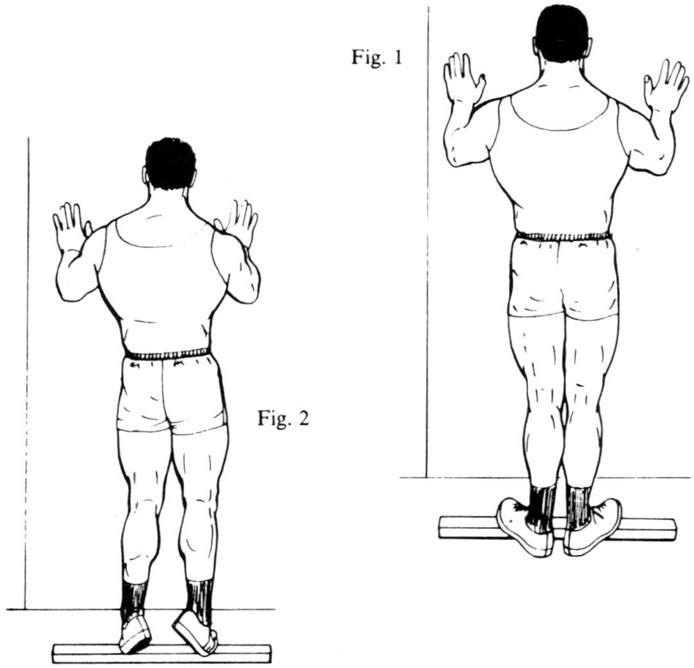

Fig. 1

Fig. 2

ALZAMIENTO EN PUNTAS DE PIE SOBRE 2x4, MANOS LIBRES, UNA PIERNA

Músculos principales de las pantorrillas

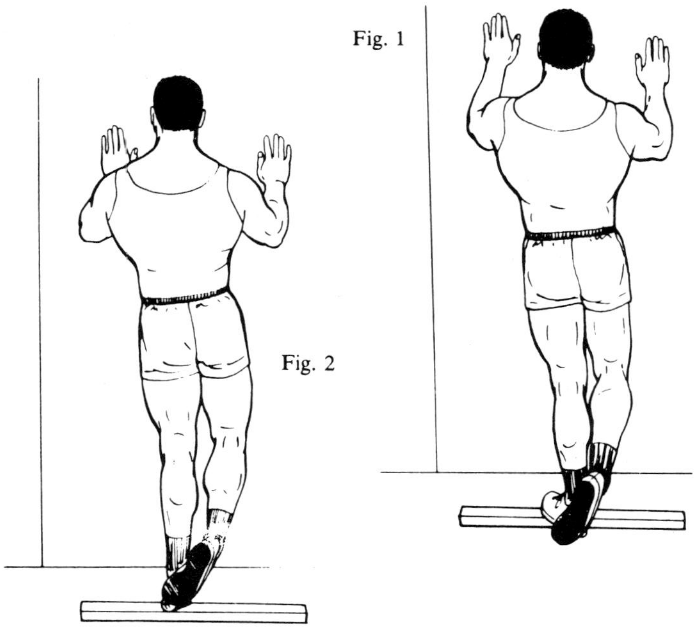

Fig. 1

Fig. 2

▲ Alzamiento en puntas de pie sobre 2x4, manos libres

Colocar en el suelo un tabla de 2x4, a unos 48 cm de la pared. Situarse de pie, erguido, con la punta de los pies sobre la tabla. Mantener la espalda recta, la cabeza levantada y las piernas rígidas. Equilibrarse poniendo las manos contra la pared. No dejar que las caderas se deslicen hacia adelante o hacia atrás mientras se ejecuta el ejercicio. Inspirar y alzarse sobre la punta de los pies, tan alto como sea posible. Mantener esta posición durante un momento, volver a la posición inicial y espirar. Si se giran las puntas de los pies hacia afuera y los talones hacia adentro, se incidirá más sobre la parte interna de las pantorrillas. Si se mantienen los pies rectos, se incidirá más sobre el músculo principal de las pantorrillas. Si se giran las puntas de los pies hacia adentro y los talones hacia afuera, se incidirá más sobre el lado externo de las pantorrillas.

▲ Alzamiento en puntas pie sobre 2x4, manos libres, alternativamente

Músculos principales de la pantorrilla

Colocar en el suelo una tabla de 2x4, a unos 48 cm de la pared. Situarse de pie, erguido, con la punta de los pies sobre la tabla. Mantener la espalda recta, la cabeza levantada y las piernas rígidas. Equilibrarse poniendo las manos contra la pared. No dejar que las caderas se deslicen hacia adelante o hacia atrás mientras se ejecuta el ejercicio. Bajar los talones hasta la posición mínima, que resulte cómoda. Inspirar y alzarse sobre la punta del pie derecho tan alto como sea posible. Mantener esta posición durante un momento, volver a la posición inicial y espirar. Ahora alzarse sobre la punta del pie izquierdo tan alto como sea posible. Mantener esta posición durante un momento y espirar. Continuar yendo de pie derecho a pie izquierdo hasta completar el número indicado de repeticiones. Si se giran las puntas de los pies hacia afuera y los talones hacia adentro, se incidirá más sobre la parte interna de las pantorrillas. Si se mantienen los pies rectos, se incidirá más sobre el músculo principal de las pantorrillas. Si se giran las puntas de los pies hacia adentro y los talones hacia afuera, se incidirá más sobre el lado externo de las pantorrillas.

Alzamiento en puntas de pie sobre 2x4, manos libres, una pierna

Colocar en el suelo una tabla de 2x4, a unos 48 cm de la pared. Situarse de pie, erguido, con la punta de los pies sobre la tabla. Mantener la espalda recta, la cabeza levantada y las piernas rígidas. Equilibrarse poniendo las manos contra la pared. Desplazar TODO el peso hacia la pierna derecha y colocar el pie izquierdo contra la parte trasera del talón derecho. No dejar que las caderas se deslicen hacia adelante o hacia atrás mientras se ejecuta el ejercicio. Inspirar y alzarse sobre la punta del pie derecho tan alto como sea posible. Mantener esta posición durante un momento, volver a la posición inicial y espirar. Realizar el número indicado de repeticiones con la pierna derecha y luego cambiar posición a la pierna izquierda, efectuando el mismo número de repeticiones. Si se giran las puntas de los pies hacia afuera y los talones hacia adentro, se incidirá más sobre la parte interna de las pantorrillas. Si se mantienen los pies rectos, se incidirá más sobre el músculo principal de las pantorrillas. Si se giran las puntas de los pies hacia adentro y los talones hacia afuera, se incidirá más sobre el lado externo de las pantorrillas.

ESTIRAMIENTO DE PANTORRILLA DE PIE CONTRA LA PARED, CON UNA PIERNA
Músculos principales de la pantorrilla

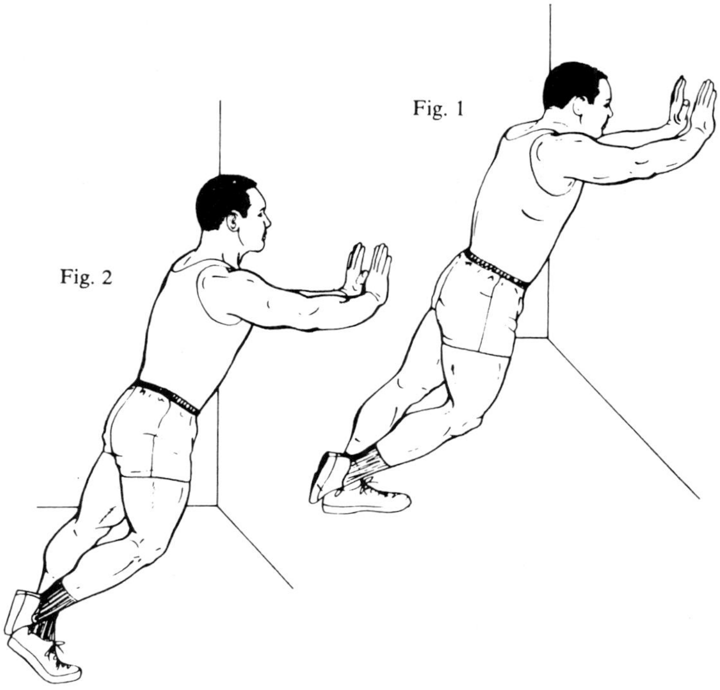

▲ Estiramiento de pantorrilla de pie contra la pared

Situarse de pie frente a una pared, a unos 80 cm de distancia. Inclinarse hacia adelante con los brazos sobreestirados, aguantando el cuerpo con las manos contra la pared. Mantener la espalda recta, la cabeza levantada y las caderas y las piernas rígidas. Mantener los pies planos sobre el suelo, haciendo que los músculos de las pantorrillas se estiren hacia afuera. A medida que se logre mayor flexibilidad, puede apartarse más de la pared provocando un estiramiento mayor. Inspirar y alzarse sobre la punta de los pies tanto como sea posible. Mantener esta posición un momento, volver a la posición inicial y espirar. Si se giran las puntas de los pies hacia afuera y los talones hacia adentro, se incidirá más sobre la parte interna de las pantorrillas. Si se mantienen los pies rectos, se incidirá más sobre el músculo principal de las pantorrillas. Si se giran las puntas de los pies hacia adentro y los talones hacia afuera, se incidirá más sobre el lado externo de las pantorrillas.

ESTIRAMIENTO DE PANTORRILLAS DE PIE CONTRA LA PARED
Músculos principales de la pantorrilla

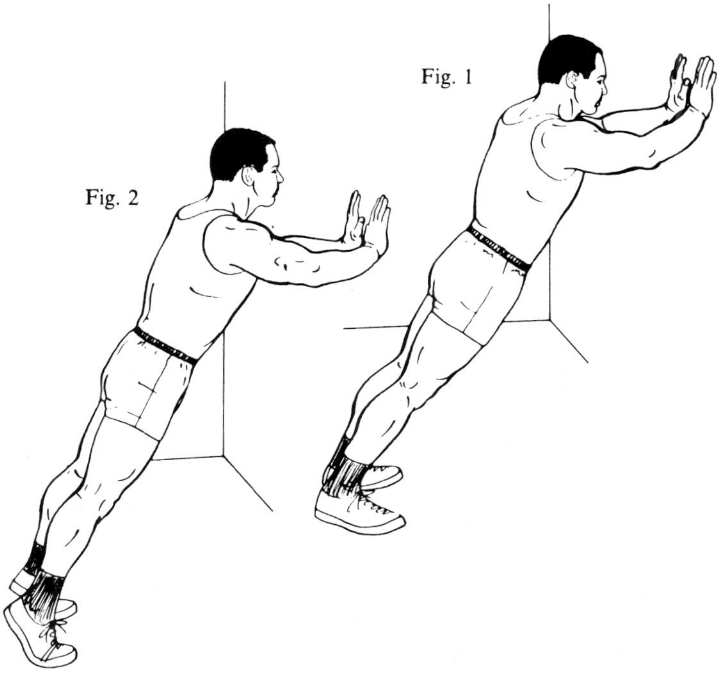

▲ Estiramiento de pantorrillas de pie contra la pared, alternativamente

Situarse de pie frente a una pared, a unos 80 cm de distancia. Inclinarse hacia adelante con los brazos sobreestirados, aguantando el cuerpo con las manos contra la pared. Mantener la espalda recta, la cabeza levantada, y las caderas y las piernas rígidas. Mantener los pies planos sobre el suelo, haciendo que los músculos de las pantorrillas se estiren hacia afuera. A medida que se logre mayor flexibilidad, puede apartarse más de la pared provocando un estiramiento mayor. Inspirar y alzarse sobre la punta del pie derecho tanto como sea posible. Mantener esta posición un momento, volver a la posición inicial y espirar. Inspirar y alzarse sobre la

ESTIRAMIENTO DE PANTORRILLAS DE PIE CONTRA LA PARED, ALTERNATIVAMENTE
Músculos principales de la pantorrilla

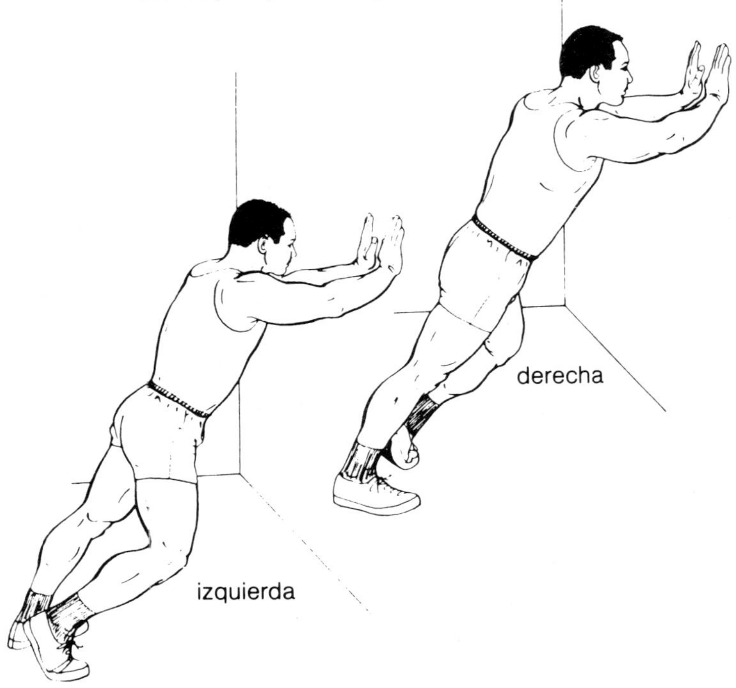

ALZAMIENTO EN PUNTAS DE PIE, CON BARRA, DE PIE
Músculos principales de las pantorrillas

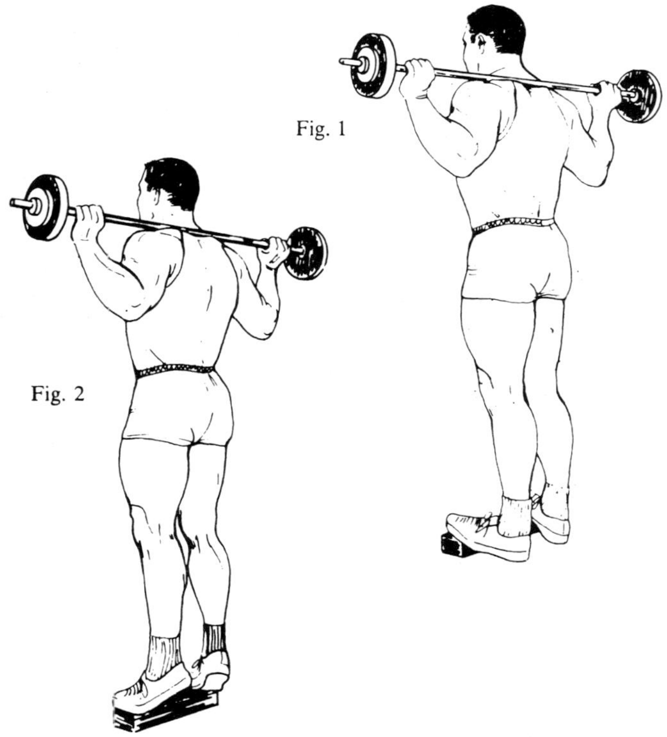

punta del pie derecho tanto como sea posible. Mantener esta posición un momento, volver a la posición inicial y espirar. Continuar yendo de pie derecho a pie izquierdo hasta completar el número indicado de repeticiones. Si se giran las puntas de los pies hacia afuera y los talones hacia adentro, se incidirá más sobre la parte interna de las pantorrillas. Si se mantienen los pies rectos, se incidirá más sobre el músculo principal de las pantorrillas. Si se giran las puntas de los pies hacia adentro y los talones hacia afuera, se incidirá más sobre el lado externo de las pantorrillas.

▲ Alzamiento en puntas de pie, con barra, de pie

Colocarse una barra sobre la parte posterior de los hombros, pisando una tabla gruesa o una plataforma elevada. Colocar los pies sobre el objeto elevado, a fin de ayudar a equilibrarse y lograr una extensión y contracción total de los músculos de las pantorrillas. Llevar los talones hacia abajo. Inspirar y alzarse sobre la punta de los pies como se muestra en la ilustración 2. Esta posición es la parte flexionada del ejercicio; la parte de extensión es cuando se bajan los talones. Ambas son importantes. Realizar el ejercicio de manera lenta y calculada. Inspirar al alzarse sobre las puntas de los pies y espirar al bajar los talones. Si se giran las puntas de los pies hacia afuera y los talones hacia adentro, se incidirá más sobre la parte interna de las pantorrillas. Si se mantienen los pies rectos, se incidirá más sobre el músculo principal de las pantorrillas. Si se giran las puntas de los pies hacia adentro y los talones hacia afuera, se incidirá más sobre el lado externo de las pantorrillas.

▲ Alzamiento sobre la punta de los pies, con barra, de pie, alternativamente

Colocarse una barra sobre la parte posterior de los hombros, pisando una tabla gruesa o una plataforma elevada. Colocar los pies sobre el objeto elevado, a fin de ayudar a equilibrarse y lograr una extensión y contracción total de los músculos de las pantorrillas. Llevar los talones hacia abajo. Inspirar y alzarse sobre la punta del pie derecho tanto como sea posible. Mantener esta posición un momento, volver a la posición inicial y espirar. Ahora, alzarse sobre la punta del pie izquierdo tanto como sea posible. Mantener esta posición un momento, volver a la posición inicial y espirar. Continuar yendo de pie derecho a pie izquierdo hasta completar el número indicado de repeticiones. Si se giran las puntas de los pies hacia afuera y los talones hacia adentro, se incidirá más sobre la parte interna de las pantorrillas. Si se mantienen los pies rectos, se incidirá más sobre el músculo principal de las pantorrillas.

Si se giran las puntas de los pies hacia adentro y los talones hacia afuera, se incidirá más sobre el lado externo de las pantorrillas.

▲ Alzamiento sobre la punta de los pies, con barra, sentado

Colocar una tabla gruesa, o un objeto elevado, en el suelo, a unos 24 cm del extremo de un banco plano. Sostener una barra con ambas manos empleando un asimiento bastante amplio con palmas hacia abajo, sentarse en el banco y colocar la barra sobre la parte superior de los muslos, unos 6 cm por encima de las rodillas. Colocar las puntas de los pies sobre la tabla. Mantener la espalda recta y la cabeza levantada. Inspirar y alzarse sobre la punta de los pies tanto como sea posible. Mantener esta posición un momento, volver a la posición inicial y espirar. Si se giran las puntas de los pies hacia afuera y los talones hacia adentro, se incidirá más sobre la parte interna de las pantorrillas. Si se mantienen los pies rectos, se incidirá más sobre el músculo principal de las pantorrillas. Si se giran las puntas de los pies hacia adentro y los talones hacia afuera, se incidirá más sobre el lado externo de las pantorrillas.

ALZAMIENTO SOBRE LA PUNTA DE LOS PIES, CON BARRA, SENTADO
Músculos principales de las pantorrillas

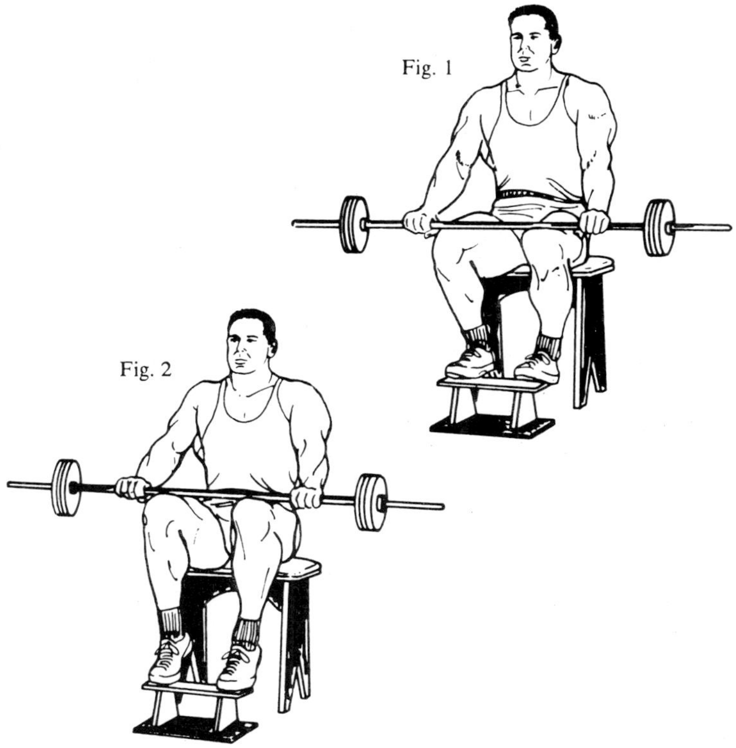

▲ Alzamiento sobre la punta de los pies con mancuerna, de pie, con una pierna

Coger una mancuerna con la mano derecha. Sostenerla recta hacia abajo al costado del cuerpo, con la palma de la mano hacia adentro. Subirse con el pie derecho sobre una tabla gruesa u objeto elevado que esté en el suelo, a una distancia de unos 48 cm de la pared. Poner la punta del pie derecho sobre el objeto elevado y utilizar el brazo izquierdo para ayudar a equilibrarse, colocando la mano izquierda contra la pared. Mantener la espalda recta, la cabeza levantada y las piernas rectas con las rodillas rígidas. Colocar el pie izquierdo atrás, contra el talón derecho. Llevar el talón derecho hasta la posición más baja posible, que resulte cómoda. Inspirar y alzarse sobre la punta del pie tanto como sea posible. Mantener esta posición durante un momento, volver a la posición inicial y espirar. Realizar el número indicado de repeticiones con la pierna derecha y luego cambiar posiciones hacia la pierna izquierda, efectuando el mismo número de repeticiones. Si se giran las puntas de los pies hacia afuera y los talones hacia adentro, se incidirá más sobre la parte interna de las pantorrillas. Si se mantienen los pies rectos, se incidirá más sobre el músculo principal de las pantorrillas. Si se giran las puntas de los pies hacia adentro y los talones hacia afuera, se incidirá más sobre el lado externo de las pantorrillas.

ALZAMIENTO SOBRE LA PUNTA DE LOS PIES CON MANCUERNA, DE PIE, CON UNA PIERNA
Músculos principales de la pantorrilla

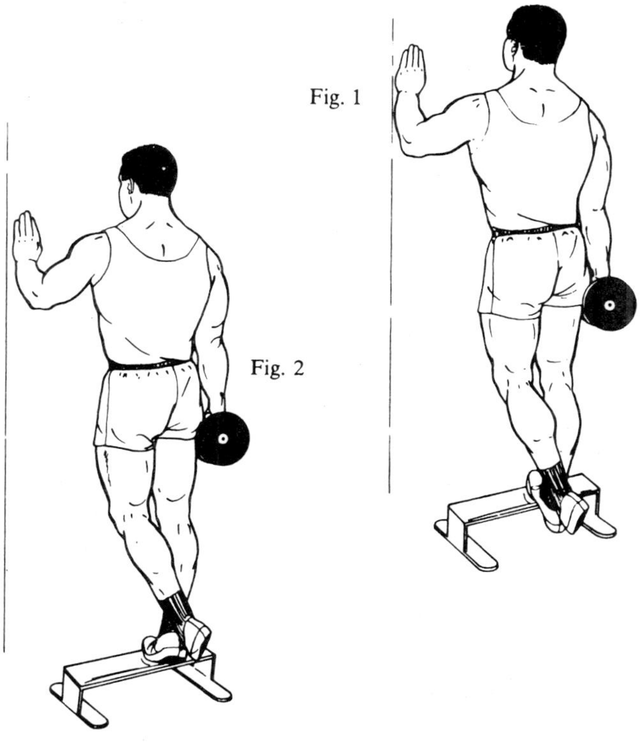

ALZAMIENTO SOBRE LA PUNTA DE LOS PIES CON MANCUERNAS, SENTADO, CON UNA PIERNA

Músculos principales de la pantorrilla

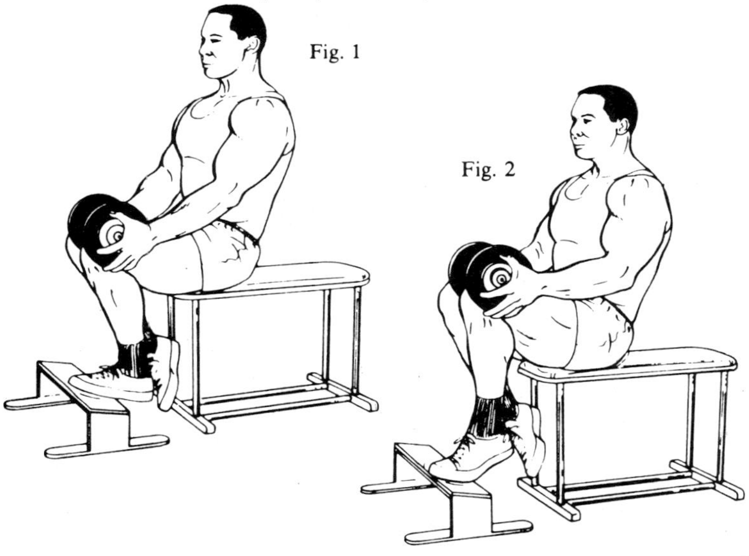

ALZAMIENTO DE "BURRO" SOBRE LA PUNTA DE LOS PIES, CON RESISTENCIA NEGATIVA

Músculos principales de las pantorrillas

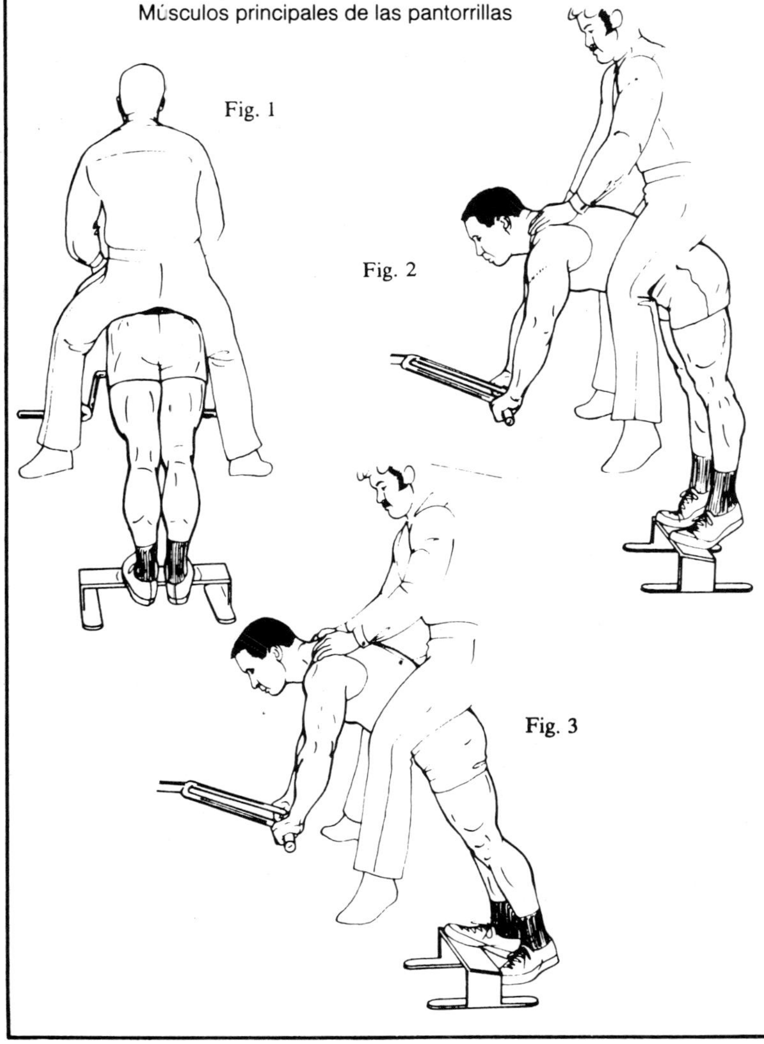

▲ Alzamiento sobre la punta de los pies con mancuernas, sentado, con una pierna

Colocar una tabla gruesa, o un objeto elevado, en el suelo, a unos 24 cm del extremo de un banco. Sostener una mancuerna con ambas manos y sentarse en el banco colocando la pesa sobre la parte superior de los muslos, unos 6 cm por encima de la rodilla. Sostener la mancuerna en su lugar con ambas manos. Colocar la punta del pie derecho sobre la tabla. Poner el pie izquierdo contra la parte trasera del talón derecho. Inspirar y alzarse sobre la punta del pie tanto como sea posible. Mantener esta posición durante un momento, volver a la posición inicial y espirar. Realizar el número indicado de repeticiones con la pierna derecha y luego cambiar posiciones a la pierna izquierda, efectuando el mismo número de repeticiones. Si se giran las puntas de los pies hacia afuera y los talones hacia adentro, se incidirá más sobre el parte interna de las pantorrillas. Si se mantienen los pies rectos, se incidirá más sobre el músculo principal de las pantorrillas. Si se giran las puntas de los pies hacia adentro y los talones hacia afuera, se incidirá más sobre el lado externo de las pantorrillas.

■ Alzamiento de "burro" sobre la punta de los pies, con resistencia negativa

Colocar en el suelo una tabla gruesa, o una plataforma elevada, a unos 62 cm de un objeto que esté casi a la altura de la cintura, que permita aguantar la parte superior del cuerpo al inclinarse hacia adelante hasta que ésta quede paralela. Poner la parte delantera de los pies sobre la plataforma elevada y trabar las piernas, manteniéndolas rectas durante todo el ejercicio. El compañero de entrenamiento debe sentarse sobre la parte inferior de la espalda del ejecutante, descansando todo su peso sobre las caderas de este último. El asistente debe permanecer lo más estable posible mientras el ejecutante inspira y se alza sobre la punta de los pies tanto como se pueda. Mantener esta posición durante un momento y luego desplazar TODO el peso del asistente hacia la pierna derecha del ejecutante, haciendo que el músculo de la pantorrilla derecha lleve la carga al volver a la posición inicial y espirar. Inspirar y alzarse nuevamente sobre la punta de los pies y mantener esta posición durante un momento, desplazando luego TODO el peso del asistente hacia la pierna izquierda, haciendo que la pantorrilla izquierda lleve la carga al regresar a la posición inicial y espirar. Continuar yendo de derecha a izquierda hasta completar el número indicado de repeticiones. Si se giran las puntas de los pies hacia afuera y los talones hacia adentro, se incidirá más sobre la parte interna de las pantorrillas. Si se mantienen los pies rectos se incidirá más sobre el músculo principal de las pantorrillas. Si se giran las puntas de los pies hacia adentro y los talones hacia afuera, se incidirá más sobre el lado externo de las pantorrillas.

■ Alzamiento de "burro" sobre la punta de los pies, con una pierna

Colocar en el suelo una tabla gruesa, o una plataforma elevada, a unos 62 cm de un objeto que esté casi a la altura de la cintura, que permita aguantar la parte superior del cuerpo al inclinarse hacia adelante hasta que ésta quede paralela. Poner la parte delantera del pie derecho sobre la plataforma elevada y colocar el pie izquierdo detrás, contra el talón derecho. El compañero de entrenamiento debe sentarse sobre la parte inferior de la espalda del ejecutante, descansando todo su peso sobre las caderas de este último. El asistente debe permanecer lo más estable posible, mientras el ejecutante inspira y se alza sobre la punta de los pies tanto como se pueda. Mantener esta posición durante un momento, volver a la posición inicial y espirar. Realizar el número indicado de repeticiones con la pierna derecha y luego cambiar posiciones hacia la pierna izquierda, efectuando el mismo número de repeticiones. Si se giran las puntas de los pies hacia afuera y los talones hacia adentro, se incidirá más sobre la parte interna de las pantorrillas. Si se mantienen los pies rectos, se incidirá más sobre el músculo principal de las pantorrillas. Si se giran las puntas de los pies hacia adentro y los talones hacia afuera, se incidirá más sobre el lado externo de las pantorrillas.

■ Alzamiento de "burro" sobre la punta de los pies, alternativamente

Colocar en el suelo una tabla gruesa, o una plataforma elevada, a unos 62 cm de un objeto que esté casi a la altura de la cintura, que permita aguantar la parte superior del cuerpo al inclinarse hacia adelante hasta que ésta quede paralela. Poner la parte delantera de los pies sobre la plataforma elevada y trabar las piernas, manteniéndolas rectas durante todo el ejercicio. El compañero de entrenamiento debe sentarse sobre la parte inferior de la espalda del ejecutante, descansando todo su peso sobre las caderas de este último. El asistente debe permanecer lo más estable posible, mientras el ejecutante inspira y se alza sobre la punta del pie derecho tanto como se pueda. Mantener esta posición durante un momento, volver a la posición inicial y espirar. Ahora, alzarse sobre la punta del pie izquierdo tanto como sea posible. Mantener esta posición un momento, volver a la posición inicial y espirar. Continuar yendo de pie derecho a pie izquierdo hasta completar el número indicado de repeticiones. Si se giran las puntas de los pies hacia afuera y los talones hacia

ALZAMIENTO DE "BURRO" SOBRE LA PUNTA DE LOS PIES, CON UNA PIERNA
Músculos principales de la pantorrilla

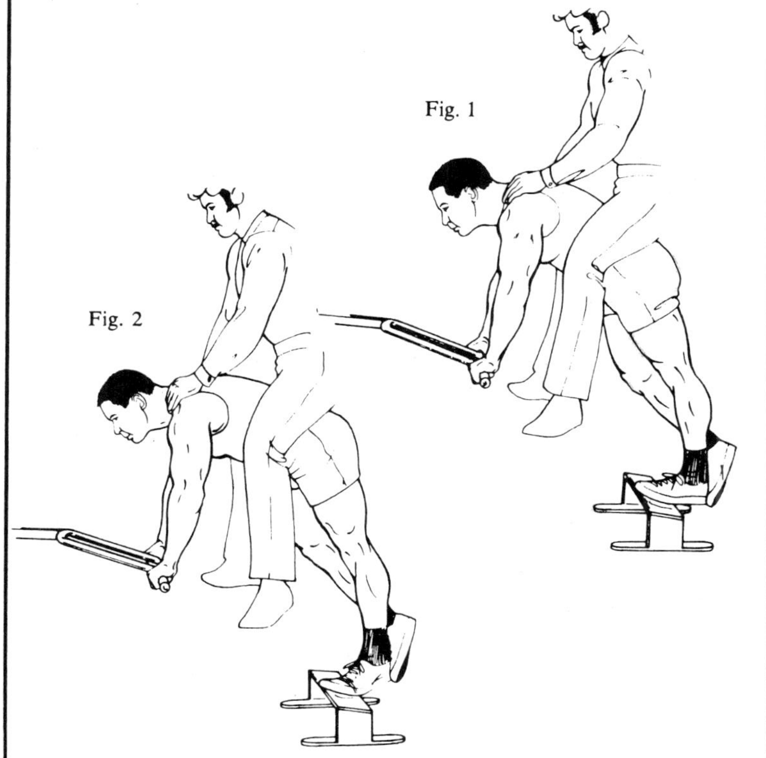

ALZAMIENTO DE "BURRO" SOBRE LA PUNTA DE LOS PIES, ALTERNATIVAMENTE
Músculos principales de las pantorrillas

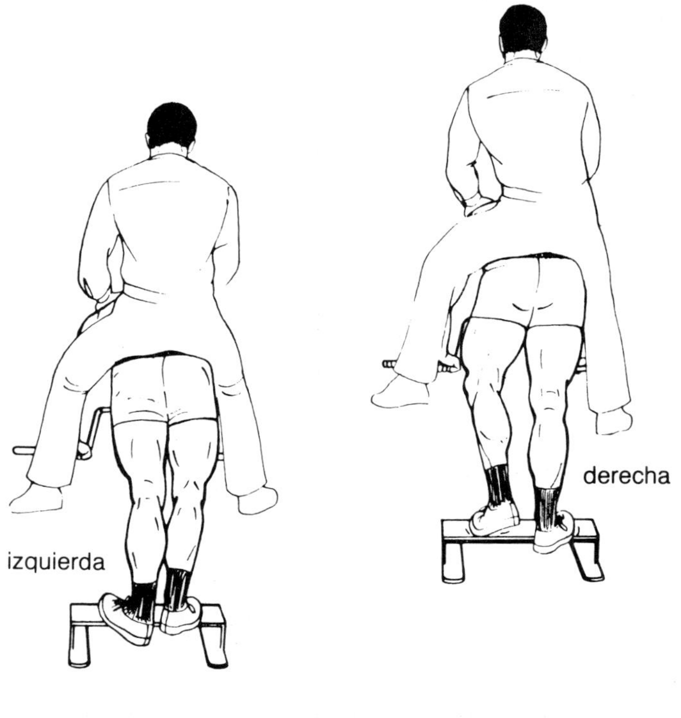

ALZAMIENTO DE "BURRO" SOBRE LA PUNTA DE LOS PIES
Músculos principales de la pantorrilla

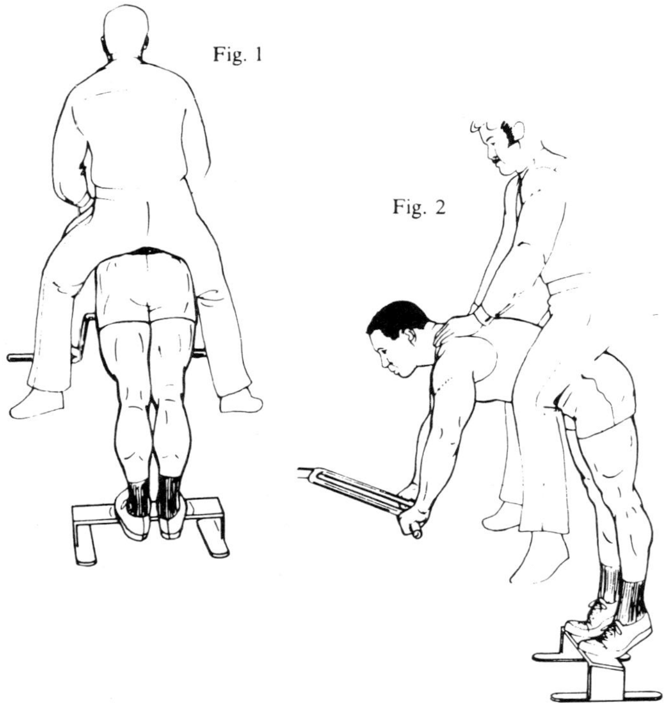

ALZAMIENTO SOBRE LA PUNTA DE LOS PIES EN ALMOHADILLA INFERIOR, SENTADO EN MÁQUINA DE *PRESS* DE PIERNA TIPO UNIVERSAL
Músculos principales de la pantorrilla

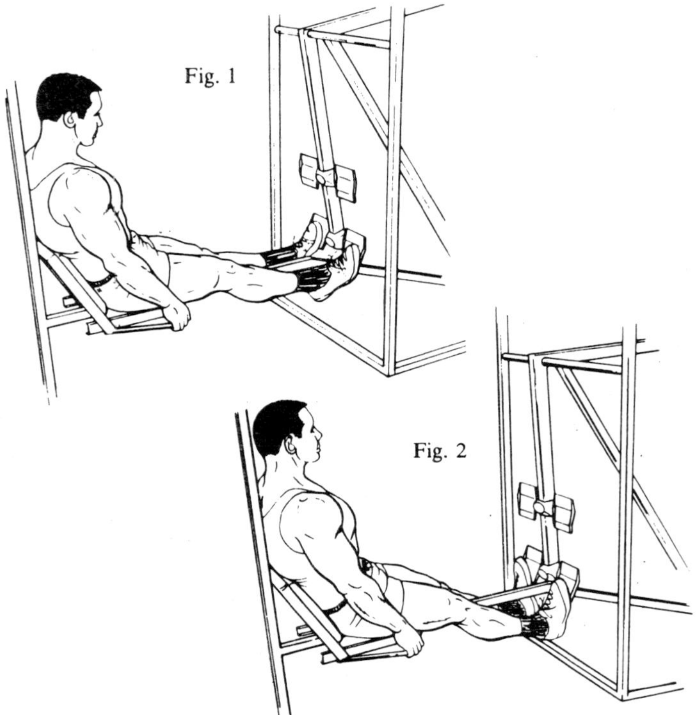

adentro, se incidirá más sobre la parte interna de las pantorrillas. Si se mantienen los pies rectos, se incidirá más sobre el músculo principal de las pantorrillas. Si se giran las puntas de los pies hacia adentro y los talones hacia afuera, se incidirá más sobre el lado externo de las pantorrillas.

▲ Alzamiento de "burro" sobre la punta de los pies

Colocar en el suelo una tabla gruesa, o una plataforma elevada, a unos 62 cm de un objeto que esté casi a la altura de la cintura, que permita aguantar la parte superior del cuerpo al inclinarse hacia adelante hasta que ésta quede paralela. Poner la parte delantera de los pies sobre la plataforma elevada y trabar las piernas, manteniéndolas rectas durante todo el ejercicio. El compañero de entrenamiento debe sentarse sobre la parte inferior de la espalda del ejecutante, descansando todo su peso sobre las caderas de este último. El asistente debe permanecer lo más estable posible, mientras el ejecutante inspira y se alza sobre las puntas de los pies tanto como se pueda. Mantener esa posición durante un momento, volver a la posición inicial y espirar. Si se giran las puntas de los pies hacia afuera y los talones hacia adentro, se incidirá más sobre la parte interna de las pantorrillas. Si se mantienen los pies rectos, se incidirá más sobre el músculo principal de las pantorrillas. Si se giran las puntas de los pies hacia adentro y los talones hacia afuera, se incidirá más sobre el lado externo de las pantorrillas.

▲ Alzamiento sobre la punta de los pies en almohadilla inferior, sentado en máquina de *press* de pierna tipo Universal

Sentarse en la silla de una máquina de *press* de pierna tipo Universal, apoyando la espalda contra el respaldo. Sujetarse a los lados del asiento debajo de las nalgas. Colocar la parte delantera de los pies sobre las almohadillas inferiores y llevar el peso hacia adelante, hasta que las piernas estén rectas y las rodillas rígidas. Mantener las piernas en esta posición durante todo el ejercicio. Inspirar y llevar los pies hacia adelante tanto como se pueda, con comodidad, y espirar. Si se giran las puntas de los pies hacia afuera y los talones hacia adentro, se incidirá más sobre la parte interna de las pantorrillas. Si se mantienen los pies rectos, se incidirá más sobre el músculo principal de las pantorrillas. Si se giran las puntas de los pies hacia adentro y los talones hacia afuera, se incidirá más sobre el lado externo de las pantorrillas.

■ Alzamiento sobre la punta de los pies, en almohadilla inferior, sentado en máquina de *press* de pierna tipo Universal, una pierna

Músculos principales de las pantorrillas

Sentarse en la silla de una máquina de *press* de pierna tipo Universal, apoyando la espalda contra el respaldo. Sujetarse a los lados del asiento debajo de las nalgas. Colocar la parte delantera de los pies sobre las almohadillas inferiores y llevar el peso hacia adelante, hasta que las piernas estén rectas y las rodillas rígidas. Mantener las piernas en esta posición durante todo el ejercicio. Inspirar y llevar el pie derecho hacia adelante tanto como se pueda, con comodidad. Mantener esta posición un momento y luego volver a llevar el pie hacia atrás lo más que se pueda con comodidad, y espirar. Realizar el número indicado de repeticiones con el pie derecho y luego cambiar la presión hacia el pie izquierdo, efectuando el mismo número de repeticiones. Si se giran la puntas de los pies hacia afuera y los talones hacia adentro, se incidirá más sobre el músculo principal de las pantorrillas. Si se giran las puntas de los pies hacia adentro y los talones hacia afuera, se incidirá más sobre el lado externo de las pantorrillas.

▲ Alzamiento sobre la punta de los pies en almohadilla inferior, sentado en máquina de *press* de pierna tipo Universal, alterno

Sentarse en la silla de un máquina de *press* de pierna tipo Universal, apoyando la espalda contra el respaldo. Sujetarse a los lados del asiento debajo de las nalgas. Colocar la parte delantera de los pies sobre las almohadillas inferiores y llevar el peso hacia adelante, hasta que las piernas estén rectas y las rodillas rígidas. Mantener las piernas en esta posición durante todo el ejercicio. Inspirar y llevar el pie derecho hacia adelante tanto como se pueda, con comodidad. Mantener esta posición un momento y luego volver a llevar el pie hacia atrás lo más que se pueda, con comodidad, y espirar. Ahora, inspirar y llevar el pie izquierdo hacia adelante tanto como se pueda, con comodidad. Mantener esta posición un momento y volver a llevar el pie izquierdo hacia atrás tanto como se pueda hasta una posición cómoda y espirar. Continuar yendo de pie derecho a pie izquierdo hasta completar el número indicado de repeticiones. Si se giran las puntas de los pies hacia afuera y los talones hacia adentro, se incidirá más sobre la parte interna de las pantorrillas. Si se mantienen los pies rectos, se incidirá más sobre el músculo principal de las pantorrillas. Si se giran las puntas de los pies hacia adentro y los talones hacia afuera, se incidirá más sobre el lado externo de las pantorrillas.

ALZAMIENTO SOBRE LA PUNTA DE LOS PIES EN ALMOHADILLA INFERIOR, SENTADO EN MÁQUINA DE *PRESS* DE PIERNA TIPO UNIVERSAL, ALTERNO

Músculos principales de las pantorrillas

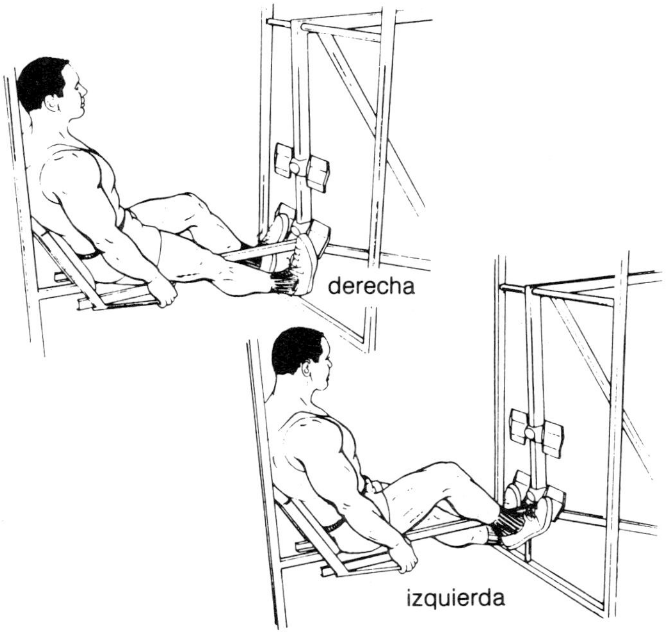

ALZAMIENTO SOBRE LA PUNTA DE LOS PIES EN ALMOHADILLA INFERIOR, SENTADO EN MÁQUINA DE *PRESS* DE PIERNA TIPO UNIVERSAL, CON RESISTENCIA NEGATIVA

Músculos principales de las pantorrillas

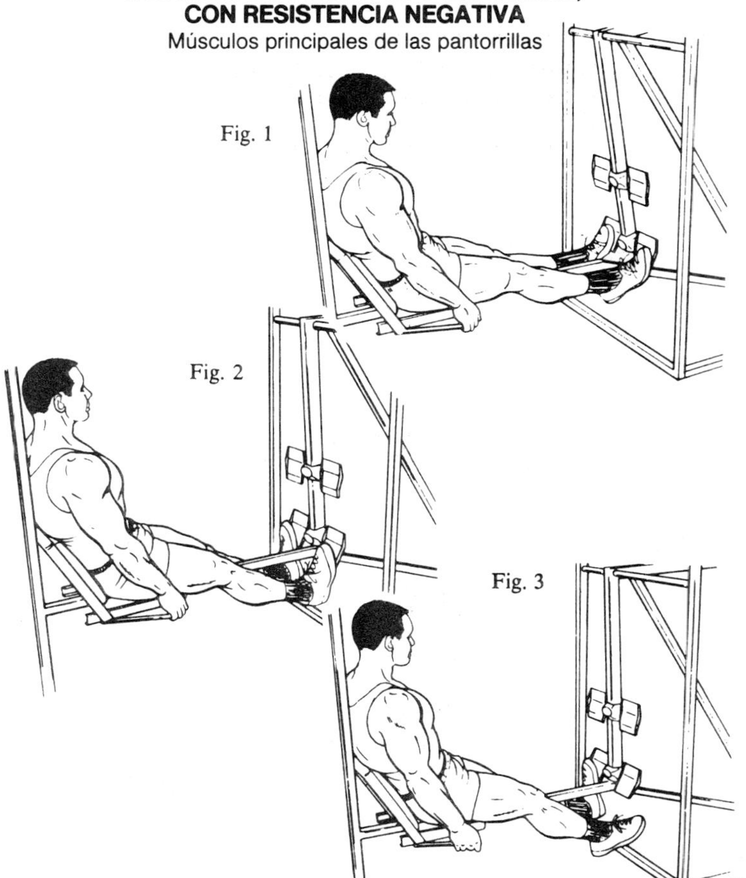

ALZAMIENTO SOBRE LA PUNTA DE LOS PIES EN ALMOHADILLA SUPERIOR, SENTADO EN MÁQUINA DE *PRESS* TIPO UNIVERSAL, CON UNA PIERNA

Músculos principales de las pantorrillas

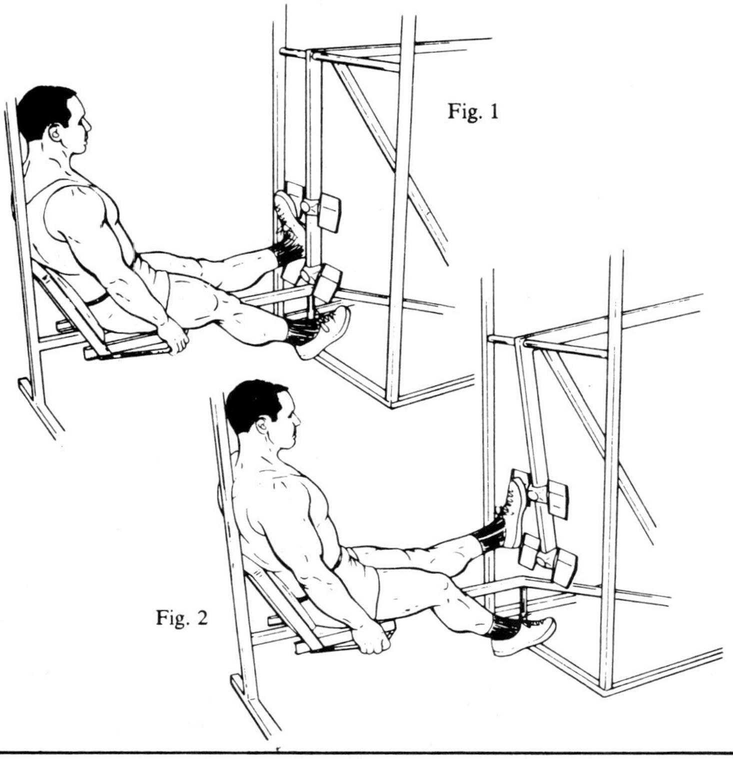

ALZAMIENTO SOBRE LA PUNTA DE LOS PIES EN ALMOHADILLA SUPERIOR, SENTADO EN MÁQUINA DE *PRESS* DE PIERNA TIPO UNIVERSAL

Músculos principales de las pantorrillas

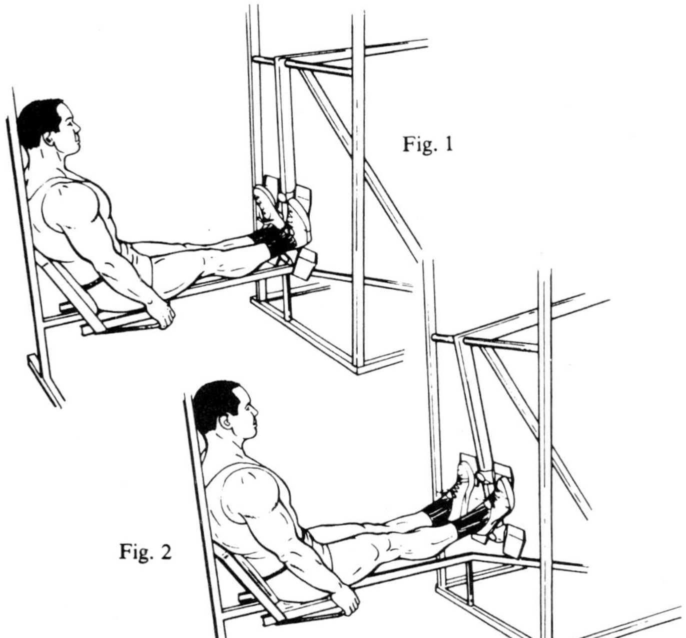

■ Alzamiento sobre la punta de los pies en almohadilla inferior, sentado en máquina de *press* de pierna tipo Universal, con resistencia negativa

Sentarse en la silla de una máquina de *press* de pierna tipo Universal, apoyando la espalda contra el respaldo. Sujetarse a los lados del asiento debajo de las nalgas. Colocar la parte delantera de los pies sobre las almohadillas inferiores y llevar el peso hacia adelante, hasta que las piernas estén rectas y las rodillas rígidas. Mantener las piernas en esta posición durante todo el ejercicio. Inspirar y llevar los pies hacia adelante tanto como se pueda, con comodidad. Mantener esta posición un momento y luego desplazar TODO el peso de la máquina hacia la pierna derecha, haciendo que el músculo de la pantorrilla derecha lleve la carga al volver hacia la posición más atrás que sea posible, con comodidad, y espirar. Inspirar y llevar los pies hacia adelante tanto como se pueda, con comodidad. Mantener esta posición un momento y luego desplazar TODO el peso de la máquina hasta la pierna izquierda, haciendo que el músculo de la pantorrilla izquierda lleve la carga al volver a la posición más atrás que sea posible, con comodidad. Continuar yendo de pierna derecha a pierna izquierda hasta completar el número indicado de repeticiones. Si se giran las puntas de los pies hacia afuera y los talones hacia adentro, se incidirá más sobre la parte interna de las pantorrillas. Si se mantienen los pies rectos, se incidirá más sobre el músculo principal de las pantorrillas. Si se giran las puntas de los pies hacia adentro y los talones hacia afuera, se incidirá más sobre el lado externo de las pantorrillas.

■ Alzamiento sobre la punta de los pies en almohadilla superior, sentado en máquina de *press* tipo Universal, con una pierna

Sentarse en la silla de una máquina de *press* de pierna tipo Universal, apoyando la espalda contra el respaldo. Sujetarse a los lados del asiento debajo de las nalgas. Colocar la parte delantera de los pies sobre las almohadillas superiores y llevar el peso hacia adelante, hasta que las piernas estén rectas y las rodillas rígidas. Mantener las piernas en esta posición durante todo el ejercicio. Inspirar y llevar el pie derecho hacia adelante tanto como se pueda, con comodidad. Mantener esta posición un momento y luego volver a llevar el pie hacia atrás tanto como se pueda, con comodidad, y espirar. Realizar el número indicado de repeticiones con el pie derecho y luego cambiar la posición hacia el pie izquierdo, efectuando el mismo número de repeticiones. Si se giran las puntas de los pies hacia afuera y los talones hacia adentro, se incidirá más sobre la parte interna de las pantorrillas. Si se mantienen los pies rectos, se incidirá más sobre el músculo principal de las pantorrillas. Si se giran las puntas de los pies hacia adentro y los talones hacia afuera, se incidirá más sobre el lado externo de las pantorrillas.

▲ Alzamiento sobre la punta de los pies en almohadilla superior, sentado en máquina de *press* de pierna tipo Universal

Sentarse en la silla de una máquina de *press* de pierna tipo Universal, apoyando la espalda contra el respaldo. Sujetarse a los lados del asiento debajo de las nalgas. Colocar la parte delantera de los pies sobre las almohadillas superiores y llevar el peso hacia adelante, hasta que las piernas estén rectas y las rodillas rígidas. Mantener las piernas en esta posición durante todo el ejercicio. Inspirar y llevar los pies hacia adelante tanto como se pueda, con comodidad. Mantener esta posición un momento y luego volver a llevar los pies hacia atrás tanto como se pueda, con comodidad, y espirar. Si se giran las puntas de los pies hacia afuera y los talones hacia adentro, se incidirá más sobre la parte interna de las pantorrillas. Si se mantienen los pies rectos, se incidirá más sobre el músculo principal de las pantorrillas. Si se giran las puntas de los pies hacia adentro y los talones hacia afuera, se incidirá más sobre el lado externo de las pantorrillas.

▲ Alzamiento sobre las puntas de los pies en almohadilla superior, sentado en máquina de *press* de pierna tipo Universal, alterno

Sentarse en la silla de una máquina de *press* de pierna tipo Universal, apoyando la espalda contra el respaldo. Sujetarse a los lados del asiento debajo de las nalgas. Colocar la parte delantera de los pies sobre las almohadillas superiores y llevar el peso hacia adelante, hasta que las piernas estén rectas y las rodillas rígidas. Mantener las piernas en esta posición durante todo el ejercicio. Inspirar y llevar el pie derecho hacia adelante tanto como se pueda, con comodidad. Mantener esta posición un momento y luego volver a llevar el pie hacia atrás lo más que se pueda, con comodidad, y espirar. Ahora, inspirar y llevar el pie izquierdo hacia adelante tanto como se pueda, con comodidad. Mantener esta posición un momento y volver a llevar el pie izquierdo hacia atrás tanto como se pueda hasta una posición cómoda y espirar. Continuar yendo de pie derecho a pie izquierdo hasta completar el número indicado de repeticiones. Si se giran las puntas de los pies hacia afuera y los talones hacia adentro, se incidirá más sobre la parte interna de las pantorrillas. Si se mantienen los pies rectos, se incidirá más sobre el músculo principal de las pantorrillas. Si se giran las puntas de los pies

ALZAMIENTO SOBRE LAS PUNTAS DE LOS PIES EN ALMOHADILLA SUPERIOR, SENTADO EN MÁQUINA DE *PRESS* TIPO UNIVERSAL, ALTERNO

Músculos principales de las pantorrillas

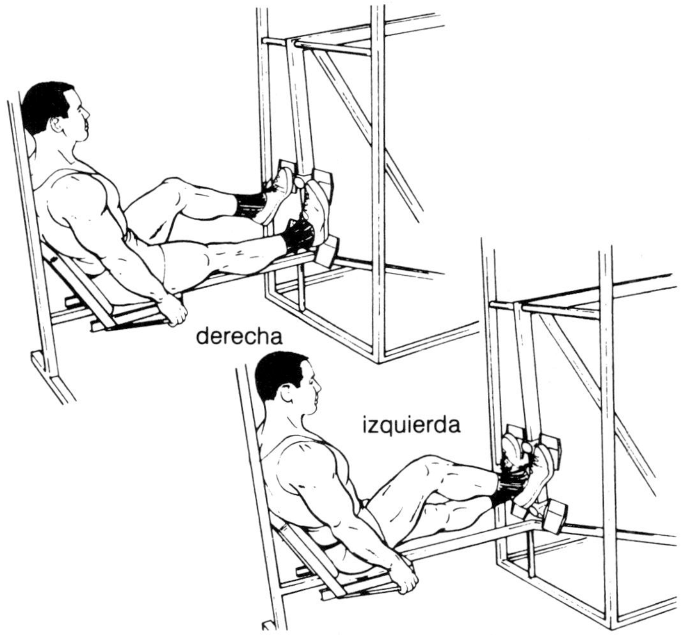

ALZAMIENTO SOBRE LA PUNTA DE LOS PIES EN ALMOHADILLA SUPERIOR, SENTADO EN MÁQUINA DE *PRESS* DE PIERNA TIPO UNIVERSAL, CON RESISTENCIA NEGATIVA

Músculos principales de las pantorrillas

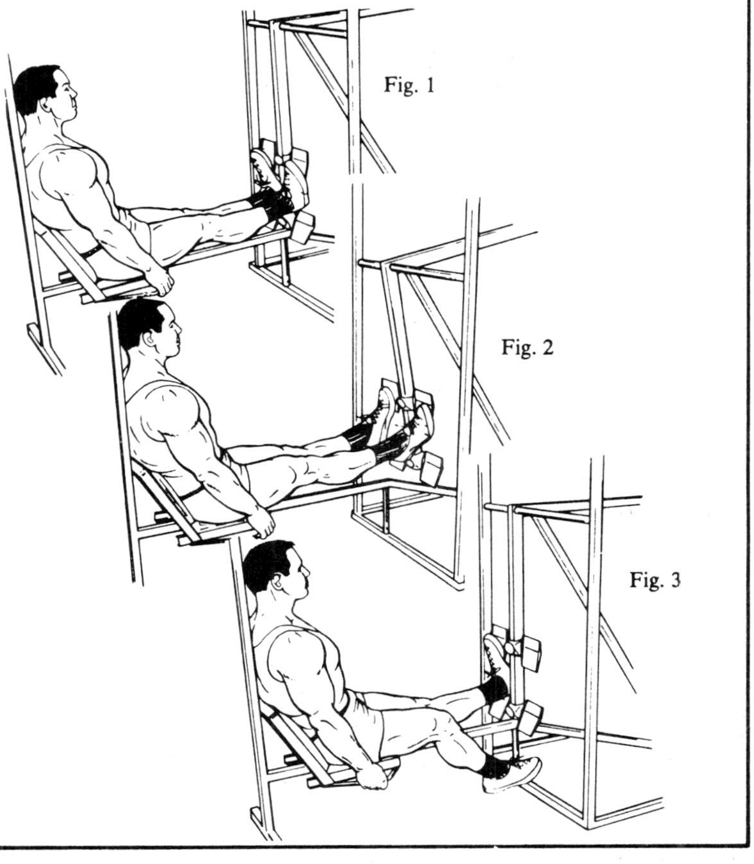

ALZAMIENTO SOBRE LA PUNTA DE LOS PIES SENTADO EN MÁQUINA DE *PRESS* DE PIERNA DE PARED, ALTERNO

Músculos principales de las rodillas

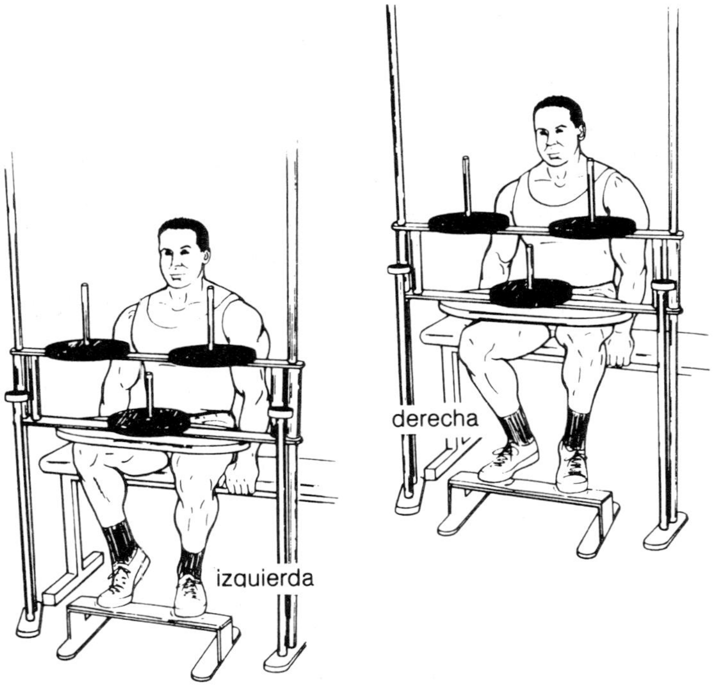

ALZAMIENTO SOBRE LA PUNTA DE LOS PIES SENTADO EN MÁQUINA DE *PRESS* DE PIERNA DE PARED

Músculos principales de las pantorrillas

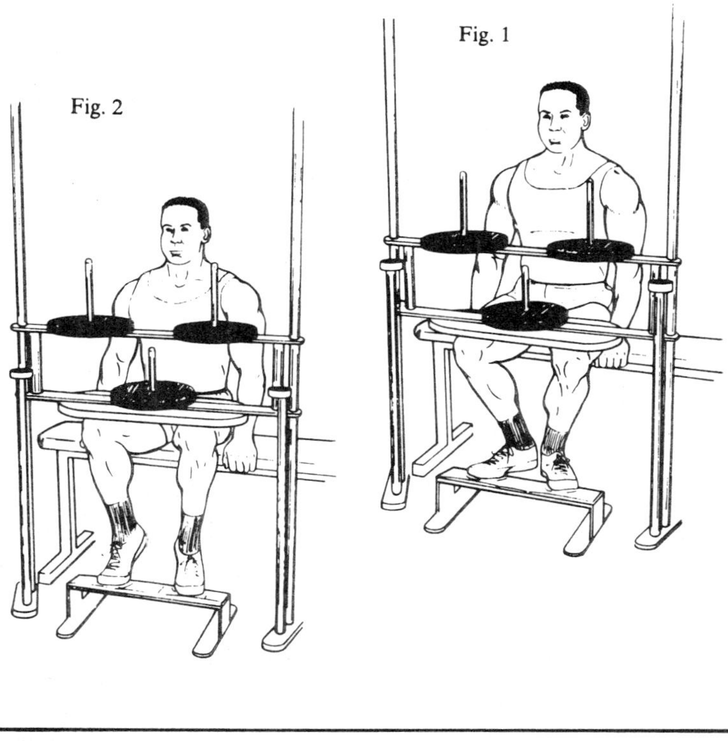

hacia adentro y los talones hacia afuera, se incidirá más sobre el lado externo de las pantorrillas.

■ Alzamiento sobre la punta de los pies en almohadilla superior, sentado en máquina de *press* de pierna tipo Universal, con resistencia negativa

Sentarse en la silla de una máquina de *press* de pierna tipo Universal, apoyando la espalda contra el respaldo. Sujetarse a los lados del asiento debajo de las nalgas. Colocar la parte delantera de los pies sobre las almohadillas superiores y llevar el peso hacia adelante, hasta que las piernas estén rectas y las rodillas rígidas. Mantener las piernas en esta posición un momento y luego desplazar TODO el peso de la máquina hacia la pierna derecha, haciendo que el músculo de la pantorrilla derecha lleve la carga al volver hacia la posición más atrás que sea posible, con comodidad, y espirar. Inspirar y llevar los pies hacia adelante tanto como se pueda, con comodidad. Mantener esta posición un momento y luego desplazar TODO el peso de la máquina hacia la pierna izquierda, haciendo que el músculo de la pantorrilla izquierda lleve la carga al volver a la posición más atrás, con comodidad. Continuar yendo de pierna derecha a pierna izquierda hasta completar el número indicado de repeticiones. Si se giran las puntas de los pies hacia afuera y los talones hacia adentro, se incidirá más sobre la parte interna de las pantorrillas. Si se mantienen los pies rectos, se incidirá más sobre el músculo principal de las pantorrillas. Si se giran las puntas de los pies hacia adentro y los talones hacia afuera, se incidirá más sobre el lado externo de las pantorrillas.

▲ Alzamiento sobre la punta de los pies sentado en máquina de *press* de pierna de pared, alterno

Quitar la almohadilla para soporte de la espalda de una máquina de *press* de pared y colocar una tabla gruesa o una plataforma elevada en el suelo, directamente debajo de la almohadilla de los pies. Poner un banco plano delante de la máquina, a unos 32 cm de distancia. Sentarse en el banco frente a la máquina y colocar la parte superior de las rodillas y los muslos debajo del apoya-pies. Poner las partes delanteras de los pies sobre la plataforma elevada. Llevar el apoya-pies hacia arriba y quitar los topes de seguridad; luego llevar los pies hasta la posición más baja posible, con comodidad. Inspirar y levantarse sobre la punta del pie derecho tanto como sea posible. Mantener esta posición un momento, luego volver a la posición inicial y espirar. Ahora, levantarse sobre la punta del pie izquierdo tan alto como sea posible. Mantener esta posición un momento, volver a la posición inicial y espirar. Continuar yendo de pie derecho a pie izquierdo, hasta completar el número indicado de repeticiones. Si se giran las puntas de los pies hacia afuera y los talones hacia adentro, se incidirá más sobre la parte interna de las pantorrillas. Si se mantienen los pies rectos, se incidirá más sobre el músculo principal de las pantorrillas. Si se giran las puntas de los pies hacia adentro y los talones hacia afuera, se incidirá más sobre el lado externo de las pantorrillas.

▲ Alzamiento sobre la punta de los pies sentado en máquina de *press* de pierna de pared

Quitar la almohadilla para soporte de la espalda de una máquina de *press* de pared y colocar una tabla gruesa o una plataforma elevada en el suelo, directamente debajo de la almohadilla de los pies. Poner un banco plano delante de la máquina, a unos 32 cm de distancia. Sentarse en el banco frente a la máquina y colocar la parte superior de las rodillas y los muslos debajo del apoya-pies. Poner las partes delanteras de los pies sobre la plataforma elevada. Llevar el apoya-pies hacia arriba y quitar los topes de seguridad; luego llevar los pies hasta la posición más baja posible, con comodidad. Inspirar y levantarse sobre la punta de los pies tanto como sea posible. Mantener esta posición un momento, luego volver a la posición inicial y espirar. Si se giran las puntas de los pies hacia afuera y los talones hacia adentro, se incidirá más sobre la parte interna de las pantorrillas. Si se mantienen los pies rectos, se incidirá más sobre el músculo principal de las pantorrillas. Si se giran las puntas de los pies hacia adentro y los talones hacia afuera, se incidirá más sobre el lado externo de las pantorrillas.

■ Alzamiento sobre la punta de los pies sentado en máquina de *press* de pierna de pared, resistencia negativa

Quitar la almohadilla para soporte de la espalda de una máquina de *press* de pared y colocar una tabla gruesa o una plataforma elevada en el suelo, directamente debajo de la almohadilla de los pies. Poner un banco plano delante de la máquina, a unos 32 cm de distancia. Sentarse en el banco frente a la máquina y colocar la parte superior de las rodillas y los muslos debajo del apoya-pies. Poner las partes delanteras de los pies sobre la plataforma elevada. Llevar el apoya-pies hacia arriba y quitar los topes de seguridad; luego llevar los pies hasta la posición más baja posible, con comodidad. Inspirar y levantarse sobre la punta de los pies tanto como sea posible. Mantener esta posición un momento y luego desplazar TODO el peso de la máquina hacia la pierna dere-

ALZAMIENTO SOBRE LA PUNTA DE LOS PIES SENTADO EN MÁQUINA DE *PRESS* DE PIERNA DE PARED, RESISTENCIA NEGATIVA

Músculos principales de las pantorrillas

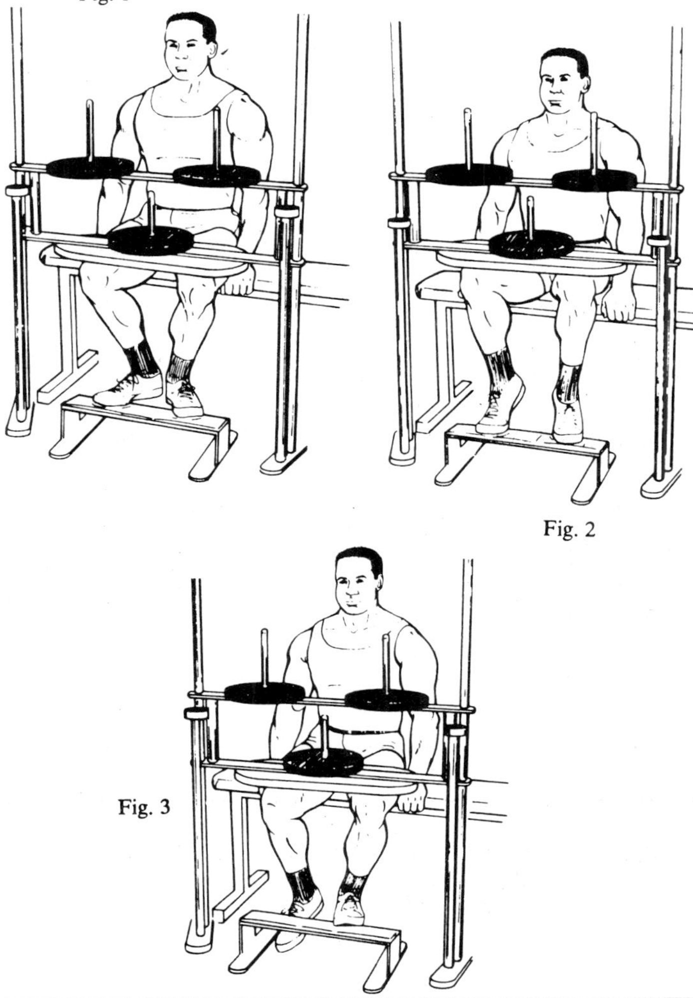

Fig. 1 Fig. 2 Fig. 3

ALZAMIENTO SOBRE LA PUNTA DE LOS PIES SENTADO EN MÁQUINA DE *PRESS* DE PIERNA DE PARED, CON UNA PIERNA

Músculos principales de las pantorrillas

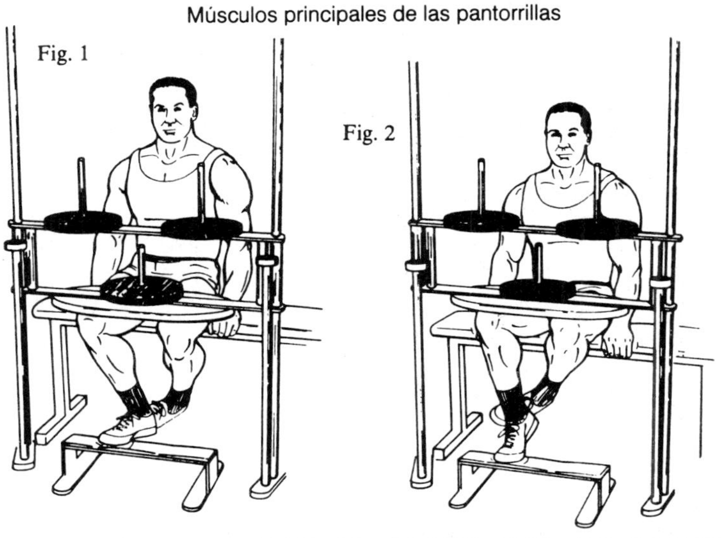

Fig. 1 Fig. 2

ALZAMIENTO SOBRE LA PUNTA DE LOS PIES EN MÁQUINA DE PANTORRILLA DE PARED, DE PIE, CON RESISTENCIA NEGATIVA
Músculos principales de las pantorrillas

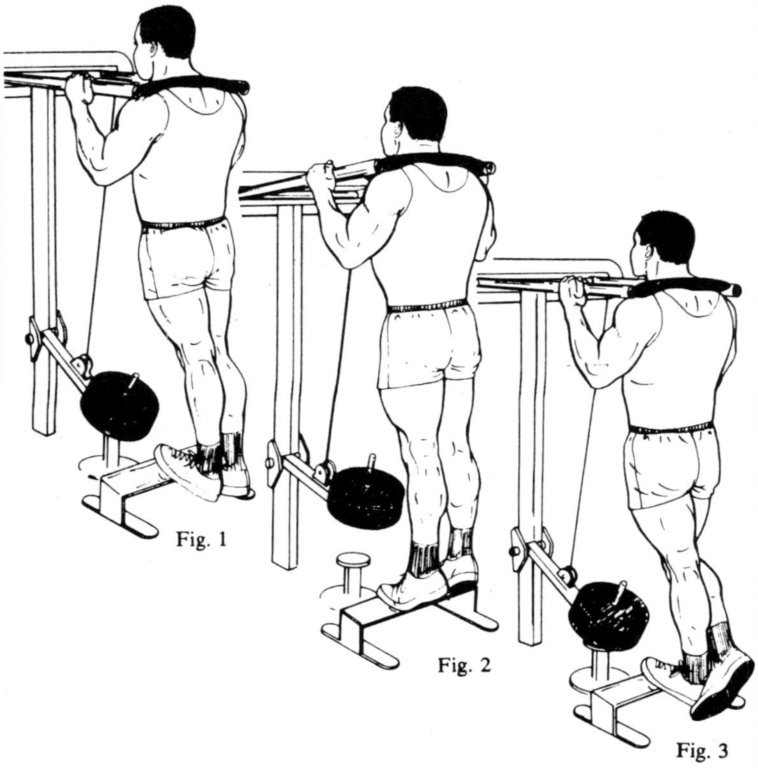

ALZAMIENTO SOBRE LA PUNTA DE LOS PIES, DE PIE EN MÁQUINA DE PANTORRILLAS DE PARED
Músculos principales de las pantorrillas

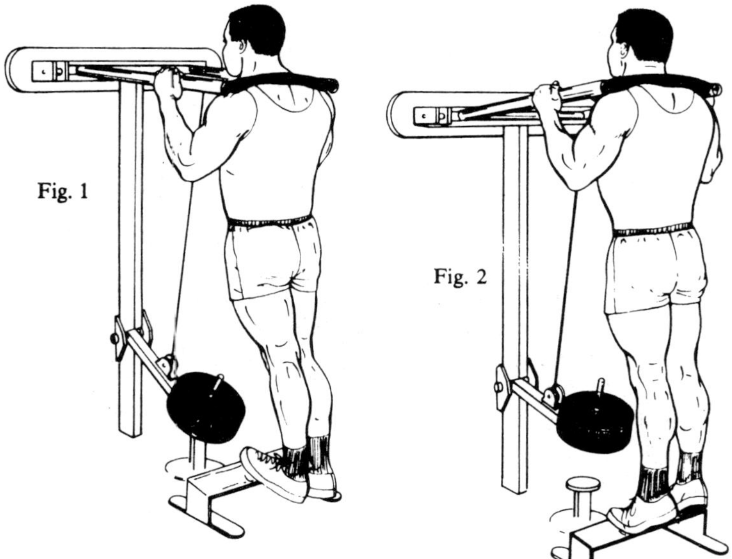

cha, haciendo que el músculo de la pantorrilla derecha lleve la carga al volver hacia la posición más atrás posible, con comodidad, y espirar. Inspirar y llevar los pies hacia adelante tanto como se pueda, con comodidad. Mantener esta posición un momento y luego desplazar TODO el peso de la máquina hacia la pierna izquierda, haciendo que el músculo de la pantorrilla izquierda lleve la carga al volver a la posición más atrás que sea posible, con comodidad. Continuar yendo de pierna derecha a pierna izquierda hasta completar el número indicado de repeticiones. Si se giran las puntas de los pies hacia afuera y los talones hacia adentro, se incidirá más sobre la parte inferior de las pantorrillas. Si se mantienen los pies rectos, se incidirá más sobre el músculo principal de las pantorrillas. Si se giran las puntas de los pies hacia adentro y los talones hacia afuera, se incidirá más sobre el lado externo de las pantorrillas.

■ Alzamiento sobre la punta de los pies sentado en máquina de *press* de pierna de pared, con una pierna

Quitar la almohadilla para soporte de la espalda de una máquina de *press* de pared y colocar una tabla gruesa o una plataforma elevada en el suelo, directamente debajo de la almohadilla de los pies. Poner un banco plano delante de la máquina, a unos 32 cm de distancia. Sentarse en el banco frente a la máquina y colocar la parte superior de las rodillas y los muslos debajo del apoya-pies. Poner la parte delantera del pie derecho sobre la plataforma elevada. Llevar el apoya-pies hacia arriba y quitar los topes de seguridad; luego llevar el pie hasta la posición más baja posible, con comodidad. Colocar el pie izquierdo detrás y contra el talón derecho. Inspirar y alzarse sobre el pie derecho tanto como sea posible. Mantener esta posición un momento, volver a la posición inicial y espirar. Realizar el número indicado de repeticiones con la pierna derecha y luego cambiar posiciones hacia la pierna izquierda, efectuando el mismo número de repeticiones. Si se giran las puntas de los pies hacia afuera y los talones hacia adentro, se incidirá más sobre la parte interna de las pantorrillas. Si se mantienen los pies rectos, se incidirá más sobre el músculo principal de las pantorrillas. Si se giran las puntas de los pies hacia adentro y los talones hacia afuera, se incidirá más sobre el lado externo de las pantorrillas.

■ Alzamiento sobre la punta de los pies en máquina de pantorrilla de pared, de pie, con resistencia negativa

Colocar los hombros debajo de la parte extendida de una máquina de pantorrilla de pared. Situarse de pie, erguido, colocando las partes delanteras de los pies en el apoya-pies que está directamente debajo de la parte extendida de la máquina. Mantener la espalda recta, la cabeza levantada y las piernas rígidas durante todo el ejercicio. No desplazar las caderas hacia adelante o hacia atrás mientras se ejecuta el ejercicio. Llevar los talones a la posición más baja posible, que resulte cómoda. Inspirar y alzarse sobre la punta de los pies tanto como sea posible. Mantener esta posición un momento y luego desplazar TODO el peso de la máquina hacia la pierna derecha, haciendo que el músculo de la pantorrilla derecha lleve la carga al volver a la posición inicial, y espirar. Inspirar y alzarse nuevamente sobre la punta de los pies. Mantener esta posición un momento y luego desplazar TODO el peso de la máquina hacia la pierna izquierda, haciendo que el músculo de la pantorrilla izquierda lleve la carga al volver a la posición inicial, y espirar. Continuar yendo de pierna derecha a pierna izquierda hasta completar el número indicado de repeticiones. Si se giran las puntas de los pies hacia afuera y los talones hacia adentro, se incidirá más sobre la parte interna de las pantorrillas. Si se mantienen los pies rectos, se incidirá más sobre el músculo principal de las pantorrillas. Si se giran las puntas de los pies hacia adentro y los talones hacia afuera, se incidirá más sobre el lado externo de las pantorrillas.

ALZAMIENTO SOBRE LA PUNTA DE LOS PIES EN MÁQUINA DE PANTORRILLAS DE PARED, DE PIE, ALTERNO
Músculos principales de las pantorrillas

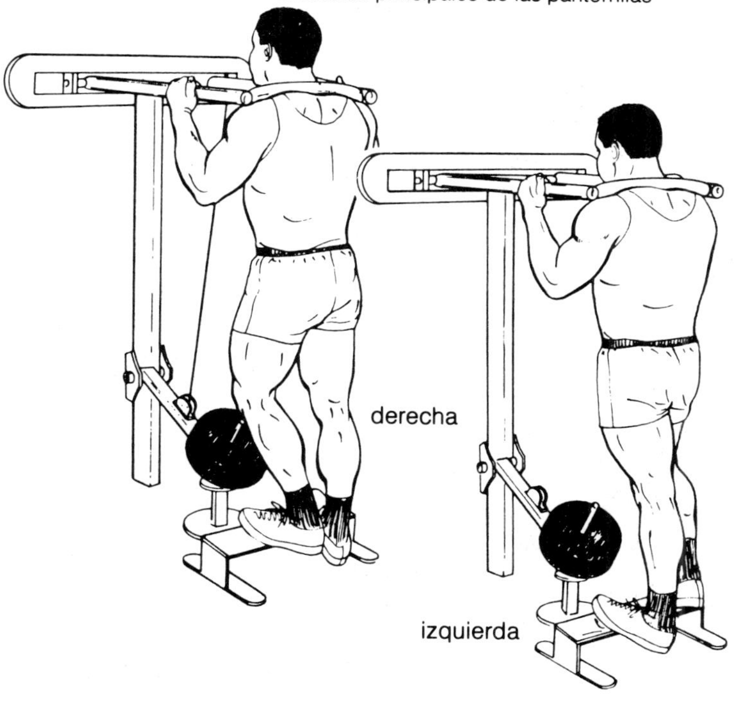

▲ Alzamiento sobre la punta de los pies, de pie en máquina de pantorrillas de pared

Colocar los hombros debajo de la parte extendida de una máquina de pantorrilla de pared. Situarse de pie, erguido, colocando las partes delanteras de los pies sobre el apoya-pies que está directamente debajo de la parte extendida de la máquina. Mantener la espalda recta, la cabeza levantada y las piernas rígidas durante todo el ejercicio. No desplazar las caderas hacia adelante o hacia atrás mientras se ejecuta el ejercicio. Llevar los talones a la posición más baja posible, que resulte cómoda. Inspirar y alzarse sobre la punta de los pies tanto como sea posible. Mantener esta posición un momento, volver a la posición inicial y espirar. Si se giran las puntas de los pies hacia afuera y los talones hacia adentro, se incidirá más sobre la parte interna de las pantorrillas. Si se giran las puntas de los pies hacia adentro y los talones hacia afuera, se incidirá más sobre el lado externo de las pantorrillas.

ALZAMIENTO SOBRE LA PUNTA DE LOS PIES CON UNA PIERNA EN MÁQUINA DE PANTORRILLA DE PARED
Músculos principales de las pantorrillas

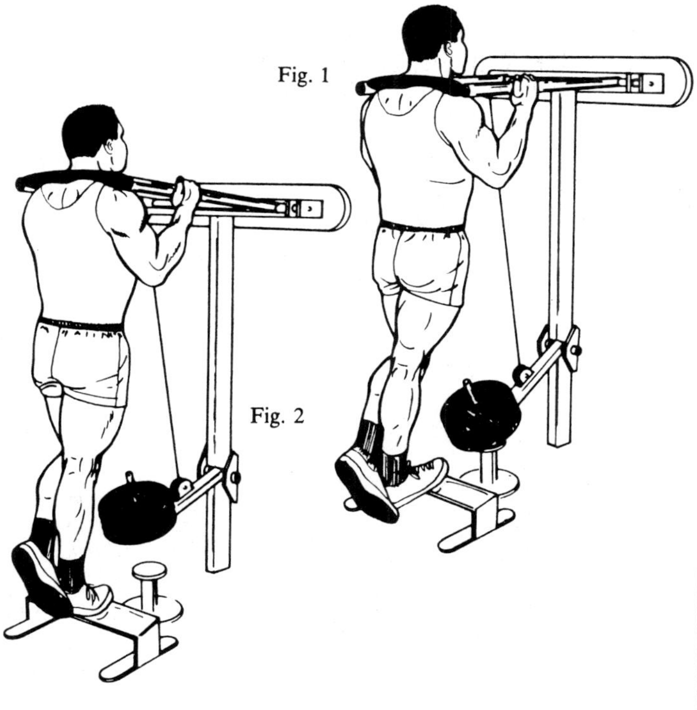

▲ Alzamiento sobre la punta de los pies en máquina de pantorrillas de pared, de pie, alterno

Colocar los hombros debajo de la parte extendida de una máquina de pantorrilla de pared. Situarse de pie, erguido, colocando las partes delanteras de los pies

ALZAMIENTO SOBRE LA PUNTA DE LOS PIES SENTADO EN MÁQUINA DE PANTORRILLAS, CON RESISTENCIA NEGATIVA

Músculos principales de las pantorrillas

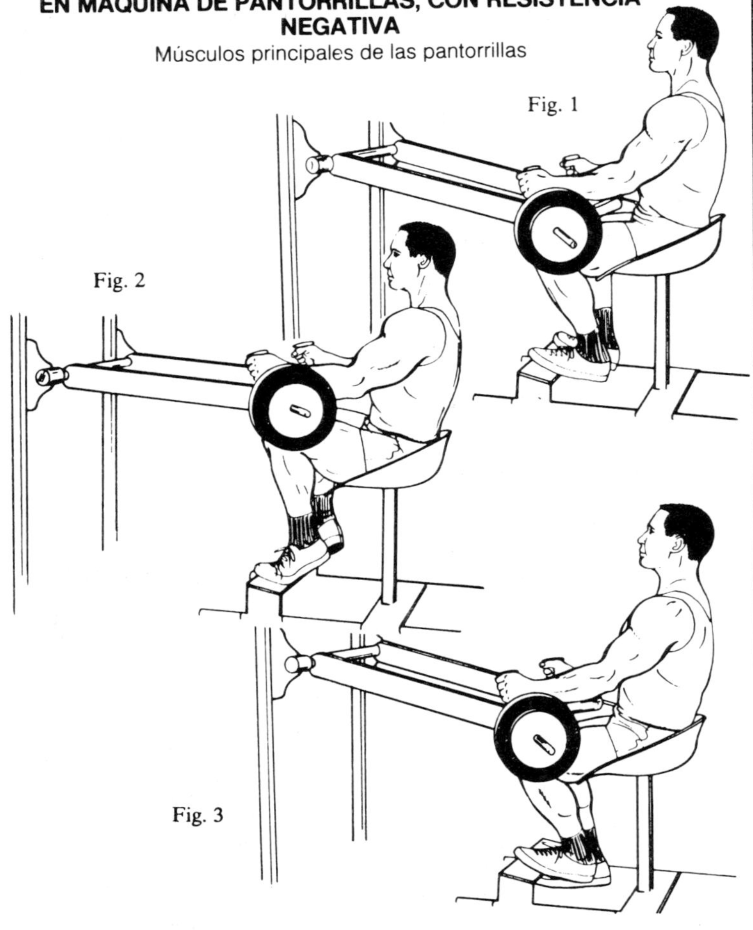

ALZAMIENTO SOBRE LA PUNTA DE LOS PIES CON UNA PIERNA, SENTADO EN MÁQUINA DE PANTORRILLAS

Músculos principales de las pantorrillas

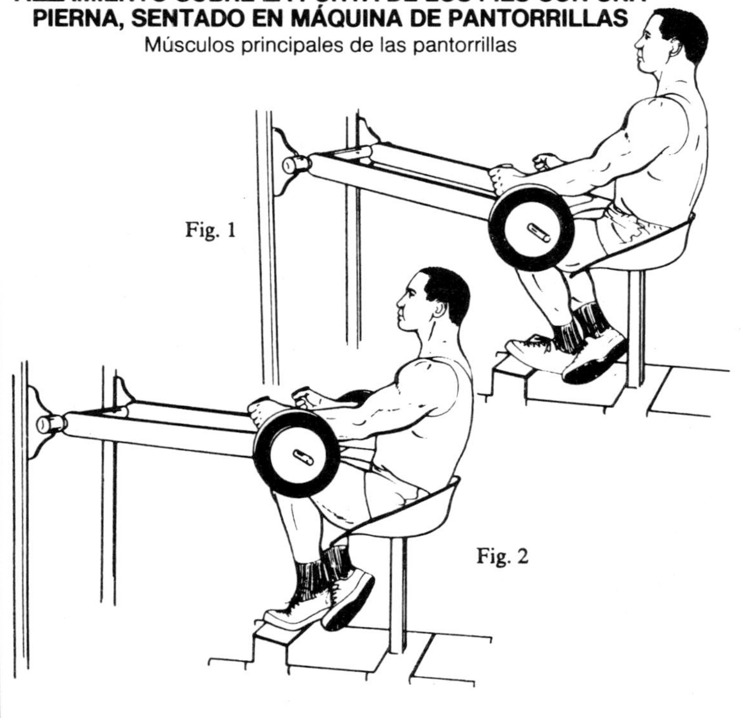

sobre el apoya-pies que está directamente debajo de la parte extendida de la máquina. Mantener la espalda recta, la cabeza levantada y las piernas rígidas durante todo el ejercicio. No desplazar las caderas hacia adelante o hacia atrás mientras se ejecuta el ejercicio. Llevar los talones a la posición más baja posible que resulte cómoda. Inspirar y levantarse sobre la punta del pie derecho tanto como sea posible. Mantener esta posición un momento, luego volver a la posición inicial y espirar. Ahora, levantarse sobre la punta del pie izquierdo tan alto como sea posible. Mantener esta posición un momento, volver a la posición inicial y espirar. Continuar yendo de pie derecho a pie izquierdo, hasta completar el número indicado de repeticiones. Si se giran las puntas de los pies hacia afuera y los talones hacia adentro, se incidirá más sobre la parte interna de las pantorrillas. Si se mantienen los pies rectos, se incidirá más sobre el músculo principal de las pantorrillas. Si se giran las puntas de los pies hacia adentro y los talones hacia afuera, se incidirá más sobre el lado externo de las pantorrillas.

■ Alzamiento sobre la punta de los pies con una pierna en máquina de pantorrilla de pared

Colocar los hombros debajo de la parte extendida de una máquina de pantorrilla de pared. Situarse de pie, erguido, colocando la parte delantera del pie derecho sobre el apoya-pies que está directamente debajo de la parte extendida de la máquina. Mantener el pie izquierdo contra la parte trasera del talón derecho. Mantener la espalda recta, la cabeza levantada y las piernas rígidas durante todo el ejercicio. No desplazar las caderas hacia adelante o hacia atrás mientras se ejecuta el ejercicio. Llevar el talón derecho a la posición más baja posible, que resulte cómoda. Inspirar y levantarse sobre la punta de los pies tanto como sea posible. Mantener esta posición un momento, luego volver a la posición inicial y espirar. Realizar el número indicado de repeticiones con la pierna derecha y luego cambiar posiciones a la pierna izquierda, efectuando el mismo número de repeticiones. Si se giran las puntas de los pies hacia afuera y los talones hacia adentro, se incidirá más sobre la parte interna de las pantorrillas. Si se mantienen los pies rectos, se incidirá más sobre el músculo principal de las pantorrillas. Si se giran las puntas de los pies hacia adentro y los talones hacia afuera, se incidirá más sobre el lado externo de las pantorrillas.

■ Alzamiento sobre la punta de los pies sentado en máquina de pantorrillas, con resistencia negativa

Sentarse en el asiento de una máquina de

pantorrillas y colocar la parte superior de los muslos, por encima de las rodillas, debajo de la almohadilla para piernas. Colocar las puntas de los pies sobre el apoyapies que está directamente debajo de la almohadilla para piernas. Alzarse sobre las puntas de los pies y quitar los topes de seguridad. Llevar los talones hasta la posición más baja posible, que resulte cómoda. Inspirar y alzarse sobre las puntas de los pies tan alto como sea posible. Mantener esta posición un momento y luego desplazar TODO el peso de la máquina hacia la pierna derecha, haciendo que el músculo de la pantorrilla derecha lleve la carga al volver a la posición inicial y espirar. Inspirar y alzarse nuevamente sobre la punta de los pies. Mantener esta posición un momento y luego desplazar TODO el peso de la máquina hacia la pierna izquierda, haciendo que el músculo de la pantorrilla izquierda lleve la carga al volver a la posición inicial, y espirar. Continuar yendo de pierna derecha a pierna izquierda hasta completar el número de repeticiones indicado. Si se giran las puntas de los pies hacia afuera y los talones hacia adentro, se incidirá más sobre la parte interna de las pantorrillas. Si se mantienen los pies rectos, se incidirá más sobre el músculo principal de las pantorrillas. Si se giran las puntas de los pies hacia adentro y los talones hacia afuera, se incidirá más sobre el lado externo de las pantorrillas.

■ Alzamiento sobre la punta de los pies con una pierna, sentado en máquina de pantorrillas

Sentarse en el asiento de una máquina de pantorrillas y colocar la parte superior de los muslos, por encima de las rodillas, debajo de la almohadilla para piernas. Colocar las puntas de los pies sobre el apoyapies que está directamente debajo de la almohadilla para piernas. Alzarse sobre las puntas de los pies y quitar los topes de seguridad. Ahora desplazar todo el peso de la máquina hacia la pierna derecha y colocar el pie izquierdo contra la parte trasera del talón derecho. Llevar el talón derecho a la posición más baja posible, que resulte cómoda. Inspirar y levantarse sobre la punta del pie tanto como sea posible. Mantener esta posición un momento, luego volver a la posición inicial y espirar. Realizar el número indicado de repeticiones con la pierna derecha y luego cambiar posiciones a la pierna izquierda, efectuando el mismo número de repeticiones. Si se giran las puntas de los pies hacia afuera y los talones hacia adentro, se incidirá más sobre la parte interna de las pantorrillas. Si se mantienen los pies rectos, se incidirá más sobre el músculo principal de las pantorrillas. Si se giran las puntas de los pies hacia adentro y los talones hacia afuera, se incidirá más sobre el lado externo de las pantorrillas.

ALZAMIENTO SOBRE LA PUNTA DE LOS PIES SENTADO EN MÁQUINA DE PANTORRILLAS, ALTERNO
Músculos principales de las pantorrillas

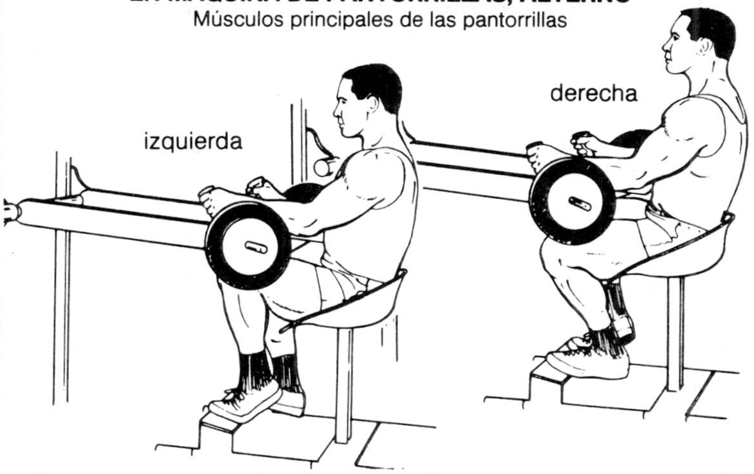

ALZAMIENTO SOBRE LA PUNTA DE LOS PIES SENTADO EN MÁQUINA DE PANTORRILLAS
Músculos principales de las pantorrillas

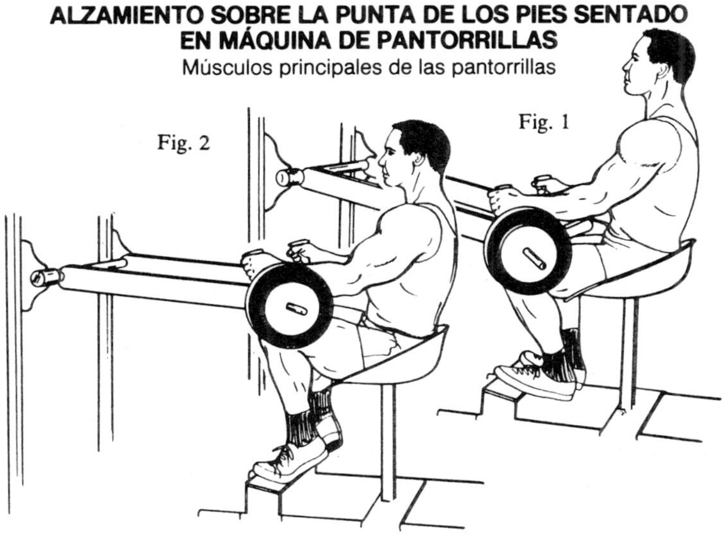

ALZAMIENTO SOBRE LA PUNTA DE LOS PIES TUMBADO EN POSICIÓN SUPINA EN MÁQUINA DE *PRESS* DE PIERNA DE PARED
Músculos principales de las pantorrillas

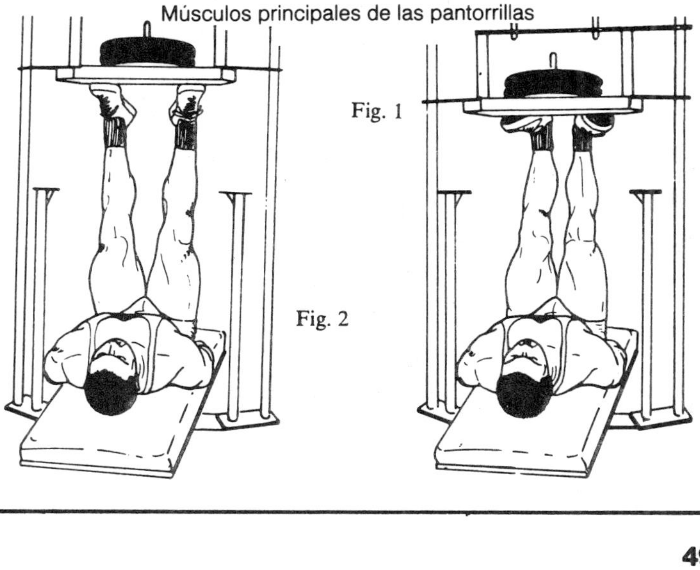

ALZAMIENTO SOBRE LA PUNTA DE LOS PIES TUMBADO EN POSICIÓN SUPINA EN MÁQUINA DE *PRESS* DE PIERNA DE PARED, ALTERNO

Músculos principales de las pantorrillas

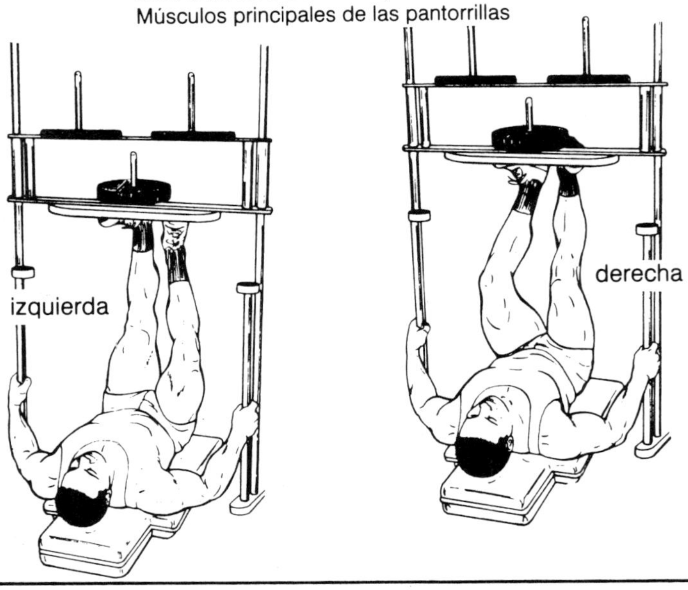

ALZAMIENTO SOBRE LA PUNTA DE LOS PIES TUMBADO EN POSICIÓN SUPINA EN MÁQUINA DE *PRESS* DE PIERNA DE PARED, RESISTENCIA NEGATIVA

Músculos principales de las pantorrillas

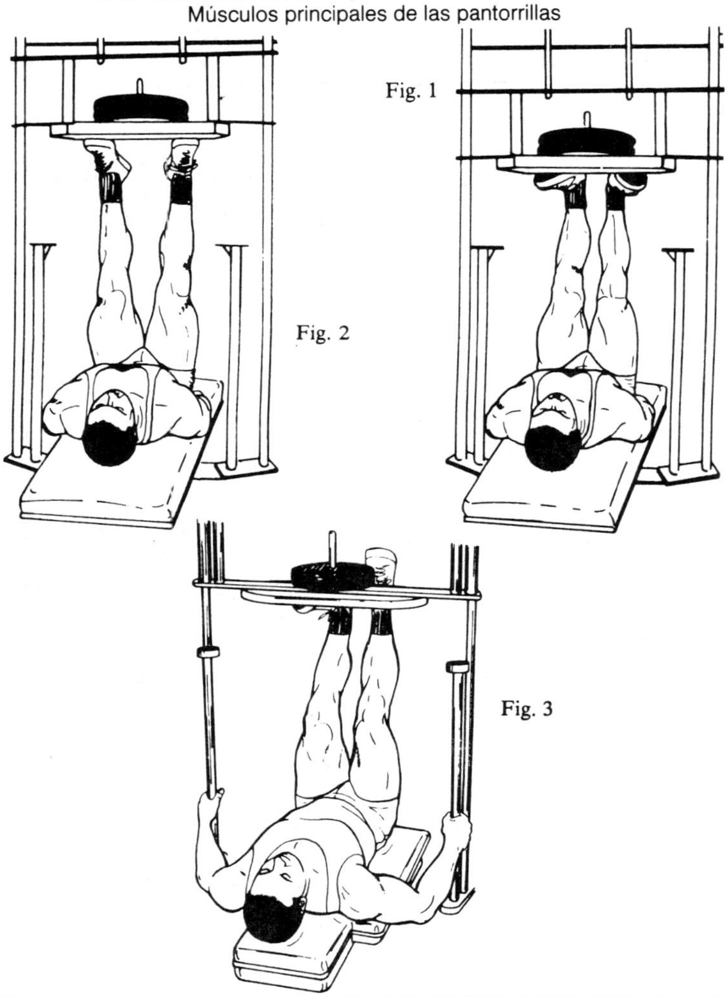

▲ Alzamiento sobre la punta de los pies sentado en máquina de pantorrillas, alterno

Sentarse en el asiento de una máquina de pantorrillas y colocar la parte superior de los muslos, por encima de las rodillas, debajo de la almohadilla para piernas. Colocar las puntas de los pies sobre el apoyapies que está directamente debajo de la almohadilla para piernas. Alzarse sobre las puntas de los pies y quitar los topes de seguridad. Llevar los talones a la posición más baja posible, que resulte cómoda. Inspirar y levantarse sobre la punta del pie derecho tanto como sea posible. Mantener esta posición un momento, luego volver a la posición inicial y espirar. Ahora, levantarse sobre la punta del pie izquierdo tan alto como sea posible. Mantener esta posición un momento, volver a la posición inicial y espirar. Continuar yendo de pie derecho a pie izquierdo, hasta completar el número indicado de repeticiones. Si se giran las puntas de los pies hacia afuera y los talones hacia adentro, se incidirá más sobre la parte interna de las pantorrillas. Si se mantienen los pies rectos, se incidirá más sobre el músculo principal de las pantorrillas. Si se giran las puntas de los pies hacia adentro y los talones hacia afuera, se incidirá más sobre el lado externo de las pantorrillas.

▲ Alzamiento sobre la punta de los pies sentado en máquina de pantorrillas

Sentarse en el asiento de una máquina de pantorrillas y colocar la parte superior de los muslos, por encima de las rodillas, debajo de la almohadilla para piernas. Colocar las puntas de los pies sobre el apoyapies que está directamente debajo de la almohadilla para piernas. Alzarse sobre las puntas de los pies y quitar los topes de seguridad. Llevar los talones a la posición más baja posible, que resulte cómoda. Inspirar y levantarse sobre las puntas de los pies tanto como sea posible. Mantener esta posición un momento, luego volver a la posición inicial y espirar. Si se giran las puntas de los pies hacia afuera y los talones hacia adentro, se incidirá más sobre la parte interna de las pantorrillas. Si se mantienen los pies rectos, se incidirá más sobre el músculo principal de las pantorrillas. Si se giran las puntas de los pies hacia adentro y los talones hacia afuera, se incidirá más sobre el lado externo de las pantorrillas.

▲ Alzamiento sobre la punta de los pies tumbado en posición supina en máquina de *press* de pierna de pared

Tumbarse en posición supina sobre la almohadilla de soporte debajo de una máquina de *press* de pierna de tipo pared. Colocar el cuerpo hacia atrás o hacia adelante debajo de la máquina, hasta que las caderas queden directamente bajo el apoya-pies de la máquina. Poner la parte delantera de los pies sobre el apoya-pies. Llevar el peso hacia arriba, hasta que las piernas estén rectas y las rodillas rígidas. Quitar los topes de seguridad con ambas manos y luego colocar las manos debajo de las nalgas, con las palmas hacia abajo. Inspirar y empujar hacia arriba con las puntas de los pies, levantando el peso tanto como sea posible. Mantener esta posición durante un momento, volver a la posición inicial y espirar. Si se giran las puntas de los pies hacia afuera y los talones hacia adentro, se incidirá más sobre la parte interna de las pantorrillas. Si se mantienen los pies rectos, se incidirá más sobre el músculo principal de las pantorrillas. Si se giran las puntas de los pies hacia adentro y los talones hacia afuera, se incidirá más sobre el lado externo de las pantorrillas.

▲ Alzamiento sobre la punta de los pies tumbado en posición supina en máquina de *press* de pierna de pared, alterno

Tumbarse en posición supina sobre la almohadilla de soporte debajo de una máquina de *press* de pierna de tipo pared. Colocar el cuerpo hacia atrás o hacia adelante debajo de la máquina, hasta que las caderas queden directamente bajo el apoya-pies de la máquina. Poner la parte delantera de los pies sobre el apoya-pies. Llevar el peso hacia arriba, hasta que las piernas estén rectas y las rodillas rígidas. Quitar los topes de seguridad con ambas manos y luego colocar las manos debajo de las nalgas, con las palmas hacia abajo. Inspirar y empujar hacia arriba con la punta del pie derecho tanto como sea posible. Mantener esta posición un momento, luego volver a la posición inicial y espirar. Ahora, empujar con la punta del pie izquierdo tan alto como sea posible. Mantener esta posición un momento, volver a la posición inicial y espirar. Continuar yendo de pie derecho a pie izquierdo, hasta completar el número indicado de repeticiones. Si se giran las puntas de los pies hacia afuera y los talones hacia adentro, se incidirá más sobre la parte interna de las pantorrillas. Si se mantienen los pies rectos, se incidirá más sobre el músculo principal de las pantorrillas. Si se giran las puntas de los pies hacia adentro y los talones hacia afuera, se incidirá más sobre el lado externo de las pantorrillas.

■ Alzamiento sobre la punta de los pies tumbado en posición supina en máquina de *press* de pierna de pared, resistencia negativa

Tumbarse en posición supina sobre la almohadilla de soporte debajo de una máquina de *press* de pierna de tipo pared. Colocar el cuerpo hacia atrás o hacia adelante debajo de la máquina, hasta que las caderas queden directamente bajo el

ALZAMIENTO SOBRE LA PUNTA DE LOS PIES TUMBADO EN POSICIÓN SUPINA EN MÁQUINA DE *PRESS* DE PIERNA DE PARED, CON UNA PIERNA

Músculos principales de las pantorrillas

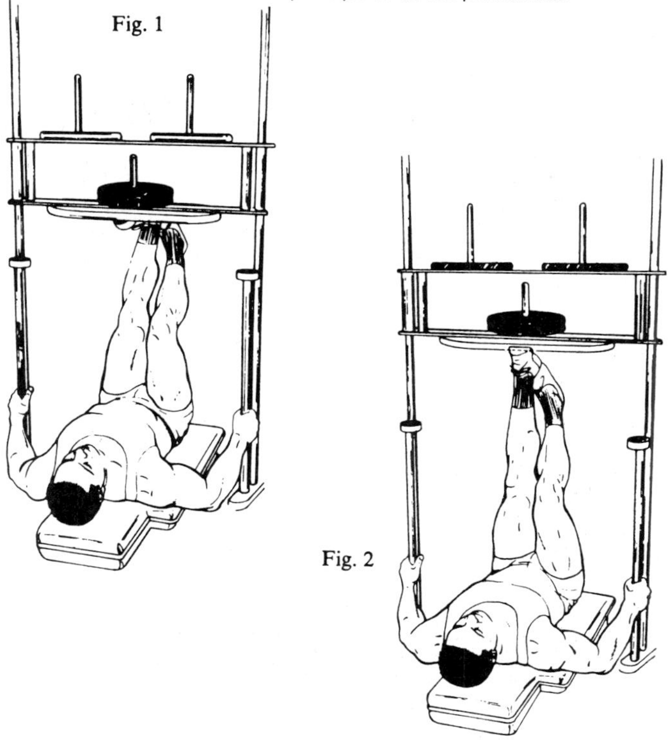

ALZAMIENTO SOBRE LA PUNTA DE LOS PIES TUMBADO BOCA ABAJO EN MÁQUINA DE *PRESS* DE PIERNA DE PARED, CON UNA PIERNA

Músculos principales de las pantorrillas

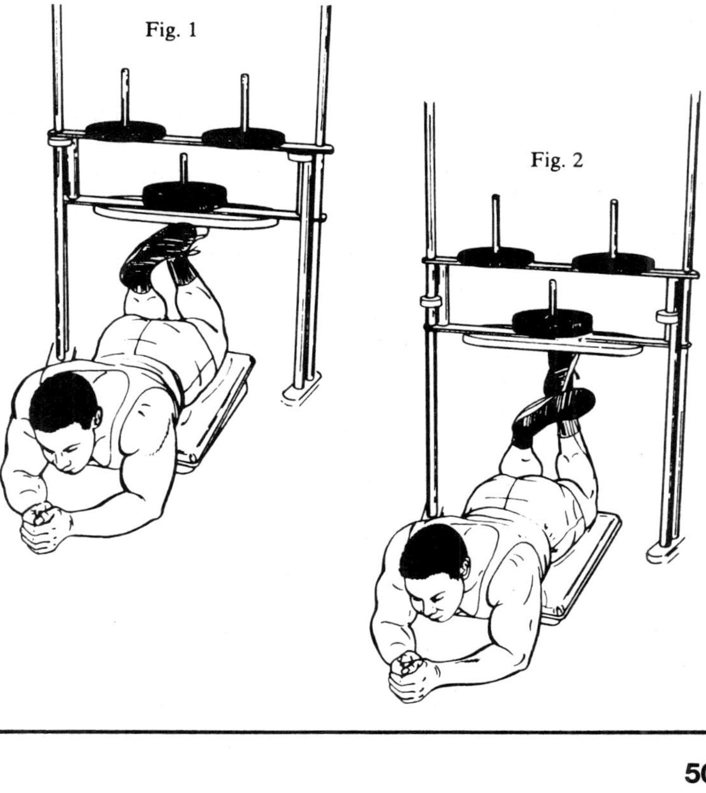

ALZAMIENTO SOBRE LA PUNTA DE LOS PIES TUMBADO BOCA ABAJO EN MÁQUINA DE *PRESS* DE PIERNA, CON RESISTENCIA NEGATIVA

Músculos principales de las pantorrillas

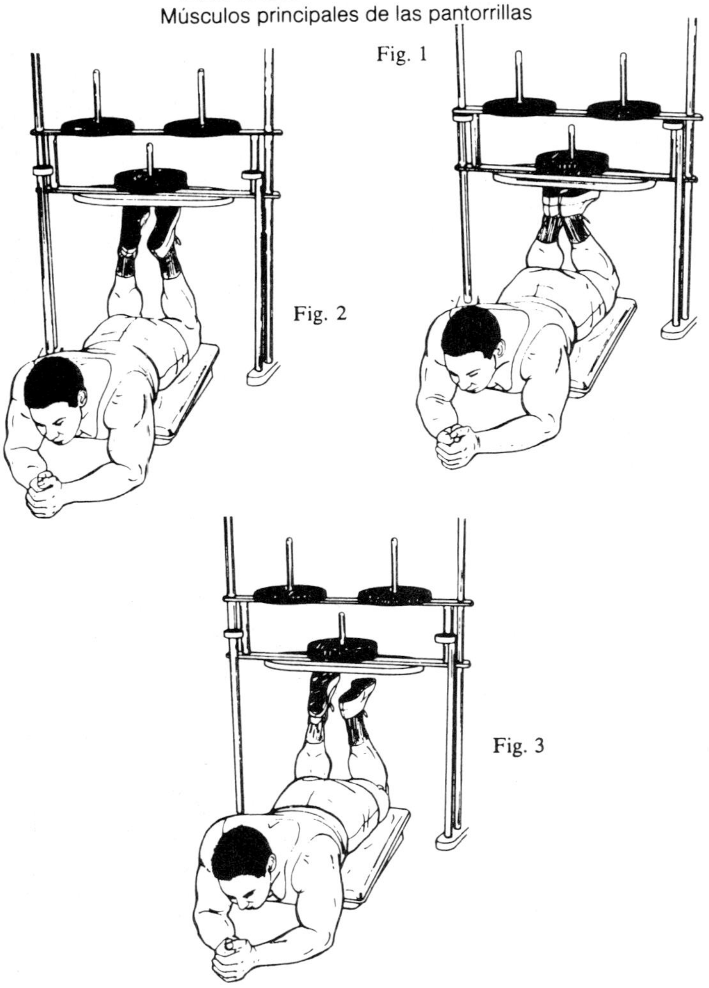

ALZAMIENTO SOBRE LA PUNTA DE LOS PIES TUMBADO BOCA ABAJO EN MÁQUINA DE *PRESS* DE PIERNA DE PARED

Músculos principales de las pantorrillas

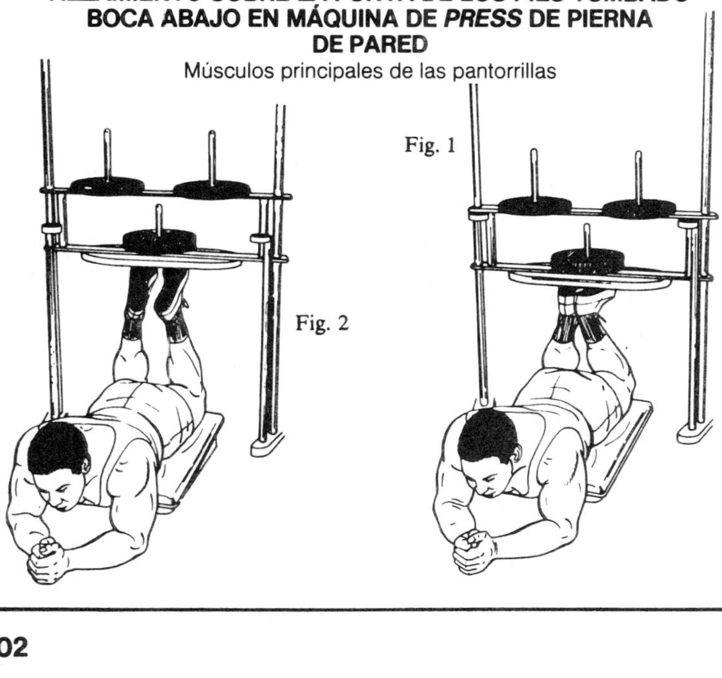

apoya-pies de la máquina. Poner la parte delantera de los pies sobre el apoya-pies. Llevar el peso hacia arriba, hasta que las piernas estén rectas y las rodillas rígidas. Quitar los topes de seguridad con ambas manos y luego colocar las manos debajo de las nalgas, con las palmas hacia abajo. Inspirar y empujar hacia arriba con las puntas de los pies, levantando el peso tanto como sea posible. Mantener esta posición un momento y luego desplazar TODO el peso de la máquina hacia la pierna derecha, haciendo que el músculo de la pantorrilla derecha lleve la carga al volver a la posición inicial, y espirar. Inspirar y alzarse nuevamente sobre la punta de los pies. Mantener esa posición un momento y luego desplazar TODO el peso de la máquina hacia la pierna izquierda, haciendo que el músculo de la pantorrilla izquierda lleve la carga al volver a la posición inicial, y espirar. Continuar yendo de pierna derecha a pierna izquierda hasta completar el número indicado de repeticiones. Si se giran las puntas de los pies hacia afuera y los talones hacia adentro, se incidirá más sobre la parte interna de las pantorrillas. Si se mantienen los pies rectos, se incidirá más sobre el músculo principal de las pantorrillas. Si se giran las puntas de los pies hacia adentro y los talones hacia afuera, se incidirá más sobre el lado externo de las pantorrillas.

■ Alzamiento sobre la punta de los pies tumbado en posición supina en máquina de *press* de pierna de pared, con una pierna

Tumbarse en posición supina sobre la almohadilla de soporte debajo de una máquina de *press* de pierna de tipo pared. Colocar el cuerpo hacia atrás o hacia adelante debajo de la máquina, hasta que las caderas queden directamente bajo el apoya-pies de la máquina. Poner la parte delantera de los pies sobre el apoya-pies. Llevar el peso hacia arriba, hasta que las piernas estén rectas y las rodillas rígidas. Quitar los topes de seguridad con ambas manos y luego colocar las manos debajo de las nalgas, con las palmas hacia abajo. Ahora desplazar TODO el peso de la máquina hacia la pierna derecha, y colocar el pie izquierdo contra la parte trasera del talón derecho. Llevar la punta del pie derecho a la posición más baja posible, que resulte cómoda. Inspirar y levantarse sobre la punta del pie tanto como sea posible. Mantener esta posición un momento, volver a la posición inicial y espirar. Realizar el número indicado de repeticiones con la pierna derecha y luego cambiar posiciones a la pierna izquierda efectuando el mismo número de repeticiones. Si se giran las puntas de los pies hacia afuera y los talones hacia adentro, se incidirá más sobre la parte interna de las pantorrillas. Si se mantienen los pies rectos, se incidirá más sobre el músculo principal de las pantorrillas. Si se giran las puntas de los pies hacia adentro y los talones hacia afuera, se incidirá más sobre el lado externo de las pantorrillas.

■ Alzamiento sobre la punta de los pies tumbado boca abajo en máquina de *press* de pierna de pared, con una pierna

Tumbarse boca abajo sobre la almohadilla de soporte debajo de una máquina de *press* de pierna de tipo pared. Colocar el cuerpo hacia atrás o hacia adelante debajo de la máquina hasta que la parte inferior de las piernas quede vertical al suelo cuando estén flexionadas en las rodillas, y la parte delantera de los pies quede situada debajo del apoya-pies. Empujar hacia arriba con la punta de los pies y hacer que el compañero de entrenamiento quite los topes de seguridad. Ahora, desplazar TODO el peso de la máquina hacia la pierna derecha, y colocar el pie izquierdo contra la parte trasera del talón derecho. Llevar la punta del pie derecho a la posición más baja posible, que resulte cómoda. Inspirar y levantarse sobre la punta del pie tanto como sea posible. Mantener esta posición un momento, volver a la posición inicial y espirar. Realizar el número indicado de repeticiones con la pierna derecha y luego cambiar posiciones con la pierna izquierda, efectuando el mismo número de repeticiones. Si se giran las puntas de los pies hacia afuera y los talones hacia adentro, se incidirá más sobre el músculo principal de las pantorrillas. Si se mantienen los pies rectos, se incidirá más sobre el muslo principal de las pantorrillas. Si se giran las puntas de los pies hacia adentro y los talones hacia afuera, se incidirá más sobre el lado externo de las pantorrillas.

■ Alzamiento sobre la punta de los pies tumbado boca abajo en máquina de *press* de pierna, con resistencia negativa

Tumbarse boca abajo sobre la almohadilla de soporte debajo de una máquina de *press* de pierna de tipo pared. Colocar el cuerpo hacia atrás o hacia adelante debajo de la máquina hasta que la parte inferior de las piernas quede vertical al suelo cuando estén flexionadas en las rodillas, y la parte delantera de los pies quede situada debajo del apoya-pies. Empujar hacia arriba con la punta de los pies y hacer que el compañero de entrenamiento quite los topes de seguridad. Inspirar y empujar hacia arriba con las puntas de los pies, levantando el peso tanto como sea posible. Mantener esta posición un momento y luego desplazar TODO el peso de la máquina hacia la pierna derecha, haciendo que el músculo de la pantorrilla derecha lleve la carga al volver a la posición inicial, y espirar. Inspirar y alzarse nuevamente sobre la punta de los pies. Mantener esta posición

ALZAMIENTO SOBRE LA PUNTA DE LOS PIES TUMBADO BOCA ABAJO EN MÁQUINA DE *PRESS* DE PIERNA DE PARED, ALTERNO

Músculos principales de las pantorrillas

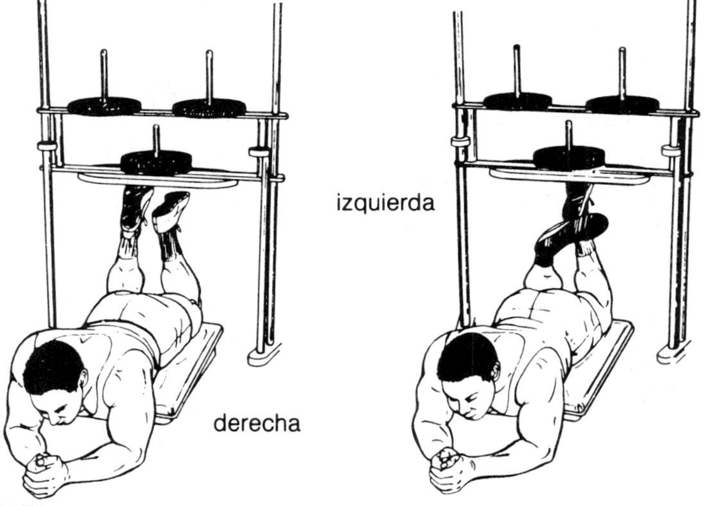

ALZAMIENTO DE "BURRO" SOBRE LA PUNTA DE LOS PIES EN MÁQUINA DE *PRESS* DE PIERNA DE PARED, CON UNA PIERNA

Músculos principales de las pantorrillas

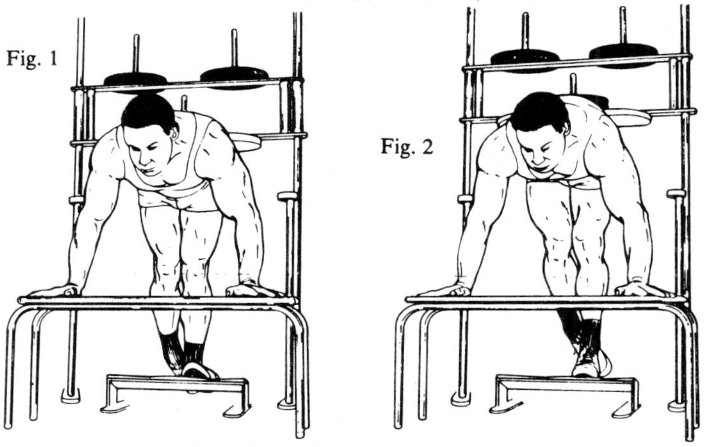

ALZAMIENTO DE "BURRO" SOBRE LA PUNTA DE LOS PIES EN MÁQUINA DE *PRESS* DE PIERNA DE PARED

Músculos principales de las pantorrillas

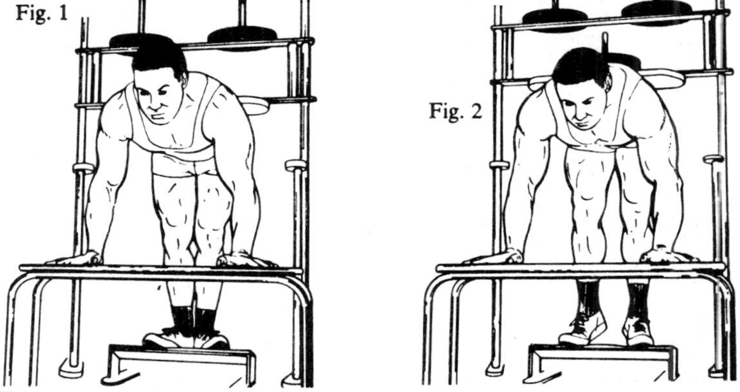

ALZAMIENTO DE "BURRO" SOBRE LA PUNTA DE LOS PIES EN MÁQUINA DE *PRESS* DE PIERNA DE PARED, CON RESISTENCIA NEGATIVA

Músculos principales de las pantorrillas

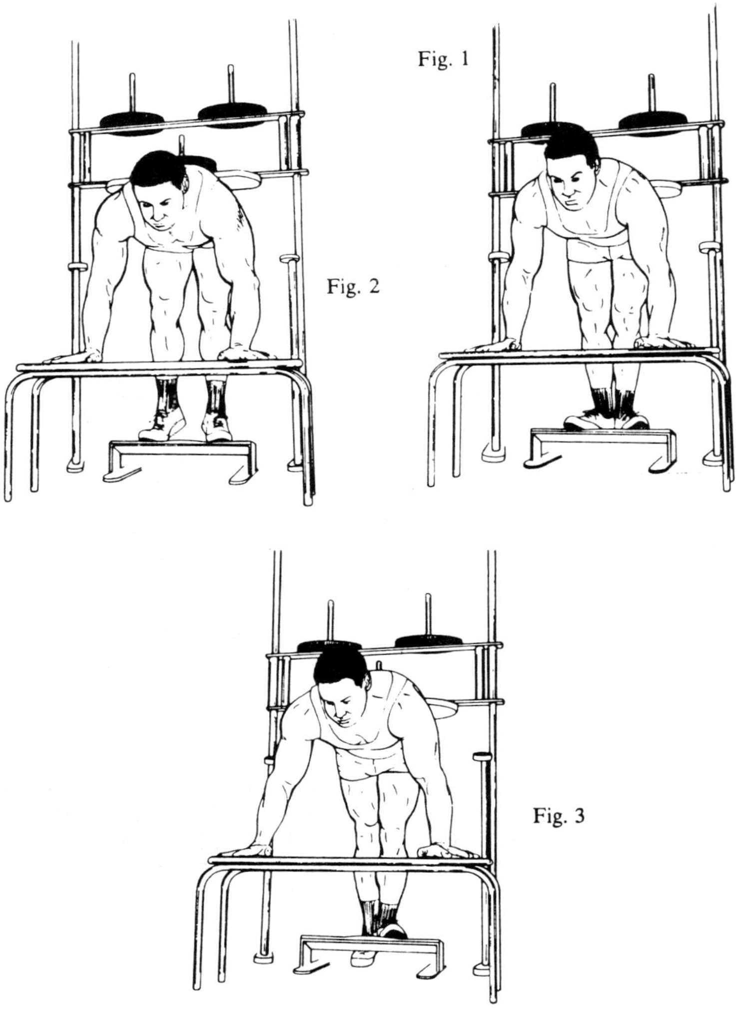

ALZAMIENTO DE "BURRO" SOBRE LA PUNTA DE LOS PIES EN MÁQUINA DE *PRESS* DE PIERNA DE PARED, ALTERNO

Músculos principales de las pantorrillas

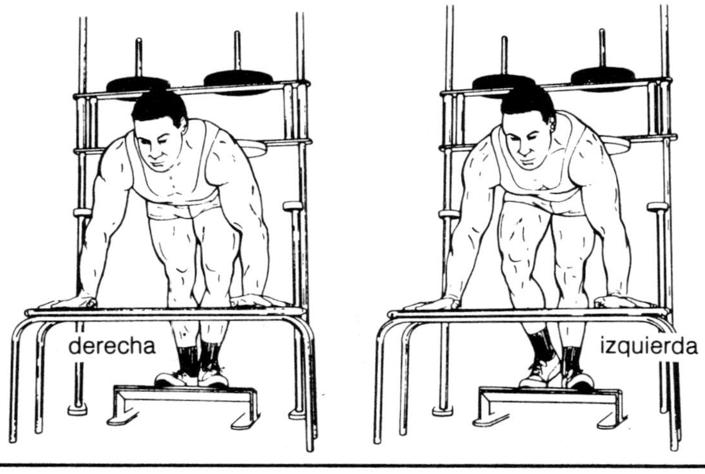

un momento y luego desplazar TODO el peso de la máquina hacia la pierna izquierda, haciendo que el músculo de la pantorrilla izquierda lleve la carga al volver a la posición inicial, y espirar. Continuar yendo de pierna derecha a pierna izquierda hasta completar el número indicado de repeticiones. Si se giran las puntas de los pies hacia afuera y los talones hacia adentro, se incidirá más sobre la parte interna de las pantorrillas. Si se mantienen los pies rectos, se incidirá más sobre el músculo principal de las pantorrillas. Si se giran las puntas de los pies hacia adentro y los talones hacia afuera, se incidirá más sobre el lado externo de las pantorrillas.

▲ Alzamiento sobre la punta de los pies tumbado boca abajo en máquina de *press* de pierna de pared

Tumbarse boca abajo sobre la almohadilla de soporte debajo de una máquina de *press* de pierna de tipo pared. Colocar el cuerpo hacia atrás o hacia adelante debajo de la máquina hasta que la parte inferior de las piernas quede vertical al suelo cuando estén flexionadas en las rodillas, y la parte delantera de los pies queda situada debajo del apoya-pies. Empujar hacia arriba con la punta de los pies y hacer que el compañero de entrenamiento quite los topes de seguridad. Inspirar y empujar hacia arriba con las puntas de los pies, levantando el peso tanto como sea posible. Mantener esta posición un momento, volver a la posición inicial y espirar. Si se giran las puntas de los pies hacia afuera y los talones hacia adentro, se incidirá más sobre la parte interna de las pantorrillas. Si se mantienen los pies rectos, se incidirá más sobre el músculo principal de las pantorrillas. Si se giran las puntas de los pies hacia adentro y los talones hacia afuera, se incidirá más sobre el lado externo de las pantorrillas.

■ Alzamiento sobre la punta de los pies tumbado boca abajo en máquina de *press* de pierna de pared, alterno

Tumbarse boca abajo sobre la almohadilla de soporte debajo de una máquina de *press* de pierna de tipo pared. Colocar el cuerpo hacia atrás o hacia adelante debajo de la máquina hasta que la parte inferior de las piernas quede vertical al suelo cuando estén flexionadas en las rodillas, y la parte delantera de los pies quede situada debajo del apoya-pies. Empujar hacia arriba con la punta de los pies y hacer que el compañero de entrenamiento quite los topes de seguridad. Inspirar y empujar hacia arriba con la punta del pie derecho tanto como sea posible. Mantener esta posición un momento, luego volver a la posición inicial y espirar. Ahora, empujar con la punta del pie izquierdo tan alto como sea posible. Mantener esta posición un momento, volver a la posición inicial y espirar.

Continuar yendo de pie derecho a pie izquierdo, hasta completar el número indicado de repeticiones. Si se giran las puntas de los pies hacia afuera y los talones hacia adentro, se incidirá más sobre la parte interna de las pantorrillas. Si se mantienen los pies rectos, se incidirá más sobre el músculo principal de las pantorrillas. Si se giran las puntas de los pies hacia adentro y los talones hacia afuera, se incidirá sobre el lado externo de las pantorrillas.

■ Alzamiento de "burro" sobre la punta de los pies en máquina de *press* de pierna de pared, con una pierna

Quitar la almohadilla de soporte de la espalda de la máquina de *press* de pierna y colocar una tabla gruesa o una plataforma elevada en el suelo, directamente debajo del apoya-pies. Poner un banco plano frente a la máquina e inclinarse hacia abajo, colocando el apoya-pies de la máquina sobre la parte inferior de la espalda y las caderas. Colocar la parte delantera de los pies sobre la plataforma elevada y poner el pie izquierdo detrás y contra el talón derecho. Inspirar y alzarse sobre la punta del pie derecho tan alto como sea posible. Mantener esta posición durante un momento, volver a la posición inicial y espirar. Realizar el número indicado de repeticiones con la pierna derecha y luego cambiar posiciones hacia la pierna izquierda, efectuando el mismo número de repeticiones. Si se giran las puntas de los pies hacia afuera y los talones hacia adentro, se incidirá más sobre la parte interna de las pantorrillas. Si se mantienen los pies rectos, se incidirá más sobre el músculo principal de las pantorrillas. Si se giran las puntas de los pies hacia adentro y los talones hacia afuera, se incidirá más sobre el lado externo de las pantorrillas.

▲ Alzamiento de "burro" sobre la punta de los pies en máquina de *press* de pierna de pared

Quitar la almohadilla de soporte de la espalda de la máquina de *press* de pierna y colocar una tabla gruesa o una plataforma elevada en el suelo, directamente debajo del apoya-pies. Poner un banco plano frente a la máquina, a una distancia de unos 62 cm. Retroceder hacia la máquina e inclinarse hacia abajo, colocando el apoya-pies de la máquina sobre la parte inferior de la espalda y las caderas. Colocar la parte delantera de los pies sobre la plataforma elevada y estirar las piernas trabando las rodillas, mientras la parte superior de la espalda queda paralela y la parte superior del cuerpo se aguanta con los brazos, teniendo las manos apoyadas en el banco y los codos rígidos. Inspirar y alzarse sobre la punta de los pies tan alto como sea posible. Mantener esta posición durante un momento, volver a la posición

ALZAMIENTO SOBRE LA PUNTA DE LOS PIES SENTADO EN MÁQUINA TRINEO DE *PRESS* DE PIERNA, EN ALMOHADILLA INFERIOR

Músculos principales de las pantorrillas

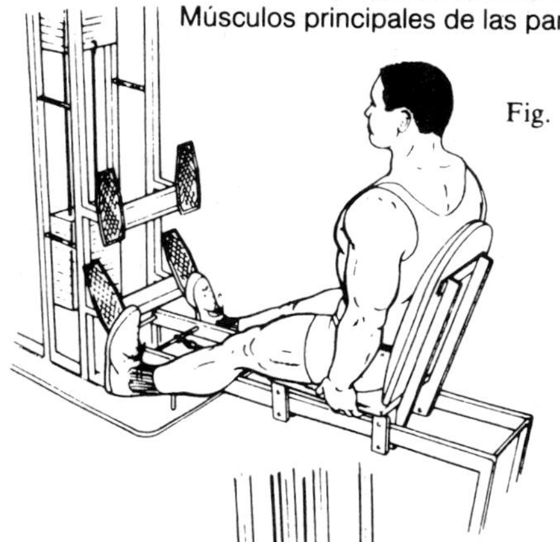

Fig. 1

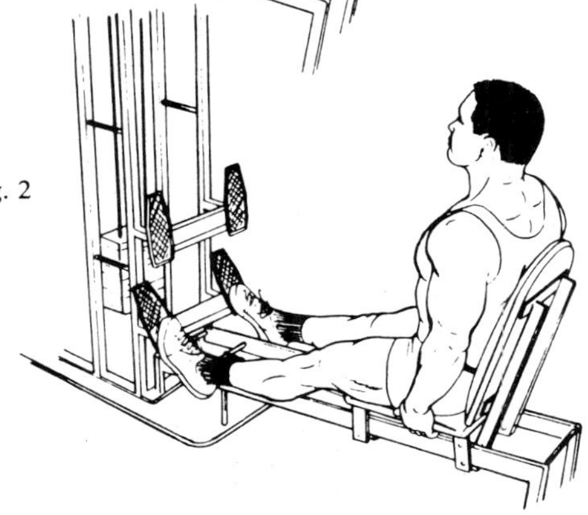

Fig. 2

ALZAMIENTO SOBRE LA PUNTA DE LOS PIES SENTADO EN MÁQUINA TRINEO DE *PRESS* DE PIERNA, CON UNA PIERNA EN ALMOHADILLA INFERIOR

Músculos principales de las pantorrillas

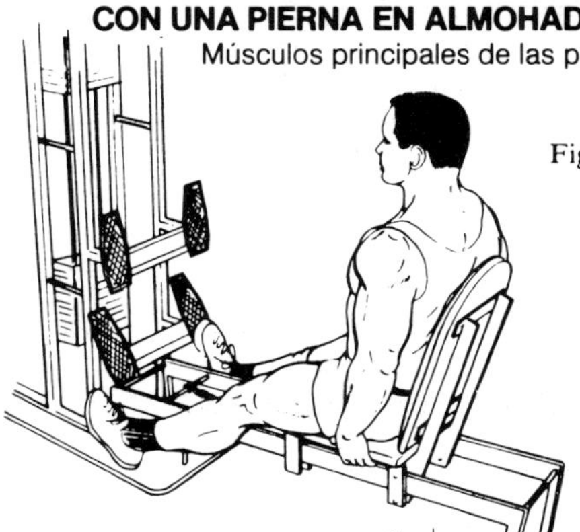

Fig. 1

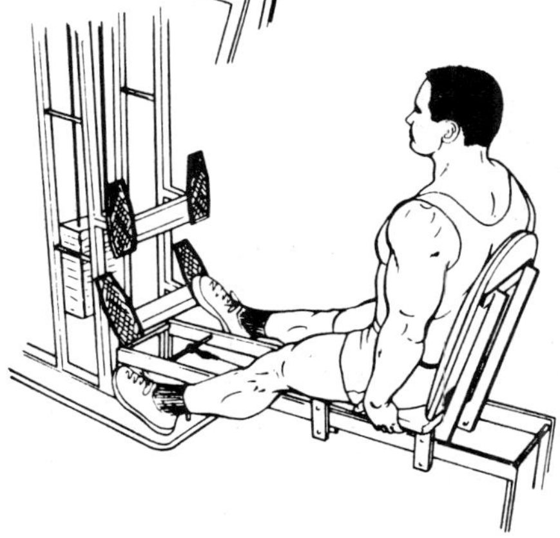

Fig. 2

ALZAMIENTO SOBRE LA PUNTA DE LOS PIES SENTADO EN MÁQUINA TRINEO DE *PRESS* DE PIERNA, ALMOHADILLA INFERIOR, RESISTENCIA NEGATIVA

Músculos principales de las pantorrillas

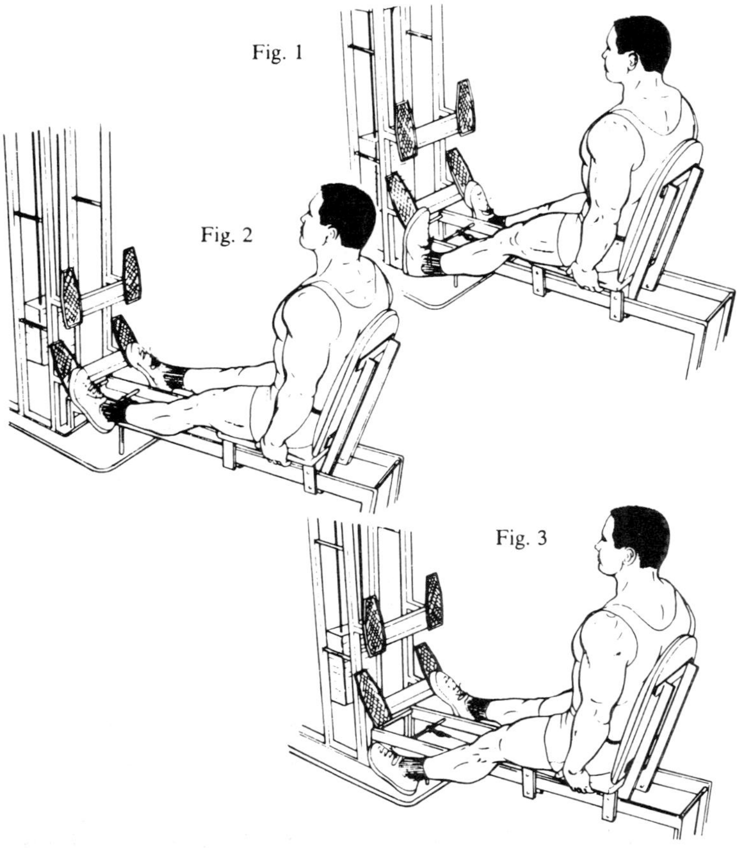

ALZAMIENTO SOBRE LA PUNTA DE LOS PIES SENTADO EN MÁQUINA TRINEO DE *PRESS* DE PIERNA, ALMOHADILLA INFERIOR, ALTERNO

Músculos principales de las pantorrillas

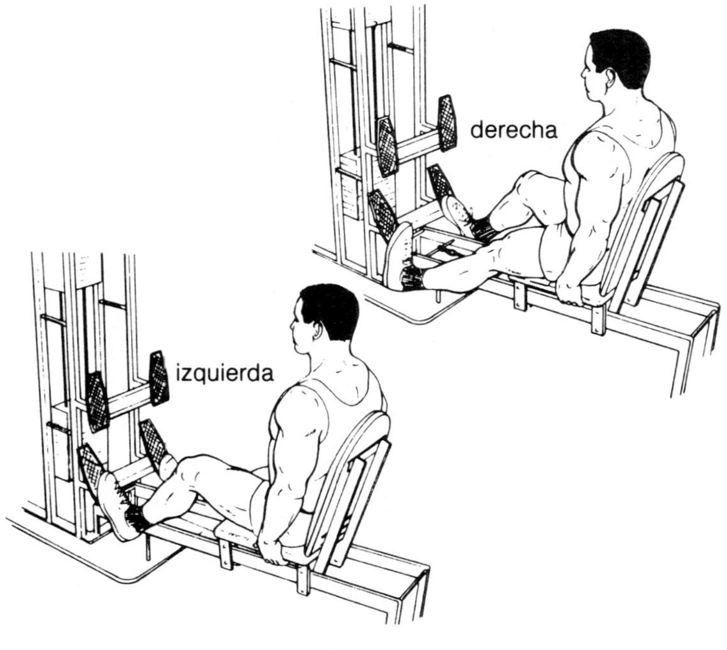

inicial y espirar. Si se giran las puntas de los pies hacia afuera y los talones hacia adentro, se incidirá más sobre la parte interna de las pantorrillas. Si se mantienen los pies rectos, se incidirá más sobre el músculo principal de las pantorrillas. Si se giran las puntas de los pies hacia adentro y los talones hacia afuera, se incidirá más sobre el lado externo de las pantorrillas.

■ Alzamiento de "burro" sobre la punta de los pies en máquina de *press* de pierna de pared, con resistencia negativa

Quitar la almohadilla de soporte de la espalda de la máquina de *press* de pierna y colocar una tabla gruesa o una plataforma elevada en el suelo, directamente debajo del apoya-pies. Poner un banco plano frente a la máquina, a una distancia de unos 62 cm. Retroceder hacia la máquina e inclinarse hacia abajo, colocando el apoya-pies de la máquina sobre la parte inferior de la espalda y las caderas. Colocar la parte delantera de los pies sobre la plataforma elevada y estirar las piernas trabando las rodillas, mientras la parte superior de la espalda queda paralela y la parte superior del cuerpo se aguanta con los brazos, teniendo las manos apoyadas en el banco y los codos rígidos. Inspirar y alzarse sobre la punta de los pies tan alto como sea posible. Mantener esta posición un momento y luego desplazar TODO el peso de la máquina hacia la pierna derecha, haciendo que el músculo de la pantorrilla derecha lleve la carga al volver a la posición inicial, y espirar. Inspirar y alzarse nuevamente sobre la punta de los pies. Mantener esta posición un momento y luego desplazar TODO el peso de la máquina hacia la pierna izquierda, haciendo que el músculo de la pantorrilla izquierda lleve la carga al volver a la posición inicial, y espirar. Continuar yendo de pierna derecha a pierna izquierda hasta completar el número indicado de repeticiones. Si se giran las puntas de los pies hacia afuera y los talones hacia adentro, se incidirá más sobre la parte interna de las pantorrillas. Si se mantienen los pies rectos, se incidirá más sobre el músculo principal de las pantorrillas. Si se giran las puntas de los pies hacia adentro y los talones hacia afuera, se incidirá más sobre el lado externo de las pantorrillas.

▲ Alzamiento de "burro" sobre la punta de los pies en máquina de *press* de pierna de pared, alterno

Quitar la almohadilla de soporte de la espalda de la máquina de *press* de pierna y colocar una tabla gruesa o una plataforma elevada en el suelo, directamente debajo del apoya-pies. Poner un banco plano frente a la máquina, a una distancia de unos 62 cm. Retroceder hacia la máquina e inclinarse hacia abajo, colocando el apoya-pies de la máquina sobre la parte inferior de la espalda y las caderas. Colocar la parte delantera de los pies sobre la plataforma elevada y estirar las piernas trabando las rodillas, mientras la parte superior de la espalda queda paralela y la parte superior del cuerpo se aguanta con los brazos, teniendo las manos apoyadas en el banco y los codos rígidos. Inspirar y alzarse sobre la punta de los pies tan alto como sea posible. Inspirar y empujar hacia arriba con la punta del pie derecho tanto como sea posible. Mantener esta posición un momento, luego volver a la posición inicial y espirar. Ahora, empujar con la punta del pie izquierdo tan alto como sea posible. Mantener esta posición un momento, volver a la posición inicial y espirar. Continuar yendo de pie derecho a pie izquierdo, hasta completar el número indicado de repeticiones. Si se giran las puntas de los pies hacia afuera y los talones hacia adentro, se incidirá más sobre la parte interna de las pantorrillas. Si se mantienen los pies rectos, se incidirá más sobre el músculo principal de las pantorrillas. Si se giran las puntas de los pies hacia adentro y los talones hacia afuera, se incidirá más sobre el lado externo de las pantorrillas.

▲ Alzamiento sobre la punta de los pies sentado en máquina trineo de *press* de pierna, en almohadilla inferior

Sentarse en la silla, apoyando la espalda contra el respaldo. Sujetarse a los lados del asiento debajo de las nalgas. Colocar la parte delantera de los pies sobre las almohadillas inferiores y llevar el peso hacia adelante mientras el asiento se desplaza hacia atrás, hasta que las piernas estén rectas y las rodillas rígidas. Mantener las piernas en esta posición durante todo el ejercicio. Inspirar y llevar los pies hacia adelante tanto como se pueda, con comodidad. Mantener esta posición un momento y luego volver a llevar los pies hacia atrás tanto como se pueda, con comodidad, y espirar. Si se giran las puntas de los pies hacia afuera y los talones hacia adentro, se incidirá más sobre la parte interna de las pantorrillas. Si se mantienen los pies rectos, se incidirá más sobre el músculo principal de las pantorrillas. Si se giran las puntas de los pies hacia adentro y los talones hacia afuera, se incidirá más sobre el lado externo de las pantorrillas.

▲ Alzamiento sobre la punta de los pies sentado en máquina trineo de *press* de pierna, con una pierna en almohadilla inferior

Sentarse en la silla, apoyando la espalda contra el respaldo. Sujetarse a los lados del asiento debajo de las nalgas. Colocar la parte delantera de los pies sobre las almohadillas inferiores y llevar el peso hacia adelante mientras el asiento se desplaza hacia atrás, hasta que las piernas estén

ALZAMIENTO SOBRE LA PUNTA DE LOS PIES SENTADO EN MÁQUINA TRINEO DE *PRESS* DE PIERNA, ALMOHADILLA SUPERIOR, ALTERNO

Músculos principales de las pantorrillas

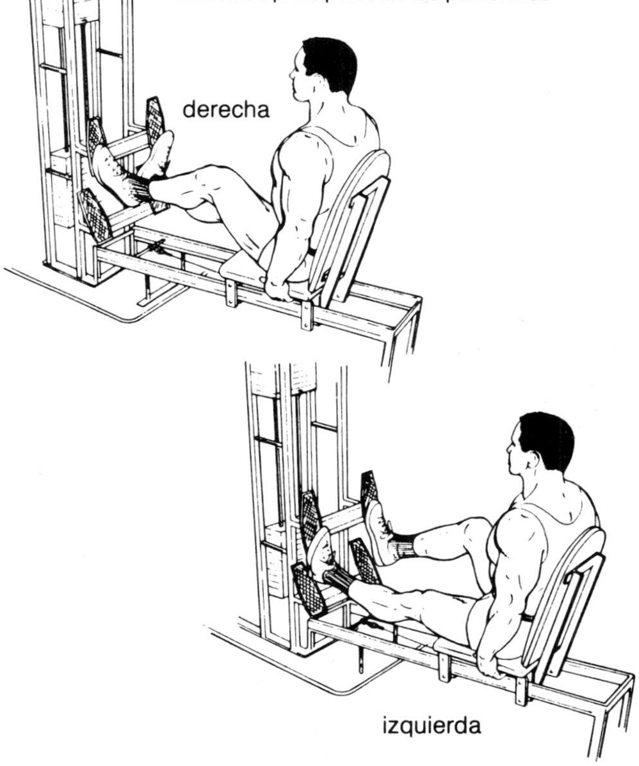

ALZAMIENTO SOBRE LA PUNTA DE LOS PIES SENTADO EN MÁQUINA TRINEO DE *PRESS* DE PIERNA, ALMOHADILLA SUPERIOR, RESISTENCIA NEGATIVA

Músculos principales de las pantorrillas

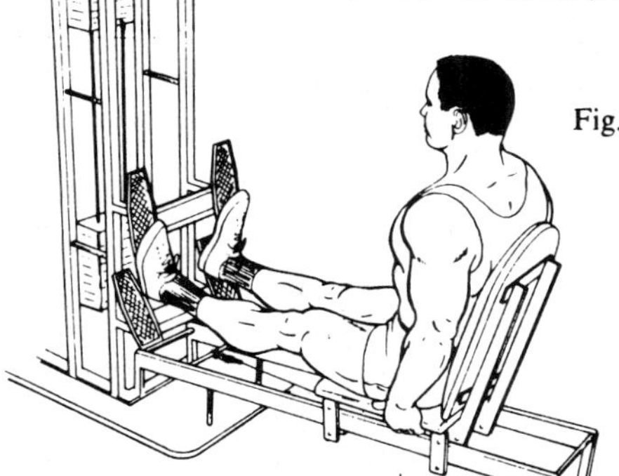

Fig. 1

Fig. 2

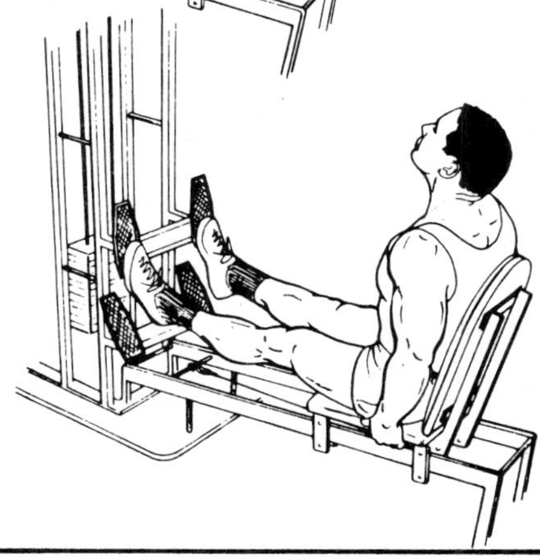

ALZAMIENTO SOBRE LA PUNTA DE LOS PIES SENTADO EN MÁQUINA TRINEO DE *PRESS* DE PIERNA, ALMOHADILLA SUPERIOR, CON UNA PIERNA

Músculos principales de las pantorrillas

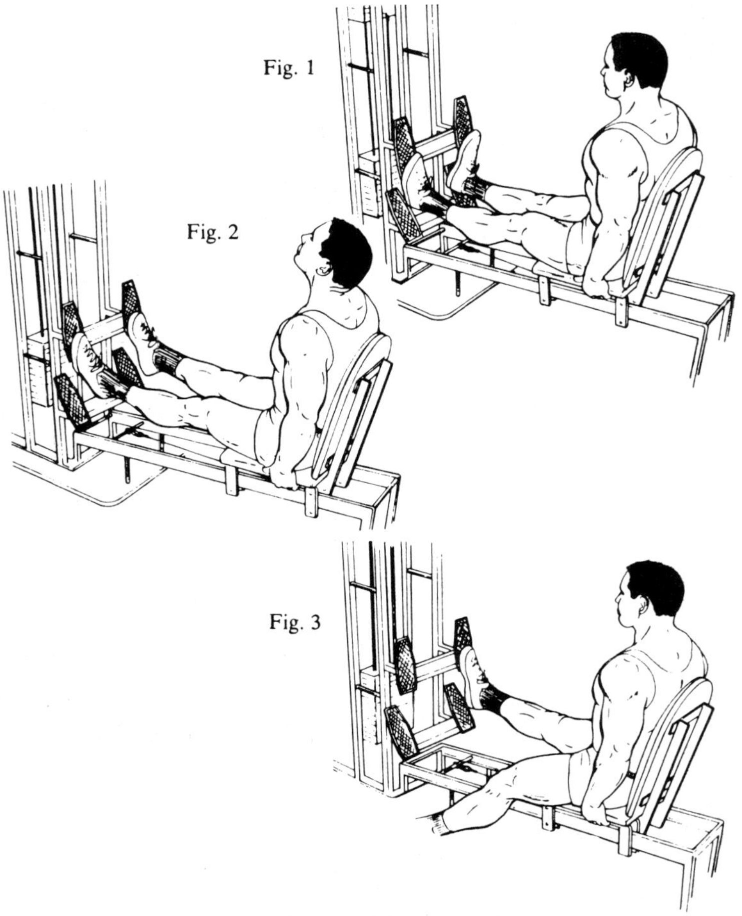

ALZAMIENTO SOBRE LA PUNTA DE LOS PIES SENTADO EN MÁQUINA TRINEO DE *PRESS* DE PIERNA, ALMOHADILLA INFERIOR, ALTERNO

Músculos principales de las pantorrillas

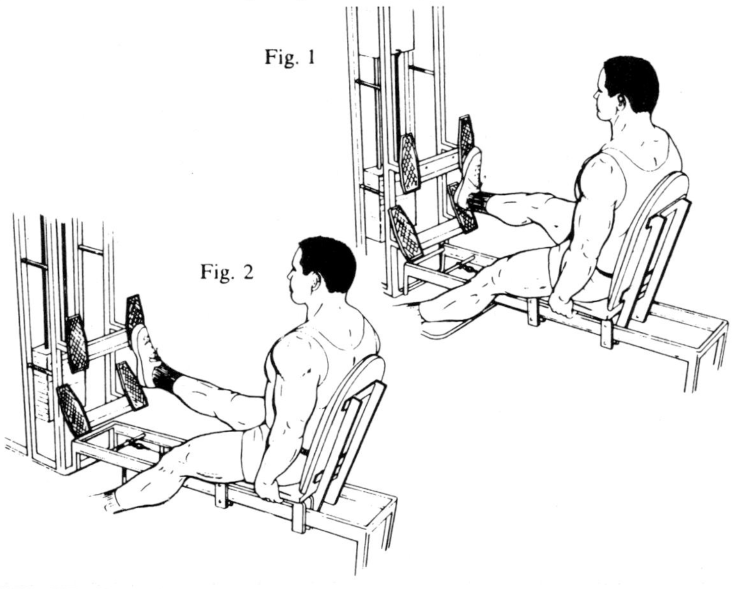

rectas y las rodillas rígidas. Mantener las piernas en esta posición durante todo el ejercicio. Inspirar y llevar el pie derecho hacia adelante tanto como se pueda, con comodidad. Mantener esta posición un momento y luego volver a llevar el pie hacia atrás tanto como se pueda, con comodidad, y espirar. Realizar el número indicado de repeticiones con el pie derecho y luego cambiar la presión hacia el pie izquierdo, efectuando el mismo número de repeticiones. Si se giran las puntas de los pies hacia afuera y los talones hacia adentro, se incidirá más sobre la parte interna de las pantorrillas. Si se mantienen los pies rectos, se incidirá más sobre el músculo principal de las pantorrillas. Si se giran las puntas de los pies hacia adentro y los talones hacia afuera, se incidirá más sobre el lado externo de las pantorrillas.

■ Alzamiento sobre la punta de los pies sentado en máquina trineo de *press* de pierna, almohadilla inferior, resistencia negativa

Sentarse en la silla, apoyando la espalda contra el respaldo. Sujetarse a los lados del asiento debajo de las nalgas. Colocar la parte delantera de los pies sobre las almohadillas inferiores y llevar el peso hacia adelante mientras el asiento se desplaza hacia atrás, hasta que las piernas estén rectas y las rodillas rígidas. Mantener las piernas en esta posición durante todo el ejercicio. Inspirar y llevar los pies hacia adelante tanto como sea posible, con comodidad. Mantener esta posición un momento y luego desplazar TODO el peso de la máquina hacia la pierna derecha, haciendo que el músculo de la pantorrilla derecha lleve la carga al volver a la posición inicial, y espirar. Inspirar y alzarse nuevamente sobre la punta de los pies. Mantener esta posición un momento y luego desplazar TODO el peso de la máquina hacia la pierna izquierda, haciendo que el músculo de la pantorrilla izquierda lleve la carga al volver a la posición inicial, y espirar. Continuar yendo de pierna derecha a pierna izquierda hasta completar el número indicado de repeticiones. Si se giran las puntas de los pies hacia afuera y los talones hacia adentro, se incidirá más sobre la parte interna de las pantorrillas. Si se mantienen los pies rectos, se incidirá más sobre el músculo principal de las pantorrillas. Si se giran las puntas de los pies hacia adentro y los talones hacia afuera, se incidirá más sobre el lado externo de las pantorrillas.

▲ Alzamiento sobre la punta de los pies sentado en máquina trineo de *press* de pierna, almohadilla inferior, alterno

Sentarse en la silla, apoyando la espalda contra el respaldo. Sujetarse a los lados del asiento debajo de las nalgas. Colocar la parte delantera de los pies sobre las almohadillas inferiores y llevar el peso hacia adelante mientras el asiento se desplaza hacia atrás, hasta que las piernas estén rectas y las rodillas rígidas. Mantener las piernas en esta posición durante todo el ejercicio. Inspirar y llevar el pie derecho hacia adelante tanto como sea posible, con comodidad. Mantener esta posición un momento, luego volver a llevar el pie hacia atrás tanto como sea posible, con comodidad y espirar. Ahora, llevar el pie izquierdo hacia adelante tanto como sea posible. Mantener esta posición un momento, volver a llevar el pie hacia atrás tanto como sea posible y espirar. Continuar yendo de pie derecho a pie izquierdo, hasta completar el número indicado de repeticiones. Si se giran las puntas de los pies hacia afuera y los talones hacia adentro, se incidirá más sobre la parte interna de las pantorrillas. Si se mantienen los pies rectos, se incidirá más sobre el músculo principal de las pantorrillas. Si se giran las puntas de los pies hacia adentro y los talones hacia afuera, se incidirá más sobre el lado externo de las pantorrillas.

▲ Alzamiento sobre la punta de los pies sentado en máquina trineo de *press* de pierna, almohadilla superior, alterno

Sentarse en la silla, con la espalda apoyada contra el respaldo. Sujetarse a los lados del asiento debajo de las nalgas. Colocar la parte delantera de los pies sobre las almohadillas superiores y llevar el peso hacia adelante mientras el asiento se desplaza hacia atrás, hasta que las piernas estén rectas y las rodillas rígidas. Mantener las piernas en esta posición durante todo el ejercicio. Inspirar y llevar el pie derecho hacia adelante tanto como sea posible, con comodidad. Mantener esta posición un momento, luego volver a llevar el pie hacia atrás tanto como sea posible, con comodidad, y espirar. Ahora, llevar el pie izquierdo hacia adelante tanto como sea posible. Mantener esta posición un momento, volver a llevar el pie hacia atrás tanto como sea posible y espirar. Continuar yendo de pie derecho a pie izquierdo, hasta completar el número indicado de repeticiones. Si se giran las puntas de los pies hacia afuera y los talones hacia adentro, se incidirá más sobre la parte interna de las pantorrillas. Si se mantienen los pies rectos, se incidirá más sobre el músculo principal de las pantorrillas. Si se giran las puntas de los pies hacia adentro y los talones hacia afuera, se incidirá más sobre el lado externo de las pantorrillas.

▲ Alzamiento sobre la punta de los pies sentado en máquina trineo de *press* de pierna, almohadilla superior, resistencia negativa

Sentarse en la silla, apoyando la espalda contra el respaldo. Sujetarse a los lados del asiento debajo de las nalgas. Colocar

ALZAMIENTO SOBRE LA PUNTA DE LOS PIES DE PIE EN *RACK* MECÁNICO, ALTERNO
Músculos principales de las pantorrillas

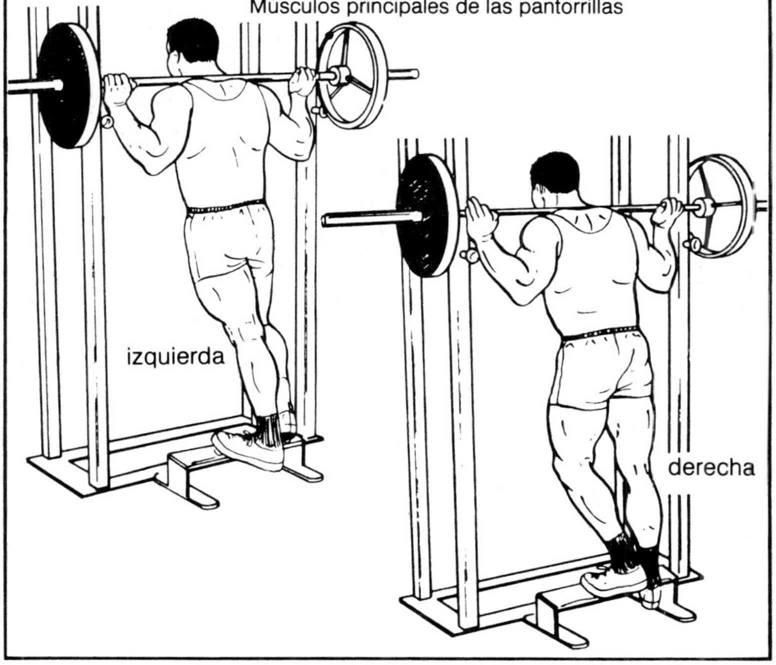

ALZAMIENTO SOBRE LA PUNTA DE LOS PIES, DE PIE EN *RACK* MECÁNICO, CON RESISTENCIA NEGATIVA
Músculos principales de las pantorrillas

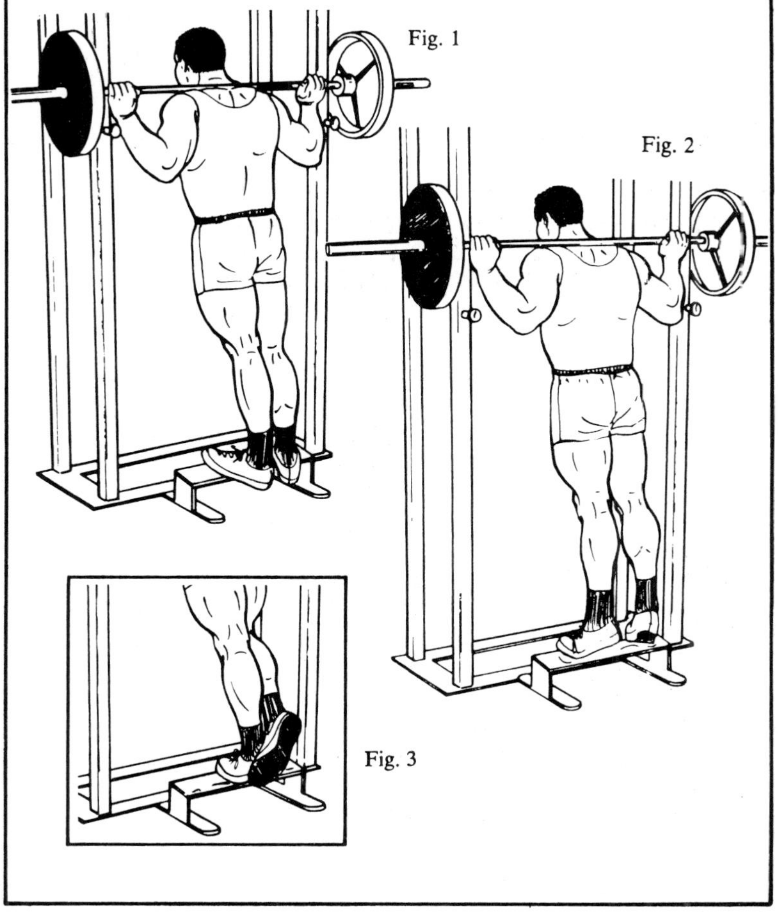

ALZAMIENTO SOBRE LA PUNTA DE LOS PIES, DE PIE EN *RACK* MECÁNICO, CON UNA PIERNA
Músculos principales de las pantorrillas

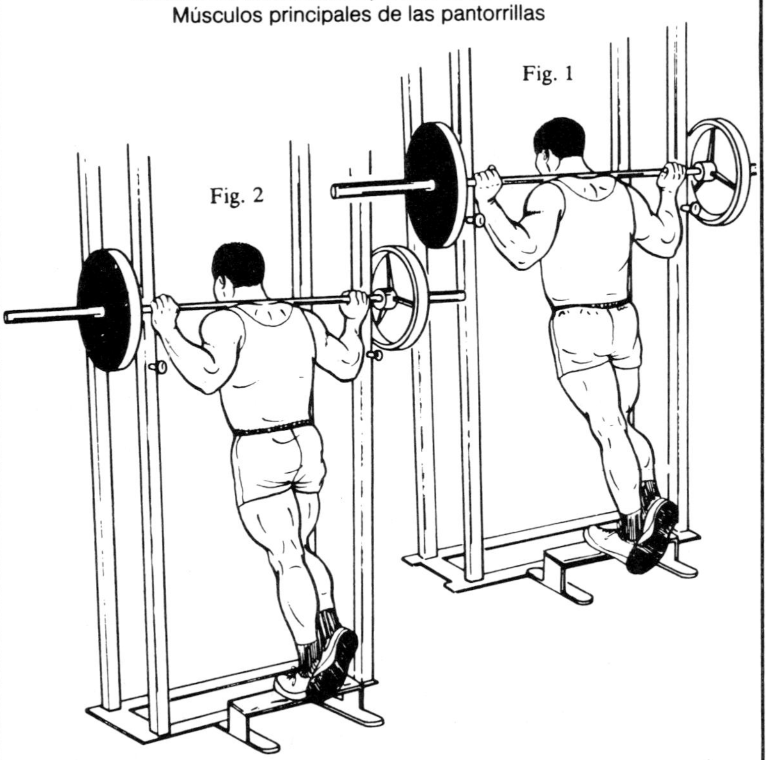

ALZAMIENTO SOBRE LA PUNTA DE LOS PIES, DE PIE EN *RACK* MECÁNICO
Músculos principales de las pantorrillas

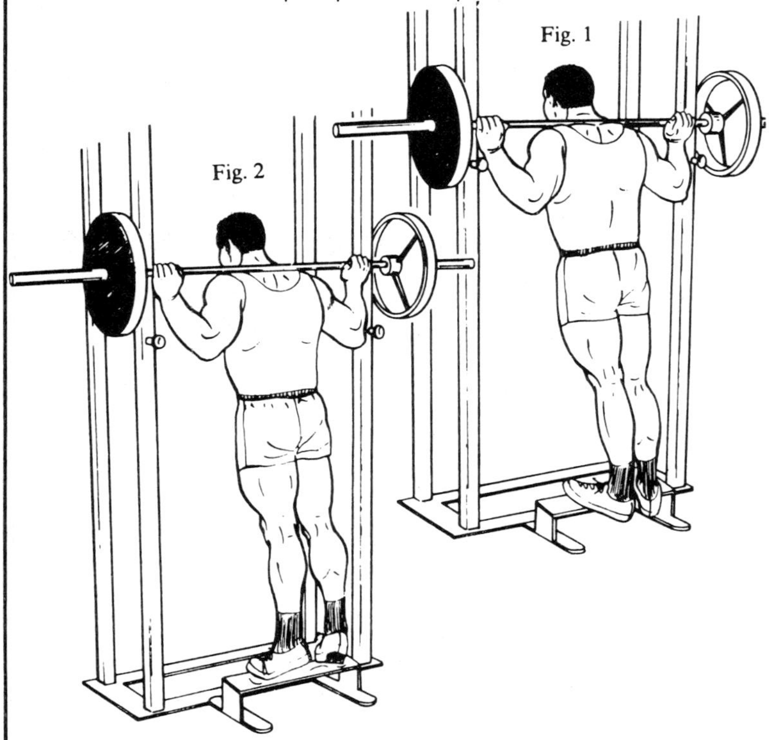

la parte delantera de los pies sobre las almohadillas superiores y llevar el peso hacia adelante mientras el asiento se desplaza hacia atrás, hasta que las piernas estén rectas y las rodillas rígidas. Mantener las piernas en esta posición durante todo el ejercicio. Inspirar y llevar los pies hacia adelante tanto como sea posible, con comodidad. Mantener esta posición un momento y luego desplazar TODO el peso de la máquina hacia la pierna derecha, haciendo que el músculo de la pantorrilla derecha lleve la carga al volver a la posición inicial, y espirar. Inspirar y alzarse nuevamente sobre la punta de los pies. Mantener esta posición un momento y luego desplazar TODO el peso de la máquina hacia la pierna izquierda, haciendo que el músculo de la pantorrilla izquierda lleve la carga al volver a la posición inicial, y espirar. Continuar yendo de pierna derecha a pierna izquierda hasta completar el número indicado de repeticiones. Si se giran las puntas de los pies hacia afuera y los talones hacia adentro, se incidirá más sobre la parte interna de las pantorrillas. Si se mantienen los pies rectos, se incidirá más sobre el músculo principal de las pantorrillas. Si se giran las puntas de los pies hacia adentro y los talones hacia afuera, se incidirá más sobre el lado externo de las pantorrillas.

▲ Alzamiento sobre la punta de los pies sentado en máquina trineo de *press* de pierna, almohadilla superior, con una pierna

Sentarse en la silla, apoyando la espalda contra el respaldo. Sujetarse a los lados del asiento debajo de las nalgas. Colocar la parte delantera de los pies sobre las almohadillas superiores y llevar el peso hacia adelante mientras el asiento se desplaza hacia atrás, hasta que las piernas estén rectas y las rodillas rígidas. Mantener las piernas en esta posición durante todo el ejercicio. Inspirar y llevar el pie derecho hacia adelante tanto como se pueda, con comodidad. Mantener esta posición un momento luego volver a llevar el pie hacia atrás tanto como se pueda, con comodidad, y espirar. Realizar el número indicado de repeticiones con el pie derecho y luego cambiar la presión hacia el pie izquierdo, efectuando el mismo número de repeticiones. Si se giran las puntas de los pies hacia afuera y los talones hacia adentro, se incidirá más sobre la parte interna de las pantorrillas. Si se mantienen los pies rectos, se incidirá más sobre el músculo principal de las pantorrillas. Si se giran las puntas de los pies hacia adentro y los talones hacia afuera, se incidirá más sobre el lado externo de las pantorrillas.

▲ Alzamiento sobre la punta de los pies de pie en *rack* mecánico, alterno

Colocar una barra sobre las estacas de un

rack mecánico, debajo de la altura de los hombros. Poner una madera gruesa, o plataforma elevada, directamente debajo de la barra. Colocar la barra sobre la parte superior de la espalda, manteniéndola contra el *rack* mecánico durante todo el ejercicio. Situarse de pie, erguido, con la espalda recta, la cabeza levantada y las piernas rectas, con las rodillas rígidas, mientras se alza sobre la parte delantera de los pies en la madera. No permitir que las caderas se desplacen hacia adelante o hacia atrás mientras se ejecuta el ejercicio. Inspirar y levantarse sobre la punta del pie derecho tanto como sea posible. Mantener esta posición un momento, luego volver a la posición inicial y espirar. Ahora, levantarse sobre la punta del pie izquierdo tan alto como sea posible. Mantener esta posición un momento, volver a la posición inicial y espirar. Continuar yendo de pie derecho a pie izquierdo, hasta completar el número indicado de repeticiones. Si se giran las puntas de los pies hacia afuera y los talones hacia adentro, se incidirá más sobre la parte interna de las pantorrillas. Si se mantienen los pies rectos, se incidirá más sobre el músculo principal de las pantorrillas. Si se giran las puntas de los pies hacia adentro y los talones hacia afuera, se incidirá más sobre el lado externo de las pantorrillas.

■ Alzamiento sobre la punta de los pies, de pie en *rack* mecánico, con resistencia negativa

Colocar una barra sobre las estacas de un *rack* mecánico, debajo de la altura de los hombros. Poner una madera gruesa, o plataforma elevada, directamente debajo de la barra. Colocar la barra sobre la parte superior de la espalda, manteniéndola contra el *rack* mecánico durante todo el ejercicio. Situarse de pie, erguido, con la espalda recta, la cabeza levantada y las piernas rectas, con las rodillas rígidas, mientras se alza sobre la parte delantera de los pies en la madera. No permitir que las caderas se desplacen hacia adelante o hacia atrás mientras se ejecuta el ejercicio. Inspirar y alzarse sobre la punta de los pies tanto como sea posible. Mantener esta posición un momento y luego desplazar TODO el peso de la máquina hacia la pierna derecha, haciendo que el músculo de la pantorrilla derecha lleve la carga al volver a la posición inicial, y espirar. Inspirar y alzarse nuevamente sobre la punta de los pies. Mantener esta posición un momento y luego desplazar TODO el peso de la máquina hacia la pierna izquierda, haciendo que el músculo de la pantorrilla izquierda lleve la carga al volver a la posición inicial, y espirar. Continuar yendo de pierna derecha a pierna izquierda hasta completar el número indicado de repeticiones. Si se giran las puntas de los pies

ALZAMIENTO SOBRE LA PUNTA DE LOS PIES, DE PIE EN MÁQUINA DE EMPUJE *HACK*

Músculos principales de las pantorrillas

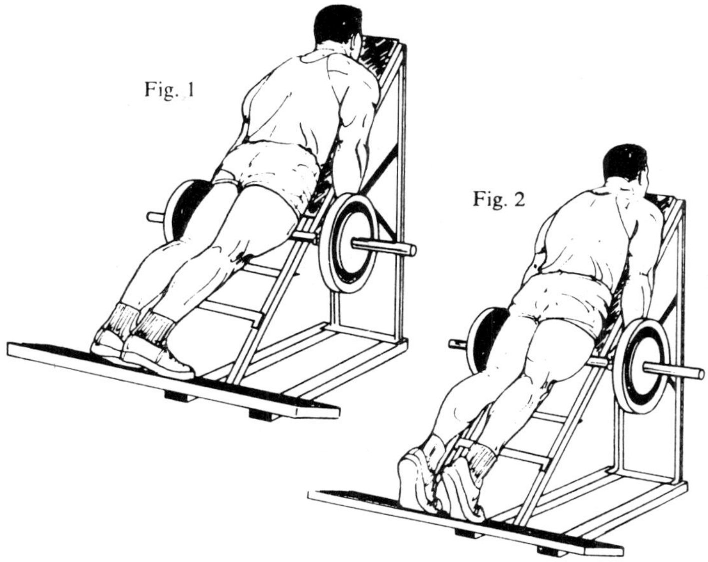

ALZAMIENTO SOBRE LA PUNTA DE LOS PIES EN MÁQUINA DE EMPUJE *HACK*, DE PIE CON RESISTENCIA NEGATIVA

Músculos principales de las pantorrillas

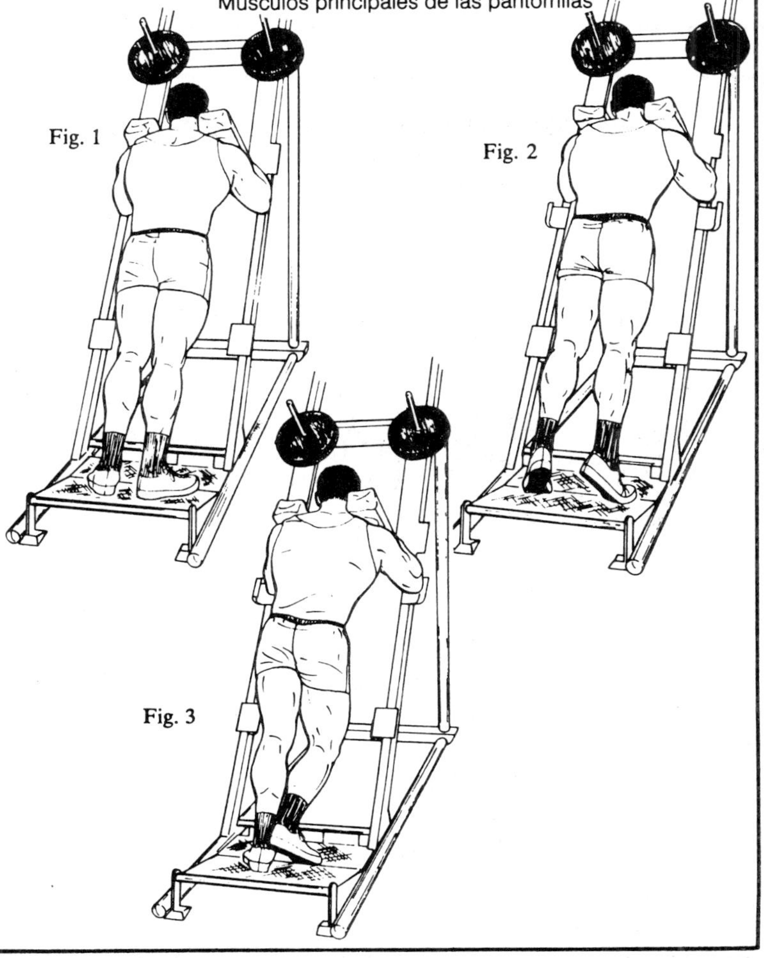

ALZAMIENTO SOBRE LA PUNTA DE LOS PIES EN MÁQUINA DE EMPUJE *HACK*, DE PIE CON UNA PIERNA

Músculos principales de las pantorrillas

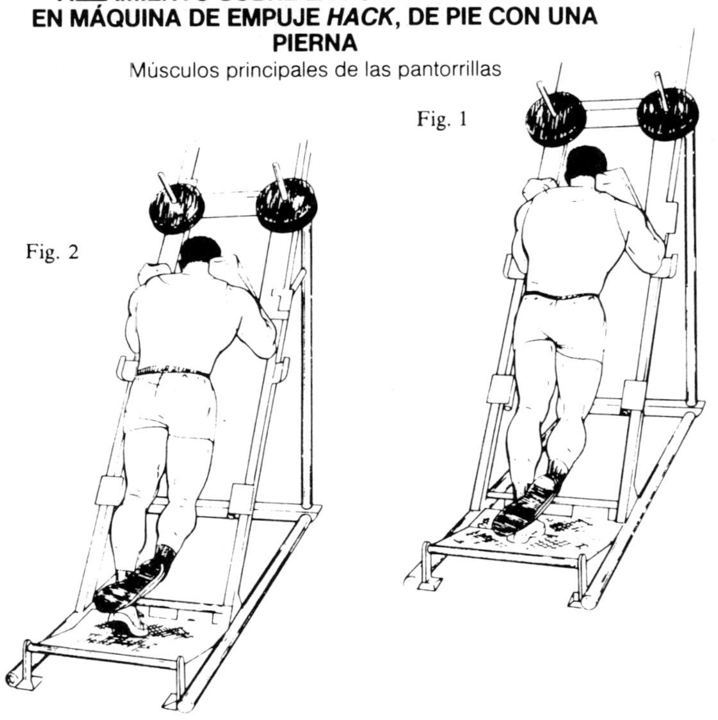

ALZAMIENTO SOBRE LA PUNTA DE LOS PIES EN MÁQUINA DE EMPUJE *HACK*, DE PIE, ALTERNO

Músculos principales de las pantorrillas

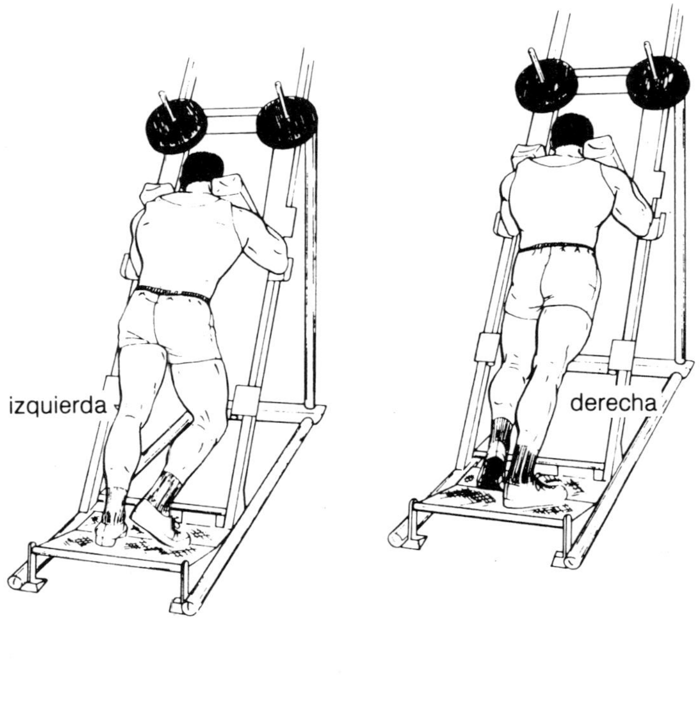

hacia afuera y los talones hacia adentro, se incidirá más sobre la parte interna de las pantorrillas. Si se mantienen los pies rectos, se incidirá más sobre el músculo principal de las pantorrillas. Si se giran las puntas de los pies hacia adentro y los talones hacia afuera, se incidirá más sobre el lado externo de las pantorrillas.

▲ Alzamiento sobre la punta de los pies, de pie en *rack* mecánico, con una pierna

Colocar una barra sobre las estacas de un *rack* mecánico, debajo de la altura de los hombros. Poner una madera gruesa, o plataforma elevada, directamente debajo de la barra. Colocar la barra sobre la parte superior de la espalda, manteniéndola contra el *rack* mecánico durante todo el ejercicio. Situarse de pie, erguido, con la espalda recta, la cabeza levantada y las piernas rectas, con las rodillas rígidas, mientras se alza sobre la parte delantera de los pies en la madera. Poner el pie izquierdo detrás y contra el talón derecho. Inspirar y alzarse sobre la punta del pie derecho tan alto como sea posible. Mantener esta posición durante un momento, volver a la posición inicial y espirar. Realizar el número indicado de repeticiones con la pierna derecha y luego cambiar posiciones hacia la pierna izquierda, efectuando el mismo número de repeticiones. Si se giran las puntas de los pies hacia afuera y los talones hacia adentro, se incidirá más sobre la parte interna de las pantorrillas. Si se mantienen los pies rectos, se incidirá más sobre el músculo principal de las pantorrillas. Si se giran las puntas de los pies hacia adentro y los talones hacia afuera, se incidirá más sobre el lado externo de las pantorrillas.

▲ Alzamiento sobre la punta de los pies, de pie en *rack* mecánico

Colocar una barra sobre las estacas de un *rack* mecánico, debajo de la altura de los hombros. Poner una madera gruesa, o plataforma elevada, directamente debajo de la barra. Colocar la barra sobre la parte superior de la espalda, manteniéndola contra el *rack* mecánico durante todo el ejercicio. Situarse de pie, erguido, con la espalda recta, la cabeza levantada y las piernas rectas, con las rodillas rígidas, mientras se alza sobre la parte delantera de los pies en la madera. No dejar que las caderas se desplacen hacia adelante o hacia atrás mientras se ejecuta el ejercicio. Inspirar y levantarse sobre las puntas de los pies tan alto como sea posible. Mantener esta posición un momento, volver a la posición inicial y espirar. Asegurarse de mantener la barra contra el *rack*. Si se giran las puntas de los pies hacia afuera y los talones hacia adentro, se incidirá más sobre la parte interna de las pantorrillas. Si se mantienen los pies rectos, se incidirá más sobre el músculo principal de las pantorrillas. Si se giran las puntas de los pies hacia adentro y los talones hacia afuera, se incidirá más sobre el lado externo de las pantorrillas.

▲ Alzamiento sobre la punta de los pies, de pie en máquina de empuje *hack*

(El tipo de máquina de empuje con ariete que se utilice determinará cómo colocarse para ejecutar este ejercicio. Algunas máquinas de empuje *hack* están diseñadas de tal modo que los hombros aguantan el trineo. En otras, lo aguantan los brazos. Pero el movimiento básico es el mismo.) Colocar los hombros debajo de la parte extendida de una máquina de empuje *hack*, o coger las barras a cada lado del trineo con ambas manos, manteniendo los brazos estirados. Situarse de pie sobre la plataforma inclinada, de cara a la máquina. Permanecer erguido, con la espalda recta, la cabeza levantada y las piernas rígidas durante todo el ejercicio. No dejar que las caderas se desplacen hacia adelante o hacia atrás mientras se ejecuta el ejercicio. Inspirar y alzarse sobre las puntas de los pies tan alto como sea posible. Mantener esta posición un momento, volver a la posición inicial, llevar los talones hacia abajo tanto como sea posible sin que toquen la plataforma y espirar. Si se giran las puntas de los pies hacia afuera y los talones hacia adentro, se incidirá más sobre la parte interna de las pantorrillas. Si se mantienen los pies rectos, se incidirá más sobre el músculo principal de las pantorrillas. Si se giran las puntas de los pies hacia adentro y los talones hacia afuera, se incidirá más sobre el lado externo de las pantorrillas.

■ Alzamiento sobre la punta de los pies en máquina de empuje *hack*, de pie con resistencia negativa

(El tipo de máquina de empuje con ariete que se utilice determinará cómo colocarse para ejecutar este ejercicio. Algunas máquinas de empuje *hack* están diseñadas de tal modo que los hombros aguantan el trineo. En otras, lo aguantan los brazos. Pero el movimiento básico es el mismo.) Colocar los hombros debajo de la parte extendida de una máquina de empuje *hack*, o coger las barras a cada lado del trineo con ambas manos, manteniendo los brazos estirados. Situarse de pie sobre la plataforma inclinada, de cara a la máquina. Permanecer erguido, con la espalda recta, la cabeza levantada y las piernas rígidas durante todo el ejercicio. No dejar que las caderas se desplacen hacia adelante o hacia atrás mientras se ejecuta el ejercicio. Inspirar y alzarse sobre las puntas de los pies tan alto como sea posible. Mantener esta posición un momento y luego desplazar TODO el peso de la máquina hacia la pierna derecha, haciendo que el músculo de la pantorrilla derecha lleve la

ALZAMIENTO SOBRE LA PUNTA DE LOS PIES SENTADO EN BANCO MEDIA LUNA DE MÁQUINA DE *PRESS* DE PIERNA, ALTERNO

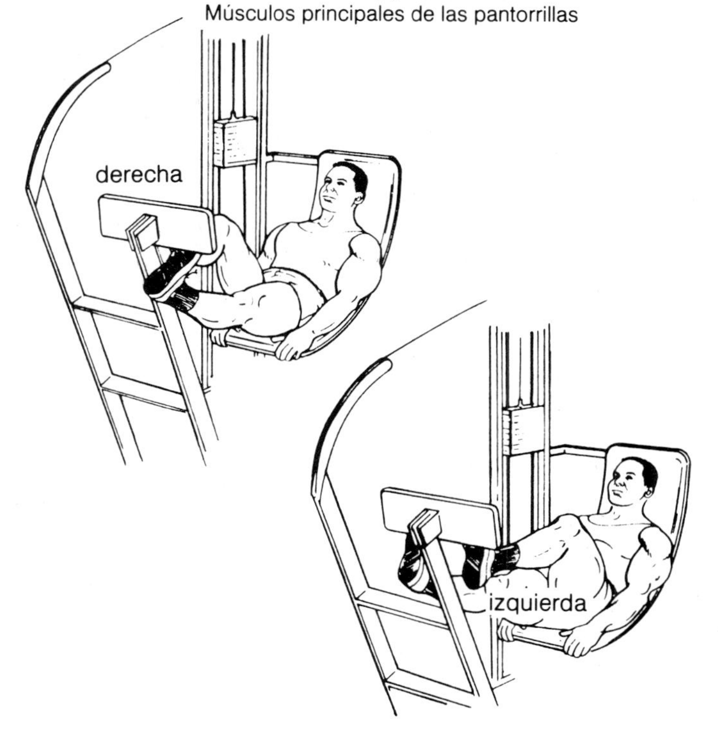

ALZAMIENTO SOBRE LA PUNTA DE LOS PIES SENTADO EN BANCO MEDIA LUNA DE MÁQUINA DE *PRESS* DE PIERNA

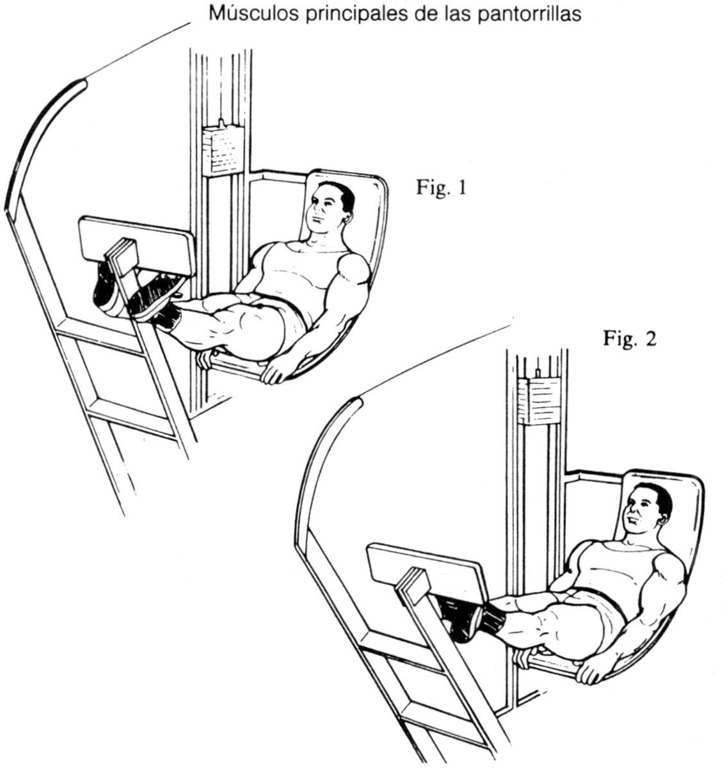

ALZAMIENTO SOBRE LA PUNTA DE LOS PIES SENTADO EN BANCO MEDIA LUNA DE MÁQUINA DE *PRESS* DE PIERNA, RESISTENCIA NEGATIVA

Músculos principales de las pantorrillas

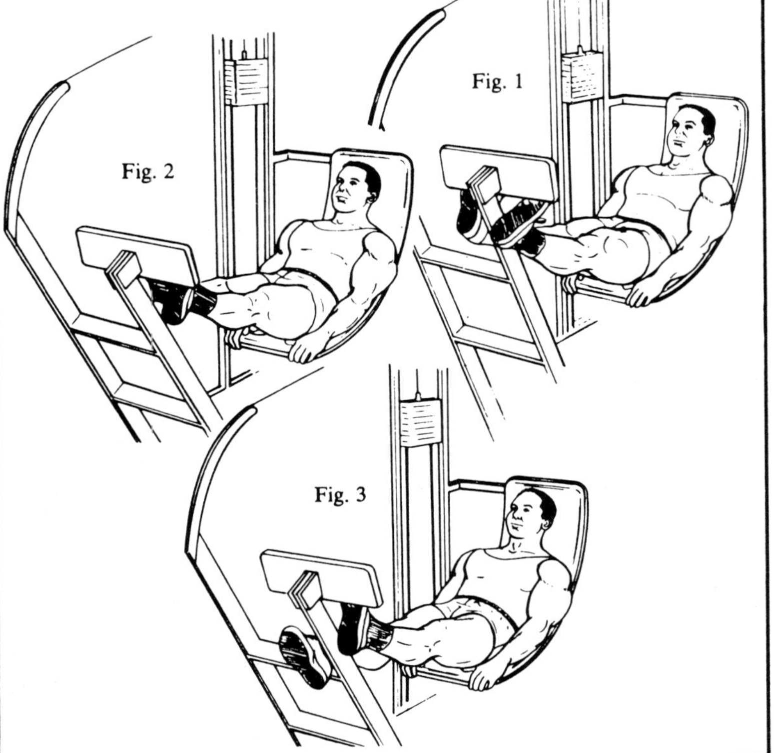

ALZAMIENTO SOBRE LA PUNTA DE LOS PIES EN BANCO MEDIA LUNA DE MÁQUINA DE *PRESS* DE PIERNA, CON UNA PIERNA

Músculos principales de las pantorrillas

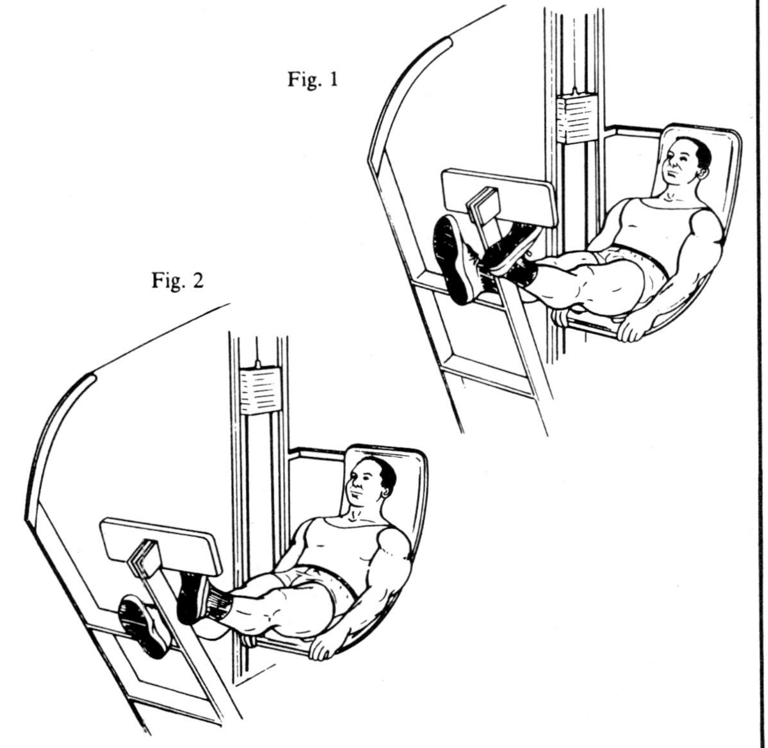

carga al volver a la posición inicial, y espirar. Inspirar y alzarse nuevamente sobre la punta de los pies. Mantener esta posición un momento y luego desplazar TODO el peso de la máquina hacia la pierna izquierda, haciendo que el músculo de la pantorrilla izquierda lleve la carga al volver a la posición inicial, y espirar. Continuar yendo de pierna derecha a pierna izquierda hasta completar el número indicado de repeticiones. Si se giran las puntas de los pies hacia afuera y los talones hacia adentro, se incidirá más sobre la parte interna de las pantorrillas. Si se mantienen los pies rectos, se incidirá más sobre el músculo principal de las pantorrillas. Si se giran las puntas de los pies hacia adentro y los talones hacia afuera, se incidirá más sobre el lado externo de las pantorrillas.

■ Alzamiento sobre la punta de los pies en máquina de empuje *hack*, de pie con una pierna

(El tipo de máquina de empuje con ariete que se utilice determinará cómo colocarse para ejecutar este ejercicio. Algunas máquinas de empuje *hack* están diseñadas de tal modo que los hombros aguantan el trineo. En otras, lo aguantan los brazos. Pero el movimiento básico es el mismo.) Colocar los hombros debajo de la parte extendida de una máquina de empuje *hack* o coger las barras a cada lado del trineo con ambas manos, manteniendo los brazos estirados. Permanecer de pie, erguido, y desplazar todo el peso de la máquina hacia la pierna derecha, mientras se coloca el pie izquierdo contra la parte trasera del talón derecho. Mantener la espalda recta, la cabeza levantada y las piernas trabadas durante todo el ejercicio. No dejar que las caderas se desplacen hacia atrás o hacia adelante al ejecutar el ejercicio. Inspirar y alzarse sobre la punta de los pies tanto como sea posible. Mantener esta posición un momento, volver a la posición inicial y espirar. Realizar el número indicado de repeticiones con la pierna derecha y luego cambiar posiciones a la pierna izquierda, efectuando el mismo número de repeticiones. Si se giran las puntas de los pies hacia afuera y los talones hacia adentro, se incidirá más sobre la parte interna de las pantorrillas. Si se mantienen los pies rectos, se incidirá más sobre el músculo principal de las pantorrillas. Si se giran las puntas de los pies hacia adentro y los talones hacia afuera, se incidirá más sobre el lado externo de las pantorrillas.

▲ Alzamiento sobre la punta de los pies en máquina de empuje *hack*, de pie, alterno

(El tipo de máquina de empuje con ariete que se utilice determinará cómo colocarse para ejecutar este ejercicio. Algunas máquinas de empuje *hack* están diseñadas de tal modo que los hombros aguantan el trineo. En otras, lo aguantan los brazos. Pero el movimiento básico es el mismo.) Colocar los hombros debajo de la parte extendida de una máquina de empuje *hack*, o coger las barras a cada lado del trineo con ambas manos, manteniendo los brazos estirados. Situarse de pie sobre la plataforma inclinada, de cara a la máquina. Permanecer erguido con la espalda recta, la cabeza levantada y las piernas rígidas durante todo el ejercicio. No permitir que las caderas se desplacen hacia adelante o hacia atrás mientras se ejecuta el ejercicio. Inspirar y levantarse sobre la punta del pie derecho tanto como sea posible. Mantener esta posición un momento, luego volver a la posición inicial y espirar. Ahora, levantarse sobre la punta del pie izquierdo tan alto como sea posible. Mantener esta posición un momento, volver a la posición inicial y espirar. Si se puede, no dejar que los talones toquen la plataforma. Continuar yendo de pie derecho a pie izquierdo, hasta completar el número indicado de repeticiones. Si se giran las puntas de los pies hacia afuera y los talones hacia adentro, se incidirá más sobre la parte interna de las pantorrillas. Si se mantienen los pies rectos, se incidirá más sobre el músculo principal de las pantorrillas. Si se giran las puntas de los pies hacia adentro y los talones hacia afuera, se incidirá más sobre el lado externo de las pantorrillas.

▲ Alzamiento sobre la punta de los pies sentado en Banco Media Luna de máquina de *press* de pierna

Sentarse en el asiento de un Banco Media Luna de máquina de *press* de pierna y deslizar las nalgas hacia la parte delantera del banco. Colocar las manos debajo de las nalgas y sujetarse al extremo del banco, como apoyo. Colocar la parte delantera de los pies sobre el apoya-pies y llevar el peso hacia arriba, hasta que las piernas estén rectas y las rodillas rígidas. Mantener las piernas en esta posición durante todo el ejercicio. Inspirar y llevar los pies hacia adelante tanto como se pueda, con comodidad. Mantener esta posición un momento y luego volver a llevar los pies hacia atrás tanto como sea posible, con comodidad y espirar. Si se giran las puntas de los pies hacia afuera y los talones hacia adentro, se incidirá más sobre la parte interna de las pantorrillas. Si se mantienen los pies retos, se incidirá más sobre el músculo principal de las pantorrillas. Si se giran las puntas de los pies hacia adentro y los talones hacia afuera, se incidirá más sobre el lado externo de las pantorrillas.

■ Alzamiento sobre la punta de los pies sentado en Banco Media Luna de máquina de *press* de pierna, resistencia negativa

Sentarse en el asiento de un Banco Media

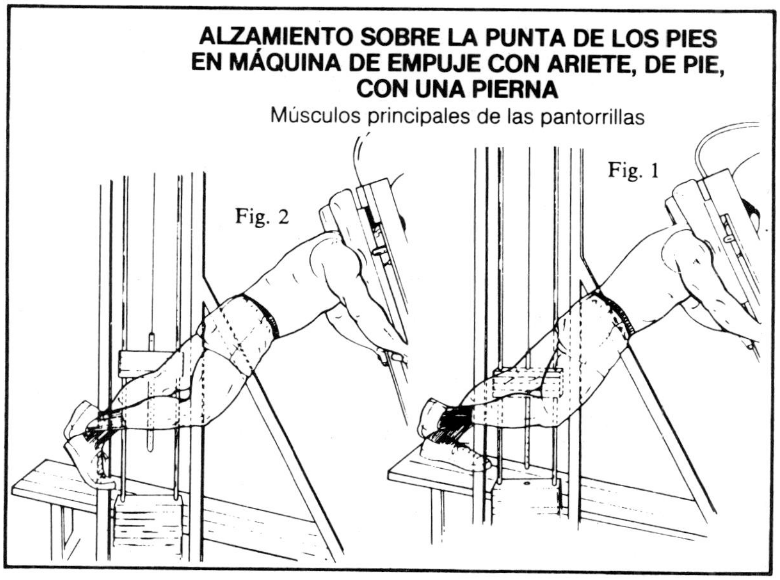

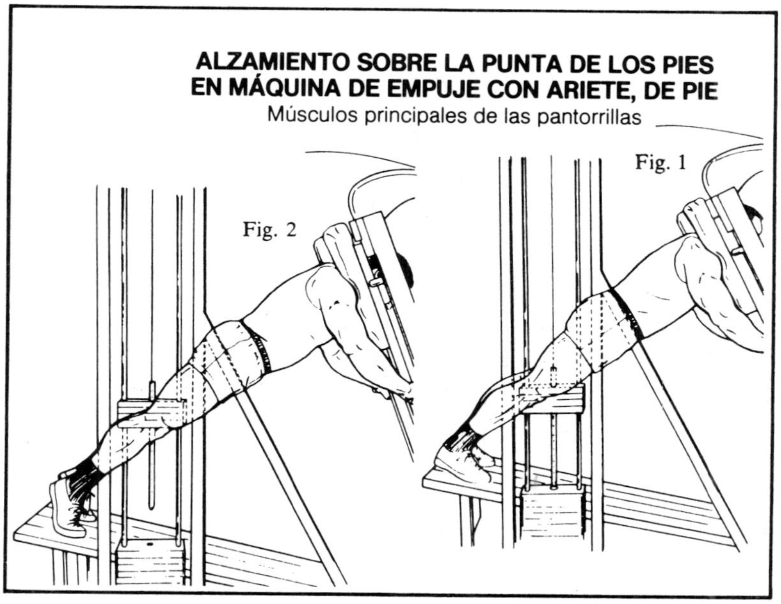

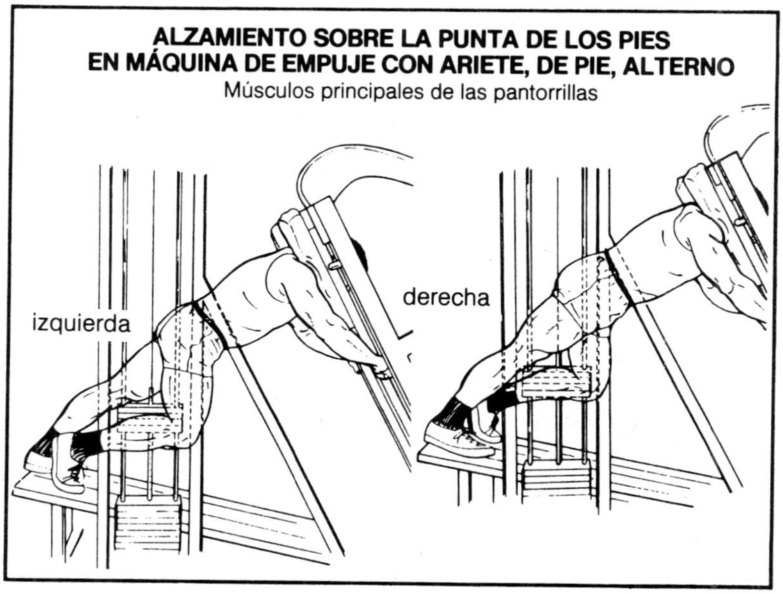

ALZAMIENTO SOBRE LA PUNTA DE LOS PIES EN MÁQUINA DE EMPUJE CON ARIETE, DE PIE, RESISTENCIA NEGATIVA

Músculos principales de las pantorrillas

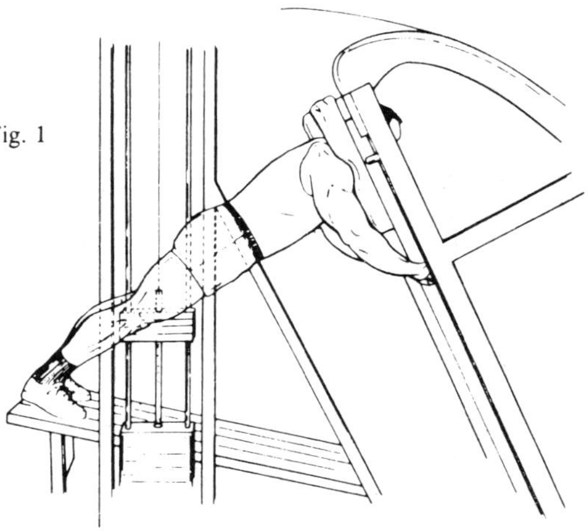

Fig. 1

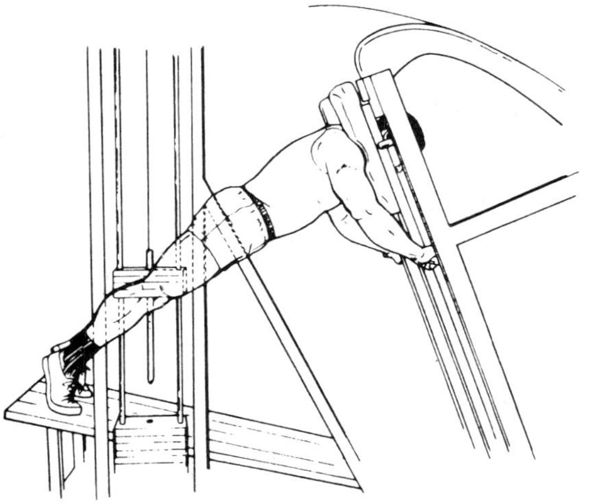

Fig. 2

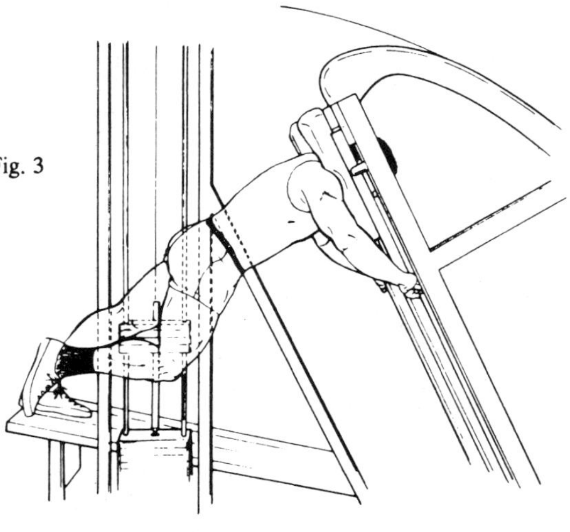

Fig. 3

Luna de máquina de *press* de pierna y deslizar las nalgas hacia la parte delantera del banco. Colocar las manos debajo de las nalgas y sujetarse al extremo del banco, como apoyo. Colocar la parte delantera de los pies sobre el apoya-pies y llevar el peso hacia arriba, hasta que las piernas estén rectas y las rodillas rígidas. Mantener las piernas en esta posición durante todo el ejercicio. Inspirar y llevar los pies hacia adelante tanto como se pueda, con comodidad. Mantener esta posición un momento y luego desplazar TODO el peso de la máquina hacia la pierna derecha, haciendo que el músculo de la pantorrilla derecha lleve la carga al volver a la posición inicial, y espirar. Inspirar y alzarse nuevamente sobre la punta de los pies. Mantener esta posición un momento y luego desplazar TODO el peso de la máquina hacia la pierna izquierda, haciendo que el músculo de la pantorrilla izquierda lleve la carga al volver a la posición inicial y espirar. Continuar yendo de pierna derecha a pierna izquierda hasta completar el número indicado de repeticiones. Si se giran las puntas de los pies hacia afuera y los talones hacia adentro, se incidirá más sobre la parte interna de las pantorrillas. Si se mantienen los pies rectos, se incidirá más sobre el músculo principal de las pantorrillas. Si se giran las puntas de los pies hacia adentro y los talones hacia afuera, se incidirá más sobre el lado externo de las pantorrillas.

▲ Alzamiento sobre la punta de los pies en Banco Media Luna de máquina de *press* de pierna, con una pierna

Sentarse en el asiento de un Banco Media Luna de máquina de *press* de pierna y deslizar las nalgas hacia la parte delantera del banco. Colocar las manos debajo de las nalgas y sujetarse al extremo del banco, como apoyo. Colocar la parte delantera de los pies sobre el apoya-pies y llevar el peso hacia arriba, hasta que las piernas estén rectas y las rodillas rígidas. Mantener las piernas en esta posición durante todo el ejercicio. Inspirar y llevar el pie derecho hacia adelante tanto como se pueda, con comodidad, y espirar. Realizar el número indicado de repeticiones con el pie derecho y luego cambiar la presión hacia el pie izquierdo, efectuando el mismo número de repeticiones. Si se giran las puntas de los pies hacia afuera y los talones hacia adentro, se incidirá más sobre la parte interna de las pantorrillas. Si se mantienen los pies rectos, se incidirá más sobre el músculo principal de las pantorrillas. Si se giran las puntas de los pies hacia adentro y los talones hacia afuera, se incidirá más sobre el lado externo de las pantorrillas.

■ Alzamiento sobre la punta de los pies en máquina de empuje con ariete, de pie, con una pierna

Situarse de frente a una máquina de empuje con ariete, con los pies sobre la plataforma. Agacharse y colocar los hombros debajo de las almohadillas para hombros. Permanecer erguido levantando el peso. Mantener la espalda recta, la cabeza levantada y los pies firmemente plantados sobre la plataforma. No dejar que las caderas se muevan hacia adelante o hacia atrás mientras se ejecuta el ejercicio. Desplazar todo el peso de la máquina hacia la pierna derecha, mientras se coloca el pie izquierdo contra la parte trasera del talón derecho. Mantener la espalda recta, la cabeza levantada y las piernas trabadas durante todo el ejercicio. No dejar que las caderas se desplacen hacia atrás o hacia adelante al ejecutar el ejercicio. Inspirar y alzarse sobre la punta de los pies tanto como sea posible. Mantener esta posición un momento, volver a la posición inicial y espirar. Realizar el número indicado de repeticiones con la pierna derecha y luego cambiar posiciones a la pierna izquierda, efectuando el mismo número de repeticiones. Si se giran las puntas de los pies hacia afuera y los talones hacia adentro, se incidirá más sobre la parte interna de las pantorrillas. Si se mantienen los pies rectos, se incidirá más sobre el músculo principal de las pantorrillas. Si se giran las puntas de los pies hacia adentro y los talones hacia afuera, se incidirá más sobre el lado externo de las pantorrillas.

▲ Alzamiento sobre la punta de los pies en máquina de empuje con ariete, de pie

Situarse de frente a una máquina de empuje con ariete, con los pies sobre la plataforma. Agacharse y colocar los hombros debajo de las almohadillas para hombros. Permanecer erguido levantando el peso. Mantener la espalda recta, la cabeza levantada y los pies firmemente plantados sobre la plataforma. No dejar que las caderas se muevan hacia adelante o hacia atrás mientras se ejecuta el ejercicio. Inspirar y alzarse sobre las puntas de los pies tanto como sea posible. Mantener esta posición un momento, volver a la posición inicial y espirar. Si se giran las puntas de los pies hacia afuera y los talones hacia adentro, se incidirá más sobre la parte interna de las pantorrillas. Si se mantienen los pies rectos, se incidirá más sobre el músculo principal de las pantorrillas. Si se giran las puntas de los pies hacia adentro y los talones hacia afuera, se incidirá más sobre el lado externo de las pantorrillas.

▲ Alzamiento sobre la punta de los pies en máquina de empuje con ariete, de pie, alterno

Situarse de frente a una máquina de empuje con ariete, con los pies sobre la plataforma. Agacharse y colocar los hombros debajo de las almohadillas para hombros. Permanecer erguido levantando el peso. Mantener la espalda recta, la cabeza levantada y los pies firmemente plantados sobre la plataforma. No dejar que las caderas se muevan hacia adelante o hacia atrás mientras se ejecuta el ejercicio. Inspirar y levantarse sobre la punta del pie derecho tanto como sea posible. Mantener esta posición un momento, luego volver a la posición inicial y espirar. Ahora, levantarse sobre la punta del pie izquierdo tan alto como sea posible. Mantener esta posición un momento, volver a la posición inicial y espirar. Si se puede, no dejar que los talones toquen la plataforma. Continuar yendo de pie derecho a pie izquierdo, hasta completar el número indicado de repeticiones. Si se giran las puntas de los pies hacia afuera y los talones hacia adentro, se incidirá más sobre la parte interna de las pantorrillas. Si se mantienen los pies rectos, se incidirá más sobre el músculo principal de las pantorrillas. Si se giran las puntas de los pies hacia adentro y los talones hacia afuera, se incidirá más sobre el lado externo de las pantorrillas.

■ Alzamiento sobre la punta de los pies en máquina de empuje con ariete, de pie, resistencia negativa

Situarse de frente a una máquina de empuje con ariete, con los pies sobre la plataforma. Agacharse y colocar los hombros debajo de las almohadillas para hombros. Permanecer erguido levantando el peso. Mantener la espalda recta, la cabeza levantada y los pies firmemente plantados sobre la plataforma. No dejar que las caderas se muevan hacia adelante o hacia atrás mientras se ejecuta el ejercicio. Inspirar y alzarse sobre las puntas de los pies tan alto como sea posible. Mantener esta posición un momento y luego desplazar TODO el peso de la máquina hacia la pierna derecha, haciendo que el músculo de la pantorrilla derecha lleve la carga al volver a la posición inicial, y espirar. Inspirar y alzarse nuevamente sobre la punta de los pies. Mantener esta posición un momento y luego desplazar TODO el peso de la máquina hacia la pierna izquierda, haciendo que el músculo de la pantorrilla izquierda lleve la carga al volver a la posición inicial, y espirar. Continuar yendo de pierna derecha a pierna izquierda hasta completar el número indicado de repeticiones. Si se giran las puntas de los pies hacia afuera y los talones hacia adentro, se incidirá más sobre la parte interna de las pantorrillas. Si se mantienen los pies rectos, se incidirá más sobre el músculo principal de las pantorrillas. Si se giran las puntas de los pies hacia adentro y los talones hacia afuera, se incidirá más sobre el lado externo de las pantorrillas.

Introducción a la sección del cuello

El cuello es una estructura de soporte que sostiene la cabeza. Consta de siete vértebras cervicales que pueden desempeñar casi toda actividad básica de movimiento. Estos movimientos se observan en casi todo deporte o actividad atlética. Probablemente, el aspecto más interesante del movimiento del cuello es el método empleado para llevarlo a cabo. El cuello no puede flexionarse o extenderse por la contracción de un solo músculo individual. Para flexionar el cuello tienen que contraerse los grupos musculares principales en su parte frontal; con el objeto de lograr la extensión del cuello deben contraerse simultáneamente los dos principales grupos musculares de su zona posterior. A fin de que el cuello se flexione o se incline hacia la izquierda, tienen que contraerse sus músculos frontales y posteriores. Pero si el cuello se inclinara y formara un ángulo oblicuo, sólo se contraería un grupo muscular primordial.

La importancia del cuello no puede exagerarse, aunque protege y ayuda a mantener la estabilidad de la espina cervical. La debilidad del cuello aumenta el cansancio postural y contribuye a una inicidencia acrecentada de las lesiones. La debilidad puede contribuir a la contractura o acortamiento del grupo muscular en el lado opuesto del cuello, lo que es causa de problemas tales como la "torticolis". Este síndrome de tensión es debido a la incapacidad del esternocleidomastoideo para mantener una presión constante sobre la columna; en consecuencia, este síndrome motiva que la cara se vuelva hacia la izquierda y que la cabeza se incline hacia la derecha en caso de que el esternocleidomastoideo sufra una contractura o un espasmo serio. Otro grupo muscular que a menudo se revela como indicador de inestabilidad postural y funcional es el trapecio superior, un músculo dinámico que, si el equilibrio no se mantiene de manera adecuada, puede llevar a la inestabilidad de la cabeza, del cuello y de la parte superior del hombro. Por lo general, semejante síndrome de tensión se reconoce fácilmente como una inclinación de la cabeza hacia el lado opuesto de la debilidad, o por un hombro levantado y una cabeza inclinada hacia el lado del espasmo. Estos desequilibrios pueden conducir a una función disminuida del movimiento del brazo desviada del centro del cuerpo e interfieren con la eficiencia del hombro para flexionarse. La debilidad del trapecio superior también puede manifestarse como una capacidad disminuida para levantar la cabeza al hallarse tendido boca abajo.

El cuello, como el tronco, tiene muchas funciones de sustentación y musculares. Ambos están interrelacionados, afectándose mutuamente si se produce una estabilidad inadecuada o una pérdida de equilibrio muscular y una coordinación impropia. El efecto de la lesión del cuello, ya sea traumática o como consecuencia de una tensión crónica, puede resultar sumamente limitador y, por consiguiente, debe prevenirse siempre que sea posible.

Las lesiones de cuello pueden deberse a un golpe, una caída, un impacto o una tensión indebida, que con frecuencia fuerzan el cuello más allá de una amplitud normal de movimiento. Casi todo tipo de actividad atlética puede predisponer al atleta a posibles lesiones si la cabeza o el cuello son forzados hacia abajo en dirección al pecho, y dan lugar a compresión cervical. Si la cabeza y el cuello son empujados hacia atrás, puede producirse hiperextensión o fractura. Si la cabeza y el cuello son girados rápidamente hacia uno u otro lado, o si se realiza un movimiento de acción súbita, pueden llegar a darse lesiones cervicales múltiples, que incluyen fracturas, luxaciones, distensiones, contusiones, dislocaciones, subluxaciones, o lesión en la médula espinal y/o en la raíz del nervio.

Muchas veces el mejor modo de prevenir una lesión es preparar el cuerpo para el trauma que puede tener que soportar. Esto quiere decir que casi todos los atletas que están sometidos a deportes de contacto deberían entrenar con mancuernas. El entrenamiento con mancuernas ayuda a modelar la masa muscular con el objetivo de absorber el impacto, y en consecuencia, disminuye la proporción de lesiones. Debería admitirse que toda actividad deportiva requiere una actitud diferente de desarrollo corporal. Si un atleta es jugador de fútbol, luchador, judoka o boxeador, se beneficiará más de un programa de entrenamiento de la parte superior del cuerpo y del cuello, que los atletas que no practican deportes de contacto, pues su necesidad de desarrollar estas zonas es mayor, a fin de proteger su columna vertebral. No obstante, si los jugadores de béisbol, baloncesto y tenis fortalecen su cuello y la parte superior de su cuerpo, llegarán a experimentar un aumento de su nivel de resistencia. El entrenamiento con mancuernas es un campo especializado y el atleta no debería desalentarse si un programa de entrenamiento con mancuernas no parece resultar provechoso para su desempeño inmediato. El cuerpo debe tener tiempo para adaptarse a su nuevo entorno y muchas veces esto significa que los ángulos de las palancas de acción –brazos, piernas, etc.–, cambiarán ligeramente. Por lo tanto, la concentración y la evaluación técnica del entrenador o preparador pueden reforzar un programa de desarrollo total, elevando su desempeño a niveles de logros mayores.

Sección del cuello

Anatomía muscular

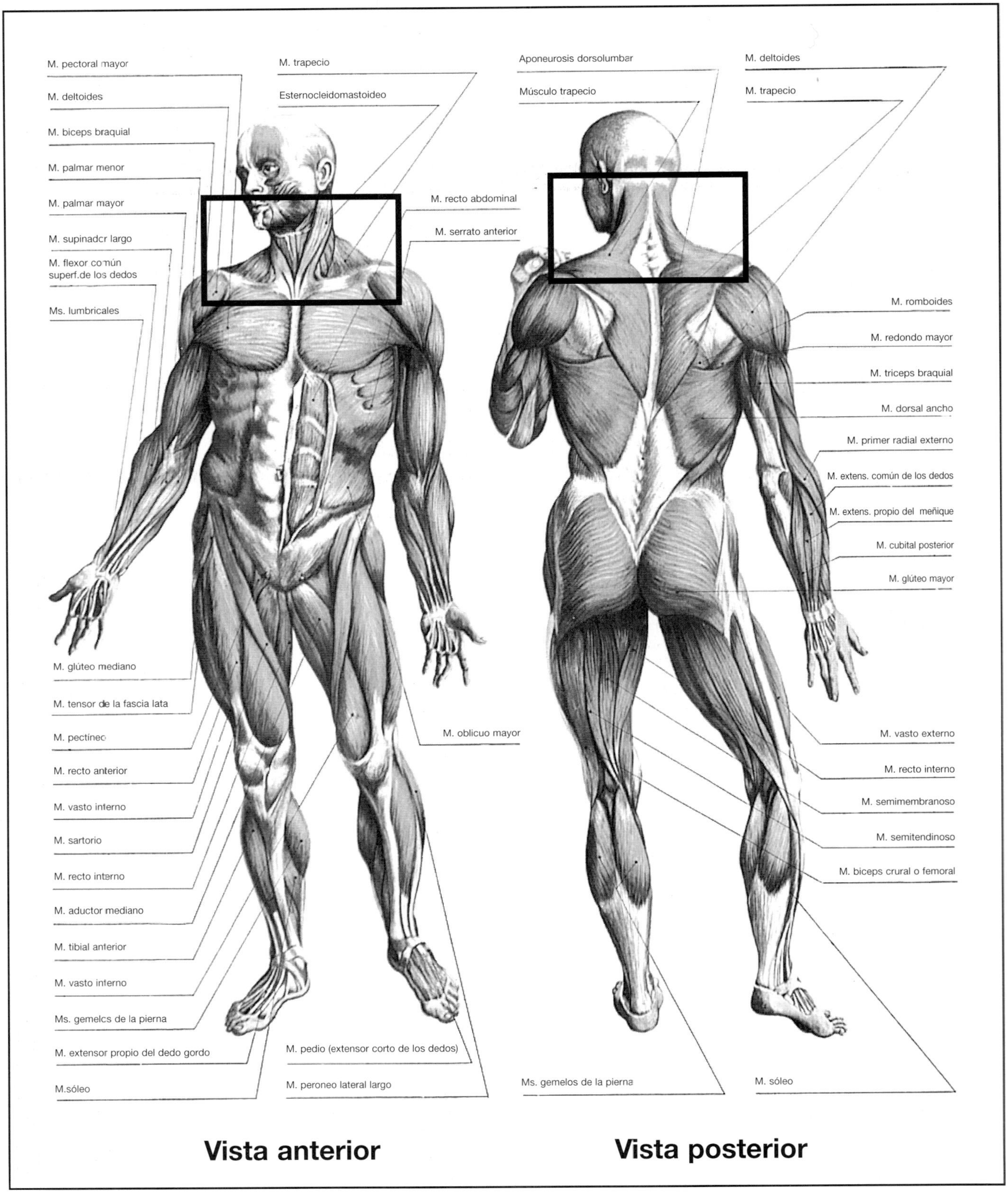

CUELLO

Si una persona está interesada en un entrenamiento con mancuernas para lograr algo más que una preparación básica, es imperativo que estudie cada ilustración y descripción antes de intentar la realización de un nuevo ejercicio. Es indudable que no habrá adelanto si un ejercicio se efectúa de modo incorrecto.

Muchos ejercicios pueden llevarse a cabo exactamente con el mismo movimiento, pero afectarán diferentes zonas de un músculo debido al ángulo en el cual se realizó. Por ejemplo: un ejercicio efectuado sobre un banco plano, o sobre un banco inclinado, pondrá distinto énfasis en el mismo músculo, aun cuando se empleen el mismo movimiento, peso y equipo.

Por consiguiente, es necesario realizar los ejercicios desde los más diversos ángulos posibles utilizando tantas variaciones como sea razonable a fin de desarrollar la plena madurez muscular del cuerpo.

En las páginas siguientes aparecen ilustraciones muy minuciosas, que le permitirán ver las piezas de equipo empleadas para realizar cada ejercicio y el estilo utilizado para cada movimiento. Junto a cada ilustración visual figura una descripción escrita de la forma en que debería efectuarse el ejercicio. Cada párrafo subsiguiente menciona el nombre adecuado y describe las diversas variaciones que pueden hacerse con el mismo equipo, cambiando sólo el ángulo o añadiendo un movimiento. Si un ejercicio se realiza exactamente como se indica en la descripción escrita debajo de la ilustración visual seguirá siendo válida para todos los ejercicios enumerados debajo de la descripción. Sólo se mencionan el nombre adecuado, el símbolo de "grado de dificultad" y la zona más afectada por el movimiento. Se ha adoptado este sistema, con el propósito de evitar la repetición reiterada en la descripción de los mismos movimientos básicos.

El símbolo de "grado de dificultad" que aparece al comienzo de cada encabezamiento le permitirá evaluar cuáles son los ejercicios que pueden resultar adecuados a su actual estado físico.

NOTA: No es necesariamente cierto que un ejercicio que lleve el símbolo (fácil) no pueda resultar tan efectivo como uno señalado como (duro). Cualquier ejercicio puede efectuarse con mayor o menor dificultad, dependiendo de la mancuerna utilizada o del esfuerzo aplicado.

Símbolos clave para el "Grado de Dificultad"

● Fácil ▲ Intermedio ■ Difícil ★ Duro

EQUIPO NECESARIO PARA LA SECCIÓN DEL CUELLO

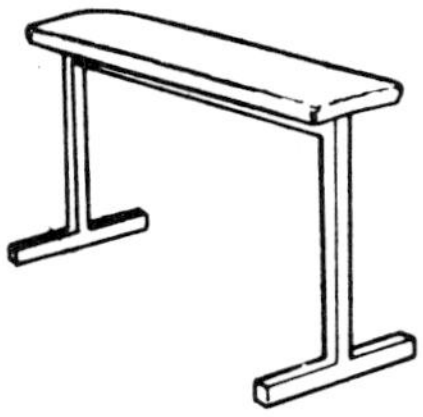

Banco plano alto

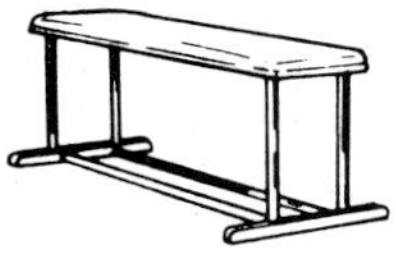

Banco plano

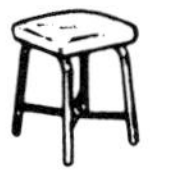

Taburete

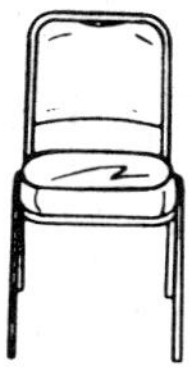

Silla

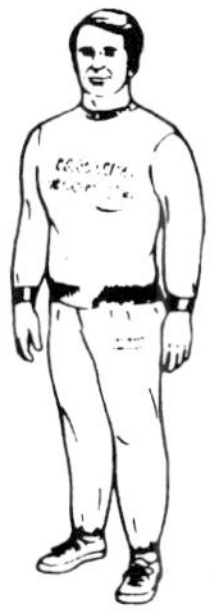

Compañero de entrenamiento

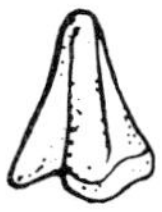

Toalla

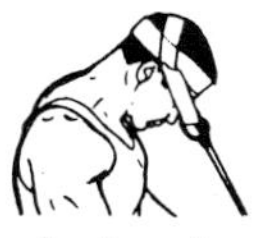

Arnés de cabeza

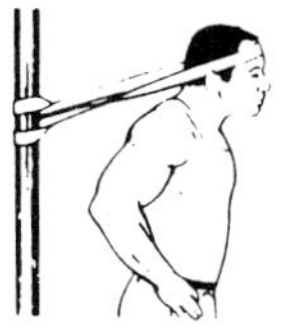

Correa de goma

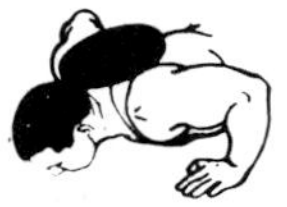

Disco de barra

Polea alta de pared

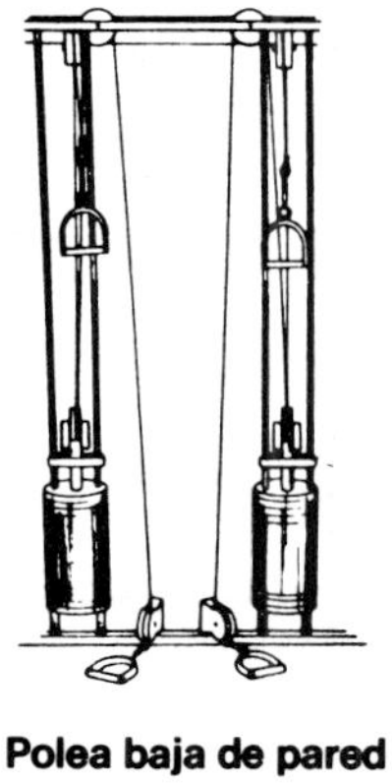

Polea baja de pared

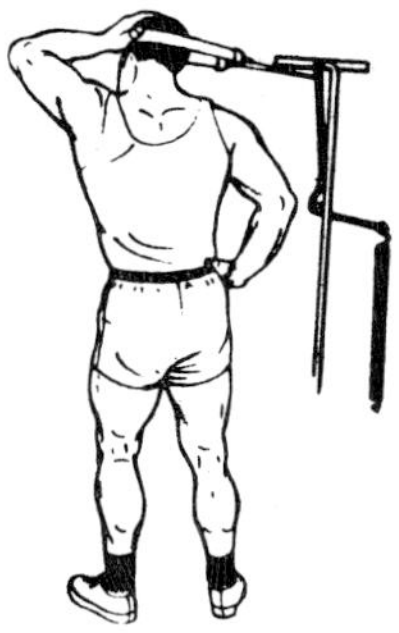

Posición del cuello en Universal

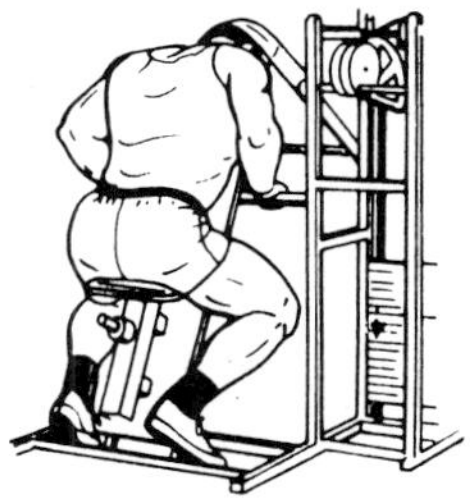

Máquina de cuello *Paramount*

RESISTENCIA CUELLO, SENTADO, MANOS LIBRES
Músculos frontales, laterales y posteriores del cuello

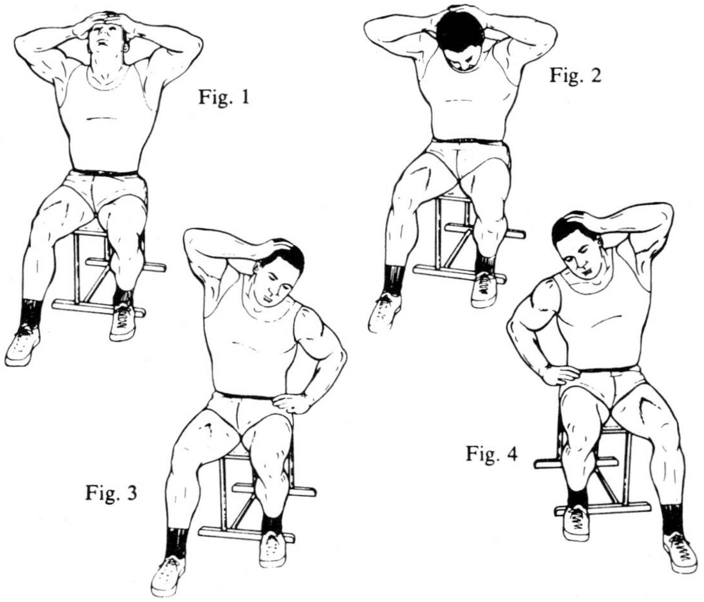

▲ Resistencia cuello, sentado, manos libres

Sentarse en un banco plano con la espalda recta y la cabeza levantada. Colocar ambas manos directamente sobre la frente. Inspirar y empujar la cabeza hacia abajo con un movimiento semicircular tanto como sea posible, sin molestias, mientras se resiste a los músculos del cuello con los brazos. En la posición baja, empujar la cabeza hacia arriba y atrás con un movimiento semicircular tanto como sea posible, sin molestias, resistiendo a los músculos del cuello con los brazos. Realizar el número indicado de repeticiones, luego colocar ambas manos sobre la parte trasera de la cabeza y repetir el movimiento. A continuación, colocar la palma de la mano derecha sobre el lado derecho de la cabeza y resistir de lado a lado, hasta completar el número indicado de repeticiones. Luego cambiar posiciones hacia el lado izquierdo para terminar el ejercicio. Este movimiento puede ejecutarse de pie, sentado, de rodillas o tendido.

RESISTENCIA CUELLO, DE RODILLAS, CON COMPAÑERO
Músculos frontales, laterales y posteriores del cuello

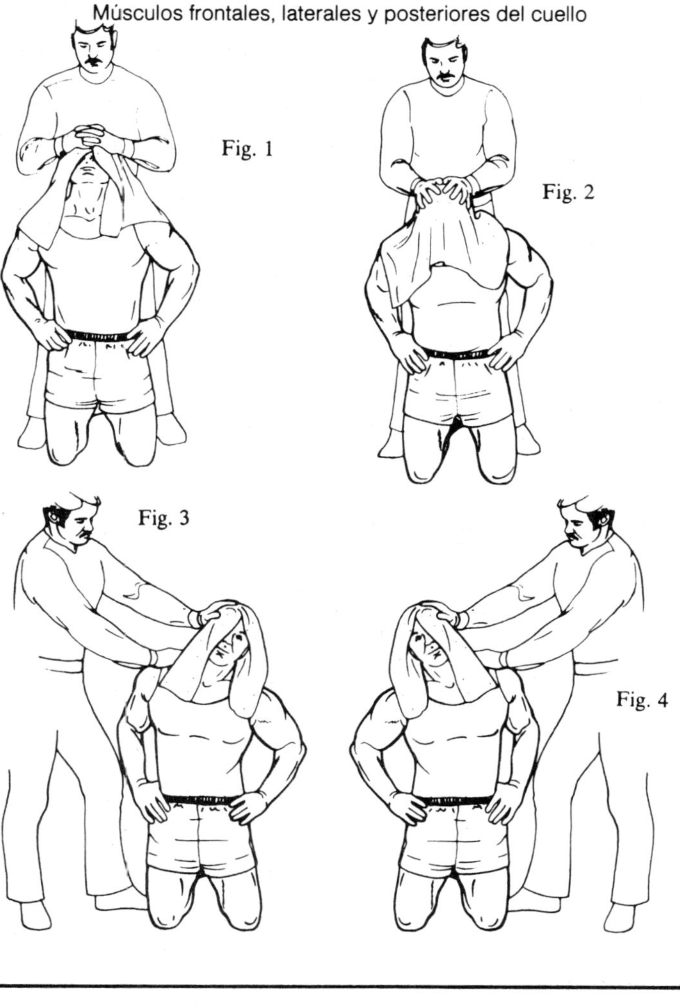

■ Resistencia cuello, de rodillas, con compañero

Arrodillarse en el suelo, en una posición cómoda. Colocar las manos sobre las caderas. Mantener la espalda recta y la cabeza levantada durante el ejercicio. El compañero de entrenamiento debe colocar una toalla sobre la cabeza, para ayudar a eliminar cualquier deslizamiento innecesario de sus manos mientras asiste al ejecutante en el ejercicio. Debe situarse de pie detrás del ejecutante, con ambas manos colocadas directamente sobre la frente de éste. Inspirar y empujar la cabeza hacia abajo mientras el compañero de entrenamiento ejerce la resistencia para el ejercicio. Luego, de manera suave y tranquila, llevará la cabeza del ejecutante hacia atrás hasta una posición cómoda, mientras los músculos frontales del cuello ejercen la resistencia. Realizar el número indicado de repeticiones en esta posición y luego hacer que el asistente desplace sus manos directamente hacia la parte trasera de la cabeza, efectuando el mismo movimiento suave y tranquilo hacia adelante y hacia atrás. Después de trabajar las zonas frontal y posterior, el asistente debería situarse a la derecha del ejecutante, colocando sus manos directamente sobre el lado izquierdo de la cabeza de éste. Entonces, el movimiento irá de lado a lado. Una vez completado el número indicado de repeticiones, debería terminar el ejercicio situándose a la izquierda del ejecutante, con sus manos directamente sobre el lado derecho de la cabeza de éste, efectuando el mismo número de repeticiones. Este ejercicio debe hacerse de una manera suave y concentrada, sin movimientos bruscos. No permitir que la persona que ofrezca resistencia estire tanto la cabeza, en cualquier dirección, como para llegar a causar molestia. Ello no es necesario.

■ Resistencia cuello tendido en banco plano, con compañero

Tumbarse boca abajo sobre un banco plano, de modo que la parte superior de los hombros quede casi en la misma línea que el extremo del banco. El compañero de entrenamiento debe colocar una toalla sobre la cabeza, para ayudar a eliminar cualquier deslizamiento innecesario de sus manos mientras asiste al ejecutante del ejercicio. Debe situarse de pie detrás del ejecutante, con ambas manos colocadas directamente sobre la parte trasera de la cabeza de éste. Inspirar y levantar la cabeza con un movimiento semicircular tan alto como pueda, sin molestias. El compañero de entrenamiento ofrecerá la resistencia para el ejercicio ejerciendo una presión uniforme con sus manos, mientras el ejecutante levanta la cabeza. Luego, de manera suave y tranquila, llevará la cabeza del ejecutante hacia abajo hasta una posición cómoda, mientras los músculos del cuello ejercen la resistencia. Realizar el número indicado de repeticiones de esta manera, luego tumbarse en posición supina, con la parte superior de los hombros casi en la misma línea del extremo del banco, y efectuar el mismo movimiento hacia arriba y hacia abajo, con las manos del compañero de entrenamiento colocadas directamente sobre la frente. Desde esta posición, desplazarse hacia el lado derecho con la parte superior del hombro izquierdo en el extremo del banco y realizar el mismo movimiento hacia arriba y hacia abajo, con las manos del compañero de entrenamiento colocadas directamente sobre el lado derecho de la cabeza. Terminar el ejercicio desplazándose hacia el lado izquierdo y efectuar el mismo número de repeticiones. No permitir que la persona que ofrezca resistencia estire tanto la cabeza, en cualquier dirección, como para llegar a causar molestia. Ello no es necesario.

■ Resistencia cuello, sentado, con compañero

Sentarse en el extremo de un banco plano. Cruzarse de brazos, o bien sujetarse al extremo del banco para aguantar la parte superior del cuerpo. Mantener la espalda recta y la cabeza levantada durante el ejercicio. El compañero de entrenamiento debe colocar una toalla sobre la cabeza del ejecutante, para ayudar a eliminar cualquier deslizamiento innecesario de sus manos mientras le asiste en el ejercicio. El ejecutante debe sentarse a horcajadas en el banco. El asistente debe situarse

RESISTENCIA CUELLO, TENDIDO EN BANCO PLANO, CON COMPAÑERO
Músculos frontales, laterales y posteriores del cuello

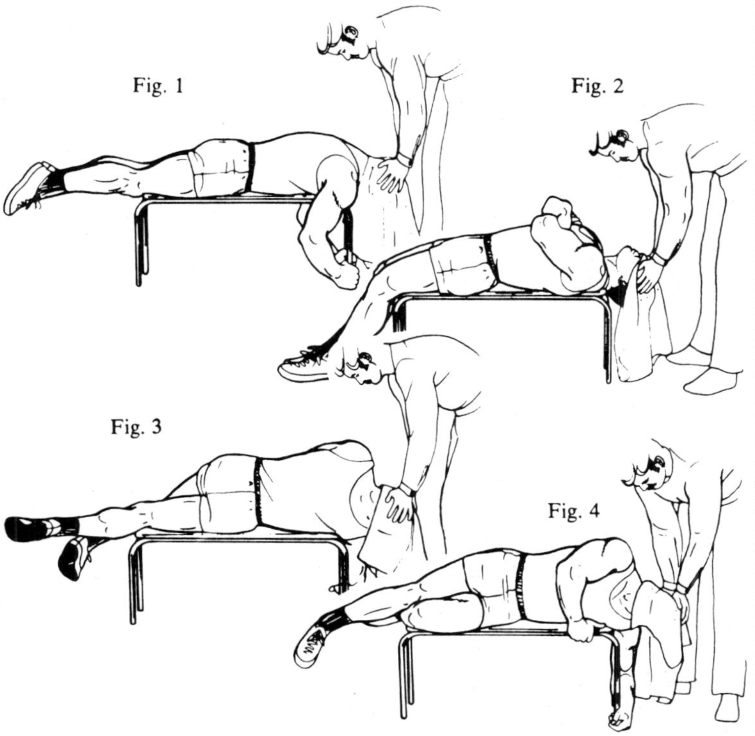

RESISTENCIA CUELLO, SENTADO, CON COMPAÑERO
Músculos frontales, laterales y posteriores del cuello

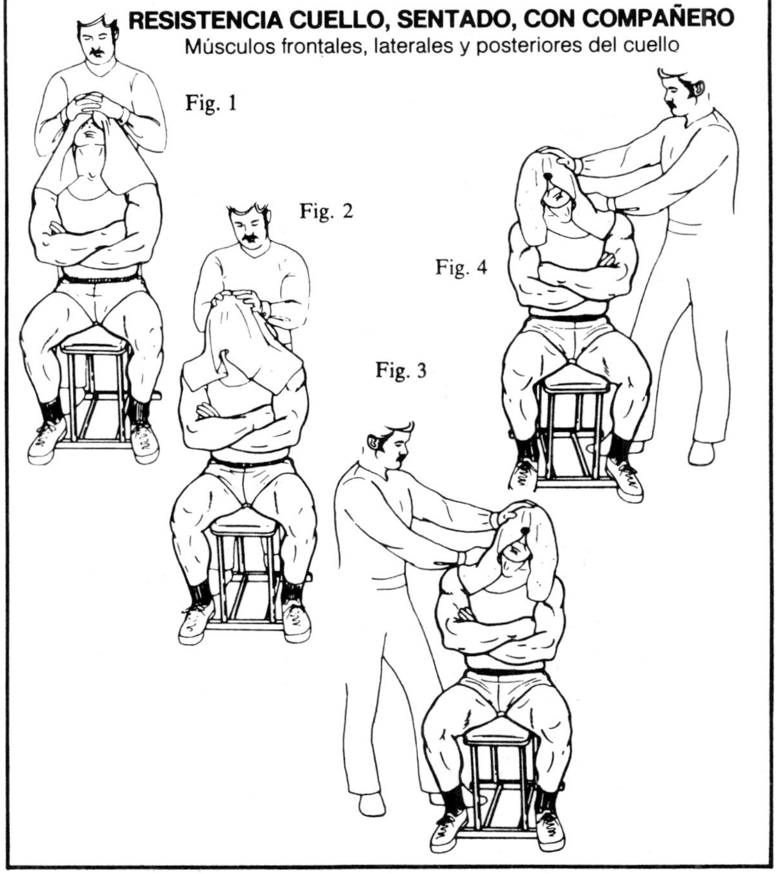

RESISTENCIA CUELLO, DE PIE, CON TOALLA
Músculos frontales, laterales y posteriores del cuello

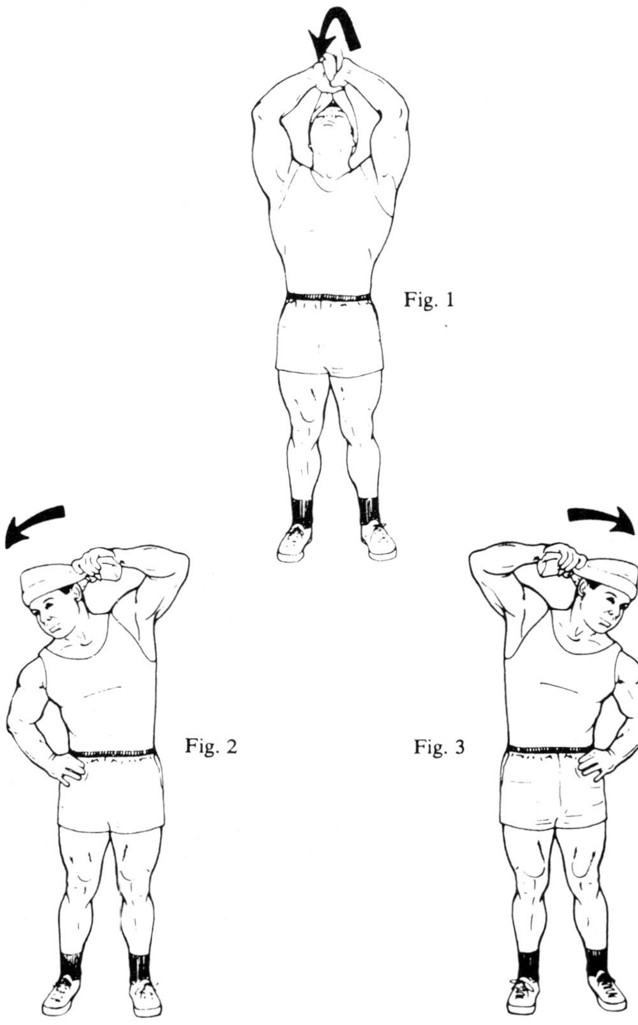

RESISTENCIA CUELLO, SENTADO, CON ARNÉS DE CABEZA Y DISCO-PESA
Músculos laterales y posteriores del cuello

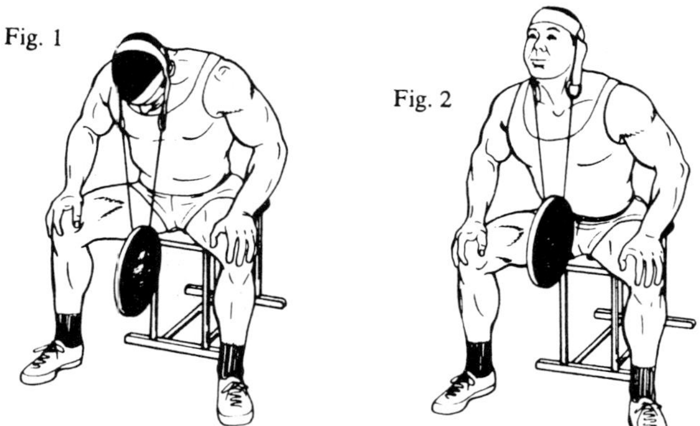

detrás de él, con las manos colocadas directamente sobre su frente. Inspirar y llevar la cabeza hacia abajo, mientras el asistente ejerce la resistencia. Luego, de una manera suave y uniforme, llevará la cabeza del ejecutante hacia atrás hasta una posición cómoda, mientras los músculos frontales del cuello ejercen la resistencia. Realizar el número indicado de repeticiones en esta posición, después hacer que el asistente desplace sus manos hasta la parte trasera de la cabeza y efectuar el mismo movimiento suave y uniforme hacia adelante y hacia atrás. Después de trabajar las zonas frontal y posterior, el asistente debería situarse a la derecha del ejecutante, poniendo sus manos sobre el lado izquierdo de la cabeza de éste. A continuación, el movimiento irá de lado a lado. Una vez completado el número de repeticiones, debería terminarse el ejercicio con el asistente a la izquierda del ejecutante, colocando sus manos sobre el lado derecho de la cabeza de éste, efectuando el mismo número de repeticiones. Este ejercicio debe hacerse de una manera suave y concentrada, sin movimientos bruscos. No permitir que la persona que ofrezca resistencia estire tanto la cabeza, en cualquier dirección, como para llegar a causar molestia. Ello no es necesario.

▲ Resistencia cuello, de pie, con toalla

Permanecer de pie, erguido con la espalda recta y la cabeza levantada. Enrollar una toalla y colocar el centro de ésta contra la parte trasera de la cabeza. Coger cada extremo de la toalla con ambas manos, manteniéndolas delante de la cara y al nivel de la frente. Llevar la cabeza hacia atrás hasta la posición más distante, que resulte cómoda. Inspirar y llevar la cabeza hacia adelante hasta la posición más baja, sin molestias, ejerciendo presión con los brazos contra la toalla. Resistir esta presión con los músculos del cuello. En la posición baja, llevar la cabeza hacia arriba y hacia atrás con un movimiento semicircular tan lejos como se pueda, sin molestias, resistiendo nuevamente al cuello ejerciendo presión con los brazos por medio de la toalla. Realizar el número indicado de repeticiones y luego desplazar el centro de la toalla enrollada hacia el lado derecho de la cabeza, sosteniendo ambos extremos de la toalla con la mano izquierda y resistir de lado a lado hasta completar el número indicado de repeticiones. Luego cambiar hacia el lado izquierdo para terminar el ejercicio. Este movimiento puede ejecutarse de pie, sentado, de rodillas o tendido.

▲ Resistencia cuello, sentado, con arnés de cabeza y disco-pesa

Colocar la cantidad de peso deseada sobre el extremo de la cuerda, o cadena, de un arnés de cabeza. Ponerse el arnés en la cabeza y sentarse en el extremo de un banco plano. Inclinarse ligeramente hacia adelante para mantener el disco rozando el cuerpo. Colocar las manos sobre los muslos o sujetarse al banco. Bajar más la cabeza hacia adelante hasta la posición más inferior posible, con comodidad. Inspirar y llevar la cabeza hacia arriba y hacia atrás con un movimiento semicircular tan lejos como se pueda, sin molestias. Continuar yendo hacia adelante y hacia atrás hasta completar el número indicado de repeticiones. Ahora, llevar la cabeza hacia el lado derecho. Inspirar y levantar la cabeza con un movimiento semicircular, llevándola tan lejos como se pueda hacia la izquierda, con comodidad. Continuar yendo de derecha a izquierda hasta completar el número indicado de repeticiones.

▲ Resistencia cuello, de pie, con arnés de cabeza y disco-pesa

Colocar la cantidad de peso deseada sobre el extremo de la cuerda o cadena, de un arnés de cabeza. Ponerse el arnés en la cabeza, con la mancuerna colgando hacia abajo delante del cuerpo. Permanecer de pie, erguido, pero ligeramente inclinado hacia adelante para mantener el disco rozando el cuerpo. Bajar más la cabeza hacia adelante hasta la posición más inferior posible, con comodidad. Inspirar y llevar la cabeza hacia arriba y hacia atrás con un movimiento semicircular tan lejos como se pueda, sin molestias. Continuar yendo hacia adelante y hacia atrás hasta completar el número indicado de repeticiones. Ahora, llevar la cabeza hacia el lado derecho. Inspirar y levantar la cabeza con un movimiento semicircular, llevándola tan lejos como se pueda hacia la izquierda, con comodidad. Continuar yendo de derecha a izquierda hasta completar el número indicado de repeticiones.

▲ Resistencia cuello, tendido, con arnés de cabeza y disco-pesa

Colocar la cantidad de peso deseada sobre el extremo de la cuerda o cadena, de un arnés de cabeza. Ponerse el arnés en la cabeza, con la mancuerna colgando hacia abajo delante del cuerpo. Tumbarse boca abajo en un banco plano, de modo que la parte superior de los hombros esté casi en la misma línea que el extremo del banco. El banco debe estar a una altura que permita al disco colgar hacia abajo, sin tocar el suelo. Bajar más la cabeza hacia adelante hasta la posición más inferior que sea posible con comodidad. Inspirar y llevar la cabeza hacia arriba y hacia atrás con un movimiento semicircular tan lejos como se pueda, sin molestias. Continuar yendo hacia adelante y hacia atrás hasta completar el número indicado de repeticiones. Ahora, llevar la cabeza hasta el

RESISTENCIA CUELLO, DE PIE, CON ARNÉS DE CABEZA Y DISCO-PESA

Músculos laterales y posteriores del cuello

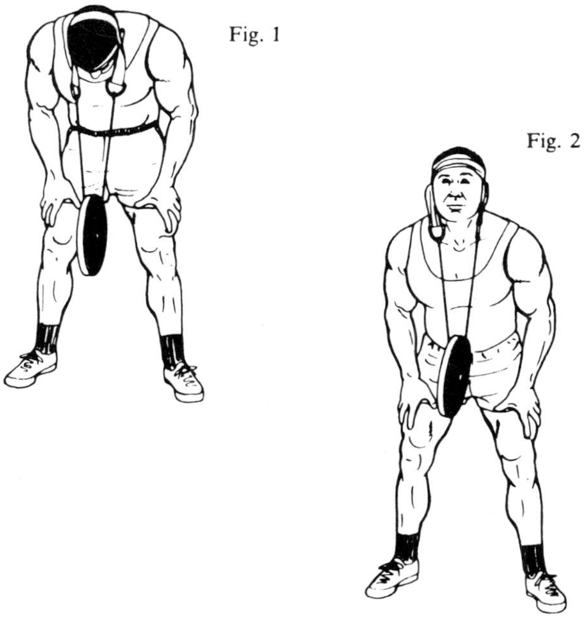

RESISTENCIA CUELLO, TENDIDO, CON ARNÉS DE CABEZA Y DISCO-PESA

Músculos laterales y posteriores del cuello

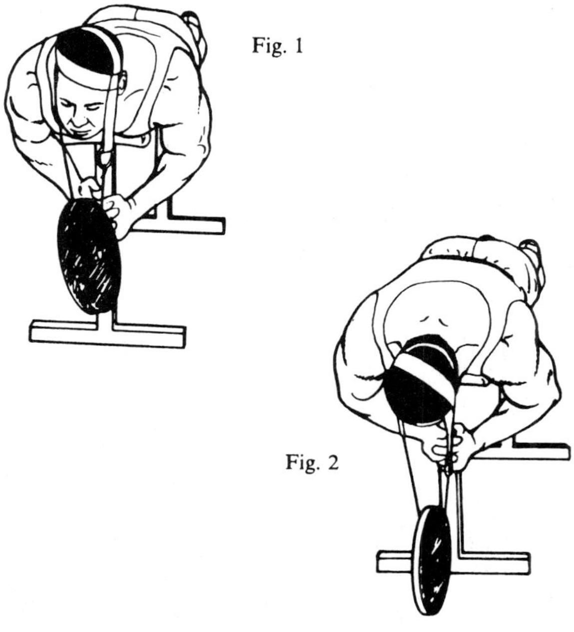

RESISTENCIA CUELLO, DE RODILLAS, CON ARNÉS DE CABEZA Y DISCO-PESA
Músculos laterales y posteriores del cuello

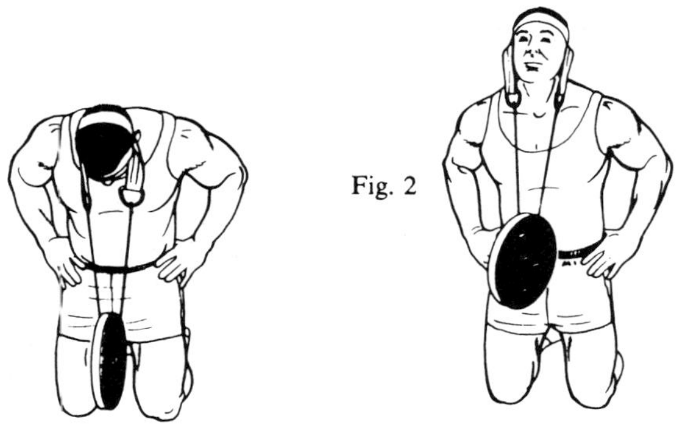
Fig. 1 Fig. 2

RESISTENCIA CUELLO CON DISCO-PESA, TENDIDO BOCA ABAJO
Músculos posteriores del cuello

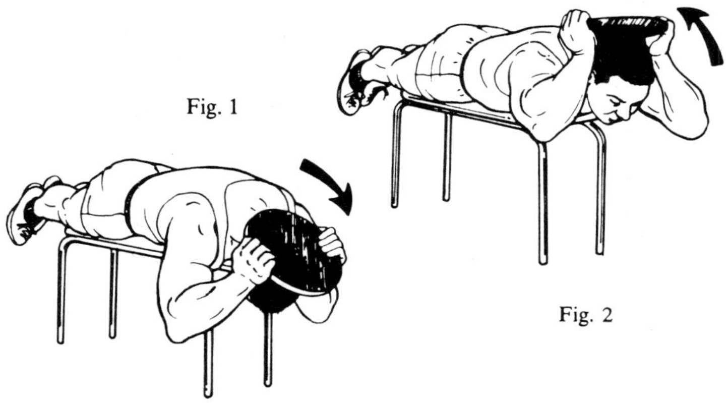
Fig. 1 Fig. 2

RESISTENCIA CUELLO CON DISCO-PESA, TENDIDO EN POSICIÓN SUPINA
Músculos frontales del cuello

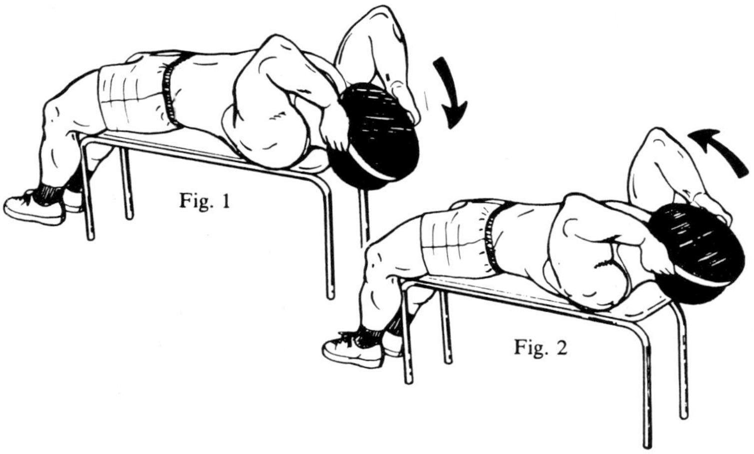
Fig. 1 Fig. 2

lado derecho. Inspirar y levantar la cabeza con un movimiento semicircular, llevándola tan lejos como se pueda hacia la izquierda, con comodidad. Continuar yendo de derecha a izquierda hasta completar el número indicado de repeticiones.

▲ Resistencia cuello, de rodillas, con arnés de cabeza y disco-pesa

Colocar la cantidad de peso deseada sobre el extremo de la cuerda, o cadena, de un arnés de cabeza. Ponerse el arnés en la cabeza, con la mancuerna colgando hacia abajo delante del cuerpo. Arrodillarse hasta que las nalgas descansen sobre las pantorrillas. Inclinarse ligeramente hacia adelante hasta la posición más inferior que sea posible, con comodidad. Inspirar y llevar la cabeza hacia arriba y hacia atrás con un movimiento semicircular tan lejos como se pueda, sin molestias. Continuar yendo hacia adelante y hacia atrás hasta completar el número indicado de repeticiones. Ahora, llevar la cabeza hacia el lado derecho. Inspirar y levantar la cabeza con un movimiento semicircular, llevándola tan lejos como se pueda hacia la izquierda con comodidad. Continuar yendo de derecha a izquierda hasta completar el número indicado de repeticiones.

▲ Resistencia cuello con disco-pesa, tendido boca abajo

Tumbarse boca abajo sobre un banco plano, con la parte superior de los hombros casi en línea con el extremo del banco. Colocar un disco-pesa plano sobre la parte posterior de la cabeza y mantenerlo en ese sitio con las manos. Llevar la cabeza lo más abajo posible, con comodidad. Inspirar y llevar la cabeza hacia arriba y atrás con un movimiento semicircular tanto como se pueda, con comodidad. Continuar subiendo y bajando la cabeza hasta completar el número indicado de repeticiones.

▲ Resistencia cuello con disco-pesa, tendido en posición supina

Tumbarse en posición supina sobre un banco plano, con la parte superior de los hombros casi en línea con el extremo del banco. Colocar un disco-pesa plano sobre la frente y mantenerlo allí con las manos. Llevar la cabeza lo más abajo posible, con comodidad. Inspirar y llevar la cabeza hacia arriba y atrás con un movimiento semicircular tanto como se pueda, con comodidad. Continuar subiendo y bajando la cabeza hasta completar el número indicado de repeticiones.

■ Puente de luchador

Realizar este ejercicio sobre un colchón o utilizar una almohadilla para apoyar la cabeza. Arrodillarse y colocar la parte superior de la cabeza sobre el colchón. Cruzar los brazos sobre el pecho mientras se lleva el cuerpo hacia arriba hasta una posición de pirámide, con las piernas tan rectas como sea posible y todo el peso distribuido entre los pies y la cabeza. Ahora, comenzar a propulsar la parte superior de la cabeza hacia adelante y hacia atrás, haciendo que la carga de trabajo recaiga sobre los músculos del cuello. Después de efectuar el número indicado de repeticiones hacia adelante y hacia atrás, cambiar de direcciones y hacer el mismo movimiento de lado a lado. Luego, puede hacerse rotar el cuerpo, de modo que el pecho y la parte media queden hacia arriba; en esta posición, ejecutar los mismos movimientos hacia adelante, hacia atrás, y de lado a lado.

PUENTE DE LUCHADOR
Músculos frontales, laterales y posteriores del cuello

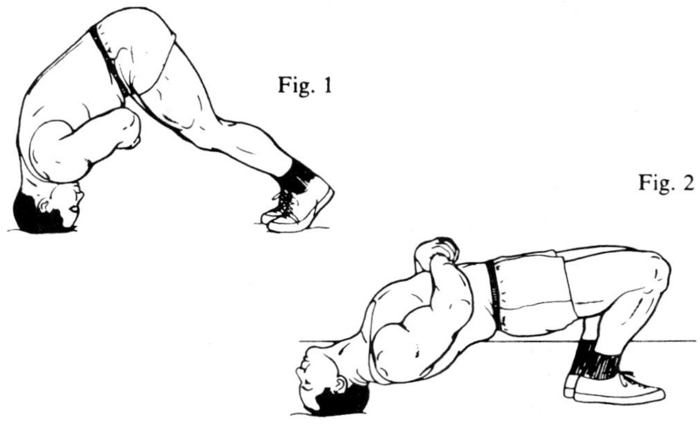

■ Resistencia cuello con cámara o gomas, de pie

Para este ejercicio, utilizar una cámara de bicicleta o un trozo de cámara de automóvil. Atar la cámara alrededor de un poste. Colocar la cámara sobre la cabeza, contra la frente. Adelantarse, con el objeto de aplicar tensión sobre la cámara. Llevar la cabeza hacia atrás hasta la posición más distante, con comodidad. Inspirar y llevar la cabeza hacia adelante hasta la posición más baja, con comodidad. Continuar yendo hacia adelante y hacia atrás, hasta completar el número indicado de repeticiones. Ahora, girarse y colocar la cámara contra la parte posterior de la cabeza. Continuar yendo hacia adelante y hacia atrás, hasta completar el número indicado de repeticiones. Luego colocar la cámara contra el lado derecho de la cabeza, encima de la oreja, e ir de lado a lado hasta completar el número indicado de repeticiones. A continuación, colocarlo sobre el lado izquierdo para terminar el ejercicio.

RESISTENCIA CUELLO CON CÁMARA O GOMAS, DE PIE
Músculos frontales, laterales y posteriores del cuello

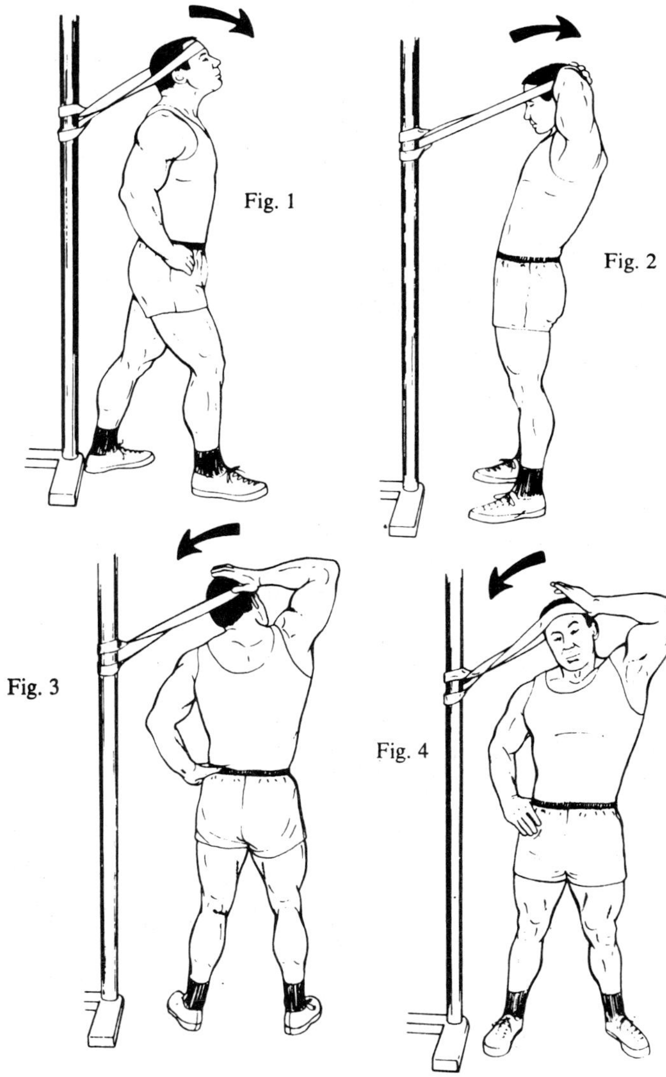

■ Resistencia cuello con cámara o gomas, sentado

Músculos frontales, laterales y posteriores del cuello

Para este ejercicio, utilizar una cámara de bicicleta o un trozo de cámara de automóvil. Atar la cámara alrededor de un poste. Colocar un banco delante del poste, a una distancia que permita ejecutar el ejercicio en forma adecuada. Colocar la cámara sobre la cabeza, contra la frente. Adelantarse, con el objeto de aplicar tensión sobre la cámara. sujetarse al extremo del banco, como apoyo. Llevar la cabeza hacia atrás hasta la posición más distante, con comodidad. Inspirar y llevar la cabeza hacia adelante hasta la posición más baja, con comodidad. Continuar yendo hacia adelante y hacia atrás, hasta completar el número indicado de repeticiones. Ahora, girarse y colocar la cámara contra la parte posterior de la cabeza. Continuar yendo

RESISTENCIA CUELLO CON CÁMARA O GOMAS, DE RODILLAS

Músculos frontales, laterales y posteriores del cuello

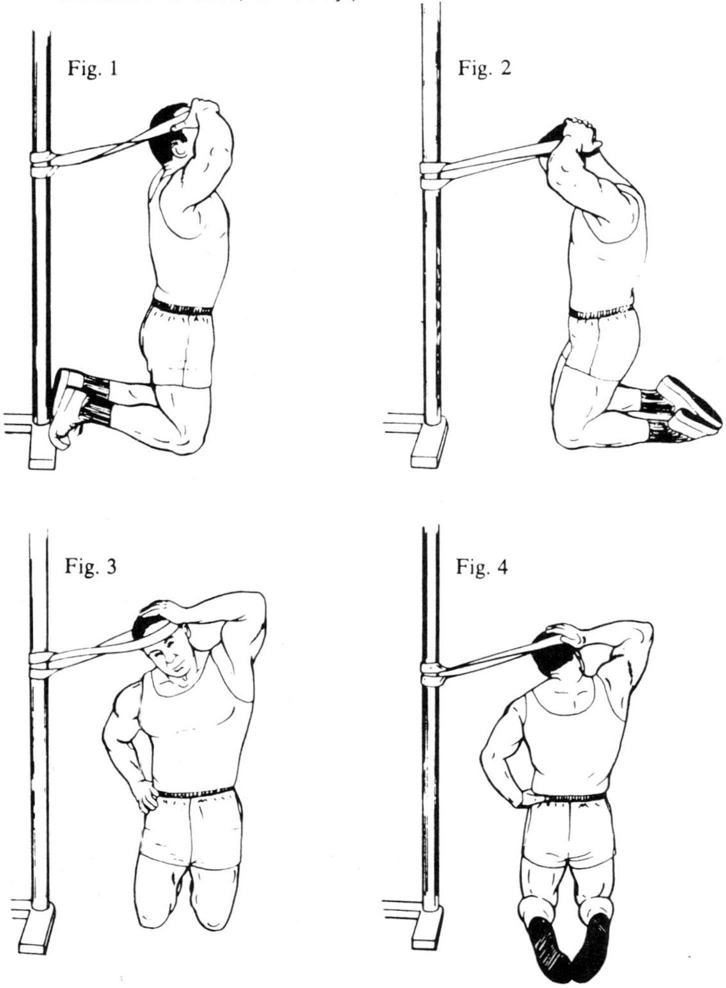

RESISTENCIA CUELLO CON ARNÉS DE CABEZA, DE PIE EN POLEA BAJA DE MÁQUINA UNIVERSAL

Músculos laterales y posteriores del cuello

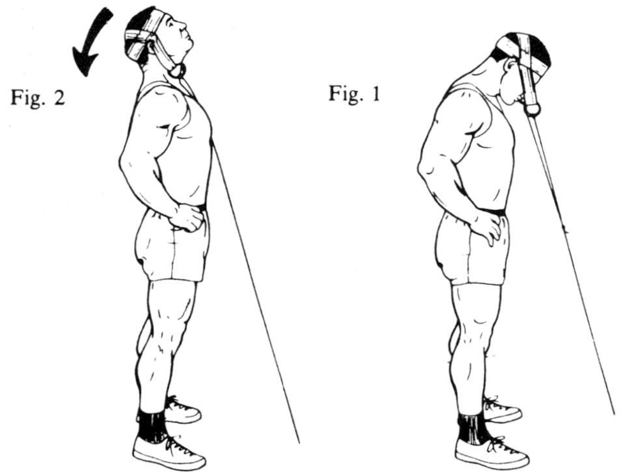

hacia adelante y hacia atrás, hasta completar el número indicado de repeticiones. Luego, sentarse de lado en el banco, con el lado izquierdo hacia el poste y colocar la cámara contra el lado derecho de la cabeza, encima de la oreja, e ir de lado a lado hasta completar el número indicado de repeticiones. A continuación, colocar la cámara contra el lado izquierdo para terminar el ejercicio.

■ Resistencia cuello con cámara o gomas, de rodillas

Para este ejercicio, utilizar una cámara de bicicleta o un trozo de cámara de automóvil. Atar la cámara alrededor de un poste. Colocar la cámara sobre la cabeza, contra la frente. Arrodillarse en una posición cómoda. Mantener la espalda recta y, si fuese necesario, bajar la cámara sobre el poste hasta que esté casi en línea con la parte superior de la cabeza. Asegurarse de estar a suficiente distancia del poste, de modo que la tensión esté sobre la cámara durante todo el movimiento del ejercicio. Llevar la cabeza hacia atrás hasta la posición más distante, con comodidad. Inspirar y llevar la cabeza hacia adelante hasta la posición más baja, con comodidad. Continuar yendo hacia adelante y hacia atrás hasta completar el número indicado de repeticiones. Ahora, girarse y colocar la cámara contra la parte posterior de la cabeza. Continuar yendo hacia adelante y hacia atrás, hasta completar el número indicado de repeticiones. Luego, girarse de lado y arrodillarse con el lado izquierdo hacia el poste y colocar la cámara contra el lado derecho de la cabeza, encima de la oreja, e ir de lado a lado hasta completar el número indicado de repeticiones. A continuación, colocar la cámara contra el lado izquierdo para terminar el ejercicio.

▲ Resistencia cuello con arnés de cabeza, de pie en polea baja de máquina Universal

Atar el extremo de un arnés de cabeza al cable de una posición de la máquina Universal que se utiliza para *curls,* remo hacia arriba, etc. Elegir el peso deseado y luego colocarse el arnés en la cabeza. Permanecer de pie, erguido, pero ligeramente inclinado hacia adelante, hasta la posición más baja posible, con comodidad. Inspirar y llevar la cabeza hacia arriba y hacia atrás con un movimiento semicircular tanto como sea posible, con comodidad. Continuar yendo hacia adelante y hacia atrás hasta completar el número indicado de repeticiones. Ahora, llevar la cabeza hacia el lado derecho. Inspirar y levantar la cabeza, llevándola hacia la izquierda con un movimiento semicircular, tanto como sea posible, con comodidad. Continuar yendo de derecha a izquierda hasta completar el número indicado de repeticiones.

▲ Resistencia cuello con arnés de cabeza en polea baja de máquina Universal, sentado con espalda apoyada

Colocar una silla delante de la posición de una máquina Universal que se utiliza para *curls,* remo hacia arriba, etc., de frente a ésta y a una distancia que permita ejecutar el ejercicio en forma adecuada. Atar el extremo del arnés de cabeza al cable. Elegir el peso deseado y luego colocarse el arnés en la cabeza. Retroceder y sentarse en la silla, con la espalda contra el respaldo. Llevar la cabeza hacia adelante, hasta la posición más baja posible, con comodidad. Inspirar y llevar la cabeza hacia arriba y hacia atrás con un movimiento semicircular tanto como sea posible, con comodidad. Continuar yendo hacia adelante y hacia atrás hasta completar el número indicado de repeticiones. Ahora, llevar la cabeza hacia el lado derecho. Inspirar y levantar la cabeza, llevándola hacia la izquierda con un movimiento semicircular, tanto como sea posible, con comodidad. Continuar yendo de derecha a izquierda hasta completar el número indicado de repeticiones.

▲ Resistencia cuello con arnés de cabeza, en polea baja de máquina Universal, tendido

Colocar el extremo de un banco plano delante de la posición de una máquina Universal que se utiliza para *curls,* remo hacia arriba, etc., a una distancia que permita ejecutar el ejercicio en forma adecuada. Atar el extremo del arnés de cabeza al cable. Elegir el peso deseado y luego colocarse el arnés en la cabeza. Tumbarse boca abajo sobre el banco plano, de modo que la parte superior de los hombros quede casi en línea con el extremo del banco. El banco debe estar a suficiente altura como para que el cuello aguante el peso. Llevar la cabeza hacia adelante, hasta la posición más baja posible, con comodidad. Inspirar y llevar la cabeza hacia arriba y hacia atrás con un movimiento semicircular tanto como sea posible, con comodidad. Continuar yendo hacia adelante y hacia atrás hasta completar el número indicado de repeticiones. Ahora, llevar la cabeza hacia el lado derecho. Inspirar y levantar la cabeza, llevándola hacia la izquierda con un movimiento semicircular, tanto como sea posible, con comodidad. Continuar yendo de derecha a izquierda hasta completar el número indicado de repeticiones.

▲ Resistencia cuello con arnés de cabeza en polea baja de máquina Universal, de rodillas

Atar el extremo de un arnés de cabeza al

RESISTENCIA CUELLO CON ARNÉS DE CABEZA EN POLEA BAJA DE MÁQUINA UNIVERSAL, SENTADO CON ESPALDA APOYADA

Músculos laterales y posteriores del cuello

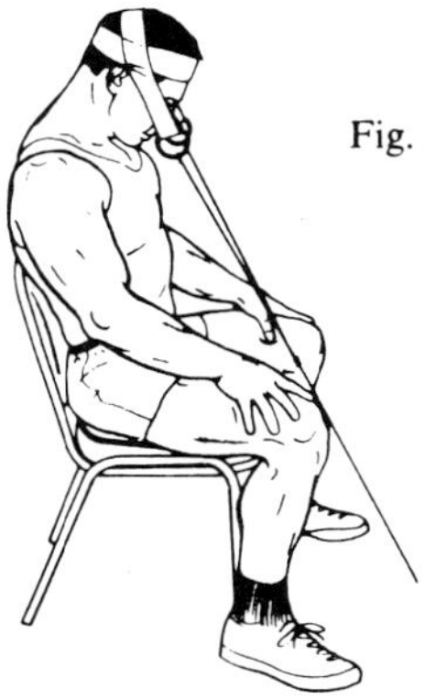

Fig. 1

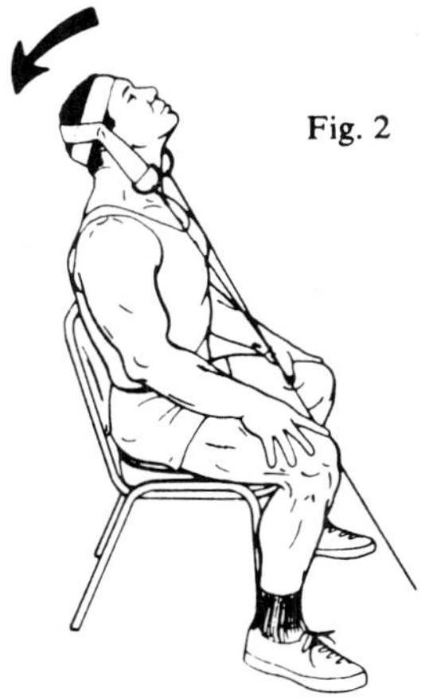

Fig. 2

RESISTENCIA CUELLO CON ARNÉS DE CABEZA, EN POLEA BAJA DE MÁQUINA UNIVERSAL, TENDIDO

Músculos laterales y posteriores del cuello

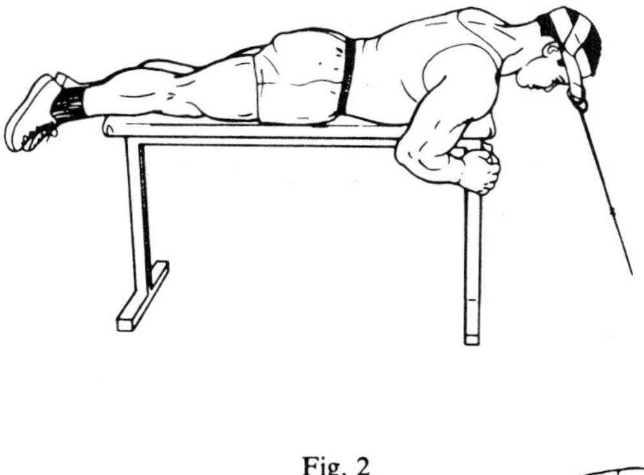

Fig. 1

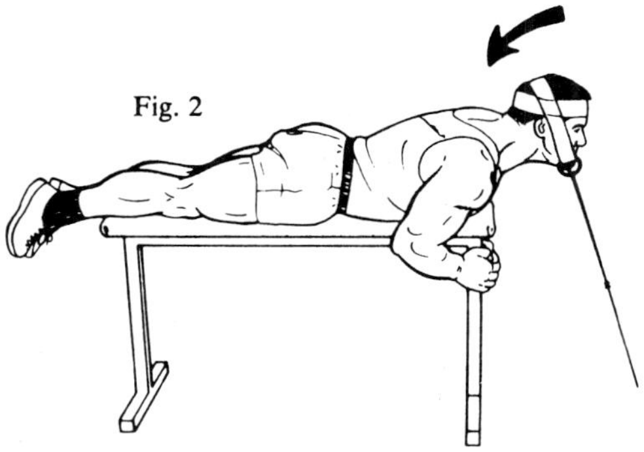

Fig. 2

RESISTENCIA CUELLO CON ARNÉS DE CABEZA EN POLEA BAJA DE MÁQUINA UNIVERSAL, DE RODILLAS
Músculos laterales y posteriores del cuello

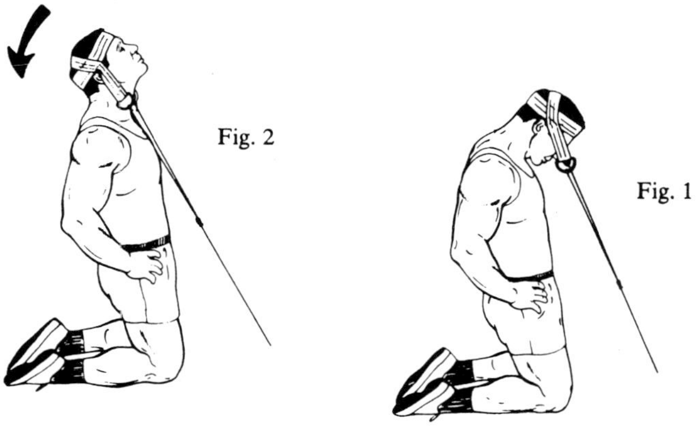

RESISTENCIA CUELLO CON ARNÉS DE CABEZA EN POLEA BAJA DE MÁQUINA UNIVERSAL, SENTADO
Músculos laterales y posteriores del cuello

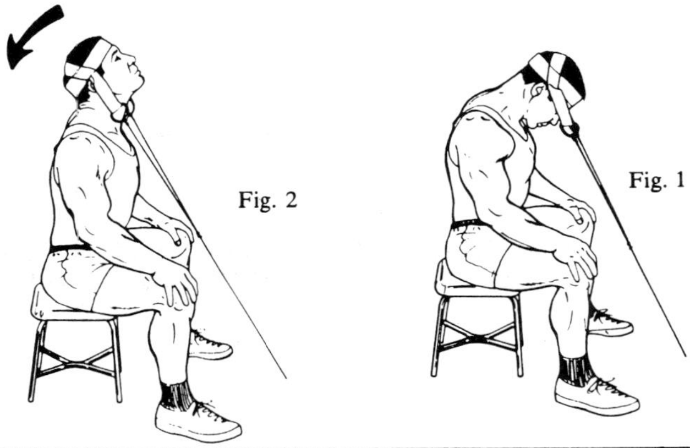

RESISTENCIA NEGATIVA CON ARNÉS DE CABEZA EN POLEA BAJA, DE PIE
Músculos laterales y posteriores del cuello

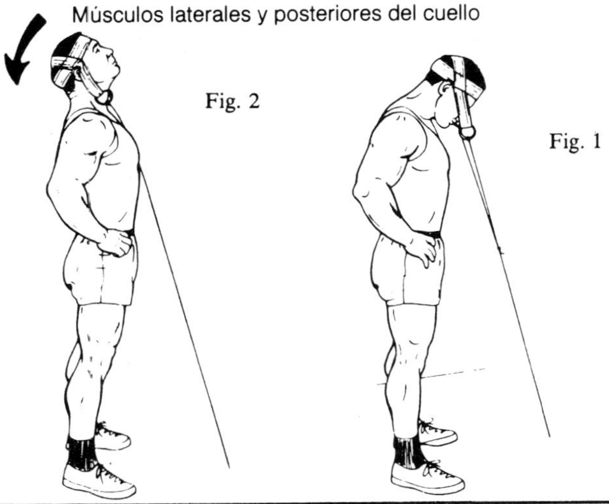

cable de una posición de máquina Universal que se utiliza para *curls,* remo hacia arriba, etc. Elegir el peso deseado y luego ponerse el arnés en la cabeza. Arrodillarse en una posición cómoda, con la espalda recta, pero a una distancia de la máquina que permita ejecutar el ejercicio en forma adecuada. Llevar la cabeza hacia adelante, hasta la posición más baja posible, con comodidad. Inspirar y llevar la cabeza hacia arriba y hacia atrás con un movimiento semicircular tanto como sea posible, con comodidad. Continuar yendo hacia adelante y hacia atrás hasta completar el número indicado de repeticiones. Ahora, llevar la cabeza hacia el lado derecho. Inspirar y levantar la cabeza, llevándola hacia la izquierda con un movimiento semicircular, tanto como sea posible, con comodidad. Continuar yendo de derecha a izquierda hasta completar el número indicado de repeticiones.

▲ Resistencia cuello con arnés de cabeza en polea baja de máquina Universal, sentado

Colocar un banco o una silla delante de una posición de la máquina Universal que se utiliza para *curls,* remo hacia arriba, etc., a una distancia que permita ejecutar el ejercicio en forma adecuada. Atar el extremo de un arnés de cabeza al cable. Elegir el peso deseado y luego ponerse el arnés en la cabeza. Sentarse en el banco e inclinarse ligeramente hacia adelante. Colocar las manos sobre los muslos, o bien sujetarse al banco. Llevar la cabeza hacia adelante, hasta la posición más baja posible, con comodidad. Inspirar y llevar la cabeza hacia arriba y hacia atrás con un movimiento semicircular tanto como sea posible, con comodidad. Continuar yendo hacia adelante y hacia atrás con un movimiento semicircular tanto como sea posible, con comodidad. Continuar yendo hacia adelante y hacia atrás hasta completar el número indicado de repeticiones. Ahora, llevar la cabeza hacia el lado derecho. Inspirar y levantar la cabeza, llevándola hacia la izquierda con un movimiento semicircular, tanto como sea posible, con comodidad. Continuar yendo de derecha a izquierda hasta completar el número indicado de repeticiones.

▲ Resistencia negativa con arnés de cabeza en polea baja, de pie

Situarse de pie frente a una polea de pared. Inclinarse hacia adelante y atar el cable inferior de la polea al extremo de la cuerda, o cadena, de un arnés de cabeza. Elegir el peso deseado y luego ponerse el arnés en la cabeza. Erguido, pero ligeramente inclinado hacia adelante, mantener el cable rozando el cuerpo. Llevar la cabeza hacia adelante, hasta la posición más baja posible, con comodidad. Continuar yendo hacia adelante y hacia atrás hasta completar el número indicado de repeticiones. Ahora, llevar la cabeza hacia el lado derecho. Inspirar y levantar la cabeza, llevándola hacia la izquierda con un movimiento semicircular, tanto como sea posible, con comodidad. Continuar yendo de derecha a izquierda hasta completar el número indicado de repeticiones.

▲ Resistencia cuello con arnés de cabeza en polea baja, de rodillas

Situarse de pie frente a una polea de pared. Inclinarse hacia adelante y atar el cable inferior de la polea al extremo de la cuerda, o cadena, de un arnés de cabeza. Elegir el peso deseado y luego ponerse el arnés en la cabeza. Arrodillarse en una posición cómoda, con la espalda recta a una distancia de la máquina que permita ejecutar el ejercicio en forma adecuada. Llevar la cabeza hacia adelante, hasta la posición más baja que sea posible, con comodidad. Inspirar y llevar la cabeza hacia arriba y hacia atrás con un movimiento semicircular tanto como sea posible. Continuar yendo hacia adelante y hacia atrás hasta completar el número indicado de repeticiones. Ahora, llevar la cabeza hacia el lado derecho. Inspirar y levantar la cabeza, llevándola hacia la izquierda con un movimiento semicircular, tanto como sea posible, con comodidad. Continuar yendo de derecha a izquierda hasta completar el número indicado de repeticiones.

▲ Resistencia cuello con arnés de cabeza en polea baja, sentado con espalda apoyada

Colocar una silla delante de una polea de pared, mirando hacia la máquina y a una distancia que permita ejecutar el ejercicio en forma adecuada. Atar el extremo del arnés de cabeza al cable inferior. Elegir el peso deseado y luego ponerse el arnés en la cabeza. Retroceder y sentarse en la silla, con la espalda contra el respaldo. Llevar la cabeza hacia adelante, hasta la posición más baja posible, con comodidad. Continuar yendo hacia adelante y hacia atrás hasta completar el número indicado de repeticiones. Ahora, llevar la cabeza hacia el lado derecho. Inspirar y levantar la cabeza, llevándola hacia la izquierda con un movimiento semicircular, tanto como sea posible, con comodidad. Continuar yendo de derecha a izquierda hasta completar el número indicado de repeticiones.

▲ Resistencia cuello con arnés de cabeza en polea baja, sentado

Colocar un banco o una silla frente a una polea de pared, a una distancia que permita ejecutar el ejercicio en forma adecuada. Situarse de cara a la polea, inclinarse ha-

RESISTENCIA CUELLO CON ARNÉS DE CABEZA EN POLEA BAJA, DE RODILLAS
Músculos laterales y posteriores del cuello

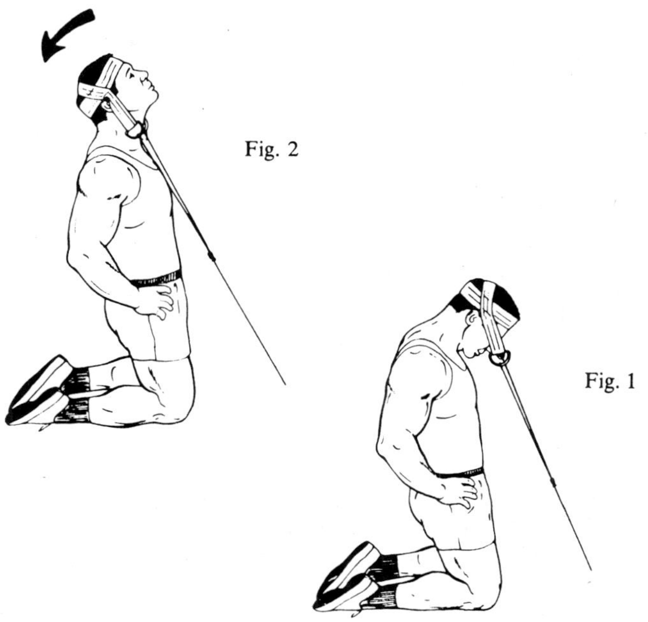

RESISTENCIA CUELLO CON ARNÉS DE CABEZA EN POLEA BAJA, SENTADO CON ESPALDA APOYADA
Músculos laterales y posteriores del cuello

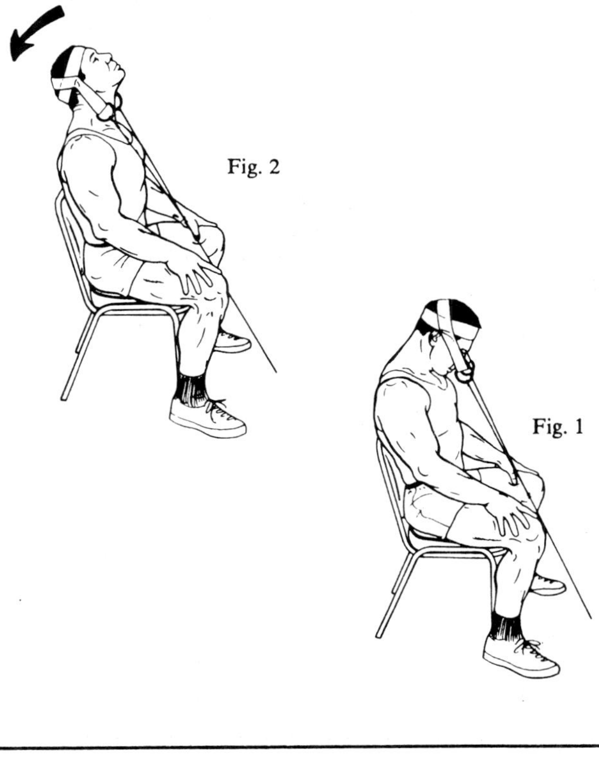

RESISTENCIA CUELLO CON ARNÉS DE CABEZA EN POLEA BAJA, SENTADO

Músculos laterales y posteriores del cuello

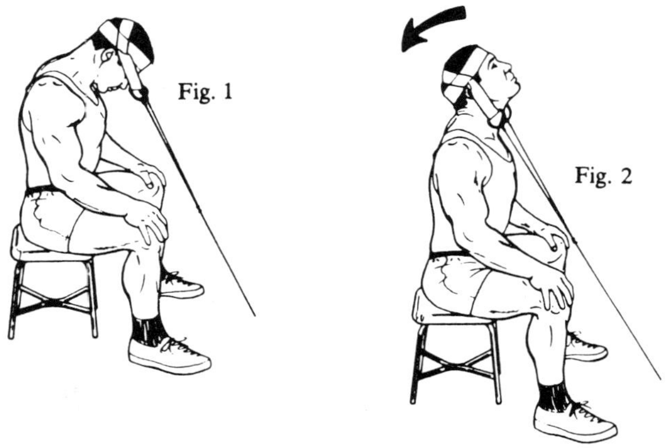

RESISTENCIA CUELLO CON ARNÉS DE CABEZA EN POLEA BAJA, TENDIDO

Músculos laterales y posteriores del cuello

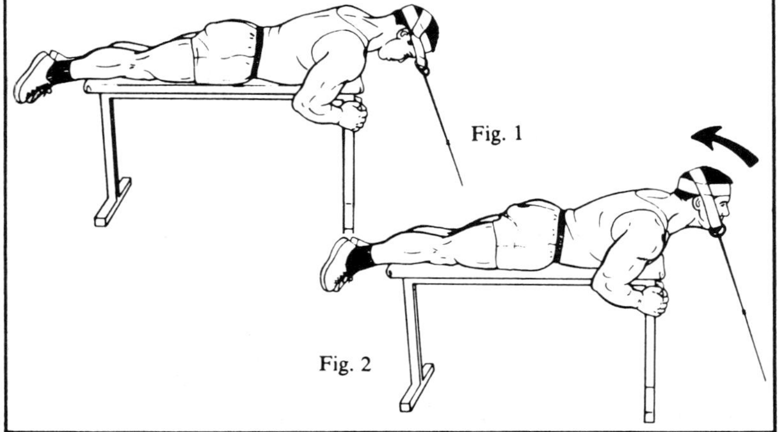

RESISTENCIA CUELLO CON ARNÉS DE CABEZA EN POLEA ALTA, SENTADO CON ESPALDA APOYADA

Músculos frontales y posteriores del cuello

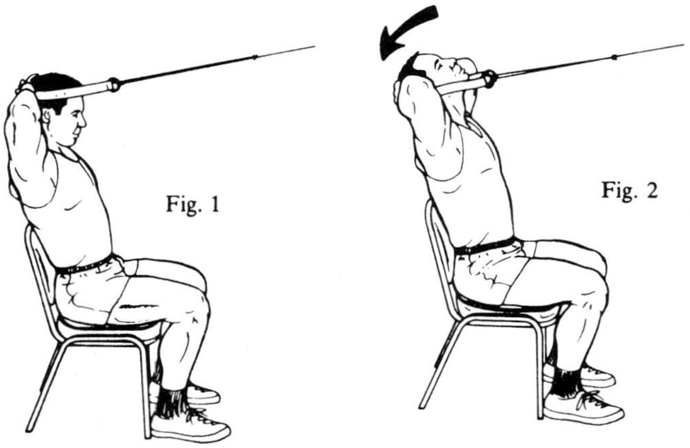

cia adelante y atar el cable inferior de la polea al extremo de la cuerda, o cadena, de un arnés de cabeza. Elegir el peso adecuado y luego ponerse el arnés en la cabeza. Sentarse en el banco e inclinarse ligeramente hacia adelante. Colocar las manos sobre los muslos, o sujetarse al banco como soporte. Llevar la cabeza hacia adelante, hasta la posición más baja posible, con comodidad. Continuar yendo hacia adelante y hacia atrás hasta completar el número indicado de repeticiones. Ahora, llevar la cabeza hacia el lado derecho. Inspirar y levantar la cabeza, llevándola hacia la izquierda con un movimiento semicircular, tanto como sea posible, con comodidad. Continuar yendo de derecha a izquierda hasta completar el número indicado de repeticiones.

▲ Resistencia cuello con arnés de cabeza en polea baja, tendido

Colocar el extremo de un banco plano delante de una polea de pared, a una distancia que permita ejecutar el ejercicio de manera adecuada. Situarse de cara a la polea, inclinarse hacia adelante y atar el cable inferior de la polea al extremo de la cuerda, o cadena, de un arnés de cabeza. Elegir el peso deseado y luego ponerse el arnés en la cabeza. Tumbarse boca abajo sobre el banco plano, de modo que la parte superior de los hombros esté casi en línea con el extremo del banco. El banco debe ser lo suficientemente alto como para que el peso de la polea no descanse sobre el *"stack"*. Llevar la cabeza hacia adelante, hasta la posición más baja posible, con comodidad. Inspirar y llevar la cabeza hacia arriba y hacia atrás con un movimiento semicircular tanto como sea posible, con comodidad. Continuar yendo hacia adelante y hacia atrás hasta completar el número indicado de repeticiones. Ahora, llevar la cabeza hacia el lado derecho. Inspirar y levantar la cabeza, llevándola hacia la izquierda con un movimiento semicircular, tanto como sea posible, con comodidad. Continuar yendo de derecha a izquierda hasta completar el número indicado de repeticiones.

▲ Resistencia cuello con arnés de cabeza en polea alta, sentado con espalda apoyada

Colocar una silla delante de una polea de pared, mirando hacia la máquina y a una distancia que permita ejecutar el ejercicio en forma adecuada. Atar el extremo del arnés de cabeza al cable superior. Elegir el peso deseado y luego ponerse el arnés en la cabeza. Retroceder y sentarse en la silla, con la espalda contra el respaldo. Llevar la cabeza hacia adelante, hasta la posición más baja posible, con comodidad. Inspirar y llevar la cabeza hacia arriba y hacia atrás con un movimiento semicircular tanto como sea posible, con comodidad. Continuar yendo hacia adelante y hacia atrás hasta completar el número indicado de repeticiones.

▲ Resistencia cuello con arnés de cabeza en polea alta, de pie

Situarse de pie y de espaldas a una polea de pared. Atar el cable superior de la polea al extremo de la cuerda, o cadena, de un arnés de cabeza. Elegir el peso deseado y luego ponerse el arnés en la cabeza. Permanecer erguido, con la espalda recta y a una distancia de la polea que permita ejecutar el ejercicio en forma adecuada. Llevar la cabeza hacia adelante, hasta la posición más baja posible, con comodidad. Inspirar y llevar la cabeza hacia arriba y hacia atrás con un movimiento semicircular tanto como sea posible, con comodidad. Continuar yendo hacia adelante y hacia atrás hasta completar el número indicado de repeticiones. Ahora, llevar la cabeza hacia el lado derecho. Inspirar y levantar la cabeza, llevándola hacia la izquierda con un movimiento semicircular, tanto como sea posible, con comodidad. Continuar yendo de derecha a izquierda hasta completar el número indicado de repeticiones.

▲ Resistencia cuello con arnés de cabeza en polea alta, sentado

Colocar un banco frente a una polea de pared, a una distancia que permita ejecutar el ejercicio en forma adecuada. Atar el cable superior de la polea al extremo de la cuerda, o cadena, de un arnés de cabeza. Elegir el peso adecuado y luego ponerse el arnés en la cabeza. Sentarse en el banco, de espaldas a la polea. Con la espalda recta y las manos sobre la frente para ayudar a sujetar la correa, llevar la cabeza hacia adelante hasta la posición más baja que sea posible, con comodidad. Inspirar y llevar la cabeza hacia arriba y hacia atrás con un movimiento semicircular tanto como sea posible, con comodidad. Continuar yendo hacia adelante y hacia atrás hasta completar el número indicado de repeticiones.

▲ Resistencia cuello en máquina de extensión de piernas

Inclinarse hacia adelante doblando la cintura y flexionar las piernas, de modo de ser capaz de colocar la parte posterior de la cabeza contra una de las almohadillas sobre una máquina de extensión de pierna que se utiliza para *curl* de bíceps de piernas. Colocar las manos sobre la parte superior de los muslos para ayudar a aguantar la parte superior del cuerpo. Llevar la cabeza hacia adelante hasta la posición más baja posible, con comodidad. Inspirar

RESISTENCIA CUELLO CON ARNÉS DE CABEZA EN POLEA ALTA, DE PIE
Músculos frontales y posteriores del cuello

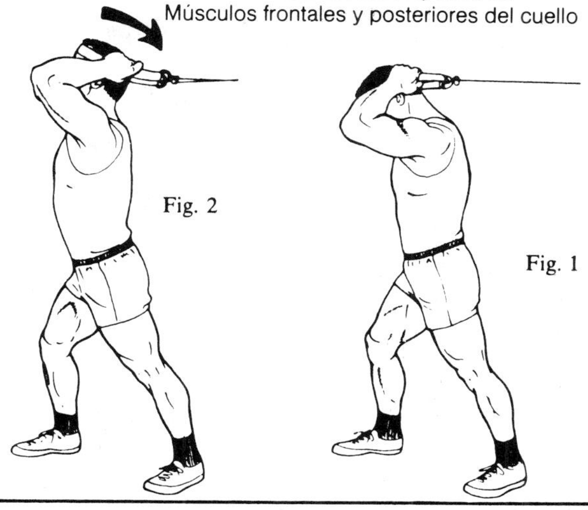

RESISTENCIA CUELLO CON ARNÉS DE CABEZA EN POLEA ALTA, SENTADO
Músculos frontales y posteriores del cuello

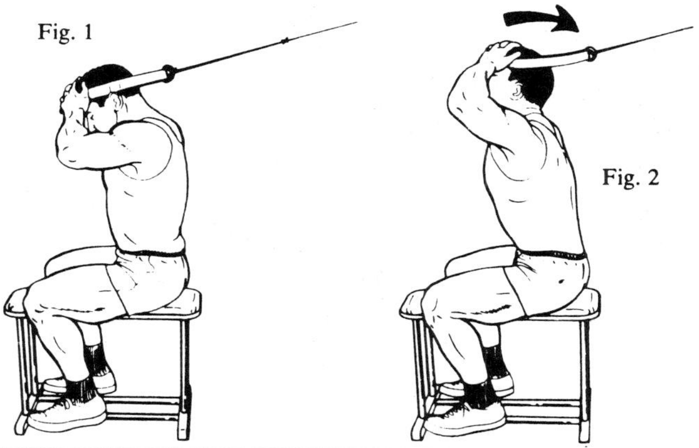

RESISTENCIA CUELLO EN MÁQUINA DE EXTENSIÓN DE PIERNAS
Músculos posteriores del cuello

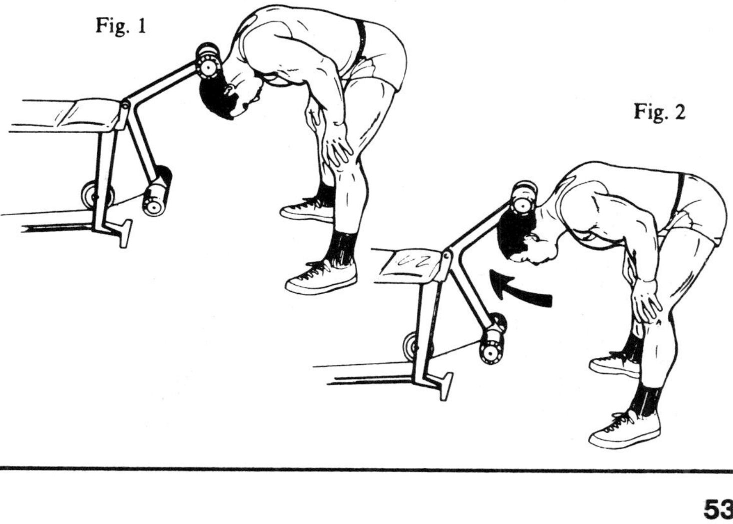

RESISTENCIA CUELLO CON ARNÉS DE CABEZA EN MÁQUINA UNIVERSAL DE EXTENSIÓN DE PIERNAS, DE PIE

Músculos posteriores del cuello

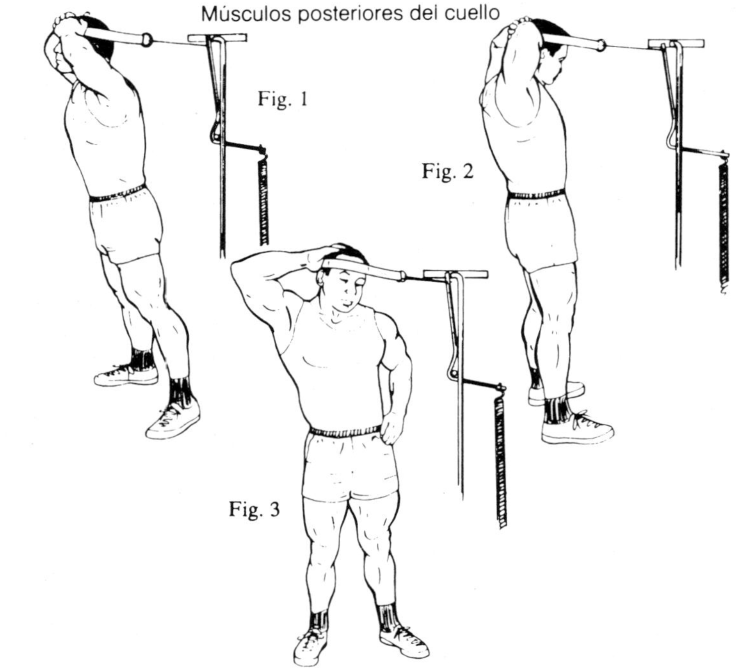

RESISTENCIA CUELLO SENTADO EN MÁQUINA *PARAMOUNT*

Músculos frontales, laterales y posteriores del cuello

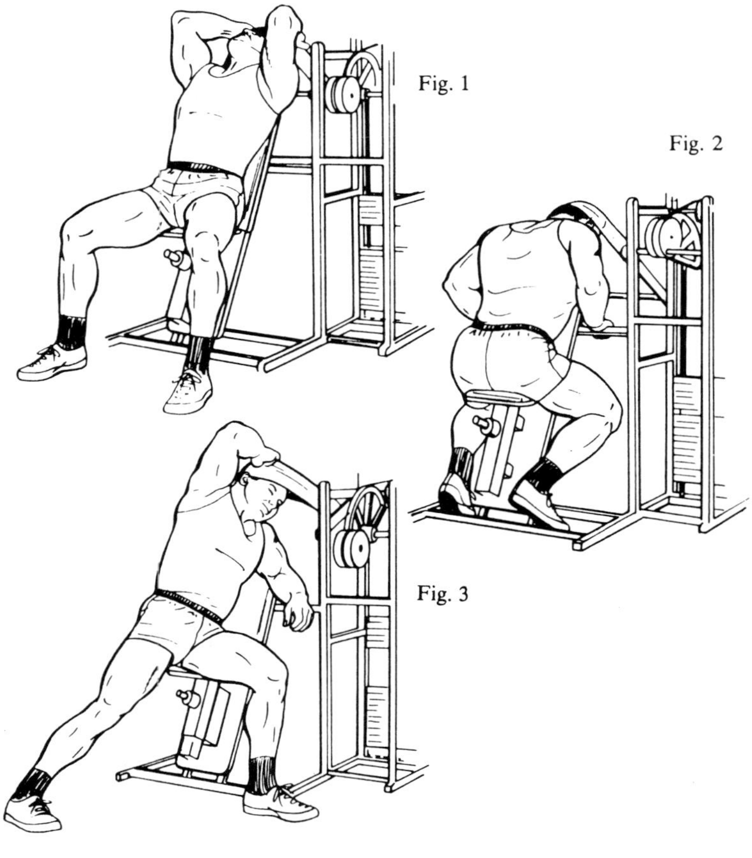

y llevar la cabeza hacia arriba y hacia atrás con un movimiento semicircular tanto como sea posible, con comodidad. Continuar yendo hacia adelante y hacia atrás hasta completar el número indicado de repeticiones. Ilustración en la página 547.

▲ Resistencia cuello con arnés de cabeza en máquina Universal de extensión de piernas, de pie

Colocarse contra la frente la correa de cuero de cabeza de la unidad de resistencia del cuello de una máquina Universal de extensión de piernas. Adelantarse, poniendo tensión en el arranque. Llevar la cabeza hacia atrás hasta la posición más distante posible, con comodidad. Inspirar y llevar la cabeza hacia adelante y abajo hasta la posición más inferior, con comodidad. Una vez en la posición más baja, llevar la cabeza hacia arriba y atrás con un movimiento semicircular tan lejos como sea posible, con comodidad. Continuar yendo hacia adelante y hacia atrás hasta completar el número indicado de repeticiones. Ahora, girarse, colocarse la correa sobre la parte posterior de la cabeza y repetir el movimiento hacia adelante y hacia atrás. A continuación, hacia el lado izquierdo, y finalmente, hacia el lado derecho, completando el ejercicio.

▲ Resistencia cuello sentado en máquina *Paramount*

Elegir el peso deseado a utilizar para el ejercicio y luego sentarse en el asiento de la máquina para cuello *Paramount*, con la espalda contra el respaldo. Colocarse la correa de cuero contra la frente. Puede resultar más cómodo mantener las manos sobre la correa durante el ejercicio, para ayudar a mantenerla en esa posición. Llevar la cabeza hacia atrás tanto como sea posible, con comodidad. Inspirar y llevar la cabeza hacia adelante y abajo hasta la posición más baja posible, con comodidad. Una vez en la posición más baja, llevar la cabeza hacia arriba y atrás con un movimiento semicircular tanto como se pueda, con comodidad. Realizar el número indicado de repeticiones; luego volverse de espaldas, colocarse la correa de cuero contra la parte posterior de la cabeza y repetir el movimiento hacia adelante y hacia atrás. A continuación, hacia el lado derecho y finalmente, hacia el lado izquierdo, completando el ejercicio.

Introducción a la sección del antebrazo

El antebrazo es la zona entre el codo y la muñeca constituida por dos huesos largos, el cúbito y el radio. Los músculos que producen la flexión son el branquiorradial, el braquial y el bíceps. La debilidad de estos músculos permite una rotación hacia afuera del antebrazo, interfiriendo con actividades cotidianas, tales como girar el pomo de una puerta, cortar con un cuchillo o doblar la mano hacia abajo como si se fuese a recoger un objeto. Este movimiento se utiliza ampliamente en el "dribbling" en baloncesto, en el manejo de pelotas, en algunos movimientos gimnásticos, en lucha y en esgrima.

La supinación del antebrazo es la acción combinada del supinador y del bíceps braquial. Este movimiento se observa en el lanzamiento "bajo mano", en el golpe "de revés" en tenis, en el "drive" y en el lanzamiento con trayectoria curva. La debilidad de estos músculos interfiere con la función de movimientos básicos, tales como comer con una cuchara.

La extensión del antebrazo es producida por la fuerza de la gravedad, siendo realizada por el tríceps y el anconeo.

Por lo general, la lesión en el antebrazo es el resultado de una caída o de un golpe sobre una mano sobreestirada, provocando luxación, distensión, contusiones y, en casos graves, fractura. Habitualmente, la lesión en esta zona está asociada con una función disminuida de la mano y la muñeca. La tendinitis puede ser consecuencia de un golpe, hiperflexión o hiperextensión de la muñeca.

La flexión y extensión de la muñeca se utiliza en casi todas las actividades deportivas. No obstante, las actividades de la muñeca que se observan en deportes como el tenis, racquetball, badminton, squash, golf y béisbol, no podrían llevarse a cabo si los músculos extensores no se contrajesen para estabilizar la muñeca. Aun cuando los músculos extensores sean más débiles que los flexores, deben ser lo bastante fuertes como para igualar la contracción de los grupos musculares flexores.

La lesión más común de la muñeca es la luxación, normalmente debida a un movimiento anormal y forzado. La caída sobre una muñeca extendida puede provocar fractura, pero con más frecuencia lo que se observa es una luxación. Por lo general, la lesión se produce como resultado de una caída o de una mano sobreestirada, que fuerza el radio hacia arriba y hacia atrás.

Debería resultar bastante obvio que los antebrazos y las muñecas que son fuertes y están en condiciones para efectuar determinadas actividades pueden mejorar un desempeño atlético. Los ejercicios de resistencia con pesos son considerados uno de los mejores medios que se conocen para lograr esto.

Sección del antebrazo

Anatomía muscular

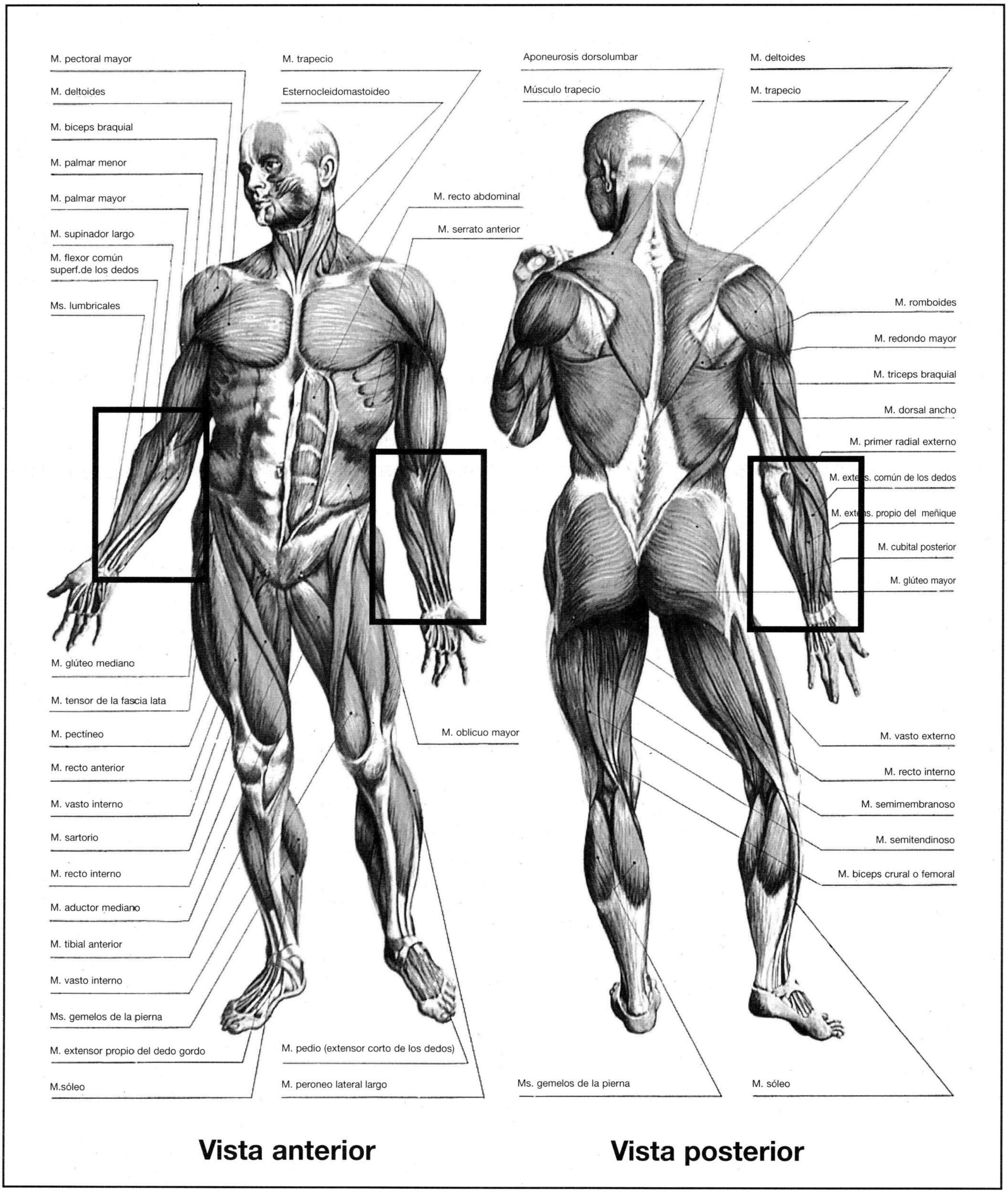

Si una persona está interesada en un entrenamiento con pesas para lograr algo más que una preparación básica, es imperativo que estudie cada ilustración y descripción antes de intentar la realización de un nuevo ejercicio. Es indudable que no habrá adelanto si un ejercicio se efectúa de modo incorrecto.

Muchos ejercicios pueden llevarse a cabo exactamente con el mismo movimiento, pero afectarán diferentes zonas de un músculo debido al ángulo en el cual se realizó. Por ejemplo: un ejercicio efectuado sobre un banco plano, o sobre un banco inclinado, pondrá distinto énfasis en el mismo músculo, aun cuando se empleen el mismo movimiento, peso y equipo.

Por consiguiente, es necesario realizar los ejercicios desde los más diversos ángulos posibles, utilizando tantas variaciones como sea razonable a fin de desarrollar la plena madurez muscular del cuerpo.

En las páginas siguientes aparecen ilustraciones muy minuciosas, que le permitirán ver las piezas de equipo empleadas para realizar cada ejercicio y el estilo utilizado para cada movimiento. Junto a cada ilustración visual figura una descripción escrita de la forma en que debería efectuarse el ejercicio. Cada párrafo subsiguiente menciona el nombre adecuado y describe las diversas variaciones que pueden hacerse con el mismo equipo, cambiando sólo el ángulo o añadiendo un movimiento. Si un ejercicio se realiza exactamente como se indica en la descripción escrita, pero empleando un ángulo o un banco diferente al que debe usarse, la descripción escrita debajo de la ilustración visual seguirá siendo válida para todos los ejercicios enumerados debajo de la descripción. Sólo se mencionan el nombre adecuado, el símbolo de "grado de dificultad" y la zona más afectada por el movimiento. Se ha adoptado este sistema, con el propósito de evitar la repetición reiterada en la descripción de los mismos movimientos básicos.

El símbolo de "grado de dificultad" que aparece al comienzo de cada encabezamiento le permitirá evaluar cuáles son los ejercicios que pueden resultar adecuados a su actual estado físico.

NOTA: No es necesariamente cierto que un ejercicio que lleve el símbolo (fácil) no pueda resultar tan efectivo como uno señalado como (duro). Cualquier ejercicio puede efectuarse con mayor o menor dificultad, dependiendo de la pesa utilizada o del esfuerzo aplicado.

Símbolos clave para el "Grado de Dificultad"

● Fácil ▲ Intermedio ■ Difícil ★ Duro

EQUIPO NECESARIO PARA LA SECCIÓN DEL ANTEBRAZO

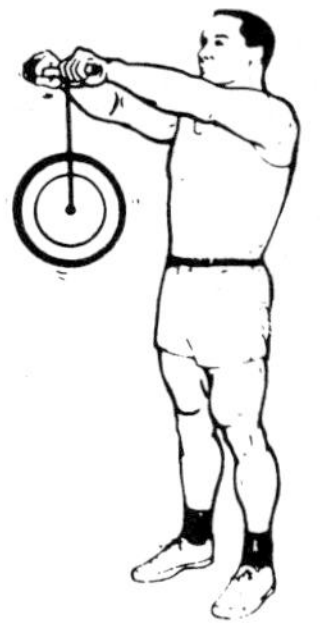
Rodillo de muñeca

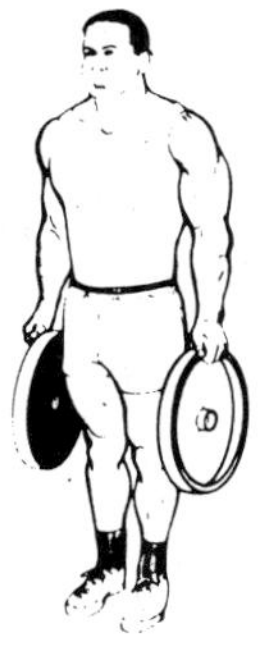
Disco olímpico

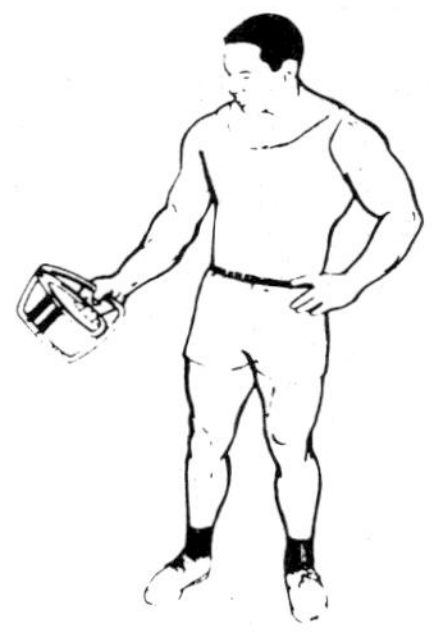
Asidero de mano

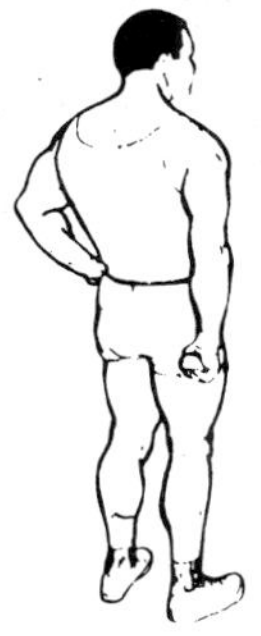
Pelota de tenis

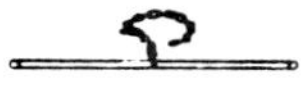
Barra de polea corta

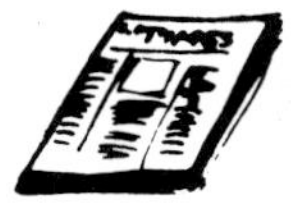
Periódico

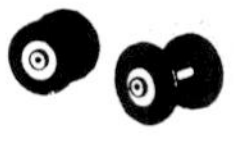
Mancuernas

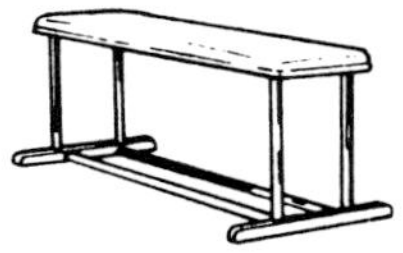
Banco plano

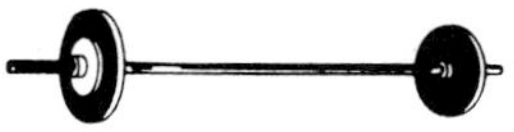
Barra

Polea alta de pared

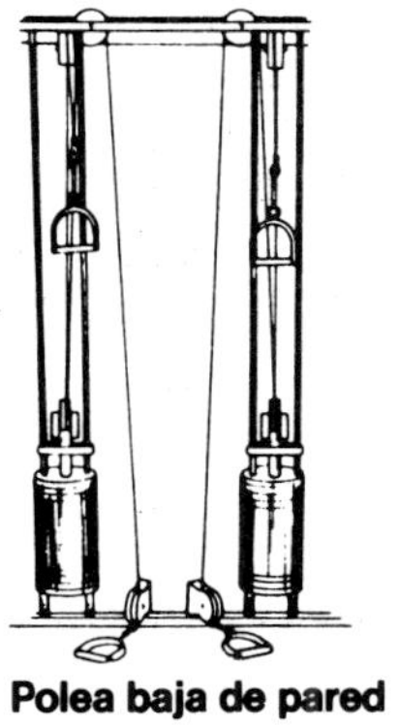
Polea baja de pared

Asas de polea

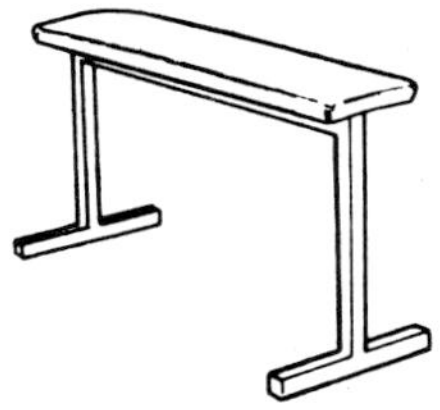
Banco plano alto

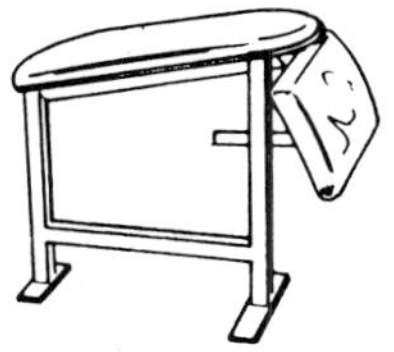
Reclinatorio bajo

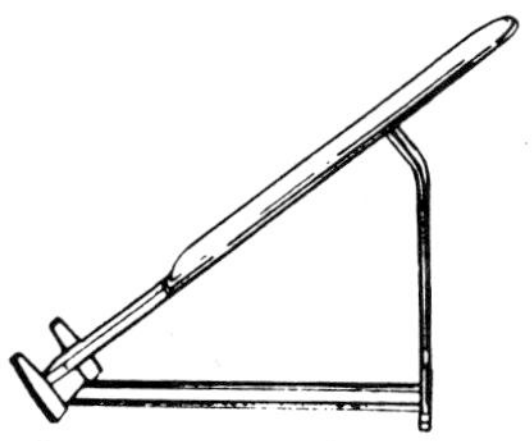
Banco inclinado

***CURL* DE MUÑECA CON RODILLO DE MUÑECA, DE PIE, CON BRAZOS EXTENDIDOS**

Antebrazos externos

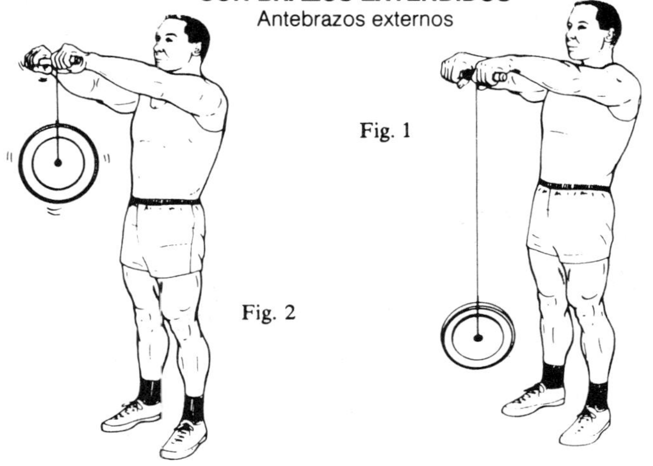

***CURL* DE MUÑECA CON MANCUERNAS DETRÁS DE LA ESPALDA, PALMAS HACIA ARRIBA, DE PIE, ALTERNO**

Antebrazos internos

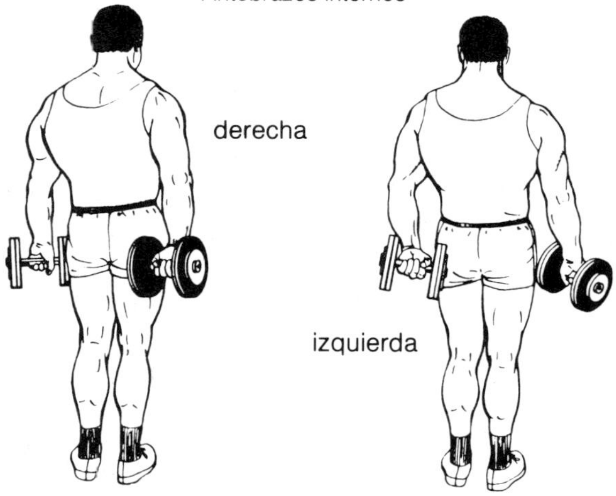

***CURL* DE MUÑECA CON BARRA DETRÁS DE LA ESPALDA, PALMAS HACIA ARRIBA, DE PIE**

Antebrazos internos

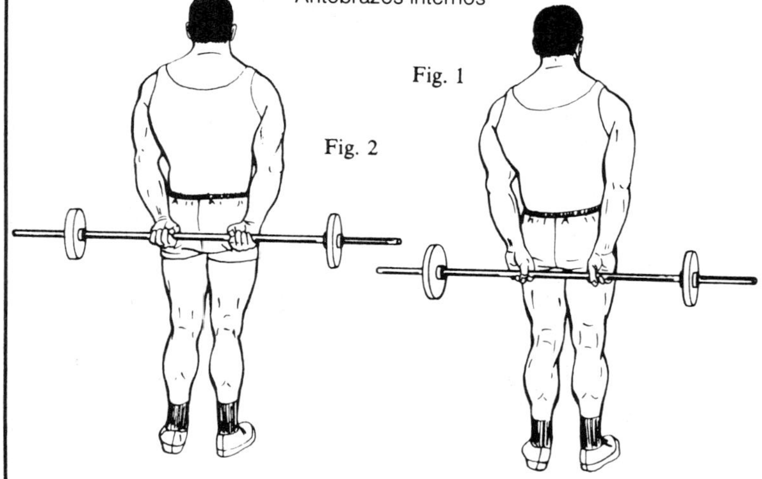

▲ *Curl* de muñeca con rodillo de muñeca, de pie, con brazos extendidos

Colocar un peso bastante ligero en el extremo de la cuerda de un rodillo de muñeca. Permanecer de pie, erguido, sosteniendo el rodillo de muñeca con ambas manos, empleando un asimiento de palmas hacia abajo. Extender los brazos rectos hacia adelante, manteniéndolos paralelos al suelo. Comenzar a enrollar el peso hasta la barra mediante *curl* hacia arriba con la mano derecha y nuevamente llevarlo hacia abajo, tanto como se pueda. Luego, hacer lo mismo con la mano izquierda. Continuar yendo de mano derecha a mano izquierda, hasta que el peso toque la barra. Bajar el peso de regreso a la posición inicial revirtiendo el movimiento de las manos.

▲ *Curl* de muñeca con mancuerna detrás de la espalda, palmas hacia arriba, de pie, alterno

Coger una mancuerna en cada mano y colocarlas detrás de la espalda, donde se encuentran las nalgas y la parte superior de los muslos. Mantener la espalda y los brazos rectos, con los codos rígidos, utilizando un asimiento de palmas hacia arriba sobre los pesos. Inspirar y ejecutar el *curl* hacia arriba con la mano derecha, tan alto como sea posible. Bajar la mancuerna hasta la posición inicial y espirar. Continuar yendo de mano derecha a mano izquierda hasta completar el número indicado de repeticiones.

▲ *Curl* de muñeca con dos mancuernas detrás de la espalda, palmas hacia arriba, de pie

Coger una mancuerna en cada mano y colocarlas detrás de la espalda, donde se encuentran las nalgas y la parte superior de los muslos. Mantener la espalda y los brazos rectos con los codos rígidos, utilizando un asimiento de palmas hacia arriba sobre las mancuernas. Inspirar y ejecutar el *curl* hacia arriba con las manos tan alto como sea posible. Bajar las mancuernas a la posición inicial y espirar.

▲ *Curl* de muñeca con barra detrás de la espalda, palmas hacia arriba, de pie

Colocar una barra en el suelo. Retroceder hacia la barra, agacharse, cogerla y levantarla, utilizando un asimiento de palmas hacia arriba separadas unos 40 cm, mientras se permanece erguido. Colocar la barra donde se encuentran las nalgas y la parte superior de los muslos. Mantener la espalda y los brazos rectos con los codos rígidos, utilizando un asimiento de palmas hacia arriba sobre los pesos. Inspirar y ejecutar *curl* hacia arriba con las manos tan alto como sea posible. Bajar las pesas a la posición inicial y espirar.

▲ Presión con la mano sobre disco olímpico, sentado

Antebrazos internos

Coger un disco olímpico de 18 Kg en cada mano, tomándolos por el borde. Sentarse en el extremo de un banco plano con los pies firmemente plantados en el suelo y la espalda recta. Con los discos a la longitud de los brazos a los lados del cuerpo, palmas hacia adentro, bajarlos hasta que los dedos estén casi extendidos, pero todavía capaces de sostener los pesos. Inspirar y apretar las manos, levantando los discos unos pocos centímetros. Continuar haciendo esto, hasta que el asimiento comience a aflojarse. Este ejercicio puede realizarse con ambas manos a la vez. También puede efectuarse en forma alterna, yendo de una mano a otra, o bien primero con una mano y luego con la otra.

■ Presión con la mano sobre disco olímpico, de pie

Coger un disco olímpico de 18 Kg en cada mano, tomándolos por el borde. Permanecer de pie, con los discos colgando a la longitud de los brazos a los lados del cuerpo, palmas hacia adentro. Bajar los pesos hasta que los dedos estén casi extendidos, pero todavía capaces de sostener los pesos. Inspirar y apretar las manos, levantando los discos unos pocos centímetros. Continuar haciendo esto, hasta que el asimiento comience a aflojarse. Este ejercicio puede realizarse con ambas manos a la vez. También puede efectuarse en forma alterna, yendo de una mano a otra, o bien primero con una mano y luego con la otra.

▲ *Curl* de muñeca con mancuerna en un brazo sobre banco inclinado, palma hacia arriba

Coger una mancuerna con la mano derecha y avanzar hasta la parte trasera de un banco inclinado. Colocar todo el brazo sobre la almohadilla inclinada, dejando que la mancuerna descanse sobre ésta con el brazo recto, utilizando un asimiento de palma hacia arriba. Inspirar y ejecutar *curl* hacia arriba con la mano derecha tan alto como sea posible. Mantener esta posición un momento, volver a la posición inicial y espirar. Realizar el número indicado de repeticiones con la mano derecha y luego cambiar posiciones hacia la mano izquierda, efectuando el mismo número de repeticiones.

▲ *Curl* de muñeca con dos mancuernas, palmas hacia arriba, sentado

Coger una mancuerna en cada mano. Sentarse en el extremo de un banco plano y plantar los pies en el suelo, separados unos 24 cm. Inclinarse hacia adelante y colocar los antebrazos sobre la parte superior de los muslos, manteniendo las pal-

PRESIÓN CON LA MANO SOBRE DISCO OLÍMPICO, DE PIE

Antebrazos internos

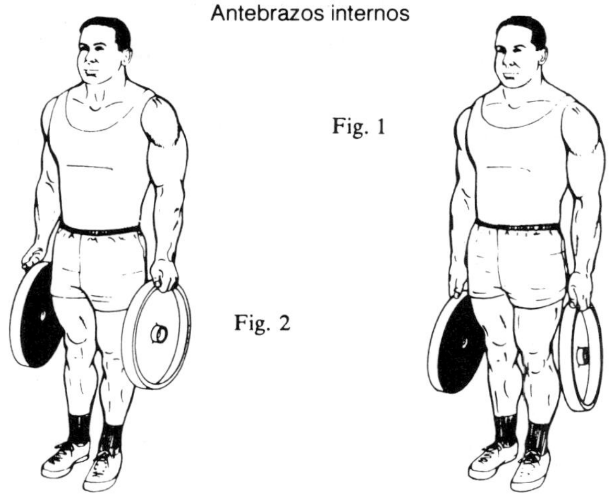

Fig. 1

Fig. 2

CURL DE MUÑECA CON MANCUERNA EN UN BRAZO SOBRE BANCO INCLINADO, PALMA HACIA ARRIBA

Antebrazos internos

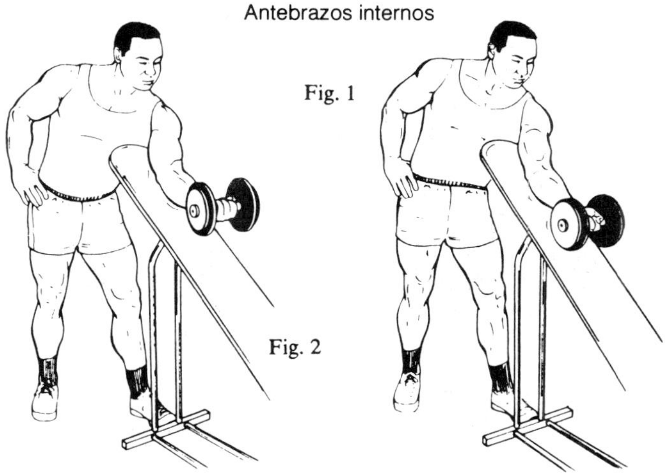

Fig. 1

Fig. 2

CURL DE MUÑECA CON DOS MANCUERNAS, PALMAS HACIA ARRIBA, SENTADO

Antebrazos internos

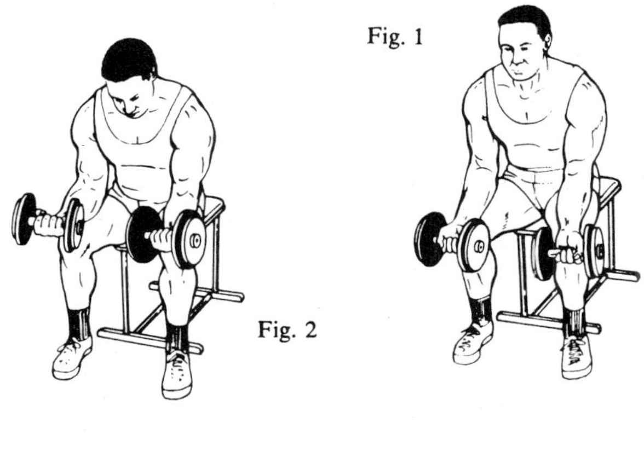

Fig. 1

Fig. 2

CURL DE MUÑECA CON MANCUERNAS, PALMAS HACIA ARRIBA, SENTADO, ALTERNO

Antebrazos internos

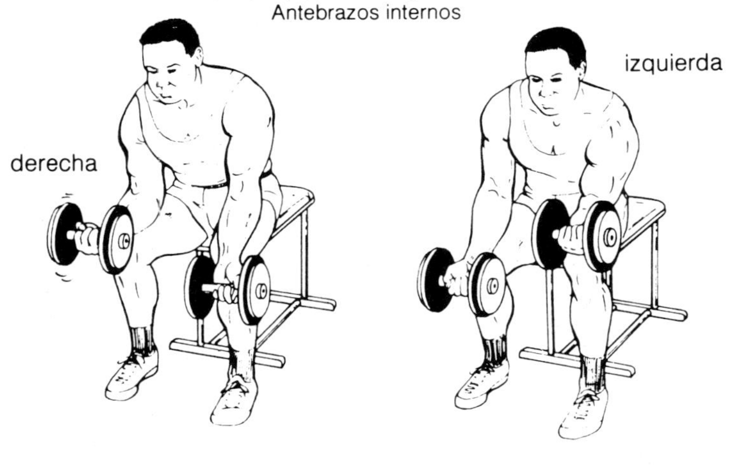

CURL DE MUÑECA CON DOS MANCUERNAS, PALMAS HACIA ABAJO, SENTADO

Antebrazos externos

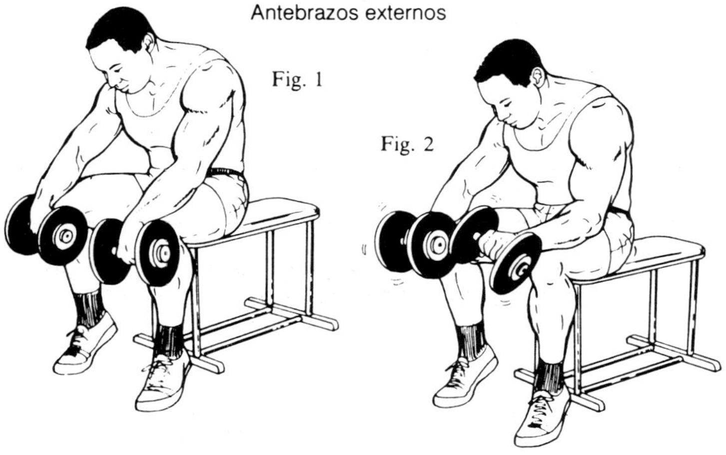

CURL DE MUÑECA CON MANCUERNAS, PALMAS HACIA ABAJO, SENTADO, ALTERNO

Antebrazos externos

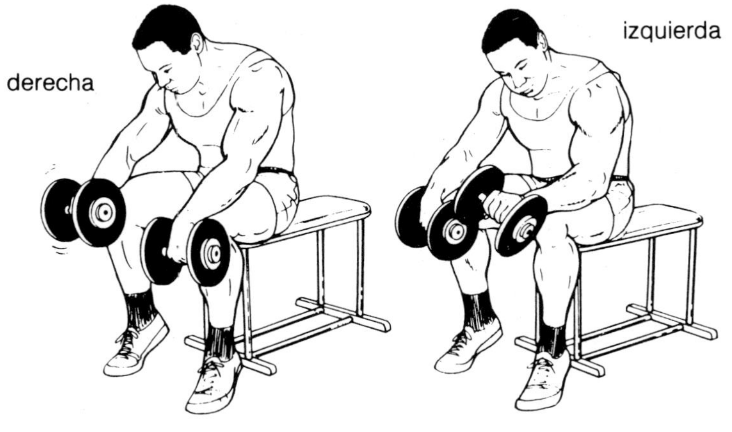

mas hacia arriba. Poner las muñecas sobre las rodillas. Llevar las mancuernas hasta la posición más baja posible, sin molestias, flexionando las muñecas hacia abajo, pero mantener un asimiento apretado sobre las mancuernas durante todo el ejercicio. Inspirar y ejecutar *curl* hacia arriba con las manos, tan alto como sea posible. No dejar que los antebrazos se levanten de la parte superior de los muslos. Bajar los pesos hasta la posición inicial y espirar.

▲ *Curl* de muñecas con mancuernas, palmas hacia arriba, sentado, alterno

Coger una mancuerna en cada mano. Sentarse en el extremo de un banco plano y plantar los pies en el suelo, separados unos 24 cm. Inclinarse hacia adelante y colocar los antebrazos sobre la parte superior de los muslos, manteniendo las palmas hacia arriba. Poner las muñecas sobre las rodillas. Llevar las mancuernas hasta la posición más baja posible, sin molestias, flexionando las muñecas hacia abajo, pero mantener un asimiento apretado sobre las pesas durante todo el ejercicio. Inspirar y ejecutar *curl* hacia arriba con la mano derecha, tan alto como sea posible. No dejar que el antebrazo se levante de la parte superior de los muslos. Bajar el peso hasta la posición inicial y espirar. Ahora, ejecutar *curl* hacia arriba con la mano izquierda, tan alto como sea posible. Bajar el peso a la posición inicial y espirar. Continuar yendo de mano derecha a mano izquierda hasta completar el número indicado de repeticiones.

▲ *Curl* de muñeca con dos mancuernas, palmas hacia abajo, sentado

Coger una mancuerna en cada mano. Sentarse en el extremo de un banco plano y plantar los pies en el suelo, separados unos 24 cm. Inclinarse hacia adelante y colocar los antebrazos sobre la parte superior de los muslos, manteniendo las palmas hacia abajo. Poner las muñecas sobre las rodillas. Llevar las mancuernas hasta la posición más baja posible, sin molestias, flexionando las muñecas hacia abajo, para mantener un asimiento apretado sobre las mancuernas durante todo el ejercicio. Inspirar y ejecutar *curl* hacia arriba con las manos, tan alto como sea posible. No dejar que los antebrazos se levanten de la parte superior de los muslos. Bajar los pesos hasta la posición inicial y espirar.

▲ *Curl* de muñeca con mancuernas, palmas hacia abajo, sentado, alterno

Coger una mancuerna en cada mano. Sentarse en el extremo de un banco plano y plantar los pies en el suelo, separados unos 24 cm. Inclinarse hacia adelante y colocar los antebrazos sobre la parte superior de los muslos, manteniendo las palmas hacia abajo. Poner las muñecas sobre las rodillas. Llevar las mancuernas hasta la posición más baja posible, sin molestias, flexionando las muñecas hacia abajo, pero mantener un asimiento apretado sobre las mancuernas durante todo el ejercicio. Inspirar y ejecutar *curl* hacia arriba con la mano derecha, tan alto como sea posible. No dejar que el antebrazo se levante de la parte superior del muslo derecho. Bajar el peso hasta la posición inicial y espirar. Ahora, ejecutar *curl* hacia arriba con la mano izquierda, tan alto como sea posible. Bajar el peso a la posición inicial y espirar. Continuar yendo de mano derecha a mano izquierda hasta completar el número indicado de repeticiones.

▲ *Curl* de muñeca con una mancuerna en un brazo, palmas hacia abajo, sentado

Coger una mancuerna con la mano derecha. Sentarse en el extremo de un banco plano y plantar los pies en el suelo, separados unos 24 cm. Inclinarse hacia adelante y colocar el antebrazo derecho sobre la parte superior del muslo derecho, manteniendo la palma hacia abajo. Colocar la mano izquierda sobre el muslo izquierdo encima de la rodilla, para ayudar a aguantar la parte superior del cuerpo. Poner la muñeca de la mano derecha sobre la rodilla derecha. Llevar la mancuerna hasta la posición más baja posible, sin molestias, flexionando la muñeca hacia abajo, pero mantener un asimiento apretado sobre la pesa durante todo el ejercicio. Inspirar y ejecutar *curl* hacia arriba con la mano derecha, tan alto como sea posible. No dejar que el antebrazo se levante de la parte superior del muslo derecho. Bajar el peso hasta la posición inicial y espirar. Ahora, ejecutar *curl* hacia arriba con la mano izquierda, tan alto como sea posible. Bajar el peso a la posición inicial y espirar. Realizar el número indicado de repeticiones con la mano derecha y luego cambiar posiciones hacia la mano izquierda, efectuando el mismo número de repeticiones.

▲ *Curl* de muñeca con mancuerna en un brazo, palma hacia arriba, sentado

Coger una mancuerna con la mano derecha. Sentarse en el extremo de un banco plano y plantar los pies en el suelo, separados unos 24 cm. Inclinarse hacia adelante y colocar el antebrazo derecho sobre la parte superior del muslo derecho, manteniendo la palma hacia arriba. Colocar la mano izquierda sobre el muslo izquierdo encima de la rodilla, para ayudar a aguantar la parte superior del cuerpo. Poner la muñeca de la mano derecha sobre la rodilla derecha. Llevar la mancuerna hasta la posi-

CURL DE MUÑECA CON MANCUERNA EN UN BRAZO, PALMA HACIA ARRIBA, SENTADO

Antebrazos externos

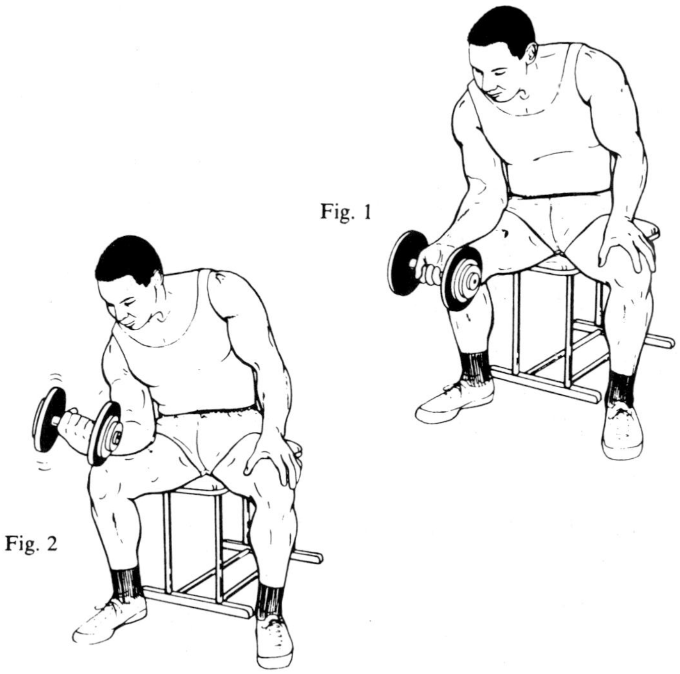

Fig. 1

Fig. 2

CURL DE MUÑECA CON UNA MANCUERNA EN UN BRAZO, PALMAS HACIA ABAJO, SENTADO

Antebrazos internos

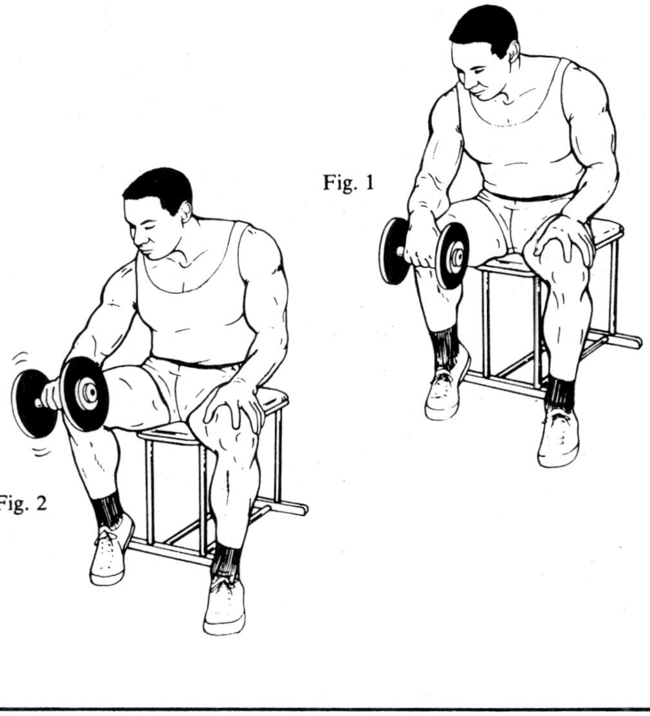

Fig. 1

Fig. 2

CURL LATERAL DE MUÑECA CON MANCUERNA EN UN BRAZO, PALMA HACIA ADENTRO, SENTADO
Antebrazos internos

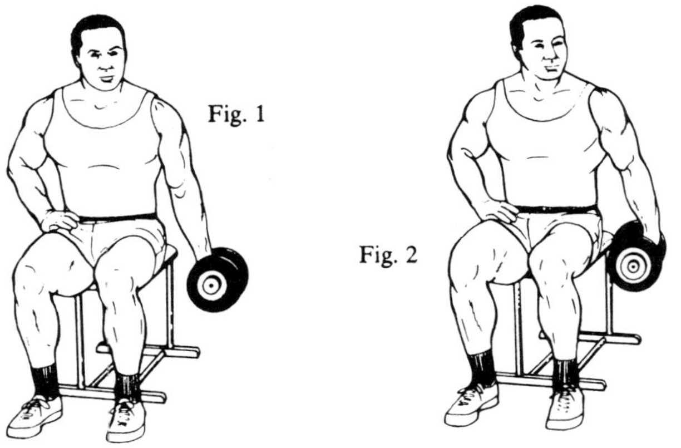

CURL LATERAL DE MUÑECA CON MANCUERNAS EN AMBOS BRAZOS, PALMAS HACIA ADENTRO, SENTADO
Antebrazos internos

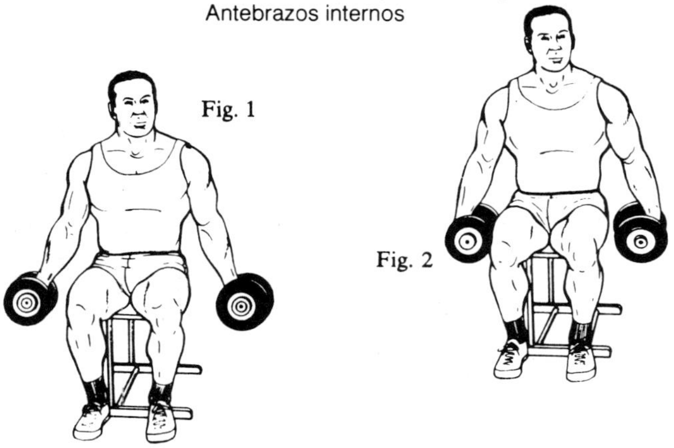

CURL LATERAL DE MUÑECA CON MANCUERNAS, PALMAS HACIA ADENTRO, SENTADO, ALTERNO
Antebrazos internos

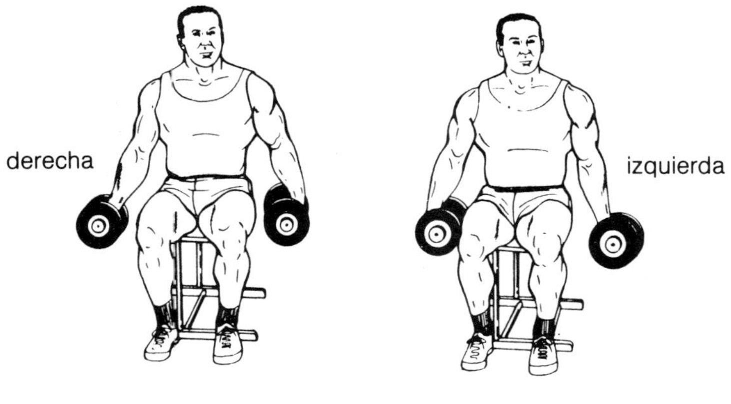

ción más baja posible, sin molestias, flexionando la muñeca hacia abajo, pero mantener un asimiento apretado sobre la mancuerna durante todo el ejercicio. Inspirar y ejecutar *curl* hacia arriba con la mano derecha, tan alto como sea posible. No dejar que el antebrazo se levante de la parte superior del muslo derecho. Bajar el peso hasta la posición inicial y espirar. Ahora, ejecutar *curl* hacia arriba con la mano izquierda, tan alto como sea posible. Bajar el peso a la posición inicial y espirar. Realizar el número indicado de repeticiones con la mano derecha y luego cambiar posiciones hacia la mano izquierda, efectuando el mismo número de repeticiones.

▲ *Curl* lateral de muñeca con mancuerna en un brazo, palma hacia adentro, sentado

Coger una mancuerna en la mano derecha y sentarse en el extremo de un banco plano, con los pies firmemente plantados en el suelo y la espalda recta. Con el brazo derecho colgando recto hacia abajo a un costado del cuerpo, mientras se sostiene la mancuerna con la palma hacia adentro, inspirar y ejecutar *curl* de mano hacia adentro y arriba tan alto como sea posible, con comodidad. Mantener la posición máxima un momento, volver a la posición inicial y espirar. Realizar el número indicado de repeticiones con la mano derecha y luego cambiar posiciones hacia la mano izquierda, efectuando el mismo número de repeticiones. Este ejercicio puede realizarse exactamente del mismo modo si se permanece de pie, sentado sobre un banco inclinado, o de rodillas en el suelo.

▲ *Curl* lateral de muñeca con mancuernas en ambos brazos, palmas hacia adentro, sentado

Coger una mancuerna en cada mano y sentarse en el extremo de un banco plano, con los pies firmemente plantados en el suelo y la espalda recta. Con los brazos colgando rectos hacia abajo a los lados del cuerpo, mientras se sostiene las pesas en cada mano con las palmas hacia adentro, inspirar y ejecutar *curl* de manos hacia adentro y arriba tan alto como sea posible, con comodidad. Mantener la posición máxima un momento, volver a la posición inicial y espirar. Este ejercicio puede realizarse exactamente del mismo modo si se permanece de pie, sentado sobre un banco inclinado, o de rodillas en el suelo.

▲ *Curl* lateral de muñeca con mancuernas, palmas hacia adentro, sentado, alterno

Coger una mancuerna en cada mano y sentarse en el extremo de un banco plano, con los pies firmemente plantados en el suelo y la espalda recta. Con los brazos colgando recto hacia abajo a los lados del cuerpo, mientras se sostiene una mancuerna en cada mano con las palmas hacia adentro, inspirar y ejecutar *curl* de mano derecha hacia adentro y arriba tan alto como sea posible, con comodidad. Mantener la posición máxima un momento, volver a la posición inicial y espirar. Ahora, ejecutar *curl* de mano izquierda hacia adentro y arriba tan alto como sea posible, con comodidad. Mantener la posición máxima un momento, volver a la posición inicial y espirar. Continuar yendo de mano derecha a mano izquierda hasta completar el número indicado de repeticiones. Este ejercicio puede realizarse exactamente del mismo modo si se permanece de pie, sentado sobre un banco inclinado, o de rodillas en el suelo.

▲ *Curl* de muñeca con barra, palmas hacia arriba, sentado

Coger una barra con ambas manos utilizando un asimiento de unos 32 cm, palmas hacia arriba. Sentarse en el extremo de un banco y plantar los pies en el suelo, separados unos 24 cm. Inclinarse hacia adelante y colocar los antebrazos sobre la parte superior de los muslos, manteniendo las palmas hacia arriba. Poner las muñecas sobre las rodillas. Llevar la barra hasta la posición más baja posible, sin molestias, flexionando las muñecas hacia abajo, pero manteniendo un asimiento estrecho sobre la barra durante todo el ejercicio. Inspirar y ejecutar *curl* de manos hacia arriba, tan alto como sea posible. No dejar que los antebrazos se levanten de la parte superior de los muslos. Bajar el peso hasta la posición inicial y espirar.

▲ *Curl* de muñeca con barra, palmas hacia abajo, sentado

Coger una barra con ambas manos utilizando un asimiento de unos 32 cm, palmas hacia abajo. Sentarse en el extremo de un banco y plantar los pies en el suelo, separados unos 24 cm. Inclinarse hacia adelante y colocar los antebrazos sobre la parte superior de los muslos, manteniendo las palmas hacia abajo. Poner las muñecas sobre las rodillas. Llevar la barra hasta la posición más baja posible, sin molestias, flexionando las muñecas hacia abajo, pero manteniendo un asimiento estrecho sobre la barra durante todo el ejercicio. Inspirar y ejecutar *curl* de manos hacia arriba, tan alto como sea posible. No dejar que los antebrazos se levanten de la parte superior de los muslos. Bajar el peso hasta la posición inicial y espirar.

▲ *Curl* de muñeca con dos mancuernas, palmas hacia arriba, sentadilla

Coger una mancuerna en cada mano. Agacharse hasta que la parte superior de

CURL DE MUÑECA CON BARRA, PALMAS HACIA ARRIBA, SENTADO

Antebrazos internos

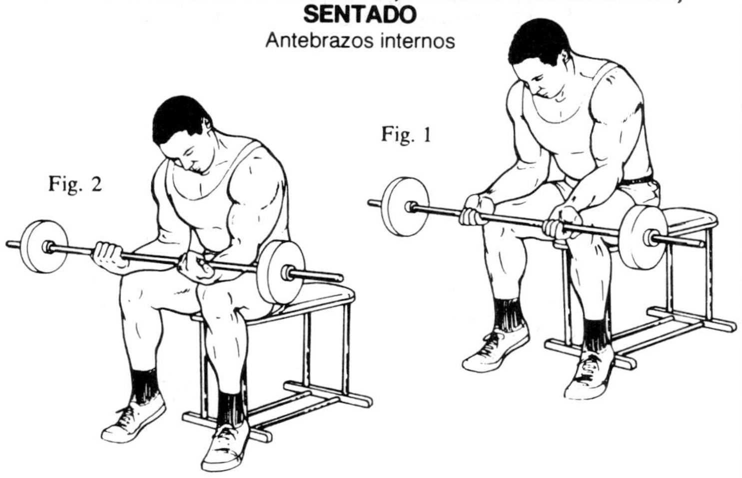

CURL DE MUÑECA CON BARRA, PALMAS HACIA ABAJO, SENTADO

Antebrazos externos

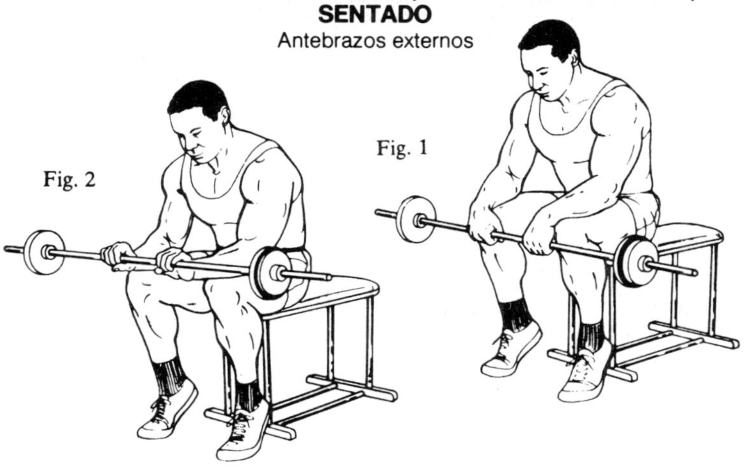

CURL DE MUÑECA CON DOS MANCUERNAS, PALMAS HACIA ARRIBA, SENTADILLA

Antebrazos internos

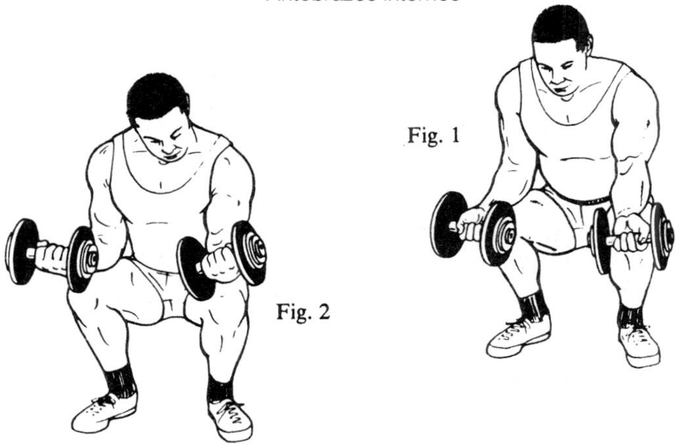

CURL DE MUÑECA CON MANCUERNAS, PALMAS HACIA ARRIBA, SENTADILLA, ALTERNO

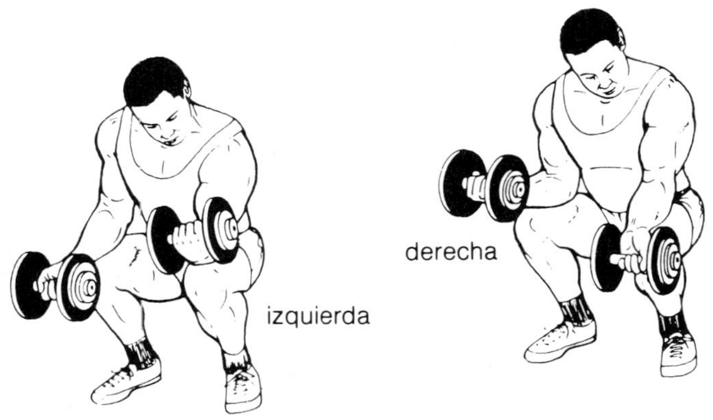

CURL DE MUÑECA CON MANCUERNA EN UN BRAZO, PALMA HACIA ARRIBA, SENTADILLA

Antebrazos internos

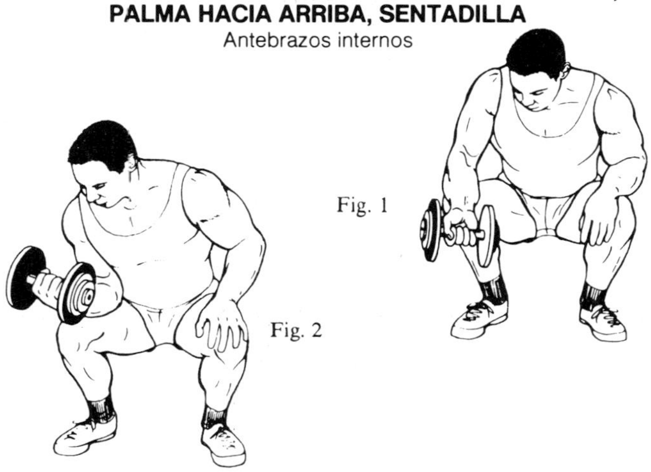

CURL DE MUÑECA CON MANCUERNAS, PALMAS HACIA ABAJO, SENTADILLA, ALTERNO

Antebrazos externos

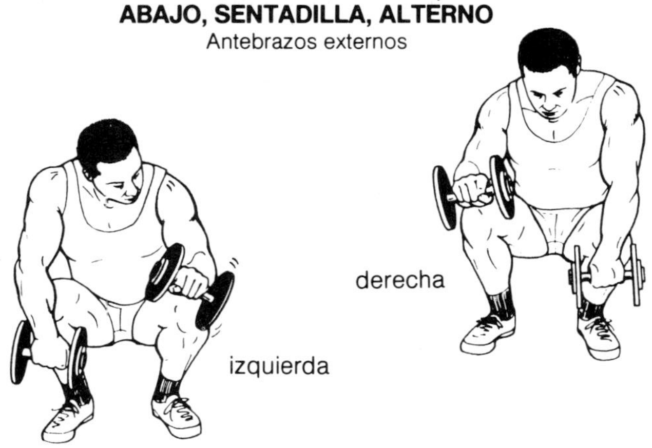

los muslos quede paralela al suelo. Inclinarse hacia adelante y colocar los antebrazos sobre la parte superior de los muslos, manteniendo las palmas hacia arriba. Poner las muñecas sobre las rodillas. Llevar las mancuernas hasta la posición más baja posible, sin molestias, pero mantener un asimiento apretado durante todo el ejercicio. Inspirar y ejecutar *curl* de manos hacia arriba tan alto como se pueda. No dejar que los antebrazos se levanten de la parte superior de los muslos. Bajar los pesos hasta la posición inicial y espirar.

▲ *Curl* de muñeca con mancuernas, palmas hacia arriba, sentadilla, alterno

Coger una mancuerna en cada mano. Agacharse hasta que la parte superior de los muslos esté paralela al suelo. Inclinarse hacia adelante y colocar los antebrazos sobre la parte superior de los muslos, manteniendo las palmas hacia arriba. Poner las muñecas sobre las rodillas. Llevar las mancuernas hasta la posición más baja posible, sin molestias, flexionando las muñecas hacia abajo, pero manteniendo un asimiento apretado durante todo el ejercicio. Inspirar y ejecutar *curl* de mano derecha hacia arriba tan alto como se pueda. No dejar que el antebrazo se levante de la parte superior del muslo derecho. Bajar los pesos hasta la posición inicial y espirar. Ahora, ejecutar *curl* de mano izquierda hacia arriba tan alto como se pueda, sin molestias. Bajar el peso a la posición inicial y espirar. Continuar yendo de mano derecha a mano izquierda hasta completar el número indicado de repeticiones.

▲ *Curl* de muñeca con mancuerna en un brazo, palma hacia arriba, sentadilla

Coger una mancuerna con la mano derecha. Agacharse hasta que la parte superior de los muslos esté paralela al suelo. Inclinarse hacia adelante y colocar el antebrazo derecho sobre la parte superior del muslo derecho, manteniendo la palma hacia arriba. Poner la mano izquierda sobre el muslo izquierdo encima de la rodilla, para ayudar a aguantar la parte superior del cuerpo. Llevar la mancuerna hasta la posición más baja posible, sin molestias, flexionando la muñeca hacia abajo, pero manteniendo un asimiento apretado durante todo el ejercicio. Inspirar y ejecutar *curl* de mano derecha hacia arriba tan alto como se pueda. No dejar que el antebrazo se levante de la parte superior del muslo derecho. Bajar el peso hasta la posición inicial y espirar. Realizar el número indicado de repeticiones con la mano derecha y luego cambiar posiciones hacia la mano izquierda, efectuando el mismo número de repeticiones.

▲ *Curl* de muñeca con mancuernas, palmas hacia abajo, sentadilla, alterno

Coger una mancuerna en cada mano. Agacharse hasta que la parte superior de los muslos esté paralela al suelo. Inclinarse hacia adelante y colocar los antebrazos sobre la parte superior de los muslos, manteniendo las palmas hacia abajo. Poner las muñecas sobre las rodillas. Llevar las mancuernas hasta la posición más baja posible, sin molestias, flexionando las muñecas hacia abajo, pero manteniendo un asimiento apretado durante todo el ejercicio. Inspirar y ejecutar *curl* de mano derecha tan alto como se pueda. No dejar que el antebrazo se levante de la parte superior del muslo derecho. Bajar los pesos hasta la posición inicial y espirar. Ahora, ejecutar *curl* de mano izquierda hacia arriba, tan alto como se pueda, sin molestias. Bajar el peso hasta la posición inicial y espirar. Continuar yendo de mano derecha a mano izquierda hasta completar el número indicado de repeticiones.

▲ *Curl* de muñeca con mancuerna en un brazo, palma hacia abajo, sentadilla

Coger una mancuerna con la mano derecha. Agacharse hasta que la parte superior de los muslos esté paralela al suelo. Inclinarse hacia adelante y colocar el antebrazo derecho sobre la parte superior del muslo derecho, manteniendo la palma hacia abajo. Poner la mano izquierda sobre el muslo izquierdo encima de la rodilla, para ayudar a aguantar la parte superior del cuerpo. Llevar la mancuerna hasta la posición más baja posible, sin molestias, flexionando la muñeca hacia abajo, pero manteniendo un asimiento apretado durante todo el ejercicio. Inspirar y ejecutar *curl* de mano derecha hacia arriba tan alto como se pueda. No dejar que el antebrazo se levante de la parte superior del muslo derecho. Bajar el peso hasta la posición inicial y espirar. Realizar el número indicado de repeticiones con la mano derecha y luego cambiar posiciones hacia la mano izquierda, efectuando el mismo número de repeticiones.

▲ *Curl* de muñecas con barra, palmas hacia abajo, sentadilla

Coger una barra con ambas manos, empleando un asimiento de unos 20 cm con palmas hacia abajo. Agacharse hasta que la parte superior de los muslos quede paralela al suelo. Inclinarse hacia adelante y colocar los antebrazos sobre la parte superior de los muslos, manteniendo las palmas hacia abajo. Poner las muñecas sobre las rodillas. Llevar la barra hasta la posición más baja posible, sin molestias, flexionando las muñecas hacia abajo, pero manteniendo un asimiento apretado durante todo el ejercicio. Inspirar y ejecutar

CURL DE MUÑECA CON MANCUERNA EN UN BRAZO, PALMA HACIA ABAJO, SENTADILLA

Antebrazos externos

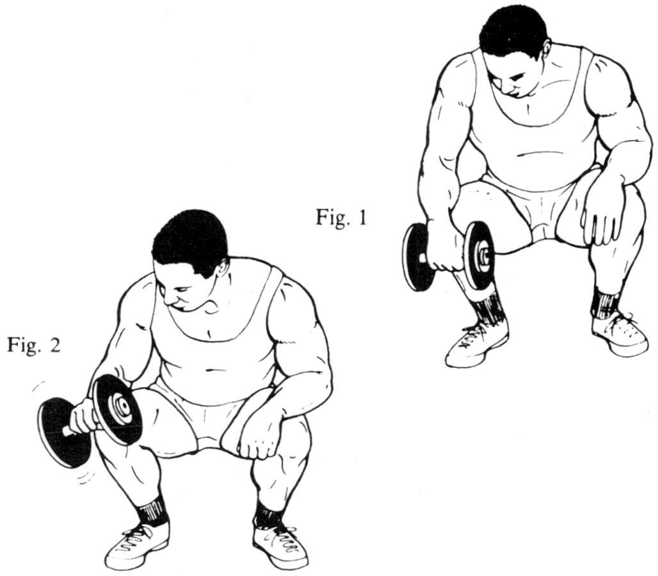

CURL DE MUÑECA CON BARRA, PALMAS HACIA ABAJO, SENTADILLA

Antebrazos externos

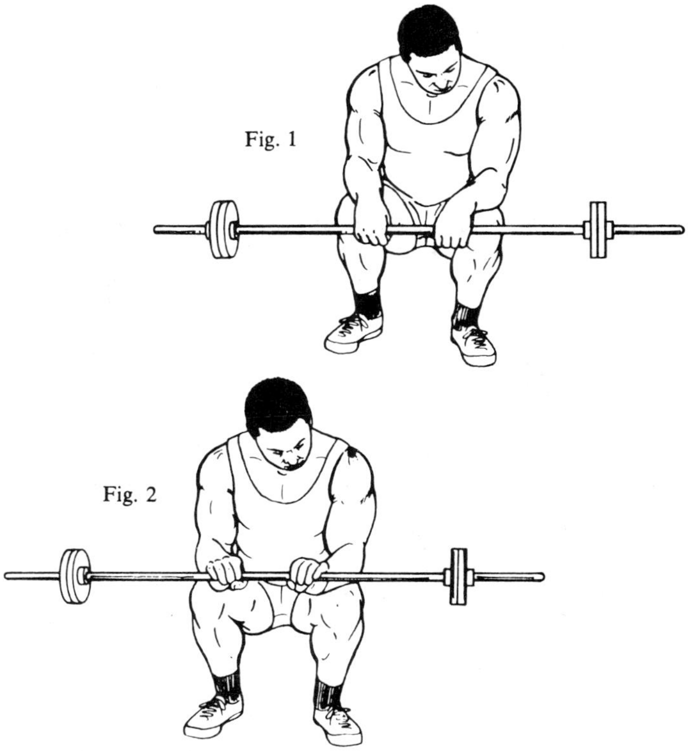

CURL DE MUÑECA CON BARRA, PALMAS HACIA ARRIBA, SENTADILLA

Antebrazos internos

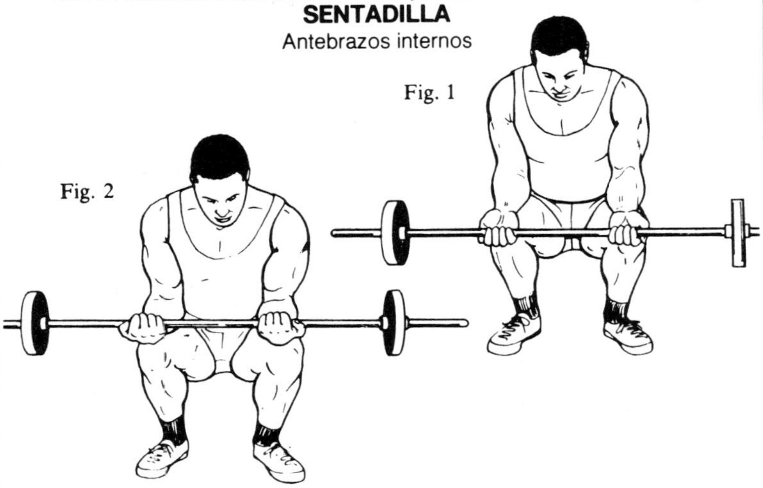

Fig. 1 Fig. 2

CURL DE MUÑECA CON MANCUERNA EN UN BRAZO, PALMA HACIA ARRIBA, EN BANCO PLANO

Antebrazos internos

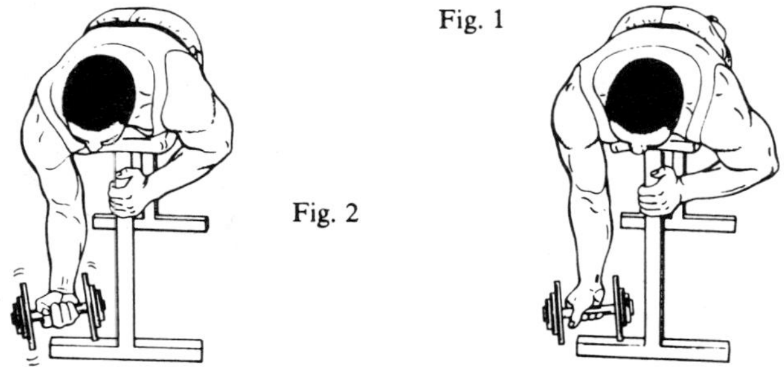

Fig. 1 Fig. 2

CURL DE MUÑECAS CON DOS MANCUERNAS, PALMAS HACIA ARRIBA, EN BANCO PLANO

Antebrazos internos

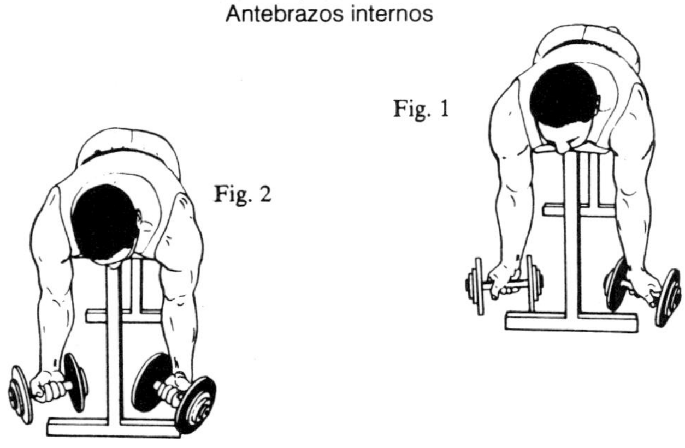

Fig. 1 Fig. 2

curl de manos hacia arriba, tan alto como sea posible. No dejar que los antebrazos se levanten de la parte superior de los muslos. Bajar el peso hasta la posición inicial y espirar.

▲ Curl de muñeca con barra, palmas hacia arriba, sentadilla

Coger una barra con ambas manos, empleando un asimiento de unos 20 cm con palmas hacia arriba. Agacharse hasta que la parte superior de los muslos quede paralela al suelo. Inclinarse hacia adelante y colocar los antebrazos sobre la parte superior de los muslos, manteniendo las palmas hacia abajo. Poner las muñecas sobre las rodillas. Llevar la barra hasta la posición más baja posible, sin molestias, flexionando las muñecas hacia abajo pero manteniendo un asimiento apretado durante todo el ejercicio. Inspirar y ejecutar *curl* de manos hacia arriba, tan alto como sea posible. No dejar que los antebrazos se levanten de la parte superior de los muslos. Bajar el peso hasta la posición inicial y espirar.

▲ *Curl* de muñeca con mancuerna en un brazo, palma hacia arriba, en banco plano

Colocar una mancuerna en el suelo, delante del extremo de un banco plano bastante alto. Tumbarse boca abajo sobre el banco, con la cabeza y la parte superior del cuerpo, casi hasta debajo de los pectorales superiores, fuera del banco. Agacharse y coger la mancuerna con la mano derecha. Levantar la mancuerna, manteniendo el brazo derecho recto y utilizando un asimiento de palmas hacia arriba. Con la mancuerna sin tocar el suelo, inspirar y ejecutar *curl* de mano derecha hacia arriba tan alto como se pueda. Mantener esta posición un momento, volver a la posición inicial y espirar. Realizar el número indicado de repeticiones con la mano derecha y luego cambiar posiciones hacia la mano izquierda, efectuando el mismo número de repeticiones.

▲ *Curl* de muñecas con dos mancuernas, palmas hacia arriba, en banco plano

Colocar dos mancuernas en el suelo, delante del extremo de un banco plano bastante alto. Tumbarse boca abajo sobre el banco, con la cabeza y la parte superior del cuerpo, casi hasta debajo de los pectorales superiores, fuera del banco. Agacharse y coger las mancuernas. Levantar las mancuernas, manteniendo los brazos rectos y utilizando un asimiento de palmas hacia arriba. Con las mancuernas sin tocar el suelo, inspirar y ejecutar *curl* de manos hacia arriba tan alto como se pueda. Mantener esta posición un momento, volver a la posición inicial y espirar.

▲ *Curl* de muñecas con mancuernas, palmas hacia arriba, en banco plano, alterno

Colocar dos mancuernas en el suelo, delante del extremo de un banco plano bastante alto. Tumbarse boca abajo sobre el banco, con la cabeza y la parte superior del cuerpo, casi hasta debajo de los pectorales superiores, fuera del banco. Agacharse y coger las mancuernas. Levantar las mancuernas, manteniendo los brazos rectos y utilizando un asimiento de palmas hacia arriba. Con las mancuernas sin tocar el suelo, inspirar y ejecutar *curl* de mano derecha hacia arriba tan alto como se pueda. Mantener esta posición un momento, volver a la posición inicial y espirar. Ahora, ejecutar *curl* de mano izquierda hacia arriba tan alto como se pueda. Mantener esa posición un momento, volver a la posición inicial y espirar. Continuar yendo de mano derecha a mano izquierda hasta completar el número indicado de repeticiones.

▲ *Curl* de muñeca con un brazo, palma hacia abajo, en banco plano

Colocar una mancuerna en el suelo, delante del extremo de un banco plano bastante alto. Tumbarse boca abajo sobre el banco, con la cabeza y la parte superior del cuerpo, casi hasta debajo de los pectorales superiores, fuera del banco. Agacharse y coger la mancuerna con la mano derecha. Levantar la mancuerna, manteniendo el brazo derecho recto y utilizando un asimiento de palma hacia abajo. Con la mancuerna sin tocar el suelo, inspirar y ejecutar *curl* de mano derecha hacia arriba tan alto como se pueda. Mantener esta posición un momento, volver a la posición inicial y espirar. Realizar el número indicado de repeticiones con la mano derecha y luego cambiar posiciones hacia la mano izquierda, efectuando el mismo número de repeticiones.

▲ *Curl* de muñecas con dos mancuernas, palmas hacia abajo, en banco plano

Colocar dos mancuenas en el suelo, delante del extremo de un banco plano bastante alto. Tumbarse boca abajo sobre el banco, con la cabeza y la parte superior del cuerpo, casi hasta debajo de los pectorales superiores, fuera del banco. Agacharse y coger las mancuernas. Levantar las mancuernas, manteniendo los brazos rectos y utilizando un asimiento de palmas hacia abajo. Con las mancuernas sin tocar el suelo, inspirar y ejecutar *curl* de manos hacia arriba tan alto como se pueda. Mantener esta posición un momento, volver a la posición inicial y espirar.

▲ *Curl* de muñecas con barra, palmas hacia arriba, en banco plano

Colocar una barra en el suelo, delante del

CURL DE MUÑECAS CON MANCUERNAS, PALMAS HACIA ARRIBA, EN BANCO PLANO, ALTERNO

Antebrazos internos

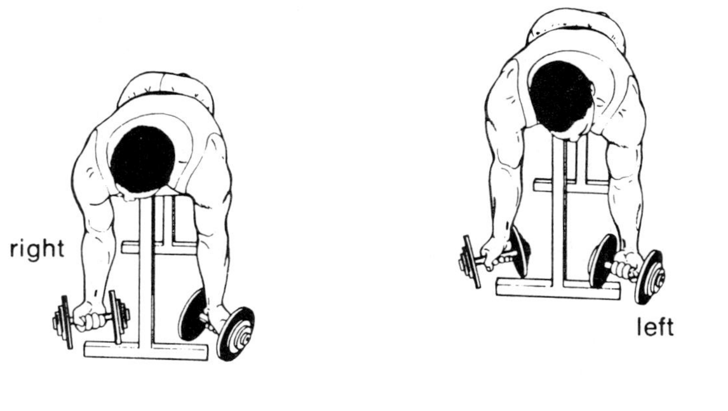

CURL DE MUÑECAS CON DOS MANCUERNAS, PALMAS HACIA ABAJO, EN BANCO PLANO

Antebrazos externos

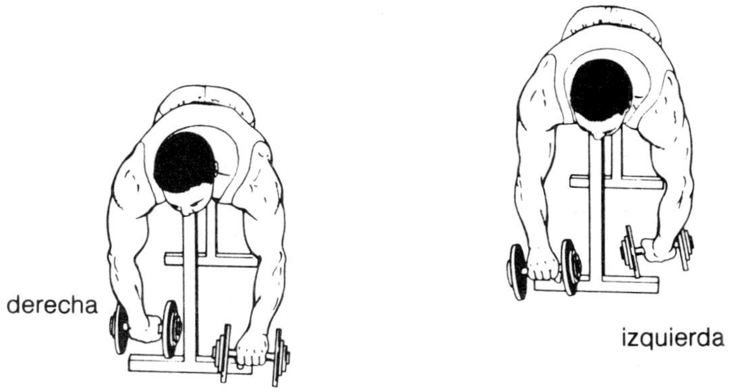

CURL DE MUÑECA CON UN BRAZO, PALMA HACIA ABAJO, EN BANCO PLANO

Antebrazos externos

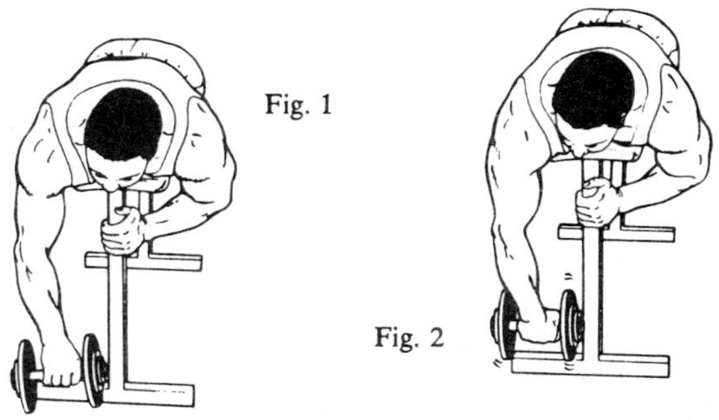

CURL DE MUÑECAS CON DOS MANCUERNAS, PALMAS HACIA ABAJO, EN BANCO PLANO
Antebrazos externos

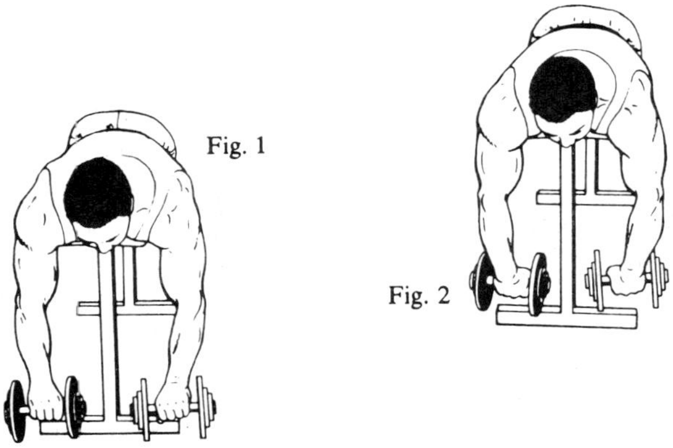

CURL DE MUÑECAS CON BARRA, PALMAS HACIA ARRIBA, EN BANCO PLANO
Antebrazos internos

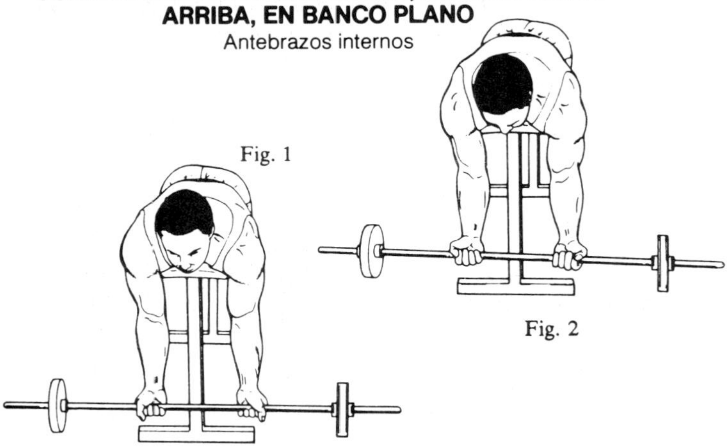

CURL DE MUÑECAS CON BARRA, PALMAS HACIA ABAJO, EN BANCO PLANO
Antebrazos externos

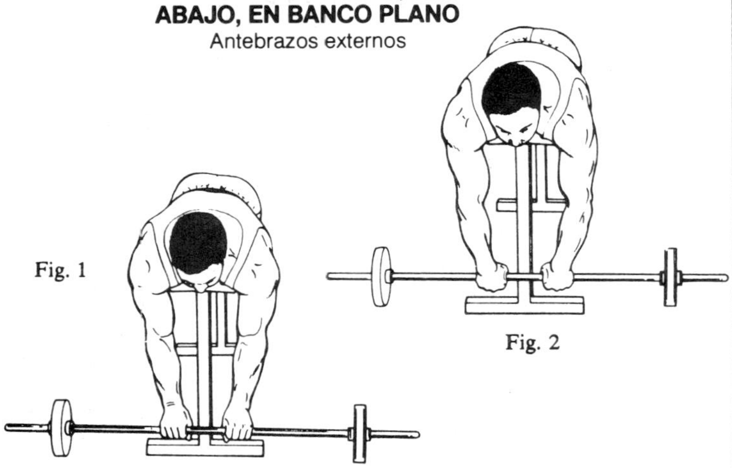

extremo de un banco plano bastante alto. Tumbarse boca abajo sobre el banco, con la cabeza y la parte posterior del cuerpo, casi hasta debajo de los pectorales superiores, fuera del banco. Agacharse y coger la barra con un asimiento de unos 32 cm, con palmas hacia arriba. Levantar la barra, manteniendo los brazos rectos con el peso sin tocar el suelo. Inspirar y ejecutar *curl* de manos hacia arriba, tan alto como se pueda. Mantener esta posición un momento, volver a la posición inicial y espirar.

▲ *Curl* de muñecas con barra, palmas hacia abajo, en banco plano

Colocar una barra en el suelo, delante del extremo de un banco plano bastante alto. Tumbarse boca abajo sobre el banco, con la cabeza y la parte posterior del cuerpo, casi hasta debajo de los pectorales superiores, fuera del banco. Agacharse y coger la barra con un asimiento de unos 32 cm, con palmas hacia abajo. Levantar la barra, manteniendo los brazos rectos con el peso sin tocar el suelo. Inspirar y ejecutar *curl* de manos hacia abajo, tan alto como se pueda. Mantener esta posición un momento, volver a la posición inicial y espirar.

▲ *Curl* de muñecas con dos mancuernas sobre un banco, palmas hacia arriba

Colocar dos mancuernas junto a un banco plano de unos 32 cm de altura. Arrodillarse detrás del banco. Inclinarse por encima del banco y coger las mancuernas con ambas manos. Levantar las mancuernas y colocar los antebrazos extendidos sobre el banco. Poner las muñecas sobre el borde del banco, con las palmas hacia arriba y separadas unos 32 cm. Llevar las mancuernas hasta la posición más baja posible, sin molestias, flexionando las muñecas hacia abajo, pero manteniendo un asimiento apretado sobre los pesos durante todo el ejercicio. Inspirar y ejecutar *curl* de manos hacia arriba, tan alto como se pueda. No dejar que los antebrazos se levanten del banco. Bajar los pesos hasta la posición inicial y espirar.

▲ *Curl* de muñecas con dos mancuernas sobre un banco, palmas hacia abajo

Colocar dos mancuernas junto a un banco plano de unos 32 cm de altura. Arrodillarse detrás del banco. Inclinarse por encima del banco y coger las mancuernas con ambas manos. Levantar las mancuernas y colocar los antebrazos extendidos sobre el banco. Poner las muñecas sobre el borde del banco, con las palmas hacia abajo y separadas unos 32 cm. Llevar las mancuernas hasta la posición más baja posible, sin molestias, flexionando las muñecas hacia abajo, pero manteniendo un asimiento apretado sobre los pesos durante todo el ejercicio. Inspirar y ejecutar *curl* de manos hacia abajo, tan alto como se pueda. No dejar que los antebrazos se levanten del banco. Bajar las mancuernas hasta la posición inicial y espirar.

▲ *Curl* de muñecas con mancuernas sobre un banco, palmas hacia arriba, alterno

Colocar dos mancuernas junto a un banco plano de unos 32 cm de altura. Arrodillarse detrás del banco. Inclinarse por encima del banco y coger las mancuernas con ambas manos. Levantar las mancuernas y colocar los antebrazos extendidos sobre el banco. Poner las muñecas sobre el borde del banco, con las palmas hacia arriba. Llevar las mancuernas hasta la posición más baja posible, sin molestias, flexionando las muñecas hacia abajo, pero manteniendo un asimiento apretado sobre los pesos durante todo el ejercicio. Inspirar y ejecutar *curl* de mano derecha hacia arriba, tan alto como se pueda. No dejar que el antebrazo se levante del banco. Bajar las mancuernas hasta la posición inicial y espirar. Ahora, ejecutar *curl* de mano izquierda hacia arriba tan alto como se pueda. Bajar el peso a la posición inicial y espirar. Continuar yendo de mano derecha a mano izquierda hasta completar el número indicado de repeticiones.

▲ *Curl* de muñecas sobre un banco, palmas hacia abajo, alterno

Colocar dos mancuernas junto a un banco plano de unos 32 cm de altura. Arrodillarse detrás del banco. Inclinarse por encima del banco y coger las mancuernas con ambas manos. Levantar las mancuernas y colocar los antebrazos extendidos sobre el banco. Poner las muñecas sobre el borde del banco, con las palmas hacia abajo. Llevar las mancuernas hasta la posición más baja posible, sin molestias, flexionando las muñecas hacia abajo, pero manteniendo un asimiento apretado sobre las mancuernas durante todo el ejercicio. Inspirar y ejecutar *curl* de mano derecha hacia arriba, tan alto como se pueda. No dejar que el antebrazo se levante del banco. Bajar las mancuernas hasta la posición inicial y espirar. Ahora, ejecutar *curl* de mano izquierda hacia arriba tan alto como se pueda. Bajar la mancuerna a la posición inicial y espirar. Continuar yendo de mano derecha a mano izquierda hasta completar el número indicado de repeticiones.

▲ *Curl* de muñeca con mancuerna en un brazo sobre un banco, palmas hacia arriba

Colocar una mancuerna junto a un banco plano de unos 32 cm de altura. Arrodillarse detrás del banco. Inclinarse por encima del banco y coger la mancuerna con la mano derecha. Levantar las mancuernas y

***CURL* DE MUÑECAS CON DOS MANCUERNAS SOBRE UN BANCO, PALMAS HACIA ARRIBA**
Antebrazos internos

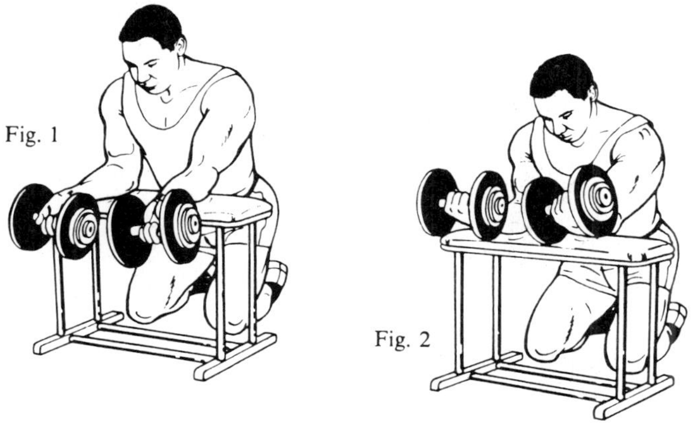

***CURL* DE MUÑECAS CON DOS MANCUERNAS SOBRE UN BANCO, PALMAS HACIA ABAJO**
Antebrazos externos

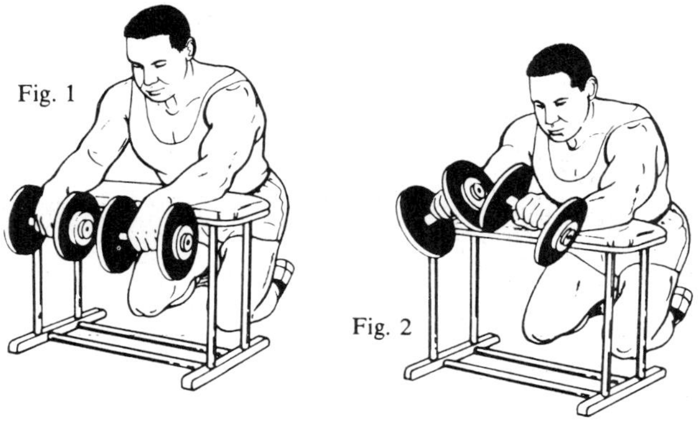

***CURL* DE MUÑECAS CON MANCUERNAS SOBRE UN BANCO, PALMAS HACIA ARRIBA, ALTERNO**
Antebrazos internos

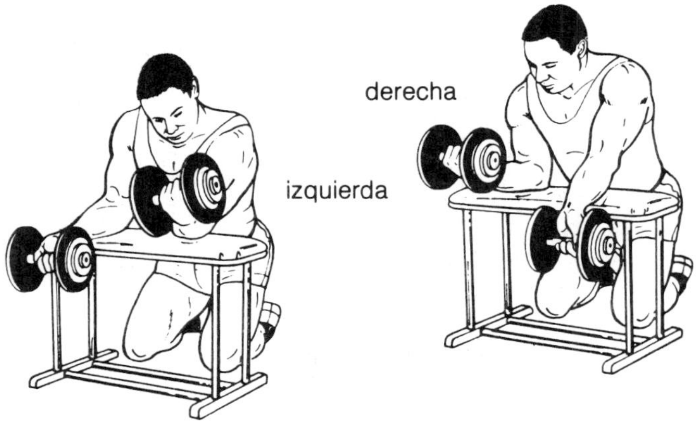

CURL DE MUÑECAS SOBRE UN BANCO, PALMAS HACIA ABAJO, ALTERNO

Antebrazos externos

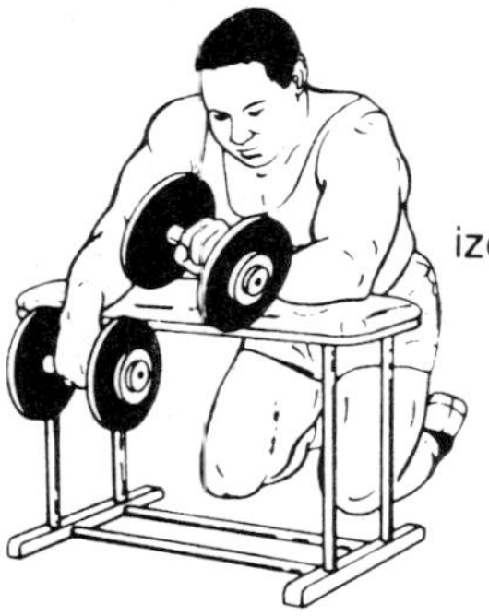

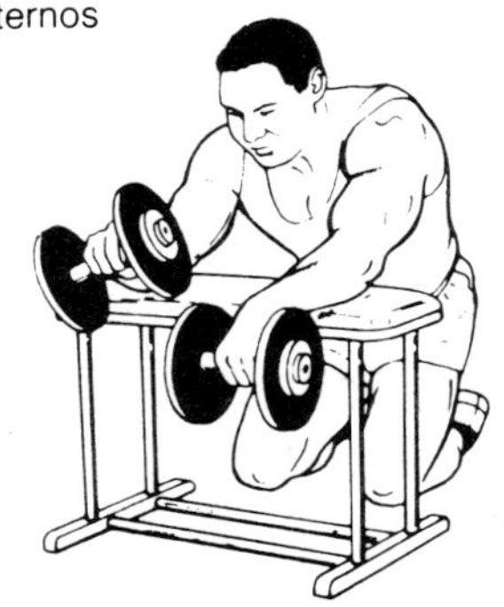

CURL DE MUÑECA CON MANCUERNA EN UN BRAZO SOBRE UN BANCO, PALMAS HACIA ARRIBA

Antebrazos internos

Fig. 2

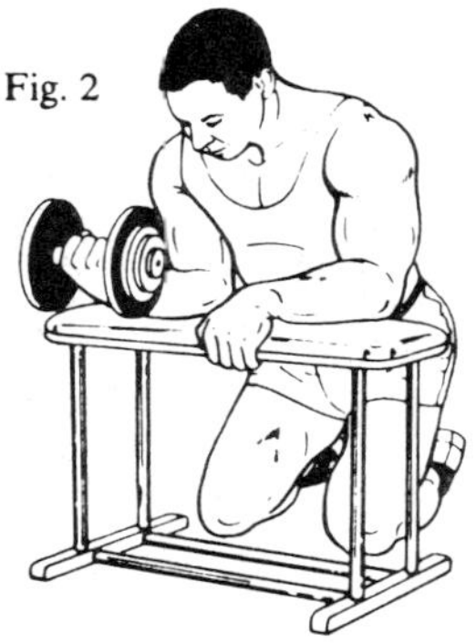

Fig. 1

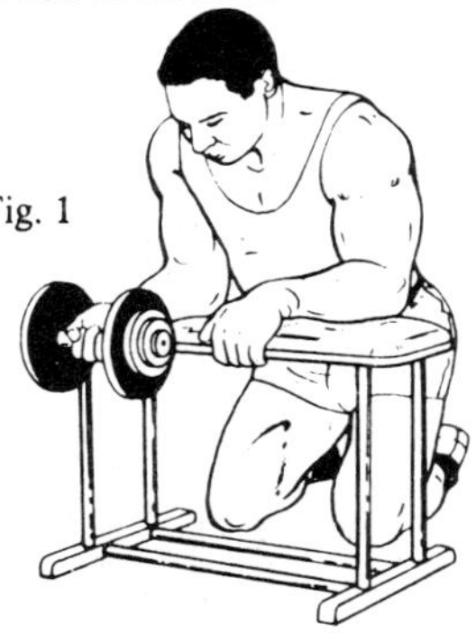

CURL DE MUÑECA CON UNA MANCUERNA EN UN BRAZO SOBRE UN BANCO, PALMA HACIA ABAJO

Antebrazos externos

Fig. 2

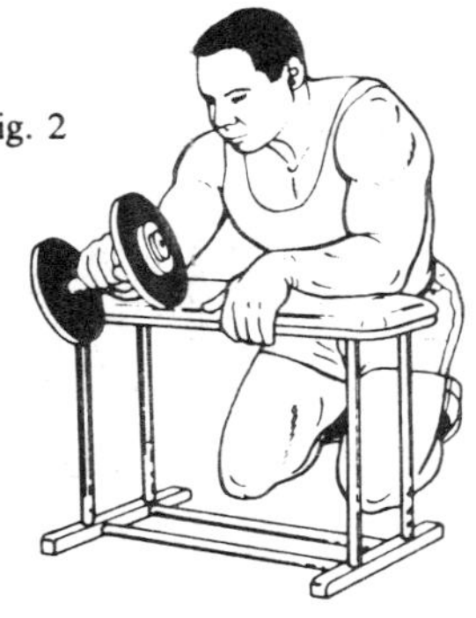

Fig. 1

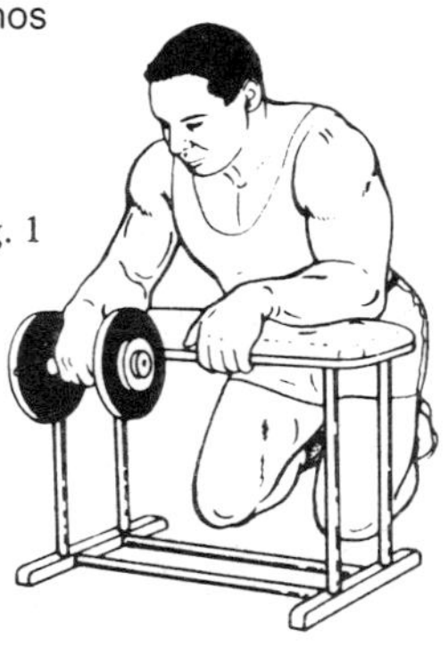

colocar el antebrazo derecho extendido sobre el banco. Poner la muñeca sobre el borde del banco, con la palma hacia arriba. Llevar la mancuerna hasta la posición más baja posible, sin molestias, flexionando la muñeca hacia abajo, pero manteniendo un asimiento apretado sobre la mancuerna durante todo el ejercicio. Inspirar y ejecutar *curl* de mano derecha hacia arriba, tan alto como se pueda. No dejar que el antebrazo se levante del banco. Bajar la mancuerna hasta la posición inicial y espirar. Realizar el número indicado de repeticiones con la mano derecha y luego cambiar posiciones hacia la mano izquierda, efectuando el mismo número de repeticiones.

▲ *Curl* de muñeca con una mancuerna en un brazo sobre un banco, palma hacia abajo

Colocar una mancuerna junto a un banco plano de unos 32 cm de altura. Arrodillarse detrás del banco. Inclinarse por encima del banco y coger la mancuerna con la mano derecha. Levantar las mancuernas y colocar el antebrazo derecho extendido sobre el banco. Poner la muñeca sobre el borde del banco, con la palma hacia abajo. Llevar la mancuerna hasta la posición más baja posible, sin molestias, flexionando la muñeca hacia abajo, pero manteniendo un asimiento apretado sobre la mancuerna durante todo el ejercicio. Inspirar y ejecutar *curl* de mano derecha hacia arriba, tan alto como se pueda. No dejar que el antebrazo se levante del banco. Bajar la mancuerna hasta la posición inicial y espirar. Realizar el número indicado de repeticiones con la mano derecha y luego cambiar posiciones hacia mano izquierda, efectuando el mismo número de repeticiones.

▲ *Curl* de muñeca con barra sobre un banco, palmas hacia arriba

Colocar una barra junto a un banco plano de unos 32 cm de altura. Arrodillarse detrás del banco. Inclinarse por encima del banco y coger la barra con ambas manos, empleando un asimiento de unos 32 cm, con las palmas hacia arriba. Levantar la barra y colocar los antebrazos estirados sobre el banco. Poner las muñecas sobre el borde del banco. Llevar la barra hasta la posición más baja posible, sin molestias, flexionando las muñecas hacia abajo, pero manteniendo un asimiento apretado durante todo el ejercicio. Inspirar y ejecutar *curl* de manos hacia arriba tan alto como sea posible. No dejar que los antebrazos se levanten del banco. Bajar el peso a la posición inicial y espirar.

▲ *Curl* de muñecas con una barra sobre un banco, palmas hacia abajo

Colocar una barra junto a un banco plano

de unos 32 cm de altura. Arrodillarse detrás del banco. Inclinarse por encima del banco y coger la barra con ambas manos, empleando un asimiento de unos 32 cm, con las palmas hacia abajo. Levantar la barra y colocar los antebrazos estirados sobre el banco. Poner las muñecas sobre el borde del banco. Llevar la barra hasta la posición más baja posible, sin molestias, flexionando las muñecas hacia abajo, pero manteniendo un asimiento apretado durante todo el ejercicio. Inspirar y ejecutar el *curl* de manos hacia arriba tan alto como sea posible. No dejar que los antebrazos se levanten del banco. Bajar el peso a la posición inicial y espirar.

▲ *Curl* de muñeca con rodillo de muñeca, sobre un banco

Colocar un peso bastante liviano en el extremo de la cuerda de un rodillo de muñeca. Arrodillarse junto a un banco plano y colocar los antebrazos estirados sobre el banco. Las muñecas deben estar apoyadas en el borde del banco. Comenzar a enrollar el peso hacia arriba, ejecutando *curl* con la mano derecha hacia arriba y hacia abajo llegando tan lejos como se pueda; luego, hacer lo mismo con la mano izquierda. Continuar yendo de mano derecha a mano izquierda hasta que el peso toque la barra. Bajar el peso nuevamente a la posición inicial, revirtiendo los movimientos de la mano.

▲ *Curl* de muñeca con rodillo, sentadilla

Colocar un peso bastante liviano en el extremo de la cuerda de un rodillo de muñeca. Agacharse hasta que la parte posterior de los muslos quede paralela al suelo. Inclinarse hacia adelante y colocar los antebrazos sobre la parte superior de los muslos, empleando un asimiento de palmas hacia abajo sobre el rodillo. Comenzar enrollando el peso hacia arriba hasta la barra, ejecutando *curl* con la mano derecha hacia arriba y hacia abajo, llegando tan lejos como se pueda. Continuar yendo de mano derecha a mano izquierda hasta que el peso toque la barra. Bajar el peso nuevamente a la posición inicial revirtiendo los movimientos de las manos.

▲ *Curl* de muñeca con rodillo de muñeca, sentado

Colocar un peso bastante liviano en el extremo de la cuerda de un rodillo de muñeca. Sentarse en el extremo de un banco plano y plantar los pies en el suelo, separados unos 24 cm. Inclinarse hacia adelante y colocar los antebrazos sobre la parte superior de los muslos, empleando un asimiento de palmas hacia abajo sobre el rodillo. Comenzar enrollando el peso hacia arriba hasta la barra, ejecutando *curl* con la mano derecha hacia arriba y hacia abajo, llegando tan lejos como se pueda.

CURL DE MUÑECA CON BARRA SOBRE UN BANCO, PALMAS HACIA ARRIBA
Antebrazos internos

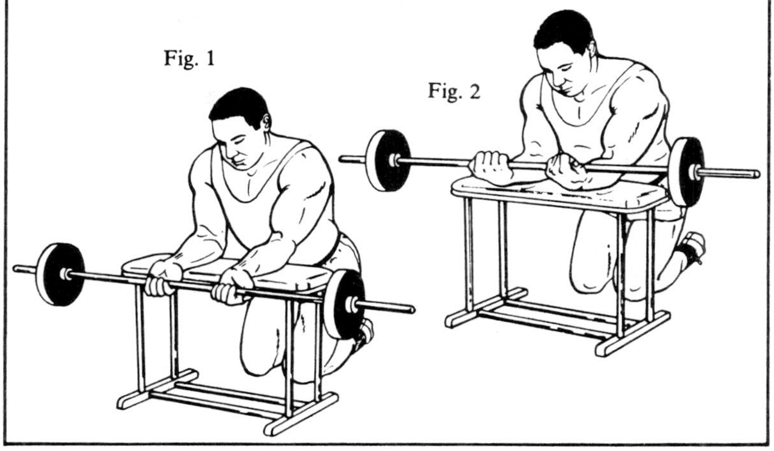

CURL DE MUÑECAS CON UNA BARRA SOBRE UN BANCO, PALMAS HACIA ABAJO
Antebrazos externos

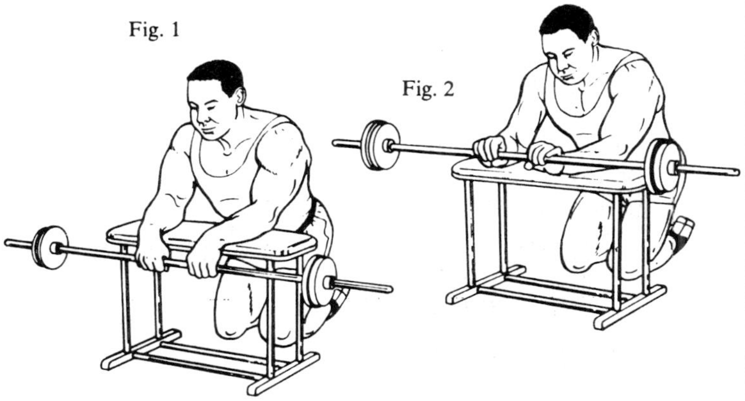

CURL DE MUÑECA CON RODILLO DE MUÑECA, SOBRE UN BANCO
Antebrazos externos

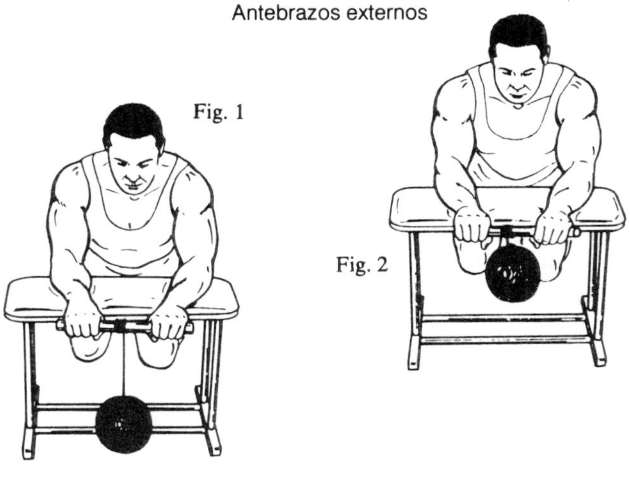

***CURL* DE MUÑECA CON RODILLO, SENTADILLA**
Antebrazos externos

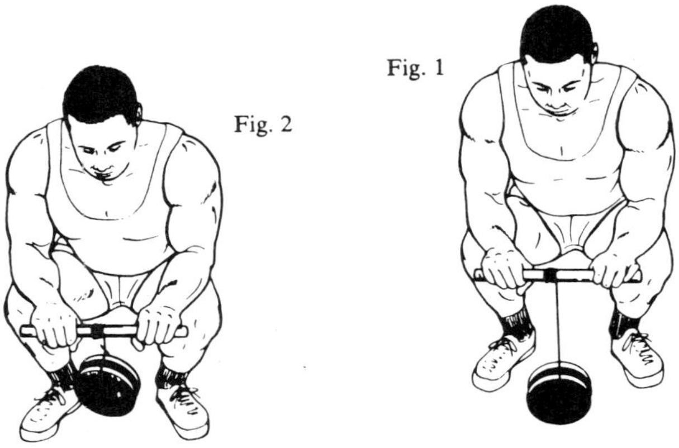

Fig. 2 Fig. 1

***CURL* DE MUÑECA CON RODILLO DE MUÑECA, SENTADO**
Antebrazos externos

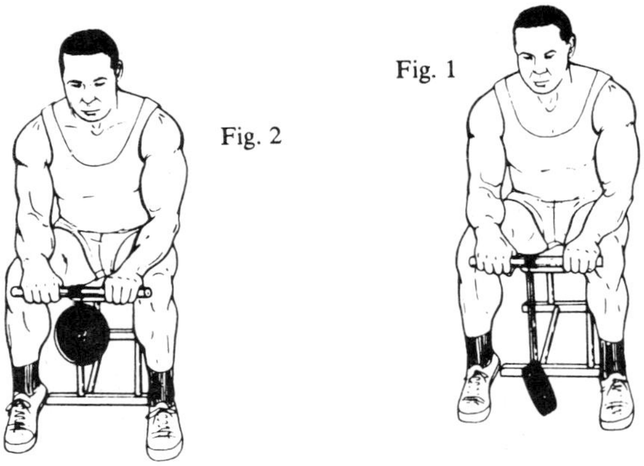

Fig. 2 Fig. 1

***CURL* DE MUÑECA CON BARRA DE POLEA BAJA, DE PIE FRENTE A LA MÁQUINA, PALMAS HACIA ARRIBA**
Antebrazos internos

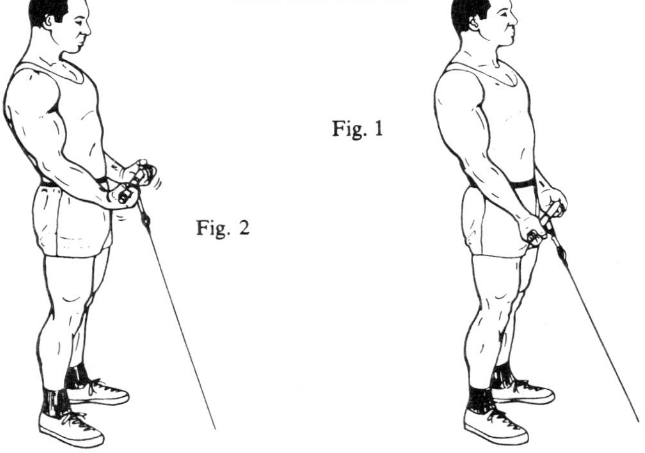

Fig. 2 Fig. 1

Continuar yendo de mano derecha a mano izquierda hasta que el peso toque la barra. Bajar el peso nuevamente a la posición inicial revirtiendo los movimientos de las manos.

▲ *Curl* de muñeca con barra de polea baja, de pie frente a la máquina, palmas hacia arriba

Situarse de pie frente a una polea baja de pared. Atar una barra corta a los dos cables de la polea baja. Coger la barra con ambas manos, empleando un asimiento de palmas hacia arriba y apartarse lo suficiente de la máquina a fin de poder soportar los pesos en forma adecuada durante todo el ejercicio. Con las manos separadas unos 32 cm, permanecer de pie, con la espalda recta y los brazos colgando directamente hacia abajo delante del cuerpo, con el dorso de las manos casi tocando la parte superior de los muslos. Inspirar y ejecutar *curl* llevando las manos hacia arriba tan alto como sea posible, sin molestias. Mantener esta posición un momento, volver a la posición inicial y espirar.

▲ *Curl* de muñecas con barra de polea baja, de pie frente a la máquina, palmas hacia abajo

Situarse de pie frente a una polea baja de pared. Atar una barra corta a los dos cables de la polea baja. Coger la barra con ambas manos, empleando un asimiento de palmas hacia abajo y apartarse lo suficiente de la máquina a fin de poder soportar los pesos en forma adecuada durante todo el ejercicio. Con las manos separadas unos 32 cm, permanecer de pie, con la espalda recta y los brazos colgando directamente hacia abajo delante del cuerpo, con el dorso de las manos casi tocando la parte superior de los muslos. Inspirar y ejecutar *curl* llevando las manos hacia arriba tan alto como sea posible, sin molestias. Mantener esta posición un momento, volver a la posición inicial y espirar.

▲ *Curl* de muñeca con barra de polea baja, de pie y de espaldas a la máquina, palmas hacia arriba

Atar una barra corta a los cables de una polea baja de pared. Situarse de espaldas a la máquina, agacharse y coger la barra con ambas manos, permaneciendo erguido con la barra detrás de la espalda, casi en línea donde se juntan las nalgas y la parte superior de los muslos. Con las manos separadas unos 3 cm, permanecer de pie, con la espalda recta y los brazos colgando directamente hacia abajo detrás del cuerpo. Inspirar y ejecutar *curl* llevando las manos hacia arriba, tanto como se pueda, sin molestias. Mantener esta posición un momento, volver a la posición inicial y espirar.

▲ *Curl* de muñecas con un brazo en polea baja sobre banco inclinado, palmas hacia abajo

Colocar un banco inclinado delante de una polea baja de pared, a una distancia que permita aguantar el peso en forma adecuada durante todo el ejercicio. Coger el asa del cable de la polea baja con la mano derecha. Situarse detrás del banco inclinado y colocar todo el brazo sobre el banco, dejándolo descansar sobre la almohadilla, con la palma hacia abajo. Inspirar y ejecutar *curl* llevando la mano izquierda hacia arriba tan alto como sea posible, sin molestias. Mantener esta posición un momento, volver a la posición inicial y espirar. Realizar el número indicado de repeticiones con la mano derecha y luego cambiar posiciones hacia la mano izquierda, efectuando el mismo número de repeticiones.

▲ *Curl* de muñecas con un brazo en polea baja sobre banco inclinado, palma hacia arriba

Colocar un banco inclinado delante de una polea baja de pared, a una distancia que permita aguantar el peso en forma adecuada durante todo el ejercicio. Coger el asa del cable de la polea baja con la mano derecha. Situarse detrás del banco inclinado y colocar todo el brazo sobre el banco, dejándolo descansar sobre la almohadilla, con la palma hacia arriba. Inspirar y ejecutar *curl,* llevando la mano izquierda hacia arriba tan alto como sea posible, sin molestias. Mantener esta posición un momento, volver a la posición inicial y espirar. Realizar el número indicado de repeticiones con la mano derecha y luego cambiar posiciones hacia la mano izquierda, efectuando el mismo número de repeticiones.

▲ *Curl* de muñeca en polea baja con ambos brazos, sentado, palmas hacia arriba

Colocar un taburete delante de una polea baja de pared, a una distancia que permita levantar los pesos en forma adecuada durante todo el ejercicio. Coger las asas de los cables de la polea con ambas manos. Retroceder y sentarse en el taburete, con los pies separados unos 32 cm. Inclinarse hacia adelante y colocar los antebrazos sobre la parte superior de los muslos, manteniendo las palmas hacia arriba. Poner las muñecas encima de las rodillas. Llevar las manos hasta la posición más baja posible, sin molestias, flexionando las muñecas hacia abajo, pero manteniendo un asimiento apretado sobre las asas durante todo el ejercicio. Inspirar y ejecutar *curl* de manos hacia arriba tan alto como se pueda. Mantener esta posición un momento, volver a la posición inicial y espirar. No dejar que los antebrazos se levanten de la parte superior de los muslos.

CURL DE MUÑECAS CON BARRA DE POLEA BAJA, DE PIE FRENTE A LA MÁQUINA, PALMAS HACIA ABAJO

Antebrazos externos

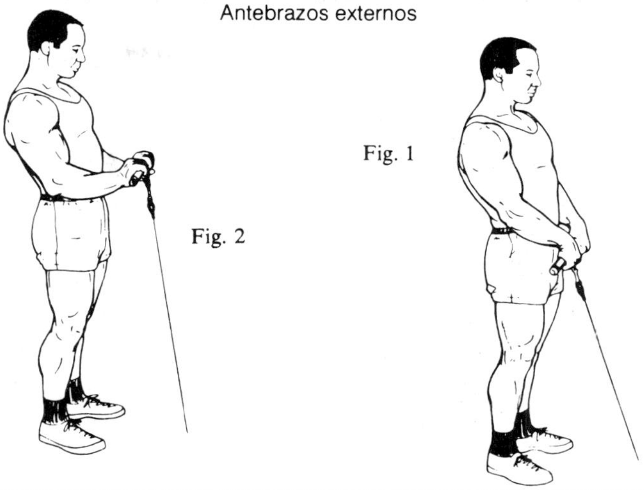

CURL DE MUÑECA CON BARRA DE POLEA BAJA, DE PIE Y DE ESPALDAS A LA MÁQUINA, PALMAS HACIA ARRIBA

Antebrazos internos

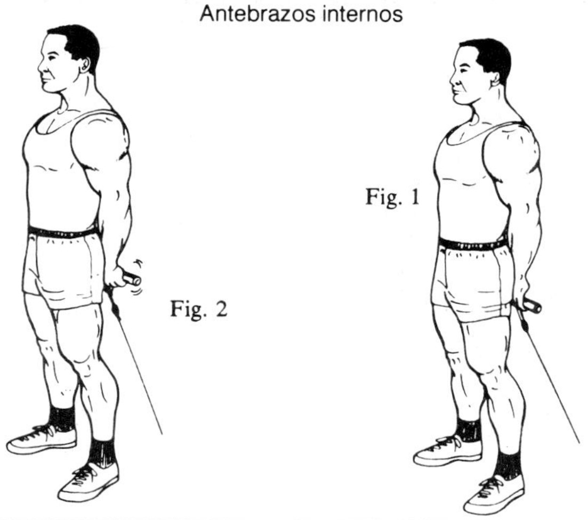

CURL DE MUÑECAS CON UN BRAZO EN POLEA BAJA SOBRE BANCO INCLINADO, PALMAS HACIA ABAJO

Antebrazos externos

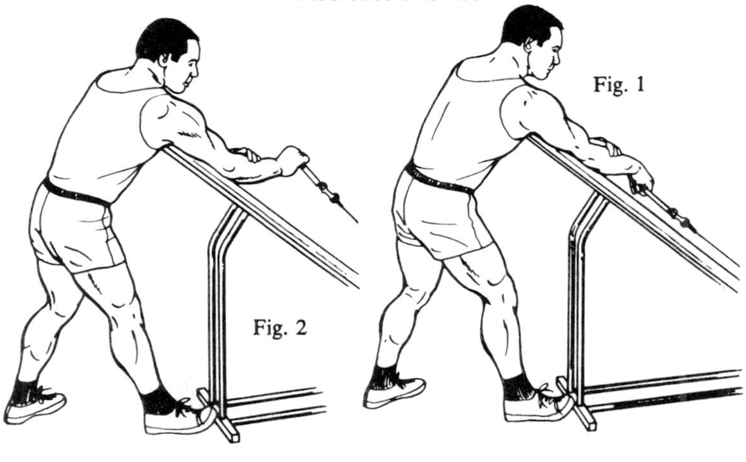

CURL DE MUÑECAS CON UN BRAZO EN POLEA BAJA SOBRE BANCO INCLINADO, PALMA HACIA ARRIBA
Antebrazos internos

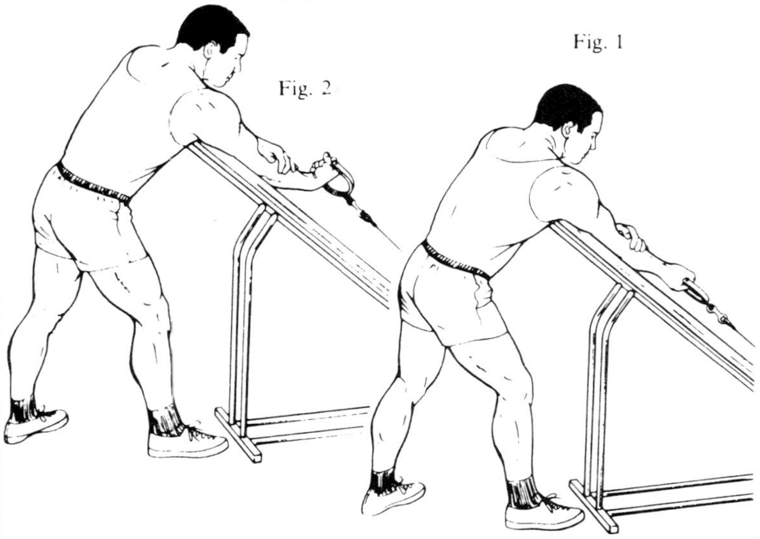

CURL DE MUÑECA EN POLEA BAJA CON AMBOS BRAZOS, SENTADO, PALMAS HACIA ARRIBA
Antebrazos internos

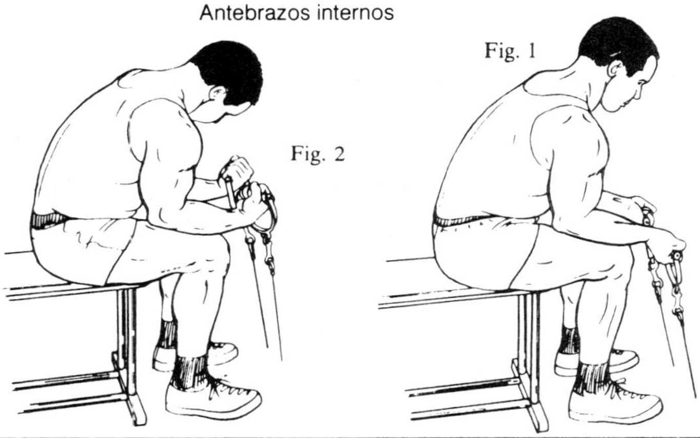

CURL DE MUÑECA EN POLEA BAJA CON AMBOS BRAZOS, SENTADO, PALMAS HACIA ABAJO
Antebrazos externos

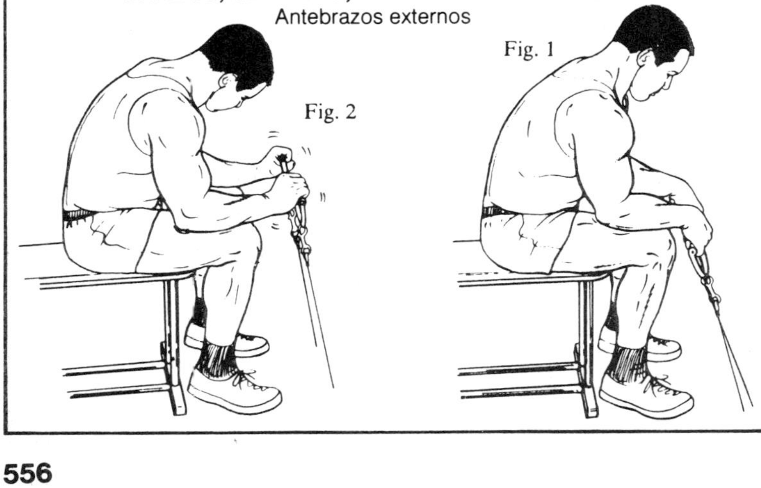

▲ *Curl* de muñeca en polea baja con ambos brazos, sentado, palmas hacia abajo

Colocar un taburete delante de una polea baja de pared, a una distancia que permita levantar los pesos en forma adecuada durante todo el ejercicio. Coger las asas de los cables de la polea con ambas manos. Retroceder y sentarse en el taburete, con los pies separados unos 32 cm. Inclinarse hacia adelante y colocar los antebrazos sobre la parte superior de los muslos, manteniendo las palmas hacia abajo. Poner las muñecas encima de las rodillas. Llevar las manos hasta la posición más baja posible, sin molestias, flexionando las muñecas hacia abajo, pero manteniendo un asimiento apretado sobre las asas durante todo el ejercicio. Inspirar y ejecutar *curl* de manos hacia arriba tan alto como se pueda. Mantener esta posición un momento, volver a la posición inicial y espirar. No dejar que los antebrazos se levanten de la parte superior de los muslos.

▲ *Curl* de muñeca en polea baja, sentado, palmas hacia abajo, alterno

Colocar un taburete delante de una polea baja de pared, a una distancia que permita levantar los pesos en forma adecuada durante todo el ejercicio. Coger las asas de los cables de la polea baja con ambas manos. Retroceder y sentarse en el taburete, con los pies separados unos 32 cm. Inclinarse hacia adelante y colocar los antebrazos sobre la parte superior de los muslos, manteniendo las palmas hacia abajo. Poner las muñecas encima de las rodillas. Llevar la mano derecha hasta la posición más baja posible, sin molestias, flexionando la muñeca hacia abajo, pero manteniendo un asimiento apretado sobre el asa durante todo el ejercicio. Inspirar y ejecutar *curl* de mano derecha hacia arriba, tan alto como se pueda. Mantener esta posición un momento, volver a la posición inicial y espirar. Ahora, ejecutar *curl* de mano izquierda, tan alto como sea posible. Mantener esta posición un momento, volver a la posición inicial y espirar. Continuar yendo de mano derecha a mano izquierda hasta completar el número indicado de repeticiones.

▲ *Curl* de muñecas en polea baja, sentado, palmas hacia arriba, alterno

Colocar un taburete delante de una polea baja de pared, a una distancia que permita levantar los pesos en forma adecuada durante todo el ejercicio. Coger las asas de los cables de la polea baja con ambas manos. Retroceder y sentarse en el taburete, con los pies separados unos 32 cm. Inclinarse hacia adelante y colocar los antebrazos sobre la parte superior de los muslos, manteniendo las palmas hacia arriba. Poner las muñecas encima de las rodillas. Llevar la mano derecha hasta la posición más baja posible, sin molestias, flexionando la muñeca hacia abajo, pero manteniendo un asimiento apretado sobre el asa durante todo el ejercicio. Inspirar y ejecutar *curl* de mano derecha hacia arriba, tan alto como se pueda. Mantener esta posición un momento, volver a la posición inicial y espirar. Ahora, ejecutar *curl* de mano izquierda, tan alto como sea posible. Mantener esta posición un momento, volver a la posición inicial y espirar. Continuar yendo de mano derecha a mano izquierda hasta completar el número indicado de repeticiones.

▲ *Curl* de muñecas en polea baja con un brazo, sentado, palmas hacia arriba

Colocar un taburete delante de una polea baja de pared, a una distancia que permita levantar el peso en forma adecuada durante todo el ejercicio. Coger el asa del cable de la polea baja con la mano derecha. Retroceder y sentarse en el taburete, con los pies separados unos 32 cm. Inclinarse hacia adelante y colocar el antebrazo derecho sobre la parte superior del muslo, manteniendo la palma hacia arriba. Mantener las muñecas encima de la rodilla. Colocar la mano izquierda sobre la parte inferior del muslo izquierdo, a fin de ayudar a soportar la parte superior del cuerpo. Llevar la mano derecha hasta la posición más baja posible, sin molestias, flexionando la muñeca hacia abajo, pero manteniendo un asimiento apretado sobre el asa durante todo el ejercicio. Inspirar y ejecutar *curl* de mano derecha hacia arriba, tan alto como se pueda. Mantener esta posición un momento, volver a la posición inicial y espirar. Realizar el número indicado de repeticiones con la mano derecha y luego cambiar posiciones hacia la mano izquierda, efectuando el mismo número de repeticiones.

▲ *Curl* de muñecas en polea baja con un brazo, sentado, palmas hacia abajo

Colocar un taburete delante de una polea baja de pared, a una distancia que permita levantar el peso en forma adecuada durante todo el ejercicio. Coger el asa del cable de la polea baja con la mano derecha. Retroceder y sentarse en el taburete, con los pies separados unos 32 cm. Inclinarse hacia adelante y colocar el antebrazo derecho sobre la parte superior del muslo, manteniendo la palma hacia abajo. Mantener las muñecas encima de la rodilla. Colocar la mano izquierda sobre la parte inferior del muslo izquierdo, a fin de ayudar a soportar la parte superior del cuerpo. Llevar la mano derecha hasta la

CURL DE MUÑECA EN POLEA BAJA, SENTADO, PALMAS HACIA ABAJO, ALTERNO
Antebrazos externos

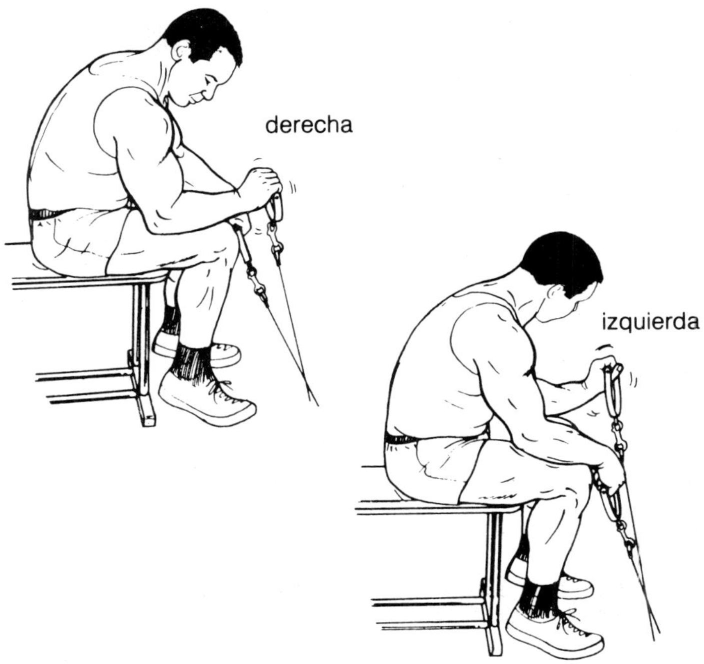

CURL DE MUÑECAS EN POLEA BAJA, SENTADO, PALMAS HACIA ARRIBA, ALTERNO
Antebrazos internos

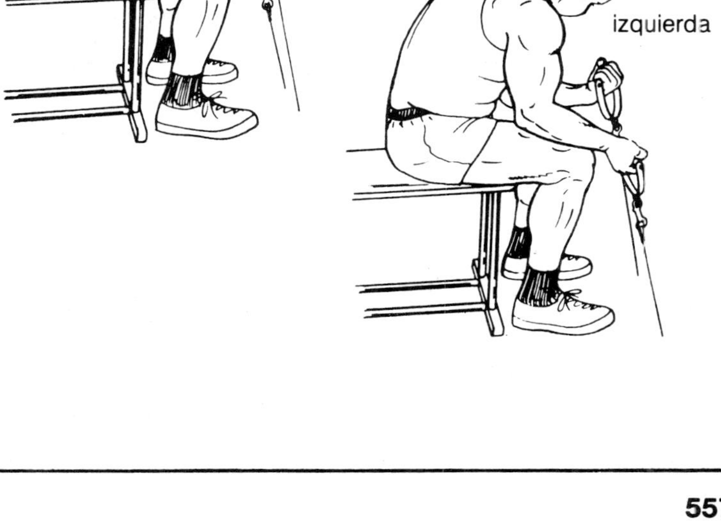

CURL DE MUÑECAS EN POLEA BAJA CON UN BRAZO, SENTADO, PALMAS HACIA ARRIBA

Antebrazos internos

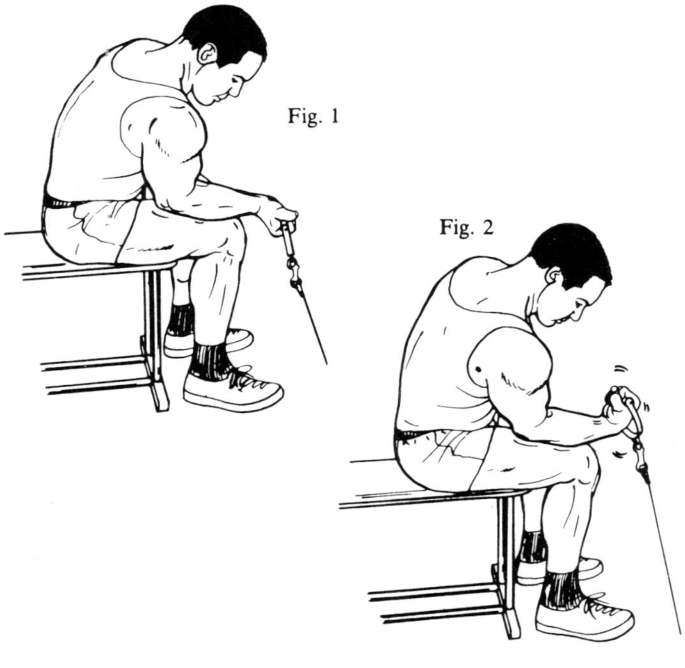

Fig. 1 Fig. 2

CURL DE MUÑECAS EN POLEA BAJA CON UN BRAZO, SENTADO, PALMAS HACIA ABAJO

Antebrazos externos

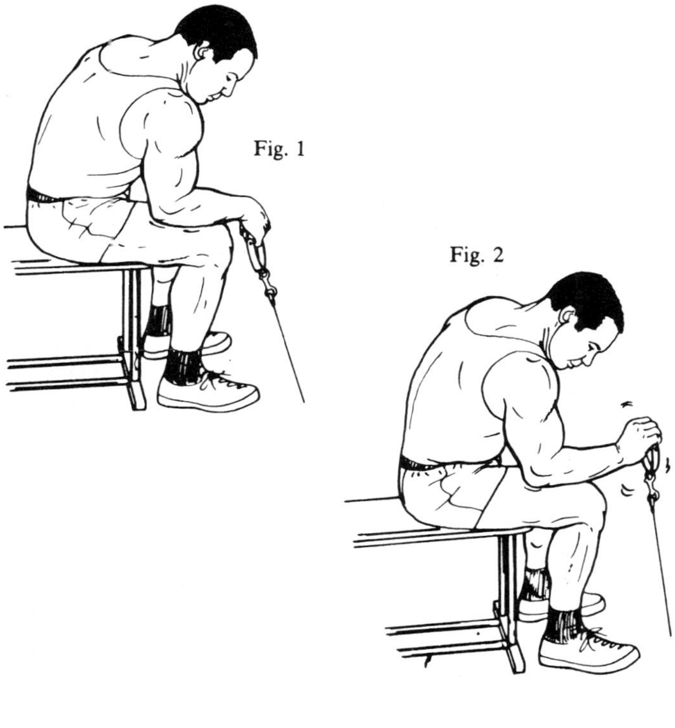

Fig. 1 Fig. 2

posición más baja posible, sin molestias, flexionando la muñeca hacia abajo, pero manteniendo un asimiento apretado sobre el asa durante todo el ejercicio. Inspirar y ejecutar *curl* de mano derecha hacia arriba, tan alto como se pueda. Mantener esta posición un momento, volver a la posición inicial y espirar. Realizar el número indicado de repeticiones con la mano derecha y luego cambiar posiciones hacia la mano izquierda, efectuando el mismo número de repeticiones.

▲ *Curl* de muñecas en polea baja con ambos brazos, sentadilla, palmas hacia abajo

Situarse delante de una polea de pared. Coger las asas del cable de la polea baja con ambas manos, apartándose lo suficiente de la máquina como para poder aguantar los pesos en forma adecuada durante todo el ejercicio. Agacharse hasta que la parte superior de los muslos quede paralela al suelo, con los pies separados unos 32 cm. Inclinarse hacia adelante y colocar los antebrazos sobre la parte superior de los muslos, manteniendo las palmas hacia abajo. Poner las muñecas encima de las rodillas. Llevar las manos hasta la posición más baja posible, sin molestias, flexionando las muñecas hacia abajo, pero manteniendo un asimiento apretado sobre las asas durante todo el ejercicio. Inspirar y ejecutar *curl* de manos hacia arriba tan alto como se pueda. Mantener esta posición un momento, volver a la posición inicial y espirar. No dejar que los antebrazos se levanten de la parte superior de los muslos.

▲ *Curl* de muñecas en polea baja con ambos brazos, sentadilla, palmas hacia arriba

Situarse delante de una polea de pared. Coger las asas del cable de la polea baja con ambas manos, apartándose lo suficiente de la máquina como para poder aguantar los pesos en forma adecuada durante todo el ejercicio. Agacharse hasta que la parte superior de los muslos quede paralela al suelo, con los pies separados unos 32 cm. Inclinarse hacia adelante y colocar los antebrazos sobre la parte superior de los muslos, manteniendo las palmas hacia arriba. Poner las muñecas encima de las rodillas. Llevar las manos hasta la posición más baja posible, sin molestias, flexionando las muñecas hacia abajo, pero manteniendo un asimiento apretado sobre las asas durante todo el ejercicio. Inspirar y ejecutar *curl* de manos hacia arriba tan alto como se pueda. Mantener esta posición un momento, volver a la posición inicial y espirar. No dejar que los antebrazos se levanten de la parte superior de los muslos.

CURL DE MUÑECAS EN POLEA BAJA CON AMBOS BRAZOS, SENTADILLA, PALMAS HACIA ABAJO
Antebrazos externos

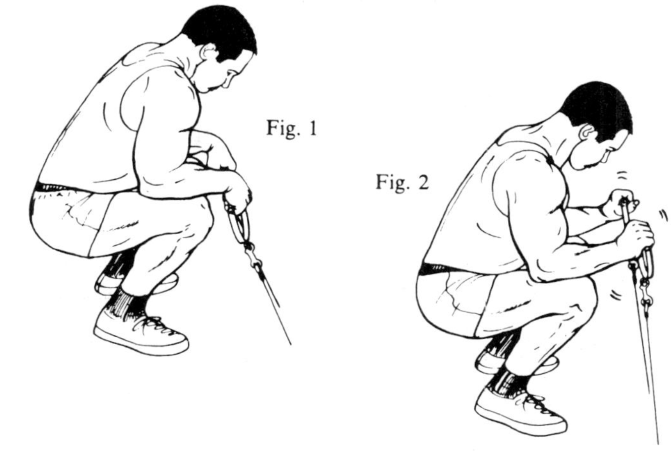

▲ *Curl* de muñecas en polea baja, sentado, palmas hacia arriba, alterno

Situarse delante de una polea de pared. Coger las asas del cable de la polea baja con ambas manos, apartándose lo suficiente de la máquina como para poder aguantar los pesos en forma adecuada durante todo el ejercicio. Agacharse hasta que la parte superior de los muslos quede paralela al suelo, con los pies separados unos 32 cm. Inclinarse hacia adelante y colocar los antebrazos sobre la parte superior de los muslos, manteniendo las palmas hacia arriba, llevar la mano derecha hasta la posición más baja posible, sin molestias, flexionando la muñeca hacia abajo, pero manteniendo un asimiento apretado sobre el asa durante todo el ejercicio. Inspirar y ejecutar *curl* de mano derecha hacia arriba, tan alto como se pueda. Mantener esta posición un momento, volver a la posición inicial y espirar. Ahora ejecutar *curl* de mano izquierda hacia arriba, tan alto como sea posible. Mantener esta posición un momento, volver a la posición inicial y espirar. Continuar yendo de mano derecha a mano izquierda hasta completar el número indicado de repeticiones.

CURL DE MUÑECAS EN POLEA BAJA CON AMBOS BRAZOS, SENTADILLA, PALMAS HACIA ARRIBA
Antebrazos internos

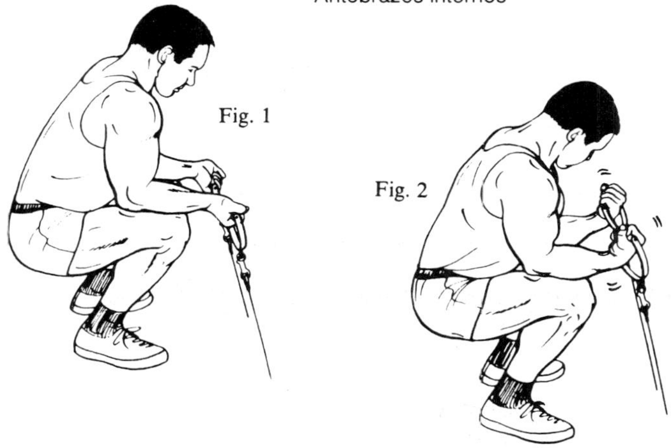

▲ *Curl* de muñecas en polea baja, sentadilla, palmas hacia abajo, alterno

Situarse delante de una polea de pared. Coger las asas del cable de la polea baja con ambas manos, apartándose lo suficiente de la máquina como para poder aguantar los pesos en forma adecuada durante todo el ejercicio. Agacharse hasta que la parte superior de los muslos quede paralela al suelo, con los pies separados unos 32 cm. Inclinarse hacia adelante y colocar los antebrazos sobre la parte superior de los muslos, manteniendo las palmas hacia abajo. Llevar la mano derecha hasta la posición más baja posible, sin molestias, flexionando la muñeca hacia abajo, pero manteniendo un asimiento apretado sobre el asa durante todo el ejercicio. Inspirar y ejecutar *curl* de mano derecha hacia arriba, tan alto como se pueda. Mantener esta posición un momento, volver a la posición inicial y espirar. Ahora, ejecutar *curl* de mano izquierda hacia arriba, tan alto como sea posible. Mantener esta posición un momento, volver a la po-

CURL DE MUÑECAS EN POLEA BAJA, SENTADO, PALMAS HACIA ARRIBA, ALTERNO
Antebrazos internos

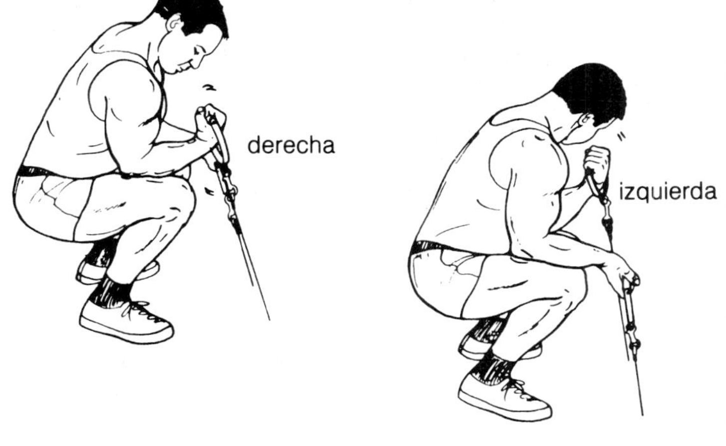

***CURL* DE MUÑECAS EN POLEA BAJA, SENTADILLA, PALMAS HACIA ABAJO, ALTERNO**

Antebrazos externos

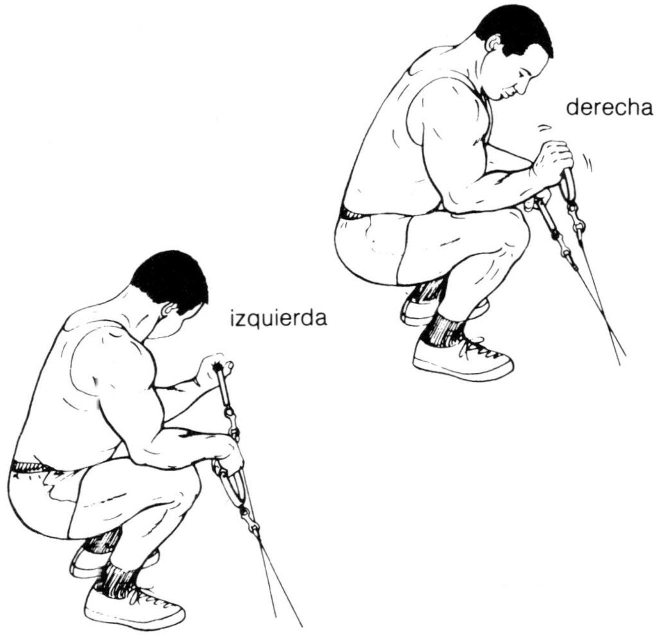

***CURL* DE MUÑECAS EN POLEA BAJA CON UN BRAZO, SENTADILLA, PALMA HACIA ARRIBA**

Antebrazos internos

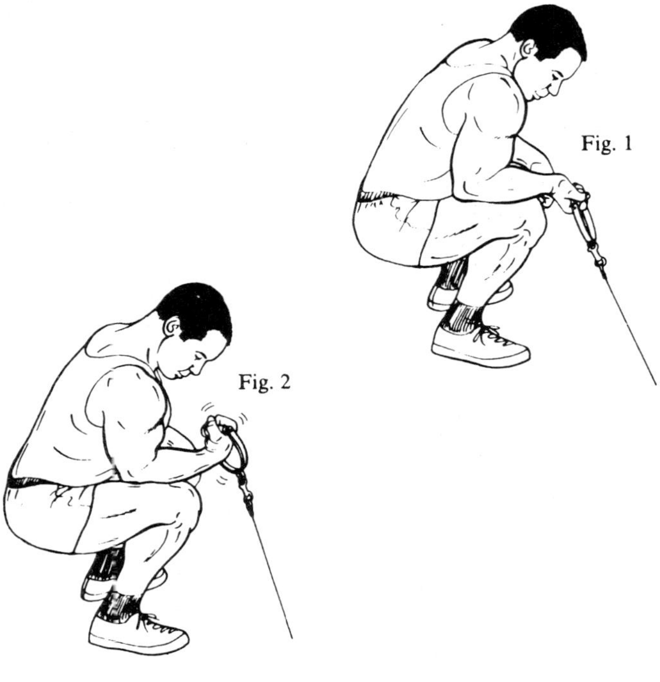

sición inicial y espirar. Continuar yendo de mano derecha a mano izquierda hasta completar el número indicado de repeticiones.

▲ *Curl* de muñecas en polea baja con un brazo, sentadilla, palma hacia arriba

Situarse delante de una polea de pared. Coger las asas del cable de la polea baja con ambas manos, apartándose lo suficiente de la máquina como para poder aguantar los pesos en forma adecuada durante todo el ejercicio. Agacharse hasta que la parte superior de los muslos quede paralela al suelo, con los pies separados unos 32 cm. Inclinarse hacia adelante y colocar el antebrazo derecho sobre la parte superior del muslo, manteniendo la palma hacia arriba. Poner la muñeca encima de la rodilla. Colocar la mano izquierda sobre la parte inferior del muslo izquierdo, a fin de ayudar a aguantar la parte superior del cuerpo. Llevar la mano derecha hasta la posición más baja posible, sin molestias, flexionando la muñeca hacia abajo, pero manteniendo un asimiento apretado sobre el asa durante todo el ejercicio. Inspirar y ejecutar *curl* de mano derecha hacia arriba, tan alto como se pueda. Mantener esta posición un momento, volver a la posición inicial y espirar. Realizar el número indicado de repeticiones con la mano derecha y luego cambiar posiciones hacia la mano izquierda, efectuando el mismo número de repeticiones.

▲ *Curl* de muñecas en polea baja con un brazo, sentadilla, palma hacia abajo

Situarse delante de una polea de pared. Coger las asas del cable de la polea baja con ambas manos, apartándose lo suficiente de la máquina como para poder aguantar los pesos en forma adecuada durante todo el ejercicio. Agacharse hasta que la parte superior de los muslos quede paralela al suelo, con los pies separados unos 32 cm. Inclinarse hacia adelante y colocar el antebrazo derecho sobre la parte superior del muslo, manteniendo la palma hacia abajo. Poner la muñeca encima de la rodilla. Colocar la mano izquierda sobre la parte inferior del muslo izquierdo, a fin de ayudar a aguantar la parte superior del cuerpo. Llevar la mano derecha hasta la posición más baja posible, sin molestias, flexionando la muñeca hacia abajo, pero manteniendo un asimiento apretado sobre el asa durante todo el ejercicio. Inspirar y ejecutar *curl* de mano derecha hacia arriba, tan alto como se pueda. Mantener esta posición un momento, volver a la posición inicial y espirar. Realizar el número indicado de repeticiones con la mano derecha y luego cambiar posiciones hacia la mano izquierda, efectuando el mismo número de repeticiones.

▲ *Curl* de muñecas con barra en polea baja, sentado, palmas hacia arriba

Colocar un taburete delante de una polea baja de pared, a una distancia que permita aguantar los pesos en forma adecuada durante todo el ejercicio. Atar una barra corta a los dos cables inferiores. Coger la barra con ambas manos, empleando un asimiento de palmas hacia arriba. Retroceder y sentarse en el taburete, con los pies separados unos 32 cm. Inclinarse hacia adelante y colocar los antebrazos sobre la parte superior de los muslos, manteniendo las palmas hacia arriba. Poner las muñecas encima de las rodillas. Llevar la barra hasta la posición más baja posible, sin molestias, flexionando las muñecas hacia abajo, pero manteniendo un asimiento apretado sobre la barra durante todo el ejercicio. Inspirar y ejecutar *curl* de manos hacia arriba, tan alto como se pueda. Mantener esta posición un momento, volver a la posición inicial y espirar. No dejar que los antebrazos se levanten de la parte superior de los muslos.

▲ *Curl* de muñecas con barra en polea baja, sentado, palmas hacia abajo

Colocar un taburete delante de una polea baja de pared, a una distancia que permita aguantar los pesos en forma adecuada durante todo el ejercicio. Atar una barra corta a los dos cables inferiores. Coger la barra con ambas manos, empleando un asimiento de palmas hacia abajo. Retroceder y sentarse en el taburete, con los pies separados unos 32 cm. Inclinarse hacia adelante y colocar los antebrazos sobre la parte superior de los muslos, manteniendo las palmas hacia arriba. Poner las muñecas encima de las rodillas. Llevar la barra hasta la posición más baja posible, sin molestias, flexionando las muñecas hacia abajo, pero manteniendo un asimiento apretado sobre la barra durante todo el ejercicio. Inspirar y ejecutar *curl* de manos hacia arriba, tan alto como se pueda. Mantener esta posición un momento, volver a la posición inicial y espirar. No dejar que los antebrazos se levanten de la parte superior de los muslos.

▲ *Curl* de muñecas con dos mancuernas en reclinatorio bajo, palmas hacia arriba

Colocar dos mancuernas en el suelo, de-

***CURL* DE MUÑECAS EN POLEA BAJA CON UN BRAZO, SENTADILLA, PALMA HACIA ABAJO**

Antebrazos externos

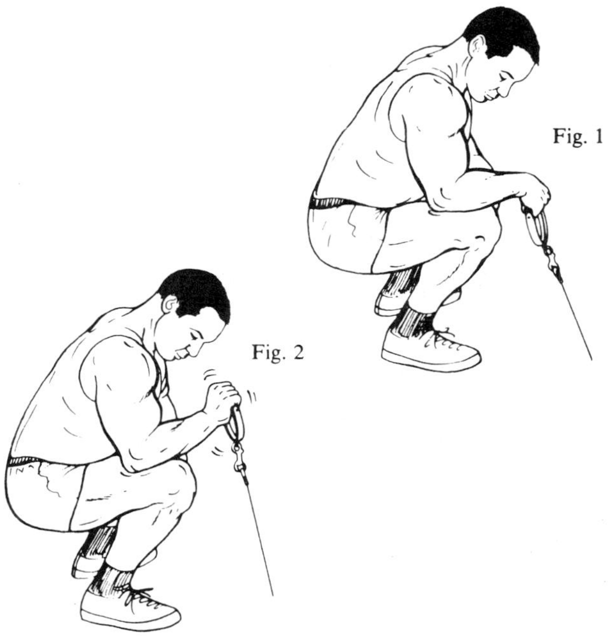

***CURL* DE MUÑECAS CON BARRA EN POLEA BAJA, SENTADO, PALMAS HACIA ARRIBA**

Antebrazos internos

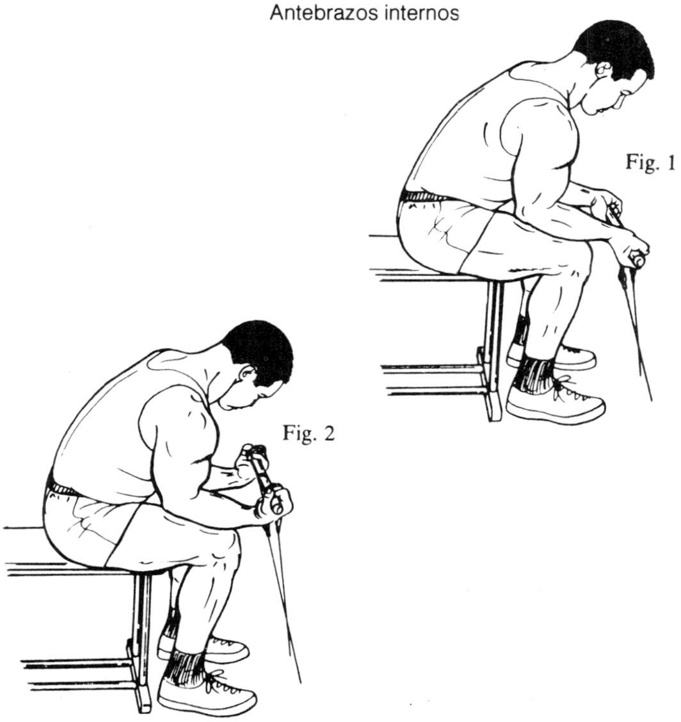

***CURL* DE MUÑECAS CON BARRA EN POLEA BAJA, SENTADO, PALMAS HACIA ABAJO**

Antebrazos externos

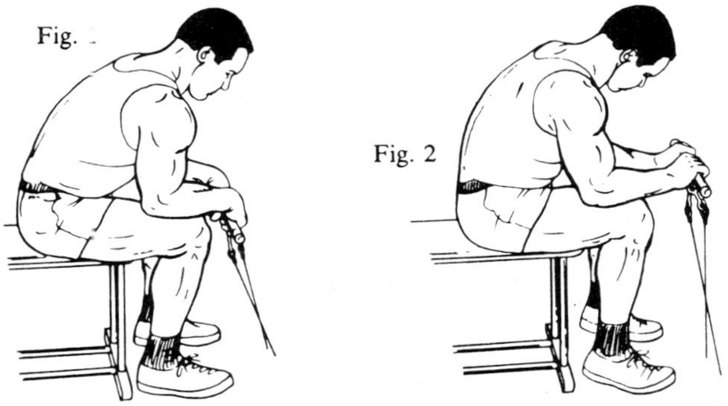

***CURL* DE MUÑECAS CON DOS MANCUERNAS EN RECLINATORIO BAJO, PALMAS HACIA ARRIBA**

Antebrazos internos

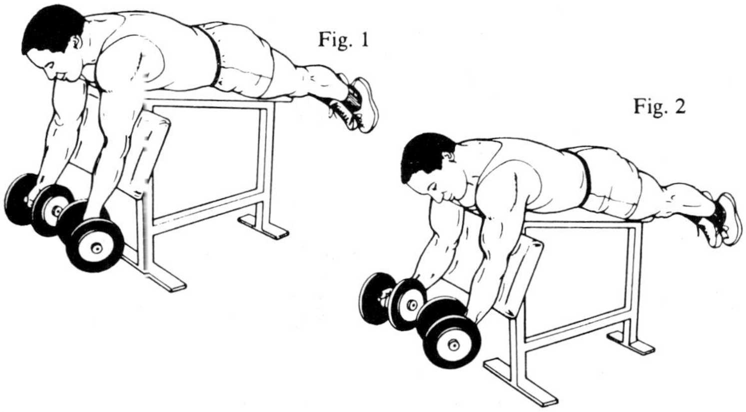

***CURL* DE MUÑECAS CON MANCUERNAS EN RECLINATORIO BAJO, PALMAS HACIA ARRIBA, ALTERNO**

Antebrazos internos

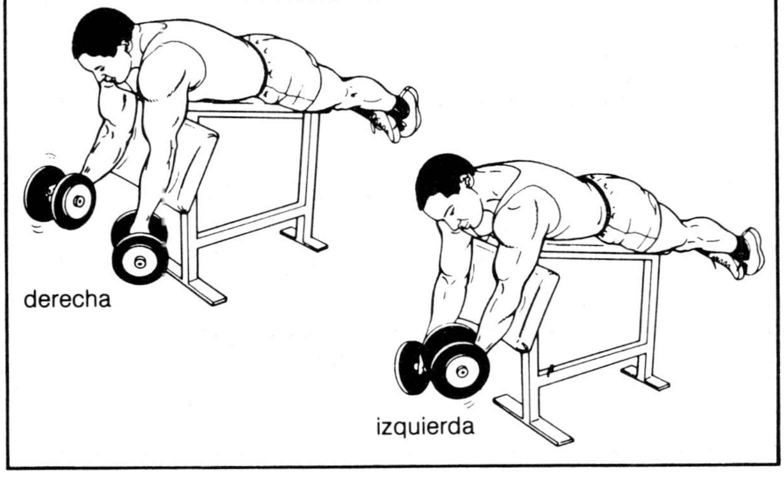

lante de un reclinatorio bajo. Tumbarse boca abajo sobre el banco, con los hombros un poco más allá del extremo del banco. Inclinarse y coger las mancuernas. Llevar las mancuernas hacia arriba y colocar la parte superior de los brazos contra la almohadilla-soporte de la máquina. Mantener los brazos estirados y las palmas hacia arriba durante todo el ejercicio. Inspirar y ejecutar *curl* de manos hacia arriba, tan alto como sea posible. Mantener esta posición un momento, volver a la posición inicial y espirar.

▲ *Curl* de muñecas con mancuernas en reclinatorio bajo, palmas hacia arriba, alterno

Colocar dos mancuernas en el suelo, delante de un reclinatorio bajo. Tumbarse boca abajo sobre el banco, con los hombros un poco más allá del extremo del banco. Inclinarse y coger las mancuernas. Llevar las mancuernas hacia arriba y colocar la parte superior de los brazos contra la almohadilla-soporte de la máquina. Mantener los brazos estirados y las palmas hacia arriba durante todo el ejercicio. Inspirar y ejecutar *curl* de mano derecha hacia arriba, tan alto como sea posible. Mantener esta posición un momento, volver a la posición inicial y espirar. Ahora, ejecutar *curl* de mano izquierda hacia arriba, tan alto como se pueda. Mantener esta posición un momento, volver a la posición inicial y espirar. Continuar yendo de mano derecha a mano izquierda hasta completar el número indicado de repeticiones.

▲ *Curl* de muñecas con mancuerna en un brazo, en reclinatorio bajo, palma hacia arriba

Colocar una mancuerna en el suelo, delante de un reclinatorio bajo. Tumbarse boca abajo sobre el banco, con los hombros un poco más allá del extremo del banco. Inclinarse y coger la mancuerna con la mano derecha. Llevar la mancuerna hacia arriba y colocar la parte superior del brazo contra la almohadilla-soporte de la máquina. Mantener el brazo estirado y la palma hacia arriba durante todo el ejercicio. Inspirar y ejecutar *curl* de mano derecha hacia arriba, tan alto como sea posible. Mantener esta posición un momento, volver a la posición inicial y espirar. Realizar el número indicado de repeticiones con la mano derecha y luego cambiar posiciones hacia la mano izquierda, efectuando el mismo número de repeticiones.

▲ *Curl* de muñecas con mancuernas en reclinatorio bajo, palmas hacia abajo, alterno

Colocar dos mancuernas en el suelo, delante de un reclinatorio bajo. Tumbarse boca abajo sobre el banco, con los hombros un poco más allá del extremo del banco. Inclinarse y coger las mancuernas. Llevar las mancuernas hacia arriba y colocar la parte superior de los brazos contra la almohadilla-soporte de la máquina. Mantener los brazos estirados y las palmas hacia abajo durante todo el ejercicio. Inspirar y ejecutar *curl* de mano derecha hacia arriba, tan alto como sea posible. Mantener esta posición un momento, volver a la posición inicial y espirar. Ahora, ejecutar *curl* de mano izquierda hacia arriba, tan alto como se pueda. Mantener esta posición un momento, volver a la posición inicial y espirar. Continuar yendo de mano derecha a mano izquierda hasta completar el número indicado de repeticiones.

▲ *Curl* de muñecas con una mancuerna en un brazo, en reclinatorio bajo, palmas hacia abajo

Colocar una mancuerna en el suelo, delante de un reclinatorio bajo. Tumbarse boca abajo sobre el banco, con los hombros un poco más allá del extremo del banco. Inclinarse y coger la mancuerna con la mano derecha. Llevar la mancuerna hacia arriba y colocar la parte superior del brazo contra la almohadilla-soporte de la máquina. Mantener el brazo estirado y la palma hacia abajo durante todo el ejercicio. Inspirar y ejecutar *curl* de mano derecha hacia arriba, tan alto como sea posible. Mantener esta posición un momento, volver a la posición inicial y espirar. Realizar el número indicado de repeticiones con la mano derecha y luego cambiar posiciones hacia la mano izquierda, efectuando el mismo número de repeticiones.

▲ *Curl* de muñecas con dos mancuernas en reclinatorio bajo, palmas hacia abajo

Antebrazos externos

Colocar dos mancuernas en el suelo, delante de un reclinatorio bajo. Tumbarse boca abajo sobre el banco, con los hombros un poco más allá del extremo del banco. Inclinarse y coger las pesas. Llevar las pesas hacia arriba y colocar la parte superior de los brazos contra la almohadilla-soporte de la máquina. Mantener los brazos estirados y las palmas hacia abajo durante todo el ejercicio. Inspirar y ejecutar *curl* de manos hacia arriba, tan alto como sea posible. Mantener esta posición un momento, volver a la posición inicial y espirar.

▲ *Curl* de muñecas con barra en reclinatorio bajo, palmas hacia arriba

Colocar una barra en el suelo, delante de

***CURL* DE MUÑECAS CON MANCUERNA EN UN BRAZO, EN RECLINATORIO BAJO, PALMAS HACIA ARRIBA**

Antebrazos internos

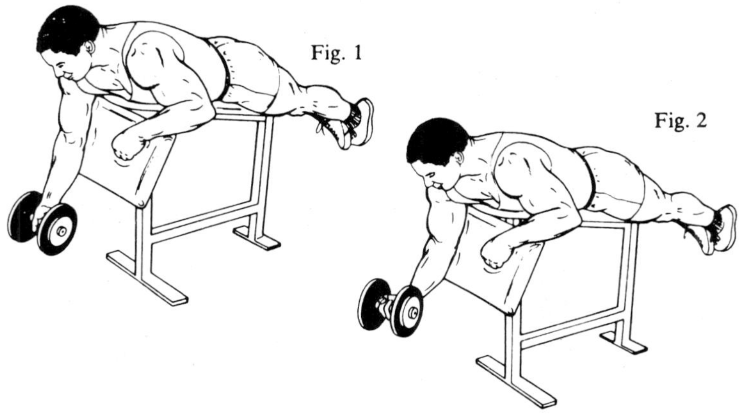

***CURL* DE MUÑECAS CON MANCUERNAS EN RECLINATORIO BAJO, PALMAS HACIA ABAJO, ALTERNO**

Antebrazos externos

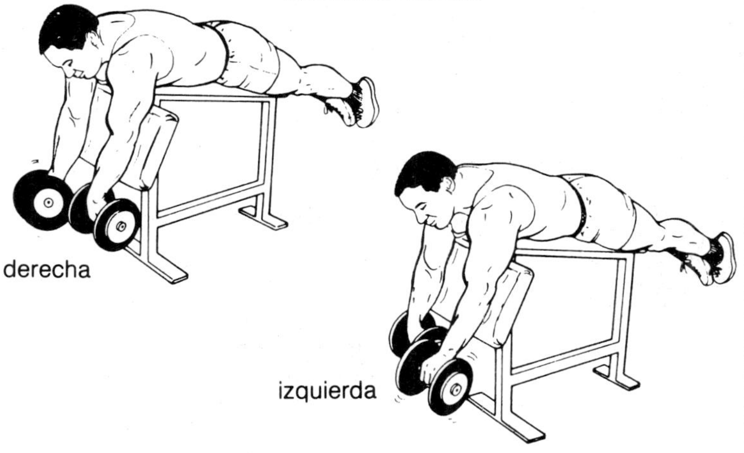

***CURL* DE MUÑECAS CON UNA MANCUERNA EN UN BRAZO, EN RECLINATORIO BAJO, PALMAS HACIA ABAJO**

Antebrazos externos

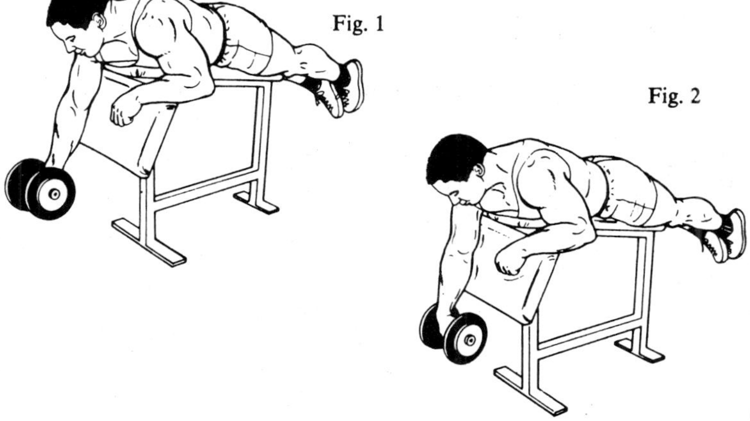

CURL DE MUÑECAS CON BARRA EN RECLINATORIO BAJO, PALMAS HACIA ARRIBA
Antebrazos internos

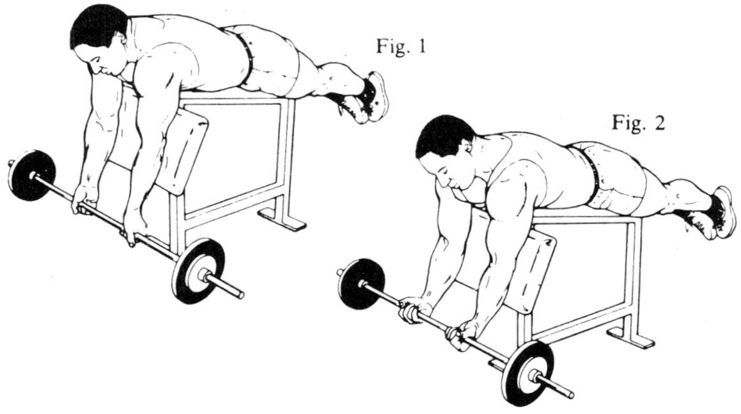

un reclinatorio bajo. Tumbarse boca abajo sobre el banco, con los hombros un poco más allá del extremo del banco. Inclinarse y coger la barra, empleando un asimiento de unos 32 cm, palmas hacia arriba. Llevar la barra hacia arriba y colocar la parte superior de los brazos contra la almohadilla-soporte de la máquina. Mantener los brazos estirados durante todo el ejercicio. Inspirar y ejecutar *curl* de manos hacia arriba, tan alto como sea posible. Mantener esta posición un momento, volver a la posición inicial y espirar.

CURL DE MUÑECAS CON BARRA EN RECLINATORIO BAJO, PALMAS HACIA ABAJO
Antebrazos externos

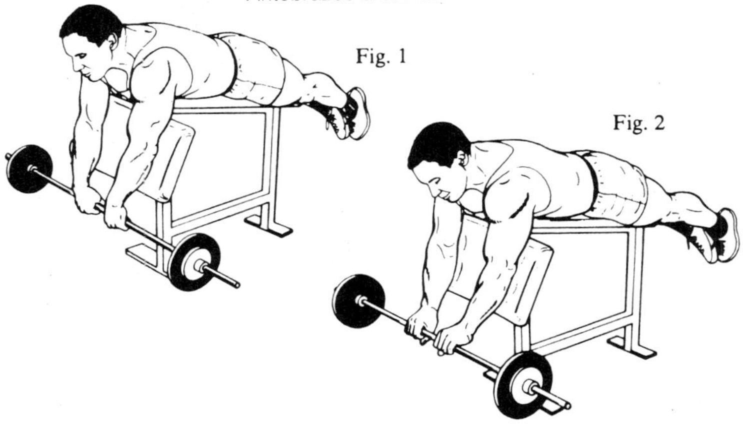

▲ *Curl* de muñecas con barra en reclinatorio bajo, palmas hacia abajo

Colocar una barra en el suelo, delante de un reclinatorio bajo. Tumbarse boca abajo sobre el banco, con los hombros un poco más allá del extremo del banco. Inclinarse y coger la barra, empleando un asimiento de unos 32 cm, palmas hacia abajo. Llevar la barra hacia arriba y colocar la parte superior de los brazos contra la almohadilla-soporte de la máquina. Mantener los brazos estirados durante todo el ejercicio. Inspirar y ejecutar *curl* de manos hacia arriba, tan alto como sea posible. Mantener esta posición un momento, volver a la posición inicial y espirar.

EJERCICIO DE MANO Y ANTEBRAZO CON PERIÓDICO
Músculos de la mano y del antebrazo

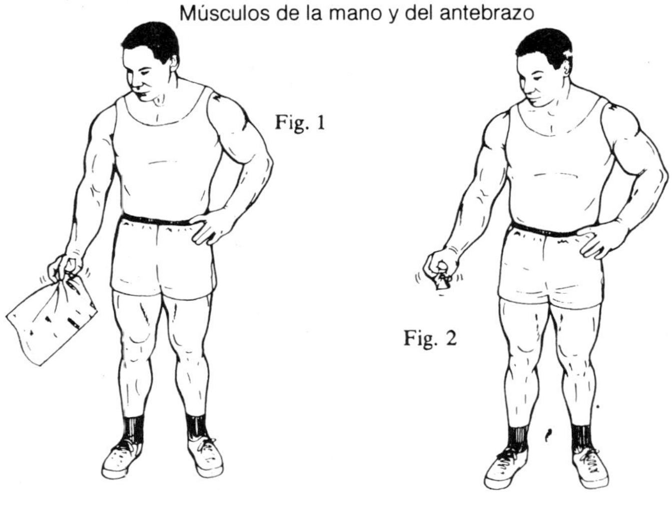

▲ Ejercicio de mano y antebrazo con periódico

Este ejercicio puede realizarse de diversas maneras: de pie, sentado, tumbado, etc. Lo único que se necesita para ejecutar el ejercicio es un trozo de papel bastante grande, como una hoja de periódico. El propósito del ejercicio es comenzar en una esquina del papel, estrujándolo hasta que quede convertido en una masa pequeña y compacta en el hueco formado por la palma de la mano.

▲ Presión con la mano sobre pelota de goma

Este ejercicio puede realizarse de diversas maneras: de pie, sentado, con las manos en el bolsillo de la chaqueta, etc. Lo único que se requiere es una pelota de tenis, o un objeto similar. El propósito del ejercicio es coger la pelota en la palma de la mano e ir aumentando la presión del asimiento tanto como se pueda. Aflojar la tensión y volver a aumentar la presión del asimiento. Es mejor efectuar la misma cantidad de repeticiones con ambas manos.

▲ Ejercicio para el antebrazo con asidero de mano

Este ejercicio puede realizarse de diversas maneras: de pie, sentado, etc. El propósito del ejercicio es coger las asas tan apretadamente como se pueda. Algunos asideros de mano están diseñados de modo que las asas no llegan a juntarse en forma completa, mientras que otros no sirven para apretar. Continuar apretando las asas hasta que el puño o el antebrazo comience a ceder y luego cambiar hacia la otra mano, repitiendo el ejercicio.

▲ *Curl* de muñeca en polea alta

Colocar un banco delante de una polea alta, a una distancia que permita al brazo aguantar el peso durante todo el ejercicio. Coger el asa del cable de la polea alta con la mano derecha, avanzar hacia el banco y arrodillarse en el suelo, colocando el codo derecho sobre el banco. Mantener la parte inferior del brazo vertical y la palma hacia adentro. Llevar la mano derecha hacia atrás, lo más lejos que se pueda, sin molestias. Volver a la posición inicial y espirar. Realizar el número indicado de repeticiones con la mano derecha y luego cambiar posiciones hacia la mano izquierda, efectuando el mismo número de repeticiones.

PRESIÓN CON LA MANO SOBRE PELOTA DE GOMA
Músculos de la mano y del antebrazo

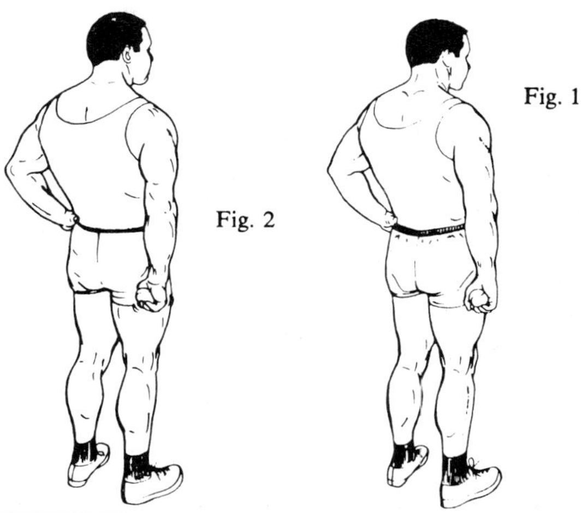

EJERCICIO PARA EL ANTEBRAZO CON ASIDERO DE MANO
Músculos de la mano y del antebrazo

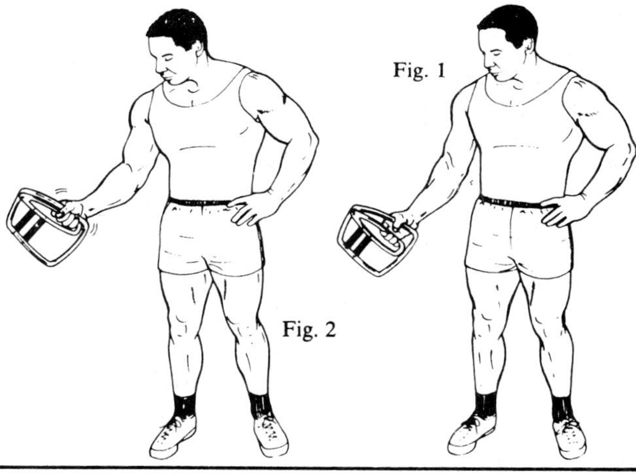

***CURL* DE MUÑECA EN POLEA ALTA**
Antebrazos internos

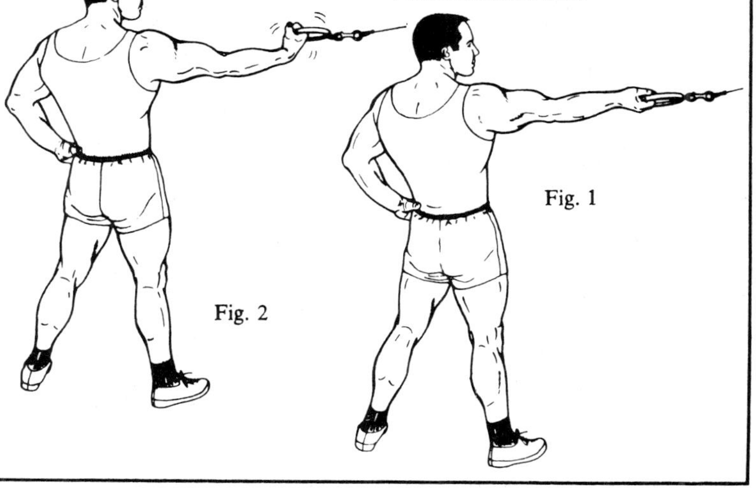

EXHIBICIÓN FÍSICA

INTRODUCCIÓN

La exhibición física es un arte –un arte que ningún culturista serio debería tomar con ligereza. El culturismo es una combinación de arte y ciencia para desarrollar la salud, fortaleza y belleza del cuerpo humano hasta su máxima capacidad. Aprender a exhibir el cuerpo de modo que su auténtica belleza masculina y su aspecto imponente puedan ser apreciados, también es un arte. Todo culturista serio que no logre comprender esto y descuide el perfeccionamiento de este arte nunca alcanzará su potencial pleno en el deporte.

Con demasiada frecuencia los hombres con físicos extraordinarios se suben a la plataforma de exhibición careciendo de experiencia y preparación. No sólo no consiguen hacerse justicia, sino que a menudo pierden ante competidores con físicos inferiores, pero que saben posar mejor y pueden exhibir sus físicos con más ventajas. Una pose desfavorable puede hacer que el cuerpo parezca feo y grotesco. ¿Por qué pasarse años tratando de desarrollar un físico hermoso y luego no ser capaz de que éste se aprecie debido a una exhibición inadecuada?

Con el objeto de alcanzar la categoría de campeón en cualquier tipo de competición, se debe estar totalmente preparado y bien adiestrado en todas las fases de esa actividad. Suponiendo que ha llegado a esa etapa de entrenamiento en que está listo (o lo estará pronto) para competir, es esencial que domine el arte de posar. Existen muchos factores importantes acerca del arte de posar que pueden determinar que sea un feliz ganador o un perdedor decepcionado.

Entre las cuestiones a tratar figuran: la selección de las poses adecuadas, la utilización de espejos, cómo flexionar convenientemente un grupo muscular, la corrección de poses imperfectas, el análisis de los puntos débiles, pautas de postura, postura en el estrado, selección del "slip" adecuado, posar para la cámara, utilización de aceite corporal, afeitado y acicalamiento, etc.

La aplicacion correcta del material contenido en esta guía le permitirá parecer y actuar como un campeón cuando lo considere. No sólo le dará un estímulo inconfundible frente a sus oponentes, sino que también permitirá que la audiencia y los jueces aprecien plenamente la absoluta espectacularidad de su físico.

APRENDIENDO A POSAR

Existen dos razones principales por las cuales el término medio de los culturistas no posa bien: 1) la cantidad insuficiente de práctica, y 2) la negligencia al considerar la relación anatómico-estructural de sus cuerpos. La falta de práctica de posar no necesita ser explicada aquí, pues este tema será tratado más adelante. El conocimiento de la anatomía, o la carencia de él, pueden establecer un gran diferencia en su desarrollo. Todo culturista debería tener una *tabla anatómica* como referencia. Conocer el origen y los puntos de inserción de los diversos músculos individuales y la comprensión de sus funciones exactas permitirá al culturista obtener el máximo beneficio de su programa de entrenamiento. Los resultados serán un desarrollo más simétrico y completo. También le ayudará a seleccionar las poses que se adapten a su estructura ósea y a su desarrollo muscular.

No es necesario comenzar a interesarse por su rutina de poses hasta estar preparado para competir. La práctica de poses de acuerdo con pautas regulares mejorará su capacidad para el control voluntario de un músculo, aumentará su tono muscular y quemará las calorías que no se desean. Créame, puede convertirse fácilmente en un "trabajo duro". Una sesión de posturas de treinta minutos en la que Ud. contraiga y extienda casi todos los músculos del esqueleto le hará sentirse tan fuerte y cansado como si practicara un nuevo programa de entrenamiento de dos horas.

Si realmente está interesado en la competición física, es absolutamente esencial que tenga una rutina de postura profesional. La práctica de posturas debería comenzar mucho antes de una competición. Aun cuando Vd. haya posado durante varios años, necesitará un *mínimo* de tres meses de práctica diligente si desea posar bien. Sin una práctica continua, todos vuelven a sus malos hábitos de postura.

El mejor camino para un novicio que comience a posar es estudiar todas las fotografías de culturistas de primera fila que pueda encontrar. Escoja las poses que, a su juicio, se adaptan a su tipo corporal y trate de reproducirlas con la mayor fidelidad posible. Unas palabras de *advertencia*: no seleccione una pose porque su estrella física favorita luce grandiosa en ella. He visto a innumerables principiantes tratar de reproducir las poses favoritas de Frank Zane o de Mike Mentzer cuando sus físicos eran completamente opuestos. Los resultados... su aspecto era horrible. *Practique sólo aquellas poses que realcen su tipo de estructura ósea y su musculatura.*

Si es lo suficientemente afortunado como para trabajar en un club donde pueda obtener algún consejo sobre el arte de posar de un competidor en activo, por supuesto, hágalo. Tal vez sus compañeros de entrenamiento puedan ayudarle a seleccionar las poses que sean adecuadas para su tipo de desarrollo. Escoja unas ocho poses y practíquelas hasta que pueda realizarlas incluso en sueños. Observe detenidamente cada pose tan minuciosamente como sea posible, para tener la certeza de que domina cada detalle casi a la perfección. Es importante aprender a efectuar cada pose individualmente mucho antes de introducirla en una rutina de posturas. Su primera rutina de posturas debería consistir en ocho poses que haya practicado con toda diligencia. A medida que se vuelva más diestro, y a medida que desarrolle más madurez muscular, le será más fácil agregar nuevas posturas a su repertorio.

El mejor método que encontré para corregir las imperfecciones de las posturas es una cámara. Una vez que ha decidido cuáles son las poses que realzan sus rasgos mejores, consiga una cámara y fotografíe cada pose. Se sorprenderá al ver cuántos defectos puede encontrar cuando estudie la *fotografía en su conjunto*.

UTILIZACIÓN DE ESPEJOS

El modo más efectivo de practicar poses es frente a un buen espejo. Lo ideal sería hacerlo ante un gran espejo de cuerpo entero, que sea de buena calidad para que no distorsione la imagen. Treinta minutos de práctica aplicada tres o más días por semana le harán llegar pronto a posar bien. Practique sólo las poses que sean más adecuadas para Vd. y trate siempre de mejorar cada pose, de modo que parezca natural y sea fácil de adoptar. Preste especial atención a sus expresiones faciales y nunca tense el rostro. La flexión debería practicarse desde el cuello hacia abajo. Una expresión descompuesta, dolorida en el rostro, destruiría por completo la belleza de una pose y, sin duda, distraería la atención de su aspecto imponente. Evite sonreír en forma excesiva, pues esto tampoco es deseable.

Los individuos que pasan la mayor parte del tiempo frente a un espejo practicando, por lo general llegan a ser los que mejor posan. Pero simplemente colocarse de pie frente a un espejo y admirar su físico es precisamente lo que *no debería hacer*. Cada vez que se refleje en la superficie del espejo conviértala en una sesión constructiva y, al posar, analice sus defectos y puntos débiles.

Aparte de posar ante el espejo, éste puede revelarle gráficamente los puntos débiles de su físico. Vamos a suponer que la parte superior de su espalda está algo vencida. El espejo revelará que sus poses de hombros para arriba carecen de la simetría que deberían tener, debido a su deficiente desarrollo del dorsal ancho. La especialización en su entrenamiento le ayudará a mejorar esa zona, le permitirá añadir poses más expresivas a su rutina y, por supuesto, mejorará visiblemente su aspecto global.

CORRECCIÓN DE DEFECTOS AL POSAR

El error más común que comete todo aspirante a posar es la selección de poses que no se adaptan a su tipo de desarrollo. El novicio en el arte de posar, a menudo intenta una pose extravagante con la esperanza de que parezca espectacular, pero casi siempre parece torpe y ridícula. El que sabe posar con naturalidad, evita el revuelo extravagante, las poses con giros violentos que tan pocos pueden dominar, y que saben lucirse cuando las realizan. Ajústese a las poses estándares, fáciles de ejecutar, que destaquen su tipo de desarrollo del modo más ventajoso.

La inexperiencia a menudo hace que el novicio trate de exhibir todos los músculos posibles sin tener en cuenta la forma y la simetría. Esta actitud resulta horrible y desagradable, y es probable que no impresione a los jueces en un certamen físico. El cuerpo debería ser exhibido como una unidad completa, con la exposición *armoniosa* de todos los músculos. Una posición que resalte sólo los brazos o el pecho y deje que el resto del cuerpo ofrezca una apariencia poco impactante, es una pose deficiente. Vd. siempre debería tratar de acentuar sus rasgos mejores cuanto esté posando, pero no a expensas de permitir que el resto del cuerpo resulte disminuido en términos comparativos.

Otro error frecuente es tratar de destacar todos los músculos en su mayor muscularidad en una sola pose. Esto es casi imposible de hacer. Para exhibir bien el cuerpo se requieren varias poses diferentes. Nunca trate de exhibir todo el cuerpo con una pose especial. Procure siempre exhibir en cada pose un buen contorno corporal y las mejores líneas físicas.

El intento de destacar enormes cantidades de músculos sin tener en cuenta la postura adecuada y la simetría corporal puede hacer que un gran campeón luzca desfavorecido. Observe cuidadosamente cualquier fotografía de las estrellas del culturismo; cada pose que efectúan se parece a una obra de arte. Tienen un control total de cada movimiento, además de la habilidad de contraer sus músculos al máximo sin esfuerzo. En realidad, estos maestros del arte de posar parecen estar en un estado de *flexión semirrelajada*. Por otra parte, el principiante parece estar *sobreflexionado*. En su afán por exhibir la mayor cantidad posible de músculos, el principiante flexiona con demasiada fuerza, casi hasta el punto de la vibración. Este tipo de flexión forzada tiende a congelar la acción de la pose y pone rígido al que posa, por lo que es imposible que parezca natural y garboso como los campeones.

Para que un principiante pueda desarrollar sus poses con fluidez, necesitará meses de práctica diligente. Sólo después de que comience a sentirse natural y cómodo en cada pose debería concentrarse en hacer destacar determinados grupos musculares. Sólo la práctica persistente le permitirá posar para obtener un mejor conocimiento y una mayor comodidad en la realización de determinadas poses. Cuando se haya logrado la naturalidad al posar, será el momento de trabajar sobre la flexión para hacer resaltar la muscularidad máxima en cada pose. El secreto es ser capaz de contraer todos los músculos sin revelar ningún signo visible de esfuerzo, particularmente en el rostro.

CÓMO FLEXIONAR CORRECTAMENTE UN GRUPO MUSCULAR

Cada vez que su rostro refleja el esfuerzo de una pose, Vd. fuerza la flexión y trata de resaltar con demasiada rigidez la muscularidad de las partes prominentes del cuerpo. Cada vez que su rostro comience a demudarse durante una sesión de práctica, relájese, realice algunas respiraciones profundas y vuelva a intentarlo. Esta vez flexione en forma gradual, más y más enérgicamente, sin tensionar los músculos faciales. No trate de alcanzar la contracción máxima de todos los músculos la primera vez que intente mantener el rostro con una expresión agradable y relajada. Llegar a este estado de control del arte de posar requiere tiempo y práctica.

Cuando intente dominar una pose determinada, comience por ir a la posición exacta de la pose *relajada*. Después de que haya logrado la posición del pie y el brazo, y el resto de su cuerpo esté en perfecta armonía como requiere la pose, entonces flexione.

Logre la emoción de la pose antes de tratar de flexionar los músculos implicados. Comience por tensar las piernas, luego el abdomen, el pecho, los brazos, etc., pero no trate de alcanzar la contracción máxima en todos los grupos musculares en su primer intento. Una vez siente que tiene todos los grupos musculares bajo control, trate de tensarlos más y más hasta alcanzar el grado de contracción deseado. Relájese y repita este procedimiento varias veces, cada vez tensando gradualmente más y más fuerte hasta llegar a la contracción máxima, mientras sigue conservando una expresión facial natural. Nunca permita que el cuerpo pierda la posición exacta y las líneas de la pose mientras tensa los músculos implicados. Los principiantes a menudo olvidan que es el efecto de la pose en conjunto, y no la flexión de músculos individuales, lo que define una buena pose. La práctica continua encuentra mejoras con cada intento y, gradualmente, la pose comienza a adquirir un aire natural, consumado.

No se desaliente si sus primeros intentos resultan torpes y rígidos. Paulatinamente alcanzará un mejor control de los músculos y la torpeza de éstos desaparecerá. La práctica constante pronto le aportará la capacidad de contraer los músculos hasta el límite, manteniendo la elegancia y naturalidad. El único modo de aprender la habilidad de tensar con suficiente fuerza y hacer resaltar un aspecto imponente al máximo sin esfuerzo, es ¡*práctica... práctica... práctica*! Para ser una persona que posa bien, Vd. debe desarrollar el control de los músculos, de manera que pueda exhibirlos del modo mejor sin ningún esfuerzo aparente. Cualquiera puede aprender a hacer esto, pero requiere trabajo... y muchísimo.

DESARROLLO DE UNA RUTINA DE POSAR

Suponiendo que Vd. ha seleccionado varias poses que son apropiadas para exhibir su desarrollo, ahora es el momento de aprender a agruparlas de una manera ordenada en forma de una *rutina de posar*. Una buena rutina de posturas puede estar compuesta tan sólo por seis poses. De hecho, he presenciado certámenes que sólo permitían cuatro poses: de frente, de lado, de espaldas y una pose opcional. Independientemente de la cantidad de poses que incluya una rutina, lo realmente importante es que deberían estar combinadas de modo tal, que Vd pase de una a otra de manera natural y elegante.

Estudie la rutina de poses que se ilustra en esta guía. Las posturas son presentadas siguiendo una secuencia, a fin de facilitar el movimiento natural de una a otra pose sin introducir ninguna interrupción desmañada en la rutina. Observará que hay un mínimo de movimiento del pie, pero que cada pose es diferente e interesante cuando es seguida en la secuencia sugerida.

Esta rutina-modelo, obviamente, se adapta a *mi desarrollo*, y no necesariamente al de los demás. Su rutina de pose debería utilizar aquellas poses que revelen *su desarrollo* del modo más favorable. La razón de utilizar estas series de poses es la de mostrarle cómo es posible pasar de una a otra posición de manera armoniosa. Observe en particular esa similitud de posiciones de pie y pierna. Es importante que también Vd. *estandarice* sus posiciones de pierna y pie cuando aprenda una rutina de pose. Practique las posturas de pierna que luzcan mejor en las posiciones de frente, de lado y de espaldas, y luego estructure sus poses en torno a estas posturas "básicas". Encontrará que es mucho más fácil lograr una postura correcta de la parte superior del cuerpo cuando no tenga que preocuparse por la posición de las piernas y los pies. Una vez llegue a dominar el arte de posar, será capaz de colocar sus piernas en muchas posiciones diferentes de modo eficaz, pero al principio limítese a sus posturas básicas exclusivamente.

Cuando las poses que he ilustrado son seguidas en la secuencia exacta que se muestra, es fácil pasar de una a otra de modo natural, simplemente efectuando una rotación sobre la parte delantera del pie con el mínimo de movimiento. Tal acción natural resulta elegante a los ojos de espectadores y jueces, y es más fácil para quien la realiza mediante la simplificación de su movimiento de pose a pose. Los más inexpertos no comprenden *que lo que Vd. hace entre pose y pose es tan importante como las mismas poses*. Pasar de una pose a otra debería ser una pose en sí misma... llámela una *pose en movimiento*, si así lo prefiere.

Recuerde este hecho importante: *Ud está siendo examinado críticamente tanto por los espectadores como por los jueces cada segundo que esta sobre la plataforma de exhibición;* de modo que lúzcase al máximo en todo lo que haga. Esto incluye el paso de una pose a otra. Nunca permita que el cuerpo presente una apariencia desagradable y asimétrica mientras cambia de pose. Esto no quiere decir que tenga que hacer flexiones entre una y otra pose, sino sólo que debe pasar a la pose siguiente con gracia y naturalidad mientras tiene en mente esta regla básica: *exhiba siempre sus rasgos mejores y oculte sus puntos débiles*. Le resultará muy ventajoso en los certámenes de culturismo seguir esta regla básica siempre que esté en la plataforma de exhibición.

Otro punto que debería observar acerca de la rutina de poses que se ilustra es que no hay poses frontales que cambien a poses de espaldas en forma directa. La mayoría de estas poses son de tres cuartos de perfil. Esto ejemplifica la buena simetría, exhibiendo asimismo el desarrollo muscular del cuerpo del modo más favorable. Es muy difícil para cualquiera, incluso para los campeones, efectuar un cambio radical de pose, como el de pasar de una postura frontal a una de espaldas sin transición. Trate de posar como lo hago yo... moviéndose gradualmente desde el frente, hacia un lado hasta colocarse de tres cuartos de perfil, etc. Si desea emplear una postura de espaldas, vaya hacia ella a partir de una pose de tres cuartos de perfil, pues esto elimina el cambio brusco del pie y de la pierna, manteniendo la naturalidad.

CONSEJOS ÚTILES PARA LA EXHIBICIÓN EN EL ESTRADO

Como he dicho antes, Vd. debe practicar cada pose de su rutina hasta que llegue a realizarla instintivamente. Después de dominar sus poses frente al espejo, practíquelas sin él hasta que pueda situarse en cada pose a la perfección. Cuando está sobre el estrado en un certamen, no se dispone de espejos para verificar las posturas.

Otro punto importante que debería tenerse en cuenta es el tiempo que debe mantener cada pose. Ud. puede tener una excelente rutina de pose, pero si las ejecuta de manera tan precipitada que los jueces no están en condiciones de valorarlas lo suficiente como para darle los puntos que merece, será un esfuerzo desperdiciado. Por otra parte, si mantiene las poses demasiado tiempo, puede llegar a experimentar estremecimientos debido al exceso de tensión. Además, mantener una pose más tiempo del necesario con el objeto de que se puedan apreciar sus magníficas peculiaridades, corre el riesgo de que los jueces comiencen a observar sus rasgos malos. Deje que los jueces vean lo que quiere que vean y nada más. Pose siempre para los jueces, nunca para el público.

Un buen modo de practicar es mantener cada pose durante seis segundos. Es un tiempo apropiado para exhibir cada pose de forma completa. Cuente lenta e ininterrumpidamente. Vd. puede querer mantener cada pose un poco más, o un poco menos, si tiene un control excelente y ningún punto débil visible en su desarrollo físico. Los movimientos rápidos y espasmódicos resultan confusos; aprenda a desarrollar un ritmo natural en su rutina de pose, de modo que cada una dé paso a la siguiente de manera armoniosa. Puede lograrse si se practica con música, siguiendo un compás de cuatro por cuatro. Considere su rutina de pose como si fuese un paso de baile.

Muchísimos hombres sobreactúan al posar. Utilizan demasiadas poses y permanecen tanto tiempo en el estrado, que terminan por aburrir al público y a los jueces. En su rutina para un certamen no incluya más de diez poses y no permanezca en el estrado más de sesenta segundos. "Déjelos siempre deseando más", dijo una vez un famoso culturista. Otro lema apropiado podría ser "abandone mientras va a la cabeza".

Cuando Vd. está sobre el estrado de exhibición, todo lo que se refiere a su aspecto adquiere importancia. Quiero decir que debería estar bien aseado y afeitado, y su piel debería presentar una apariencia sana. Un día o dos antes del certamen vaya a cortarse o a acondicionarse el cabello.

El exceso de vello en el cuerpo debería eliminarse con una afeitadora eléctrica un par de días antes de la competición. El afeitado con una maquinilla de afeitar es arriesgado, pues fácilmente puede hacerse cortes en la piel sin darse cuenta hasta que es demasiado tarde. También es frecuente que la piel presente erupciones en torno a las zonas más sensibles, dando una mala impresión. Es más conveniente utilizar una máquina de afeitar que no requiere agua y jabón que no una que sí lo requiera. Tenga mucho cuidado, sobre todo alrededor de las rodillas y los tobillos. Si puede conseguir una afeitadora eléctrica, como las que utilizan los barberos profesionales, encontrará que es el modo más rápido, seguro y conveniente para afeitar el cuerpo.

Adquirir un buen bronceado dará a la piel un aspecto saludable y realzará notablemente su apariencia muscular. Logre su bronceado de manera sensata y gradual, a fin de no dar la impresión de haberse "quemado". Si no es posible tomar el sol, puede utilizar una lámpara solar. Aquí, una vez más, emplee la prudencia. Comience mucho antes del certamen y broncéese gradualmente. No se exceda en la aplicación sobre la cara, en tanto que el cuerpo debería lucir un tono más oscuro. Es fácil llegar a quemarse con una lámpara, pues Vd. no puede comprobar si se ha expuesto con exceso hasta varias horas más tarde. Utilice gafas de sol para proteger los ojos de los rayos ultravioleta o de las lesiones que puedan ocasionar a la vista.

Vigile su postura cuando esté sobre el escenario, pues una actitud descuidada, le costará puntos. Busque siempre lucir lo mejor posible en el escenario, ya sea en grupo o solo sobre el estrado. Nunca masque chicle mientras está en el escenario, ni se estire el "slip" con nerviosismo. Asegúrese de que el "slip" se adapta adecuadamente a su cuerpo.

SLIPS PARA POSAR

Invierta en un buen "slip" para posar, que le ayude a exhibir su físico más favorablemente. Elija un color que no haga que la atención de los jueces deje de centrarse en Vd. Un "slip" inadecuado puede apartar la atención de su apariencia física mientras está posando y hacer que ésta parezca menos importante. Use "slips" ajustables, que se adapten a su tipo físico. Los "slips" sueltos, flojos, arrugados, que no se ajusten a su cuerpo adecuadamente no son convenientes para ningún tipo de exhibición en el escenario. Es importante que elija el tipo de "slip" que realce su desarrollo físico en lugar de desmerecerlo.

Utilice un buen criterio cuando seleccione el modelo de "slip". Resulta tan impropio que sea demasiado breve como que sea demasiado grande. En términos generales, los "slips" muy breves no deberían llevarse en un certamen. Si Ud. tiene músculos abdominales y oblicuos muy bien desarrollados, le resultará ventajoso llevar un "slip" más largo. En cambio, si tiene un torso más bien largo, la trusa con una cintura alta, casi a la altura del ombligo o por encima de él, contribuirá a acortar la apariencia de su torso, haciendo que luzca más robusto. Esto confiere un mayor equilibrio al cuerpo en su conjunto.

Si tiene piernas comparativamente largas, entonces sería mejor que lleve un "slip" más largo en la parte que cubre los muslos. Si tiene un torso corto, le sentará mejor un "slip" más corto en torno a las caderas. Para el culturista con piernas cortas es conveniente el "slip" más alto en los muslos. Estos son algunos consejos muy generales que le darán una idea sobre el tipo de "slip" para posar que se adapte mejor a su físico. En todas las revistas especializadas encontrará anuncios de "slips" para profesionales del arte de posar.

Una vez que haya obtenido un buen "slip", cuídelo. Nunca se entrene con él, ya que el sudor lo estropearía, haciendo que se desgaste más rápidamente. No lo lave con agua muy caliente, pues el tejido elástico resultaría perjudicado. Lávelo a mano, con agua templada, y luego cuélguelo para que se seque sin que se deforme. No lo ponga ni en lavadoras ni en secadoras.

A menos que Ud. esté empleado como modelo profesional, evite posar desnudo o cubierto con el típico "slip" que suele utilizarse para posar. Este tipo de prenda es demasiado breve y en la actualidad las publicaciones sobre culturismo no suelen utilizar tales poses. Hay algunos que creen que cualquier cosa que cubra el cuerpo, sin importar lo breve que sea, interfiere con las líneas del físico y estropea la pose. Por lo general, esta gente tomará como ejemplo algunas estatuas famosas (siempre completamente desnudas), argumentando que cualquier tipo de prenda que se utilice para cubrir el cuerpo distraería la atención y perjudicaría la apariencia de la estatua. Esto puede ser cierto o no cuando se trata de una estatua, pero no lo es en el caso de quien aspira a participar en una competición física, y un día puede llegar a lamentar haber posado con tal atavío. En realidad, la mayoría de los culturistas lucen mejor si llevan "slips" que se adaptan a sus físicos. Recuerde, una figura desnuda (o casi desnuda, si se posa con un "taparrabos") no permite enmascarar las imperfecciones o hacer que parezca mejor proporcionada, como sucede cuando se lleva el tipo de "slip" apropiado.

POSAR PARA LA CÁMARA

Unas fotos buenas y nítidas son una de las herramientas más valiosas que un culturista puede utilizar para evaluar su desarrollo. Ud. quizá podría engañar al espejo al no observar de cerca las partes menos desarrolladas de su anatomía, pero nunca engañará a la cámara. El posar bien le permitirá lucir lo mejor posible, pero la cámara sólo registrará lo que existe. Si Ud. tiene piernas deficientes, no maldiga al fotógrafo si luce mal en las fotos. Aprenda a ser objetivamente *autocrítico* y examine con honestidad su desarrollo físico. Busque sus puntos débiles y luego adapte su entrenamiento para eliminarlo.

La mayoría de los que cultivan el arte de posar se sienten perfectamente cómodos cuando posan frente a un espejo. No obstante, cuando aparecen ante la cámara o frente al público, se ponen tan nerviosos y tensos que son incapaces de dar lo mejor de sí. Más práctica en el arte de posar desarrollará más seguridad y ayudará a superar este problema. Cuando Ud. haya dominado por completo una serie de poses que revelan su físico en su grado óptimo, la seguridad sustituirá al nerviosismo y posará estupendamente. Posar sin tener un espejo enfrente de sus compañeros de entrenamiento (una vez que haya planificado su rutina) le dará experiencia y seguridad.

Si bien es cierto que algunas personas son más fotogénicas que otras, una buena pose y una buena fotografía son necesarias si Ud. quiere las mejores fotos. Muchos culturistas llegan a estar demasiado pendientes del espejo. Practican poses delante de un espejo que está iluminado desde arriba. Cuando se está de pie directamente bajo este tipo de luz, se producen grandes sombras que acentúan los músculos. Mientras la aparencia en el espejo es imponente, en una fotografía no puede reproducirse el mismo tipo de efecto de sombras. Estas zonas oscurecidas que acentúan la musculatura saldrían totalmente negras, junto con la mayor parte del cuerpo, a menos que se utilicen algunas luces especiales para iluminar esas sombras pronunciadas, dando un enfoque más realista (pero menos imponente) del individuo. Esta es una de las grandes razones por las cuales los individuos que observan detalles musculares imponentes en el espejo, a menudo se muestran muy decepcionados cuando son fotografiados y no logran ver los mismos resultados. Lo que Ud. verá en condiciones de iluminación insuficiente (para los fotógrafos) no saldrá igual en la película fotográfica.

SESIONES DE FOTOGRAFÍA

Con el objeto de obtener el mayor provecho de las fotos, Ud. debería estar bien preparado para participar en una sesión de fotografía. En primer lugar, obtenga el mejor bronceado que le sea posible. Aféitese el vello del cuerpo. Aplíquese una pequeña cantidad de *aceite mineral* sobre el cuerpo inmediatamente antes de posar, para dar a la piel un brillo satinado. Así añadirá realce a sus músculos y acentuará su contorno. Tenga algún aplicador de aceite para su espalda y no olvide la parte interna de los brazos y los costados del torso. No exagere la cantidad de aceite. Utilice sólo el suficiente para mostrar bien los rasgos más atractivos. Cuide de no mancharse el "slip" con aceite. Nunca se ponga aceite en la cara, pues no sirve de nada y le dará un aspecto muy poco favorecedor.

Antes de partir para una sesión de fotografía, compruebe dos veces que lleva los siguientes elementos: "slip" para posar, aceite, dos toallas (una para limpiarse las manos de aceite entre pose y pose y otra para enjugarse el sudor del rostro), un peine o cepillo, y un espejo de bolsillo. Asegúrese de que Ud. y el fotógrafo saben con exactitud el lugar y la hora de la cita. Llegue a tiempo y listo para trabajar. Sepa con exactitud cuáles son las poses que va a utilizar y conózcalas bien.

Asegúrese de que sus fotografías no queden borrosas y estén bien encuadradas. Estos son los dos mayores errores que cometen los fotógrafos no profesionales. La persona que toma las fotos debería asegurarse de que la cámara está perfectamente enfocada y sostenida de un modo estable (preferiblemene sobre un trípode). Una foto borrosa es de poco valor para cualquiera. También debería tenerse el cuidado de asegurarse de que los pies, o parte de la cabeza, no resulten cortados. El individuo debería estar encuadrado adecuadamente, de modo que quede cierto espacio libre a su alrededor. En términos generales, debería haber menos espacio debajo de los pies que encima de la cabeza; los márgenes laterales deberían ser iguales. Un último punto sobre sus fotografías: utilice un buen fondo. Las fotos en el exterior lucen mejor cuando el fondo es sencillo y ordenado. Árboles, coches, maleza u otros objetos similares harían que la atención del que observa la foto no se centre exclusivamente en el modelo. Una pared en blanco es mejor que posar de espaldas a una calle o contra una casa. Lo mejor son los fondos sencillos, tales como posar sobre una colina con el cielo como marco. Posar en la playa o en un lago, donde Ud. tenga una combinación de cielo y agua, es lo ideal. Dondequiera que esté para ser fotografiado, busque un marco bello y ordenado. Asegúrese de recoger cualquier papel suelto o basura que pueda salir en la foto, y no se olvide de quitar de la vista su toalla, bolsa o cualquier otra cosa que pueda resulta distractiva.

CONCLUSIÓN

El arte de posar es un tema tan importante, que resulta difícil abarcar todos sus aspectos en forma minuciosa. Nada puede sustituir al trabajo duro y a la riqueza de la práctica de posar si Ud. desea dominar por completo este arte. No se logra en cuestión de semanas o meses, sino que puede requerir años llegar a ser una auténtico experto en el arte de posar.

Siguiendo atentamente las sugerencias contenidas en esta guía, comprobará una mejora inmediata en sus poses y estará en camino de llegar a ser un buen modelo. Nunca alcanzará la cumbre en el mundo del culturismo a menos que aprenda a posar bien.

Modelar un cuerpo que esté desarrollado de un modo sano, fuerte, vigoroso y bello es un objetivo que bien vale la pena alcanzar. El arte de posar, que le permite exhibirlo del mejor modo posible, le ayudará a inspirar a otros para que alcancen los mismos objetivos.

El conocimiento de los nutrientes y de sus funciones en el cuerpo es necesario para comprender la importancia de una buena nutrición. Los seis nutrientes –carbohidratos, grasas, proteínas, vitaminas, minerales y agua– están presentes en los alimentos que comemos y contienen sustancias químicas que actúan de una o más de tres maneras: suministran al cuerpo calor y energía, proveen el material para el desarrollo y reconstitución de los tejidos y ayudan a la regulación de los procesos corporales.

Cada nutriente tiene sus propias funciones y relaciones específicas con el cuerpo, pero ninguno actúa con independencia de los demás. Todos los nutrientes deben estar presentes en la dieta en cantidades diversas, a fin de que el cuerpo mantenga los procesos vitales básicos. Si bien todas las personas necesitan los mismos nutrientes, las cantidades requeridas por un individuo están determinadas por la edad, el sexo, el tamaño corporal, el medio ambiente, el nivel de actividad y el estado nutricional.

Factores nutricionales básicos

Composición aproximada de nutrientes del cuerpo

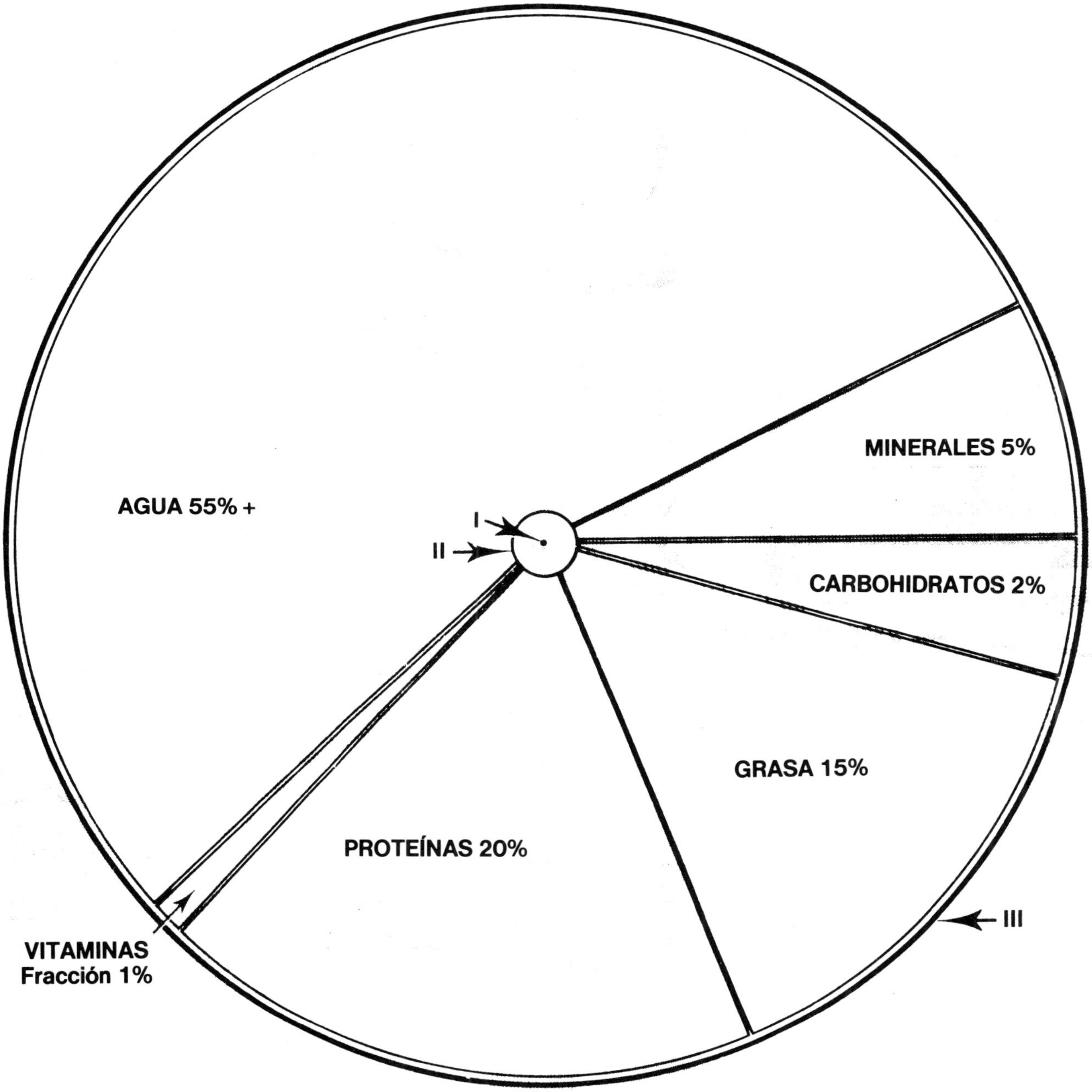

Las esferas I, II y III representan aproximadamente 1.000 veces el tamaño real de:

I = 1 Microgramo
II = 1 Miligramo
III = 1 Gramo

CARBOHIDRATOS

Los carbohidratos son la fuente principal de energía para todas las funciones corporales del esfuerzo muscular, y resultan necesarios para ayudar a la digestión y asimilación de otros alimentos. Los carbohidratos nos proveen de calorías de disponibilidad inmediata para la energía mediante la generación de calor en el cuerpo, cuando el carbono presente en el organismo se une con el oxígeno de la corriente sanguínea. Los carbohidratos también ayudan a regular el metabolismo de las proteínas y de las grasas; las grasas requieren carbohidratos para su desintegración en el hígado.

Los principales carbohidratos presentes en los alimentos son azúcares, almidones y celulosa. Los azúcares simples, tales como los de la miel y las frutas, se digieren muy fácilmente. Los azúcares dobles, tales como el azúcar de mesa, requieren cierta acción digestiva, pero no son tan complejos como los almidones que se encuentran en el grano integral. Los almidones requieren una acción enzimática prolongada, con el objeto de desintegrarse en azúcares simples para su digestión. La celulosa, comúnmente encontrada en las frutas y vegetales, es muy indigesta para los seres humanos y contribuye poco al valor energético de la dieta.

Todos los azúcares y almidones son convertidos por los jugos digestivos en un azúcar simple llamado "glucosa". Parte de esta glucosa, o "azúcar de la sangre", es utilizada como combustible por los tejidos del cerebro, del sistema nervioso y de los músculos. Una pequeña porción de la glucosa es convertida en glicógeno, siendo almacenada por el hígado y los músculos; el excedente es convertido en grasa y almacenado en todo el cuerpo como fuente energética de reserva. Cuando las reservas de grasa son reconvertidas en glucosa y utilizadas como combustible corporal, se produce una pérdida de peso.

El exceso de alimentos con alto contenido en almidón y azúcar puede desplazar de la dieta a otros alimentos esenciales y, por consiguiente, puede dar por resultado tanto deficiencia nutricional como obesidad.

Las diferencias en el metabolismo basal, la cantidad de actividad, tamaño y peso, influirán en la cantidad de carbohidratos que el cuerpo necesita obtener de una fuente externa. No obstante, una falta total de carbohidratos puede provocar cetosis, pérdida de energía, depresión y desintegración de la proteína corporal esencial.

GRASAS

Las grasas, o líquidos, son la fuente de energía más concentrada de la dieta. Cuando se oxidan, las grasas proveen más de dos veces el número de calorías por gramo suministrado por los carbohidratos o las proteínas. Un gramo de grasa aporta aproximadamente nueve calorías al cuerpo.

Además de brindar energía, las grasas actúan como portadoras de las vitaminas solubles en grasa, A, D, E, y K. Al ayudar a la absorción de la Vitamina D, las grasas contribuyen al aporte de calcio a los tejidos del cuerpo, particularmente a los huesos y a los dientes. Las grasas también son importantes para la conversión del caroteno en Vitamina A. Los sedimentos de grasa rodean, protegen y mantienen en su sitio a órganos como los riñones, el corazón y el hígado. Una capa de grasa aísla al cuerpo de los cambios de temperatura ambiental y preserva el calor corporal. Esta capa igualmente rodea los contornos del cuerpo. La grasa prolonga el proceso de digestión y disminuye la velocidad de las secreciones de ácido clorhídrico del estómago. De este modo, las grasas provocan una sensación de saciedad de mayor duración después de una comida.

Las sustancias que confieren a las grasas sus diferentes sabores, texturas y puntos de fusión se conocen como "ácidos grasos". Existen dos tipos de ácidos grasos, los saturados y los no-saturados. Otras fuentes de grasa son los productos lácteos, los huevos y el queso.

Si bien es raro que se produzca en el hombre una deficiencia de grasa, tal deficiencia conduciría a insuficiencias en las vitaminas solubles en grasas. Una insuficiencia de ácidos grasos puede provocar eczemas u otros problemas de la piel. Una insuficiencia extrema conduciría a un crecimiento gravemente retardado.

La cantidad excesiva de grasa en la dieta puede conducir a un aumento anormal de peso y a la obesidad, en caso de que se consuman más calorías de las que el cuerpo necesita. Además de la obesidad, el exceso de consumo de grasa daría lugar a una digestión y absorción más lenta de lo normal, provocando indigestión. Si la insuficiencia de carbohidratos va acompañada de insuficiencia de agua en la dieta, o si existe un mal funcionamiento renal, las grasas no llegan a ser metabolizadas por completo y ello puede resultar tóxico para el organismo.

PROTEÍNAS

Junto con el agua, la proteína es la sustancia que más abunda en el cuerpo. La proteína es uno de los elementos más importantes para el mantenimiento de una salud y vitalidad satisfactorias, y es de importancia primordial en el crecimiento y desarrollo de todos los tejidos del cuerpo. Es la principal fuente del material constitutivo de los músculos, sangre, piel, cabello, uñas y órganos internos, incluyendo el corazón y el cerebro.

La proteína es requerida para la formación de hormonas, que controlan una diversidad de funciones corporales, tales como el crecimiento, el desarrollo sexual y la velocidad del metabolismo. La proteína también ayuda a evitar que la sangre y los tejidos lleguen a ser demasiado ácidos o demasiado alcalinos, y contribuye a regular el equilibrio de agua en el cuerpo. Las enzimas, sustancias necesarias para las funciones vitales básicas, y los anticuerpos, que ayudan a luchar contra las sustancias extrañas en el cuerpo, también se forman a partir de la proteína. Por otra parte, la proteína es importante en la formación de la leche durante el período de lactancia y en el proceso de coagulación de la sangre.

Además de ser la principal fuente de material constitutivo del cuerpo, la proteína puede ser utilizada como fuente de energía y calor, suministrando cuatro calorías por gramo de proteína. No obstante, esta función energética no resulta necesaria cuando la dieta cuenta con suficientes grasas y carbohidratos. El excedente de proteína que no es utilizado para la formación de tejido o para generar energía, puede ser transformado por el hígado y almacenado como grasa en los tejidos corporales.

Durante la digestión, las grandes moléculas de proteínas son descompuestas en unidades más simples llamadas "aminoácidos". Los aminoácidos son necesarios para la síntesis de las proteínas corporales y de muchos otros constituyentes de los tejidos. Son las unidades a partir de las cuales se forman las proteínas y representan el producto final de la digestión proteínica.

El cuerpo requiere aproximadamente veintidós aminoácidos en un patrón específico para fabricar la proteína humana. Todos menos ocho de estos aminoácidos pueden ser producidos por el cuerpo adulto. Los ocho que no puede producir son llamados "aminoácidos esenciales", puesto que deben ser incluidos en la dieta. Con el objeto de que el cuerpo sintetice la proteína de forma apropiada, todos los aminoácidos deben estar presentes simultáneamente y en la proporción adecuada. Basta con que falte uno solo de estos aminoácidos esenciales, incluso en forma temporal, para que la síntesis de proteína descienda a un nivel inferior o se interrumpa por completo. El resultado es que todos los aminoácidos se reducen en la misma proporción que el aminoácido que es insuficiente o ha desaparecido.

Los alimentos que contienen proteínas pueden o no contener todos los aminoácidos esenciales. Cuando un alimento contiene todos los aminoácidos esenciales, se le denomina "proteína completa". Los alimentos que carecen de cualquiera de los aminoácidos esenciales, o los que los contienen en proporciones bajas, son llamados "proteínas incompletas". La mayor parte de las carnes y productos lácteos son alimentos de proteína completa, mientras que los vegetales y las frutas son alimentos de proteína incompleta. Para obtener una dieta de proteína completa a partir de proteínas incompletas deben combinarse cuidadosamente los alimentos, de modo que los que tengan una baja proporción de aminoácidos esenciales resulten equilibrados por los que poseen aminoácidos en cantidad suficiente.

Los requerimientos de proteína difieren según el estado nutricional, el tamaño corporal y la actividad del individuo. Para calcular los requerimientos de proteína individual, una buena norma es indicar el número aproximado de gramos de proteína que se necesita cada día.

La insuficiencia de proteína puede conducir a anormalidades en el crecimiento y desarrollo de los tejidos. El cabello, las uñas y la piel se verán particularmente afectados, y el tono muscular será deficiente. En los adultos, la deficiencia de proteína puede traducirse en falta de vigor y resistencia, depresión mental, decaimiento, débil defensa contra las infecciones, deterioro en la cicatrización de heridas y una lenta recuperación de la enfermedad.

La pérdida de proteína del cuerpo se produce como resultado de esfuerzos corporales particulares, tales como una intervención quirúrgica, hemorragias, heridas o enfermedad prolongada. En el momento del esfuerzo, se hace necesario consumir proteína adicional con el objeto de reconstituir o sustituir a la utilizada o a los tejidos deteriorados. Sin embargo, el consumo excesivo de proteína puede dar lugar a un desequilibrio de los líquidos corporales.

AGUA

El agua no sólo es el nutriente más abundante que se encuentra en el cuerpo (ascendiendo aproximadamente a dos tercios del peso corporal), sino que también es, de lejos, el nutriente más importante. Responsable e implicado en casi todos los procesos corporales, incluyendo la digestión, la absorción, la circulación y la excreción, el agua es el principal portador de nutrientes a todo el cuerpo y resulta necesaria para todas sus funciones constitutivas. El agua ayuda a mantener una temperatura corporal normal y es esencial para eliminar del cuerpo el material de desecho.

Casi todos los alimentos contienen agua, que es absorbida por el cuerpo durante la digestión. Las frutas y los vegetales son particularmente estupendas fuentes de agua químicamente pura, que está formada totalmente por hidrógeno y oxígeno puros.

El cuerpo adulto medio contiene aproximadamente 43 litros de agua y pierde unos tres litros diariamente a través de la excreción y de la transpiración. La proporción de pérdida de agua depende casi por entero del nivel de actividad y de las condiciones medio ambientales, pudiendo oscilar desde menos de un litro por día para una persona sedentaria en un clima templado, hasta más de diez litros por día en el desierto. Si las insuficiencias serias no se corrigen cuanto antes, se producirán disminución de sal y deshidratación, que, en caso extremo, provocará la muerte.

El agua destilada es la única agua "pura" que existe, y se encuentra en la naturaleza en forma de agua de lluvia y en todas las frutas y vegetales. Aunque el agua de lluvia puede estar contaminada por agentes de polución atmosférica que recoge en su caída hacia la tierra.

VITAMINAS

Todas las vitaminas naturales son alimentos orgánicos que se encuentran sólo en las materias vivas, es decir, en las plantas y animales. Existen casi 20 sustancias que se cree actúan como vitaminas en la nutrición humana. Cada una de estas vitaminas está presente en cantidades diversas en alimentos específicos, y cada una de ellas es absolutamente necesaria para el crecimiento apropiado y la conservación de la salud. Con unas pocas excepciones, el cuerpo no puede sintetizar las vitaminas; éstas deben ser incluidas en la dieta normal o en complementos alimentarios.

Las vitaminas no tienen ningún valor calórico o energético, pero son importantes como componentes de las enzimas, que actúan como catalizadores en casi todas las reacciones metabólicas.

Como tales, las vitaminas ayudan a regular el metabolismo, contribuyen a convertir la grasa y los carbohidratos en energía, e intervienen en la formación de huesos y tejidos. Las vitaminas no son componentes de las estructuras corporales principales, pero participan en la formación de esas estructuras.

MINERALES

Los minerales son nutrientes que existen en el cuerpo y en los alimentos en combinaciones orgánicas e inorgánicas. Aproximadamente 17 minerales son esenciales en la nutrición humana. Si bien sólo el cuatro o cinco por ciento del peso del cuerpo humano es materia mineral, los minerales son vitales para el completo bienestar mental y físico. Todos los tejidos y fluidos internos de las materias vivas contienen cantidades variables de minerales. Los minerales son componentes de los huesos, los dientes, el tejido blando, los músculos, la sangre y las células nerviosas. Existen factores importantes en el mantenimiento de los procesos fisiológicos, en el fortalecimiento de las estructuras del esqueleto y en la conservación del vigor del corazón y del cerebro, así como de todos los músculos y del sistema nervioso.

Los minerales actúan como catalizadores en muchas reacciones biológicas en el interior del cuerpo humano, incluyendo la respuesta muscular, la transmisión de mensajes a través del sistema nervioso, la digestión, y el metabolismo o utilización de los nutrientes de los alimentos. Son importantes en la producción de hormonas.

Los minerales ayudan a mantener el delicado equilibrio de agua, esencial para el funcionamiento adecuado de los procesos mentales y físicos. Hacen que la sangre y los fluidos de los tejidos no se vuelvan ni demasiado ácidos, ni demasiado alcalinos, y permiten que otros nutrientes pasen a la corriente sanguínea. También ayudan a llevar las sustancias químicas dentro y fuera de las células, y colaboran en la generación de anticuerpos.

DIGESTIÓN

La digestión es una serie de cambios físicos y químicos, mediante los cuales el alimento recibido por el cuerpo es disuelto y desintegrado químicamente a través de la acción de secreciones que contienen enzimas en preparación para la absorción desde el tracto intestinal hacia la corriente sanguínea. Estos cambios tienen lugar en la boca, la faringe, el esófago, el estómago, el intestino delgado y el intestino grueso.

Los materiales activos en los jugos digestivos que provocan la desintegración química del alimento reciben el nombre de "enzimas", proteínas complejas que son capaces de causar cambios químicos en otras sustancias sin resultar afectadas por dichos cambios. Cada enzima es capaz de desintegrar sólo una única sustancia específica. Por ejemplo, una enzima capaz de desintegrar las grasas, no puede desintegrar las proteínas o los carbohidratos, y viceversa. La acción enzimática se origina en cuatro zonas del cuerpo: las glándulas salivares, el estómago, el páncreas y las paredes del intestino delgado. En realidad, la digestión comienza en la boca, donde la masticación desintegra grandes trozos de alimento en pedazos más pequeños. Las glándulas salivares de la boca generan saliva, un fluido que humedece el alimento para que pueda ser tragado y que contiene ptialina, la enzima necesaria para la desintegración de los carbohidratos. El alimento masticado pasa a la faringe bajo control voluntario pero, a partir de allí y a través del esófago, el proceso de deglución es llevado a cabo por peristalsis, un movimiento lento como el de una ola que se produce a lo largo de todo el tracto digestivo. La peristalsis lleva el alimento hacia el estómago.

Aparato digestivo

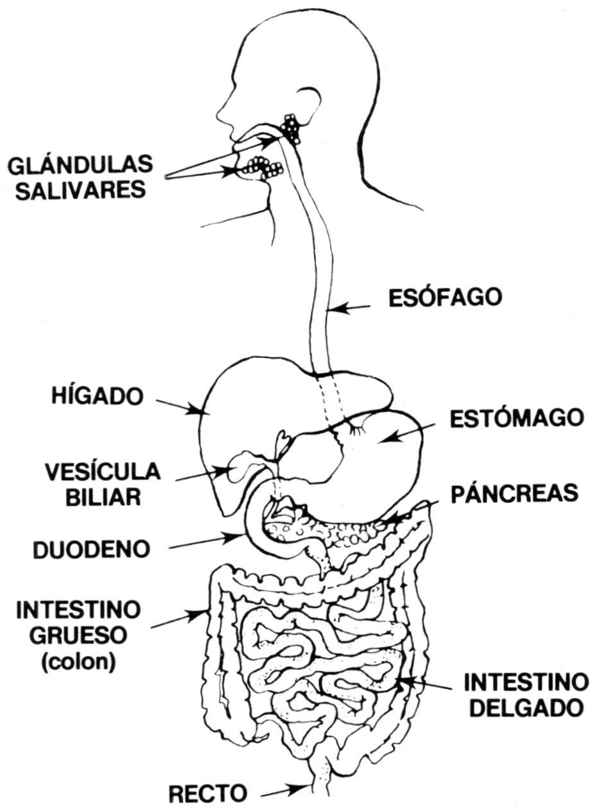

La digestión química activa comienza en la parte media del estómago, donde el alimento es mezclado con los jugos gástricos, que contienen ácido clorhídrico, agua, y las enzimas que descomponen las proteínas y otras sustancias.

Después de una a cuatro horas, según la combinación de alimentos ingeridos por el organismo, la peristalsis empuja el alimento, ahora en forma líquida de quimo, fuera del estómago y hacia el intestino delgado. Las sustancias alimentarias abandonan el estómago y entran en el intestino delgado en el siguiente orden: carbohidratos, proteína y grasa, que es la más lenta de digerir.

Cuando el quimo entra en el intestino delgado, el páncreas secreta sus jugos digestivos. Si el alimento contiene grasa, también se secreta bilis, una enzima producida por el hígado, que es almacenada en la vesícula biliar. La bilis divide la grasa en gotitas pequeñas, de modo que las enzimas pancreáticas puedan descomponerla. El páncreas también secreta una sustancia que neutraliza los ácidos digestivos en los alimentos, y secreta enzimas adicionales que continúan la descomposición de proteínas y carbohidratos.

Los productos que permanecen sin digerir entran al intestino grueso y finalmente son excretados. Ninguna enzima digestiva es secretada en el intestino grueso, y pocos cambios se producen allí, salvo para la absorción del agua.

ABSORCIÓN

La absorción es el proceso mediante el cual los nutrientes en forma de glucosa (a partir de los carbohidratos), aminoácidos (a partir de la proteína) y los ácidos grasos y glicerol (a partir de la grasa) son absorbidos por los intestinos y llevados hacia la corriente sanguínea para facilitar el metabolismo celular.

La absorción se lleva a cabo fundamentalmente en el intestino delgado. El revestimiento interior del intestino delgado está cubierto con pequeñas proyecciones, como si fuesen dedos, llamadas "vellosidades" intestinales. Estas "vellosidades" contienen canales linfáticos y vasos sanguíneos diminutos llamados "capilares", que son los principales canales de absorción, dependiendo del tipo de nutrientes. Las grasas y las vitaminas solubles en grasa circulan por la sangre hasta las células. Otros nutrientes son llevados fuera de las vellosidades intestinales por los capilares, que los encauzan hacia la vena porta que conduce hasta el hígado.

En el hígado, muchas enzimas diferentes ayudan a transformar las moléculas nutrientes en formas nuevas con fines específicos. Al contrario de los cambios anteriores, que preparaban los nutrientes para la absorción y transporte, las reacciones en el hígado generan las sustancias necesarias para las células individuales. Algunas de las sustancias son utilizadas por el hígado, pero el resto son mantenidas en reserva por éste para ser liberadas en el organismo cuando resulte necesario. El remanente va a la corriente sanguínea, donde es recogido por las células y puesto a funcionar. Las vitaminas y los minerales solubles en agua también son absorbidos dentro de la corriente sanguínea en el intestino delgado.

METABOLISMO

En este punto, el procesamiento del alimento dentro del cuerpo ha alcanzado su etapa final. El proceso del metabolismo implica todas las transformaciones químicas que experimentan los nutrientes, desde el momento en que son absorbidos hasta que llegan a formar parte del cuerpo o son excretados de éste. El metabolismo es la conversión de los nutrientes digeridos en material componente de los tejidos vivos o en energía para satisfacer las necesidades del cuerpo.

El metabolismo se desarrolla en dos fases generales que tienen lugar en forma simultánea, el anabolismo y el catabolismo. El anabolismo implica todas las reacciones químicas que experimentan los nutrientes en la construcción o formación de los componentes químicos y tejidos del cuerpo, tales como las enzimas de la sangre, las hormonas, el glicógeno y otros.

El catabolismo comprende las reacciones en las cuales los diversos componentes de los tejidos se descomponen para suministrar energía. La energía para las células deriva del metabolismo de la glucosa, que se combina con el oxígeno en una serie de reacciones químicas para formar el dióxido de carbono, el agua y la energía celular. El dióxido de carbono y el agua son materiales residuales que son llevados fuera de las células por la corriente sanguínea. La energía también puede derivar del metabolismo de ácidos grasos y aminoácidos esenciales, si bien el efecto principal del metabolismo de los aminoácidos es proveer el material para el crecimiento, y para el mantenimiento y recomposición de los tejidos. Los productos residuales o de desecho resultantes del metabolismo de los ácidos grasos y de los aminoácidos también son llevados fuera de las células por la corriente sanguínea.

El proceso del metabolismo requiere que se mantengan vastos sistemas de enzimas para facilitar las miles de reacciones químicas diferentes y regular la velocidad a la cual se realizan esas reacciones. A menudo estas enzimas requieren la presencia de vitaminas y minerales específicos para desempeñar sus funciones.

COMPLEMENTOS NUTRICIONALES PARA UNA VIRILIDAD MEJOR

Mucha gente no es consciente del importante papel que desempeña la nutrición adecuada en la mejora de la vitalidad sexual y de la virilidad. Una alimentación adecuada es necesaria para estimular la producción hormonal de las glándulas endocrinas: esta secreción hormonal aumentada se traduce en vigor sexual aumentado.

Las glándulas endocrinas, tales como la tiroides, la pituitaria, los testículos y los ovarios, pueden ser alimentadas específicamente mediante determinados nutrientes. Por ejemplo, el complejo de vitamina B interviene en la construcción celular y del tejido de la glándula tiroides y actúa como "energizador" para aumentar el flujo hormonal. Un modo excelente de obtener factores B es mezclando dos cucharadas soperas de levadura y dos cucharadas soperas de germen de trigo con jugo vegetal; este preparado debe beberse con la merienda. Esta combinación es asimilada por el cuerpo en una hora, aproximadamente.

Una glándula tiroides con deficiencia de yodo puede provocar un interés menguado por el sexo, debido a que ha disminuido la velocidad de producción hormonal. Una cucharada de té de sal marina o algas marinas puede aumentar el metabolismo de la tiroides y estimular el flujo de hormonas. Además, el aminoácido tirosina, a partir del cual se forma la hormona de la tiroides tiroxina, ayuda a activar a la tiroides perezosa. La combinación de una cucharada sopera de levadura de cerveza, germen de trigo y melaza con jugos de frutas y tomada tres veces al día, puede ayudar a la acción de la tirosina.

La glándula pituitaria es responsable del funcionamiento de las hormonas sexuales masculinas y femeninas, brindando así impulsos sexuales al cuerpo y a la mente. El complejo de vitaminas B se recomienda para prevenir la impotencia y la menopausia prematura.

El zinc y la vitamina E también son importantes para el mantenimiento de la potencia sexual. Una insuficiencia de zinc puede provocar un desarrollo genital retrasado. Este mineral se encuentra en forma altamente concentrada en todo el aparato reproductivo masculino. A menudo la vitamina E es definida como la "vitamina sexual". Puede ayudar a restaurar los órganos sexuales, contribuir a la producción de esperma nuevo y promover el rejuvenecimiento de las glándulas sexuales.

Esta lista de calorías se basa en el hombre "estándard" de veinticinco a treinta años, que vive en un clima templado y desempeña una actividad moderada, tanto en el trabajo como en su casa y en los momentos de ocio.

Existen ciertos ajustes concernientes a las cuotas de calorías asignadas al *mantenimiento* y al *aumento de peso*, como se muestra en la lista siguiente:

EDAD AVANZADA: En edades avanzadas, las raciones de calorías deberían reducirse tomando como base una disminución de un 7,5% por cada década (períodos de 10 años) pasados los 30 años.

CLIMA: Aumentar o disminuir la cuota de calorías alrededor de un 5% por cada aumento o disminución de 10°C de temperatura externa media de la zona en que se viva.

ACTIVIDAD: El factor que más destaca como causa de las variaciones en las necesidades de calorías es la actividad física. El máximo usual para hombres que realizan tareas duras en su trabajo, en casa o durante su tiempo de ocio, es del 20% al 25%. Valores menores a los indicados en la lista se aplicarán a las personas que requieran poca energía.

FACTOR PSICOLÓGICO: Si Vd. es una persona del tipo "nervioso", que tiene que estar activo continuamente, aumente la cuota indicada en la lista alrededor del 10% para compensar el drenaje adicional de energía. Por el contrario, si Vd. es una persona absolutamente serena, tranquila y de movimientos lentos, disminuya la cuota de calorías entre un 5% y un 8%.

Este físico notable es el resultado de factores hereditarios, un entrenamiento adecuado, una forma de vida y una actitud mental.

REQUERIMIENTOS DIARIOS DE CALORÍAS

PESO CORPORAL	MANTENIMIENTO DE PESO	AUMENTO DE PESO
46-47	2500	3750
47-49	2550	3825
49-51	2600	3900
51-53	2650	3975
53-54	2700	4050
55-56	2750	4125
57-58	2800	4200
59-60	2900	4350
61-62	3000	4500
62-64	3066	4600
64-65	3133	4700
66-67	3200	4800
68-69	3266	4900
69-70	3333	4950
70-72	3400	5100
72-73	3450	5175
73-74	3500	5250
74-76	3550	5325
76-78	3600	5400
78-79	3640	5475
80-81	3700	5550
82-83	3750	5625
84-85	3800	5700
85-86	3850	5775
87-89	3900	5850
89-91	3950	5925
91-92	4000	6025
92-94	4050	7125
94-96	4100	7200
96-98	4150	7225
98-100	4200	7350
100-102	4250	7425
102-103	4300	7500

LO QUE UD. DEBERÍA SABER ACERCA DEL CORAZÓN

Es un hecho comprobado que la actividad física constante mantiene el corazón sano y fuerte. No sólo se recomienda el ejercicio para prevenir ataques cardíacos, sino que con frecuencia es utilizado por muchos médicos para tratar a pacientes que han sufrido ataques cardíacos.

La acción del corazón es la de una bomba potente que distribuye vida al llevar la sangre y el oxígeno a todas las células del cuerpo. El corazón es un órgano muscular hueco. Como todos los otros músculos, el corazón se hace más fuerte y eficiente con el trabajo. Ejercitar el corazón quiere decir exigirle que procese una cantidad mayor de sangre en un momento dado que la que trataría comúnmente en condiciones normales, de inactividad o descanso.

Durante la actividad física o ejercicio suave, la salida de sangre del corazón puede duplicarse. Esta actividad adicional ayuda al corazón normal a mantenerse sano. También aumenta la circulación, con el consiguiente suministro a todo el cuerpo de más nutrición y oxígeno, al tiempo que acelera la eliminación de los ácidos producidos por la fatiga y los materiales de desecho del cuerpo. Todo órgano y tejido del cuerpo reacciona favorablemente cuando el corazón actúa con más eficiencia. Esto incluye al cerebro, la piel y todo el aparato digestivo.

El ejercicio ensancha todas las arterias coronarias que alimentan al corazón. Aumenta la circulación colateral (auxiliar), de modo que más de un vaso sanguíneo abastecerá a la zona determinada del corazón. En otras palabras, el ejercicio ayuda a brindar un sistema de apoyo de los vasos sanguíneos, que puede tomar el mando si el suministro de sangre resulta bloqueado en una arteria, evitando así un posible ataque cardíaco. El ejercicio permite al corazón extraer el oxígeno de la sangre de manera más eficiente. Y entre sus otras innumerables ventajas, el ejercicio disminuye la presión sanguínea.

CÓMO FUNCIONA EL CORAZÓN NORMAL

Si bien los textos médicos afirman que el corazón de los mamíferos (incluidos los seres humanos) está dividido en cuatro cavidades, generalmente se considera que tiene dos divisiones principales: el lado derecho y el lado izquierdo. Los dos lados del corazón están tan estrechamente unidos, que son estimulados y activados por los mismos músculos y válvulas simultáneamente.

El tamaño del corazón es casi igual al de un puño humano o al de una pequeña pelota de goma. En un adulto masculino pesa entre 250 y 350 gramos. En el adulto medio, late unos 40 millones de veces por año. En una persona de tamaño medio, bombea unos 16 litros de sangre por día a través de más de 96.540.000 m de vasos sanguíneos.

Si Ud. coge una pelota de goma con una mano y la aprieta tan fuerte como le sea posible 70 veces por minuto durante casi 30 minutos cada día, en pocos meses su mano llegaría a ser tan fuerte que Ud. casi podría triturar la mano de una persona normal al estrecharla. Los músculos del corazón llegan a fortalecerse de una manera similar. Cuando los músculos del corazón se contraen, la mayor parte de la sangre del lado derecho es bombeada hacia los pulmones, donde el dióxido de carbono (desecho) es eliminado y recibe un suministro renovado de oxígeno. En ese mismo momento la sangre purificada –ya en los pulmones– fluye hacia el lado izquierdo del corazón, donde es impulsada por la acción muscular del corazón hacia las arterias, que por último la transportan a través de todo el aparato ciculatorio.

El flujo de sangre es continuo y siempre se realiza en la misma dirección, que es controlada por una serie de válvulas unidireccionales situadas en el corazón, las arterias, los capilares y las venas. En situación de reposo, la sangre es bombeada desde el corazón sano a una presión de casi dos libras y media (2 1/2) por pulgada cuadrada (esto es más del doble de la presión que se necesita para un sistema de calefacción medio de una vivienda). Cada acción de bombeo impulsa casi tres onzas de sangre –70 veces por minuto– hacia el aparato circulatorio. La tarea del corazón es bombear la sangre hacia el aparato circulatorio. Ha sido llamado la bomba más extraordinaria conocida por el hombre.

La función de la sangre es llevar oxígeno, glucosa, grasas, vitaminas, minerales, glóbulos rojos, glóbulos blancos y otros elementos a cada parte del organismo –y descargar el dióxido de carbono en los pulmones y el material de desecho en los riñones, para que sean filtrados y expulsados del cuerpo.

El corazón de un atleta entrenado es de un 25% a un 50% más eficiente que el corazón de una persona media. Puesto que el corazón de una persona entrenada es mucho más musculoso, latirá entre 6 y 12 millones de veces menos por año. Trabaja menos, descansa más y, por consiguiente, tarda mucho más tiempo en desgastarse. El corazón de un atleta bien entrenado es tan musculoso, que puede bombear la misma cantidad de sangre con 50 latidos por

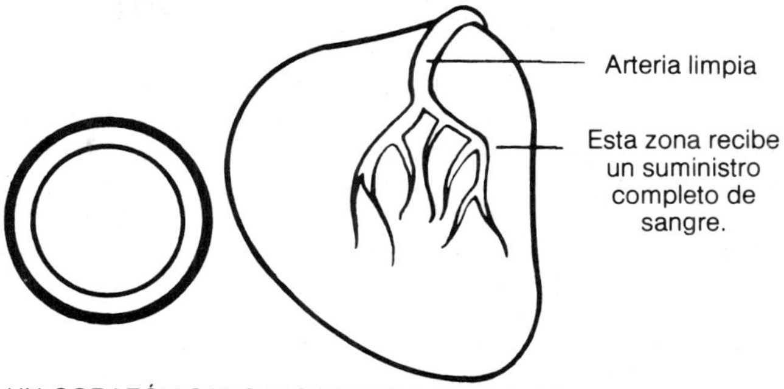

UN CORAZÓN SANO Y SEGURO. La arteria (vista de un corte en la parte superior izquierda) está limpia, normal, libre de placas. Una arteria despejada lleva el suministro completo de sangre a una zona particular del corazón (derecha).

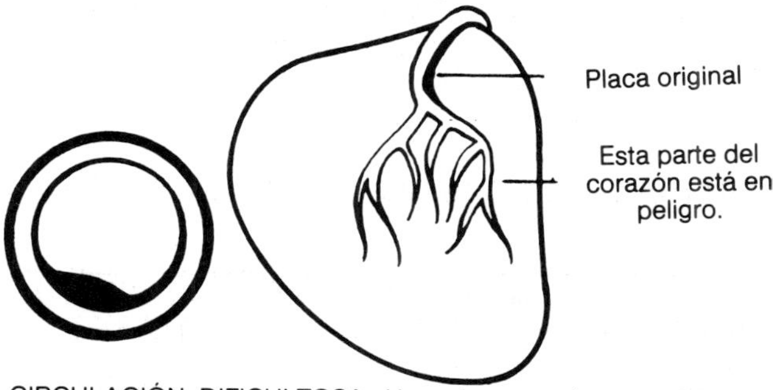

CIRCULACIÓN DIFICULTOSA. Una placa comienza a formarse sobre la pared de la arteria. La zona del corazón está ahora en peligro. Una vez que la placa tiene un punto de apoyo, el aumento de su tamaño no resulta difícil.

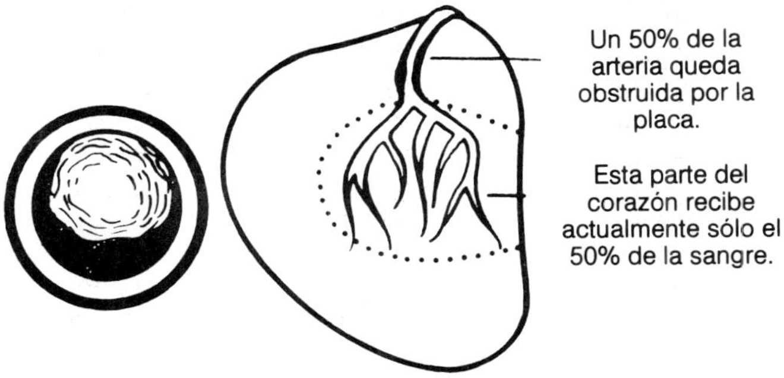

ESTADO PELIGROSO. En la arteria, la placa se extiende, hasta incrustarse. La arteria está obstruida en un 50% y la zona del corazón ahora recibe sólo el 50% de la sangre que necesita.

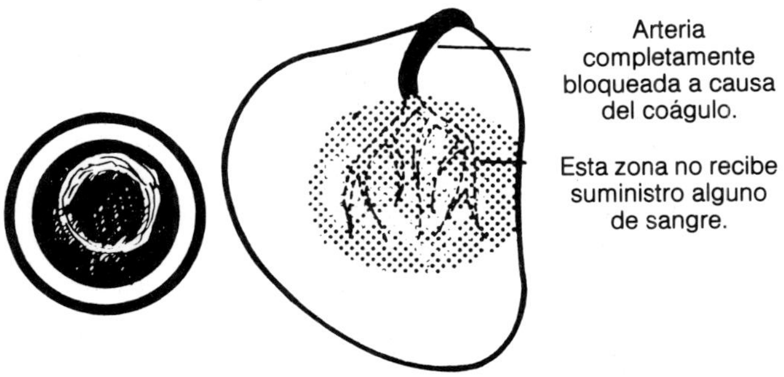

¡OCLUSIÓN CORONARIA! La arteria es obturada por un coágulo de sangre, el suministro de sangre está completamente interrumpido en la zona específica del corazón, y la muerta es una posibilidad evidente.

minuto que un corazón medio bombea con 75 latidos por minuto.

LO QUE UD. DEBERÍA SABER ACERCA DE LA CIRCULACIÓN SANGUÍNEA NORMAL

El descubrimiento de la circulación sanguínea se atribuye generalmente al físico inglés Harvey en 1628. No obstante, los chinos hicieron la misma observación unos 800 años antes. Los antiguos médicos griegos creían que era el aire el que viajaba a través del aparato circulatorio. Lo hace, por supuesto, pero es la sangre la que transporta el oxígeno a cada célula del cuerpo.

Si bien un latido rítmico del corazón es el factor más importante en la generación de la presión necesaria para distribuir la sangre por todo el organismo, el corazón no puede realizar todo este trabajo por sí mismo. Son necesarios otros tres factores:

1. Un estado apropiado de los vasos sanguíneos; sin esto, un corazón activo no serviría de nada.
2. Una cantidad adecuada de sangre en circulación.
3. Un mecanismo que asegure un flujo unidireccional (válvulas).

Cuando la sangre que es bombeada desde el lado izquierdo del corazón llega a los diminutos capilares, virtualmente está agotada toda su fuerza. Esta parte del ciclo circulatorio representa sólo casi la mitad de la distancia del trayecto que debe recorrer la sangre para llegar a su destino final, el lado derecho del corazón. La sangre debe ser pasada al lado derecho del corazón mediante una acción muscular y con la ayuda de las válvulas.

La mayor parte de los vasos sanguíneos están rodeados por tejido muscular, y todo músculo no sólo es abastecido por numerosos vasos sanguíneos, sino que también contiene muchos de estos vasos. Es la contracción y la expansión de los músculos que rodean a las venas lo que impulsa la sangre de regreso al lado derecho del corazón.

Cada vez que Ud. se inclina, se balancea o mueve los brazos, las piernas o la región abdominal, o somete a cualquiera de sus músculos al más mínimo esfuerzo, esto ayuda al regreso de la sangre al corazón y mejora la eficiencia de la circulación sanguínea. Cuanto mayor y más eficiente sea la circulación sanguínea, mejor se sentirá y se mantendrá más sano. Los músculos que no son utilizados, fláccidos y pobremente ejercitados, no devuelven la sangre al lado derecho del corazón tan rápida o efectivamente como debería hacerse. En estado de reposo, la sangre circula a través de las arterias de mayor tamaño a una velocidad de casi 55 pies por minuto. A esa misma cantidad de sangre se la puede hacer recorrer dos o tres veces esta longitud en pies por minuto aumentando la velocidad de circulación con ejercicio. Esto significa que a una cantidad igual de sangre se le puede hacer realizar dos o tres veces el trabajo de suministrar nutrientes a las células y expulsar los productos de desecho.

El cerebro depende más directamente que ningún otro órgano del cuerpo de un constante suministro de oxígeno, que es proporcionado por la corriente sanguínea. El desvanecimiento se produce simplemente por una interrupción momentánea del suministro de oxígeno al cerebro.

Desde un punto de vista nutricional, el volumen de sangre que fluye a través de un tejido es más importante que la cantidad existente en el mismo en un momento dado. En otras palabras, una circulación altamente eficiente que es estimulada por la actividad (ejercicio) es el factor principal en la nutrición celular, la longevidad y la eficiencia. La actividad muscular acelera la velocidad normal del corazón y le obliga a bombear más sangre por minuto, la cual no sólo suministra más oxígeno y nutrientes, sino que acelera su regreso al lado derecho del corazón y, por tanto, incrementa la circulación. La inactividad provoca exactamente lo contrario.

Carbohidratos	Suministra energía para las funciones corporales y la ejercitación muscular. Participa en la digestión y asimilación de los alimentos.	Equilibrio de agua, sodio, potasio y cloruro alterado. Excesiva desintegración de proteína. Cansancio. Pérdida de energía.		El consumo no debería exceder la cantidad necesaria para mantener el peso deseado.
Grasa	Suministra energía. Actúa como portador de las vitaminas A, D, E, K, solubles en grasa. Suministra los ácidos grasos esenciales necesarios para el crecimiento, la salud y la tersura de la piel.	Eczema o trastornos en la piel. Retraso en el crecimiento.		El consumo no debería exceder la cantidad necesaria para mantener el peso deseado.
Proteína	Necesaria para el crecimiento y el desarrollo. Interviene en la formación de hormonas, enzimas y anticuerpos. Mantiene el equilibrio entre sustancias ácidas y alcalinas. Fuente de calor y energía.	Diarrea y vómitos. Edemas. Cansancio. Pérdida de apetito. Desarrollo atrofiado.		El consumo no debería exceder la cantidad necesaria para mantener el peso deseado.

VITAMINAS

NUTRIENTES	IMPORTANCIA	SÍNTOMAS DE INSUFICIENCIA	RAR*	NIVEL DE TOXICIDAD
Vitamina A (Caroteno)	Necesaria para el crecimiento y recomposición de los tejidos del cuerpo. Importante para la salud de los ojos. Combate las bacterias y la infección. Mantiene sano el tejido epitelial. Contribuye a la formación de los huesos y los dientes	Cansancio frecuente. Susceptibilidad aumentada a las infecciones. Pérdida de olfato y apetito. Ceguera nocturna. Piel áspera, seca, escamosa.	5.000 UI.	50.000 o más UI pueden ser tóxicas si no hay insuficiencia. 10.000 UI es la dosis individual máxima que puede comprarse sin prescripción.
Complejo de Vitamina B	Necesario para el metabolismo de carbohidratos, grasas y proteínas. Ayuda al funcionamiento del sistema nervioso. Ayuda al mantenimiento del tracto gastrointestinal. Mantiene la salud de la piel, el cabello, los ojos, la boca y el hígado.	Acné Piel seca, áspera, resquebrajada. Cabello opaco, seco o encanecido. Cansancio. Desarreglos gastrointestinales. Apetito insuficiente.	Ver vitaminas B individuales.	Ver vitaminas B individuales: relativamente no-tóxicas.
Vitamina B-1 (Tiamina)	Necesaria para el metabolismo de carbohidratos. Ayuda al mantenimiento de la salud del sistema nervioso. Estabiliza el apetito. Estimula el crecimiento y el buen tono muscular..	Cansancio. Problemas gastrointestinales. Desarreglos cardíacos. Pérdida de apetito. Desarreglos nerviosos.	0,5 mg por 1.000 calorías consumidas. 1,4 mg para los hombres. 1,0 mg para las mujeres.	No se conoce toxicidad oral. Puede disponerse de dosis individuales de hasta más de 500 mg sin prescripción.

* Ración Alimentaria Recomendada.
Goodhart and Shils, Modern Nutrition in Health and Disease, p. 365.

NUTRIENTES	IMPORTANCIA	SÍNTOMAS DE INSUFICIENCIA	RAR*	NIVEL DE TOXICIDAD
VITAMINA B-2 (Riboflavina)	Necesaria para el metabolismo de carbohidratos, grasas y proteínas. Interviene en la formación de anticuerpos y glóbulos rojos. Mantiene la respiración celular.	Erosiones y llagas en la boca. Dermatitis. Trastornos digestivos. Problemas en los ojos. Crecimiento retrasado.	0,35 mg por 1.000 calorías consumidas. 1,6 mg para los adultos.	No se conoce toxicidad oral. Puede disponerse de dosis individuales de hasta 100 mg sin prescripción.
Bitamina B-6 (Piridoxina)	Necesaria para el metabolismo de carbohidratos, grasas y proteínas. Interviene en la formación de anticuerpos. Ayuda a mantener el equilibrio de sodio y fósforo.	Anemia. Dermatitis. Trastornos en la boca. Debilidad muscular. Nerviosismo. Sensibilidad a la insulina.	0,2 mg para 100 mg de proteína. 1,8 mg para los hombres. 1,5 mg para las mujeres.	No se conoce toxicidad oral. Puede disponerse de dosis individuales de 100 mg sin prescripción.
Vitamina B-12 (Cianocobalamina)	Esencial para la formación normal de células en la sangre. Necesaria para el metabolismo de carbohidratos, grasas y proteínas. Mantiene la salud del sistema nervioso.	Lesión cerebral. Nerviosismo. Neuritis. Anemia perniciosa.	3 mcg para los adultos.	No se conoce toxicidad oral, aun cuando la absorción ascienda a 600-1200 mg.
Vitamina B-13 (Ácido Orótico)	Se requiere para el metabolismo de algunas vitaminas B.	Trastornos degenerativos.	No hay RAR.	No se conoce toxicidad.
Biotina	Necesaria para el metabolismo de carbohidratos, grasas y proteínas. Interviene en la utilización de otras vitaminas B.	Depresión. Dermatitis. Piel de color grisáceo. Deterioro del metabolismo de las grasas. Dolor muscular. Apetito insuficiente.	150-300 mcg habitualmente satisfacen las necesidades diarias. No hay RAR	No se conoce toxicidad oral. Puede disponerse de dosis individuales de hasta 50 mcg sin prescripción.
Colina	Importante en la transmisión nerviosa normal. Interviene en el metabolismo y transporte de las grasas. Ayuda a regular el hígado y la vesícula biliar.	Higado graso. Hemorragias renales. Alta presión sanguínea.	No hay RAR, pero la dieta media aporta 500-900 mg por día.	No se conoce toxicidad oral, aun cuando la absorción ascienda a 50.000 mg diarios durante una semana.
Ácido fólico (Folacina)	Importante en la formación de glóbulos rojos. Interviene en el metabolismo de las proteínas. Necesaria para el desarrollo y la división de las células del cuerpo.	Anemia. Insuficiencia de B-12. Desarreglos gastrointestinales. Crecimiento insuficiente.	400 mcg para los adultos.	No existen efectos tóxicos. Puede disponerse de dosis individuales de hasta 400 mcg sin prescripción.
Inositol	Necesaria para la formación de lecitina. Puede estar relacionada indirectamente con el metabolismo de las grasas, incluyendo el colesterol. Vital para el crecimiento del cabello.	Estreñimiento. Eczema Caída del cabello. Alto índice de colesterol en la sangre.	No hay RAR	No se conoce toxicidad. Puede disponerse de dosis únicas de hasta 500 mg sin prescripción.

* Ración Alimentaria Recomendada.
Goodhart and Shils, Modern Nutrition in Health and Disease, p. 365.

NUTRIENTES	IMPORTANCIA	SÍNTOMAS DE INSUFICIENCIA	RAR*	NIVEL DE TOXICIDAD
Cobre	Ayuda a la formación de glóbulos rojos. Forma parte de numerosas enzimas. Junto a la Vitamina C, crea la elastina.	Debilidad general. Respiración alterada. Llagas o úlceras en la piel.	0,08 mg por kilogramo de peso corporal. 2 mg para los adultos.	20 veces la RAR durante un período prolongado puede provocar toxicidad.
Flúor	Puede reducir la caries dental al evitar la formación de la bacteria que elabora el ácido.	Deterioro de la dentadura.	No hay RAR	La absorción excesiva de fluorina puede tener efectos colaterales en algunas personas.
Iodo	Parte esencial de la hormona tiroxina. Necesaria para la prevención del bocio. Regula la producción de energía, el metabolismo. Estimula el crecimiento.	Cretinismo en los recién nacidos debido a insuficiencia de iodina en las madres. Aumento de tamaño de la glándula tiroides. Pérdida de vigor físico y mental.	100 mcg para las mujeres. 130 mcg para los hombres.	Hasta 1.000 mcg por día no producen efectos tóxicos en personas con tiroides normal.
Hierro	Necesario para la formación de hemoglobina y la mioglobina. Ayuda en el metabolismo de las proteínas. Estimula el crecimiento.	Anemia. Estreñimiento. Palidez de la piel. Debilidad.	10 mg para los hombres. 18 mg para las mujeres.	100 mg por día durante un período de tiempo prolongado puede resultar tóxico en algunas personas.
Magnesio	Funciona como catalizador en el uso de carbohidratos, grasas, proteínas, calcio, fósforo y probablemente potasio.	Excitabilidad muscular. Nerviosismo. Temblores.	350 mg para los hombres. 300 mg para las mujeres.	30.000 mg por día puede resultar tóxico en determinados individuos con mal funcionamiento renal.
Manganeso	Activador de enzimas. Tiene un papel en la formación de hidratos de carbono y grasas. Necesario para el desarrollo óseo normal. Mantiene la producción de hormonas sexuales.	Ataxia. Ceguera y sordera en niños. Convulsiones. Vértigo. Parálisis.	No hay RAR. La dieta media suministra 3,0-9,0 mg.	La absorción excesiva puede tener efectos colaterales en determinadas personas. Puede disponerse de dosis individuales de hasta 60 mg sin prescripción.
Molibdeno	Ayuda en el proceso de oxidación de grasas y aldehídos. Contribuye a la movilización del hierro procedente de las reservas del hígado.	Envejecimiento prematuro.	No hay RAR. En el cuerpo se encuentran cantidades muy pequeñas.	5.0-10 ppm se considera tóxico.
Fósforo	Junto al calcio, contribuye a la formación de dientes y huesos. Utiliza hidratos de carbono, grasas y proteínas. Estimula la contracción muscular.	Respiración irregular. Pérdida de peso y apetito. Piorrea.	800 mg para los adultos.	No se conoce toxicidad.
Potasio.	Actúa en el control de la actividad de los músculos del corazón, el sistema nervioso y los riñones.	Paro cardíaco. Falta de reflejos. Fallos respiratorios.	No hay RAR. La absorción media diaria es de 2.000-2.500 mg.	No se conoce toxicidad.

* Ración Alimentaria Recomendada.
Goodhart and Shils, Modern Nutrition in Health and Disease, p. 365.

NUTRIENTES	IMPORTANCIA	SÍNTOMAS DE INSUFICIENCIA	RAR*	NIVEL DE TOXICIDAD
Selenio	Actùa con la vitamina E. Preserva la elasticidad de los tejidos.	Envejecimiento prematuro.	No hay RAR.	5.0-10 ppm se considera tóxico.
Sodio	Mantiene los niveles normales de líquido en las células. Mantiene la salud de los sistemas nervioso, muscular, sanguíneo y linfático.	Gases intestinales. Pérdida de apetito. Encogimiento muscular. Debilidad muscular. Náuseas.	3.0-7.0 g de sodio. 6.0-18 g de cloruro de sodio.	La absorción excesiva de sodio puede tener efectos adversos. La absorción de 14-28 g de cloruro de sodio (sal) se considera excesiva.
Azufre	Es parte de los aminoácidos. Esencial para la formación de los tejidos del cuerpo. Es parte de las vitaminas B. Interviene en la respiración del tejido. Necesario para la síntesis del colágeno.		La RAR de proteína suministra cantidades suficientes de sulfuro.	No disponible para las sales no admitidas.
Vanadio	Inhibe la formación de colesterol.		No hay RAR	No se conoce toxicidad.
Zinc	Componente de la insulina y de los fluidos reproductivos masculinos. Participa en la digestión y metabolismo del fósforo. Participa en el proceso de cicatrización.	Madurez sexual retrasada. Cicatrización prolongada de las heridas. Crecimiento retrasado.	15 mg para los adultos.	Relativamente no-tóxico. Puede disponerse de 50 mg sin prescripción.
Agua	Es parte de la sangre, la linfa y las secreciones corporales. Participa en la digestión. Regula la temperatura corporal. Transporta los nutrientes y los desechos corporales.	Deshidratación.		
Laetrile (Vitamina B-17)	Ha sido vinculada a la prevención del cáncer.	Resistencia disminuida a las enfermedades malignas.	No hay RAR.	Más de 1.0 mg tomados de una vez pueden resultar tóxicos. La dosis habitual es 0.25-1.0 g con las comidas.
Niacina (Ácido nicotínico, Niacinamida)	Necesaria para el metabolismo de carbohidratos, grasas y proteínas. Ayuda a mantener la salud de la piel, de la lengua, y del aparato digestivo.	Dermatitis. Trastornos nerviosos.	0,6 mg por 100 calorías. 18 mg para los hombres. 13 mg para las mujeres.	100-300 mg de ácido nicotínico por vía oral o 30 mg por vía intravenosa pueden provocar efectos colaterales en algunas personas. La niacinamida carece de efectos secundarios.
PABA	Auxilia a las bacterias en la producción de ácido fólico. Actúa como una coenzima en la desintegración y utilización de las proteínas. Colabora en la formación de glóbulos rojos. Actúa como filtro solar.	Estreñimiento. Depresión. Trastornos digestivos. Cansansio. Encanecimiento. Dolor de cabeza.	No hay RAR.	Puede disponerse de dosis individuales de 100 mg sin prescripción. La alta ingestión continuada puede resultar tóxica.

* Ración Alimentaria Recomendada.

NUTRIENTES	IMPORTANCIA	SÍNTOMAS DE INSUFICIENCIA	RAR*	NIVEL DE TOXICIDAD
Ácido Panagámico. (Vitamina B-15)	Ayuda a eliminar hipxia. Ayuda a estimular el metabolismo de las proteínas. Estimula a los sistemas nervioso y glandular.	Oxigenación disminuida de las células.	No hay RAR.	500 mg tolerados diariamente sin efectos tóxicos.
Ácido Pantoténico.	Interviene en la formación de algunas grasas. Participa en la liberación de energía a partir de los carbohidratos, las grasas y las proteínas. Interviene en la utilización de algunas vitaminas. Mejora la resistencia del cuerpo a la tensión.	Susceptibilidad aumentada a la infección. Desasosiego. Sensibilidad a la insulina. Tensión estomacal. Vómitos.	0.5-10.0 mg se considera adecuado, tanto para adultos como para niños.	10.000-20.000 mg como una sal de calcio pueden provocar efectos colaterales en algunas personas.
Vitamina C	Mantiene el colágeno. Ayuda a cicatrizar las heridas, las lesiones de los tejidos y las fracturas. Confiere resistencia a los vasos sanguíneos. Puede ofrecer resistencia a las infecciones. Ayuda a la absorción del hierro.	Encías sangrantes. Contusiones. Trastornos digestivos. Hemorragias nasales. Lenta cicatrización de heridas y fracturas. Articulaciones inflamadas o doloridas.	45 mg para adultos.	Esencialmente no tóxico. 5.000-15.000 mg diariamente durante un periodo prolongado de tiempo pueden provocar efectos colaterales en algunas personas.
Vitamina D	Mejora la absorción y utilización del calcio y el fósforo requeridos para la formación de los huesos. Mantiene estable el sistema nervioso y normaliza la actividad del corazón.	Absorción inadecuada de calcio. Deficiencia en la formación ósea y dental. Retención de fósforo en los riñones. Reblandecimiento de huesos y dientes.	400 UI para adultos.	25.000 UI pueden resultar tóxicas en algunas personas durante un periodo prolongado de tiempo. 400 UI es la dosis individual máxima que puede comprarse sin prescripción.
Vitamina E	Protege a las vitaminas solubles en grasa. Protege a los glóbulos rojos. Esencial para la respiración celular. Inhibe la coagulación de sangre evitando la formación de coágulos.	Depósitos anormales de grasa en los músculos. Desgaste muscular. Ruptura de los glóbulos rojos.	15 UI para hombres, 12 UI para mujeres.	Esencialmente no tóxico. 4.0-12. 0 g (4.000-30.000 UI) de tocoferol durante periodos prolongados producen efectos colaterales en algunas personas.
Vitamina F	Importante para la respiración de los órganos vitales. Ayuda a mantener la elasticidad y lubricación de las células. Ayuda a regular la coagulación sanguínea. Esencial para la actividad glandular normal.	Cabello frágil y sin brillo. Uñas frágiles. Caspa. Diarrea. Varices.	No hay RAR, 10% de las calorías totales. Los hombres necesitan cinco veces más que las mujeres.	La absorción no debería exceder lo que se necesita para mantener el peso deseado.

* Ración Alimentaria Recomendada.
Goodhart and Shils, Modern Nutrition in Health and Disease, p. 365.

NUTRIENTES	IMPORTANCIA	SÍNTOMAS DE INSUFICIENCIA	RAR*	NIVEL DE TOXICIDAD
Vitamina K	Necesaria para la formación de protorrombina; requerida para la coagulación de la sangre.	Falta de protorrombina, aumenta la tendencia a la hemorragia.	No hay RAR. 300-500 mcg diariamente se considera adecuado.	La menadiona (Vitamina K sintética) puede causar efectos colaterales en los recién nacidos. Disponibles en forma de tabletas de alfalfa.
Bioflavonoides	Ayuda a aumentar la resistencia de los capilares.	Tendencia a los derrames de sangre y a las contusiones con facilidad.	No hay RAR.	No se conoce toxicidad.

MINERALES

NUTRIENTES	IMPORTANCIA	SÍNTOMAS DE INSUFICIENCIA	RAR*	NIVEL DE TOXICIDAD
Calcio	Favorece el desarrollo y mantenimiento de los huesos y dientes fuertes. Ayuda a la coagulación normal de la sangre, a la acción muscular, y al funcionamiento nervioso y del corazón.	Dolores de espalda y piernas. Huesos frágiles. Reblandecimiento de los huesos. Tétano.	800-1.400 mg, dependiendo de la edad.	La absorción excesiva de calcio puede causar efectos colaterales en determinadas personas. No se conoce toxicidad oral.
Cloro	Regula el equilibrio ácido-base. Mantiene la presión osmótica. Estimula la producción de ácido clorhídrico. Ayuda a mantener las articulaciones y tendones.	Trastornos digestivos. Pérdida de cabello y dientes. Contractibilidad muscular deficiente.	No hay RAR.	La absorción diaria de 14-28 g de sal (cloruro de sodio) se considera excesiva. La absorción excesiva de clorina puede tener efectos adversos.
Cromo	Estimula las enzimas en el metabolismo de energía y la síntesis de ácidos grasos, colesterol y proteínas. Aumenta la efectividad de la insulina.	Arteriosclerosis. Disminución del ritmo de desarrollo. Intolerancia a la glucosa en los diabéticos.	No hay RAR. La absorción media por día es de 80-100 mcg para los adultos.	No se conoce toxicidad.
Cobalto	Funciona como parte de la Vitamina B-12. Conserva los glóbulos rojos. Activa una serie de enzimas en el cuerpo.	Anemia perniciosa. Disminución del ritmo de crecimiento.	No hay RAR. La absorción media por día es de 5.0-8.0 mcg.	La absorción excesiva de cobalto puede provocar efectos colaterales en determinadas personas. Sólo puede obtenerse bajo prescripción.

* Ración Alimentaria Recomendada.
Goodhart and Shils, Modern Nutrition in Health and Disease, p. 365.

ABS: Abreviatura para abdominales: esa parte del cuerpo que se extiende entre el diafragma y la pelvis. En el entrenamiento de pesas se le presta más atención debido a los músculos que hay en esta zona que no por ser el alojamiento de los órganos.

DÍA MALO: Un modo de indicar que Ud. no está a la altura de su nivel físico o mental, o de ambos.

PIEL DESFAVORABLE: Es una referencia al aspecto de la piel, tales como manchas, arrugas, tonicidad, o color.

BARRA: Una pesa utilizada para practicar ejercicio, habitualmente en forma de discos conectados mediante un asa rígida de cinco a siete pies de longitud.

BI'S: Abreviatura de bíceps. Un músculo que tiene dos extremos o puntos de origen: especialmente aplicada a la parte superior del brazo.

BULKING UP (AUMENTO DE TAMAÑO): Ganar peso corporal mediante el aumento de grasa y densidad muscular.

BURNS (QUEMAR): Ejercitar un músculo casi hasta agotarlo y luego obligarlo a seguir el movimiento hasta que el ácido láctico que se formó en él provoca una sensación de quemazón.

ENTRENAMIENTO CARDIOVASCULAR: Una forma de preparación física para fortalecer el corazón y los vasos sanguíneos.

CHEATING (ENGAÑO-TRAMPA): Utilizar muchísimo peso para realizar un ejercicio, confiando en los grupos musculares que participan en el movimiento.

CLOSE SPOT (OBSERVACIÓN DE CERCA): Estar alerta y preparado para intervenir si se es requerido por alguien que ejecuta un ejercicio.

ENTRENAMIENTO EN CIRCUITO: Una forma de practicar ejercicio, yendo de un aparato de ejercicios a otro para realizar una serie prescrita para cada aparato.

CRAMPING (ACALAMBRAMIENTO): Ejercitar un músculo empleando movimientos reducidos, y tratar de hacer que el músculo se acalambre.

CUTTING UP: Cuando se desea más muscularidad. No necesariamente provocada por una pérdida de peso corporal, sino posiblemente ayudada por un entrenamiento intensivo y concentración, además de dieta.

DEF: Abreviatura de definición. Los músculos tienen un contorno visible y definido, con una cantidad mínima de grasa.

DELTS: Abreviatura de deltoides: señala al gran músculo triangular del hombro, que levanta el brazo de los lados del cuerpo.

DRYING OUT (DRENAJE-SANEAMIENTO): Favorecer la pérdida de fluidos corporales mediante la eliminación de sales de la dieta, la transpiración en abundancia, limitación de la cantidad de líquidos que se ingiere, o uso de diuréticos.

MANCUERNA: Una mancuerna, normalmente en forma de discos conectados por medio de un asa rígida, de aproximadamente siete pulgadas de largo.

SERIE ZETA: Para describir la ejecución de un ejercicio, indicando que no se llega a un esfuerzo máximo.

FLEXIÓN: Doblar o curvar el brazo, para contraer o extender un músculo.

LIMPIEZA: Purificar un músculo mediante el incremento del suministro de sangre a él, eliminando las toxinas dejadas por la práctica de ejercicio.

RESPIRACIÓN FORZADA: Hacer respiraciones excepcionalmente largas, que obligan a la caja torácica a expandirse al máximo.

REPETICIONES FORZADAS: Realizar repeticiones adicionales de un ejercicio, dependiendo de la ayuda cuando el músculo ya no puede completar el movimiento por su cuenta.

EJERCICIO "FREE HAND": Ejercicio que puede realizarse sin equipo, utilizando el peso corporal para la resistencia de un grupo muscular contra otro.

EQUIPO: Ropa de entrenamiento y equipamiento utilizado para pruebas atléticas.

GEAR UP (ESTAR ALERTA): Volverse más vigilante de la tarea mediante la preparación mental para ejecutarla.

TOMAR COLOR: Broncearse al sol.

GLUTS: Abreviatura de glúteo máximo. Cualquiera de los tres músculos que forman las nalgas y cuya función es extender, abduccionar y rotar el muslo.

IR AL MÁXIMO: Se refiere al deseo de intentar el máximo esfuerzo en una o más repeticiones de un ejercicio.

TENDÓN DE LA CORVA: En la anatomía humana, un tendón del músculo del muslo en la parte posterior de la rodilla.

HAND OFF: Ayuda para colocar una pesa en la posición adecuada al comenzar un ejercicio.

SERIE FUERTE: Descripción utilizada para indicar que se ha empleado un esfuerzo casi máximo para ejecutar una serie prescrita de repeticiones de un ejercicio.

HI CARBO DIET: Una plan dietético alto en carbohidratos.

HI CYCLE: El punto biofísico culminante, cuando las funciones corporales se desempeñan en forma óptima, lográndose mayor resistencia y fortaleza.

LATS: Abreviatura de *latissimus dorsi* (dorsal ancho): un gran músculo de la espalda que lleva el brazo hacia abajo, hacia atrás y lo hace rotar.

LAY OFF: Tiempo de descanso en un entrenamiento de pesas, por una u otra razón.

LIFT OFF: Ayudar a sujetar una pesa en la posición adecuada para comenzar un ejercicio.

LOW CARBO DIET: Un plan dietético bajo en carbohidratos. Normalmente utilizado cuando se desea una pérdida de peso corporal o más muscularidad.

LOCK OUT: Realizar la repetición parcial de un ejercicio empujando una pesa en las últimas pulgadas del movimiento.

PESAS SUELTAS: Pesas extra que están disponibles para un aumento adicional de la tasa de tanto por libra de peso.

LOW CYCLE: El rendimiento biofísico baja cuando las funciones corporales se desempeñan en un punto bajo, lo que provoca pérdidas de resistencia y fortaleza física.

PARTE MEDIA: Se refiere a los músculos del área abdominal: tales como los músculos abdominales superiores, abdominales bajos, oblicuo y recto.

CABEZA MÚSCULO: Expresión "slang" para designar a quienes son tan fanáticos del entrenamiento físico, que éste domina absolutamente sus vidas.

ESPASMO MUSCULAR: Una contracción anormal, súbita e involuntaria de uno o más músculos o fibras musculares.

SIN CIERRE (NON LOCKS): Ejecutar un ejercicio sin

mover la pesa durante la gama completa de movimiento en el punto máximo. No lograr cerrar los codos o las rodillas.

OBLICUOS: Abreviatura de oblicuos externos: el músculo que hace rotar la pelvis, para flexionarla sobre el pecho en el mismo lado.

LEVANTAMIENTOS EXTRAS: Ejercicios diferentes al "snatch", "clean", y "jerk", que son utilizados para competiciones como el "squat", "bench press" o "curl" en la barra de pesas.

OLD TIMER (VETERANO): Una persona que ha practicado el entrenamiento de pesas durante varios años y que continúa tomando parte activa en el deporte.

SERIE OLÍMPICA: Una serie de barra de pesas hecha especialmente para la competición. La barra es de aproximadamente siete pies de largo. Las partes móviles tienen soportes o manguitos de bronce. Las placas están trabajadas para un peso más exacto.

EXCESO DE ENTRENAMIENTO: Cuando un programa de ejercicios ha llegado a ser muy aburrido o arduo, provocando una pérdida en tamaño, fortaleza o energía mental.

REPETICIONES PARCIALES: La ejecución de un ejercicio sin mover la pesa a través de la gama completa de movimiento, ya sea al comienzo de una repetición o al final de la misma. No realizar una contracción o extensión completa del músculo.

CONTRACCIÓN MÁXIMA: Ejercitar un músculo con movimientos reducidos que provoquen el acalambramiento del mismo.

PEC'S: Abreviatura de músculos pectorales.

POSAR: Adoptar o mantener una cierta actitud corporal, especialmente para una fotografía o exhibición física.

POSE DOWN: Cuando dos o más personas están implicadas en una exhibición de poses al mismo tiempo, y tratan de superar la actuación del otro o de los otros.

POWER LIFTS: Tres movimientos de levantamiento de pesas utilizados en competición que consisten en "squat", "bench press" y "dead lift".

BOMBEO: Aumentar el suministro de sangre a un músculo mediante el ejercicio, haciendo que el músculo aumente su tamaño.

REPS: Abreviatura de repeticiones. El arte de repetir el ejercicio una y otra vez.

REP OUT: El arte de repetir el ejercicio una y otra vez hasta que no se logra completar el movimiento.

SET (SERIE): Una cantidad determinada de repeticiones; por ejemplo, diez repeticiones constituyen una serie.

SINGLE: Una sola repetición de un ejercicio con una pesa determinada.

TONALIDAD DE LA PIEL: Aspecto general de la piel.

PROGRAMA "SPLIT": Una forma de entrenamiento donde no se ejercita todo el cuerpo en una sesión, sino que se hace en forma separada, de modo que ciertas partes son trabajadas un día y las restantes al día siguiente.

SPOTTER: Una persona que observa de cerca mientras se ejecuta un ejercicio, dispuesto a prestar ayuda.

PUNTO DE ATASCAMIENTO: Cuando el avance en agregar pesas o adelantos musculares visibles llega a una interrupción.

SUPER SET (SERIES): Alternancia en la realización de dos ejercicios, pasando de uno a otro hasta que se complete la cantidad de series prescrita.

EQUIPO PARA "SUDAR": Ropa que se utiliza cuando se practica ejercicio a fin de mantener el cuerpo caliente y cubierto.

PIEL "GRUESA": Blandura de la piel provocada por el exceso de tejido graso entre las capas musculares.

PAREJA DE ENTRENAMIENTO: La persona que realiza el ejercicio junto con otra, siguiendo el mismo programa de entrenamiento.

TRAPS: Abreviatura de trapecio. Los dos músculos de gran tamaño situados en la espalda y el cuello, que llevan la cabeza hacia atrás o ejecutan la rotación lateral de la escápula.

SERIES TRIPLES: Alternancia entre tres ejercicios hasta completar la cantidad de series prescrita.

TRIS: Abreviatura de tríceps. Un músculo que tiene tres extremos o puntos de origen, especialmente el músculo grande en el dorso de la parte superior del brazo que extiende el antebrazo cuando se contrae.

COMPENSACIÓN: Perder grasa del cuerpo presentando una apariencia muscular más sólida.

VASCULAR: Una persona cuyas venas son pronunciadas.

ADITAMENTOS: Piezas utilizadas para cubrir ciertas articulaciones del cuerpo como soporte adicional.

Bibliografía

A LABORATORY MANUAL FOR GUYTON'S "FUNCTION OF THE HUMAN BODY," George G. Armstrong, Jr., M.D. (W. B. Saunders Co., 1965).
A MILLION YEARS OF MAN, R. Carrington (Weidenfield and Nicolson, 1963).
ANABOLIC STEROIDS AND SPORTS, James E. Wright, Ph.D. (Sports Science Consultants, 1978).
APPLIED KINESIOLOGY, David S. Walther, D. C. (Systems D. C.).
ARE YOU CONFUSED?, Paavo Airolo, N.D., Ph.D. (Health Plus Publishers).
BEAUTY NOW AND FOREVER, Eileen Ford (Simon and Shuster, 1977).
BEHAVIORAL KINESIOLOGY, "The New Science for Positive Health Through Muscle Testing," John Diamond, M.D. (Harper and Row, 1979).
BODYBUILDING AND SELF DEFENSE, Myles Callum (Harper and Row, 1977).
BODYBUILDING FOR EVERYONE, Lou Ravollo (Pocket Books, 1965).
BLOOD PRESSURE AND BODY BUILD IN AN AFRICAN TRIBE LIVING ON A DIET OF MEAT AND MILK, Sharper, Williams and Spenser (E. African Medical Journal, 38, 569, 1961).
BLUEPRINT FOR THE BODYBUILDER, Vince Gironda (Gironda Publishing Co.).
BUILDING BULK & POWER, Pearl and Stern (Pearl and Stern Publishing Co., 1964).
CAN YOU LIVE TO BE 100?, Diana S. Woodruff, Ph.D. (Signet, 1977).
CIRCUIT TRAINING, R. E. Morgan and G. T. Adamson (G. Bell & Sons, 1962).
CLINICAL TOXICOLOGY, Clinton H. Thienes, M. D., Ph.D. and Thomas J. Haley, Ph.D. (Lea and Febiger, 1957).
COMPLETE CONDITIONING, David Shepro, Ph.D. and Howard G. Knuttger, Ph.D. (Addison-Wesley Publishing Co., 1976).
COMPLETE WEIGHT TRAINING BOOK, Bill Reynolds (World Publications, 1975).
COMPOSITION OF FOODS, (U. S. Department of Agriculture, Handbook No. 8, 1950).
CONTEMPORARY WEIGHT TRAINING, Jim Murray (Contemporary Books, 1978).
CORONARY DISEASE AND PHYSICAL ACTIVITY OR WORK, Morris (British Medical Journal, 2, 14-85, 1958).
CORONARY RISK FACTORS IN EAST INDIA, Wysham, Kohli and Mullholland (American Heart Journal, 79, 181, 1970).
CURVES BY BRUCE, George Bruce (George Bruce Publishing Co., 1963).
DEAF SMITH COUNTRY COOKBOOK, Ford, Hillyard and Koock.
DEBBIE DRAKE'S EASY WAY TO A PERFECT FIGURE AND GLOWING HEALTH, Debbie Drake (Prentice Hall, 1970).
DEGENERATION-REGENERATION, Melvin E. Page, D.D.S. (Nutritional Development, 1949).
DIET FOR A SMALL PLANET, Frances Lappe Moore.
DORLAND'S ILLUSTRATED MEDICAL DICTIONARY, (W. B. Saunders Co., 1968).
EFFECTIVE BARBELL TRAINING, Bradley J. Steiner (Iron Man Publishing Co., 1976).
ESQUIRES — THE ART OF KEEPING FIT, (Harper Brothers, 1973).
FIT AFTER FORTY, Oscar Heidenstam (Emerson Co., 1961).
FOOD COMBINING HANDBOOK, Gary Null & Staff.
FOOD FOR SPORT, Nathan J. Smith, M.D. (Bull Publishing Co., 1976).
FOUNDATION OF PHYSICAL EDUCATION, Charles H. Bucher (Mosby, 1967).
GETTING STRONG, Kathryn Lance (Bantam, 1979).
GOERNER THE MIGHTY, Edgar Mueller (The Vulcan Publishing Co., 1951).
GRAVITY GUIDING FOR HEALTH AND BEAUTY, Robert M. Martin, M.D. (R. Manatt Martin, Inc., 1960).
GRAY'S ANATOMY, Henry Gray, F.R.S. (Running Press, 1901).
HEALTH AND STRENGTH MAGAZINE, Oscar Heidenstam publisher (London, England).
HEALTH SCIENCE, Kenneth L. Jones, Louis W. Shainberg, and Curtis O. Byer (Harper Row, 1974).
HEAVY DUTY TRAINING SYSTEM, Mike Mentzer (Mentzer Enterprises, 1977).
HOW TO GET WELL, Paavo Airola, Ph.D., N.D. (Health Plus 1974).
HUMAN BIOLOGY, Harrison, et al., (OUP, 1964).
HUMAN ECOLOGY AND NUTRITION, Melchior Kikkers, Ph.D. (Nutrition Education Research Foundation Press, 1961).
HUMAN GROWTH, J. M. Tanner (Pergamon Press, London, 1970).
HUNZA LAND, "The Fabulous Health and Youth Wonderland of the World," Dr. Allen E. Banik and Renee Taylor (Whitehorn Publishing Co., 1960).
INSIDE POWER LIFTING, Terry Todd (Contemporary Books, 1978).
INSIDE WEIGHT LIFTING AND WEIGHT TRAINING, Jim Murray (Contemporary Books, Inc., 1977).
INSTINCTIVE TRAINING, Larry Scott (Scott Publishing Co. 1972).
IRON MAN MAGAZINE, Peary Radar Publisher (Alliance, Nebraska).
KINESIOLOGY AND APPLIED ANATOMY — THE SCIENCE OF HUMAN MOVEMENT, Philip J. Rasch, Ph.D., F.A.C.S.M., and Roger Burke, Ph.D., F.A.C.S.M. (Lea and Febiger, 1967).
KNOW YOUR NUTRITION, Linda Clark.
LIFE IS MOVEMENT, Eugene Sandow (The Family Encylopedia of Health — National Health Press, London, 1916).
LIFE SCIENCE AND MAN — A BIOLOGICAL APPROACH TO HEALTH, Kenneth Fitch, H. Chandler Elliot, and Perry Johnson (Holt, Rinehart and Wilson, Inc., 1973).
LITTLE KNOWN SECRETS OF LOSING BODY FAT, Tom Lincir (Sta-Slim Co., 1973).
LOUIS ABELE TRAINING ROUTINES (Iron Man Magazine).
MAN, THE UNKNOWN, Alexis Carrel (Harper & Brothers — Halcyon House, 1938)
MAN'S BODY — AN OWNER'S MANUAL, The Digram Group (Bantam Books, 1978).
MARY P, Mary Peters with Ian Wooldridge (Stanley Paul and Company Ltd, London, 1976).
MEDICAL DIAGNOSIS, Roscoe Pullen, M.D., F.A.C.P. (W. B. Saunders Co., 1950).
MUSCLE BUILDER MAGAZINE, Joe Weider Publisher (I Brute Enterprises, Woodland Hills, Ca).
MUSCLE BUILDING FOR BEGINNERS, Michael Fallon and Jim Sanders (Arco Publishing Co., 1977).
MUSCLE DIGEST MAGAZINE, Donald Wong, M.D. Publisher (Whittier, CA.).
MUSCLE TESTING AND FUNCTION, Kendall, Kendall and Wadsworth (The Williams & Wilkins Co., 1971).
MUSCULAR DEVELOPMENT MAGAZINE, Bob Hoffman Publisher (York Barbell Co., York, PA.).
NATURAL HORMONES — The Secret of Youthful Health, Carlson Wade (Parker Publishing Co., 1972).
NATURAL HYGIENE, "Man's Pristine Way of Life," Herbert M. Shelton (Dr. Shelton's Health School, San Antonio, Texas, 1968).
NEW LIFE THROUGH NUTRITION, Sheldon C. Deal, D.C. (New Life Publishing Co. 1974).
NUTRITION AGAINST DISEASE, Roger J. Williams, Ph.D. (Bantam, 1971).
NUTRITION ALMANAC, Nutrition Search Inc., John D. Kirshmann Inc., (McGraw-Hill, 1979).
NUTRITION IN A NUTSHELL, Roger J. Williams, Ph.D. (Dolphin Books-Doubleday, 1962).
NUTRITIONAL DATA, Wooster and Blanck (H. J. Heinz Co.,).
OPTIMAL NUTRITION, Boyer Coe (Boyer Coe, Inc., Baton Rouge, LA.,).
PAUL ANDERSON — The Worlds' Strongest Man, Anderson with Jerry B. Jenkins (Victor Books).
PHYSICAL CULTURE, Eugene Sandow (Harrison and Sons, England, 1899).
PHYSICAL POWER MAGAZINE, Dr. Walt Marcyan Publisher (The Marcy Co., 1965).
PHYSICIANS' DESK REFERENCE, (Litton Industries, 1979).
PHYSIOLOGY OF EXERCISE, Herbert A. de Vries (Staples Press, 1969).
PREVENTION MAGAZINE, (Rodale Press Inc., Emmaus, PA.).
PROUDIT-ROBINSON'S "Normal and Therapeutic Nutrition," Corinne H. Robinson (The Macmillan Co., 1967).
RESPONSE TO PHYSICAL ACTIVITY PROGRAMS AND THEIR EFFECT ON HEALTH BEHAVIOR, (Public Health Reports, 85:1970, P. 905).

SANDOW'S SYSTEM OF PHYSICAL TRAINING, Eugene Sandow (J. Selwin and Sons, 1894).
SAVE-YOUR-LIFE-DIET — HIGH FIBER COOK BOOK, David Reuben, M.D. (Ballentine Books).
SECRETS OF STRENGTH, Earle Liederman (Liederman Publishing Co., 1922).
SEX AND NUTRITION, Paavo Airola, N.D. Ph.D. (Health Plus Publishing Co.).
SPORTS ILLUSTRATED: TRAINING WITH WEIGHTS, Robert B. Parker and John R. Marsh (J. B. Lippincot Co., 1974).
SPORTS MEDICINE FOR TRAINERS, Laurence E. Morehouse, Ph.D. , and Phillip Rasch, Ph.D. (W. B. Saunders Co., 1963).
STRENGTH AND HEALTH MAGAZINE, Bob Hoffman Publisher (York Barbell Co., York, PA., 1934—).
STRENGTH MAGAZINE, Alan Calbert Editor et al, (Milo Barbell Co., 1920-1934).
SUPER ATHLETES, David P. Willoughby.
SUPER STRENGTH, Alan Calvert (Milo Publishing Co., 1924).
TECHNIQUES OF ATHLETIC TRAINING, Logan and Logan (Franklin-Adams Press).
TEXTBOOK OF ANATOMY AND PHYSIOLOGY, Anthony (The C. V. Mosby Company).
TEXTBOOK OF ANATOMY AND PHYSIOLOGY, J. F. Williams, M.D. Sc.D. (W. B. Saunders Co., 1940).
THE BEST FORM OF BODY BUILDING, Dennis B. Weis (Iron Man Publishing Co., 1978).
THE BODYBUILDER'S COOKBOOK, Ernest F. Cottrell (Cottrell Publishing Co., 1975).
THE COMPLETE BOOK OF VITAMINS, J. I. Rodale and Staff (Rodale Books Inc., 1957).
THE COMPLETE GUIDE TO BUILDING A BETTER BODY, the Editors of Consumers Guide (Beckman House, 1978).
THE FOOD BOOK — WHAT YOU EAT FROM A-Z, Charles Patti (Fleet Press Corp., 1978).
THE IRON GAME, David Webster (Irvine-Hohn Geddes, 1976).
THE JACK LALANNE WAY TO VIBRANT HEALTH, Jack LaLanne (LaLanne Publishing Co., 1962).
THE LIVING HEART, Michael De Bakey, M.D. and Antonio Gotto, M.D.
THE MARCY DUMBBELL COURSE, Dr. Walt Marcyan (The Marcy Co., 1974).
THE NEW AEROBICS, Kenneth A. Cooper (Bantam 1970).
THE PEAKS OF OLD AGE, Dr. Alexander Leaf (Observer Magazine, September 1963).
THE PRESIDENT'S COUNCIL ON PHYSICAL FITNESS AND SPORT, (Physical Fitness Digest, 1:1971, P.1).
THE PROTEIN STORY, Rheo H. Blair (Rheo H. Blair Enterprises, 1965).
THE SAVE YOUR LIFE DIET, David Reuben, M.D. (Ballentine Books, 1976).
THE SECRETS OF MUSCLE BUILDING NUTRITION, Gene Mozee (Gene Mozee Publishing Co., 1979).
THE SPORT MEDICINE BOOK, Gabe Mirkin, M.D. and Marshall Hoffman (Little, Brown and Co., 1978).
THE STEROID REPORT, Gene Mozee (Gene Mozee Publishing Co., 1979).
THE STRONGEST SHALL SURVIVE, Bill Starr (Bill Starr Co., 1974).
THE WAY TO LIVE, George Hackenschmidt (Health and Strength Limited, London, England).
THE WEIDER SYSTEM, Joseph E. Weider (I, Brute Enterprises, revised 1979).
THE WEST POINT PHYSICAL FITNESS BOOK, Colonel James L. Anderson and Martin Cohen (Avon, 1977).
THE ULTIMATE MAN, Henry Post (Berkeley Publishing Co., 1978).
THE ZANE WAY TO A BEAUTIFUL BODY, Frank and Christine Zane (Simon and Schuster, 1978).
TRICKS AND TESTS OF MUSCLES — FOR ENTERTAINMENT AND HOME TRAINING, Oscar Heidenstam (Health and Strength Magazine, Link House, London, England).
VITAMIN B-15 (PangamicAcid) Properties, Functions and Use, (Science Publishing House USSR).
WAISTLINE WORKSHOP — THE NATURAL WAY TO GOOD SHAPE, Henry Erickson (Marshall Cavendish Limited, Chartswell Books, 1978).
WEIGHT LIFTING AND WEIGHT TRAINING, George W. Kirkley (Arco Publishing Co., 1963).
WEIGHT TRAINING, Dr. Frank Ryan (Penquin Books, 1969).
WEIGHT TRAINING FOR ATHLETES, Bob Hoffman (York Barbell Co., York, Pa., 1950).
WEIGHT TRAINING IN ATHLETICS, James A. Murray and Peter Karpovich, Ph.D. (W. B Saunders Co., 1961).
YOU CAN BUILD 20" ARMS, Gene Mozee (Gene Mozee Publishing Co., 1979).
YOUR HEART HAS NINE LIVES, Alan Blakeslee and Jeremiah Stamler, M.D. (Prentice Hall, 1971).
YOUR WONDERFUL BODY, Peter Pinee Chase, M.D. (Prentice Hall, 1957).